HANDBUCH DER MEDIZINISCHEN RADIOLOGIE

ENCYCLOPEDIA OF MEDICAL RADIOLOGY

HERAUSGEGEBEN VON · EDITED BY

L. DIETHELM
MAINZ

O. OLSSON
LUND

F. STRNAD
FRANKFURT/M.

H. VIETEN
DÜSSELDORF

A. ZUPPINGER
BERN

BAND/VOLUME IV
TEIL/PART 2

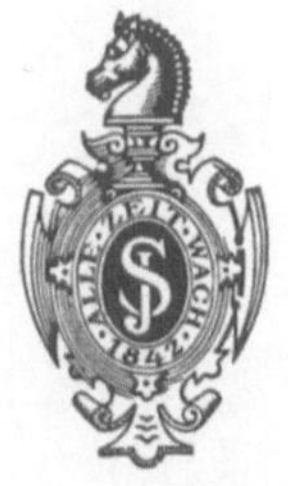

SPRINGER-VERLAG BERLIN · HEIDELBERG · NEW YORK · 1968

SKELETANATOMIE (RÖNTGENDIAGNOSTIK)

TEIL 2

ANATOMY OF THE SKELETAL SYSTEM (ROENTGEN DIAGNOSIS)

PART 2

VON · BY

E. FISCHER · J. HENSSGE · E. JONASCH · D. VON KEISER
D. G. ROCHLIN · G. VIEHWEGER · E. ZEITLER · Z. B. ZSEBÖK

REDIGIERT VON · EDITED BY

L. DIETHELM

MAINZ

MIT 855 ABBILDUNGEN

WITH 855 FIGURES

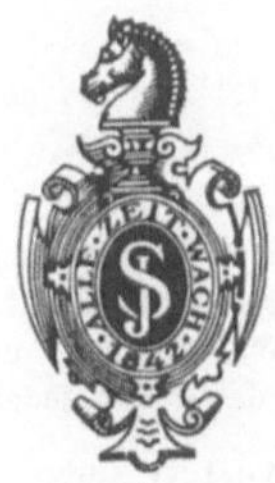

SPRINGER-VERLAG BERLIN · HEIDELBERG · NEW YORK 1968

ISBN-13: 978-3-642-95045-2 e-ISBN-13: 978-3-642-95044-5
DOI: 10.1007/978-3-642-95044-5

Library of Congress Catalog Card Number 68-22462
Softcover reprint of the hardcover 1st edition 1968

Titel-Nr. 5828

Vorwort

Die Strukturierung der speziellen Skeletbände mußte von der Aufgabe ausgehen, daß für jeden einzelnen Skeletteil nach der Einstellungstechnik die Anatomie, die normale Entwicklung, die Variationen und Mißbildungen, die traumatischen Veränderungen und die Begutachtungsfragen getrennt abgehandelt werden, während generalisierte oder systematische Erkrankungen, Strahlenschäden und Entzündungen, Geschwülste und Erbkrankheiten — um nur einige zu nennen — wegen ihres die einzelnen Skeletteile übergreifenden Charakters oder ihrer grundsätzlichen Erscheinungsbilder zusammengefaßt werden, weil sich nur auf diese Weise unerträgliche Überschneidungen und Wiederholungen vermeiden lassen.

Dieser Aufgabe entsprechend bildet dieser Band eine Zusammenfassung unseres heutigen Wissens auf *einem Gebiet*, auf welchem *vor* den Radiologen schon viele Anatomen-Generationen wissenschaftlich erfolgreich tätig waren, eines Wissens, zu dem neben den Anatomen, Pathologen und Radiologen auch Chirurgen, Orthopäden und Pädiater intensiv beigetragen haben. Das dadurch zwangsläufig sehr breit gestreute Schrifttum mußte ausgewertet und dem wissenschaftlich Tätigen in einer noch praktikablen Form zugänglich gemacht werden. Hier die richtige Auswahl zu treffen, dürfte zu den schwierigsten Aufgaben eines Autors gehören.

Darüber hinaus soll dieser Band jedoch auch für die tägliche Praxis ein nützlicher Helfer und in schwierigen Fragen ein zuverlässiger Ratgeber sein.

Mainz, im Mai 1968

L. Diethelm

Preface

The volumes on the skeletal system were planned on so as to present each part of the skeleton in turn, discussing first radiological techniques and roentgen anatomy, then normal development, deviations and malformations, traumatic changes and the giving of expert opinions, whereas generalized and systemic diseases, radiation damage, inflammation, tumors and hereditary diseases — to name just a few — are discussed in general terms, either because they affect more than one part, or because they produce fundamental symptoms. This was considered the only safe way to avoid overlapping and tedious repetition.

Following this plan, this volume summarizes our present knowledge on matters which, before the advent of radiology, had occupied the minds of generations of anatomists and to which surgeons, orthopedists and pediatricians have contributed, as well as anatomists, pathologists and radiologists. This means that a widely scattered literature has had to be scanned to make it accessible to the working scientist; making the right selection from the literature is one of the most difficult tasks confronting an author.

It is hoped this volume will be of help in day-to-day practice and prove a reliable source of advice in difficult situations.

Mainz, May 1968

L. Diethelm

Inhaltsverzeichnis

Inhaltsübersicht zu Band IV/1

Mitarbeiter von Band IV/2

Dozent Dr. E. Fischer, Robert-Bosch-Krankenhaus, 7000 Stuttgart, Hahnemannstraße 1

Privatdozent Dr. J. Henssge, Orthopädische Universitätsklinik und Poliklinik, 2300 Kiel, Klaus-Groth-Platz 4

Dr. Erich Jonasch, Unfallkrankenhaus, A 1200 Wien 20, Webergasse 2

Professor Dr. D. von Keiser, Klinikum Mannheim der Universität Heidelberg, 6800 Mannheim, Theodor-Kutzer-Ufer

Professor Dr. D. G. Rochlin, I. Medizinisches Institut der Universität, Leningrad (UdSSR), Leo-Tolstoj-Straße 6—8

Professor Dr. G. Viehweger, Luitpold-Krankenhaus, 8700 Würzburg, Josef-Schneider-Straße 2

Privatdozent Dr. E. Zeitler, Aggertalklinik, Klinik für Gefäßerkrankungen, 5250 Engelskirchen-Grünscheid

Professor Dr. Z. B. Zsebök, Radiologische Universitätsklinik, Budapest VIII (Ungarn), Üllöi ut 78

A. Röntgendiagnostik der Hand und Handwurzel

Von

D. G. Rochlin und E. Zeitler

Mit 161 Abbildungen

I. Die Hand des gesunden Menschen

1. Einleitung

> „Die Hand dient dem Menschen nicht allein zum Broterwerb durch körperliche Arbeit, sondern sie schenkt ihm auch Ausgleich durch Sport und Spiel. Sie schafft künstlerische Werte. Auge und Hand zaubern der Menschheit die bildende Kunst, Ohr und Hand zaubern die Schöpfung und Interpretation der Musik.“ VON LANZ und WACHSMUTH, (1959)

Zwei Tatsachen allgemeiner Bedeutung sind es, die einleitend zur Röntgenologie des Handskeletes erwähnt werden müssen: „Die Hand hat zusammen mit dem Arm durch den aufrechten Gang eine Entwicklung erfahren, die sie zu einem für den Menschen charakteristischen und nur ihm eigentümlichen Organ gestaltet hat. Sie ist daher seit frühesten Zeiten zu einem Symbol des ganzen Menschen geworden, unlösbar verbunden mit der Entwicklung der Menschheit“ (LANZ und WACHSMUTH). M. BÜRGER schreibt: „Die Hand, dieses vielgestaltige und wohl wirksamste Ausdrucksmittel menschlicher Tätigkeit und menschlichen Geistes, ist neben dem Gehirn dasjenige Organ, durch welches wir uns wesentlich vom Tier unterscheiden. Der aufrechte Gang hat dem Menschen ermöglicht, seine Hände zum Wirken auszubilden und als Werkzeug zu benutzen. Alles, was wir mit dem Geist in die Tat umsetzen wollen, alle unsere „*Hand*“lungen, bedürfen letztlich der Vermittlung unserer Hände. Ist der Mensch in seinem Wirken durch Krankheit gehemmt oder beeinträchtigt, so wird dies auch Spuren an der Hand hinterlassen.“

Diese Veränderungen, Spuren des Lebens oder Zeichen der Krankheit, können an einem der vier wesentlichen Bestandteile der Hand auftreten: der Haut, den Fingernägeln, den subcutanen Weichteilen wie Muskeln, Sehnen, Gelenkkapseln, Schleimbeuteln, Gefäßen und Nerven, und letztlich dem Handskelet.

Die zweite Tatsache ist von medizin-historischer Bedeutung und gleichbedeutend mit der Entdeckung der sog. X-Strahlen durch C. W. RÖNTGEN. Die zufällige Abbildung des Skelets von RÖNTGENs Hand auf einer photographischen Platte am Abend des 8. November 1895 im Verlaufe von Experimenten mit Kathodenstrahlen gab ihm den Anstoß, die Ursache dieses Phänomens und die Eigenschaften „dieser neuen Art von Strahlen“ zu erforschen. Mit dem Bericht über diese Strahlen vor der Würzburger Physikalischen Gesellschaft und der Anfertigung einer Röntgenaufnahme der Hand des Würzburger Anatomen KÖLLIKER wurde die Geschichte unseres Fachgebietes eingeleitet.

Für die Erfassung der physiologischen und pathologischen Veränderungen der Hand prägte BÜRGER den Begriff der „wissenschaftlichen Chirologie“. Ihre Ergebnisse sind von hervorragenden Vertretern der verschiedenen Fachdisziplinen dargestellt worden, und es soll auf diese einleitend hingewiesen werden:

GRASHEY, R.: Atlas typischer Röntgenbilder vom normalen Menschen. München 1905. 10. Auflage. München: R. Birkner 1964.

KÖHLER, A.: Grenzen des Normalen und Anfänge des Pathologischen im Röntgenbild des Skelettes. Leipzig 1910. 11. Auflage. G. Thieme, Stuttgart: E. A. Zimmer 1967.

MÜLLER, W.: Die angeborenen Fehlbildungen der menschlichen Hand. Leipzig: G. Thieme 1937.

RÉVÉSZ: Die menschliche Hand. Basel: Karger 1944.

FERGUSON, A.: Roentgen-Diagnosis of the extremities and spine. Chicago: Medical Book Publishers 1949.

BÜRGER, M., u. H. KNOBLOCH: Die Hand des Kranken. München: J. F. Lehmann 1956.

v. LANZ, T., u. W. WACHSMUTH: Praktische Anatomie. Berlin-Göttingen-Heidelberg: Springer 1959.

SCHMID, F., u. H. MOLL: Atlas der normalen und pathologischen Handskeletenttwicklung. Berlin-Göttingen-Heidelberg: Springer 1960.

2. Röntgenaufnahmetechnik

a) Standardaufnahmen

Die röntgenologische Darstellung der Hand gehört nach H. MEYER (1927) mit zum leichtesten in der ganzen Röntgenologie. Insbesondere die dorso-volare Röntgenaufnahme

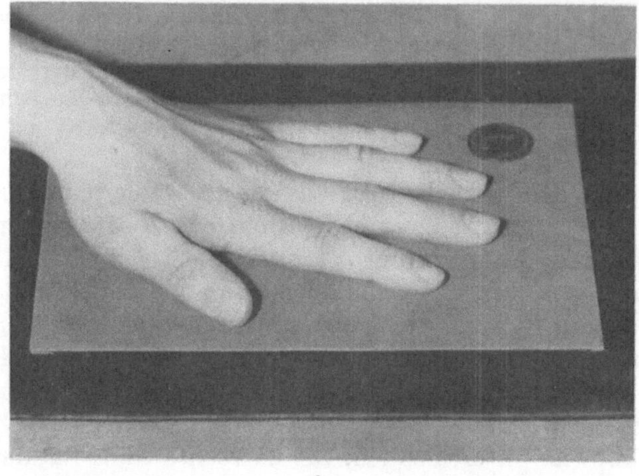

a

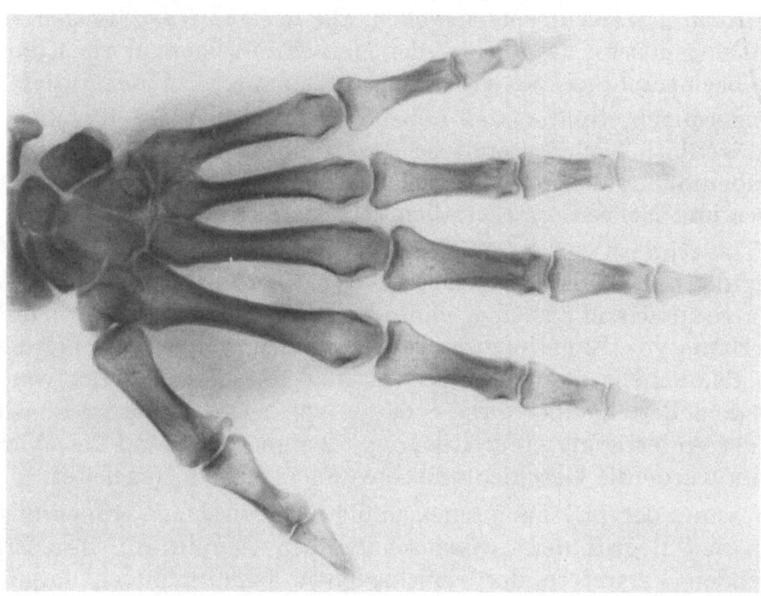

b

Abb. 1a u. b. Lagerung und Röntgenaufnahme dorso-volar. Zur Beurteilung der Endphalangen sind Spezialaufnahmen erforderlich

der Hand wird an Übersichtlichkeit kaum von einer anderen typischen Darstellung eines menschlichen Körperteils übertroffen (STAUNIG, 1921/22). In ihr erscheint das fächerförmig gegliederte System der Hand völlig entfaltet, und durch die Regelmäßigkeit der Anordnung der Knochen in einer Ebene, die senkrecht zum Verlauf des Zentralstrahles liegt, läßt sich das „Nebeneinander" der Skeletelemente und ihre Raumbeziehung in radio-ulnarer Richtung leicht erkennen. Dieser Vorteil jedoch beinhaltet auch die Schwierigkeit, bei der Darstellung der Skeletelemente der Hand jeden einzelnen Knochen,

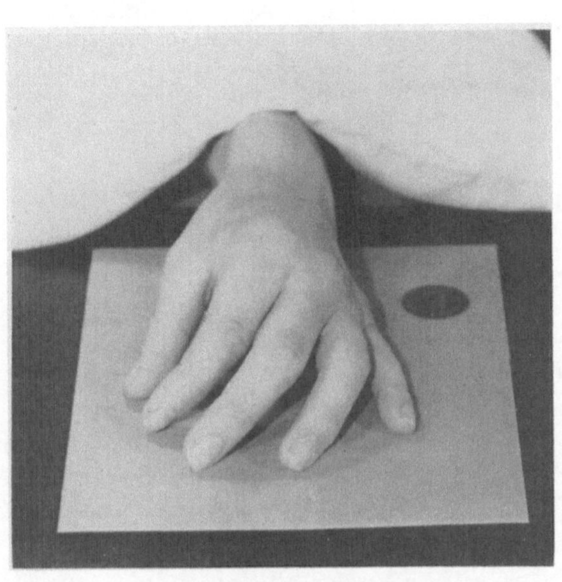

a

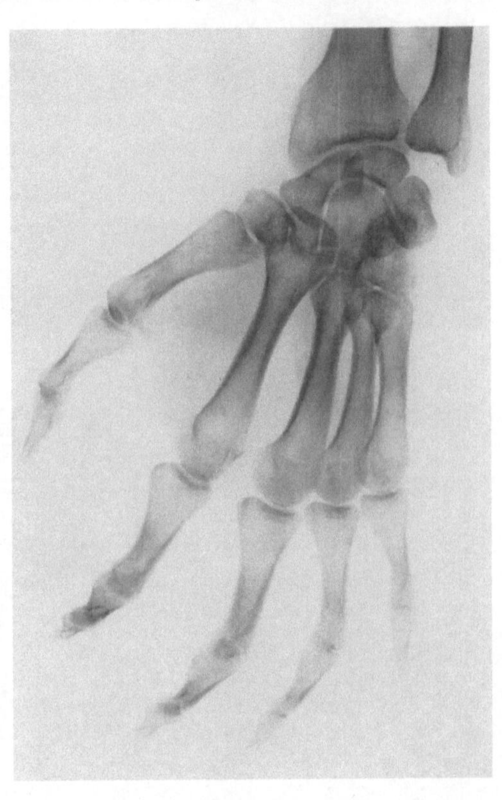

b

Abb. 2a u. b. Lagerung und Röntgenaufnahme zur Abbildung aller Finger und Mittelhandknochen in zwei Ebenen, „Zitherspielerstellung"

insbesondere die der Phalangen und Metacarpalia in einer zweiten, senkrecht zur dorsovolaren Aufnahme, abzubilden. Die Schrägaufnahme der Hand in der „Zitherspielerstellung" (STAUNIG, 1921/22) hat sich jedoch als zweite Ebene für die Mehrzahl der Fragestellungen im Bereich des Handskeletes bewährt. In Abhängigkeit von der Fragestellung können Röntgenaufnahmen der Hand oder einzelner ihrer Teile sowie des Handgelenkes als Ganzes oder ausschnittsweise röntgenologisch dargestellt werden. Über die Einstelltechnik kann in den einschlägigen Monographien (BRAILSFURD, 1935; CLARK, 1962; FERGUSON, 1949; GRASHEY u. BIRKNER, 1964; JANKER, 1958; MERRIL, 1949; MESCHAN, FARRER u. PEISKER, 1958; POPPE, LOHSTETER u. LAUWERS, 1961; SCHOEN, 1951; ZIMMER, E. A., 1964) nachgelesen werden.

Neben den Röntgenaufnahmen einzelner Finger werden folgende Standardaufnahmen angefertigt:

1. Hand dorso-volar (Abb. 1a u. b).
2. Hand schräg, „Zitherspielerstellung" (Abb. 2a u. b).
3. Handgelenk dorso-volar (Abb. 3a u. b).
4. Handgelenk radio-ulnar (Abb. 4a u. b).
5. Handgelenk mit distalem Unterarm dorso-volar (Abb. 5a u. b).
6. Handgelenk mit distalem Unterarm radio-ulnar (Abb. 6a u. b).

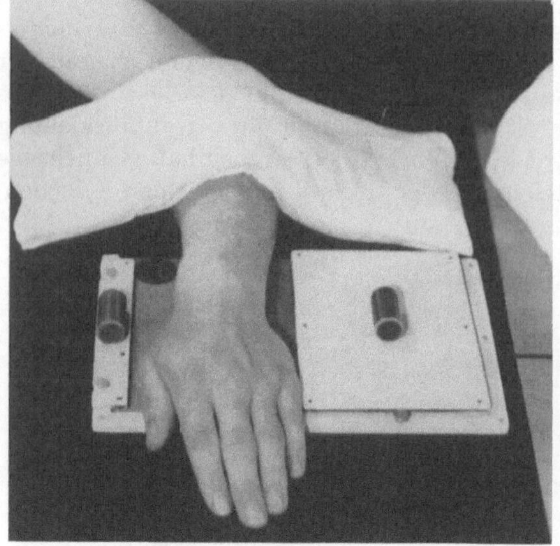

Abb. 3a

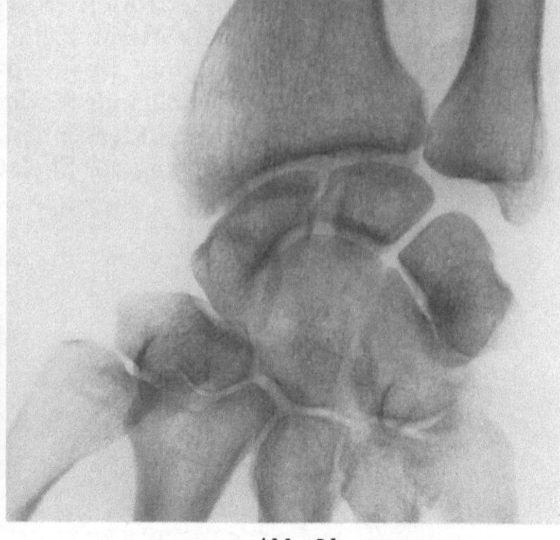

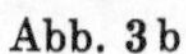

Abb. 3b

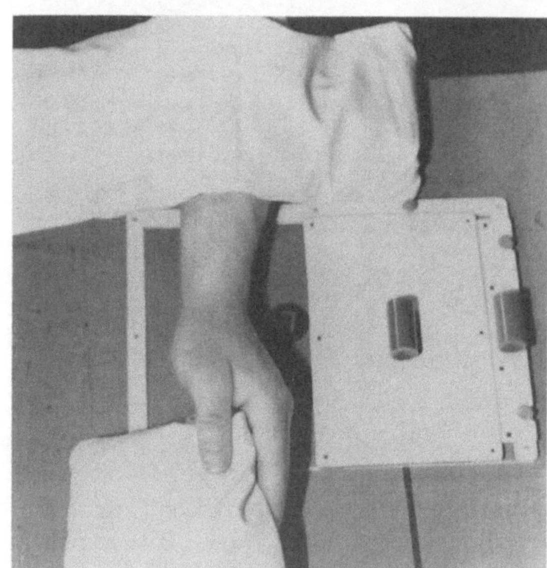

Abb. 4a

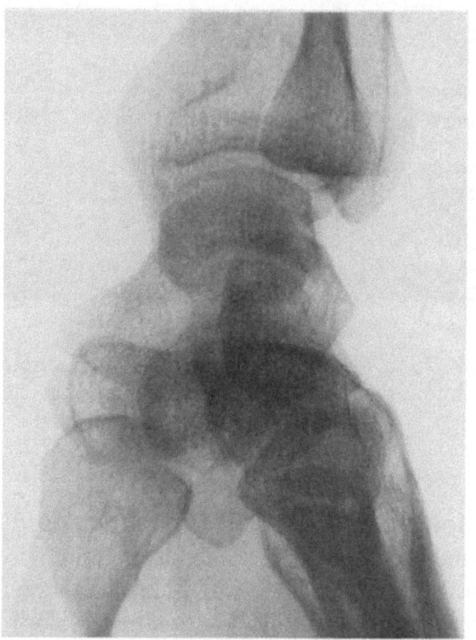

Abb. 4b

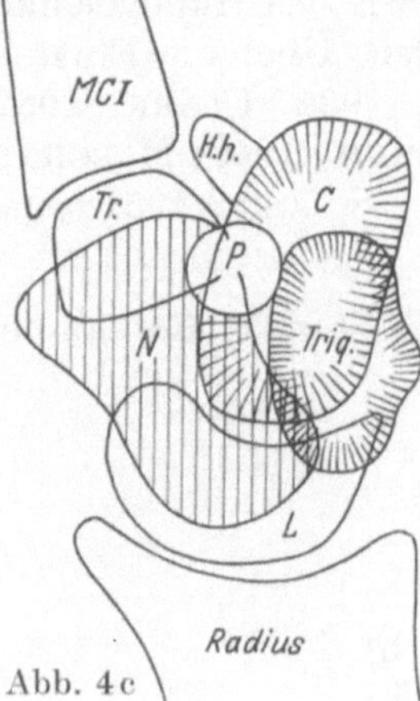

Abb. 4c

Abb. 3. a Lagerung zur dorso-volaren Aufnahme der Handwurzel bei Verwendung einer Spezialkassette für folienlose Filme und Filmunterteilung. b Dorso-volare Aufnahme der Handwurzel

Abb. 4a u. b. Lagerung und Röntgenaufnahme des Handgelenkes bei radioulnarem Strahlengang. Wichtig bei: perilunären Luxationen, Triquetrumabriß und Formbeurteilung der distalen Radiusgelenkfläche. Superposition kann eine Sklerose des Lunatum vortäuschen

Abb. 4c. Anatomische Skizze zu Abb. 4b mit Erläuterungen: *L* Lunatum; *N* Scaphoideum; *Trq.* Triquetrum; *C* Capitatum; *Tr* Trapezium; *Tp* Trapezoideum; *P* Pisiforme; *MCI* Metacarpus I; *H. h.* Hamulus ossis hameti. Hamatum und Trapezoideum nicht eingezeichnet, da in dieser Projektion im Summenbild nicht analysierbar

Die Aufnahmen der Hand werden mit weichen Strahlenqualitäten angefertigt, damit man auch Einzelheiten in den Weichteilen erkennen kann. Ausnahmsweise kann man mit sehr weichen Strahlen auch einmal den echten, ganz schmalen, zwischen den knorpeligen Gelenkflächen liegenden Spalt des Radiocarpalgelenkes erkennen (Grashey u. Birkner, 1964). Als Filmmaterial finden vorzugsweise folienlose, feinzeichnende Einzelpackfilme Verwendung, wobei unter jeweiliger Bleiabdeckung der nicht zu belichtenden Hälfte beide Ebenen eines Objektes auf einem Film zur Abbildung kommen. Bei alleiniger Anfertigung dieser genannten Standardaufnahmen werden gar nicht so selten Frakturen übersehen (Grashey, 1924). Die Ursache hierfür ist in erster Linie die in einer ungünstigen

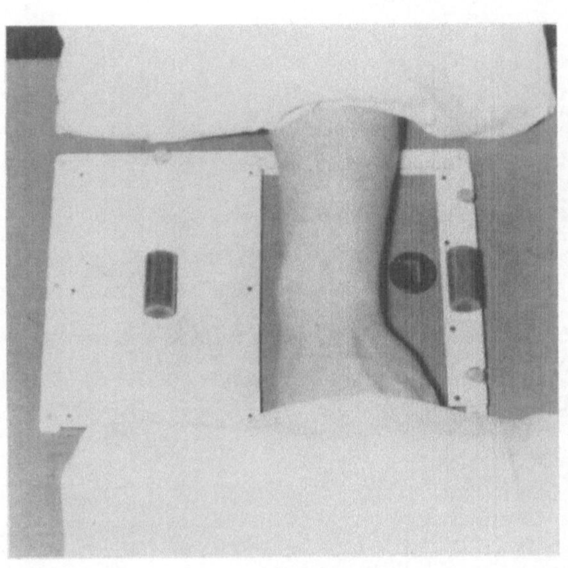

a

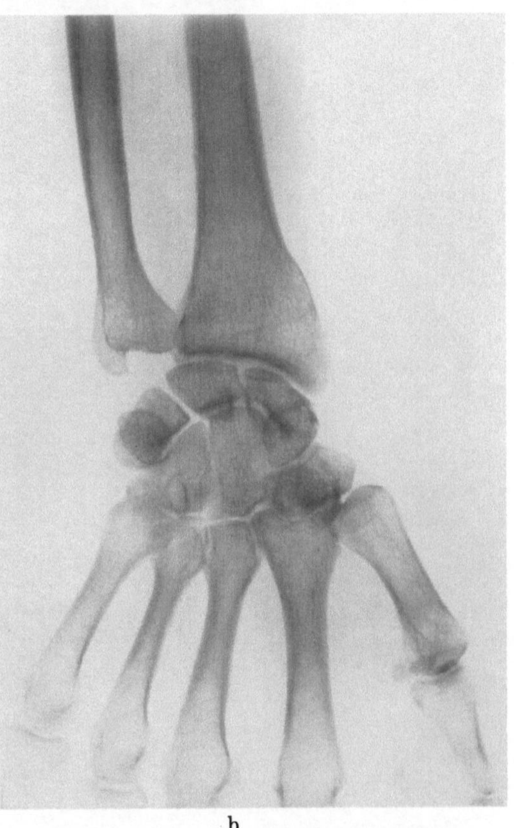

b

Abb. 5a u. b. Handgelenk mit distalem Unterarm dorso-volar. Die Aufnahme zeigt die drei Gelenkebenen der Handwurzel und das distale Radioulnargelenk. Das Scaphoideum erscheint verkürzt und zeigt dadurch Verdichtungslinien, welche *nicht* pathologisch sind. Überlagerungen bestehen zwischen Triquetrum und Pisiforme, Trapezium und Trapezoideum, Hamulus ossis hamati und Hamatum, partielle Überlagerungen findet man zwischen Radius, Lunatum und Scaphoideum, Trapezoid und Metacarpus II, den proximalen Epiphysen der Metacarpi II—V

Projektionsebene liegende pathologische Veränderung. Da jedoch schon kleine Veränderungen bzw. Verletzungen an den Knochen des Hand- und Handgelenkskelets zu schweren Funktionsstörungen führen können (Böhler, 1951; Fuhlte u. Puhlmann, 1952; Ehalt, 1952), sind bei gezielter klinischer Fragestellung entsprechende Spezialaufnahmen anzufertigen.

b) Spezialaufnahmen

„Man hat allmählich erkannt," schreibt Grashey (1924), „daß bestimmte versteckt liegende Knochenbrüche nur mit besonderer Technik, d.h. einer oder mehreren Aufnahmen in ganz bestimmten, vom gewohnten Typus abweichenden Projektionsrichtungen ‚herausgeholt' werden können." In der Aufzählung derartiger Frakturen, bei denen dies der Fall ist, werden insbesondere solche der Handwurzelknochen sowie der Metacarpalknochen an ihrer Basis und dem Processus styloides radii genannt. Obwohl bereits von DITTRICH (1931) und in dem Buch „Einführung in die Röntgenologie“ von HAENISCH u. HOLTHUSEN (1951) in übersichtlicher Form für das Handgelenk sieben verschiedene Positionen zur Darstellung spezieller Details der Handwurzelknochen angegeben werden, wird auf diese differenzierte Aufnahmetechnik der Handgelenke in den einschlägigen Monographien der Aufnahmetechnik nur unvollständig eingegangen. Die wesentlichen Spezialaufnahmen der Handwurzelknochen sollen daher hier kurz dargestellt werden.

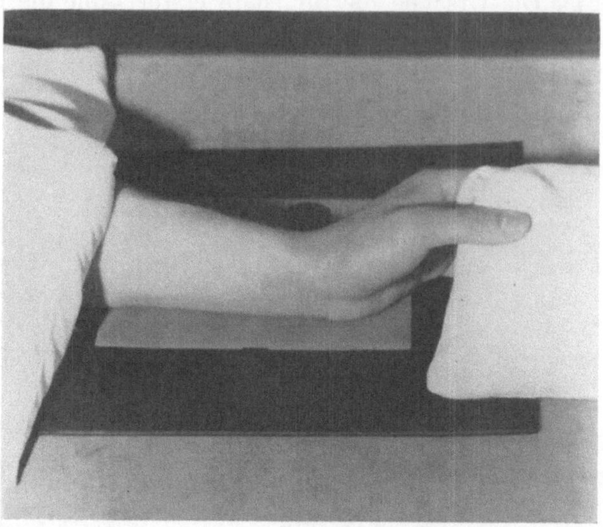

a

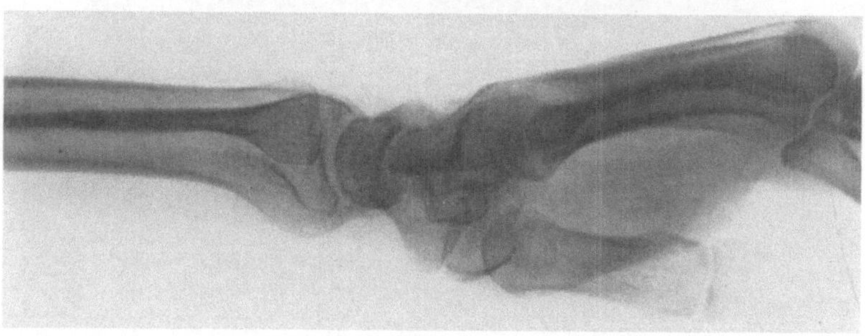

b

Abb. 6a u. b. Handgelenk mit distalem Unterarm radio-ulnar. Diese Projektion zeigt bei seitlichem Strahlengang die Achsenbeziehung zwischen den beiden Unterarmknochen sowie zwischen Unterarm und Handwurzel. Die Gelenkflächen von Radius, Lunatum und Capitatum sind gut beurteilbar. Nach dorsal wird das Lunatum vom Triquetrum überragt, nach volar vom Scaphoideum. Hamatum, Trapezoids und Pisiforme sind nicht, der Kahnbeinkörper und das Triquetrum schlecht beurteilbar. Spezialaufnahmen oder Tomographie daher häufig indiziert

α) Spezialaufnahmen des Os scaphoideum (Os naviculare manus)

Das Os scaphoideum muß, insbesondere bei Verdacht auf das Vorliegen einer Fraktur, mindestens in drei verschiedenen Richtungen aufgenommen werden (PERSCHL, 1938; BÖHLER, 1951; u.a.). Diese Notwendigkeit ergibt sich aus der Tatsache, daß der Bruchspalt einer Querfraktur im Os scaphoideum bei den verschiedenen Haltungen im Handgelenk unterschiedlich zur Darstellung kommt (Abb. 7) und dadurch übersehen werden kann. Neben der gewöhnlichen dorso-volaren Aufnahme des Handgelenkes sind folgende Spezialeinstellungen möglich:

1. Die dorso-volare Aufnahme des Handgelenkes bei flach aufliegender Handfläche mit maximaler Ulnarabduktion (Abb. 8a und 9a).

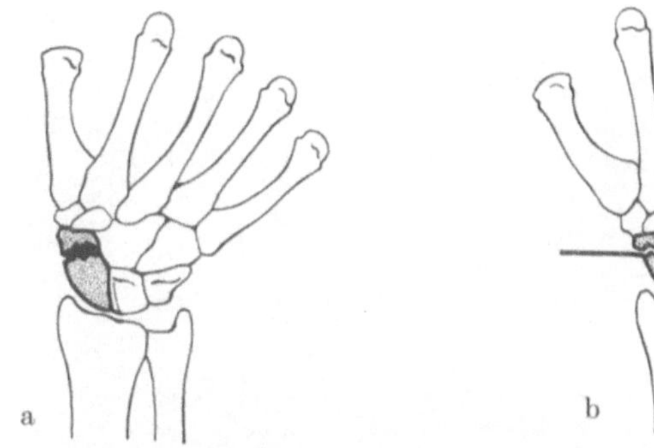

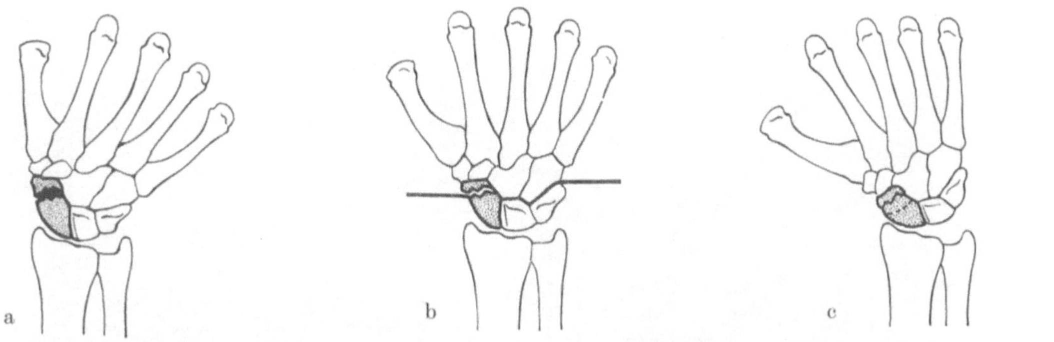

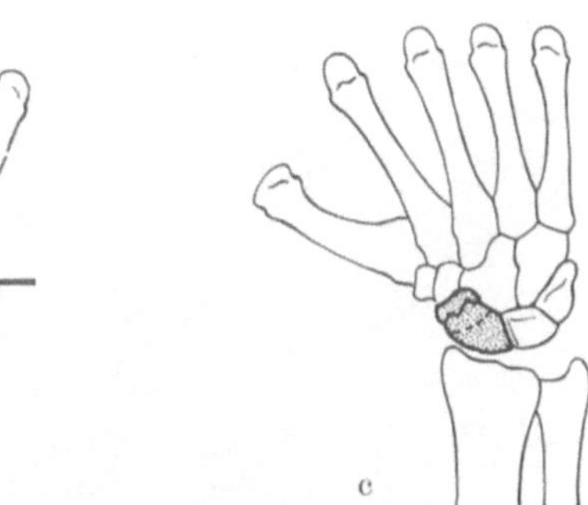

Abb. 7a—c. Projektion des Bruchspaltes einer Querfraktur im Os scaphoideum (nach LANZ-WACHSMUTH, 1959). a Vollständige Auflage der Handfläche und Ulnarabduktion. b Distal erhöhte Handwurzel. c Radialabduktion

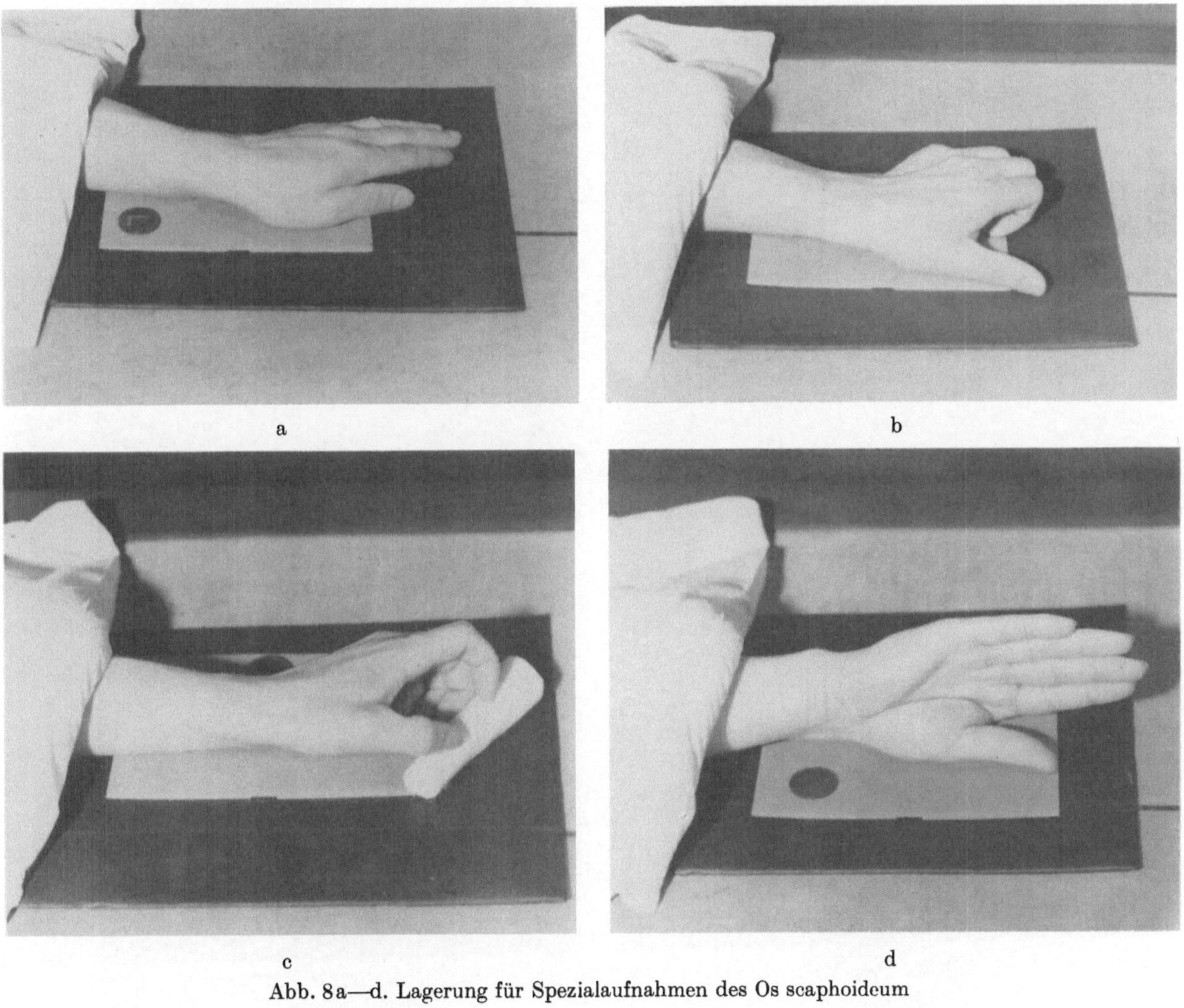

a b

c d

Abb. 8a—d. Lagerung für Spezialaufnahmen des Os scaphoideum

2. Dorso-volare Aufnahme des Handgelenkes in halber Dorsalflexion, die durch vollständigen oder unvollständigen Faustschluß erreicht wird (Abb. 8b und 9b).

3. Eine Aufnahme bei dorsoradio-voloulnarem Strahlengang in halber Pronation (W. SMETS, zit. nach SCHOEN). Diese Aufnahme kann jedoch auch im Winkel von 30° und 60° als sog. „gestaffelte Aufnahmeserie“ (Abb. 8c und 9c) ausgeführt werden.

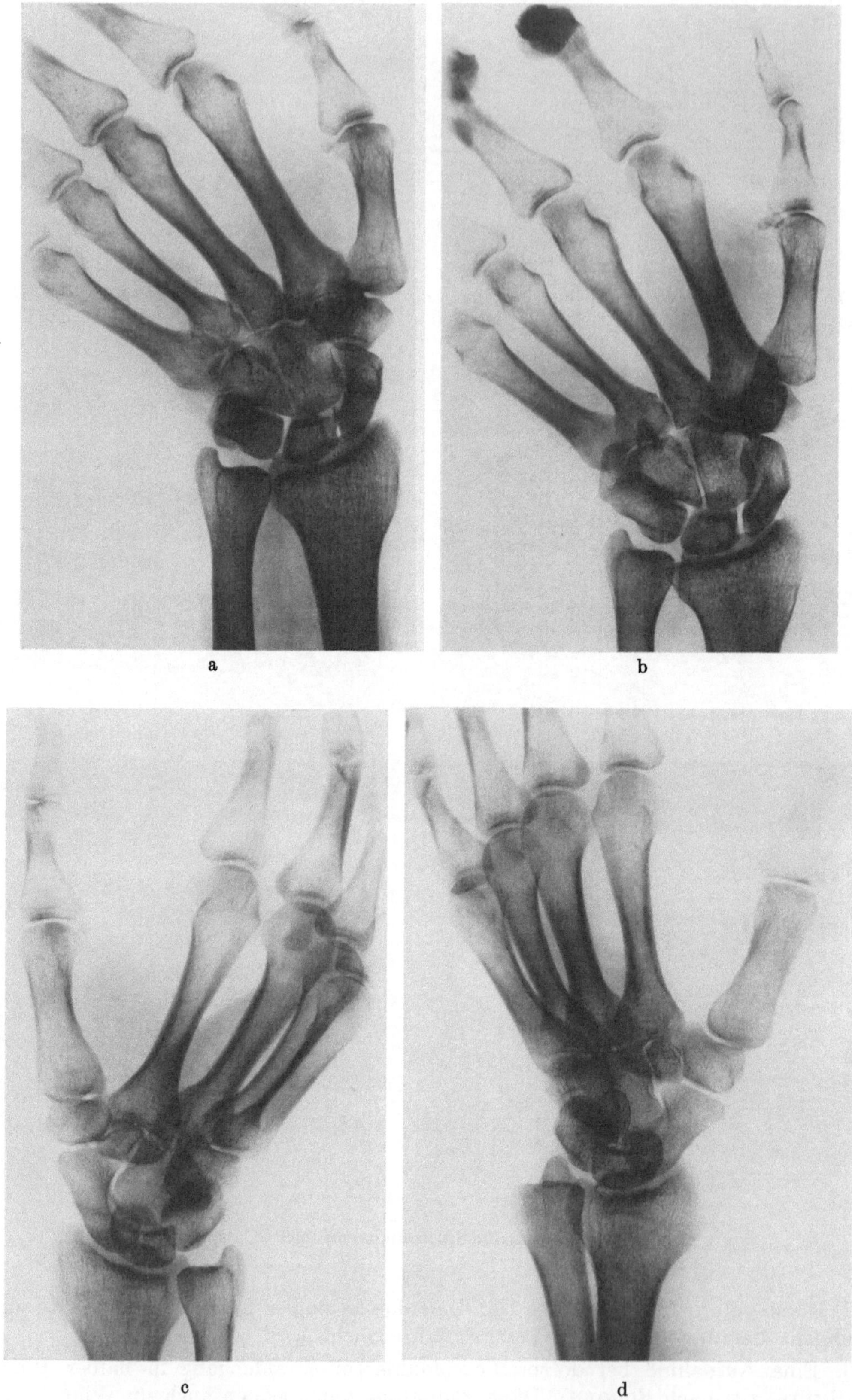

Abb. 9a—d. Röntgenaufnahmen mit Spezialprojektionen zur Darstellung des Os scaphoideum

4. Aufnahme bei voloulno-dorsoradialem Strahlengang mit Lagerung der Hand in Hyperpronation (Abb. 8d und 9d). Mit dieser Aufnahme gelingt es zwar vorwiegend, das Os trapezium (Os multangulum majus), Os trapezoideum (Os multangulum minus) und den ersten Mittelhandknochen überlagerungsfrei gegeneinander darzustellen, jedoch erweist sich diese Aufnahme als besonders geeignet für die Abbildung der distalen Gelenkfläche des Os scaphoideum (Os naviculare manus). Auch diese Aufnahme kann in unterschiedlichen Winkelgraden der Hyperpronation im Sinne von „gestaffelten Aufnahmen" erfolgen.

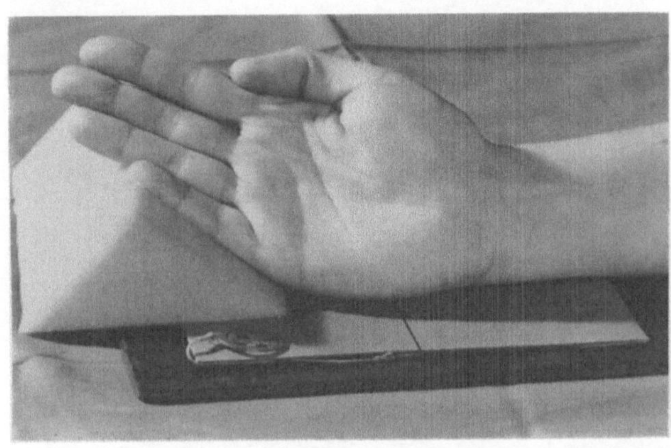

a

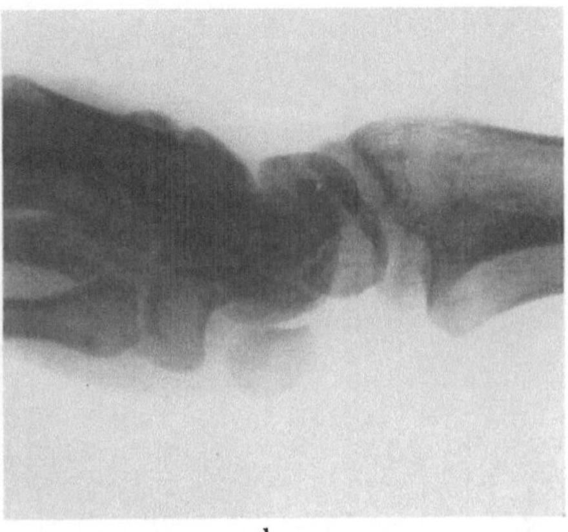

b

Abb. 10a u. b. Spezialaufnahme des Hamulus ossis hamati (Grashey-Birkner, 1964)

β) Spezialaufnahmen des Os trapezium (Os multangulum majus) und Os trapezoideum (Os multangulum minus)

Bei dorso-volaren wie auch volo-dorsalen Aufnahmen gelingt es nicht, das Os trapezium und Os trapezoideum überlagerungsfrei abzubilden. Das Os trapezium kann man ohne Überlagerung, jedoch unscharf gezeichnet, auf seitlichen, radio-ulnar eingestellten Aufnahmen abgrenzen. Für eine überlagerungsfreie und scharfe Abbildung dieser beiden Handwurzelknochen ist daher eine Aufnahme bei Hyperpronation mit opponiertem und abduziertem Daumen erforderlich (Grashey-Birkner, 1964). Die Einstellung entspricht der in Abb. 8d und 9d gezeigten. Diese Einstelltechnik erlaubt gleichzeitig eine überlagerungsfreie Aufnahme der Carpo-Metacarpalgelenke I und II.

γ) Spezialaufnahmen des Os hamatum und Hamulus ossis hamati

Das Os hamatum ist auf der dorso-volaren Aufnahme des Handgelenkes wie auch auf der Spezialaufnahme des Os naviculare mit Ulnarabduktion gut abgrenzbar. Auf diesen Aufnahmen stellt sich der Hamulus jedoch nur als ovaler Verdichtungsbezirk dar, und es lassen sich Veränderungen an ihm damit kaum nachweisen. Für die seitliche Projektion des Hamulus ist eine Aufnahme der Handwurzelknochen bei acroradio-ulnarem Strahlengang erforderlich (Grashey-Birkner, 1964). Dabei wird der Kleinfingerrand des Handgelenkes auf den Film aufgelegt, die Finger werden gestreckt und der Daumen abduziert. Die Aufnahme erfolgt dann bei schräg eingestellter Röhre mit einfallendem Strahlengang von den Fingerspitzen her, und der Zentralstrahl wird auf die Handwurzel gerichtet (Abb. 10a und b).

δ) Spezialaufnahmen des Os pisiforme

Auf allen dorso-volaren Aufnahmen wird das Erbsenbein unter normalen Bedingungen in teilweiser oder vollständiger Summation mit dem Os triquetrum abgebildet. Es ist daher zur exakten Beurteilung eine Sezialeinstellung erforderlich. Als solche sind geeignet:

1. Seitliche Aufnahme des Handgelenkes bei ulno-radialem Strahlengang (Abb. 11a und b).

Dabei liegt der Arm hyperproniert auf dem Untersuchungstisch. Der dem Film anliegende Radius wird dabei naturgemäß schärfer abgebildet, was zur Darstellung der charakteristischen Dislokation bei den Radiusfrakturen von Vorteil sein kann (GRASHEY-BIRKNER, 1964). Diese Aufnahme zeigt ebenfalls das Erbsenbein ohne Überlagerung mit anderen Knochenanteilen, es ist jedoch geringgradig vergrößert und unscharf, da es nicht direkt dem Film anliegt.

2. Aufnahme bei voloradio-ulnodorsalem Strahlengang.

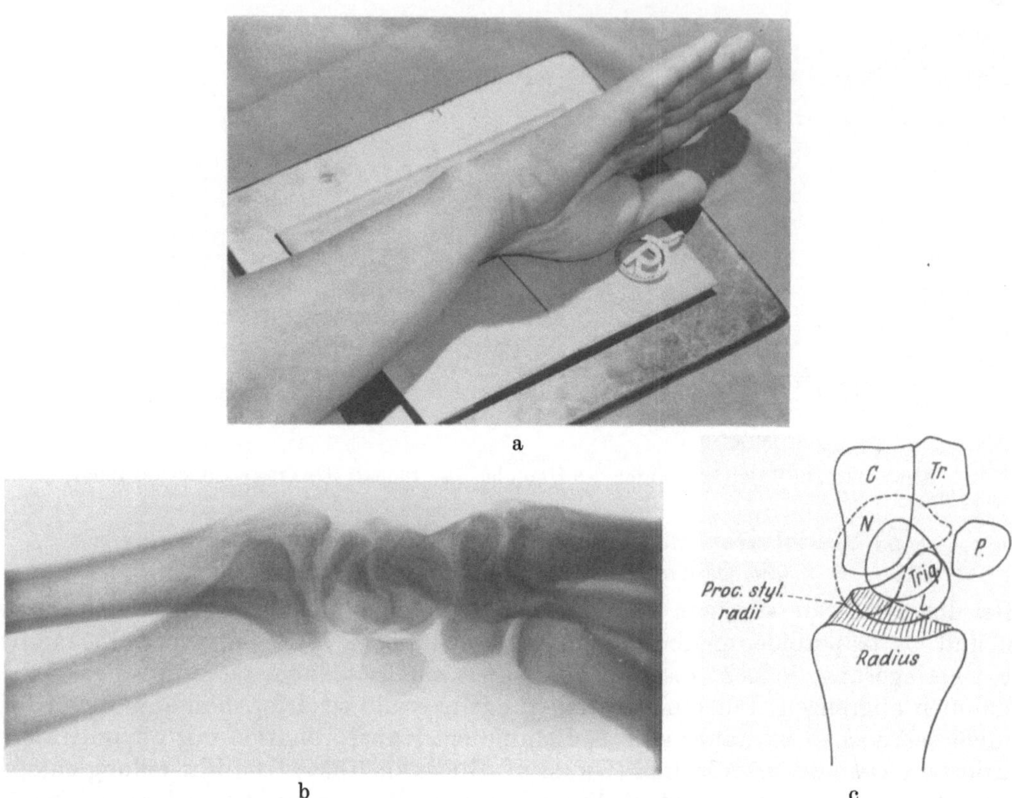

Abb. 11a—c. Lagerung und Röntgenaufnahme des Handgelenks ulno-radial
Abb. 11c. Anatomische Skizze zu Abb. 11b mit Erläuterungen; Symbole wie in Abb. 4c

Diese Aufnahme ist die typische Spezialaufnahme des Erbsenbeines und erfolgt in Suppinationsstellung der Hand, wobei der Handrücken mit der Unterlage einen Winkel von 45° bildet (Abb. 12a und b). Zum Seitenvergleich wird man auf einer Aufnahme gleich beide Handwurzeln symmetrisch einstellen (DESSAUER-WIESNER, zit. nach SCHOEN).

ε) *Spezialaufnahme des Canalis carpi*

Die axiale Darstellung des Carpalkanals nach HART und GAYNOR (1942) oder LENTINO u. Mitarb. (1957) wird zum Ausschluß einer knöchernen Ursache beim Carpal-Tunnel-Syndrom gelegentlich notwendig. Die Aufnahme nach HART und GAYNOR (Abb. 13a und c) erhält man bei axialer Einstellung der Handwurzelknochen in der Form, daß bei aufliegendem Unterarm die Hand maximal dorsalflektiert wird. Durch eine gleichzeitig leichte Drehung nach radial werden der Hamulus ossis hamati und das Os pisiforme frei nebeneinander abgebildet. Der Zentralstrahl fällt dann im Winkel von 25—30° volar zur Achse der Hand ein und zielt auf die Handfläche distal der Basis des Metacarpale IV. Eine weitere Möglichkeit zur Darstellung des Canalis carpi ergibt sich bei einer Lagerung, wie sie Abb. 13b zeigt.

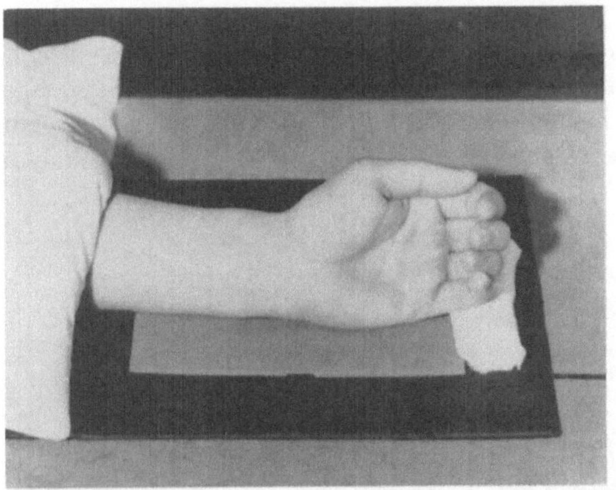

a

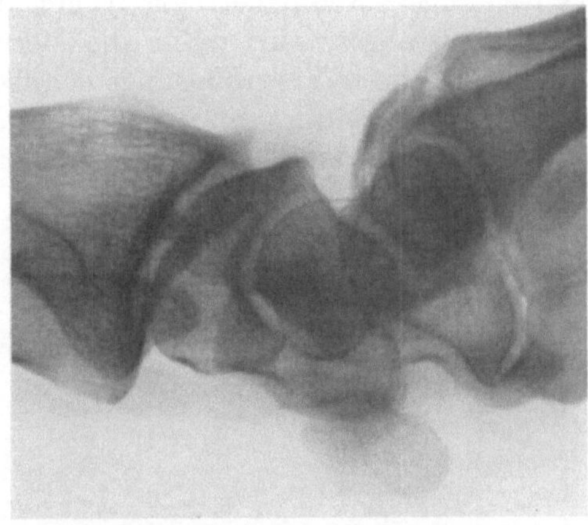

b

Abb. 12a u. b. Spezialaufnahme des Os pisiforme

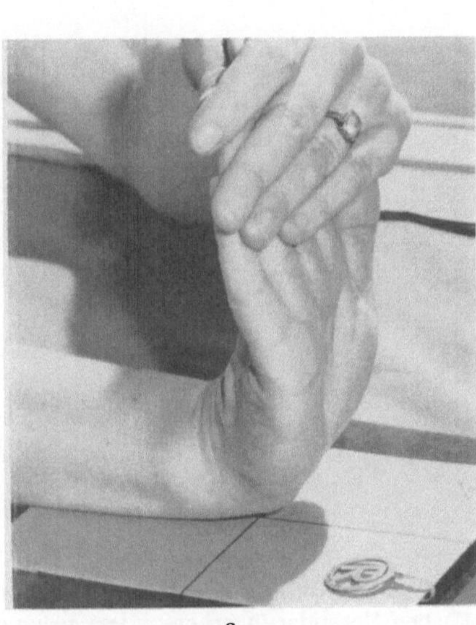

a

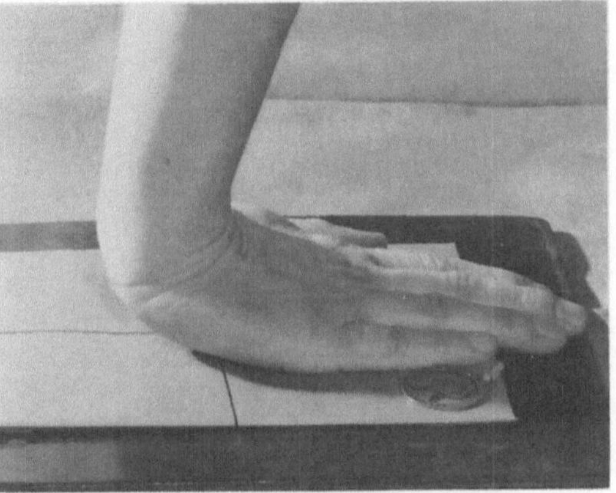

b

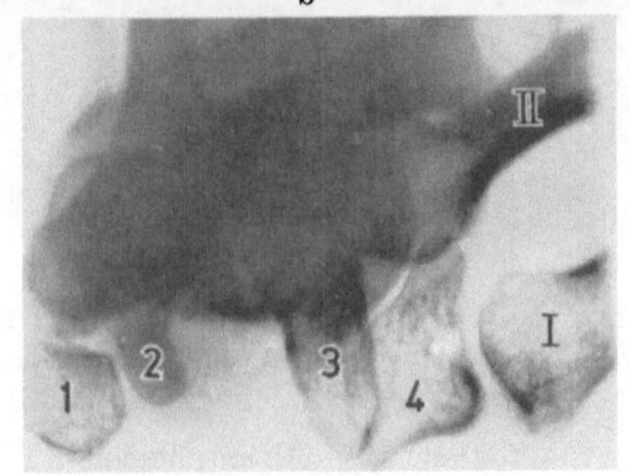

c

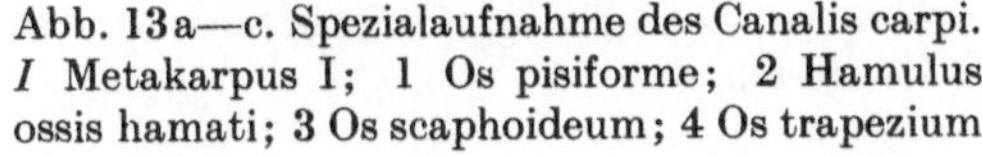

Abb. 13a—c. Spezialaufnahme des Canalis carpi. *I* Metakarpus I; 1 Os pisiforme; 2 Hamulus ossis hamati; 3 Os scaphoideum; 4 Os trapezium

c) Zusätzliche Untersuchungsverfahren

α) *Feinstfocus-Vergrößerungsaufnahmen*

Zur Feststellung feiner Veränderungen am Handskelet, insbesondere auch der Spongiosastruktur, kann eine Aufnahme mit Hilfe der radiologischen Vergrößerungstechnik der Hand als ganzem oder einzelner Abschnitte gelegentlich weiterhelfen (Abb. 14). Dabei ist der Vergrößerungsfaktor vom Verhältnis des Focus-Film-Abstandes zum Focus-Objekt-Abstand abhängig. Am gebräuchlichsten sind dabei ein Vergrößerungsmaßstab von 2:1 (Focus-Filmabstand 100 cm; Focus-Objektabstand 50 cm) und von 1,5:1 (Focus-Filmabstand 90 cm; Focus-Objektabstand 60 cm). Voraussetzung für eine gute Detailerkennbarkeit ist hierbei Verwendung einer Feinstfocusröhre mit einem Focus, dessen

Kantenlänge 0,3 mm beträgt. Wegen der begrenzten Belastbarkeit des Brennflecks von Feinstfocusröhren wird dabei die Verwendung einer Folienkombination notwendig. Es sollten jedoch für Vergrößerungstechnik nur Feinstrukturfolien mit einer niedrigen Kornunschärfe Verwendung finden. Über Einzelheiten der radiologischen Vergrößerungstechnik kann bei Büchner (1954), Grashey-Birkner (1964) und Muntean (1954) nachgelesen werden.

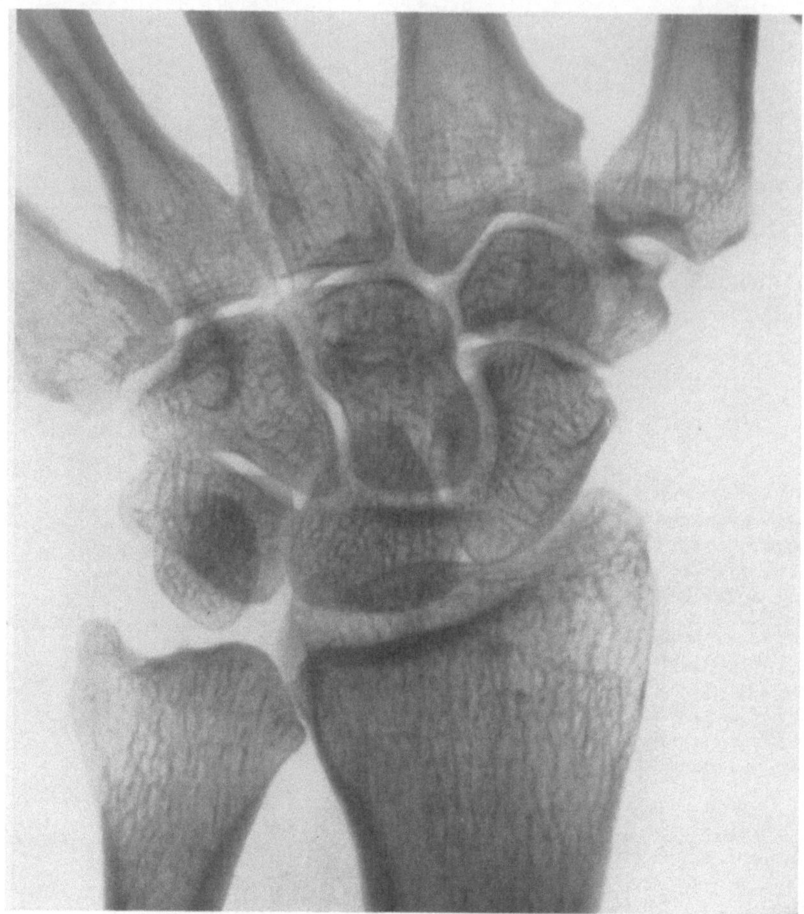

Abb. 14

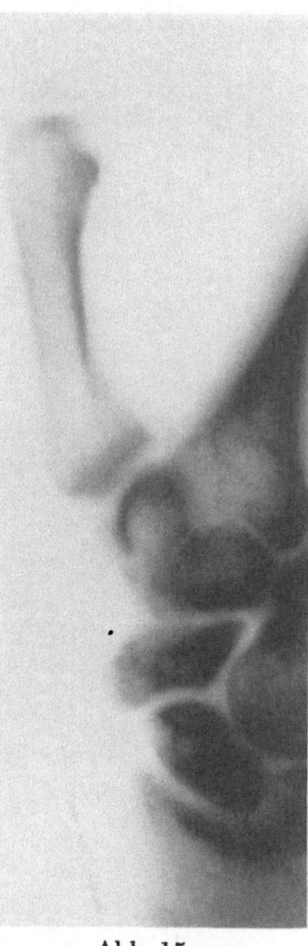

Abb. 15

Abb. 14. Feinstfocus-Vergrößerungsaufnahme der Handwurzel. Für Beurteilung der Spongiosastruktur und Differentialdiagnose zwischen Formvarianten und posttraumatischen Veränderungen besonders geeignet; aber auch zur Erkennung entzündlicher und degenerativer Erkrankungen der Carpalgelenke

Abb. 15. Schichtaufnahme des Os scaphoideum mit hypocycloidaler Verwischung. Pseudarthrose des Os scaphoideum mit Degenerationscysten

β) *Tomographie*

Die Schichtaufnahmetechnik hat für das Handskelet bisher keine so große Bedeutung erlangt wie für andere Skeletabschnitte. Dies beruht auf der bereits relativ guten Übersichtlichkeit der einzelnen Skeletelemente auf den Übersichtsaufnahmen, insbesondere bei Ausnutzung spezieller Einstelltechniken. Jedoch wird auch sie gelegentlich eine Hilfe darstellen können, wenn es darum geht, kleine Veränderungen exakt nachzuweisen (Martin, Duhamel u. Broussin, 1953) und eine gutachterliche Klärung herbeizuführen. Bei Anwendung des longitudinalen Schichtverfahrens wird zur Vermeidung von Überlagerungen und Störschatten die zur Längsachse des Handskelets senkrecht verlaufende Pendelrichtung bevorzugt (Grashey-Birkner, 1964). Derartige Gesichtspunkte sind bei Anwendung einer Schichttechnik mit hypocycloidaler, kreisförmiger und elliptischer Verwischung nicht mehr von

Bedeutung. So zeigt als Beispiel die Abb. 15 die Schichtaufnahme des Os scaphoideum bei hypocycloidaler Verwischung. Man erkennt auf dieser den Befund einer posttraumatischen Pseudarthrose und kleine Degenerationscysten in beiden Fragmenten. Bei der Differenzierung unklarer Skeletelemente kann die Tomographie weiterhelfen (RUCKENSTEINER, 1951; SCHAAF u. WAGNER, 1962). Es genügen dabei meist bei dorso-volarem Strahlengang eine dorsale und eine volare sowie bei ulnar aufliegender Hand fünf Schichtaufnahmen jeweils in der Höhe eines Mittelhandknochens (RUCKENSTEINER, 1951). Für die Sicherheit in der Nomenklatur ist die Anwendung der Tomographie in zwei Standardebenen von Vorteil. Die Indikation zur Tomographie ist vor allem bei unklaren Luxationen der Handwurzel gegeben.

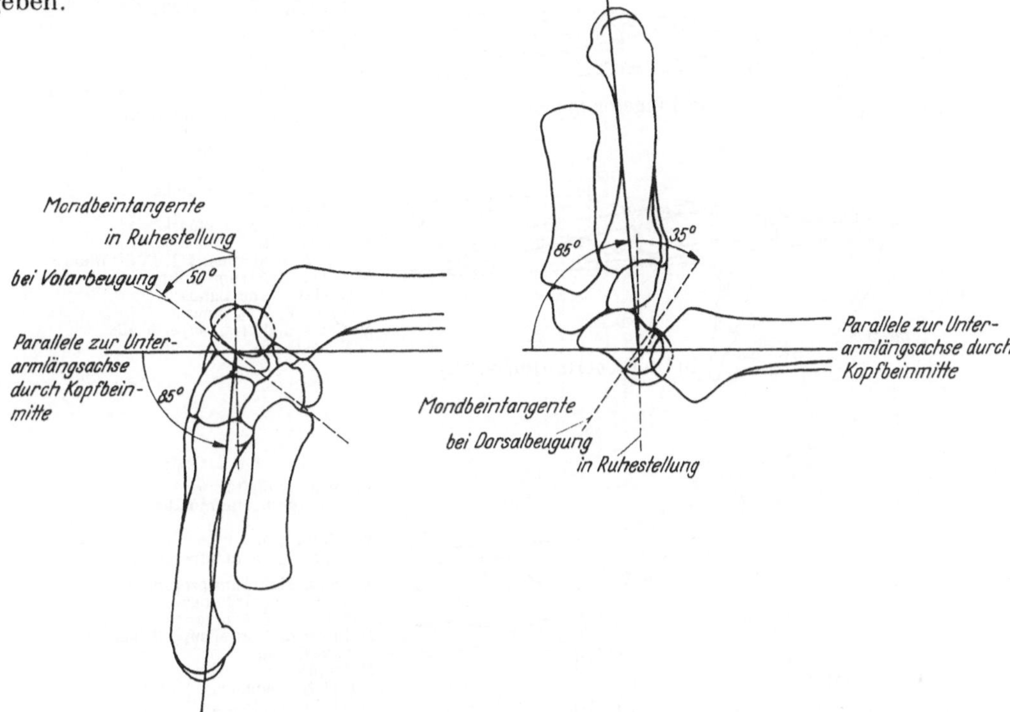

Abb. 16a u. b. Beweglichkeit im Handgelenk bei Volar- und Dorsalbeugung (nach LANZ u. WACHSMUTH, 1959). *Volarbeugen* insgesamt 85°. Hieran ist die proximale Gelenkkammer mit 50° beteiligt, dargestellt an der Bewegung des Mondbeines. *Dorsalbeugen* insgesamt 85°. Hieran ist die proximale Gelenkkammer mit 35° beteiligt, dargestellt an der Bewegung des Mondbeines

γ) *Röntgenologische Funktionsprüfung*

Bewegungsstudien der einzelnen Skeletelemente des Handskelets wurden bereits von COWL und DUBOIS-REYMOND (1898/99) und BÉLA (1905/06) ausgeführt. Röntgenologische Untersuchungen haben auch exakte Ergebnisse über die Gelenkmechanik im Bereich der Handwurzel- und Fingergelenke erbracht (LANZ u. WACHSMUTH, 1959). Wenngleich für die Belange der Praxis sehr häufig die einfache klinische Prüfung der Beweglichkeit in den einzelnen Gelenken der Hand ausreicht, so scheint es, als könnte insbesondere für Begutachtungsfragen und die spezielle Handchirurgie eine exakte röntgenologische Funktionsanalyse detailliertere Aussagen geben als die klinische Untersuchung bringen kann. Vereinzelte Mitteilungen, wie z.B. über die Einschränkung des Bewegungsausmaßes bei einer Synostose im Bereich der Handwurzelknochen (WUENSCH, 1956), oder aber zur Prüfung der Funktion bei chronischer entzündlicher Polyarthritis (OTTO, 1964), die Prüfung der Beweglichkeit im Metacarpophalangealgelenk des Daumens und die Diagnostik der Verletzungen im distalen Radioulnargelenk (GEYER, 1964) deuten an, daß ein gewisses Bedürfnis zur radiologischen Funktionsdiagnostik auch im Handbereich besteht. Für die Beurteilung von Bewegungsaufnahmen in extremen Bewegungshaltungen, die teilweise in den Endstellungen eine Fixation erforderlich machen und daher auch „gehaltene Aufnahmen" genannt werden, ist die Kenntnis normaler Bewegungsausmaße erforderlich.

Die Hand kann in den Handgelenken aktiv, volar und dorsal gebeugt (Abb. 16), radial und ulnar abduziert werden. Die Flexionsbewegungen betragen beinahe einen rechten Winkel. Die Radial- und Ulnarabduktion sind annähernd gleich groß und umfassen zusammen einen Winkel von 60° (LANZ u. WACHSMUTH, 1959). Die Kenntnis der normalen Beweglichkeit ist besonders für die Beurteilung der Erwerbsminderung im

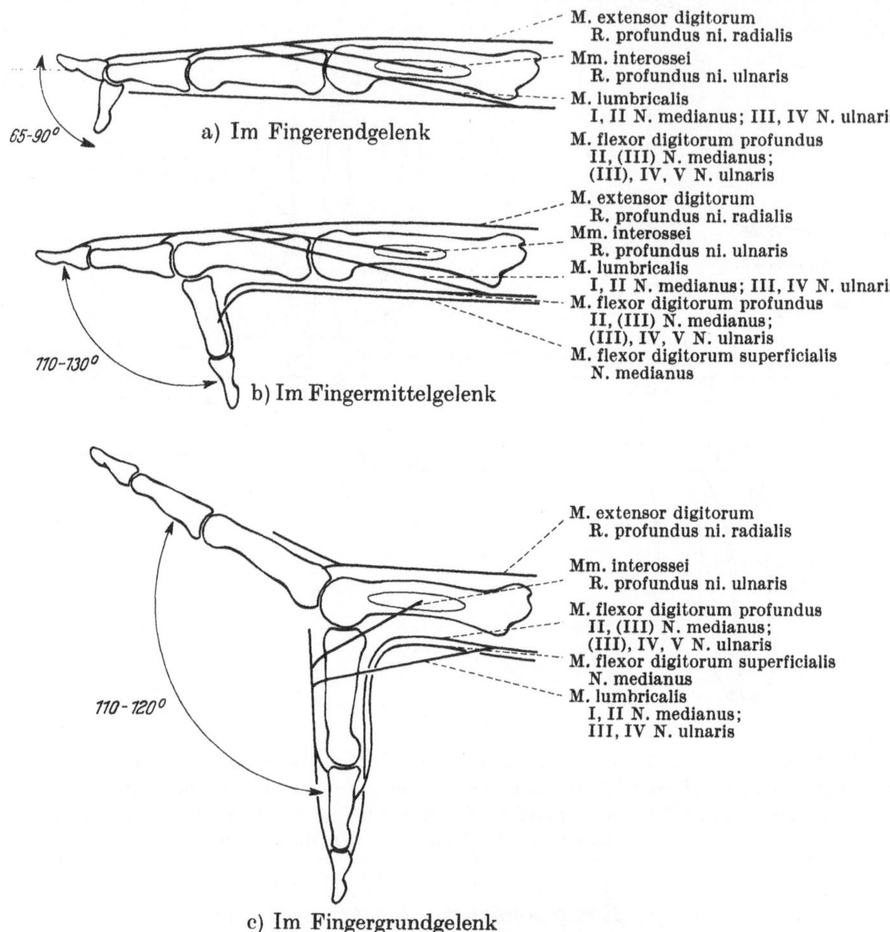

Abb. 17a u. b. Beweglichkeit im Handgelenk bei Volar- und Dorsalbeugung (nach LANZ u. WACHSMUTH, 1959)

Anschluß an Unfallverletzungen von Bedeutung, da sie für den Gebrauchswert der Hand von entscheidender Bedeutung ist.

Bei den Bewegungen im Bereich der Fingergelenke sind zu unterscheiden: Die Flexion und Extension neben Ab- und Adduktion, wozu beim Daumen noch die Opposition und Reposition kommen. Die Flexions- und Extensionsfähigkeit der Finger II—V beträgt im Fingergrundgelenk annähernd 110—120°, im Fingermittelgelenk 110—130° und im Fingerendgelenk 65—90° (Abb. 17a—c).

Während im Bereich der Mittel- und Endgelenke der Finger II—V eine Seitflexion bzw. Ab- oder Adduktion nicht möglich ist, ist die Beweglichkeit nach der Seite in den Grundgelenken der Finger II—V nicht gering. So kann der Mittelfinger annähernd gleich weit nach radial und ulnar um etwa 20° abduziert werden. Der Zeigefinger hat im Grundgelenk die größte Bewegungsfreiheit und kann seine Richtung um ca. 60° verändern, während Ring- und Kleinfinger annähernd die gleiche Beweglichkeit nach der Seite mit einem Winkel von etwa 45° besitzen (Abb. 18). Die röntgenologische Prüfung insbesondere der Ab- und Adduktion im Bereich der Grund- bis Endgelenke der Finger II—V scheint besonders geeignet zu sein zur Diagnose von Gelenkverletzungen mit Einrissen der Seitenbänder. Auf diesem Gebiet könnten Röntgenuntersuchungen der modernen Handchirurgie noch exaktere Angaben zur Verfügung stellen als dies bislang erfolgt ist.

Für die Beurteilung der Funktionstüchtigkeit der Hand ist die Beweglichkeit des Daumens von entscheidender Bedeutung. Sicher kann diese klinisch in den meisten Fällen exakt geprüft werden; es erscheint jedoch möglich, daß im Rahmen einer noch zu entwickelnden Funktionsdiagnostik der Gelenke im Handbereich auch der Daumen und

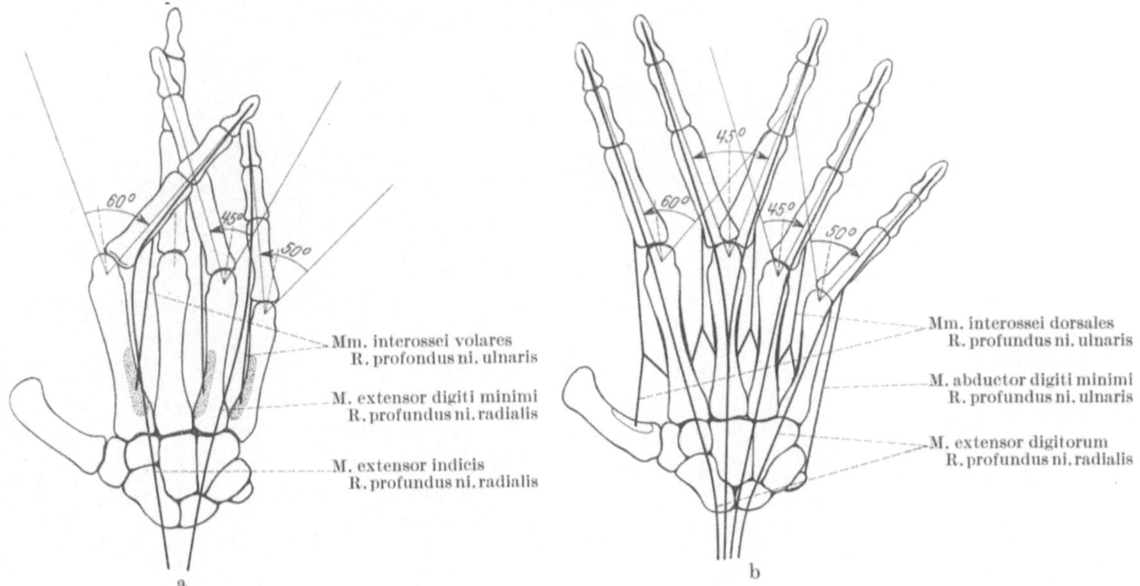

Abb. 18a—c. Normale Flexion und Extension in den Fingergelenken (nach Lanz u. Wachsmuth, 1959)

seine Bewegungen von Bedeutung werden. Aus diesem Grunde sei auch die Beweglichkeit des Daumens (Abb. 19a—d) (Lanz u. Wachsmuth, 1959; Dederich, 1955) mit angegeben.

Eine besondere Form von gehaltener Aufnahme ist erforderlich, will man die Verletzungen im distalen Radioulnargelenk exakt nachweisen. Zu diesem Zweck hat Geyer (1964) eine spezielle Aufnahmetechnik mit Erfolg erprobt. In Abb. 20 ist die Einstelltechnik für ein typisches Radiogramm hierfür abgebildet. Ob man auch Spezialaufnahmen einzelner Handwurzelknochen, wie z.B. die stark ulnar abduzierte Spezialaufnahme für die Darstellung der Kahnbeinbrüche als eine funktionelle, Röntgenuntersuchungsmethode betrachten soll, wie dies von Probst, (1961) geschah, bleibt allein eine Frage der Definition.

δ) *Arteriographie der Hand*

Zur Darstellung der Gefäße des Vorderarmes und der Hand wird die A. brachialis entweder im mittleren Drittel des Sulcus bicipitalis oder unmittelbar über der Ellenbeuge, proximal vom Lacertus fibrosus, bevor sich die kräftige Oberarmarterie in die Aa. radiales und ulnares spaltet, punktiert (Wellauer, 1952). Es empfiehlt sich, für eine exakte Beurteilung eine Serienangiographie mit mehreren Aufnahmen in kurzer Zeitfolge auszuführen (Pässler, 1952; Ratschow, 1959; Leb, 1951; Wellauer, 1957; u.a.).

Obwohl das weitverzweigte Gefäßsystem im Bereich der Hand (Abb. 21) für die Diagnostik pathologischer Veränderungen an diesem selbst wie auch an den Knochen und den Weichteilen der Hand besonders geeignet erscheint, so wird die Gefäßdarstellung

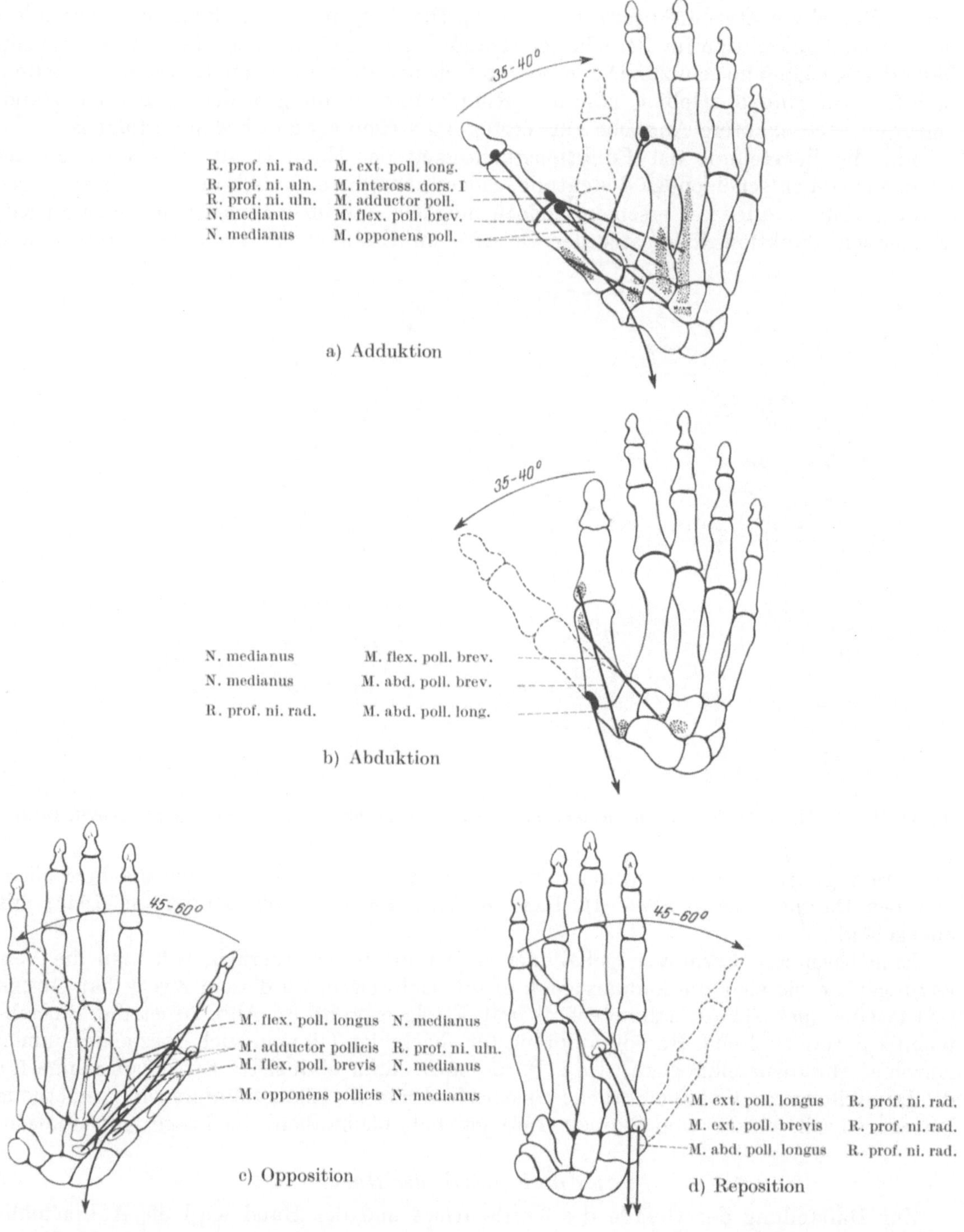

Abb. 19a—d. Beweglichkeit des Daumens. a Adduktion. b Abduktion vom Handrücken betrachtet. c Opposition. d Reposition von der Hohlhand betrachtet (nach LANZ u. WACHSMUTH, 1959)

dieser Region relativ selten ausgeführt. Die Leistungsfähigkeit der röntgenologischen Darstellung der Gefäße im Handbereich scheint dabei nicht gering zu sein. So wird über gute Ergebnisse der Arteriographie der Hand bei Durchblutungsstörungen (RATSCHOW, 1959; PÄSSLER, 1952; WELLAUER, 1957), arterio-venösen Kurzschlüssen (VOGLER u. GOLLMANN, 1953; WELLAUER, 1957), bei Sklerodermie (VOGLER u. GOLLMANN, 1953;

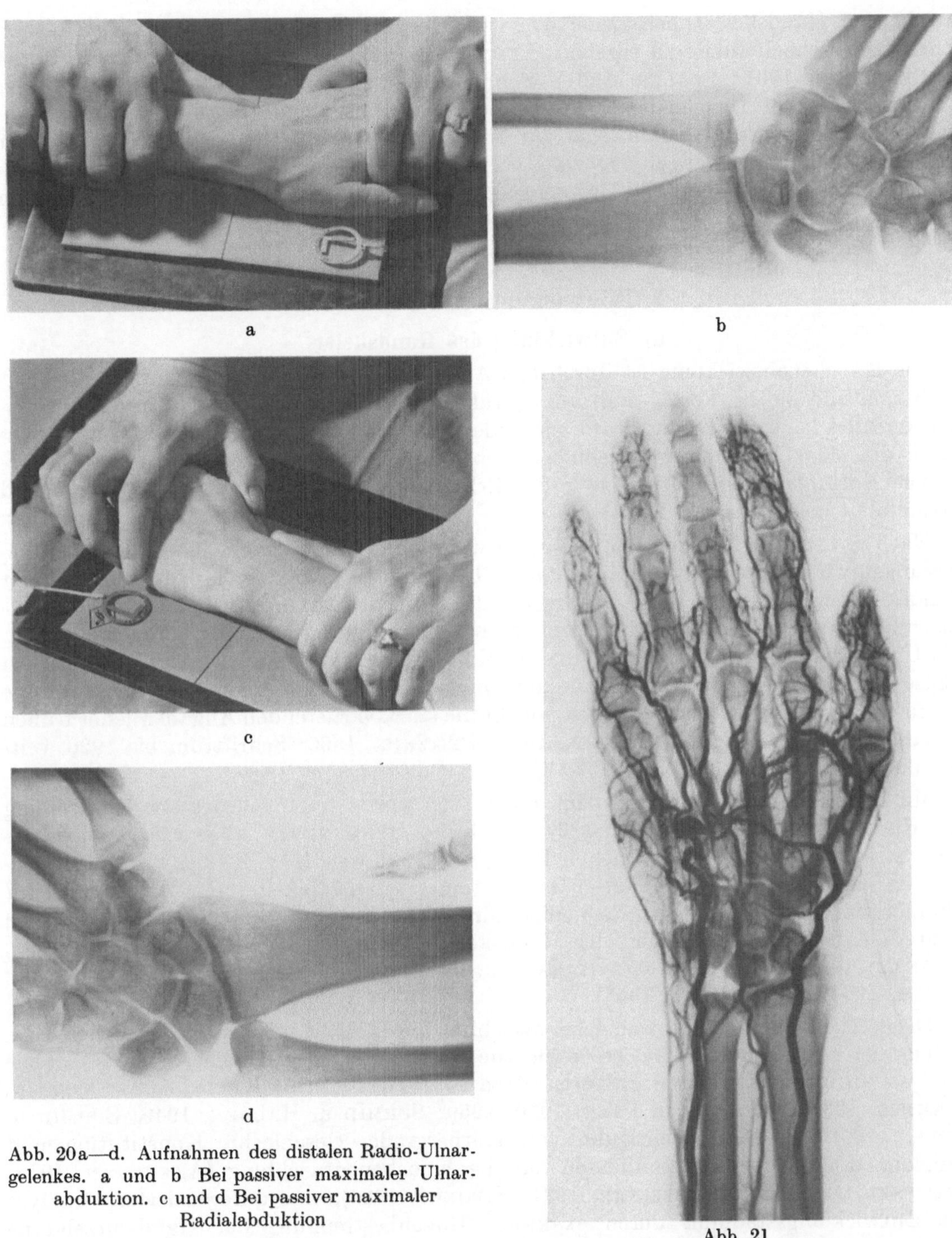

Abb. 20a—d. Aufnahmen des distalen Radio-Ulnargelenkes. a und b Bei passiver maximaler Ulnarabduktion. c und d Bei passiver maximaler Radialabduktion

Abb. 21

Abb. 21. Arteriogramm der Hand. Erbsgroßes Aneurysma an der ulnaren Seite des Arcus volaris. Periphere Gefäßverschlüsse am 3. Finger. Lumeneinengung der Gefäße am 4. und 5. Finger (Beobachtung Dr. VAN DE WEYER, Fschr. Röntg. 1967)

WELLAUER, 1957), bei Knochen- und Weichteiltumoren (FARINAS, 1937; OTTO, 1954; PAPE u. SEYS, 1951; SCHOLZ, 1953; STRICKLAND, 1959; TIWISANA, 1957; VOGLER u. DEU, 1955), bei entzündlichen Veränderungen (BREIT u. SCHEDEL, 1963), Lepra mutilans (PATTERSON, 1955) und Acroosteolysen (VOGLER, 1961) berichtet. Für die Diagnostik der primär-chronischen Arthritis scheint die Gefäßdarstellung zu einem Zeitpunkt, da am knöchernen Handskelet noch keine oder nur geringe Veränderungen bestehen, schon charakteristische Befunde zu ergeben (LEB, 1951, 1952; SCOTT u. Mitarb., 1961; SOILA u. BERGLUND, 1961; VOGLER, 1961). Schließlich wird auch über Veränderungen der Fingerarterien bei verschiedenen Formen der Nageldystrophie (STRICKLAND u. URQUHART, 1962) berichtet. Ausführlicher zur Arteriographie der Hand ist im Kapitel über angiologische Untersuchungen nachzulesen. Es soll an dieser Stelle jedoch hervorgehoben werden, daß eine systematische Differentialdiagnose der Gefäßveränderungen im Bereich der Hand noch nicht vorliegt.

3. Röntgenanatomie der Hand

a) Entwicklung des Handskelets

Die Knochenentwicklung ist durch das Auftreten von Ossifikationszentren, Größenwachstum und äußere Formgestaltung charakterisiert. Dem Erscheinen von Verknöcherungszentren liegt der Ersatz präformierenden Knorpels durch Knochen zugrunde, wodurch die Möglichkeit zur röntgenologischen Darstellung geschaffen wird. Der gesetzmäßige Ablauf der Ossifikation ist in der Erbmasse verankert (SCHINZ, 1924) und wird postnatal vom endokrinen System gesteuert (ROCHLIN, 1927; SCHMID u. WEBER, 1955).

Nach SCHMID und MOLL (1960) (dort ausführliches Literaturverzeichnis), deren Ausführungen wir hier weitgehend übernehmen, begann die systematische Untersuchung der Handskeletossifikation in der 2. Hälfte des 19. Jahrhunderts und war Objekt anatomischer Forschung im Rahmen der damals entwicklungsgeschichtlichen Fragestellungen. Die Untersuchung an der Leiche, ohne die Möglichkeit, spätere Entwicklungsstadien bei demselben Individuum verfolgen zu können, sowie die Schwierigkeit, millimetergroße Ossifikationszentren sicher zu erfassen, macht die stark variierenden Angaben jener frühen Abhandlungen verständlich (GRUBER, 1866; PFITZNER, 1895; Schrifttum bis 1920 weitgehend bei GRUMBACH, 1921).

Mit der Entdeckung RÖNTGENs im Jahre 1895 wurde eine neue Ära der Erforschung der Handossifikation eingeleitet. 1897 berichtete BEHRENDSEN über röntgenologische Ossifikationsstudien der menschlichen Hand, und 1898 wies H. v. RANKE auf die Bedeutung der röntgenologisch erfaßbaren Ossifikationsgesetzmäßigkeiten der Handwurzel für Altersbestimmung und gerichtliche Medizin hin. In den darauffolgenden Jahren erschienen mehrere Arbeiten zu Teilfragen der Handskeletentwicklung (ALEXANDER, 1905, 1906; FUJINAMI, 1911; GRASHEY, 1905; HEIMANN u. POTPESCHNIGG, 1906; PRYOR, 1905, 1908; ROTCH, 1907, 1910; STIEDA, 1905).

Die weitere Entwicklung war gekennzeichnet durch das Studium des zeitlichen Auftretens der verschiedenen Knochenkerne zur Bestimmung des Knochenalters — „bone age" — an einem statistisch größeren Material (FLORY, 1936; KELLY, 1937; VOGT u. VIKKERS, 1938; GREULICH u. PYLE, 1950, 1959; SCHMID u. HALDEN, 1949; SCHMID u. MOLL, 1960), die Berücksichtigung von Körpergröße, Geschlecht, Konstitution und sozialem Milieu mit ihren Einflüssen auf die Knochenentwicklung (ÅKERLUND, 1918; STETTNER, 1921; RUCKENSTEINER, 1931; SIEGERT, 1935), eine differenziertere Analyse des Entwicklungsstadiums durch exaktere Größenbestimmung der Handwurzelkerne (MUNK, 1927; BALDWIN et al., 1928; SCHMID u. MOLL, 1960) und den Einflüssen des innersekretorischen Systems auf die Knochenentwicklung (ROCHLIN, 1927, 1929; WILKINS, 1950; CAFFEY, 1961) sowie dessen Abweichungen unter krankhaften Bedingungen (SIEGERT, 1935; TODD, 1937; GRASER, 1938; SONTAG et PYLE, 1943; WILKINS, 1950; SCHMID u. HALDEN, 1949; SCHMID u. WEBER, 1955; u.a.). Die Ergebnisse dieser Forschungen sind vor allem von großer Bedeutung für die Pädiatrie im Rahmen der Diagnostik von Erbleiden, Funktionsstörungen der innersekretorischen Drüsen und cerebralen Schäden. Die Darstellung der normalen Knochenentwicklung in Nachschlagewerken war daher von praktischer Bedeutung.

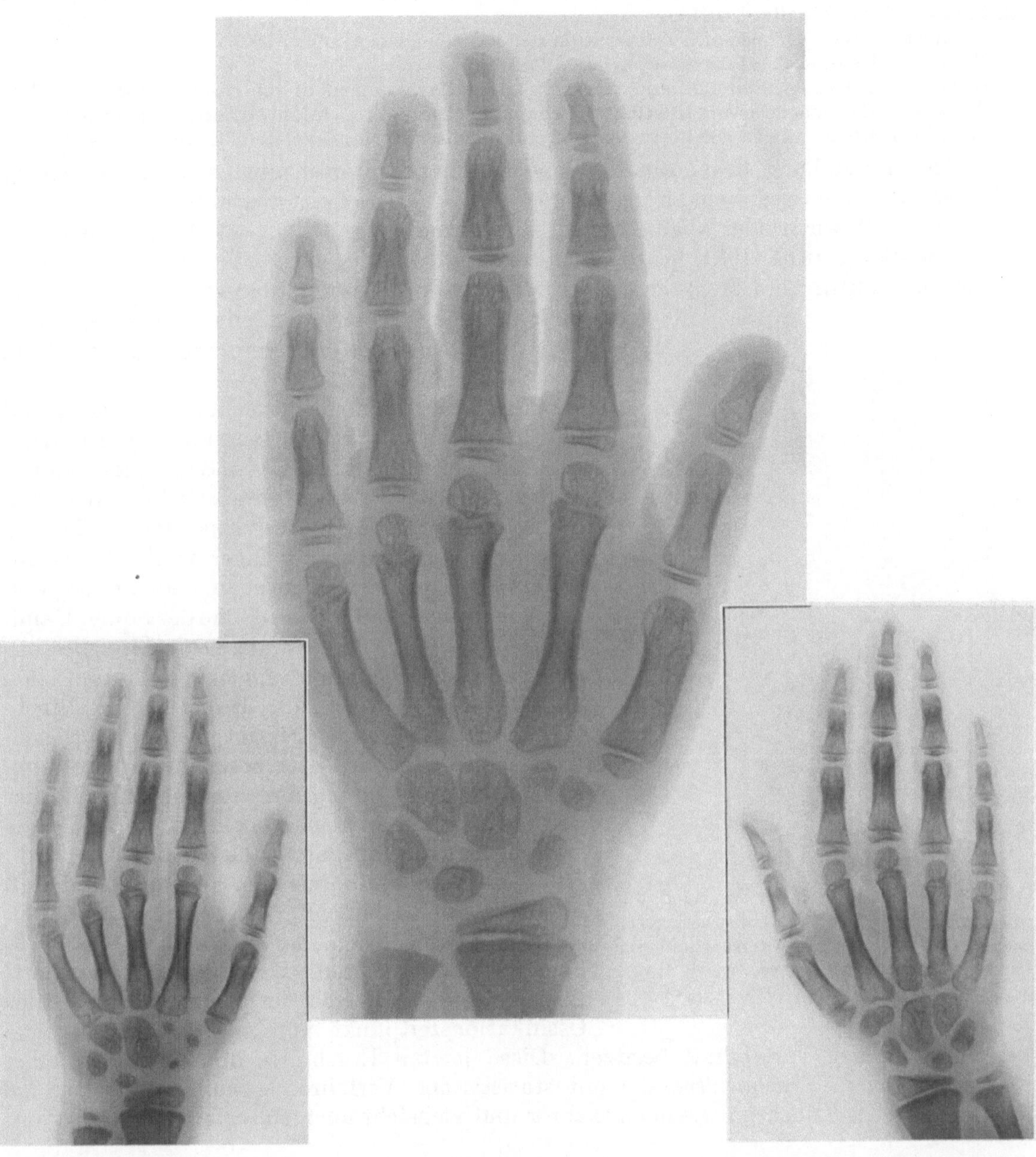

6 Jahre		Handwurzelkerne											Körpermaße			
		Capit.	Hamat.	Rad. Ep.	Trigu.	Daumen Ep.	Lunat.	M. maj.	M. min.	Navic.	Ulna Ep.	Pisif.			Länge (cm)	Gewicht (kg)
Breite (mm)	m	9	9	18	6	7	7	6	5	4			Knaben	m	116	20,6
	±σ	1	1	2	1	1	2	2	2	2				± 2σ	8	5,2
Höhe (mm)	m	15	11	7	8	4	6	5	5	5			Mädchen	m	115	20,0
	±σ	2	1	1	1	1	2	2	2	2				± 2σ	9	5,2

Abb. 22. Beispiel der Darstellung des Knochenalters im Atlas von SCHMID u. MOLL (1960)

ÅKERLUND: „Entwicklungsreihen von Röntgenbildern von Hand, Fuß und Ellenbogen im Mädchen- und Knabenalter", 1918.
SIEGERT: „Atlas der normalen Ossifikation der menschlichen Hand", 1935.
TODD: „Atlas of skeletal maturation (hand)", 1937.
GREULICH u. PYLE: „Radiographic atlas of skeletal development of the hand and wrist", 1950.
WILKINS: „The diagnosis and treatment of endocrine disorders in childhood and adolescence", 1950.
SCHMID u. MOLL: „Atlas der normalen und pathologischen Handskeletentwicklung", 1960.

In der Darstellung des normalen Knochenalters unterscheiden sich die einzelnen Atlanten, indem entweder ein altersentsprechender Durchschnitt charakterisiert und bildlich dargestellt wird, oder aber daneben die normale Variation, auf deren Bedeutung schon RUCKENSTEINER (1931) hingewiesen hat, Berücksichtigung findet. So ist der Normbereich bei SCHMID und MOLL charakterisiert durch die Standardabweichungen mit 1Σ, und die Variationen werden bildlich in einer altersentsprechenden unteren und oberen Norm angegeben (s. Abb. 22).

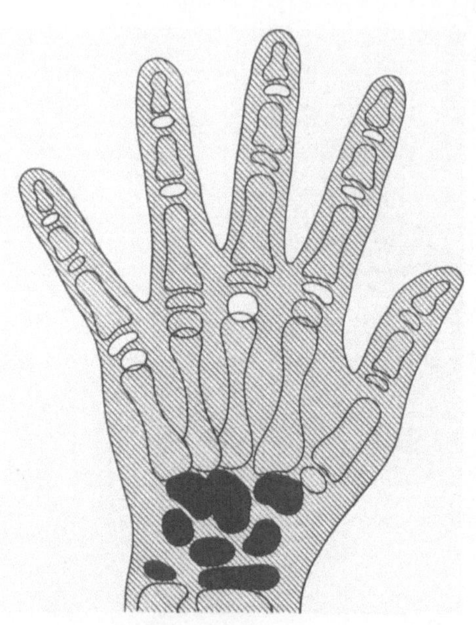

Abb. 23. Ossifikationszentren der Hand, die mit großer Sicherheit (weiß) oder geringerer Sicherheit (schwarz) zur Altersbestimmung herangezogen werden können (nach GARN u. Mitarb., 1964)

Ohne Frage ist die Röntgenaufnahme der Hand und Handwurzel für die Bestimmung des Knochenalters unentbehrlich. Es ist dabei gleichgültig, ob man sich der polysegmentären (SONTAG, SNELL u. ANDERSON, 1939; ELGENMARK, 1946) oder der weiter verbreiteten und weniger strahlenbelastenden monosegmentären Methode bedient, bei welcher allein eine Röntgenaufnahme der linken Hand, gegebenenfalls beider Hände, zur Altersbestimmung ausreicht. Untersuchungen von CHRIST (1961) und besonders von GARN, ROHMANN u. Mitarb. (1959, 1960, 1964) haben gezeigt, welche deutlichen Unterschiede in der Altersbestimmung auftreten können bei Anwendung der verschiedenen Methoden zur Bestimmung des Knochenalters. Um diese Irrtümer auszuschließen, haben GARN u. Mitarb. (1964) die Ossifikationszentren an Hand und Fuß in solche mit klarer Altersbezogenheit in ihrem Auftreten von solchen, deren Auftreten eine größere Schwankungsbreite unterliegt, differenziert. Danach soll im Bereich der Hand (Abb. 23) der Ossifikationszeitpunkt von zehn Epiphysen eine besonders geringe Variabilität besitzen. Diese letzten Ergebnisse deuten an, daß sich in Zukunft durch Erkenntnisse, die mit statistischen Verfahren gewonnen werden, die Bestimmung des Knochenalters noch exakter und vielleicht auch einfacher gestalten kann.

α) Ossifikationszentren

αα) Primäre Ossifikationszentren. Die Kenntnis des Zeitpunktes, an dem primäre Ossifikationszentren auftreten, ist röntgenologisch von besonderer Bedeutung, da aus der Lokalisation von Fehlbildungen auf den Zeitpunkt ihrer Entstehung geschlossen werden kann. SCHMID und WEBER (1955) bezeichnen daher die Röntgendiagnostik als eine bis heute nicht voll ausgeschöpfte Methode in der Mißbildungsforschung. Diese Ansicht kann auch heute noch unterstrichen werden, obwohl GG. GRUBER in Band III/1 in dem Lehrbuch über die Morphologie der Mißbildungen (SCHWALBE-GRUBER, 1958) schreibt, daß die Entdeckung der Röntgenstrahlen und ihre Anwendung in der Medizin unsere Einsicht in das Wesen der Gliedmaßenmißbildungen, was ihre Form und Frequenz betrifft, stark gefördert hat. Zum anderen ist die Kenntnis primärer Ossifikationszentren und ihr zeitliches Auftreten im Rahmen der geburtshilflichen Röntgendiagnostik gelegentlich erforderlich (FOCHEM, 1964). Weiteres hierüber ist zu finden bei DORLAND und HUBENY

(1928). Über die besonderen Aspekte der Strahlenbelastung bei Röntgenuntersuchungen während der Schwangerschaft kann bei LORENZ (1961) nachgelesen werden.

„Die Reihenfolge der Chondrifikation und Ossifikation der Primärknochen (Diaphysen) hat einen ziemlich gesetzmäßigen Verlauf, in dem zeitlich allgemein zuerst die Knorpelzentren für das Zonoskelet (Schulter- bzw. Beckengürtel) entstehen, dann diejenigen für das Stylopodium (Oberarm bzw. Oberschenkel), es folgen das Zeugopodium (Vorderarm bzw. Unterschenkel), endlich das Metapodium (Metacarpus bzw. Metatarsus) und Acropodium (Phalangen). Die Endphalangen treten innerhalb der Entwicklung des Acropodium vor den Mittelphalangen auf. Das Basipodium (Carpus und Tarsus) wird in der Entwicklung zumeist übersprungen und tritt zeitlich nach dem Acropodium oder frühestens gleichzeitig auf. Die primäre Ossifikation (Diaphysen) folgt der gleichen Gesetzmäßigkeit, wohingegen die sekundäre anderen Gesetzen folgt" (COCCHI, 1949/50).

Bei Embryonen von 10 mm Größe ist die Gliedmaßendifferenzierung bereits so weit fortgeschritten, daß eine Dreigliederung und randständige Einkerbungen am distalen Segment erkannt werden. Mit 15 mm ist das distale Ende 5-strahlig und bei einer Größe von 23 mm sind bereits Handwurzelknochen und Phalangen angelegt. Die dem Atlas von SCHMID und MOLL entnommene Tabelle 1 charakterisiert die wesentlichen Daten

Tabelle 1. *Embryonale Gliedmaßendifferenzierung*

Größe des Embryos	Entwicklungsstand der oberen Extremitäten
3,4—3,7 mm (Scheitel-Steißlänge)	nicht angelegt
4 mm (etwa 3 Wochen)	*ungegliederte Knospen* oder Wülste
4,7—4,9 mm (4. Woche, 36 Ursegmente)	plattenförmig
5,0—7,0 mm (38 Ursegmente, 35 Tage)	plattenförmig, an der Basis etwa 1 mm breit, 0,85 mm lang
7 mm (3 Kopf-, 37 Rumpfsomiten, 27.—28. Tag)	Skelet im *Mesenchymstadium.* Als Mesenchymverdichtung ist der Humerus auszumachen
8 mm	Obere Extremität etwa 1,85 mm lang, 1,15 mm breit (Basis). Das distale Segment beginnt sich abzugliedern. Noch kein Vorknorpel
9 mm (40 Tage)	kurze stummelförmige Vorstülpungen, an deren *Ende eine Epithelleiste* sichtbar ist
10 mm	Gliedmaßenanlage *dreigegliedert.* Das distale Segment zeigt randständige Einkerbungen. Länge der Gliedmaßen 2,5 mm
11 mm	Humerus, Radius und Ulna *vorknorpelig*
12 mm	Humerus knorpelig, Radius und Ulna jungknorpelig
14 mm	Arm dreigegliedert, 3,4 mm lang. Randständige Einkerbungen im distalen Segment
15 mm	Arm dreigegliedert, distales Ende *5strahlig*
16 mm (45 Tage)	Muskel- und Sehnenanlagen sichtbar
17 mm	Arm im Ellbogen abgeknickt. Vorderarm und Hand liegen an der Thoraxvorderfläche. Hand 5strahlig. Die Differenzierung der *Muskeln* beginnt bei den Schultern und nimmt nach distal ab
18 mm	Ellbogen rechtwinkelig, *Finger frei.* Muskeldifferenzierung schreitet distal fort
20 mm	Knochen am Humerus
23 mm	*Handwurzelknochen und Phalangen* angelegt
26 mm (60 Tage)	*Knochenbildung* an Humerus, Radius und Ulna. Das *Knorpelskelet ist bis in die Endphalangen der Zehen angelegt*

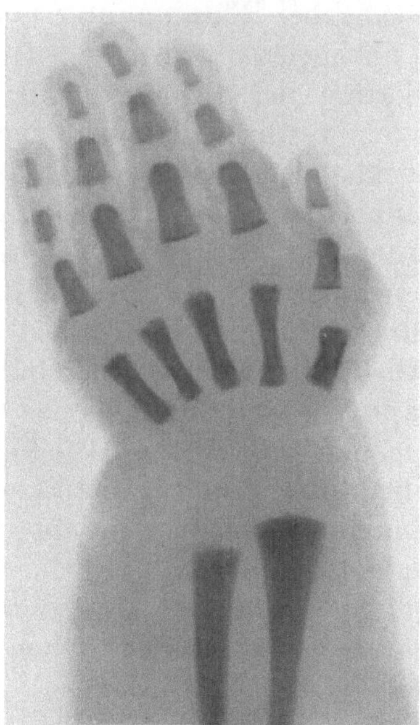

Abb. 24

Abb. 24. Röntgenbild der Hand eines Neugeborenen

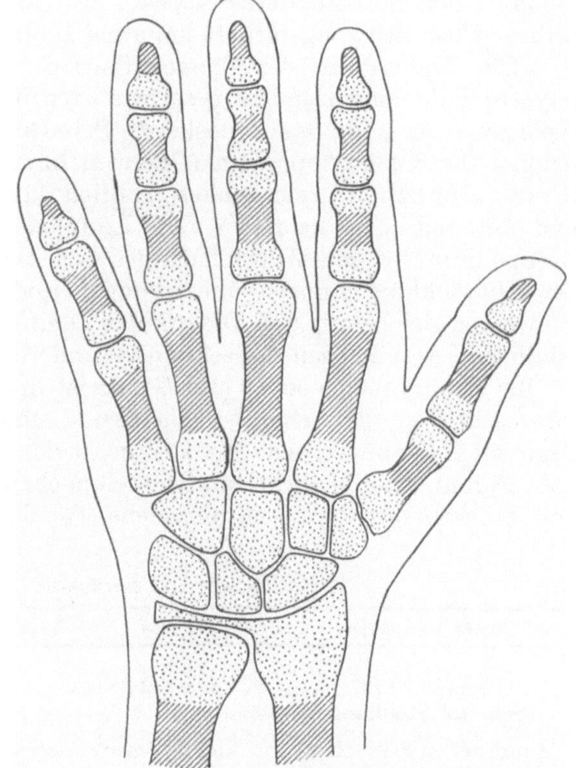

Abb. 25

Abb. 25. Hand eines fünfmonatigen Fetus gezeichnet nach einem Kaliglycerinpräparat. Knochen dunkel, Knorpel hell

der Gliedmaßenentwicklung. Die Knochenkernanlagen der primären (embryonalen) Zentren bilden sich von der 7.—16. Embryonalwoche in der Reihenfolge, wie sie aus Tabelle 2 zu entnehmen ist. Sie beginnt mit der Ossifikation der Clavicula in der 7. Fetalwoche und

Tabelle 2. *Primäre Ossifikationszentren*
Zeitpunkt der ersten Knochenkernanlage in den embryonal ossifizierenden Röhrenknochen der oberen Extremität

Clavicula	7. Embryonalwoche
Humerus	8. Embryonalwoche
Radius	8. Embryonalwoche
Ulna	8. Embryonalwoche
Metacarpalia II, III	9. Embryonalwoche
Metacarpalia I, IV, V	10. Embryonalwoche
Endphalangen I—V	9. Embryonalwoche
Grundphalangen II, III	9. Embryonalwoche
Grundphalangen I, IV	10. Embryonalwoche
Grundphalanx V	11.—12. Embryonalwoche
Mittelphalangen II, III, IV	12. Embryonalwoche
Mittelphalanx V	13.—16. Embryonalwoche

endet im 4. Fetalmonat mit der Mittelphalanx des Kleinfingers. Erster angelegter Handknochen ist die Daumenendphalanx bei Embryonen von 31 mm Größe. Zum Zeitpunkt der Geburt sind neben Radius und Ulnadiaphyse die Diaphysen der Metacarpalia und aller Phalangen der Hände ossifiziert, Handwurzel und Epiphysenkerne sind noch knorpelig (Abb. 24). Dies entspricht dem gleichen Ossifikationsstand, wie ihn SOBOTTA im Kaliglycerinpräparat (Abb. 25) bei einem 5monatigen Fetus darstellt. Der Nachweis

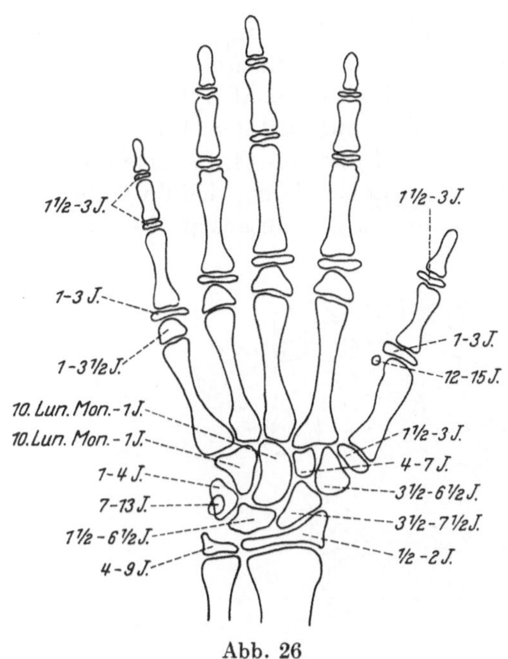

Abb. 26

Abb. 26. Sekundäre Ossifikationszentren und Zeitspannen, in denen die Knochenkerne der Hand normalerweise auftreten (nach GRASHEY-BIRKNER, 1964)

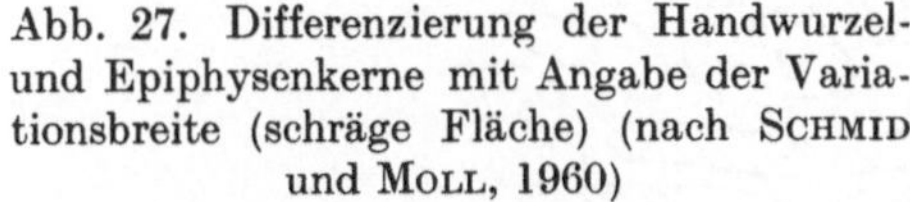
Abb. 27. Differenzierung der Handwurzel- und Epiphysenkerne mit Angabe der Variationsbreite (schräge Fläche) (nach SCHMID und MOLL, 1960)

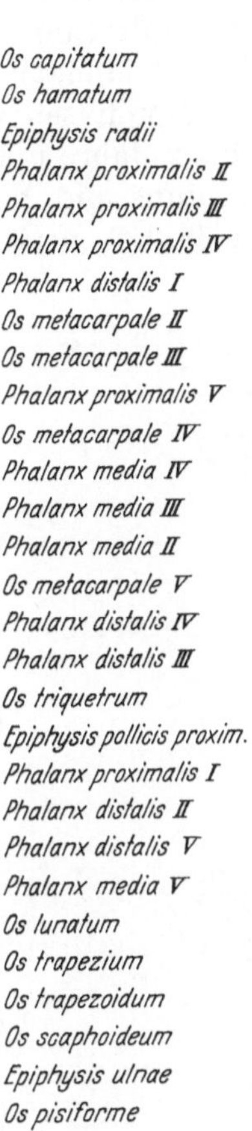

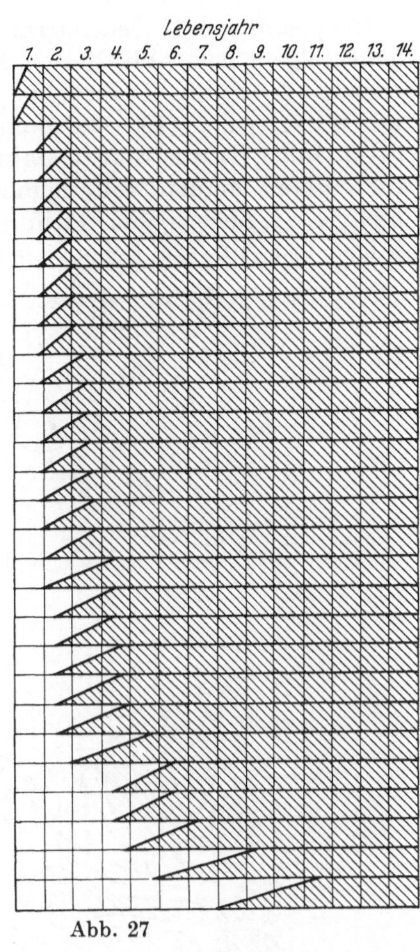

Abb. 27

eines ossifizierten Capitatum oder/und Hamatum im letzten Schwangerschaftsmonat bzw. zum Zeitpunkt der Geburt ist als untere Norm anzusehen und kann nur im Zusammenhang mit anderen Zeichen relativer Hinweis auf eine „Übertragung“ sein.

ββ) Sekundäre (postfetale) Ossifikationszentren. Den 21 primären (diaphysären) Zentren der Ossifikation folgen im postfetalen Leben von der Geburt bis zur Pubertät 31 obligate sekundäre Ossifikationszentren (Abb. 26). Zu diesen gehören 21 Epiphysen, 8 Carpalia und 2 Sesambeine. Seit den Arbeiten von GRUBER (1866) und PFITZNER (1890) ist die Handwurzelentwicklung Standardobjekt für Ossifikationsstudien. Die anatomischen Angaben wurden röntgenologisch inzwischen an größerem Material von mehreren Autoren überprüft und in Normtabellen oder graphischen Darstellungen publiziert (HEIMANN u. POTPESCHNIGG, 1906; PRYOR, 1905, 1908, 1916, 1936; ROTCH, 1910; ÅKERLUND, 1918; STETTNER, 1920, 1921, 1931, 1935; MUNK, 1927; BALDWIN, BUSBY u. GORSIDE, 1928; GÖTT, 1926; HASSELWANDER, 1948; SAWTELL, 1929; PATERSON, 1929/30; RUCKENSTEINER, 1931; CATTELL, 1934; SIEGERT, 1935; TODD, 1937; FLORY, 1936; KELLY, 1937; KELLY u. MACY, 1958; VOGT u. VICKERS, 1938; GREULICH u. PYLE, 1950, 1959; SCHMID, 1948, 1949, 1957; SCHMID u. HALDEN, 1949; DEGEN, 1941; SCHMID u. HOFFMANN, 1958; SCHMID, HOMMA u. HOFFMANN, 1958; SCHMID u. KÜNLE, 1958; SCHMID u. MOLL, 1960; ACHESON, 1954, 1957; CAFFEY, 1961; ELGENMARK, 1946; LUSTED u. KEATS, 1959; PYLE u. SONTAG, 1943; PYLE, MANN, DREIZEN, KELLY, MACY u. SPIES, 1948; WILKINS, 1950).

Da seit der Jahrhundertwende, besonders in den zivilisatorisch höher entwickelten Ländern Europas und Amerikas, eine als Acceleration bezeichnete Entwicklungsbeschleunigung beobachtet wurde, ist auch eine Verschiebung der Ossifikationsnormen eingetreten. Ältere Normtabellen sind daher nur mit Einschränkung verwertbar.

Die postfetalen Knochenkerne der Hand treten bei normaler Entwicklung in folgender Reihenfolge auf (s. Abb. 26 und 27): Capitatum (3. Lebensmonat), Hamatum (3.—4. Lebensmonat), distale Radiusepiphyse (12. Monat), Epiphysen der proximalen Phalangen und Metacarpalia (13.—20. Monat), Epiphysen der medialen und distalen Phalangen (1.—3. Jahr), Triquetrum (2. Jahr bis 2 Jahre und 6 Monate), Lunatum (4. Lebensjahr), Multangulum majus, Multangulum minus und Naviculare (5. Lebensjahr), distale Ulnaepiphyse (8. Lebensjahr), Pisiforme (9. Lebensjahr), Sesambeine im Metacarpo-Phalangealgelenk I (10.—14. Lebensjahr).

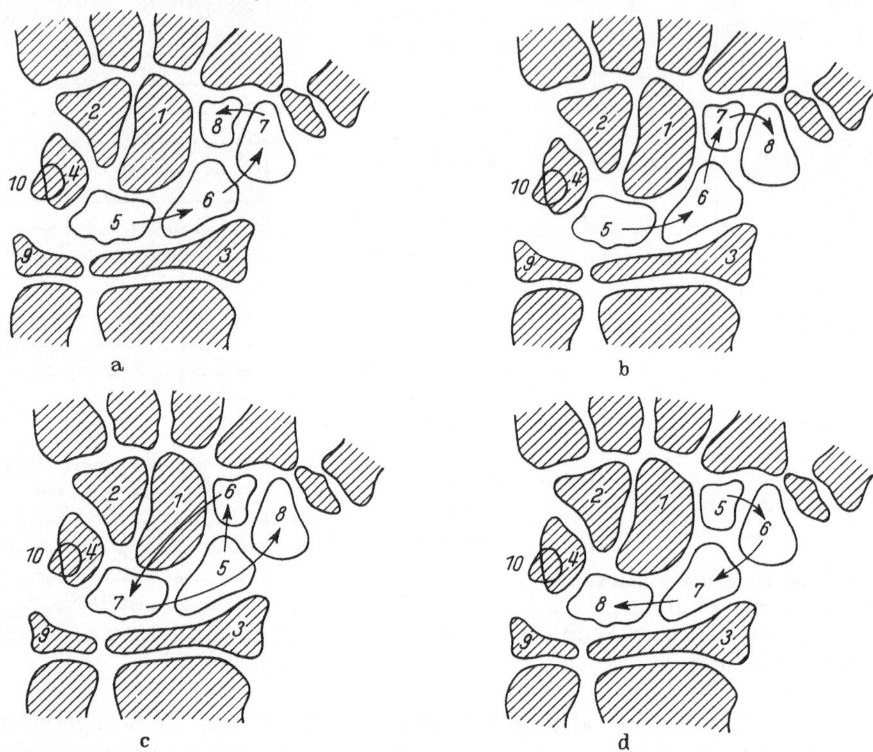

Abb. 28a—d. Variationen in der Reihenfolge des Auftretens der Knochenkerne im Carpalbereich (aus Grashey-Birkner, 1964). Die eingetragenen Zahlen geben die Reihenfolge des Auftretens der einzelnen Knochenkerne an. Bei den schraffiert gezeichneten Knochen ist die Reihenfolge gleichbleibend, bei den weiß gezeichneten Knochen ist die Reihenfolge inkonstant. a Normaltyp. b Abgeänderter Normaltyp. c und d Seltenere Variationen

β) Ossifikation des Handskelets

Die postfetale Weiterentwicklung der Hand ist durch drei Abschnitte charakterisiert (Schmid und Weber, 1955):

1. Auftreten eines rundlichen Ossifikationszentrums von homogener Struktur, das die rundliche Form etwa 1 Jahr lang bis zu einem Durchmesser von ca. 5 mm beibehält.
2. Anschließend daran erfolgt bei anhaltendem Größenwachstum die spezifische Formgestaltung und charakteristische Spongiosastrukturierung. Die Flächensilhouette erreicht um die Pubertät ihre grob abgeschlossene Form.
3. Nach der Pubertät erfolgt ohne wesentliche Größenzunahme ein „Raumwachstum", durch welches bestehende Zwischenräume in der Handwurzel ausgefüllt und so die Knochen ineinander verschachtelt werden.

αα) Differenzierung des Handskelets und Epiphysenschluß. Unter Differenzierung wird von Schmid das Auftreten der Verknöcherungszentren verstanden. Von diesem Gesichtspunkt aus betrachtet ist im Rahmen der Handskeletentwicklung kein wesentlicher Unterschied zwischen intra- und postfetalem Leben zu sehen. Die Reihe des Auftretens von Knochenkernen, beginnend im 2. Embryonalmonat mit der Ossifikation der Clavicula, läuft nach einem bestimmten, wenig variierenden Zeitplan ab und ist mit dem Erscheinen der Sesambeine im Metacarpophalangealgelenk I zum Zeitpunkt der Pubertät im 12. bis 15. Lebensjahr abgeschlossen. Zeitliche Unregelmäßigkeiten in der Differenzierung können besonders bei folgenden Kernen vorkommen: Triquetrum, Lunatum, Multangulum majus, Multangulum minus, Naviculare, an den proximalen Epiphysen der Finger, III, IV, I und der Phalanx medialis V. Die Variationsbreiten sind in den ersten Lebensjahren klein und werden mit zunehmendem Alter größer.

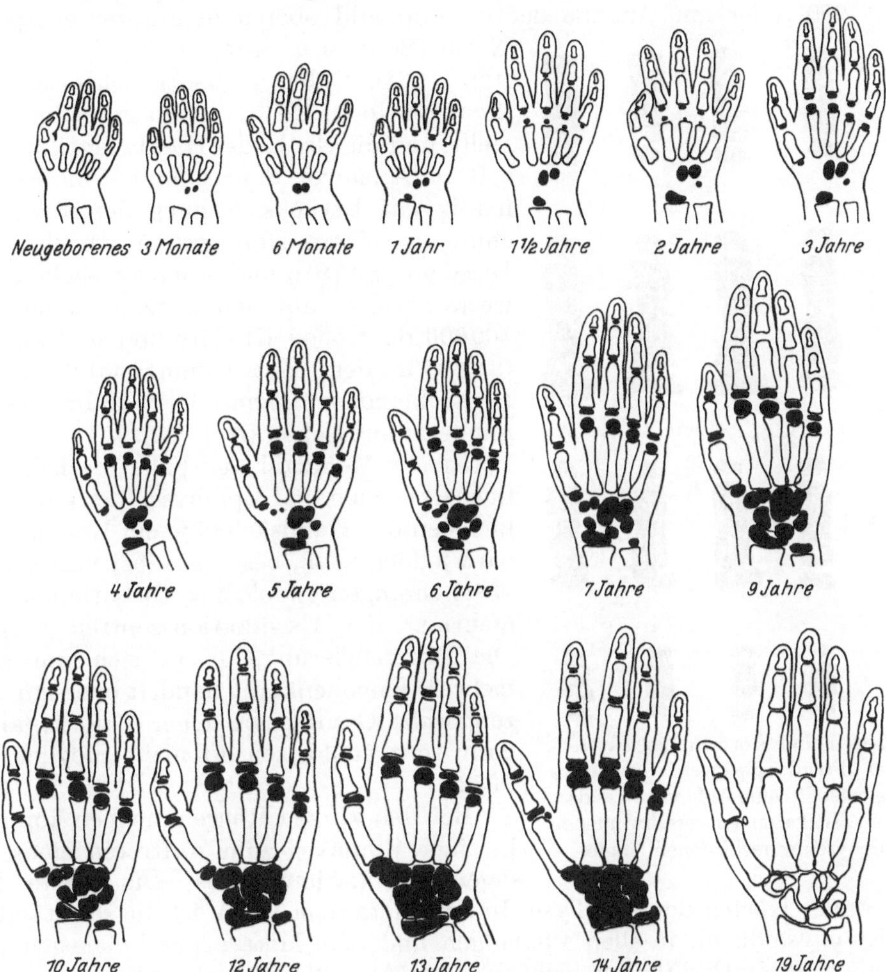

Abb. 29. Schema der Handskeletentwicklung. Die Größen- und Proportionsverschiebungen im Laufe des Wachstums (aus SCHMID und MOLL, 1960)

Erfolgt auch die Reihenfolge der Ossifikation in gleicher Form bei allen Völkern und Rassen (Abb. 28a), so gibt es doch seltene Variationen, die keinerlei Krankheitswert besitzen, die jedoch besonders geeignet sind, die genetische Determiniertheit der Ossifikationsreihenfolge zu überprüfen. In der dem Atlas von GRASHEY und BIRKNER entnommenen Abb. 28a—d sind diese Variationen übersichtlich erkennbar.

Die Darstellung der normalen Handskeletentwicklung, wie sie auch zur Bestimmung des Knochenalters in der Praxis herangezogen wird, ist in drei verschiedenen Formen gebräuchlich:

1. Schematische Darstellung mit gleichzeitiger Berücksichtigung der Größen- und Proportionsverschiebung ohne Angabe der Variationsbreite (AKERLUND, 1918; RUCKENSTEINER, 1931; SIEGERT, 1935; TODD, 1937; CAFFEY, 1950; SCHMID und MOLL, 1960) (Abb. 29).

2. Graphische Darstellungen, in denen die Variationsbreite und der Zeitpunkt des häufigsten Auftretens der Knochenkerne abgelesen werden kann, in denen aber keine

Aussage über Größe und Proportion enthalten ist (Gött, 1924; Schmid u. Weber, 1955; Schmid u. Moll, 1960; Schmid u. Halden, 1949). In Abb. 27 ist die Differenzierung der Handwurzelkerne und Epiphysen mit ihrer Variationsbreite vom Zeitpunkt des ersten Auftretens bis zur Konstanz dargestellt. Der wichtige Zeitpunkt des häufigsten Auftretens liegt jeweils in der Mitte der ansteigenden Linie.

3. Als Sammlung von Standardröntgenaufnahmen ohne (Siegert, 1935; Todd, 1937; Wilkins, 1950) oder mit Angabe der unteren und oberen dem Alter entsprechenden Norm (Schmid u. Moll, 1960; Grashey u. Birkner, 1964). Dabei werden gleichzeitig die Veränderungen in Größe und Proportion bildlich dargestellt, und die Größe der Handwurzelknochen kann z.B. im Atlas von Schmid und Moll sogar zahlenmäßig mit Berücksichtigung der Standardabweichung in einem Nomogramm abgelesen werden. Diese von Schmid und Moll angegebenen Zahlenwerte beruhen auf den Untersuchungen an über 100000 deutschen Kindern und sind als repräsentativ für den Entwicklungsstand der Jugend Deutschlands im Beginn der 2. Hälfte des 20. Jahrhunderts anzusehen (Abb. 22).

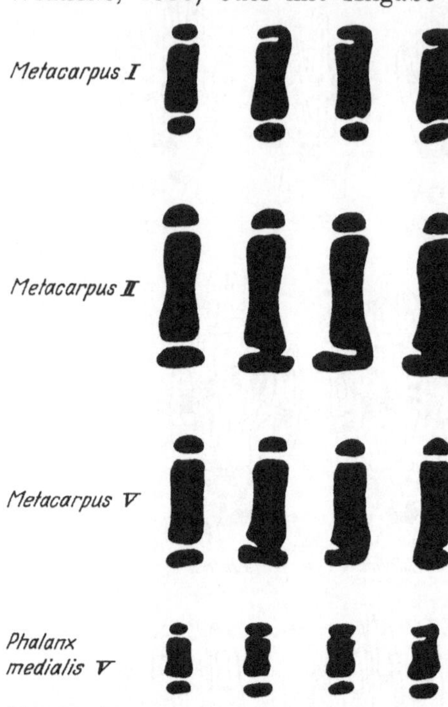

Abb. 30. Phasen und Formen der akzessorischen oder Pseudoepiphysen. Die erste vertikale Reihe stellt eine Anfangsphase dar, die folgenden Vertikalreihen verschwindende Pseudoepiphysen verschiedenen Grades

In der Mehrzahl der Fälle erscheinen in den Carpalknochen und Epiphysen der kurzen Röhrenknochen des Handskelets je ein Knochenkern. Es wird jedoch auch, besonders bei vorübergehenden Erscheinungen endokriner Disharmonie, eine Vermehrung der Ossifikationszentren vorgefunden. Die Differenzierung, ob es sich um zwei oder mehrere Knochenkerne handelt oder um die multizentrische Ossifikation einer Knochenanlage, ist dann röntgenologisch oft nicht möglich (Schinz, 1952).

Bei den kurzen Röhrenknochen kommt es nur in einer Epiphyse zum Auftreten eines selbständigen Ossifikationskernes. Die zweite Epiphyse verknöchert auf Kosten der Diaphyse. In den Metacarpi II—V ist die selbständig ossifizierende Epiphyse distal, in allen Phalangen und dem Metacarpus I dagegen proximal. Der Zeitpunkt ihrer Ossifikation geht aus den Abb. 26, 27 und 29 hervor.

Die gleiche proximale Lokalisation des isolierten Ossifikationszentrums am Metacarpus I und den Phalangen kann jedoch nicht als Beweis für die Annahme, ,,der MC I sei eine Phalanx", geltend gemacht werden (s. Kapitel ,,Daumenproblem"). In allen Röhrenknochen ist das Wachstum am längsten an dem am stärksten belasteten Ende mit dem größten Bewegungsumfang. Am Unterarm ist der Bewegungsumfang distal am größten, Radius und Ulna wachsen dementsprechend stärker in distaler Richtung, und die distale Ulna- und Radiusepiphyse synostosieren am Hand- und Vorarmbereich zuletzt. Während die Beweglichkeit bei den Metacarpalia II—V distal am größten ist, finden wir am Metacarpus I und den Phalangen den größten Bewegungsumfang und die stärkere Belastung proximal. Diese Belastungsmomente sind für das Vorhandensein isolierter Verknöcherungsgebiete entscheidend. Dies wird durch die Tatsache unterstrichen, daß die im Wasser lebenden Säugetiere, die beide Enden der gleichen Knochen gleich stark belasten, an beiden Enden selbständige epiphysäre Ossifikation aufweisen.

Die biepiphysäre Potenz liegt auch beim Menschen vor und wird durch die Existenz der verschiedenen Entwicklungsstufen von Pseudoepiphysen (Abb. 30) bewiesen. Als Pseudoepiphysen bezeichnet man Veränderungen an Knochen, die gewöhnlich keine

Epiphysen entwickeln, mit diesen aber gewisse Ähnlichkeit haben (Abb. 31). Pfitzner (1895), der sie wohl als erster anatomisch beschrieb, erblickt in ihnen den Ausdruck progredienter Knochenentwicklung. Histologische Befunde von Pseudoepiphysen sind unseres Wissens nirgends mitgeteilt.

Die Pseudoepiphysen am proximalen Ende des Metacarpale II, seltener gleichzeitig an den Metacarpalia III, IV und V, bestehen zumeist nur kurze Zeit. Am Metacarpale I findet man die Pseudoepiphysen am distalen Ende. Sie verschmelzen wesentlich früher

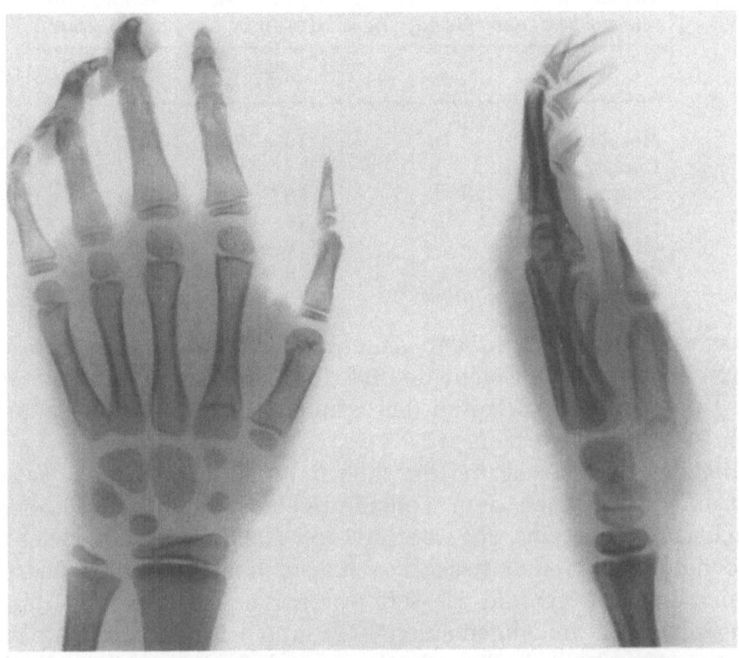

Abb. 31. Pseudoepiphyse am distalen Ende des Metacarpus I und am proximalen Ende des Metacarpus II. Verdichtungslinie in der distalen Radiusmetaphyse

mit der Diaphyse als normale Epiphysenkerne, zumeist im 6.—7. anstelle des 17. Lebensjahres (Weinert, 1952; Sedgenidse, 1950; Rochlin, 1927).

Pseudoepiphysen sind bei Gesunden als Ossifikationsanomalie anzusehen, werden aber bei endokrin gestörten, cerebral geschädigten oder mißgebildeten Kindern häufiger gefunden. Ihre Häufigkeit wird sehr unterschiedlich angegeben. Posener, Walker und Weddell (1939) fanden Pseudoepiphysen bei 100 Kindern von 4—8 Jahren in 96%, Stettner (1931) sah sie am häufigsten im 7.—10. Lebensjahr, bei Knaben in 23%, bei Mädchen in 21% bei 1843 Einzelbeobachtungen. Keine klinische Bedeutung mißt dem Schäfer (1952) bei. Stettner fand in $^2/_3$ der Fälle mit Pseudoepiphysen Entwicklungsstörungen aller Art, Konstitutionsanomalien und innersekretorische Erkrankungen; die Häufigkeit beträgt nach Weinert: MC II 33,3%, V 29,4%, I 20,7%, III 12,4% und IV 9,9%. Josefson (1916/17) fand bei 55% seiner Patienten mit Pseudoepiphysen endokrine Störungen.

Pseudoepiphysen an den Phalangen wurden von Becker (1930) beschrieben. Er fand diese besonders an der Phalanx media des 5. Fingers bei Mongoloiden und Normalen, bei letzteren allerdings familiär gehäuft in drei Generationen. Die Deformierung der Phalangen weist darauf hin, daß ein zeitweiliger Wachstumsstillstand der Pseudoepiphysenbildung vorausgegangen ist.

Sind die wesentlichen Kriterien des Entwicklungsstandes im Säuglings- und Kindesalter die Zeiten der Ossifikation von Handwurzelknochen und Epiphysen, so sind die Jahre von der Pubertät bis zur Reife neben einem Formw[illegible] und der Größenzunahme besonders durch den Epiphysenschluß — die Synostose zwischen Epi- und Metaphyse — charakterisiert. Die Reihenfolge, in der diese Synostosen eintreten, ist folgende: Metacarpus I, distale Phalangen, proximale Phalangen, mediale Phalangen, Metacarpi II—V und zuletzt die Synostosen von Ulna und Radius.

Zum Epiphysenschluß kommt es bei weiblichen Individuen früher als bei männlichen. Die Zeiten der Synostosierung der kurzen Röhrenknochen im Handbereich gibt die folgende Tabelle 3 wieder.

Tabelle 3. *Zeitpunkt des Epiphysenschlusses an den Röhrenknochen der Hand (nach* Rochlin*) in Lebensjahren*

	Männlich Jahre	Weiblich Jahre
Metacarpus I	16—17	14,5
Phalanx distalis I—V	18—19	15
Phalanx proximalis I—V	18,5—19	16
Phalanx medialis II—V	19	16—17
Metacarpi II—V	19—20	18
distale Ulnaepiphyse	19,5—20	19
distale Radiusepiphyse	20	19—20

Asymmetrie und Inversion in der Aufeinanderfolge der Ossifikationskerne und im Auftreten der Synostosen sind Zeichen endokriner Störungen unterschiedlicher Intensität und Zeit. Die Inversion im Auftreten der Synostosen kann auch nach Schädigung peripherer Nerven beobachtet werden.

Der Vorgang der Synostosierung durchläuft bestimmte Stufen. Wie Hasselwander (1910) gezeigt hat, wird nach dem vollständigen Schwund der knorpeligen meta-epiphysären Wachstumszone eine sog. epiphysäre Narbe gebildet. Diese ist durch überschüssige Knochenlamellen und verkalkte Knorpelreste charakterisiert. Die epiphysäre Narbe stellt sich im Röntgenbild als sehr intensive Verschattung dar (Abb. 32). Diese Synostosierungsphase ist im allgemeinen kurz und wird durch die nächste abgelöst, in der überschüssige Knochenlamellen abgebaut und der vermehrte Kalk abtransportiert werden. Es verbleibt jedoch ein scharf ausgeprägter Querstreifen an der Vereinigungsstelle von Meta- und Epiphyse. Diese Querstreifen (Abb. 33) werden zu individuell unterschiedlichem Zeitpunkt beobachtet und verschwinden später völlig.

Die Synostose im I. Metacarpalknochen, in der Phase der epiphysären Narbe und erst recht dem des Querstreifens charakterisiert die Zeit der Geschlechtsdrüsenaktivierung (Pubertät, Halbreife). Das Bestehen dieser Synostose entspricht bei Mädchen der Zeit der Menarche. Die Vollreife dagegen wird durch Synostose in allen Röhrenknochen charakterisiert.

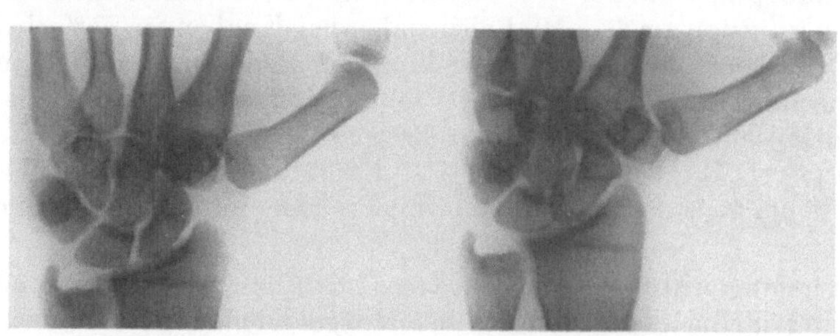

Abb. 32

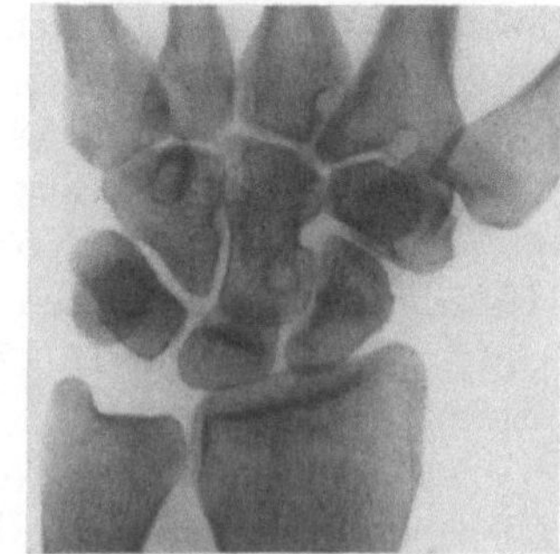

Abb. 33

Abb. 32. Distale Radiusepiphyse bei einem 16jährigen Mädchen vor endgültiger Synostosierung von Epi- und Metaphyse. Verdichtungslinie („Querstreifen") an der Basis von Metacarpus I im Bereich der alten Epiphysenlinie. Gleichzeitig besteht eine Minusvariante der Ulna nach Hultén (1928)

Abb. 33. „Querstreifen" als Verdichtungszone im Bereich der geschlossenen Epiphysenfuge von Radius und Metacarpus I. Deutlicher Canalis centralis carpi zwischen Capitatum, Scaphoid und Trapezoideum; Knochencyste im Capitatum

Eigene (ROCHLIN, 1961) röntgenanthropologische Untersuchungen an 176 Mädchen im Alter von 13—18 Jahren ergaben eine hohe direkte Korrelation zwischen der Synostose im Metacarpus I und dem Eintreten der Menses ($r = 0{,}89 \pm 0{,}011$). Bestanden bereits Synostosen im Metacarpus I und den Endphalangen, so hatten bereits 96,6% ±1,4% der Mädchen ihre Menses und nur bei 3,4% ±1,4% stand diese noch aus. Von 184 anderen Mädchen im Alter von 12—18 Jahren, die in der Verknöcherungsphase der Sesambeine standen und noch keine Synostose an kurzen Röhrenknochen aufwiesen, war bei 93,5 ± 1,8% die Menses noch nicht aufgetreten, und nur 6,5% ±1,8% hatten in den letzten Monaten ihre Menarche gehabt. Diese Untersuchungen zeigen, daß die Synostose im 1. Metacarpalknochen in enger Beziehung zur Menarche steht.

Man ist wohl berechtigt, auch bei Knaben die Synostose des MC I als indirekten Hinweis auf den Eintritt der Geschlechtsdrüsenaktivität anzusehen. Der exakte Nachweis ist jedoch bei Knaben schwerer zu führen, da ein gleichdeutliches Zeichen wie die Menses beim männlichen Individuum fehlt.

ββ) Größenentwicklung und Formgestaltung

1. Der einzelnen Knochen. Nach dem Auftreten des rundlichen Ossifikationszentrums durchläuft jedes nach SCHMID eine Zeit von $1^1/_2$ Jahren, in der sich der Knochenkern langsam bis zu einem Durchmesser von 5 mm vergrößert und seine rundliche Form beibehält. Im Anschluß daran kommt es bei anhaltendem Größenwachstum zur spezifischen Formgestaltung des entsprechenden Skeletelementes mit der Ausbildung seiner charakteristischen Spongiosastruktur. Die Durchschnittsdauer — in Jahren — einzelner Verknöcherungsphasen für beide Geschlechter geht aus Tabelle 4 hervor.

Tabelle 4

Phase	Knaben	Mädchen	Phase	Knaben	Mädchen
Os triquetrum	1,0	0,9	Synostose im I. Metacarpalknochen	0,8	0,5
Os lunatum	1,25	0,8	Synostose in den distalen Phalangen	0,6	0,7
Trapezium, Trapezoideum und Os naviculare	1,8	1,7	Synostose in den proximalen Phalangen	0,5	0,7
Distale Ulnaepiphyse	2,2	2,1	Synostose in den Mittelphalangen	0,6	0,6
Processus styloideus ulnae	2,3	1,3	Synostose in den II.-V. Metacarpalknochen	0,5	1,0
Os pisiforme	2,3	2,3	Synostose in der Ulna	0,4	0,8
Sesamknochen im I. Metacarpophalangealgelenk	2,7	2,6	Synostose im Radius	1,35	1,35

Größenangaben von Handwurzelknochen in Form je eines Längen- und Breitendurchmessers machte zuerst MUNK (1927). BALDWIN et al. (1928) bestimmten durch Messungen deren Oberfläche. Die in Tabelle 5 von SCHMID und MOLL übernommenen Zahlen geben den jeweils größten Höhendurchmesser und den darauf senkrecht stehenden Breitendurchmesser in Abhängigkeit vom Alter zwischen 3 Monaten und 14 Jahren an. Für die Auswertung ist selbstverständlich die Angabe in ganzen Millimetern ausreichend. Für die Verwendung der Zahlen ist Voraussetzung, daß die Röntgenaufnahmen mit einem Focus-Filmabstand von 1 m angefertigt werden, wenngleich der Vergrößerungsfaktor auch bei einem kürzeren Focus-Filmabstand durch den direkten Kontakt von Hand und Film kaum ins Gewicht fällt. Über die Meßtechnik der Handwurzelknochen und deren Bedeutung kann bei SCHULTE-BRINKMANN u. KONRAD (1963) nachgelesen werden.

Leider weichen die in Beziehung zum Lebensalter gesetzten Befunde häufig voneinander ab und schließen größere, oft über Jahre reichende physiologische Variationsbreiten ein. SCHMID, HOMMA u. HOFFMANN (1958) haben daher auf wesentlich engere Beziehungen zwischen Auftreten und Größenzunahme der Knochenkerne einerseits und Körperlänge

Tabelle 5. *Größenentwicklung der Handwurzelknochen mit Angabe der Standardabweichung* (nach SCHMID u. MOLL)
Werte in Millimetern. Höhe = größter Durchmesser in kraniocaudaler Richtung. Breite = größter Querdurchmesser, senkrecht zur Höhe gemessen

Alter		Capit.		Hamat.		Rad. Ep.		Triqu.		Daum. Ep.		Lunat.		M. majus		M. minus		Navicul.		Ulnaep.		Pisif.	
		Br.	H.	Br.	H.	Br.	H.	Br.	H.	Br.	H.	Br.	H.	Br.	H.	Br.	H.	Br.	H.	Br.	H.	Br.	H.
3 Monate	m	1,3	1,5	1,4	1,2																		
	±σ	1,3	1,5	1,1	1,0																		
6 Monate	m	3,7	4,1	3,1	2,9																		
	±σ	0,7	0,9	1,1	1,0																		
9 Monate	m	4,0	4,8	4,1	3,7																		
	±σ	0,8	1,3	1,3	1,3																		
12 Monate	m	4,6	5,2	4,4	4,1	1,9	1,0																
	±σ	0,7	1,1	0,8	0,9	2,1	1,1																
$1^1/_2$ Jahre	m	5,3	6,6	5,3	5,2	4,8	2,4																
	±σ	0,8	1,5	0,9	0,9	3,6	1,7																
2 Jahre	m	5,7	7,1	5,8	5,8	7,2	3,2	0,8	1,0														
	±σ	0,9	1,3	0,8	0,9	2,4	1,3	1,4	1,7														
$2^1/_2$ Jahre	m	5,9	8,2	6,1	6,2	8,8	3,9	1,4	1,5	1,8	0,9												
	±σ	0,9	1,9	1,2	1,3	1,9	1,3	1,6	1,8	2,0	1,1												
3 Jahre	m	6,5	8,6	6,5	6,8	10,0	4,3	2,7	2,9	2,5	1,5												
	±σ	0,8	1,7	1,0	1,1	2,1	0,9	1,8	2,2	1,9	1,2												
$3^1/_2$ Jahre	m	6,7	9,8	7,0	7,2	11,0	4,5	3,0	3,0	2,7	1,5												
	±σ	1,2	2,1	1,1	1,3	2,3	1,0	1,9	2,2	2,2	1,3												
4 Jahre	m	7,2	11,2	7,6	8,6	11,9	4,8	3,6	3,9	3,9	2,3	2,3	1,8										
	±σ	0,8	1,3	0,9	1,1	2,1	0,9	1,6	2,0	1,5	1,2	2,1	1,8										
$4^1/_2$ Jahre	m	8,1	12,1	7,9	8,9	13,8	5,2	4,5	5,7	5,6	3,3	4,9	3,3										
	±σ	0,7	0,7	0,5	0,6	1,3	0,8	0,7	1,4	0,9	0,7	1,0	0,6										
5 Jahre	m	8,5	14,1	8,5	10,4	15,2	6,0	5,1	7,5	6,0	3,4	5,0	3,9	3,2	2,8	1,8	1,6	1,4	1,9				
	±σ	1,0	1,4	0,6	1,0	2,3	1,0	0,8	1,2	1,2	0,9	1,8	1,5	1,9	1,4	2,4	2,3	1,8	2,2				
6 Jahre	m	9,3	15,0	9,0	11,3	17,9	6,8	5,6	8,2	6,9	3,5	7,0	5,8	5,7	4,7	4,7	4,6	3,9	5,2				
	±σ	1,0	1,7	0,9	1,1	2,2	0,9	0,5	1,0	1,3	0,8	1,5	1,5	2,3	2,1	2,2	2,3	2,0	2,4				
7 Jahre	m	9,8	16,3	9,8	12,3	19,3	7,2	6,3	9,9	8,0	4,0	7,8	6,1	7,2	6,0	5,9	6,3	5,0	7,3	6,2	1,9		
	±σ	1,3	2,4	1,1	2,1	2,2	1,0	1,1	1,8	1,2	0,8	2,1	1,2	1,7	1,7	1,8	1,8	1,9	2,8	5,0	1,9		
8 Jahre	m	10,1	17,2	10,7	12,7	20,8	7,7	6,7	10,0	8,6	4,3	9,0	6,6	8,2	6,4	6,8	6,7	6,0	9,2	6,7	3,0		
	±σ	1,3	1,8	1,3	1,6	2,4	1,1	1,1	1,6	1,1	1,4	2,0	1,3	1,7	1,9	1,7	1,8	1,6	2,7	3,3	1,5		
9 Jahre	m	10,9	18,8	11,1	14,1	22,3	8,2	7,2	11,1	9,2	5,0	10,3	7,1	8,9	7,7	8,2	7,8	6,9	10,3	10,3	4,2		
	±σ	1,0	1,6	0,9	1,4	2,1	0,9	1,0	0,8	1,2	0,9	1,8	1,2	1,8	2,1	1,3	1,3	1,6	2,2	2,8	1,0		

10 Jahre	m	12,1	20,0	12,2	15,9	24,4	9,2	7,9	12,6	10,6	5,4	11,8	8,6	10,4	8,9	9,0	8,3	8,6	13,2	12,5	5,4	1,7	0,9
	± σ	1,8	1,9	1,4	1,8	2,0	1,5	1,2	2,2	1,2	1,1	2,6	2,0	1,8	2,1	1,5	1,5	1,4	2,9	2,2	1,4	2,5	2,9
11 Jahre	m	12,2	20,0	13,1	16,3	24,5	9,5	8,6	12,8	10,8	5,7	12,1	9,4	11,0	9,3	9,6	8,7	9,3	13,4	12,5	5,7	4,0	4,1
	± σ	1,4	2,1	1,5	2,2	2,3	1,3	1,3	1,5	1,6	1,3	2,1	1,2	2,1	1,8	1,5	1,5	1,5	2,9	2,0	1,7	2,7	2,8
12 Jahre	m	12,5	20,4	13,9	16,5	26,7	10,6	8,7	13,4	11,4	5,7	12,4	9,5	11,8	10,1	9,8	9,1	9,4	15,3	13,0	6,7	4,4	4,6
	± σ	1,6	2,2	1,7	2,3	2,7	2,2	1,4	1,6	1,6	1,6	1,8	1,9	1,6	2,0	1,6	1,6	1,8	3,4	3,1	2,8	3,8	3,3
13 Jahre	m	12,4	21,6	14,1	17,6	28,6	12,5	9,5	14,0	12,4	6,1	13,6	10,4	12,8	11,1	10,0	9,5	9,9	17,9	15,0	7,5	6,6	7,5
	± σ	1,0	1,7	1,2	2,2	3,0	2,0	1,5	2,0	1,2	1,2	1,9	1,9	1,4	2,2	1,2	1,3	1,4	3,1	2,3	2,4	1,8	2,3
14 Jahre	m	14,3	22,7	14,4	18,8	29,4	12,8	9,6	14,3	13,2	6,6	13,8	11,1	14,1	12,6	11,4	10,1	12,2	19,6	16,4	7,6	7,1	7,6
	± σ	1,9	1,8	1,0	1,8	3,3	1,5	1,1	1,2	1,5	1,5	2,1	2,1	1,9	2,3	1,8	1,1	2,8	3,3	1,6	1,4	2,2	1,9

Tabelle 6. *Zusammenhänge zwischen Handwurzelkernentwicklung, Handwurzelknochengröße und Körperlänge* (nach Schmid, Homma u. Hoffmann 1958)

Bei den einzelnen Handwurzelknochen sind Mittelwerte, obere und untere Grenzwerte angegeben. Die Maße sind in den Körpergrößenklassen erstmalig aufgeführt, in denen der entsprechende Knochenkern in mehr als 50 % der Fälle nachweisbar war; Körperlängenangaben in Zentimetern, Knochengrößenmaße in Millimetern.

Körperlänge	Capitatum						Hamatum						Radiusepiphysenkern						Triquetrum					
	Höhe			Breite			Höhe			Breite			Höhe			Breite			Höhe			Breite		
cm	Unterer Grenzwert	Mittelwert	Oberer Grenzwert	Unterer Grenzwert	Mittelwert	Oberer Grenzwert	Unterer Grenzwert	Mittelwert	Oberer Grenzwert	Unterer Grenzwert	Mittelwert	Oberer Grenzwert	Unterer Grenzwert	Mittelwert	Oberer Grenzwert	Unterer Grenzwert	Mittelwert	Oberer Grenzwert	Unterer Grenzwert	Mittelwert	Oberer Grenzwert	Unterer Grenzwert	Mittelwert	Oberer Grenzwert
50—54																								
55—59	1	2,5	3	1	2,5	3	1	2,0	3	1	2,1	3												
60—64	1	3,0	4	1	3,0	4	1	2,3	3	1	2,6	4												
65—69	2	3,9	5	2	3,5	5	1	3,2	5	1	3,0	5												
70—74	3	4,9	7	4	4,4	5	2	4,2	6	3	3,8	5												
75—79	4	5,7	7	4	4,8	5	3	5,1	7	4	4,5	6	2	2,6	4	3	4,9	7						
80—84	5	6,2	9	5	5,4	6	4	5,6	7	4	5,3	6	1	2,8	4	3	6,1	10						
85—89	7	7,9	10	5	6,1	7	6	6,7	8	5	5,7	7	2	3,5	5	4	8,2	11	1	2,5	4	2	2,5	4
90—94	7	9,0	11	5	6,5	8	6	7,4	9	5	6,2	7	3	4,1	5	7	10,0	13	2	3,6	6	2	3,1	4
95—99	9	10,5	12	6	7,2	8	7	8,7	10	6	6,9	8	4	4,6	6	9	11,8	15	3	4,5	6	2	3,8	5
100—104	11	12,4	14	7	8,0	9	8	9,6	11	7	7,6	9	4	5,0	6	10	13,5	17	4	6,0	8	3	4,6	6
105—109	11	13,1	15	7	8,2	9	8	10,1	12	7	7,8	9	5	5,8	6	12	15,3	18	4	6,5	9	4	4,7	6
110—114	12	13,8	15	8	8,9	10	9	11,1	13	7	8,4	10	5	6,0	7	14	16,7	19	6	7,5	9	5	5,4	6
115—119	12	15,3	18	9	9,3	10	10	12,0	14	8	9,2	11	6	6,7	8	16	18,2	20	7	8,8	10	6	6,2	7
120—124	15	16,5	18	9	9,8	11	12	13,1	14	9	9,9	11	7	7,2	8	18	20,1	22	8	9,5	11	6	6,5	7
125—129	16	17,4	18	10	10,2	11	13	14,1	15	9	10,5	12	7	7,5	9	18	21,1	23	10	10,6	12	6	7,1	8
130—134	17	18,3	20	10	10,8	12	14	15,8	18	10	11,4	13	7	8,0	10	20	22,6	25	10	11,7	14	6	7,6	9
135—139	18	19,2	21	10	11,3	12	15	17,1	19	11	12,1	14	8	9,5	12	22	24,5	27	11	12,7	14	7	8,1	9
140—144	19	20,2	22	10	11,3	13	16	18,8	20	12	13,0	15	9	10,3	12	23	25,4	28	12	13,2	15	7	8,3	10
145—149	20	20,7	23	11	11,7	13	16	19,0	21	12	13,6	15	9	11,0	12	24	27,2	29	12	13,6	16	8	9,2	10
150—159	20	21,8	24	12	12,5	13	18	20,3	23	12	14,1	16	12	13,0	15	27	29,0	31	13	14,8	16	8	9,5	11

Tabelle 6. (Fortsetzung)

Körperlänge	Daumenepiphysenkern						Lunatum						Multangulum majus						Multangulum minus					
	Höhe			Breite			Höhe			Breite			Höhe			Breite			Höhe			Breite		
cm	Unterer Grenzwert	Mittelwert	Oberer Grenzwert	Unterer Grenzwert	Mittelwert	Oberer Grenzwert	Unterer Grenzwert	Mittelwert	Oberer Grenzwert	Unterer Grenzwert	Mittelwert	Oberer Grenzwert	Unterer Grenzwert	Mittelwert	Oberer Grenzwert	Unterer Grenzwert	Mittelwert	Oberer Grenzwert	Unterer Grenzwert	Mittelwert	Oberer Grenzwert	Unterer Grenzwert	Mittelwert	Oberer Grenzwert
80—84																								
85—89																								
90—94	1	2,0	3	2	3,2	5																		
95—99	1	2,4	3	2	4,0	6																		
100—104	2	2,9	4	2	5,2	6	2	3,3	5	3	4,6	6	1	2,5	4	2	3,0	4	2	3,5	5	2	3,5	5
105—109	2	3,3	4	4	5,8	7	2	4,0	6	4	5,2	7	1	3,8	5	2	4,2	6	2	4,8	6	2	4,5	6
110—114	3	3,9	5	5	6,8	8	3	4,5	6	4	5,8	7	2	4,2	6	3	5,4	7	2	5,0	6	2	4,8	6
115—119	3	3,9	5	5	7,2	9	4	5,7	7	5	7,2	10	2	5,2	7	3	6,5	8	3	5,2	7	3	5,3	7
120—124	3	4,5	6	6	8,0	10	4	6,0	7	5	8,2	11	3	5,8	8	4	6,9	10	4	6,3	8	4	6,2	8
125—129	4	5,1	7	7	8,9	10	5	7,2	9	7	9,4	11	4	7,0	9	7	9,1	11	5	7,1	9	6	7,2	9
130—134	4	5,2	7	8	10,1	12	6	8,1	10	9	10,6	12	6	8,1	10	8	10,2	12	6	7,9	9	6	7,9	9
135—139	5	5,7	7	9	10,8	13	7	8,5	11	10	12,3	14	7	9,0	11	9	11,0	14	7	8,8	10	7	9,0	11
140—144	5	6,0	7	11	11,6	13	7	8,8	11	11	12,5	14	8	10,0	12	10	12,0	15	8	9,2	10	9	9,7	11
145—149	5	6,1	7	11	12,0	13	8	9,4	12	12	13,1	15	9	11,0	13	11	12,5	15	9	9,5	11	9	10,1	12
150—159	5	6,5	8	12	12,8	14	8	10,6	13	12	13,7	17	10	12,4	14	12	14,2	17	9	10,0	11	10	10,5	12

Körperlänge	Naviculare						Ulnaepiphysenkern						Pisiforme					
	Höhe			Breite			Höhe			Breite			Höhe			Breite		
cm	Unterer Grenzwert	Mittelwert	Oberer Grenzwert	Unterer Grenzwert	Mittelwert	Oberer Grenzwert	Unterer Grenzwert	Mittelwert	Oberer Grenzwert	Unterer Grenzwert	Mittelwert	Oberer Grenzwert	Unterer Grenzwert	Mittelwert	Oberer Grenzwert	Unterer Grenzwert	Mittelwert	Oberer Grenzwert
95—99																		
100—104																		
105—109																		
110—114	2	4,5	7	1	3,5	5	8											
115—119	4	7,0	10	3	5,0	7	2	3,0	4	4	6,0	8						
120—124	6	8,5	11	5	5,9	8	2	3,4	5	4	7,2	8						
125—129	7	9,5	12	6	6,5	8	2	4,0	6	4	9,0	13						
130—134	8	12,5	15	6	7,7	9	3	4,4	6	6	10,0	14						
135—139	10	13,8	18	6	9,2	12	3	5,1	7	9	12,3	15	3	6,0	9	2	6,1	10
140—144	12	15,2	18	7	9,5	12	5	6,4	8	12	14,5	16	5	7,0	9	5	7,2	9
145—149	13	16,2	19	8	11,0	13	6	7,8	10	13	14,9	16	6	7,5	9	6	8,1	11
150—159	16	17,5	22	9	11,2	13	6	8,2	10	14	16,0	18	8	9,1	11	8	9,2	11

andererseits hingewiesen. Sie haben 569 Kinder untersucht und kommen zu dem Schluß, daß „besonders bei Größenmessungen der Handwurzelknochen die Körperlänge als Ausgangspunkt genommen werden muß, da das Lebensalter kein korrespondierendes Maß zu Größenwerten darstellt". Aus Tabelle 6 sind die Beziehungen zwischen dem Ossifikationsstand der einzelnen Handwurzelknochen, Radius- und Ulnarepiphysenkern sowie der Epiphyse des Metacarpus I und der Körperlänge ablesbar.

Bei der Formgestaltung der einzelnen Skeletelemente spielt die physiologische Sklerose in den Gelenkpfannen eine gewisse Rolle. Ihr Auftreten gilt als Beweis einer gewissen Belastung der entsprechenden Gelenke (Abb. 34).

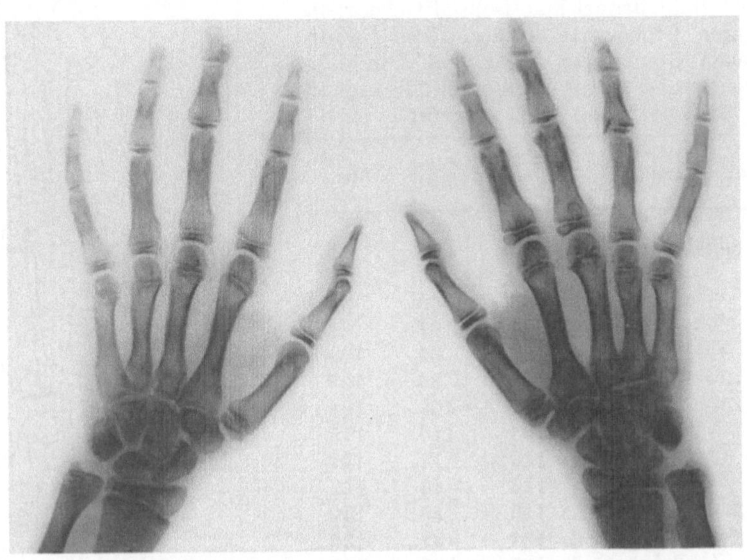

Abb. 34. Hände eines 14jährigen Mädchens. Enchondrom in der Phalanx distalis des linken Mittelfingers. Deutliche Sklerose an der Basis der Grundphalangen, besonders I—III

Die physiologische Sklerose der Gelenkpfannen wird zunächst in der distalen Radiusepiphyse, danach im Kahn- und Mondbein, dann in proximalen Phalangen, später in den Mittelphalangen und zuletzt in den distalen Phalangen festgestellt. Die physiologische Sklerose der Gelenkpfannen proximaler Phalangen tritt gewöhnlich etwas früher auf als die seitlichen Einkerbungen an den Köpfchen der Metacarpalia II—V. Besteht eine Pseudoepiphyse am Köpfchen des Metacarpus I, so entsteht die physiologische Sklerose an der Phalanx proximalis des Daumens verspätet.

Die Köpfchen der Mittelhandknochen II—V haben zunächst Kugelform (Abb. 35). Später entstehen seitliche Einkerbungen, zuerst am 2. und 3., dann am 4. und zuletzt am 5. Mittelhandknochen. Diese seitlichen Einkerbungen sind Folge der Belastung durch die jeweiligen Finger.

Die letzte Formgestaltung vor der vollständigen Reife erfolgt an den Handwurzelknochen nach der Pubertät, indem sich die Carpalia gegenseitig verschachteln und die Lücken in Form eines „Raumwachstums" ausfüllen.

2. *Von Gesamthand und Körper*. SWOBODA und WIMBERGER (1954) haben als erste röntgenologische Handlängenmessungen als Kriterium für das Körperlängenwachstum angegeben. Als bestes Maß erwies sich ihnen der Abstand vom proximalen Ende des Metacarpus III bis zum distalen Ende der Endphalanx des gleichen Fingers ohne Berücksichtigung der Weichteile. Sie fanden, daß die Hände der Mädchen relativ kleiner sind als die der Knaben. SCHMID und HOFFMANN

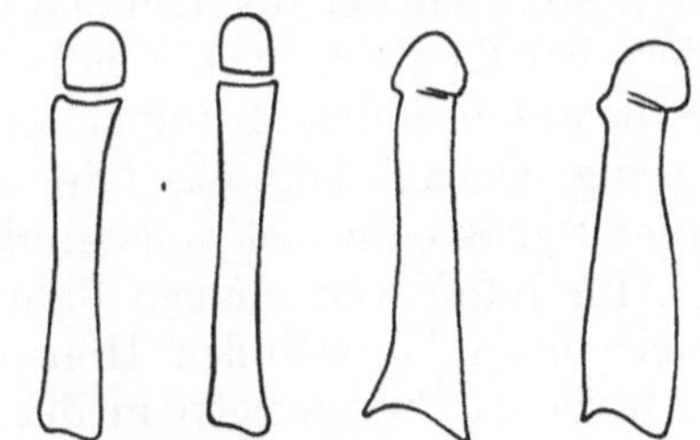

Abb. 35. Schematische Darstellung der Umformung der Metacarpaliaköpfchen

(1958) haben an 424 Radiogrammen die Handlänge von Kindern im Alter von 0—15 Jahren gemessen. Die so erhaltenen Werte (Tabelle 7) geben die einfache Möglichkeit, unproportionierte Wuchsstörungen zu erfassen. Das Längenmaß der Hand nach SCHMID und HOFFMANN (1958) ist die Entfernung zwischen der medialen Ecke der Ulnaverkalkungszone und dem äußeren Rand der Weichteilkontur der Mittelfingerkuppe (Abb. 36).

Tabelle 7. *Zusammenhänge zwischen Körperlänge und Handlänge* (aus SCHMID u. HOFFMANN)

Der Mittelwert stellt das arithmetische Mittel dar, die unteren und oberen Grenzwerte repräsentieren die tatsächlich gemessenen Grenzwerte. Wertangaben in Millimetern. Zur Orientierung wurde das den jeweiligen Körperlängenklassen entsprechende Alter eingefügt.

Körperlänge cm	Altersvariation	Unterer Grenzwert	Mittelwert	Oberer Grenzwert
50—54	Neugeborenes	67	71	75
55—59	2—4 Monate	69	76	81
60—64	3—5 Monate	75	80	84
65—69	6—8 Monate	81	87	92
70—74	9—12 Monate	85	93	100
75—79	12—15 Monate	95	98	102
80—84	15—20 Monate	97	103	108
85—89	$1^1/_2$—$2^1/_2$ Jahre	105	110	115
90—94	2—3 Jahre	112	117	121
95—99	$2^1/_2$—$3^1/_2$ Jahre	113	118	123
100—104	3—$4^1/_2$ Jahre	119	125	130
105—109	$3^1/_2$—5 Jahre	127	131	136
110—114	4—6 Jahre	135	138	142
115—119	5—7 Jahre	136	140	144
120—124	6—$7^1/_2$ Jahre	145	149	152
125—129	7—$8^1/_2$ Jahre	147	153	157
130—134	$7^1/_2$—$9^1/_2$ Jahre	154	161	168
135—139	$8^1/_2$—$10^1/_2$ Jahre	158	167	175
140—144	$9^1/_2$—$11^1/_2$ Jahre	168	173	180
145—149	10—13 Jahre	170	176	182
150—159	$11^1/_2$—$14^1/_2$ Jahre	177	186	194

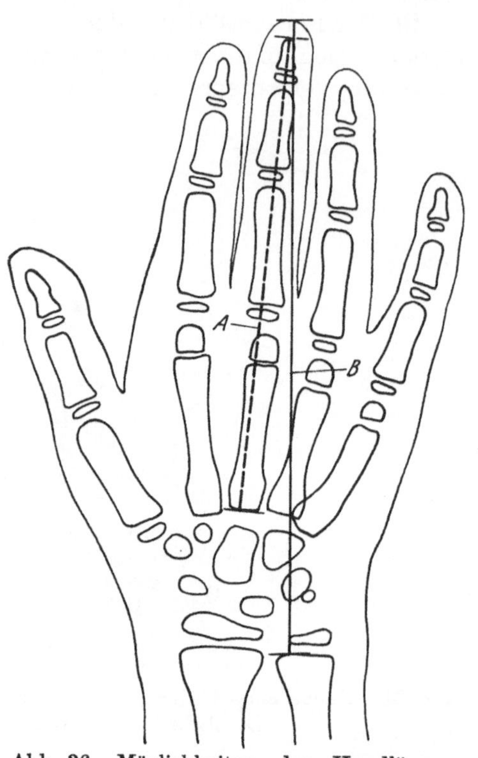

Abb. 36. Möglichkeiten der Handlängenmessung im Röntgenbild. *A* Basis Metacarpus III — Proc. phalang. dist. III (SWOBODA u. WIMBERGER, 1954). *B* Basis der distalen Ulnaepiphyse bis Fingerkuppe III (SCHMID u. HOFFMANN, 1958)

Im Rahmen der relativen Beziehungen zwischen Handskeletentwicklung sowie Hand- und Körperlänge kann man auch den durchschnittlichen jährlichen Zuwachs der Standhöhe (Körperlänge) in Zentimetern im Zusammenhang mit dem Verknöcherungszustand unabhängig vom Paßalter angeben (Tabelle 8).

Während der Verknöcherungsphase des Erbsenbeines ist eine Herabsetzung der Wachstumsintensität zu beobachten. Das Auftreten der Synostose im 1. Metacarpalknochen — die Periode geschlechtlicher Halbreife — ist dagegen mit einem deutlichen Sprung der Wachstumskurve verbunden. Während der Periode des Auftretens der Synostosen in den distalen und proximalen Phalangen ist die Wachstumsintensität, besonders bei Knaben, noch ziemlich groß. Später, während der Periode des Auftretens der Synostosen in den Mittelphalangen und Metacarpalia II—V, ist die Wachstumsintensität gering. Danach hört das Längenwachstum der Röhrenknochen noch vor dem Auftreten aller Synostosen fast vollständig auf.

Im Laufe von einigen Jahren vergrößert sich die Standhöhe des Menschen infolge einer noch bestehenden Höhenvergrößerung der Wirbelkörper. Infolgedessen zeichnen sich die Halbwüchsigen in der Phase der Halbreife im Vergleich zu den Erwachsenen durch eine relative Langbeinigkeit aus. Mit anderen Worten: Das Verhältnis Sitzhöhe zu Standhöhe ist bei Erwachsenen größer als bei Jugendlichen im Stadium der Halbreife

(ROCHLIN, 1955; TRETJAKOWA, 1955). Im ganzen wächst die Hand langsamer als der Arm. Durchschnittlich beträgt die Handlänge ein Viertel der gesamten Länge der Extremität (BÜRGER, 1956).

Neben den Beziehungen zwischen Handskeletentwicklung sowie Hand- und Körpergröße sind, vor allem für die Diagnose bestimmter Mißbildungen (z.B. Brachyphalangie), auch die relativen Größenverhältnisse der einzelnen Skeletanteile der Hand untereinander beim Erwachsenen von Bedeutung. Im Durchschnitt beträgt das Größenverhältnis (nach BÜRGER) Grund-:Mittel-:Endphalanx = 2,9:1,7:1.

Tabelle 8

Phase	Männlich	Weiblich
Trapezium, Trapezoideum, Naviculare	5,3	4,1
Distale Ulnaepiphyse	4,0	5,0
Proc. styl. ulnae	5,0	4,5
Erbsenbein	3,0	3,0
Sesambein-Metacarpophalangealgelenk I	4,0	5,1
Synostose Metacarpus I	9,0	7,0
Synostose in den distalen und Grundphalangen	5,0	2,0
Synostosen in den Mittelphalangen und in den Metacarpi II—V	0,6	0,8

Die normalen Proportionen der Segmente und Strahlen der menschlichen Hand sind in Tabelle 17 in der Form, wie wir sie von R. POHL (1958) übernehmen, dargestellt.

Die Formkonstanz einzelner Knochenkerne ist verschieden. Hamatum und Capitatum unterliegen selten Formveränderungen; auch ihre Größenentwicklung ist nur bei schwersten Störungen in Mitleidenschaft gezogen. Os lunatum, Multangulum majus und naviculare scheinen vulnerable Kerne zu sein und unterliegen häufig Differenzierungsstörungen. An den Epiphysenkernen prägen sich Störungen vor allem in einer Zunahme der Höhe, Abnahme der Breite und damit in einem Plumpwerden der Gestalt aus (F. SCHMID, 1957).

Zu den Besonderheiten individueller Handskeletentwicklung gehört das Auftreten akzessorischer Handwurzelknochen (s. S. 42) und Sesambeine (s. S. 57). Über geringe Variationen der Formvariabilität und Veränderungen im Grenzbereich zwischen Normalem und Pathologischem kann bei KÖHLER-ZIMMER nachgelesen werden.

Die Frage, welchem Faktor der Entwicklung die Handwurzelossifikation parallel geht, ist noch nicht vollständig geklärt. Nach F. SCHMID sind die Erkenntnisse von SAWTELL folgendermaßen zu präzisieren: Die Ossifikation der Epiphysenkerne läuft dem Längenwachstum parallel; die Ossifikation der Carpalia der Entwicklung als Summe geistiger und körperlicher Faktoren (qualitativer Faktor der Entwicklung nach PFAUNDLER).

Ein weiteres im Entwicklungsalter wichtiges Problem ist die sog. *Acceleration.* Man versteht darunter eine Beschleunigung des Ablauftempos der Entwicklung, eine Vorverlegung des Beginns gewisser Entwicklungsperioden (Pubertät, Geschlechtsreife) und die absolute Steigerung des quantitativen Endergebnisses bei der gegenwärtigen Generation gegenüber einer früheren. Die Möglichkeiten der Alters- und Reifebestimmung, wie sie oben ausgeführt sind, zeigen, welch wichtigen Beitrag die Bestimmung des Knochenalters am Handskelet zu den Problemen der Acceleration leisten kann. Die seit dem Beginn der Röntgenära erfolgten Studien der Handskeletossifikation haben so eine konkrete Unterlage für die Existenz einer Acceleration geliefert (F. SCHMID u. H. MOLL, 1960). Das Accelerationsproblem wurde eingehend von BENNHOLT-THOMSEN (1938, 1942) und E. W. KOCH studiert; es gibt hierüber eine Vielzahl von Publikationen. Die Handskeletossifikation wird dabei neben Körpergröße, sekundären und primären Geschlechtsmerkmalen von vielen Autoren berücksichtigt.

Nach M. BÜRGER (1956) ist als Ursache für die Veränderungen des zeitlichen Ablaufes qualitativer und quantitativer Entwicklungsvorgänge die unterschiedliche Ernährung als gesicherter Faktor anzusehen. Zusätzlich ist nach KOCH auch die erhöhte Vitamin D-Bezuschussung (helitrope Acceleration) daran maßgebend beteiligt. Man geht demnach wohl nicht fehl in der Annahme, wenn man die Acceleration als Folge veränderter Umweltbedingungen ansieht.

γγ) Geschlechtliche, geographische, rassische und sonstige Einflüsse auf die Differenzierung. Als Faktoren, die mit der Handskeletossifikation in Relation stehen, werden das Geschlecht, die Körperlänge, die Konstitution, Rasse, Ernährung und soziale Stellung angeführt. Nach SCHMID und MOLL (1960) kann die Entwicklung durch Ernährung und soziales Milieu wirklich beeinflußt werden, während die übrigen Faktoren der Entwicklung parallel gehende Erscheinungen sind, die in gleicher Form wie die Entwicklung selbst genetisch determiniert sind.

Die engste Korrelation besteht zwischen der Knochenentwicklung und der geschlechtlichen Reifung. Mit dem Erreichen der vollen Geschlechtsreife ist auch die Knochenentwicklung beendet. Tritt die Geschlechtsreife später ein, so braucht auch die Ossifikation eine längere Zeit bis zu ihrer Vollendung.

In der Reihenfolge des Auftretens der einzelnen Knochenkerne scheinen weder geschlechtliche noch rassische Unterschiede zu bestehen. Das Tempo des Ossifikationsvorganges ist jedoch bei Mädchen schneller als bei Knaben (HOLMGREN, 1906; ÅKERLUND, 1918; SCHINZ, 1952; KÖHLER u. ZIMMER, 1957; FRANCIS, 1940; HASSELWANDER, 1938; RUCKENSTEINER, 1931; PRYOR, 1908, 1936; GREULICH u. PYLE, 1959; STUAERT u. STEVENSON, 1955; u.a.). HASSELWANDER (1938) unterscheidet bei der Ossifikation:

die Fetalperiode,
eine 1. Periode stürmischen Wachstums (1.—6. Lebensjahr),
eine Periode ruhigen Wachstums (bei ♀ bis zum 10., bei ♂ bis zum 12. Lebensjahr) und eine 2. Periode stürmischen Wachstums.

In der 1. Periode stürmischen Wachstums ossifizieren alle Knochenkerne der Handwurzel (außer Pisiforme) und alle Epiphysen (außer Metacarpus V). PRYOR (1908, 1916, 1936) fand, daß schon während dieser Ossifikationsphase, manchmal sogar bereits in der Fetalperiode, das Geschlecht für das Tempo der Verknöcherung von Bedeutung ist. Er hat an den kurzen Knochen der Hand gezeigt, daß Mädchen bezüglich des Erscheinens der Knochenkerne den Knaben um 1—2 Jahre vorauseilen. Zu ähnlichen Ergebnissen kamen ÅKERLUND, 1918; HILL, 1939; GREULICH u. PYLE, 1959; STUART u. STEVENSON, 1955; u.a. Es finden sich jedoch auch Angaben, die über fehlende Geschlechtsunterschiede berichten (GRASER, 1938). Nach SCHMID ist nur eine geringe Ossifikationsbeschleunigung der Mädchen gegenüber den Knaben vorhanden, die sich in der Hauptsache auf die Präpubertätszeit erstreckt und weniger die Größen- und Formentwicklung der Handwurzelknochen als deren Differenzierung betrifft. Entsprechend den verschiedenen Anschauungen wird eine nach Geschlechtern differenzierte Ossifikationsreihe für die Altersbestimmung angegeben oder diese als für praktische Zwecke nicht nötig und überflüssig bezeichnet. So sind SCHMID und MOLL der Meinung, daß diese Unterschiede die Breite der physiologischen Variation bedingen und haben sie in ihren Normwerten für die Differenzierung und Größenentwicklung der Knochenkerne berücksichtigt.

Die 2. Periode größerer Proliferationstätigkeit ist die der akzessorischen Ossifikationen. In dieser Zeit erscheinen an der Hand die Sesambeine und die variablen, akzessorischen Knochen des Carpus. Die Differenz zwischen den Geschlechtern wird hier noch klarer (s. Kapitel 3, b, β). Die Synostosierung der Epiphysen erfolgt beim weiblichen Geschlecht früher als beim männlichen. Die Synostose im 1. Metacarpus kann dabei als Zeichen beginnender Geschlechtsdrüsenaktivierung (Pubertät) angesehen werden, während die Synostose aller Epiphysen der Ausdruck erlangter Vollreife ist. Dieser Vorgang des Epiphysenschlusses (s. Tabelle 3) erfolgt beim weiblichen Geschlecht etwa 2 Jahre früher (ROCHLIN, 1961; HAUSMAN, 1962). Im Einklang mit der Koinzidenz der Epiphysensynostosierung mit der Zeit der Geschlechtsreife steht die Tatsache, daß durch die Kastration im Jugendalter die Synostose der Epiphysen verzögert wird oder völlig ausbleibt (HASSELWANDER, 1918).

Wie die Synostose von Metacarpus I, so wird auch das Auftreten des letzten Verknöcherungszentrums, des Sesambeines in der Sehne des M. adductor pollicis (Sesamum ulnare I), medial neben dem Köpfchen des Metacarpale I, als Zeichen beginnender Pubertät angesprochen. Bei Mädchen ist dies in Deutschland etwa mit 11 Jahren, bei Knaben mit 13 Jahren der Fall (SCHMID und MOLL).

Einen gewissen Einfluß auf die Geschwindigkeit des Ossifikationsvorganges hat auch die Körpergröße (HOLMGREN, 1906; ÅKERLUND, 1918; KELLY, 1937; SCHMID u. MOLL, 1960). So laufen die Verknöcherungsvorgänge bei Hochwüchsigen früher und rascher ab als bei Kleinwüchsigen. Dem zeitlichen Faktor kommt jedoch, wie schon STETTNER feststellte, eine größere Bedeutung zu als der Körpergröße. Sie sollte jedoch bei Bestimmung des Knochenalters berücksichtigt werden (Tabelle 6). E. A. ZIMMER faßt die Ergebnisse der verschiedenen Untersuchungen zu diesem Problem in folgenden Worten zusammen: „Das weibliche Geschlecht bildet die Knochenkerne früher und bei einer geringeren Körpergröße aus als das männliche, und zur Anlage sämtlicher Knochenkerne ist beim weiblichen Geschlecht eine kürzere Zeitspanne notwendig. Bei kleinen Individuen ist der Synostosierungsprozeß verzögert, bei großen beschleunigt."

Die Frage der rassischen und geographischen Unterschiede im Verlauf der Ossifikation dürfte noch nicht genügend geklärt sein. Da das Tempo der Skeletdifferenzierung dem der Geschlechtsentwicklung parallel geht, ist bei Völkern mit früherem Eintritt der Geschlechtsreife auch ein rascherer Ossifikationsablauf zu erwarten. Wertvolle Beiträge zu diesem Problem stammen von DUNHAM, JENSS und CHRISTIE (1939); SIDHAM und DERRY (1931); GALSTAUN (1930) und FLECKER (1942). GALSTAUN berichtet über einen Vergleich zwischen Hindu- und Anglo-indischen Mädchen im Alter von 13—19 Jahren; SIDHAM und DERRY vergleichen den Epiphysenschluß bei 400 ägyptischen jungen Männern im Alter von 14—20 Jahren mit den Zahlen von PRYOR und stellen einen altersbezogenen Unterschied fest. FLECKER gibt eine ausführliche Analyse bekannter Unterschiede bei verschiedenen Rassen unter Berücksichtigung des Schrifttums und stellt dem eingehende Untersuchungen an australischen Kindern und Feten gegenüber. Im Vergleich zu Amerikanern ist bei Australiern und Ägyptern der Vorgang der Ossifikation früher abgeschlossen. Diese Veränderungen sind wohl auf den gemeinsamen Einfluß von Rasse und Geographie zurückzuführen.

Dagegen ist wohl nicht anzunehmen, daß Unterschiede, wie sie von den verschiedenen europäischen Autoren (SIEGERT, 1937; STETTNER, 1931; RUCKENSTEINER, 1931; ACHESON u. Mitarb., 1954, 1963; BOROWANSKI u. Mitarb., 1929; JEANNERET, 1961; SCHMID u. MOLL, 1960; ROCHLIN, 1961; KOPCZYNSKA, 1964; u.a.) berichtet werden, eine gleichartige Ursache haben. Hierbei dürften wohl eher die Zusammensetzung des Kollektivs, äußere Einflüsse, wie sie durch das Milieu gegeben sind, und eine in den verschiedenen Ländern unterschiedliche Acceleration der Jugend verantwortlich sein. Bereits ÅKERLUND (1918) schreibt: „Kinder aus den wohlhabenden Klassen waren hinsichtlich der Entwicklung des Knochensystems weiter gekommen als gleichaltrige weniger bemittelte." STETTNER gliederte sein Material bewußt nach dem Milieu in Landkinder, Arbeiterkinder und Kinder der besser gestellten Bevölkerungsschichten und wies auf die Einflüsse von Klima, vasomotorischem Apparat und Ernährung hin. Er fand bei den „Großbürgerkindern", offenbar durch den Mangel vasomotorischer Reize, eine Treibhauswirkung in Form stärkerer Längen- und Formentwicklung, welche im übrigen keineswegs einer erhöhten Leistungsfähigkeit des Organismus entsprach. Über Einflüsse der Ossifikation durch Diät sind Einzelheiten bei FRANCIS (1940) zu finden. Während in neueren Arbeiten aus USA, Großbritannien und Deutschland (SCHMID u. MOLL, 1960; STUART u. STEVENSON, 1955; HANSMAN, 1962; ACHESON u. Mitarb., 1963) im Vergleich zu früheren Angaben eher eine Beschleunigung des Ossifikationsablaufes erkennbar wird, findet man in anderen, so z. B. bei KOPCZYNSKA (1964) und auch an den oben von ROCHLIN ermittelten Werten (Tabelle 3) diesen deutlichen Wandel nicht. Kopczynska (1964), die Untersuchungen an 12000 Kindern ausführte, kommt zu der Ansicht, daß ungünstige Bedingungen die Skeletentwicklung verzögern, und dies bei Knaben stärker als bei Mädchen. Sie vertritt daher die durchaus berechtigte Meinung, daß für eine exakte Analyse der Skeletentwicklung sich jedes Land eigene Standardwerte erarbeiten müsse. Die für bestimmte Länder zur Zeit als Normwerte bekannten Ossifikationsdaten haben wir tabellarisch zusammengestellt (Tabelle 9). Ihre Vervollständigung sollte angestrebt werden, damit die Ergebnisse verschiedener Arbeitsgruppen leichter miteinander verglichen werden können.

Tabelle 9. *Geographische Unterschiede der Differenzierung der Handwurzel- und Epiphasenkerne* (in M = Monaten, J = Jahren)

	Caffey (1967) USA[2]	Rochlin (1963) UdSSR[1]		Schmid u. Moll (1960) Deutschland[1]	Stuart u. Stevenson (1955) Skandinavien[1]		Garn, Silverman u. Rohmann (1964)[3]
		♂	♀		♂	♀	
Capitatum	6M	4M	3M	3M	2M	2M	
Hamatum	6M	4	3	3	3	2	
Radiusepiphyse	3—18M			13	13	10	
Prox. Phal. II	5M bis 2J	20	16	13	16	11	×
Prox. Phal. III	5M bis 2J	20	16	13	16	10	
Prox. Phal. IV	5M bis 2J	20	16	13	17	11	
Dist. Phal. I	5M bis 2J	24	18	15	19	12	
Metacarp. II	10M bis 2J	20	16	15	18	12	
Metacarp. III	10M bis 2J	20	16	18	20	13	×
Prox. Phal. V	5M bis 2J	20	16	18	21	14	×
Metacarp. IV	10M bis 2J	20	16	21	23	15	
Mittelphal. IV	5M bis 2J	2J	18	22	2J	15M	×
Mittelphal. III	5M bis 2J	2J	18	22	2J	15M	
Mittelphal. II	5M bis 2J	2J	18	2J	2J 2M	16M	×
Metacarp. V	10M bis 2J	20M	16	2J	2J 2M	16M	×
Dist. Phal. IV	5M bis 2J	2J	18	2J 1M	2J 4M	18M	×
Dist. Phal. III	5M bis 2J	2J	18	2J 1M	2J 4M	18M	×
Triquetrum	6M bis 4J	3J 6M	3J	2J 6M	2J 6M	21M	
Daumenepiphyse	— —	—	—	2J 7M	2J 8M	18M	
Prox. Phal. I	— —	20M	16M	2J 7M	2J 8M	20M	
Dist. Phal. II	5M bis 2J	2J	18	2J 10M	3J 1M	23M	×
Dist. Phal. V	5M bis 2J	2J	18	2J 10M	3J 1M	23M	×
Mittelphal. V	5M bis 2J	2J	18	3J	3J 3M	22M	
Lunatum	6M bis 9,5J	4J	3J 6M	4J	3J 6M	2J 2M	
Trapezium	1,5—10J	6J	5J	5J	5J 7M	3J 11M	
Trapezoideus	2,5—9J	6J	5J	5J	5J 9M	4J 1M	
Naviculare	2,5—9J	6J	5J	5J 2M	5J 6M	4J 3M	
Ulnaepiphyse	4—9J	10J	9J	7J 6M	6J 10M	5J 9M	
Pisiforme	6,5—16,5J	12J	10J	9J	—	—	
Sesamum I	—	16J 6M	12J	—	12J 8M	10J 1M	

[1] Mittelwerte. [2] Schwankungsbreite. [3] Zentren mit großer Sicherheit im zeitlichen Auftreten.

Unbestätigt sind bis jetzt auch noch die Ergebnisse von Wimberger (1925), wonach das Wachstum einen wellenförmigen Ablauf besitzt, dessen Höhepunkt in den Frühjahrsmonaten liegt. Inwieweit asymmetrische Vorgänge der Ossifikation von Handwurzelknochen (Pryor, 1936; Torgersen, 1951) und Epiphysenkernen (Göttche, 1928) die Regel oder Ausnahme sind, ob sie Folge einer unterschiedlichen Innervation (Torgersen, 1951) oder aber krankhafter Vorgänge sind, muß durch weitere Forschung geklärt werden.

γ) *Skeletreife und Knochenalter („bone age")*

In Abschnitt 3, a, α und β haben wir die einzelnen Vorgänge und Stufen der Handskeletentwicklung besprochen. Ihre Kenntnis sowie die entsprechenden Tabellen sind Voraussetzung für die Bestimmung des Knochenalters. Wir wissen, daß die Entwicklung des Menschen von mehreren Regulationsmechanismen gesteuert wird und daß Störungen des Nerven- und innersekretorischen Systems auch die Entwicklung, insbesondere die des Skelets, stark beeinflussen können. Mit Hilfe der röntgenologischen Charakterisierung des Stadiums der Knochenentwicklung ist so eine exaktere biologische Altersbestimmung möglich als mit anderen, für die Alterscharakterisierung herangezogenen Größen wie z.B. Länge und Gewicht, Brust- und Bauchumfang, Kopfumfang, Dentition u.ä., vom Paßalter gar nicht zu reden. Die Beziehungen zwischen normaler und gestörter Entwicklung von Skelet- und Gesamtorganismus sind durch die gemeinsame Abstammung von Skelet- und Gefäßbindegewebssystem aus dem mittleren Keimblatt erklärbar.

Zwei Vorteile sprechen für die monosegmentäre Methode, auch wenn sie um ein Geringes ungenauer als das polysegmentäre Verfahren, das von Sontag, Snell und Anderson (1939) vorgeschlagen wurde, ist. Der wichtigste Punkt dürfte wohl die erhebliche Verringerung der Strahlenbelastung sein, die beim wachsenden Organismus von besonderer Bedeutung ist. Während bei der polysegmentären Methode die obere und untere Extremität einer Seite ohne Fuß untersucht werden müssen, wozu 6—9 Röntgenaufnahmen erforderlich sind, genügt für die Altersbestimmung nach der monosegmentären eine Röntgenaufnahme der linken Hand aus 1 m Abstand. Der 2. Punkt ist darin zu sehen, daß sich bei der polysegmentären Methode die Zahl der analysierbaren Knochenkerne nur um etwa 13 vergrößert — polysegmentäre Methode: 56—61 Knochenkerne; monosegmentäre Methode: Hand eines 12jährigen Kindes: 48 Knochenkerne.

Die Bestimmung der Skeletreife ist vornehmlich bei Säuglingen, Kindern und Jugendlichen interessant. Hier dient sie zum Nachweis von Störungen im Endokrinum oder des Nervensystems sowie einer Vielzahl von Erbsyndromen, die später noch besprochen werden sollen. Beim Erwachsenen mit erreichter Vollreife kann man diese lediglich am Knochen finden oder nicht. Eine weitere Differenzierung nach Abschluß der Skeletentwicklung ist nicht möglich. Bei der Bestimmung des Knochenalters (bone age) unter Verwendung der monosegmentären Methode, und nur die soll im Kapitel „Hand“ besprochen werden, ist ein bestimmtes systematisches Vorgehen erforderlich. Man gehe am besten in folgender Weise vor:

1. Es wird der Standard für das entsprechende Alter resp. der Körpergröße in einem Atlas der Knochenentwicklung herausgesucht und mit der Röntgenaufnahme der angegebene Entwicklungsstand verglichen.

2. Man bestimmt die Handlänge und kann durch einen Vergleich mit der Körperlänge schon gröbere Entwicklungsstörungen erfassen (Tabelle 7).

3. Danach erfolgt der Vergleich der Form der einzelnen Knochenkerne zwischen Röntgenbild und der im Atlas angegebenen Norm. Dabei geht man am besten in der Reihenfolge des physiologischen Auftretens der Knochenkerne vor: Capitatum, Hamatum, Radiusepiphyse, Triquetrum, Daumenepiphyse, Lunatum, Multangulum majus, Multangulum minus, Naviculare, Ulnaepiphyse, Pisiforme, Sesambeine am Daumen. Schließlich muß festgestellt werden, welche Knochenkerne noch fehlen.

4. Größenbestimmung der Knochen. Sie erfolgt entweder durch Bestimmung der Länge und Breite, wozu man einen transparenten Millimetermaßstab benutzt und die Länge immer in Richtung des Fingerstrahles bestimmt. Hierzu sind Vergleichswerte in Tabelle 5 zu finden; oder mit Hilfe von Millimeterpapier wird die Flächengröße jedes einzelnen Knochens in Millimetern bestimmt. Die gefundenen Größen setzt man in Beziehung zur Körpergröße und dem Alter (Tabelle 6).

5. Analyse der Epiphysen der Metacarpalia und Phalangen. Dabei sind zu prüfen: ihr Vorhandensein, ihre Form, ob sie im Stadium der Synostosierung oder bereits synostosiert sind.

6. Bestimmung der vorhandenen Sesambeine.

7. Prüfen, ob Accessoria vorhanden sind, und welche.

Das Ergebnis der Knochenalterbestimmung kann durch folgende Begriffe definiert werden:

Altersentsprechender Entwicklungsstand, verzögerte Knochenentwicklung um eine festlegbare Zeit. Ebenso muß angegeben werden, ob Halb- oder Vollreife erreicht sind.

b) Röntgenanatomie der Hand des Erwachsenen

α) *Die regelmäßigen Knochen der Hand*

Neben den normalen Knochen des Handskelets, die als bekannt vorausgesetzt werden und im wesentlichen aus den Abb. 1—6 und 8—13 ersichtlich sind (weiteres hierzu bei Grashey u. Birkner, 1964; Köhler u. Zimmer, 1967; Wood, 1944), finden sich im normalen Handskelet des Erwachsenen einige röntgenanatomische Eigentümlichkeiten, deren Kenntnis für eine richtige Interpretation der Röntgenbilder nicht unwichtig ist.

Im Unterschied zu den Phalangen ist die Corticalis aller Metacarpalknochen in der Regel so deutlich ausgeprägt wie an den langen Röhrenknochen (Abb. 37). Beide sind dadurch ausgezeichnet, daß die Compacta im mittleren Drittel der Diaphyse am stärksten ausgebildet ist. Im Gegensatz dazu besitzen Phalangen in der Regel keine Compacta. Man findet jedoch, angrenzend an deren dünne Corticalis, bald weniger zahlreiche, bald mehrere, längsverlaufende, nicht konfluierende Lamellen (Abb. 37, 54, 55). Die Mehrzahl dieser Lamellen, welche auf weniger kontrastreichen Röntgenaufnahmen eine Compacta vortäuschen, ordnen sich nicht im distalen Diaphysendrittel, wohl aber im mittleren, wie es für die Diaphysen aller Metacarpal- und langen Röhrenknochen typisch ist, an. Bei Frakturen findet man den periostalen Knochencallus am stärksten an denjenigen Knochenabschnitten ausgeprägt, an welchen die Compacta ihre größte Massivität besitzt.

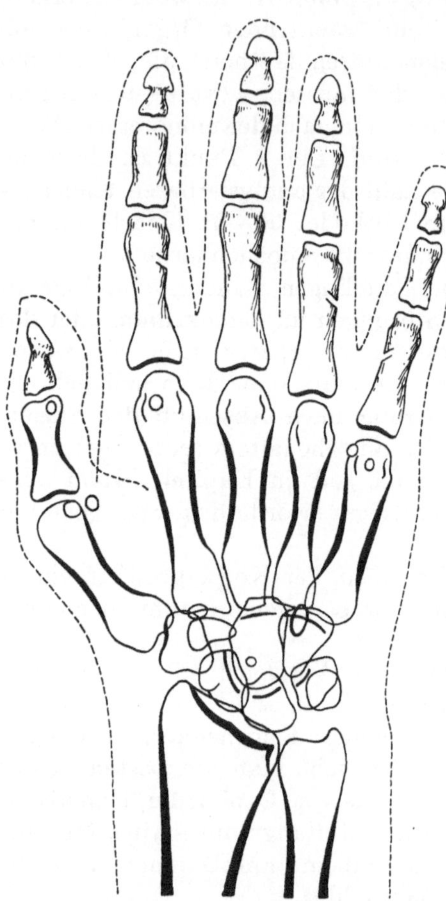

Abb. 37. Strukturunterschiede der Corticalis von Metacarpalia, Phalangen, Gelenkpfannen und Köpfchen. Unterschied in der Dicke der Corticalis des intra- und extraartikulären Teiles des Proc. styl. radii. Häufigste Lage des Os trapezoideum secundarium

Die Gelenkköpfchen haben an sämtlichen kurzen und langen Röhrenknochen eine dünne Schlußplatte, die Gelenkpfannen sind hingegen sklerosiert (Maikowa-Stroganowa und Rochlin, 1957). Die physiologische Sklerose der Gelenkpfannen kann bei jeder Art von Osteoporose wie auch entzündlichen Vorgängen verschwinden (Abb. 148 und 152). Bei deformierenden Arthrosen und degenerativ-dystrophischen Gelenkaffektionen wird die Schlußplatte der Köpfchen sklerosiert. Die Folge ist, daß bei derartigen primären und sekundären Affektionen beide artikulierenden Gelenkenden sklerosiert sind. An den Gelenkpfannen dringt diese mehr oder weniger ausgebreitete Sklerose tief und ungleichmäßig in die subchondralen Abschnitte der Gelenkpfannen vor. Bei der physiologischen Sklerose ist daher das wichtigste Charakteristikum die scharfe Begrenzung der Compacta (Abb. 1b, 2b, 37). Auch an den Handwurzelknochen haben diejenigen Knochenanteile, welche der Funktion nach einem Köpfchen gleichkommen, eine feine Knochenplatte. Hingegen ist der als Gelenkpfanne wirkende Anteil physiologisch sklerosiert. Die proximale Reihe der Carpalknochen hat die Funktion eines Köpfchens im Handgelenk. Alle ihre Gelenkflächen haben deshalb in der Norm eine feine Schlußplatte im Unterschied zu deren Gelenkpfannen, die physiologisch sklerosiert sind. Auch die distale Epiphyse des Radius ist in der Norm sklerosiert und stellt eine Gelenkpfanne dar. Besitzt diese eine dünne Schlußplatte, so ist dies bereits als pathologisch anzusehen und wird vorwiegend bei entzündlichen Vorgängen und Osteoporosen zu beachten sein.

Für die Abgrenzung des Normalen vom Pathologischen ist das Problem der Arbeitshypertrophie des Knochens von Bedeutung. Die kompakte Schicht der Diaphyse erreicht nach ROCHLIN ihre maximale Dicke gegen 30—40 Jahren. Die gesteigerte Funktion infolge eines dauernden Trainings und einer richtig dosierten Belastung verursacht eine ware Arbeitshypertrophie der entsprechenden Knochen. Diese Tatsache wurde von ROCHLIN u. Mitarb. zunächst bei den Ballettänzerinnen festgestellt, bei denen die Arbeitshypertrophie der Knochen in einer gleichmäßigen, aber bedeutenden Verdickung der Compacta des 2. und 3. Metatarsalknochens zum Vorschein kommt. Die Dicke der Compacta dieser Knochen verdoppelt sich. Die Arbeitshypertrophie kann auch an den langen Röhrenknochen der oberen und unteren Extremitäten bei gut trainierten Menschen festgestellt werden.

An den kurzen Röhrenknochen der Hand sind die Zeichen der Arbeitshypertrophie nicht so stark ausgeprägt. An den Metacarpalknochen äußert sich das in einer gewissen Verdickung der Corticalis, an den Phalangen in einer Vermehrung der längsangeordneten Lamellen, die der feinen Corticalisschicht anliegen. Im Greisenalter wird die Compacta mehr oder weniger dünner (Abb. 56).

Die gegenseitigen Lagebeziehungen zwischen distaler Radiusepiphyse und distalem Ende der Ulna hat HULTÉN (1928) geprüft und fand dabei unter 400 Normalpersonen in 61%, daß die karpalen Knochengelenkflächen von Ulna und Radius in gleichem Niveau gelegen sind, in 23% die Ulna kürzer ist — in 8% mehr als 1 mm — und in 2 Fällen das distale Ende der Ulna dasjenige des Radius bis zu 5 mm überragt. Auf Grund dieser Beobachtungen differenzierte er diese Veränderungen und charakterisierte sie durch die Begriffe der „Minusvariante“ (Abb. 32) und „Plusvariante“ (Abb. 44) der Ulna (HULTÉN, 1928). Auf Grund eigener Untersuchungen (ROCHLIN u. Mitarb., 1941) wird eine Verkürzung oder Verlängerung der Elle um ± 2 mm als normale Schwankungsbreite angesehen. Stärkere Abweichungen bezüglich der Verkürzung oder Verlängerung der Elle als 5 mm sind hingegen schon als eine Entwicklungsanomalie anzusehen — Madelungsche und Antimadelungsche Deformität (s. S. 88). Von anderer Seite (HERZOG, 1960) wurde die Minusvariante der Elle in 4,5% und eine „Minusvariante der Speiche“ in 20,3% gefunden. HERZOG sieht daher diese Variationen nicht als Anomalien an, sondern deutet sie als Ausdrucksform des entsprechenden Konstitutionstypus. Wesentlich für die Beurteilung derartiger Deformitäten ist auch die Bestimmung des Neigungswinkels der Radiusgelenkfläche (HULTÉN, 1928; HERZOG, 1960; ROCHLIN, 1939), dieser beträgt auf dorsovolaren Aufnahmen 30^0 und auf radioulnaren 10^0. Die Minusvariante der Ulna geht immer mit der Schrägstellung der Radiusgelenkfläche einher. Diese Fehlbildung soll die Entstehung einer Lunatummalacie begünstigen (HULTÉN, 1935). Die Länge des Proc. styloideus ulnae beträgt durchschnittlich 4—5 mm und zeigt eine Variationsbreite von 2—13 mm. Eine Korrelation zwischen der Länge des Proc. styloideus ulnae und dem Höhenstand des Ulnaköpfchens besteht nicht. In der Traumatologie ist die Länge des Proc. styl. ulnae im Individualfall von einer gewissen Bedeutung, da die „typische“ Radiusfraktur mit dem gleichzeitigen Abriß von diesem einhergeht. Das Schicksal des abgesprengten Fragmentes kann daher abhängig sein von seiner Größe und dies wiederum von der Form des vorgebildeten Proc. styl. ulnae. Es kann darin bestehen, daß das abgesprengte Fragment völlig resorbiert wird, knöcherne Bindung eintritt oder auch als isoliertes Knochenelement (posttraumatische Accessoria) bestehen bleibt (Abb. 43). Auch eine Vergrößerung des durch Absprengung entstandenen überzähligen Knöchelchens ist möglich (Abb. 120).

Auf den dorso-volaren Aufnahmen des Handgelenkes (Abb. 5b) ist die Incissura radialis ulnae durch zwei Umrisse, einen dünnen und einen dichteren, dargestellt (Abb. 37). Die dünne Linie entspricht dem dorsalen Rand der Incisur, die dicke Verdichtungslinie wird von der Corticalis der Incisura radii gebildet und nicht nur von deren volarem Rand. Der sog. „Gelenkspalt“ des distalen Radioulnargelenkes liegt zwischen der dichten

Corticalislinie und der dünnen; zwischen beiden stellt sich das Ulnaköpfchen als artikulierender Knochenanteil dar.

An den Grundphalangen der Finger II—V wie auch an den Metacarpalia I—V kann man sehr häufig eine Unterbrechung der Randcorticalis erkennen, von der aus eine von zwei geradlinigen Verdichtungen begrenzte Aufhellung bis in die Mitte der kurzen Röhrenknochen verläuft. In Abb. 38 nach Ravelli (1953) sind die möglichen Formen der Canales nutritiae erkennbar. Nach vergleichenden Untersuchungen an Menschen und Säugetieren kommt Cocchi (1949) zu der Anschauung, daß die Gefäßkanäle sehr häufig zur später auftretenden und früher verschmelzenden Epiphyse hin verlaufen, also entgegengesetzt zur Richtung des intensivsten Längenwachstums. Der schräge Verlauf der Gefäße innerhalb der Röhrenknochen ist dabei die Resultante zwischen Längenwachstum der Gefäße und Knochen, sowie der passiven Knochenverschiebung. Am häufigsten treten die Nutritialkanäle im Bereich der Mittelhandknochen I und II von ulnar her, und III und V von radial her ein. An den Grundphalangen III—V können Nutritialkanäle von beiden Seiten oder auch einseitig erkennbar werden. Die Verlaufsrichtung ist an den Mittelhandknochen II—V von distal nach proximal, am Mittelhandknochen I wie auch an den Grundphalangen II—V von proximal nach distal. Im Bereich der Mittel- und Endphalangen (Ravelli, 1953), aber auch an den Handwurzelknochen (Kleimann, 1949; Ravelli, 1953) ist der Eintritt der Gefäße häufig als eine cystenartige Aufhellung markiert. Besonders am Capitatum wird dies häufig sichtbar (Abb. 37 u. 42b).

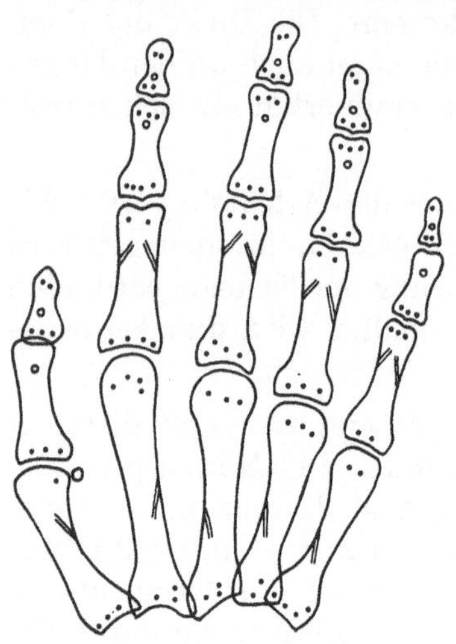

Abb. 38. Übersicht über Lage und Verlauf der Gefäßlöcher und Nutritialkanäle an Fingern und Mittelhandknochen (nach Ravelli, 1953)

β) Die „Akzessoria“ der Hand

Das normale menschliche Handwurzelskelet besteht aus acht selbständigen Elementen. Abweichungen von dieser Norm können hervorgerufen sein durch Hinzutreten akzessorischer Knochen oder durch Zahlverminderung bei Verschmelzung zweier sonst selbständiger Skeletanteile. Während Hypoplasie und Aplasie des einen oder anderen Handwurzelknochens — da sie nur mit anderen Abnormitäten vergesellschaftet auftreten — in das Gebiet der Mißbildungen gehören, ist das Auftreten zusätzlicher Carpalia zumeist als eine Variation anzusehen, wobei noch nicht entschieden ist, ob es sich um progressive oder regressive (atavistische) Bildungen handelt (Grumbach, 1921). Nach Grumbach (1921) beschäftigen sich seit Galen Anatomie und vergleichende Anatomie mit der Deutung supernumerer Handwurzelknochen, wobei auffällt, daß für die Entstehung solcher Gebilde alle möglichen Hypothesen angeführt wurden, und das vielleicht zunächstliegende Argument, die Fraktur, bis in die Röntgenära überhaupt nicht erwähnt wurde. Dies mahnt zur Vorsicht beim Studium der alten Literatur (ausführliches Literaturverzeichnis bei Grumbach). Fast alle neueren Arbeiten beziehen sich auf die ausgedehnten anatomischen Untersuchungen von Pfitzner, welcher den Variationen des Extremitätenskeletes eine Vielzahl von Arbeiten gewidmet hat (Pfitzner). Anhand von 1333 präparierten und skeletierten Händen hat dieser die möglichen Ossa der Hand bestimmt, sowie deren morphologische Eigentümlichkeit und Lokalisation bezeichnet. Nach seiner Meinung kann die Gesamtzahl der Carpalknochen, einschließlich der acht „kanonischen“ Elemente, 33 erreichen. Abb. 39 zeigt schematisch in der Darstellung der Dorsal- und Volarfläche einer Handwurzel, die von Pfitzner gefundenen akzessorischen Carpalknochen.

Heute haben wir keinen Zweifel daran, daß die überwiegende Mehrzahl der von Pfitzner und anderen Autoren beim Erwachsenen beschriebenen akzessorischen Knochen der Handwurzel Folgen bekannter oder längst vergessener Traumen sind. Eine letzte Abklärung, bezogen auf jedes einzelne Knöchelchen, liegt jedoch noch nicht vor. NEISS (1966) lehnt auf Grund entwicklungstheoretischer und anthropologischer Überlegungen die Existenz primärer Akzessoria völlig ab. Als echte akzessorische Knochen im Handskelet (Tabelle 10) werden nach GRUMBACH (1921), WERTHEMANN (1952), DE CUVELAND

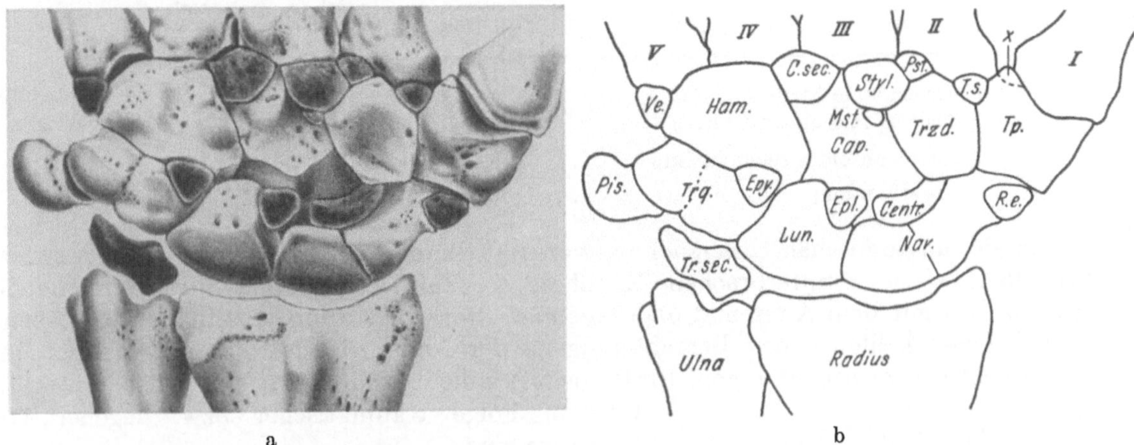

Abb. 39a u. b. Überzählige Handwurzelknochen. *Dorsalansicht* der linken Handwurzel mit überzähligen Knochen, anatomisches Präparat und Skizze (nach PFITZNER, 1895)

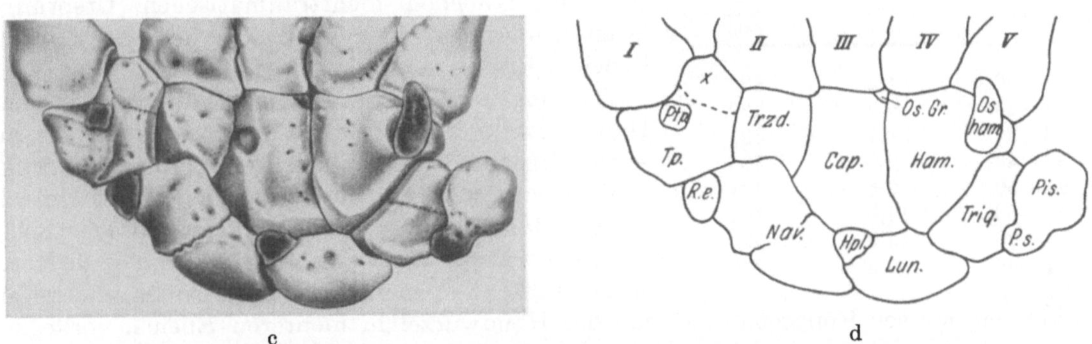

Abb. 39c u. d. Überzählige Handwurzelknochen. *Volaransicht* der linken Handwurzel mit überzähligen Knochen, anatomisches Präparat und Skizze (nach PFITZNER, 1895)

Abkürzungen (Abb. 39a—d): *Nav.* Naviculare (Scaphoideum); *Lun.* Lunatum; *Triq.* Triquetrum; *Pis.* Pisiforme; *Tp.* Trapezium; *Trzd.* Trapezoideum; *Cap.* Capitatum; *Ham.* Hamatum; *I—V* Metacarpus I—V; *R.e.* Radiale externum; *Centr.* Zentrale; *Epl.* Epilunatum; *Hpl.* Hypolunatum; *Epy.* Epipyramis (Epitriquetrum); *Tr.sec.* Triquetrum secundarium; *P.s.* Pisiforme secundarium; *Ptp.* Paratrapezium; *X* Trapezium secundarium; *T.s.* Trapezoideum secundarium; *Pst.* Parastyloides; *Styl.* Styloides; *Mst.* Metastyloides; *C.sec.* Capitatum secundarium; *Os.Gr.* Ossiculum Gruberi; *Ve.* Vesalianum; *Os.ham.* Os hamati proprium

(1957), RUCKENSTEINER (1931), LANZ u. VON WACHSMUTH (1959) sowie ROCHLIN (1941) das Os centrale sowie das Centrale bipartitum, das Trapezoides secundarium und das Os styloideum bezeichnet. In Abb. 40 ist schematisch die Lokalisation dieser drei „Akzessoria", bei denen eine posttraumatische Genese als weitgehend ausgeschlossen angesehen werden kann, erkennbar. Die Frage, ob ein überzähliger Knochen traumatisch entstanden oder anlagebedingt ist, kann oft nur schwer entschieden werden. Für die Anerkennung eines Knöchelchens als akzessorisch forderte THILENIUS: 1. Typische Lagebeziehungen zu den konstanten Skeletstücken, 2. Einreihung in die Tierreihe, 3. Nachweis eines knorpeligen Vorstadiums. In der röntgenologischen Praxis kann dabei nur versucht werden, die erste Forderung zu erfüllen (RAVELLI, 1956).

Die in Tabelle 10 angegebenen, röntgenologisch gefundenen Häufigkeiten ermittelte GRUMBACH bei der Untersuchung von Röntgenaufnahmen der Hände von 658 Personen, ROCHLIN anhand der Röntgenaufnahmen von 5000 gesunden Menschen.

Tabelle 10. *Häufigkeit akzessorischer Knöchelchen der Hand*

	nach PFITZNER (in %)	nach GRUMBACH (in %)	nach ROCHLIN (in %)
Os centrale carpi Os centrale bipartitum	0,5	0,5	0,1
Os trapezoides secundarium . . .	0,25	0,26	0,76
Os styloideum	3,0	0,0	0,24

Bei der anatomischen Untersuchung von 100 Händen je Altersgruppe fand PFITZNER (Tabelle 11) eine ununterbrochene Zunahme der Zahl überzähliger Skeletelemente der Handwurzel mit dem Alter und eine besonders starke Häufung jenseits des 50. Lebensjahres. Diese Zahlen geben Berechtigung zu der Annahme, daß ein bedeutender Teil der Knochenelemente, die von PFITZNER als inkonstante, echte Knochen betrachtet wurden, Folge traumatischer bzw. degenerativer Vorgänge sind.

Tabelle 11. *Häufigkeit inkonstanter Knöchelchen der Hand in Abhängigkeit vom Alter*

Alter in Jahren	Inkonstante Knochen (in %)	Sesambeine Zahl
13—20	4,2	333
21—25	6,2	320
26—30	8,7	331
31—40	9,9	330
41—50	9,5	334
51—60	18,6	340
61—70	13,3	332
71—90	11,8	339

ERNST und RAMMELT haben an 6000 Röntgenaufnahmen der Hand kein einziges Mal einen akzessorischen Knochen nichttraumatischen Ursprungs feststellen können; kleinere Bruchstücke der Carpalknochen fanden sie hingegen in 1,5%.

Traumatische Veränderungen im Bereich der Handwurzelknochen können gleichzeitig an bis zu sechs Carpalknochen beobachtet werden (SCHNEK, 1931; ROCHLIN, 1941). Es scheint jedoch zu einfach zu sein, das Vorkommen echter akzessorischer Knöchelchen vollständig abzulehnen (wie ERNST u. RÖMMELT, 1933). Um hierüber exakte Aussagen treffen zu können, müssen Röntgenaufnahmen der Handwurzel in mehreren Ebenen vorliegen, da diese kleinen Ossa sehr leicht durch Superposition verdeckt werden.

Die zusätzlichen seltenen Knochen der Handwurzel lassen sich je nach ihrer gesicherten Existenz einteilen und sollen dementsprechend hier abgehandelt werden:

αα) Gesicherte Akzessoria. Es handelt sich dabei um anatomisch beschriebene, vergleichend-anatomisch bestätigte, röntgenologisch nachgewiesene und als echte Akzessoria allgemein anerkannte knochenstrukturierte Gebilde.

1. Os centrale carpi. Dieses liegt in einer Lücke zwischen Scaphoideum (Naviculare), Trapezoideum (Multangulum minus) und Capitatum und zeichnet sich im allgemeinen nicht nur durch seine rundliche Gestalt, sondern auch durch seine strukturlose Kalkanreicherung aus (Abb. 42) (KÖHLER und ZIMMER, 1956). Es kann leicht durch seine Überlagerung mit dem Capitatum übersehen werden. GRUMBACH (1921) fand es unter 800 Röntgenaufnahmen dreimal, ARHOU (1950) unter 345 Aufnahmen der Handwurzel in 0,345%. DE CUVELAND fand es dreimal bei 1200 Handwurzelaufnahmen, und ROCHLIN zehnmal bei 5000 gesunden Personen (0,2%). Nach WERTHEMANN soll es beim menschlichen Embryo konstant angelegt werden. Auch die Doppelkernigkeit des Os centrale carpi wurde beschrieben (GRASHEY, zit. nach GRUMBACH, 1921; WETTE, 1937; KÖHLER u. ZIMMER, 1956; MARTI, 1955).

Als eine zweite Form dieses akzessorischen Knochens sieht MARTI (1955) einen buckelartigen Vorsprung am Scaphoideum (Naviculare) an, bei dem es sich um Assimilation handeln soll.

Schließlich wird eine rundliche Lücke (Abb. 33), wie sie sich zwischen der radialen Kontur des Os capitatum, der ulnaren des Os scaphoideum (Naviculare) und dem Os trapezoideum darstellt, als ein cystisch degeneriertes oder auf knorpeliger Stufe stehengebliebenes Os centrale carpi angesehen (MARTI, 1955). Dieser Ansicht, daß in dieser Lücke stets ein präformiertes Os centrale carpi vorhanden sei, wurde schon von A. KÖHLER (zit. KÖHLER u. ZIMMER, 1956) aufgrund der anatomischen Untersuchungen von PFITZNER und HASSELWANDER widersprochen. Auch RAVELLI (1955) spricht sich gegen diese Ansicht aus, und bei operativer Freilegung konnte an dieser Stelle (RENON und CALVEZ, 1947) weder oberflächlich noch in der Tiefe ein knorpeliges Element gefunden werden.

2. Os trapezoides secundarium. Dieses Knöchelchen (Abb. 40) liegt im Winkel zwischen dem Os trapezium (multangulum majus), trapezoides (multangulum minus) und Metacarpale II.

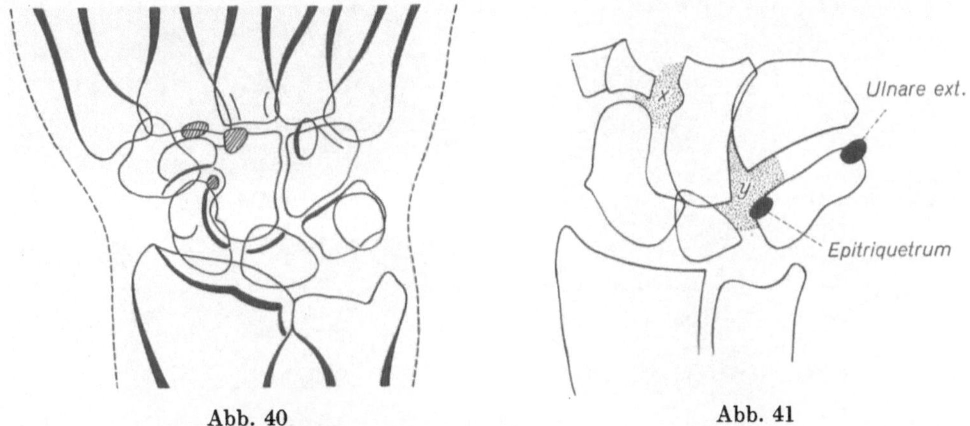

Abb. 40 Abb. 41

Abb. 40. Wahre akzessorische Carpalknochen der Hand: Os centrale carpi, Os trapezoideum secundarium, Os styloideum

Abb. 41. Schematische Darstellung von Spatium intracarpale radiale (X) und Spatium intracarpale ulnare (Y) (modifiziert nach RAVELLI, 1956); nicht einmütig anerkannte, aber wahrscheinlich echte Akzessoria: Ulnare externum, Epitriquetrum

Nach WERTHEMANN soll es auch beim Embryo gefunden worden sein. PFITZNER fand es in 0,25% bei anatomischen Präparationen, GRUMBACH konnte es röntgenologisch 2mal (0,26%) und 1mal anatomisch nachweisen. ROCHLIN fand es bei 5000 gesunden Personen 38mal (0,76%). Auch ZIMMER (KÖHLER u. ZIMMER, 1956) hat es auf Handaufnahmen wiederholt gesehen und bildet, wie auch BIRKNER (GRASHEY u. BIRKNER, 1964), ein Beispiel ab.

3. Os styloideum. Das Os styloideum (Abb. 42, 43, 44) ist der bei den Anatomen bekannteste akzessorische Carpalknochen und wurde lange Zeit als konstantes, neuntes Skeletelement der Handwurzel angesehen (KÖHLER u. ZIMMER, 1956). Nach der Beschreibung von PFITZNER ist es an der Dorsalseite der Handwurzel gelegen, zwischen dem Os trapezoides (multangulum minus), Capitatum und den Basen der Metacarpalia II und III. Für den Röntgenologen ist es am eindrucksvollsten auf Aufnahmen bei radioulnarem Strahlengang der Handwurzel nachzuweisen (Abb. 42). Das Os styloideum hat eine große Tendenz zur Koaleszens mit benachbarten Knöchelchen, so zum Metacarpale II und III (KÖHLER u. ZIMMER, 1956), zum Trapezoid (PFITZNER, 1895; GRUMBACH, 1921; GRASHEY u. BIRKNER, 1964) und zum Capitatum (PFITZNER, 1895; GRUMBACH, 1921). Als isolierter, selbständiger Knochen wurde es von PFITZNER in 3% gefunden, GRUMBACH fand es immer nur in Koaleszenz mit anderen benachbarten Knochen der Hand und Handwurzel, zweifelt jedoch nicht an der Echtheit eines Akzessoriums. ROCHLIN fand es isoliert in 0,24%. ZIMMER (1940) fand in dem häufig gar nicht so kleinen Styloid cystenartige Aufhellungen. Eine Differenzierung zwischen Os styloideum sowie Para- und Metastyloid gelingt röntgenologisch nicht (KÖHLER u. ZIMMER, 1956; DE CUVELAND, 1957).

Abb. 43 zeigt ein sehr großes Os styloideum in Koaleszenz mit dem Os capitatum, in dem auch eine kleine cystische Aufhellung vorliegt.

ββ) Mögliche Akzessoria. In diese Gruppe lassen sich eine Reihe von Knochen einreihen, deren Existenz als echtes Akzessorium verschiedentlich bestritten wird. Es finden sich darunter solche, die anatomisch und vergleichend-anatomisch beschrieben wurden neben solchen, deren phylogenetische Existenz noch nicht bewiesen ist. GRUMBACH (1921) hat

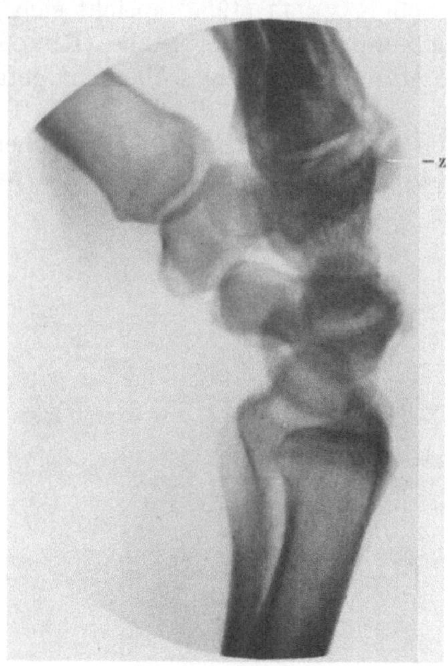

Abb. 42a

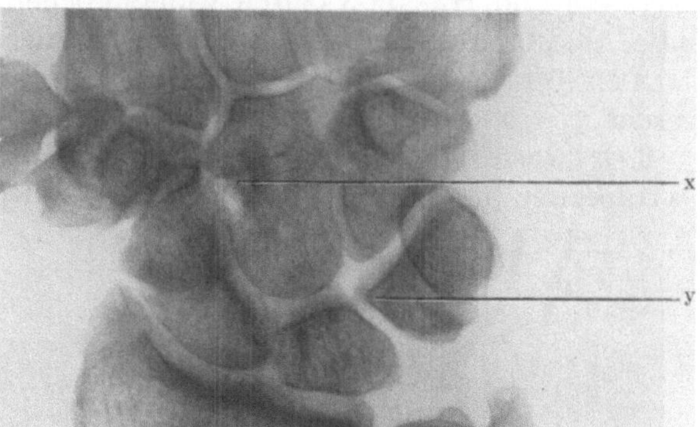

Abb. 42b

Abb. 42a. Os styloides (z) auf radio-ulnarer Seitaufnahme

Abb. 42b. Os centrale carpi (x) und Epitriquetrum (y)

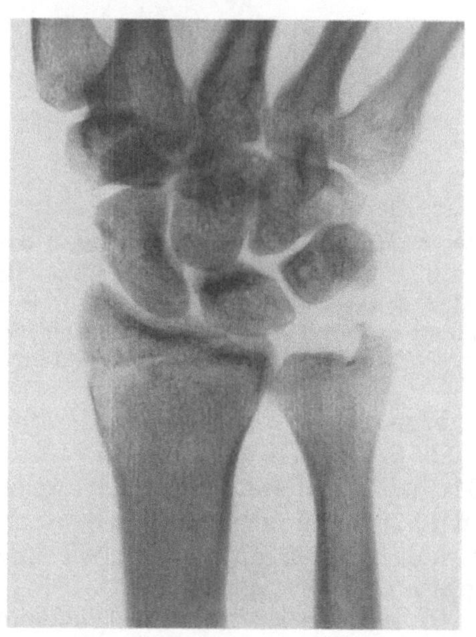

Abb. 43. Os styloideum in Koaleszenz mit dem Os capitatum als Nebenbefund bei Frakturen am Proc. styloides radii und Proc. styloides ulnae

in die Gruppe echter Akzessoria noch das Os pisiforme secundarium und, als fraglich, das Os ulnare externum eingereiht. Dieser Meinung schließen sich mehrere Autoren an (LANZ-WACHSMUTH, 1959; RAVELLI, 1956; DE CUVELAND, 1955, 1957; RUCKENSTEINER, 1931; u.a.; KÖHLER u. ZIMMER, 1956; GRASHEY u. BIRKNER, 1964),

1. Os ulnare externum. Dieses von PFITZNER (1895) in einer Häufigkeit von 0,1 % zuerst beschriebene Ossiculum ist dorsal dem Os triquetrum aufgelagert und zwischen diesem und dem Hamatum gelegen (Abb. 41). Die ursprüngliche Beschreibung besagt, daß es in dem gesamten Bereich und zuzüglich zwischen dem Pisiforme und der Tuberositas metacarpi quinti (Os vesalianum) zu finden ist. Obwohl es von GRUMBACH zweimal (0,26 %) als freies Knöchelchen gefunden wurde, vergleichend-anatomisch seine Existenz wahrscheinlich und auch die Möglichkeit seines Vorkommens im gesunden Handskelet belegt ist (GRUMBACH, 1921; GRASHEY u. BIRKNER, 1964; RAVELLI, 1956), wird seine klare Bestimmung in der Praxis immer schwierig sein. Fast immer ist es jedoch mit dem Triquetrum verschmolzen (GRUMBACH, 1921; RAVELLI, 1956) und bildet dann einen Höcker auf dem ulno-distalen Abhang des Triquetrums an der Dorsalseite. Mit dieser dorsalen Begrenzung des Os triquetrum im Zusammenhang mit der Abgrenzung von Akzessoria hat sich besonders RAVELLI (1956) auseinandergesetzt. Die Anwesenheit dieses dorsalen Höckers am Dreieckbein darf jedoch nicht als Beweis dafür angesehen werden, daß das Os ulnare externum mit dem Triquetrum verschmolzen ist (PFITZNER, RAVELLI, 1956). Im neueren radiologischen Schrifttum werden entsprechende Beispiele von RAVELLI sowie GRASHEY

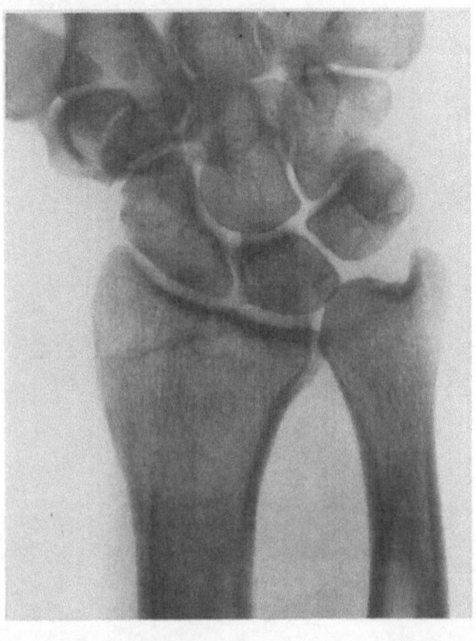

a

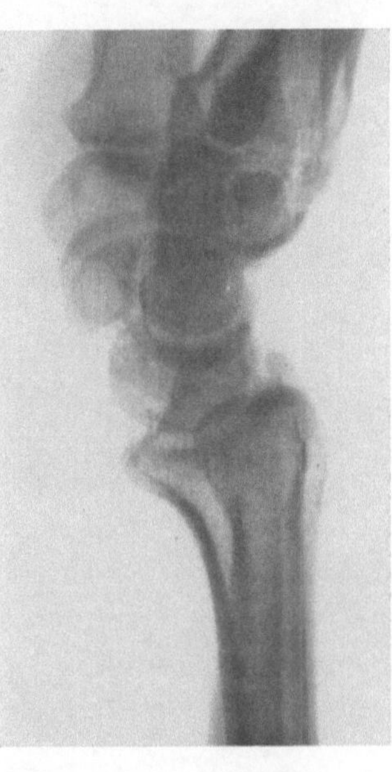

b

Abb. 44a u. b. Hulténsche Plusvariante der Ulna. Gleichzeitig besteht ein großes Os styloideum, häufige Compactainsel in der Basis von Metacarpus II. Cyste im Os triquetrum. Querstreifen im Bereich der alten distalen Epiphysenfuge des Radius. a Dorso-volare Aufnahme. b Radio-ulnare Aufnahme. Konsolenform des Radius, typische Lokalisation des Os styloideum

und BIRKNER (1964) wiedergegeben. Wie schwierig es jedoch ist, diese Akzessoria zu definieren, geht daraus hervor, daß es selbst ZIMMER nicht wagt, bei zwei an typischer Stelle gelegenen Knöchelchen, von denen eines stärker und das andere weniger sklerosiert ist, diese mit Sicherheit als Os ulnare externum anzusprechen, da auch Sehnenverkalkungen an der ulnaren Seite des Carpus vorkommen. Daneben findet man auch eine große Zahl von Triquetrumfrakturen eben an dieser Stelle. Nach ZIMMER (1956) ist weiterhin eine Differenzierung gegenüber einem knochenstrukturierten Gebilde erforderlich, welches er weiter distal an der Ulnarseite des Hamatum und proximal der Tuberositas metacarpi V beobachtet hat. Eindeutig als Os ulnare externum kann es wohl nur dann angesprochen werden, wenn das Hamatum eine deutliche, glatt begrenzte Aushöhlung dafür besitzt (GRASHEY u. BIRKNER, 1964).

2. Os pisiforme secundarium. Dieses von PFITZNER in 0,5% anatomisch nachgewiesene und von GRUMBACH dreimal (0,39%) röntgenologisch bestätigte Ossiculum ist mit einer gewissen Berechtigung in die Gruppe der phylogenetisch begründeten und röntgenologisch nachgewiesenen Akzessoria des Carpus von GRUMBACH eingeordnet worden. Es muß jedoch auffallen, daß seither zwar über multizentrische Ossifikationen des Erbsenbeines, aber beim Erwachsenen kaum über ein zweites Os pisiforme berichtet wurde. Es gelingt jedoch bei gründlicher Betrachtung des Handskeletes, vor allem auf Spezialaufnahmen zur Darstellung des Os pisiforme, an diesem kleine, exostosenartige Ausziehungen zu erkennen (Abb. 45), wie dies auch von ZIMMER in mehreren Abbildungen belegt wird. Nach PFITZNER soll das Os pisiforme secundarium proximal vom Erbsenbein gelegen sein. In der Umgebung des Erbsenbeines findet man jedoch noch ein anderes Os distal des Erbsenbeines, in dem Raum zwischen Hamulus ossis hamati, Os triquetrum und Erbsenbein.

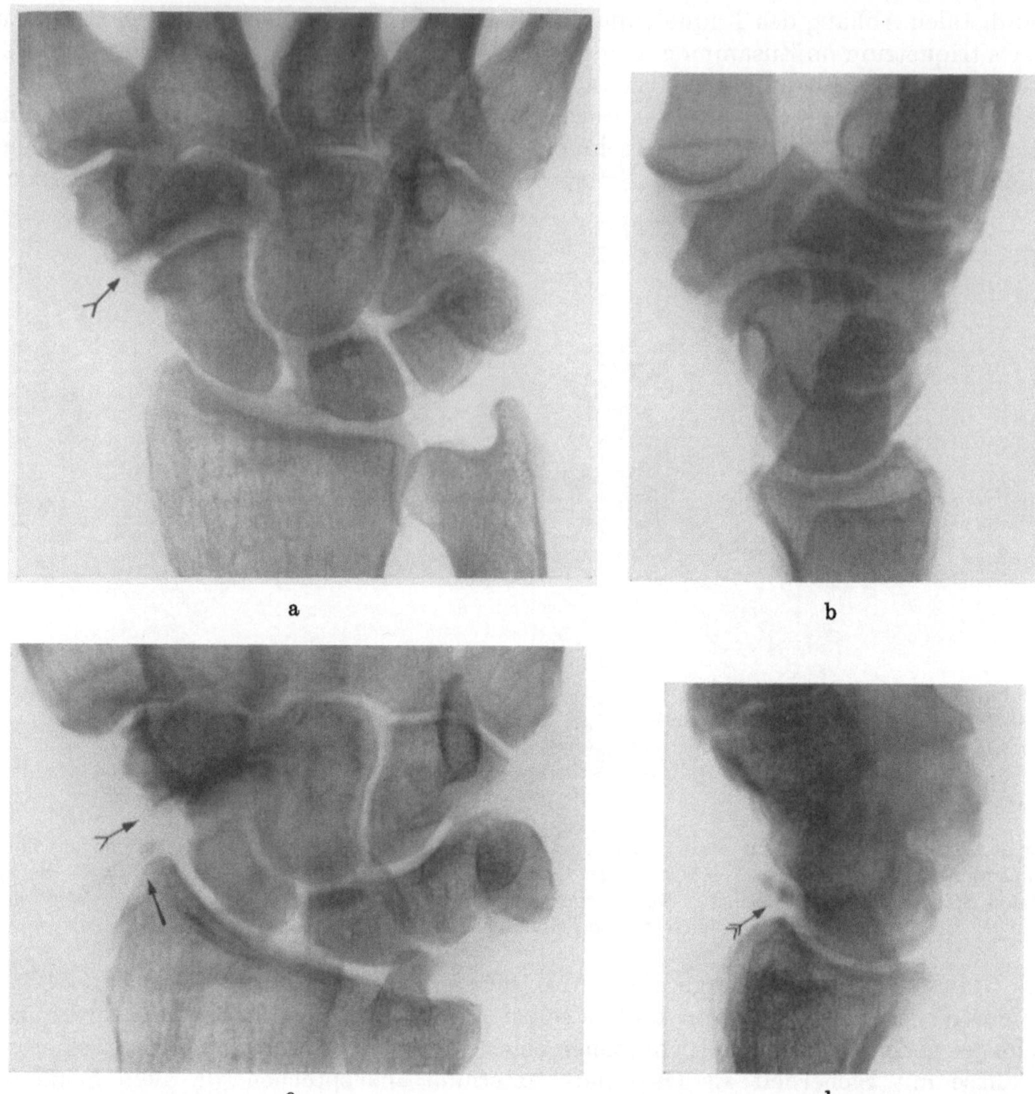

Abb. 45a—d. Multiple „Akzessoria" in der Handwurzel eines 64jährigen Mannes. a Zum Zeitpunkt eines frischen Traumas: Arthrosis zwischen Scaphoideum und Trapezium und Trapezoides, Verkalkungen an der Radialseite des Carpus; an der Stelle des Epitriquetrum kleines Knöchelchen, aber Corticalisunterbrechung am Lunatum ulno-distal; isolierte Verkalkung an der ulnaren Begrenzung der distalen Radiusepiphyse; Os styloideum, exostosenartige Vorwölbung am Pisiforme proximal. b Epilunatum. c und d 14 Tage später: auf der etwas schrägen Aufnahme ist die Ausziehung am Pisiforme besser erkennbar (Pisiforme secundarium in Koalescenz), gut abgrenzbares Epilunatum und Epitriquetrum, zusätzliche Knöchelchen an der Radialseite

Ein entsprechendes Beispiel ist in Abb. 46 dargestellt. Der Verdacht auf ein weiteres, von PFITZNER nicht beschriebenes Akzessorium,wird dadurch gestützt, daß gelegentlich auch eine kleine exostosenartige Ausziehung am distalen Rand des Pisiforme gefunden wird. Da jedoch die Definition und Eingliederung eines neuen Skeletelementes allein vom anatomischen her noch nicht ausreichend begründet ist, sind derartige Befunde vorläufig noch als ungeklärt anzusehen, bis vergleichend-anatomische und embryologische Untersuchungen deren Existenz bestätigen. Vorher scheint es jedoch für den Gutachter ratsam zu sein, eine posttraumatische Entstehung nicht grundsätzlich abzulehnen.

3. *Epitriquetrum.* Das Epitriquetrum entspricht dem von PFITZNER als Epipyramis bezeichneten Skeletelement, für das von THILENIUS alle Bedingungen für die Annahme eines echten akzessorischen Handwurzelknöchelchens erfüllt wurden. PFITZNER fand es

in 0,25%, Grumbach einmal (0,13%). Nach Ravelli (1956) wurde dieses von Gruber bei 4803 Händen anatomisch viermal beobachtet. O'Rahilly konnte ein derartiges Gebilde im Spatium intracarpale ulnare (Abb. 41), verbunden mit dem Os lunatum, bei einem Embryo von 24 mm Schädel-Rumpf-Länge beobachten. Dieses Spatium intracarpale ulnare findet sich zwischen den Handwurzelknochen Lunatum, Triquetrum, Capitatum und Hamatum, und ist von intraartikulären Synovialfalten ausgefüllt (O'Rahilly, 1953). Es ist der Sitz des sehr seltenen Os epitriquetrum (Abb. 47), das auch röntgenologisch mehrfach (Grumbach, 1921; Thews, 1939; Marti, 1953; O'Rahilly, 1953) nachgewiesen wurde. Mehrmals war der Befund jedoch nicht eindeutig (Heimerzheim, 1925; Ferguson, 1949; de Cuveland, 1962). In 1% ist das Skeletelement mit dem

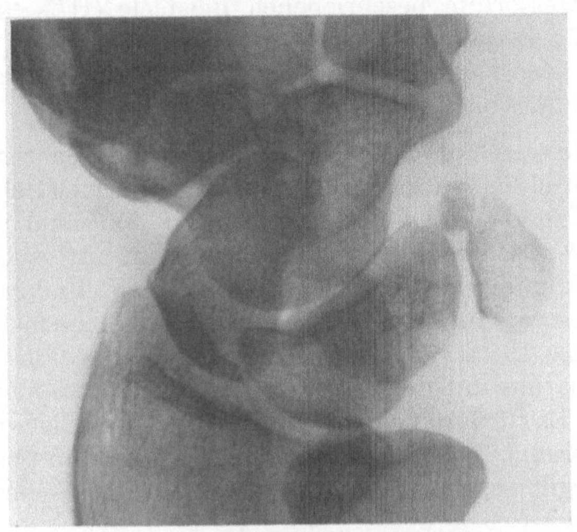

Abb. 46 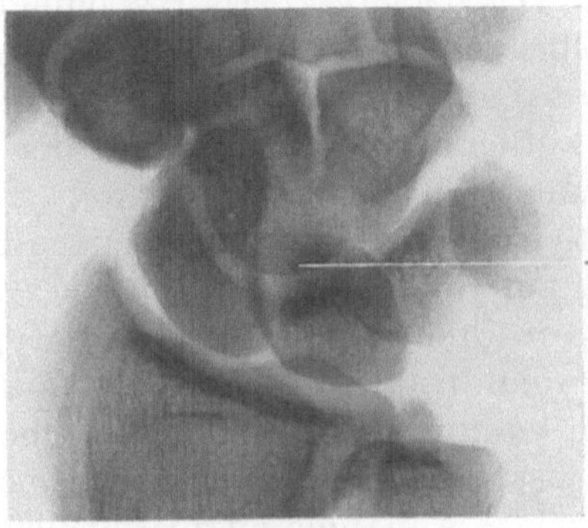 Abb. 47

Abb. 46. Akzessorisches Knochenelement distal vom Os pisiforme

Abb. 47. Epitriquetrum

Triquetrum synostosiert und bildet dann dessen dorso-radiodistale Ecke (Abb. 41). (Weitere Einzelheiten sowie vollständige Literatur zum Epitriquetrum sind bei Ravelli, 1956 und O'Rahilly, 1953 zu finden.) Zimmer (1956) schließlich bildet dieses Akzessorium in typischer Form in zwei verschiedenen Größen noch unter der von Pfitzner vorgeschlagenen Bezeichnung Epipyramis ab. Die Umbenennung erfolgte durch Saunders (1942) folgerichtig, nachdem für das Dreieckbein bis zu der jüngsten Pariser Nomina Anatomica (P.N.A.) der Name Triquetrum beibehalten wurde. Die Einführung dieses Namens „Epitriquetrum“ für ein neues, vorläufig nicht beschriebenes Skeletelement (de Cuveland) scheint daher nicht berechtigt zu sein (Ravelli, 1956).

4. Epitrapezium. Für dieses Skeletelement ist nach Grumbach (1921) phylogenetisch noch nicht ausreichend erwiesen, daß es sich um ein echtes Akzessorium handelt. Pfitzner hat es in seinem großen Material einmal gesehen, und auch Grumbach konnte es nur einmal beobachten. Die Schwierigkeit mag vor allem darin liegen, daß bei anatomischen Präparationen gar nicht alle Elemente an der radialen Seite des Carpus zu finden sind, während diese der röntgenologischen Betrachtung nicht entgehen. So schreibt Zimmer, daß die Skeletelemente entlang des radialen Randes vom Os multangulum majus (Trapezium) nicht immer gleicher Genese sind und weitere Erfahrungen noch gesammelt werden müssen, um eine exakte Bestimmung zu ermöglichen. Besonders die Abgrenzung gegenüber Verkalkungen in der Sehne des Flexor carpi radialis (Seidenstein, 1950; Rushforth, 1949) sowie Bursaverkalkungen und posttraumatischen Skelettelementen in dieser Umgebung dürfte nicht immer leicht sein.

5. Os radiale externum. Nach Pfitzner (1900) ist das Os radiale externum bei den Säugetieren ein fast konstanter Handwurzelknochen, beim Menschen aber ein sehr seltenes akzessorisches Skeletelement. Seine eigene Beobachtung bezeichnete er als reinen „Glücksfund". GRUMBACH fand ein dem Radiale externum entsprechendes Element dreimal, konnte jedoch über dessen Herkunft keine Klarheit gewinnen. Er hielt es jedoch für möglich, daß weitere Untersuchungen es als echtes Akzessorium ausweisen würden. Auf Röntgenbildern soll es in 0,25—0,5% (HEIMSOETH, 1962), allerdings vorwiegend einseitig gefunden werden. Als Ursache für die Entstehung dieses Knöchelchens wird ein Ausbleiben der Verschmelzung des an dieser Stelle liegenden Knochenkernes, des Tuberculum ossis scaphoidei, angesehen (DE CUVELAND, 1962; GRASHEY u. BIRKNER, 1964). Von den röntgenologischen Beobachtungen ist sicher die Mehrzahl als eine nicht wieder mit dem Kahnbein vereinigte Absprengung des Tuberculum ossis scaphoidei anzusehen (KÖHLER, ZIMMER, 1956). Auch die als echtes Akzessorium beschriebenen Beispiele (HENNECKE, 1953; TERLEP, 1957; HEIMSOETH, 1962; GRASHEY u. BIRKNER, 1964) beweisen, trotz des fehlenden Traumas in der Anamnese, noch nicht die Existenz eines natürlichen Skeletelementes, was bei der Begutachtung immer berücksichtigt werden sollte.

6. Hypolunatum. Das Hypolunatum ist als Akzessorium im anatomischen Schrifttum wohlbekannt. Es wurde von W. GRUBER (1866) in drei Fällen, von PFITZNER (1895) in sieben Fällen unter 616 untersuchten Händen und von THILENIUS (1893) 16mal unter 113 auf embryologische Anlage der akzessorischen Handwurzelknochen hin untersuchten Händen beobachtet. GRUMBACH (1921) konnte ein derartiges Element nicht finden und reihte es noch bei den ungeklärten Akzessoria ein. Inzwischen wurde dieses Knöchelchen auch auf Röntgenbildern gesehen (ZIMMER, 1937, 1956). Nach ZIMMER (1956) findet man das von ihm zweimal gesehene Hypolunatum auf dorso-volaren Röntgenaufnahmen an der radial-distalen „Ecke" des Lunatum. Es ist durch einen schmalen, gleichmäßig weiten Spalt vom übrigen Mondbeinknochen getrennt. Die Schrägaufnahmen zeigen seine volare Lokalisation. Auch bei diesem Element gilt es, die traumatische Genese mit Sicherheit vor seiner Annahme auszuschließen.

7. Weitere mögliche Akzessoria im Bereich des Carpus. An der Kante zwischen dem 5. Mittelhandknochen und dem Hamatum soll nach PFITZNER das Os vesalianum zu finden sein. Es wurde von ihm dreimal anatomisch beobachtet. GRUMBACH hat dieses Element, wie auch das Os hamuli proprium, radiologisch nicht beobachten können, hielt jedoch dessen natürliches Vorkommen aufgrund der vergleichend-anatomischen, embryologischen und anatomischen Betrachtungen durchaus für möglich. Zwei entsprechende Beispiele sind bei ZIMMER abgebildet. Das Os hamuli proprium stellt einen selbständig gebliebenen Knochenkern des Os hamulus ossis hamati dar und wurde von PFITZNER in 2% der anatomisch untersuchten Handskelete beobachtet. Während bis 1921 (GRUMBACH) ein derartiges Knöchelchen radiologisch noch nicht gefunden worden war, zeigt auch hiervon ZIMMER ein entsprechendes Beispiel. Die Differentialdiagnose gegenüber einer alten Knochenaussprengung aus dem Hakenfortsatz des Hakenbeines wird nicht immer leicht sein. In Zweifelsfällen wird bei der Begutachtung der traumatischen Genese der Vorzug zu geben sein.

Als letztes sei auf ein Knöchelchen hingewiesen, das sich am distalen Radiusende der dorsalen Gelenkkante befinden soll und von FISCHER (1959) beschrieben wurde. Auf der dorso-volaren Aufnahme wird es in Projektion mit dem proximalen Teil des Kahnbeines abgebildet. Klinisch kann in solchen Fällen eine Vorwölbung dorsal des Radius beobachtet werden. Möglicherweise handelt es sich bei dieser Beobachtung um ein gleiches Element, wie es von ROESLI (1953) als Os radiale dorsale beschrieben wurde. Die Beobachtung zeigt, daß die Röntgenuntersuchung der Hand in der Lage ist, noch weitere akzessorische Skeletelemente zu erfassen, die der anatomischen Präparation bisher entgangen waren; es muß jedoch gleichzeitig davor gewarnt werden, jedes isolierte knochenstrukturierte Gebilde im Handbereich als ein Akzessorium anzusehen, da gerade im Handbereich die Zahl kleinster Absprengungen von allen Handwurzelknochen möglich und durchaus nicht selten ist.

γγ) Pathologisch entstandene, unechte „Akzessoria“. Seit der Anwendung der Röntgenstrahlen hat sich gezeigt, daß eine nicht zu unterschätzende Zahl der anatomisch beschriebenen, nicht kanonischen Elemente im Bereich der Hand die Folge eines Traumas oder krankhafter Vorgänge, wie z.B. der Polyarthritis oder Arthrosis deformans, sind. So hat GRUMBACH 1921 das Os triangulare und das Naviculare bipartitum als sicher pathologisch erworbene Knochenfragmente bezeichnet. Aber auch die nachfolgend genannten rechnete er zu den pathologisch erworbenen Skeletelementen der Hand:

Os radiale externum, epilunatum, hypolunatum, trapezium secundarium, metastyloid, parastyloid, subcapitatum, Ossiculum Gruberi, Os triquetrum und trapezoides bipartitum

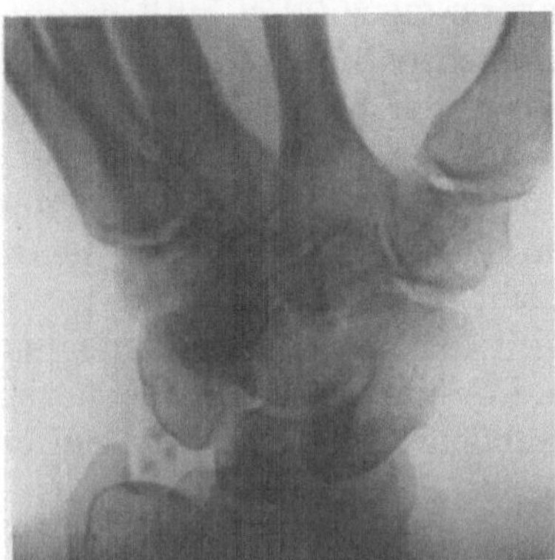
Abb. 48

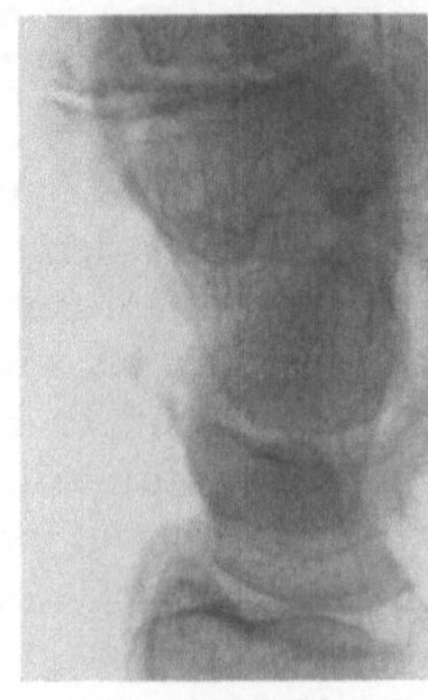
Abb. 49

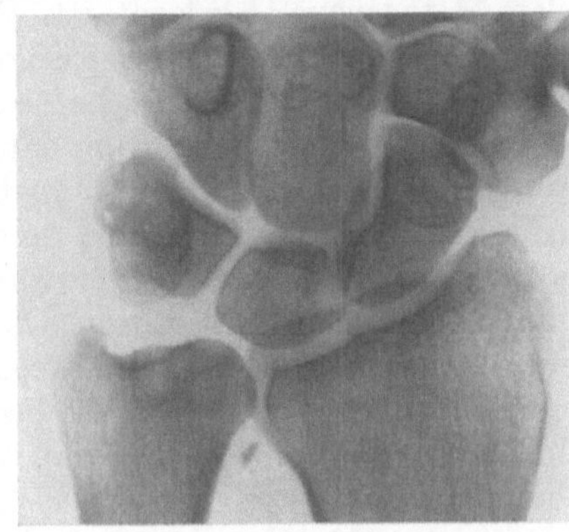
Abb. 50

Abb. 48. Dreigeteiltes Triangulare oder Osteochondrosis, sicher traumatischer Genese

Abb. 49. Sichere Absprengung aus dem Hinterhorn des Os lunatum

Abb. 50. Posttraumatisch entstandene Verkalkung proximal der Articulatio radio-ulnaris distalis

und capitatum secundarium. Für die Mehrzahl dieser von Anatomen definierten Knöchelchen ist auch heute noch nicht endgültig entschieden, ob diese nicht doch als echte Akzessoria vorkommen können.

1. Das Triangulare wird überwiegend — so von GRUMBACH, 1921; SCHINZ, 1922; FISCHER, 1955; BRAUER, 1959; MARTI, 1953; KÖHLER-ZIMMER, 1956; BIRCHER, 1918 u.a. — als isoliertes Fragment nach Total- oder Partialabriß des Processus styloides ulnae angesehen. Es kann dabei sogar zur Vergrößerung des Fragmentes und degenerativer Umformung mit Sklerose kommen. Lokalisatorisch werden als Triangulare isolierte, knochenstrukturierte Gebilde angesehen, die zwischen distaler Ulnaepiphyse und Triquetrum gelegen sind. PFITZNER fand derartige Gebilde in 0,1%, GRUMBACH hat ein entsprechendes Akzessorium nie gesehen, ARKO wie auch DE CUVELAND (1957) fanden es in etwa 2,6%, MOLTENI (1937) in 0,5%. Das sog. „Triangulare“ wird solitär, doppelt wie auch dreigeteilt beobachtet. Entsprechende Beispiele finden sich bei KÖHLER-ZIMMER. Letzterer macht außer auf das Trauma auch auf Verkalkungen des Diskus und im Bereich von Schleimbeuteln und Gefäßen aufmerksam, die gleichartige oder ähnliche Bilder verursachen. LEDOUX-LEBARD (1942/43) beschrieben das Triangulare als Folge einer Arthritis der Hand. THOMS (1950) schließlich hat bei primär nicht nachweisbarer Absprengung und einem 3 Jahre nach dem Trauma nachweisbaren Kalkschatten distal der Ulnaepiphyse an eine Osteochondrosis dissecans gedacht. Für einen ähnlichen Befund halten wir auch Abb. 48, in der sich zwischen der distalen Ulnaepiphyse und dem Triquetrum, jedoch dem Processus styloides ulnae näherliegend, drei kalkdichte Gebilde darstellen. Vereinzelt wird jedoch auch darauf hingewiesen, daß ein erhaltener Proc. styloides ulnae, Doppelseitigkeit und ein fehlendes Trauma in der Anamnese für ein echtes Akzessorium sprechen (ESAU, 1928; RIVA, 1949). GRASHEY und BIRKNER (1964) halten es für möglich, daß es als echtes Akzessorium, wie auch posttraumatisch entstanden, vorkommt. Besonders im Rahmen endokriner Krankheitsbilder, wie z.B. der Akromelagie, kann vielleicht der echte akzessorische Charakter des Triangulare angenommen werden.

2. Das selbst von PFITZNER als seltenes Carpalelement angesprochene *Epilunatum* konnte von GRUMBACH nicht nachgewiesen werden. Es ist immer schwierig, von kleinen Absprengungen (Abb. 49) abzugrenzen, und in den meisten Fällen dürfte es sich auch um eine posttraumatische Veränderung handeln. Weiteres ist bei MARTI (1947), THEWS (1939) und ZIMMER (1956) zu finden.

3. Weitere wahrscheinlich traumatisch entstandene Knöchelchen. Inwieweit es sich bei dem Trapezium secundarium, von dem ZIMMER ein mögliches Beispiel abbildet, um ein echtes zusätzliches Karpalelement handelt, ist noch ungeklärt. Es wird beschrieben als ein 3—4 mm im Durchmesser großes Knöchelchen, das zwischen dem Trapezium und dem Metacarpus II gelegen ist. Den Empfehlungen von GRUMBACH zufolge muß es gutachterlich wohl als eine Absprengung aus der Basis des II. Metacarpalknochens angesehen werden. Echte akzessorische Carpalelemente, die den anatomisch beschriebenen Paratrapezium und Prätrapezium entsprechen könnten, wurden unseres Wissens bisher nicht röntgenologisch beobachtet. Auch das gegenüber dem Styloid kaum zu unterscheidende (ZIMMER, 1956) Metastyloid und Parastyloid müssen als posttraumatische Elemente angesehen werden. Das Capitatum secundarium ist wohl nicht das gleiche Element, wie man es bei einer Bipartition des Kopfbeines findet. Es wird als kleiner Schaltknochen zwischen dem 3. und 4. Metacarpus sowie dem Hamatum und Capitatum beschrieben und wurde von PFITZNER einmal beobachtet. Während das Subcapitatum röntgenologisch bisher nicht beschrieben wurde, findet sich im röntgenologischen Schrifttum die Beschreibung eines Schaltknochens zwischen dem Radius und dem Os scaphoideum (Os naviculare) (RENON, 1944; HAUCH, 1946; KÖHLER-ZIMMER, 1956). Ein derartiges, von ZIMMER als Paranaviculare bezeichnetes Skeletelement hat letzterer viermal gesehen. Worum es sich hierbei handelt, bleibt jedoch (ZIMMER, 1956) späteren Umtersuchungen vorbehalten.

Schließlich kann man auch an der ulnaren Begrenzung der distalen Radiusgelenkfläche gelegentlich ein kleines Knochenelement erkennen, bei dem nicht geklärt ist, ob es sich um einen echten zusätzlichen Carpalknochen (Abb. 45), eine Aussprengung oder eine osteochondrotische Veränderung handelt (ZIMMER, 1956). Von RÖSLI (1953) wurde dieses Knöchelchen auch doppelseitig gesehen. Proximal des distalen Radioulnargelenkes kann gelegentlich ein knochenstrukturiertes oder aber allein kalkdichtes Gebilde gefunden werden (ZIMMER, 1956), welches nach LANG (1942) vorwiegend im Gefolge einer Lockerung des distalen Radioulnargelenkes als posttraumatisch entstanden anzusehen ist. Auch das in Abb. 50 abgebildete kalkdichte Gebilde dürfte einer posttraumatischen Kapselverkalkung entsprechen.

Während GRUMBACH aufgrund seiner ausgedehnten Untersuchungen die Zahl der praktisch in Frage kommenden akzessorischen Elemente gegenüber den im anatomischen Schrifttum bekannten wesentlich eingeschränkt hat, ist durch die Vielzahl röntgenologischer Beobachtungen manches wieder problematisch geworden. Es scheint daher notwendig zu sein, an einem großen Sektionsmaterial durch röntgenologische, und bei pathologischen Veränderungen histologische Untersuchungen die Frage nach der Echtheit sog. Akzessoria erneut aufzugreifen.

Eine eigene Beobachtung soll letztlich demonstrieren, daß sich bei fehlender Berücksichtigung der traumatischen und degenerativen Genese der verschiedenen kalk- und knochenstrukturierten Gebilde der Handwurzel die Zahl der „Akzessoria“ beliebig vergrößern ließe. In Abb. 45a und b handelt es sich um die Aufnahmen des rechten Carpus bei einem 64 Jahre alten Handwerker, der wegen einer Verstauchung im Handgelenk die Klinik aufsuchte. Die Aufnahmen zum Zeitpunkt des Unfalls zeigen bereits verstärkte Sklerosierung in der distalen Gelenkfläche des Os scaphoides wie auch der proximalen von Trapezium und Trapezoides. Daneben besteht eine Ausziehung am Kahnbein an der Radialseite, die durchaus einem in Koaleszens befindlichen Os radiale externum entsprechen könnte. Proximal der Vieleckbeine und radial des Kahnbeines ist eine Vielzahl feiner Verkalkungen sichtbar, die wahrscheinlich in einem Schleimbeutel an der Volarseite gelegen sind. Im Spatium intracarpale ulnare findet man ein kleines Knöchelchen, das möglicherweise einem Epitriquetrum zugehört. Es fällt jedoch auf, daß die Corticalis des Lunatum gerade in dieser Region unterbrochen ist und eine kleincystische Aufhellung aufweist. Weiter proximal zwischen Lunatum und Triquetrum, sowie auch an der ulnaren Seite der distalen Radiusgelenkfläche — in Höhe des distalsten Punktes des Radioulnargelenkes — kann man ebenfalls je ein kleines Knöchelchen erkennen.

Die Aufnahmen (Abb. 45c und d) 14 Tage nach dem geschilderten Unfallereignis zeigen, völlig neu hinzugekommen, zwei als Triangulare anzusprechende Knöchelchen sowie eine bandartige Verkalkung, die sich vom Proc. styl. radii bis zu der Basis der Vieleckbeine erstreckt. Hierbei dürfte es sich um eine Kapselverkalkung handeln. Auch findet man radial des Os trapezium ein kleines Gebilde, welches durchaus als Paratrapezium bezeichnet werden könnte. Die bei geringgradig schräger Projektion angefertigte dorso-volare Aufnahme läßt jetzt, wie auch die radio-ulnare Aufnahme, Skeletelemente erkennen, die als Epilunatum und Epitriquetrum bezeichnet werden können. Als einzige konstante und nicht veränderte Gebilde kommen das Os styloideum und die exostosenartige Ausziehung am Pisiforme, die einem in Koaleszens befindlichen Pisiforme secundarium entsprechen könnte, besser zur Darstellung. Das Beispiel zeigt, in welch kurzem Zeitraum ein auch geringes Trauma in der Lage ist, Verkalkungen hervorzurufen und aus kleinsten Absprengungen sog. isolierte Knochenelemente zu bilden.

δδ) Multiplizität konstanter Skeletelemente der Hand (Ossa bipartita)

1. Scaphoideum (Naviculare) bipartitum. GRUBER hat anatomisch wohl als erster (1865) eine „Bipartition" des Kahnbeins der Hand beschrieben. Mit der Anwendung der Röntgenstrahlen im Rahmen der Unfallchirurgie und der damit möglich gewordenen exakten Diagnose der Navicularefraktur (DESTOT, 1905) wurde die Frage aufgeworfen, ob die Annahme einer anlagemäßig bedingten Kahnbeinspaltung wirklich berechtigt ist (WOLF, 1903). Während PFITZNER (1895) diese in 0,5% der untersuchten Präparate fand, konnte GRUMBACH (1921) einen derartigen Befund nicht erheben und betrachtete das zweigeteilte Kahnbein als sicheren posttraumatischen Befund (Pseudarthrose nach Fraktur).

Die im Schrifttum mitgeteilten Beobachtungen (FAULKNER, 1928; EGGMANN, 1949; LANGE, 1939; GRASHEY-BIRKNER, 1964; RECKLING, 1939; ANDREESEN, 1937; PAAS, 1939; HÜBNER, 1953; MARTI, 1944; GARAT u. WIGODA, 1928; WAUGH u. SULLIVAN, 1950; RUCKENSTEINER, 1951; SCHAAF u. WAGNER, 1962; u.a.) weisen jedoch darauf hin, daß an dem Vorkommen des Scaphoideum bipartitum trotz seiner Seltenheit (GEYER, 1962; GOLLASCH, 1939) nicht zu zweifeln ist.

THILENIUS (1894) hat bei 113 Händen menschlicher Embryonen im 2.—4. Monat viermal eine Zweiteilung des Kahnbeines gefunden. Auf die Ossifikation des Scaphoideum von zwei Kernanlagen aus wurde mehrfach aufmerksam gemacht (RECKLING, 1939; HASSELWANDER, 1921; ZIMMER, E. A., 1956; HOPF, 1959; GÜNTHER u. KRAUS, 1949 — zit. nach DE CUVELAND, 1957 —; RUCKENSTEINER, 1951; SCHAAF u. WAGNER, 1962; weitere s. bei GEYER, 1962).

Aus pathogenetischer Sicht ist es irreführend, von Zwei- oder Dreiteilung zu sprechen, da jede Teilung ein ursprünglich Ganzes voraussetzt. Es liegt vielmehr bei den Ossa partita ganz allgemein eine mangelhafte Verschmelzung verschiedener Ossifikationsknospen vor. Neben der fehlerhaften Anlage des Knorpelhofes dürfte eine abnorme Gefäßversorgung für das Zustandekommen mehrerer Knochenkerne verantwortlich sein (SCHMID u. MOLL, 1960).

Histologisch ist mit dem Nachweis auch nur einer kleinen Insel hyalinen Knorpels zwischen den geteilten Skeletelementen der Nachweis für das Vorliegen von Ossa partita zu erbringen, da im Bereich einer Pseudarthrose nur Faserknorpel gefunden werden kann (RECKLING, 1939; GEYER, 1962). In der Praxis dürfte dies ohne Bedeutung sein; jedoch scheint mir zur endgültigen Klärung der Existenz der Ossa partita eine postmortale Untersuchung von Handskeleten an einem großen Material wichtig, bei der dann jeder verdächtige Befund histologisch geklärt werden kann.

Für die Diagnose eines kongenital vorliegenden zwei- oder mehrteiligen Scaphoideum in vivo darf der Röntgenbefund als der objektivste gewertet werden. Dies gilt um so mehr, da nach GEYER (1962) weder Unfallanamnese noch klinischer Befund eine sichere Unterscheidungsmöglichkeit gegenüber einer Kahnbeinpseudarthrose darstellen. Der Röntgenbefund ist jedoch in der Deutung subjektiv, wie fehlinterpretierte Beispiele von Scaphoideum bipartitum (z.B. ISFORT, 1962) demonstrieren. So weist die zum Spalt hin konkave Begrenzung der Teilungsfläche beider Kahnbeinteile gewöhnlich auf ihre Entstehung durch Abdeckelung nach einer traumatisch bedingten Resorptionshöhle hin. Ist die Begrenzung des einen Kahnbeinteiles konkav, die des anderen konvex, bilden beide Gebilde gewissermaßen Kopf und Pfanne (Abb. 15), so ist die Entscheidung: Pseudarthrose — Bipartition nicht ohne weiteres möglich. Derartige Formen eines kongenitalen Scaphoideum bipartitum wurden von PAAS (1939), RECKLING (1939), WAUGH u. SULLIVAN (1950), GRASHEY-BIRKNER (1964) gezeigt. Sind dagegen beide Begrenzungen zum Spalt hin konvex (ANDREESEN, 1937; GOLLASCH, 1939; RUCKENSTEINER, 1951), so ist die Annahme eines Scaphoideum bipartitum sehr wahrscheinlich.

Beide Anteile, Os scaphoideum radiale und ulnare, sollten annähernd gleichgroß sein und ihre Teilungsstelle sich etwa in der Mitte des Kahnbeinkörpers befinden. Bei endokrinen Störungen (HASSELWANDER, 1921) und enchondralen Dysostosen (HOPF, 1959; MARQUARDT, 1949; MAU, 1958) kann der Teilungsspalt allerdings weit im proximalen Drittel gefunden werden. Der Teilungsspalt soll beim Scaphoideum bipartitum relativ große Distanz aufweisen (COTTA, 1961; HÜBNER, 1953). Die meisten der veröffentlichten Fälle zeigen indessen keine abnorme Breite des Spaltes, und andererseits sind Pseudarthrosen mit breitem Spalt nicht eben ungewöhnlich (GEYER, 1962) (s. Abb. 15).

Ein beachtenswertes Zeichen der kongenital geteilten Kahnbeine ist die einwandfreie Corticaliszeichnung am Spalt und eine unauffällige Spongiosastruktur. Dies kann bei einigen der publizierten Fälle beobachtet werden (BLENCKE, 1926; LANGE, 1939; SCHERER, 1950; GARRAT u. WIGODER, 1928; RUCKENSTEINER, 1951; DAU, 1964), bei anderen jedoch nicht (PAAS, 1939; RECKLING, 1939; GRASHEY-BIRKNER, 1964; ISFORT, 1962). Das Vorliegen einer sklerotischen Verdichtung in einem oder beiden Kahnbeinteilen (im Beispiel von ISFORT, 1962) spricht eher für eine Pseudarthrose. ANDRESEEN (1937) hat die Sklerose des ulnaren Anteiles als aseptische Nekrose gedeutet. Nach GEYER berechtigt das Fehlen einer Sklerose der Kahnbeinteile nicht zum Ausschluß einer Pseudarthrose, die Sklerose selbst weist jedoch eher auf die traumatische Genese der Zweiteilung hin.

Als wesentliches Kriterium für die Anerkennung eines kongenitalen Scaphoideum bipartitum wird die Doppelseitigkeit (LANGE, 1932; EGGIMANN, 1949; SCHMID u. MOLL, 1960; RECKLING, 1939; GOLLASCH, 1939; KRAUSE, 1949; u.a.) der Anomalie angesehen und auch bei der Mehrzahl der veröffentlichten Fälle gefunden (weitere Literatur bei GEYER, 1962). Eine Einschränkung erfährt dieses Zeichen durch die Möglichkeit doppelseitiger Kahnbeinpseudarthrosen (BÜRKLE DE LA CAMP) und den Beobachtungen echter Zweiteilung nur an einer Handwurzel. Die Gefahr einer Verwechslung mit Kahnbeinpseudarthrosen bei einseitigem Befund ist groß (ANDREESEN, 1937; KRAUSE, 1949; VIETEN, 1949) und sollte im Zweifelsfall im Interesse des Patienten die traumatische Genese anerkannt werden.

Kann man am Hand- und Fußskelet neben der Zweiteilung des Scaphoideum weitere Fehlbildungen wie Akzessoria, Bipartitionen auch anderer Skeletelemente und Synostosen finden, so kann dies die Annahme des kongenitalen Befundes unterstreichen. Von dieser zusätzlichen Information, die neben der Vergleichsaufnahme der anderen Hand Röntgenaufnahmen der Füße erbringen können, wurde bisher noch zu wenig Gebrauch gemacht.

Beim gleichzeitigen Auftreten von Scaphoideum bipartitum und Os centrale wird auch der Begriff Scaphoideum tripartitum angewandt (HOPF, 1959), was unserer Ansicht nach überflüssig ist.

Die Zweiteilung des Scaphoideum nach vorausgegangenem Trauma erschwert die Differenzierung und gutachterliche Stellungnahme vor allem dann, wenn vom Zeitpunkt des Unfalls oder unmittelbar danach keine exakten Röntgenaufnahmen vorliegen. Dies zeigt, wie wichtig eine exakte Röntgendiagnose des traumatisch geschädigten Handgelenkes ist, um spätere Irrtümer von vornherein auszuschließen.

Tabelle 12 zeigt, wie relativ einfach im Idealfall die Diagnose eines Os scaphoideum bipartitum sein kann und wie schwierig gelegentlich die Abgrenzung gegenüber einer Kahnbeinpseudarthrose ist.

Tabelle 12. *Kriterien für die Differentialdiagnose scaphoideum bipartitum-scaphoideum pseudarthrose* (nach GEYER, E., 1962)

Linksseitig sind die eindeutigen Kriterien für das Os scaphoideum bipartitum und die posttraumatische Pseudarthrose markiert. Rechtsseitig wird am Beispiel einer Pseudarthrose die Schwierigkeit einer exakten Diagnose erkennbar.

Bipartitum	Pseudarthr.	Kriterien	Bipartitum	Pseudarthr.
■	□	1. Unfallanamnese	◪	□
■	□	2. Klinisch-pathologischer Befund	◪	◪
□	■	3. Konvexe Begrenzung beider Teilungsflächen	◪	■
□	■	4. Glatte Begrenzung der Teilungsflächen	◪	◪
■	□	5. Sklerose der Teilungsflächen	◪	□
■	■	6. Kanten der Teilungsflächen	◪	□
□	■	7. Gleichmäßige Spaltbreite	◪	◪
□	■	8. Klare Spongiosazeichnung	◪	◪
□	■	9. Klare Corticaliszeichnung	◪	■
■	◪	10. Cysten in den Teilen	◪	◪
■	◪	11. Sklerose eines Teiles	◪	◪
■	◪	12. Zusammensintern eines Teiles	■	◪
■	◪	13. Arthrosis im Handgelenk	◪	◪
◪	■	14. Anomalien der oberen und unteren Extremitäten	◪	◪
□	■	15. Hyaliner Knorpel an den Teilungsflächen	□	■
◪	■	16. Doppelseitigkeit	◪	◪
□	■	17. Jahrelang unveränderte Form	◪	◪
Idealfall			Realfall	

□ = vorhanden; ◪ = vorhanden oder nicht; ■ = nicht vorhanden.

2. Lunatum bipartitum. Im Gegensatz zu W. GRUBER, der die Ossifikation des Mondbeines von drei ungleich großen Kernen aus annahm — Lunatum, Hypolunatum und Epilunatum —, forderte PFITZNER für das Lunatum bipartitum zwei gleichgroße und gleichwertige Hälften.

Eine doppelte Kernanlage des Mondbeines wurde nach Anwendung der Röntgenstrahlen mehrfach beobachtet (BUSCHKE, 1934; RAVELLI, 1948, 1952; EGGIMANN, 1949, 1951; RENON, 1944; GRASHEY-BIRKNER, 1964; KÖHLER-ZIMMER, 1956; MORDEJA, 1962; SCHMID u. MOLL, 1960; TURPIN, TISSERAND u. PITON, 1938). Allein die Zahl der Beobachtungen zeigt, daß ein derartiges Skeletelement entwicklungsgeschichtlich bedingt sein kann. So konnte ZIMMER (1956) drei derartige Beispiele abbilden. Es muß jedoch neben der bi- und uninukleären Ossifikation auch an die Möglichkeit der bizentrisch uninukleären gedacht werden (SCHINZ, 1924).

BUSCHKE (1934) fand die Doppelanlage des Mondbeines beidseits bei 5jährigen monozygoten Zwillingen, allerdings unilateral bei einem Zwilling links, beim anderen rechts. Auf die möglichen Beziehungen zu endokrinen Störungen weist das Beispiel von EGGIMANN (1951) hin, bei dem es sich um ein 7jähriges Mädchen mit fraglicher Hypothyreose handelt. Das Vorkommen bei kongenitalen Systemstörungen deutet die Beobachtung bei SCHMID u. MOLL (1960) bei Dysplasia mesodermalis congenita familiaris eines 12jährigen Knaben an. Wie die Beobachtung von RAVELLI (1952) zeigt, kommt es später zur Verschmelzung, und an der Synostosierungsstelle kann ein feiner sklerotischer Saum bestehen bleiben. Im Rahmen einer doppelseitigen Vermehrung der Handwurzelknochen wurden von RUCKENSTEINER (1951) bei einem 8jährigen Mädchen und bei drei Geschwistern mit gleichzeitiger enchondraler Dysostose von SCHAAF u. WAGNER (1962) zweigeteilte Mondbeine beobachtet.

3. Triquetrum bipartitum. Die Partition des Triquetrum ist eine seltene Anomalie und wird im Schrifttum erstmalig von THILENIUS (1893) genannt. Er hat beim Embryo getrennt ein Triquetrum ulnare und radiale gefunden. Zwei isolierte Triquetrumanteile konnten weder von PFITZNER noch von GRUMBACH gesehen werden. Nach DE CUVELAND (1957) fanden jedoch GRUBER u. PFITZNER je einmal eine partielle Zweiteilung des Dreieckbeines. DURBIN (1950) hat eine angeborene Zweiteilung des Triquetrum in je ein radiales und ulnares beschrieben. SCHAAF und WAGNER (1962) fanden bei drei Geschwistern an beiden Händen eine Zweiteilung des Os triquetrum und einmal sogar eine Dreiteilung. Eine Abgrenzung gegenüber Frakturen ist nach DURBIN nicht schwierig, da ähnliche Frakturen im Triquetrum selten sind.

4. Doppelung der Vieleckbeine. Das Trapezoides bipartitum wurde von PFITZNER fünfmal beobachtet, während GRUMBACH es niemals nachweisen konnte. Bei einer Partition des kleinen Vieleckbeines kann eine volare und eine dorsale Seite unterschieden werden. Die mehrkernige Anlage kanonischer Handwurzelknochen hat RAVELLI (1955) am Beispiel der Ossifikation der Vieleckbeine demonstriert und konnte an einem über 20 Jahre verfolgten Fall zeigen, daß auch eine echte Partition möglich ist. Eine Zweiteilung des Trapezium und des Trapezoides wurde von RUCKENSTEINER (1951) im Rahmen generalisierter Fehlbildungen des Handwurzelskelets mitgeteilt.

Röntgenologisch kann allerdings während des Wachstumsalters nicht sicher entschieden werden, ob eine binukleäre oder bizentrisch uninukleäre (SCHINZ) Ossifikation vorliegt (RAVELLI, 1955). Von RAVELLI wird daher der beiden übergeordnete Begriff der „bifokalen Ossifikation" vorgeschlagen.

5. Capitatum bipartitum. Während von PFITZNER nur das sog. Capitatum secundarium einmal beobachtet wurde, haben ROSS, VIEHWEGER, SCHMID u. MOLL ein sog. Capitatum bipartitum beobachten können. Bei der Beobachtung von SCHMID u. MOLL handelte es sich um einen $2^5/_{12}$ Jahre alten Jungen mit Hydrocephalus und progeroider Dysplasie. Bei dem 8 Jahre alten Mädchen, das RUCKENSTEINER (1951) beobachten konnte, war ebenfalls eine Zweiteilung des Os capitatum festzustellen.

6. Hamatum bipartitum. Über eine derartige Beobachtung der Zweiteilung des Hakenbeines fanden wir nur diejenigen von SCHAAF u. WAGNER (1962) im Rahmen der Multiplizität von Handwurzelknochen bei drei Geschwistern. Weitere Beobachtungen scheinen bisher nicht vorzuliegen.

7. Doppelung mehrerer kanonischer Handwurzelknochen. Zwei eindrucksvolle Beispiele dieser Art stellen die schon genannten Beobachtungen von RUCKENSTEINER (1951) sowie SCHAAF u. WAGNER (1962) dar. Bei dem 8jährigen Mädchen, das RUCKENSTEINER beobachten konnte, waren im Handwurzelbereich fünf isolierte Skeletelemente nachweisbar, deren Differenzierung nicht leicht ist. Nach der Beschreibung des Autors handelt es sich um Ossa scaphoidea bipartita, Ossa lunati bipartiti, ein typisches Os triquetrum, Os pisiforme, Os hamatum, sowie eine Doppelung des Trapezium, eine Dreiteilung des Trapezoideum, bei dem möglicherweise auch nur eine Zweiteilung vorliegt und ein Os centrale das andere Skeletelement darstellt. Schließlich war auch noch eine Zweiteilung des Os capitatum festzustellen. Das besondere der Beobachtung von SCHAAF u. WAGNER besteht darin, daß sie bei drei Geschwistern, die gleichzeitig eine polytope enchondrale Dysostose aufwiesen, die gleichen Verdoppelungen an den Handwurzelknochen finden konnten, deren charakteristischste die Verdoppelung des Lunatum, Triquetrum, Trapezoideum, Capitatum und Hamatum darstellten. Die Zahl der bei diesen Jugendlichen beobachteten Skeletelemente im Handwurzelbereich betrug anstelle von acht Knöchelchen 13—17. Da weitere Geschwister diese Veränderung nicht zeigten, muß ein recessiver Erbgang angenommen werden. Inwieweit es sich bei der Bipartition der Skeletelemente der Handwurzel um eine Sonderform der polytopen enchondralen Dysostosen handelt, wird von SCHAAF u. WAGNER zunächst noch offen gelassen.

Für die exakte Bestimmung zweigeteilter kanonischer Skeletelemente der Hand gegenüber pathologisch erworbenen Veränderungen gilt in allen Fällen das gleiche wie ausführlich im Rahmen des Scaphoideum bipartitum besprochen.

εε) Sesambeine. Den ausführlichen Studien von PFITZNER (1892) verdanken wir die Kenntnis, daß die Sesambeine echte, knorpelig präformierte, enchondral ossifizierende Skeletstücke sind, die ontogenetisch völlige Übereinstimmung mit anderen Knochen zeigen, sich jedoch von ihnen durch eine höhere Inkonstanz unterscheiden. Alle wissenschaftlichen Untersuchungen der Sesambeine sollten die Arbeiten von PFITZNER berücksichtigen. STIEDA (1904) fand mit Hilfe der Röntgenuntersuchung das Sesamum II ulnare und Sesamum IV radiale. Er war der Ansicht, daß die radialen Sesambeine größer sind als die ulnaren, was GRUMBACH (1921) nicht bestätigen konnte. Gelegentlich wurden bis zu acht Sesambeine an einer Hand beobachtet (PFITZNER, 1892; GRUMBACH, 1921; FISCHER, 1912/13; KÖHLER-ZIMMER, 1956). Die bekannten Lokalisationen von Sesambeinen zeigt Abb. 51; ihre Häufigkeit geht aus Tab. 13 hervor.

Tabelle 13. *Häufigkeit von Sesambeinen (in %) E = Einzelfall*

Lokalisation		PFITZNER	GRUMBACH	DEGEN	PRELOVA	WAGNER u. SCHAAF
I	radial	99,7	99,2	100	100	96
I	ulnar	100	100	100	100	100
I	distal	69,3	34,2	72,9	83	58
II	radial	45,9	42,8	47,8	48,2 ± 1,1	39
II	ulnar	—	0,8	0,1	0,1 ± 0,07	
II	distal	0,3	—	(E)		
III	radial	2,1	2,0	1,5	1,2 ± 0,3	0,25
III	ulnar	—	0,2	—	—	—
III	distal	—	—	—		—
IV	radial	—	0,4	(E)	0,2 ± 0,1	
IV	ulnar	0,3	1,4	0,1	0,3 ± 0,1	1,5
IV	distal	—	0,2		(E)	(E)
V	radial	3,1	4,8	2,3	2,7 ± 0,4	4
V	ulnar	76,5	60,0	82,5	77,7 ± 0,8	74
V	distal	—	1,0	(E)	(E)	(E)

Gelegentlich sind an den Endgelenken zwei und am Metacarpophalangealgelenk I nicht selten drei Sesambeine zu finden. Lediglich am Endgelenk des Mittelfingers wurde bisher noch kein Sesambein beobachtet. Als häufigste Kombination nennt GRUMBACH (1921) folgende:

I_2	24,4 %
$I_2II_1V_1$	20,2 %
I_2V_1	14,8 %
$I_3II_1V_1$	11,6 %.

Die Konstanz gerade der peripher liegenden Sesambeine im Bereich der Metacarpophalangealgelenke — I radial, I ulnar und V ulnar — ist mit der besonderen Funktion des Daumens und des 5. Fingers zu erklären. Die Besonderheit des 1. und 5. Fingers gegenüber den drei mittleren ist vor allem in der ihnen zukommenden Opponensfunktion und größeren Abduktionsmöglichkeit (s. Abb. 18 und 19) zu sehen. Die dafür verantwortlichen Muskeln haben jeweilig auch direkte Beziehung zu den Sesambeinen. Erst durch sie wird nach GRUMBACH die maximale Ausbeute der Funktion der beiden endständigen Finger möglich.

Das Erscheinen der Sesambeine wird als Zeichen der eintretenden Pubertät angesehen (SWOBODA, 1956). Die Verknöcherung der Sesambeine soll nach STIEDA im 15., nach WILMS im 13.—14. und nach RANKE im 16. Lebensjahr erfolgen; KÖHLER-ZIMMER konnte die Sesambeine nie vor dem 12. Lebensjahr beobachten. PÖSCHEL (1963) fand das erste Sesambein am Metacarpophalangealgelenk des Daumens bei Knaben durchschnittlich im Alter von 13 Jahren und bei Mädchen von 11 Jahren. Das Auftreten des ulnaren Sesambeines am Daumengrundgelenk zusammen mit anderen sekundären Geschlechtsmerkmalen wird von PÖSCHEL als Zeichen beginnender Pubertät gedeutet. Eine Abweichung des Ossifikationsstandes, besonders von diesem Skeletelement, kann als Ausdruck einer Abweichung der gesamten Skeletentwicklung im Pubertätsalter, besonders zur Differenzierung von akzelerierten und retardierten gegenüber normal entwickelten Personen herangezogen werden.

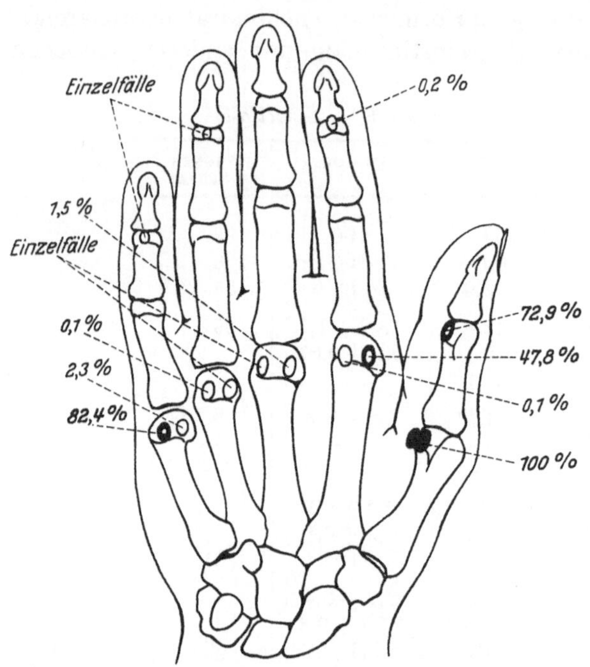

Abb. 51. Sesambeine des Handskelets

Neuere Ergebnisse über die Größen der einzelnen Sesambeine wurden von WAGNER und SCHAAF im Zusammenhang mit pathologischen Veränderungen bei Akromegalie vorgelegt.

Daß auch an den Sesambeinen pathologische Veränderungen wie Frakturen und degenerative Erscheinungen auftreten, ist bekannt; Einzelheiten hierüber im Abschnitt über traumatische Veränderungen.

c) Strukturveränderungen ohne funktionelle Störungen

α) *Compactainseln*

In der Spongiose der Handknochen kann man nicht selten *Compactainseln* (KÖHLER-ZIMMER, 1953; STIEDA, 1904) beobachten. Wie bei der Osteopoikilie (CLAUS, 1968) fehlen in den Compactainseln Haverssche Kanäle, Lamellensystem und Osteoblasten.

Zum Unterschied von den Nekrosen und Sequestern, liegen der Compactainsel von allen Seiten Knochenlamellen aus der benachbarten Spongiosa eng an.

Der Aufmerksamkeit wert ist die Häufigkeit dieser Strukturveränderungen in verschiedenen Altersperioden. Im Handskelet von Kindern wurden Compactainseln vom 7.—10. Lebensjahr an vereinzelt, und gehäuft erst mit Beginn des 11.—16. Lebensjahres beobachtet (ROCHLIN, 1936; RUBASCHOWA, 1961). Bei Erwachsenen werden sie häufiger als bei Kindern und bei Männern häufiger als bei Frauen gesehen (Tabelle 14). Compactainseln sind nur in den Epiphysen und Handwurzelknochen, also Abschnitten gleicher Knochenstruktur zu finden. Bemerkenswert ist, daß diese Abschnitte für die Belastung des Handskeletes von besonderer Bedeutung sind und die größte Häufigkeit im Alter der stärksten physischen Aktivität des Menschen zu beobachten ist. Die Differentialdiagnose fleckiger Knochenverdichtungen besprechen DEÁK und FRIED (1966); sowie ZUR VERTH (1931).

β) *Knochencysten*

In den gleichen Skeletabschnitten der Hand, in denen Compactainseln auftreten, findet man auch die cystenartigen Aufhellungen (Abb. 52) (BRAILSFORD, 1945; KAPPIS, 1923; TIETZE, 1911).

Über die Knochencysten des Handskeletes liegt eine ausgezeichnete Studie von BUGNION (1951) vor, wo auch eine ausführliche Literaturübersicht zu finden ist. Er fand bei Handgelenkaufnahmen an 600 Leichen in mehr als 50% cystische Aufhellungen. Eine Abhängigkeit ließ sich weder vom Geschlecht noch dem Beruf erkennen, auch war keine eindeutige Betonung einer Seite zu verzeichnen. Mit dem Alter nehmen allerdings auch die cystischen Aufhellungen zu. Im Bereich der Handwurzel ist die häufigste Lokalisation das Os capitatum und Os lunatum (s. Abb. 52).

Während W. MÜLLER (1924) die Cysten noch als Ausdruck der Knochenüberlastung deutete, fand BUGNION (1951) drei Formen cystischer Veränderungen an den Handwurzelknochen:

1. cystische Aufhellungen, die als Hernie der Synovialmembran in das Knochengewebe aufgefaßt werden müssen (2—3 mm);
2. nekrobiotische Pseudocysten, auf der Basis von Gefäßstörungen entstanden (8 bis 10 mm);
3. arthrotische randständige Cysten mit zwei Varianten, einmal als subchondrale Veränderungen und zum anderen der Befall der Corticalis im Sinne der *Osteochondrosis laminaris marginalis* von RUTISHAUSER (1949).

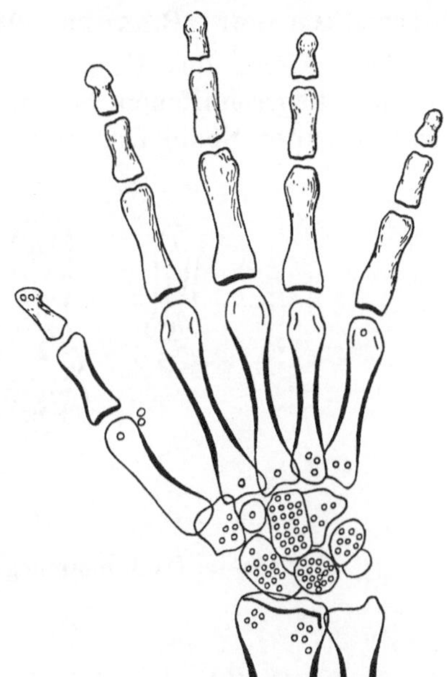

Abb. 52. Lokalisation cystischer Aufhellungen im Handskelet und dem distalen Anteil der Unterarmknochen

Die letztgenannte Form erfordert nach BUGNION weitere klinische Untersuchungen und dürfte diejenige sein, in deren Gefolge es bei Arthritiden zu Ankylosen kommt. Zur Differentialdiagnose lochartiger Aufhellungen sehe man auch bei DEÁK und FRIED (1966) nach.

Im Gegensatz zu den oben besprochenen Compactainseln werden Enostosen seltener beobachtet und ist ihre Zunahme mit dem Alter nicht so evident (Tabelle 14).

In der Einzahl werden Compactainseln wie auch Enostosen relativ häufig beobachtet. Kommen derartige Veränderungen dagegen gehäuft vor, so handelt es sich nicht mehr um das gleiche Geschehen, sondern müssen als Osteopoikilie angesprochen werden.

Tabelle 14. *Die Häufigkeit der Kompaktainseln und Enostosen in verschiedenen Altersperioden*

Alter	Geschlecht	Zahl der Untersuchten	Prozente und mittlerer quadratischer Fehler	
			Kompakta-Inseln	Enostosen
Von 1 Monat bis 3 Jahre	♂	112	0	0
	♀	73	0	0
4 Jahre bis 6 Jahre	♂	492	0	0
	♀	484	0	0
7—10 Jahre	♂	582	0,34 ± 0,2	0,34 ± 0,2
	♀	560	0,7 ± 0,35	0,18 ± 0,15
11—16 Jahre	♂	388	6,0 ± 1,7	1,0 ± 0,5
	♀	425	5,4 ± 1,1	1,2 ± 0,5
17—25 Jahre	♂	308	18,0 ± 2,0	0,97 ± 0,6
	♀	344	15,7 ± 2,0	2,0 ± 0,8
26—39 Jahre	♂	237	21,5 ± 2,7	2,1 ± 0,9
	♀	422	18,5 ± 1,6	1,9 ± 0,7
40—59 Jahre	♂	173	21,4 ± 3,1	6,9 ± 1,9
	♀	333	16,5 ± 2,0	3,6 ± 1,0
60 Jahre und darüber	♂	97	22,7 ± 4,3	2,1 ± 1,4
	♀	120	18,3 ± 3,5	0

d) Handskelet des alternden Menschen

Veränderungen, wie sie am Skelet hochbetagter Menschen auftreten, hat WALDEYER (1910) am Beispiel einer Hundertjährigen recht ausführlich dargestellt. Besonders hervorgehoben wird dabei, daß das Gewicht einzelner Knochen bis zu einem Drittel der Norm vermindert sein kann. Es ist daher verständlich, wenn „Altersatrophie" und „Arthrosis deformans senilis" als charakteristische Veränderungen der Greisenhand dargestellt werden (GRASHEY-BIRKNER, 1964).

Das Altern des Knochengelenkapparates ist durch symmetrische Veränderungen — wie abgeschliffenen Gelenkknorpel, verschmälerte Gelenkspalten, Demineralisation und betonter Spongiosa- sowie Corticaliszeichnung — gekennzeichnet (RÖSSLE, 1923).

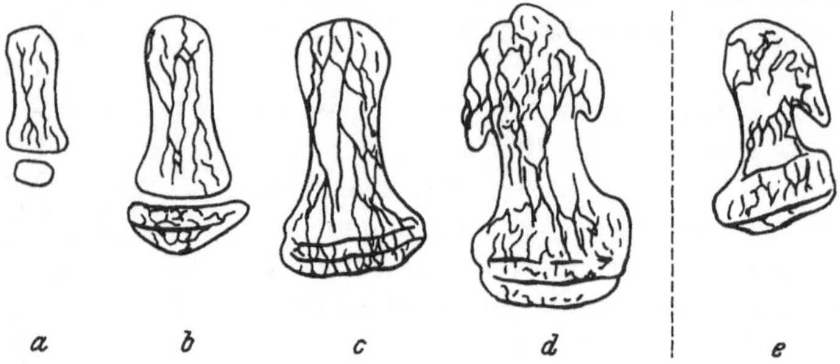

Abb. 53a—e. Die Umformung der Tuberositas phalangis distalis in Abhängigkeit vom Alter (aus KÖHLER-ZIMMER, 1967)

Auch die Ossifikation der Ansatzstellen von Bändern und Sehnen kann nach dem 50. Lebensjahr, wenn sie symmetrisch und nicht zu ausgeprägt sind, Ausdruck physiologischen Alterns sein.

Das Altern des Handskelets zeichnet sich durch eine Reihe von Struktur- und Formänderungen besonders im Bereich der Phalanx distalis (KÖHLER-ZIMMER, 1956) und medialis aus. So zeigt die Tuberositas phalangis distalis einen deutlichen Formwandel (Abb. 53a—e). Die Endphalanx ist im Wachstumsalter distal beinahe konisch geformt und wird mit zunehmendem Alter kugelförmig gerundet (Abb. 53c). Im Laufe des Lebens werden die Ränder unregelmäßig und nehmen teilweise eine gezahnte Form an. Im Alter schließlich findet man häufig von der Tuberositas ausgehende nach proximal gerichtete dornförmige Auswüchse (Abb. 53d), denen keine pathologische Bedeutung zukommt.

Kleine, meist rundliche cystenähnliche Aufhellungen der Spongiosa im ulnaren Bereich der distalen Epiphyse sind die frühesten Zeichen „physiologischen Alterns" an den Mittelphalangen (Abb. 54). Die ersten Alterungsphasen des Exterieurs sind durch eine typische Veränderung der Konfiguration des distalen Abschnittes der Mittelphalangen gekennzeichnet. An Stelle der glattbogigen Umrisse (Abb. 54a und b) bildet sich ein knöcherner Randwulst (Abb. 54c—e) aus. Danach entwickelt sich ein Randwulst an der Basis der proximalen Epiphyse der distalen Phalangen. Diese exostosenartigen Ausziehungen sowie pilzförmige Auftreibungen an der Basis der Endphalangen sind der im Röntgenbild feststellbare Befund der Heberdenschen Knoten (Abb. 54c). Häufig sind die Endphalangen gleichzeitig etwas seitlich disloziert (BÜRGER, 1956). Rückbildung der Heberdenschen Knoten kommt in der Regel nicht vor. Sie treten bevorzugt bei Frauen um die Zeit der Menopause auf und befinden sich vorwiegend an den Endgelenken von Zeige- und Mittelfinger. Dem röntgenologisch feststellbaren Skeletbefund geht zumeist eine Periode alleiniger Weichteil- und Knorpelverdickung voraus. Berichte über traumatische Heberdensche Knoten stammen von LESSMANN und POTH (1948); STECHER und HAUSER (1954), STECHER und AUSENBACHS (1954) sowie ISEMEIN und FOURNIER (1954). Zur Differentialdiagnose gegenüber Gicht siehe dort.

In der Progredienz werden die Aufhellungen größer und zahlreicher. Die knöchernen Randwülste vergrößern sich und treten auch auf der radialen Seite auf (Abb. 54d). Mit der Ausbildung von Randwülsten an der Basis der Mittelphalangen wird die Fingerknotigkeit noch deutlicher (Abb. 54e). Derartige Veränderungen, auch Bouchardsche Knoten genannt, werden selten beobachtet. An den Metacarpophalangeal- und Daumengelenken findet man derartige Knoten nur höchst selten. Der Zeitpunkt zu dem diese Veränderungen auftreten, variiert sehr stark. Zwar werden die Altersveränderungen bei Frauen früher beobachtet als bei Männern, jedoch ist hier die Differenzierung gegenüber einem vorzeitigen Altern bei entsprechender Umwelt infolge unterschiedlicher Lebens- und Arbeitsbedingungen sehr schwierig.

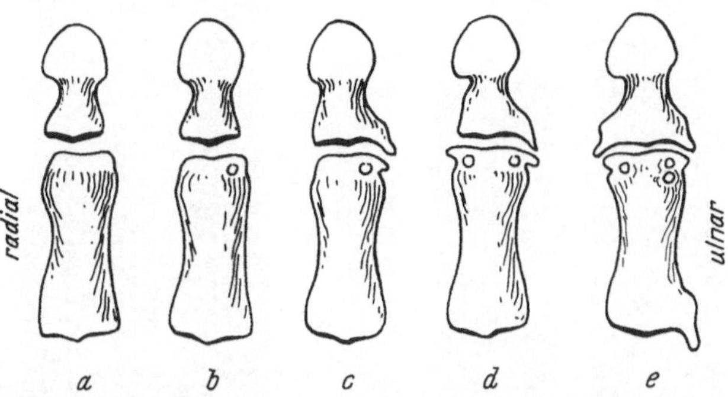

Abb. 54a—e. Erscheinungen des Alterns in den Interphalangealgelenken des IV. Fingers. a Keine Alterungserscheinungen; die Abrundung an der radialen Seite der distalen Epiphyse der Phalanx media ist besser ausgeprägt als an der ulnaren Seite. b Cystenähnliche Aufhellung im ulnaren Rand der Phalanx media distal. c Die ulnare Begrenzung des Köpfchens der Mittelphalanx ist eckig. An der Basis der Phalanx distalis besteht ein Heberdenscher Knoten. d Auch die radiale Begrenzung der distalen Epiphyse der Phalanx media ist eckig und verformt. e Knöcherne Randwülste an den artikulierenden Gelenkflächen. Bouchardscher Knoten an der Basis der Phalanx media

Während die genannten Veränderungen bei symmetrischem Auftreten Ausdruck physiologischen Alterns sind, müssen isolierte deutlich ausgeprägte Veränderungen, auch von gleicher Art, als eine deformierende Arthrosis angesprochen werden. Sie ist als Ausdruck örtlich beschleunigten Alterns anzusehen und kann mit entsprechender klinischer Symptomatik einhergehen. Ebenso sind gleichartige Veränderungen, treten sie an den metacarpophalangealen, intercarpalen und radiocarpalen Gelenken auf (Abb. 55) als pathologische Erscheinungen einer Arthrosis deformans aufzufassen. Sogar bei Menschen über 90 Jahren sehen wir auf Röntgenaufnahmen in der Regel keine Veränderungen an den entsprechenden Gelenken. Als überzeugende Illustration kann das Röntgenbild (Abb. 56) der Hand einer 103jährigen Frau dienen, welche ihr 7. Kind im Alter von 52 Jahren geboren hatte. Mit 89 Jahren hat sie eine typische Radiusfraktur mit Abbruch des Processus styloides ulnae und Luxation der Ulna nach distal und dorsal erfahren. Die Röntgenaufnahme zeigt neben den Folgen des angegebenen Traumas eine deutliche Osteoporose sämtlicher Knochen. Die Zahl der spongiösen Lamellen ist reduziert, die Corticalis der Diaphysen verdünnt. In den Mittelphalangen ist die Corticalschicht durch eine feine Schlußplatte charakterisiert. An den distalen Phalangen des Daumens und 5. Fingers bestehen Heberdensche Knoten. Die distalen Epiphysen sämtlicher Mittelphalangen haben ihre Rundung eingebüßt und sind ulnar wie auch radial eckig. Die proximalen Interphalangealgelenke sind unverändert mit Ausnahme einer Ossifikation der Ansatzstelle der Kapsel des ulnaren Seitenbandes an der Basis der Phalanx proximalis und medialis. Kleine cystische Aufhellungen der Spongiosa findet man mit sklerotischer Reaktion im Capitulum des Metacarpus II. Die Höhe des sog. „Gelenkspaltes“ aller Metacarpophalangealgelenke wie auch der Karpometakarpalgelenke ist nicht vermindert.

Die röntgenologische Analyse des Zustandes der Hände von Menschen im hohen Greisenalter zeugt davon, daß es neben den alternden auch nichtalternde Gelenke gibt.

Die Feststellung verfrühter Alterszeichen kann für Berufs- und Lebensführung durch den Arzt bei ungleichförmigen Belastungen von Bedeutung sein. Auch für die gutachterliche Deutung unter speziellen Arbeitsbedingungen kann die Kenntnis der physiologischen Alternsvorgänge am Handskelet Bedeutung gewinnen.

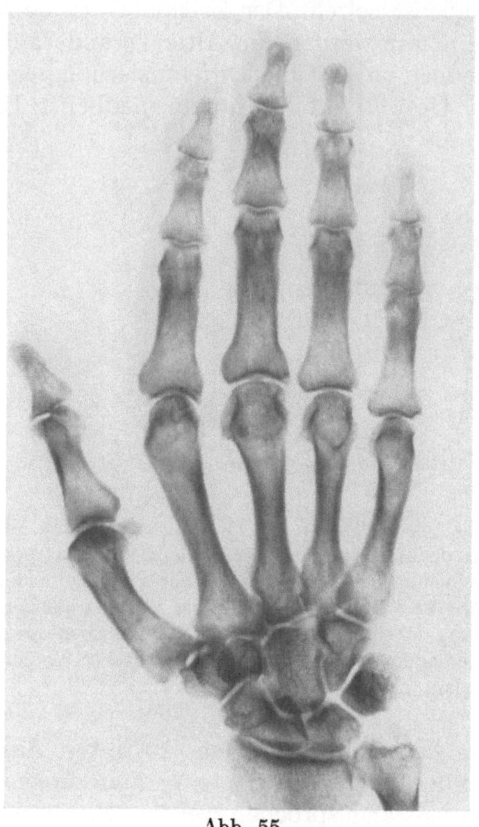

Abb. 55

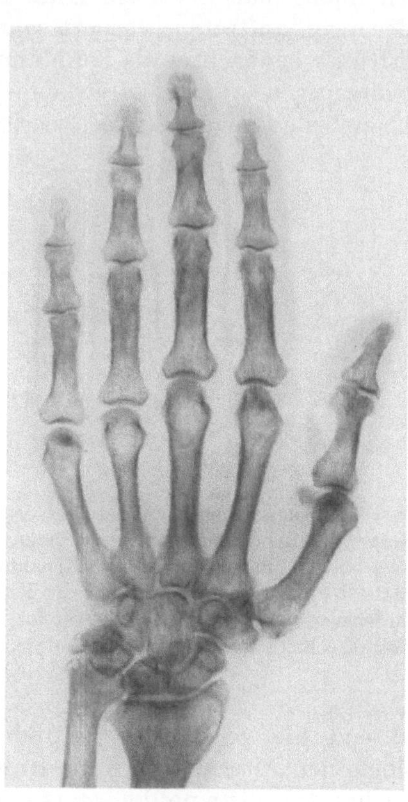

Abb. 56

Abb. 55. Hand einer 70 Jahre alten Frau. Erscheinungen des physiologischen Alterns und deformierende Arthrose in den Metacarpophalangealgelenken II, III und IV

Abb. 56. Hand einer 103 Jahre alten Frau. Mit 89 Jahren machte sie eine eingekeilte Radiusfraktur mit Abbruch des Proc. styl. ulnae durch. Letztere ist pseudarthrotisch geheilt

e) Das Daumenproblem

Bereits seit GALEN ist die Diskussion über den besonderen Aufbau des Daumens im Gange. „GALEN hielt das Os metacarpale I für die Grundphalanx des Daumens. Auch VESAL schloß sich dieser Meinung an. Entwicklungsgeschichtlich verhält sich der Metacarpus I wie eine Grundphalanx. Bei Säugetieren verhält sich der Metacarpus I dagegen wie die vier übrigen. Auch die Muskulatur und die Beziehungen zum Knochen lassen dagegen die Annahme GALENs als hinfällig erscheinen" (RAUBER-KOPSCH).

So bestehen Hypothesen, die entweder für die Annahme, es handele sich bei dem Daumen um ein dreiphalangeales Gebilde und der Metacarpus fehle, sprechen, wie auch solche, die die Assimilation der Phalanx medialis durch die Endphalanx als wahrscheinlich annehmen. Häufig wird (z.B. v. PFITZNER; RAUBER-KOPSCH) die Ansicht vertreten, daß die Mittelphalanx von der Phalanx distalis assimiliert wurde. PFITZNER stützt die Assimilationshypothese durch die Tatsache, daß die Phalanx distalis des Daumens länger und massiver im Vergleich zu denjenigen der übrigen Finger ist. Es werden jedoch alle Hypothesen der sekundären Biphalangie des Daumens, wie auch das Fehlen eines Metacarpalknochens — der primären Triphalangie — von keinem triftigen Beweis unterstützt.

Die gleiche Anordnung der selbständig verknöchernden Epiphysen an den drei Knochen des Daumens spricht nach Ansicht einer Reihe von Autoren für die primäre Triphalangie. Dem muß entgegengehalten werden, daß am 1. Metacarpus, wenn auch nur innerhalb einer sehr kurzen Zeit, eine pseudoepiphysäre Verknöcherung der distalen Epiphyse beobachtet werden kann (Abb. 31).

Die Phalanx distalis des Daumens synostosiert annähernd in dem gleichen Zeitraum wie die distalen Phalangen der übrigen Finger; die Phalanx proximalis des Daumens hingegen in dem Zeitraum wie auch die anderen proximalen Phalangen, keinesfalls aber zum Zeitpunkt der Mittelphalangen anderer Finger.

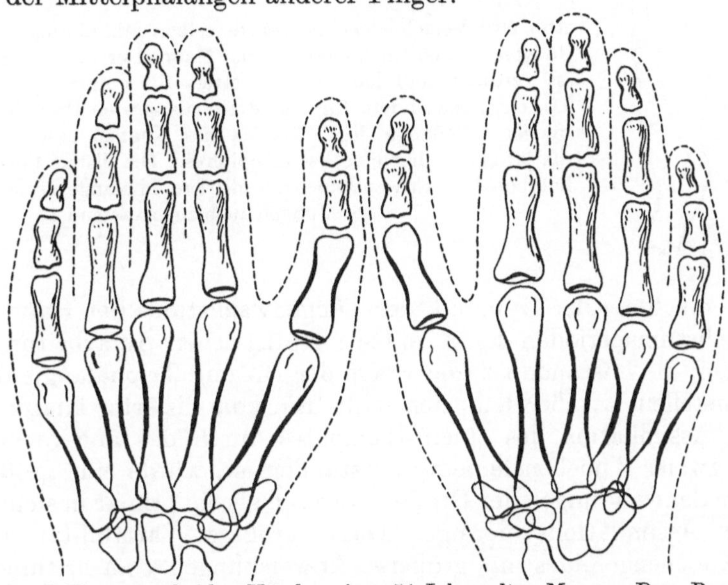

Abb. 57. Dreigliedrige I. Finger an beiden Händen eines 54 Jahre alten Mannes. Dem Bau und der Funktion nach gleichen sie dem II.—V. Finger. Der Thenar ist doppelt schwächer als in der Norm entwickelt. An der radialen Seite des I. Fingers besteht ein rudimentärer Metacarpalknochen mit einem eigenen Carpalknochen

Bei der Lösung des Daumenproblems helfen leider Mißbildungen, wie sie der triphalangeale Daumen darstellt (Abb. 57), nicht weiter, da die Vermehrung der Phalangen — die Hyperphalangie — an allen Fingern und Zehen beobachtet werden kann.

Häufig ist die Dreigliedrigkeit des Daumens als Doppelmißbildung (T. Kowai, Y. Ozaki und W. Inokuma, 1953) charakterisiert und zeigt eine klinodaktyle Form (Hersh, de Marinis u. Stecher, 1953; Campbell, 1929; W. Müller, 1937; Pohl, 1937; Ströer, 1937; Roberts, 1943; Paltrinieri, 1948; Werthemann, 1952; Ferber, 1952). Aschner u. Engelmann (1929) nehmen eine einfach dominante Vererbung an und Roberts (1943) fand den dreigliedrigen Daumen in vier Generationen bei männlichen und weiblichen Personen in gleicher Häufigkeit. Auch H. Rieder (1900), Cotte (1923) und Cocchi (1952) heben die Erblichkeit hervor. Eine Sonderform des dreigliedrigen Daumens ist die Dolichophalangie (Cocchi, 1952). Dabei hat der Metacarpus I eine distale, selbständige Epiphyse und imitiert den Aufbau des Zeigefingers. Es bleibt dabei dem Ermessen des Einzelnen überlassen, ob man diese Finger als Daumen mit dem Charakter eines dreigliedrigen Fingers beschreibt oder als dreigliedrigen Finger mit Daumencharakter (Cocchi).

Die experimentelle Teratologie beweist, daß unter der Wirkung äußerer Faktoren Fehlbildungen entstehen können, welche morphologisch von solchen endogener Genese nicht zu unterscheiden sind. Keine dieser Fehlbildungen des Daumens, weder die natürlichen noch die im Tierexperiment erzeugten, werden als primäre Ausgangsform des Daumens, als atavistischer Zustand, gedeutet. Unbegründet wird nur der dreiphalangeale Daumen als atavistisch angesehen, obwohl die Triphalangie nur *eine* von vielen genetisch miteinander eng verbundenen Formen der anomalen Entwicklung der Daumenanlage darstellt.

Das Vorhandensein morphologisch ungleichartiger Gebilde in einem Daumen (Abb. 58) und die Vielfältigkeit dieser Formen zeugen davon, daß der triphalangeale Daumen nur eine Form genetisch miteinander verbundener Fehlbildungen unterschiedlichen Grades darstellt.

STIEVE (1915) beschreibt Formen des dreigliedrigen Daumens bei 32 Personen. Weitere Beobachtungen stammen von STRÄTER (1899), SCHRADER (1929), RATCHIVILL (1931), ORLOW (1934), HAAS (1939), GRABELNIK (1951), FRERC (1930), HILGENREINER (1907).

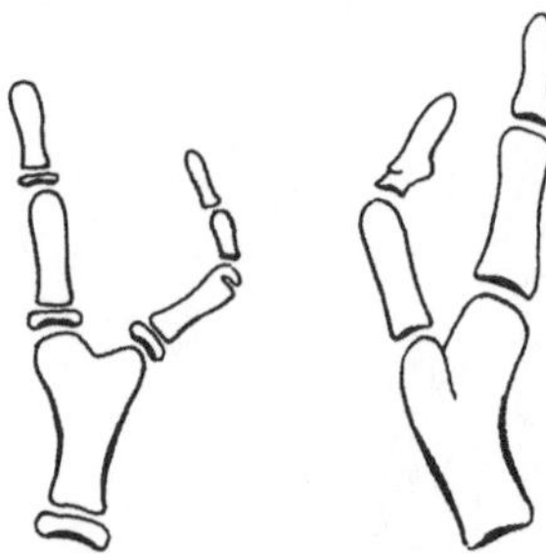

Abb. 58. Verschiedene Phasen derselben Mißbildung bei einem 13jährigen Jungen und einem 28 Jahre alten Mann. Der distale Teil des Metacarpus I ist verdickt und hat zwei Facetten, die eine für den zweiphalangealen Daumen, die andere für den dreiphalangealen Präpollex. Die distale und mittlere Phalange des Präpollex des Knaben besitzen keine Epiphysen; die proximale hat eine Pseudoepiphyse. Die distale Phalange des Präpollex hat bei dem Erwachsenen die mittlere Phalange assimiliert, was bei dem Jungen auch zu erwarten ist

Bei der Untersuchung der Dynamik des Längenwachstums der Handknochen in verschiedenen Wachstumsperioden kann mittels statistischer Aufarbeitung eine Aussage gewonnen werden, die imstande ist, die Frage der Bi- und Triphalangie des Daumens zu lösen und festzustellen, welcher Knochen fehlt. Ein kompliziertes anatomisches Gebilde, welches infolge Assimilation des einen Elementes durch das andere oder infolge von Verschmelzung zweier Knochenelemente entstanden ist, würde eine größere Variabilität und ausgiebigere Schwankungen der Größe aufweisen als ein primär in sich abgeschlossener Knochen ohne Assimilationsvorgänge. Diese größere Variabilität eines komplexentstandenen Knochengebildes mit größeren Abweichungen vom arithmetischen Mittelwert müssen besonders deutlich werden, wenn jedes an der Knochenbildung beteiligte ursprüngliche Element sich durch einen verschiedenen Variabilitätsgrad auszeichnet. Wir (ROCHLIN) haben für die Lösung des uns interessierenden Problems keine arithmetischen Mittelwerte herangezogen, sondern den Streuungsgrad der Variation (Sigma). Die statistische Untersuchung der Länge kurzer Röhrenknochen erfolgte anhand von Röntgenaufnahmen bei über 1000 Menschen im Alter von 4—20 Jahren. Die statistische Zuverlässigkeit wurde nach folgender Formel geprüft:

$$\frac{T_1 - T_2}{\sqrt{m_1^2 + m_2^2}} > 3 ,$$

T_1 und T_2 charakterisieren dabei die Summe der Einzelwerte; m_1 und m_2 den mittleren Fehler.

Die Phalanx distalis des Daumens würde, vorausgesetzt sie habe die Mittelphalanx assimiliert, in ihrer Länge stärker als die distalen Phalangen anderer Finger variieren. Die statistische Analyse zeigt jedoch, daß die distalen Phalangen sämtlicher fünf Finger durch eine gleiche Schwankungsbreite charakterisiert werden. Die proximalen Phalangen der fünf Finger variieren ebenfalls gleichartig und auch die Mittelphalangen der übrigen Finger (II — III — IV — V) bilden eine geschlossene Gruppe in ihrer Variationsbreite. Diese statistischen Ergebnisse aufgrund größerer röntgenologischer Reihenuntersuchungen zeigen, daß die Phalanx medialis im Skelet des Daumens fehlt und niemals vorhanden war. Der Metacarpus I ist demnach keine fehlende Phalanx proximalis, und die Phalanx distalis des Daumens ist ein primär solitäres Gebilde, welches keine Mittelphalanx assimiliert hat.

Die morphologischen Besonderheiten des 1. Metacarpalknochens spiegeln die funktionelle Eigenart des Daumens wider. Die Metacarpalia II—V, welche bezüglich ihrer Genese zweifellos gleichartige Gebilde darstellen, weisen immerhin auch geringgradige

Unterschiede auf. Diese Verschiedenheiten werden teilweise dadurch erklärt, daß die Articulatio carpo-metacarpea V ein, wenn auch beschränktes, Sattelgelenk darstellt. Natürlich unterscheidet sich der erste Metacarpus, welcher sich durch eine für das Sattelgelenk ideale Facette auszeichnet, wesentlich deutlicher als der Metacarpus V von den übrigen Metacarpalia II—IV.

In bezug auf die Schwankungen der Länge stellen die Metacarpi II—IV eine gleichartige Gruppe dar, von welcher sich das Metacarpale V und besonders I unterscheiden. Auf diese Weise nimmt der Metacarpus V bezüglich der Variabilität seiner Dimensionen eine Zwischenstelle ein. Somit besteht eine vollständige Parallele zwischen der Variabilität der Dimensionen der einzelnen Knochen und den Besonderheiten ihrer Gelenkflächen.

Die statistischen Untersuchungen am Leningrader Institut zur Prüfung der Schwankungsbreite der Länge der einzelnen Skeletelemente der Hand, wie auch die oben angeführte Analyse anderer Besonderheiten dieser Knochen zeigen, daß jeder Anteil am Daumenskelet ein primär isoliertes selbständiges Gebilde darstellt. Der menschliche Daumen ist demnach ein zweiphalangealer Finger, welcher keine Mittelphalanx besitzt und der sog. „strittige" Knochen ist ein Metacarpus, dessen morphologische Eigentümlichkeit der funktionellen Eigenart des Daumens entspricht. Diese von Rochlin vertretene Hypothese der primären Biphalangie des Daumens wurde aufgrund phylogenetischer Angaben von dem Palaeontologen und vergleichenden Anatomen Orlow (1934) bestätigt.

II. Mißbildungen der menschlichen Hand

Auf Grund der Gesetzmäßigkeit, daß alle Fehlbildungen der Extremitäten mit der Entfernung vom Stamm zahlenmäßig zunehmen (Rhizophobie) ist die Vielfältigkeit von Anomalien und Mißbildungen am Handskelet nicht verwunderlich. Nicht alle kongenitalen Formveränderungen werden als Mißbildungen bezeichnet, sondern durch den Ausdruck Anomalie charakterisiert. Dabei gibt es fließende Übergänge die eine strenge Abgrenzung voneinander erschweren. Von einer Anomalie kann man sprechen, wenn die Abweichung von der Norm so geringfügig ist, daß sie weder Funktion der Teile wesentlich beeinträchtigt, noch eine äußerliche Entstellung bedingt.

Die Mehrzahl der Mißbildungen der Hände wird auch ohne Röntgenuntersuchung erkannt, jedoch gibt diese die Möglichkeit, anatomische Einzelheiten festzustellen, die nicht nur für eine bessere Analyse und Deutung der Fehlbildung, sondern vielmehr für die operative Korrektur zur Funktionsbesserung der mißgebildeten Hand von praktischer Bedeutung sind. „Bei der Vielheit menschlicher Extremitätenmißbildungen ist klare Übersicht und Einteilung erwünscht, aber schwer zu schaffen" (Gg. B. Gruber, 1958). Darstellungen, welche die Mißbildungen der Extremitäten, insbesondere der Hände zum Inhalt haben, stammen von W. Kümmel (1895), Taruffi (1881), Joachimsthal (1900), Klaussner (1900/1905), Aschner und Engelmann (1928), Pol (1935/1958), Politzer (1931), Schlingenberg (1907/1908), Valentin (1926/1934), Unterrichter (1934), Cocchi (1952), Gruber (1958) u.a.

Von den verschiedenen Einteilungen reichen diejenigen nach dem Sinn exzessiven und defektiven Werdens, nach den durch äußere Schädlichkeiten bedingten und ererbten Einflüssen wie auch in Hemmungsmißbildungen sowie progressive und regressive Formänderungen weder für eine klare und vollständige Übersicht (Gruber) noch für die radiologische Praxis aus. Unter den Versuchen die Anomalien und Mißbildungen der Hand zu systematisieren, erscheint uns das von Dubreuil-Chambardel (1925) vorgeschlagene Schema, als vorteilhaft. Dieses ist praktisch nützlich, läßt sich leicht einprägen, stellt allerdings nur einen systematischen Katalog dar ohne Hinweise auf die Art der Entstehung in formaler und kausaler Beziehung.

Tabelle 15. *Einteilung der Fehlbildungen der Hände* (modifiziert nach Dubreuil-Chambardel)

1. Zahländerung der Strahlen	a) Polydaktylie b) Oligodaktylie c) Ektrodaktylie
2. Zahländerung der Phalangen	a) Hyperphalangie b) Hypophalangie
3. Änderung der Strahllänge	a) Brachydaktylie b) Makrodaktylie c) Arachnodaktylie
4. Änderung der Achsenrichtung	a) Klinodaktylie b) „Incurving of the phalanx distalis" c) Kamptodaktylie d) angeborene Ulnarabduktion der Finger- „Windmühlenflügelfinger" e) Madelungs Deformität f) Klumphand Radiusdefekt Ulnadefekt
5. Verbindung von Strahlen und Ossa	a) distale radio-ulnare Synostose b) Konkreszenzen der Handwurzel c) Konkreszenzen v. Mittelhandknochen d) Symphalangismus- „Aplasie der Fingergelenke" e) Syndaktylie
6. Verstümmelungen	a) Mehrfachbildungen der Hand b) Kurzhand c) Handdefekte d) Perodaktylie

In Anlehnung an Dubreuil-Chambardel (1925) unterscheiden wir sechs Gruppen von Handanomalien und Mißbildungen (Tabelle 15). Wir wollen jedoch versuchen, der von W. Müller zum Ausdruck gebrachten Meinung: „Es handelt sich bei den Fehlbildungen um Schwankungen um einen Normalwert mit Abweichungen nach der Plus- und Minusseite" gerecht zu werden und sie in das Schema mit einbauen.

1. Zahländerung der Strahlen

a) Polydaktylie

Sie kann in einer Überzahl von Fingern, der *Hyper-* oder *Polydaktylie* in Erscheinung treten. Nach B. Aschner und Engelmann (1928) findet sich die Polydaktylie nur bei 0,0025% orthopädischer Deformitäten, ist also eine seltene Verbildung. Nach Aschner (1928), Koehler (1923 und 1924), Smith und Norwell (1894), sowie Gruber (1958), ist die Polydaktylie dominant vererbbar. Dabei ist auch der Ort des zusätzlichen Fingers mit vererbt. Aschner und Engelmann (1928) vermuten hier eine Genkoppelung, bei der das Merkmal Polydaktylie mit dem der Lokalisation der Vielfingerigkeit kombiniert sind. Pfitzner (1898) hat eine gewisse Geschlechtsgebundenheit beobachtet.

Da die Polydaktylie häufig von sekundärer Syndaktylie begleitet ist, spricht Cocchi (1952) von Polysyndaktylie. Sie tritt vorwiegend durch Vermehrung des Randstrahles als ulnare (Priessnitz, 1954; Pires de Lima, 1926) oder radiale (Pires de Lima, 1926) Polydaktylie in Erscheinung. Abb. 59 zeigt das Röntgenbild eines 1 Monat alten Knaben, bei dem der radiale Randstrahl im Fingerbereich gedoppelt, beide Anteile durch cutane Syndaktylie miteinander verbunden sind und jeder drei Phalangen aufweist.

Fabris (1926) unterscheidet drei Formen von Polydaktylie: überzähliger Finger zwischen den Fingern, Teilung eines Fingers entweder des Daumens oder Kleinfingers und eine proximal beginnende Gabelung. Die überzähligen Finger können voll ausgebildet oder nur Anhängsel sein. Die Verdoppelung kann im Bereich jeder Phalanx (Abb. 60) beginnen. Aber auch eine Vermehrung der Metacarpalia und Carpalia kann vorkommen. Weitere Einzelheiten über Poly- und Polysyndaktylie können in den Arbeiten von Amrein

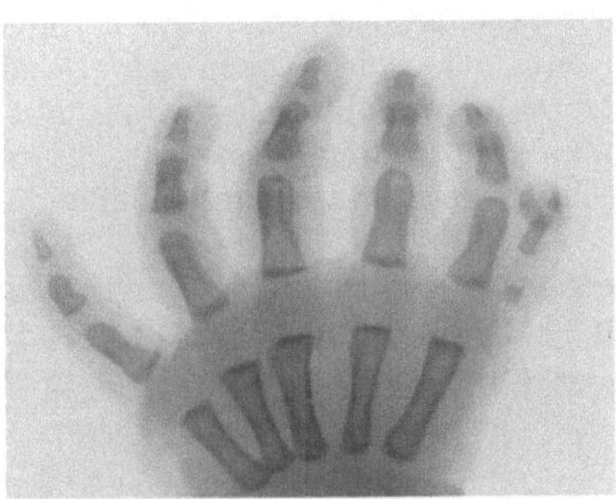

Abb. 59. Hand mit fünf Fingern mit je drei Phalangen auf jeder Seite und rudimentären Daumen rechtsseitig in Syndaktylie mit dem nächsten Finger bei einem 1 Monat alten Knaben

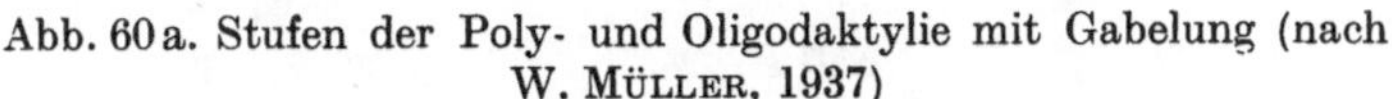

Abb. 60a. Stufen der Poly- und Oligodaktylie mit Gabelung (nach W. Müller, 1937)

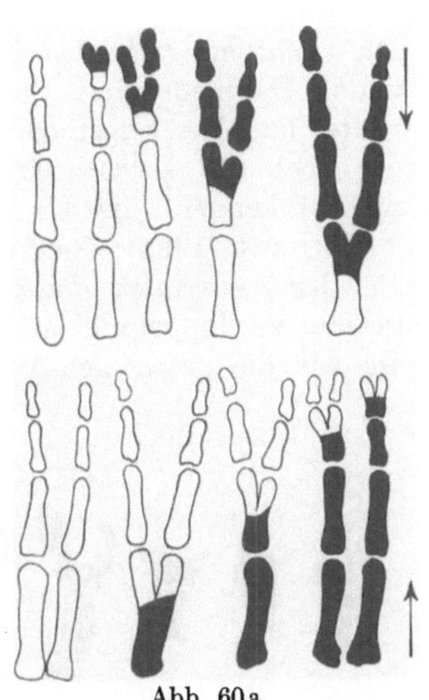

Abb. 60a

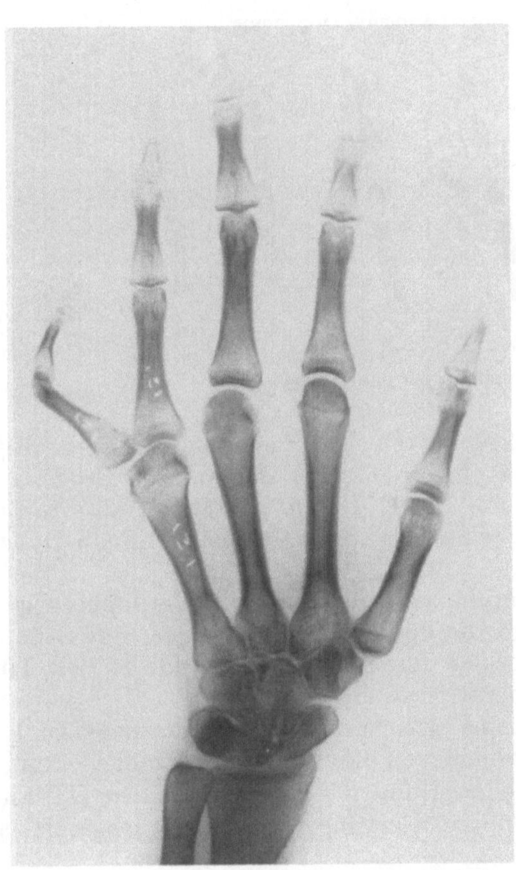

b

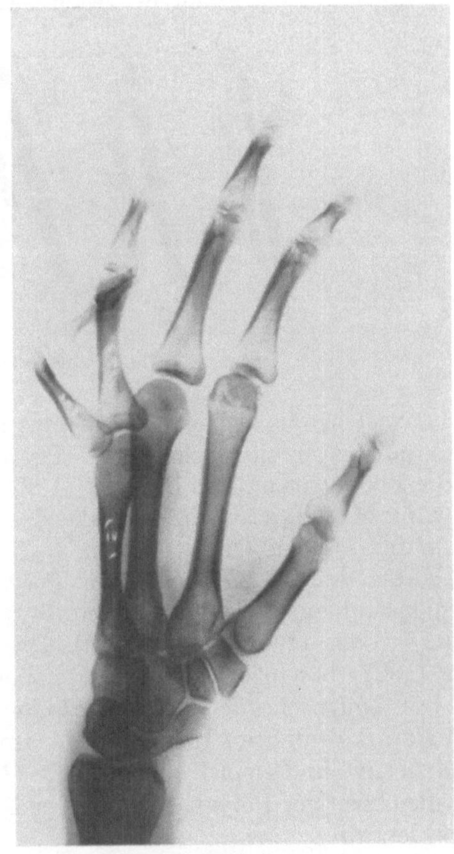

c

Abb. 60b u. c. Oligodaktylie bei einem 24jährigen Mann

(1903), Atwood (1917), Ballowitz (1934), Brody (1934), Buettner (1938), Henckel und Brandt (1953), Joachimsthal (1900/01), Koehler (1924), Lehmann und Witteler (1935), Rochlin (1926), Rudert (1938), Sjöstedt (1940), Snyder (1929), Stapf (1926), Ströer (1935), Thomsen (1927), Treiger (1914/1921), Vogel (1913), Wertheim (1900/01) und Zweig (1938) nachgelesen werden.

Die *präaxiale Polysyndaktylie* kann sehr mannigfaltig sein. Neben reiner Verdoppelung des Daumens sind Verdoppelungen möglich, bei welchen der Daumen Fingercharakter hat. Die verschiedenen Grade der Daumenstrahlverdoppelung gibt ein Schema wieder (Abb. 61). Leichte Grade der Daumenverdoppelung lassen oft nur ulnare Klinodaktylie erkennen, die bis zur Verdoppelung der Endphalanx fließende Übergänge zeigt (Rudert (1938); Cocchi (1952)).

Bei der *postaxialen Polysyndaktylie* handelt es sich um überzählige Kleinfinger. Die postaxiale Verdoppelung ist nach Pires de Lima (1926) und Ströer (1935) fast ebenso häufig wie die präaxiale. Auch hier gibt es alle Übergänge von einem rudimentären

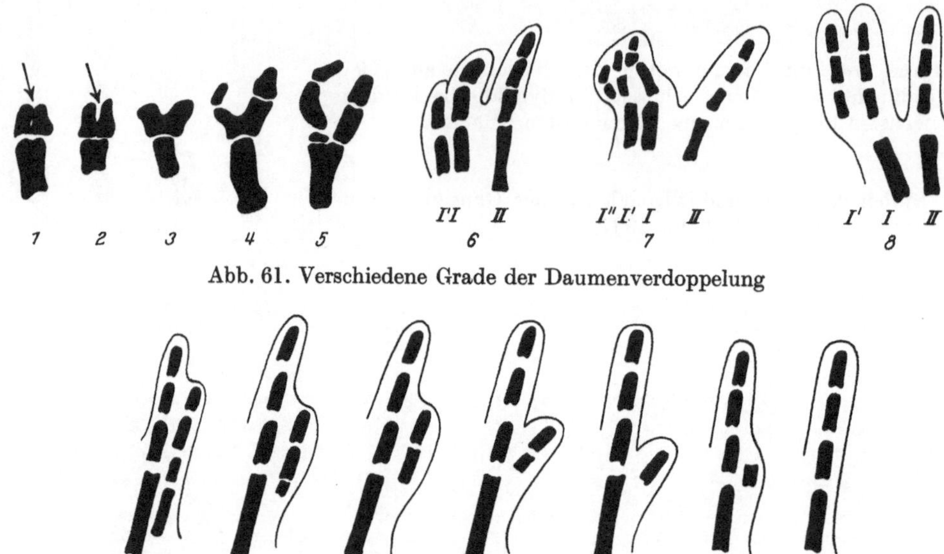

Abb. 61. Verschiedene Grade der Daumenverdoppelung

Abb. 62. Stufen der Daumenhypo- und -aplasie

Anhängsel bis zur Entwicklung eines gutausgebildeten VI. Fingers. Sind beide Eltern Merkmalsträger der postaxialen Polysyndaktylie, so besteht dominanter Erbgang wie es die Beobachtung von Snyder (1929) und die von G. B. Gruber (1958) zitierte Beobachtung Maltzans in der Familie des schwarzhäutigen Sultans aus der Fodli-Dynastie im südarabischen Gebiet zeigen.

Unter *axialer oder medianer Polysyndaktylie* versteht man die Verdoppelung von Binnenstrahlen. Meistens handelt es sich um die des mittleren Strahles, selten um die des IV. oder II. (Cocchi (1952)). Die am besten untersuchte Sippe wurde von Thomsen (1927) beschrieben und über sieben Generationen analysiert.

Die *präpostaxiale Polysyndaktylie* ist eine gleichzeitige Strahlenvermehrung im radialen und ulnaren Handbereich. Im Lehrbuch von Schinz (1952) bildet Cocchi das eindrucksvolle Beispiel von Ströer (1935) einer Hand mit einem normalen III. Finger bei gleichzeitiger Polysyndaktylie im Daumen und Kleinfingerbereich mit insgesamt acht Strahlen ab.

Als Teilerscheinung kann die Polydaktylie bei mehreren Syndromen beobachtet werden. So beim

Ellis-van-Creveld-Syndrom (Chondroektodermaldysplasie) mit Minder- oder Zwergwuchs, verkürzte „lange" Röhrenknochen, verzögerter Knochenkernentwicklung, multiplen Exostosen, Hypoplasie des Zahnsystems und der Nägel, doppelseitige Polydaktylie;

Grauhan-Syndrom (seltene erbliche Mißbildungskombination von Disphalangie und Cheilopalatoschisis) mit Lippenkiefergaumenspalten, Spaltbildungen von Blase und Genitale, Nierenfehlbildungen, Hexadaktylie;

Gruber-Syndrom (Dysencephalia splanchnocystica) mit Mißbildungen des Gesichtsschädels, Dysplasien des Genitale, Blasenektopie, Wirbelsäulenspalten, Cystenbildungen innerer Organe (Leber, Pankreas, Niere, Ovar), vorwiegend ulnare Poly- oder Syndaktylie;

Laurence-Moon-Biedl-Bardet-Syndrom (LMBS) mit Rückständigkeit der geistigen Entwicklung, übermäßigem gleichmäßig verteiltem Fettansatz, genitaler Hypotrophie, Hoch- oder Riesen-, seltener Minderwuchs, Hemeralogie, Schwerhörigkeit, Schädelanomalien, Überstreckbarkeit der Gelenke, Poly- und Syndaktylie;

Panse-Syndrom (Kombination von LMBS und mongoloider Idiotie) und

Ullrich-Feichtiger-Syndrom (Dyskranio-pygophalangie) mit typischer Facies, präaurikulären Ohranhängseln, Mikrognathie, Mikrophthalmus, Taubheit, Dysgenitalismus, normaler geistiger Entwicklung, Hexadaktylie, bei welchem sie ein relativ obligates Zeichen darstellt.

Beim *Apert* (I)-*Syndrom* (Akrocephalosyndaktylie); *Capdepont-Syndrom* (Dentinogenesis hypoplastica hereditaria), dem *Langdon-Down-Syndrom* (mongoloide Idiotie), *Erb-Goldflam-Syndrom* (Myasthenia gravis pseudoparalytica) und dem *Minkowski-Chauffard-Gänsslen-Syndrom* (familiäre hämolytische Anämie mit Konstitutionsanomalien) stellt die Polydaktylie dagegen nur ein fakultatives Vorkommen dar.

b) Oligodaktylie

Die Verminderung, besser das Fehlen von Fingerstrahlen wird durch die Ausdrücke *Oligodaktylie* und *Hypodaktylie* charakterisiert. Nach W. Müller (1937) handelt es sich bei Entstehung der Poly- und Oligodaktylie zwar um die gleichen Vorgänge, die aber in der Verlaufsrichtung der Strahlenvariation, z. B. an den Fingern, entgegengesetzt wirken. Diese Anschauung wird durch Beobachtungen gestützt, wobei am gleichen Individuum beide Fehlbildungen nebeneinander bestehen. Auf Grund des Vergleiches entsprechender Reihen (Müller) scheint sich beim Rückbildungsvorgang die Verschmelzungstendenz am zentralen Ende zweier Strahlen zuerst geltend zu machen (Abb. 60a—c), um dann in distaler Richtung über die verschiedenen Zwischenstufen zur vollständigen Verschmelzung zu führen. Bei W. Müller und Cocchi ist deutlich ausgesprochen, daß es sich hierbei jedoch um keine einheitliche Gruppe von Mißbildungen handelt. Exakte Untersuchungen aller Beobachtungen von Oligodaktylie hinsichtlich ihrer Morphe, wie auch ihres erbpathologischen Verhaltens, ihrer ein- oder doppelseitigen Erscheinung und der Kombination mit anderen Fehlbildungen sind daher erforderlich. In der Mehrzahl der Beobachtungen handelt es sich um einseitige Aplasie des Daumens (Algyogyi, 1910/11; Joachimsthal, 1900; Veit, 1939; Cocchi, 1952) (Abb. 63).

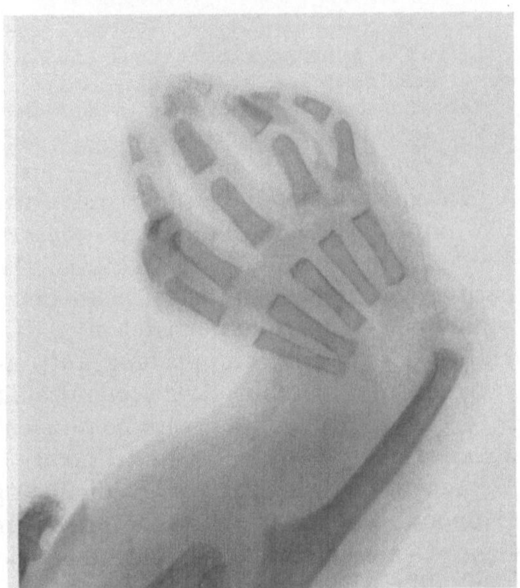

Abb. 63. Daumenhypoplasie bei totalem Radiusdefekt mit radialer Klumphand bei einem 1 Monat alten Knaben, gleichzeitig cutane Syndaktylie der beiden radialen Randstrahlen

Häufiger wird nur eine Hypoplasie des Daumens beobachtet. Die Daumenstrahlaplasie kann zu Klumphand führen. Andererseits findet man die Daumenhypo- und -aplasie in Fällen mit Radiusdefekt.

Am Daumenstrahl konnte Müller unter Einbeziehung eigener sowie der Beobachtungen von Nitsche und Armknecht (1933) sowie Nigst (1927) verschiedene Grade der Oligodaktylie nachweisen. Dabei tritt oft eine auffallende Verschmälerung des Metacarpus I auf, welcher dicht an den Mittelhandknochen II herangetreten zu sein scheint, und sogar mit diesem eine gelenkige Verbindung eingehen kann. Auch das Fehlen von Handwurzelknochen ist beobachtet worden (JOACHIMSTHAL, 1902). Abb. 64 zeigt bei einem 4 Wochen alten Knaben eine asymmetrische Form eines Radiusstrahldefektes mit völligem Fehlen des Radius links und einem kleinen Radius rechts. Auf der Seite mit partiellem Radiusdefekt (rechts) findet sich an der Hand eine Tetradaktylie mit vollständigem Verlust des Daumenstrahles. Die Seite mit totalem Radiusdefekt (links) zeigt hingegen nicht nur den Daumenverlust, sondern auch keinen Metacarpus II. Die Grundphalanx ist klein und weiter proximal gelegen und der radial gelegene Metacarpus ist sehr breit und kompakt, so daß man in ihm wohl die Knochenanlage von zwei Metacarpalia suchen kann.

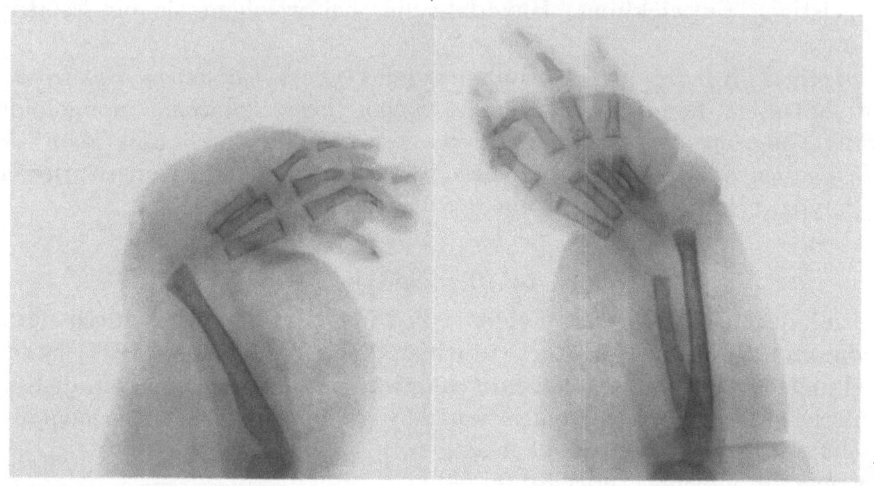

Abb. 64a u. b. Aufnahmen beider Hände und Unterarme eines 1 Monat alten Knaben. a Vollständiger Radiusdefekt links mit präaxialer Oligodaktylie. Die Phalangen des II. Strahles sind verschmälert und verkürzt, es bestehen nur drei Metacarpi, von denen der radiale auffällig breit ist. b Rechts besteht partieller Radiusdefekt mit Fehlen des I. Strahles. Die Klumphand ist auf der Seite mit vollständigem Radiusdefekt stärker ausgeprägt

In einem anderen Beispiel fanden wir eine Hypoplasie des 1. Strahles mit (Abb. 65a) und ohne (Abb. 65b) Verlust des Metacarpus bei gleichzeitigem Vorhandensein von drei Phalangen und cutaner Syndaktylie. Dabei ist die besondere Form des schmalen Metacarpus hervorzuheben, der sich an den nächsten anschmiegt. Die Vielgestaltigkeit wird schließlich dadurch unterstrichen, daß der Radiusverlust auch ohne Strahlverlust der Hand, ja sogar mit Verdoppelung, auftreten kann. So zeigt Abb. 63 einen drei-phalangealen Daumen mit Syndaktylie bei unauffälligem Metacarpus.

Ähnliche Rückbildungserscheinungen wurden auch am ulnaren Randstrahl (z.B. von KLAUSSNER (1900, 1905) und COCCHI (1952)) beobachtet und auch das Fehlen von Binnenstrahlen kommt vor. Schließlich gibt es Individuen mit nur einem Fingerstrahl (Monodaktylie) oder ganz ohne Finger und Metacarpalia (Adaktylie). Der Nachweis erblicher Genese der einfachen Oligodaktylie ist schwer zu führen, meist ist sie mit anderen Fehlbildungen kombiniert (ALGYIOGYI, 1910/11; VEIT, 1939). Verschiedene Formen der Daumenhypo- und -aplasie zeigt Abb. 62. Bedingt lassen sich schließlich auch alle Formen mit dem Fehlen (Aplasie) oder der Verkleinerung (Hypoplasie) einzelner Handwurzelknochen als Sonderformen der Oligodaktylie hier einfügen. Formalgenetisch dürfte ihre Entstehung auch mit derjenigen der Oligodaktylie identisch sein.

Die häufigsten Formen von Oligodaktylie sind Begleiterscheinungen bei Ausfall von Knochen im Zeugopodium, also am Vorderarm, wie die obigen Beispiele zeigen. Eine besondere Form des Strahlausfalles stellt die Spalthand dar, deren einfach dominanter Erbgang als gesichert gilt.

Als *Oligodaktylie-Syndrom* oder Hertwig-Weyers-Syndrom wird eine erbliche mesektodermale Entwicklungsstörung mit Hemmungsmißbildungen der ulnaren Extremitätenanlage, des Zwischenkiefers, Sternums und der Nieren bezeichnet. Die Oligodaktylie hat dabei eine charakteristische Form. Die Hand besteht nur aus dem Daumen und Zeigefinger. Zusätzlich fehlt die Ulna und auch die ulnaren Handwurzelknochen sind nicht angelegt. Nach WEYERS (1957 und 1968) ist dabei eine spitzwinklige Ankylose in der Ellenbeuge zu beobachten. Zusätzliche Symptome sind ein Flügelfell, Reduktion und Synostose der Sternalsegmente, Nierenmißbildungen und Entwicklungsstörungen im Bereich des Zwischenkiefers.

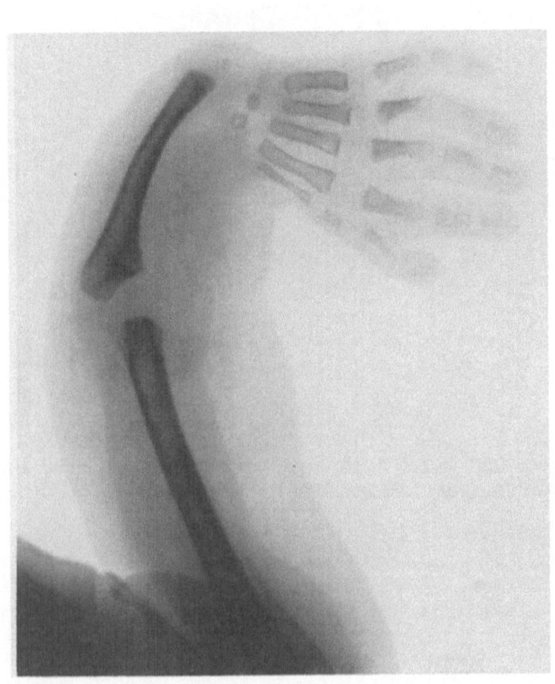

a

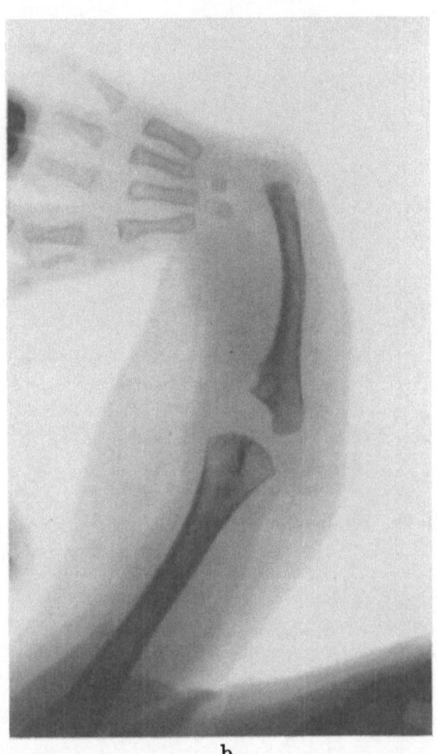

b

Abb. 65a u. b. Doppelseitiger Radiusdefekt bei einem 2 Monate alten Knaben mit Klumphand und asymmetrischer präaxialer Oligodaktylie

c) Ektrodaktylie

Der französische Teratologe J. G. SAINT-HILAIRE hat in seinem bekannten Werk «Histoire générale et particulière des anomalies de l'organisation chez l'homme et les animaux» (1832) einen Fall einer Spalthand, die er als „Ektrodaktylie" bezeichnete, beschrieben. Diese Bezeichnung drückt das Wesen der hier einzuordnenden Defektbildungen in einem einprägsamen anatomischen Begriff gut aus (GREBE, 1958). In der Praxis werden allerdings die von KÜMMEL (1895) eingeführte Bezeichnung „Spalthand" oder Begriffe wie split-hand, claft-hand, Krebsscheren, claw oder lobster-claw bevorzugt zur Charakterisierung herangezogen. Diese vielen, sehr anschaulichen Begriffe führen leicht zu einer Fehlbeurteilung des einheitlichen erblichen Leidens und können bei atypischen Formen zur Einreihung in Oligodaktylien oder ähnlichem führen.

Die typische und sehr eindrucksvolle Mißbildung, die nach PEARSON (1931) auch beim Schimpansen und Rhesusaffen in gleicher Form vorkommt, besteht in einer unzureichenden Bildung der Mittelstrahlen im Bereich der oberen und unteren Extremitäten. Je hochgradiger der Mittelstrahldefekt ausgebildet ist, um so deutlicher sind Hand und Fuß in zwei opponierbare Finger- und Zehengruppen geteilt. Die randständigen Digiti sind dabei häufig in Form einer echten Syndaktylie miteinander verbunden.

Die Diagnose Spalthand läßt sich in typischen Fällen leicht stellen. Ein Beispiel hierfür ist in Abb. 66 und in einer Skizze nach PERTHES (1902) (Abb. 67) wiedergegeben.

Das Wesen der an beiden Händen und Füßen, aber auch nur an den Händen oder Füßen, ein- oder beidseitig möglichen Entwicklungsstörung beruht in einer angeborenen

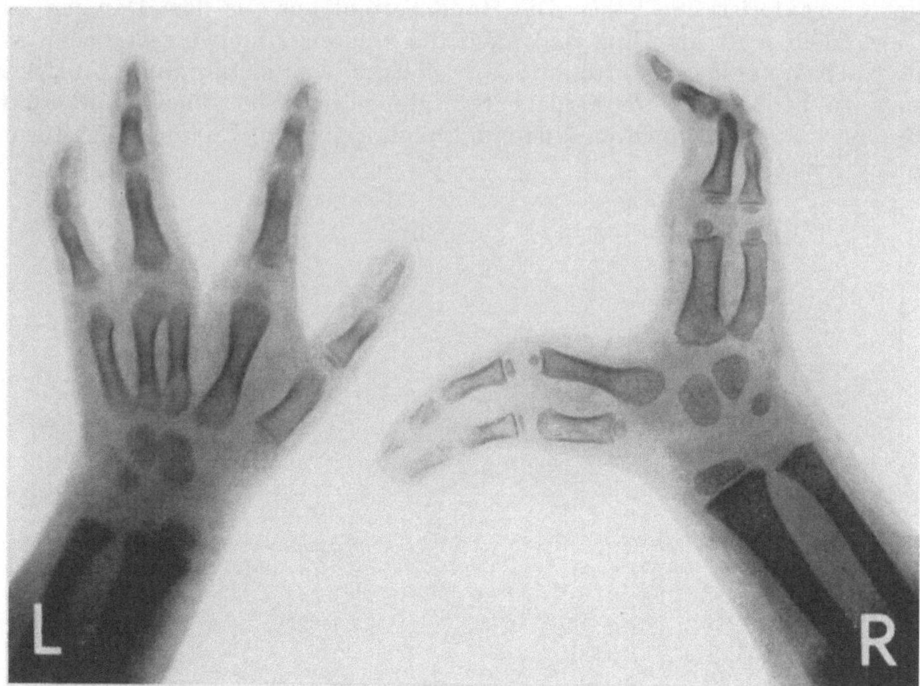

Abb. 66. Krebsscherenförmige Spalthand rechts und angedeutet auch links mit unterschiedlicher Unterdrückung des Mittelstrahles (aus A. HOPF, 1958)

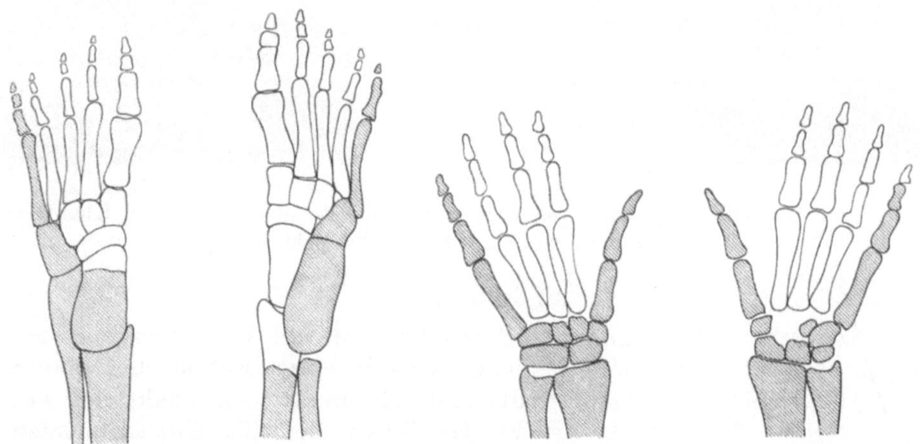

Abb. 67. Spaltfuß und Spalthand bei einem 35jährigen Chinesen. Grau: vorhandene; weiß: fehlende Knochen (nach PERTHES, 1902)

Bildungshemmung des Weichteilblastems (W. MÜLLER, 1937) und des Ektoderms (A. WERTHEMANN, 1952) von Hand und Fuß, durch die es zu keilförmig von der Peripherie als Basis mit der Spitze nach dem Hand- oder Fußgelenk hin gerichteten Defekten kommt (WERTHEMANN).

Ein anschauliches Schema zunehmender Defekte der primitiven Handplatte hat W. MÜLLER (1937) aufgestellt (Abb. 68). Man kann aus diesem Schema ablesen,welch unterschiedliche Formen bei dieser Fehlbildung auftreten können. Im Extrem ist von einer „Spalthand" nichts mehr erkennbar, und man findet nur noch einen ulnaren Randstrahl — Spalthand mit radialen Defekten — die dann als Monodaktylie in Erscheinung tritt. Schließlich können Finger überhaupt fehlen (Adaktylie).

Um die morphologische Abgrenzung von verwandten Fehlbildungen und der Klärung der Entstehung von Spalthänden und Spaltfüßen haben sich nach KÜMMEL (1895) und

Schwalbe (1906), Barsky (1964), K. H. Bauer u. Bode (1940), Birch-Jensen (1949), Bircher (1918), W. Brandt (1937), H. Grebe (1958), W. Müller (1937), H. Stieve (1916), Ströer (1936) und O. v. Verschuer (1940) bemüht. Die erste Familie mit mehreren Trägern einer Spalthand hat nach Saint-Hilaire der Franzose Béchèt (1829) beschrieben. Nach Grebe (1958) hat Scoutetten (1858) als erster angenommen, daß die Mißbildung erblich sein müsse. Über das umfangreiche Schrifttum zur Familienforschung bei Ektrodaktylie kann man sich einen vollständigen Überblick bei Grebe (1958) in Schwalbe-Grubers „Morphologie der Mißbildungen" verschaffen. Außerdem sei auf den Abschnitt „Erbkrankheiten" in diesem Handbuch verwiesen. Von den mehr als 60 Familien, die bei Grebe genannt werden, sind besonders hervorzuheben: Liebenams (1938) Bearbeitung, in der 14 Personen mit Ektrodaktylie aus fünf Generationen mit Röntgenbildern dargestellt werden; Klages und Jacob (1940) haben unter 62 Familienmitgliedern in vier Generationen 13 Spalthände gefunden; Hanhart (1945) konnte in einer Familie eine stark unregelmäßige Dominanz feststellen. Gorianowa (1934), Anderson (1886), Birch-Jensen (1949), Lewis und Embleton (1908/09), Ströer (1935/36) haben einen klaren dominanten Erbgang bei Familien mit Ektrodaktylie nachweisen können. Ein gesicherter Fall von recessivem Erbgang bei typischer Spalthand- und Spaltfußbildung ist nach Grebe (1958) in der gesamten Weltliteratur nicht zu finden.

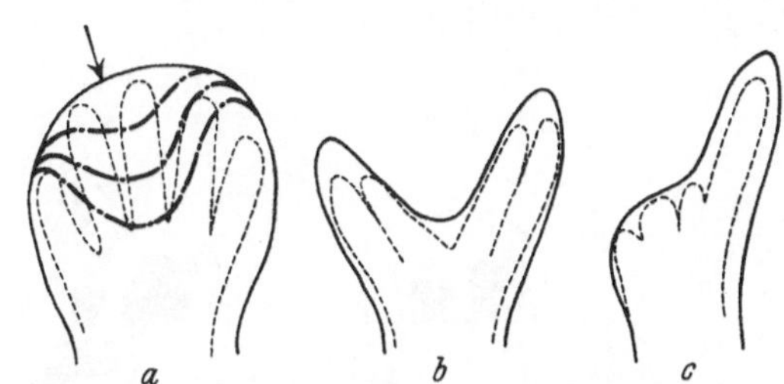

Abb. 68. Schematische Darstellung der fortschreitenden Stadien bei angeborenen „Defekten" der Handplatte (nach W. Müller, 1937)

Besonders eindrucksvolle Beispiele für die Penetranz des der Fehlbildung zugrunde liegenden Gens sind die folgenden: Ströer (1936) berichtete über eine Frau mit einstrahliger Ektrodaktylie der Füße, die in vier Ehen acht Kinder geboren hat, von denen sechs die gleiche schwere Mißbildung wie ihre Mutter hatten.

Neugebauer (1962) sah bei den zwei Kindern einer gesunden Frau von zwei verschiedenen Männern die gleichartige Ektrodaktylie. Allerdings war das Ausmaß der Fehlbildung bei dem Zweitgeborenen stärker als bei dem Erstgeborenen.

Daß dieses Erbleiden auch vom Vater ererbt werden kann, zeigt die Beobachtung von Mayer (1898). Hier war ein Mann zweimal verheiratet und hatte mit der ersten Frau zwei, mit der zweiten Frau vier Kinder. Der Vater und alle Kinder hatten die gleiche Mißbildung. In der folgenden Generation wurden die weiblichen Familienmitglieder verschont. Als übersichtliche Darstellungen sind noch die von Cocchi (1952) und Hopf (1959) zu erwähnen. Bei Barsky (1964) findet man die wesentlichen Arbeiten aus der Zeit vor Röntgens Entdeckung, sowie Hinweise zur operativen Behandlung. Bezüglich der Behandlung der Spalthände wird auf das orthopädische Schrifttum verwiesen (Hopf, 1959; Witt u.a., 1966).

Hinweise über die Häufigkeit und die Verteilung der Ektrodaktylie auf die Geschlechter sind aus folgender Tabelle zu entnehmen:

Tabelle 16

	Birch-Jensen	Barsky
Gesamtzahl von Handmißbildungen	625	400
Spalthände	36	19
Spalthände (in Prozent)	5,70	4,75
typische Spalthände	16	10
atypische Spalthände	20	9
Geschlecht: männlich	20	9
weiblich	16	10

Für die röntgenologische Befunderhebung und deren nachfolgende Klassifikation sind die morphologischen Details und ihre Interpretation wesentlich. Die Mitteilungen von STRÖER zeigen, welche Variabilität innerhalb der Fehlbildung Ektrodaktylie anzutreffen ist. Eine schematische Darstellung von STRÖER (1936) (Abb. 69) zeigt nicht nur die morphologische Variabilität, sondern auch die Schwierigkeiten, die sich für eine klare systematische Abgrenzung ergeben können. Es muß daher in jedem Fall einer derartigen Fehlbildung das Ergebnis einer systematischen Familienuntersuchung mit herangezogen werden.

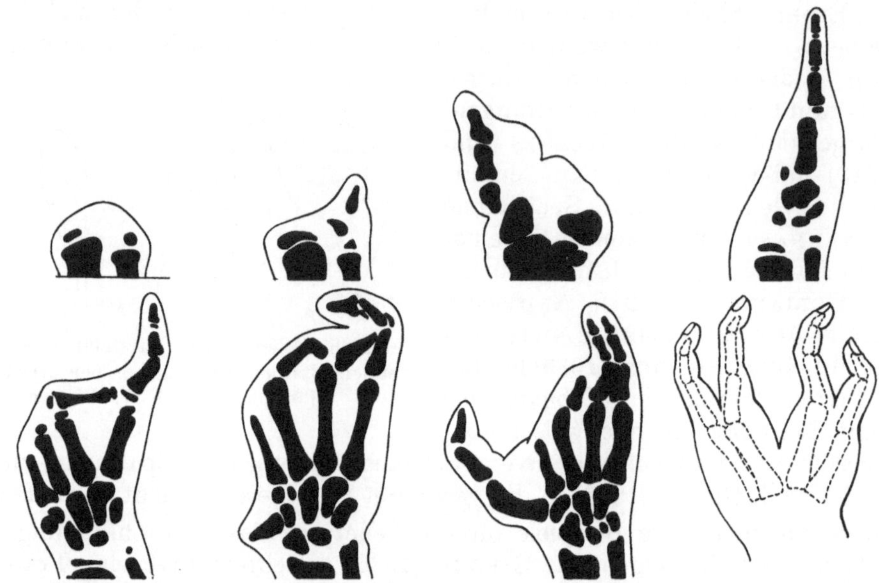

Abb. 69. Formen der Ektrodaktylie vom leichten bis zum schwersten Grad (nach STRÖER, 1936)

Als Einteilungsschema der verschiedenen Formen der Ektrodaktylie geben wir hier das von GREBE (1958) wieder. Es ist eine Kombination der Einteilungen von WERTHEMANN (1952) und BIRCH-JENSEN (1949); in ihr werden die Begriffe Spalthand (Spaltfuß) und Ektrodaktylie gleichsinnig verwendet.

Morphologische Formen der Ektrodaktylie

1. Typische Spalthand (Spaltfuß) mit keilförmigen Defekten,
2. Spalthand mit radialem Randstrahldefekt (Spaltfuß mit tibialem Randstrahldefekt),
3. atypische Formen.

Bei der röntgenologischen Analyse ist zu fordern, daß eine Definition aller Handknochen anzustreben ist. Dabei ist die Bezeichnung der existenten Digiti von gleicher Bedeutung wie die Bestimmung der vorhandenen Handwurzelknochen. Die Zuordnung kleinerer rudimentärer Knöchelchen ist dabei oft sehr schwierig. Abb. 70 zeigt eine eigene Beobachtung. Im Bereich der Handwurzelknochen kann es nicht nur zum Verlust von Skeletelementen kommen, sondern auch das Auftreten atypischer Karpalia und die Koaleszenz von Handwurzelknochen ist möglich. Die Handwurzelknochen können anstatt in zwei in drei Reihen angeordnet sein (GREBE). Im Bereich der binnenständigen Metacarpalia und Grundphalangen kann es zur Gabelung einzelner Elemente kommen und auch zur Verschmelzung zweier benachbarter Ossa. Für die Gebrauchsfähigkeit der Hand kann ein sog. „Transversalknochen" von Bedeutung sein. Dieser bewirkt dann in Form eines Triangel (JOACHIMSTHAL 1900) eine pufferartige Skeletabstützung des mittleren Handbereiches. Dieser Transversalknochen weist, wahrscheinlich infolge der geänderten mechanischen Beanspruchung, eine doppelte Epiphyse auf (HOPF, 1959). Diese Verlagerung von Knochenanlagen ist nicht nur für Spalthände typisch (HOPF). Das klinische und röntgenologische Erscheinungsbild der Ektrodaktylie ist oft kombiniert mit einer cutanen Syndaktylie (ASCHNER u. ENGELMANN, 1928), kann aber auch mit Polydaktylie (GROTHE, 1924; LEWIS u. EMBLETON, 1908/09; MÜLLER, 1937; STAPF, 1926; STRÖER, 1936) kombiniert sein. An begleitenden Mißbildungen werden neben kongenitalen Herzmißbildungen, Atresia ani und Mißbildungen der Harnwege besonders auch Augenfehlbildungen wie Linsenluxation, Retinitis pigmentosa u.ä. beobachtet (FABER, 1936; KARSCH, 1936; NEUGEBAUER, 1962).

2. Zahländerung der Phalangen

a) Hyperphalangie

Als eine *Hyperphalangie* beim Menschen wird der dreiphalangeale Daumen angesprochen (Abb. 57 und 58). Dabei ist eine mehr oder minder gut entwickelte Mittelphalanx vorhanden. Sie kann plump, kurz und oft keilförmig sein, wodurch der Daumen gegen den Mittelfinger zu, im Sinne einer Klinodaktylie, schaut. Ohne abnorme Mittelphalanx gibt es keine Klinodaktylie. Sie wird auch als Pollex valgus angesprochen. Auch ein Pollex varus kommt vor und wird zur Unterscheidung „radiale Klinodaktylie“ bezeichnet. Die zusätzliche Mittelphalanx ossifiziert anepiphysär. Das Leiden tritt auch familiär auf und vererbt sich einfach-dominant, wie die Beobachtung von COTTE zeigt. Weiteres zum dreiphalangealen Daumen kann im Abschnitt „Daumenproblem“ sowie „Erbkrankheiten des Skelets“ dieses Handbuchs und bei POL (1958), FERBER (1952), GROBELNIK (1951), PALTRINIERI (1948) und STIEVE (1915) nachgeleesn werden. Berichte über dreiphalangeale Daumen stammen von CAMPBELL (1929), COTTE (1923), GRASHEY (1929), HAAS (1939), HILGENREINER (1910), JOACHIMSTHAL (1900), KLEMM (1956), MÜLLER (1937), POLITZER (1931), RIEDER (1900), ROBERTS (1943) und STAPFF (1926).

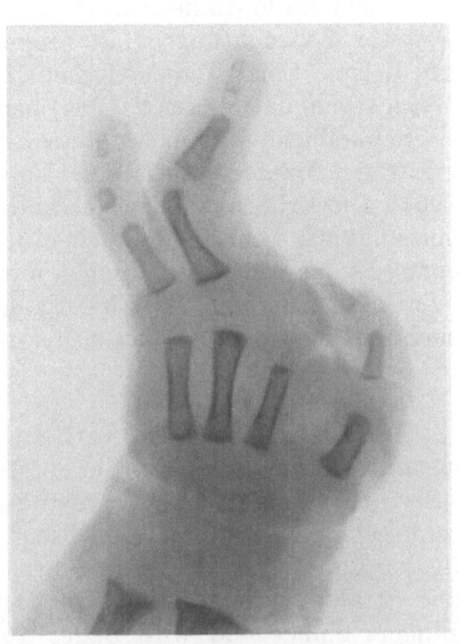

Abb. 70. Symmetrische Ektrodaktylie an Händen und Füßen bei einem 6 Wochen alten Mädchen. An den Händen bestehen drei Finger (I, IV, V) und vier Metacarpi; an den Füßen drei Zehen (I, IV, V) und zwei Metacarpi

Neben dem dreiphalangealen Daumen mit verstümmelter epiphysärer Mittelphalanx gibt es auch die dreigliedrigen Daumen, welche die Länge eines der übrigen vier Finger haben. Es handelt sich dabei um die sog. Dolichophalangie mit angeblich „echter Hyperphalangie“. Das Metacarpale I hat dabei eine selbständige distale Epiphyse und gleicht den anderen Metacarpalia (Abb. 63). Äußerlich sieht dieser 1. Finger dann wie ein Zeigefinger aus, weshalb dieser Befund auch als fünffingrige daumenlose Hand bezeichnet wird. Nach HOPF spricht vieles dafür, daß es sich bei der hyperphalangealen Form des dreigliedrigen Daumens in Wirklichkeit um eine Daumenaplasie handelt und statt dessen eine Doppelbildung des 2. Fingerstrahles erfolgt ist. Neben der Fingerform, dem Fehlen des Daumenballens, dem Fehlen der basalen Epiphysen am zugehörigen Metacarpale und der weitgehenden Rückbildung des Daumen-Sattelgelenkes spricht die bei einigen Fällen beobachtete Hypoplasie des Scaphoideum (HOPF, BARSKY) für das Vorliegen eines peripheren Strahldefektes mit gleichzeitiger Mehrfachbildung des 2. Strahles.

Nach POL (1921) und COCCHI (1952) werden Formen der Hyperphalangie an den anderen Strahlen nicht beobachtet. Sie definieren diese als Brachyhyperphalangie, stellen sie als Pseudohyperphalangie dar und sehen sie als eine Sonderform der Brachydaktylie. Grundlage für diese Ansicht sind Beobachtungen von POL, wonach es sich um eine Verselbständigung der Epiphyse der Grundphalanx handelt. Er beweist dies durch den

Nachweis aller Übergänge von einer Vergrößerung der normalen Grundphalanxepiphyse bis zu einer vollständigen Segmentation durch ein, wenn auch nicht funktionsfähiges Gelenk. Vergleicht man morphologisch die Hyperphalangie des Daumens mit der an den anderen Fingern, so zeigt sich das gleichartige epiphysäre Verhalten der zusätzlichen Phalangen. Da die zweite Form des „dreigliedrigen Daumens", wie schon oben gesagt, eher eine Daumenaplasie mit Verdoppelung des 2. Strahles ist, stellt sich die Frage: gibt es wirklich echte Hyperphalangien? In Übereinstimmung mit unserer Darstellung über die besondere Form des Daumens möchten wir die Frage verneinen. Gründliche Analysen weiterer Beobachtungen mit Sippenforschung sind hier jedoch noch erforderlich. Über das Beispiel einer symmetrischen Hyperphalangie des 2. Fingers durch ein akzessorisches Metacarpale hat Manzke (1966) berichtet.

Schließlich ist von Interesse, daß es Beobachtungen gibt, bei denen neben dreigliedrigen Daumen auch eine Polydaktylie zu beobachten war (Hopf, 1959; Barsky, 1951). Die Erblichkeit der Fehlbildung kann dessen ungeachtet für viele Fälle als sicher gelten, auch wenn es wahrscheinlich richtiger ist, die hier besprochenen Verbildungen entweder bei den Fehlbildungen mit Zahländerung der Strahlen (Poly- und Oligodaktylie) oder mit Änderung der Fingerlänge (Brachydaktylie) einzureihen. Zukünftige Untersuchungen werden uns hier sicher zur Klarheit verhelfen.

b) Hypophalangie

Unter *Hypophalangie* versteht man eine Zahlverminderung der Phalangen eines Strahles (Müller, 1937). Sie entsteht durch Verlust der Segmentierung. Der Ausdruck „Segmentierung" oder „Segmentation" bedeutet eine Abtrennung in querer Richtung, senkrecht zur Extremitätenachse. Unter „Spaltung" versteht man dagegen eine Teilung in der Längsachse. Letztere führt zur Strahlenvermehrung, und fehlt sie, so kommt es zur Strahlenverminderung. Die Hypophalangie geht immer mit einer Verkürzung des Fingers einher und wird daher auch, oder exakter, Brachyhypophalangie bezeichnet. Immer fehlt eine Phalanx, von der man annimmt, es sei bei den Fingern II—V die Mittelphalanx. Der Befund an den dreigliedrigen Fingern wird auch als Biphalangie bezeichnet. Das Fehlen der Mittelphalanx kommt dadurch zustande, daß frühembryonal ein kümmerlicher Rest der Mittelphalanx entweder mit der Endphalanx oder mit der Grundphalanx verschmilzt. Häufiger ist nach Cocchi, daß der Rest der Mittelphalanx mit der Endphalanx verschmilzt. Man spricht dann von Brachytelehypophalangie. Bei der Brachybasophalangie ist dagegen die Grundphalanx vergrößert und die Endphalanx normal groß oder eher etwas kleiner. Während die Brachyhypophalangie an der Zehe V als normal angesehen werden muß, kommt sie an den übrigen Zehen und den Fingern II—V im Rahmen typischer Erbsyndrome wie dem Erbtypus Drinkwater I (1907) und Erb typus Farabee (1905) vor.

3. Änderung der Länge

a) Brachydaktylie

Die *Brachydaktylie* — auch Akrochondrodysplasie oder Kurzfingrigkeit — spielt unter den Rückbildungsformen als erbliche Fingerstrahlverkürzung die Hauptrolle. Sie wurde hauptsächlich von Pol (1921 und 1958), Müller (1937) und Schinz (1943) bearbeitet. Übersichtliche Zusammenstellungen findet man auch von Cocchi (1952) im Lehrbuch von Schinz-Baensch-Friedl-Uehlinger, K. H. Bauer (1925), Aschner u. Engelmann (1928), sowie im Handbuch der Orthopädie (1958) von Hopf. Ein Studium von Fehlbildungen ohne Beachtung der sich überschneidenden Abhandlungen in „Morphologie der Mißbildungen" von Schwalbe-Gruber ist praktisch nicht möglich. Dort ist auch ausführliches Schrifttum zu finden. Hier sei besonders hingewiesen auf Brailsford (1945), Esau (1928), de Freese (1921), Politzer (1931), Sachs (1940) und Unterrichter (1934).

Aus zahlreichen Bearbeitungen und Sippenuntersuchungen ist für die einzelnen Formen anzunehmen, daß sie einfach dominant vererbt werden (Drinkwater, 1907,

1912, 1913, 1914; ECKHARDT, 1942; FARABEE, 1905; HOFFMANN, 1924; HOLLÄNDER, 1918; LIEBENAM, 1939; MISKOLCZY, 1929; MOHR u. WRIEDT, 1919; VIDAL, 1910; WEGELIN, 1917 u.a.).

Bei der Brachydaktylie liegt eine meist beidseitige, oft symmetrische Verkürzung einzelner, mehrerer oder aller Finger und Zehen vor. Am einzelnen Strahl betrifft die Verkürzung nur ganz bestimmte Abschnitte. Morphologisch sind die einzelnen Typen durch die Röntgenuntersuchung exakt und sicher zu erkennen. Nach SCHINZ (1943) und COCCHI (1952) sind folgende Formen der Brachydaktylie zu unterscheiden:

Brachytelephalangie, Brachymesophalangie, Brachyhypophalangie, Brachybasophalangie, Brachyhyperphalangie, Brachymetacarpie. Ein Schema von COCCHI (Abb. 71) gibt

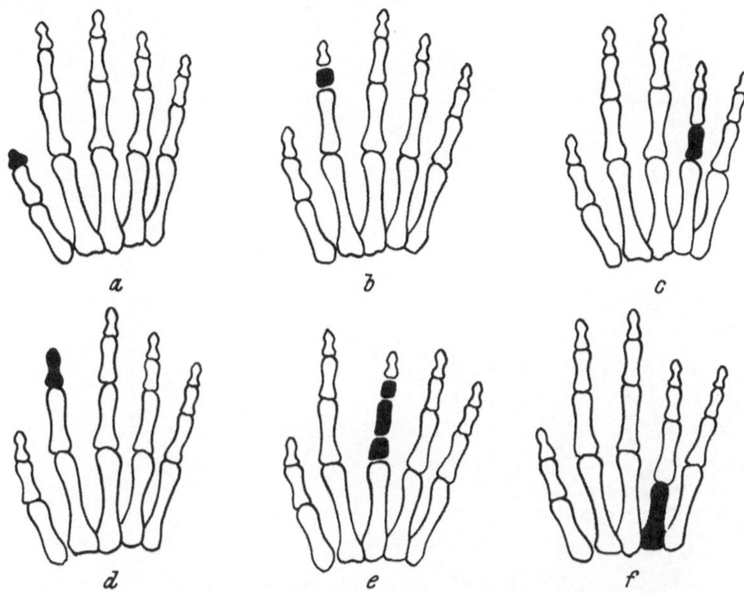

Abb. 71a—f. Schema der verschiedenen Formen der Entstehung der Brachydaktylie (nach COCCHI im SCHINZ-BAENSCH, 1952). a Brachytelephalangie. b Brachymesophalangie. c Brachybasophalangie. d Brachyhypophalangie. e Brachyhyperphalangie. f Brachymetacarpie

diese Formen an beliebigen Strahlen wieder, wobei der befallene Gliedabschnitt schwarz dargestellt ist. Eine ausführliche Typentafel (Abb. 72) der Brachyphalangie stammt von POL (1958).

Nach POL (1958) ist die formale Genese der Brachydaktylieformen keine qualitative, sondern eine rein quantitative Abweichung von der normalen Entwicklung der Digiti. Ontogenetisch entstehen sie spätestens im Vorknorpel- und Knorpelstadium. Gestört ist dabei die Differenzierung der primitiven Skeletanlage. Folgende Stufenreihe zunehmender Reduktion bei der Brachydaktylie gibt COCCHI an:

Selbständiger Epiphysenkern → Pseudoepiphysen → fehlende Epiphysen.

Andererseits sieht POL (1958) verschiedene Grade der gleichen morphologischen Störung im chondrodystrophischen Zwergwuchs, den „formes frustes“ der Chondrodystrophie und der Brachydaktylie. Nach ihm handelt es sich dabei um quantitativ verschiedene Ergebnisse ein und derselben Entwicklungsstörung des Epiphysenknorpels bzw. um Störungen der chondrogenen Periode. Aus diesem Grunde prägte er den Begriff „Akrochondrodysplasie“. Wenn auch die Brachydaktylien verschiedener Art als scheinbar selbständige Fehlbildungen örtlichen Charakters erscheinen, so sind sie doch nach POL und K. H. BAUER in Wirklichkeit eine Konstitutionsanomalie des ganzen Skeletsystems.

Je nach der Zahl der befallenen Strahlen und der Art der Verkürzung sind im Zusammenhang mit Sippenuntersuchungen einzelne Erbtypen differenzierbar:

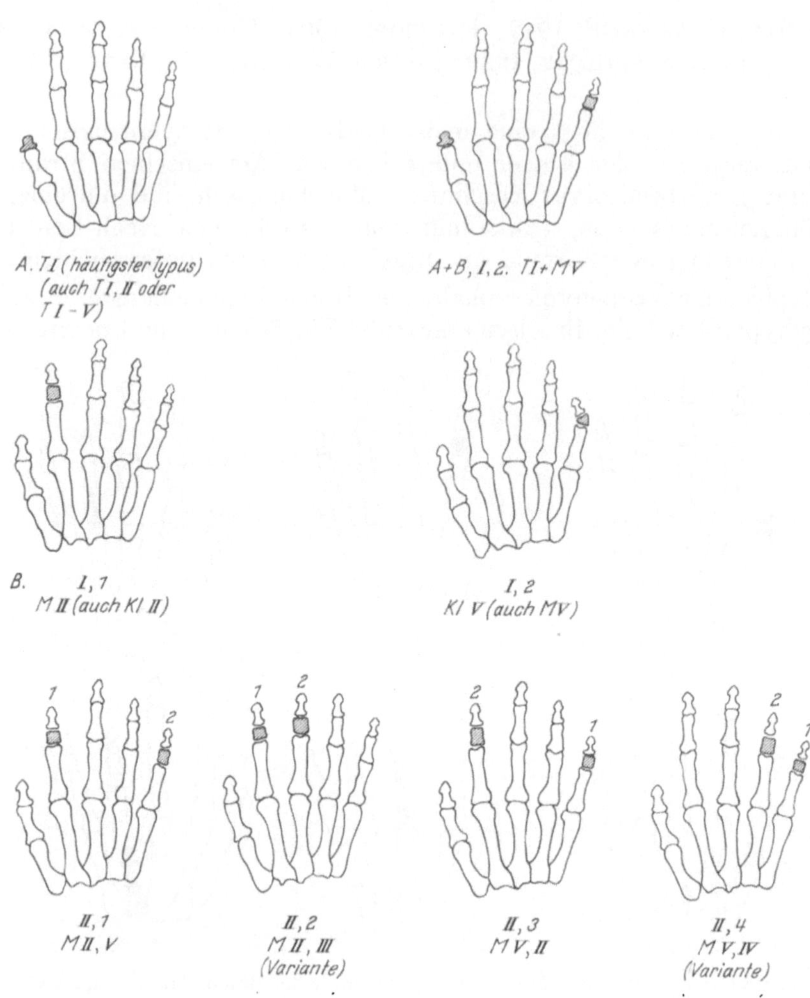

Abb. 72a

Abb. 72a u. b. Typentafel der Brachyphalangie nach Pol aus Schwalbe-Grubers „Morphologie der Mißbildungen" (Bd. III, Teil 1, 1958). *T* Brachytelephalangie; *M* Brachymesophalangie; *Kl* Brachymesophalangie mit Klinodaktylie; *Hy* Assimilationshypophalangie; *B* Brachybasophalangie; *MK* Brachymetacarpie; *Ps* Pseudohyperphalangie; *S* Symphalangie von Mittelphalanx und Grundphalanx. Römische Ziffern bezeichnen die Fingerstrahlen in der Reihenfolge von der stärksten zur geringsten Verkürzung, ähnlich die arabischen Ziffern den Grad der Verkürzung (1 = stärkster Grad). Abb. 72b ist die senkrechte Fortsetzung von Abb. 72a. Die Mittelphalangen zeigen in den horizontalen und in den vertikalen Reihen die gesetzmäßige Steigerung der Reduktion. Brachybasophalangie II und I—V ist absichtlich nicht aufgeführt

A. Brachydaktylie aller oder fast aller Strahlen

1. Erbtypus Drinkwater II: Brachymesophalangie der Strahlen II—V; Brachybasophalangie Strahl I.

2. Erbtypus Drinkwater I: Brachyhypo- und Brachybasophalangie der Strahlen II—V; Brachybasophalangie Strahl I.

3. Erbtypus Farabee: Brachyhypophalangie (Biphalangie) der Strahlen II—V; Brachybasophalangie Strahl I.

4. Erbtypus Vidal: Brachyhyperphalangie Strahl III; Brachymesophalangie Strahl II; Verkürzungsprozeß erstreckt sich auf Mittel- *und* Grundphalanx.

B. Brachydaktylie einzelner Strahlen

1. Brachytelephalangie I — „kurzer Daumen, Kolbendaumen" (Esau, 1921, 1928; Thomsen, 1928).

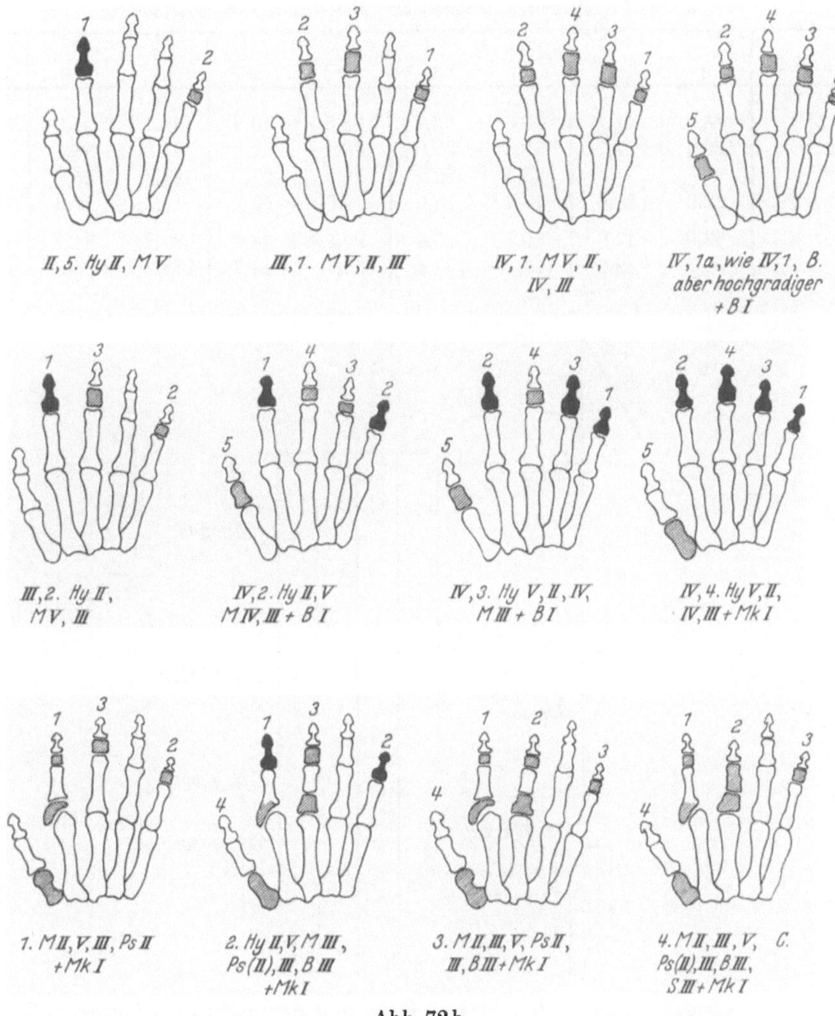

Abb. 72b

2. Brachymesophalangie V — „kurzer Kleinfinger, Klinodaktylie V" (WEGELIN, 1917; SCHINZ, 1943).

3. Brachymesophalangie II — „kurzer Zeigefinger" (ZIEGNER, 1903; MOHR u. WRIEDT, 1919).

4. Brachydaktylie II und V — Brachyhypophalangie II und Brachymesophalangie V (SCHARFF, 1912) (Sippenuntersuchungen fehlen).

5. Brachymetacarpie V — verkürzte Mittelhandknochen (ESAU, 1928; MISKOLCZY, 1929).

α) *Brachytelephalangie I*

Bei der *Brachytelephalangie I* erkennt man im Röntgenbild eine plumpe, kurze und oft annähernd dreieckförmige Endphalanx des Daumens. Sie ist als die häufigste Fingerverkürzung anzusehen und geht mit breiten Daumennägeln einher. Bei stärker ausgebildeten Verkürzungen der Endphalanx ist die Diagnose nicht schwierig, bei solchen geringeren Grades kann sie jedoch beim Vergleichen mit einem normalen Daumen oder exakter durch Ausmessen der Phalangen und Vergleich mit Normwerten (Tabelle 17) erkannt werden. THOMSEN (1928) fand 14 nicht miteinander verwandte Familien mit erblicher Brachytelephalangie I. Die Brachytelephalangie kann auch an mehreren Fingern beobachtet werden (J. BAUER, 1924). Eine Kombination mit Brachymesophalangie an anderen Strahlen ist möglich (POL, 1958).

Tabelle 17. *Pfitzners Skeletmaße (Mittelwerte) in Millimetern*

	I		II		III		IV		V	
	♂	♀	♂	♀	♂	♀	♂	♀	♂	♀
Metakarpale . . .	44,5	41,4	65,5	62,1	62,8	59,8	56,7	54,0	52,6	50,0
Grundphalanx . .	29,4	27,7	38,8	37,0	43,4	41,2	41,0	38,8	32,4	30,6
Mittelphalanx . .	—	—	23,5	22,4	28,5	27,1	27,2	25,8	19,2	18,2
Endphalanx . . .	22,6	20,4	17,7	16,0	18,6	16,7	19,1	17,3	17,3	15,7
Finger	52,0	47,9	80,1	75,4	90,5	84,9	87,2	81,7	68,8	64,4
Strahl	96,5	89,2	145,6	137,4	153,4	144,7	143,9	135,8	121,4	114,5

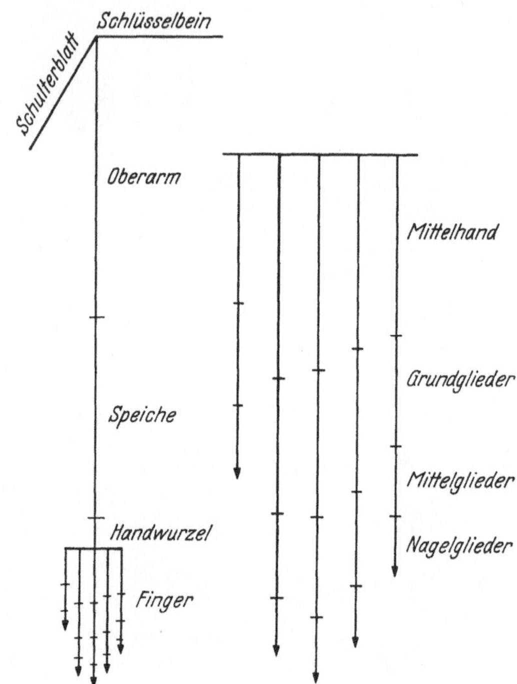

Normale Längenverhältnisse an Hand und Arm nach FICK (1923)

Längenskala nach PFITZNER (1900) und R. MARTIN (1914) (an erster Stelle der längste Strahl bzw. -abschnitt)

Metakarpalia: II, III, IV, V, I — Endphalangen: I(I), IV, III, II, V

Grundphalangen: } III, IV, II, V { I — Finger: III, IV, II, V, I

Mittelphalangen: } III, IV, II, V { — — Strahlen: III, II(I), IV, V, I

β) *Brachymesophalangie*

Die Verkürzung der Mittelphalange (Abb. 73), die an den Fußzehen von PFITZNER (1896, 1898) als gesetzmäßiger Vorgang regelmäßiger Abstufung von der II. bis V. Zehe abnehmend gefunden wurde und häufig bis zur Biphalangie der V. Zehe geführt hat, ist ein stammesgeschichtlicher Prozeß. An der Hand ist dieser Ablauf nicht so konstant wie am Fuß zu beobachten. Die Häufigkeitsfolge an der Hand ist nach W. MÜLLER (1937): V. — II. — III. — IV. Strahl. Nach SCHINZ (1943) kommt es zumeist durch Verschmelzen eines kümmerlichen Restes der Mittelphalanx mit einer der beiden anderen Phalangen zur Biphalangie. Diese kann differenziert werden in die Brachytelehypophalangie oder Brachybasohypophalangie. Da ein Rest der Mittelphalanx noch vorhanden ist, kann man mit Recht diese Fehlbildungen den Brachydaktylien zuordnen. Die Brachymesophalangie einzelner Strahlen ist dadurch charakterisiert, daß die verkürzte Mittelphalange keinen eigenen Epiphysenkern besitzt (Erbtyp Drinkwater II).

Am V. Finger kommt sie nach SCHINZ meist doppelseitig mit Klinodaktylie als „Erbstück in vielen Familien" vor. Die Klinodaktylie des Kleinfingers entspricht demnach einer Brachymesophalangie mit keilförmig veränderter, verkürzter Mittelphalanx. Letzteres führt zur Abwinkelung der Endphalanx zum IV. Finger hin. Seltener wird die Klinodaktylie am II. und IV. Finger beobachtet. HOPF (1958) demonstrierte eine Klinodaktylie des Mittelfingers.

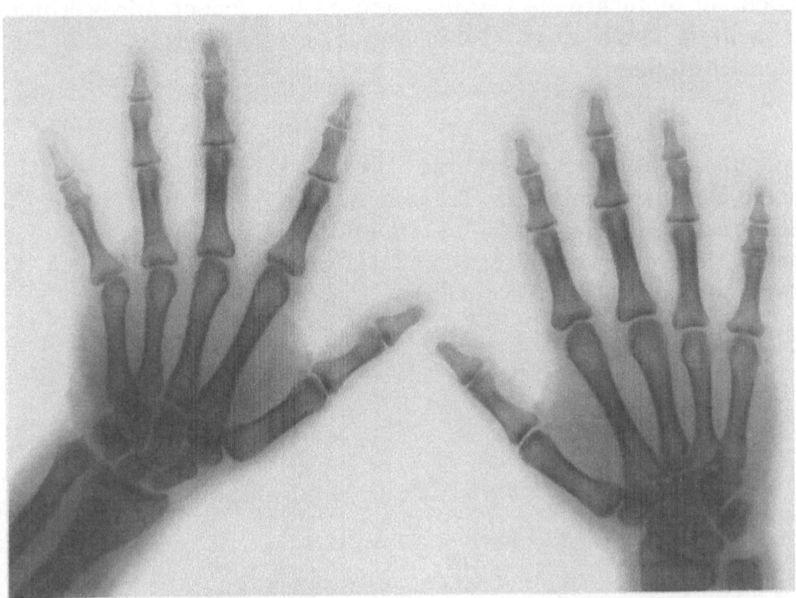

Abb. 73. Brachymesophalangie V ohne Klinodaktylie

γ) Brachyhyperphalangie und Brachybasophalangie

Hierbei handelt es sich um Brachybasophalangie, welche hauptsächlich am III. Strahl, seltener auch am II. vorkommt. Sie tritt nur gleichzeitig mit einer Brachymesophalangie desselben Strahles auf. Röntgenologisch besteht der Anschein, als habe der betroffene Finger vier Phalangen (Abb. 74). Die Ansicht, es handele sich bei einer dieser „Phalangen" um die selbständig gewordene Epiphyse der Grundphalanx, wird durch die Namensgebung „Pseudohyperphalangie" charakterisiert. Ausführlich haben sich mit diesem Problem MÜLLER (1937), POL (1958) und SCHINZ (1943) beschäftigt. Dort sind auch weitere Literaturhinweise zu finden. Eindrucksvolle Beobachtungen an elf Fällen hat LOSSEN (1937) zusammengestellt.

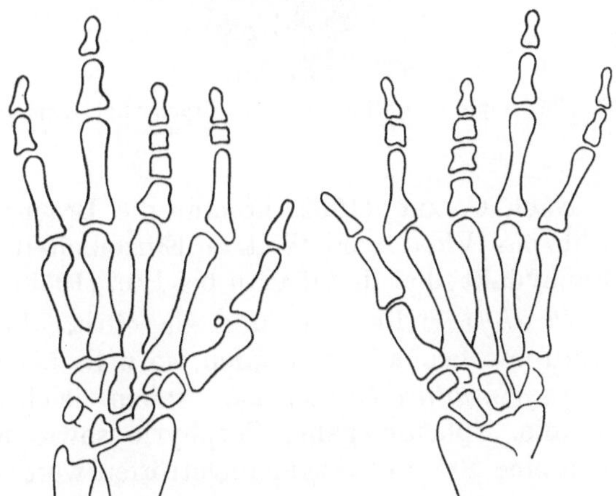

Abb. 74. Brachyhyperphalangie am III. Strahl beiderseits. Außerdem Brachymesophalangie an Zeige- und Mittelfinger und Brachymetacarpie I beiderseits (nach LOSSEN, 1937)

Die Brachybasophalangie in reiner Form, d.h. ohne Vermehrung der „Phalangen", tritt nur am ersten Strahl auf, wenn an den anderen Strahlen eine Bachymeso- oder Brachyhypophalangie vorhanden ist (Erbtyp Drinkwater II und I, Erbtyp Farabee und Erbtyp Vidal).

δ) Brachymetacarpie

Sie kommt bei wechselnder Verteilung auf die einzelnen Handstrahlen zumeist symmetrisch vor. In Abb. 75 ist eine asymmetrische Form dargestellt. Familiär wurde Brachymetakarpie als einfach dominant von MISKOLCZY (1929) und an einer weiteren Familie von Pol (1958) beobachtet. Die Brachymetakarpie ist durch Fehlen der Epiphysenkerne, intrafamiliäre Variabilität und sporadisches Auftreten gekennzeichnet. Der verkürzte Metacarpus zeigt an seinem Capitulum eine pilzförmige Verbreiterung (s. Abb. 75), die P. Marie (1900) bei Chondrodystrophikern als „Aspect en champignon" beschrieben hat. Praktisch können alle Metacarpalia verkürzt sein, es sind jedoch nur bestimmte Kombinationen zu beobachten. Nach Esau (1928) und Pol (1958) ergibt sich für die Brachymetacarpie folgende Reihe:

1 Metacarpus verkürzt: IV, III,
2 benachbarte Metacarpi verkürzt: III und IV, IV und V,
2 nicht benachbarte Metacarpi verkürzt: III und V,
3 benachbarte Metacarpi verkürzt: III und IV und V, II und III und IV,
3 nicht benachbarte Metacarpi verkürzt: I und II und IV,
4 benachbarte Metacarpi verkürzt: II und III und IV und V,
alle Metacarpi verkürzt: I bis V.

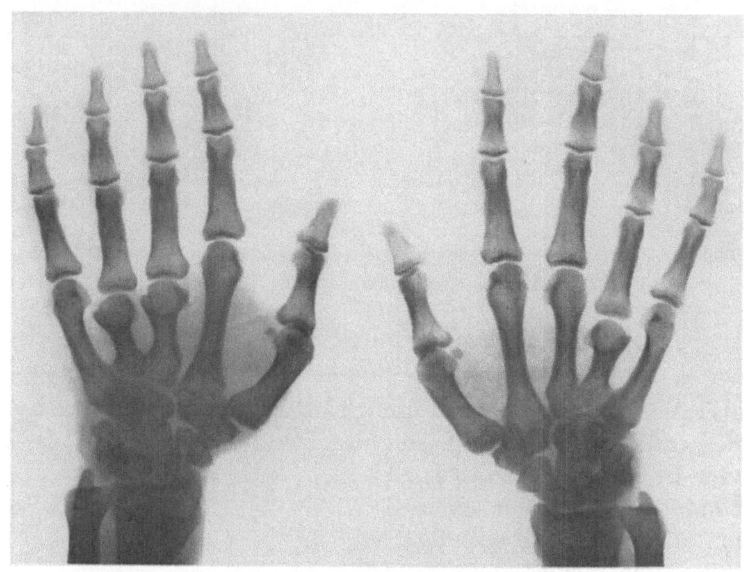

Abb. 75. Asymmetrische Form der Brachymetacarpie. Rechts Brachymetacarpie IV; links Brachymetacarpie III und IV

Nach Cocchi (1953) kommt die Brachymetakarpie auch in Kombination mit dem Erbtypus Vidal vor. Weitere Einzelheiten, insbesondere zur Sippenforschung bei den Brachydaktylien findet man bei Pol (1958) und Werthemann (1952).

Brachydaktylie kann außer als selbständiges erbliches Leiden auch im Rahmen anderer Syndrome beobachtet werden, so z.B. bei der hämolytischen Anämie im Rahmen der *Porphyrinstoffwechselstörung*. Neben leichtem Ikterus, normochromer hämolytischer Anämie, Splenomegalie, Porphyrie sowie Koproporphyrinausscheidung im Urin kann auch eine Brachydaktylie angetroffen werden.

Dzierzynsky-Syndrom. Es handelt sich um eine Dyscephalie mit peripherer Dysostose im Rahmen eines erblichen Mißbildungskomplexes. Dieses Erbleiden trägt nach Cocchi (1952) irrtümlicherweise den Namen „Dystrophia periostalis hyperplastica familiaris". Im Bereich der Hände wird dabei Brachymesophalangie gefunden. Beide Symptome, Dysaphaliecephalie sowie Brachymesophalangie, werden familiär einzeln und auch gleichzeitig beobachtet.

Marchesani-Syndrom. Bei dieser komplexen, erblichen Abartung vorwiegend mesodermaler Gewebselemente werden Augenstörungen, Minderwuchs sowie Brachydaktylie und verzögerte Handwurzelkernentwicklung beschrieben.

Down-Syndrom (Mongoloide Idiotie). Im Rahmen dieses charakteristischen Krankheitsbildes können Brachydaktylieformen verschiedener Art, insbesondere Brachymesophalangie V mit Klinodaktylie auftreten.

Pseudohypoparathyreoidismus (Martin-Albright-Syndrom) geht oft mit einer Verkürzung der ulnaren Randstrahlen der Hände einher. Eine Brachymetacarpie der Strahlen III, IV und V kann hierbei beobachtet werden. Im Vordergrund stehen jedoch Zeichen des Minderwuchses, allgemeine Adipositas, Pachydermie, früher Zahnverfall, latente oder manifeste Zeichen der Tetanie; blutchemisch: Hypocalcämie, Hyperphosphatämie, normaler Phosphatasegehalt.

Auch im Rahmen der *familiären hämolytischen Anämie* werden Fehlbildungen im Bereich der Hände, einschließlich Brachydaktylie, gelegentlich beobachtet.

Rotter-Erb-Syndrom. Bei diesem seltenen angeborenen Mesodermal-Syndrom wird neben Minder- oder Zwergwuchs, angeborener Schlaffheit der Gelenke, Dysplasie des Schädels, sowie Fehlbildungen im Bereich der Wirbelsäule häufig eine Brachymetacarpie gefunden. Über Brachydaktylie in Kombination mit Wirbelsäulenmißbildungen wurde von Pippow 1942 berichtet.

b) Makrodaktylie

Die *Makrodaktylie*, der *Partielle Riesenwuchs* im Bereich der Hände ist im Gegensatz zur Brachydaktylie eine angeborene Störung, die sich im Verlauf der postpartalen Entwicklung der Hände weiter verstärkt oder sogar erst erfaßbar ausprägt. Nach Cocchi (1952) wachsen die einmal vergrößerten Teile proportional dem Größenwachstum weiter, wobei es zu monströsen Formen (Gigantomelie) kommen kann. Unter dem Ausdruck „partielle Hyperplasie" haben Langsteiner und Stiefler (1935) die am häufigsten vorkommende Gruppe mit Lokalisation an den distalen Gliedmaßenabschnitten von anderen Formen des Riesenwuchses abgegrenzt. Schon im Jahre 1926 hat Feriz die „Makrodactylia simplex congenita" als eine primäre Mißbildung mit unbekannter, wahrscheinlich nicht einheitlicher Ätiologie bezeichnet, „bei der in allen Dimensionen und Teilen ebenmäßig vergrößerte, formal wohlgebildete Glieder zustande kommen; sie ist in Parallele zu setzen zu den Strahlenmißbildungen der Syndaktylie, Polydaktylie, Mikromelie usw.". Cocchi (1958) zweifelt an der genotypischen Grundlage nicht und nimmt an, daß es sich um ein recessives Erbleiden handelt. Er weist allerdings darauf hin, daß systematische Sippenuntersuchungen fehlen. Formalgenetisch sieht W. Müller (1937) im umschriebenen Riesenwuchs den alleinigen Ausdruck einer Hyperplasie der primitiven Weichteilplatte und ist der Auffassung, daß sie das Gegensätzliche zur Ektrodaktylie darstellt. Er weist darauf hin, daß — wie bei Spalthänden — die mittleren Finger bevorzugt betroffen sind und auch, vergleichbar mit dem radialen Spalthanddefekt, eine umschriebene „ulnare Riesenwuchsform" beobachtet werden kann.

In zwei Formen differenziert den partiellen Riesenwuchs der Hand Hopf (1958): „Eine keilförmige mit allseitiger Wachstumsvermehrung der mittleren Fingerstrahlen, die auch Übergänge auf die Randstrahlen erkennen lassen kann und eine umschriebene Riesenwuchsbildung am ulnaren, sowie — etwas seltener — am radialen Strahl". Er betont, daß das gegensätzliche Bild zur Ektrodaktylie nicht verkennbar ist. Anders als W. Müller (1937) und Hopf (1958) sieht Bernoulli (1945) in einer primär gleichzeitig und gleichartigen Störung der Weichteil- und Skeletanlage die Ursache für den partiellen Riesenwuchs. Über die bis 1937 berichteten Beobachtungen ist eine ausführliche Übersicht bei Gruber, Gg. B. und Kuss (1958) mit Literaturverzeichnis zu finden. Abb. 76 stellt ein Häufigkeits- und Verteilungsmuster der bei Gruber und Kuss wiedergegebenen Einzelbeobachtungen dar, denen allerdings die von Cocchi zitierte Beobachtung von Hippe und Höhle sowie diejenige von Hopf hinzugefügt wurden.

Die Röntgenuntersuchung ist besonders von Bedeutung für die Erkennung von Veränderungen im Bereich der Handwurzel und Mittelhandknochen, sowie begleitender

Fehlbildungen. Auch kann erst durch sie die gleichzeitig vorhandene, von HINTERSTOISSER (1913) zuerst festgestellte, geringe Entwicklung der Corticalis nachgewiesen werden. Diese auch mit anderen Störungen kombinierte Fehlbildung bedarf noch eingehender klinischer und erbbiologischer, vielleicht auch histologischer Untersuchungen, damit sie eindeutig differenziert und klassifiziert werden kann.

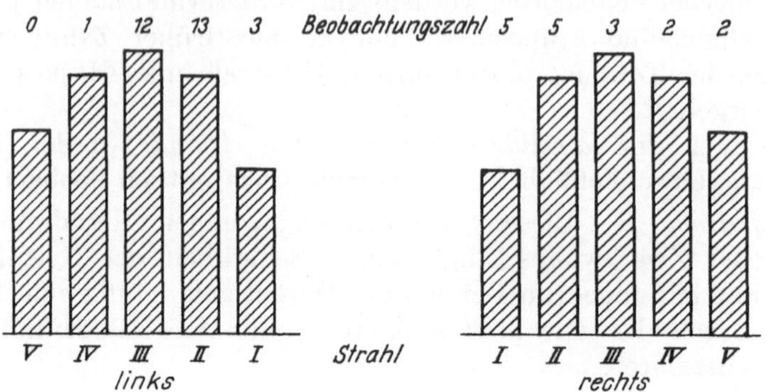

Abb. 76. Lokalisation und Häufigkeit der Makrodaktylie der Hände

c) Arachnodaktylie

Unter *Arachnodaktylie* versteht man seit ACHARD (1902) einen Symptomkomplex, der zuerst von MARFAN (1896) als Dolichostenomelie beschrieben wurde. Er ist charakterisiert durch abnorm lange, dünne und gekrümmte Hände und Füße. Übergroße Länge und Schmalheit der Finger hat durch ihre Ähnlichkeit mit dem Schönheitsideal des späten Quattrocento zu der charakteristischen Bezeichnung „Madonnenfingrigkeit" geführt. Die Arachnodaktylie ist das Kardinalsymptom einer Konstitutionsanomalie, die heute mit dem Namen des Erstbeschreibers als „Marfan-Syndrom" definiert wird. Während VALENTIN in SCHWALBE-GRUBERs „Morphologie der Mißbildungen" noch von ca. 100 Beobachtungen berichtet, sind bis zum Jahre 1964 über mehr als 400 derartige Patienten Unterlagen im Weltschrifttum zu finden (WILNER und FINBY, 1964). Hat VALENTIN, (1958), in Anlehnung an BROCK, noch obligate und fakultative Symptome voneinander differenziert, so wird heute das Krankheitsbild auch in mono- und oligosymptomatischen Formen diagnostiziert. Das voll ausgeprägte Krankheitsbild geht mit Veränderungen am Auge, Herz- und Gefäßsystem sowie am Skelet einher. Mit den Augenveränderungen hat sich als erster exakt WEVE (1931) beschäftigt. Er fand eine Linsenluxation (Ektopia lentis) in 33% von 84 Fällen. Veränderungen an Herz und Gefäßsystem sind nach einer Zusammenstellung von ROSS (1949) in 30—60% der Patienten mit Marfan-Syndrom zu finden. Als häufigste Veränderungen werden dabei Degenerationen in der Media der Aorta mit dem Resultat einer Aneurysmabildung gesehen (MCKUSICK, 1960; THOMAS et al., 1952). Als frühe Manifestationen am Gefäßsystem konnte STEINBERG (1960) aneurysmatische Ausweitung der Sinus aortae mit Hilfe der Angiokardiographie finden. Unabhängig von weiteren Fehlbildungen, die im Zusammenhang mit diesem Krankheitsbild auftreten können, ist doch die Arachnodaktylie zusammen mit dem Fehlen des Fettpolsters und einer Überdehnbarkeit der Gelenke neben Haltungsschwäche das führende Symptom. Als nahezu obligat wird auch der greisenhafte Gesichtsausdruck der Kinder beschrieben (COCCHI, 1952; VALENTIN, 1958).

Klinisch wie auch röntgenologisch wird eine Verlängerung der Mittelhandknochen und Grundphalangen als charakteristisch angegeben. Bei den „formes frustes" kann das Symptom durch quantitative Längenbestimmung und Vergleich mit Normwerten noch nachgewiesen werden (COCCHI). WILNER und FINBY (1964) fanden bei ihren Größenbestimmungen der Handknochen unter 18 Patienten mit Marfan-Syndrom den 3. Mittelhandknochen oft über 7 cm groß, und der III. Finger hatte häufig eine Gesamtlänge von 10 cm und mehr. Es zeigte sich jedoch, daß bei Normalpersonen, die über 180 cm (8 Fuß) groß waren, die gleichen Größenbeziehungen gefunden wurden. Sie sehen daher in der Arachnodaktylie wohl ein häufiges, aber für das Marfan-Syndrom nicht spezifisches Symptom. Im Rahmen der Skeletentwicklung kann ein vorzeitiges Auftreten von Knochenkernen gelegentlich beobachtet werden. Ob der Epiphysenschluß zeitgerecht oder verspätet erfolgt, erscheint noch nicht eindeutig geklärt (Cocchi, 1952).

Im Rahmen des Marfan-Syndroms wurde die Spinnenfingrigkeit häufig familiär beobachtet (Arbenz, 1944; K. H. Bauer u. Bode, 1940; Becker, 1935; Cocchi, 1952; Kern, 1937; Lutman und Neel, 1949; Schwarz-Weller, 1937; Weve, 1931; Wilner und Finby, 1964). Nach McKusick ist das Marfan-Syndrom ein familiäres Krankheitsbild mit dominantem Erbgang ohne Geschlechtsdiposition. Innerhalb einer Familie wird zumeist nur *ein* Individuum mit dem voll-ausgeprägten Erscheinungsbild beobachtet. Als Ausnahme hiervon kann das Auftreten bei eineiigen Zwillingen (Becker, 1935) genannt werden. Die Diagnose ist bei den mono- und oligosymptomatischen Formen schwierig, worauf auch Siegenthaler (1956) hingewiesen hat. Unabhängig der oben getroffenen Feststellung von Wilner u. Finby sollte man daher im Rahmen von Familienuntersuchungen auf exakte Größenbestimmung von Mittelhandknochen und Phalangen nicht verzichten.

Während man im Röntgenbild morphologisch-pathologische Veränderungen nicht findet, zitiert Valentin 1958 histologische Befunde von Albanese, welcher überzählige Wachstumszonen im Sinne einer Hyperplasie des Verbindungsknorpels nachweisen konnte. In Analogie zur Begriffsprägung Akrochondrodysplasie von Pol für die Brachydaktylie verwendet Valentin für die Arachnodaktylie den Begriff Akrochondrohyperplasie. Weitere Einzelheiten bei Amundsen und Holter (1956), Jequie (1944), Moehlig (1949), Piper u. Irvine-Jones (1926), Ross (1949) u.a.

Das Symptom der Arachnodaktylie kann neben dem reinen Marfan-Syndrom auch beim Marfan-Madelung-Syndrom — einer Kombination von Marfan-Syndrom und Madelungscher Deformität — beobachtet werden. Auch kommt es in Kombination mit dem Lutembacher-Syndrom und dem van der Hoeve-Syndrom — einer erblichen Kombination von Osteogenesis imperfecta tarda mit blauen Skleren und Schwerhörigkeit — vor. Bei Dysostosis cleido-cranialis kann es ebenfalls gefunden werden.

4. Fehlbildungen der Hände und Finger mit Änderung der Achsenrichtung

In diesem Abschnitt kommt besonders deutlich die Art des Einteilungsprinzips (Dubrenil-Chamardel, 1925) zur Geltung. Wir sehen Fehlbildungen unterschiedlicher Form nebeneinander in einer Reihe, obwohl sie weder ätiologisch noch formalgenetisch eine Einheit bilden. Es kann jedoch trotzdem als eine für den vorwiegend deskriptiv tätigen Röntgenologen praktische Katalogisierung angesehen werden.

a) Clinodaktylie

Bei der *Clinodaktylie* handelt es sich dem Symptom nach um eine Achsenknickung im Bereich eines Fingers. Der Kleinfinger ist von dieser Fehlbildung am häufigsten betroffen (Cachi, 1952; Pol, 1921). Die Clinodaktylie tritt immer nur im Rahmen einer Brachymesophalangie am V. oder einem anderen Strahl auf. Die Mittelphalanx hat dabei keine Epiphyse und ist keilförmig deformiert. Da es sich hierbei um eine primäre Veränderung im Sinne der Brachydaktylie handelt, die zudem in vielen Fällen als Erbleiden angesprochen werden muß, ist unter Brachydaktylie nachzulesen, wo auch auf Schrifttum verwiesen wird. Über erbliche Clinodaktylie berichtete unter anderem Wildenvanck (1948).

b) Juvenile Osteomalacie der Kleinfingerendphalange

Von der typischen familiären Clinodaktylie bei Brachymesophalangie muß eine andere, bisher nur selten publizierte Veränderung abgegrenzt werden. Es handelt sich dabei um eine isolierte Veränderung der Endphalanx des V. Fingers, welche zuerst von

KIRNER (1927) und seither von einigen Autoren (TOMESKU, 1928; BRAILSFORD, 1934; THOMAS, 1936; MERCER, 1944; WILSON, 1952; HIPPE, 1953; F. SCHMID, 1957 sowie H. J. KAUFMANN u. TAILLARD, 1961) beschrieben wurde. Die Namensgebung ist bisher nicht einheitlich und vorwiegend beschreibend: „krallenartige Verkrümmung der Endphalange" (HIPPE), „doppelseitige Verkrümmung des Kleinfingerendgliedes" (KIRNER),

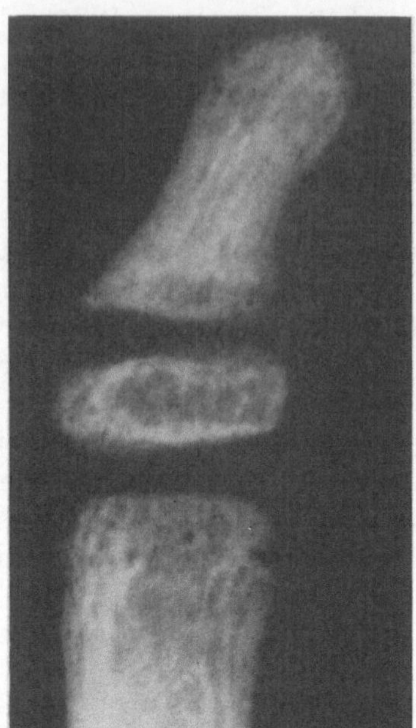
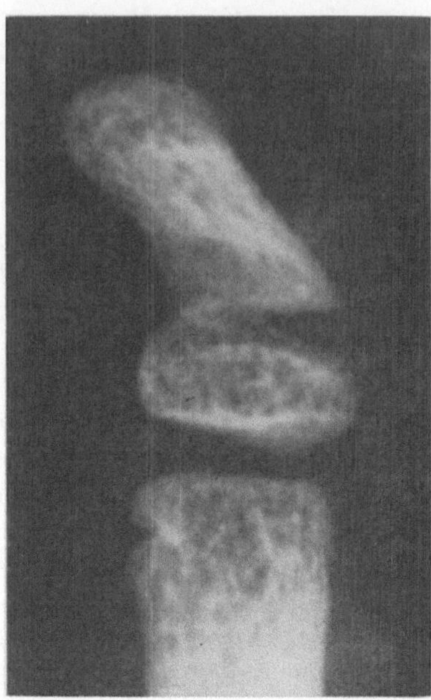

Abb. 77. Radiologische Vergrößerungsaufnahmen bei „symmetrischer juveniler Osteomalacie" der Kleinfingerendphalangen (aus KAUFMANN und TAILLARD; Amer. J. Roentg. 1961)

„bilateral incurving of the terminal phalanges of the fifth finger" (KAUFMANN u. TAILLARD). Versuche einer gleichzeitigen Deutung stammen von THOMAS u. WILSON: „Dystrophie des fünften Fingers" und SCHMID: *„juvenile Osteomalacie der Kleinfingerendphalange"*. Diese Veränderung tritt zumeist im Alter von 9—14 Jahren im Verlaufe weniger Monate auf. Dabei wird die Endphalanx beider Kleinfinger — zwei Fälle einseitig — plump, und es kommt primär zu einer radialwärts abgeknickten Endphalanx und später zu einer volaren Endphalanxkontraktur. Im Röntgenbild findet man ein Abweichen der Diaphyse der Endphalanx um 10—50° von der Fingerachse nach radial (Abb. 77).

Die Epiphyse der Endphalanx ist völlig unauffällig und nimmt an der Achsenknickung primär nicht teil. Die Knochenstruktur der Endphalanxdiaphyse ist oft sklerosiert und weist eine Änderung der normalen Spongiosastruktur auf. Aus den bisherigen Beobachtungen geht hervor, daß die Veränderung als Deformität bestehen bleibt, aber nicht progredient ist. In Abb. 78 ist eine Eigenbeobachtung bei einer 23jährigen Frau wiedergegeben, bei der es sich um das Endstadium dieser Veränderung handelt. Im Rahmen von gutachterlichen Erörterungen wird die Doppelseitigkeit immer mehr für diese Fehlentwicklung als für einen posttraumatischen Befund sprechen. Ob es sich um eine erbliche, familiär vielleicht recessiv auftretende Veränderung handelt, ist noch unklar.

c) Kamptodaktylie

Unter diesem Begriff versteht man eine weit verbreitete Kontraktur des kleinen Fingers im Mittelgelenk. Seltener werden die Kontrakturen auch im Endgelenk und an anderen Fingern, wie dem IV., III. und II. beobachtet. Die Verbildung wird meist schon in den ersten Lebensjahren festgestellt und nimmt in der Wachstumsperiode zu. Ein- und doppelseitiges (in 60—70%) Auftreten wird beobachtet. Die ersten Beobachtungen stammen von TAMPLIN (1846), HESTER (1851) und ANNANDALE (1866), der Name

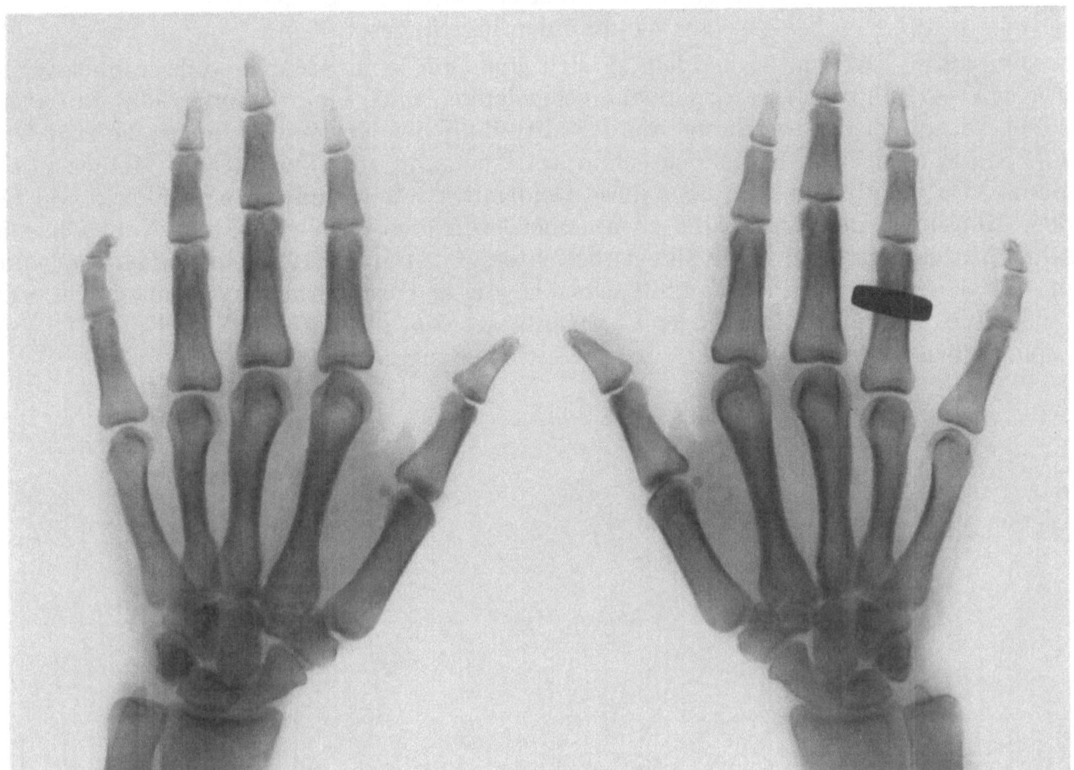

Abb. 78. Endzustand nach „symmetrischer juveniler Osteomalacie" der Kleinfingerendphalangen („incurving of the terminal phalanges")

„Camptodactyly" wurde zuerst von Landouzy (1885) in einem Vortrag benutzt und 1906 hat er ausführlich darüber berichtet. Maurer (1938) fand die Kamptodaktylie unter 6000 Schulkindern in 21 Fällen. Als Ursache ist nach Hopf (1958) trotz anderer Theorien eine reine Weichteilkontraktur anzunehmen. Dreyfus (1937) hat durch histologische Untersuchungen nachgewiesen, daß sie durch tendovaginale Veränderungen hervorgerufen wird, die ihrerseits zu einer sukzessiven Sehnenverkürzung führen. Mehrfach wurde dominanter Erbgang beschrieben. Die diesbezügliche Literatur ist im Abschnitt „Erbkrankheiten des Skelets" dieses Handbuches zu finden; hier sei nur auf die Arbeiten von Murphy (1926), Moore und Messina (1936), Spear (1946), Schaff u. Schaber (1948), Iselin (1962), Forras (1965) und Hopf (1958) verwiesen, wo man weitere Einzelheiten finden kann. Eine weitere ausgezeichnete Darstellung der Kamptodaktylie mit Literaturübersicht stammt von Currarino und Waldmann (1964). Über gemeinsames Vorkommen von Kamptodaktylie und Leinerscher Krankheit (Erythrodermia desquamativa) in einer Familie berichtete Forrai (1965).

Das Röntgenbild zeigt eine typische stumpfwinkelige Beugestellung im Mittelgelenk des Kleinfingers (Abb. 79). Dabei kann es bis zur Luxation im Mittelgelenk kommen, eine Subluxation wird häufiger beobachtet. Gegenüber der Dupuytrenschen Kontraktur ist bei der Kamptodaktylie die Palmaraponeurose normal, was differentialdiagnostisch herangezogen werden kann.

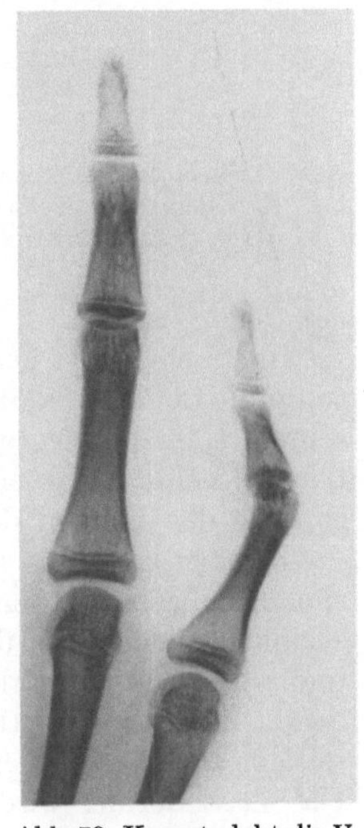

Abb. 79. Kamptodaktylie V

d) Angeborene Ulnarabduktion der Finger
(Windmühlenflügelfinger)

Bei dieser Deformität handelt es sich um eine symmetrische Achsenknickung der Finger II—IV in den Metacarpophalangealgelenken nach ulnar (Hopf, 1958; Boerrema, 1931). Diese Achsenabweichung von der Mittellinie der Extremitätenachse beträgt 30 bis 40°. Selten kann die Abknickung schon am Übergang vom Carpus zum Metacarpus beginnen. Da die Mitteilungen über diese Deformität selten sind, sei eine Skizze von Göb, dem Handbuch der Orthopädie entnommen, wiedergegeben (Abb. 80). Neben kasuistischen Mitteilungen (bei Hopf zitiert) berichtete Lundblom (1932) über das Vorkommen in drei Generationen einer Familie. Ursache dieser Veränderungen soll nach Dreyfuss (1936) die „zu kurze Anlage der Ligamenta accessoria collateralia" und nach Göb eine „spindelförmige Verdickung der oberflächlichen Beugesehnen" sein.

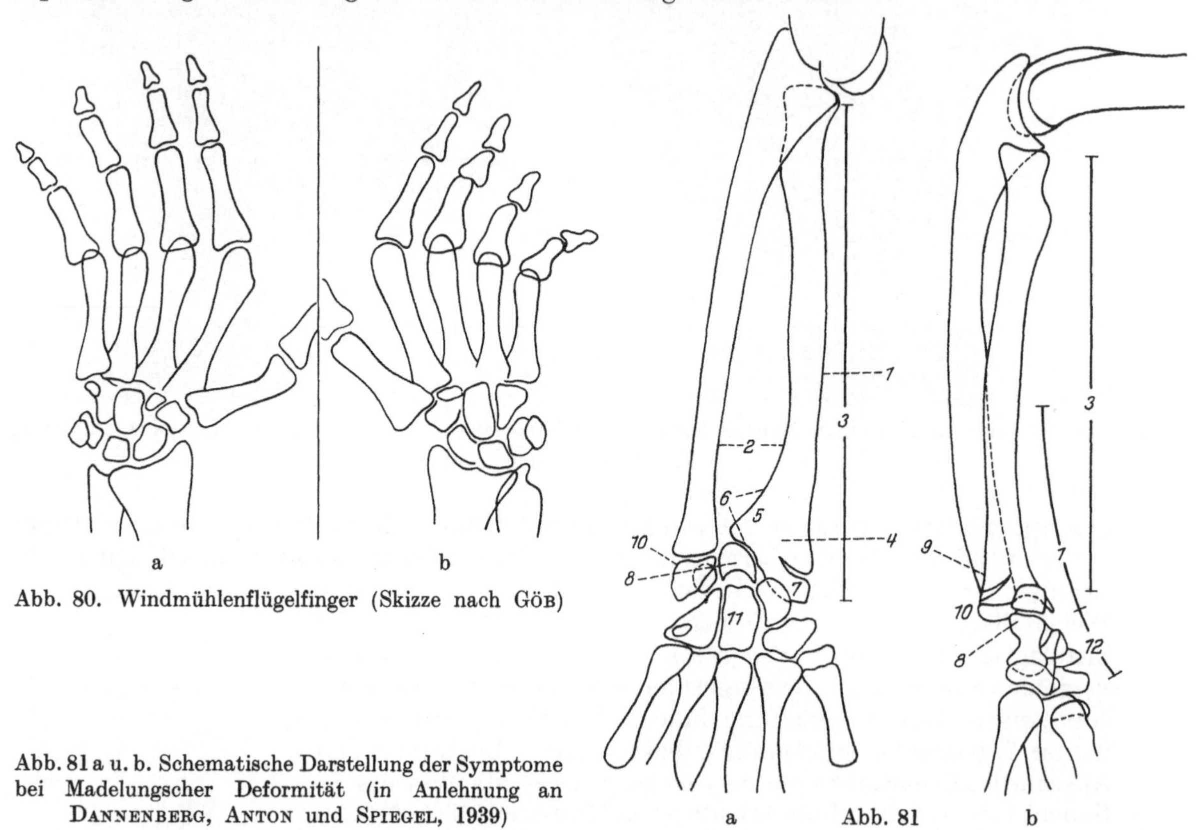

Abb. 80. Windmühlenflügelfinger (Skizze nach Göb)

Abb. 81 a u. b. Schematische Darstellung der Symptome bei Madelungscher Deformität (in Anlehnung an Dannenberg, Anton und Spiegel, 1939)

e) Madelungsche Deformität

Im Lehrbuch der Röntgendiagnostik von Schinz-Baensch-Friedl-Uehlinger schreibt Cocchi (1952) zu diesem Abschnitt: „Madelung beschrieb die später mit seinem Namen belegte Deformität als ‚spontane Subluxation der Hand nach vorne'. Es handelt sich dabei aber um keine Veränderung des Gelenkes, sondern um eine Wachstumsstörung des distalen Radiusendes".

Klinisch zeichnet sich dieselbe durch bajonettförmige volare Abknickung des Handrückens gegenüber dem Unterarm aus. Bei Betrachtung von ulnar her springt der Proc. styloides ulnae nach dorsal vor. Die Veränderungen treten gewöhnlich doppelseitig auf und bei einseitigen Fällen kann man Abortivformen an der Gegenseite beobachten. Unter den 172 Fällen von Anton, Reitz und Spiegel (1938 und 1939) wurde 128mal doppelseitiger Befall registriert. Bei Frauen ist die Deformität viermal häufiger als bei Männern. Die Veränderung wird vom 9. Lebensjahr ab und in der Regel zwischen dem 13. und 14. Jahr beobachtet (Hopf, 1958).

Unabhängig von vielen Einzelbeobachtungen ist die röntgenologische Symptomatik in übersichtlicher Form von DANNENBERG, ANTON u. SPIEGEL (1939) zusammengestellt worden. Sie geben zwölf Kriterien für die Diagnose einer Madelungschen Deformität, die sie auch „*Dyschondroplasie der distalen Radiusepiphyse*“ bezeichnen, an. In Abb. 81 sind diese einzelnen Kriterien eingezeichnet und haben folgende Bedeutung:

1. Doppelte — laterale und dorsale — Kurvatur des Radius,
2. Erweiterung des Spatium interosseum antebrachii (variabel),
3. Verkürzung des Radius,
4. distale Radiusepiphyse im ulnaren Abschnitt vorzeitig synostosiert (!!),
5. Demineralisation im ulnaren Anteil der distalen Radiusepiphyse (ROCHER, 1937; ROCHER et ROUDIL, 1930),
6. kleine exostosenartige Vorwölbungen an der ulnaren Seite der distalen Radiusepi- und -metaphyse,
7. Triangelform der distalen Unterarmepiphysen,
8. Gelenkfläche des Radius ist nach volar und ulnar gerichtet,
9. Luxation oder Subluxation im distalen Radio-ulnar-Gelenk,
10. verstärkte Trabekelbildung im distalen Ulnaköpfchen und Styloid — „Hyperostosis des Ulnaköpfchens“,
11. Handwurzelknochen sind pyramidenartig bzw. in Triangelform angeordnet. Lunatum nach proximal zwischen die distalen Unterarmepiphysen gerückt,
12. im seitlichen Röntgenbild stellt die volare Begrenzung der Carpalknochen einen Bogen dar — Fortsetzung der Radiuskurve.

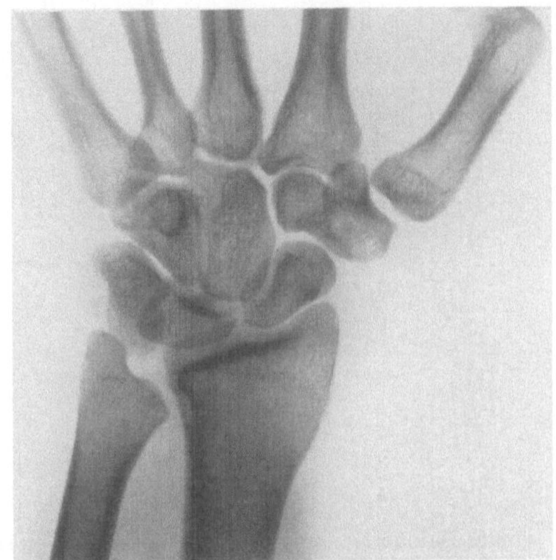

Abb. 82. „Forme fruste“ einer Madelungschen Deformität bei 20jährigem Mann, geringgradige Ausprägung mit nach ulnar gerichteter Gelenkfläche des Radius, Subluxation im distalen Radio-Ulnargelenk, pyramidenartige Anordnung der Handwurzelknochen

Unabhängig von den zwölf Kriterien ist das Hauptcharakteristikum der Deformität die starke Neigung der radialen Handgelenkfläche nach ulnar und volar (Abb. 83). Dadurch wird das Ellenköpfchen aus der flachen Incisura ulnaris radii herausgedrängt, und es kommt sekundär zur dorsalen Subluxation (HOPF, 1959; COCCHI, 1952; D'ETTORRE, 1963; FICK u. PAHL, 1931; PALMIERI, 1938). Die proximale Handwurzelreihe rückt keilförmig in die entstehende Lücke nach, wobei das Mondbein am weitesten nach proximal verlagert wird (BRANDES, 1922). Dabei kommt es zu der von BENNECKE (1904) als „Pyramidisation“ bezeichneten Anordnung der Handwurzelknochen. Alle Zeichen außer der primären partiellen Synostose der Radiusepiphyse und der damit bedingten Neigung der Gelenkfläche sind als sekundär anzusehen. Differentialdiagnostisch wichtig ist die Unterscheidung der bajonettartigen Fehlstellungen der Hand. Sie unterscheiden sich nach COCCHI (Abb. 83a—d) in folgender Weise:

a) bei in schlechter Stellung geheilter Radiusfraktur besteht eine radio-dorsale Bajonettstellung,

b) bei Madelungscher Deformität eine radio-volare Bajonettstellung,

c) bei Exostosis cartilaginea multiplex und Knochenchondromatose besteht ulnovolare Bajonettstellung infolge Dysplasie des distalen Ulnarandes — „Anti-Madelung“.

In der Pathogenese besteht heute Übereinstimmung in der Ansicht, daß bei der Madelungschen Deformität eine Wachstumsstörung der distalen Radiusepiphyse vorliegt (DANNENBERG, ANTON, SPIEGEL, 1939; ANTON, REITZ, SPIEGEL, 1938; EWALD, 1907; FRANKE, 1908; PALMIERI, 1938; MARTI, 1940; BERGAN, 1942).

Die Fehlbildung wurde mehrfach familiär beobachtet (BRANDES, 1911; ASCHNER u. ENGELMANN, 1928; SIEGRIST, 1908; SCHINZ, 1924; ANTON, REITZ u. SPIEGEL, 1938). Weiteres hierüber im Abschnitt über Erbleiden des Skeletsystems in diesem Handbuch.

Unter „Typus inversus" versteht man eine Umkehr der Madelungschen Deformität in der Form, daß das Ellenköpfchen nach volar luxiert. Unter 172 Fällen fanden ANTON, REITZ u. SPIEGEL 1938 fünf derartige Fehlbildungen.

Die wesentliche Veränderung der Madelungschen Deformität ist die steil abfallende Radiusgelenkfläche nach volar und ulnar, deren Folge die radio-volare Luxation ist. In geringerem Maße findet man das gleiche bei den sog. „Abortivformen" der Madelungschen

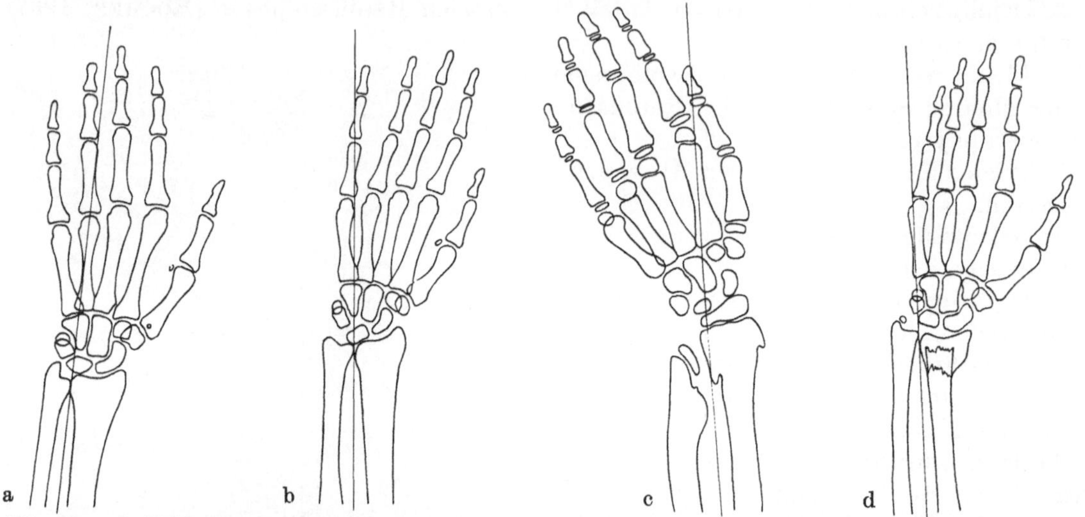

Abb. 83a—d. Fehlstellungen der Hand nach COCCHI in SCHINZ-BAENSCH (1952). a Normalhand. b Radio-volare Bajonettstellung bei Madelungscher Deformität. c Ulno-volare Bajonettstellung bei Exostosis multiplex cartilaginea. d Radio-dorsale Bajonettstellung bei Radiusfraktur. Die durchgezogene Linie bezeichnet die Achse des Unterarmes

Deformität (A. HOPF, 1958). SCHNEK (1931) hat auf diese Beziehungen zuerst aufmerksam gemacht und MAU (1958) erneut hierzu Stellung genommen. Diese Formen entsprechen im wesentlichen den Befunden, die HULTÉN (1928) unter dem Begriff der „Plusvariante der Ulna" beschrieben hat. Auch bei diesen findet man einen Steilabfall der Radiusgelenkfläche nach volar und ulnar, eine Subluxation im distalen Radio-ulnar-Gelenk und eine weiter nach distal reichende Ulna. Derartige Befunde mit verlängerter Elle fand HULTÉN (1928) in 15,7% und JOECK in 16,6%. Nach H. MAU (1958) handelt es sich um eine auf dysostotischer Grundlage entstandene „Minusvariante des Radius". Es ist noch ungeklärt, ob diese Veränderungen eindeutig zu dem Formenkreis sog. Madelungscher Deformitäten zugerechnet werden müssen, oder ob die „Hulténsche Plusvariante der Ulna" bzw. „Minusvariante des Radius" nach MAU ein unabhängiges Erscheinungsbild ist. Nach HOPF (1958) sind noch weitere Studien anhand großer Röntgenbildserien erforderlich. Gründliche Familienuntersuchungen scheinen allein in der Lage zu sein, hier Klarheit zu verschaffen.

f) Angeborene Klumphand

Nach KIRMISSON (1899) versteht man unter Klumphand „jede dauernde Lageabweichung der Hand zum Unterarm hin". Man muß jedoch zwei Formen deutlich differenzieren: die osteogen bedingte, infolge hypoplastischer Veränderungen am Unterarm und Handskelet, und eine muskuläre Form bei unversehrtem Skelet im Rahmen der „multiplen, angeborenen Gelenkstarre". Bei der letzteren Form, von GUÉRIN (1880) ursprünglich „Raideur articulaire congénitale multiple", heute als Guérin-Stern-Syndrom bezeichnet, kann das Röntgenbild der Hand nur die schon klinisch erfaßbare Fehlstellung nachweisen. Am Skelet der Hand finden sich keine primären Bildungsfehler.

α) *Bei Radiusdefekt*

Die häufigste Form der Klumphand wird als Begleiterscheinung beim vollständigen oder partialen *Radiusdefekt* (Aplasie bzw. Hypoplasie) beobachtet. Der Radiusdefekt ist nach dem Fibuladefekt die häufigste Defektbildung der langen Röhrenknochen. BIRCH-JENSEN (1949) berichtet über 300 einschlägige Fälle in der Literatur und gibt für Dänemark eine Häufigkeit von 1:55123 an. Wesentliche Zusammenstellungen stammen von KÜMMEL (1895) (57 Fälle; 30 ein-, 27 doppelseitig); ANTONELLI 1905 (114 Fälle; 55 ein-, 46 doppelseitig); KATO 1924 (253 Fälle). Weitere Mitteilungen von BERGERHOFF (1927), HERZOG (1926), LAKEY (1929), BUETTNER (1938), STRÖER (1938), BINTCLIFFE (1954) u.a. Von mehreren Autoren (ASCHNER u. ENGELMANN, 1928; JOACHIMSTHAL, 1895;

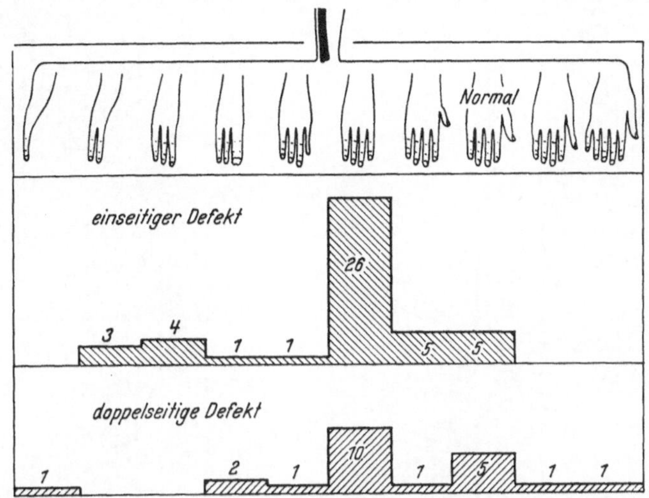

Abb. 84. Zusammenstellung von Handabweichungen bei Radiusausfall auf Grund der Angaben von KÜMMEL (1895) bei einseitigem und doppelseitigem Defekt (nach STRÖER, 1936)

BLENCKE, 1904; MARTMER, 1927; OREL, 1931; BIRCH-JENSEN, 1949) konnten bei mehrfach familiärem Vorkommen teils dominanter, teils recessiver Erbgang nachgewiesen werden. Die Fehlbildung geht häufig in Kombination mit anderen Störungen, besonders im Bereich des Handskelets, einher. So zeigte O'RAHILLY (1947) an 42 Fällen der Literatur, daß die Knochen des radialen Strahls — wie Scaphoideum (Naviculare), Trapezium (Multangulum majus), Metacarpus I, Daumenphalangen — in 27 von 40 Fällen fehlten. Es sind aber auch Verdoppelungen des Daumens, dreigliedrige Daumen sowie Polydaktylie beschrieben. Auch hier also entsprechen die Variabilitätsschwankungen um den Mittelwert — teils Vermehrungen, teils Verminderungen — entsprechend den Vorstellungen von MÜLLER (1937). Es werden aber auch Fehlbildungen im Bereich der Ohren, des Gaumens, der Wirbelsäule, des Herzens und anderer innerer Organe sowie im Bereich der unteren Extremität in Kombination mit dem Radiusdefekt gesehen. Zwei Beobachtungen sind von besonderem Interesse wegen des gleichzeitigen Auftretens eines Turmschädels (BALLER, 1950; HOPF, 1958). Bei der Beobachtung von HOPF bestand außerdem eine Aplasie des Kreuzbeines und doppelseitige Hüftluxation. Über die muskulären Defekte im Rahmen dieser Fehlbildung kann bei STOFFEL u. STEMPEL (1909) sowie KANAVEL (1932) nachgelesen werden.

Als äußeres Kennzeichen findet man einen ausgesprochen plumpen, verkürzten und speichenwärts abgebogenen Unterarm mit radialer Klumphandstellung. Abb. 69 zeigt vollständigen Radiusdefekt bei einem Neugeborenen mit gleichzeitigem Fehlen des Daumens und Verdoppelung des Zeigefingers sowie cutaner Syndaktylie. Die begleitenden, als Folge der Entwicklungsstörung am Unterarm anzusehenden Fehlbildungen der Hand sind sehr verschieden (Abb. 84). Am häufigsten findet man Daumenverlust (Abb. 64 und 65) sowie normale Fingerentwicklung. In der Mehrzahl der Fälle läßt sich zum mindesten neben der Fehlbildung am Unterarm eine Hypoplasie im Bereich der Handwurzelknochen feststellen. So sind in einer Beobachtung von COCCHI (1952) bei partiellem Radiusdefekt Os lunatum und naviculare mit der distalen Radiusepiphyse verschmolzen, und in einer anderen Beobachtung mit totalem Radiusdefekt fehlt der gesamte radiale Strahl vom Naviculare bis zu den Daumenphalangen. In Abb. 85a und b ist das Beispiel eines doppelseitigen totalen Radiusdefektes wiedergegeben. Bei unauffälligem Handskelet zeigen sich jedoch im Bereich der Handwurzelknochen mehrere Veränderungen, von denen, neben der völlig geänderten Anordnung, eine Synostose zwischen beiden Multangula auf der einen Seite, der Hypoplasie des Naviculare auf der anderen und die Formveränderung des Capitatum infolge der geänderten Funktion die auffälligsten sind.

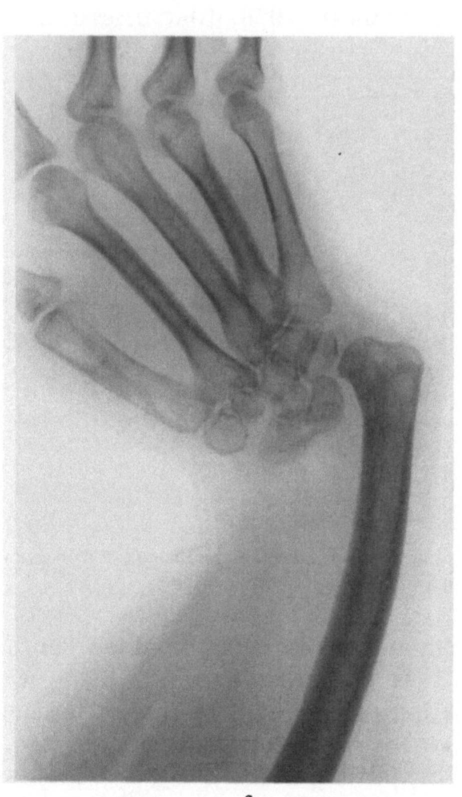

a

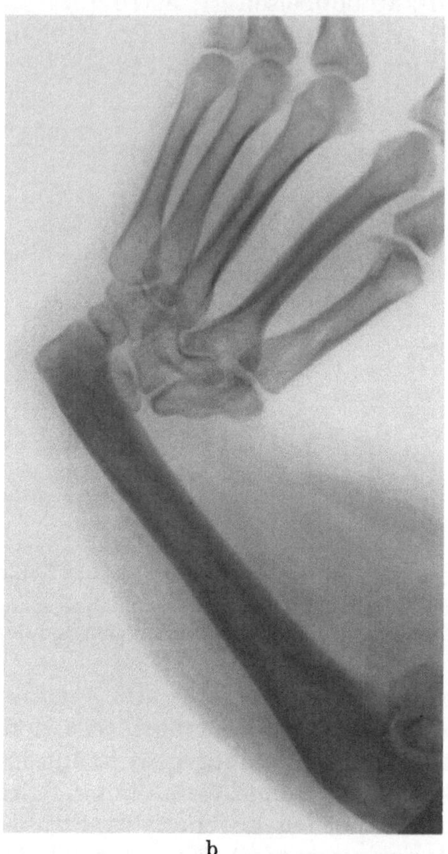

b

Abb. 85a u. b. Vollständiger Radiusdefekt mit radialer Klumphand beiderseits. Rechts: Scaphoideum artikuliert distal mit Metacarpus I und ulnar mit Trapezium; Concrescenz von Trapezium und Trapezoides; Capitatum verformt mit Gelenkpfanne für Lunatum. Links: Scaphoideum artikuliert breit mit dem Capitatum

β) *Bei Ulnadefekt*

Im Gegensatz zur Radiusaplasie ist der *Ulnadefekt* seltener. In der Darstellung von STRÖER (Abb. 86), die sich vor allem auf Angaben von KÜMMEL stützt, werden nur 19 Beobachtungen wiedergegeben, während es beim Radiusdefekt 68 sind. WIEZEJEWSKI (1910) berichtete über 23 Fälle von Ulnadefekt und fügte vier eigene Beobachtungen hinzu. Weitere Beobachtungen stammen von KAJON, 1921; KUH, 1921; MAAS, 1917; SOUTHWOOD, 1926; WALLACE u. ROBERTS, 1926; TOMESKU, 1930; W. MÜLLER, 1937; MANZANILLA, 1939; REIMANN-HUNZIKER, 1942; STUDER, 1944; VAN DER SAR, 1947; BIRCH-JENSEN, 1949; WERTHEMANN, 1952; HOPF, A., 1958. Beobachtungen familiären Vorkommens stammen von ROBERTS, 1886; RENVALL, 1908 und HOPF, 1958. Im Schrifttum sind demnach mehr als 60 Beobachtungen niedergelegt.

Beim Ulnadefekt kann es zu einer ulnaren Klumphandstellung und zu Fehlbildungen im ulnaren Hand- und Handwurzelbereich kommen. Ausfall des V., gelegentlich auch des IV. und III. Strahles, ist in der Mehrzahl der Fälle zu beobachten. Im Bereich der Handwurzelknochen können fehlen: Hamatum, Pisiforme, Triquetrum und gelegentlich auch das Lunatum. Daneben werden Hypoplasie einzelner Carpalelemente sowie Handwurzelsynostosen beobachtet. Die Klumphandstellung ist beim Ulnadefekt oft nur im Sinne einer ulnaren Abduktion vorhanden. Das Verhältnis von ein- zu doppelseitigem Befall beträgt 3 : 1. Häufig sind weitere begleitende Mißbildungen im Bereich der oberen und unteren Extremitäten wie Syndaktylie, Oligodaktylie, Synostosen der Metacarpi, Ankylosen im Ellenbogengelenk, Radiusköpfchenluxation, Fibuladefekt u.a. Klare Auskunft über die Differenziertheit der Fehlbildung ist nur mittels Röntgenaufnahmen zu erhalten.

Im Rahmen von Allgemeinerkrankungen muß das „*kongenitale Thrombopeniesyndrom*" genannt werden, bei dem neben der hypoplastischen Thrombopenie, welche kurze Zeit nach der Geburt manifest wird, auch Radius- oder Ulnahypoplasie vorkommt. Gleichzeitig können Gaumenspalte und Hufeisenniere beobachtet werden. Ausführliches hierüber bei LANDOLT (1948).

Da Radiusdefekt als familiäre Anomalie in Kombination mit Defekten im Bereich der Röhrenknochen der unteren Extremität vorkommt, wird auch auf das Volkmann-Syndrom I — „hereditäre kongenitale Luxation beider Sprunggelenke" — als Kombinationsmöglichkeit hingewiesen.

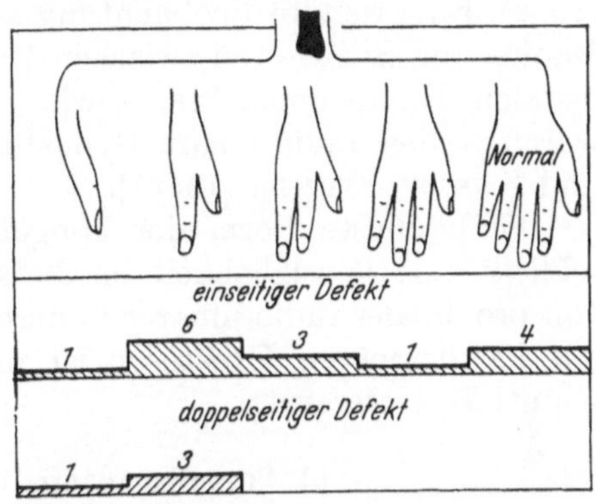

Abb. 86. Zusammenstellung der Handabweichungen bei Ulnaausfall auf Grund der Angaben von KÜMMEL (nach STRÖER, 1936)

5. Vereinigung von Strahlen und Knochen

In diesem Abschnitt sollen alle diejenigen kongenital bedingten Erscheinungen besprochen werden, bei denen es zur Vereinigung mehrerer Knochenelemente — mindestens zwei — zu einem Gebilde gekommen ist. Aber auch die weichteilbedingte Vereinigung, obwohl formalgenetisch völlig anders entstanden, wird wegen der gleichartigen morphologischen Verhältnisse hier eingereiht. Eine Definition erscheint gerade hierbei besonders notwendig, da völlig verschiedene Erscheinungen der Verbindung zweier Knochen oft mit dem gleichen Terminus technicus belegt werden. Prinzipiell muß für physiologische Zustände eine andere Terminologie angewandt werden als für pathologisch erworbene Zustandsbilder.

Eine *Ankylose* stellt immer eine fibröse oder knöcherne Verwachsung zweier Nachbarepiphysen nach infektiös-entzündlichen Prozessen, seltener nach einem Trauma, dar. Angeborene Ankylosen gibt es nicht.

Die *Concrescenz* ist hingegen eine ohne Krankheitswert ablaufende Differenzierungsanomalie des intermediären Knorpels, die zu einem klar definierten Endzustand führt. Die Concrescenz von Knochenelementen hat PFITZNER (1900) nach dem Grade ihrer Verschmelzung in vier Formen differenziert:

1. Coalescenz: Hier handelt es sich um Verschmelzungserscheinungen mit fortbestehender Diskontinuität.

2. Synostose: Es kommt zur vollständigen Knochenkontinuität, bei der die Außenform jedes einzelnen an der Vereinigung beteiligten Knochens erhalten ist.

3. Fusion: Es besteht eine Verschmelzung einzelner Knochen, deren charakteristische Form nicht mehr erhalten ist und eine neue einheitliche Gesamtform vorliegt.

4. Assimilation: Hierbei bilden zwei Nachbarknochen ein Ganzes, allerdings erreicht einer von diesen Knochen keine völlige Entwicklung, er wird von der anderen Komponente assimiliert.

Es mag manchmal schwierig sein, bei der Vereinigung von Knochen auf kongenitaler Grundlage zwischen den einzelnen Formen, wie z.B. Synostose und Fusion, zu unterscheiden. So wird in der deutschsprachigen Literatur vorwiegend über Synostosen und in der angloamerikanischen über Fusion berichtet. In Zweifelsfällen kann aber der Begriff der „Concrescenz" bereits ausreichen, um die kongenitale Natur zu charakterisieren, und hierauf kommt es ja schließlich an.

a) Distale radio-ulnare Concrescenz

Partielle Vereinigungen (Coalescenzen) zwischen Radius und Ulna im mittleren und distalen Bereich des Unterarmes sind nach HOPF (1958) und HOHMANN (1964) nur selten beobachtet worden. HOPF zitiert LONGUET und PERAIRE, KUZENOK (1930) und ECKINGER (1938). Eine weitere Beobachtung stammt von HOPF, bei der gleichzeitig Hypoplasie des Radius und Synostosen zwischen Radius und Naviculare, Lunatum und Triquetrum, der distalen Handwurzelreihe, sowie cutane Syndaktylie der Strahlen II—V kombiniert waren. [Über radio-ulnare Synostosen s. auch bei BECK (1955) sowie CRASSELT (1963) und KÖHLER-ZIMMER (1956)].

Die häufigste Form der kongenitalen radio-ulnaren Concrescenz ist proximal und schließt eine Beweglichkeit im distalen Radioulnargelenk völlig aus. Eine Kombination von proximaler radio-ulnarer Concrescenz mit der Madelungschen Deformität sowie auch mit kartilaginären Exostosen ist möglich (ASCHNER u. ENGELMANN, 1928, s. auch Abschnitt B, Unterarm).

b) Concrescenzen im Bereich der Handwurzelknochen

Concrescenzen im Bereich von Hand- und Fußwurzelknochen scheinen häufiger zu sein als bislang angenommen wurde, allerdings ist die Zahl der Beobachtungen bei Menschen der weißen Rasse bisher noch überseh- und zählbar. Immerhin ist bemerkenswert, daß die ersten beiden Beobachtungen, die von SANDIFORT (1779) und SOEMMERING u. SMITH (1903) stammen, wahrscheinlich bei Negern gemacht wurden. Die publizierten Einzelfälle nahmen nach den Beobachtungen von PFITZNER im Jahre 1900 und der Anwendung von Röntgenstrahlen zu. Nach PFITZNERs Beobachtungen sollten sie bei 2% aller Menschen bestehen. WEBER zählte sie nach der Literatur im Jahre 1954 und fand 80 Fälle von Concrescenzen an der Hand. Berücksichtigt man die ausgedehnten Untersuchungen, wie sie bei Farbigen, vor allem von COCKSHOTT (1959 und 1963), aber auch MCKAY (1952), MINAAR, DE VILLIERS (1952); PELLEGRINO u. JOLY (1959) und SMITHAM (1948) durchgeführt wurden, so ist bei Negerkindern unterschiedlicher Stämme mit einer Häufigkeit von 5—9,5% zu rechnen. Dagegen ergibt sich aus systematischen Untersuchungen bei Weißen (ARENS, 1950; CABON, 1950; BOGART, 1932; O'RAHILLY, 1953) und auch bei Japanern (HASEBE, 1912; WETHERINGTON, 1961) nur eine Häufigkeit von 0,05—0,14%. (Ausführliche Darstellung über rassische Unterschiede siehe bei COCKSHOTT, 1963).

Histologische Untersuchungen vom gleichen Autor haben gezeigt, daß die „Synostose" zweier Carpalia auf eine mangelnde Trennung schon in der Knorpelperiode zurückgeht. Es ist daher exakter von einer primären Gelenkaplasie oder gestörten Skeletanlage im Bereich des Carpus zu sprechen. Die Theorien über die Entstehung der kongenitalen Concrescenzen wie die einer hypoplastischen Gelenkanlage (KEWESCH, 1934) oder einer Mutation des Keimplasmas (MEVES, 1937) und schließlich der Persistenz einer frühembryonalen Entwicklungsstufe (BÄHR nach DEDERICH, 1955) haben sich damit in ihrem formalgenetischen Teil weitgehend bestätigt und widersprechen sich nicht. Interessant ist in diesem Zusammenhang das gleichzeitige Vorkommen verschiedener Synostosen am Carpus und Tarsus bei den Mitgliedern einer von HARLE u. STEVENSON (1967) beobachteten Familie mit Symphalangismus.

Versucht man, die möglichen Carpalsynostosen übersichtlich darzustellen, so gibt es zwei Möglichkeiten: 1. man differenziert in Synostosen zwischen zwei Carpalia und zwischen drei und mehr Carpalia (DREWES u. GÜNTHER, 1965) und 2. nach anatomischen

Gesichtspunkten (GEYER, 1958). Eine Kombination beider Prinzipien scheint erforderlich, da die Sicherheit, daß Synostosen von zwei Carpalelementen kongenital bedingt sind, wesentlich größer ist als bei Vereinigung mehrerer Handwurzelknochen. Folgende Formen sind zu unterscheiden:

Concrescenzen der proximalen Carpalreihe,
Concrescenzen der distalen Carpalreihe,
Concrescenzen zwischen proximalen und distalen Carpalia,
Concrescenzen zwischen mehreren Carpalia,
Concrescenzen zwischen Carpalia und Metacarpalia,
Concrescenz zwischen Antebrachium und Carpus.

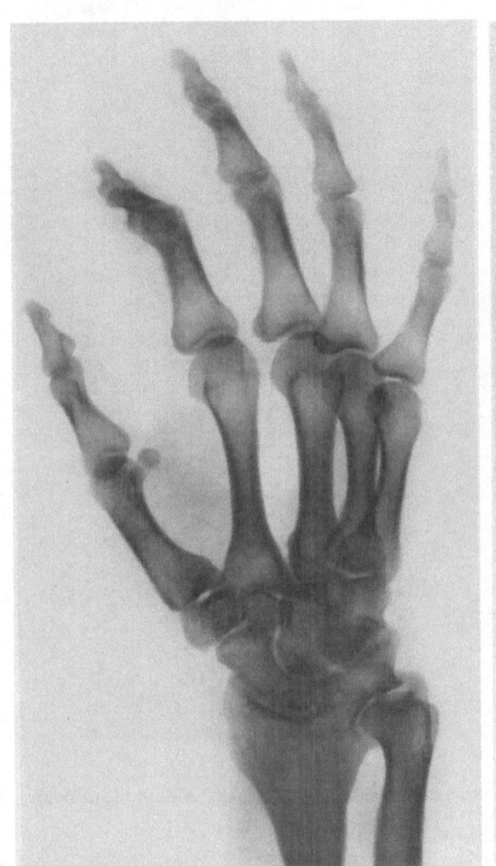
a

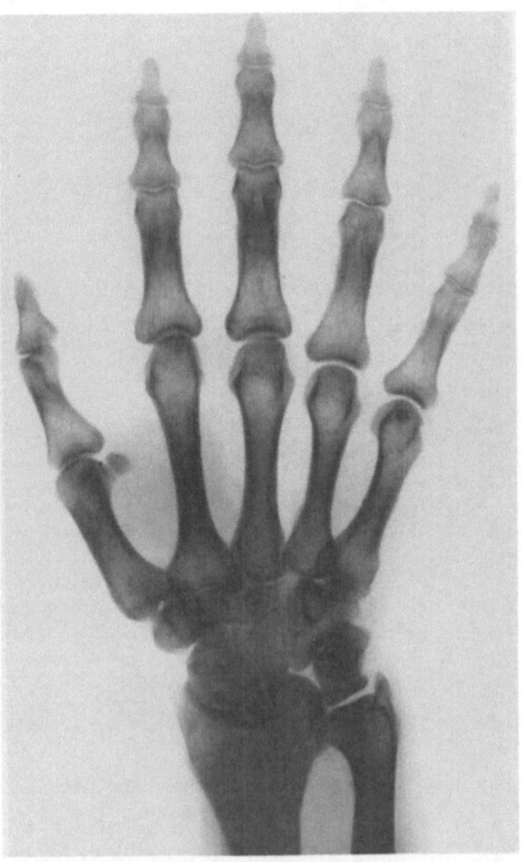
b

Abb.87 a u. b. „Radius-Lunatum-Synostose" (Beobachtung Dr. J. KASTERT, Bad Dürkheim/Pfalz)

Diese Differenzierung ist auch aus praktischen Erwägungen von Vorteil. In den letzten Jahren wird nämlich mit Recht an dem kongenitalen Ursprung mancher Synostosen gezweifelt. So haben SCHACHERL und SCHILLING (1965) über sieben Fälle von Ankylosen im Handwurzelbereich berichtet, bei denen in zwei Fällen eine Infektarthritis und in fünf Fällen eine juvenil begonnene Polyarthritis als Ursache angenommen wird. Während in der Zusammenstellung von WEBER (1954) kongenitale Synostosen in der Querrichtung dreimal häufiger sind als in der Längsrichtung, waren die auf entzündlicher Genese entstandenen Blöcke häufiger in der Längsachse (SCHACHERL und SCHILLING), und zwar zwischen Lunatum und Radius bzw. Capitatum und Metacarpale III. Auf Grund dieser Untersuchungen wird bezweifelt, ob es sich bei den publizierten Fällen einer „Radius-Lunatum-Synostose" (BECKER, 1935; GIROD, 1964; LISZKA und SIK, 1959; MEVES, 1938; WUENSCH, 1956) wirklich um kongenitale Befunde handelt, zumal bei einigen rheumatische Erkrankungen in der Anamnese angegeben werden. In Abb. 87a und b ist ein Beispiel einer „Radius-Lunatum-Synostose" abgebildet, bei welcher auf

Grund der reaktiven Veränderungen im Handgelenk die rheumatische Genese vermutet werden muß. Diese Zweifel an der kongenitalen Genese bestehen auch bei als ,,Synostosen" publizierten Verbindungen mehrerer Handwurzelknochen. So wird von SCHACHERL und SCHILLING auf die Beobachtung GOMBERTS: von ,,Synostose" zwischen Lunatum, Naviculare und Radius sowie die von einseitiger Synostose von Capitatum, Hamatum, Multangulum minus, Naviculare und den Metacarpi II—V, die PORTMANN 1963 beschrieben

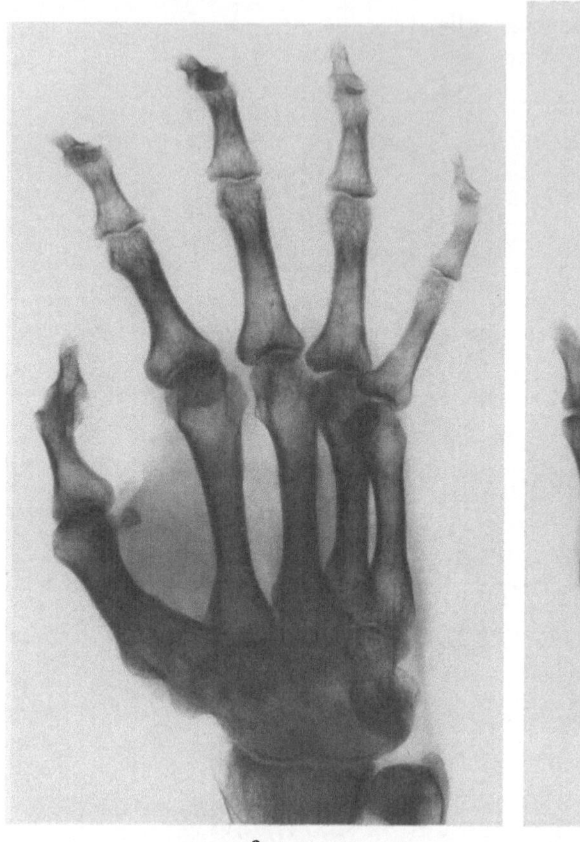

a

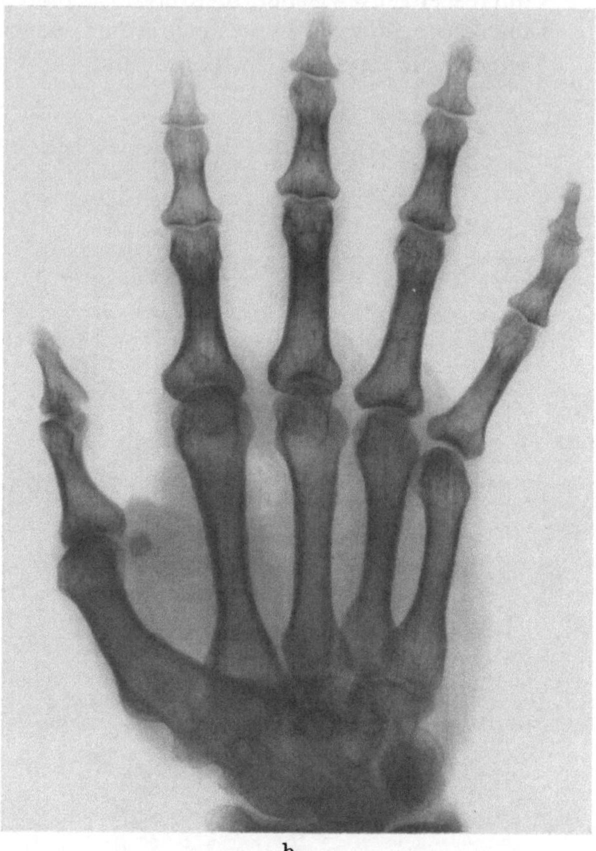

b

Abb. 88a u. b. Ankylose aller Carpalknochen nach hämatogener Osteomyelitis bei einem 38jährigen Mann

hat, als mögliche erworbene Veränderungen hingewiesen. Auch das Beispiel einer Verbindung von Radius, Lunatum und Naviculare von BUNNEL (1956), sowie die Beobachtungen der Vereinigung mehrerer Handwurzelknochen und Metacarpi (MAYER, 1933; MESTERN, 1934; PFITZNER, 1900; WHITE, 1944; ZIMMER, 1936) verdienen unter dieser neuen Betrachtungsweise besonderes Interesse. Wegen der besonderen differentialdiagnostischen Schwierigkeiten sei daher darauf hingewiesen, daß völlig regelmäßige Knochenstruktur noch keine Garantie für eine kongenitale Synostose ist. Als Beispiel für erworbene und daher exakter als Ankylose anzusprechende Knochenvereinigungen sind die Abbildungen von einem 38jährigen Mann mit Ankylose aller Handwurzelknochen nach hämatogener Osteomyelitis (Abb. 88a und b) und einer 39jährigen Frau mit primärchronischer Polyarthritis (Abb. 89a und b) wiedergegeben. Die eindeutige Klärung kann ohne Vergleichsaufnahme aus der Kindheit oder aus früheren Jahren sehr schwierig sein. Für einen kongenitalen Befund sprechen neben der Symmetrie vor allem begleitende Fehlbildungen an den oberen und/oder unteren Extremitäten. Auf Röntgenaufnahmen der oberen und unteren Extremitäten in allen Abschnitten kann daher nicht verzichtet werden. Auch können Familienuntersuchungen bei der Differenzierung helfen. Familiär

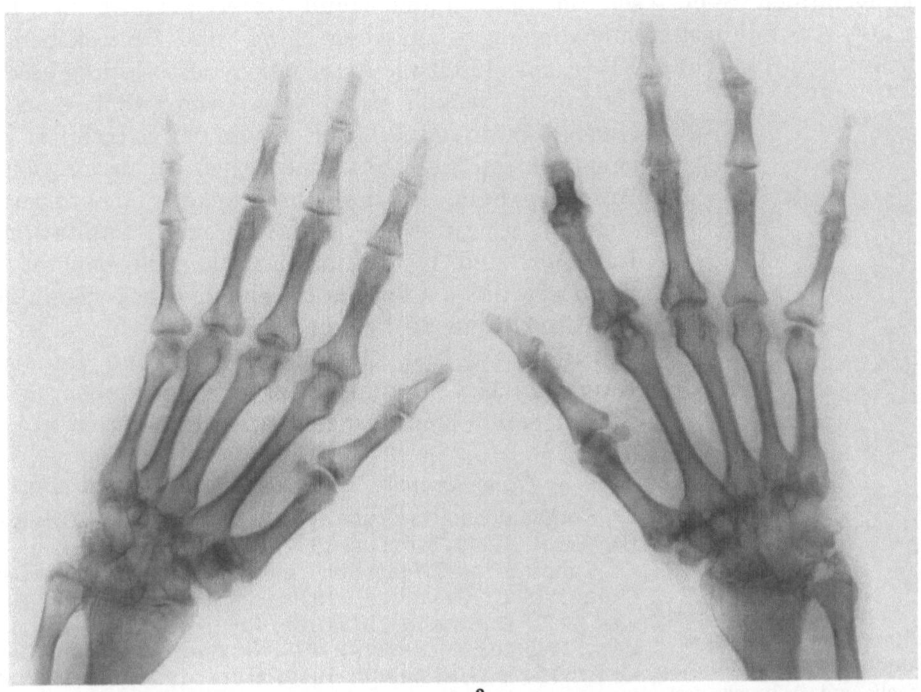

a

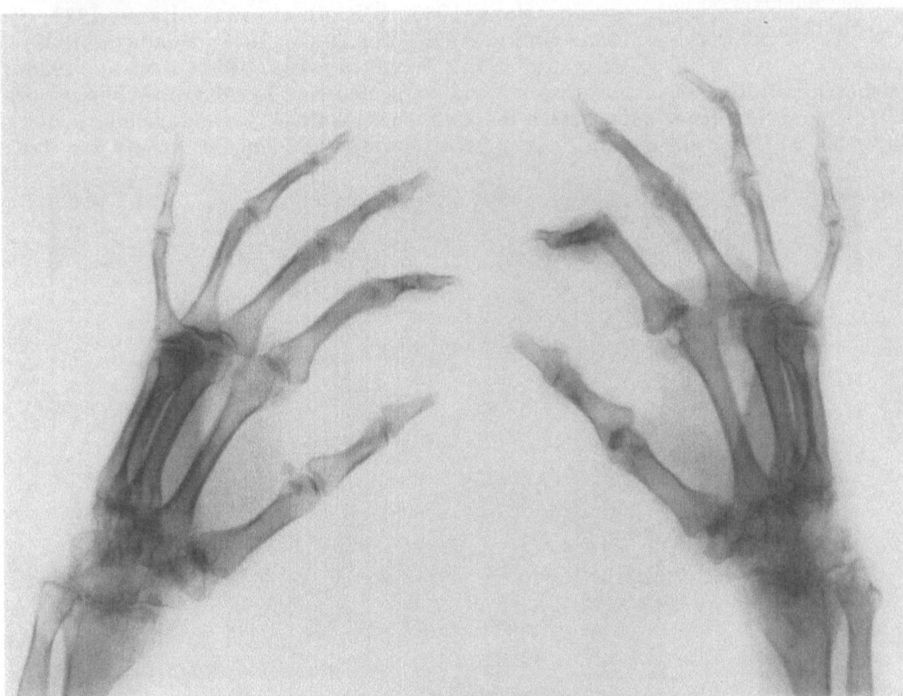

b

Abb. 89a u. b. Beide Hände und Handgelenke einer 39jährigen Frau mit primär-chronischer Polyarthritis. Gleichförmige Demineralisation als Ausdruck der Atrophie; Heberdenscher Knoten im Endgelenk IV rechts; im Capitulum Metacarpus II rechts pseudocystische randständige Usur; Intercarpale und Carpo-metacarpale Ankylosen

gehäuft konnten Handwurzelconcrescenzen von Kewesch (1934) und Mestern (1934) beobachtet werden. Dabei scheint weniger der Ort als ganz allgemein die Anlage zur gestörten Trennung in die einzelnen Ossa vererbt zu werden.

Die kongenitalen Synostosen im Bereich der Hand treten zumeist zwischen zwei Knochen auf. Am häufigsten sind diejenigen zwischen Mond- und Dreiecksbein, jedoch sind nach Bunnel (1956) und O'Rahilly (1953) alle Arten der Synostosierung beschrieben. Es scheint jedoch richtiger zu sein, wenn man bei den Synostosen in der Achsenrichtung der Extremität zunächst skeptisch ist und nach einer erworbenen Ursache sucht. Auf alle Fälle ist die Überbrückung der intercarpalen Gelenklinie zwischen Lunatum und Capitatum sowie Lunatum und Hamatum nur dann beobachtet worden, wenn sämtliche Carpalia zu einem Block vereinigt waren (s. Abb. 88 und 89). Auch bei Synostosen aus 3—5 Komponenten war der Gelenkspalt zwischen Lunatum und Hamatum bzw. Capitatum erhalten geblieben.

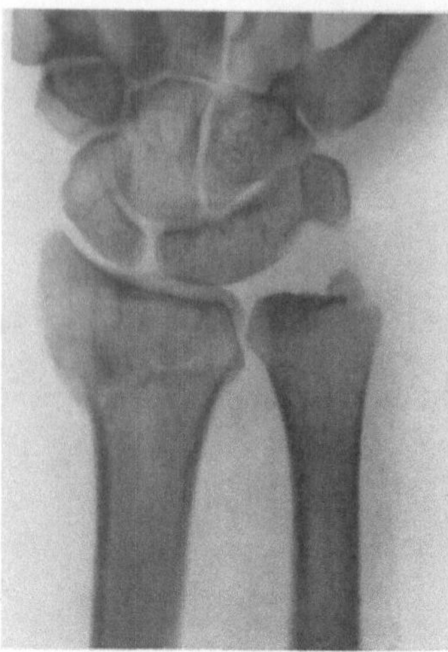

Abb. 90. Concrescenz zwischen Os triquetrium und Os lunatum. Frische Fraktur des Radius an typischer Stelle und Abbruch des Proc. styl. ulnae. Subluxation im distalen Radio-Ulnargelenk

Folgende Concrescenzen wurden beschrieben:

Concrescenzen der proximalen Carpalreihe

Scaphoideum (Naviculare) — Lunatum: 4 Fälle (Dwight, 1907; Hoffmann, 1940; Müller, 1937; Zimmer, 1936).

Lunatum — Triquetrum: mehr als 100 Fälle (Arens, 1950; Cabon, 1950; Canigiani, 1936; Cockshott, 1963; Dean u. Jones, 1959; Drewes u. Günther, 1965; Ehalt, 1952; Esau, 1933; Frik, 1949/50; Goldstein, 1948; Grashey-Birkner, 1964; Hammond, 1947; Hindenach, 1944; Hopf, 1958; Kniepkamp, 1930; Kremser, 1934; Lönnerblad, 1935; McGoey, 1943; Meves, 1937; Oberdalhoff, 1959; O'Rahilly, 1953; Reiss, 1936; Silverman, 1955; Smith, 1908; Smitham, 1948; Sorokin, 1933; Villiers-Minnaar, 1952; Wetherington, 1961; Zimmer, 1936).

Diese sicher häufigste Carpalsynostose tritt in verschiedener Form auf. Während oft an einer Kerbe noch die ursprüngliche, oder besser die sich entwickelnde Trennungslinie (Cockshott) erkennbar ist (Abb. 90, Beobachtung Rochlin), ist in anderen Fällen der Ansatz zur Trennung gar

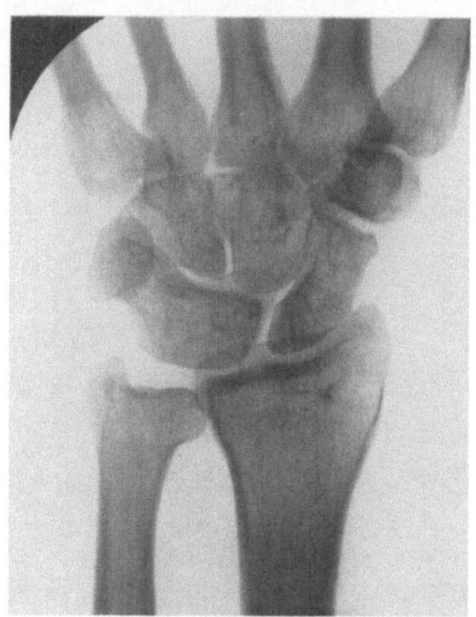

a

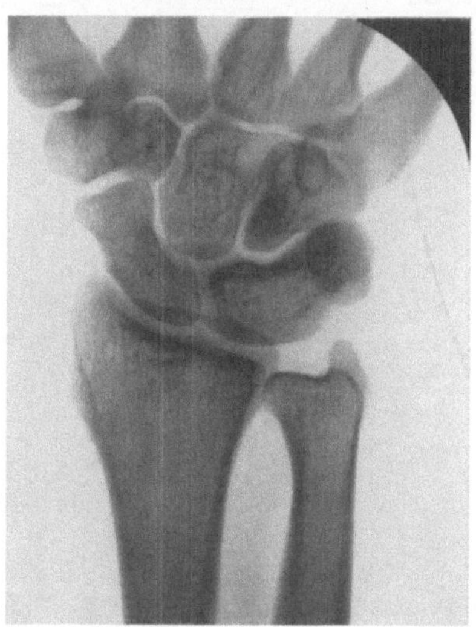

b

Abb. 91 a u. b. Symmetrische Lunatum-Synostose-„Triquetrum" bei einem 29jährigen Mann

nicht wahrzunehmen, sondern es liegt ein einheitliches Lunatum-Triquetrum vor (Abb. 91, Beobachtung Zeitler).

Triquetrum-Pisiforme: 3 Fälle (Bogart, 1932; Pfitzner, 1900; Wedding, 1960).

Concrescenzen der distalen Carpalreihe

Trapezium (Multangulum majus) — Trapezoides (Multangulum minus): 6 Fälle (Bogart, 1932; Hoffmann, 1940; O'Rahilly, 1953; Rèvèsz, 1920; Ruckensteiner, 1931).

Trapezoides (Multangulum minus) — Capitatum: 17 Fälle (ANDERSON, 1883; BOGART, 1932; CAVE, 1926; ECKINGER, 1938; GOLDSTEIN, 1948; LINOW, 1932; LÖNNERBLAD, 1935; NEISS, 1955; MESTERN, 1934; SMITH, 1903; WETTE, 1931) und mit gleichzeitiger Synostose Multangulum minus — MC II (KEWESCH, 1934; MARKELOW, 1928; MESTERN, 1934; PFITZNER, 1900).

Capitatum-Hamatum: Mehr als 20 Fälle (BUNNEL, 1956; BUTTERWORTH and DANER, 1956; DREWES u. GÜNTHER, 1965; HARLE u. STEVENSON, 1967; LINOW, 1932; MARTI, 1950; MESTERN, 1934; PFITZNER, 1900; SCHMID u. MOLL, 1960; WHITE, 1944; ZIMMER, 1936 und MAYER, 1933 mit Synostosen Metacarpus III, IV, V; PORTMANN mit Synostosen Multangulum minus, Naviculare und Metacarpus II bis V). Der Ansicht von SCHMID u. MOLL, 1960, dies sei die häufigste Carpalsynostose, kann nicht zugestimmt werden.

Concrescenzen zwischen proximalen und distalen Carpalia

Scaphoideum (Naviculare) — Trapezium (Multangulum majus): 6 Fälle (ECKINGER, 1938; HARLE u. STEVENSON, 1967; HENRY, 1945; MESTERN, 1934; WEITZNER, 1946; MARTI, 1945).

Scaphoideum (Naviculare) — Trapezoides (Multangulum minus): 3 Fälle (BOGART, 1932; BUNNEL, 1953; MARTI, 1950).

Scaphoideum (Naviculare) — Capitatum: 4 Fälle (KEWESCH, 1934; mit gleichzeitiger Synostose zum Multangulum minus: RUCKENSTEINER, 1931; WEDDING, 1900; EHALT, 1952).

Triquetrum-Hamatum: 8 Fälle (DREWES, 1961; KEWESCH, 1934; MARKELOW, 1928; und Capitatum, Multangulum minus und Metacarpus II; MESTERN, 1934; HARLE u. STEVENSON, 1967).

Pisiforme-Hamatum: 3 Fälle (COCKSHOTT, 1963) beschrieb 2 Fälle mit Knochenbrücke zwischen Pisiform und Hamatum. Ein Beispiel einer Concrescenz zwischen Pisiforme und Hamulus ossis hamati stammt aus dem Leningrader Institut (Abb. 92).

Lunatum-Capitatum und Lunatum-Hamatum sind die einzigen Concrescenzen, die singulär noch nicht beschrieben wurden (!), jedoch im Rahmen ausgedehnter Handwurzelfusionen über mehrere Ossa.

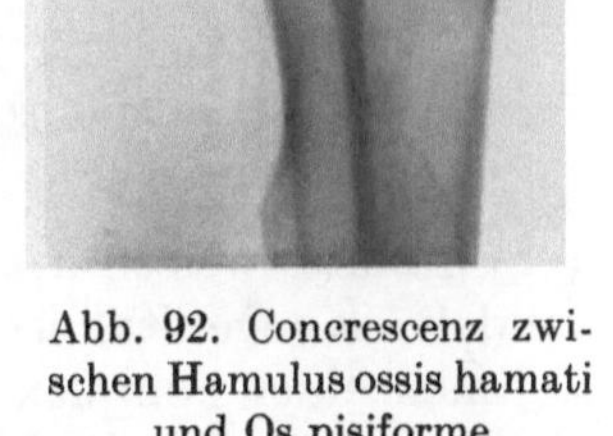

Abb. 92. Concrescenz zwischen Hamulus ossis hamati und Os pisiforme

Concrescenzen zwischen mehreren Carpalia

Lunatum-Triquetrum-Hamatum: 1 Fall (KEWESCH, 1934).

Hamatum-Capitatum-Trapezoides (Multangulum minus): 1 Fall (MESTERN, 1934).

Capitatum-Trapezoides (Multangulum minus) — Scaphoideum (Naviculare): 1 Fall (KEWESCH, 1934).

Lunatum-Triquetrum-Hamatum-Capitatum: 1 Fall (WEBER, 1954).

Scaphoideum (Naviculare) — Capitatum-Trapezium (Multang. majus) — Trapezoides (Multang. minus): 5 Fälle (KEWESCH, 1934; RUCKENSTEINER, 1931; WEDDING, 1900; HARLE u. STEVENSON, 1967).

Lunatum-Triquetrum-Hamatum-Capitatum-Trapezoideum (Multang. minus): 2 Fälle (BRDICZKA, 1938).

Capitatum-Trapezoideum (Multang. minus) — Trapezium (Multang. majus) — Scaphoideum (Naviculare): 2 Fälle (KEWESCH, 1934) und Lunatum-Triquetrum.

Fusion sämtlicher Carpalia: 5 Fälle (BEHR, 1933 — zusätzlich Synostose zwischen Radius und Carpus und Metacarpus II, III, IV und V; BUTTERWORTH u. DANER, 1956 — zusätzlich Synostose Carpus — Metacarpus II, III, IV und V; LAQUERRIÈRE u. LOUBIER, 1927; L'HEUREUX, 1926).

Kombinationsformen werden gelegentlich beobachtet:

Lunatum-Triquetrum und Capitatum-Trapezoides (Multangulum minus) und Trapezium (Multangulum majus) — Metacarpus I: 8 Fälle (KÖHLER-ZIMMER, 1956; KREMSER, 1934; LÖNNERBLAD, 1935; MESTERN, 1934).

Lunatum-Triquetrum und Radius-Naviculare und Hamatum-Capitatum-Trapezoides und Trapezium (Multang. minus und majus) (HOPF, 1958).

Concrescenzen zwischen Carpalia und Metacarpalia

Trapezium (Multangulum majus) — MC I: (HILGENREINER, 1909; MESTERN, 1934; RÈVÈSZ, ROCHLIN, 1932; RUSHFORT, 1949).

Trapezoides (Multangulum minus) — MC II: (MARKELOW, 1928; MAYER, 1933; MESTERN, 1934; PFITZNER, 1900; KEWESCH, 1934; KANAVEL, 1932; LEGER, 1956).

Trapezoides (Multangulum minus) — MC I: (Kanavel, 1932).
Capitatum — MC II: (Hopf, 1958; Marti, 1950).
Trapezoides (Multangulum minus) — MC III: (Pfitzner, 1900).
Capitatum — MC III: (Marti, 1950; Pfitzner, 1900; Ruckensteiner, 1931).
Hamatum — MC IV: isoliert nicht beschrieben; in Kombination mit Synostose Capitatum-Hamatum — Metacarpus III, IV und V (Mayer, 1933).
Hamatum — MC V: (Pfitzner, 1900; Marti, 1945; in Kombination mit Metacarpus IV).

Concrescenzen zwischen Antebrachium und Carpus

Derartige Synostosen sind beschrieben zwischen Radius, Lunatum und Naviculare von Gombert (1959) und Bunnel (1956); zwischen Radius und Lunatum von Becker (1935), Girod (1964), Liszka (1959), Meves (1937), Schacherl u. Schilling (1965) und Wuensch (1956) (Abb. 87a und b). Die Ergebnisse der Untersuchungen von Schacherl

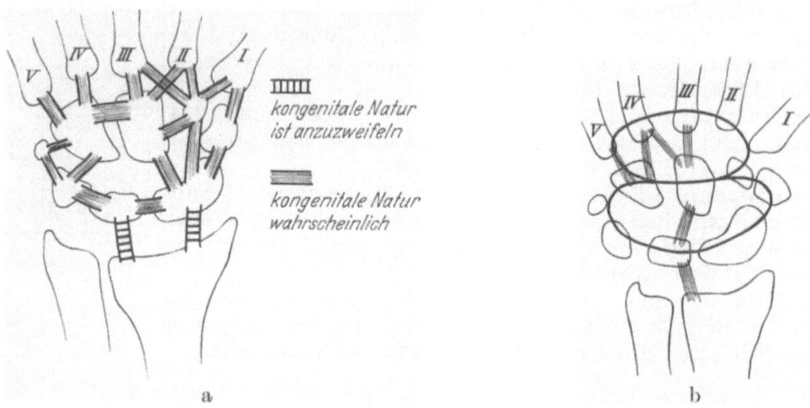

Abb. 93a. Lokalisation bisher beschriebener kongenitaler Concrescenzen
Abb. 93b. Bevorzugte Lokalisation entzündlicher Carpalankylosen

u. Schilling weisen darauf hin, daß es sich hierbei um entzündlich erworbene Ankylosen handelt. Kongenital ist sicher die Synostose von Naviculare und Radiusepiphyse im Rahmen einer komplexen Fehlbildung, die Hopf 1958 abbildete.

Eine schematische Darstellung aller bekannten Concrescenzen im Bereich des Carpus, bei denen die kongenitale Natur sehr wahrscheinlich ist, zeigt Abb. 93a. Dem gegenübergestellt ist ein Schema mit den bevorzugten Lokalisationen erworbener entzündlicher Carpalankylosen (Abb. 93b). Eine entsprechende Beobachtung stammt außer den bereits genannten von Bastrup (1936).

Die Diagnose kongenitale Concrescenz ist um so eher berechtigt, je deutlicher weitere Fehlbildungen am Skelet nachgewiesen werden können (Brdiczka, 1938; Hopf, 1958; Harle u. Stevenson, 1967). So zeigte eine Beobachtung von Goldstein (1948) gleichzeitig Synostosen im Bereich der Fußwurzel und Zehen sowie einen symmetrischen Block an der Handwurzel und Symphalangie der ersten und zweiten Glieder der Finger II—V. In anderen Mitteilungen, so bei Weitzner (1946), Hopf (1958), Harle u. Stevenson (1967) und Geyer (1958) wird ebenfalls über Aplasie im Bereich anderer Gelenke, vor allem in den Mittelgelenken der Finger II—V berichtet.

Weitere Kombinationen sind proximale radio-ulnare und humero-ulnare Synostosen. Auch das gleichzeitige Auftreten von Syndaktylie, Klinodaktylie und Chondroektrodermaldysplasie (Ellis-van-Crefeld-Syndrom) wird berichtet (Gallagher u.a., 1953; Schmid u. Moll, 1960; Wenz, 1959; Weyers, 1956). Atypische, concrescente Carpalelemente werden auch bei Strahldefekten an der radialen und ulnaren Seite gesehen (Herzog, 1926), bei der Madelungschen Deformität (Alexander u. Johnson, 1941) und Mongolismus (Hefke, 1940). Weiteres, insbesondere zur Frage der Vererblichkeit, siehe bei Lenz (1964).

c) Concrescenzen der Metacarpi

Die partielle oder totale Concrescenz der Metacarpi ist keine eigene Fehlbildung, sondern gehört zu den Zahländerungen der Strahlen und stellt unter diesen nur eine Übergangsform im Rahmen der Oligodaktylie und Polydaktylie dar. In der Mehrzahl der Beobachtungen handelt es sich um eine Coalescenz im Sinne PFITZNERs, da nur eine knöcherne Verbindung besteht, aber beide Knochen noch in ihrer getrennten Form vorliegen. SCHMID u. MOLL (1960) zeigten derartige Beispiele bei Hexadaktylie und bei chondroektrodermaler Dysplasie. Eine typische Form ist dabei die sog. Gabelbildung, die von MÜLLER (1937) als Ausdruck von Rück- und Überschußbildung gleichermaßen gedeutet wurde. Daß aber auch eine gleichartige formale Genese wie bei den Synostosen der Handwurzel vorliegen kann, zeigen die Beobachtungen in Kombination mit Carpalsynostosen (DREWES u. GÜNTHER, 1965; SCHMID u. MOLL, 1960). Nicht verwunderlich ist, daß derartige Formen vor allem im Bereich der Randstrahlen vorkommen (Abb. 94). So handelt es sich um Synostosen der Metacarpi IV/V bei den Beobachtungen von DREWES u. GÜNTHER (1965), HABIGHORST u. ALBERS (1965), HOPF (1958), KEMP u. RAVEN (1932), OREL (1928) und THOMSEN (1927), um Coalescenz zwischen Metacarpus II und III bei SCHMID u. MOLL (1960), Metacarpus III und IV bei COCCHI (1952) und SCHMID u. MOLL (1960). Derartige Beispiele ließen sich noch mehr aufzählen unter Berücksichtigung aller Fälle von Poly- und Oligodaktylie. An dieser Stelle soll nur noch hervorgehoben werden, daß der Beweis echter Vererbbarkeit nur selten geführt wurde. Beispiele für familiär gehäuftes Auftreten sind die von HABIGHORST u. ALBERS (1965) und OREL (1928). Auf die Möglichkeit von Concrescenzen zwischen den Basen der Mittelhandknochen allein und in Kombination mit Concrescenzen der Handwurzel hat GEYER (1958) hingewiesen. Beispiele hierfür stammen von BEHR (1933), BUTTERWORTH und DANER (1956) und MAYER (1933).

d) Aplasie der Fingergelenke — „Symphalangismus“

Auch bei dieser Störung handelt es sich nicht um die sekundäre Vereinigung von zwei, in der Regel getrennt sich entwickelnden, Phalangen, sondern es unterbleibt nach histologischen Untersuchungen von DUKEN (1921) „die Entstehung des Gelenkspaltes entweder ganz, oder der Gelenkspalt dringt nicht mehr bis zur Mitte vor“. Der teratogenetische Terminationspunkt für die Aplasie der Interphalangealgelenke liegt nach POL (1958) spätestens am Anfang des 4. Fetalmonats, bei schwereren Graden schon zu Beginn der 6. Fetalwoche. Die Fehlbildung ist wesensgleich mit der als noch physiologisch anzusprechenden Assimilationshypophalangie der 5. Zehe. Die beobachteten Gelenkaplasien betreffen vor allem die ontogenetisch jüngsten Gelenke an den Enden der Gliedmaßenanlage. Große Gelenke sind nur äußerst selten aplastisch angelegt (HOPF, 1959). Das dominant erbliche Verhalten wurde mehrfach beobachtet (CUSHING, 1916; DRINKWATER, 1917; DANIEL, 1936; DUNCAN, 1917; ELKIN, 1925; FREUD und SLOBODY, 1943; HARLE u. STEVENSON, 1967; IMMAN, 1924; MESTERN, 1934; MORGENSTERN, 1913; STILES und WEBER, 1938). Eine Familie, bei der die Aplasie der Fingergelenke über 14 Generationen zurückverfolgt werden konnte, ist diejenige, welche DRINKWATER 1917 publizierte. Das älteste Mitglied in dieser Beobachtungsreihe ist der aus Literatur und Geschichte bekannte John Talbott, Earl of Shrewsbury, Heerführer im 100jährigen Krieg gegen die französische Krone, der 1429 von der Jungfrau von Orleans geschlagen und gefangen genommen wurde und 1453 in der Schlacht bei Astillon/b. Bordeaux gefallen ist. Bei Erneuerungsarbeiten an seinem Grab im Jahre 1874 fand man die Mittelgelenke von Ring- und Kleinfinger versteift.

Bei Neugeborenen und Säuglingen kann die Gelenkaplasie röntgenologisch nicht erfaßt werden. Frühestens nachdem alle Epiphysen im Bereich der Phalangen angelegt sind, kann ein gewisser Verdacht ausgesprochen werden. ROCHLIN u. SIMONSON (1932) veröffentlichten die Röntgenaufnahme eines 11jährigen Mädchens (Abb. 95a), die eine Aplasie im proximalen Interphalangealgelenk der Finger IV und V, sowie eine Hypoplasie

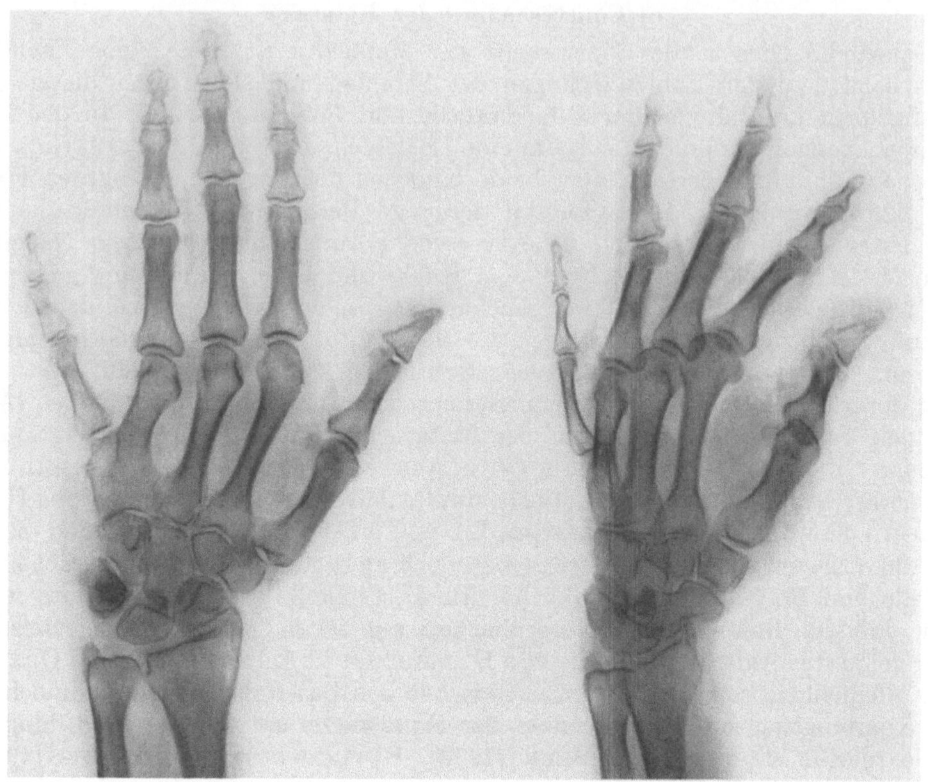

a

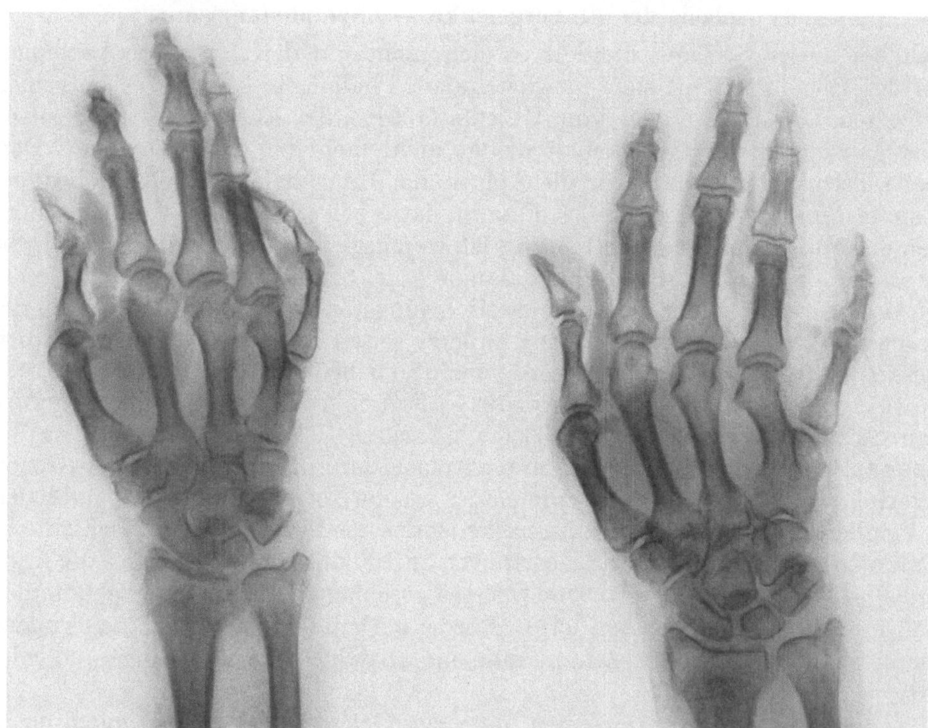

b

Abb. 94a u. b. Metacarpalsynostosen (Beobachtung von HABIGHORST u. ALBERS, 1965)

des gleichen Gelenkes im III. Finger zeigt. Das typische Bild der Gelenkaplasie weist die Röntgenaufnahme bei dem gleichen Mädchen im Alter von 15 Jahren (Abb. 95b) auf.

Die Aplasie der Interphalangealgelenke kann an allen oder nur einem Gelenk, an proximalen und distalen Interphalangealgelenken auftreten, wie schematisch in einer bereits an vielen Stellen wiedergegebenen Skizze einer weiteren Beobachtung von ROCHLIN u. SIMONSON zu erkennen ist (Abb. 96).

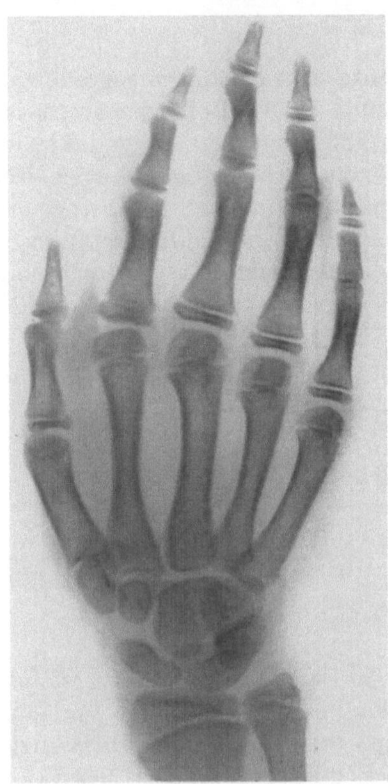

a

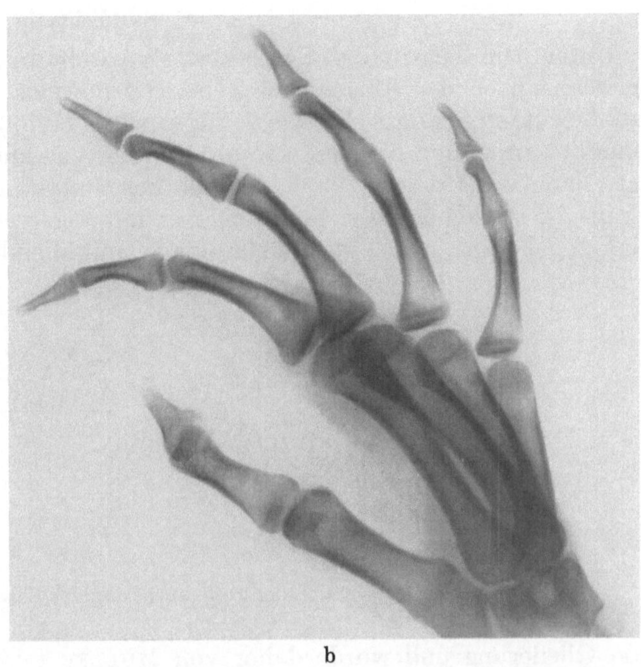

b

Abb. 95a u. b. Aplasie bzw. Hypoplasie der proximalen Interphalangealgelenke der Finger V, IV, III sowie im Sattelgelenk des Daumens. a Im Alter von 11 Jahren. b Im Alter von 15 Jahren

Charakteristisch ist weiterhin die ununterbrochene homogene Bälkchenstruktur zwischen zwei Phalangen und eine leichte spindelförmige Auftreibung der Gelenkregion. Eindrucksvolle Röntgenabbildungen sind bei MESTERN (1934) zu finden. K. H. BAUER und BODE (1940) weisen auf eine strenge Gesetzmäßigkeit hin, wonach die Fehlbildung immer den Kleinfinger einbezieht. So ist bei Befall nur eines Fingers der V.; von zwei Fingern immer der IV. und V., von drei Fingern der III., IV. und V. betroffen. Diese Gesetzmäßigkeit trifft allerdings nicht nach allen Mitteilungen zu. Es sei hier auf die Beobachtungen von ROCHLIN und SIMONSON (Abb. 95, 96) sowie von SCHWARZ und RIVELLINI (1963) verwiesen, die in drei Generationen alleinige Aplasie des distalen Interphalangealgelenkes des IV. Fingers gesehen haben.

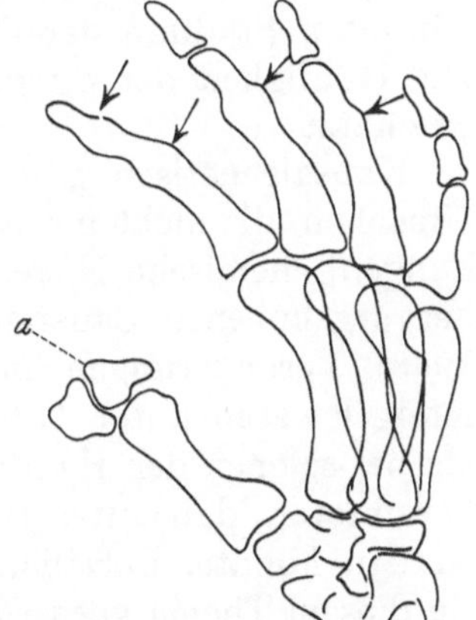

Abb. 96. Angeborene Aplasie der Interphalangealgelenke

Eine Unterteilung dieser Störung in verschiedene Grade wird von MESTERN vorgenommen. Er differenziert in Gelenkhypoplasie 1. Grades — minimale Gelenkversteifung; Gelenkhypoplasie 2. Grades — „Synfibrosis" durch bindegewebige Ausfüllung des Gelenkraumes; Hypoplasie 3. Grades — knöcherne Ausfüllung des Gelenkraumes und Phalanxsynostose (dies ist schon eine Gelenkaplasie). Die stärkste Verbildung ist diejenige 4. Grades, bei welcher von einer Agenesie und Assimilation gesprochen wird. Diese Unterteilung ist nicht unwidersprochen geblieben (POL, 1958). Die Differenzierung in Gelenkaplasie und Gelenkhypoplasie sollte jedoch beibehalten werden.

Weiteres über die Aplasie der Interphalangealgelenke ist in den Arbeiten von ASCHNER und ENGELMANN (1928), K. H. BAUER und BODE (1940), COMINGS (1965), FREUD u. SLOBODY (1943), MESTERN (1934), MÜLLER (1937), POL (1938 bzw. 1958) sowie SCHWARZ und RIVELLINI (1963) mit weiteren Schrifttumshinweisen zu finden.

e) Syndaktylie

Unter dem Begriff der Syndaktylie versteht man heute alle Ausbildungsgrade von Verwachsungen der Finger und Zehen (STUCKE u. HELBIG, 1958). Bemerkenswert ist, daß die cutane Syndaktylie, wie WERTHEMANN (1952) schreibt, lange Zeit „Zygodaktylie" genannt wurde, und die Bezeichnung Syndaktylie knöchernen Verbindungen vorbehalten war. Nach W. MÜLLER (1937) „ist jede Extremitätenmißbildung nur aus der Ontogenese heraus zu verstehen bzw. läßt sich nur mit den verschiedenen Entwicklungsstadien in Einklang bringen". Das die Skeletanlage umhüllende Weichteilblastem ist primär ohne

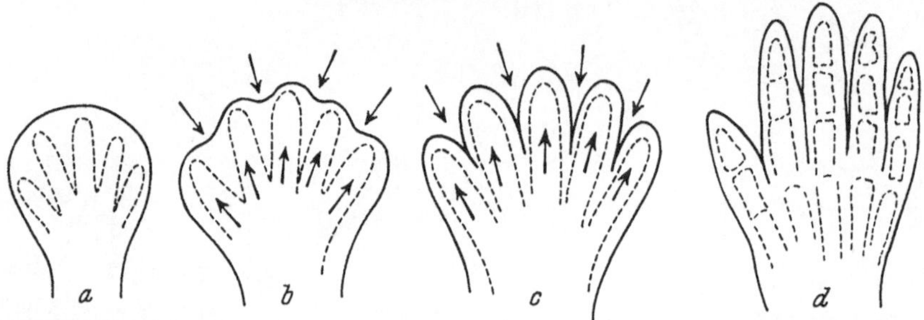

Abb. 97. Schema fortschreitender Differenzierung der Fingerweichteile (nach W. MÜLLER, 1937)

jede Gliederung und wurde daher von MÜLLER mit einem Fausthandschuh verglichen. Es hat wohl eine von eigenen Genen gesteuerte und von der Skeletanlage zunächst unabhängige Entwicklungstendenz (HOPF, 1959). Erst mit fortschreitender Differenzierung von primitiver Handplatte und Skeletanlage kommt es zu gegenseitiger Einwirkung und Abhängigkeit. Das Skleroblastem wächst unter Verlängerung gegen den Rand der primitiven Randplatte vor, während sich die Weichteilplatte immer tiefer gegen die Basis der Strahlen einkerbt, bis jeder Finger seinen Weichteilmantel hat. Dieser Vorgang fortschreitender Differenzierung der Hand ist in einem Schema (Abb. 97) nach W. MÜLLER (1937) deutlich gemacht. Die Syndaktylieformen entsprechen daher jeweils einem bestimmten Stadium der Ontogenese, an dem die Entwicklung vorzeitig beendet wurde. Die Häufigkeit der Syndaktylie wird von BUNNELL (1956) auf 1:3000 Normalgeburten geschätzt.

Kausalgenetisch gibt es sicher neben erblichen, endogenen Formen, auch exogene Ursachen, die nicht nur auf amniotische Abschnürungen, sondern auch Infektionserkrankungen, chemische Noxen, Vitaminmangel und auf den, besonders von BÜCHNER (1948) hervorgehobenen Sauerstoffmangel zurückgeführt werden können (STUCKE u. HELBIG, 1958). Veränderungen im Endometrium und der Placenta als Hinweise auf Sauerstoffmangel waren unter 114 mißgebildeten Neugeborenen eher bei Mißbildungen des ZNS als bei solchen der Hände festgestellt worden (ZEITLER, 1956). Auch STUCKE u. HELBIG berichteten, daß unter 102 Syndaktylien in keinem Falle die exogene Ursache gesichert werden konnte. Letztlich ist die Kausalgenese komplex und auch heute noch unklar. Zu diesem Thema verweisen wir auf die Monographien von MÜLLER (1937) und WERTHEMANN (1952). Wesentlich ist, daß exogene Ursachen zum teratogenetischen Terminationspunkt (SCHWALBE u. GRUBER, 1957) einwirken müssen; für die Extremitäten liegt dieser am Ende des 2. bzw. Anfang des 3. Embryonalmonats. Eine Vielzahl von Beobachtungen läßt an der Erblichkeit der Syndaktylie keinen Zweifel aufkommen. So berichtete ESAU (1931) über familiäres Vorkommen der Löffelhand. ASCHNER u. ENGELMANN (1928), BAUER u. BODE (1940), W. MÜLLER (1937) sowie STUCKE u. HELBIG (1958) beschreiben

Beobachtungen erblicher Weichteilsyndaktylie zwischen zwei und mehreren Fingern und geben weitere Schrifttumshinweise. Über Syndaktylie bei eineiigen Zwillingen berichtete KOENNER (1938).

Für die klinische Praxis ist eine Einteilung der Syndaktylieformen nach ihrem anatomischen Erscheinungsbild und dem Grad ihrer Ausdehnung wichtig. Daneben muß jedoch unterschieden werden, ob die Syndaktylie primär, d.h. alleinige Fehlbildung ist, oder ob sie eine sekundäre Folge anderer Verbildungen, wie z.B. der Polydaktylie und Ektrodaktylie ist.

STRÖER (1937) sowie STUCKE u. HELBIG (1958) unterscheiden

a) cutane,

b) fibröse und

c) ossäre Formen der Syndaktylien.

Während die cutane und die fibröse ohne Skeletveränderungen einherzugehen pflegt, findet man bei der ossären Form neben der fibrösen Verwachsung äußerlich nicht zu vermutende Skeletveränderungen. Das klinische Bild entspricht dem der fibrösen Syndaktylie oder einer Ektrodaktylie. Da erst das Röntgenbild Aufschluß über die ossären Veränderungen gibt, ist zumindest vor operativen Maßnahmen auf Röntgenaufnahmen nicht zu verzichten. Knöcherne Verschmelzungen bestehen vorwiegend zwischen den Endphalangen (digitale Synostosen) und den Metacarpi (metacarpale Synostosen). Distale Knochenbrücken können auch bei schwimmhautähnlichen Membranen als Einschlüsse beobachtet werden (ASCHNER u. ENGELMANN, 1928).

Von allen Fingerstrahlen sind am häufigsten der II. und IV. Finger verwachsen (COCCHI, 1953). Diese Form ist gewöhnlich familiär und symmetrisch ausgebildet, kommt aber auch sporadisch vor.

Die Verbindung zwischen II. und III. oder zwischen IV. und V. Finger wird als Einzelbeobachtung nur selten gesehen. Über die große interfamiliäre Variabilität orientieren die von LUEKEN (1939) und KEMP u. RAVN (1932) gesammelten Befunde in großen Sippen.

Für die totale Syndaktylie hat zuerst BRITES (1934) den Begriff „Löffelhand" gebraucht, und W. MÜLLER hat ihn zur Charakterisierung dieser speziellen Verbildung vorgeschlagen. Bei diesem, dem stärksten Grad der Syndaktylie, ist die Differenzierung der Handplatte völlig unterblieben. Infolge des bestehenden Raummangels zeigen daher Röntgenaufnahmen oft erhebliche Knochenveränderungen, welche besonders die Randstrahlen betreffen. Zumeist wird die Löffelhand einseitig und sporadisch gefunden, familiäre Häufung ist mit Ausnahme der von ESAU (1921) gemachten Beobachtung nicht bekannt (COCCHI, 1953). Die Löffelhand wird von W. MÜLLER (1937) als Hemmungsmißbildung mit folgenden Merkmalen charakterisiert:

1. Die Hand zeigt äußerlich noch die primitive Form der ursprünglichen Handplatte.
2. Sie ist kleiner als normal.
3. Sie läßt eine Trennung einzelner Finger äußerlich vermissen und zeigt an den normal angelegten knöchernen Strahlen Folgen der Raumbeengung bis zur völligen Unterdrückung in den peripheren Randpartien.

STUCKE u. HELBIG demonstrierten an sechs Beobachtungen mit Löffelhänden den fließenden Übergang vom Armdefekt über Löffelhand bis zur einfachen Syndaktylie und bestätigen damit die Ansicht von MÜLLER, wonach es sich hier nicht um eigenständige Fehlbildungen handelt, sondern um Gradstufen eines bestimmten Rückbildungsprinzips.

Syndaktylie als Nebenerscheinung

Die Syndaktylie wird nicht nur als selbständige Fehlbildung, sondern auch in Kombination mit Brachydaktylie und Polydaktylie beobachtet. Auch bei Strahldefekten im Bereich der Handwurzel und am Unterarm, vor allem, wenn diese mit Klumphand einhergehen, kommen sekundäre Syndaktylien vor. Weiterhin ist im Rahmen mehrerer klinischer Erbsyndrome die Syndaktylie ein fakultatives oder obligates Symptom:

Acrocephalosyndaktylie-Syndrom (Apert-Syndrom). Prämature Synostose der Kranznaht, Dysmorphie des Gesichtsschädels, radio-ulnare Synostosen und Ellenbogenankylosen, Opticusatrophie, Minderwuchs, Syndaktylie und Polydaktylie.

Arnold-Chiari-Syndrom und Klippel-Feil-Syndrom. Wirbelsäulenmißbildungen, Okklusionshydrocephalus, Kleinhirnstörungen, Kompressionserscheinungen des Hirnstammes und Rückenmarkes, Platybasie sowie Kampto- und Syndaktylie.

Bonnevie-Ullrich-Syndrom mit seinen differenten Unterformen: Ullrich-Syndrom, Ullrich-Turner-Syndrom, Nielsen-Syndrom, Rossi-Syndrom. Flughautbildung, Störung der Hirnnervenfunktion, Dyskranie, Kampto-, Klino- und Syndaktylie.

Conradi-Hünermann-Syndrom: angeborene Chondrodysplasie mit metaepiphysären Verkalkungsstörungen. Röntgenologisch: Spritzerartige Kalkeinlagerungen in den Gelenkepiphysen, Fuß- und Handmißbildungen (s. S. 165).

Curtius-Syndrom (I): kongenitaler partieller Riesenwuchs im Gesicht oder an den Gliedmaßen mit Ektrodermaldysplasie und endokrinen Störungen, Amblyopie, Zahnschmelzdysplasie und Syndaktylie.

Curtius-Syndrom (III): Krankheitsbild multipler Abartigkeiten mit Mikrocephalie, Augenfehlbildungen, Mamillen- und Hodenhypoplasie, Kyphoskoliose, Kampto- und Syndaktylie.

Langdon-Down-Syndrom — Mongolismus.

Ehlers-Danlos-Syndrom: Hyperelastizität der Haut und Hyperflexibilität der Gelenke, unter weiteren Fehlbildungen auch Syndaktylie.

Gruber-Syndrom: Dysencephalia splanchnocystica mit multiplen Fehlbildungen im Gesichtsschädel, Spaltbildungen am äußeren Genitale, Blasenektopie, Wirbelsäulenspalten, Cysten innerer Organe und ulnare Poly- oder Syndaktylie.

van der Hoeve-Syndrom: Osteogenesis imperfecta tarda und Schwerhörigkeit, zusätzlich auch Syndaktylie.

Okulo-dento-digitales-Syndrom (MEYER-SCHWICKERATH und WEYERS): Augen-, Haar-, Finger- und Zehenmißbildungen.

de Vries-Syndrom: Parahämophilie A und Syndaktylie.

Weitere Symptomenkombinationen, die mit Syndaktylie einhergehen können, sind: familiäre hämolytische Anämie, Moebius-Syndrom, Steiner-Syndrom, v. Wardenburg-Syndrom.

6. Verstümmelungen

a) Mehrfachbildungen der Hand (Diplocheirie)

Nach W. MÜLLER (1937) werden die geringsten Grade innerhalb der Spielbreite teratologischer Differenzierung relativ häufig gefunden. Bei den Überschußbildungen der Hand sind demzufolge Verdoppelungen im Sinne der Hyper- bzw. Polydaktylie relativ häufig; die Verdoppelung einer Hand hingegen wird nur selten zu beobachten sein. Der Begriff der „Doppelhand" setzt keinesfalls eine Vielfingrigkeit voraus (GRUBER, 1958). Das entscheidende Charakteristikum ist das spiegelbildartige Verhalten der Handanteile. Die radialen Ränder sind dabei einander zugewandt, und die ulnaren bilden die Außenseite (HOPF, 1959). So gibt es durchaus eine vierfingrige Doppelhand, in der jedoch die Fingeranordnung spiegelbildlich ist, z.B.: V, IV—IV, V.

Derartige Beobachtungen über verschiedene Formen der Doppelhändigkeit einer Seite finden sich bei APPELRATH (1922), GRÄFENBERG (1920), KLAUSSNER (1905) und NITSCHE (1933). Ausführliche Literaturübersichten bieten die Arbeiten von GRUBER (1958), HOPF (1959) und eine übersichtliche Darstellung der Formen und Grade bei Mehrfachbildungen der Hand von W. MÜLLER (1937). Der radiale Randstrahl, also der Daumen, wird häufig bei derartigen Fehlbildungen unterdrückt, und es resultiert eine daumenlose Hand mit Verdoppelung der übrigen Finger, oder es besteht als Binnenstrahl nur *ein* Daumen. Derartige Fehlbildungen wurden nur sporadisch beobachtet, Hinweise auf Vererblichkeit fehlen.

Die Mehrfachbildungen der Hand resultieren zumeist aus Fehlbildungen höherer Ordnung mit ihrem Ursprung am Oberarm (PÈTERFFY und JONA, 1942; WERTHEMANN, 1950) oder Antebrachium. So ist die Doppelung der Hand bei Mißbildungen mit völligem Radiusdefekt und auch bei Ulnaverdoppelung mit Radiusverlust beschrieben (APPELRATH, 1922; GRÄFENBERG, 1920; GRUBER, 1958; HARRISON, PEARSON und RAAF, 1960; MAU, 1922; RESTEMEYER, 1920; WEIL, 1924). Bezüglich Erklärung des formalen Werdens dieser Erscheinungen wird auf die Erfahrungen der experimentellen Teratologie verwiesen (BRANDT, 1937; POL, 1958; RAUSCH, 1946; SCHWALBE-GRUBER, 1937).

b) Die angeborene Kurzhand

Bei dieser seltenen Mißbildung handelt es sich um eine klinisch verkürzte Hand mit äußerlich verdicktem Handgelenk. Röntgenologisch findet man eine Aplasie bzw. hochgradige Hypoplasie der Carpalia. Eine schematische Darstellung ist in Abb. 98 wiedergegeben. Entsprechende Beobachtungen stammen von BISCHOFBERGER (1951), EAVES und CANPICHE (1922), L. HOFFMANN (1911), MÜLLER (1937). Auch die Hypoplasie der Handwurzelknochen kommt im Rahmen ausgeprägter komplexer Mißbildungen wie Oligodaktylie und atypischer Peromelieformen vor (CASOLO, 1926).

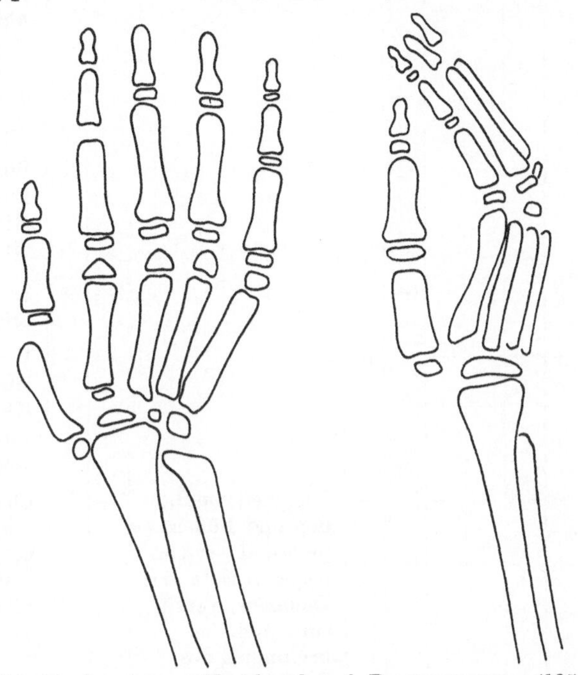

Abb. 98. Angeborene Kurzhand nach BISCHOFBERGER (1951)

c) Perodaktylie

So wie die Peromelie (Gliedverstümmelung), ist auch die Perodaktylie (Fingerverstümmelung) eine Form angeborener Veränderungen, bei der zumeist der Eindruck kongenitaler Amputationen besteht. Im Bereich des Handskelets findet man neben den „Amputationen" noch cutane Syndaktylien, die vorwiegend peripher gelegen sind und proximal geringere Ausprägung haben.

Als Ursache für ihre Entstehung wird häufig eine durch mechanische Einflüsse bedingte Entwicklungsstörung angesehen (SCHWALBE, 1937 — dort ausführliches Schrifttum). Nach GRUBER (1937) sind nur 2—6% aller Mißbildungen auf derartige mechanische Einflüsse zurückzuführen. So war unter 187 mißgebildeten Neugeborenen nur einmal der Nachweis von Amnionfäden sicher und einmal fraglich geführt worden (ZEITLER, 1956). An der Existenz der „Gliedmaßenfehler aus placentarer und amniogener Ursache" (GRUBER, 1958) ist jedoch weder im Rahmen ausgedehnterer Fehlbildungen bis hin zu Anencephalie noch bei lokalen Handverstümmelungen zu zweifeln. Für die Annahme einer amniogenen Mißbildung sind strenge Kriterien gültig, wie sie von SCHWALBE (1907) aufgestellt wurden:

1. Die Amnionfäden oder Adhäsionen müssen sich unmittelbar am Ort der Schädigung nachweisen lassen.

2. Die gefundene Mißbildung muß aus den Strängen oder Verklebungen des Amnions mechanisch verständlich werden.

Ein wichtiger Hinweis auf mechanische Schädigungen können die sog. „Schnürfurchen" sein.

Tabelle 18. *Schema der Syndrome mit Handmißbildungen*

Syndromname	Syndaktylie	Polydaktylie	Symbrachydaktylie	Brachydaktylie	Perodaktylie	Klinodaktylie	Kamptodaktylie	Sonstige Handmißbildungen	obligat	fakultativ	Sonstige Symptome
Apert-Syndrom	+	—	—	—	—	—	—	Löffelhand	+	—	Dysostose des Schädels: Akrocephalie, Exophthalmus, Hypertelorismus, Radioulnare Synostose, Ellenbogenankylose, Aplasie des Akromioclaviculargelenkes
Bonnevie-Ullrich-Syndrom	—	—	—	—	—	—	+	—	—	+	Pterygium colli, Dissoziierter Infantilismus, proportionierter Minderwuchs, Thoraxdeformitäten, Skeletanomalien
Capdepont-Syndrom	—	+	—	—	—	—	—	—	—	+	Zahndysplasie, Knochenbrüchigkeit
Conradi-Hünermann-Syndrom (Chondrodystrophia calcificans congenita)	+	—	—	—	—	—	+	—	—	+	Wachstumsstörungen der langen Röhrenknochen, Klump- und Hackenfuß, Keilwirbel, Kyphose, „stippled epiphyses"
Cornelia de Lange-Syndrom	+	+	—	—	—	—	—	Kleinheit von Händen und Füßen, proximal verschobener Ansatz des Daumens, Verkürzung und Verkrümmung des V. Strahls	—	+	Charakteristische Physiognomie (Clowngesicht), Brachycephalie, Hypertelorismus, Unterkieferhypoplasie, Spina bifida occulta, Beugekontraktur im Ellenbogengelenk
Crosby-Syndrom	—	—	—	+	—	—	—	Tatzenhände	+	—	Hereditär-hämolytische Anämie, Splenomegalie, Porphyrie, abdominelle Schmerzkrisen
Curtius-Syndrom (I)	+	—	—	—	—	—	—	Partieller Riesenwuchs	—	+	Nageldystrophie, Mikrocephalie, Hypodontie, Amblyopie, Hypogenitalismus, psych. Abartigkeit
D 1-Trisomie-Syndrom (Trisomie 13-15-Syndrom)	—	+	—	—	—	—	—	—	—	+	An- oder Mikrocephalie, Hasenscharte, Capillar-Hämangiom, Herzdefekte, Spina bifida
Dzierzynsky-Syndrom	—	—	—	+	—	—	—	Verdickung und Induration der Phalangen	+	—	Vorzeitige Schädelsynostose, Schädelanomalien, vorspringende Nase, Trichterbrust
Ehlers-Danlos-Syndrom	+	—	—	—	—	—	—	—	—	+	Vulnerabilität der Haut, Überdehnbarkeit der Gelenkkapsel, Muskelhypotonie, Cutis hyperelastica
Ellis-Van Crefeld-Syndrom	—	+	—	—	—	—	—	Deformitäten am proximalen Ende der Ulna und des Radius, Nagelhypoplasien, Handwurzelknochensynostosen	+	—	Minderwuchs, Zahnhypoplasien, multiple Exostosen, Alopecie, Herzfehler

Tabelle 18 (Fortsetzung)

Syndromname	Syndaktylie	Polydaktylie	Symbrachydaktylie	Brachydaktylie	Perodaktylie	Klinodaktylie	Kamptodaktylie	Sonstige Handmißbildungen	obligat	fakultativ	Sonstige Symptome
Erb-Goldflam-Syndrom	—	+	—	—	—	—	—	—	—	+	Funktionelle pseudoparalytische Myasthenie, Exitus an Atemmuskellähmung
Faber-Syndrom	—	—	—	—	—	+	—	Koilonychie, schmerzhafte Fissuren an Finger- und Fußspitzen	—	+	essentielle Eisenmangelanämie, Asthenie, pathologische Haut- und Skeletveränderungen
Fanconi-Anämie	—	—	—	—	—	—	—	Daumen- und Radiusaplasie	—	+	Kongenitale Panmyelopathie, Defekte des Urogenitaltrakts, Mikrocephalie
Freemann-Sheldon-Syndrom	—	—	—	—	—	—	—	Ulnare Deviation der Hände, ohne Knochendefekte; Fingerkontrakturen			Gesichtsschädelmißbildungen, hoher Gaumen, Spitz-Klumpfüße, Spina bifida occ.
Grauhan-Syndrom	—	+	—	—	—	—	—	—	+	—	Lippen-, Kiefer-Gaumenspalte, Blasenmißbildung
Greig-Syndrom	—	—	—	—	—	—	—	—	—	+	Hypertelorismus, breiter Nasenrücken, Schädelveränderungen, Minderwuchs, Kryptorchismus, Klumpfußbildung, Kiefermißbildungen
Guerin-Stern-Syndrom	—	—	—	—	—	+	+	Handstellung: Palmarflexion, Fingerbeugung, Opposition von Thenar und Antithenar	—	+	Ankylose der Gelenke, Pes equino-varus, Osteoporose, Patellaaplasie, Pronationsstellung der Unterarme
Hammond-Syndrom	—	—	—	—	—	—	—	Fingerkontrakturen „Bajonettfinger"	—	+	Haltungs- und Tonusstörungen *Trias:* Bewegungsstörungen, Zwangslachen, Reflexsteigerungen, Stümpell-Phänomen
van der Hoeve-Syndrom	—	—	+	—	—	—	—	Überstreckbarkeit der Gelenke, Arachnodaktylie	—	+	Osteogenesis imperfecta tarda, Otosklerose, Zahndysplasie
Holt-Oram-Syndrom (Atriodigitales Syndrom)	—	—	—	—	—	—	—	Hypo- und Aplasie der Daumen	+	—	Vorhof-Septum-Defekt, Arrhythmie
Klippel-Feil-Syndrom	+	—	—	+	—	—	+	—	—	+	Kurzhals, Halswirbelmißbildungen, Schulterblatthochstand, Faßthorax, Kompressionsneuritis
Langdon-Down-Syndrom	—	—	+	—	—	+	—	Dreizackhand, Vierfingerfurche	+	—	Oligophrenie, Minderwuchs, Mongolenfalte
Laurence-Moon-Biedel-Bardet-Syndrom	—	+	+	—	—	—	—	—	+	—	Entwicklungsrückstand, Fettsucht, Hypogenitalismus, Riesenwuchs, Retinitis pigmentosa, Taubheit

Tabelle 18 (Fortsetzung)

Syndromname	Syndaktylie	Polydaktylie	Symbrachydaktylie	Brachydaktylie	Perodaktylie	Klinodaktylie	Kamptodaktylie	Sonstige Handmißbildungen	obligat	fakultativ	Sonstige Symptome
Lutembacher-Syndrom	—	—	—	—	—	—	—	Arachnodaktylie	—	+	Herzmißbildungen
Mafucci-Syndrom	—	—	—	—	—	—	—	Chondromatose	—	+	Diffuse asymmetrische Chondromatose der Extremitäten, Angiome, Pigmentnaevi, Vitiligo
Marchesani-Syndrom	—	—	—	+	—	—	—	—	+	—	Augenstörungen, Minderwuchs
Martin-Albright-Syndrom	—	—	—	+	—	—	—	—	+	—	Kleinwuchs, Adipositas, Pachydermie-Schmerzhypoplasie, kurze Gliedmaßen (ulnarer Randstrahl verkürzt), Tetanie, Oligophrenie, Hypocalcämie, Hyperphosphatämie
Minkowski-Chaffard-Gänsslen-Syndrom	+	+	+	—	—	—	—	—	+	—	Hämolytischer Ikterus, Milztumor, Mikrosphärocytose, Leberinsuffizienz, Schädelanomalien, Infantilismus, Pigmentanomalien, Spitzgaumen, Augenanomalie, Ohranomalien, Herzfehler
Möbius-Syndrom	+	—	—	—	—	—	—	—	—	+	angeborene Facialisparese, Trigeminusparese, Hypoglossusparese
Münchmeyer-Syndrom	—	—	—	—	—	+	—	Synostosen der Großzeheninterphalangealgelenke, Mikrodaktylie	+	—	progr. ossifizierende Myositis, Calcaneussporne
Oculodentodigital-Dysplasie-Syndrom	+	—	—	—	—	—	—	—	+	—	Mikrophthalmie, Irisanomalien, Zahnschmelzdefekte
Pterygium-Syndrom	+	—	—	—	—	+	+	Flughautbildung	+	—	congenitale Hüftluxationen, siehe auch Bonnevie-Ulrich-Syndrom
Scheuthauer-Marie-Sainton-Syndrom (Dysostosis cleidocranialis)	—	—	—	—	—	—	—	Arachnodaktylie	—	+	Aplasie der Schlüsselbeine, Schädelossifikationsanomalien, Beckenanomalien, Kleinwuchs
Silverskiöld-Syndrom (atypische Chondrodysplasie)	—	—	—	—	—	—	—	Isodaktylie, Dreizackhand	+	—	Disproportionierter Zwerg, Deformitäten der Gelenke, Verkrümmung der Diaphysen
Ullrich-Feichtunger-Syndrom	—	+	—	—	—	—	—	—	+	—	Hämorrhagische Diathese
de Vries-Syndrom	+	—	—	—	—	—	—	—	+	—	Hämorrhagische Diathese
V. Waardenburg-Syndrom	+	—	—	—	—	—	—	Syndaktylie meist in Form der Löffelhand	+	—	Hydrophthalmie, Dyskranie, Ohrmißbildungen, Kontrakturen der Ellbogen und Kniegelenke, Vitium cordis, Pseudohermaphroditismus
Weyers-Syndrom	—	+	—	—	—	—	—	—	+	—	Unterkieferspaltbildung

Röntgenologisch kann zur Klärung zumeist nur beigetragen werden, welche Anteile der Hand fehlen, und in welcher Höhe die „Amputation" lokalisiert ist. Es kann aber durch die Röntgenuntersuchung eine exakte Definition im Sinne einer anderen Verbildung, wie z.B. der Ektro- oder Brachydaktylie möglich werden (ALGYOGYI, 1910/11). Dies schließt dann die exogene mechanische Entstehung fast immer aus.

Über die möglichen äußeren Einwirkungen auf den Feten durch das Amnion als Ganzes, Amnionstränge — Simonartsche Bänder —, Hydramnion oder Nabelschnurumschlingungen, die kaum von Bedeutung sind, kann bei GRUBER (1958), GRANZOW (1930), KIEWE (1932) sowie NAUJOKS (1936) nachgelesen werden.

Unabhängig von der möglichen mechanischen Genese muß auch auf andere exogene Ursachen, insbesondere den allgemeinen Sauerstoffmangel (BÜCHNER, 1948) und auf Schädigungen im Eibett sowie der Placenta hingewiesen werden (ERNST, 1951; SCHENK, 1942; ZEITLER, 1956). Die Störung der letztgenannten Art dürfte jedoch ebenfalls über einen Mangel an Sauerstoff oder eine Regulationsstörung der Fette und Eiweiße, die in der Decidua und Placenta zwischen Mutter und Fet ausgetauscht werden (SZENDI, HEGNAUER, 1950), zu suchen sein. Unabhängig von den exogenen Faktoren, die zur Perodaktylie führen können, gibt es Beobachtungen, die zweifelsfrei für ein Erbleiden, mit allerdings geringer Penetrans, sprechen (COCCHI, 1953). So findet sich in einer Familie, über die SCHADE (1937) berichtete, neben sieben Merkmalsträgern mit Polysyndaktylie ein Mitglied mit Perodaktylie. MCARTHUR und MCCULLOUGH (1932) sahen einfach-dominanten Erbgang durch drei Generationen bei 15 Personen. Die noch im Gang befindliche Diskussion über die Ätiologie der Perodaktylie fordert zur Klärung jeder Beobachtung heraus. Dabei ist neben exakter morphologischer Analyse vor allem eine erbbiologische Familienuntersuchung anzustreben. Weitere ausführliche Literaturhinweise finden sich bei GRUBER (1958), M. LANGE (1935), W. MÜLLER (1937) und WERTHEMANN (1952).

Am Ende dieses Kapitels sei noch auf die vielfältigen Kombinationsmöglichkeiten im Rahmen komplexer Fingermißbildungen verwiesen. Sie zeigen, daß gleichartige Störungen am Keim in Abhängigkeit vom Einwirkungsort und der Einwirkungszeit (teratogenetischer Terminationspunkt) verschiedene Fehlbildungen verursachen können.

Abschließend wird auf die monographische Darstellung angeborener Mißbildungen und deren operative Behandlung von WITT, COTTA und JÄGER (1966) hingewiesen, aus welcher wir das Schema der Syndrome mit Handmißbildungen übernommen haben (Tabelle 18).

III. Traumatische Veränderungen am distalen Unterarm, der Handwurzel und an den Händen

1. Akute Verletzungen

Die häufigsten traumatischen Veränderungen des Menschen lokalisieren sich im Bereich des distalen Unterarmes und an den Händen. Sie sind, nach einer Zusammenstellung von PREISS (1952) in SCHINZ-BAENSCH, entsprechend den Unterlagen der SUVA und der Unfallversicherung Winterthur mit ca. 30% aller Frakturen anzusetzen. Übereinstimmend wird die „Fractura radii loco classico", die typische Radiusfraktur, als der häufigste Knochenbruch angesehen (L. BÖHLER, 1963; EHALT, 1952; BUNNELL, 1947, 1959; MÖRL, 1964; WITT u. Mitarb., 1965). Die Vielseitigkeit traumatischer Veränderungen im Bereich der Hand hat zu einer Spezialisierung geführt, die sich in Spezialkliniken für Handchirurgie, und im Schrifttum in speziellen Abhandlungen über die Chirurgie der Hand niedergeschlagen hat (SCHINK, 1960; BUNNELL, 1959; ISELIN, 1955). Weitaus mehr Literaturstellen über traumatische Veränderungen an Hand und Handgelenk als im radiologischen Schrifttum findet man in dem der Unfallchirurgie. Es sei daher eingangs auf die entsprechenden Standardwerke verwiesen (L. BÖHLER, 1951/1963; BÜRKLE DE LA CAMP u. SCHWAIGER, 1965; EHALT, 1952; HOHMANN, 1949; MÖRL, 1964; WATSON-JONES, 1946). Röntgenologische Standardwerke mit ausführlichen Darlegungen der traumatischen Veränderungen sind die von Ferguson (1949) und von Schinz-Baensch. Nach der von Schink (1965) berichteten handchirurgischen Jahresstatistik sind beide Hände gleich oft von Knochenbrüchen betroffen. Zur Erhaltung einer voll gebrauchsfähigen Hand ist die genaue Erkennung des jeweiligen Zustandes der Verletzung unerläßliche Voraussetzung für die zweckmäßige Behandlung. Diesem Grundsatz erfahrener Unfallchirurgen (L. Böhler; Bürkle de la Camp; Witt u.a.) wird auch vom klinisch tätigen, in seinem Bemühen den Unfallchirurgen unterstützenden Radiologen, Rechnung getragen. Voraussetzung für eine erfolgreiche, maximale Röntgendiagnostik ist dabei die von klinischer Seite oft ausgesprochene Reihenfolge notwendiger Untersuchungen. Vor jeder Röntgenuntersuchung sind die genaue Erhebung des Unfallherganges mit Erforschung des Unfallmechanismus, die Inspektion des Patienten und die klinische Untersuchung zu fordern. Erst danach kann und soll die gezielte Röntgenuntersuchung vorgenommen werden. In jedem Fall muß die Röntgenassistentin vom Arzt klare Anweisung über die notwendigen Röntgenprojektionen erhalten. Dabei empfiehlt es sich, den Ort der vermutlichen traumatischen Schädigung zu markieren. Eine Überweisung eines Patienten zur Anfertigung von Röntgenaufnahmen ohne klare klinische Unterlagen zwingt den Röntgenologen, auch bei akuten Traumen, eine kurze klinische Untersuchung durchzuführen. *Im Interesse des Patienten ist zwischen Unfallchirurgen und Röntgenologen eine klare Aufgabenteilung notwendig.* In besonderen Fällen kann eine maximale Röntgendiagnostik erst in Lokalanaesthesie (Böhler) möglich werden. Nach Böhler ist „das Erkennen von Knochenbrüchen bei entsprechender Erfahrung meist ohne Röntgenuntersuchung möglich, *die Behandlung und Begutachtung hingegen nicht*!“. Es wird daher eindringlich gerade von den Berufsgenossenschaften und den Versicherungsträgern besonderer Wert darauf gelegt, daß alle Unfallverletzungen von Anfang an röntgenologisch mit allen zur Verfügung stehenden Mitteln abgeklärt werden (Guleke, 1955; Schönberger, 1963; Imdahl u. Koch, 1964; Janker, 1959; Diethelm u. Zeitler, 1962). Daß sich aus der unterlassenen oder ungenügenden Röntgenuntersuchung nicht nur Nachteile für den Patienten, sondern auch den Arzt (Haftpflichtverfahren) ergeben können, sei nur am Rande erwähnt. Da es sich sehr häufig bei den Verletzungen der Hand um Arbeitsunfälle handelt, ist allein im Hinblick auf die spätere Begutachtung vor der chirurgischen Behandlung die Röntgenaufnahme vom Tage des Unfalles ein oft entscheidendes Dokument. Besonders bei Zusammenhangsfragen, es sei hier an das typische Beispiel der Lunatummalacie erinnert, kann eine Klärung nur bei vorhandener Röntgenaufnahme vom Unfallzeitpunkt erfolgen.

Die Röntgenaufnahmen sind nur dann von Wert, wenn sie technisch einwandfrei sind. Immer sind mindestens zwei Aufnahmen mit zueinander senkrechtem Strahlengang erforderlich. Dies reicht gerade wegen des besonderen anatomischen Aufbaues der Handwurzel in der Mehrzahl der Fälle nicht aus. Weitere Spezialaufnahmen, die sich oft schon aus der klinischen Verdachtsdiagnose ergeben, wie die typische Os naviculare-Serie, gestaffelte und gehaltene Röntgenaufnahmen oder, falls erforderlich Schichtaufnahmen müssen im Bedarfsfall herangezogen werden. Die vollständige Diagnose einer Handverletzung ist nicht mit der Erhebung *eines* pathologischen Befundes beendet, da häufig traumatische Schäden an mehreren Knochen und Gelenken der Hand und Handwurzel gleichzeitig bestehen. Mit der primären Diagnose ist die Aufgabe röntgenologischer Befunderhebung bei Unfallverletzungen nicht abgeschlossen! Eine wesentliche und für den Erfolg der unfallchirurgischen Behandlung entscheidende Bedeutung haben auch die Kontrolluntersuchungen während der Behandlung. Von Böhler sind als erforderliche Röntgenaufnahmen im Rahmen der Knochenbruchbehandlung folgende genannt:

1. Sofort nach der ärztlichen Untersuchung im Anschluß an ein Unfallereignis.

2. Kontrollaufnahmen in zwei Ebenen nach dem Einrichten der Verletzung und Anlage des ruhigstellenden Verbandes.

3. Bei Brüchen mit großer Neigung zu späterer Verschiebung Kontrolle nach 2 bis 8 Tagen.

4. Bei Brüchen, die erfahrungsgemäß auch später Neigung zu Verschiebungen haben, Kontrollen in Abständen von 1—3 Wochen.
5. Nach jedem Wechsel eines Gipsverbandes.
6. Nach Abnahme des feststellenden Verbandes.
7. Nach der endgültigen Entlassung aus der Behandlung.
8. Bei Begutachtungen oder Nachuntersuchungen zu wissenschaftlichen Zwecken.

Im Interesse erfolgreicher Zusammenarbeit soll der Chirurg alle wesentlichen, für ihn erforderlichen Angaben im Röntgenbefund erhalten. Ein Schema hierfür wurde von EHALT 1931 erarbeitet und ist in der Monographie von EHALT, S. 70—71 und von BÖHLER, Bd. 1, S. 93—94 wiedergegeben.

Traumatische Veränderungen können an allen Knochen und Gelenken der Hand vorkommen. Um einen Überblick über häufige und typische, sowie seltene Verletzungen zu geben, ist in Tabelle 19 die Lokalisation und Art der Schädigung, wie wir sie in Mainz bei 1550 Patienten gesehen haben, zusammengestellt. Bei diesen Patienten bestanden 1841 Verletzungen, von denen 546 Frakturen am distalen Unterarm, 279 Frakturen der Handwurzel, 223 Frakturen der Mittelhandknochen, 678 Frakturen der Fingerglieder und 109 Luxationen waren. Die statistische Verteilung der Handwurzelverletzungen in einem größeren Krankengut geht aus Tabelle 20 hervor.

a) Radiusbasisfraktur

Bei der sog. typischen „distalen Radiusfraktur" handelt es sich um die häufigste Frakturenlokalisation. Das Typische an ihr ist nicht die Bruchform, sondern die Stelle, an der sich der Bruch ereignet (L. BÖHLER, 1951; EHALT, 1952; WITT u. RETTIG, 1958 sowie WITT, COTTA u. MITTELMEYER, 1965). Diese typische Lokalisation (Abb. 99) ist durch ihren Abstand vom Radiocarpalgelenk charakterisiert, und wird mit 1—3 cm angegeben (WITT, COTTA u. MITTELMEYER, 1965; MÖRL, 1964), wobei die Fraktur in der „Gegend der Epiphyse" gelegen ist. Trotz dieser Anschauung besteht auch bezüglich des Ortes der Radiusbasisfraktur ein deutlicher Unterschied. So fand KROKOWSKI (1962) in einer Analyse von 2000 Radiusfrakturen, daß der relative Abstand vom Radiocarpalgelenk mit dem Alter variiert. Die Fraktur ist bei Kleinkindern am stärksten diaphysenwärts gelegen und rückt mit zunehmendem Alter immer mehr in die Nähe der distalen Radiusepiphyse (Abb. 100, 105). Die Altersverteilung der Patienten hat zwei Gipfel, den ersten um das 15., den zweiten um das 65. Lebensjahr. Die graphische Darstellung der Altersverteilung unter Berücksichtigung des Bevölkerungsaufbaues war entsprechend den Untersuchungen von KROKOWSKI spiegelbildlich zu einer Kurve, welche den Hydroxylapatitgehalt im distalen Radiusabschnitt wiedergibt. Daraus ergibt sich, daß die Radiusfrakturen in den Altersgruppen mit geringerem Hydroxylapatitgehalt häufiger sind (Abb. 101).

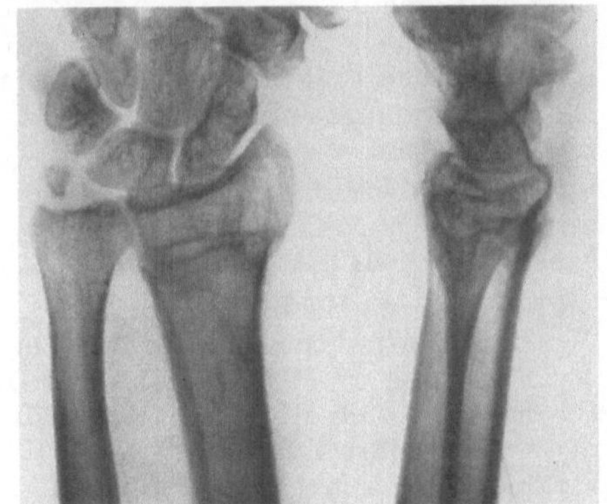

Abb. 99. Alte Radiuskompressionsfraktur und Absprengung des Proc. styloides ulnae ohne knöcherne Bindung. Cysten im Lunatum und Scaphoideum

Besteht bezüglich des Ortes der Radiusbasisfraktur schon eine gewisse Variation, so können die Bruchformen erheblich variieren. Neben Quer- und Schrägbrüchen gibt es Längsbrüche mit T-, Y- und V-förmigen Bruchspalten, und zwar mit und ohne Gelenkbeteiligung. Die Gelenkfläche des Radius kann verschont und völlig zerstört sein. Relativ häufig ist der Radiusschaft in die Radiusbasis eingekeilt, eine „bajonettförmige" Dislokation hat EHALT in mehr als 30% der Fälle gesehen. Einteilen kann man die Radiusfrakturen in solche bei Erwachsenen und Jugendlichen; mit und ohne Gelenkbeteiligung;

Tabelle 19. *Zusammenstellung von 1841 Verletzungen am distalen Unterarm und den Händen bei 1550 Patienten* (E. Zeitler, Mainz)

Frakturen am distalen Unterarm				546
Radiusbasisfraktur ohne Absprengung am Proc. styl. ulnae			235	
Radiusbasisfraktur mit Absprengung des Proc. styl. ulnae			242	
Osteoepiphysiolyse des Radius			29	
Grünholzfraktur im Bereich der distalen Radiusmetaphyse			14	
Isolierte Fraktur des Proc. styl. ulnae			11	
Isolierte Fraktur des Capitulum ulnae			9	
Osteoepiphysiolyse der distalen Ulnaepiphyse			6	
Frakturen der Handwurzel (Carpus)				279
Os scaphoideum (Naviculare)		156		
frische Frakturen des Os naviculare-Körpers	91			
Frakturen des Tuberculum ossis scaphoidei	26			
alte Frakturen des Os naviculare-Körpers	14			
Os naviculare-Pseudarthrosen	25			
Os triquetrum		61		
dorsale Absprengungen	60			
Trümmerfraktur	1			
Os trapezium (multangulum majus)		17		
Absprengungen	16			
Querfraktur	1			
Os hamatum		15		
Absprengungen am Körper des Os hamatum	13			
Frakturen des Hamulus ossis hamati	2			
Os pisiforme		9		
Os lunatum		17		
chronische Fraktur des Os lunatum (Lunatummalacie)	11			
Absprengungen am Hinterhorn	6			
Os capitatum		3		
Os trapezoides (multangulum minus)		1		
Frakturen der Mittelhandknochen				223
Frakturen am MC I		50		
Luxationsfraktur nach Bennet am MC I	20			
Frakturen am MC I an Basis und Diaphyse	15			
Frakturen am MC I Capitulum und Subcapital	13			
Osteoepiphysiolyse MC I	2			
Frakturen des MC V		69		
Frakturen der MC II bis MC IV		104		
Frakturen an einem oder zwei Metacarpi	90			
Frakturen an 3—4 Metacarpi	14			
Frakturen der Phalangen				678
Phalanx distalis, einschließlich Proc. phalang. distalis		415		
Phalanx proximalis		177		
Phalanx medialis		86		
Frakturen der Sesambeine (ossa sesamoidea)				6
Sesambein I ulnar		6		
			Frakturen	1732
Luxationen der Handwurzel (Carpus) und Finger				109
Luxationen der Handwurzel			50	
Luxation im distalen Radio-Ulnar-Gelenk		26		
bei gleichzeitiger Radiusbasisfraktur	21			
isoliert	5			
Luxation im Radio-Carpal-Gelenk		5		
Luxation nach dorsal	4			
Luxation nach volar	1			

Tabelle 19 (Fortsetzung)

Luxationen im Intercarpalgelenk		16		
transnaviculo-perilunäre Luxation (de QUERVAIN)	9			
typische perilunäre Luxation ohne Verlagerung des Lunatum	2			
perilunäre Luxation mit Verlagerung des Lunatum um 90° nach volar	2			
perilunäre Luxation mit Verlagerung des Lunatum um 180° nach volar	2			
peritriquetro-lunäre Luxation	1			
Luxationen im Carpo-Metacarpalgelenk		3		
Luxationen in den Fingergelenken			59	
Luxationen im Grundgelenk		14		
Grundgelenk des Daumens	8			
Grundgelenke II—V	6			
Luxationen im Mittelgelenk		19		
Luxationen in den Endgelenken		26		
Endgelenk des Daumens	7			
Endgelenke II—V	19			
			Luxationen	109

Tabelle 20. *Zusammenstellung von 2077 Verletzungen am distalen Unterarm und der Handwurzel* [nach SCHNEK (1930) und PERSCHL (1949) aus L. BÖHLER: „Technik der Knochenbruchbehandlung", Bd. 1, S. 931]

Frakturen am distalen Ende der Speiche		1251
Handwurzelverletzungen		826
Frische Brüche des Os naviculare	286	
Alte Brüche des Os naviculare	138	
Frische und alte Brüche des Körpers des Os lunatum	3	
Abriß des Os lunatum-Hinterhornes	16	
Abriß des Os lunatum-Vorderhornes	2	
Brüche und Abrisse am Os triquetrum	108	
Brüche des Os pisiforme	22	
Verrenkungen des Os pisiforme	5	
Brüche des Os multangulum majus	21	
Brüche des Os multangulum minus	6	
Verrenkungen des Os multangulum minus und des Os multangulum majus	2	
Brüche des Os capitatum	7	
Verrenkung des Os capitatum	1	
Brüche des Körpers des Os hamatum	15	
Brüche des Hakens des Os hamatum	3	
Volare Luxation im Radiocarpalgelenk	2	
Dorsale Luxation im Radiocarpalgelenk	4	
Volare Luxation im Intercarpalgelenk	1	
Dorsale Luxation im Intercarpalgelenk	—	
Dorsale Luxation im Carpometacarpalgelenk	16	
Luxationsfraktur nach BENNET	33	
Divergierende Luxation im Carpometacarpalgelenk	1	
Nekrose des Os lunatum	52	
Frische, reine perilunäre Luxation der Hand nach dorsal	30	
Frische, reine perilunäre Luxation der Hand nach volar	1	
Veraltete, reine perilunäre Luxation der Hand nach dorsal	19	
Frische, perilunäre Luxation der Hand nach dorsal mit Bruch des Os naviculare	14	
Frische, perilunäre Luxation der Hand nach volar mit Bruch des Os naviculare	1	
Veraltete, perilunäre Luxation der Hand nach dorsal mit Bruch des Os naviculare	15	
Perilunäre Luxation der Hand nach ulnar	1	
Verrenkung des Os lunatum nach volar	1	
	826	

8*

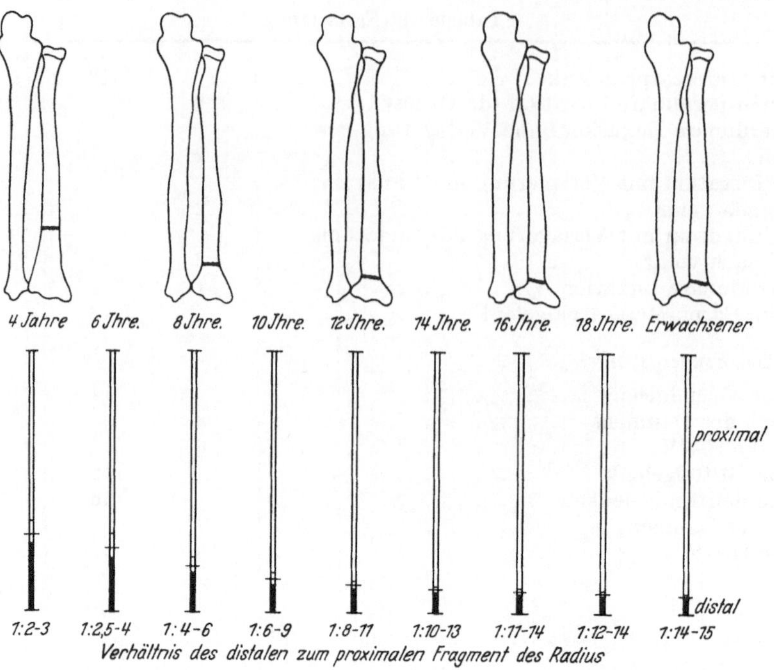

Abb. 100. Lokalisation der typischen Radiusfraktur in Abhängigkeit vom Lebensalter (nach Krokowski, 1962)

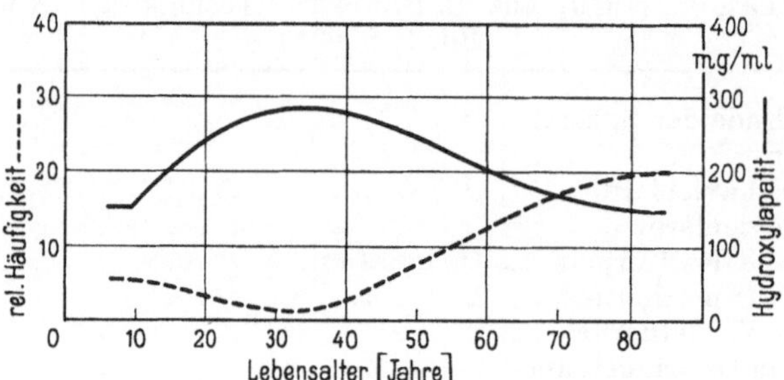

Abb. 101. Altersfrequenz der typischen Radiusfraktur und Hydroxylapatitgehalt im distalen Radiusabschnitt (nach Krokowski, 1962)

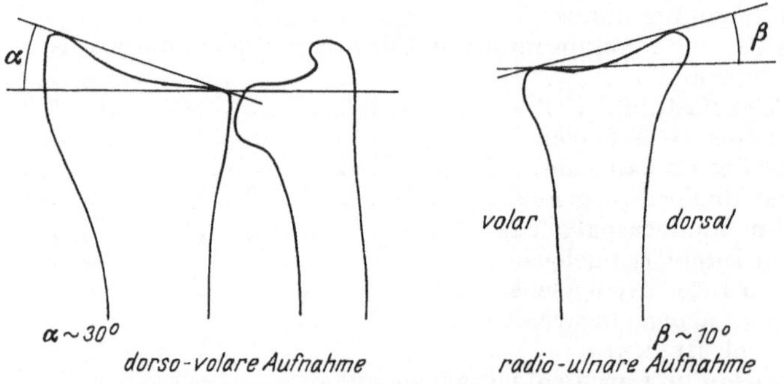

Abb. 102. Normale Winkel der Gelenkfläche des Radius

mit und ohne Luxation im Radioulnar- und Radiocarpalgelenk, sowie nach der erforderlichen Therapie. Ehalt hat anhand von 1000 Fällen der Jahre 1926—1934 des Wiener Unfallkrankenhauses 40 verschiedene Bruchformen differenziert. Die typische Radiusfraktur gibt es demnach anatomisch nicht. Der Processus styloideus ulnae war in diesem Material in 47,3% und in unserem Material in 50,8% beteiligt. Auf die Bedeutung der isolierten Frakturen des Proc. styloides ulnae hat Klinefelter (1964) hingewiesen. Wesentlich ist die Mitbeachtung von Veränderungen im Bereich der Handwurzel, da

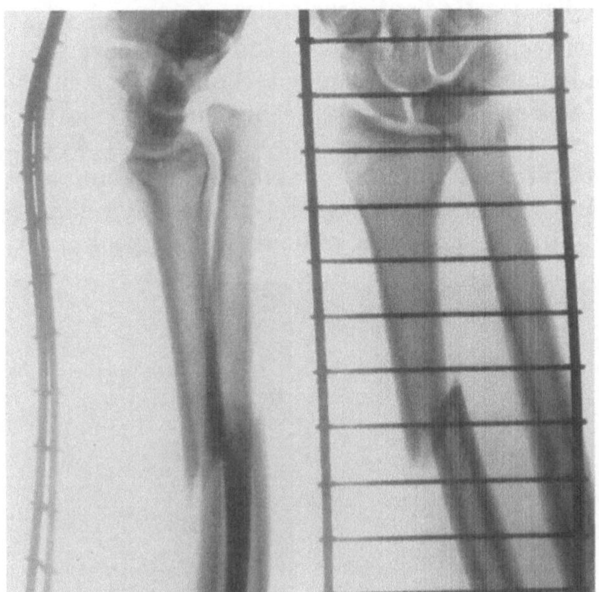

Abb. 103a u. b

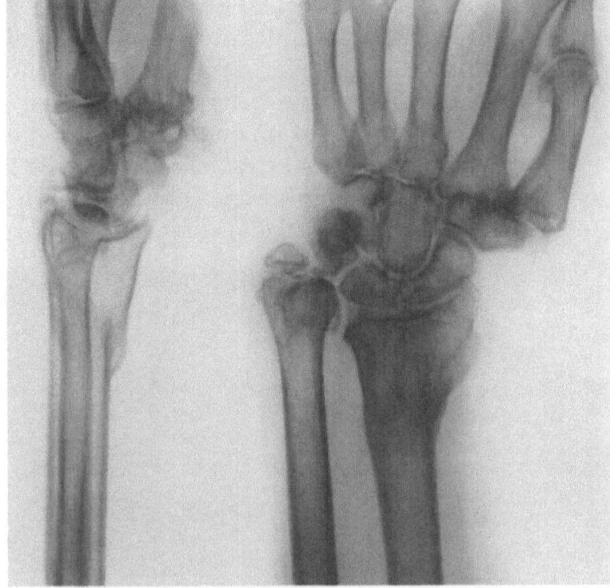

Abb. 104a u. b

Abb. 103a u. b. Galeazzi-Fraktur (s. Text)

Abb. 104a u. b. Zustand nach begleitender Luxation im distalen Radio-ulnar-Gelenk bei Radiuskompressionsfraktur mit Verkürzung. Abbruch des Proc. styl. ulnae. posttraumatisches Triangulare. Kapselverkalkung im distalen Radio-Ulnargelenk. Arthrosis deformans im Carpo-Metacarpalgelenk I

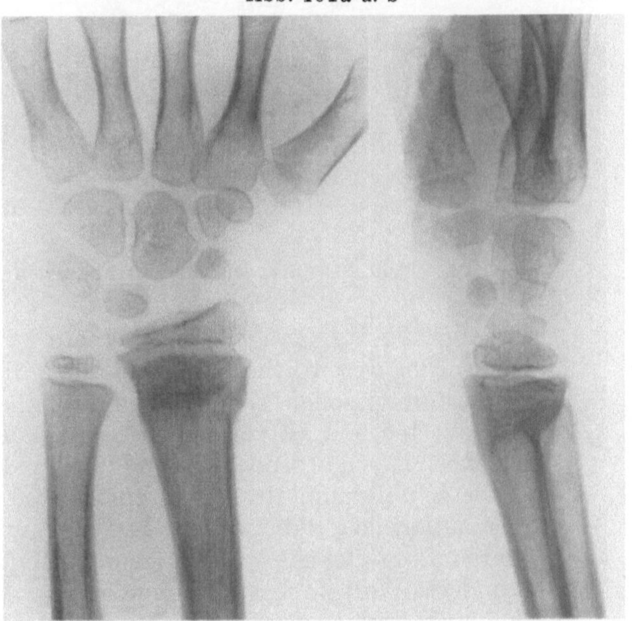

Abb. 105a u. b

Abb. 105a u. b. Radius-Grünholzfraktur mit Stufe bei Jugendlichem

diese die chirurgische Behandlung beeinflussen. Als Beispiel hierfür sei das gleichzeitige Vorkommen einer Radiusbasisfraktur und Fraktur des Os naviculare bei einem Jugendlichen wiedergegeben (Abb. 106a, b). Eine Übersicht über Begleitverletzungen findet man bei EHALT (1952).

Im Rahmen der Verlaufsbeobachtung nach Reposition ist von besonderer Bedeutung die gelenkgerechte Stellung der Bruchstücke, da hiervon abhängig ist, ob eine frühzeitige als Traumafolge anzuerkennende Arthrosis deformans im Hand- und Radioulnargelenk auftritt. Bei Begutachtungen nach Radiusbasisfrakturen ist zu beachten, daß die im Röntgenbild erkennbare anatomische Heilung, mit oder ohne Dislokation, eine geringere Bedeutung hat als die Gebrauchsfähigkeit der Hand insgesamt. Trotz Heilung in Fehlstellung kann oft eine voll gebrauchsfähige Hand vorliegen und damit die Erwerbsfähigkeit nicht beeinträchtigt sein (WITT u. Mitarb., 1965).

b) Traumatische Schäden des distalen Radioulnargelenkes

Bei Radiusschaftbrüchen und besonders bei der Radiusbasisfraktur kann es gleichzeitig zur Zerreißung der radioulnaren Bänder mit Luxation im distalen Radioulnargelenk kommen. Eine typische Verletzung ist das gleichzeitige Auftreten einer Radiusschaftfraktur mit Luxation im distalen Radioulnargelenk — Galeazzi-Fraktur — (Abb. 103). Von 26 beobachteten Luxationen waren 21 als begleitender Befund im Rahmen der Radiusbasisfraktur aufgetreten. Die sekundären Veränderungen im Sinne einer Arthrosis deformans nach Verletzungen am distalen Unterarm sind bei gleichzeitiger radioulnarer Verrenkung

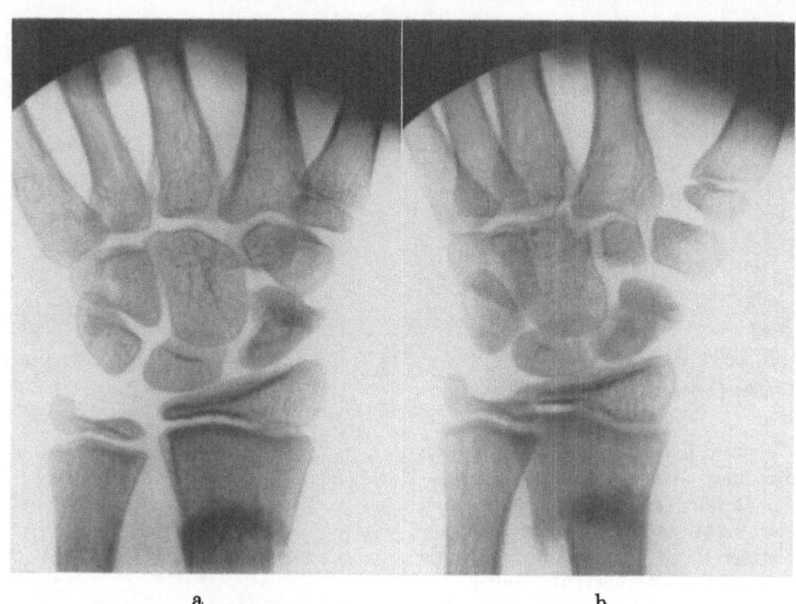

a b

Abb. 106a u. b. Gleichzeitiges Bestehen von Radiusfraktur und Navicularefraktur

stärkergradig ausgeprägt. Die Diagnose ist daher schon vor der ersten Behandlung zu stellen. Eine wesentliche Hilfe sind dabei die oben beschriebenen gehaltenen Aufnahmen. Nach BÖHLER sollen sie in Lokalanaesthesie angefertigt werden. Auf die Bedeutung der isolierten und Mitverletzung des distalen Radioulnargelenkes, des sog. „vergessenen Gelenkes" haben besonders LANG (1942) und neuerdings D. HOHMANN (1963) hingewiesen.

Die echte traumatische Verrenkung ist differentialdiagnostisch von der angeborenen konstitutionellen Subluxation der Ulna mit dem Symptom der „federnden Ulna" zu differenzieren. Bei den anzufertigenden Röntgenaufnahmen ist auf eine exakte Einstellung besonderer Wert zu legen, da eine geringe Verprojektion einen weiten Abstand zwischen Ulna und Radius vortäuscht. In der Mehrzahl der Fälle kommt es zu einer dorsalen Luxation oder Subluxation des Ulnaköpfchens. Die häufigste Folge der distalen Radiusfraktur ist die Ausheilung der Radiusverkürzung, wodurch ein mehr oder weniger ausgeprägter Vorschub der Ulna mit Luxation in Längsrichtung entsteht (D. HOHMANN, 1963) (Abb. 104). Am ausgeprägtesten sind die deformierenden Veränderungen bei gleichzeitiger radiocarpaler Luxation (Abb. 107). Weiteres über die Verletzungen im distalen Radioulnargelenk ist bei ALBERT u. Mitarb. (1963), BIRCH-JENSEN (1951), EHALT (1952), ROSE-INNES (1960), RETTIG (1959), THOMSEN (1936) und WALLINHEIMO (1942) sowie in einer Abhandlung über entsprechende Fehldiagnosen von HEIPLE u. Mitarb. (1962) zu finden.

c) Radiocarpale Luxation

Diese Verletzung ist sehr selten, aber recht charakteristisch (Abb. 112 oben). Derartige Verletzungen gehen häufig mit ausgedehnten Weichteilwunden einher. Der ganze Bänderapparat kann zerrissen sein. L. BÖHLER bildet eine radiocarpale Luxation nach

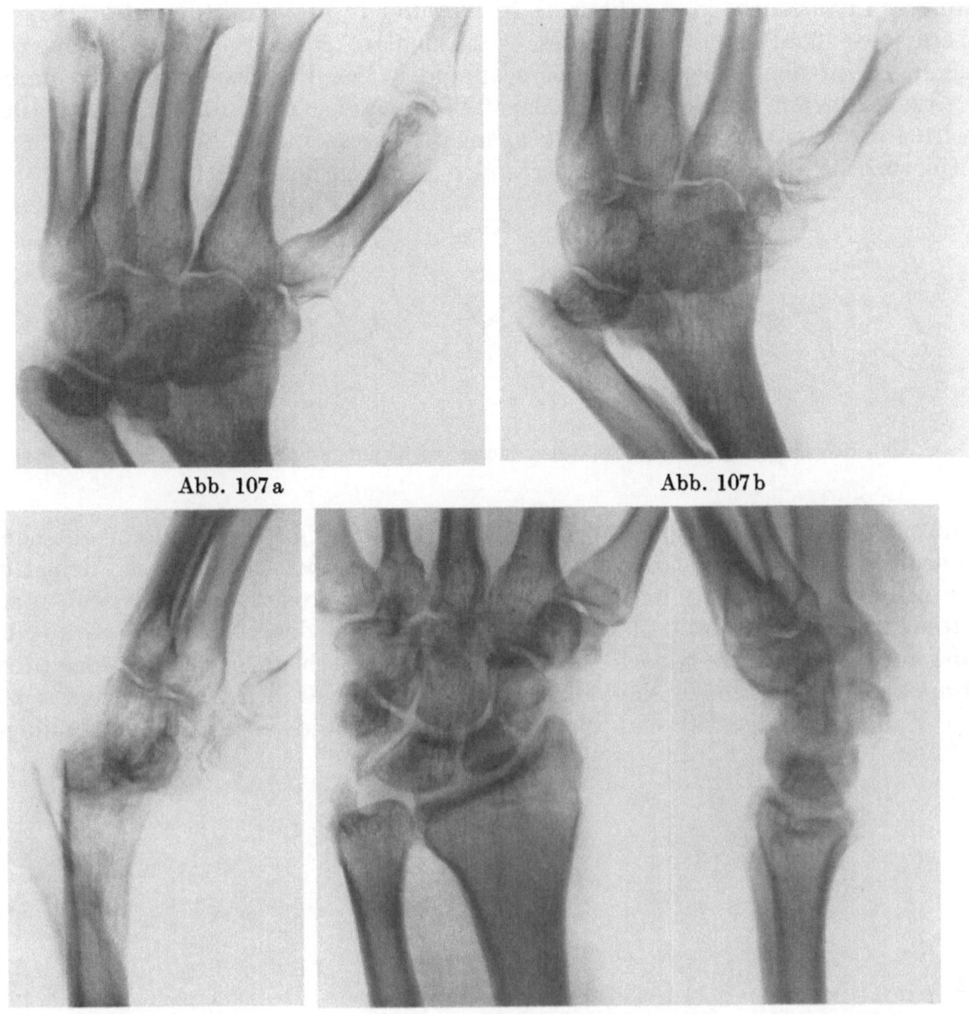

Abb. 107a Abb. 107b

Abb. 107c Abb. 108a u. b

Abb. 107a—c. Zustand nach Luxation im Radio-Carpal-Gelenk und distalen Radio-Ulnar-Gelenk

Abb. 108a u. b. Fraktur im Os scaphoideum im proximalen Drittel ohne Dislokation. Angedeuteter Konsolenradius

dorsal-ulnar ab, bei gleichzeitiger Ulnafraktur, MARSCHALL (1902) eine solche nach volar. Recht charakteristisch sind die gleichzeitigen Absprengungsfrakturen des Proc. styloides radii bei Luxatio radiocarpea dorsalis (Abb. 116). Bei der volaren Luxation kommt es dagegen zum Abbruch der volaren Lippe des Radius. Für die Diagnose sind exakte Seitaufnahmen bei radioulnarem Strahlengang erforderlich, da sonst nur der Abbruch des Radiusgriffels diagnostiziert, die Luxation jedoch verkannt wird. Im Zusammenhang mit einer kasuistischen Mitteilung gibt K. FRANKE (1964) eine Literaturübersicht.

d) Brüche und Verrenkungen der Handwurzel (Carpus)

α) *Intraartikuläre Fraktur des Kahnbeines (Os naviculare)*

Wenngleich alle Handwurzelknochen einzeln oder in verschiedener Kombination brechen können, so ist doch für die Praxis der Knochenbruchbehandlung die Fraktur des Os naviculare wegen ihrer Häufigkeit und der schweren Folgen eines nicht erkannten und nicht behandelten Bruches des Os naviculare die wichtigste Verletzung der Handwurzel. Navicularebrüche sind keineswegs selten. BÖHLER berichtet über 286 frische und 138 veraltete Fälle in 12 Jahren. Wir haben, ohne diejenigen Frakturen im Rahmen perilunärer Luxationen, in 4 Jahren 91 frische und 14 alte Frakturen des Os naviculare-Körpers sowie 25 Pseudarthrosen des Os naviculare gesehen. Hinzu kommen die Absprengungen an der Tuberositas ossis scaphoidei. Die Prognose des Navicularebruches ist weitgehend vom Verlauf des Bruchspaltes abhängig (Abb. 109). TROJAN (1964) fand unter 734 Brüchen des Naviculare-Körpers den horizontalen Schrägbruch in 47,02%, den Querbruch in 49,85% und den vertikalen Schrägbruch in 3,13%. Für das Schicksal

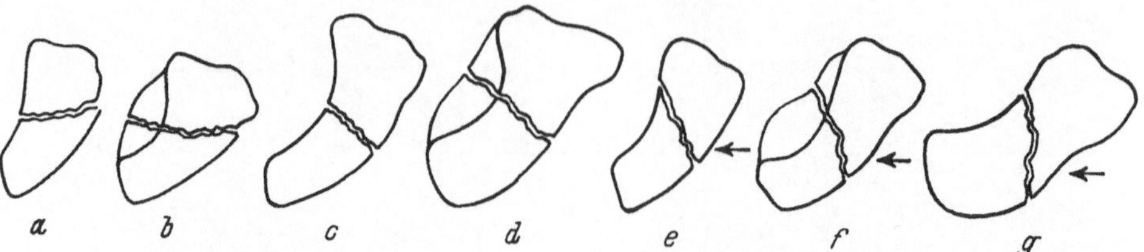

Abb. 109. Möglichkeiten des Frakturverlaufes bei Kahnbeinbrüchen (nach TROJAN, 1964)

der einzelnen Navicularefragmente ist die Gefäßversorgung (Abb. 110) von entscheidender Bedeutung. Das Os naviculare wird nur von zwei Gefäßen ernährt, von denen das eine in der Mitte der Streckseite und das andere an der Tuberositas in den Knochen eindringt (SCHNEK, zit. nach EHALT). Da das proximale Drittel des Os naviculare nur bei 30% Gefäße aufweist, kommt es nach Frakturen oft zu Ernährungsstörungen des proximalen Fragmentes. Das proximale Navicularefragment wird nekrotisch und behält seinen normalen Kalksalzgehalt, während die benachbarten Handwurzelknochen demineralisiert

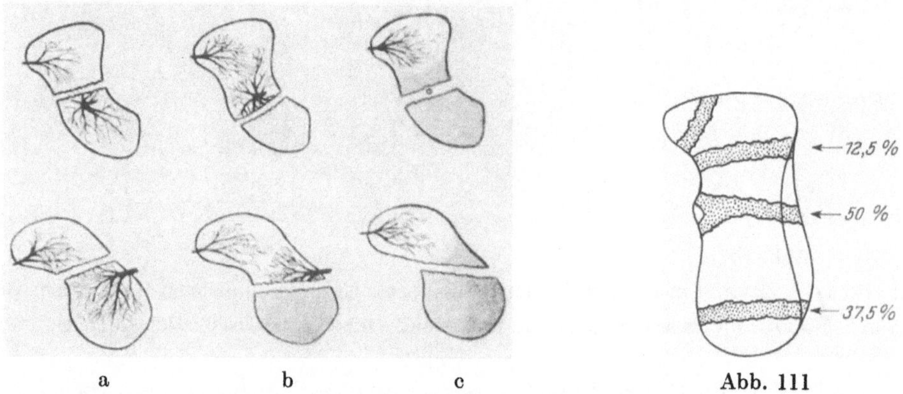

Abb. 110a—c. Verhalten der Gefäße bei einem Kahnbeinbruch nach SCHNECK. Oben ist der Knochenbruch in d.v., unten in seitlicher Projektion dargestellt. Wenn der Bruch durch den körperfernen Teil des Kahnbeines geht (Abb. 110a), bleiben beide Bruchstücke mit Blut versorgt. Wenn der Bruch durch die Mitte des Kahnbeines geht (Abb. 110b), kann er unter Umständen das Hauptgefäß abreißen. Dann kommt es ohne entsprechend lange Ruhigstellung zum Absterben des proximalen Bruchstückes

Abb. 111. Häufigkeit und Lokalisation von Navicularebrüchen (nach KÖHLER-ZIMMER, 1967)

sind. Aus diesem Grunde, sowie im Hinblick auf die Prognose, ist die Häufigkeit bestimmter Frakturlokalisationen von Interesse (Abb. 111).

Nach SCHNEK kommt bei der Mehrzahl typischer Handwurzelverletzungen, insbesondere der Fraktur des Os naviculare und Lunatummalacie, eine bestimmte Form der distalen Radiusgelenkfläche vor. Dieser sog. „Konsolenradius“ ist dadurch charakterisiert, daß die distale Gelenkfläche im Gegensatz zur Norm (Abb. 102) stark volarwärts geneigt ist, und gleichzeitig die Speiche an der Beugeseite konsolenartig vorspringt (Abb. 108).

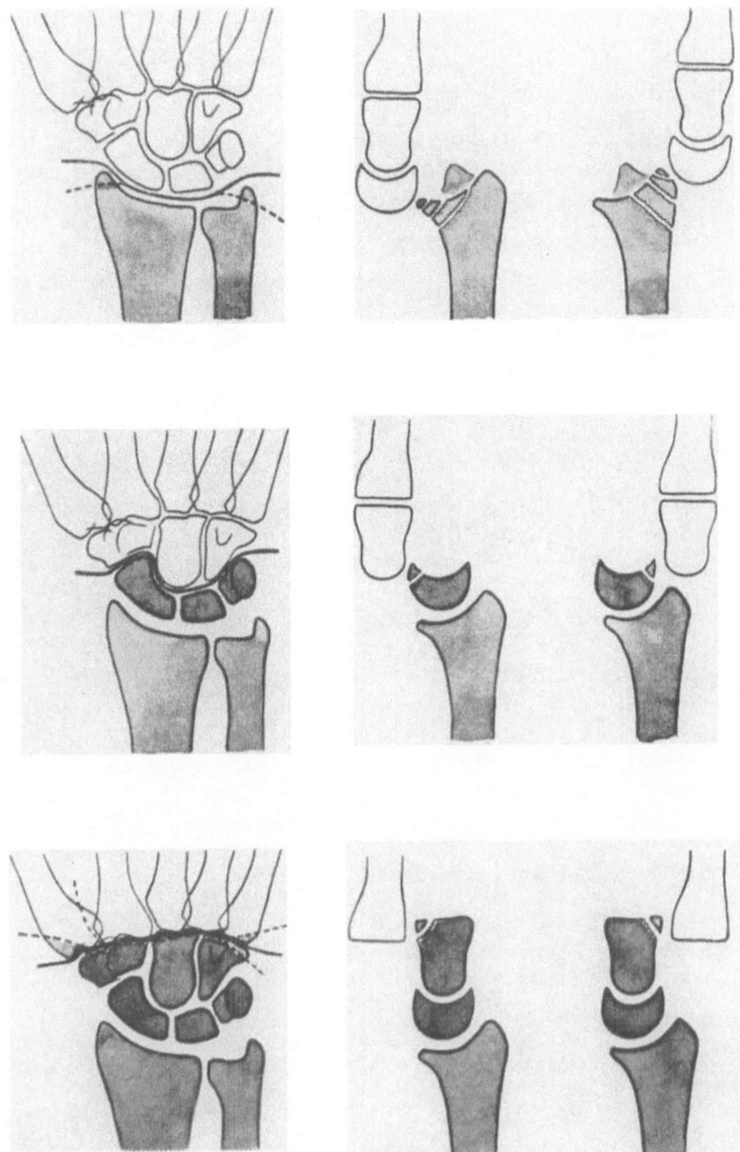

Abb. 112. Die Verrenkungen der Hand in den drei Hauptgelenkflächen nach SCHNECK. Der weiße Teil ist gegenüber dem dunklen verrenkt. Die ausgezogene Linie entspricht der reinen Trennungsfläche, die gestrichelte entspricht der unreinen Trennungsfläche, bei welcher die Verrenkung von Knochenbrüchen begleitet ist. Obere Reihe: Luxatio radio carpea. Mittlere Reihe: Luxatio intercarpea. Untere Reihe: Luxatio carpometacarpea. (Aus BÖHLER „Knochenbruchbehandlung")

Es kann gerade bei der Naviculare-Fraktur nicht deutlich genug herausgestellt werden, daß mit der Erstuntersuchung und den dabei gewonnenen Erkenntnissen ausschlaggebend die Richtung für den gesamten weiteren Verlauf bestimmt wird (SIMON, 1965 u.a.). Der Anteil veralteter Brüche des Os naviculare in allen Statistiken weist darauf hin, daß diese Fraktur häufig primär nicht diagnostiziert wird. Die Forderung, „bei jeder mit einem Bluterguß und mit lokalem Druck- oder Stauchungsschmerz einhergehenden Handverletzung an eine Knochenverletzung zu denken" (SIMON, 1965), ist daher zu unterstreichen, muß jedoch durch die Forderung nach einer maximalen Röntgendiagnostik erweitert werden. Auf die besonderen aufnahmetechnischen Probleme zur Darstellung von Frakturen des Os naviculare wurde schon im Abschnitt über die Röntgenaufnahmetechnik hingewiesen. Die Minimalaufgabe bei Handgelenksverletzungen ist daher in der

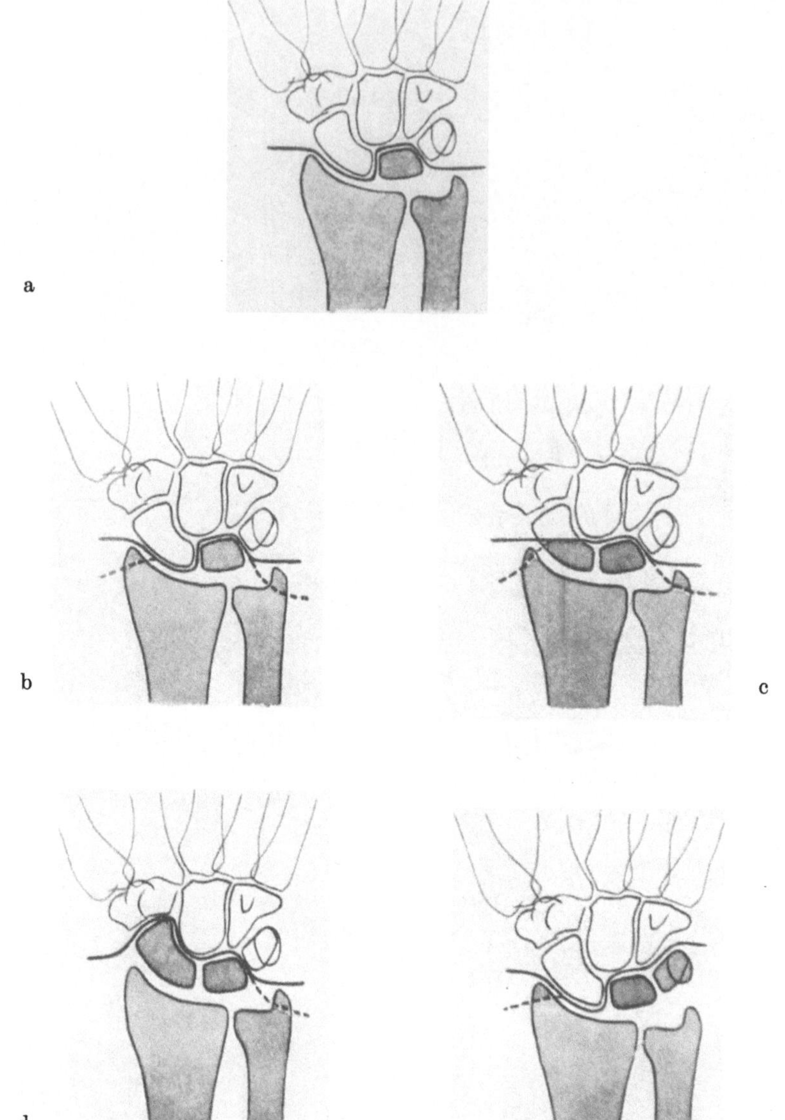

Abb. 113. Der ausgezogene Strich bedeutet die reine Trennungsfläche, der punktierte die unreine. Der weißgelassene Teil ist gegenüber dem grauen verrenkt. a Reine perilunäre Verrenkung (häufig). b Transstyloperilunäre Verrenkung (häufig). c Transnaviculo-perilunäre Verrenkung (häufig). d Perinaviculo-lunäre Verrenkung (selten). e Peritriquetrolunäre Verrenkung (selten)

Anfertigung von Röntgenaufnahmen der Handwurzel in mindestens vier Ebenen zu sehen. Es können aber auch radiologische Vergrößerungsaufnahmen sowie weitere Projektionsebenen bei Lagerung der Hand in Supinationsstellung bei verschiedenem Winkel — 45, 60, 70, 80° (gestaffelte Aufnahmen) — für die frühzeitige Diagnosestellung von Vorteil sein. Hat die erste Untersuchung keinen krankhaften Befand an den Handwurzelknochen erbracht, so empfiehlt es sich, nach weiteren 8—14 Tagen, insbesondere bei anhaltenden Beschwerden, eine erneute Röntgenuntersuchung durchzuführen, da jetzt die Fraktur durch die Aufhellung in der benachbarten Resorptionszone leichter erkannt wird. Weiteres über die Frakturen des Os naviculare, insbesondere im Zusammenhang mit deren Behandlung, ist bei L. BÖHLER (1951, 1963), RUSSE (1960), W. SCHINK (1960, 1965) mit Schrifttumshinweisen zu finden. Über die Fraktur eines Os scaphoidei bipartitum berichteten CHILDRESS (1943) und GAUL (1959). Über Veränderungen des Os naviculare bei Kindern kann bei MUSSBICHLER (1961) nachgelesen werden.

β) *Perilunäre Luxation der Handwurzel (Carpus)*

Von den intercarpalen Verrenkungen (Abb. 112 Mitte) wird die perilunäre dorsale Verrenkung häufig übersehen. Nach EHALT (1952) in 75%, BÖHLER in 40% der eingelieferten Fälle. Nach BÖHLER entstehen die Verrenkungen des Os lunatum gewöhnlich durch übermäßige Dorsalbeugung im Handgelenk beim Sturz auf die Hand aus geringer Höhe, die Verrenkungsbrüche hingegen durch Sturz aus beträchtlicher Höhe, bzw. bei Verkehrsunfällen. Praktisch handelt es sich um eine dorsale Verrenkung der Handwurzel gegenüber Os lunatum und Radius. Die verschiedenen Möglichkeiten von Verrenkungen in der perilunären Gelenkfläche sind in Abbildung 113 in einer Darstellung von SCHNEK wiedergegeben. Auf die Schwierigkeit klinischer und röntgenologischer Diagnosestellung geht BRÜCKNER (1963) ein. Die eindeutige Diagnose erfolgt mit Hilfe der Röntgenaufnahme, wenn sie in exakter Projektionsrichtung dorsovolar und radio-ulnar vorliegen (Abb. 115, 117, 118). Die Röntgendiagnose kann bereits mit einer Aufnahme bei dorso-volarer Projektion gestellt werden! Die wesentlichen Kriterien zur Prüfung, ob eine Verrenkung in der perilunären Gelenkfläche vorliegt, sind:

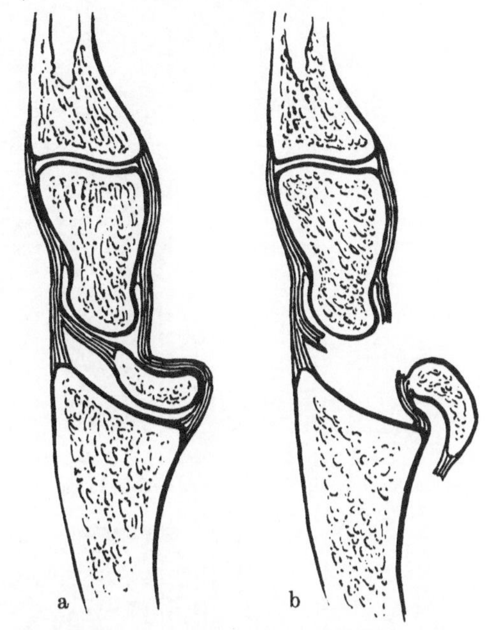

Abb. 114a u. b. Schematische Zeichnung der isolierten Mondbeinluxation. a Normale Verhältnisse. b Nach Abriß des dorsalen Bandes ist das Mondbein volarwärts luxiert und um 180° gekippt

dorso-volare Aufnahme { die Form des Mondbeines; die Nachbarschaftsbeziehung zwischen Mond- und Kopfbein

seitliche Aufnahme { die Weite des „Gelenkspaltes" zwischen Radius und Os lunatum; die Dorsalverlagerung aller übrigen Handwurzelknochen gegenüber dem Os lunatum und oft auch dem Radius

An der unverletzten Handwurzel ist das Os lunatum als Viereck oder Trapez auf der d.-v.-Aufnahme erkennbar. Bei der perilunären Luxation hingegen ist es vergrößert und stellt sich oft in dreieckiger Form dar. Die Spitze dieses Dreieckes bildet dabei das Hinterhorn, welches sich mit dem Os capitatum überdeckt. Der intercarpale Gelenkraum zwischen Os capitatum und Os lunatum, wie ja auch die sklerosierte Gelenkpfanne des Os lunatum, lassen sich jetzt nicht mehr überlagerungsfrei abgrenzen (Abb. 115, 118, 119).

Die übrigen Handwurzelknochen sind indessen gut überlagerungsfrei sichtbar. Die Form des Os lunatum auf der d.-v.-Aufnahme ist weitgehend abhängig vom Grad der Verlagerung, welchen das Os lunatum selbst erlitten hat. Diese Verlagerung des Os lunatum tritt ein durch eine Zerreißung des dorsalen Bandes (Abb. 114). Auf der Seitaufnahme steht normalerweise der Kopf des Os capitatum in der konkaven Gelenkfläche des Os lunatum. Bei der perilunären dorsalen Luxation ist das Os capitatum dagegen dorsal vom Os lunatum lokalisiert, und die halbmondförmige Gelenkfläche des Os lunatum ist bei unveränderter Lage nach distal gerichtet (I. Phase der Verrenkung) (Abb. 118). Ist dagegen das Os lunatum 90° um seine eigene Achse nach volar gekippt (Abb. 115, 119), so ist die Gelenkfläche nach volar gerichtet (II. Phase). Hat sich das Os lunatum so weit um seine Achse bzw. um seine volare Bänderverbindung beugewärts verlagert, daß die Gelenkfläche nach proximal schaut, so ist es um 180° gedreht (III. Phase). Durch die Verlagerung des Os lunatum nach der Beugeseite rückt das Kopfbein an die Stelle des Os lunatum und kann dem Radius direkt anliegen. Aus dieser Situation erklärt sich die Bezeichnung „Verrenkung des Os lunatum" (FARR, 1926; LAUENSTEIN,

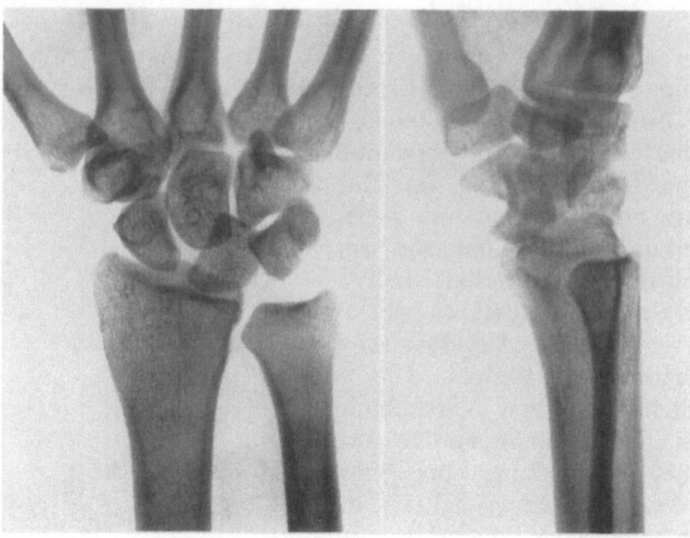

a b

Abb. 115a. u. b. Perilunäre Luxation nach dorsal

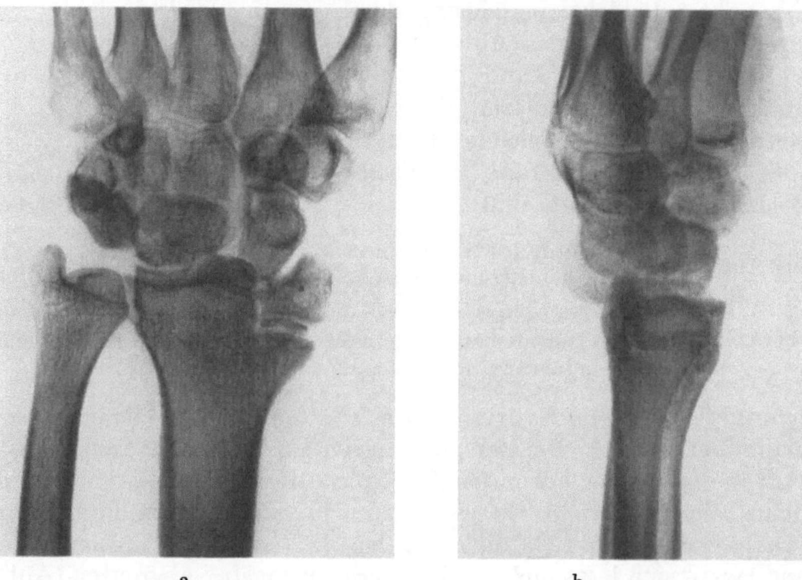

a b

Abb. 116a u. b. Radio-carpale Luxation nach dorsal mit Meiselfraktur des Proc. styloides radii

1898; TOTENHAUPT, 1926; FIETZ, 1953). Bei derartigen Befunden wird man auf der d.-v.-Aufnahme keine Dreiecksform, sondern ein unregelmäßig begrenztes Fünfeck erkennen. Der stärkste Grad der perilunären Luxation (IV. Phase) ist durch eine Verlagerung des Os lunatum nach volar mit einer Drehung um 270° charakterisiert. Dabei liegt das Os lunatum der Beugeseite des distalen Speichenendes an, und die konkav-distale Gelenkfläche gewinnt mit dem Radius Kontakt. Bei einer gleichzeitigen Drehung 180° um seine Längsachse spricht BÖHLER von einer Enucleation. Unabhängig von den Verlagerungen des Os lunatum in der Längsachse kann es auch geringgradig nach ulnar luxiert sein (Abb. 115, 117).

Neben der häufigen reinen perilunären Luxation gibt es Kombinationsverletzungen, bei denen die Verrenkungslinie nicht um das Os lunatum im Gelenk verläuft, sondern gleichzeitig Abrißfrakturen im Bereich des Proc. styloides radii allein, oder zusätzlich des Proc. styl. ulnae bestehen. Derartige Verrenkungsbrüche werden als ,,transstylo-perilunäre

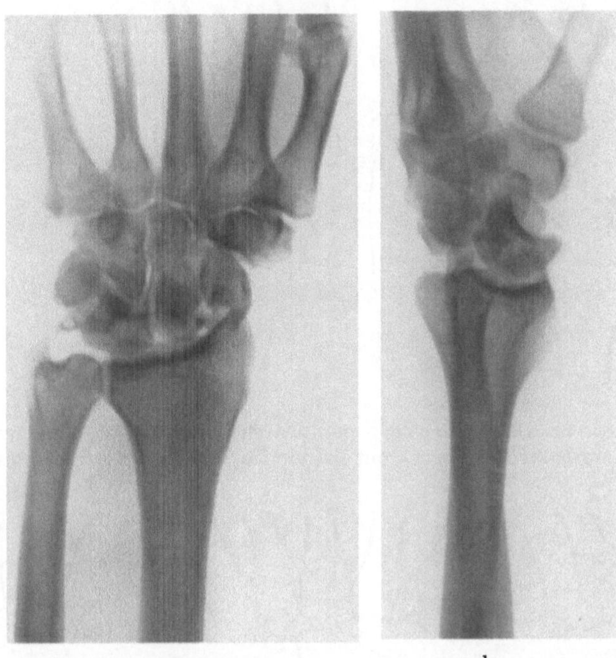

a b

Abb. 117a u. b. Perilunäre Luxation der Handwurzel mit Fraktur des Os naviculare (DE QUERVAIN)

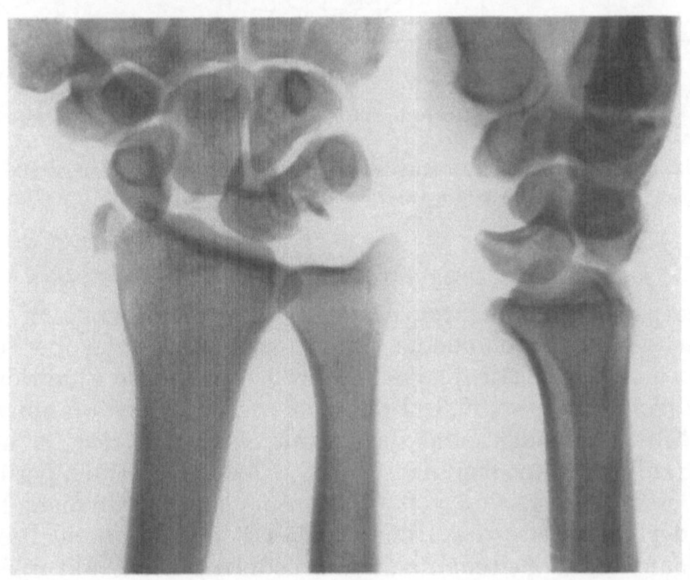

a b

Abb. 118a u. b. Transstylo-perilunäre Luxation der Handwurzel

Luxation" (Abb. 113 und 118) bezeichnet. Selten kann auch der gleichzeitige Abbruch des Vorderhorns des Os lunatum (Abb. 119c) beobachtet werden.

Von einer perilunären Subluxation (Abb. 119c) spricht man in den Fällen, wo der röntgenologische „Gelenkspalt" zwischen Os lunatum und Radiusepiphyse keilförmig deformiert ist (MAIKOWA-STROGANOWA). Weiteres über die Diagnostik, aber auch Behandlungsproblematik bei der perilunären Luxation kann man bei L. BÖHLER (1951, 1963), BRÜCKNER (1963), EHALT (1952), MOTTA (1962) u.a. finden.

Über divergierende Luxation im Handwurzelbereich berichten SCHNEK (1929) sowie BREWER u. ZINK (1943).

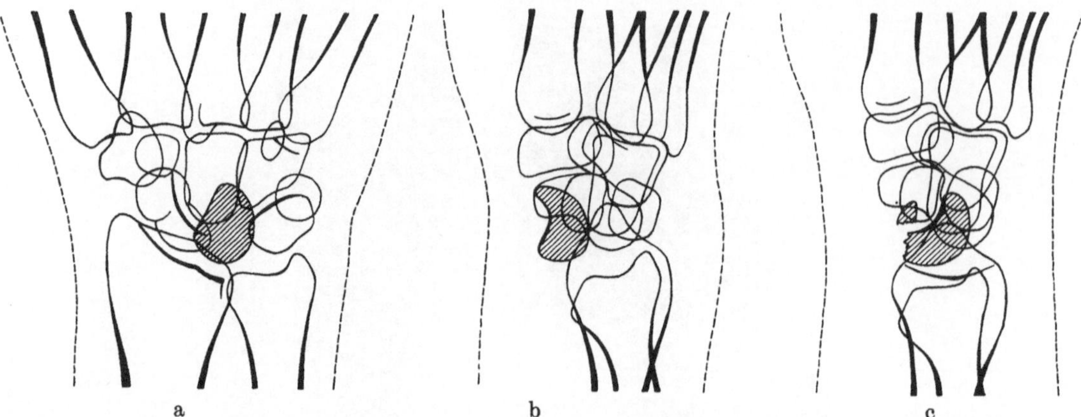

Abb. 119a—c. Schematische Darstellung der perilunären Luxation. a Vorderansicht. b Seitenansicht. c Absprengung des Lunatumvorderhornes mit Bänderriß und Verbreiterung des Gelenkspaltes dorsal

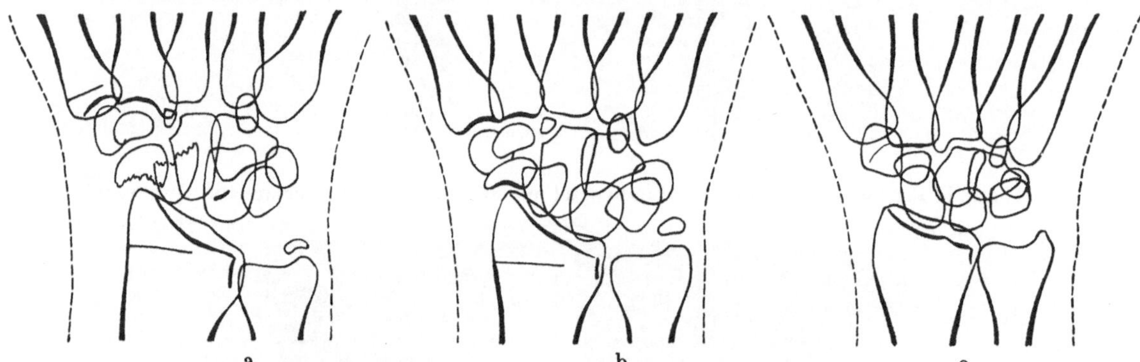

Abb. 120a—c. Schematische Darstellung von Handwurzelverrenkungen. a Transnaviculo-perilunäre Luxation. b und c Intercarpale Luxationen

γ) *Intercarpale Luxationsfraktur nach* de Quervain

Bei der intercarpalen Luxationsfraktur (Abb. 120a) handelt es sich um die Kombination von Fraktur des Os scaphoideum (Naviculare) und einer perilunären Luxation (Abb. 117). Sie wird daher transscaphoidei(naviculo-)perilunäre Luxation bezeichnet. Bei dieser Verletzung bleibt das proximale Fragment des Os naviculare mit der Radius- und Lunatumgelenkfläche verbunden, und das distale Fragment des Os naviculare luxiert mit den übrigen Handwurzelknochen nach dorsal. Analog zur reinen perilunären Luxation kann es auch zu einer Verlagerung von Os lunatum mit proximalem Fragment des Os naviculare nach der Beugeseite des Handgelenkes kommen. Auch diese Verletzung ist auf der d.-v.-Aufnahme und Seitenaufnahme erkennbar. Die Fraktur des Os naviculare ist auf den Spezialaufnahmen sowie nach dem Einrichten oft besser sichtbar. Die gleichzeitige Absprengung von Fragmenten aus dem Triquetrum und den beiden Griffelfortsätzen werden ebenfalls beobachtet. Die verschiedenen Modifikationen zeigt Abb. 113. Seltene Verrenkungen im Bereich der Handwurzel sind die reine perilunäre volare, periscaphoidei-lunäre und peritriquetro-lunäre Luxation. Weiteres über den de Quervainschen Verrenkungsbruch sowie Variationen ist außer bei Böhler und Ehalt und der klassischen Arbeit von Kienböck (1910) bei Franke (1964), Mordeja (1962), Motta (1963), Schnek (1930) und Fietz (1953) mit weiteren Schrifttumshinweisen zu finden.

Neben den Formen der perilunären Luxation kann es auch zur Luxation sämtlicher Knochen im Intercarpalgelenk kommen (Abb. 120c). In diesen Fällen findet man auf der d.-v.-Aufnahme eine Verkürzung der Handwurzel, und keine der sklerosierten Gelenkpfannen weist eine normale Lokalisation auf.

δ) *Weitere Luxationen der Handwurzel (Carpus)*

Isolierte Formen der Luxation des Os naviculare sind selten. EHALT und BÖHLER zeigen die gleiche Beobachtung einer vollständigen Verrenkung des Os naviculare nach der Beugeseite mit Drehung um 90° nach radial. Nach ALTENSTRASSER (1964) kann die isolierte Verrenkung des Os naviculare nach volar oder dorsal erfolgen, während die seitliche Verrenkung nicht ohne schwere Mitverletzung der benachbarten Knochen denkbar ist. Übersichten über reine Luxationen des Os naviculare stammen von KRASKE (1927), DEDERICH (1954) und ALTENSTRASSER (1964). ALTENSTRASSER beschrieb 15 Fälle isolierter Luxationen des Os naviculare, bei den weiteren Beobachtungen bestehen zumeist Nebenverletzungen im Bereich der Handwurzelknochen.

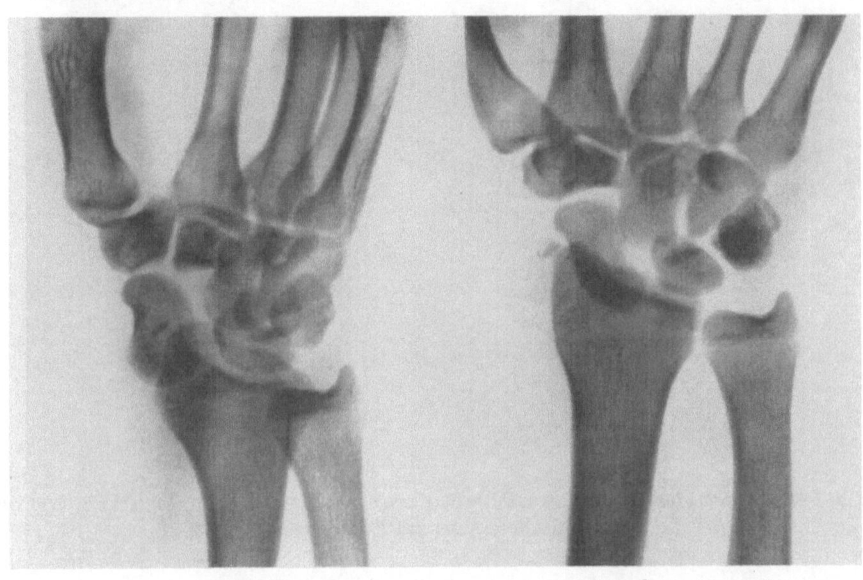

Abb. 121 a u. b. Luxation des Os naviculare nach volar-proximal

Im Röntgenbild bei dorso-volarem Strahlengang ist eine Vergrößerung des Abstandes der ulnaren Begrenzung des Os naviculare vom Os lunatum und Os capitatum zu finden neben einer Superposition mit der distalen Radiusepiphyse. Bei der dorsalen Luxation ist das Os naviculare zumeist nach distal verlagert und stellt sich distal-dorsal vom Os lunatum auf der Seitaufnahme dar. Ein Beispiel einer Luxation des Os naviculare nach volar-proximal zeigt Abb. 121. Man erkennt den vergrößerten Abstand zwischen Os naviculare und dem Os multangulum minus sowie Os lunatum; der proximale Anteil des Os naviculare ist in Projektion mit der distalen Radiusepiphyse abgebildet. Die schrägseitliche Aufnahme zeigt die Lage des Naviculare vor dem Radius.

Eine besondere Form der Verrenkung des Os naviculare zusammen mit dem Os multangulum majus und dem Daumen beschreibt BRÜCKNER (1962), dessen Beobachtung in Abb. 122 wiedergegeben ist. Es ist auffällig, daß auf den Aufnahmen das Carpo-Metacarpalgelenk I weder auf der Seit- noch d.-v.-Aufnahme nach proximal verlagert ist, jedoch ein deutlich vergrößerter Abstand zwischen dem Os naviculare einerseits und den übrigen Handwurzelknochen mit Ausnahme des Trapezium andererseits vorliegt. Möglicherweise handelt es sich auch hierbei um eine reine Os naviculare-Luxation nach volar mit erhaltener Gelenkbeziehung zum Trapezium.

Isolierte Luxationen der übrigen Handwurzelknochen (SULZBERGER, 1901; FIETZ, 1953) sind selten. So berichten RADÔ (1955) über zwei Patienten mit Trapezium-(Multangulum majus)-Verrenkung; LEWIS (1962) und PETERSON (1940) über Luxationen des Trapezoides (Multangulum minus). WENTZLIK (1953) beschreibt die Luxation des

Hamatum nach dorsal und den diagnostischen Vorteil von Schichtaufnahmen (Abb. 130d) bei der Diagnose seltener Carpalverletzungen. Isolierte Verrenkungen des Triquetrum sind bei EHALT (1952), zwei dorsale und ein volare nach VORHOEVE zitiert. EHALT berichtet auch über die Möglichkeit der isolierten Verrenkung des Os pisiforme, des Os multangulum minus und des Os multangulum majus, des Os capitatum und hamatum. Über Dislokationen des Capitatum mit Veränderungen am Os naviculare berichten CAVE (1941), sowie ADLER u. SHAFTAN (1962). Derartige Beobachtungen sind höchst selten und sollten im Hinblick auf ihren Unfallmechanismus wie auch eine eindeutige Röntgendiagnostik publiziert werden.

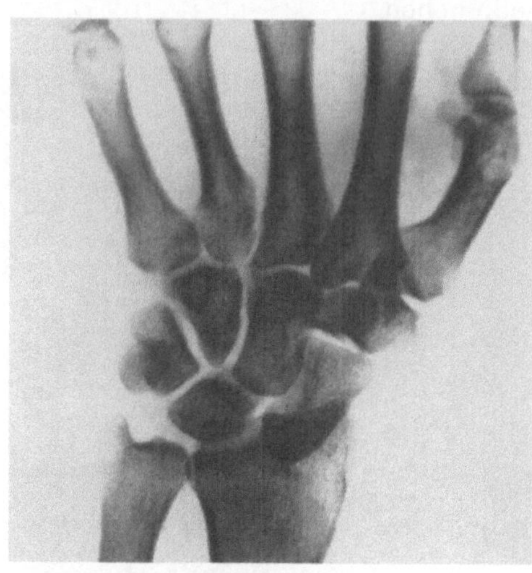

a

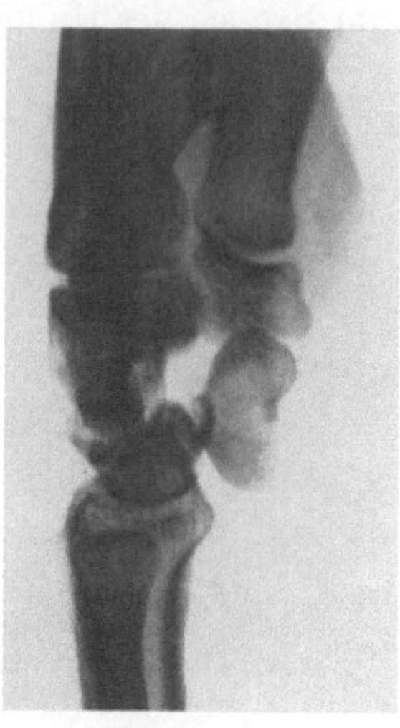

b

Abb. 122a u b Luxation des 1. Strahles nach volar-proximal (Beobachtung von Doz. Dr. BRÜCKNER, Chirurgische Universitätsklinik Rostock, 1962)

ε) Weitere Frakturen der Handwurzelknochen

αα) Tuberositas ossis scaphoidei. Häufiger als die intraartikuläre Fraktur des Körpers des Os naviculare sind kleinere oder größere Abbrüche der Tuberositas ossis scaphoidei (Abb. 111). Die abgebrochene Tuberositas kann aufgelöst werden oder als posttraumatisches isoliertes Knöchelchen erhalten bleiben. Knöcherne Konsolidierung ist selten.

ββ) Brüche des Mondbeins (Os lunatum). Echte akute Frakturen des Os lunatum-Körpers sind höchst selten (Abb. 132a). Zumeist treten sie in Kombination mit anderen Verletzungen, wie der Radiusbasisfraktur auf. Die von LANG (1944) aufgestellte Behauptung, Lunatumfrakturen seien häufig und würden nur röntgenologisch nicht erfaßt, konnte durch Überprüfung der von LANG ausgeführten Experimente an Leichenmaterial unter besseren, unfallphysiologischen Bedingungen von DIETHELM und WINKLER (1962) eindeutig widerlegt werden. BÖHLER sah Mondbeinkörperbrüche nur dreimal unter 826 Handwurzelverletzungen, EHALT unter 200000 Verletzten ebenfalls dreimal. Zumeist handelt es sich trotz eindeutiger Frakturlinie um die Schädigung im Rahmen einer beginnenden Nekrose des Os lunatum, wie auch das von uns gezeigte Beispiel demonstriert. Die Lunatummalacie wird als chronische Traumafolge in einem eigenen Abschnitt behandelt.

Abrisse am Hinterhorn des Os lunatum (Abb. 124) kommen vor, dürfen jedoch nicht mit Aussprengungen aus der Hinterwand des Os triquetrum verwechselt werden. Brüche des Vorderhorns des Os lunatum (Abb. 119c) sind wesentlich seltener. In dem bei BÖHLER wiedergegebenen Ergebnis der Untersuchungen von SCHNEK (1930) und PERSCHL (1949) bei 826 Handwurzelverletzungen sind 16mal Absprengungen am Hinterhorn des Os lunatum und zweimal am Vorderhorn des Os lunatum genannt.

γγ) Brüche des Dreieckbeines (Os triquetrum). Brüche durch den Körper des Triquetrum sind selten, die Bruchflächen zumeist unregelmäßig und auf der d.-v.-Aufnahme gut sichtbar. Häufiger ist der Abriß aus der Hinterfläche des Os triquetrum, auf den besonders W. FISCHER (1917) aufmerksam gemacht hat. Dieser ist am besten auf der rein radio-ulnaren Seitaufnahme sichtbar (Abb. 123). Die Zuordnung zum Os lunatum oder Os triquetrum kann hierbei erschwert sein. Auf leicht gestaffelten Aufnahmen läßt sich die Abrißstelle deutlich darstellen. Das abgerissene Fragment ist nicht größer als 1—3 mm im Durchmesser. Relativ häufig findet man den dorsalen Triquetrumausriß als Begleitverletzung bei der Radiusbasisfraktur, so in der schon zitierten Statistik von BÖHLER

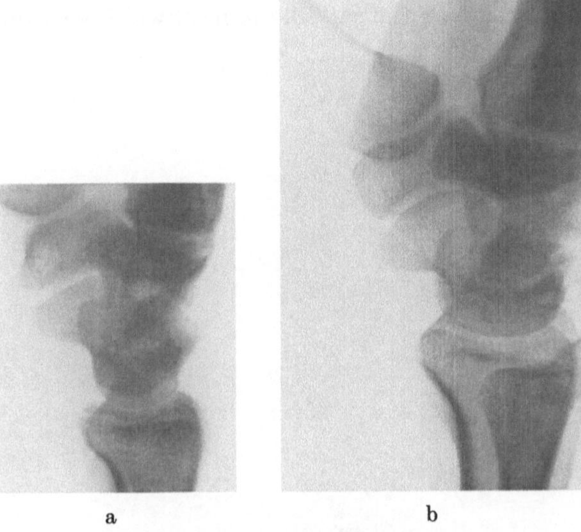

a b

Abb. 123a u. b. Dorsaler Triquetrumausriß

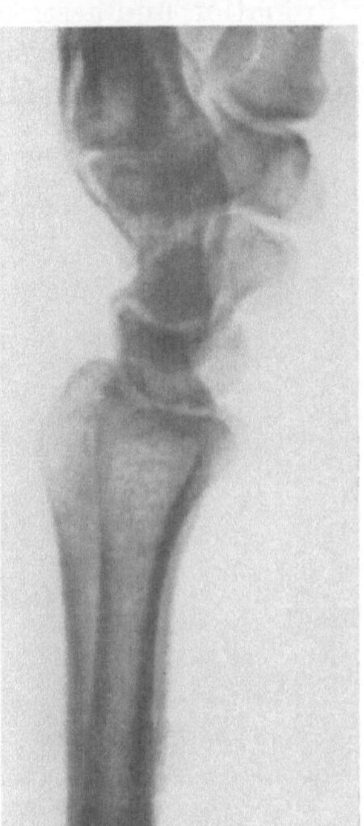

Abb. 124

Abb. 124. Absprengung des Hinterhornes des Os lunatum

108mal bei 826 Handwurzelverletzungen. In dem von uns untersuchten Material sahen wir 60 dorsale Absprengungen und eine Trümmerfraktur des Triquetrum. Auch nach LLOYD (1960) stehen die Frakturen des Os triquetrum in der Häufigkeit der Handwurzelbrüche an zweiter Stelle. Darstellungen mit weiteren Schrifttumshinweisen stammen von BARSONE u. GRIECO (1956), BONNIN u. GREENING (1944).

δδ) Frakturen des Erbsenbeins (Os pisiforme). Brüche des Os pisiforme sind selten. Bei BÖHLER werden 22 Frakturen des Os pisiforme in 11 Jahren genannt. Die Frakturlinie kann glatt oder völlig unregelmäßig (Abb. 125a) sein. Das Os pisiforme kann in zwei oder mehr Teile zerstückelt werden, und die Fraktur kann bis in den Gelenkspalt zwischen Os pisiforme und Os triquetrum verlaufen. Vollständige knöcherne Heilung, Resorption abgesprengter Fragmente und Pseudarthrosen sind als Endstadium möglich. SNODGRASS sah in dem gleichen Zeitraum, in dem er 144 Frakturen des Os naviculare beobachtete, eine Fraktur des Os pisiforme; wir haben neun derartige Frakturen gesehen.

εε) Brüche des großen und kleinen Vieleckbeines (Os multangulum minus und Os multangulum majus). Wie aus den statistischen Erhebungen von SCHNEK (1930) und PERSCHL (1949) sowie den Angaben von EHALT hervorgeht, kommt es sehr selten zu einer Fraktur des Os multangulum minus und Os multangulum majus (Abb. 128). So werden bei BÖHLER 21 Frakturen des Os multangulum majus und sechs des Os multangulum minus genannt. Wir beobachteten 16 Absprengungen am Os trapezium und eine Querfraktur; einmal eine quer verlaufende Fraktur des Os trapezium.

Oft kann man die radialen Absprengungen nur auf Spezialaufnahmen erkennen. Die Brüche des Os multangulum majus reichen oft in das Sattelgelenk des Daumens und können daher Anlaß zu frühzeitiger Arthrose dieses Gelenkes werden. Selten, aber typisch ist nach EHALT (1952) der Verrenkungsbruch des Trapezium, bei dem ein ulnarer Teil stehen bleibt, während der Rest mit dem Mittelhandknochen nach zentral luxiert. In diesem Zusammenhang sei nochmals auf die von BRÜCKNER mitgeteilte Verrenkung des I. Handstrahles mitsamt dem Os multangulum majus und dem Os naviculare (Abb. 122) hingewiesen. Nach POIGENFÜRST (1959) wurden in 31 Jahren 36 sichere Frakturen des Trapezium diagnostiziert, wobei er neun verschiedene Bruchformen unterscheidet. Auch er weist auf die Notwendigkeit einer Spezialaufnahme von volar nach dorsal bei maximaler Pronation und gestrecktem Arm hin.

ζζ) Frakturen des Kopfbeins (Os capitatum). Frakturen des Os capitatum sollen nach BÖHLER und EHALT der häufigste Bruch der distalen Carpalreihe sein, obwohl bei BÖHLER

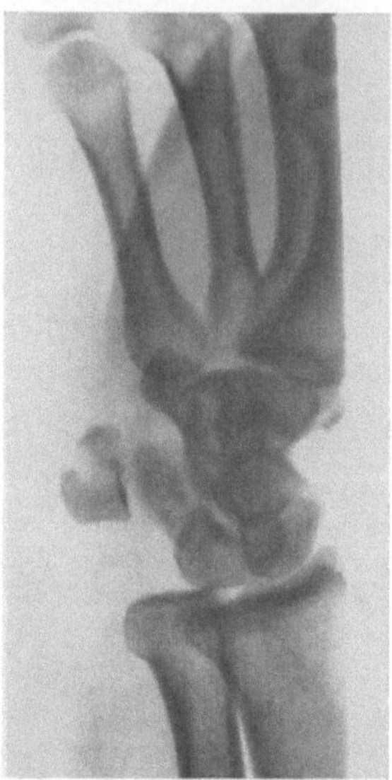

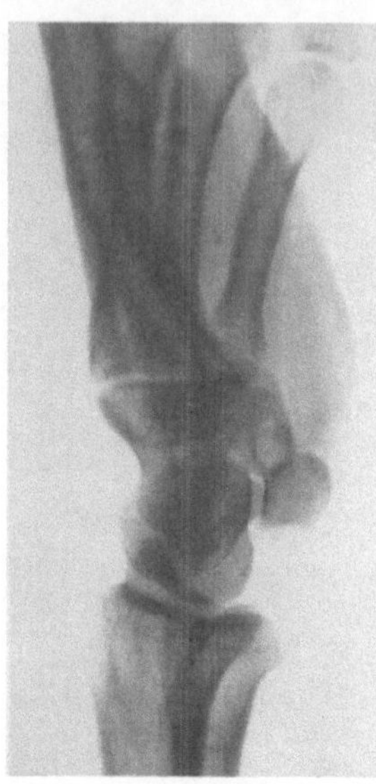

Abb. 125a

Abb. 125a u. b. Vergleichsaufnahme beider Hände bei Fraktur des Os pisiforme. a Unfallzeitpunkt. b Nach Heilung

nur sieben, bei SNODGRASS (1937) zwei Frakturen des Os capitatum genannt werden. Eine ausführliche Literaturübersicht über die Frakturen des Os capitatum geben ADLER und SHAFTAN (1962). Sie berichten über 91 publizierte Capitatumfrakturen, von denen 54 isoliert und die übrigen in Kombination mit anderen Handwurzelverletzungen auftraten. Dieser Literaturübersicht können noch hinzugefügt werden die Beobachtungen von SCHMIDT (1919) und FRECH (1952).

In 11 von den 91 bei ADLER u. SHAFTAN zusammengestellten Beobachtungen bestand gleichzeitig je eine Fraktur des Os capitatum und Os naviculare, weshalb die Verfasser in gleicher Weise wie FENTON (1956) von einem „Naviculo-Capitate-Fracture-Syndrom“ sprechen. Das Besondere soll nach Ausheilung in der Tendenz zur aseptischen Nekrose des proximalen Fragmentes von Os naviculare und Os capitatum zu sehen sein. Es handelt sich also um eine Parallele zu den Ernährungsstörungen des proximalen Fragmentes bei alleiniger Navicularefraktur. Als typische Ursache werden Quetschverletzungen an der Wäschemangel angegeben (Wringer-Injury). Über eine derartige Verletzung bei einem 10jährigen Kind berichten WITT und RETTIG (1959).

Bei der Mehrzahl der Frakturen im Capitatum ist ein querer Verlauf der Frakturlinie (Abb. 144) oder eine Absprengung des Kopfes feststellbar. Oft wird die Fraktur erst nach einigen Tagen bei der Kontrolluntersuchung erkannt. Im proximalen Anteil, dem sog. Kopf des Capitatum, kann es zu Absprengungs- und Trümmerbrüchen kommen. Im Gegensatz zu EHALT sahen wir Frakturen im Os capitatum seltener als im Os multangulum majus und Os hamatum.

ηη) Frakturen des Hakenbeins (Os hamatum). Echte Querfrakturen des Körpers des Os hamatum sind selten, kleine Absprengungen an der ulnaren und dorsalen Begrenzung werden jedoch etwa in gleicher Häufigkeit wie an dem radial randständigen Trapezium gesehen (Abb. 130). Als typische aber seltene Schädigung beschreibt EHALT einen schalenförmigen Bandabriß von 13—15 mm Größe an der Streckseite des Hakenbeines. Derartige Frakturen können bis in das Carpo-Metacarpalgelenk V ziehen. In der Zusammenstellung bei BÖHLER wird über 15 Hamatum-Frakturen und drei Brüche des Hamulus, in der bei SNODGRASS (1937) über eine Hamatum-Fraktur berichtet. Mitteilungen über Hamatum-Frakturen stammen auch von ALBERS-SCHÖNBERG (1908), ESAU (1925), TIETZE (1952). Die Frakturen des Hamulus werden nur auf der zugehörigen Spezialaufnahme oder Schichtaufnahmen (Abb. 130d) erkannt. Frakturen im Bereich des

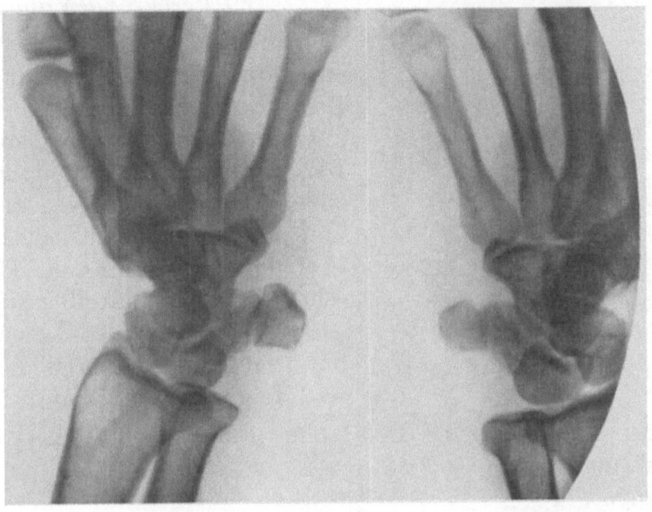

Abb. 125b

Hamulus mit Dislokation können Ursache des Carpaltunnel-Syndroms sein, entsprechende Mitteilungen stammen von SCHOBER u. BAYARD (1959) sowie TÄNZER (1959). Unter den 279 von uns analysierten Handwurzelfrakturen haben wir 13 Absprengungen oder Fissuren am Hamatum-Körper, vorwiegend an der ulnaren Kante, und zwei Frakturen des Hamulus ossis hamati gesehen.

e) Brüche und Verrenkungen der Mittelhand (Metacarpus)

Etwa 12% aller Verletzungen am distalen Unterarm und der Hand betreffen die Mittelhandknochen (Abb. 131a und b). Wir haben 223 Frakturen der Mittelhandknochen analysiert. Dabei waren die beiden Randstrahlen, die Metacarpi V+I am häufigsten betroffen. Unter den Verletzungen der Mittelhand befinden sich Frakturen und Luxationen, die im Hinblick auf die Behandlung wie auch die Begutachtung unterschiedliche Wertigkeit besitzen. Übersichtliche Darstellungen findet man bei EHALT (1952), BUNNELL u. J. BÖHLER (1959), MILCH u. MILCH (1959 und SCHINK (1960).

α) Luxatio metacarpo-carpea

Die Verrenkungen, wie sie im Carpo-Metacarpalgelenk vorkommen, sind schematisch in Abb. 112 wiedergegeben. Man muß jedoch deutlich unterscheiden zwischen den Verrenkungen im Carpo-Metacarpalgelenk I und denen im Bereich der anderen Strahlen. Die reinen Luxationen im Daumensattelgelenk sind selten im Vergleich zu den Verrenkungsbrüchen dieser Lokalisation. Eine Übersicht über derartige Verletzungen findet man bei AULONG u. GIRARD (1951).

Die Verrenkungen im Bereich der Carpo-Metacarpalgelenke II—V erfolgen häufiger nach dorsal als nach volar. Sie treten ein bei Verletzungen an Walzen und Rollen und werden bei Reit- und Motorradunfällen beobachtet. Gleichzeitige Verrenkungen in den Gelenken der Mittelhandknochen II—V, jedes einzelnen, aber auch von zwei (Abb. 126) oder drei benachbarten Metacarpi können auftreten. Für die Diagnose sind neben der d.-v.-Aufnahme, Aufnahmen bei rein seitlichem Strahlengang erforderlich. Knochenabrisse im Bereich von Bandansätzen sind nicht selten.

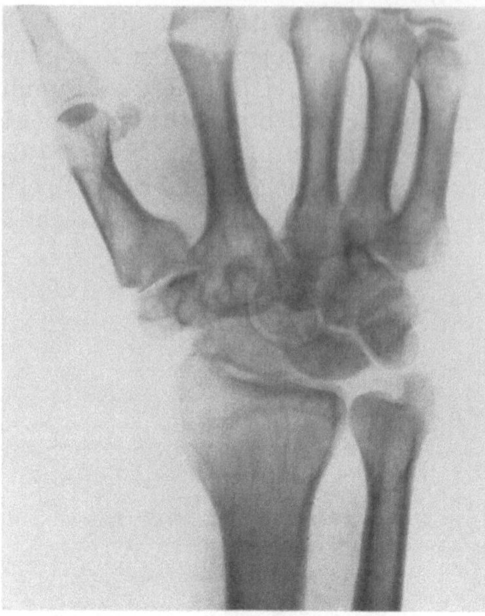

Abb. 126. Luxatio carpo-metacarpea II und III

β) Verletzungen am Metacarpus I

Am Metacarpus I gibt es alle Bruchformen, am häufigsten sind Biegungsbrüche distal der Basis oder proximal des Köpfchens mit Abknickung des distalen Fragmentes nach der Beugeseite zu. Bei Jugendlichen kommt es eher zur Osteo-Epiphysiolyse als zu einem Verrenkungsbruch, auch Wulstfrakturen werden selten beobachtet. Nach MAATZ (1962) sind die klinischen Symptome der basisnahen Brüche gleichartig, so daß erst Röntgenaufnahmen die Differentialdiagnose ermöglichen. Am Metacarpus I sind folgende Verletzungen zu unterscheiden:

Luxationsfraktur nach BENNET, Typ I ohne Dislokation, Typ II mit Dislokation,
Basisnahe Frakturen,
Osteoepiphysiolyse,
Frakturen im Bereich der Diaphyse und distal, subkapital.

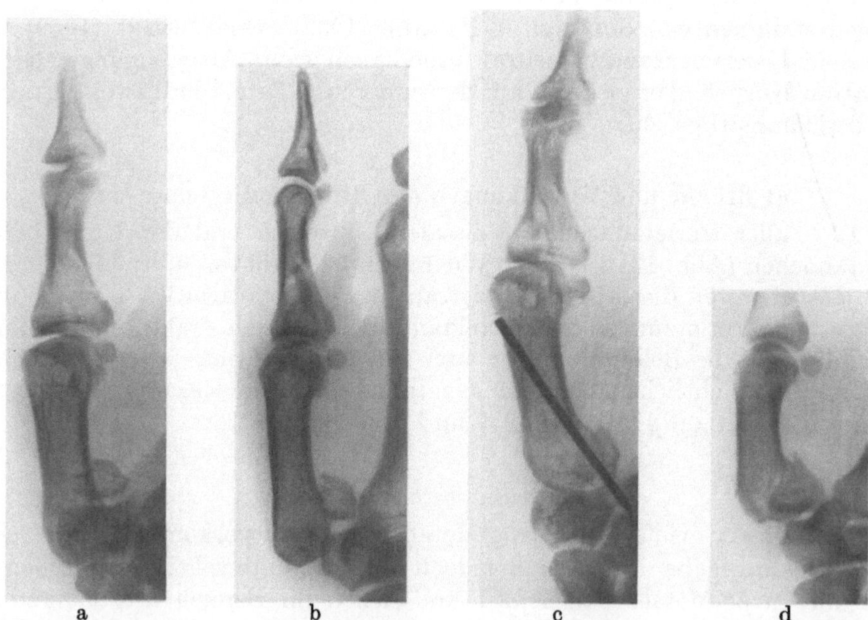

Abb. 127a—d. Basisnahe Frakturen des Metacarpus I. a und b Bennetsche Fraktur und gleichzeitig Fraktur der Daumengrundphalanx. c Zustand nach Fragmentfixation mit Metallstift bei Bennetscher Fraktur. d Intra- und extraartikuläre Frakturlinien an der Basis von Metacarpus I

Bennetsche Fraktur: Hierbei handelt es sich um einen typischen Verrenkungsbruch, welcher bei Fall auf oder Stoß gegen den adduzierten und gebeugten Daumen entsteht. Im Röntgenbild erkennt man dabei einen dreieckigen Abbruch der ulnar-volaren Lippe der Basis des Metacarpus I, welcher in seiner Lage nicht verändert ist. Der gesamte Schaft des Mittelhandknochens mit der übrigen Basis kann an seinem Platz verbleiben (Typ I) oder nach der Daumenseite zu verschoben und subluxiert sein (Typ II). Die Ursache für diese Luxation ist in dem Zug des M. abductor pollicis longus (Abb. 129) gelegen. Das Röntgenbild der Bennetschen Fraktur ist charakteristisch (Abb. 127a und b),

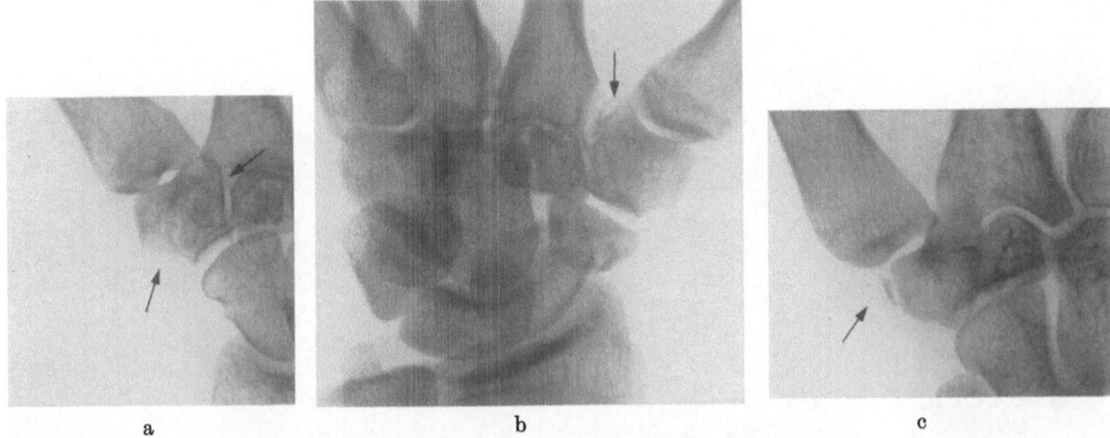

Abb. 128a—c. Frakturen des Os trapezium (Multangulum majus). a Querfraktur. b Absprengung an der distalen ulnaren Kante. c Absprengung an der Radialseite

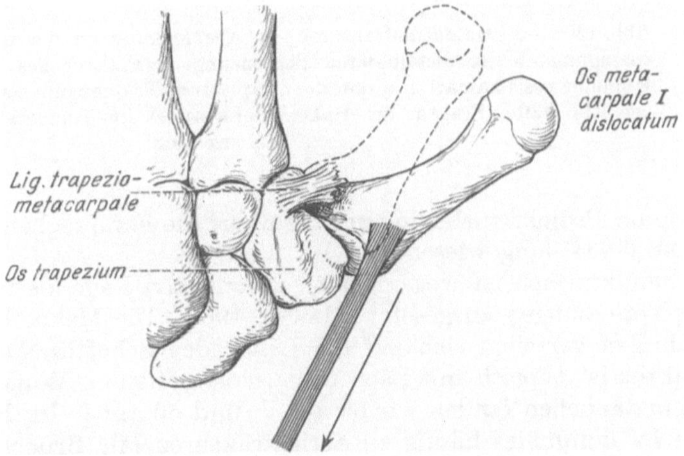

Abb. 129. Schematische Darstellung des Muskelzuges bei der Entstehung der Bennetschen Fraktur (nach LANZ-WACHSMUTH, 1959)

muß jedoch von anderen basisnahen Frakturen mit alleinigen oder zusätzlich extraartikulärem Verlauf (Abb. 127d) abgegrenzt werden. Basisnahe Frakturen, die mit einer Frakturlinie in das Carpo-Metacarpalgelenk I ziehen und keine Dislokation verursachen, werden auch nach ROLANDO (RAZEMON u. LEMMERLE, 1959) benannt.

Als einen seltenen Bruch beschreibt EHALT (1952) den Abriß des Seitenbandansatzes am MC I mit Verlagerung des Knochenstückes in das Gelenk. Weiteres über die Frakturen an der Basis des I. Mittelhandknochens findet man bei L. BÖHLER (1952, 1963), BUNNELL-BÖHLER, J. (1959), FELSENREICH (1932), SCHINK (1965), SOMMER (1963) und WATSON-JONES (1946).

γ) *Frakturen der Metacarpi II—V*

Frakturen der Mittelhandknochen II—V treten häufig bei schweren offenen Handverletzungen auf. Ihre Lokalisation ist zumeist in der Diaphyse. Praktisch sind alle Bruchformen möglich, in der Mehrzahl handelt es sich jedoch um Dreh- und Querbrüche. Wulstfrakturen bei Kindern kommen ebenfalls vor. Bei Dislokationen findet man in der Regel einen nach volar offenen Winkel, dessen Scheitel gegen die Streckseite gerichtet ist. Oft sind die Frakturen der Mittelhandknochen nur in einer Ebene erkennbar. Für die richtige Bezeichnung der einzelnen Mittelhandknochen auf Schrägaufnahmen der Hand

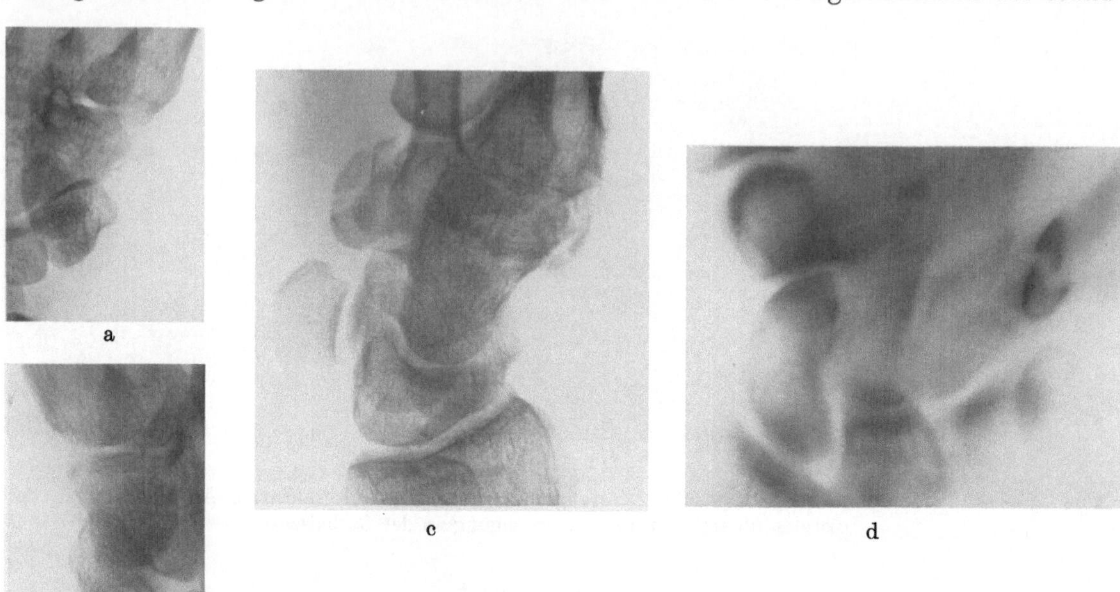

Abb. 130a—d. Hamatumfrakturen. a Absprengung an der ulnaren Kante. b Absprengung an der distalulnaren Begrenzung. c Fraktur des Hakenbeinkörpers und Hamulus ossis hamati und dorsalem Capitatum Triquetrumausriß. d Gleicher Patient wie Abb. 130c. Fraktur des Hakenbeinfortsatzes im Tomogramm mit kreisförmiger Verwischung

unter den besonderen Projektionsbedingungen sei auf die entsprechende Darstellung im GRASHEY-BIRKNER (1964) hingewiesen.

Der V. Mittelhandknochen ist wegen seiner exponierten Lage als ulnarer Randstrahl besonders häufig Verletzungen ausgesetzt (MAATZ, 1962). Die Mehrzahl ist köpfchennah lokalisiert, die übrigen verteilen sich auf die Länge des Schaftes. Die Dislokation der subkapitalen Fraktur ist typisch mit nach radial-volar offenem Winkel. Von 223 Frakturen der Mittelhandknochen fanden wir 69 am V. und 50 am I. Im Bereich der Mittelhandknochen II—IV kommt es häufig zu Serienfrakturen mit Brüchen an 2—3 Mittelhandknochen. Bei Luxationsfrakturen der Mittelhandknochen mit Dislokation der Fragmente nach proximal kann auf dorso-volaren Aufnahmen eine Konturenüberschneidung mit Handwurzelknochen entstehen. Für eine klare Analyse der Verletzung ist gerade hierbei die *Schichtuntersuchung* von Vorteil. Weiteres über Metacarpalverletzungen kann in den chirurgischen Standardwerken sowie bei BECK (1904) und REDLER (1943) nachgelesen werden.

f) Brüche und Verrenkungen der Finger

Auf die besondere Stellung der Hand- und Fingerverletzungen im Hinblick auf ihre Häufigkeit (Hände und Finger 40—50% aller Verletzungen nach BÖHLER) und volkswirtschaftliche Bedeutung weist L. BÖHLER eindringlich hin. Nach seinen Untersuchungen wurden bis zu 33% der gesamten Rentensumme für Folgen nach derartigen Verletzungen ausgezahlt. Da die radiale Handhälfte beim Zugreifen stärker exponiert ist als die ulnare,

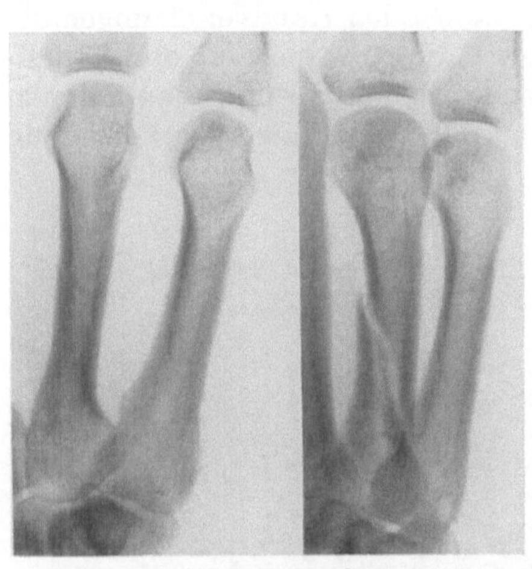

Abb. 131 a u. b

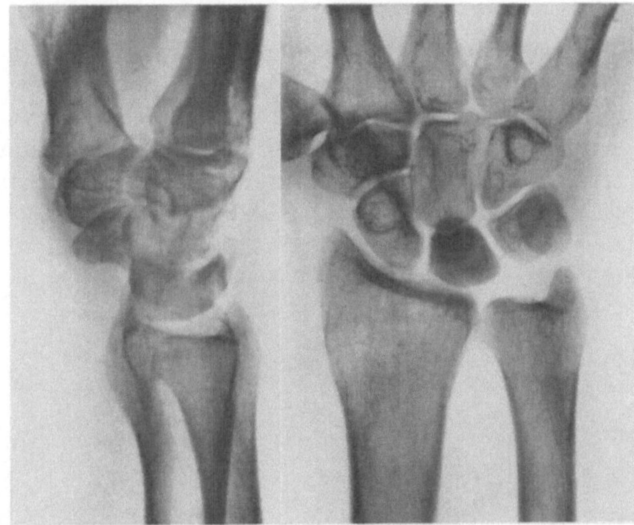

Abb. 132 a u. b

Abb. 131 a u. b. Schrägfraktur des Metacarpus IV in zwei Projektionen

Abb. 132 a u. b. Seltene posttraumatische Lunatummalacie. a Akute Lunatumfraktur. b Gleicher Patient mit Lunatummalacie, wahrscheinlich nach Gefäßverletzung

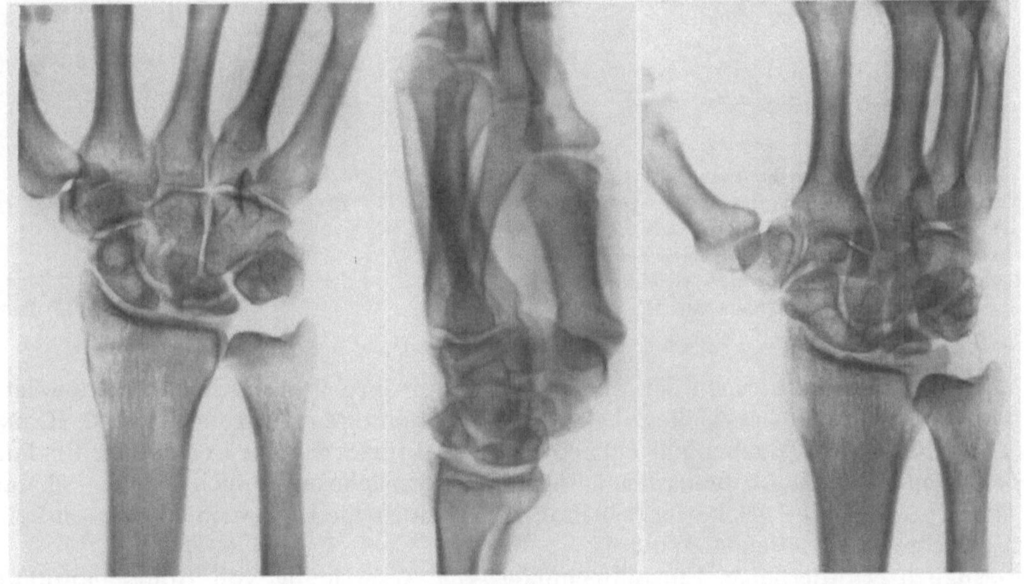

a b c

Abb. 133 a—c. Deformiertes Os lunatum bei Lunatummalacie nach chronischem Trauma mit Fragmentation

verteilt sich nach W. Schink (1965) die Häufigkeit der Brüche in nachstehender Reihenfolge: Zeigefinger, Mittelfinger, Daumen, Kleinfinger, Ringfinger. In ihren peripheren Abschnitten sind die Finger besonders gefährdet. Dies geht aus einer Analyse von 996 Fingergliedbrüchen (Nockemann, 1960) sowie aus der eigenen Analyse von 678 Fingerbrüchen (Tabelle 17) hervor. Nockemann fand 65,16% aller Fingerbrüche im Bereich der Endglieder, 20,4% an Grundgliedern und 14,46% im Bereich der Mittelphalangen. In seinem Material — er berichtete über Behandlungsergebnisse — bestand nur in 0,98% Rentenanspruch. Auch Böhler weist darauf hin, daß es der Mühe wert sei, sich mit diesen Verletzungen zu befassen. Diese Forderung dürfte in der inzwischen erfolgten Spezialisierung von „Handchirurgen" bereits ihren Niederschlag gefunden haben.

α) Fingerbrüche

Ihre Diagnose bereitet nur in Verbindung mit der Röntgenuntersuchung (MAATZ, 1962) keine ernsten Schwierigkeiten. So entscheidend, wie bei den Handverletzungen die Röntgenaufnahme für die Diagnose oft ist, so wichtig ist dieselbe auch für den Unfallchirurgen, um eine effektive Behandlung durchführen zu können. Die Röntgenaufnahmen müssen daher dem behandelnden Arzt vor und während der Behandlung zur Verfügung stehen!

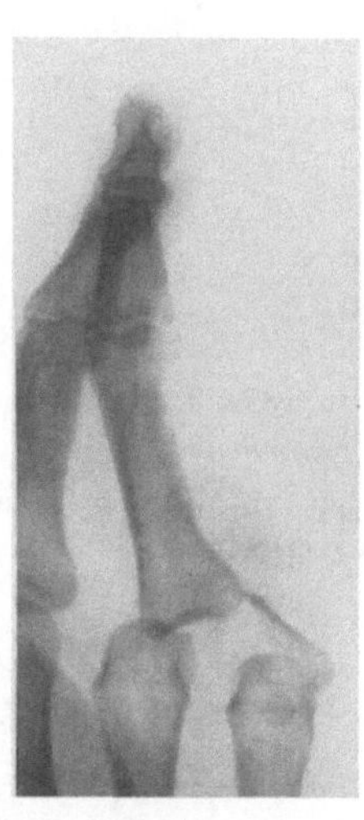

a

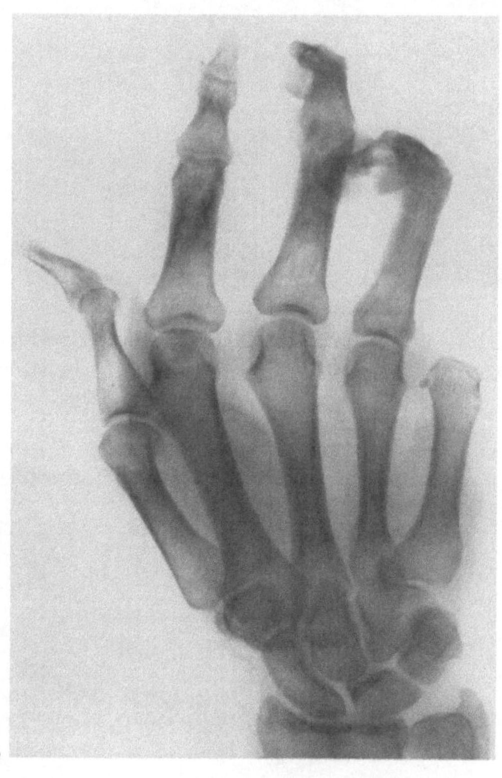

b

Abb. 134a u. b. Maschinenverletzung mit Amputation des V. Fingers und Luxation des IV. im Grundgelenk und Weichteilverletzungen (a). b Nach Behandlung bestehen noch Beugekontrakturen nach Sehnenverletzung und Veränderungen an der Gelenkfläche des Capitulum von Metacarpus IV

Zahlreich sind die Formen der Fingerbrüche. Auf ihre Verschiedenartigkeit weist besonders KRÖMER (1945) sowie die tabellarische Darstellung im Lehrbuch SCHINZ-BAENSCH hin. Die Abb. 134—137 geben nur einige wenige Frakturformen im Bereich der Phalangen wieder. Häufig sind die Absprengungen und Trümmerbrüche im Bereich des Proc. phalangis distalis. Die häufigste Dislokation bei Fingerbrüchen ist die Dislocatio ad axim mit einem nach der Streckseite offenem Winkel.

Bezüglich erforderlicher Einstelltechniken zur Anfertigung von Röntgenaufnahmen der Finger sei auf die Monographien von GRASHEY-BIRKNER (1964), JANKER (1956), POPPE (1961), SCHÖN (1956) und ZIMMER (1962) verwiesen. Als besonders erwähnenswerte Fraktur ist auf den Strecksehnenausriß (Abb. 135, 136) an der Basis der Phalanx distalis hinzuweisen. Für die Diagnose entscheidend ist die rein seitliche Aufnahme. In 19% aller Fingerverletzungen hat LEE (1963) bei 1225 Patienten eine intraartikuläre Lokalisation festgestellt. Unter diesen gibt es Condylenabscherungen ohne und mit Verschiebung. An der Basis der Phalangen kann man kleinere und größere Bandabrisse finden, und schließlich kommen an den Phalangen auch echte Meißelbrüche sowie Y- und V-förmig verlaufende Brüche in der Längsrichtung vor. Bei direkter Gewalteinwirkung kann vollständige Zertrümmerung eines oder mehrerer Fingerglieder beobachtet werden. Im Bereich des Weichteilschattens kann man neben Fremdkörpern und Verschmutzungen auch Lufteinlagerung in den Weichteilen sowie durch charakteristische Weichteilvorwölbung ein Gelenkhämatom und das subunguale Hämatom erkennen.

Keine Seltenheit sind im Bereich von Cysten, Enchondromen und anderen Veränderungen der Phalangen pathologische Frakturen (Abb. 138). Weiteres über Fingerbrüche ist bei L. Böhler (1951), Ehalt (1952), Krömer (1945), Kölliker (1899), Lilienfeld (1910), Lippschuetz (1937), Meltzer (1932), zur Verth (1932) und Watson-Jones (1946) zu finden.

β) Verrenkungen der Finger

Fingerluxationen sind durchaus nicht selten. In einer Zusammenstellung berichten Arbeitlang u. Trojan (1963) über 330 Fingerluxationen in 11 Jahren. In unserem

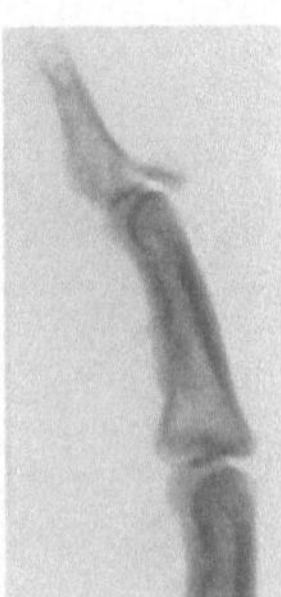

Abb. 135. Strecksehnenausriß an der Basis der Endphalanx

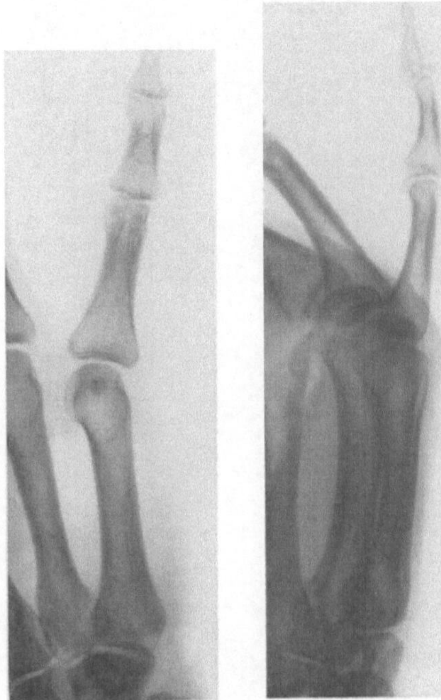

Abb. 136a u. b. Strecksehnenausriß mit Nebenbefund einer Akroosteolyse

Abb. 136a u. b

Material befinden sich 59 röntgenologisch untersuchte Verrenkungen. Wie aus der oben zitierten Studie hervorgeht, verteilen sich die Fingerluxationen in folgender Weise: Daumen 31,2%, Zeigefinger 8,8%, Mittelfinger 15,8%, Ringfinger 13,3%, Kleinfinger 30,9%. Bei Jugendlichen sind die Verhältnisse anders: Daumengrundgelenk 51,2%, Zeigefinger 11,6%, Mittelfinger 4,7%, Ringfinger 6,9%, Kleinfinger 25,6%. Nach diesen Zahlen sind bei Jugendlichen das Endgelenk des Daumens und die meisten Gelenke der anderen Finger, mit Ausnahme des Kleinfingers, verschont. Im Bereich der Grundgelenke der Finger II—V sind Verrenkungen sehr selten. Bei der Mehrzahl der Verrenkungen erfolgt die Luxation nach dorsal. Während die d.-v.-Aufnahme oft den verbreiterten „Gelenkspalt" zeigt, geben Seit- und Schrägaufnahmen Auskunft über die Richtung der Luxation. Selten ist neben der Hauptverlagerung auch eine Abweichung des luxierten Fingers nach ulnar oder radial möglich. Knochenabrisse im Bereich der interphalangealen Luxationen sind selten. Dagegen wird die gleichzeitige Luxation in zwei Gelenken eines Fingers gelegentlich beobachtet (Ehalt, 1961; Schörcher, 1932). Untersuchungsergebnisse über die Luxationen im Bereich der Grundgelenke (Abb. 134) teilten Proske (1926) und im Zusammenhang mit rheumatischen Veränderungen Crouzon u. Christophe (1926) mit. Moberg (1960) berichtete im Rahmen eines Symposion über „Brüche und Bandverletzungen des Daumens und der Finger" auch über Fingerluxationen. Die Diagnose von Subluxationen der Fingergelenke bei Bänderschädigung kann oft nur mit Röntgenaufnahmen bei manueller Funktionsprüfung gestellt werden. Typische Bandrisse im Bereich der Finger sind nach Ehalt: der Riß des ellenseitigen Bandes im

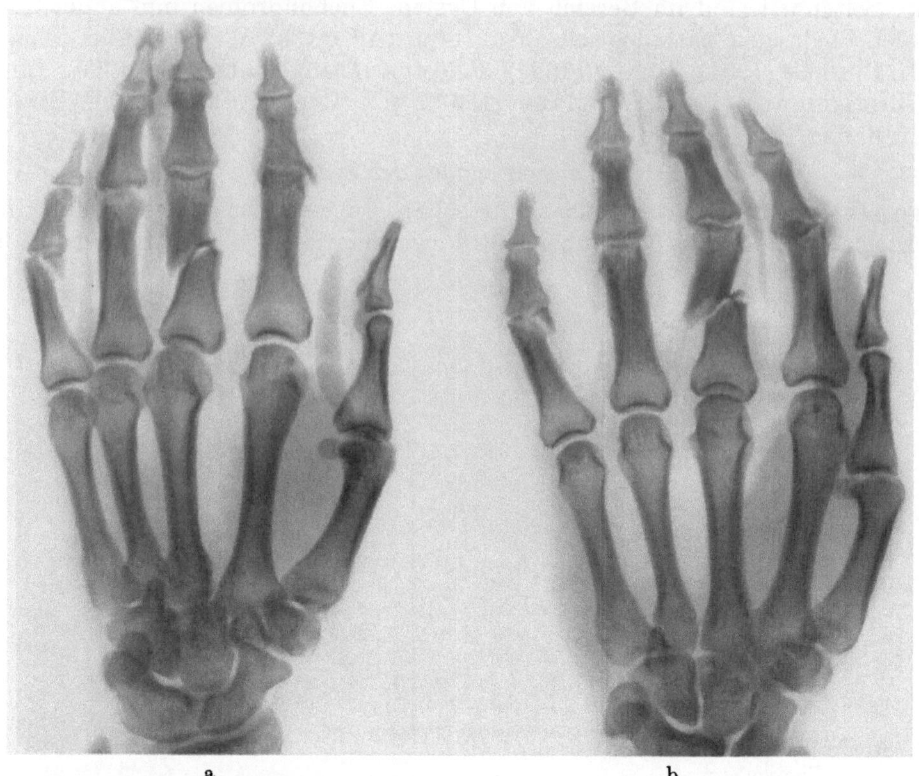

a b

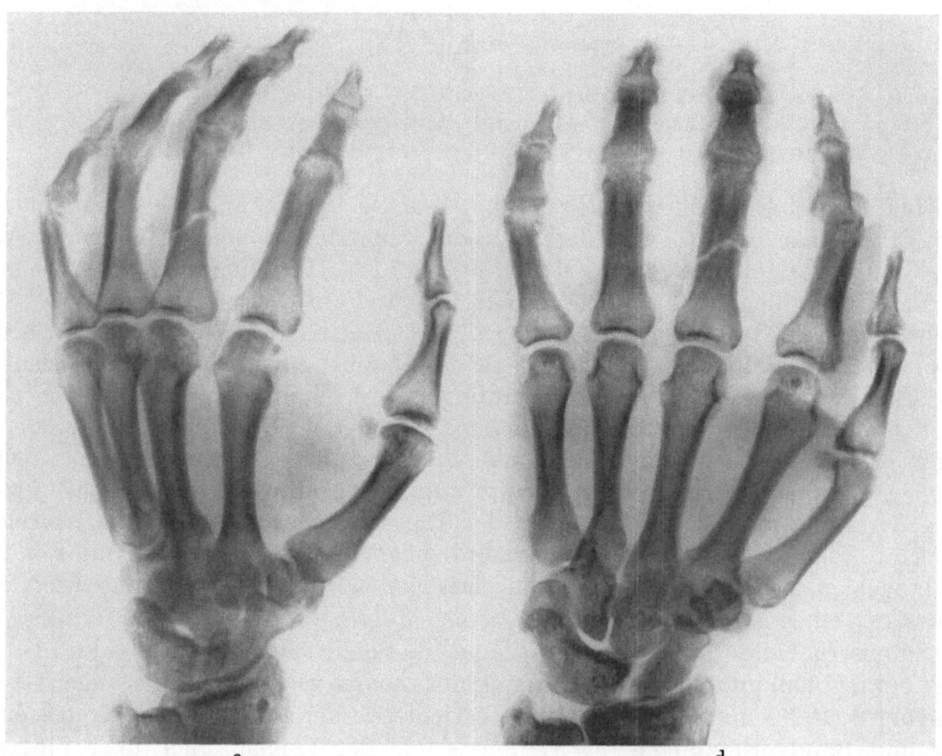

c d

Abb. 137a—d. Multiple Fingerverletzungen: Schrägfraktur Grundph. III, Grundph. V mit Gelenkbeteiligung, Subluxation, und Kapselausriß Mittelgelenk II bei Lunatum-Triquetrum-Fusion nach klinischer Frakturheilung, Frakturspalte noch sichtbar, Inaktivitätsatrophie

Daumengrundgelenk; der Riß von Seitenbändern im Bereich der Grundgelenke von Zeige- und Kleinfinger sowie in allen Mittel- und Endgelenken. Die eben genannten gehaltenen Aufnahmen sind nach STURM (1955) auch zur Diagnostik von geringen Graden einer Osteoepiphysiolyse geeignet. Ein ausführliches Literaturverzeichnis über Fingerluxationen ist bei ARBEITLANG u. TROJAN (1963) zu finden. Komplizierend bei Fingerluxationen ist die Einklemmung von Weichteilgewebe der Kapsel in das Gelenk und kann die Behandlung deutlich erschweren (BUNNELL, 1959; YANCEY u. HOWARD, 1962).

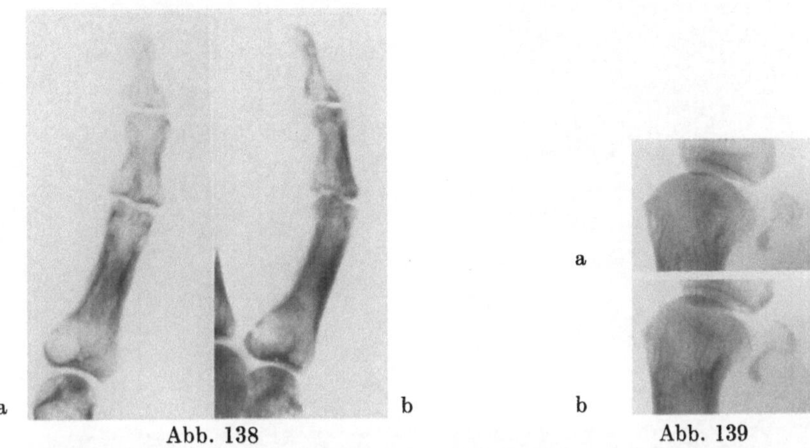

Abb. 138 Abb. 139

Abb. 138a u. b. Fraktur im Bereich einer Cyste in der Grundphalanx

Abb. 139. Fraktur des Sesambeines am Daumengrundgelenk. a Unfallzeitpunkt. b Nach 4 Wochen

g) Brüche der Sesambeine

Theoretisch können alle Sesambeine im Bereich der Hand brechen. Meistens handelt es sich dabei um schalenförmige Absprengungen, Fissuren und nur selten um Zertrümmerungsbrüche (Abb. 139). Die Mehrzahl der Sesambeinfrakturen wird jedoch im Bereich des Grundgelenkes des Daumens beobachtet (JELLINGER, 1947; LUNGMUS, 1953;KREMSER, 1931; REITZ, 1946; SCOBIE, 1941; SINBERG, 1940; STUMME, 1908; STENER u. STENER, 1965 u.a.). Posttraumatisch kann es zu knöcherner Bindung und arthrotischen Veränderungen kommen (KÖHLER-ZIMMER, 1956; KREMSER, 1930). Selten kommt es zur Interposition des Sesambeines in das Metacarpophalangealgelenk (NUTTER, 1940). Sesambeinfrakturen werden sicher häufig übersehen, obwohl auch diese mit klinischen Beschwerden einhergehen können. Kontrollaufnahmen sind aus diesem Grund nach 1—2 Wochen oft aufschlußreich.

2. Chronische traumatische Handschäden und aseptische Knochennekrosen

a) Lunatumnekrose — Kienböcksche Malacie

Die Entstehung der von KIENBÖCK 1910 zuerst beschriebenen Krankheit ist noch nicht einwandfrei geklärt. KIENBÖCK sprach von einer Malacie und deutete die Veränderungen als eine Ernährungsstörung des Knochens im Anschluß an ein Trauma. Es muß betont werden, daß es nicht zu einer Erweichung kommt, sondern der Knochen wird spröde und dadurch brüchig. Andere Autoren, so AXHAUSEN (1924) vertraten den Standpunkt, daß diese Erkrankung durch eine primäre aseptische Nekrose entsteht und dieselben Phasen wie eine Osteochondropathie durchläuft. Die klassischen Osteochondropathien — wie M. Perthes und M. Köhler — werden jedoch nur bei Kindern und Jugendlichen beobachtet und im Endstadium bleibt der röntgenologische ,,Gelenkspalt"immer erweitert. Auch eine deformierende Arthrose tritt bei aseptischen Nekrosen selbst nach vielen Jahren nicht auf, wie uns Beobachtungen bei Menschen im Alter von 90—100 Jahren gezeigt haben.

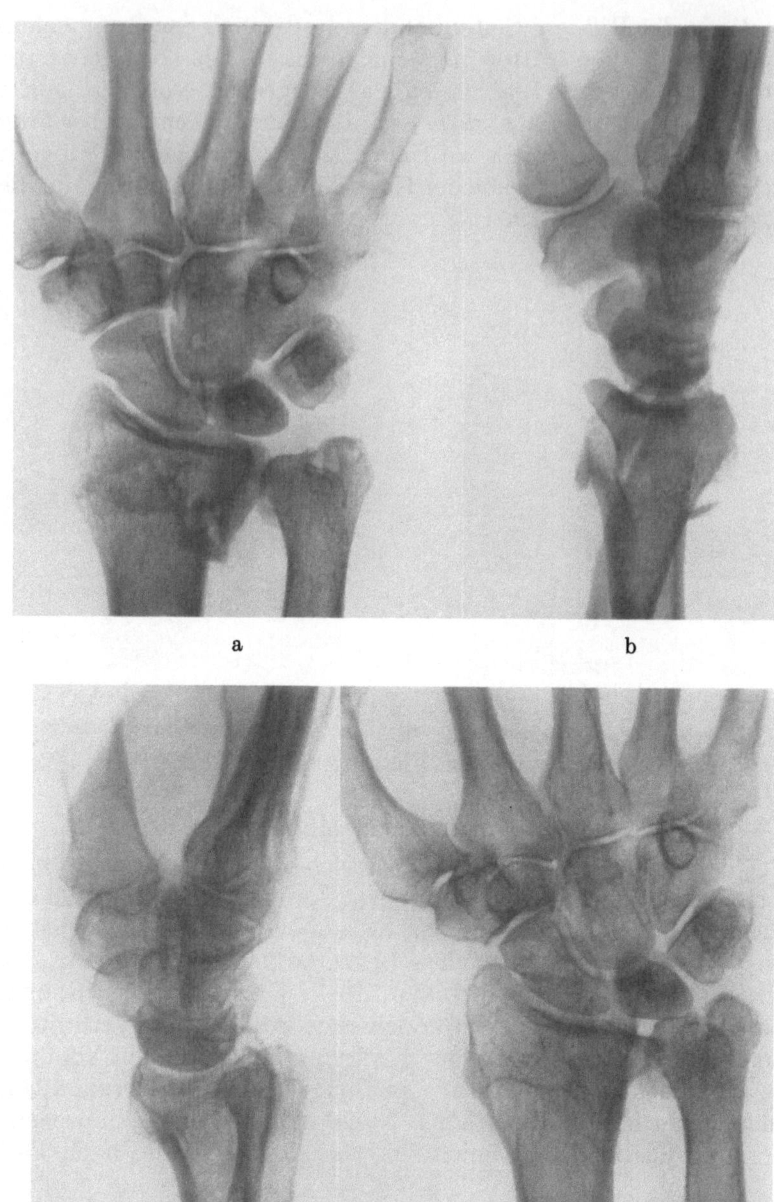

Abb. 140a—d. Lunatumnekrose zum Zeitpunkt einer frischen distalen Radiusfraktur bei Konsolenradius. Degenerationscysten im Proc. styl. ulnae. a und b Unfallzeitpunkt. c und d 6 Monate später

Die Lunatumnekrose tritt gewöhnlich von der Pubertät an bis zum reifen Mannesalter auf (EHALT, 1952; DECOULX, MARCHAND, MINET u. RAZEMON, 1957) und wird in der Mehrzahl zwischen dem 20. und 30. Lebensjahr diagnostiziert. Beobachtungen bei Kindern sind selten (EHALT, 1952; SCHINZ-BAENSCH, 1952). Die Knochenentwicklung ist also in den meisten Fällen bereits abgeschlossen und die Blutversorgung ist zu diesem Zeitpunkt, wie Untersuchungen von KLEIMANN (1949) am Leningrader Institut zeigten, am günstigsten.

Im Gegensatz zu den eindeutigen aseptischen Knochennekrosen findet man bei der Kienböckschen Krankheit nie ein Endstadium mit stabiler funktionsfähiger Knochenstruktur. Die Deformität nimmt vielmehr langsam aber stetig zu. Häufig wird sie im Rahmen einer frischen Knochenverletzung als Nebenbefund erkannt (Abb. 140) oder auf

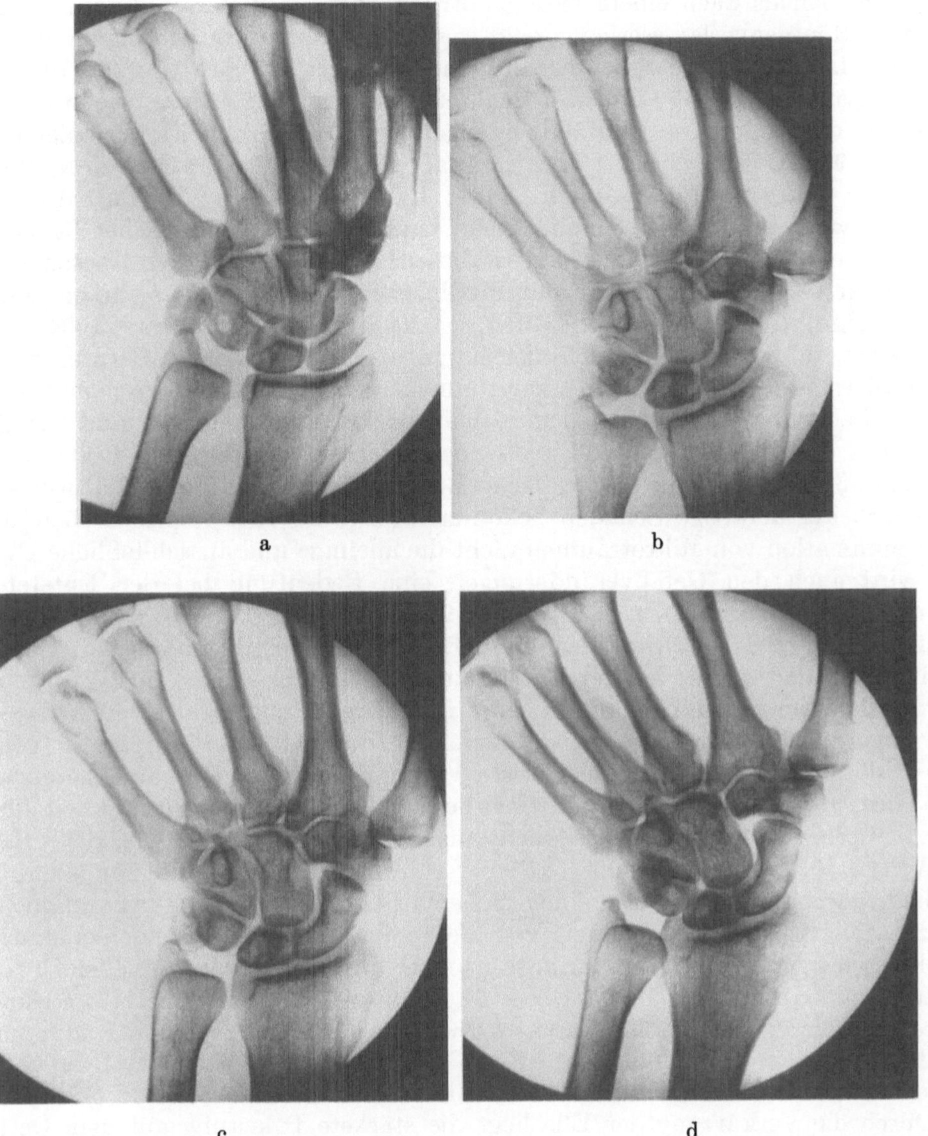

a b c d

Abb. 141 a—d. Beginnende Lunatumnekrose mit Degenerationscysten im Lunatum und Triquetrum

Röntgenaufnahmen, die wegen spontan auftretender Handgelenksschmerzen aufgrund der Verdachtsdiagnose einer Polyarthritis (Abb. 141) angefertigt werden. Bei erhöhter Brüchigkeit kommt es zu pathologischen Frakturen und die Arthrosis deformans tritt komplizierend hinzu.

Seit KIENBÖCK wird von mehreren Autoren die Krankheit in Zusammenhang mit einem früher durchgemachten akuten Trauma gebracht (COHEN, 1957; FRENKEL-TISSOT, 1914; HASLHOFER, 1951; LLAMBIAS, 1931; LANG, 1944). So behauptete LANG 1944 auf Grund experimenteller Untersuchungen an Handwurzelknochen, daß Mondbeinfrakturen viel häufiger vorkommen, als sie röntgenologisch diagnostiziert werden und daß die Lunatumnekrose eine Traumafolge sei. Unter besseren Voraussetzungen haben DIETHELM u. WINKLER (1962) die Experimente von LANG wiederholt. Bei unfallphysiologischer Belastung kam es nur höchst selten zu kleinen Absprengungen am Lunatum. Das akute Trauma als Ursache des Lunatumtodes scheidet danach weitgehend aus. In gleicher Weise ist die Aussage von L. BÖHLER (1951) zu werten, wenn er darauf hinweist, daß bisher noch niemals nach einem frischen Bruch oder einer Verrenkung eines gesunden Os lunatum Röntgenverlaufsserien gezeigt werden konnten, die eindeutig die traumatische Genese der Lunatumnekrose beweisen. Bemerkenswert ist, daß Cohen (1957) in einer Zusammenstellung von 176 Fällen 57mal ein einziges und 92mal wiederholte Mikrotraumen in der Anamnese fand. Überzeugender ist die Ansicht derjenigen Autoren (Blencke, 1932; Cohen, 1957; Decoulx u. a., 1957; Ehalt, 1952; Hagen, 1965; Hohmann, 1949; Hultén, 1935; Joeck, 1937; Laarmann, 1961; Pöschl u.a.), die den Standpunkt vertreten, daß die Kienböcksche Krankheit Folge chronischer Belastung bzw. der Summation von Mikrotraumen ist. In diesem Zusammenhang wird besonders auf die Lunatumnekrose bei Personen, die mit Preßluftwerkzeugen arbeiten, hingewiesen (Böhler, 1957; Hagen, 1965; Hohmann, 1949; Laarmann, 1961; Pokorny, 1934; Ssamygin, 1926; Wette, 1931). In der Praxis findet man aber auch bei anderen Berufen wie Schmieden, Tischlern und Wäscherinnen Lunatumnekrosen. Ist bei letzteren eine chronische berufliche Belastung vorstellbar, so muß man diese bei Angestellten und Schülern vermissen. Dies weißt daraufhin, daß auch noch andere Faktoren eine Rolle spielen. Die Tatsache, daß nicht mehr als 0,2% aller in Bergbau und Industrie beschäftigten Preßluftwerkzeugarbeiter derartige Schäden bekommen (Hagen, 1965), spricht ebenfalls dafür, daß die Summation von Mikrotraumen nicht die alleinige und ausschließliche Ursache ist.

So wird auch den Gefäßveränderungen eine Bedeutung bei der Entstehung der Lunatumnekrose zugesprochen (Bentzon, 1926; Moutier, 1926; Wette, 1931). Wahrscheinlich nimmt die Durchblutung, einschließlich der posttraumatischen Gefäßschädigung eine zentrale Stellung bei der Entstehung des Mondbeintodes ein (Winkler, 1958). Involutionsänderungen dürften aber keine erhebliche Rolle spielen. Kleimann (1949) konnte in röntgenangiographischen Untersuchungen an 112 Handpräparaten zeigen, daß erst nach dem 45. Lebensjahr eine gewisse Verminderung des Durchmessers intraossaler Gefäße eintritt. Da verschiedene Faktoren bei der Entstehung des Krankheitsbildes mitwirken, kann eine einheitliche Genese nicht angenommen werden (Ehalt, 1952; Hohmann, 1949; Wette, 1931; Winkler, 1958). Die verschiedenen Ursachen, die zur Kienböckschen Krankheit führen können, sind in einem Schema (Abb. 142) von Diethelm und Winkler (1962) zusammengestellt. Unabhängig von diesen äußeren auf den Knochen einwirkenden Geschehnissen kommt der Minusvariante nach Hultén als dispositioneller Ursache eine Bedeutung zu. Hultén (1935) fand bei 23 Lunatumnekrosen 17mal (74%) eine Minusvariante und nur in sechs Fällen war kein Niveauunterschied zwischen Radius und Ulna feststellbar. Wette (1936) fand bei 122 Fällen häufig eine Minusvariante und Joeck (1937) sah sie in 23 (63,9%) von 36 Fällen mit Lunatumnekrose. Cohen (1957) sah sie in 35%. Durch die Verkürzung der Elle liegt die stärkste Belastung auf dem Os lunatum und dem entsprechenden ulnaren Abschnitt des Radius, der ein festes Widerlager darstellt, gegen welches das Lunatum gepreßt wird. Die fortwirkenden Stöße bewirken kleine Einbrüche, Strukturzerrüttungen und verhindern bei chronischer Belastung deren Heilung. Spongiosahämatom und Ernährungsstörung können so den Ablauf der Lunatumnekrose einleiten.

Pathologisch-anatomisch handelt es sich um einen Prozeß, bei dem es zu subchondralen Knochennekrosen kommt. Nebeneinander herlaufend findet ein Knochenab- und -anbau statt. Das Mondbein verliert dabei seine Belastbarkeit. Es erleidet Einbrüche der Corticalis, die zu einer schweren Verformung des Knochens führen. Wenn auch die Knochenregeneration über den Abbauprozeß wieder die Oberhand gewinnt und das Os lunatum sich in seiner Struktur stabilisiert, so erfolgt der Wiederaufbau doch nur im Rahmen der Deformierung: das Os lunatum ist deformiert verkleinert, und hat zu dem benachbarten Knochen die gelenkgerechte Position verloren. Auf Grund dieser Veränderungen kommt es im weiteren Verlauf zur Arthrosis deformans (Witt u. Rettig, 1959).

Das Röntgenbild ist charakteristisch, wenngleich verschiedenartig. Anfangs ist die Form des Os lunatum erhalten und man findet einzelne fleckige Verdichtungen. Die ersten derartigen Herde findet man häufig an der dem Capitatum zugewandten Fläche. Diese können unregelmäßig verteilt sein, aber auch subchondrale Lokalisation aufweisen. Die Spongiosa ist oft rarefiziert und kleincystische Aufhellungen (Abb. 141) lassen sich in unterschiedlichem Ausmaß neben unregelmäßiger verwaschener Struktur nachweisen. Bei stärkergradiger Ausprägung kann es zur gleichförmigen Sklerose des Os lunatum und zur teilweisen oder völligen Zusammensinterung (Abb. 133) mit Spontanfrakturen kommen, wobei der Knochen in cranio-caudaler Richtung kleiner wird. An der distalen Radiusgelenkfläche ist oft eine verstärkte Sklerosierung (Abb. 132b) erkennbar. Die deformierende Arthrose im Handgelenk (Abb. 133) kommt fast immer hinzu. Pathologische Frakturen können quer durch das Os lunatum verlaufen (Abbildung 133), sternförmig und auch nur Absprengungen sein. In der Mehrzahl der Beobachtungen ist die Lokalisation rechtsseitig, vereinzelt wurde jedoch auch doppelseitiger Befall beobachtet (HAMM u. HILLGER, 1956; WEISS, 1926).

Versicherungsrechtlich ist eine Lunatumnekrose nur ausnahmsweise als Folge einer akuten Verletzung anzuerkennen. Nach HAGEN (1965) kann die berufliche Belastung, wie z. B. die Arbeit mit Preßluftwerkzeugen, nur als „wesentliche Mitwirkung" oder als Ursache für eine „richtungsweisende Verschlimmerung" anerkannt werden. Für diese Annahme ist zumeist eine Mindestzeit von 2 Jahren regelmäßig durchgeführter Preßluftwerkzeugarbeit zu fordern.

Weitere Untersuchungen über den Einfluß dispositioneller Faktoren sowie chronischer und akuter Gefäßveränderungen sind zur Klärung dieses Problems notwendig.

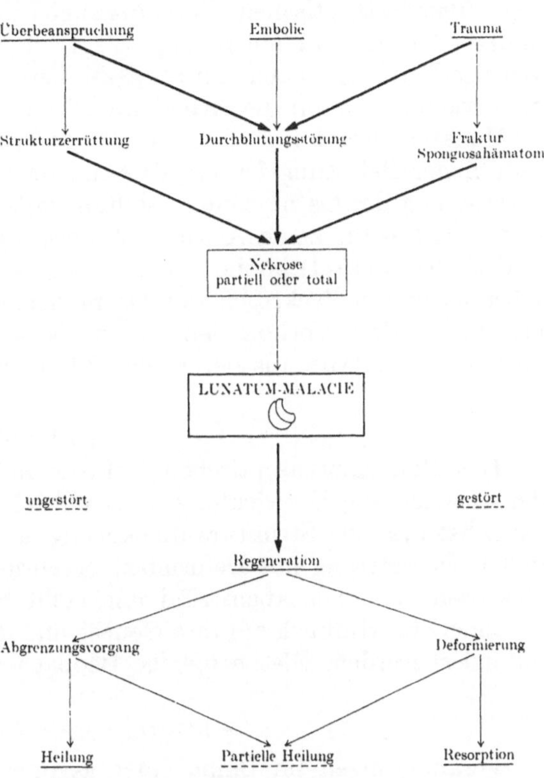

Abb. 142. Schematische Darstellung der Ursachen, die zur Lunatumnekrose führen können und ihr weiterer Verlauf (nach DIETHELM u. WINKLER, 1962)

b) Aseptische Nekrosen anderer Carpalia

In Analogie zu den relativ häufigen Veränderungen, wie sie bei der Lunatumnekrose gefunden werden, kann es auch, wenngleich wesentlich seltener, an anderen Handwurzelknochen zu Veränderungen kommen, die als aseptische Knochennekrose aufgefaßt werden und deren eindeutige Ätiologie noch unklar ist. Eine übersichtliche Darstellung aseptischer Chondro-Osteopathien stammt von HÄUPTLI (1954) und von PÖSCHL in diesem Handbuch.

α) Os scaphoideum

Die aseptische Nekrose des Os scaphoideum (naviculare) wurde zuerst von PREISER (1911) beschrieben. Er hatte diese Veränderungen erst als „Ostitis" und später als „traumatische Ernährungsstörungen" gedeutet. In der Originalarbeit vergleicht er die Befunde mit denjenigen bei M. KÖHLER II und diskutiert als Ursache Bandabrisse oder kleine Kompressionsfrakturen an der Stelle des Gefäßeintrittes in den Knochen. Auf das chronische Trauma wird besonders von ANDREESEN (1939) und BÜRKLE DE LA CAMP (1937) im Zusammenhang mit der Arbeit mit Preßluftwerkzeugen hingewiesen. Auch HAGEN (1965) spricht sich für die gelegentliche Anerkennung einer aseptischen Nekrose, wie auch Pseudarthrose, des Os naviculare als Berufserkrankung aus.

Röntgen-morphologisch findet man sklerotische Veränderungen mit subchondraler Verdichtung neben Auflockerungen der Knochenstruktur und klein- bis großcystischen Veränderungen. Der Verlauf entspricht dem der Lunatumnekrose und kann über mehrere Jahre beobachtet werden, wobei es zu einer vollständigen Formänderung des Os naviculare kommen kann. Bei primärer Zweiteilung (Os scaphoideum bipartitum) ist die Gefahr der Navicularenekrose aus konstitutioneller Ursache bei zusätzlichen chronischen Traumen deutlich verstärkt (ANDREESEN, 1939). In derartigen Fällen ist die Differentialdiagnose gegenüber arthrotischen Veränderungen oft schwierig und Vergleichsaufnahmen der anderen Hand sind notwendig. Liegt ein Os scaphoideum bipartitum vor, so ist eine Berufserkrankung nach ANDREESEN bereits als „wesentlich einwirkende Teilursache" anzuerkennen, wenn die Arbeit mit Preßluftwerkzeugen über einen Zeitraum von 8 bis 12 Monaten ununterbrochen ausgeführt wurde. Untersuchungen vor Antritt derartiger beruflicher Belastung fordert BÜRKLE DE LA CAMP (1937). Personen mit einer primären Zweiteilung des Os naviculare sollten, falls dies bei einer werksärztlichen Untersuchung festgestellt wird, keine Arbeit mit Preßluftwerkzeugen ausüben. Nach HÄUPTLI (1954) und PREISER (1911) können auch cystische Gebilde Ausdruck aseptischer Nekrosen sein. Über aseptische Nekrosen des Os naviculare berichten auch JENNY (1944) und BADE (1939). An dem Vorkommen traumatischer Nekrosen, auch nach einmaligem Trauma, besteht nach BADE aus der Kieler Klinik unter A. W. FISCHER, kein Zweifel.

β) Os triquetrum

Das Bild einer aseptischen Nekrose im Triquetrum beschreibt ZIMMER (1956) und demonstriert die Entwicklung innerhalb eines Zeitraumes von 8 Jahren. Auch hier wird zunächst cystoide Strukturauflockerung, später unregelmäßige Verdichtung und schließlich Formänderung mit Deformität beschrieben. Weitere Beobachtungen über aseptische Nekrosen am Dreieckbein sind uns nicht bekannt. Gleichartige Beobachtungen sollten besonders im Hinblick auf ihre Genese und die Art einer möglichen chronischen Belastung publiziert werden. Diesbezügliche Beobachtungen am Os pisiforme liegen nicht vor.

γ) Os trapezium (multangulum majus)

Veränderungen im Sinne einer aseptischen Knochennekrose am Os trapezium beschrieb zuerst HARMS (1927) im Rahmen einer „symmetrischen Malacie beider Handwurzeln". Dabei handelt es sich um eine 50jährige Frau, bei welcher es im Anschluß an eine einmalige Überlastung (Heben eines schweren Kochtopfes) zu zunehmenden Beschwerden kam, die nach einem Intervall die Patientin zum Arzt führte. Die Röntgenaufnahmen zeigten eine Subluxation im Carpo-Metacarpalgelenk I, schollige Sklerosierung mit sequesterartigem Schatten im Os multangulum majus sowie cystische und sklerotische Veränderungen im Metacarpus I. Dieser Befund wurde auch von A. KÖHLER als Nekrose gedeutet. Dieser wies in einem Brief an HARMS auf ein mögliches dispositionelles Moment hin. An beiden Händen der von HARMS beobachteten Frau war eine große Lücke an der Stelle des Os centrale vorhanden. Die dadurch bedingte größere Verschiebemöglichkeit der Handwurzelknochen gegeneinander könnte zur Zerreißung von Gelenkkapseln und Bändern führen und die Befunde am Os trapezium wären dann als Folge gestörter Ernährung oder aber sekundäre Deformität bei fehlender Ruhigstellung zu erklären. Einen ähnlichen Befund teilten GOECKE (1954) und ASCENTI (1961) mit. Während ASCENTI die posttraumatische Genese befürwortet, wird sie von GOECKE abgelehnt, obwohl es sich bei seinem Patienten um einen 42jährigen Bergmann handelt.

Am Os multangulum minus wurden gleichartige Veränderungen bisher nicht gesehen.

δ) Os capitatum

Die Mitteilung über eine aseptische Knochennekrose am Os capitatum bei einer 22jährigen Studentin ohne vorausgegangenes Trauma ist bisher einmalig (JÖNSSON, 1942).

Röntgenologisch wurde dabei in den proximalen Abschnitten des Os capitatum eine zunehmende Auflockerung und Auflösung und in den distalen eine zunehmende Sklerose und Verdichtung gefunden. Hinweise auf die Ätiologie ergaben sich nicht.

ε) *Os hamatum*

Den Befund einer aseptischen Nekrose am Os hamatum hat VOGEL (1963) mitteilen können. Es handelte sich um einen 23 Jahre alten Studenten, der 1 Jahr zuvor ein stumpfes Trauma im ulnaren Handwurzelbereich durch einen Hockeyschläger erlitten hat. Eine Röntgenaufnahme zum Unfallzeitpunkt ergab keinen pathologischen Befund und erst die erneute Untersuchung nach 1 Jahr zeigte auffällige Sklerosierung im Körper des Os hamatum. Mittels Schichtaufnahmen konnten die Veränderungen eindeutig demonstriert werden. Auf kleincystische Aufhellungen im Os triquetrum wird von VOGEL nicht eingegangen. Es sei dies im Hinblick auf einen dispositionellen Faktor genannt.

Die vorliegende Übersicht zeigt, daß, wenn auch nur selten, so doch an der Mehrzahl der Handwurzelknochen Veränderungen beobachtet wurden, die als aseptische Nekrosen in Analogie zur Lunatummalacie bezeichnet werden. Die Ätiologie all dieser Befunde ist auch heute noch unklar. Neben gefäßbedingten Veränderungen muß vor allem betont werden, daß ein dispositioneller Faktor von nicht unerheblicher Bedeutung sein dürfte. Er ist bei der Lunatumnekrose in der Minusvariante der Ulna von HULTÉN, bei der Navicularenekrose in einer Bipartition, dem Os trapezium vielleicht in einer großen „Os centrale"-Lücke zu vermuten. Diesen dispositionellen Faktoren sollte bei weiteren Untersuchungen besondere Aufmerksamkeit gewidmet werden. Inwieweit akute Gefäßverletzungen eine Rolle spielen, ist noch nicht geklärt. Es ist jedoch interessant, daß LOBECK (1944) im Rahmen von Untersuchungen zur Entstehung der Osteochondritis dissecans bei Hunden durch künstlich gesetzte kleine Embolien am Knochen oder Knorpel keinerlei pathologische Veränderungen hervorrufen konnte. Vorzeitige Abnutzungserscheinungen am Gefäßsystem dürften ebenfalls keinen großen Einfluß haben, da die Veränderungen vorwiegend bei Menschen im 3. und 4. Lebensjahrzehnt auftreten, die Arterien der menschlichen Handwurzelknochen zu diesem Zeitpunkt jedoch entsprechend den Untersuchungen von KLEIMANN (1949) noch keine Verengerungen erfahren haben.

c) Thiemannsche Erkrankung

Bei der von THIEMANN (1909) zuerst beschriebenen Erkrankung handelt es sich um „juvenile aseptische Epiphysennekrosen". Sie werden häufiger bei männlichen als bei weiblichen Personen gefunden und sind als eine seltene Erkrankung anzusprechen. In den meisten Fällen sind die proximalen Epiphysen der Mittelphalangen, und hier in abnehmender Reihenfolge der Finger III., IV., II., V. befallen. Am Daumen wurden diese Veränderungen bislang nicht gesehen. Es können aber auch die Epiphysen der End- und Grundphalangen, ja sogar am gleichen Finger mehrere Epiphysen betroffen sein. Mehr oder weniger ist symmetrischer Befall an beiden Händen zu beobachten. Die Veränderungen werden vorwiegend im Jünglingsalter beobachtet. Klinisch kann man eine Verdickung der Weichteile im Bereich der erkrankten Gelenke erkennen. Die Bewegungen sind oft eingeschränkt, Schmerzen werden dagegen kaum angegeben.

In den typischen Fällen wird bei wiederholten Untersuchungen ein für die Osteochondropathie charakteristischer Phasenwechsel beobachtet:

1. Epiphysennekrose,
2. degenerativ-dystrophische Veränderungen mit Epiphysenfragmentierung und Umbauzonen,
3. Herstellung der stabilen Struktur der mehr oder weniger veränderten Epiphyse.

Die röntgenologischen „Gelenkspalten" werden nicht in ihrer Höhe herabgesetzt, was für sämtliche Osteochondropathien charakteristisch ist. Häufig sind diese sogar erweitert.

Der Phasenwechsel findet nicht synchron in allen betroffenen Gelenken statt. Man kann daher bei einem Patienten oft mehrere Phasen nebeneinander erkennen. Gelegentlich

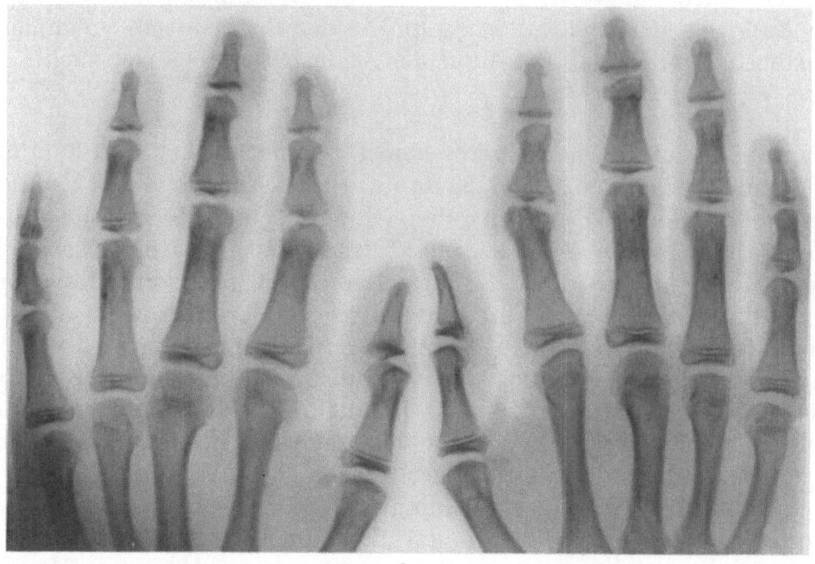

a

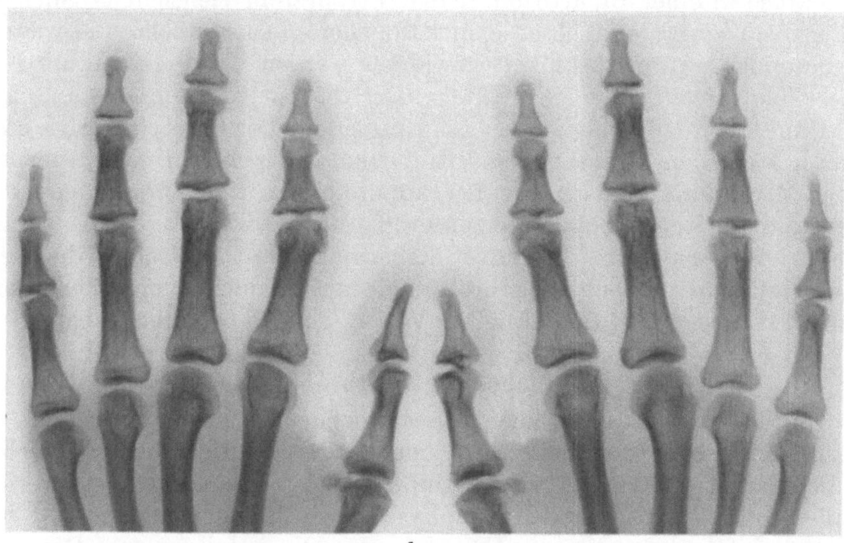

b

Abb. 143a u. b. Thiemannsche Erkrankung bei einem Jüngling. a Krankheitsstadium. b Deformierende Veränderungen nach Ausheilung

bestehen Hinweise auf besondere Belastung der befallenen Gelenke im Zusammenhang mit Erfrierungen (ROCHLIN, 1957).

Röntgenologisch erkennt man die charakteristischen Veränderungen auf d.-v.-Aufnahmen (Abb. 143). Die erkrankte Epiphyse hat dabei nicht, wie normal, die Form einer flachen Schale, sondern die Gestalt eines Meniscus angenommen. Der Epiphysenknorpel ist deutlich in die Peripherie verlagert und es kommt anstelle des Längenwachstums zu einer Verbreiterung der Phalangen in ihrem proximalen Abschnitt. Die Epiphysen stellen sich abgeflacht, deutlich sklerosiert und verkleinert dar.

Die Veränderungen werden ursächlich auch als konstitutionell bedingt angesprochen (THIEMANN, 1909; HETZER, 1937; RYFFEL, 1933). Auf familiäres Vorkommen und Erblichkeit der Erkrankungsbereitschaft weisen KRALL u. KRAUSPE (1954) sowie SHAW (1954) hin; SHAW (1954) fand in sechs Generationen einer Familie vier sichere und 17 wahrscheinliche Fälle. HÄUPTLI (1957) diskutiert als Ursache einen Überlastungsschaden.

Gleichzeitiger Befall an den Zehen, insbesondere am Großzehengrundgelenk, ist nicht selten. Die distalen Phalangen sind oft verkürzt (Brachytelephalangie) und die Trochlea erhält durch die veränderten Belastungsanforderungen nicht ihre normale Form. Auf kleine paraartikuläre knochenstrukturierte Epiphysenreste bei Erwachsenen nach Thiemannscher Erkrankung weist ZIMMER (1956) im Zusammenhang mit der Differentialdiagnose kleiner Kapselausrisse hin. Weitere Beobachtungen stammen von FLEISCHNER (1923), ULLMAN (1952), DESECKER (1932), STEINGRÄBER (1950) u. a.

d) Dietrichsche Erkrankung

Bei der Dietrichschen Erkrankung handelt es sich um äußerst seltene aseptische Nekrosen im Bereich der Mittelhandköpfchen. Es muß immer darauf geachtet werden, daß die Epiphysen dieser Knochen auch unter physiologischen Bedingungen in einer gewissen Entwicklungsphase verdichtet sein können (DEÀK, 1966). Nach BRAILSFORD (1935) verschwindet diese Verdichtung innerhalb von 2 Jahren. Unter den aseptischen Nekrosen der Mittelhandköpfchen ist diejenige des Metacarpus III am häufigsten. Sie wurde von DIETRICH (1932) zuerst beschrieben. Beobachtungen über gleichartige Veränderungen am Metacarpus IV stammen von FRIEDL (1934) und FRANKE (1962), am Metacarpus II und III von BOPP (1938). Bei einem von den sieben Fällen, welche DIETRICH beobachtet hat, wurde das Köpfchen reseziert. Histologisch fand DIETRICH subchondrale Knochennekrosen und zellreiches, faseriges Knochenmark im Bereich des nekrotischen Knochens sowie cystische Hohlräume, die mit gefäßreichem Bindegewebe ausgefüllt waren.

Bei der epiphysären Nekrose der Mittelhandköpfchen ist eine familiäre Disposition im Gegensatz zur Thiemannschen Erkrankung nicht bekannt.

Das Röntgenbild zeigt entsprechend dem histologischen Befund umschriebene, vacuolenartige Aufhellungen des sklerotischen Köpfchens. Die Epiphyse wird oft breiter als der Norm entspricht und deformiert. Gelegentlich kann auch eine Sklerosierung der Diaphyse beobachtet werden. Sekundär kann es zur Arthrose kommen. Ob so ausgedehnte Deformierungen, wie sie im Buch von KÖHLER-ZIMMER auf S. 61 abgebildet werden, dieser Krankheit zugerechnet werden können, muß ohne Kenntnis des Verlaufes fraglich bleiben.

e) Epiphysennekrose des Radius

Unter dieser Bezeichnung beschreibt DE CUVELAND (1953) einen Befund, bei welchem ein reiskorngroßes, kalkdichtes Gebilde dorso-distal an der Radiusepiphyse zu finden war. Der klinische Verlauf sprach für eine chronische Schädigung und nicht für eine traumatische Veränderung. Bei der von BLOCK (1926) beschriebenen aseptischen Metaphysennekrose des Radius, die sonst ebenfalls nirgends beschrieben wird, ist vom Autor die traumatische Genese angenommen worden. Über gleichartige Befunde haben wir keine weiteren Mitteilungen finden können, obwohl diese zur Klärung der Ätiologie aseptischer Knochennekrosen ganz allgemein interessant sein dürften.

f) Styloidosis ulnae aseptica necroticans (J. H. MÜLLER)

Unter dieser Bezeichnung beschrieb J. H. MÜLLER (1941) ein Krankheitsbild, welches er den bekannten aseptischen Apo- und Epiphysennekrosen zu Seite stellt. Er fand bei zwei Soldaten der Gebirgstruppen, beide 28jährig, nachdem sie mehrere Monate pickeln und schaufeln mußten, zunehmende Schmerzen im Bereich des Capitulum ulnae und am Processus styloideus Druckschmerz. Im Zivilberuf war bei beiden durchaus eine gewisse manuelle Überanstrengung möglich, der eine war Bildhauer und der andere Fuhrmann und Handlanger. Röntgenologisch waren Teile des Processus styloideus ulnae strukturlos bzw. entkalkt. Am äußeren Rand bestand ein begrenzter Strukturdefekt des Knochens mit leicht sklerosiertem Saum. Eine gleichzeitige auf der Seitaufnahme erkennbare dorsale

Subluxation im Radio-Ulnargelenk wird von MÜLLER als möglicher dispositioneller Faktor für die Entstehung diskutiert. Weiterhin ist als auslösender Faktor die chronische Überlastung anzusehen. Über gleichartige Befunde wurde von BUGYI (1958) und GRABIGER (1958) berichtet. Klinisch muß dieser Befund gegen Veränderungen des Diskus im proximalen Handgelenk abgegrenzt werden. Über die „Stylopathia ulnae" und „Discopathia ulnaris" mit weiteren Schrifttumshinweisen kann bei NITSCHE (1963) nachgelesen werden. Ausführlicher wird hierüber im Abschnitt über die „Arthrographie des Handgelenkes" von HAAGE berichtet.

3. Komplikationen nach Verletzungen

Nicht alle durch akutes oder chronisches Trauma erworbenen Schädigungen im Bereich von Hand und Handgelenk heilen komplikationslos. Eine zu spät erkannte Komplikation kann unter Umständen zu einer wesentlichen Einbuße der Gebrauchsfähigkeit der entsprechenden Hand führen und einen guten Primärerfolg der Behandlung völlig zunichte machen. Es ist daher oft von größter Bedeutung, durch Verlaufskontrollen eine eintretende Komplikation möglichst frühzeitig zu erkennen. Die eingehende klinische Untersuchung mit Erhebung des Lokalbefundes und die Röntgenuntersuchung ergänzen sich hierbei, und oft ist die Frühdiagnose der Komplikation nur durch eine synoptische Betrachtung von klinischem und röntgenologischem Befund möglich. Nur selten ist daher im Verlauf einer posttraumatischen Behandlung die Berechtigung vorhanden, bei verändertem klinischen Befund die Röntgenuntersuchung zu unterlassen! Die technischen Voraussetzungen mit den Möglichkeiten von Tomographie und Zonographie gestatten dabei im Handbereich auch Kontrolluntersuchungen, ohne daß der Gipsverband abgenommen werden muß. Dessen ungeachtet gibt es Situationen, wo man auf eine Gipsabnahme vor der Röntgenuntersuchung nicht verzichten kann. Diese Entscheidung fällt um so leichter, je wahrscheinlicher eine Änderung der Behandlung notwendig wird.

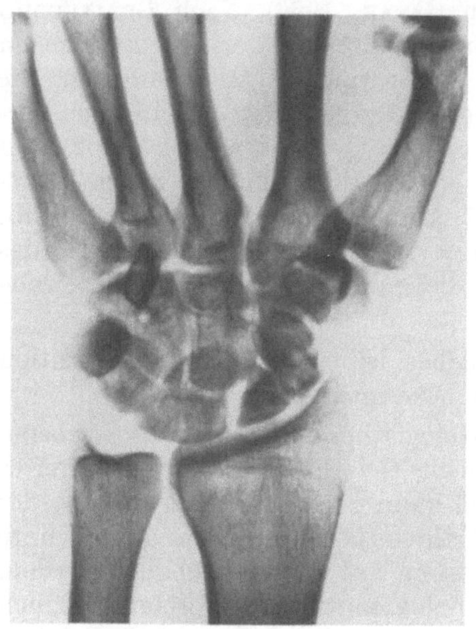

Abb. 144. Zustand nach Handtrauma mit Pseudarthrose des Os scaphoideum (naviculare) und erkennbarem Frakturspalt im Capitatum

Die Häufigkeit von Frakturen und Luxationen im Handbereich bedingt auch eine Häufung von Komplikationen. Einzelne Komplikationen, wie z.B. die Sudecksche Krankheit oder die Pseudarthrose des Os naviculare (Abb. 144) sind von so großer Bedeutung für die tägliche Arbeit des Unfallchirurgen, daß hierüber ein nicht mehr überschaubares chirurgisches Schrifttum vorliegt, in dem neben den rein therapeutischen Problemen auch die Diagnostik im Röntgenbild abgehandelt wird. Hier wird nur auf die einschlägigen Standardwerke verwiesen (L. BÖHLER, 1963; K. LANGE, 1960; H. BÜRKLE DE LA CAMP und M. SCHWAIGER, 1965; H. HAINZL, 1957; W. SCHINK, 1960; A. N. WITT und H. RETTIG, 1959).

In den folgenden Abschnitten soll das für die Interpretation des Röntgenbildes wesentliche der im Gefolge von Traumen möglichen Komplikationen dargestellt werden. Bewußt wird zur Ätiologie, Prophylaxe und Therapie derartiger Zustände nicht Stellung genommen!

Die für die Praxis wichtigen Komplikationen nach Handverletzungen, die mit röntgenologisch erfaßbaren Veränderungen einhergehen, sind: Osteoporose, Sudeck-Syndrom, Pseudarthrosen, Wachstumsstörungen, Arthrosis deformans.

a) Osteoporose

Ein Knochen von verminderter Schattentiefe wird in der Röntgenologie als *porotisch* oder *atrophisch* bezeichnet. Der röntgenologische Begriff der Osteoporose ist dementsprechend viel umfassender als der pathologisch-anatomische (Deák, 1966). Nach R. Schober (1961), ist Osteoporose eine rein quantitative Definition, während unter Knochenatrophie ein qualitativer Begriff zu verstehen ist, weil letztere auch über den Charakter des Vorganges Auskunft gibt; nach Casuccio (1962) soll die Knochenatrophie als Sammelbegriff gelten, unter dem man die Osteoporose, die Osteomalacie und die Osteodystrophia fibrosa zusammenfaßt. Eine Abgrenzung dieser Begriffe in der Praxis hat sich bisher

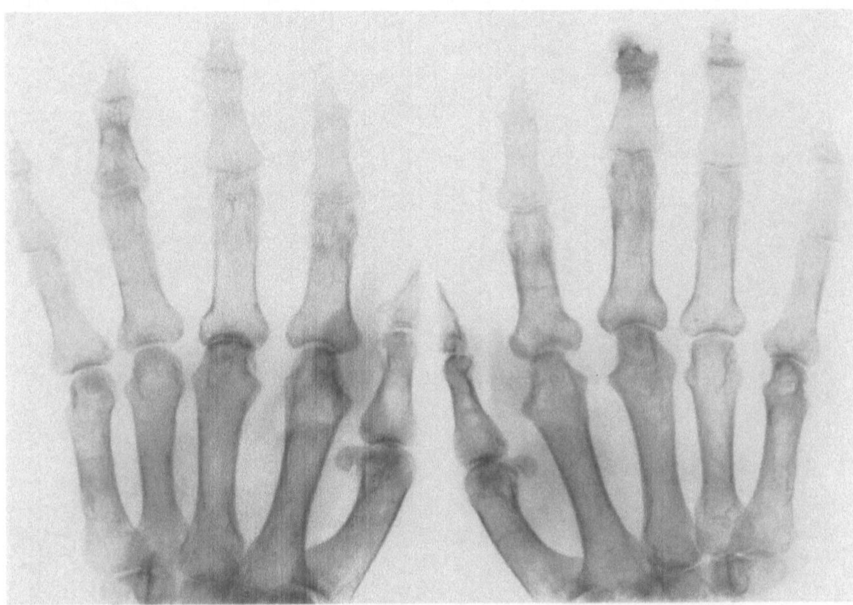

Abb. 145. Altersosteoporose beider Hände bei 72jähriger Frau mit degenerativen Veränderungen in einzelnen Grundgelenken

nicht allgemein durchgesetzt. In Übereinstimmung mit Schinz (1952) und Deák (1966) sollten daher zur Vereinheitlichung des Sprachgebrauches als *atrophisch diejenigen Prozesse bezeichnet werden, die mit einer Verminderung der Schattentiefe einhergehen.* Als völlig falsch wird von Deák der Gebrauch der Ausdrücke: Desossifikation, Demineralisation, Halisterese, Resorption u.ä. in Röntgenbefunden bezeichnet, da diese zu Folgerungen führen, die die Grenzen der Röntgenuntersuchung überschreiten.

Der Nachweis einer Knochenatrophie infolge Verminderung der röntgenologischen Schattendichte ist im Bereich des Handskelets besonders günstig. Während bei den Wirbeln eine Verminderung der Mineralsalze von etwa 30—50% notwendig ist, damit sie vom menschlichen Auge wahrnehmbar ist, kann man an den Handknochen bereits bei einem Verlust der Mineralsalze um 7—10% mit freiem Auge die Diagnose stellen (Chasin, 1933; Lachman, 1955; Deák, 1966). Auf die besondere Bedeutung der quantitativen Bestimmung der Knochenatrophie bzw. des Mineralsalzgehaltes sei nur hingewiesen und auf den entsprechenden Abschnitt in diesem Handbuch verwiesen.

Bei der Osteoporose liegt in klassischer Form eine ausschließliche Strukturatrophie vor, indem die Strukturen 1. Ordnung verändert sind (H. R. Schinz, 1952). Es kommt zur Verdünnung der Spongiosabälkchen bis zu deren völligem Schwund und zur Erweiterung der Haversschen und Volkmannschen Kanälchen zu größeren Räumen. Man spricht in diesem Zusammenhang auch von der Porosierung der Spongiosa und Spongiosierung der Compacta.

Im Röntgenbild (Abb. 145) erscheint der osteoporotische Knochen dem normalen kalkdichten Knochenschatten gegenüber aufgehellt. Die Compacta ist zumeist verdünnt, oft in mehrere Anteile (Blätter, Lamellen) aufgesplittert und in ausgeprägten Fällen gar nicht mehr als solche erkennbar. Die Corticalis wird daher oft mit dem Charakteristikum: „papierdünn“ oder „wie mit spitzem Bleistift geschrieben“ belegt. Die Spongiosa ist charakterisiert durch sehr dünne Spongiosabälkchen und ein dadurch bedingtes grobmaschiges Spongiosanetz.

Während die Röntgenuntersuchung in vivo die einzige Möglichkeit zum Nachweis der Knochenatrophie und auch Osteoporose darstellt, mit Ausnahme der Knochenbiopsie, ist sie nicht in der Lage, zu entscheiden, welche *Form* der Knochenatrophie vorliegt. Ausführlich kann man über die Knochenveränderungen, die mit einer Schattenverminderung einhergehen, sowie deren Ätiologie und Differenzierung bei Deák (1966) nachlesen. Dort ist auch ein ausführliches Literaturverzeichnis zu diesem Problem zu finden.

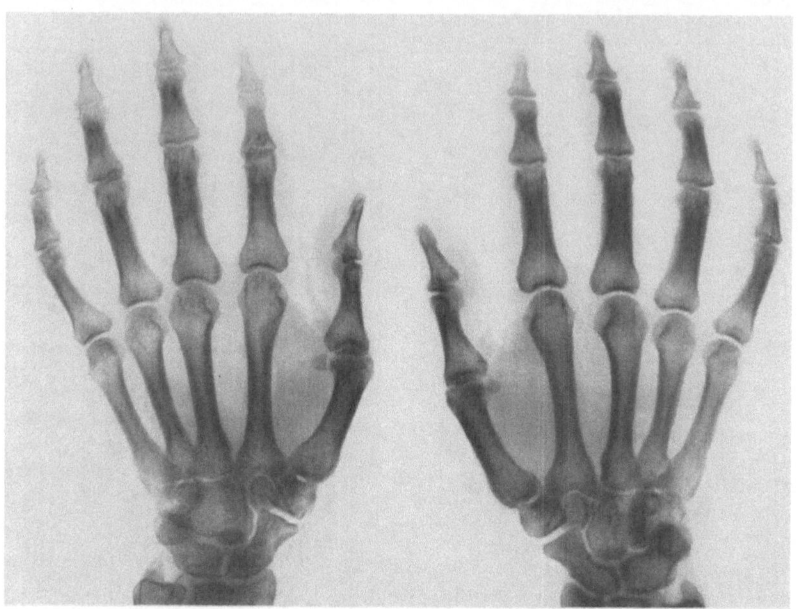

Abb. 146. Röntgenaufnahme beider Hände. Zustand nach Fraktur der Grundphalangen III links und Inaktivitätsatrophie

Die Anfertigung von Aufnahmen *beider* Hände bei Kontrolluntersuchungen erweist sich für die frühzeitige Erfassung der Umbauvorgänge und Komplikationen als besonders wertvoll.

α) *Inaktivitätsatrophie*

Als physiologischen Vorgang im Anschluß an jede Ruhigstellung im Bereich der Extremitäten muß man die danach auftretende Knochenatrophie ansprechen (Abb. 146). Sie ist fast immer in den Knochenabschnitten distal der Ruhigstellung und bei Unterarm-Handtraumen im Bereich der Handwurzel und an den Händen zu finden. Das Auftreten der Knochenatrophie im Anschluß an eine Ruhigstellung zeigt uns an, daß der Knochen ernährt wird und am Stoffwechsel aktiv teilnimmt. Das Fehlen einer Knochenatrophie eines Knochenelementes neben anderen mit Atrophie deutet darauf hin, daß dieses nicht mehr gefäßversorgt wird. Dieser Vorgang kann eintreten, wenn es bei dem Trauma zu einer Gefäßverletzung gekommen ist, einem Vorgang, der besonders bei der Naviculare-fraktur gelegentlich vorkommt (s. d.). Nach Aufgabe der Ruhigstellung ist in der Regel diese Inaktivitätsatrophie länger zu beobachten als die sie begleitende Gelenksteifigkeit. Bezogen auf das einzelne Skeletelement ist die bevorzugte Lokalisation der Epi-Metaphysenbereich der Röhrenknochen der Hand. In Abb.146 ist durch den Vergleich mit der rechten Hand noch gut der Restzustand der Knochenatrophie nach Ruhigstellung wegen einer Weichteilverletzung der Hand mit gleichzeitiger Schrägfraktur der Grundphalanx III der linken Hand erkennbar. Das Bild einer gleichförmigen Knochenatrophie, die neben den Epi- und Metaphysen auch die Diaphysen einbezieht, ist in einem Beispiel (Abb. 147) wiedergegeben: bei dem 12jährigen Knaben, der 14 Monate wegen einer Unterarmfraktur konservativ und operativ behandelt worden war, kam es zu einer Osteomyelitis.

β) Osteoporose nach Verletzung peripherer Nervenstämme

Die im Gefolge von Verletzungen zu beobachtende Osteoporose bzw. Knochenatrophie entwickelt sich in der Regel im Verlauf einiger Wochen. Im Anschluß an eine Verletzung

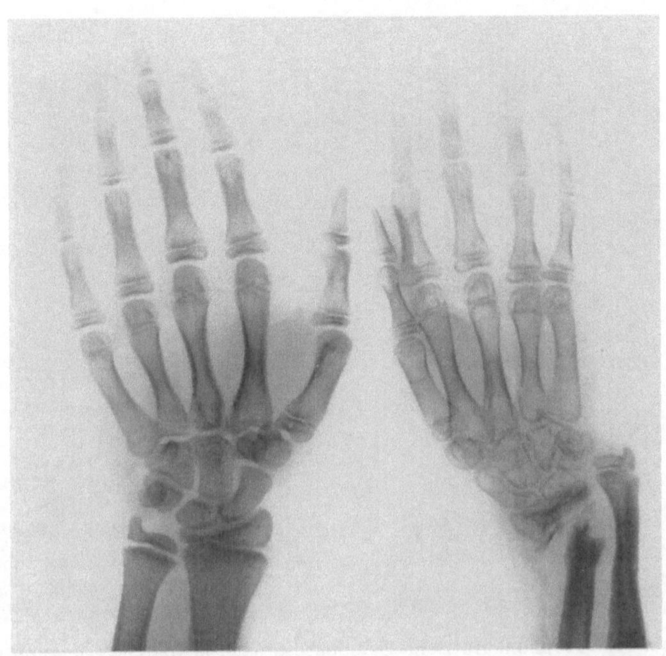

Abb. 147. Röntgenaufnahme beider Hände eines 12jährigen Knaben mit gleichförmiger Knochenatrophie der rechten Hand. Zustand nach Unterarmfraktur, Fragmentfixation mit Rush-pin und Metallplatte; sekundäre Osteomyelitis im Metaphysenbereich führte zur Radiusverkürzung

peripherer Nervenstämme kommt es jedoch zu einer sich schnell entwickelnden Osteoporose (SUDECK, 1931; LERICHE und POLICARD, 1926; TURNER, 1931; POLENOW, 1944; DAWIDENKOW, 1947). Wie das Beispiel (Abb. 148) einer trophoneurotischen Osteoporose 3 Wochen nach Verletzung des Nervus medianus zeigt, wird die Grenze der sensiblen Innervationszone immer überschritten und nicht respektiert. Werden Nerven mit wenig sympathischen Fasern z.B. N. radialis — verletzt, so können dieselben ausgedehnten Veränderungen auftreten wie nach Schädigung der an Sympathicusfasern reichen Nerven — z.B. N. medianus und N. ulnaris. Bei unvollständiger Trennung und bei Reizung der Nerven ist die Osteoporose gewöhnlich stärker ausgeprägt als bei vollständiger Nervendurchtrennung. Die hinzukommenden Inaktivitätsfolgen verstärken das Bild der Osteoporose. Zu diesem Zeitpunkt kann es infolge einer Reparation zu einer schwach ausgeprägten Osteoporose auch auf der entgegengesetzten, nicht verletzten Seite kommen. Da diese Extremität ihre volle Aktivität behält, deuten diese Erscheinungen segmentärer Miterkrankung darauf hin, daß die Entstehung der Osteoporose nicht immer durch Schmerz und Inaktivität zu erklären ist.

Bei Schädigung eines peripheren Nervenstammes mit Osteoporose auf der verletzten Seite kann es bei Jugendlichen mit noch nicht abgeschlossenem Skeletwachstum zu einer einseitigen Beschleunigung der Verknöcherung der meta-epiphysären Wachstumszone in den kurzen Röhrenknochen der Hand kommen (Abb. 149). In den selbst beobachteten Fällen war die einsetzende Beschleunigung des Ossifikationsvorganges bereits 2—3 Monate nach der Verletzung erkennbar und trat nach Schädigung von Nerven mit reichem als auch armem Anteil an Fasern des vegetativen Nervensystems auf. Die dadurch bedingte Ossifikationsbeschleunigung gegenüber der gesunden Seite betrug 6—18 Monate. Als Folge konnte festgestellt werden, daß die Finger auf der Seite mit der Verletzung und Ossifikationsbeschleunigung 1—8 mm (durchschnittlich 3 mm) kürzer waren als diejenigen auf der gesunden Seite. Es kann jedoch auch auf der gesunden Seite infolge sekundärer Reaktionen zu einer, wenn auch geringeren, Ossifikationsbeschleunigung und Osteoporose kommen.

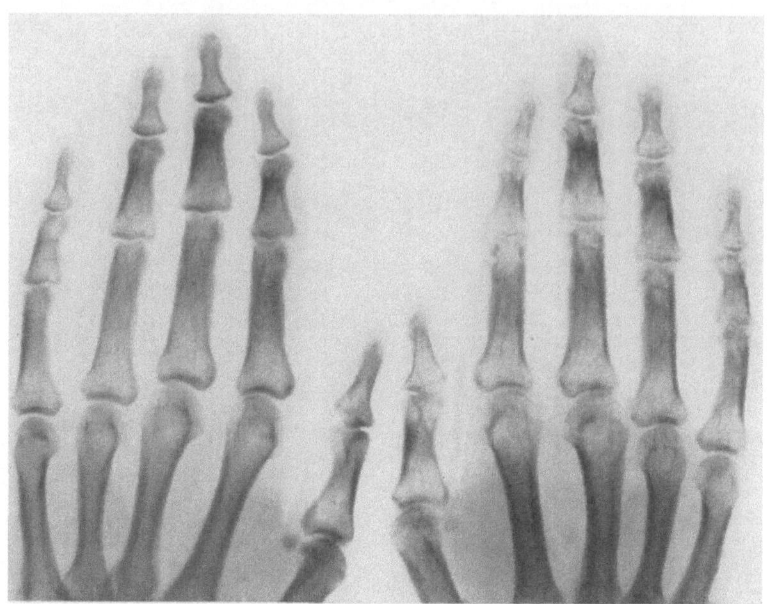

Abb. 148. Trophoneurotische Osteoporose nach Medianusverletzung rechts

Unter dem Einfluß der Verletzung peripherer Nervenstämme ändert sich nicht nur das Tempo der Ossifikationsvorgänge, sondern es wird auch der zeitliche Ablauf physiologischen Alterns des Knochengelenkapparates beschleunigt. So konnte 2—4 Monate nach Verletzung peripherer Nerven bei 35—40jährigen Menschen eine dauernde Höhenverminderung des sog. „Gelenkspaltes" im Bereich der Interphalangealgelenke auf der geschädigten Seite beobachtet werden, obwohl keine Kontrakturen vorlagen. Auch typische Veränderungen der Konfiguration der distalen Fingergelenke wiesen darauf hin, daß der Knochengelenkapparat auf der geschädigten Seite um 5—10 Jahre gealtert war. Dieser Vorgang der einseitigen Beschleunigung des Alterns ließ sich nur am Hand-, nicht aber am Fußskelet beobachten (ROCHLIN). Bei Verletzungen des N. medianus und N. ulnaris waren sie deutlicher als nach Verletzung des N. radialis. Die vorliegenden Untersuchungen weisen darauf hin, daß auch jenseits des Wachstumsalters, insbesondere nach Traumen, eine Aussage zum Skeletalter möglich und sinnvoll sein kann. Weitere Untersuchungen könnten zur Bestimmung der Prognose wie auch zur Frage der Frühinvalidität interessante Aufschlüsse bringen.

Bei allen akut entstehenden trophischen Formen der Osteoporose wurde eine Stauungshyperämie in den entsprechenden Knochen beobachtet, was bei den als Folge der Inaktivität auftretenden Veränderungen nicht der Fall ist. In dieser Hinsicht sind Beobachtungen über den Zustand der Röhrenknochen der Hand bei Jugendlichen im Stadium der physiologischen Knochennarbe im Bereich der Synostosen von Interesse. Wie HASSELWANDER (1910) gezeigt hat, zeichnen sich diese Zonen durch großen Gefäßreichtum aus. In diesem Stadium sind diese Knochenbezirke stark sklerosiert. Später lassen sich derartige gefäßreiche Zonen nicht mehr finden. Bei Jugendlichen konnte MAIKOWA-STROGANOWA (1957) nach Verletzung peripherer Nervenstämme infolge ausgeprägter Stauungshyperämie röntgenologisch bandförmige osteoporotische Bezirke im Bereich der epimetaphysären Knochennarbe finden. Die Osteoporose war dabei so stark ausgeprägt, daß man den Eindruck gewinnen konnte, die Epiphysen haben ihren knöchernen Zusammenhang mit den Metaphysen verloren. Derartige Veränderungen kann man auch an langen Röhrenknochen und in geringerem Ausmaß sogar an der gesunden kontralateralen Seite erkennen.

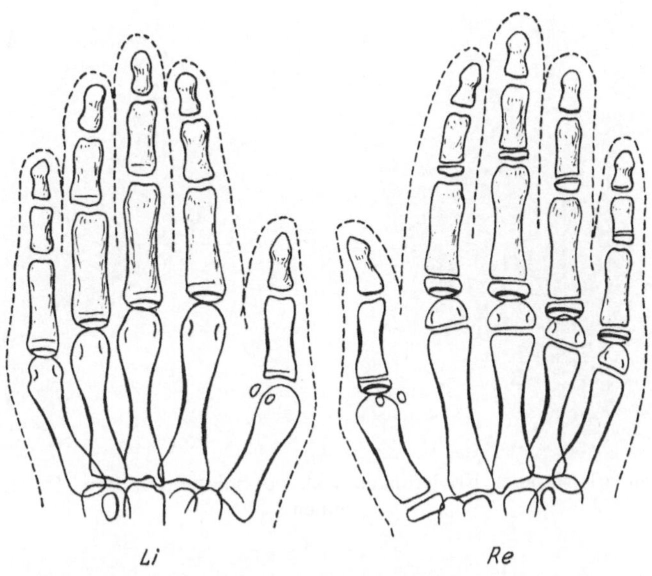

Abb. 149. Wachstumsbeschleunigung nach peripherer Nervenverletzung mit Osteoporose auf der erkrankten Seite. Links frühere Ossifikation der Epiphysen an den Phalangen

γ) *Osteoporose nach lokalen Erfrierungen*

Nach lokalen Erfrierungen lassen sich zumeist von der 3. Woche an Veränderungen erkennen, die durch die stärkere Transparenz der Knochen und Verschmälerung der Spongiosabälkchen als Osteoporose anzusprechen sind. Später treten tropho-neurotische Veränderungen hinzu. Diese können ihren Ausdruck in einer Osteolyse finden, deren Lokalisation vorzugsweise die Tuberositas phalangis distalis ist, die sich aber auch weiter nach proximal erstrecken kann (Abb. 150). Daneben werden, wenn auch seltener, Osteonekrosen und pathologische Frakturen beobachtet. Eine ausgeprägte Osteoporose im Bereich der Epiphysen der Phalangen nach Erfrierung zeigt Abb. 151. Der hervorstechende Kontrast zwischen der Dichte im Bereich der Diaphysen gegenüber den Epiphysen war Anlaß für die Bezeichnung ,,Trauermantelosteoporose". Die Abbildung zeigt gleichzeitig eine Osteolyse der Tuberositas phalangis distalis II und eine pathologische Fraktur an der Endphalanx III.

δ) *Osteoporose nach Hautverbrennung*

In ähnlicher Weise wie nach Nervenverletzungen kann es distal ausgedehnter Hautverbrennungen an den Extremitäten zur Osteoporose kommen. Diese Veränderungen sind als Folge trophischer Störungen aufzufassen und können wahrscheinlich sogar während des ganzen Lebens erhalten bleiben. Veränderungen, wie sie Abb. 152 wiedergibt, mit Vacuolisierung der Spongiosa als Ausdruck sog. osteoider Felder und Verdünnung der Corticalis, können völlig symptomfrei sein. In dem vorliegenden Beispiel handelt es sich um den Zustand 9 Monate nach ausgiebiger großflächiger Verbrennung III° an der

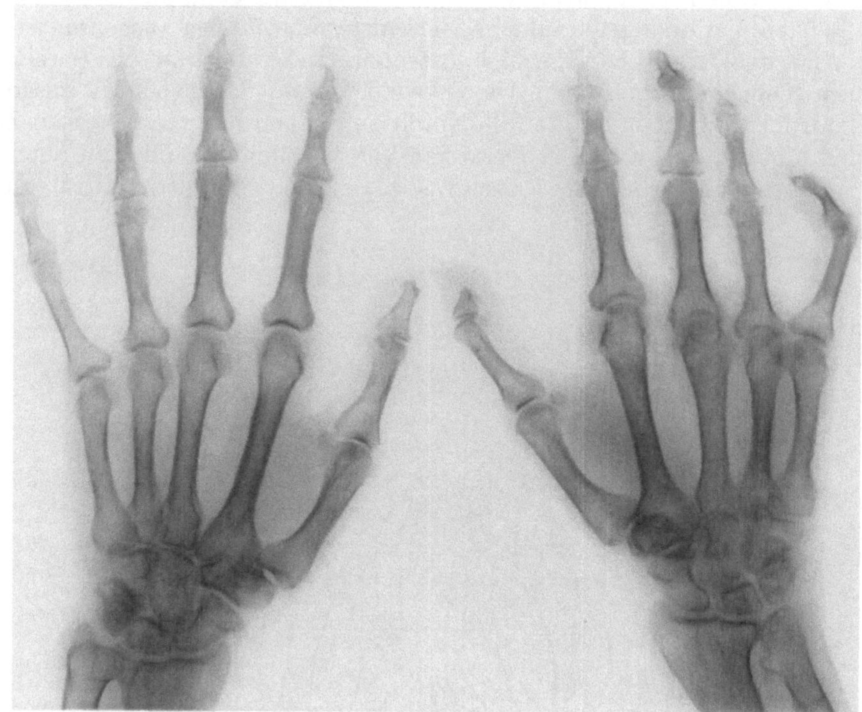

Abb. 150. Akroosteolysen, wie sie nach Erfrierungen, Sklerodermie und anderen Hauterkrankungen auftreten können

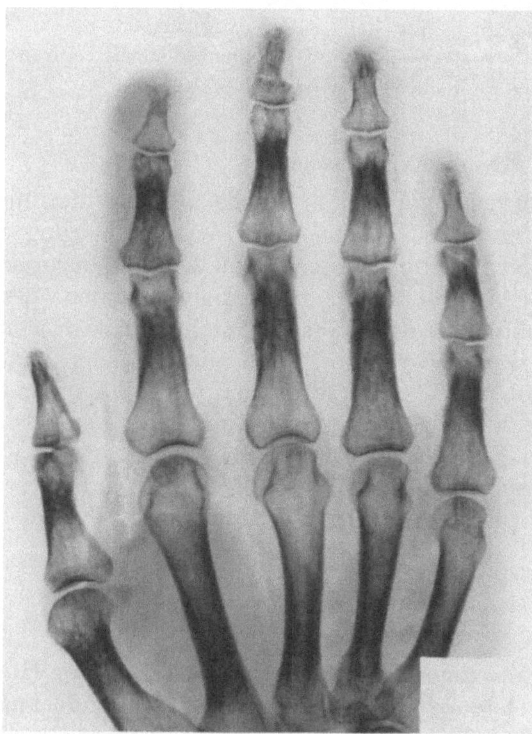

Abb. 151

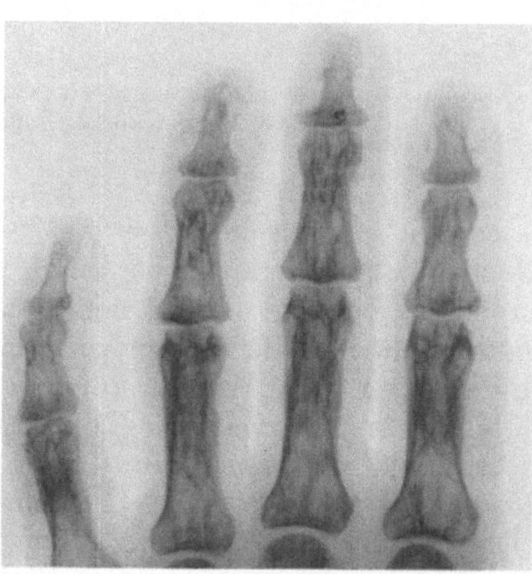

Abb. 152

Abb. 151. „Trauermantelosteoporose" nach Erfrierung. Akroosteolyse II und Fraktur Phalanx distalis III

Abb. 152. Osteoporose nach Verbrennung des linken Oberarmes

linken Brusthälfte und dem linken Oberarm. Der auffällige Röntgenbefund wird immer erst dann richtig gedeutet werden, wenn aus der Anamnese und dem Befund die durchgemachte Verbrennung bekannt wird.

ε) *Veränderungen im Handskelet bei Syringomyelie, Sklerodermie, Raynaudscher Krankheit und Lepra*

Bei der Syringomyelie werden die pathologischen Veränderungen im Handskelet oft früher erkannt als das Grundleiden. Die syringomyelitische Arthropathie äußert sich in einer Destruktion der Gelenkenden, die häufig von unregelmäßigen Verkalkungen und Verknöcherungen im Gelenk und seiner Umgebung begleitet wird. Es fehlen dabei jegliche adaptive Veränderungen. Im Bereich der Tuberositas phalangis distalis an einem oder mehreren Fingern kann man aseptische Akroosteolysen feststellen. Durch den Sensibilitätsverlust ruft sogar die nicht seltene Osteomyelitis keine adäquaten Beschwerden hervor.

Auch bei Sklerodermie und dem M. Raynaud sind die Osteolysen im Gebiet der distalen Phalangen die im Röntgenbild zu findende charakteristische Veränderung (Abb. 150).

Bei der Lepra können die mit Osteoporose einhergehenden Osteolysen große Skeletabschnitte einbeziehen. Es sei auf die spezielle Abhandlung im Abschnitt über Veränderungen bei Hautkrankheiten verwiesen.

b) Sudeck-Syndrom

Beim Sudeck-Syndrom handelt es sich um einen komplexen nervalen Vorgang mit Durchblutungsstörungen und örtlichen Stoffwechselstörungen, der zur Knochenatrophie führt. Diese tropho-neurotische Störung ist in ihren Einzelheiten auch heute noch ungeklärt und wird vorwiegend nach akuten und chronischen Traumen im Bereich der Extremitäten beobachtet. Die Angaben über die Häufigkeit des posttraumatischen Sudeck-Syndroms zeigen deutliche Abweichungen voneinander. So berichtet L. Böhler (1963), daß er unter 12000 Radiusfrakturen „loco typico" in 30 Jahren nur vier echte Sudeck-Fälle gesehen habe. Nach dem ersten Weltkrieg wurden auf Grund der Sammelstatistik von Oehlecker (1948) 6,6% angegeben; Maurer (1940) berichtete über 6,7%. Über eine Zunahme des Sudeck-Syndroms insonderheit im Bereich der Hand haben Kirsch (1955) sowie Witt und Rettig (1958) hingewiesen.

Die Lokalisation der Veränderungen im Bereich der Extremitäten und hier wieder vorwiegend peripher des Grundleidens (Fraktur, Weichteilverletzung) ist pathognomonisch. Die Ausbreitungstendenz ist nach peripher gerichtet, und nur bei direkter Schädigung im Bereich der Finger reicht die Ausbreitung bis maximal zu den carpalen Knochenelementen. Beobachtungen, von denen G. Hohmann (1949) spricht, mit Ausbreitung der Veränderungen auch nach Handverletzungen bis zum Schultergelenk hin, dürften eine Ausnahme sein. Nach Bierling und Reisch (1955) ist der Befall der oberen Extremität im Vergleich zur unteren seltener (13,3:26,3%). In den Röhrenknochen sind die Veränderungen zuerst und auch am ausgeprägtesten in den reichlich vascularisierten Epiphysen und dem Gebiet der Epiphysenfugennarbe. Bei längerer Krankheitsdauer werden auch die Metaphysen befallen. Im Bereich der Hand kann es bei längerem Bestehen eines Sudeck-Syndroms auch zum Übergreifen auf die Diaphyse im Gebiet der kleinen Röhrenknochen kommen. Das posttraumatische Sudeck-Syndrom wird am häufigsten im Anschluß an Radiusfrakturen beobachtet, seltener schließt es sich den Brüchen der Handwurzelknochen, der Metacarpalknochen, der Grund- und Mittelphalangen an (Deák, 1966). — Ausführlich kann über Pathogenese, Ätiologie und Einteilung der Krankheitsbilder sowie über die verschiedenen Auffassungen zu diesem Problem im Abschnitt Sudeck-Syndrom nachgelesen werden.

Die Kenntnis der klinischen und röntgenologischen Symptome und die ihnen zugeordnete Stadieneinteilung sind von praktischer Bedeutung für die erforderlichen therapeutischen Maßnahmen.

In Anlehnung an die Vorstellungen von Sudeck, wie er sie später (1938) entwickelt hat, ist die gebräuchlichste Einteilung wie folgt:

1. Stadium: Akute Phase,
2. Stadium: Dystrophie,
3. Stadium: Atrophie.

Das *1. Stadium* ist durch reaktiven Umbau im Knochen und starke Schmerzen charakterisiert. Die Haut ist erwärmt und ödematös. Es besteht eine Hyperhydrosis und ein schnelles Wachstum der Fingernägel. Die Fingergelenke schwellen an, und die Muskulatur wird atrophisch. Nach Sudeck u.a. ist die regressionsfähige Entzündung des 1. Stadiums als physiologischer Prozeß anzusehen (Heilentzündung). Von anderer Seite (Blumensaat, 1956; Karitzky, 1952; Deák, 1966) wird jedoch auch dieses Stadium bereits als pathologisch angesehen.

Morphologisch ist dabei das Mark serös durchtränkt und rundzellig infiltriert. Der erhöhte intraossäre Druck, der sich als Folge der Hyperämie einstellt, fördert den Knochenumbau. Der Knochen wird in Inseln abgebaut und durch minderwertiges Osteoid- oder Granulationsgewebe ersetzt.

Das *2. Stadium* zeigt den Zustand einer chronischen Entzündung. Die Haut ist vermindert durchblutet. Sie weist trophische Störungen auf: Cyanose, Glanzhaut, Ödeme, Hypo- und Anhydrosis, Störungen im Nagelwachstum kennzeichnen diesen Zustand.

Die äußeren Zeichen der fortschreitenden Entzündung entwickeln sich, wenn die Ursache der Schädigung weiter besteht. Es kommt dabei zu einer Änderung des physikochemischen Gleichgewichtes der Gewebe. Die anfänglich günstige Wirkung der Gewebsflüssigkeit wird schädlich, da sie die Verkalkung des osteoiden Gewebes behindert.

Im *3. Stadium* ist die Haut blaß und cyanotisch, die Durchblutung schlecht, die Muskulatur atrophisch. Eine schmerzhafte Versteifung aller Finger ist eingetreten. Morphologisch handelt es sich jetzt um eine echte Knochenatrophie mit Abbau von Spongiosa und Corticalis und stellt einen Endzustand, praktisch eine ,,Knochennarbe", dar.

Seit Kienböck (1901) die röntgenologischen Symptome beschrieben hat, gilt das besondere Augenmerk der Diagnostik den am Skelet erkennbaren Veränderungen. Die zuerst als Atrophie im Röntgenbild gedeuteten Veränderungen sind, wie Brandt (1954), Rieder (1941) u.a. zeigen konnten, lebhafte Knochenumbauprozesse. Im Röntgenbild lassen sich davon allerdings nur die Abbauvorgänge nachweisen, das neu gebildete osteoide kalklose Gewebe ist nicht sichtbar, es sei denn, man sieht die zunehmende Transparenz und Auflockerung indirekt als solche an. Auf diese Weise entwickelt sich vom Stadium 1 zum Stadium 2 die zunehmende fleckige Dystrophie. Analog zu der klinischen Symptomatik kann man die Röntgensymptome (Abb. 153b—d) für die einzelnen Stadien als kennzeichnend beschreiben.

Röntgensymptome des Sudeck-Syndroms:

Stadium 1: Etwa 3 Wochen nach Beginn der klinischen Symptome kann man im Röntgenbild hirse- bis stecknadelkopfgroße, zumeist gering verwaschene rundliche Aufhellungen erkennen. Diese können auch etwas größer sein und treten vorzugsweise in den Epiphysen bis zur Epiphysenfuge hin auf. Die Konturen sind leicht verwaschen. Bevorzugte Lokalisation sind die Capitula der Mittelhandknochen und die Basen der Grundphalangen.

Stadium 2: Man findet eine zunehmende Dysharmonie, die Zahl der fein- bis grobfleckigen Aufhellungen hat nicht nur zugenommen, sondern durch eine Tendenz zur Konfluenz findet man auch Bezirke mit grobflächigeren Aufhellungen. Einzelne Knochenbälkchen sind deutlicher als es der Regel entspricht zu erkennen und erscheinen auffällig zart. Die Corticalis ist dünn und kommt wie mit einem ,,spitzen Bleistift nachgezogen" zur Darstellung. Je stärker die Regionen mit den Aufhellungen zunehmen, um so fortgeschrittener ist das Krankheitsbild.

Stadium 3: Das sog. Endstadium ist durch einen Schwund der runden und disseminierten Aufhellungen und den Befund der ,,hypertrophischen Knochenatrophie" charakterisiert. Die Knochenstruktur ist glasartig, die Schattendichte hat stark abgenommen, die Corticalis und Spongiosabälkchen sind verschmälert. Das Röntgenbild ist im Vergleich zum Stadium 2 monoton.

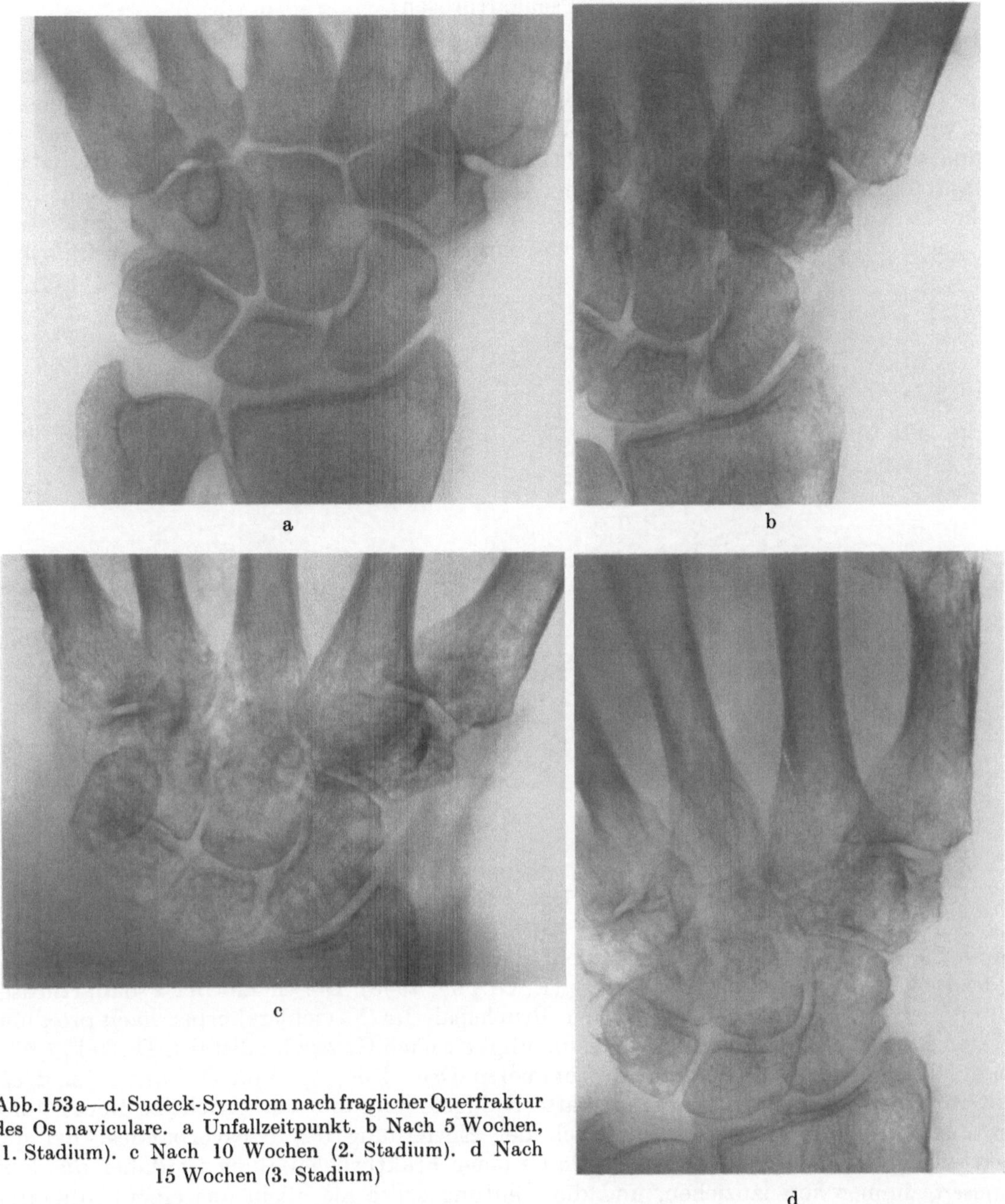

Abb. 153 a—d. Sudeck-Syndrom nach fraglicher Querfraktur des Os naviculare. a Unfallzeitpunkt. b Nach 5 Wochen, (1. Stadium). c Nach 10 Wochen (2. Stadium). d Nach 15 Wochen (3. Stadium)

Als Knochenatrophie kann man einen Restbefund oft noch Jahre nach Abklingen der Krankheit erkennen. Für frühzeitige Erkennung und Wandlung des Krankheitsbildes sind *Verlaufskontrollen mit Vergleichsaufnahmen der gesunden Seite* erforderlich.

Hinsichtlich der Ätiologie und der Pathogenese des Sudeck-Syndroms sind auch heute noch viele Fragen offen. Röntgenologisch ist bei der Bilddeutung die differentialdiagnostische Abgrenzung gegen die Knochentuberkulose und eine Tumormetastasierung zu bedenken. Die nicht erhöhte Blutsenkungsgeschwindigkeit und der klinische Lokal- und Allgemeinbefund müssen hier zur Abgrenzung herangezogen werden.

Neben dem Trauma können auch entzündliche Erkrankungen an Weichteilen und Skelet, Nerven- und Gefäßerkrankungen Ursache für ein Sudeck-Syndrom sein (s. oben).

c) Pseudarthrosen

Eine typische Komplikation nach Verletzungen im Handbereich ist die Pseudarthrose des Os scaphoideum (naviculare) im Anschluß einer zumeist queren Navicularefraktur (Abb. 154). Die Zahl der Pseudarthrosen in diesem Bereich ist nach BÖHLER fast ebenso groß wie die diagnostizierter frischer Frakturen! L. BÖHLER (1963) berichtet über 604 Pseudarthrosen des Os naviculare bei 734 Navicularefrakturen im gleichen Zeitraum von 27 Jahren. Als häufigste Ursache muß die *unterlassene Röntgenuntersuchung* zum Zeitpunkt des Unfalles bzw. eine *mangelhafte Aufnahmetechnik* angesprochen werden. Von 240 bei den westdeutschen Berufsgenossenschaften registrierten Navicularefrakturen

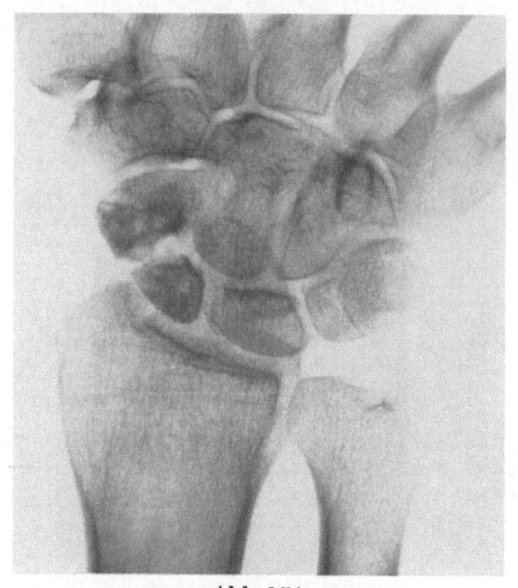

Abb. 154

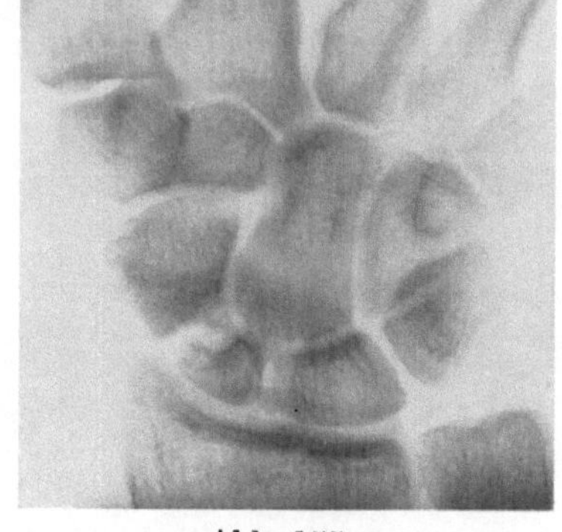

Abb. 155

Abb. 154. Veraltete Fraktur des Os naviculare mit Nekrose des proximalen Fragmentes

Abb. 155. Veraltete Fraktur des Os naviculare (3 Monate nach Unfall) mit posttraumatischer Höhlenbildung

waren 29,6% (71 Fälle) am Anfang nicht diagnostiziert worden. Von diesen kam es bei 60,6% (43 Fälle) zu einer Pseudarthrose (E. GEYER, 1953). Die Gefahr der Pseudarthrosebildung ist um so größer, je weiter der Bruchspalt im Navicularekörper nach proximal gelegen ist. So betrug die Pseudarthrosenhäufigkeit nach GEYER im distalen Drittel 17,6%, im mittleren Drittel 28,1% und im proximalen Drittel 64,3%. Von L. BÖHLER sind als weitere Ursachen genannt die mangelhafte Ruhigstellung und die unrichtige Beurteilung des Zustandes der Konsolidierung nach der Entfernung des Gipsverbandes. Bei der Beurteilung der Röntgenbilder im Verlaufe einer Frakturbehandlung ist daher die *Verlaufsserie* immer heranzuziehen, und die Deutung sollte nie allein aus einer Aufnahme ohne Vergleich mit alten Bildern erfolgen. Da die Behandlung veralteter Frakturen des Os naviculare (Abb. 154) und der Pseudarthrosen unterschiedlich ist, sollte man erst ab einem halben Jahr nach dem Trauma von einer Pseudarthrose sprechen. Die praktische Bedeutung liegt in der konservativen Therapie bei veralteter Fraktur und der operativen Behandlung bei der sicheren Pseudarthrose (L. BÖHLER).

Die auch im Röntgenbild erkennbare Veränderungen hervorrufenden Operationen bei Pseudarthrosen des Os naviculare sind: die Spongiosafüllung nach MATTI (1937); die Spanverpflanzung (PALMER u. WILDÉN, 1955) (Abb. 156); die Becksche Bohrung, die Nagelung des Os naviculare (GEISSENDÖRFER) und die Verschraubung (MCLAUGHLIN, 1954). Daneben werden noch sog. palliative Operationsverfahren angewandt, ohne deren Kenntnis der beurteilende Röntgenologe leicht in Schwierigkeiten bei der Bilddeutung kommt. Es sind die totale oder partielle Exstirpation des Os naviculare, die Styloid-

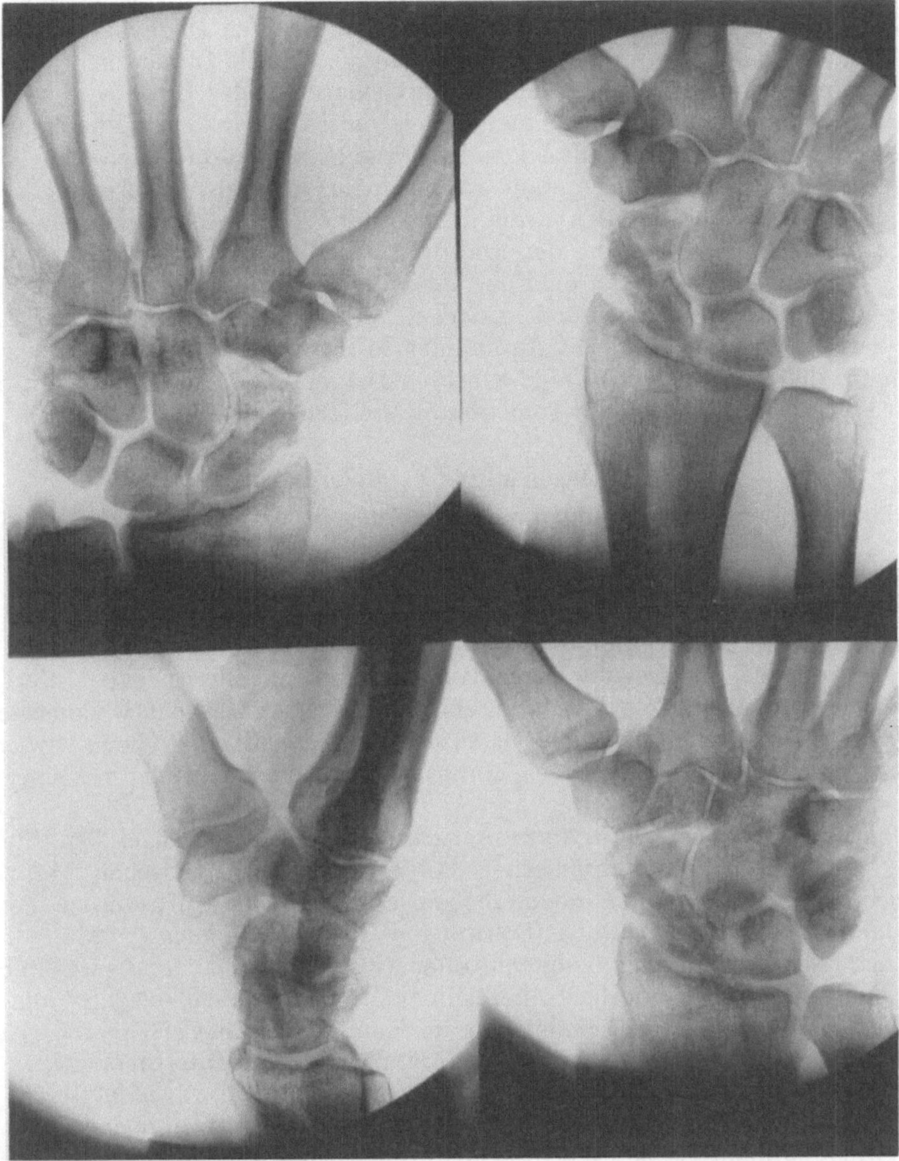

Abb. 156. Zustand nach Knochenspanimplantation wegen Pseudarthrose des Os naviculare

ektomie (DÜBEN, 1954) und die Arthrodese. Es ist daher notwendig, daß der überweisende Arzt den Röntgenologen über vorausgegangene Operationen unterrichtet.

Die typische Pseudarthrose muß abgegrenzt werden von veralteten Brüchen des Os naviculare mit verbreitertem Bruchspalt, der traumatischen Höhlen- bzw. Cystenbildung (Abb. 155) und der Nekrose des Os naviculare. Aus diesen Gründen ist die Beurteilung der Dichte der Anteile des Os naviculare nicht nur miteinander, sondern auch im Vergleich zu den anderen Knochen des Handwurzelskelets notwendig. Während die Höhlenbildung und die Arthrose gut zu erkennen sind, kann die Diagnose der Pseudarthrose Schwierigkeiten machen. Man findet zwar den sklerosierten Rand der beiden dem Frakturspalt zugewandten Fragmentgrenzen, einen auch als „Abdeckelung" bezeichneten Befund; die sichere Differenzierung gegenüber dem Os scaphoidei bipartitum (s. d.) kann jedoch oft sehr schwierig sein, da diese seltene Anomalie ein- und beidseitig beobachtet wurde. Die Diagnose Pseudarthrose kann auch schon gestellt werden, wenn eine der beiden Bruchflächen einen kalkdichten glatten Knochendeckel aufweist. Der Frakturspalt ist in der Regel sehr breit. Wenn keine Trümmercysten in den Fragmenten bestehen, ist die Spongiosastruktur oft betont. Die Schwierigkeiten und Möglichkeiten bei der Differenzierung Pseudarthrose und Anomalie gehen aus Tabelle 12 hervor.

Pseudarthrosen kommen neben dem Os naviculare an der Hand vor allem, jedoch viel seltener an den Mittelhandknochen und gelegentlich auch an den Phalangen vor. Die Sklerosierung der den Frakturspalt bildenden Fragmente muß hier nicht sehr ausgeprägt sein. Es ist jedoch sehr häufig gerade nach Fingerfrakturen ein breiter Frakturspalt noch zu erkennen, obwohl klinisch schon die vollständige Konsolidierung eingetreten ist. Der Nachweis der Konsolidierung der Fraktur kann röntgenologisch oft erst viel später erfolgen, zu einem Zeitpunkt, zu dem der Patient seine Hand schon längere Zeit wieder voll gebraucht. Es muß nicht besonders darauf hingewiesen werden, daß zur Erkennung der Pseudarthrosen am Handskelet Aufnahmen in mehreren Ebenen unentbehrlich sind. Oft kann für die Sicherung der Pseudarthrosen-Diagnose an der Hand ganz allgemein und am Os naviculare speziell die Tomographie weiterhelfen (Abb. 15).

d) Degenerative Veränderungen

Die degenerativen Veränderungen nach Traumen im Sinne einer Arthrosis der Handgelenke oder der Mittelhand und Fingergelenke sind im Gegensatz zu den Altersveränderungen als sekundäre Erscheinungen anzusprechen und unterscheiden sich nur hinsichtlich ihrer Ätiologie, nicht aber ihrer Morphologie und röntgenologischen Symptomatik. Ihre Bedeutung liegt in ihrer Entstehung zu einem wesentlich früheren Zeitpunkt und hat somit Bedeutung bei der Begutachtung von Unfällen und ihren Folgen. Der Arthrosis nach Trauma ist bei jüngeren Patienten eher ein gewisses Gewicht beizumessen als bei älteren. Röntgenologische Differenzierung ist häufig in Anfangsstadien schwierig. Ohne Berücksichtigung der klinischen Erscheinungen ist eine Verwechslung mit einer Arthritis möglich.

Als charakteristisch für die Arthrose werden die Osteophyten angesehen. Sie erlauben eine Abgrenzung zur primär-chronischen Polyarthritis. Die cystischen Veränderungen können bei degenerativen und entzündlichen Erkrankungen auftreten und sind ohne differentialdiagnostische Bedeutung (Schneider, 1959; Trübestein, 1954).

Die Arthrosis deformans und die zentralen Cysten an den Handwurzelknochen auf der radialen Seite der Handgelenke bezeichnet Mordeja (1960) als „Stigma schwerer Arbeit“. Die häufigste Arthrosis findet man im Handbereich im Carpometacarpalgelenk I. Sie ist häufig kombiniert mit gleichartigen Veränderungen im Intercarpalgelenk zwischen Multangulum majus und minus, diesen und dem Scaphoideum, sowie letzterem und dem Radius. Parallel geht die Häufung von Cysten in den Handwurzelknochen.

Auch die „klimakterische Arthrosis deformans“ bei Frauen im Carpometacarpalgelenk I ist ein häufiger Befund. All diese mit allgemeinen Einflüssen in Zusammenhang zu bringenden Abnutzungserscheinungen müssen von den echten posttraumatischen Veränderungen abgegrenzt werden. Diese sind vorwiegend auf die benachbarten Gelenke des vom Trauma betroffenen Knochens beschränkt.

Über die besondere Bedeutung der Arthrographie des Handgelenkes bei der Klärung traumatischer und degenerativer Veränderungen siehe im entsprechenden Kapitel von Haage in diesem Handbuch.

4. Begutachtung von Handschäden

Nach akuten oder chronischen Handgelenkschäden wird insbesondere bei Berufstätigen häufig eine gutachterliche Aussage des Arztes gefordert. Diese bezieht sich auf den Unfallzeitpunkt und einen begrenzten Zeitraum danach. Hier geht es vor allem um die Berufstüchtigkeit bzw. Arbeitsfähigkeit ganz allgemein. Die spätere Beurteilung erfordert eine Aussage über den verbliebenen Restschaden. Dabei ist die organische Schädigung weniger von Bedeutung als die Funktionseinbuße (Witt, 1959; Zrubecky, 1963).

In allen Fällen ist bei der Beurteilung die unterschiedliche Wertigkeit der Gebrauchs- und der Beihand (Rechts- oder Linkshänder) zu berücksichtigen. Auch ist die Bedeutung der Hand oder ihrer Teile für den jeweiligen Beruf des Patienten in der Beurteilung zu berücksichtigen.

Die Röntgenaufnahmen in typischen Projektionen und, wenn notwendig, ergänzt durch Spezialaufnahmen und Schichtuntersuchungen, zählen heute selbstverständlich zu den erforderlichen Hilfsmitteln bei der Begutachtung. Sie sollten jedoch nie allein Grundlage einer Beurteilung sein, da die Gebrauchsfähigkeit der Hand nicht aus den Standardaufnahmen ablesbar ist. Röntgenfunktionsaufnahmen können die klinische Prüfung der Funktion nicht ersetzen. Gelegentlich kann aber durch Funktionsaufnahmen oder sogar eine Kinematographie die pathologische Bewegung in einem Gelenk bei Kapsel- oder Bänderriß und die Verschieblichkeit in einer Kahnbeinpseudarthrose als unterstützendes Moment von Bedeutung werden.

Bei der Einstufung für Rentensätze bei den gesetzlichen wie auch bei den privaten Unfallversicherungen, die eine sog. „Gliedertaxe" haben, sollte man die anerkannten Gesichtspunkte heranziehen, wie sie in tabellarischer Form in den Büchern der Unfallchirurgie (W. Schink, Bürkle de la Camp in Handbuch der gesamten Unfallheilkunde, Band 3) und im Handbuch der Unfallbegutachtung von A. Lob (1961) wiedergegeben sind.

Die häufigste gutachterliche Stellungnahme bei Handverletzungen ist bei den akuten und chronischen Verletzungen des Os scaphoideum (naviculare) und Os lunatum notwendig. Die Abgrenzung kongenitaler Fehlbildungen (Scaphoideum bipartitum) von der Pseudarthrose des Os naviculare kann so schwierig werden, daß man gezwungen ist, mit dem Begriff der „an Sicherheit grenzenden Wahrscheinlichkeit" zu arbeiten (Rettig). Wenn auch, gerade bei der Pseudarthrose des Os naviculare, bei einer größeren Anzahl von Einzelbeobachtungen eine exakte Deutung möglich ist, so kann doch im Einzelfall leider nicht immer die letzte Sicherheit erreicht werden (Geyer, 1953). Der Grad der Sicherheit der Befunddeutung sollte aus einem Gutachten ebenso hervorgehen, wie ihr eine ausführliche Befundbeschreibung vorausgehen muß!

Von besonderer Bedeutung sind bei Navicularefragmentierung und Navicularenekrose, wie auch bei der Lunatumnekrose die anamnestischen Angaben über die handwerkliche Tätigkeit des Patienten. Nach genügend langer — ununterbrochener Mindestarbeitszeit von 2 Jahren — Tätigkeit mit Preßluftwerkzeugen muß man diese Veränderungen als meldepflichtige Berufserkrankung anerkennen. Sie stellt eine Sonderform der Berufskrankheit Nr. 25 — *Erkrankungen durch Erschütterung bei Arbeit mit Preßluftwerkzeugen oder gleichartig wirkenden Werkzeugen oder Maschinen sowie bei der Arbeit mit Anklopfmaschinen* — dar. Bei der Pseudarthrose des Os naviculare können die Verhältnisse aber so liegen, daß für eine Anerkennung als Berufserkrankung eine kürzfristigere Tätigkeit mit Preßluftwerkzeugen ausreicht (Hagen, 1965).

Die Lunatumnekrose wurde lange Zeit als Folge eines akuten Traumas anerkannt. Experimente von F. Lang (1944) schienen dies zu bestätigen. Die Überprüfung dieser Experimente durch Diethelm und Winkler (1962) zeigte, daß es bei akuten Traumen in der Regel nicht zu entsprechenden Veränderungen kommt. In Einzelfällen sind Lunatumnekrosen nach erheblichem Trauma in Kombination mit Gefäßverletzungen möglich. Das Problem Lunatumnekrose und Naviculare-Pseudarthrose als Folge chronischer oder akuter Traumaeinflüsse und die gleichzeitige Bedeutung begleitender Gefäßverletzungen ist noch nicht völlig geklärt.

Abschließend sei zum Begutachtungs-Problem noch auf die besondere Bedeutung des Sudeck-Syndroms hingewiesen und auf die unterschiedlichen ätiologischen Faktoren, die es heraufbeschwören können. Da es sicher nicht nur durch ärztliche Fehlbehandlung, sondern auch nervale Ursachen entstehen kann, ist genug Anlaß, im Rechtsfall mit einer apodiktischen Auslegung vorsichtig zu sein.

IV. Epiphysenstörungen im Wachstumsalter

Während der Periode des Wachstums läßt sich an den Epiphysen eine Reihe von Abweichungen von der Norm beobachten, von denen manche, wie z.B. die Kaschin-Becksche Krankheit, Ausdruck einer echten Krankheit sind und andere nur eine Form- und Entwicklungsvariante unbekannter Ätiologie darstellen. Daneben gibt es Störungen während der Wachstumsperiode, die durch mannigfaltige Ursachen wie Frakturen, Osteomyelitis, akute und chronische Gelenkerkrankungen Einfluß auf den zeitlichen Ablauf der meta-epiphysären Synostosierung nehmen. Diese Einflüsse können nach Rescke (1926) in einem Anreiz zu erhöhter Knorpelzelltätigkeit mit nachfolgender Knochenverlängerung oder in einer Beeinträchtigung bzw. Vernichtung der Knorpelzelltätigkeit mit nachfolgender Knochenverkürzung bestehen. Derartige Einflüsse können sich auf den gesamten Epiphysenknorpel auswirken oder nur auf Teile davon. Im letzten Fall ist die Vorbedingung für die Entstehung seitlicher Deformitäten und von Asymmetrien gegeben. Unabhängiger scheinen die im Abschnitt der aseptischen Knochennekrosen besprochenen Veränderungen der Epiphysen, wie der Morbus Thiemann und die Dietrichsche Erkrankung von direkten äußeren Einwirkungen zu sein, obwohl auch dies noch nicht geklärt ist. Eine besondere Form der angeborenen subchondralen Knorpelverknöcherungsstörungen hat Liess (1955) bei 30 Personen einer Familie in 4 Generationen beschrieben. Er fand dabei Ossifikationsstörungen, die sich als subchondrale Knorpelverknöcherung charakterisieren lassen, die auch an den Händen auftreten. Liess konnte dabei dominanten Erbgang nachweisen. An Schwere und Ausdehnung stehen diese Veränderungen zwischen dem Morbus Ribbing und dem Morbus Thiemann. Für die Diagnose ist die Verlaufsbeobachtung erforderlich, da erst diese zeigt, daß es sich nicht um eine aseptische Knochennekrose, sondern um eine Phase einer abnorm ablaufenden Ossifikation handelt.

Diese fehlerhaft gebildeten Epiphysen und anepiphysären Knochenelemente sind „schwächer", d.h. weniger belastbar als normal gebildete und prädisponieren zur Ausbildung örtlicher Nekrosen. Liess fordert auf Grund dieser Beobachtungen, auch bei anderen örtlichen Nekrosen durch Verlaufs- und Familienuntersuchungen sowie röntgenologische Analyse mehrerer Knochenregionen bei bekannten Befunden eine weitere Klärung herbeizuführen. Es ist möglich, daß auf diese Weise die Lehre von der konstitutionellen Bedingtheit (Zaaijer, 1921; Lehmann, 1925) der aseptischen Nekrosen eine bessere Fundierung erhält.

Die Einflußnahme von Erkrankungen des Endocriniums oder des Zentralnervensystems auf die zeitlichen Variationen der Ossifikation im Epiphysenbereich sowohl wie die möglichen formalen Veränderungen durch derartige Erkrankungen werden an anderer Stelle besprochen. Auch die vielfältigen Veränderungen der Epiphysen bei den Formen der Chondrodystrophie werden im Zusammenhang dargestellt.

1. Zapfen- oder glockenförmige Epiphysen

Zapfen- oder glockenförmige Epiphysen, auch Λ-förmige Epiphysen wird eine Veränderung genannt, die rein deskriptiv-beschreibend die Form der Epiphysen an Händen und Füßen charakterisieren soll. Über derartige Veränderungen berichten Lindemann (1936), Schinz-Baensch (1950), Ravelli (1952) an den Füßen und Laurent und Brombart (1953), Liess (1954) und Rossmann (1955) auch an den Händen. Zuerst versuchte Brailsford (1948) diese Veränderungen mit dem Ausdruck „periphere Dysostosen" zu charakterisieren.

Nach Liess (1954) handelt es sich um ein unspezifisches Symptom, das bei ganz verschiedenen Krankheiten und Leiden auftritt und örtlich auch bei exogenen Schädigungen der Wachstumszonen zu beobachten ist. Zugrunde liegt eine Wachstumsstörung und vorzeitige Ossifikation der zentralen Teile der Epiphysenfuge, während die Randpartien mit periostaler Hilfe weiterwachsen.

Bei Zapfenepiphysen (Abb. 157) ist der mittlere Teil der Epiphyse als keilförmiger Abschnitt nach distal wie ein Keil in die Metaphyse eingerückt und vollständig synostosiert. Die Epiphysenfuge zeigt dabei eine Unterteilung und ist Λ-förmig. Bei den Glockenepiphysen (Abb. 158) ist die Synostose im mittleren Bereich der Epiphyse vorhanden und kann auch fehlen. An der meta-epiphysären Berührungszone erkennt man jedoch eine deutliche Sklerosierung, welcher der Epiphyse nach distal eine Rundung verleiht. Derartige Veränderungen kann man nur im Wachstumsalter nachweisen. Später sind die betroffenen Phalangen unauffällig. Wir haben derartige Veränderungen bei mehreren Kindern gesehen ohne klinische Zeichen für eine allgemeine Wachstums- oder Entwicklungsstörung.

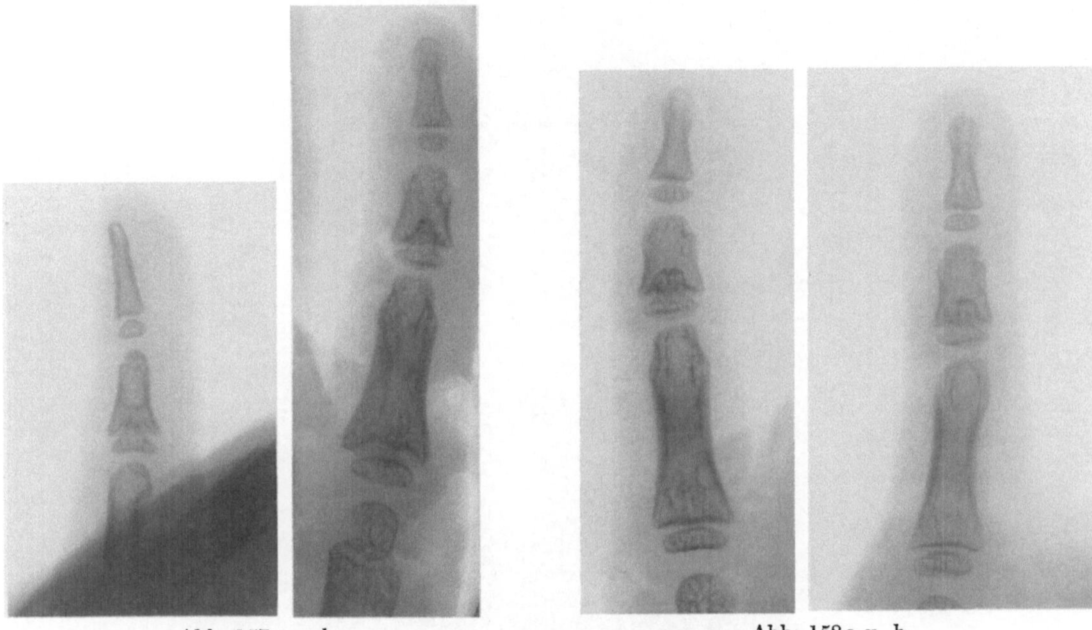

Abb. 157a u. b

Abb. 158a u. b

Abb. 157a u. b. Zapfenförmige Epiphysen an der Mittelphalanx

Abb. 158a u. b. Glockenförmige Epiphysen an den Mittelphalangen

Es empfiehlt sich jedoch, in allen Fällen, bei denen eine örtliche Schädigung des Wachstumsknorpels ausgeschlossen werden kann, nach anderen hereditären und konstitutionellen Abartigkeiten zu suchen, da die Minderwertigkeit des Knorpels nur Symptom im Rahmen einer allgemeinen Störung sein kann (Liess, 1954). Während diese Epiphysenform (Zapfenepiphysen) an den Zehen als Formvariante angesehen wird, kann die Veränderung an den Händen Ausdruck echter pathologischer Vorgänge sein. Ein Beispiel ist die Glockenform der Epiphyse beim Kaschin-Beck-Syndrom.

2. Kaschin-Becksche Krankheit

Die auch unter dem Namen „Osteoarthritis deformans endemica" bekannte, vorwiegend in Asien (Sibirien; Transbajkal; Korea und China) endemisch auftretende Erkrankung wurde zuerst von Kaschin (1861) und Beck (1906) ausführlich beschrieben. Sporadisch wurden auch in anderen Erdteilen derartige Veränderungen beobachtet.

Bei eigenen Untersuchungen (Rochlin und Rubaschowa) an fossilen Knochenresten der Nomaden des 8.—10. Jahrhunderts n. Chr. konnte diese uralte Krankheit ebenso nachgewiesen werden wie bei Knochenresten des 5.—4. Jahrhunderts v. Chr., der Bronzezeit und sogar an Knochenresten aus dem 2. Jahrtausend v. Chr. im späteren Neolit-

Sibirien. Diese Knochenfunde wurden 600 km vom heutigen Endemiegebiet entfernt in Sibirien gemacht.

Es handelt sich hierbei um eine Erkrankung des wachsenden Organismus. Sie kann am gesamten Skelet, vorwiegend jedoch an den Extremitäten und an der Wirbelsäule lokalisiert sein. In der Regel wird diese Erkrankung zuerst am Handskelet festgestellt, was oft auch die einzige Lokalisation ist.

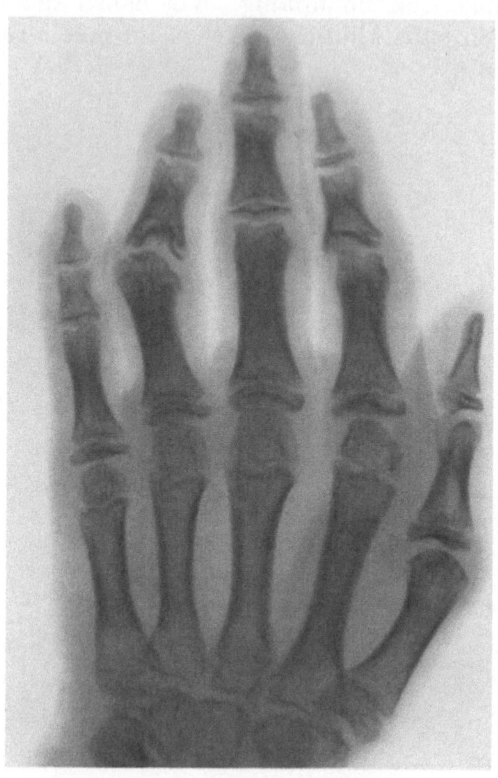

Abb. 159. Kaschin-Becksche Krankheit bei einem 12jährigen Mädchen. Ausgeprägte Veränderungen an den Epiphysen der Mittelphalangen II und IV mit Fehlstellung der Finger. Vorzeitige Synostose der Mittelphalanx V

Die Ätiologie dieser Erkrankung ist noch nicht eindeutig geklärt. Als mögliche Ursachen nennt CAMUS (1960) eine Pilzinfektion (Fusorium sporotrichella). Einige Stämme dieser Gattung sollen toxisch und für das endemische Auftreten verantwortlich sein. Eine andere Theorie schuldigt Kalkarmut und Vitaminmangel als Ursache an. Im Schrifttum findet sich eine Reihe von Mitteilungen (GOLDSTEIN und NIKIFOROV, 1931; GRAZIANSKY, 1934; MICHAILOW, 1928; NESTEROV, 1964), in denen das klinische Krankheitsbild und die röntgenologischen Veränderungen übereinstimmend beschrieben werden.

Als Folge eines dystrophischen Prozesses in den meta-epiphysären Wachstumszonen der Phalangen kommt es zu schalen- oder glockenförmigen Einkerbungen, in welche die wenig veränderten oder flügelförmig deformierten Epiphysen eingetaucht sind (Abb. 159). Vorzeitig kommt es in den betroffenen meta-epiphysären Wachstumszonen zur Synostose zwischen Epiphyse und Metaphyse. Es kann aber auch zur vorzeitigen Verschmelzung ohne vorherige Vorwölbung von Epiphyse in die Metaphyse kommen. Folge dieser vorzeitigen Verschmelzung kann eine Brachyphalangie wie auch eine Brachymetacarpie sein. Lokal findet man eine Verbreiterung der Basis der Phalangen sowie Fehlstellungen der Finger. Später als zum Zeitpunkt der epiphysären Veränderungen an den Fingern können zusätzlich osteolytische und nekrotische Veränderungen in den Epiphysen langer

Röhrenknochen und in den kurzen spongiösen Handknochen auftreten. Neben langen Röhrenknochen der oberen und unteren Extremitäten kommt es auch zu Knorpelknötchen an den Wirbelkörpern.

Wird die Krankheit nicht rechtzeitig diagnostiziert und behandelt, so kommt es noch im jugendlichen Alter zu einer schweren generalisierten Arthrose (Abb. 160) und an der Wirbelsäule zu Spondylarthrose.

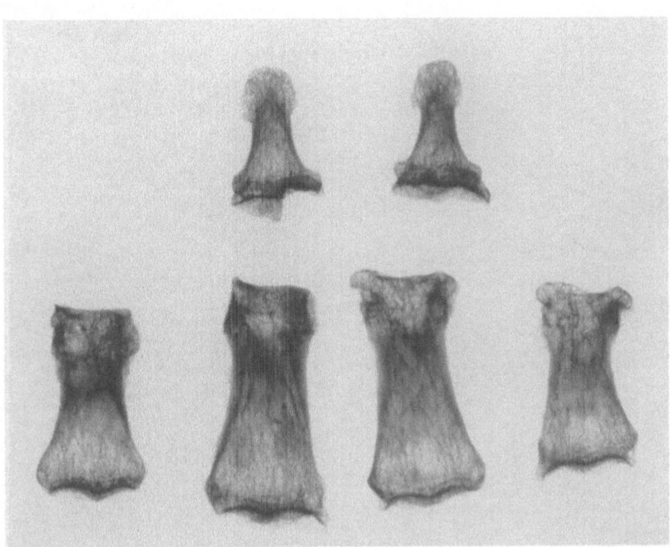

Abb. 160. End- und Mittelphalangen der Hand eines 22jährigen Mannes mit Kaschin-Beckscher Erkrankung. Große knöcherne Randwülste an den distalen und medialen Phalangen — Zeichen eines vorzeitigen Alterns des Knochengelenkapparates

3. Chondrodystrophia calcificans connata

Die Chondrodystrophia calcificans connata (Syn.: Chondrodystrophia calcarea; Ch. punctata; Chondroangiopathia calcarea; stippled epiphysis; Dysplasia epiphysialis punctata), das sog. Conradi-Hünermann-Syndrom, ist nach Fanconi (1947), Fairbank (1951), Cocchi (1953), Grebe (1959), Wiedemann (1960), Fritsch und Manzke (1963) ein selbständiges Krankheitsbild, welches von der klassischen Chondrodystrophie scharf getrennt werden muß. Andere Autoren (Gruber, 1937; Caffey, 1945; Liess, 1954) sehen es als eine Sonderform der Chondrodystrophia fetalis an.

Nach den Erstbeschreibungen durch Conradi (1914) und Hünermann (1931) wurden mehrfach derartige Beobachtungen (Geyman, 1931; Jorup, 1944; Raap, 1943), zumeist kasuistisch mitgeteilt. Die letzte zusammenfassende Darstellung von Fritsch und Manzke (dort ausführliche Literaturangabe) aus dem Jahre 1963 berichtet über 90 derartige Kinder und 2 eigene Beobachtungen. In der Zwischenzeit wurden von Burton und Devine (1962) sowie Palitzsch (1964) weitere Beobachtungen mitgeteilt.

Charakteristisches und pathognomonisches Zeichen dieser Krankheit sind die *allein* röntgenologisch nachweisbaren spritzerartigen Fleckschatten in den knorpelig präformierten Skeletteilen, insbesondere den Epiphysen, die sich pathologisch-anatomisch als Kalkablagerungen erweisen. Gleichzeitig werden mehr oder weniger ausgeprägte Wachstumsstörungen gefunden. Klinisch kann durch diese zumeist asymmetrischen Verkürzungen der Extremitätenknochen der Aspekt einer Chondrodystrophie ähnlich sein. Beschrieben wurden die leichtesten Manifestationsformen, bei denen lediglich fleckförmig kalkdichte Schatten in den Epiphysen röntgenologisch nachgewiesen wurden bis hin zu solchen Beobachtungen, die mit schwersten Skeletaffektionen und zusätzlichen Störungen in anderen Organsystemen einhergingen. Fritsch und Manzke unterscheiden daher mit

JEUNE et al. (1953) drei verschiedene Verlaufsformen: „forme majeure“, „mineure“ und „intermediaire“. So finden sich in der Zusammenstellung von 90 Beobachtungen (FRITSCH und MANZKE, 1963) neben den kalkdichten Fleckschatten in den knorpelig präformierten Skeletteilen 67mal Verkürzungen der Extremitäten, 30mal Minderwuchs, 51mal Kontrakturen, 24mal ein Katarakt und 10mal ein Vitium cordis.

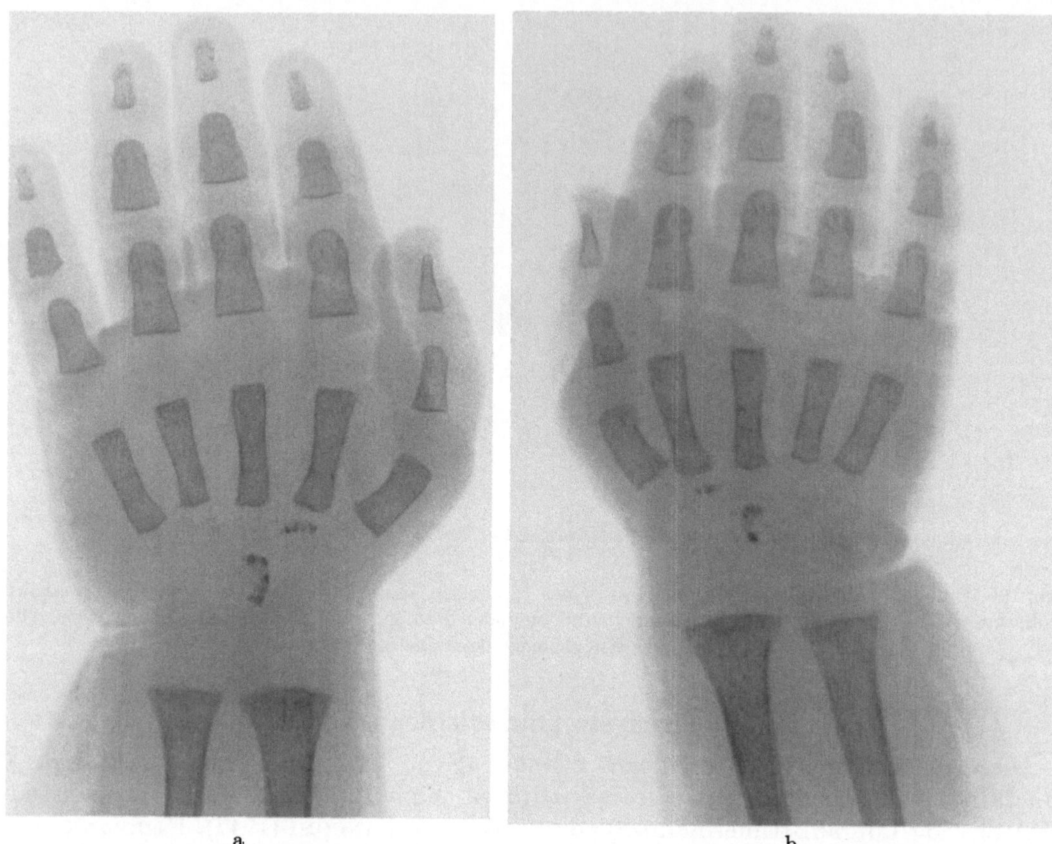

Abb. 161a u. b. Conradi-Hünermann-Syndrom mit typischen kalkspritzerartigen Fleckschatten in den Handwurzelknochen beiderseits bei einem 70 Tage alten Knaben. (Beobachtung der Universitäts-Kinderklinik Mainz, Dir.: Prof. Dr. KÖTTGEN)

Die Ätiologie ist noch unklar. Familiäres Vorkommen wird jedoch mehrfach angegeben. So sind in der schon zitierten Zusammenstellung Geschwistererkrankungen in 5 verschiedenen Fällen und elterliche Konsanguinität in 6 anderen Fällen genannt. FRASER und SCRIVER (1954) deuteten daher das Krankheitsbild als einfach recessives Erbleiden. Leitsymptom und einzig beweisend für die Diagnose einer Chondrodystrophia calcificans connata sind die im frühen Säuglingsalter radiologisch nachgewiesenen kalkdichten, fleckförmigen Schatten in den knorpelig vorgebildeten Skeletteilen, besonders häufig in den Hand- und Fußwurzelknochen. Abb. 161 zeigt in einer Beobachtung der Mainzer Kinderklinik (Frl. Dr. GREINACHER) bei einem 70 Tage alten Knaben die winzigen, wenige Millimeter großen spritzerartigen Kalkflecke, die in der bisher nicht publizierten Beobachtung eine symmetrische Anordnung aufweisen. Weitere typische Lokalisationen sind die Epiphysen der Wirbelkörper und der Mantelknorpel der Patella (CATEL, 1961). Diese Fleckschatten sind im allgemeinen bis zum 4. Lebensjahr verschwunden. Zurückgeblieben sind nur die Wachstumsstörungen. WIEDEMANN (1960) betont daher, daß manche röntgenologisch spät untersuchten Hemichondrodystrophie-Fälle mit dem Conradi-Hünermann-Syndrom identisch sein können.

Histologisch handelt es sich bei den röntgenologisch erkennbaren Fleckschatten im Knorpel um echte Kalkablagerungen, die zum Zeitpunkt der Geburt ihre stärkste Ausprägung erreicht haben, um dann im Laufe der ersten Jahre an Intensität und Größe abzunehmen und schließlich durch Einbeziehung in den Verknöcherungsprozeß der Epiphysen zu verschwinden. Die Chondrodystrophia calcificans connata ist also eine Erkrankung der pränatalen Periode (JEUNE et al., 1953; TESARZ und KANIOWSKI, 1953).

Literatur

1. Die normale Hand

2. Aufnahmetechnik

ALEXANDER, B.: Die Bewegungen der Carpalknochen bei der Abduktion und Adduktion des Daumens. Fortschr. Röntgenstr. **9**, 256—266 (1905/06).

BRAILSFORD, J. F.: Radiol. bones joints. Ec. Wood 1935.

BREIT, A., u. F. SCHEDEL: Arteriographie bei entzündlichen Knochenerkrankungen. Chir. Praxis **7**, 569—575 (1963).

BÜCHNER, H.: Direkte Röntgenvergrößerung und normale Aufnahme. Fortschr. Röntgenstr. **80**, 71—87, 502—514 (1954).

CHARR, R., and P. C. SWENSON: Clubbed fingers. Amer. J. Roentgenol. **55**, 325 (1946).

CLARK, K. C.: Positioning in radiography. London: W. Heinemann (Medical Books) Ltd. 1962.

COWL, W., u. DU BOIS-REYMOND: Die Stellung der Mittelhandknochen beim Spreizen der Finger. Fortschr. Röntgenstr. **2**, 221 (1898/99).

DEDERICH, R.: Untersuchungen über die normale Beweglichkeit im Daumengrundgelenk und die Bewertung unfallbedingter Bewegungseinschränkungen und Versteifungen. Arch. orthop. Unfall-Chir. **47**, 115—127 (1955).

DIMTZA, A.: Über das Aneurysma der Hand nach Unfall. Z. Unfallmed. Berufskr. **3**, 191 (1955).

EHALT, W.: Unfallchirurgie im Röntgenbilde. Wien: Wilhelm Maudrich 1952.

FARINAS, P. L.: Differential diagnosis of bone tumors of extremities by arteriography. Radiology **29**, 29—32 (1937).

GEYER, E., u. H. LUZIUS: Zu den Verletzungen des distalen Radio-Ulnargelenkes. Zbl. Chir. **89**, 209—219 (1964).

GRASHEY, R.: Irrtümer der Röntgendiagnostik. Leipzig: Georg Thieme 1924.

—, u. R. BIRKNER: Atlas typischer Röntgenbilder vom normalen Menschen. München u. Berlin: Urban & Schwarzenberg 1964.

HAENISCH, G. F., u. H. HOLTHUSEN: Einführung in die Röntgenologie. Stuttgart: Georg Thieme 1951.

HART, V. L., and V. GAYNOR: Radiography of carpal channel. Radiol. and Clin. Photogr. **18**, 23—24 (1942).

HASSE, H. M.: In: M. RATSCHOW, Angiologie. Stuttgart: Georg Thieme 1959.

JANKER, R.: Röntgenaufnahmetechnik. Leipzig: Johann Ambrosius Barth 1956.

LANZ, T. v., u. W. WACHSMUTH: Praktische Anatomie. Berlin-Göttingen-Heidelberg: Springer 1959.

LAWS, J. W., J. G. LILLIE, and J. T. SCOTT: Arteriographic appearances in rheumatoid arthritis and other disorders. Brit. J. Radiol. **36**, 477—493 (1963).

LEB, A.: Die Röntgenserienvasographie des periartikulären Gefäßapparates bei der rheumatischen Polyarthrose. Fortschr. Röntgenstr. **75**, 251—258 (1951).

LENTINO, W., W. H. LUBETSKY, G. H. JACOBSSOHN, and H. M. POPPEL: The carpal-bridge view. J. Bone Jt Surg. A **39**, 88 (1957).

MARTIN, P. L., J. DUHAMEL et J. BROUSSIN: Tomographie du carpe en incidence de profil et tomographie agrandie. J. Radiol. Électrol. **34**, 182—185 (1953).

MERRIL, V.: Atlas of roentgenographic positions. St. Louis 1949.

MESCHAN, J., R. M. F. FARRER u. H. PEISKER: Das Röntgenbild des normalen Menschen. Stuttgart-Wien-Zürich: Medica Verlag 1958.

METZNER: Röntgenuntersuchung und Handgelenksverletzungen. Fortschr. Röntgenstr. **2**, 179—181 (1898/99).

MEYER, H.: Röntgendiagnostik in der Chirurgie, S. 560—569. Berlin: Springer 1927.

MUNTEAN, E.: Klinische Erfahrungen mit der direkten Röntgenvergrößerungsaufnahme. Fortschr. Röntgenstr. **81**, 812—818 (1954).

OTTO, E.: Angiographische Diagnostik von Knochengeschwülsten. Dtsch. med. Wschr. **79**, 143—144 (1954).

OTTO, W.: Zur Funktionsdiagnostik der chronisch entzündlichen Polyarthritiden. Rhematol. Közlem. **1964**, 2.

PÄSSLER, H. W.: Die Angiographie. Stuttgart: Georg Thieme 1952.

PAPE, R., u. R. SEYSS: Zur Beurteilung des Mesenchyms bei malignen Prozessen unter Berücksichtigung arteriographischer Befunde. Fortschr. Röntgenstr. **75**, 138—144 (1951).

PATERSON, D. E.: Zit. nach E. VOGLER, Radiol. austriaca **12**, 13—26 (1961); J. Fac. Radiol. (Lond.) **7**, 35 (1955).

PERSCHL, A.: Zur röntgenologischen Diagnostik der frischen Kahnbeinbrüche der Hand. Röntgenpraxis **10**, 11—16 (1938).

POPPE, H., I. LOHSTÖTER, u. PH. LAUWERS: Technik der Röntgendiagnostik. Stuttgart: Georg Thieme 1961.

PROBST, J.: Zur funktionellen Röntgendiagnostik der Kahnbeinbrüche der Hand und ihre klinische Bedeutung. Med. Klin. **56**, 256—269 (1961).

RATSCHOW, M.: Angiologie. Stuttgart: Georg Thieme 1959.

RÖSLI, A.: Die Arthrographie, ein Beitrag zur Handgelenkdiagnostik. Schweiz. med. Wschr. **93**, 892—894 (1963).

SCHOEN, H.: Medizinische Röntgentechnik. Stuttgart: Georg Thieme 1956.

SCHOLZ, O.: Die diagnostische Bedeutung der Arteriographie bei Extremitätentumoren. Zbl. Chir. **78**, 1054—1059 (1953).

SCHULTE, G., u. F. KUHLMANN: Grundlagen der Röntgendiagnostik und Röntgentherapie. Stuttgart: Georg Thieme 1952.

SCOTT, J. T., D. O. HOURIHANE, F. H. DOYLE, R. E. STEINER, J. W. LAWS, A. ST. J. DIXON, and E. G. L. BYWATERS: Digital arteries in rheumatoid disease. Ann. rheum. Dis. **20**, 224—234 (1961).

SOILA, P., and K. BERGLUND: Angiographic findings in rheumatoid arthritis. Preliminary communication. Acta rheum. scand. **7**, 103—106 (1961).

STAUNIG, K.: Die Darstellung der Hand in der Zitherspielerstellung. (Ein Beitrag zur Methodik der Röntgenaufnahmen.) Fortschr. Röntgenstr. **28**, 464—467 (1921/22).

STRICKLAND, B.: The value of arteriography in the diagnosis of bone tumors. Brit. J. Radiol. **32**, 705 (1959).

—, and W. URQUHART: Digital arteriography, with reference to nail dystrophy. Brit. J. Radiol. **36**, 465—476 (1962).

TIWISANA, TH.: Angiographische Studien bei gutartigen Geschwülsten der Gliedmaßen. Fortschr. Röntgenstr. **87**, 199—205 (1957).

VOGLER, E.: Ergebnisse der Angiographie bei Erkrankungen der Knochen. Radiol. aust. **1/2**, 13—26 (1961).

—, u. W. DEU: Der Wert der Angiographie in der Tumordiagnostik der Extremitäten. Fortschr. Röntgenstr. **83**, 158—169 (1955).

—, u. G. GOLLMANN: Über angiographisch nachweisbare Gefäßveränderungen bei Sclerodermia diffusa. Fortschr. Röntgenstr. **78**, 329—335 (1953).

WELLAUER, J.: Arteriographie der Extremitäten. In: SCHINZ, GLAUNER u. UEHLINGER, Röntgendiagnostik — Ergebnisse 1952—1956. (Dort weitere Literatur!)

WENTZLIK, G.: Luxation des Hamatums nach dorsal in Darstellung mit der üblichen Technik und im Tomogramm. Fortschr. Röntgenstr. **78**, 482—483 (1953).

WEYER, K. H. VAN DE: Aneurysma des Arcus volaris. Fortschr. Röntgenstr. **106**, 149—151(1967).

WUENSCH, K.: Ein 3. Fall einer angeborenen Radiuslunatum-Fusion, zugleich Versuch einer Analyse der Bewegungsausmaße beider Handgelenkskammern. Arch. orthop. Unfall-Chir. **48**, 180—187 (1956).

ZIMMER, E. A., u. M. BROSSY: Lehrbuch der röntgendiagnostischen Technik. Berlin-Göttingen-Heidelberg: Springer 1962.

ZRUBECKY, G., u. E. SCHARIZER: Bandverletzungen der Finger. Z. Orthop. **96**, 46—70 (1962).

3. Röntgenanatomie der Hand

a) Entwicklung des Handskelets

ACHESON, R. M.: A method of assessing skeletal maturity from radiographs: A report from the Oxford Child Health Survey. J. Anat. (Lond.) **88**, 498—508 (1954).

— The Oxford method of assessing skeletal maturity. Clin. Orthop. **10**, 19—39 (1957).

— G. FOWLER, E. FRY, M. JANES, K. KOSKI, P. URBANO, and J. J. VAN DER WERRFFTEN BOSCH: Studies in the reliability of assessing skeletal maturity from x-rays. I. Greulich-Pyle Atlas. Hum. Biol. **35**, 317—337 (1963).

ADAIR, F. L., and R. E. SCAMMON: Ossification centers of the wrist, knee and ankle at birth, with particular reference to the physical development and maturity of the newborne. Amer. J. Obstet. Gynec. **2**, 35—60 (1921).

ÅKERLUND, Å.: Entwicklungsreihen von Röntgenbildern von Hand, Fuß und Ellenbogen im Mädchen- und Knabenalter. Fortschr. Röntgenstr. Erg.-Bd. **33** (1918).

ALBINUS, B. S.: Explorativio tabularum anatomicarum Bertholomei Eustachei, anatomici summi. Leidae 1761.

ALEXANDER, B.: Entwicklung des knöchernen Handskeletts. Wien. klin. ther. Wschr. **27, 28** (1905).

— Entwicklung des knöchernen Handskeletts. Arch. physik. Med. u. med. Techn. **1**, H. 2/3 (1906).

— Momente aus der Entwicklung des knöchernen Handskeletts. Verh. dtsch. Röntg.-Ges. **1**, 141—143 (1905).

ARCE, M., e FR. ARCE: Radiodiagnóstico en la infancia. Firenze: Bono Ed. 1933.

BALDWIN, B. T.: The physical growth of children from birth to maturity. Univ. Iowa Stud. Child Welfare, Iowa City **1**, 167, 411 (1921). Zit. bei HASSELWANDER.

— L. M. BUSBY, and H. V. GARSIDE: Anatomic growth of children. Study of some bones of hand, wrist and lower forarm by means of roentgenograms. Univ. Iowa Stud. Child Welfare, Iowa City **4** (1928).

BAUR, F. L.: Exploration clinique et radiologique du carpe. Arch. Méd. Pharm. milit. **84**, 305—334 (1926). Ref. Zbl. ges. Radiol. **2**, 487 (1927).

BECKER, J.: Phalangeale Pseudoepiphysen. Röntgenpraxis **2**, 559—563 (1930).

BEHRENDSEN: Studien über die Ossifikation der menschlichen Hand vermittels des Röntgenverfahrens. Dtsch. med. Wschr. **27**, 433 (1897).

BENNHOLDT-THOMSEN, C.: Über die „Acceleration der Entwicklung der heutigen Jugend". Klin. Wschr. **1938 I**, 865.

— Entwicklungsbeschleunigung der Jugend. Ergebn. inn. Med. Kinderheilk. **62**, 1153 (1942).

BERTOLOTTI: Contributi roentgenologici allo studio dello sviluppo osteogenetico dei metacarpei. Radiol. med. (Torino) **2/3** (1915).

BOROWANSKY, L., and O. HUÉVKOWSKÝ: The growth of the body and the process of ossification in Prague boys from 4 years to 19 years. Anthropology **7**, 169—208 (1929).

BRAUS, H., u. C. ELZE: Anatomie des Menschen, Bd. I. Berlin: Springer 1929.

BUEHL, C. C., and S. L. PYLE: The use of the age at first appearance of three ossification centers in determinimy the skeletal status of children. J. Pediat. **21**, 335 (1942).

BÜRGER, M., u. H. KNOBLOCH: Die Hand des Kranken. München: J. F. Lehmann 1956.

CAFFEY, J.: Pediatric X-ray diagnosis. Chicago: The Year Book Publ. 1967.

CAMP, J. D., and E. I. L. CILLEY: Normal development of roentgenologically important bones and epiphyses. Amer. J. Roentgenol. **26**, 905 (1931).

CATTELL, P.: Preliminary report on the measurement of ossification of the hand and wrist. Hum. Biol. **6**, 454—471 (1934).

CHRIST, H. H.: A discussion of causes of error in the determination of chronological age in children by means of X-rays studies of carpal-bone development. S. Afr. med. J. **35**, 854—857 (1961).

CHRISTIE, A.: Presence and distribution of ossification centers in the newborn infant. Amer. J. Dis. Child. **77**, 355—361 (1949).

COCCHI, U.: Vergleichend-anatomische Studie zur Frage der Skelettreifung. Fortschr. Röntgenstr. **72**, 32—47 (1949/50).

DEGEN, ST.: Über das Auftreten der Knochenkerne am Handskelett von der Geburt bis zur Reife. Med. Klin. **46**, 1330 (1951).

DORLAND u. HUBENEY: Die Röntgenstrahlen in der Embryologie und Geburtshilfe. Kempten: Neumich 1928. Zit. in SCHWALBE-GRUBER.

DREIZEN, S., R. M. SNODGRASSE, H. WEBB-PEPLOE, J. G. DREIZEN, and T. D. SPIES: The sites of maturational strength and weakness in the developing hand skeleton. Amer. J. Roentgenol. **82**, 490—500 (1959).

DUNHAM, E. C., R. M. JENSS, and A. CHRISTIE: Consideration of race and sex in relation to growth and development of infants. J. Pediat. **14**, 156 (1939).

ELGENMARK, O.: The normal development of the ossific centres during infancy and childhood. Acta paediat. (Uppsala) **33**, Suppl. 1, 1—79 (1946).

ENGEL, ST., u. E. RUNGE: Normaltafeln des Kindesalters. Z. Kinderheilk. **33**, 61—64 (1922).

FAIRBANK, Sir TH.: Atlas of general affections of the skeleton. Edinburgh: E. & S. Livingstone Ltd. 1951.

FERGUSON, A.: Roentgen-diagnosis of the extremities and spine. New York: Hoeber 1949.

FLECKER, H.: Time of appearance and fusion of ossification centers as observed by roentgenographic methods. Amer. J. Roentgenol. **47**, 97—159 (1942).

FLORY, C. D.: Osseous development in the hand as an index of skeletal development. Monography of the Soc. f. Research in Child Develop 1936, vol. 1, p. 111—141.

FOCHEM: Der heutige Stand der geburtshilflichen Röntgendiagnostik. Radiol. austr. **15**, 7—39 (1966).

FRANCIS, C. C.: Factors influencing appearance of centers of ossification during early childhood. Amer. J. Dis. Child. **57**, 817—830 (1939).

— Factors influencing appearance of centers of ossification during early childhood. II. Comparative study of degree of epiphyseal ossification in infancy under varying conditions of diet and health. Amer. J. Dis. Child. **59**, 1006—1012 (1940).

— P. P. WERLE, and A. BEHM: The appearance of centers of ossification from birth to five years. Amer. J. phys. Anthrop. **24**, 273 (1939).

FUJINAMI, K.: Über die Ossifikation der Handwurzelknochen. Fortschr. Röntgenstr. **17**, 311—318 (1911).

GALSTAUN, G.: Some notes on the union of epiphyses in Indian girls. Indian med. Gaz. **65**, 191—192 (1930).

GARN, S. M., and C. G. ROHMANN: Communalities of the ossification centers of the hand and wrist. Amer. J. phys. Anthrop. **17**, 319—323 (1959).

— — Variability in the order of ossification of the bony centers of the hand and wrist. Amer. J. phys. Anthrop. **18**, 219—230 (1960).

— —, and B. APFELBAUM: Complete epiphyseal union of the hand. Amer. J. phys. Anthrop. **19**, 365—372 (1961).

— —, and A. A. DAVIS: Genetics of hand-wrist ossification. Amer. J. phys. Anthrop. **21**, 33—40 (1963).

— F. N. SILVERMAN, and C. G. ROHMANN: A rational approach to the assessment of skeletal maturation. Ann. Radiol. **7**, 297—307 (1964).

GIRDANY, B. R., and R. GOLDEN: Centers of ossification of the skeleton. Amer. J. Roentgenol. **68**, 922—924 (1952).

GÖTT, TH.: Die Röntgenuntersuchung in der Kinderheilkunde. In: Lehrbuch der Röntgenkunde von H. RIEDER u. J. ROSENTHAL, Bd. 2, S. 146—186. Leipzig: J. A. Barth 1918.

— Die Röntgenuntersuchung in der Kinderheilkunde. Lehrbuch der Röntgenkunde von RIEDER-ROSENTHAL, Bd. 2. 1924.

GÖTTCHE, O.: Asymmetrisches Auftreten der Epiphysenkerne der Handwurzelknochen. Fortschr. Röntgenstr. **37**, 183 (1928).

GRASER, E.: Handwurzelentwicklung in den ersten Lebensjahren und Rachitis. Z. Kinderheilk. **60**, 30—51 (1939).

GRASHEY, R.: Basale Epiphyse des Metacarpus I. Z. Morph. **1**, H. 10 (1905).

—, u. R. BIRKNER: Atlas typischer Röntgenbilder vom normalen Menschen, S. 821—851. München u. Berlin: Urban & Schwarzenberg 1964.

GREULICH, W. W., and S. J. PYLE: Radiographic atlas of skeletal development of the hand and wrist, 1st ed. Stanford (Calif.): Stanford University Press 1950.

— — Radiographic atlas of skeletal development of the hand and wrist, 2nd ed. Stanford (Calif.): Stanford University Press 1959.

GRUBER, W.: Über die sekundären Handwurzelknochen des Menschen. Arch. Anat. Phys. u. wiss. Med. **1866**, 565—586.

GRUMBACH, A.: Das Handskelett im Lichte der Röntgenstrahlen. Wien u. Leipzig: W. Braumüller 1921.

HÄSSLER, E., u. G. SCHALLOCK: Chondrodystrophia calcificans. Mschr. Kinderheilk. **82**, 133—157 (1940).

HANHART, E.: Die Rolle der Erbfaktoren bei den Störungen des Wachstums. Schweiz. med. Wschr. **83**, 198—203 (1953).

HARDMANN, T. G., u. S. B. WIGODER: Eine ungewöhnliche Entwicklung des karpalen Naviculare. Brit. J. Radiol., N. S. **1**, H. 5, 155 (1928). Ref. Fortschr. Röntgenstr. **38**, 428 (1928).

HASSELWANDER, A.: Die Röntgenstrahlen in der Anatomie. In: H. RIEDER u. J. ROSENTHAL, Lehrbuch der Röntgenkunde, Bd. II, S. 187—247. Leipzig: J. A. Barth 1918.

— In: K. PETER, G. WETZEL u. F. HEIDRICH, Handbuch der Anatomie des Kindes, S. 526—541. München: J. F. Bergmann 1938.

— Über individuelle Häufung von Variationserscheinungen am Extremitätenskelett. Erg.-H. z. Anat. Anz. **54**, 199 (1921).

HAUSMAN, CH. F.: Appearance and fusion of ossification centers in the human skeleton. Amer. J. Roentgenol. **88**, 476—482 (1962).

HEIMANN, A., u. K. POTPESCHNIGG: Über Ossifikationen der kindlichen Hand. Jb. Kinderheilk. **65**, 437 (1906).

HELLMANN, MILO: Ossification of epiphysial cartilages in the hand. Amer. J. phys. Anthrop. **2**, 223 (1928).

HILL, A. H.: Fetal age assessment by centers of ossification. Amer. J. phys. Anthrop. **24**, 251 (1939).

HODGES, P. C.: An epiphyseal chart. Amer. J. Roentgenol. **30**, 809 (1933).

HOLMGREN, I.: Inflytendet af struma, särskildt Basedow-struma, under pubertatsåldern på längdtillväxt och förbeningsprocesser. Preliminärt meddelande. Stockholm: Hygiea 1906. Zit. nach ÅKERLUND, Erg.-Bd. 33 der Fortschr. Röntgenstr. (1918).

IZKOVITCH, I.: Röntgenologische Altersbestimmung für Gerichtszwecke. Fortschr. Röntgenstr. **54**, 249—250 (1936).

JEANNERET, O.: Statistical studies on bone maturation in the hand and wrist according to radiography of 315 normal french youth from 8—14 years of age. J. Génét. hum. **10**, 20—58 (1961).

JOSEFSON, A.: Die Pseudoepiphysen, ein Stigma der endokrinen Hemmung des Skelettwachstums. Fschr. Röntgenstr. **24**, 266—268 (1916/17).

KELLY, H. J.: Anatomic age and its relation to stature. Univ. Iowa Studies Child Welfare, Iowa City **12** (1937).

—, and I. G. MACY: Roentgenographic appraisels of skeletal growth and development. Amer. J. Roentgenol. **80**, 482—494 (1958).

KÖHLER, A., u. E. A. ZIMMER: Grenzen des Normalen und Anfänge des Pathologischen im Röntgenbilde des Skelettes. Stuttgart: Georg Thieme 1967.

KOCH, E. W.: Dtsch. Gesundh.-Wes. **8**, 1492 (1953). Zit. nach M. BÜRGER.

KOPCZYNSKA, J.: Détermination radiologique de la maturation osseuse. Ann. Radiol. **7**, 308—314 (1964).

KRAUSE: Skelett der oberen und unteren Extremität. In: Handbuch der Anatomie des Menschen (v. BARDELEBEN). Leipzig: Teubner 1908.

LAMBERTZ: Die Entwicklung des menschlichen Knochengerüstes während des fötalen Lebens. Erg.-Bd. 1, Fortschr. Röntgenstr. (1900).

LASSRICH, M. A., R. PRÉVÔT u. K. H. SCHÄFER: Pädiatrische Röntgendiagnostik. Stuttgart: Georg Thieme 1955.

LEBONCQ, M.: Über die Entwicklung der Fingerphalangen. Anat. Anz. **16**, Erg-Bd. (1899).

LELONG, M., R. JOSEPH, P. CANLORBE, P. BORNICHE, R. SCHOLLER et O. JEANNERET: Evaluation de la maturation osseuse. Etude critique et présentation d'une méthode simplifiée. Ann. Pédiat. **34**, 419—427 (1958).

LÉRI, A.: Les affections des os et articulations. Paris: Masson & Cie. 1926.

LORENZ, W.: Strahlenschutz in Klinik und ärztlicher Praxis. Stuttgart: Georg Thieme 1961.

LUSTED, L. B., and T. E. KEATS: In: Atlas of roentgenographic measurement. Chicago (Ill.): The Year Book Publ., Inc. 1959.

MAIKOWA-STROGANOWA, W. S., u. D. G. ROCHLIN: Knochen und Gelenke im Röntgenbild — Extremitäten —. Leningrad 1957 [Russisch].

MAINLAND, D., and R. B. MAINLAND: Evaluation of the skeletal age method of estimating children's development. 1. Systematic errors in the assessment of roentgenograms. Pediatrics **12**, 114—129 (1953).

MANSFELD, E.: Die Beurteilung der Reifeentwicklung im Schulalter. Öff. Gesundh.-Dienst **25**, 80 (1963).

MARKOVITS, E.: Bone and joint radiology. New York: Macmillan Co. 1949.

MCELHANNON, J. C.: The invalidity of the inspectional method of ranking radiographs of the carpal area of the wrist. J. educat. Psychol. **17**, 77—85 (1296).

MENERS, T. O., and L. HOLLY: Ossification in extremities of the new-born. Amer. J. Roentgenol. **28**, 389—390 (1932).

MICHAELIS, R.: Basale Epiphyse der Metacarpale II. Z. Morph. u. Anthrop. **5**, 80—86 (1904).

MILMAN, D. H., and H. BAKWIN: Ossification of metacarpal and metatarsal centers as measure of maturation. J. Pediat. **36**, 617—620 (1950).

MOLL, H.: Das Röntgenbild der Hand im Wachstumsalter. Chir. Praxis **8**, 285 (1964).

MUNK, A.: Die Kerngrößen der Handwurzelknochen und des distalen Unterarmabschnittes bei normalwüchsigen Kindern von der Geburt bis zur Pubertät. Arch. Kinderheilk. **80/81**, 185—194 (1927).

PATERSON, R. S.: A radiological investigation of the epiphyses of the long bones. J. Anat. (Lond.) **64**, 28—46 (1929/30).

PFITZNER, W.: Beiträge zur Kenntnis des menschlichen Extremitätenskeletts. Die Sesambeine des menschlichen Körpers. Morph. Arb. **4**, 516—762 (1892).

— Variationen im Aufbau des Handskelettes. Morph. Arb. **4**, 347 (1895).

— Beiträge zur Kenntnis des menschlichen Extremitätenskeletts. Z. Morph. u. Anthrop. **2** (1900/01).

POHL, R.: Brachydaktylie (Akrochondrodysplasie). In: SCHWALBE-GRUBER, Morphologie der Mißbildungen, Bd. III, Teil 1, S. 597—645. Jena: VEB Fischer 1958.

POLICARD, A.: Physiologie générale des articulations á l'état normal et pathologique. Paris: Masson & Cie. 1936.

POSENER, K., E. WALKER, and G. WEDDELL: Radiographic studies of the metacarpal and metatarsal bones in children. J. Anat. (Lond.) **74**, 76—79 (1939).

PRYOR, J. W.: Development of bones of hand as shown by x-ray method. Bull. St. Coll. Kentucky, Ser. II, No 5 (1905).

— The chronology and order of ossification of the bones of the human corpus. Bull. Univ. Kentucky **1** (1908).

— Some observations on the ossification of the bones of the hand. Bull. Univ. Kentucky **8**, 1 (1916).

— Bilateral symmetry as seen in ossification. Amer. J. Anat. **58**, 87—101 (1936).

PYLE, S. J., A. W. MANN, S. DREIZEN, H. J. KELLY, I. G. MACY, and T. D. SPIES: A substitute for skeletal age (TODD) for clinical use: the red graph method. J. Pediat. **32**, 125—136 (1948).

—, and L. W. SONTAG: Variability in onset of ossification in epiphyses and short bones of the extremities. Amer. J. Roentgenol. **49**, 795—798 (1943).

RANKE, H. v.: Die Ossifikation der Hand unter Röntgenbeleuchtung. Münch. med. Wschr. **43**, 1365—1369 (1898).

RAVELLI, A.: Zur Mondbeinossifikation. Fortschr. Röntgenstr. **76**, 265—266 (1952).

— Zur Ossifikation der Vieleckbeine. Fortschr. Röntgenstr. **83**, 852—854 (1955).

REYNOLDS, E. L., and T. ASKAWA: Skeletal development in infancy-standards for clinical use. Amer. J. Roentgenol. **65**, 403—410 (1951).

ROBINOW, M.: Appearance of ossification centers: Groupings obtained from factor analysis. Amer. J. Dis. Child. **64**, 229 (1942).

ROCHLIN, D. G.: Über die Pseudoepiphysen und deren Bedeutung in der Endokrinologie. Z. Anat. Entwickl.-Gesch. **82**, 1/3 (1927).

— La radio-anthropologie. L'Anthropologie **45**, 1—2 (1935).

ROTCH, T. M.: The x-ray in pediatrics. Boston med. surg. J. **157**, 547 (1907). Ref. Arch. Roentg. Ray **13**, 317 (1909).

— Comparison in boys and girls of height, weight and epiphyseal development. Trans. Amer. pediat. Soc. **22**, 36—38 (1910).

RUCKENSTEINER, E.: Die normale Entwicklung des Knochensystems im Röntgenbilde. Radiol. praktika **15**, 30—42 (1931).

RUSHFORTH, A. F.: A congenital abnormality of the trapezium and first metacarpal bone. J. Bone Jt Surg. B **31**, 543 (1949). Ref. Amer. J. Roentgenol. **64**, 344 (1950).

SAWTELL, R. O.: Ossification and growth of children from one to eight years of age. Amer. J. Dis. Child. **37**, 61 (1929).

SCHÄFER, H.: Zur röntgenologischen und klinischen Bedeutung von Pseudoepiphysenbildung am kindlichen Handskelet. Kinderärztl. Prax. **20**, 77 (1952).

SCHINZ, H. R.: Vererbung und Knochenbau. Schweiz. med. Wschr. **5**, 1151—1156, 1176—1181 (1924).

— W. E. BAENSCH, E. FRIEDL u. E. UEHLINGER: Lehrbuch der Röntgendiagnostik, Bd. I. Stuttgart: Georg Thieme 1952.

SCHMID, F.: Norm und Variationsbreite der Handwurzelkernentwicklung. Z. Kinderheilk. **65**, 646—654 (1948).

— Die Handskelettossifikation als Indikator der Entwicklung. Ergebn. inn. Med. Kinderheilk., N. F. **1**, 176—246 (1949).

— Das Handskelett bei frühinfantilen Affektionen des Zentralnervensystems. Fortschr. Röntgenstr. **86**, 239—245 (1957).

—, u. L. HALDEN: Die postfetale Differenzierung der Extremitätenknochenkerne. Fschr. Röntgenstr. **71**, 975 (1949).

—, u. E. HOFFMANN: Die metrische Beurteilung der Handlänge. Fortschr. Röntgenstr. **88**, 450—452 (1958).

— N. HOMMA u. E. HOFFMANN: Zusammenhänge zwischen Handwurzelkernentwicklung und Körperlänge. Fortschr. Röntgenstr. **88**, 447—450 (1958).

—, u. A. KÜNLE: Das Längenwachstum der langen Röhrenknochen in Bezug auf Körperlänge und Lebensalter. Fortschr. Röntgenstr. **89**, 350—356 (1958).

—, u. H. MOLL: Atlas der normalen und pathologischen Handskeletentwicklung. Berlin-Göttingen-Heidelberg: Springer 1960.

—, u. G. WEBER: Röntgendiagnostik im Kindesalter. München: J. F. Bergmann 1955.

SCHULTE-BRINKMANN, W., u. R. M. KONRAD: Zur Meßtechnik der Hand- und Fußwurzelknochen bei Kindern. Fortschr. Röntgenstr. **99**, 544—550 (1963).

SCHWEGEL: Die Entwicklungsgeschichte der Knochen des Stammes und der Extremitäten. S.-B. Akad. Wiss. Wien **30**, 13—17 (1858).

SEDGENIDSE, G. A.: Involutive Veränderungen der Zwischenphalangealgelenke der Hand. Leningrad 1950 [Russisch].

SÈZE, ST., et A. RYCKEWAERT: Maladies des os et des articulations. Paris: Ed. Flammarion 1954.

SHANKS, S. C., and P. KERLEY: A textbook of x-ray diagnosis, vol. IV. London: Saunders 1950.

SHELTON, E. K.: Roentgenographic studies in normal osseous development. J. Amer. med. Ass. **96**, 759—766 (1931).

— Osseous development as an index of metabolic speed. Endocrinology **17**, 667—676 (1933); — Radiology **20**, 241—246 (1933); — Amer. J. Dis. Child. **48**, 1097 (1934).

SIDHAM, G., and D. E. DERRY: Dates of union of some epiphyses in Egyptians from x-ray photographs. J. Anat. (Lond.) **65**, 196—211 (1931).

SIEGERT, F.: Atlas der normalen Ossifikation der menschlichen Hand. Erg.-Bd. **47** der Fortschr. Röntgenstr. (1935).

— Extremste Konkordanz der Handskelette einer Schwester, extremste Diskordanz bei der anderen. Fortschr. Röntgenstr. **56**, 439—443 (1937).

SONTAG, L. W., D. SNELL, and M. ANDERSON: Rate of appearance of ossification centers from birth to the age of five years. Amer. J. Dis. Child. **58**, 949—956 (1939).

STETTNER, E.: Über die Beziehungen der Ossifikation des Handskeletts zu Alter und Längenwachstum bei gesunden und kranken Kindern von der Geburt bis zur Pubertät. Arch. Kinderheilk. **68**, 342—368, 439—466 (1920); **69**, 27—62 (1921).

— Ossifikationsstudien am Handskelett. Z. Kinderheilk. **51**, 435—472 (1931).

— Normaldaten für die Entwicklung der Knochenkerne. Kinderärztl. Prax. **6**, 105—108 (1935).

STIEDA, A.: Momente aus der Entwicklung des knöchernen Handskeletts. Verh. dtsch. Röntg.-Ges. **1**, 143 (1905).

STUART, H. C.: Standards of physical development for reference in clinical appraisement. J. Pediat. **5**, 194—209 (1934).

—, and S. S. STEVENSON: Physical growth and development. In: W. E. NELSON, Textbook of pediatrics. Philadelphia and London: W. B. Saunders Co. 1955.

SWOBODA, W.: Das Skelett des Kindes. Stuttgart: Georg Thieme 1956.

—, u. H. WIMBERGER: Röntgenologische Handlängenmessung als Kriterium für das Körperlängenwachstum. Arch. Kinderheilk. **148**, 31—38 (1954).

TAUBERT: Überzählige Karpalia, Tarsalia und Sesambeine im Röntgenbild. Med. Klin. **19**, 20—21 (1908).

THILENIUS: Untersuchungen über die morphologische Bedeutung akzessorischer Elemente am menschlichen Karpus und Talus. Morph. Arb. **5**, H. 3 (1902).

TODD, T. W.: Atlas of skeletal maturation. St. Louis: C. V. Mosby Co. 1937.

— L. M. W. PAYNE, and W. W. GREULICH: Radiographic atlas of skeletal development of the hand and wrist. Stanford (Calif.): Stanford University Press 1950.

TORGERSEN, J.: Asymmetry and skeletal maturation. Acta radiol. (Stockh.) **36**, 521—523 (1951).

TRETJAKOWA, G. A.: Über manche Verhältnisse in den Endphasen der Skelettdifferenzierung. Leningrad, I. Med. Inst. 1955 [Russisch].

VIEHWEGER, G.: Zur Frage der Entwicklung des Proc. styl. uln. Fortschr. Röntgenstr. **86**, 408 (1957).

VOGT, D.: Über den gegenwärtigen Stand der Akzeleration in Bayern. Arch. Kinderheilk. **159**, 141—156 (1959).

VOGT, E. C., and V. S. VICKERS: Osseous growth and development. Radiology **31**, 441 (1938).

WASCHULEWSKI, H.: Zum Ossifikationsvorgang in den Epi-Metaphysen unter Berücksichtigung des dualistischen Prinzips der Osteogenese. Z. Orthop. **98**, 14 (1963).

WEINERT, P.: Ein Beitrag zur Frage der Pseudoepiphysen. Anat. Anz. **99**, 1 (1952).

WILKINS, L.: In the diagnosis and treatment of endocrine disorders in childhood and adolescence. Springfield (Ill.): Ch. C. Thomas 1950.

WILMS, u. C. SICK: Die Entwicklung der Knochen der Extremitäten von der Geburt bis zum vollendeten Wachstum. Fortschr. Röntgenstr. **9**, Erg.-Bd. (1902).

WIMBERGER, H.: Klinisch-radiologische Diagnostik von Rachitis, Skorbut und Lues congenita im Kindesalter. Ergebn. inn. Med. Kinderheilk. **28**, 264—370 (1925).

WOLF, H. G.: Differenzierung der Extremitätenknochenkerne. Pädiat. Prax. **2**, 89/I (1963).

WOOD, J. FR.: The principles of anatomy as seen in the hand. London: Baillière, Tindall & Cox 1944.

b) Röntgenanatomie der normalen Hand des Erwachsenen

ANDREESEN, R.: Aseptische Nekrose des Os naviculare ulnare minus. Zbl. Chir. **64**, 393—395 (1937).

ARNO: Zit. nach DE CUVELAND.

BIRCHER, E.: Neue Fälle von Varietäten der Handwurzel und des Fußgelenkes. a) Os trigonum traumaticum, b) Os subtiliole. Fortschr. Röntgenstr. **26**, 85—88 (1918/19).

BLENCKE, H.: Ein Fall von Naviculare bipartitum. Mschr. Unfallheilk. **33**, 75—78 (1926).

BRAUER, W.: Zur posttraumatischen Ossifikation akzessorischer Ossa. Fortschr. Röntgenstr. **90**, 713—716 (1959).

BÜRKLE DE LA CAMP: Zit. nach ISFORT.

BURCKHARDT, E.: Zur Klinik und zur pathologischen Histologie des Os styloideum carpi. Röntgenpraxis **16**, 108—115 (1944).

BUSCHKE, F.: Doppelte Kernanlage des Lunatum carpi im Kindesalter. Röntgenpraxis **6**, 385—386 (1934).

COCCHI, U.: Vergleichend-anatomische Studie zur Frage der Skelettreifung. Fortschr. Röntgenstr. **72**, 32—47 (1949).

COTTA, H.: Ein Beitrag zur Differentialdiagnose Navicularpseudarthrose — Os naviculare bipartitum. Arch. orthop. Unfall-Chir. **52**, 581—589 (1961).

CUVELAND, E. DE: Das Epitriquetrum, ein bisher nicht beschriebenes akzessorisches Handwurzelknöchelchen. Ref. Fortschr. Röntgenstr. **81**, 699 (1954); — Z. Orthop. **85**, 160 (1954).
— Zur Differentialdiagnostik inkonstanter Skelettelemente der Hand. Fortschr. Röntgenstr. **83**, 847—849 (1955).
— Die inkonstanten Skelettelemente und ihre klinische Bedeutung. Arch. orthop. Unfall-Chir. **48**, 705—721 (1957).
— Zur Deutung und Benennung überzähliger Karpalelemente. Fortschr. Röntgenstr. **86**, 276—277 (1957).
— Os radiale externum. Fortschr. Röntgenstr. **97**, 392 (1962).
— Als Epipyramis bzw. Epitriquetrum bezeichnete Skelettstücke und -abschnitte im und um den medialen (ulnaren) Interkarpalraum. Fortschr. Röntgenstr. **97**, 507—510 (1962).
DAU, W.: Naviculare bipartitum manus. Mschr. Unfallheilk. **67**, 74—76 (1964).
DEGEN, ST.: Über das Auftreten der Knochenkerne im Handskelett von der Geburt bis zur Reife. Med. Klin. **46**, 1330—1332 (1951).
DESTOT, P.: Röntgenkongreß 1905 in Berlin. Zit. nach G. GRANIER, Dtsch. med. Wschr. **21**, 928 (1909).
DURBIN, F. C.: Os triquetrum bipartitum. J. Bone Jt Surg. B **32**, 388 (1950).
EGGIMANN, P.: Lunatum bipartitum. Radiol. clin. (Basel) **18**, 203—205 (1949).
— Zur Bipartition des Lunatum. Radiol. clin. (Basel) **20**, 65—70 (1951).
ERNST, M., u. W. RÖMMELT: Über Absprengungen an den Handwurzelknochen. Dtsch. Z. Chir. **241**, 438—445 (1933).
ESAU: Das Os triangulare. Fortschr. Röntgenstr. **37**, 889—890 (1928).
FAULKNER, D. M.: Bipartite carpal scaphoid. J. Bone Jt Surg. **10**, 284—289 (1928).
FISCHER, E.: Neues Skelettelement dorsal am Radio-Carpalgelenk. Fortschr. Röntgenstr. **91**, 530—531 (1959).
FISCHER, F.: Über eine traumatisch entstandene Zweiteilung eines sog. Os triangulare. Fortschr. Röntgenstr. **83**, 122—123 (1955).
FISCHER, H.: Beitrag zur Kenntnis der Skelettvarietäten (überzählige Karpalia und Tarsalia, Sesambeine, Kompaktainseln). Fortschr. Röntgenstr. **19**, 43—66 (1912/13).
GARRAT, H. T., and S. B. WIGODER: Brit. J. Radiol. **49**, 1955 (1928).
GEYER, E.: Kritische Betrachtungen zur Differentialdiagnose Naviculare bipartitum — Naviculare pseudarthrose. Mschr. Unfallheilk. **65**, 149—160 (1962).
GOLLASCH, W.: Das zweigeteilte Kahnbein der Hand, seine Bedeutung für die Erkennung, Behandlung und Begutachtung der Kahnbeinverletzungen. Röntgenpraxis **11**, 564—566 (1939).
GRASHEY, R., u. R. BIRKNER: Atlas typischer Röntgenbilder des normalen Menschen. München u. Berlin: Urban & Schwarzenberg 1964.
GRUBER, G.: Arch. Anat. Physiol. (1866/76). Zit. nach GRUMBACH.
GRUMBACH, A.: Das Handskelett im Lichte der Röntgenstrahlen. Wien u. Leipzig: Wilhelm Braumüller 1921.
GÜNTHER u. KRAUS: Zit. nach DE CUVELAND 1957.
HASSELWANDER, A.: Über individuelle Häufung von Variationserscheinungen am Extremitätenskelett. Erg.-H. z. Anat. Anz. **54**, 199 (1921).
— Der Bewegungsapparat. In: Handbuch der Anatomie des Kindes, Bd. 2 von K. PETER, G. WETZEL u. F. HEIDERICH. München: J. F. Bergmann 1938.
HAUCH, P. P.: The fate of an accessory ossicle. Brit. J. Radiol. **19**, 518—519 (1946).
HEIMERZHEIM, A.: Über einige akzessorische Handwurzelknochen nebst ihrer chirurgischen Bedeutung. Dtsch. Z. Chir. **190**, 88—96 (1925).
HEIMSOETH, G.: Os radiale externum. Fortschr. Röntgenstr. **96**, 306—307 (1962).
HENNECKE, U.: Os radiale externum (Schaukasten). Fortschr. Röntgenstr. **78**, 362 (1953).
HERZOG, K. H.: Zur Morphologie des Handgelenks (Minusvarianten von Elle und Speiche. Neigungswinkel der karpalen Radiusgelenkfläche—Styloiddifferenz). Bruns' Beitr. klin. Chir. **200**, 33—49 (1960).
HOPF, A.: Konstitutionelle und traumatische Veränderungen des Kahnbeines der Hand. Z. Orthop. **91**, Beiheft, 562 (1959).
— Die angeborenen Veränderungen des Unterarmes und der Hand. In: HOHMANN-HACKENBROCH-LINDEMANN, Handbuch der Orthopädie, Bd. III. Stuttgart: Georg Thieme 1959.
HÜBNER, A.: Zweiteilung des Kahnbeines der Handwurzel. Mschr. Unfallheilk. **56**, 193—195 (1953).
HULTÉN, O.: Über anatomische Variationen der Handgelenkknochen. Acta radiol. (Stockh.) **9**, 155—168 (1928).
— Entstehung und Behandlung der Lunatummalacie. Acta chir. scand. **76**, 121—135 (1935).
ISFORT, A.: Zum Os naviculare carpi bipartitum. Chir. Praxis **6**, 147—150 (1962).
KLEIMANN, D. L.: Arterien der menschlichen Handwurzelknochen (Röntgenuntersuchung) (1949) [Russisch]. Zit. nach ROCHLIN.
KNIEKAMP, W.: Os capitatum secundarium und Synostosis triquetro-lunata im Röntgenbild der menschlichen Hand. Arch. orthop. Unfall-Chir. **28**, 460—466 (1930).
KÖHLER, A., u. E. A. ZIMMER: Grenzen des Normalen und Anfänge des Pathologischen im Röntgenbild des Skelettes, S. 23—118. Stuttgart: Georg Thieme 1956.
KRAUSE, G. P.: Os naviculare bipartitum beider Hände. Fortschr. Röntgenstr. **71**, 359 (1949).
LANG, F.: Das distale Radioulnargelenk. Hefte Unfallheilk. **36**, 1—85 (1942).
LANGE, K.: Das Naviculare bipartitum. Röntgenpraxis **11**, 566—567 (1939).
LANZ, T. v., u. W. WACHSMUTH: Praktische Anatomie. Berlin-Göttingen-Heidelberg: Springer 1959.

Ledoux-Lebard, R., J. Garcia-Caldéron et Espallait: Péri-arthrite du poignet. J. Radiol. Électrol. **25**, 141 (1942/43).

Lilienfeld: Über die Carpalia und ihre Beziehungen zu den Brüchen der Handwurzel- und Mittelhandknochen im Röntgenogramm. Fortschr. Röntgenstr. **13**, 133—141 (1908/09).

Maikowa-Stroganowa, W. S., u. D. G. Rochlin: Knochen und Gelenke im Röntgenbild. Extremitäten. Leningrad 1957 [Russisch].

Marquardt, W.: Die Klinik und Röntgenologie der angeborenen enchondralen Verknöcherungsstörungen. Fortschr. Röntgenstr. **71**, 794—827 (1949).

Marti, Th.: Ein interessanter Fall von Naviculare bipartitum und akzessorischen Handwurzelknochen. Schweiz. med. Wschr. **74**, 960—962 (1944).

— Weiterer Beitrag zum Studium der Handwurzelvarietäten. Schweiz. med. Wschr. **77**, 890—891 (1947).

— Neuer Beitrag zum Studium der Handwurzelvarietäten. Schweiz. med. Wschr. **83**, 52—54 (1953).

— Über das Os centrale carpi. Fortschr. Röntgenstr. **82**, 123—124 (1955).

Mau, H.: Wesen und Bedeutung der enchondralen Dysostosen. Stuttgart: Georg Thieme 1958.

— Die enchondral-dysostolische Hand im Röntgenbild. Arch. orthop. Unfall-Chir. **52**, 125—148 (1960).

Molteni, M.: Osped. maggiore **25**, 293 (1937). Zit. nach Grashey-Birkner.

Mordeja, A.: Das Lunatum bipartitum und die multizentrische Kernanlage des Os pisiforme. Z. Orthop. **95**, 492—500 (1962).

Neiss, A.: Akzessorische Skelettelemente. Dtsch. Röntgenkongr. 1966 Berlin. Kongreßband A, S. 224—227.

O'Rahilly, R.: Epitriquetrum, hypotriquetrum and lunatotriquetrum. Acta radiol. (Stockh.) **39**, 401—411 (1953).

Paal, E.: Fehlbeurteilungen bei Röntgenbildern. Arch. orthop. Unfall-Chir. **33**, 153—158 (1933).

Paas, H. R.: Doppelseitige Zweiteilung des Kahnbeins mit multiplen Cysten der Mittelhand- und Handwurzelknochen. Mschr. Unfallheilk. **46**, 577—582 (1939).

Pfitzner, W.: Beiträge zur Kenntnis des menschlichen Extremitätenskelettes. Die Sesambeine des menschlichen Körpers, Bd. 4, H. 3, 1892. Die Variationen im Aufbau des Handskelettes, Bd. 6, H. 2, 1895.

— Beiträge zur Kenntnis des menschlichen Extremitätenskeletts. Morph. Arb. **2**, 516—762 (1892); **4**, 347—570 (1895); **6**, 95 (1896).

Pöschl, M.: Untersuchungen über Skelettreifung. Akzelerator-Haltungsfehler. Sportarzt 45—48 (1963).

Ranke, H. v.: Die Ossifikation der Hand unter Röntgenbeleuchtung. Münch. med. Wschr. **43**, 1365—1369 (1898).

Ravelli, A.: Öst. Z. Kinderheilk. **2**, 150 (1948). Zit. 1952.

Ravelli, A.: Zur Mondscheinossifikation. Fortschr. Röntgenstr. **76**, 265—266 (1952).

— Gefäßkanäle an den Fingergliedern. Radiol. clin. (Basel) **22**, 465—469 (1953).

— Zur Ossifikation der Vieleckbeine. Fortschr. Röntgenstr. **83**, 852—854 (1955).

— Das Epiquetrum. Arch. orthop. Unfall-Chir. **48**, 159—170 (1956).

— Zur Deutung und Benennung überzähliger Karpalelemente. Fortschr. Röntgenstr. **84**, 630—632 (1956).

Reckling, F.: Eine anlagemäßig bedingte Zweiteilung des Handwurzelkahnbeines beiderseits. Mschr. Unfallheilk. **46**, 146—149 (1939).

Renon, Ch.: Rev. Orthop. **30**, 85 (1944). Zit. nach Köhler u. Zimmer.

— Rev. Orthop. **30**, 90 (1944). Zit. nach Köhler u. Zimmer.

—, et G. Calvez: Rev. Orthop. **33**, 501 (1947). Zit. nach Köhler u. Zimmer.

Riva, G.: Ein Fall von doppelseitigem Os triangulare carpi. Radiol. clin. (Basel) **18**, 78—82 (1949).

Rochlin, D. G.: Röntgendiagnostik der Gelenkerkrankungen. Teil I. Leningrad 1939; Teil II. Leningrad 1940; Teil III. Leningrad 1941.

Rösli, A.: Über das Vorkommen des zweigeteilten Os radiale dorsale. Radiol. clin. (Basel) **22**, 361—365 (1953).

Ross, E.: Os capitatum bipartitum. Fortschr. Röntgenstr. **81**, 224—225 (1954).

Ruckensteiner, E.: Über multiple Handwurzelknochen. Röntgen-Bl. **4**, 237—243 (1951).

Rushforth, A. F.: A congenital abnormality of the trapezium and first metacarpal bone. J. Bone Jt Surg. B **31**, 543—546 (1949).

Saunders, R. L. de C. H.: The os epipyramis or epitriquetrum. Anat. Rec. **84**, 17 (1942).

Schaaf, B., u. A. Wagner: Multiplizität von Handwurzelknochen bei drei Geschwistern mit polytoper enchondraler Dysostose. Fortschr. Röntgenstr. **97**, 497—506 (1962).

Scherer, F.: Seltene Handgelenksbefunde. Arch. orthop. Unfall-Chir. **47**, 481—488 (1955).

Schinz, H. R.: Der Abbruch des Processus styloideus ulnae. Dtsch. Z. Chir. **175**, 81—137 (1922).

Schmid, F., u. H. Moll: Atlas der normalen und pathologischen Handskelettentwicklung. Berlin-Göttingen-Heidelberg: Springer 1960.

Schröder, W.: Über die überzähligen Handwurzelknochen, insbesondere das Os styloideum. Röntgenpraxis **14**, 190—196 (1942).

Seidenstein, H.: J. Bone Jt Surg. **32**, 413 (1950).

Stieda, A.: Zur Kenntnis der Sesambeine der Finger und Zehen. Bruns' Beitr. klin. Chir. **42**, 237—244 (1904).

Swoboda, W.: Das Skelett des Kindes. Stuttgart: Georg Thieme 1956.

Terlep, H.: Os radiale externum. Fortschr. Röntgenstr. **86**, 666 (1957).

Tehws, K.: Fehldeutung und -behandlung auf Grund von Varietäten der Handwurzel und Fußwurzel im Röntgenbilde. Röntgenpraxis **11**, 184—186 (1939).

THILENIUS, G.: Über die morphologische Bedeutung akzessorischer Elemente am menschlichen Carpus und Tarsus. Morph. Arb. **5**, 462 (1893) u. Anat. Anz. **9**, 665 (1894).

THOMS, J.: Osteochondritis dissecans of the head of the ulna. Acta radiol. (Stockh.) **34**, 161—165 (1950).

TURPIN, R., M. TISSERAND et J. PITON: Gémellité en miroir et double noyau d'ossification du semi-lunaire.] Bull. soc. pédiat. Paris **36**, 390—395 (1938).

VIEHWEGER (1956): Zit. nach DE CUVELAND 1957.

VIETEN, H.: Naviculare bipartitum oder alte, nicht erkannte, pseudarthrotisch verheilte Navicularfraktur? Fortschr. Röntgenstr. **71**, 358 (1949).

WAGNER, A., u. J. SCHAAF: Untersuchungen über Größe und Häufigkeit der Sesambeine bei Akromegalie. Fortschr. Röntgenstr. **99**, 215—219 (1963).

WAUGH, R. L., and R. F. SULLIVAN: Anomalies of the carpus. With particular reference to the bipartite scaphoid (naviculare). J. Bone Jt Surg. A **32**, 682—686 (1950).

WERTHEMANN, A.: Die Entwicklungsstörungen der Extremitäten. In: Handbuch der speziellen pathologischen Anatomie und Histologie, von HENKE-LUBARSCH, Bd. IX, Teil 6. Berlin 1953.

WETTE, W.: Ein zweigeteiltes Os centrale carpi. Mschr. Unfallheilk. **44**, 193—194 (1937).

WILMS: Zit. nach GRUMBACH.

WOLFF, R.: Einige weitere anatomische Präparate von Frakturen des Os naviculare der Handwurzel. Langenbecks Arch. klin. Chir. **77**, 634—670 (1905).

WOOD, J. FR.: The principles of anatomy as seen in the hand. London: Baillière, Tindall & Cox 1944.

ZIMMER, E. A.: Hypolunatum? Röntgenpraxis **9**, 570—571 (1937).

— Eine krankhafte Veränderung am Os styloideum. Fortschr. Röntgenstr. **61**, 187—192 (1940).

— Grenzen des Normalen und Anfänge des Pathologischen im Röntgenbild des Skelettes. Stuttgart: Georg Thieme 1967.

c) Strukturveränderungen ohne funktionelle Störungen

BRAILSFORD, J. F.: Radiology of bones and joints. London 1945.

BUGNION, J. P.: Lésions nouvelles du poignet-pseudokystes nécroliotiques kystes par herniations capsulaires, arthrite chronique dégénerative par osteochondrose marginale. Acta radiol (Stockh.), Suppl. **90**, 13—121 (1951).

CLAUS, H. G.: Osteopoikilie. In: Handbuch der medizinischen Radiologie, Bd. V/3. Röntgendiagnostik der Skeleterkrankungen III. Berlin: Springer 1968.

DEÁK, P., u. L. A. FRIED: Diagnostik der Knochen- und Gelenkkrankheiten nach führenden Röntgensymptomen. Budapest: Akadémiai Kiadó 1966.

KAPPIS, M.: Über Frakturen der Handwurzelknochen und Höhlenbildungen in ihrem Röntgenbild. Arch. Orthop. **21**, 333—345 (1923).

KÖHLER, A., u. E. A. ZIMMER: Grenzen des Normalen und Anfänge des Pathologischen im Röntgenbilde. Stuttgart: Georg Thieme 1956.

MÜLLER, W.: Die normale und pathologische Physiologie des Knochens. Leipzig: Johann Ambrosius Barth 1924.

ROCHLIN, D. G.: Röntgenosteologie und Röntgenanthropologie. Leningrad 1936.

RUTISHAUSER, E.: Infarctus chronique kystique du péroné. Rev. méd. Suisse rom. **69**, 697—711 (1949).

STIEDA, A.: Über umschriebene Knochenverdichtungen im Bereich der Substantia spongiosa im Röntgenbilde. Bruns' Beitr. klin. Chir. 700—703, 45 (1905).

TIETZE, A.: Die Knochenzysten. Ergebn. Chir. Orthop. **2**, 32—55 (1911).

ZUR VERTH, M.: Zur Kenntnis der umschriebenen Aufhellungen im Röntgenbild der kleinen Fuß- und Handknochen. Röntgenpraxis **3**, 670—671 (1931).

d) Handskelet des alternden Menschen

BÜRGER, M., u. H. KNOBLOCH: Die Hand des Kranken. München: J. F. Lehmann 1956.

GRASHEY, R., u. R. BIRKNER: Atlas typischer Röntgenbilder vom normalen Menschen. München u. Berlin: Urban & Schwarzenberg 1964.

HEINRICH, A.: Alternsveränderungen im Röntgenbild, S. 100—101. Leipzig: Georg Thieme 1941.

ISEMEIN, L., et A. M. FOURNIER: Sur les altérations radiologiques du poignet observées dans les formes de début de la polyarthrite chronique évolutive. Sem. Hôp. Paris **1954**, 560—564.

KÖHLER, A., u. E. A. ZIMMER: Grenzen des Normalen und Anfänge des Pathologischen im Röntgenbild des Skelettes. Stuttgart: Georg Thieme 1956.

LESSMANN, F., u. A. POTH: Zur Differentialdiagnose der Heberdenschen Knoten. Röntgenpraxis **17**, 149—156 (1948).

RÖSSLE, R.: Wachstum und Altern. München: J. F. Bergmann 1923.

STECHER, R. M., u. A. AUSENBACHS: Heberdensche Knoten. Die Besonderheit der Osteoarthrose der Finger. Z. Rheumaforsch. **13**, 65—85 (1954).

—, and H. HAUSER: Traumatic Heberden's nodes — osteoarthritis of the fingers due to injury. Amer. J. Roentgenol. **72**, 452—461 (1954).

WALDEYER, W.: S.-B. preuß. Akad. Wiss. **48** (1910).

WEICHSELBAUM, A.: Die senilen Veränderungen der Gelenke und deren Zusammenhang mit der Arthritis deformans. S.-B. Akad. Wiss. Wien, math.-nat. Kl. 193—243, 75 (1877).

e) Daumenproblem

ASCHNER, B., u. G. ENGELMANN: Konstitutionspathologie in der Orthopädie. Wien u. Berlin: Springer 1928.

CAMPBELL, D.: Dreigliedrige Daumen. Fortschr. Röntgenstr. **39**, 479—481 (1929).

COTTE, G.: Pouce bot varus congenital. Rev. Orthop. **10**, 411—413 (1923).

FERBER, CHR.: Ein Beitrag zur Dreigliedrigkeit des Daumens. Z. Orthop. **83**, 55 (1952).

FRERE, J. M.: A case having thumbs with three phalanges simulating fingers. Sth. med. J. (Bgham, Ala.) **23**, 536 (1930).

GROBELNIK, S.: Dreigliedriger Daumenfinger. Z. Orthop. **80**, 294—298 (1951).

HAAS, S. L.: Three-phalangeal-thumbs. Amer. J. Roentgenol. **42**, 677 (1939).

HERSH, A. H., F. DE MARINIS, and R. M. STECHER: On the inheritance and development of clinodaktyly. Amer. J. hum. Genet. **5**, 257 (1953).

HILGENREINER, H.: Über Hyperphalangie des Daumens. Bruns' Beitr. klin. Chir. **67**, 196 (1910), Festband WÖLFLER.

KOWAI, T., Y. OZAKI, and W. INOKUMA: A japanese kindred of hyperphalangism of thumbs and duplication of thumbs and big toes. Folia hered. path. (Milano) **2**, 307 (1953).

MÜLLER, W.: Aplasie der Finger- und Zehengelenke. In: SCHWALBE-GRUBER, Die Morphologie der Mißbildungen, Bd. III, S. 655. Jena: Gustav Fischer 1937.

OHKURA, K.: Clinical genetics of polydactylism. Jap. J. hum. Genet. **1**, 11 (1956).

ORLOW, G. A.: Über die morphologische Bedeutung der Biphalangie des ersten Strahles. Bull. Inst. exp. Med., 6—7 (1934) [Russisch].

PALTRINIERI, M.: Seltenere vererbbare Daumenmißbildungen. Bull. Clin. Med. **158** (1948).

PFITZNER, W.: Beiträge zur Kenntnis des menschlichen Extremitätenskelettes. Morph. Arb. **8** (1900/01).

POHL, R.: Brachydaktylie (Achondrodysplasie), Hyperphalangie des Daumens, Klinodaktylie des Daumens, Aplasie der Interphalangealgelenke. In: SCHWALBE-GRUBER, Morphologie der Mißbildungen, Bd. I, S. 597. Jena: Gustav Fischer 1937.

POLITZER, G.: Über Mißbildungen des Hand- und Fußskelettes und ihre formale Genese. Fortschr. Röntgenstr. **43**, 605—619 (1931).

RATCHIVILL, G.: Pouce varus congénital à trois phalanges (Pollex varus congenitus mit 3 Phalangen). Rev. Orthop. **18**, 228 (1931).

RAUBER-KOPSCH, FR.: Lehrbuch der Anatomie, Bd. I. Leipzig: Georg Thieme 1951.

RIEDER, H.: Eine Familie mit dreigliedrigem Daumen. Z. Morph. u. Anthrop. **2**, 177 (1900).

ROBERTS, E.: Hereditary hyperphalangism of the thumb. J. Hered. **34**, 291 (1943).

SCHRADER, E.: Dreigliedrige Daumen. Fortschr. Röntgenstr. **40**, 693—694 (1929).

STECHER, R. M.: The physical characteristics and heredity of short thumbs. Acta genet. (Basel) **7**, 217 (1957).

STIEVE, H.: Über Hyperphalangie des Daumens. Anat. Anz. **48**, 565—581 (1915).

STRÄTER: Ein Fall von Polydaktylie des Daumens. Fortschr. Röntgenstr. **3**, 65 (1899—1900).

STRÖER, F. H.: Familiäres Auftreten erblicher Hand- und Fußabweichungen. Dtsch. Ärztebl. H. 7, 22 (1936).

WERTHEMANN, A.: Die Entwicklungsstörungen der Extremitäten. In: Handbuch der speziellen Pathologie, Bd. VI. Berlin-Göttingen-Heidelberg: Springer 1952.

II. Mißbildungen an Hand und Handgelenk

1. Allgemein

ASCHNER, B., u. G. ENGELMANN: Konstitutionspathologie in der Orthopädie. Wien u. Berlin: Springer 1928.

COCCHI, U.: Erbschäden mit Knochenveränderungen. In: H. R. SCHINZ, W. E. BAENSCH, E. FRIEDL u. E. UEHLINGER, Lehrbuch der Röntgendiagnostik. Stuttgart: Georg Thieme 1952.

DUBREUIL-CHAMBARDEL, L.: Les variations du corps humain. Paris: Ed. Flammarion 1925.

GRUBER, GG. B.: In: SCHWALBE-GRUBER, Morphologie der Mißbildungen, Bd. III, Teil 1. Jena: Gustav Fischer 1958.

HOLT, M., and S. ORAM: Familial heart disease with skeletal malformations. Brit. Heart. J. **22**, 230—242 (1960).

JOACHIMSTHAL, G.: Über angeborene Anomalien der oberen Extremitäten. Langenbecks Arch. klin. Chir. **50**, 495—506 (1895).

— Die angeborenen Verbildungen der oberen Extremitäten. In: Atlas der normalen und pathologischen Anatomie in typischen Röntgenbildern. Fortschr. Röntgenstr., Erg.-Heft 2 (1900).

KLAUSNER, F.: Über die Mißbildungen der menschlichen Gliedmaßen und ihre Entstehungsweise. Wiesbaden 1900.

— Über die Mißbildungen der menschlichen Gliedmaßen (N. F.). Wiesbaden 1905.

KÜMMEL, W.: Die Mißbildungen der Extremitäten durch Defekt, Verwachsung und Überzahl. Cassel: Bibliotheca medica 1895.

MÜLLER, W.: Die angeborenen Fehlbildungen der menschlichen Hand. Leipzig: Georg Thieme 1937.

POL, R.: „Brachydaktylie", „Klinodaktylie", Hyperphalangie und ihre Grundlagen. Virchows Arch. path. Anat. **229**, 388 (1935).

— Hyperphalangie des Daumens, Klinodaktylie des Daumens (Pollex varus, - valgus). In: SCHWALBE-GRUBER, Morphologie der Mißbildungen, Bd. III, Teil 1, S. 646—654. Jena: Gustav Fischer 1958.

— Brachydaktylie (Akrochondrodysplasie). In: SCHWALBE-GRUBER, Morphologie der Mißbildungen, Bd. III, Teil 1, S. 597—645. Jena: Gustav Fischer 1958.

POLITZER, G.: Mißbildungen des Hand- und Fußskelettes und über ihre formale Genese. Fortschr. Röntgenstr. **43**, 605—619 (1931).

Schlingenberg, B.: Misvormingen van Extremiteiten, Harlem 1907. Mißbildungen von Extremitäten. Virchows Arch. path. Anat. **193**, 1 (1908).

Taruffi: Storia della Teratologia. Bolognia ab 1881. Zit. nach Gruber.

Unterrichter, L. v.: Zur kausalen Genese der Mißbildungen. Med. Welt **1935**, Nr 7.

Valentin: Die Vererbung bei Krüppelleiden. Z. Dienst am Leben, H. 8—12 (1934).

Zetterquist, P.: The syndrome of familial atrial septal defect, heart arythmia and hand malformations (Holt-Oram) in mother and son. Acta paediat. (Uppsala) **52**, 115—122 (1963).

2. Polydaktylie

Amrein, G.: Ein Fall von hereditärer Hexadaktylie. Diss. med. Basel 1903.

Aschner, B., u. G. Engelmann: Konstitutionspathologie in der Orthopädie. Wien u. Berlin: Springer 1928.

Atwood, E. S., and C. P. Pond: A polydactylous family. J. Hered. **8**, 96 (1917).

Ballowitz, E.: Über hyperdaktyle Familien und die Vererbung der Vielfingrigkeit der Menschen. Amer. J. Dis. Child. **47**, 701 (1934).

Brody, L. J.: Polydactylism in five generations. Amer. J. Dis. Child. **47**, 701 (1934).

Buettner, G.: Ulnare Polydaktylie bei Ulnaverdoppelung und Radiusdefekt. Z. Konstit.-Lehre **22**, 428 (1938).

Cocchi, U.: Erbschäden mit Knochenveränderungen. In: H. R. Schinz, W. E. Baensch, E. Friedl u. E. Uehlinger, Lehrbuch der Röntgendiagnostik. Stuttgart: Georg Thieme 1952.

Fabris, U.: La etiopatogenesi della polidattilia in rapporto con la patologia consparata. Gazz. int. Med. Chir. **29**, H. 1, 9—13, H. 2, 45—47 (1926).

Gruber, Gg. B.: In: Schwalbe-Gruber, Morphologie der Mißbildungen, Bd. III, Teil 1. Jena: Gustav Fischer 1958.

Henckel, H., u. W. Brandt: Besonderheiten in einer polysyndaktylen Sippe. Fortschr. Röntgenstr. **78**, 460—466 (1953).

Joachimsthal, G.: Ein weiterer Beitrag von der Polydaktylie. Fortschr. Röntgenstr. **4**, 112—113 (1900/01).

Koehler, O.: Über die Vererbung der Vielfingrigkeit beim Menschen. Biol. Zbl. **43**, 646 (1923); **44**, 90 (1924).

Lehmann, W., u. E. A. Witteler: Zwillingsbeobachtung zur Erbpathologie der Polydaktylie. Zbl. Chir. **62**, 2844—2852 (1935).

Manzke, H.: Symmetrische Hyperphalangie des zweiten Fingers durch ein akzessorisches Metacarpale. Fortschr. Röntgenstr. **105**, 425—427 (1966).

Müller, W.: Die angeborenen Fehlbildungen der menschlichen Hand. Leipzig: Georg Thieme 1937.

Pfitzner, W.: Beiträge zur Kenntnis der Mißbildungen des menschlichen Extremitätenskelettes. Schwalbes morph. Arb. **8**, 304 (1898).

Pires de Lima, J. A.: Alguns casos de atrofias congénitas dos membros. Arq. anat. **10**, 401—429 (1927).

Priessnitz, O.: Ein neuer Fall von ulnarer Polydaktylie (Spiegelhand) bei Ulnaverdoppelung, Radiusdefekt und angeborener Schulterluxation. Arch. orthop. Unfall-Chir. **46**, 569—577 (1954).

Rochlin, G. D.: Zum Problem der Hyperdaktylie. Z. Anat. Entwickl.-Gesch. **78**, 148—160 (1926).

Rudert, J.: Über die Vererblichkeit der präaxialen Polydaktylie. Z. menschl. Vererb.- u. Konstit.-Lehre **21**, 545 (1938).

Sjöstedt, S.: Beschreibung einer Familie mit Polydaktylie. Acta chir. scand. **83**, 269 (1940).

Smith and Norwell: Hereditary malformation of the hands and feet. Brit. med. J. **1894 II**, 8.

Snyder, A.: A recessive factor for polydactylism in man. Studies in human in heritance III. J. Hered. **20**, 73 (1929).

Stapff, R.: Über eine Familie mit erblicher Syn- und Polydaktylie (Hyperphalangia pollicis). Fortschr. Röntgenstr. **34**, 531—538 (1926).

Ströer, F. H.: Familiäres Auftreten von Hand- und Fußabweichungen in fünf Generationen. Genetica **17**, 299—312 (1935).

Thomsen, O.: Einige Eigentümlichkeiten der erblichen Poly- und Syndaktylie beim Menschen. Acta med. scand. **65**, 609 (1927).

Treiger, J.: Ein Fall von Polydaktylie. Fortschr. Röntgenstr. **27**, 419—422 (1919—1921).

Vogel, K.: Über familiäres Auftreten von Polydaktylie und Syndaktylie. Fortschr. Röntgenstr. **20**, 443—447 (1913).

Wertheim-Salomonson, J. K. A.: Ein seltener Fall von Polydaktylie. Fortschr. Röntgenstr. **4**, 42—43 (1900/01).

Zweig, W.: Polidattilia familiare. Radiol. med. (Torino) **25**, 735 (1938).

3. Oligodaktylie

Algyogyi, H.: Ein seltener Fall von Mißbildung einer Oberextremität. Brachydaktylie mit Pero- und Ektrodaktylie. Fortschr. Röntgenstr. **16**, 286—290 (1910/11).

Cocchi, U.: Erbschäden mit Knochenveränderungen. In: H. R. Schinz, W. E. Baensch, E. Friedl u. E. Uehlinger, Lehrbuch der Röntgendiagnostik. Stuttgart: Georg Thieme 1952.

Hertwig, P.: Sechs neue Mutationen bei der Hausmaus in ihrer Bedeutung für allgemeine Vererbungsfragen. Z. menschl. Vererb.- u. Konstit.-Lehre **26**, 1 (1942).

Joachimsthal, G.: Angeborene Verbildungen der oberen Extremitäten. Fortschr. Röntgenstr., Erg.-H. 2 (1900); 8 (1902).

KLAUSSNER, F.: Über die Mißbildungen der menschlichen Gliedmaßen und ihre Entstehungsweise. Wiesbaden 1900.

— Über Mißbildungen der menschlichen Gliedmaßen (N. F.). Wiesbaden 1905.

MÜLLER, W.: Die angeborenen Fehlbildungen der menschlichen Hand. Leipzig: Georg Thieme 1937.

NIGST, P. F.: Über kongenitale Mißbildungen des menschlichen Extremitätenskeletts mit Röntgenbildern. Schweiz. med. Wschr. **1927**, 2—5.

NITSCHE u. ARMKNECKT: Orthopädische Leiden bei Zwillingen. Z. orthop. Chir. **58**, 518 (1933).

VEIT, G.: Über familiäres Vorkommen von Oligodaktylie innerhalb der Handmißbildungen. Z. menschl. Vererb.- u. Konstit.-Lehre **23**, 620 (1939).

WEYERS, H.: Das Oligodaktylie-Syndrom, ein erblicher Anomaliekomplex mit Ulna- und Fingeraplasie, Sternum- und Nierenanomalien. Ann. paediat. (Basel) **189**, 351—370 (1957).

— Die Erbleiden der Gelenke im Handbuch der medizinischen Radiologie, Bd. 5, Teil 3, Röntgendiagnostik der Skeleterkrankungen VI. Berlin-Heidelberg-New York: Springer 1968.

4. Ektrodaktylie

ALGYOGYI, H.: Ein seltener Fall von Mißbildung einer Oberextremität. Brachydaktylie mit Pero- und Ektrodaktylie. Fortschr. Röntgenstr. **16**, 286—290 (1910/11).

ANDERSON, W.: Congenital malformation of the hands and feet transmitted throug four generations. Brit. med. J. **I**, 1107 (1886).

ASCHNER, B., u. G. ENGELMANN: Konstitutionspathologie in der Orthopädie. Wien u. Berlin: Springer 1928.

BARSKY, A.: Cleft hand: Classification, incidence and treatment. (Review of the Literature and Report of nineteen cases.) J. Bone Jt Surg. A **46**, 1707—1720 (1964).

BAUER, K. H., u. W. BODE: Erbpathologie der Stützgewebe beim Menschen. In: Handbuch der Erbbiologie des Menschen, Bd. I. Berlin: Springer 1940.

BIRCH-JENSEN, A.: Congenital deformities of the upper extremities. Copenhagen 1949.

BIRCHER, E.: Die Gabelhand, zugleich ein Beitrag zur Theorie der Mißbildungen. Bruns' Beitr. klin. Chir. **111**, 187 (1918).

BRANDT, W.: Die Entstehungsursachen der Gliedmaßen — Mißbildungen und ihre Bedeutung für das Vererbungsproblem beim Menschen. Leipzig: Johann Ambrosius Barth 1937.

COCCHI, U.: Erbschäden mit Knochenveränderungen. In: H. R. SCHINZ, E. BAENSCH, E. FRIEDL u. E. UEHLINGER, Lehrbuch der Röntgendiagnostik, Bd. I. Stuttgart: Georg Thieme 1952.

DWIGHT, TH.: A clinical atlas. Variations of the bons of the hand and feet. Philadelphia: J. B. Lippincott Co. 1907.

FABER: Spalthand, Spaltfuß und erbliche Augenmißbildungen. Verh. dtsch. orthop. Ges. **31**, 105 (1936).

FISCHER-WASELS, J.: Eine seltene Form von Spalthandmißbildung. Arch. orthop. Unfall-Chir. **46**, 259 (1953/54).

GORIAINOWA, A. W.: Zur Frage der Heredität der Ektrodaktylie. Fortschr. Röntgenstr. **50**, 289—294 (1934).

GREBE, H.: Spalthand, Spaltfuß, Ektrodaktylie. In: SCHWALBE-GRUBER, Morphologie der Mißbildungen, Bd. III, Teil 1, S. 844—892. Jena: VEB Gustav Fischer 1958 (dort weitere Literatur).

GROTHE, L. R.: Über vererbliche Polydaktylie. Z. Konstit.-Lehre **9**, 47 (1924).

HANHART, E.: Stark unregelmäßige Dominanz einer Anlage zu Spalthand auf Grund eines schwachen, entwicklungslabilen Gens. Arch. Klaus-Stift. Vererb.-Forsch. **20**, 96 (1945).

HESS, CH.: Beitrag zur Kenntnis der angeborenen Fehlbildungen der menschlichen Hand, Diss. med. Zürich 1943. Zit. nach COCCHI in SCHINZ-BAENSCH.

HOPF, A.: In Handbuch der Orthopädie, Bd. III. Stuttgart: Georg Thieme 1959.

JOACHIMSTHAL, G.: Über angeborene Anomalien der oberen Extremität. Langenbecks Arch. klin. Chir. **50**, 495 (1895).

— Die angeborenen Verbildungen der oberen Extremitäten. Fortschr. Röntgenstr. 2 (Ergänzungsschr.) (1900).

KARSCH, J.: Erbliche Augenmißbildung in Verbindung mit Spalthand und -fuß. Z. Augenheilk. **89**, 274 (1936).

KLAGES, F., u. R. JACOB: Anatomische und erbbiologische Untersuchungen an einer mit Spaltfüßen und Mißbildungen der Hände behafteten Sippe. Z. orthop. Chir. **70**, 265 (1940).

KOEHLER, O.: Die hand- und fußlosen brasilianischen Geschwister. Z. mensch. Vererb.- u. Konstit.-Lehre **19**, 670 (1936).

KÜMMEL, W.: Die Mißbildungen der Extremitäten durch Defekt, Verwachsung und Überzahl. Kassel: Th. G. Fischer 1895.

LEWIS, TH., and D. EMBLETON: Split-hand and split-foot deformities, their types, origin and transmission. Biometrika **6**, 26 (1908/09). Zit. nach COCCHI.

LIEBENAM, L.: Beitrag zum familiären Vorkommen von Spalthänden und Spaltfüßen. Z. Konstit.-Lehre **22**, 136 (1938).

MAYER, C.: Zur Casuistik der Spalthand und des Spaltfußes. Beitr. path. Anat. **23**, 20—41 (1898).

MÜLLER, W.: Die angeborenen Fehlbildungen der menschlichen Hand (Erb- und Konstitutionsbiologie der Hand). Leipzig: Georg Thieme 1937. Ref. Zbl. Röntgenol. **26**, 605 (1938).

NEUGEBAUER, H.: Spalthand- und fuß mit familiärer Besonderheit. Z. Orthop. **95**, 500—506 (1962).

PERTHES, G.: Über Spalthand. Dtsch. Z. Chir. **63**, 132—148 (1902).

POKORNY, L.: Zur Klinik und Ätiologie der Spalthand. Fortschr. Röntgenstr. **32**, 274—280 (1924).

RABAUD, E., et A. HOVÉLACQUE: Étude sur l'éctromélie. Bull. biol. France et Belg. **57**, 401 (1923); **60**, 483 (1926).

— — Absence congénitale du cubitus, du radius, du tibia et péroné. (Ectromélie longitudinale-intercalaire-hémisegmentaire.) Rev. Orthop. **11**, 21—38 (1924).

SAINT-HILAIRE, J. G.: Histoire générale et particulière des anomalies de l'organisation chez l'homme et les animaux, vol. I, p. 676—681. Paris 1832.

SCHEFFEN, P.: 3 Fälle von Extremitätenmißbildungen. Dtsch. Z. Chir. **112**, 206 (1911).

SCHWALBE, E.: Über Extremitätenmißbildungen (Spalthand, Spaltfuß, Syndaktylie, Adaktylie, Polydaktylie). Münch. med. Wschr. **53**, 493 (1906).

STAPFF, R.: Über eine Familie mit erblicher Syn- und Polydaktylie (Hyperphalangia pollicis). Fortschr. Röntgenstr. **34**, 531—538 (1926).

STIEVE, H.: Über Ektrodaktylie. Z. Morph. u. Anthrop. **20**, 73—110 (1917).

STRÖER, W. F. H.: Familiäres Auftreten von Hand- und Fußabweichungen in fünf Generationen. Genetica **17**, 299 (1935).

— Familiäres Auftreten von Reihen erblicher Hand- und Fußabweichungen. Erbarzt **3**, 22 (1936).

— Die Extremitätenmißbildungen und ihre Beziehung zum Bauplan der Extremität. Z. Anat. Entwickl.-Gesch. **108**, 136 (1938).

TOMESKU, I.: Syndaktylie, Synektrodaktylie (unvollständige Spalthand). Fortschr. Röntgenstr. **36**, 629 (1927).

VERSCHUER, O. v.: Zwei erbärztliche Gutachten über schwere angeborene körperliche Mißbildungen. Erbarzt **3**, 46 (1935). Zit. nach COCCHI.

— Anomalien der Körperform. In: Erbpathologie von BAUER-FISCHER-LENZ, Bd. I, 2. Hälfte. München: J. F. Lehmann 1940.

— Über das Zusammentreffen von Lippen-Kiefer-Gaumenspalte mit Mißbildungen der Gliedmaßen. Erbarzt **9**, 1 (1941).

VOGEL, K.: Spalthand und Spaltfuß. Fortschr. Röntgenstr. **6**, 13—17 (1902/03).

WERTHEMANN, A.: Die Entwicklungsstörungen der Extremitäten. In: Handbuch der speziellen pathologischen Anatomie und Histologie, herausgeg. v. O. LUBARSCH, F. HENKE u. TH. RÖSSLE, Bd. 9, Bewegungsapparat, Teil 6. Berlin-Göttingen-Heidelberg: Springer 1952.

5. *Hyperphalangie*

BARSKY, A. J.: Congenital anomalies of the hand. J. Bone Jt Surg. A **33**, 35 (1951).

CAMPBELL, D.: Dreigliedrige Daumen. Fortschr. Röntgenstr. **39**, 479—481 (1929).

COCCHI, U.: In: Lehrbuch der Röntgendiagnostik von H. R. SCHINZ, W. E. BAENSCH, E. FRIEDL u. E. UEHLINGER. Stuttgart: Georg Thieme 1952.

COTTE, G.: Pouce bot varus congenital. Rev. Orthop. 411—413, 10 (1923).

FERBER, CH.: Ein Beitrag zur Dreigliedrigkeit des „Daumens". Z. Orthop. **83**, 55 (1952).

GROBELNIK, S.: Dreigliedriger Langfinger. Z. Orthop. **80**, 294 (1951).

HAAS, S. L.: Three-phalangeal thumbs. Amer. J. Roentgenol. **42**, 677—682 (1939).

HILGENREINER, H.: Zur Hyperphalangie resp. Pseudohyperphalangie der dreigliedrigen Finger. Zschr. f. orthop. Chir. **35**, 234—247 (1915).

HOPF, A.: Die angeborenen Veränderungen des Unterarmes und der Hand. In: Handbuch der Orthopädie, Bd. III, S. 419—499. Stuttgart: Georg Thieme 1959.

JOACHIMSTHAL, G.: Verdoppelung des linken Zeigefingers und Dreigliederung des rechten Daumens. Berl. klin. Wschr. **37**, 835—838 (1900).

KLEMM, F. W.: Dolichophalangie mit echter Hyperphalangie. Fortschr. Röntgenstr. **85**, 256—257 (1956).

MANZKE, H.: Symmetrische Hyperphalangie des zweiten Fingers durch ein akzessorisches Metacarpale. Fortschr. Röntgenstr. **105**, 425—427 (1966).

MÜLLER, W.: Die angeborenen Fehlbildungen der menschlichen Hand. Leipzig: Georg Thieme 1937.

PALTRINIERI, M.: Seltenere vererbbare Daumenmißbildung. Bull. Sci. med. **1948**, 158.

POL, R.: Brachydaktylie, Klinodaktylie, Hyperphalangie und ihre Grundlagen. Virchows Arch. path. Anat. **229**, 388 (1921).

— Hyperphalangie des Daumens, Klinodaktylie des Daumens (Pollex varusvalgus). In: SCHWALBE-GRUBER, Bd. II, Teil 1, S. 646—654. Jena: Gustav Fischer 1958.

POLITZER, G.: Über Mißbildungen des Hand- und Fußskelettes und über ihre formale Genese. Fortschr. Röntgenstr. **43**, 605—619 (1931).

RIEDER, H.: Eine Familie mit dreigliedrigem Daumen. Z. Morph. u. Anthrop. **2**, 177 (1900).

ROBERTS, E.: Hereditary hyperphalangism of the thumb. J. Hered. **34**, 291 (1943).

SCHRADER, E.: Dreigliedrige Daumen. Fortschr. Röntgenstr. **40**, 693—694 (1929).

STAPFF, R.: Über eine Familie mit erblicher Syn-Polydaktylie, Hyperphalangie des Daumens. Fortschr. Röntgenstr. **34**, 531—538 (1926).

STIEVE, H.: Über Hyperphalangie des Daumens. Anat. Anz. **48**, 565—581 (1915).

6. *Hypophalangie*

COCCHI, U.: In: Lehrbuch der Röntgendiagnostik von H. R. SCHINZ, W. E. BAENSCH, E. FRIEDL u. E. UEHLINGER. Stuttgart: Georg Thieme 1952.

DRINKWATER, H.: An account of a brachydactylous family. Proc. roy. Soc. Edinb. **28**, 35 (1907/08).

FARABEE: Inheritance of digital malformations in man. Papers of Peabody Mus. of America Archeol. and Ethnol., Harvard Univ. 1905, 3.

HASSELWANDER: Über 3 Fälle von Brachy- und Hypophalangie an Hand und Fuß. Z. Morph. u. Anthrop. **6**, 511—526 (1903).

Müller, W.: Die angeborenen Fehlbildungen der menschlichen Hand. Leipzig: Georg Thieme 1937.

7. *Brachydaktylie*

Aschner, B., u. G. Engelmann: Die Konstitutionspathologie in der Orthopädie. Wien u. Berlin: Springer 1928.

Bauer, J.: Die konstitutionelle Disposition zu inneren Krankheiten, 3. Aufl. Berlin: Springer 1924.

Bauer, K. H.: Allgemeine Konstitutionslehre. In: Die Chirurgie, Bd. 1. München: Urban & Schwarzenberg 1925.

Brailsford, J. F.: Familial brachydactyly. Brit. J. Radiol. **18**, 572 (1945).

Cocchi, U.: Erbschäden und Knochenveränderungen. In: Schinz- Baensch- Friedl- Uehlinger Lehrbuch der Röntgendiagnostik, S. 727—740. Stuttgart: Georg Thieme 1952.

Drinkwater, H.: An account of a brachydactylous family. Proc. roy. Soc. Edinb., Sect. B **28**, 35 (1907/08).

— Account of a family showing minorbrachydactyly. J. Genét. **2**, 21 (1912/13).

— Minor-brachydactyly. J. Genet. **3**, 217 (1913/14).

— A second brachydactylous family. J. Genet. **4**, 323 (1914/15).

Eckhardt, H.: Über die genetische Einheit verschiedenartiger Extremitätenmißbildungen. Erbarzt **10**, 10 (1942).

Esau, P.: Zur Brachyphalange des Daumens. Fortschr. Röntgenstr. **33**, 203 (1921).

— Angeborene Mißbildungen der Glieder. Langenbecks Arch. klin. Chir. **153**, 643—663 (1928).

Farabee: Inheritance of digital malformations in man. Papers of Peabody Mus. America, Archeol. a. Ethnol. Harvard Univ. 1905 Zit. nach Cocchi.

Freese, C. de: Über angeborene Digiti vari et valgi. Z. ärztl. Fortbild. **18**, 312 (1921).

Hoffmann, H.: Über hereditäre Kolbendaumen. Klin. Wschr. **1924**, Nr 8 u. 23.

Holländer, E.: Familiäre Fingermißbildungen (Brachydaktylie und Hyperphalangie). Berl. klin. Wschr. **55**, 472—474 (1918).

Hopf, A.: Die angeborenen Veränderungen des Unterarmes und der Hand. In: Handbuch der Orthopädie, S. 419—502. Stuttgart: Georg Thieme 1959.

Liebenam, L.: Beitrag zum familiären Auftreten der Brachydaktylie. Z. menschl. Vererb.- u. Konstit.-Lehre **22**, 418 (1939).

Marie, P.: L'achondroplasie dans l'adolescence et l'âge adnexe. Presse méd. **1900**, 17—23.

Miskolczy, D.: Erbliche Verkürzung der linken Mittelhandknochen und Schizophrenie. Arch. Psychiat. Nervenkr. **87**, 242 (1929).

Mohr, O. L., and Chr. Wriedt: A new type of hereditary brachyphalangy in man. Publ. of the Caernegie Inst. of Washington 1919, p. 295. Zit. nach Cocchi.

Müller, W.: Die angeborenen Fehlbildungen der menschlichen Hand. Leipzig: Georg Thieme 1937.

Pfitzner, W.: Beiträge zur Kenntnis des menschlichen Extremitätenskelettes. VII. Die Variationen im Aufbau des Fußskelettes. Morph. Arb. **6**, 245 (1896).

— Über Brachyphalangie und Verwandtes. Verh. anat. Ges. (Jena) 18—23 (1898).

Pippow, G.: Wirbelgelenkaplasien und Brachydaktylie in einer Sippe. Erbarzt **10**, 226 (1942).

Pol, R.: „Brachydaktylie", „Klinodaktylie", Hyperphalangie und ihre Grundlagen: Form und Entstehung der meist unter dem Bilde der Brachydaktylien auftretenden Varietäten, Anomalien und Mißbildungen der Hand und des Fußes. Virchows Arch. path. Anat. **229**, 388—530 (1920).

— Brachydaktylie (Akrochondrodysplasie). In: Schwalbe-Gruber, Handbuch der Mißbildungen, Bd. III, Teil 1, S. 597—645. Jena: VEB Gustav Fischer 1958.

Politzer, G.: Über Mißbildungen des Hand- und Fußskelettes und über ihre formale Genese. Fortschr. Röntgenstr. **43**, 605—619 (1931).

Sachs, M. D.: Familial brachyphalangy. Radiology **35**, 622—626 (1940).

Scharff, A.: Zwei Fälle von symmetrischen Mißbildungen der Finger. Z. orthop. Chir. **30**, 538—550 (1912).

Schinz, H. R.: Erbtypen und Formen bei Brachydaktylie. Arch. Klaus-Stift. Vererb.-Forsch. **18**, 361 (1943). Zit. nach Cocchi.

Schwalbe u. Gruber: Morphologie der Mißbildungen, Bd. III. Jena: Gustav Fischer 1936 u. 1958.

Thomsen, O.: Kolbendaumen. Klin. Wschr. **1928**, 198.

Unterrichter, L.: Beiträge zur Kenntnis der angeborenen Anomalien der Extremitäten. Z. Konstit.-Lehre **18**, 317—338 (1934).

Vidal, M. E.: Brachydactylie symmétrique et autres anomalies osseuses héréditaires de plusieures générations. Bull. Acad. Méd. **1910**, 63. Zit. nach Cocchi.

Wegelin, C.: Über eine erbliche Mißbildung des kleinen Fingers. Berl. klin. Wschr. **1917**, 283.

Ziegner, H.: Kasuistischer Beitrag zu den symmetrischen Mißbildungen der Extremitäten. Münch. med. Wschr. **1903**. Zit. nach Pol.

8. *Makrodaktylie*

Bernoulli, P.: Ein Fall von partiellem Riesenwuchs. Anat. Anz. **95**, 327 (1944).

Cocchi, U.: Erbschäden und Knochenveränderungen. In: Schinz- Baensch- Friedl Uehlinger, Lehrbuch der Röntgendiagnostik, Bd. I, S. 783—785. Stuttgart: Georg Thieme 1952.

Dedic, St.: Die proportionelle Aortenmessung in der Röntgenolyse. Fortschr. Röntgenstr. **50**, 42—52 (1934).

Feriz, H.: Makrodystrophia lipomatosa. Virchows Arch. path. Anat. **260**, 308 (1926) (dort weitere Literatur).

GRASHEY, R.: Verkalkung der Aorta abdominalis. Röntgenpraxis **6**, 550—551 (1934).

GRUBER, GG. B., u. O. E. KUSS: Der angeborene örtliche Riesenwuchs. In: SCHWALBE-GRUBER: Morphologie der Mißbildungen, Bd. III, Teil 1, S. 423—454. Jena: VEB Gustav Fischer 1958 (dort weitere Literatur).

HINTERSTOISSER: Über einen Fall von angeborenem partiellem Riesenwuchs. Langenbecks Arch. klin. Chir. **102**, 297—304 (1913).

HOPF, A.: Der angeborene örtliche Riesenwuchs im Bereich der Hand. In: Handbuch der Orthopädie, Bd. III, S. 486—488. Stuttgart: Georg Thieme 1958.

KUSS, O. E.: Über den angeborenen partiellen Riesenwuchs. Inaug.-Diss. Göttingen 1937.

LANGSTEINER, F., u. G. STIEFLER: Über die kongenitalen Hypertrophien (Hyperplasien). Z. Nervenkr. **138**, 274 (1935).

MÜLLER, W.: Die angeborenen Fehlbildungen der menschlichen Hand. Leipzig: Georg Thieme 1937.

9. Arachnodaktylie

ACHARD, M. C.: Arachnodactylie. Bull. Soc. méd. Hôp. Paris **19**, 834 (1902).

AMUNDSEN, P., and I. HOLTER: Cardiovascular changes in dystrophia mesodermalis congenita Marfan. Acta radiol. (Stockh.) **45**, 365 (1956).

ARBENZ, J.: Einige neue Zürcher Fälle von Marfanschem Symptomenkomplex. Med. Diss. Zürich 1944. Zit. nach COCCHI.

BAUER, K. H., u. W. BODE: Erbpathologie der Stützgewebe beim Menschen. In: Handbuch der Erbbiologie des Menschen, Bd. I. Berlin: Springer 1940.

BECKER: Linsenektopie in der I., II. und III. Generation. Mbl. Augenkr. **94**, 547 (1935).

COCCHI, U.: Arachnodaktylie, Marfansches Erbsyndrom. In: Lehrbuch der Röntgendiagnostik von H. R. SCHINZ, W. E. BAENSCH, E. FRIEDL u. E. UEHLINGER, Bd. I, S. 777—780. Stuttgart: Georg Thieme 1952.

JEQUIER, M.: Le syndrome de Marfan. Radiol. clin. (Basel) **13**, Suppl. (Literatur) 3—66 (1944).

KERN, C.: Über familiäres Vorkommen der Arachnodaktylie. Erbarzt **4**, 93 (1937).

LOUGHIDGE, L. W.: Renal abnormalities in Marfan syndrome. Quart. J. Med. **28**, 531 (1959).

LUTMAN, F. C., and J. V. NEEL: Inheritance of arachnodactyly, ectopia lentis and other congenital anomalies (Marfan's syndrome) in the E. family. Arch. Orthop. **41**, 276 (1949).

MARFAN, A. B.: Un cas de déformation congénitale des quatre membres plus prononcée aux extrémités characterisée par l'allongement des os, avec un certain degré d'amincissement. Bull. Soc. méd. Hôp. (Paris) **13**, 220—226 (1896).

— La dolichosténomélie (dolichomélie, arachnodactylie). Ann. Méd. **44**, 5 (1938).

MCKUSICK, V. A.: Heritable disorders of connective tissue, 2nd ed. St. Louis: C. V. Mosby Co. 1960.

MOEHLIG, R.: Arachnodactyly (Marfan's syndrome). Amer. J. Roentgenol. **61**, 797—807 (1949).

MÜLLER, W.: Über Arachnodaktylie und arachnodaktylie-ähnliche Degenerationsformen. Dtsch. Z. Chir. **218**, 256 (1929).

NELSON, J. D.: The Marfan syndrome, with special reference to congenital enlargement of the spinal canal. Brit. J. Radiol. **31**, 561—564 (1958).

PIPER, R. K., and E. IRVINE-JONES: Arachnodactylia and its association with congenital heart disease: Report of case and review of literature. Amer. J. Dis. Child. **31**, 832 (1926).

ROSS, L. J.: Arachnodactyly: Review of recent literature and report of case with cleft palate. Amer. J. Dis. Child. **78**, 417 (1949).

SCHWARZWELLER, F.: Die konstitutionelle Bedingtheit der sog. Arachnodaktylie. Erbarzt **4**, 96 (1937).

SIEGENTHALER, W.: Das Marfansyndrom. Dtsch. med. Wschr. **81**, 1188 (1956).

STEINBERG, I.: Dilatation of aortic sinuses in Marfan's syndrome: Roentgen findings in five new cases. Amer. J. Roentgenol. **83**, 302 (1960).

THOMAS, J.: Marfan's syndrome with report of three cases with aneurysm of aorta. Amer. J. Med. **12**, 613 (1952).

VALENTIN, B.: Arachnodaktylie. In: SCHWALBE, Die Morphologie der Mißbildungen, Bd. III, Teil 1. Jena: VEB Gustav Fischer 1958.

WEVE, H.: Über Arachnodaktylie (Dystrophia mesodermalis congenita, Typus Marfan). Arch. Augenkr. **104**, 1 (1931).

WILNER, H. J., and N. FINBY: Skeletal manifestations in the Marfans syndrome. J. Amer. med. Ass. **187**, 490—495 (1964).

10. Klinodaktylie

COCCHI, U.: Erbschäden mit Knochenveränderungen. In: H. R. SCHINZ u. E. BAENSCH, Lehrbuch der Röntgendiagnostik, Bd. I. Stuttgart: Georg Thieme 1952.

POL, R.: „Brachydaktylie", Klinodaktylie", Hyperphalangie und ihre Grundlagen: Form und Entstehung der meist unter dem Bilde der Brachydaktylien auftretenden Varietäten, Anomalien und Mißbildungen der Hand und des Fußes. Virchows Arch. path. Anat. **229**, 388—530 (1920).

WILDENVANCK, L. S.: Erbliche Klinodaktylie. Ned. T. Geneesk. **92**, 3491 (1948).

11. Juvenile Osteomalacie der Kleinfinger-endphalange (?)

BRAILSFORD, J. F.: The radiology of bones and jointes, fourth ed., p. 55 and 58. Baltimore: Wiliams & Wilkins Co. 1948.

HIPPE, H.: Krallenförmige Verkrümmung der Endglieder beider Kleinfinger. Fortschr. Röntgenstr. **78**, 745 (1953).
KAUFMANN, H. J., and W. F. TAILLARD: Bilateral incurving of the terminal phalanges of the fifth fingers. Amer. J. Roentgenol. **86**, 490—495 (1961).
KIRNER, J.: Doppelseitige Verkrümmungen des Kleinfingerendgliedes als selbständiges Krankheitsbild. Fortschr. Röntgenstr. **36**, 804—806 (1927).
SCHMID, F.: Eine juvenile Osteomalazie der Kleinfingerendphalange. Fortschr. Röntgenstr. **86**, 766—770 (1954).
THOMAS, A. R.: New dystrophy of fifth finger. Lancet **1936**, 1412—1413.
TOMESKU, I.: Kongenitale Deviationen der Phalangen (Angeborene Contracturen der Finger und Klinodaktylien). Arch. Orthop. **26**, 126—137 (1928).
WILSON, J. N.: Dystrophy of the fifth finger; report of four cases. J. Bone Jt Surg. B **34**, 236—239 (1952).

12. Kamptodaktylie

ANNANDALE, T.: The malformations, diseases and injuries of the fingers and toes and their surgical treatment, p. 61. Philadelphia: J. B. Lippincott Comp. 1866.
CURRARINO, G., and J. WALDMAN: Camptodactyly. Amer. J. Roentgenol. **92**, 1312—1321 (1964).
DREYFUS, J. R.: Die Kamptodaktylie im Kindesalter. Jb. Kinderheilk. **148**, 336—345 (1937).
FORRAI, G.: Gehäuftes Vorkommen von Kamptodaktylie und Leinerscher Krankheit in derselben Familie. Wien. klin. Wschr. **77**, 259—260 (1965).
HESTER, J. T.: On congenital contractions of fingers, and nerv operation for their relief, and for cure of deformities arising from contraction, of cicatrices of lums. Med. Times. **23**, 315—316 (1851).
HOPF, A.: Handbuch der Orthopädie, Bd. III, S. 496—497. Stuttgart: Georg Thieme 1958.
ISELIN, M.: Congenital camptodactyly. J. int. Coll. Surg. **38**, 355 (1962).
LANDOUZY, L.: Camptodactylie: stigmate organique précoce du neuro-arthrotisme. Presse méd. **14**, 251—253 (1906).
LUCAS-CHAMPIONNIÉRE, P.: Sur une déformation particulière des doigts propre à l'arthritisme. Rétrécissement mitral. — Curalilité de la tuberculose aigué. J. Méd. Chir. Prat. **56**, 485—489 (1885), Art. 13036.
MAURER, G.: Die Kamptodaktylie. Arch. orthop. Unfall-Chir. **39**, 365—374 (1938).
MOORE, W., and P. MESSINA: J. Hered. **27**, 27 (1936).
MURPHY, D. P.: Familial finger contracture and associated knee-joint subluxation. J. Amer. med. Ass. **86**, 395 (1926).
SCHAFF, B., and P. SCHAFER: Camptodactyly. Arch. Surg. **57**, 633 (1948).
SPEAR, G. S.: Inheritance of flexed fingers. J. Hered. **37**, 189—192 (1946).
TAMPLIN, R. W.: Lectures on the nature and treatment of deformities, p. 256. London: Longmans 1846.

13. Angeborene Ulnarabduktion der Finger (Windmühlenflügelfinger)

BOEREMA: Über die angeborene „Windmühlenflügelstellung" der Finger („déviation des doigts en oup de vent"). Z. orthop. Chir. **55**, 241—249 (1931).
DREYFUSS, M.: Beitrag zum Bilde der angeborenen Windmühlenflügelstellung der Finger. Z. orthop. Chir. **65**, 205 (1936).
GÖB: Zit. nach A. HOPF.
HOPF, A.: Handbuch der Orthopädie, Bd. III, S. 495—496. Stuttgart: Georg Thieme 1958.
LUNDBLOM, A.: The ulna deviation of the fingers on familial occurence. Acta orthop. scand. 1932. Zit. nach A. HOPF.

14. Madelungsche Deformität

ANTON, J. I., G. B. REITZ, and M. B. SPIEGEL: Madelung's deformity. Ann. Surg. **108**, 411—434 (1938).
ASCHNER, B., u. G. ENGELMANN: Konstitutionspathologie in der Orthopädie. Wien u. Berlin: Springer 1928.
BEDER, W. L., u. J. HEINISMANN: Zur Genese der Madelungschen Deformität. Fortschr. Röntgenstr. **52**, 595 (1935).
BENNECKE: Über einen Fall von progressiver Luxation des Handgelenks. Verh. dtsch. Ges. Chir. **33**, 131—135 (1904).
BERGAN, F.: Madelungs deformitet. Nord. Med. **15**, 2403 (1942).
BRANDES, M.: Zur Madelungschen Deformität des Handgelenkes. Z. orthop. Chir. **28**, 392 (1911).
— Zur Madelungschen Deformität des Handgelenkes. Ein Nachtrag. Z. orthop. Chir. **42**, 20 (1922).
COCCHI, U.: Erbschäden mit Knochenveränderungen. In: SCHINZ-BAENSCH-FRIEDL-UEHLINGER, Lehrbuch der Röntgendiagnostik, Bd. I, S. 764—766. Stuttgart: Georg Thieme 1952.
DANNENBERG, M., J. I. ANTON, and M. B. SPIEGEL: Madelung's deformity. Consideration of its roentgenological diagnostic criteria. Amer. J. Roentgenol. **42**, 671—676 (1939).
D'ETTORE, A.: La displasia radio-ulnare tipo Madelung. Radiol. med. (Torino) **49**, 540—552 (1963).
EWALD, P.: Zur Ätiologie der Madelungschen Deformität. Langenbecks Arch. klin. Chir. **84**, 1099 (1907).
FICK, R., u. I. PAHL: Doppelseitige Madelungsche Fehlform des Handgelenkes mit Berücksichtigung seiner Mechanik. Langenbecks Arch. klin. Chir. **163**, 499 (1931).

FRANKE: Zur Anatomie der Madelungschen Deformität der Hand. Dtsch. Z. Chir. **92**, 156 (1908).

HOPF, A.: Angeborene Veränderungen des Unterarmes und der Hand. In: Handbuch der Orthopädie, Bd. III, S. 480—484. Stuttgart: Georg Thieme 1959.

HULTÉN, O.: Über anatomische Variationen der Handgelenksknochen. Acta radiol. (Stockh.) **9**, 155 (1928).

JANTZEN, P. M.: Madelungsche Deformität bei Zwillingen. Z. Orthop. **89**, 121 (1957).

JOECK: Zit. nach A. HOPF.

MADELUNG, O. W.: Die spontane Luxation der Hand. Langenbecks Arch. klin. Chir. **23**, 395 (1879).

MARTI, TH.: De la maladie de Madelung-Dupuytren. Rev. méd. Suisse rom. **60**, 31 (1940).

MAU, H.: Wesen und Bedeutung der enchondralen Dysostosen. Stuttgart: Georg Thieme 1958.

MELCHIOR, E.: Die Madelungsche Deformität des Handgelenkes. Ergebn. Chir., **6**, 324 (1913).

PALMIERI, G. G.: A proposito della disformosi di Madelung. Arch. ital. Chir. **53**, 392 (1938).

PALTRINIERI, M.: Sulla deformità di Madelung. Bull. Sci. Med. **110**, 31 (1938).

PAULSEN, KR.: Über die Madelungsche Deformität der Hand. Langenbecks Arch. klin. Chir. **75**, 506 (1905).

PAUS, B.: Madelung's deformity. Norske Vid. Akad. Oslo 1942.

ROCHER, H. L.: A propos de notre septième observation de maladie de Madelung: dyschondroplasie radiocubitale inférieure par hémiatrophie épiphysaire radiale interne. J. Méd. Bordaux **114**, 513—518 (1937).

—, et G. ROUDIL: Dysmorphose congénitale bilatérale des poignets par hémiatrophie epiphysaire radiale. Presse méd. **38**, 1084—1090 (1930).

SCHARIZER, E.: Zur Behandlung der Madelungschen Deformität. Z. Orthop. **87**, 204 (1956).

SCHINZ, H. R.: Vererbung und Knochenbau. Schweiz. med. Wschr. **1924**, 1151.

SCHNEK, F.: Die operative Besserung der echten und der sog. symptomatischen Madelungschen Deformität. Z. Orthop. **53**, 101 (1931).

SIEGRIST, H.: Über manus valga oder sog. Madelungsche Deformität des Handgelenkes. Dtsch. Z. Chir. **91**, 524—586 (1908).

SLOANE, D.: Madelung's deformity in sisters. Amer. J. Surg. **60**, 276 (1943).

SPRINGER, C.: Zur Kenntnis der Madelungschen Deformität des Handgelenkes. Z. orthop. Chir. **29**, 216 (1911).

STEHR, L.: Die ulnar-volare Bajonetthand als typische Fehlbildung bei Chondrodysplasien. Fortschr. Röntgenstr. **57**, 587 (1938).

STETTEN, W. DE: Idiopathic progressive curvature of the radius, or so-called Madelung's deformity of the wrist (carpus varus and carpus valgus). Surg. Gynec. Obstet. 8, 4—31 (1909).

TOMESKU, I.: Ein Fall einer atypischen Madelungschen Handgelenksdeformität. Fortschr. Röntgenstr. **36**, 627 (1927).

15. Klumphand

ANTONELLI, I.: Ein Fall von congenitalem bilateralem Radiusdefekt. Z. orthop. Chir. **14**, 213 (1905).

ASCHNER, B., u. G. ENGELMANN: Konstitutionspathologie in der Orthopädie. Wien u. Berlin: Springer 1928.

BALLER, F.: Radiusaplasie und Inzucht. Z. Konstit.-Lehre **29**, 782 (1950).

BERGERHOFF, W.: Kongenitaler doppelseitiger Radiusdefekt. Fortschr. Röntgenstr. **36**, 376 (1927).

BINTCLIFFE, E.: Congenital club hand. J. Bone Jt Surg. B **36**, 154 (1954).

BIRCH-JENSEN, A.: Congenital deformities of the upper extremities. Copenhagen 1949.

BLENCKE, A.: Ein Beitrag zur sogenannten Klumphand. Z. orthop. Chir. **12**, 380 (1904); **13**, 654 (1904).

BUETTNER, G.: Ulnare Polydaktylie bei Ulnaverdoppelung und Radiusdefekt. Z. Konstit.-Lehre **22**, 428 (1938).

COCCHI, U.: Erbschäden mit Knochenveränderungen. In: SCHINZ-BAENSCH-FRIEDL-UEHLINGER, Bd. I, S. 701—703. Stuttgart: Georg Thieme 1952.

DAVISON, E. P.: Congenital hypoplasia of the carpal scaphoid bone. J. Bone Jt Surg. B **44**, 816—827 (1962).

GUÉRIN, J. R.: Recherches sur les difformités congénitales chez les monstres. Paris 1880.

HERZOG, A.: Angeborener Radiusdefekt mit Verbildung der Handwurzelknochen. Fortschr. Röntgenstr. **34**, 968 (1926).

HOPF, A.: Angeborene Veränderungen des Unterarmes und der Hand. In: Handbuch der Orthopädie, Bd. III, S. 424—433. Stuttgart: Georg Thieme 1959.

JOACHIMSTHAL, G.: Über angeborene Anomalien der oberen Extremität. Langenbecks Arch. klin. Chir. **50**, 495 (1895).

— Die angeborenen Verbildungen der oberen Extremitäten. Fortschr. Röntgenstr., Erg.-H. 2 (1900).

JONES, H., H. WALLACE, and R. E. ROBERTS: A rare type of congenital club hand (Roy. infirm. Liverpool). J. Anat. (Lond.) **60**, 146—147 (1926).

KANAVEL, A. B.: Congenital malformations of the hands. Arch. Surg. **25**, 282 (1932).

KAJON, C.: Angeborener doppelseitiger Ulnadefekt und Pollex bifidus dexter. Z. orthop. Chir. **41**, 526 (1921).

KATO, K.: Congenital absence of the radius. With review of Literature and report of three cases. J. Bone Jt Surg. **6**, 589—626 (1924).

KIRMISSON: Lehrbuch der chirurgischen Krankheiten angeborenen Ursprungs. (Traité des maladies chirurgicales d'origine congenitale, Paris 1891.) Übers. v. DEUTSCHLÄNDER. Stuttgart: Ferdinand Enke 1891.

Kümmel, W.: Die Mißbildungen der Extremitäten durch Defekt, Verwachsung und Überzahl. Bibl. inn. Med. (E) H. 3 (1895).

Kuh, R.: Der angeborene Defekt der Ulna. Z. orthop. Chir. **41**, 437 (1921).

Lackey, W. N.: Absence of the radii with olygodaktylia. J. Amer. med. Ass. **93**, 113 (1929).

Landolt, R. F.: Kongenitale neonatale Thrombopenien. Helv. paediat. Acta **3**, 1 (1948).

Maas, O.: Angeborener linksseitiger Ulnadefekt. Berl. klin. Wschr. **1917**, 243.

Manzanilla, M. A.: Atrophie congénitale de la partie inferieure du cubitus. Anat. Path. **16**, 1031 (1939/40).

Martmer, E. E.: Talipomanus, a report of three cases in one family. Amer. J. Dis. Child. **34**, 384 (1927).

Mau, C.: Ein weiterer Fall von Doppelbildung der Ulna bei fehlendem Radius. Z. orthop. Chir. **42**, 385 (1922).

Müller, W.: Die angeborenen Fehlbildungen der menschlichen Hand. Leipzig: Georg Thieme 1937.

O'Rahilly, R.: An analysis of cases of radial hemimelia. Arch. Path. **44**, 28 (1947).

Orel, H.: Kleine Beiträge zur Vererbungswissenschaft. Z. Konstit.-Lehre **15**, 748 (1931).

Peterfy, P., u. St. Jona: Seltene Anomalie der Oberarmentwicklung. Zbl. Chir. **1942**, 878.

Reimann-Hunziker, G.: Über den angeborenen Ulnadefekt. Z. Orthop. **73**, 160 (1942).

Renvall, G.: Zur Kenntnis der congenitalen familiär auftretenden Extremitätenmißbildungen. Arch. Anat. u. Entwicklungsgesch. 39—56 (1908).

Roberts: A case of deformity of the forearm and hand. Ann. Surg. **5**, 135 (1886).

Sar, A. van der: Über angeborene Deformitäten am Unterarm. Ned. T. Geneesk. **1947**, 313.

Southwood, A. R.: Partial absence of the ulna and associated structures. J. Anat. (Lond.) **61**, 346 (1926).

Stoffel, A., u. E. Stempel: Anatomische Studien über die Klumphand. Z. orthop. Chir. **23**, 1 (1909).

Ströer, W. H. F.: Die Extremitätenmißbildungen und ihre Beziehungen zum Bauplan der Extremität. Z. Anat. Entwickl.-Gesch. **108**, 136 (1938).

Studer, A.: Zur Frage der endogenen Genese des angeborenen Klumpfußes. Inaug.-Diss. Basel 1944.

Tomesku, J.: Angeborene generalisierte Exostosen mit einer begleitenden eigenartigen Entwicklungsstörung. Arch. orthop. Chir. **28**, 56 (1930).

Werthemann, A.: Die Entwicklungsstörungen der Extremitäten. In: Handbuch der speziellen pathologischen Anatomie und Histologie von O. Lubarsch, F. Henke u. R. Rössle, Bd. 9, Bewegungsapparat, Teil 6. Berlin-Göttingen-Heidelberg: Springer 1952.

Wierzewsky, I.: Über den kongenitalen Ulnadefekt. Z. orthop. Chir. **27**, 505 (1910).

16. Distale radio-ulnare Synostosen

Aschner, B., u. G. Engelmann: Konstitutionspathologie in der Orthopädie. Wien u. Berlin: Springer 1928.

Beck, W.: Beitrag zur radio-ulnaren Synostose. Fortschr. Röntgenstr. **83**, 734 (1955).

Crasselt, C.: Zur operativen Behandlung der radioulnaren Synostose. Z. Orthop. **96**, 478 (1963).

Eckinger, W.: Radio-ulnare Synostose am distalen und proximalen Ende mit verschiedenen Formen von Mißbildungen. Z. orthop. Chir. **68**, 297 (1938).

Hohmann, D.: Angeborene Störungen, Erkrankungen und Verletzungen des distalen Radioulnargelenkes. Südwestdtsch. Orthopädentagg 1964 Baden-Baden.

Hopf, A.: Die angeborenen Veränderungen des Unterarmes und der Hand. In: Handbuch der Orthopädie, Bd. III. Stuttgart: Georg Thieme 1958.

Kuzenok, B.: Ein Fall von angeborener familiärer Mißbildung der oberen Extremität. Arch. orthop. Chir. **27**, 246 (1929).

17. Concrescenzen im Bereich der Handwurzel

Alexander, H. H., and G. H. Johnson: Dychondroplasia of distal radial epiphysis (Madelung's deformity) with fusion of semilunar and triangular bones. Amer. J. Surg. **53**, 349 (1941).

Anderson, J.: Anat. and Physiol. (1883). Zit. nach Lönnerblad.

Arens, W.: Über die angeborene Synostose zwischen dem Os lunatum und dem Os triquetrum. Fortschr. Röntgenstr. **73**, 772 (1950).

Baastrup, Chr. J.: Eine besondere Form von Polyarthritis chron. progr. mit außerordentlich starker Tendenz zu Ankylosenbildung in carpus und tarsus bei Jugendlichen. Fortschr. Röntgenstr. **53**, 400 (1936).

Barsky, A. J.: Congenital anomalies of the hand. J. Bone Jt Surg. B **33**, 35—64 (1951).

Becker, F.: Über eine ungewöhnliche Handgelenksverbildung (angeborene Radius-Lunatum-Synostose). Fortschr. Röntgenstr. **52**, 245 (1935).

Behr, F.: Über eine symmetrische Synostose der Hand- und Fußwurzelknochen. Arch. orthop. Unfall-Chir. **32**, 12 (1933).

Bogart, F. B.: Variations of bones of wrist. Amer. J. Roentgenol. **28**, 638—646 (1932).

Brdiczka, G.: Vererbbare und angeborene multiple Synostose an zahlreichen Gelenken der oberen und unteren Extremität. Fortschr. Röntgenstr. **58**, 228 (1938).

Bunnell, St.: Surg. of the hand, 3. ed. Philadelphia: J. B. Lippincott Co. 1956.

Butterworth u. Daner: Zit. bei Bunnell.

Cabon, P.: A propos d'une anomalie du carpe (fréquemcé). J. Radiol. Électrol. **31**, 285—286 (1950).

Canigiani, Th.: Beiderseitige Anomalie im Bereiche der Handwurzelknochen. Röntgenpraxis **8**, 142 (1936).

CAVE, J.: J. Anat. (Lond.) **60**, 460 (1926). Zit. nach GEYER.

COCKSHOTT, W. P.: Carpal anomalies amongst Yorubas. W. Afr. med. J. **8**, 185 (1959).

— Carpal fusions. Amer. J. Roentgenol. **89**, 1260—1272 (1963).

DEAN, R. F., and P. R. JONES: Fusion of triquetral and lunate bones shown in serial radiographs. Amer. J. phys. Anthrop. **17**, 279—288 (1959).

DEDERICH, R.: Kongenitale Synostosen von Handwurzelknochen. Mschr. Unfallheilk. **58**, 112 (1955).

DREWES, J.: In: K. KREMER, Die chirurgische Behandlung der angeborenen Fehlbildungen. Stuttgart: Georg Thieme 1961.

—, u. D. GÜNTHER: Über angeborene Synostosen im Handwurzelbereich. Radiologe **6**, 64—68 (1966).

DWIGHT: Variations of the bones of the hand and foot. London 1907. Zit. bei WERTHEMANN.

ECKINGER, W.: Das Bild der sogenannten Symbrachydaktylie. Arch. orthop. Unfall-Chir. **38**, 662—669 (1938).

— Radio-ulnäre Synostose am distalen und proximalen Ende mit verschiedensten Formen von Mißbildungen. Z. Orthop. **68**, 297—300 (1938).

ESAU, P.: Angeborene Synostosen im Bereich des Carpus und Tarsus. Röntgenpraxis **5**, 235 (1933).

FRICK, W.: Die Synostose zwischen Os lunatum und Os triquetrum. Fortschr. Röntgenstr. **72**, 242 (1949/50).

GALLAGHER, E. J., E. M. MACGREGOR, and M. ISRAELSKI: Chondrodystrophy with ectodermal defects. Arch. Dis. Childh. **28**, 14 (1953).

GEYER, E.: Beitrag zu den Synostosenbildungen der Hand- und Fußwurzel. Z. Orthop. **90**, 395—408 (1958).

GIROD, E.: Beitrag zur Radius-Lunatum-Synostose. Fortschr. Röntgenstr. **100**, 282 (1964).

GOLDSTEIN, R.: Congenital synostosis of carpal and tarsal bones and ankylosis cubiti. Clin. Radiol. **17**, 66 (1948).

GOMBERT, H. J.: Rechtsseitige kongenitale Verschmelzung des Os naviculare und lunatum mit der Radiusepiphyse. Fortschr. Röntgenstr. **91**, 527 (1959).

HAMMOND, G.: Unilateral, congenital synostosis of lunate an triangular bones. Surgery **22**, 566 (1947).

HARLE, TH. S., and J. R. STEVENSON: Hereditary Symphalangism associated with carpal and tarsal fusions. Radiology **89**, 91—94 (1967).

HASEBE: Über die Häufigkeit der Koaleszenzen, Synostosen und Assimilationen der Fußknochen der Japaner. Z. Morph. Anthrop. **14** (1912).

HEFKE, H. W.: Roentgenologic study of anomalies of the hands in one hundred cases of mongolism. Amer. J. Dis. Child. **60**, 1319 (1940).

HENRY, M. G.: Anomalous fusion of the scaphoid bone and the greater multangular bone. Arch. Surg. **50**, 240 (1945).

HERZOG, A.: Angeborener Radiusdefekt mit Verbildung der Handwurzelknochen (Röntgenlaborat., med. Klin., dtsch. Univ. Prag). Fortschr. Röntgenstr. **34**, 968—970 (1926).

HILGENREINER, H.: Zwei Fälle von angeborener Fingergelenkankylose, zugleich ein Beitrag zur Kenntnis der seltenen Spaltbildungen der Hand. Z. orthop. Chir. **24**, 23—51 (1909).

HINDENACH, J. C. R.: Bilateral-congenital fusion of the semilunar and cuneiform bones. Brit. J. Surg. **35**, 104 (1947).

HOFFMANN, D.: Einige seltenere Handwurzelverschmelzungen und andere Mißbildungen des Handskeletes. Röntgenpraxis **12**, 41 (1940).

HOPF, A.: Störungen des Handwurzelskelettes. In: Handbuch der Orthopädie, Bd. III, S. 473—476. Stuttgart: Georg Thieme 1958.

KANAVEL, A. B.: Congenital malformation of the hands. Arch. Surg. **25**, 282 (1932).

KEWESCH, E. L.: Über hereditäre Verschmelzung der Hand- und Fußwurzelknochen. Fortschr. Röntgenstr. **50**, 550 (1934).

KLAPP, B., u. W. GEBHARD: Symmetrische Synostosenbildungen an Hand und Fuß. Z. Orthop. **81**, 637 (1952).

KNIEPKAMP, W.: Os capitatum secundarium und Synostosis triquetro-lunata im Röntgenbild der menschlichen Handwurzel. Arch. orthop. Unfall-Chir. **28**, 460—466 (1930).

KREMSER, K.: Kurzer Beitrag zur Bildungsanomalie der Handwurzel. Röntgenpraxis **6**, 243—244 (1934).

LAWUERRIÈRE et LONBIER: (Karpus aus einem einzigen Stück.) Presse méd. **58**, 916 (1927).

LEGER, W.: Beobachtung einer angeborenen Synostose zwischen Multangulum minus und Metacarpale II. Z. Orthop. **87**, 70 (1956).

LENZ, W.: Familiäre Synostose der Hand- und Fußwurzelknochen. In: Humangenetik, Bd. II. Stuttgart: Georg Thieme 1964.

L'HEREUX: (Eine Hand mit einer einzigen Reihe von Karpalknochen.) Bull. Soc. nat. chir. **52**, H. 2 (1926). Ref. Fortschr. Röntgenstr. **34**, 1010 (1926).

LINOW, F.: Beiderseitige Verschmelzung des Kopf- und Hakenbeins. Röntgenpraxis **4**, 537 (1932).

LISZKA, G., u. J. SIK: Der Fall einer radio-ulnaren Synostose. Fortschr. Röntgenstr. **90**, 771 (1959).

LÖNNERBLAD, L.: Über zwei seltene Anomalien im Carpus („Verschmelzung" von Os lunatum und Os triquetrum sowie von Os multangulum minus und Os capitatum). Acta radiol. (Stockh.) **16**, 682—690 (1935).

MACKAY, D. H.: Skeletal maturation in hand: study of development in east African children. Trans. roy. Soc. trop. Med. Hyg. **46**, 135—150 (1952).

MARKELOV: Über kongenitale Hypoplasie der Gelenke. Ortop. Travm. Protez. **6** (1928) [Russisch]. Zit. bei KEWESCH.

MARTI, TH.: Z. Unfallmed. Berufskr. 37, 202 (1944). Zit. nach KÖHLER-ZIMMER.
— Ein interessanter Fall einer Handwurzelsynostose. Schweiz. med. Wschr. 75, 700 (1945).
— Weiterer Beitrag zum Studium der Handwurzelvarietäten. Schweiz. med. Wschr. 80, 1229 (1950).
MAYER, F. O.: Handverletzung beim Boxen. Arch. orthop. Unfall-Chir. 32, 245—246 (1933).
MCGOEY, P. F.: Fracture dislocation of fused triangular and lunate (congenital). J. Bone Jt Surg. 25, 928 (1943).
MESTERN: Erbliche Aplasie der Interphalangealgelenke. (Erbliche Phalanxsynostosen.) Z. orthop. Chir. 61, 421—442 (1934).
MESTERN, J.: Erbliche Synostosen der Hand- und Fußwurzelknochen. Erbliches Os tibiale externum. Röntgenpraxis 6, 594—600 (1934).
MEVES, F.: Über die Synostosen der Handwurzelknochen. Z. orthop. Chir. 67, 17 (1937).
MINNAAR DE VILLIERS, A. B.: Congenital fusion of lunate and triquetral bones in south African Bantu. J. Bone Jt Surg. B 34, 45 (1952).
MÜLLER, W.: Ein Beitrag zu den angeborenen Mißbildungen der Karpalknochen (doppelseitige Hypoplasie des Mond- und Kahnbeines, angeborene Luxation des einen Os naviculae). Arch. orthop. Chir. 22, 401—408 (1924).
— Die angeborenen Fehlbildungen der menschlichen Hand. Leipzig: Georg Thieme 1937.
NEISS, A.: Doppelseitige Synostose zwischen dem Os multangulum minus und dem Os capitatum. Fortschr. Röntgenstr. 82, 825 (1955).
OBERDALHOFF, H.: In: H. OBERDALHOFF, H. VIETEN u. H. KARCHER, Klinische Röntgendiagnostik chirurgischer Erkrankungen, Bd. II. Berlin-Göttingen-Heidelberg: Springer 1959.
O'RAHILLY, R.: Survey of carpal and tarsal anomalies. J. Bone Jt Surg. A 35, 626—639 (1953).
PELLEGRINO, A., et R. JOLY: Étude radiologique des malformations du poignet chez l'Africain. Bull. Soc. Med. Afr. Noire 4, 102—105 (1959).
PFITZNER, W.: Beiträge zur Kenntnis des menschlichen Extremitätenskeletts. VIII. Die morphologischen Elemente des menschlichen Handskeletts. Z. Morph. Anthrop. 2, 365 (1900).
PORTMANN, J.: Ausgedehnte Synostose einer Handwurzel. Fortschr. Röntgenstr. 98, 365 (1963).
REISS, J.: Über angeborene Synostosen zwischen Lunatum und Triquetrum. Röntgenpraxis 8, 716 (1936).
RÉVÉSZ, V.: Beitrag zur Kenntnis der Entwicklungsanomalien der Hand. Fortschr. Röntgenstr. 24, 143—144 (1916/17).
ROCHLIN, D. G., u. S. G. SIMONSON: Über die angeborene Fingergelenkversteifung. Fortschr. Röntgenstr. 46, 193 (1932).
RUCKENSTEINER: Die normale Entwicklung des Knochensystems im Röntgenbild. Leipzig 1931.
RUSHFORTH, A. F.: Congenital abnormality of trapezium and first matacarpal. J. Bone Jt Surg. B 31, 543 (1949).
SANDIFORT, E.: Observationum anatomica pathologicarum. Batavia 3, 136 (1779). Zit. nach COCKSHOTT.
SCHACHERL, M., u. F. SCHILLING: Zur Differentialdiagnose erworbener und angeborener Carpalsynostosen. Fortschr. Röntgenstr. 102, 68—77 (1965).
SCHMID, F., u. H. MOLL: Atlas der normalen und pathologischen Handskelettentwicklung, S. 71. Berlin-Göttingen-Heidelberg: Springer 1960.
SILVERMAN, F. N.: Note an os lunatotriquetrum. Amer. J. phys. Anthrop. 13, 143—145 (1955).
SMITH, R. E.: On case of numerical reduction of carpus. Anat. Anz. 23, 494 (1903).
SMITH, S. A.: Case of fusion of semilunar and cuneiform bones (os lunatotriquetrum) in Australien aboriginal. J. Anat. (Lond.) 42, 343—346 (1908).
SMITHAM, J. H.: Some observations on certain congenital abnormalities of the hand in African natives. Brit. J. Radiol. 21, 513 (1848).
SOEMMERING u. SMITH (1903): Zit. nach KÖHLER-ZIMMER.
SOROKIN: Zusatz der Schriftleitung bei ESAU. Röntgenpraxis 5, 327 (1933).
WEBER, B.: Multiple symmetrische Synostosen an Hand und Fuß. Arch. orthop. Unfall-Chir. 46, 277 (1954).
WEDDING: Zit. bei PFITZNER.
WEITZNER, J.: Synostose multangulum majus — Naviculare. Amer. J. Roentgenol. 56, 185 (1946).
WENZ, W.: Symmetrische Karpalgelenksaplasien. Zur Kenntnis des Ellis-van-Creveld-Syndroms. Arch. orthop. Unfall-Chir. 51, 10 (1959).
WERTHEMANN: Entwicklungsstörungen der Extremitäten. Berlin-Göttingen-Heidelberg: Springer 1952.
WETHERINGTON, R. K.: Note on fusion of lunate and triquetral centers. Amer. J. phys. Anthrop. 19, 251—253 (1961).
WETTE, W.: Verletzungen und Anomalien im Bereich der Handwurzel. Arch. orthop. Chir. 29, 320—341 (1931).
WEYERS, H.: Zur Kenntnis der Chondroektodermaldysplasie (Ellis-van-Creveld). Z. Kinderheilk. 78, 11 (1956).
WHITE, E. H.: Bilateral congenital fusion of carpal capitate and hamate. Amer. J. Roentgenol. 52, 406—411 (1944).
WUENSCH, K.: Ein 3. Fall einer angeborenen Radius-Lunatum-Fusion, zugleich Versuch einer Analyse der Bewegungsausmaße beider Handgelenkskammern. Arch. orthop. Unfall-Chir. 48, 180—187 (1956).
ZIMMER, E. A.: Über Verschmelzungen von Handwurzelknochen. Mit einem Beitrag zur radialen Klumphand. Radiol. Rdsch. 5, 244 (1936).

18. Concrescenz der Metacarpi

BEHR, F.: Über eine symmetrische Synostose der Hand- und Fußwurzelknochen. Arch. orthop. Chir. 32, 12—15 (1933).
BUNNELL, ST.: Surgery of the hand, 3rd ed. Philadelphia: J. B. Lippincott Co. 1956.

BUTTERWORTH u. DAUER: Zit. bei BUNNELL.

COCCHI, U.: In: SCHINZ-BAENSCH-FRIEDL-UEHLINGER, Lehrbuch der Röntgendiagnostik, Bd. I. Stuttgart: Georg Thieme 1952.

DREWES, J., u. D. GÜNTHER: Über angeborene Synostosen im Handwurzelbereich. Radiologe **6**, 64—68 (1966).

GEYER, E.: Beitrag zu den Synostosenbildungen der Hand- und Fußwurzel. Z. Orthop. **90**, 395—408 (1958).

HABIGHORST, L. V., u. P. ALBERS: Familiäre Synostosis metacarpi IV und V. Z. Orthop. **100**, 521—525 (1965).

HOPF, A.: Handbuch der Orthopädie, Bd. III. Stuttgart: Georg Thieme 1959.

KEMP, T., u. J. RAVEN: Über erbliche Hand- und Fußdeformitäten in einem 140köpfigen Geschlecht, nebst einigen Bemerkungen über Poly- und Syndaktylie beim Menschen. Acta psychiat. (Kbh.) **7**, 275—296 (1932).

MAYER, F. O.: Handverletzung beim Boxen. Arch. orthop. Unfall-Chir. **32**, 245—246 (1933).

MÜLLER, W.: Die angeborenen Fehlbildungen der menschlichen Hand. Leipzig: Georg Thieme 1937.

OREL, H.: Kleinere Beiträge zur Vererbungswissenschaft. III. Mitt. Z. Konstit.-Lehre **14**, 244—252 (1928).

SCHMID, F., u. H. MOLL: Atlas der normalen und pathologischen Handskeletentwicklung. Berlin-Göttingen-Heidelberg: Springer 1960.

THOMSEN, O.: Einige Eigentümlichkeiten der erblichen Poly- und Syndaktylie beim Menschen. Acta med. scand. **65**, 609—644 (1927).

ZIMMER, E. A.: Einige Mißbildungsformen besonderer Art. Radiol. clin. (Basel) **8**, 169—190 (1939).

19. Symphalangismus

ADERHOLT: Ein seltener Fall von angeborener Ankylose der Fingergelenke. Münch. med. Wschr. **1906**, 125.

ASCHNER, B., u. G. ENGELMANN: Konstitutionspathologie in der Orthopädie. Wien u. Berlin: Springer 1928.

BAUER, K. H., u. W. BODE: Erbpathologie der Stützgewebe beim Menschen. In: Handbuch der Erbbiologie des Menschen, Bd. I. Berlin: Springer 1940.

BRÜGGER: Über angeborene Ankylose der Fingergelenke. Münch. med. Wschr. **1923**, 874.

COMINGS, D. E.: Symphalangism and fourth digest hypophalangism. Arch. intern. Med. **115**, 580—583 (1965).

CUSHING, H.: Hereditary ankylosis of proximal phalangeal joints (symphalangism). Genetics **1**, 90—106 (1916).

DANIEL, G. H.: Case of hereditary anarthrosis of index finger, with associated abnormalities in proportions of fingers. Ann. Eugen. (Lond.) **7**, 281—297 (1936).

DREY, J.: Hereditäre Brachydaktylie, kombiniert mit Ankylose einzelner Fingergelenke. Z. Kinderheilk. **4**, 553 (1912).

DRINKWATER, H.: Phalangeal anarthrosis (synostosis, ankylosis) transmitted through 14 generations. Proc. roy. Soc. Med (Path. Sect.) **60**, 68 (1917).

DUKEN: Familiäre, kongenitale Aplasie der Interphalangealgelenke an Händen und Füßen mit histologischen Befunden. Verh. dtsch. path. Ges. **18**, 312—318 (1921).

— Über die Beziehungen zwischen Assimilationshypophalangie und Aplasie der Interphalangealgelenke. Virchows Arch. path. Anat. **233**, 204—225 (1921).

ELKIN: Hereditary ankylosis of the proximal phalangeal joints. J. Amer. med. Ass. **84**, 509 (1925).

FREUD, P., and L. B. SLOBODY: Symphalangism: A familial malformation. Amer. J. Dis. Child. **65**, 550—557 (1943).

HARLE, TH. S., and J. R. STEVENSON: Hereditary Symphalangism associated with carpal and tarsal fusions. Radiology **89**, 91—94 (1967).

HEFNER, R. A.: Inherited abnormalities of the fingers. I. Symphalangisme. J. Hered. **15**, 433—439 (1924).

HOPF, A.: In: Handbuch der Orthopädie, Bd. III. Stuttgart: Georg Thieme 1959.

IMMAN, O. L.: Four generations of symphalangism. J. Hered. **15**, 329—334 (1924).

MESTERN: Erbliche Aplasie der Interphalangealgelenke (erbliche Phalanxsynostosen). Z. orthop. Chir. **61**, 421—442 (1934).

MORGENSTERN, K.: Über kongenitale hereditäre Ankylosen der Interphalangealgelenke. Bruns' Beitr. klin. Chir. **82**, 508—530 (1913).

POL, R.: Aplasie der Finger- und Zehengelenke. In: GRUBER-SCHWALBE, Morphologie der Mißbildungen, Bd. III, Teil 1, S. 655—682. Jena: VEB Gustav Fischer 1958.

ROCHLIN, D. H.: Über die hereditäre symmetrische Gelenkhypoplasie. Z. Konstit.-Lehre **13**, 654—663 (1928).

—, u. SIMONSON: Über die angeborene Fingergelenkversteifung. Fortschr. Röntgenstr. **46**, 193—204 (1932).

SCHWARZ, E., and G. RIVELLINI: Symphalangism. Amer. J. Roentgenol. **89**, 1256—1259 (1963).

SLATER, P., and H. RUBINSTEIN: Aplasie of interphalangeal joints associated with synostosis of carpal and tarsal bones. Quart. Bull. Sea View Hosp. **7**, 429—443 (1942).

STEINBERG, A. G., and E. L. REYNOLDS: Further data on symphalangism. J. Hered. **39**, 23 (1948).

STILES, K. A., and R. A. WEBER: Pedigree of symphalangism. J. Hered. **29**, 199—202 (1938).

VESSEL, E. S.: Symphalangism, strabismus and hearing loss in mother and daughter. New Engl. J. Med. **263**, 838 (1964).

20. Syndaktylie

ASCHER, FR.: Chirurgie der Hand und des Unterhautzellgewebes. In: KIRSCHNER-NORDMANN, Die Chirurgie, Bd. II. Berlin u. Wien: Urban & Schwarzenberg 1928.

Aschner, B., u. G. Engelmann: Konstitutionspathologie in der Orthopädie. Berlin u. Wien: Springer 1928.

Bailey, S. d' A.: A pedigree of syndactylism J. Hered. **29**, 467 (1938).

Bauer, K. H., u. W. Bode: Erbpathologie der Stützgewebe beim Menschen. In: Handbuch der Erbbiologie des Menschen. Berlin: Springer 1940.

Bell, J.: On hereditary digital anomalies, part II: On syndactyly and its association with polydactyly. The Treasury of Human Inheritance V 1951.

Brites, G.: Malformations des membres. Quelques nouveaux cas. Folia anat. (Coimbra) **9**, 1 (1934).

Büchner, F.: Experimentelle Entwicklungsstörungen durch allgemeinen Sauerstoffmangel. Klin. Wschr. **26**, 38 (1948).

Bunnell, St.: The surgery of the hand. Philadelphia and London 1956.

Cocchi, U.: In: Schinz-Baensch-Friedl-Uehlinger, Lehrbuch der Röntgendiagnostik, Bd. I. Stuttgart: Georg Thieme 1953.

Dunn, F. H.: Apert's aerocephalosyndaktylism. Radiology **78**, 738—742 (1962).

Esau: Angeborene Mißbildungen der Glieder. Langenbecks Arch. klin. Chir. **168**, 371 (1931).

Hopf, A.: In: Handbuch der Orthopädie, Bd. III. Stuttgart: Georg Thieme 1959.

Kemp, T., u. J. Ravn: Über erbliche Hand- und Fußdeformitäten in einem 140köpfigen Geschlecht, nebst einigen Bemerkungen über Poly- und Syndaktylie beim Menschen. Acta psychiat. (Kbh.) **7**, 274 (1932).

Koenner, D. M.: Häufigkeiten von Extremitätendefekten. Erbarzt **5**, 53 (1938).

Lueken, K. G.: Über eine Familie mit Syndaktylie. Z. menschl. Vererb.- u. Konstit.-Lehre **22**, 152 (1939).

Müller, W.: Die angeborenen Fehlbildungen der menschlichen Hand. Leipzig 1937.

Schüller: Syndaktylie mit überschüssiger Phalangenanlage. Fortschr. Röntgenstr. **2**, 61 (1898/99).

Ströer, W. F.: Die Extremitätenmißbildungen und ihre Beziehungen zum Bauplan der Extremität. Z. Anat. Entwickl.-Gesch. **108**, 136 (1937).

Stucke, K., u. O. Gansmüller: Zur Klassifizierung, Klinik und Behandlung der Syndaktylie. Langenbecks Arch. klin. Chir. **260**, 77 (1947).

—, u. D. Helbig: Syndaktylie. In: Schwalbe-Gruber, Morphologie der Mißbildungen, Bd. III, Teil 1, S. 809—843. 1938 bzw. Jena: VEB Gustav Fischer 1958.

Thomsen, O.: Einige Eigentümlichkeiten der erblichen Poly- und Syndaktylie. Acta med. scand. **65**, 609 (1927).

Vogel: Über familiäres Auftreten von Poly- und Syndaktylie. Fortschr. Röntgenstr. **20**, 443 (1913).

Werthemann, A.: Handbuch der speziellen pathologischen Anatomie und Histologie, Bd. 9, Teil 6. Die Entwicklungsstörungen der Extremitäten. Berlin-Göttingen-Heidelberg: Springer 1952.

Weyers, H.: Über eine korrelierte Mißbildung der Kiefer- und Extremitätenakren (Dysostosis acrofacialis). Fortschr. Röntgenstr. **77**, 562 (1952).

Zeitler, E.: Menschliche Mißbildungen und ihre Beziehungen zur Plazenta. Inaug.-Diss. Berlin 1956.

21. Mehrfachbildungen der Hand

Appelrath: Zur Kenntnis der Doppelbildungen einzelner Gliedmaßen. Fortschr. Röntgenstr. **29**, 57 (1922).

Brandt, W.: Die Entstehung der Gliedmaßenmißbildungen und ihre Bedeutung für das Vererbungsproblem beim Menschen. Leipzig: Georg Thieme 1937.

Gräfenberg, E.: Die entwicklungsgeschichtliche Bedeutung der Hyperdaktylie menschlicher Gliedmaßen. Stud. z. Pathol. d. Entwicklung (Jena) **2**, 565 (1920).

Gruber, G. B.: Diplocheirie und Diplopodie. In: Schwalbe-Gruber, Morphologie der Mißbildungen, S. 758—769. Jena: VEB Gustav Fischer 1958.

Harrison, R. G., M. A. Pearson, u. R. Raaf: Ulnarverdoppelungen. J. Bone Jt Surg. B **42**, 549 (1960). Ref. Zbl. ges. Radiol. **67**, 126 (1960/61).

Hopf, A.: Die angeborenen Fehlbildungen und Entwicklungsstörungen des Unterarmes und der Hand. In: Handbuch der Orthopädie, Bd. III. Stuttgart: Georg Thieme 1959.

Klaussner, F.: Über Mißbildungen der menschlichen Gliedmaßen, N. F. Wiesbaden 1905.

Mau, C.: Ein weiterer Fall von Doppelbildung der Ulna bei fehlendem Radius. Z. orthop. Chir. **42**, 385 (1922).

Müller, W.: Die angeborenen Fehlbildungen der menschlichen Hand. Leipzig: Georg Thieme 1937.

Nitsche, F.: Über lokalisierte Doppelmißbildungen und ihre Genese. Z. orthop. Chir. **55**, 601 (1931).

Péterffy, P., u. St. Jóna: Zwei Fälle von seltener Anomalie der Oberarmentwicklung. Zbl. Chir. **1942**, 878.

Pol, R.: Hyperdaktylie (Polydaktylie), Diplocheirie und Diplopodie, Hypermalie, Oligodaktylie und Defekte von Röhrenknochen. In: Schwalbe-Gruber, Morphologie der Mißbildungen, Bd. III, Teil 1, S. 683—719. Jena: VEB Gustav Fischer 1958.

Rausch, E.: Zur Frage der Hyperdaktylie und Diplocheirie (Diplopodie). Med. Diss. Göttingen 1946.

Restemeyer: Eine Mißbildung der Hand und des Unterarmes infolge Doppelbildung der Ulna bei fehlendem Radius. Dtsch. Z. Chir. **155**, 120 (1920).

Schwalbe, E., u. Gg. Gruber: Die Morphologie der Mißbildungen des Menschen und der Tiere. Jena: Gustav Fischer 1937.

STEIN, H. C., and E. A. BETTMANN: Rare malformations of the arm, double humerus with three hands and 16 fingers. Amer. J. Surg. **50**, 336 (1940).

WEIL, S.: Verdoppelung der Hand mit Defekt des Radius bei doppelter Ulna. Klin. Wschr. **1923**, 278.

WERTHEMANN, A.: Über höhere und höchste Grade von Extremitätenvervielfältigungen. Schweiz. Z. allg. Path. 8, 803 (1950).

22. Kurzhand — Aplasie der Handwurzel

BISCHOFBERGER, C.: Die symmetrische angeborene Aplasie der Handwurzel (angeborene Kurzhand). Z. Orthop. **80**, 288—294 (1951).

CASOLO, G.: Una rara anomalia congenita degli arti superiori. (Seltene angeborene Anomalie der oberen Extremitäten.) Osped. maggiore **14**, 37—42 (1926).

EAVES u. CANPICHE: Zit. nach A. HOPF, Handbuch der Orthopädie, Bd. III. Stuttgart: Georg Thieme 1959.

HOFFMANN, L.: Zit. nach A. HOPF 1911.

MÜLLER, W.: Die angeborenen Fehlbildungen der menschlichen Hand. Leipzig: Georg Thieme 1937.

23. Perodaktylien

ALGYOGYI, H.: Ein seltener Fall von Mißbildungen einer Oberextremität, Brachydaktylie mit Pero- und Ektrodaktylie. Fortschr. Röntgenstr. **16**, 286—290 (1910/11).

BÜCHNER, F.: Experimentelle Entwicklungsstörungen durch allgemeinen Sauerstoffmangel. Klin. Wschr. **1948**, H. 3/4.

— Die Bedeutung peristatischer Faktoren für die Mißbildungen und Mißbildungskrankheiten. 64. Tagg Dtsch. Ges. inn. Med., Wiesbaden 1958.

COCCHI, U.: Erbschäden mit Knochenveränderungen. In: SCHINZ-BAENSCH-FRIEDL-UEHLINGER, Lehrbuch der Röntgendiagnostik, Bd. I, S. 621—833. Stuttgart: Georg Thieme 1953.

ERNST, S.: Intrauterine Umwelt und Mißbildung. Zbl. Gynäk. **1951**, 401—424.

GRANZOW, J.: Intrauterin erworbene, komplizierte Spontanfraktur des Unterschenkels durch amniotische Stränge. Zbl. Gynäk. **43**, 2699 (1930).

GRUBER, G. B.: Zur Kritik plazentarer und hypoplastischer Gliedmaßenfehler. Erbarzt **6**, 76 (1937).

GRUBER, GG. B.: Gliedmaßenfehler aus plazentarer Beeinträchtigung. In: SCHWALBE-GRUBER, Morphologie der Mißbildungen, Bd. III, Teil 1, S. 278—299. Jena: VEB Gustav Fischer 1958.

HEGNAUER: Mißbildungshäufigkeit und ihre Abhängigkeit vom Gebäralter. Zbl. Gynäk. **1950**, 1313.

KIEWE, L.: Zur Frage der „Fruchtschädigung“ als Ursache angeborener Deformitäten und Krankheiten. Z. orthop. Chir. **59**, 305 (1933).

LANGE, M.: Erbbiologie der angeborenen Körperfehler. Stuttgart: Ferdinand Enke 1935.

MCARTHUR, J. W., and E. MCCULLOUGH: Apical dystrophy, an inherited defect of hands and feet. Hum. Biol. **4**, 179 (1932).

MÜLLER, W.: Die angeborenen Fehlbildungen der menschlichen Hand. Leipzig: Georg Thieme 1937.

NAUJOKS: Über intrauterine Fruchtschädigung. Münch. med. Wschr. **1936**, 1039.

SCHADE, H.: Zur endogenen Entstehung von Gliedmaßendefekten. Z. Morph. Anthrop. **36**, 375 (1937).

SCHENK: Mißbildungshäufigkeit bei Plazenta praevia. Inaug.-Diss. Berlin 1942.

SCHWALBE, E.: Die Morphologie der Mißbildungen des Menschen und der Tiere. Jena: Gustav Fischer 1906.

SZENDI: Zit. nach HEGNAUER.

WERTHEMANN, A.: Die Entwicklungsstörungen der Extremitäten. In: Handbuch der speziellen pathologischen Anatomie und Histologie von O. LUBARSCH, F. HENKE u. R. RÖSSLE, Bd. 9, Bewegungsapparat, Teil 6. Berlin-Göttingen-Heidelberg: Springer 1952.

WITT, A. N., H. COTTA u. M. JÄGER: Die angeborenen Fehlbildungen der Hand und ihre operative Behandlung. Stuttgart: Georg Thieme 1966.

ZEITLER, E.: Menschliche Mißbildungen und ihre Beziehungen zur Plazenta. Inaug.-Diss. Berlin 1956.

III. Traumatische Veränderungen

1. Akute Verletzungen

ADLER, J. B., u. G. W. SHAFTAN: Brüche des Os capitatum. (Fractures of the capitate.) J. Bone Jt Surg. A **44**, 8, 1537—1547 (1962).

ALBERS u. SCHÖNBERG: Isolierte Fraktur des Os hamatum. Fortschr. Röntgenstr. **13**, 323 (1908/09).

ALBERT, S. M.: Treatment of the disrupted radioulnar joint. J. Bone Jt Surg. A **45**, 1373—1381 (1963).

ALTENSTRASSER, F.: Über die Luxation des Os naviculare manus. Z. Orthop. **98**, 139—144 (1914).

ARBEITLANG, E., u. E. TROJAN: Irreponible Fingerluxationen. Mschr. Unfallheilk. **66**, 445—451 (1963).

AULONG, J., et J. GIRARD: Les luxations carpo-métacarpiennes I. Luxations totales en particulier. Rev. Orthop. **37**, 439 (1951).

BARSONE, J. F., and V. R. GRIECO: Fractures of the triquetrum. J. Bone Jt Surg. A **38**, 353 (1956).

BECK, C.: Über die Metacarpalfissur, einen bis dato nicht beschriebenen Typus der Verletzungen des Mittelhandknochens. Fortschr. Röntgenstr. 8, 311 (1904/05).

BIRCH-JENSEN, A.: Luxation of the distal-radioulnar joint. Acta chir. scand. **101**, 312—317 (1951).

BÖHLER, L.: Die Technik der Knochenbruchbehandlung, 12.—13. Aufl., Bd. I. Wien: Wilhelm Maudrich 1953—1957 u. Erg.-Bd. 1963.

BONNIN, J. G., and W. P. GREUNING: Fractures of the triquetrum. Brit. J. Surg. **31**, 278—283 (1944).

BREWER, A. A., and O. C. ZINK: Unusual intercarpal dislocation. Radiology **41**, 185—186 (1943).

BRÜCKNER, H.: Die Verrenkung des 1. Handstrahls mitsamt dem großen Vieleck- und Kahnbein. Mschr. Unfallheilk. **10**, 398—402 (1962).

— Das Diagnose- und Behandlungsproblem der perilunären Luxation. Zbl. Chir. **87**, 561—568 (1963).

BÜRKLE DE LA CAMP, H., u. M. SCHWAIGER: Handbuch der gesamten Unfallheilkunde, Bd. 3. Stuttgart: Ferdinand Enke 1965.

BUNNELL, ST.: Surgery of the hand, II. ed. Philadelphia-London-Montreal: J. B. Lippincott Co. 1947.

—, u. J. BÖHLER: Die Chirurgie der Hand. Wien-Bonn-Bern: Wilhelm Maudrich 1959.

CAVE, E. F.: Retro-ulnar dislocation of the copilate with fracture or subluxation of the naviculare bone. J. Bone Jt Surg. **23**, 830—840 (1941).

— Fractures and other injuries. Chicago: Year Book Publ. Inc. 1958.

CHILDRESS, H. M.: Fracture of a bipartite carpal navicular. Report of a case. J. Bone Jt Surg. **25**, 446 (1943).

CROUZON, O., et J. CHRISTOPHE: Luxations métacarpophalangiennes généralisées des deux mains avec nodosités para-articulaires au cours d'un rhumatisme chronique. (Luxation der Metacarpophalangealgelenke beider Hände mit paraarticulärer Knotenbildung im Verlaufe eines chronischen Rheumatismus.) Bull. Soc. méd. Hôp. Paris **42**, 255—261 (1926).

DEDERICH, R.: Isolierte, unkomplizierte Verrenkung des Kahnbeins der Hand. Mschr. Unfallheilk. **57**, 121—123 (1954).

DIETHELM, L., u. E. ZEITLER: Gezielte Röntgendiagnostik in der Unfallchirurgie. Unfallchir. Tagg Mainz, Landesverb. Hessen d. gewerbl. Berufsgenossenschaften, Mai 1962, S. 185—201.

EHALT, W.: Die Bruchformen am unteren Ende der Speiche und Elle. Arch. orthop. Unfall-Chir. **35**, 397—442 (1935).

— Unfallchirurgie im Röntgenbilde, 2. Aufl. Wien: Wilhelm Maudrich 1952.

— Verletzungen bei Kindern und Jugendlichen. Stuttgart: Ferdinand Enke 1961.

ENGEL, S.: Isolierte Fraktur des Os pisiforme. Dtsch. med. Wschr. **52**, 323 (1926).

ERNST, M., u. W. RÖMMELT: Über Absprengungen an den Handwurzelknochen. Dtsch. Z. Chir. **241**, 438—454 (1933).

ESAU: Oshamatum-Frakturen. Fortschr. Röntgenstr. **33**, 201 (1925).

EVE, D.: Handbook on fractures. St. Louis 1947.

FARR, CH. E.: Dislocation of the carpal semilunar bone. (Luxation des Os lunatum.) Ann. Surg. **84**, 112—115 (1926).

FELSENREICH, F.: Die Behandlung der sog. Bennettschen Fraktur. Chirurg **4**, 231—233 (1932).

FIETZ, H.: Seltene Luxationen und Luxationsfrakturen. Fortschr. Röntgenstr. **78**, 594—600 (1953).

FENTON, R. L.: The naviculo-capitate Fracture syndrom. J. Bone Jt Surg. A **38**, 681—684 (1956).

FERGUSON, A. B.: Roentgendiagnosis of the extremities and spine. New York: Hoeber 1949.

FINKELSTEIN, M. A.: Traumen der Handwurzelknochen. Vestn. Rentgenol. Radiol. **18**, 3 (1937).

FISCHER, W.: Die dorsale Absprengung am Triquetrum und ihre Entstehung. Fortschr. Röntgenstr. **25**, 202 (1917/18).

FRANKE, K.: Über Handgelenksluxationen. Zbl. Chir. **89**, 1298—1302 (1964).

FRECH, K.: Fraktur des Os capitatum. Fortschr. Röntgenstr. **77**, 622 (1952).

GAUL, M.: Trümmerfrakturen des Os naviculare bei anlagebedingter Zweiteilung. Fortschr. Röntgenstr. **90**, 644 (1959).

GRASHEY, R., u. R. BIRKNER: Atlas typischer Röntgenbilder vom normalen Menschen. München u. Berlin: Urban & Schwarzenberg 1964.

GULEKE, N.: In: A. W. FISCHER, R. HERGET u. E. MOLINEUS, Das ärztliche Gutachten im Versicherungswesen. München: Johann Ambrosius Barth 1955.

HAINZL, H.: Chirurgie der Hand- und Armverletzungen. Berlin: VEB Verlag Volk u. Gesundheit 1957.

HEIPLE, K. G., A. A. FREEHAFER, and A. VANT' HOF: Isolated traumatic dislocation of the distal end of the ulna or distal radio-ulnar joint. J. Bone Jt Surg. A **44**, 1387—1394 (1962).

HOHMANN, D.: Angeborene Störungen, Erkrankungen und Verletzungen des distalen Radio-Ulnargelenkes. Südwestdtsch. Orthopädentagg Baden-Baden 1963.

HOHMANN, GG.: Hand und Arme. München: J. F. Bergmann 1949.

IMDAHL, H., u. W. KOCH: Klinische Auswertung chirurgischer Haftpflichtgutachten. Materia Med. Nordmark **16**, 527—534 (1964).

ISELIN, M.: Chirurgie de la main. Paris: Masson & Cie. 1955.

JANKER, R.: Eine verkannte Projektion des Erbsenbeines; ein folgenschwerer Röntgenirrtum. Chirurg **6**, 544—547 (1934).

— Röntgendiagnostik in der Unfallchirurgie. Unfallchir. Tagg Dortmund, Landesverb. Rheinl.-Westf. d. gewerbl. Berufsgenossenschaften 1959, S. 106—117.

JELLINGER, D. L.: Fracture of a sesamoid bone of the thumb. Amer. J. Roentgenol. **57**, 619—621 (1947).

KAPPIS, M.: Über Frakturen der Handwurzelknochen- und Höhlenbildungen in ihrem Röntgenbild. Arch. orthop. Unfall-Chir. **21**, 317—345 (1923).

KIENBÖCK, R.: Über Luxationen im Bereich der Handwurzel. Fortschr. Röntgenstr. **16**, 103 (1910/11).

KIMMERLE, A.: Die Wichtigkeit der Wiederholungen von Röntgenuntersuchungen bei Verletzungen. Fortschr. Röntgenstr. **36**, 801 (1927).

KLINEFELTER, E. W.: The fractured ulnar styloid. Amer. J. Roentgenol. **92**, 1307—1311 (1964).

KÖHLER, A., u. E. A. ZIMMER: Grenzen des Normalen und Anfänge des Pathologischen im Röntgenbilde des Skelettes. Stuttgart: Georg Thieme 1956.

KÖLLIKER, TH.: Mehrfache Brüche von Fingerphalangen. Fortschr. Röntgenstr. **3**, 147 (1899—1900).

KRASKE, H.: Luxation des Os naviculare manus. Arch. orthop. Unfall-Chir. **25**, 531—534(1927).

KREMSER, K.: Eine seltene Knochenverletzung, Fraktur des ulnaren Sesambeines von Metacarpus I. Röntgenpraxis **2**, 943 (1930).

— Nachtrag zu meiner Arbeit, betr. seltene Knochenverletzung, Fraktur des ulnaren Schambeines von Metacarpus I. Röntgenpraxis **3**, 40—41 (1931).

KRÖMER: Die verletzte Hand. 3. Aufl. Wien: Wilhelm Maudrich 1945.

KROKOWSKI, E.: Die typische Radiusfraktur. Schweiz. med. Wschr. **92**, 1120—1123 (1962).

LAUENSTEIN: Luxationen des Os lunatum nach der Vola zu nebst Fraktur des Proc. styloides von Radius und Ulna. Fortschr. Röntgenstr. **2**, 218 (1898/99).

LANG, F.: Das distale Radio-Ulnargelenk. Hefte Unfallheilk. H. 36, 1—85 (1942).

LEE, M. L. H.: Intra-articular and peri-articular fractures of the phalanges. J. Bone Jt Surg. B **45**, 103—109 (1963).

LEWIS, H. H.: Dislocation of the lesser multangular. J. Bone Jt Surg. B **44**, 1412 (1962).

LILIENFELD, A.: Über die Carpalia und ihre Beziehungen zu den Brüchen der Handwurzel und Mittelhandknochen im Röntgenbild. Fortschr. Röntgenstr. **13**, 133 (1908/09).

— Wie heilen die Brüche und Verrenkungen der Finger in der Kassenpraxis? Fortschr. Röntgenstr. **16**, 208 (1910/11).

LIPSCHULTZ, O.: The end-results of injuries to the epiphyses. Radiology **28**, 223 (1937).

LLOYD, K.: Brüche des Triquetrum. Amer. J. Roentgenol. **83**, 676 (1960). Ref. Zbl. ges. Radiol. **67**, 127 (1960/61).

LUNGMUS, F.: Die Sesambrüche des Daumens. Mschr. Unfallheilk. **56**, 233 (1953).

MAATZ, R., R. WANKE, H. JUNGE u. W. LENTZ: Knochenbrüche und Verrenkungen. München u. Berlin: Urban & Schwarzenberg 1962.

MAETZKE: Ein Fall von isolierter Fraktur des Os triquetrum. Fortschr. Röntgenstr. **14**, 266 (1909/10).

MAIKOWA-STROGANOWA, W. S., u. D. G. ROCHLIN: Knochen und Gelenke im Röntgenbild. Leningrad 1957 [Russisch].

MARSCHALL: Ein Fall von Luxatio carpi ad volare. Fortschr. Röntgenstr. **6**, 191 (1902/03).

MATTI, H.: Die Knochenbrüche und ihre Behandlung, Bd. 1. Berlin 1922.

MELTZER, H.: Die Behandlung von Finger- und Mittelhandbrüchen. Chirurg **4**, 58—64 (1932).

MILCH, H., and A. R. MILCH: Fracture surgery. New York: Harper & Brothers 1959.

MOBERG, E.: Akute Handchirurgie. Lund: C. W. K. Géerup 1956.

— Fractures and ligamentous injuries of the thumb and fingers (Symposium). Surg. Clin. N. Amer. **40**, 297—309 (1960).

MÖRL, F.: Lehrbuch der Unfallchirurgie. Berlin: VEB Verlag Volk u. Gesundheit 1964.

MORDEJA, J.: Eine Abart der intercarpalen Luxationsfraktur: transnaviculo-translunäre dorsale Handluxation. Mschr. Unfallheilk. **65**, 200 (1962).

MOTTA, C.: Spätergebnisse der perilunären Handgelenksverrenkung. Mschr. Unfallheilk. **65**, 377 (1962).

— Über seltene und ungewöhnliche Handgelenksverrenkungen. Mschr. Unfallheilk. **66**, 121—138 (1963).

MUSSBICHLER, H.: Injuries of the carpal scaphoid in children. Acta radiol. (Stockh.) **56**, 361 (1961).

NOCKEMANN, P. F.: Erfahrungen aus der Behandlung von 996 Fingergliedbrüchen. Mschr. Unfallheilk. **63**, 167—177 (1960).

NUTTER, P. O.: Interposition of sesamoids in metacarpophalangeal dislocations. J. Bone Jt Surg. **22**, 730—734 (1940).

PERSCHL, A.: Behandlung und Behandlungsergebnisse perilunärer dorsaler Verrenkungen und der Verrenkung des Mondbeines nach volar. Ergebn. Chir. Orthop. **35**, 437—517 (1949).

PERVÈS et BARRAT: Luxation habituelle trapézométacarpienne. (Habituelle Luxation des Daumens im Carpometacarpalgelenk.) Rev. Orthop. **18**, 143 (1931).

PETERSON, T. H.: Dislocation of lesser multangular; report of case. J. Bone Jt Surg **22**, 200—202 (1940).

POIGENFÜRST, J.: Brüche des Multangulum majus. Chir. Praxis 409 (1959). Ref. Zentr.-Org. ges. Chir. **191**, 333 (1960).

PREISS, G. A.: Knochenbrüche und Knochenbruchheilung. In: H. R. SCHINZ, W. E. BAENSCH, E. FRIEDL u. E. UEHLINGER, Lehrbuch der Röntgendiagnostik, Bd. I, S. 238—426. Stuttgart: Georg Thieme 1952.

PROSKE, R.: Über dir dorsale Luxation im Grundgelenk des 2.—5. Fingers. Bruns Beitr. klin. Chir. **136**, 528—536 (1926).

RADÓ, K.: Über 2 Fälle der Multangulum-majus-Verrenkung. Fortschr. Röntgenstr. **83**, 850 (1955).

RAZEMON, J. P., et P. LEMERLE: Les fractures de la base du premier métacarpien. J. Chir. (Paris) **78**, 427—438 (1959).

REDLER, I.: Fractures of neck of metacarpal. J. Bone Jt Surg **25**, 670—674 (1943).

REITZ, B. G.: Trauma to the sesamoid bones of the thumb. Amer. J. Surg. **72**, 284—285 (1946).

RETTIG, H.: Zur gewohnheitsmäßigen Subluxation des Kahnbeines der Hand. Arch. orthop. Unfall-Chir. **53**, 498—501 (1961).

RIEDL, H.: Zur Kenntnis der isolierten Luxation des Kahnleines der Hand. Wien. klin. Wschr. **50**, 1520—1522 (1906).

RÖSE, W.: Isolierte unkomplizierte Kahnbeinverrenkung der Hand. Arch. orthop. Unfall-Chir. **55**, 212—217 (1963).

ROSE-INNES, A. P.: Anterior dislocation of the ulna at the inferior radio-ulnar joint. J. Bone Jt Surg. B **42**, 515—521 (1960).

RUSSE, O.: Fracture of the carpal navicular. J. Bone Jt Surg. A **42**, 759—768 (1960).

SCHINK, W.: Handchirurgischer Ratgeber. Berlin-Göttingen-Heidelberg: Springer 1960.

— Unfallschäden am Handgelenk und an der Hand. In: H. BÜRKLE DE LA CAMP u. M. SCHWAIGER, Handbuch der gesamten Unfallheilkunde, Bd. III, S. 166—231. Stuttgart: Ferdinand Enke 1965.

SCHINZ, H. R., V. E. BAENSCH, E. FRIEDL u. E. UEHLINGER: Lehrbuch der Röntgendiagnostik, Bd. I. Stuttgart: Georg Thieme 1952.

SCHMIDT, W.: Über einen seltenen Fall von isolierter Fraktur des Os capitatum. Fortschr. Röntgenstr. **27**, 312 (1919—1921).

SCHNEK, F.: Divergierende Luxation im Bereich der distalen Handwurzelknochenreihe. Fortschr. Röntgenstr. **40**, 484 (1929).

— Die Verletzungen der Handwurzel. Ergebn. Chir. Orthop. **23**, 1—109 (1930).

— Über Gefäßversorgung des Naviculare. Zit. nach EHALT u. BÖHLER 1930.

— Röntgendiagnostik der Knochenverletzungen. Wien: Wilhelm Maudrich 1932.

SCHOBER, R., u. C. A. BAYARD: Hamulusfraktur und Carpaltunnelsyndrom. Fortschr. Röntgenstr. **90**, 266 (1959).

SCHÖNGERBER, A.: Berufsgenossenschaft **1** (1963). Zit. nach SIMON.

SCHÖRCHER, F.: Ausrenkung zweier Glieder an demselben Finger. Chirurg **4**, 150—151 (1932).

SCOBIE, W. H.: Crush fracture of sesamoid bone of thumb. Brit. med. J. **2**, 912 (1941).

SEDGENIDSE, G. A.: Röntgendiagnostik der traumatischen und Schußverletzungen der Knochen und Gelenke. Leningrad 1941 [Russisch].

SIMON, P.: Der Kahnbeinbruch und seine Komplikationen. Materia Med. Nordmark **17**, 561—574 (1965).

SINBERG, S. E.: Fractures of sesamoid of thumb. J. Bone Jt Surg **22**, 444—445 (1940).

SHAFTAN, G. B., and J. B. ADLER: Fractures of the capitate. J. Bone Jt Surg. A **44**, 1537 (1962).

SNODGRASS, L. E.: Fractures of the carpal bones. Amer. J. Surg. **38**, 539—548 (1937).

SOMMER, J.: Bennett's fracture. Nord. Med. **70**, 1367—1369 (1963).

STENER, B., and I. STENER: Two types of fracture of the radial sesamoid bone of the metacarpophalangeal joint of the thumb. Acta radiol. (Stockh.) (D) **3**, 49—54 (1965).

STEYER, A.: Vierjahresbericht über die Navicularefrakturen der Hand und deren funktionelle Spätresultate. Zbl. Chir. **86**, 2277—2293 (1961).

STUMME: Über Sesambeinfrakturen. Fortschr. Röntgenstr. **13**, 312 (1908/09).

STURM, F.: Zur Diagnose von Epiphysenlösungen. Arch. orthop. Unfall-Chir. **47**, 155—156 (1955).

SULZBERGER: Die isolierten traumatischen Luxationen im Bereich des Carpus. Fortschr. Röntgenstr. **5**, 167 (1901/02).

TÄNZER, A.: Hamulusfrakturen und Karpaltunnelsyndrom. Fortschr. Röntgenstr. **91**, 283 (1959).

THOMSEN, W.: Über Spätfolgen nach Verletzungen der Unterarmknochen, insbesondere des Radius. Arch. orthop. Unfall-Chir. **36**, 580 (1936).

TITZE, A.: Ein ungewöhnlicher Heilungsverlauf eines Hakenbeinbruches. Fortschr. Röntgenstr. **77**, 456 (1952).

TODTENHAUPT, W.: Zwei Fälle von Mondbeinverrenkung. Fortschr. Röntgenstr. **34**, 700—701 (1926).

TROJAN, E.: Der Kahnbeinbruch der Hand. Habil.-Schr. Wien 1960.

— Die Stabilität der Bruchformen des Kahnbeines der Hand. Eine anatomische Studie. Mschr. Unfallheilk. **67**, 291—295 (1964).

—, u. G. DE MOURGUES: Frakturen und Pseudarthrosen des Kahnbeines der Hand. Rev. Chir. orthop. **45**, 614 (1959).

VERTH, M. ZUR: Behandlung der Finger- und Handverletzungen. Hefte Unfallheilk., H. 6, (1930).

VORHOEVE: Zit. nach EHALT 1952.

WALLINHEIMO, L. O.: Über die Verrenkungen des distalen Endes der Ulna. Acta chir. scand. **87**, 530—544 (1942).

WANKE, R., R. MAATZ, H. JUNGE u. W. LENTZ: Knochenbrüche und Verrenkungen. München u. Berlin: Urban & Schwarzenberg 1962.

WATSON-JONES, R.: Fractures and other bone and joint injuries. Baltimore: Williams & Wilkins Co. 1940, Edinburgh 1946.

WENTZLIK, G.: Luxation des Hamatums nach dorsal in Darstellung mit der üblichen Technik und im Tomogramm. Fortschr. Röntgenstr. **78**, 482—483 (1953).

WITT, A. N., H. COTTA u. H. MITTELHEIMER: Unfallschäden des Ellenbogengelenkes und Unterarmes. In: Handbuch der gesamten Unfallheilkunde von BÜRKLE DE LA CAMP u. SCHWAIGER, Bd. 3, S. 137—165. Stuttgart: Ferdinand Enke 1965.

—, u. H. RETTIG: Unterarm und Hand — erworbene Erkrankungen und Deformitäten. In: G. HOHMANN, M. HACKENBROCK u. K. LINDEMANN, Handbuch der Orthopädie, Bd. III, S. 507—593. Stuttgart: Georg Thieme 1959.

YANCEY jr., H. A., and L. D. HOWARD jr.: Locking of the metacarpophalangeal joint. (Sperre im Metacarpophalangealgelenk.) J. Bone Jt Surg. A **44**, 380—382 (1962).

2. Chronische Frakturen-Malacie

ANDREESEN, R.: Ermüdungserscheinungen (Nekrose und Pseudarthrose) des Kahnbeins durch chronisches Trauma (Preßluftwerkzeugarbeiter). Fortschr. Röntgenstr. **60**, 253—263 (1939).

ASCENTI, E.: Su di un raro caso di necrosi ossea assetica post-traumatica del trapezio. Radiol. prat. **11**, 218—222 (1961). Ref. Zbl. ges. Radiol. **71**, 39 (1961/62).

AXHAUSEN, G.: Nicht Malazie, sondern Nekrose des Os lunatum carpi. Langenbecks Arch. klin. Chir. 129, 26 (1924).

BADE, H.: Traumatische aseptische Nekrose des Os naviculare der rechten Hand. Röntgenpraxis **11**, 573—574 (1939).

BENTZON, P. G. K.: Kienböcksche Lunatum-Malacie. Verh. dän. radiol. Ges. 1925, S. 65—67. Hospitalstidende **69**, Nr 15 (1926).

BERNHARD, E.: Zur Frage der akzidentell-traumatisch bedingten Lunatummalacie. Zschr. Unfallmed. Berufskrankheit **37**, 317—326 (1944).

BLENCKE, A.: Weiterer Beitrag zur Lunatumnekrose. Arch. orthop. Unfall-Chir. **31**, 188—209 (1932).

BLOCK, W.: Traumatische aseptische Metaphysennekrose des Radius und ihre Beziehungen zu anderen gelenknahen Knochenerkrankungen. Langenbecks Arch. klin. Chir. **142**, 626—633 (1926).

BÖHLER, L.: Technik der Knochenbruchbehandlung. Wien: Wilhelm Maudrich 1951.

BOPP, J.: Aseptische Epiphysennekrose an Os metacarpale II und III. Röntgenpraxis **10**, 764—765 (1938).

BRAILSFORD, J. F.: Osteochondritis. Brit. J. Radiol. 8, 87—134 (1935).

BUGYI, BL.: Fall von Styloidosis aseptica neuroticans beruflicher Genese. Fortschr. Röntgenstr. **88**, 370—371 (1958).

BÜRKLE DE LA CAMP, H.: Die Berufskrankheit Nr. 16. Erkrankungen der Muskeln, Knochen und Gelenke durch Arbeiten mit Preßluftwerkzeugen. Z. ärztl. Fortbildg **35**, 485—489 (1938).

CAFFEY, J.: Pediatric X-ray diagnosis. Chicago: Year Book Publ. 1967.

CODMAN, E. A., and H. M. CHASE: The diagnosis and treatment of fracture of the semilunar bone. With a report of thirty cases. Amer. Surg. **41**, 321, 863 (1905).

COHEN, A. J.: Zit. nach P. DEÁK, Arch. chir. neerl. **9**, 309 (1957).

CÚVELAND, E. DE: Epiphyseonekrose des Radius. Z. Orthop. **83**, 279—283 (1953).

DEÁK, P.: Diagnostik der Knochen- und Gelenkkrankheiten nach führenden Röntgensymptomen. Budapest: Akadémia Kiadó 1966.

DECLOUX, P., M. MARCHAND, P. MINET et J. P. RAZEMON: La maladie de Kienböck chez le mineur. Lille chir. **12**, 65 (1957).

DESECKER, C.: Zur Epiphyseonekrose der Mittelphalangen beider Hände. Dtsch. Chir. **229**, 327 (1932). Ref. Zbl. Chir. **59**, 1942 (1932).

DIETRICH, H.: Die subchondralen Herderkrankungen am Metacarpale III. Langenbecks Arch. klin. Chir. **171**, 555 (1932).

EHALT, W.: Unfallchirurgie im Röntgenbilde. Wien: Wilhelm Maudrich 1952.

FLEISCHNER: Multiple Epiphysenstörungen an den Händen. Fortschr. Röntgenstr. **31**, 206—209 (1923).

FRANKE, D.: Epiphysäre Knochennekrose am Metacarpale IV — Dietrichsche Erkrankung. Mschr. Unfallheilk. **65**, 197—199 (1962).

FRENKEL-TISSOT, M. C.: Beiträge zur Frage der traumatischen Ernährungsstörung des Os lunatum manus. Fortschr. Röntgenstr. **21**, 536—551 (1914).

FRIEDL, E.: Morbus Köhler metacarpi IV? Röntgenpraxis **6**, 133 (1934).

GOECKE, H.: Symmetrische aseptische Knochennekrose im Bereich des 1. Karpo-Metakarpalgelenkes. Fortschr. Röntgenstr. **81**, 372—375 (1954).

GRABIGER, R.: Styloidosis ulnae aseptica necroticans. Fortschr. Röntgenstr. **89**, 495 (1958).

HÄUPTLI, O.: Die aseptischen Chondro-Osteonekrosen. Berlin: W. de Gruyter & Co. 1954.

HAGEN, J.: Klinik der entschädigungspflichtigen Berufskrankheiten. In: BÜRKLE DE LA CAMP u. M. SCHWAIGER, Handbuch der gesamten Unfallheilkunde, Bd. III, S. 765—775. Stuttgart: Ferdinand Enke 1965.

HAMM, H., u. H. HILLGER: Zur Ätiologie der doppelseitigen Lunatummalazie bzw. Kienböckschen Erkrankung. Fortschr. Röntgenstr. **84**, 621—626 (1956).

HARMS, C.: Ausgedehnte symmetrische Malazie im Gebiete der Handwurzel. Fortschr. Röntgenstr. **36**, 1051—1052 (1927).

HEIDENHOFFER, J.: Zur ursächlichen Stellung der Lunatummalazie im Rahmen der örtlichen Malazien. Fortschr. Röntgenstr. **71**, 472—475 (1949).

HETZAR: Multiple Epiphysenstörungen an den Phalangen. Zbl. Chir. **64**, 2712—2713 (1937).

HOHMANN, G.: Hand und Arm, S. 214—216. München: J. F. Bergmann 1949.

HULTÉN, O.: Über die Entstehung und Behandlung der Lunatummalazie (Morbus Kienböck). Acta chir. scand. **76**, 121—135 (1935).

JOECK, H.: Einfluß der Minusvariante HULTÉNs an der Entstehung der Lunatummalazie. Arch. orthop. Unfall-Chir. **37**, 618—640 (1937).

JÖNSSON, G.: Aseptic bone necrosis of the os capitatum (os magnum). Acta radiol. (Stockh.) **23**, 562—564 (1942).

KIENBÖCK, R.: Über traumatische Malazie des Mondbeines und ihre Folgezustände: Entartungsformen und Kompressionsfrakturen. Fortschr. Röntgenstr. **16**, 77—103 (1910/11).

KLEIMANN, D. L.: Arterien der menschlichen Handwurzelknochen. — Röntgenuntersuchung Vortrag Röntgenol. u. Radiol. Institut Leningrad 1949 [Russisch].

KÖHLER, A.: In: A. KÖHLER u. E. A. ZIMMER, Grenzen des Normalen und Anfänge des Pathologischen im Röntgenbild des Skelettes. Stuttgart: Georg Thieme 1956.

KRALL, J., u. C. KRAUSPE: Über Thiemann'sche Erkrankung. Chirurg 25, 352 (1954).

LAARMANN, A.: Kahnbeinpseudarthrose und Mondbeinnekrose als Preßluftschaden. Untersuchung ihrer Entstehungsweise und Wesen dieser Sonderform der Berufskrankheiten. Ref. Zbl. ges. Radiol. 68, 238 (1961).

LANG, F.: Neue experimentelle Untersuchungen zur Frage der Lunatummalazie. Z. Unfallmed. Berufskr. 37, 23—37 (1944).

LLAMBIAS: Malacia posttraumática del corpo. (Posttraumatische Malazie der Handwurzelknochen.) Rev. Chirurg. (B. Aires) 10, 189—196 (1931).

LOBECK: Langenbecks Arch. klin. Chir. 222, 116 (1944). Zit. bei HARMS.

MOUTIER, G.: Fracture par ramollisse du semilunaire (malacie traumatique de Kienböck). (Bruch infolge Erweichung des Os lunatum carpi — traumatische Malacie KIENBÖCKs.) Rev. Orthop. 13, 231—237 (1926).

MÜLLER, J. H.: Die Styloidosis ulnae aseptica necroticans. Röntgenpraxis 13, 419—420 (1941).

— Die Styloidosis ulnae aseptica necroticans. Radiol. clin. (Basel) 10, 17—22 (1941).

NITSCHE, F.: Über die Stylopathia ulnae. Z. Orthop. 98, 65—72 (1963).

POKORNY, L.: Die Kienböcksche Erkrankung des Mondbeins und ihre Stellung im Rahmen der entschädigungspflichtigen Berufskrankheiten. Fortschr. Röntgenstr. 49, 566—584 (1934).

PREISER, G.: Zur Frage der typischen traumatischen Ernährungsstörungen der kurzen Hand- und Fußwurzelknochen. Fortschr. Röntgenstr. 17, 360—362 (1911).

RYFFEL, H.: Zur Thiemann'schen Epiphysenerkrankung. Röntgenpraxis 5, 423—432 (1933).

SANTOZKI, M., u. S. KOPELMANN: Ein Beitrag zur sog. Malacia ossis lunati et navicularis (Kienböck-Preisersche Krankheit). Fortschr. Röntgenstr. 39, 1060 (1929).

SCHINZ, H. R., W. E. BAENSCH, E. FRIEDL u. E. UEHLINGER: Lehrbuch der Röntgendiagnostik. Stuttgart: Georg Thieme 1952.

SEYSS, R.: Teilnekrose des Mondbeines. Mschr. Unfallheilk. 67, 263—265 (1964).

SHAW, E. W.: Avascular necrosis of the phalanges of the hand (Thiemann disease). J. Amer. med. Ass. 156, 711 (1954).

SONNTAG: Über Malacie des Lunatum. Fortschr. Röntgenstr. 30, 487—501 (1922/23).

SSAMYGIN, A.: Osteomalacie der Handwurzelknochen und Berufstrauma. (3. russ. Kongr. d. Röntgenol. u. Radiol. Leningrad, Sitzg vom 23. V. 25.) Vestn. Rentgenol. Radiol. 4, 76, 79 (1926) [Russisch]. Zbl. Radiol. 1, 471 (1926).

STEINGRÄBER, M.: Das Röntgenbild aseptischer Nekrosen an den Fingergelenken. Fortschr. Röntgenstr. 73, 220—225 (1950).

THERSTAPPEN: Die traumatische Malazie der Handwurzelknochen. Fortschr. Röntgenstr. 24, 108 (1916/17).

THIEMANN, H.: Juvenile Epiphysenstörungen. Fortschr. Röntgenstr. 14, 79—87 (1909/10).

ULLMANN, H.: Die Thiemann'sche Erkrankung. Arch. orthop. Unfall-Chir. 45, 296 (1952).

VOGEL, K. H.: Aseptische Nekrose am Os hamatum. Fortschr. Röntgenstr. 99, 112—113 (1963).

WEISS, K.: Doppelseitige Malacie des Os lunatum. (Ges. d. Ärzte, Wien, Sitzg v. 16. IV. 1926.) Wien. klin. Wschr. 39, 485—486 (1926).

WETTE, W.: Die Lunatumnekrose als Unfallfolge und Berufskrankheit. Arch. orthop. Unfall-Chir. 29, 299—319 (1931).

— Bedeutung der Minusvariante (HULTÉN) für die Ätiologie der Lunatumnekrose. Arch. orthop. Unfall-Chir. 36, 41—46 (1936).

WITT, A. N., u. H. RETTIG: Aseptische Knochennekrosen. In: Handbuch der Orthopädie, Bd. III, S. 524—528. Stuttgart: Georg Thieme 1959.

WOHLAUER, F.: Doppelseitige Erkrankung des Os lunatum und Zyste in einem Os naviculare manus. Fortschr. Röntgenstr. 31, 417—419 (1923/24).

ZIMMER, E. A.: In: A. KÖHLER u. E. A. ZIMMER, Grenzen des Normalen und Anfänge des Pathologischen im Röntgenbilde des Skelettes, 10. Aufl. Stuttgart: Georg Thieme 156.

3. Komplikationen nach Verletzungen

BLUMENSAAT, C.: Der heutige Stand der Lehre vom Sudeck-Syndrom. Hefte Unfallheilk. H. 51 (1956).

BÖHLER, L.: Die Technik der Knochenbruchbehandlung, Erg.-Band. Wien: Maudrich 1963.

BRANDT, G.: Verzögerte Knochenbruchheilung und Pseudarthrosenbildung. Leipzig: Georg Thieme 1937.

— Betrachtungen zur Pathophysiologie des Sudeck'schen Syndroms. Med. Klin. 49, 600 (1954).

— Die wesentlichen Gesichtspunkte für die Behandlung der geschlossenen Frakturen im Bereich von Finger und Hand. 74. Tagg d. Dtsch. Chir. Ges. München 1957, S. 498—503.

BÜRKLE DE LA CAMP, H., u. M. SCHWAIGER: Handbuch der gesamten Unfallheilkunde. Stuttgart: Ferdinand Enke 1965.

CASUCCIO, C.: Concerning osteo porosis (Symposium). J. Bone Jt Surg. B 44, 453—463 (1962).

DAVIDENKOW, S. N.: Klinik der reflektorischen Syndrome bei Schußverletzungen des Nervensystems. Leningrad 1947 [Russisch].

DEÁK, P.: Diagnostik der Knochen- und Gelenkkrankheiten nach führenden Röntgensymptomen. Budapest: Akadémiai Kiadó 1966.

DIETHELM, L., u. E. WINKLER: Belastungsexperimente an Handpräparaten mit Beziehung zur Lunatummalacie. Mschr. Unfallhk. 65, 457—461 (1962).

DÜBEN, W.: Zur Frage der operativen oder konservativen Faustgipsbehandlung des veralteten Kahnbeinbruches und der -Pseudarthrose. Chirurg 25, 63 (1954).

GEISSENDÖRFER: Welche veralteten Kahnbeinbrüche der Hand eignen sich zur Nagelung? Zbl. Chir. **69**, 421 (1942),

GEYER, E.: Kahnbeinpseudarthrosen und ihre operative Behandlung. Inaug.-Diss. Mainz 1953.

HAINZL, H.: Chirurgie der Hand- und Armverletzungen. Berlin 1957.

HASSELWANDER, A.: Der Abschluß der Verknöcherungsvorgänge. Z. Morph. Anthrop. **12**, 1—140 (1909).

HOHMANN, G.: Hand und Arm. Berlin-Göttingen-Heidelberg: Springer 1949.

— Ist der Sudeck eine Behandlungsfolge? Dtsch. med. Wschr. **80**, 280 (1955).

HOPF, A.: Erfahrungen in der operativen Behandlung von Kahnbeinverletzungen. Wiederherstellungschir. u. Traum. **2**, 175 (1954).

KARITZKY, B.: Zur Marknagelung von Frakturen der langen Röhrenknochen. Zbl. Chir. **77**, 148—154 (1952).

KIENBÖCK, R.: Über akute Knochenatrophie bei Entzündungsprozessen an den Extremitäten (fälschlich sog. Inaktivitätsatrophie) und ihre Diagnose nach dem Röntgenbilde. Wien. med. Wschr. **51**, 1346—1348, 1389—1392, 1427—1430, 1462—1466, 1508—1511, 1591—1596 (1901).

KIRSCH, K.: Das Sudeck'sche Syndrom als Fernwirkung gestörter Organfunktion durch Vermittlung des vegetativen Nervensystems. Z. Orthop. **86**, 95 (1955).

LACHMAN, E.: Osteoporosis: The potentialities and limitations of its roentgenologic diagnosis. Amer. J. Roentgenol. **74**, 712—715 (1955).

—, and M. WHELAN: The Roentgen diagnosis of osteoporosis and its limitation. Radiology **26**, 165—177 (1936).

LANGE, K.: Lehrbuch der Orthopädie und Traumatolgie. Stuttgart: Ferdinand Enke 1960.

LERICHE, R., et A. POLICARD: Les problèmes de la physiologie normale et pathologique des os. Paris: Masson & Cie. 1926.

MATTI, H.: Über die Behandlung der Naviculare-fraktur durch Plombierung mit Spongiosa. Zbl. Chir. **64**, 2353—2459 (1937).

MAURER, G.: Umbau, Dystrophie und Atrophie an den Gliedmaßen. Ergebn. Chir. Orthop. **33**, 476—531 (1940) (Schrifttumsübersicht).

McLAUGHLIN, H. L.: Fracture of the carpal navicular (scaphoid) bone. J. Bone Jt Surg. A **36**, 765 (1954).

MORDEJA, J.: Röntgenbild und Krankheitswert degenerativer Veränderungen an den Handgelenken von 2000 Bauarbeitern. Radiol. diagn. (Berl.) **1**, 252 (1960).

OEHLECKER, F.: Zu der Bezeichnung „Sudecksches Syndrom" oder kurz „Sudeck". Chirurg **19**, 398—403 (1948).

PALMER, J., and A. WIDEN: Treatment of fractures and pseudarthrosis of the scaphoid. Acta chir. scand. **110**, 206 (1955).

POLENOW, A. L.: Trophische Störungen der Extremitäten nach Schußverletzungen des Nervensystems. Leningrad 1947 [Russisch].

RIEDER, W.: Klinik und Pathologie der Raynaudschen Erkrankung, zugleich ein Beitrag zur Frage der Capillarfunktion und der Autonomie der peripheren Gefäßnetze. Langenbecks Arch. klin. Chir. **159**, 1—29 (1930).

— Die akute Knochenatrophie. Dtsch. Z. Chir. **248**, 269—331 (1936).

— Akuter kollateraler Knochenumbau. Langenbecks Arch. klin. Chir. **202**, 1—10 (1941).

RÜTTNER, J. R.: Zur Klinik und pathologischen Anatomie der Naviculare-Fraktur, -pseudsthrose und -„malacie". Helv. chir. Acta **16**, 25 (1949).

RUSSE, O.: Erfahrungen und Ergebnisse bei der Spongiosaauffüllung der veralteten Brüche und Pseudarthrosen des Kahnbeins der Hand. Wiederherstellungschir. u. Traum. **2**, 175 (1954).

— Atlas unfallchirurgischer Operationen. Wien: Wilhelm Maudrich 1955.

SCAGLIETTI, O., u. F. PERAZZINI: Die Kahnbeinpseudarthrosen. Wiederherstellungschir. u. Traum. **2**, 112—139 (1954).

SCHASIN, A.: Analyse des Röntgenbildes des Hüftgelenkes. Fortschr. Röntgenstr. **48**, 620—630 (1933).

SCHINK, W.: Handchirurgischer Ratgeber. Berlin-Göttingen-Heidelberg: Springer 1960.

SCHINZ, H. R.: Lehrbuch der Röntgendiagnostik, Bd. I. Stuttgart: Georg Thieme 1952.

SCHNEIDER, P. W.: Bilaterale Arthrose der radialen Handwurzelknochen. Arch. orthop. Unfall-Chir. **51**, 283 (1959).

SCHOBER, R.: Die diffusen „porotischen" Erkrankungen des Skeletsystems. Radiologe **1**, 203—214 (1961).

SUDECK, P.: Über die akute entzündliche Knochenatrophie. Langenbecks Arch. klin. Chir. **62**, 147 (1900).

— Über die akute (reflektorische) Knochenatrophie nach Entzündungen und Verletzungen an den Extremitäten und ihre klinischen Erscheinungen. Fortschr. Röntgenstr. **5**, 277—293 (1901/02).

— Die trophische Extremitätenstörung durch periphere Reize. Dtsch. Z. Chir. **234**, 596—612 (1931).

— Die kollateralen Entzündungsreaktionen an den Gliedmaßen (sog. akute Knochenatrophie). Langenbecks Arch. klin. Chir. **191**, 710 (1938).

TRÜBESTEIN, H.: Beitrag zur partiellen, lokalisierten doppelseitigen Arthrosis deformans im Interkarpalgelenk. Fortschr. Röntgenstr. **81**, 828 (1954).

TURNER, H. J.: Über die Beteiligung der peripheren Nerven an der Schädigung der Endteile der oberen und unteren Extremität. Vestn., Khir. 65—66 (1931) [Russisch].

VIETEN, H.: Naviculare bipartitum oder alte, nicht erkannte, pseudarthrotisch verheilte Navicularfraktur? Fortschr. Röntgenstr. **71**, 358 (1949).

WITT, A. N., u. H. RETTIG: Unterarm und Hand. In: Handbuch der Orthopädie von G. HOHMANN, M. HACKENBROCH u. K. LINDEMANN, Bd. III. S. 507—592. Stuttgart: Georg Thieme 1959.

4. *Begutachtung von Handschäden*

DIETHELM, L., u. E. WINKLER: Belastungsexperimente an Handpräparaten mit Beziehung zur Lunatummalacie. Mschr. Unfallheilk. **65**, 457—461 (1962).

GEYER, E.: Kahnbeinpseudarthrosen und ihre operativeBehandlung. Inaug.-Diss. Mainz1953.

HAGEN, J.: Klinik der entschädigungspflichtigen Berufskrankheiten. In: Handbuch der gesamten Unfallheilkunde, Bd. III, S. 765—774. Stuttgart: Ferdinand Enke 1965.

LANG, M.: Lehrbuch der Orthopädie und Traumatologie. Stuttgart: Ferdinand Enke 1960—1967.

LOB, A.: Handbuch der Unfallbegutachtung, Bd. I. Stuttgart: Ferdinand Enke 1961.

RETTIG, H.: Die Begutachtung von Handgelenksschäden. Mschr. Unfallheilk. **67**, 245—251 (1964).

SCHINK, W.: In: BÜRKLE DE LA CAMP, Handbuch der gesamten Unfallheilkunde, Bd. 3. Stuttgart: Ferdinand Enke 1965.

WETTE, W.: Die Lunatumnekrose als Unfallfolge und Berufskrankheit. Arch. orthop. Unfall-Chir. **29**, 299—319 (1931).

WITT, A. N.: Die Problematik der Beurteilung der funktionsgestörten Hand. Unfallheilk. **75**, 126—133 (1963).

ZRUBECKY, G.: Funktionelle Gesichtspunkte bei der Begutachtung von Handverletzungen. Z. Orthop. **97**, 565—577 (1963).

IV. Epiphysenstörungen im Wachstumsalter

LEHMANN, J. C.: Ist eine Wiedereinreihung osteochondritischer Gelenkmäuse möglich? Dtsch. Z. Chir. **192**, 88—108 (1925).

LIESS, G.: Familienuntersuchung zu den angeborenen subchondralen Knorpelverknöcherungsstörungen. Fortschr. Röntgenstr. **82**, 169—183 (1955).

RESCHKE, K.: Beobachtungen über erworbene Deformitäten durch Wachstumsstörungen infolge örtlicher Beeinflussung der Epiphysenknorpel. Dtsch. Z. Chir. **197**, 292—327 (1926).

SWOBODA, W.: Das Skelett des Kindes. Stuttgart: Georg Thieme 1956.

ZAAIJER, J. H.: Osteo-chondropathia juvenilis par osteogenetica. Ned. Maandschr. Geneesk. **9**, 493—522 (1920).

1. Zapfen- oder glockenförmige Epiphysen

BRAILSFORD, J.-F.: Familiäre Brachydaktylie an Füßen bei Brachydactylia familia. Brit. J. Radiol. **18**, 167 (1945).

— Radiology of bones and joints, 4. ed. Baltimore: Williams & Wilkins Co.

GIEDION, A.: Zapfenepiphysen. In: R. GLAUNER, A. RÜTTIMANN, P. THIM, E. VOGLER: Ergebnisse der medizinischen Radiologie, Band I, S. 59—124. Stuttgart: Georg Thieme 1968.

LAURENT, Y., et M. BROMBART: Variation très rare de l'ossification des phalanges des orteils. J. belge Radiol. **36**, 102—106 (1953).

LIESS, G.: Λ-förmige Epiphysen an Händen und Füßen (periphere Dysostosen). Fortschr. Röntgenstr. **81**, 173—181 (1954).

LINDEMANN, K.: Die juvenile Arthritis deformans des Großzehengrundgelenkes (Hallux rigidus). Z. Orthop, **64**, 391—405 (1936).

RAVELLI, A.: Eine seltene Ossifikationsanomalie an den Grundphalangen der Zehen (Zapfenepiphysen). Fortschr. Röntgenstr. **76**, 261 (1952).

ROSSMANN, B.: Besondere Ossifikationsstörung an den Zehen (Glockenepiphysen). Magy. Radiol. **7**, 235—238 (1955).

SCHINZ, H. R., W. E. BAENSCH, E. FRIEDL u. E. UEHLINGER: Lehrbuch der Röntgendiagnostik, Bd. I, S. 163. Stuttgart: Georg Thieme 1952.

2. Kaschin-Becksche Krankheit

BECK, E. B.: To the problem of disforming endemic osteoarthritis in the Baikal area. Russ. Physician **3**, 74—75 (1906).

— To the problem of osteoarthritis deformans endemica in the Baikal area. St. Petersburg, Medical Military Academy, Thésès 1906, p.190

CAMUS, J.-P.: Die Kaschin-Beck'sche Krankheit. Presse méd. **68**, 175 (1960).

DOBROVOLSKY, L. O.: The Urov disease (endemic osteochondritis). News of Endocrinology I, I:3, M, 171—187 (1925).

— The Urov disease (endemic osteochondritis). News of Endocrinology 3:II (1929).

DONSKOV, V. A.: To the problem of histology of the Urov disease. Irkutsk: Medical Bulletin 1948.

GOLDSTEIN, D., u. P. NIKIFOROW: Über die sog. Kaschin-Becksche Krankheit. Fortschr. Röntgenstr. **43**, 321 (1931) (ausführliche Literatur).

GRAZIANSKY, W.: Die Kaschin-Beck'sche Krankheit im Röntgenbild. Fortschr. Röntgenstr. **50**, 367 (1934).

KASCHIN, N. I.: The excription of endemic and other disease, prevailing in the Urov-river area. The records of physico-medical scientific society attached to the Moscow University Jan. 3, 1859.

— The information of spreading of goitre and cretinism within the limits of the Russian empire. Moscow Medical Newspaper **5—7**, 39—51 (1861).

KRAVCHENKO, L. F.: The main principles and tasks of conservative treatment of the Urov disease patients (Kaschin-Beck). In the collection: The second Scientific Conference of the Urov Scientific Research Station, Sretensk 1959.

— The Urov disease, its prevention and treatment. Chita 1961.

Michailow, M.: Das Röntgenbild der Knochenveränderungen bei der Beck'schen Krankheit. Fortschr. Röntgenstr. **38**, 364 (1928).

Nesterow, A. I.: The clinical course of Kaschin-Beck disease. Arthr. and Rheum. **7**, 29—39 (1964).

Nikolaev, O. B.: To the problem of Kaschin-Beck disease. Soviet Surg. part 22—23 (1928).

Perckel, N. B.: The toxicity of some forms Fusarium sporotrichiella, picked from grains of Eastern Siberia. Probl. Nutrit. **16**, N 4, 64—69 (1957).

Popov, A. M.: Clinical picture of the Urov disease at children. The All-Union Conference of Endocrinologists, M. March 24—29, 1935, p. 56—57.

Rochlin, D. G.: To the problem of geographical prevalence of the Beck disease and rudimentary Beck's changes. News of Röntgenol. and Radiol. **21**, part 2, M—L 62—71 (1938).

—, and A. E. Rubasheva: Roentgenopaleanthropological investigation of bone materials of the Zabaikalye. Proceedings of AS of the USSR 1934.

Vinogradov, A. P.: Geological chemistry of the Urov endemic's area. Arch. biol. Sci. **53**, part2, 182 (1938).

— About the reasons of the Urov disease's origin (geochemical study). Proceedings of Biochemical Laboratory of the Academy Sciences of the USSR, vol. IX, M—L, 1939, 1949.

3. Chondrodystrophia calcificans connata

Burton, J. F., and H. W. Devine: Chondroangiopathia calcarea seu punctata. Amer. J. Roentgenol. **88**, 470—475 (1962).

Conradi, E.: Vorzeitiges Auftreten von Knochen- und eigenartigen Verkalkungskernen bei Chondrodystrophia fötalis hypoplastica. Histologische und Röntgen-Untersuchung. Jb. Kinderheilk. **80**, 86—97 (1914).

Fairbank, Th.: An atlas of general affections of the skeleton. Edinburgh: E. & S. Livingstone Ltd. 1951.

Fritsch, H., u. H. Manzke: Beitrag zur Chondrodystrophia calcificans connata. Arch. Kinderheilk. **169**, 235—254 (1963) (vollständiges Schrifttum bis 1962).

Geyman, M. J.: An unusual manifestation of epiphyseal and joint pathology in a new-born infant. Amer. J. Roentgenol. **26**, 868—870 (1931).

Hünermann, C.: Chondrodystrophia calcificans congenita als abortive Form der Chondrodystrophie. Z. Kinderheilk. **51**, 1—19 (1931).

Jorup, S.: Fall von Chondrodystrophia congenita calcificans. Acta radiol. (Stockh.) **25**, 580—586 (1944).

Liess, G.: Zur Chondrodystrophia calcificans congenita. Fortschr. Röntgenstr. **81**, 61—65 (1954).

Palitzsch, D.: Ein weiterer Fall von Chondrodystrophia calcificans connata. Arch. Kinderheilk. **171**, 79—83 (1964).

Raap, G.: Zur Chondrodystrophia calcificans congenita. Amer. J. Roentgenol. **49**, 77—82 (1943).

B. Unterarm

Von

D. v. Keiser

Mit 32 Abbildungen

I. Röntgendarstellung und -aufnahmetechnik

Die hier wiedergegebene Aufnahmetechnik bezieht sich auf Angaben von GRASHEY-BIRKNER, JANKER, HERLYN-LOHSTÖTER, SCHÖN, EHALT, NAGY.

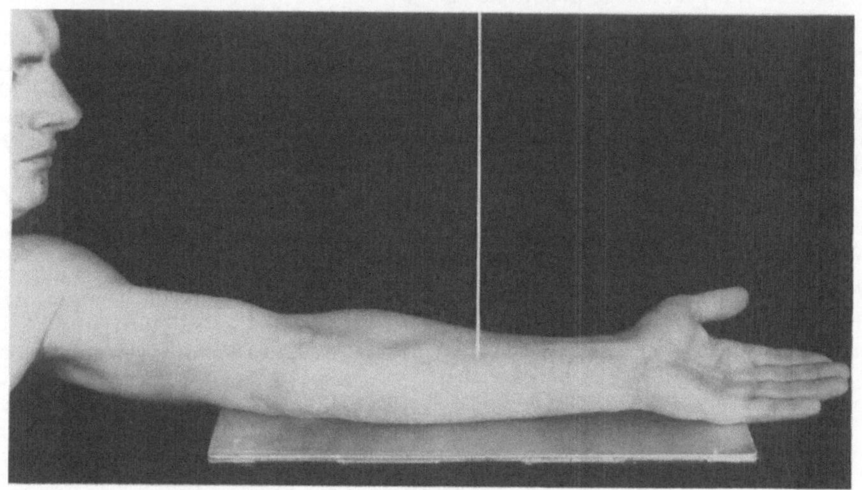

Abb. 1. Einstellung der volo-dorsalen Röntgenaufnahme des Unterarmes

1. Volo-dorsale Aufnahme des Unterarmes

a) Aufnahmetechnik

Der sitzende Kranke legt die Streckseite, also den supinierten Unterarm, auf den Film. Hand und Oberarm können durch Sandsäcke fixiert werden. Auf der Abbildung sind, wie auch auf allen folgenden, die Sandsäcke fortgelassen worden, um die Haltung der Gliedmaße besser zu zeigen. Der Zentralstrahl fällt senkrecht auf die Mitte des Unterarmes und auf die Filmmitte. Die Aufnahme soll so eingestellt sein, daß auch das Ellenbogengelenk und das Handgelenk noch mit abgebildet werden.

Filmformat 24/30 oder 30/40, ohne Folien mit Tubus.

b) Röntgenanatomie

Neben den beiden Unterarmknochen ist in dieser Position das Spatium interosseum gut zu übersehen. Die physiologische starke Krümmung des Radiusschaftes nach außen ist erkennbar, ebenso der leicht geschwungene Verlauf der Ulna. Die kammartig gegen den Zwischenknochenraum vorspringende Crista interossea radii und die Crista interossea ulnae dürfen nicht mit periostalen Auflagerungen verwechselt werden. Je stärker die

Krümmung des Radius, um so höher pflegt seine Crista interossea zu sein. Der Processus styloideus und das Capitulum ulnae sowie der Processus styloideus radii sind auf dieser Aufnahme erkennbar und sollen auf der Handgelenksaufnahme ihre Besprechung finden. Auf der proximalen Seite sieht man das Tuberculum radii, das Collum und Capitulum radii sowie den volar- und ulnarwärts vorspringenden Processus coronoideus.

Erfolgt die Aufnahme in Pronationsstellung (Abb. 2b), so kommt es zu einer Überprojektion von Radius und Ulna im oberen Drittel. Die Knochenüberschneidungen

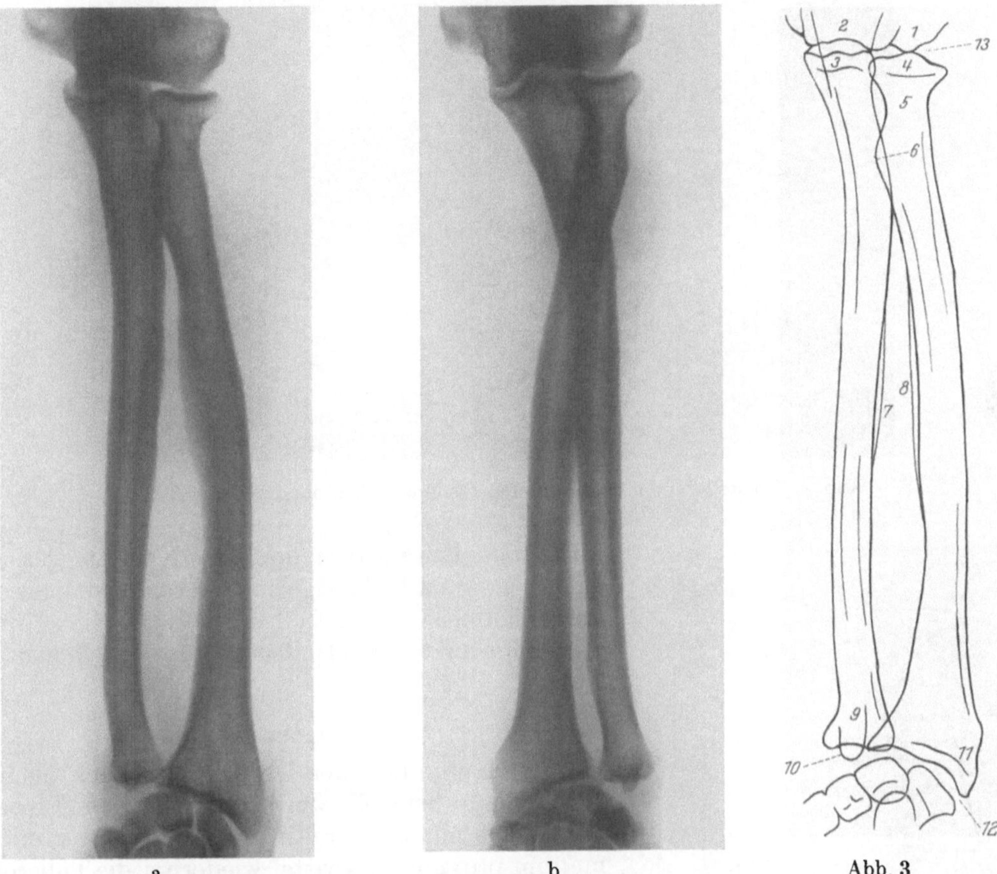

a b Abb. 3

Abb. 2a u. b. Volo-dorsales Röntgenbild des Unterarmes. a In Supinationsstellung, b in Pronationsstellung

Abb. 3. Erklärung zu Abb. 2a. *1* Capitulum humeri; *2* Trochlea; *3* Processus coronoides ulnae; *4* Capitulum radii; *5* Collum radii; *6* Tuberositas radii; *7* Crista interossea ulnae; *8* Crista interossea radii; *9* Caput ulnae; *10* Processus styloideus ulnae; *11* Processus styloideus radii; *12* Articulatio radio-carpea; *13* Articulatio humeri, Pars humero-radialis

können dem Ungeübten Frakturen vortäuschen. Bei der Pronations- bzw. Supinationsbewegung dreht sich der Radius um die unbewegliche Ulna. Die Gelenke, in denen diese Umwendbewegung ausgeführt wird, nämlich das proximale Radioulnargelenk, finden sich beim Ellenbogen bzw. das distale Radioulnargelenk beim Handgelenk beschrieben. 120—140° der möglichen Pronation bzw. Supination finden durch Drehung der Unterarmknochen statt, der Rest bis zu 180° läuft im Schultergelenk ab (Nagy).

Die volo-dorsale Aufnahme kann in gleicher Weise auch am liegenden Kranken ausgeführt werden.

Ehalt beschreibt eine dorso-volare Aufnahme am sitzenden Patienten mit rechtwinklig gebeugtem Unterarm.

2. Radio-ulnare Aufnahme des Unterarmes

a) Aufnahmetechnik

Der sitzende Patient legt den halbgebogenen (Nagy, Herlyn-Lohstöter, Janker) oder rechtwinklig gebogenen (Ehalt) Unterarm in halber Pronation mit der Ellenseite auf den Film. Der Oberarm muß dabei in Schulterhöhe ebenfalls aufliegen. Der Daumen zeigt nach oben. Fixierung durch Sandsäcke. Der Zentralstrahl ist senkrecht auf die

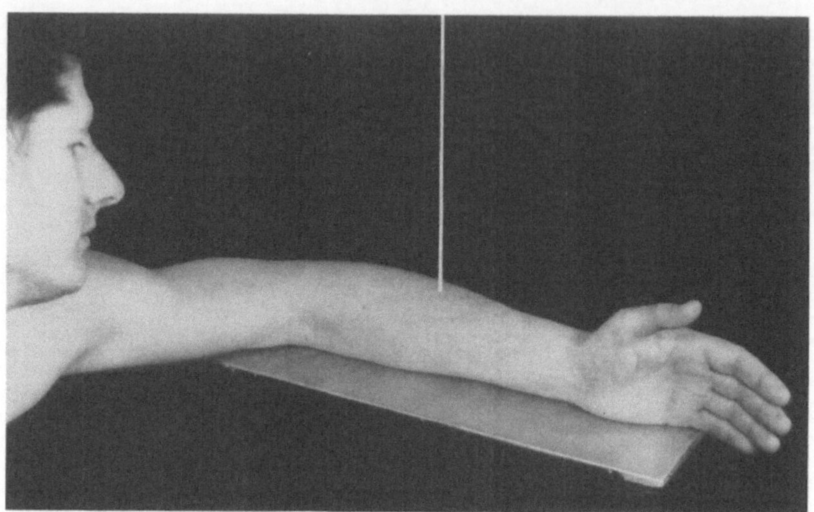

Abb. 4. Einstellung der radio-ulnaren Röntgenaufnahme des Unterarmes

Mitte des Unterarmes und der Kassette gerichtet. Ellenbogen und Handgelenk werden tunlichst mit aufgenommen.

Filmformat: 24/30 oder 30/40, ohne Folien, mit Tubus.

b) Röntgenanatomie

Die Krümmung der Unterarmknochen nach der Fläche kann beurteilt werden. Neben dem Processus styloideus ulnae et radii am Handgelenk erkennt man im proximalen Drittel wiederum die Tuberositas radii, ferner aber auch die Tuberositas ulnae und übersichtlich den Processus coronoideus ulnae. Radiusköpfchen und Radiushals sind von der Profilseite aus getroffen. Bei Überschneiden der Unterarmknochen können in diesen Spaltbildungen vorgetäuscht werden (Janker). Die gelenknahen Enden beider Knochen werden wiederum besser auf typischen Hand- und Ellenbogengelenksaufnahmen gesehen.

Auch diese Aufnahme kann am liegenden Patienten ausgeführt werden.

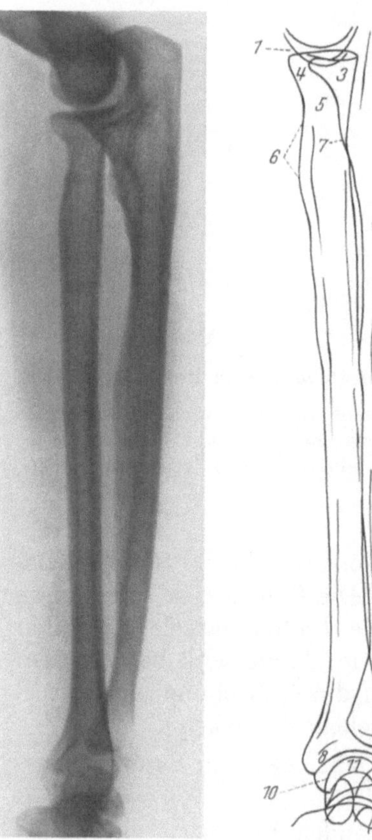

Abb. 5 Abb. 6

Abb. 5. Radio-ulnares Röntgenbild des Unterarmes

Abb. 6. Erklärung zu Abb. 5. *1* Articulatio cubiti; *2* Olecranon; *3* Processus coronoides; *4* Capitulum radii; *5* Collum radii; *6* Tuberositas radii; *7* Tuberositas ulnae; *8* Processus styloideus radii; *9* Processus styloideus ulnae; *10* Articulatio radio-carpea; *11* Os lunatum

II. Normale Entwicklung der Unterarmknochen

In der 6.—8. Fetalwoche kommt es zur Knochenkernbildung in den Schäften von Radius und Ulna (ZIMMER). Die durchschnittlichen Längen dieser Knochen in den ersten Lebensjahren sind in einer von SCHMID veröffentlichten Tabelle einzusehen, die wir hier wiedergeben (Tabelle 1). Zum Vergleich sind die Humeruslängen mit angegeben. Die hier genannten Längen unterliegen aber starken individuellen Schwankungen, so daß sie zu einer Beurteilung des Reifezustandes ungeeignet sind. Nach der Geburt findet die weitere Reifung und das Wachstum, soweit es röntgenologisch zu erfassen ist, seinen Ausdruck im Entstehen knöcherner Epiphysenkerne. Soweit sie den proximalen Anteilen von Radius und Ulna angehören, finden sie bei der Besprechung des Ellenbogengelenkes, soweit sie den distalen Abschnitten angehören, im Kapitel Handgelenk ihren Platz. Eine interessante Studie über die Skeletreifung in vergleichend anatomischer Sicht bei Tier und Mensch hat COCCHI angestellt. Er geht hier auch auf die Ausbildung und Verlaufsrichtung der Kanäle für die Arteriae nutritiae am Unterarm ein. Diese Arterien dienen nicht nur der Blutversorgung des Knochens und Knochenmarks, sondern auch der Ernährung des gesamten Organismus aus dem Knochenmark her (BRAUS). Der Verlauf ist primär ein senkrecht den Knochen durchsetzender, wird aber später durch das Wachstum abgeschrägt.

Tabelle 1. *Durchschnittswerte der Röhrenknochenlängen in Zentimetern*

Alter in Jahren	1	2	3	4	5	6	7	8	9	10	11	12
Humerus	10,6	13,0	14,8	16,5	17,9	19,3	20,7	22,0	23,2	24,5	25,8	27,0
Radius	7,9	9,7	11,1	12,3	13,1	14,4	15,3	16,3	17,2	18,1	19,0	19,9
Ulna	9,0	10,9	12,4	13,7	14,9	15,9	16,8	17,8	18,7	19,6	20,7	21,7

III. Varianten

Es sollen hier nur Veränderungen besprochen werden, die sich an den eigentlichen Diaphysen abspielen. Die in der Nähe des Ellenbogengelenkes und des Handgelenkes zu findenden Varianten werden dort behandelt. Natürlich läßt sich eine solche Trennung nicht ganz straff durchführen, und Bezugnahmen werden notwendig werden.

Eigentliche Varianten fehlen an den Schäften der Unterarmknochen. ZIMMER nennt eine kleine Unebenheit am radialen Rande der Ulna 4—5 cm vor deren distalem Ende und glaubt, daß sie dem Ursprungsort des Musculus extensor indicis proprius entspricht.

Durch Verdrehung der Ulnakanten springen im mittleren Drittel der Ulna saumartige Gebilde heraus, unter scheinbarer Aufhebung der Compactabegrenzung. Die Crista interossea an beiden Unterarmknochen darf nicht mit einer periostalen Auflagerung verwechselt werden. Sie kann von einem Kanal einer Arteria nutritia durchsetzt sein und GRASHEY warnt davor, diesen Kanal als eine Fissur anzusehen.

Auf die durch Mach-Effekte bei Übereinanderprojizierung der beiden Unterarmknochen auftretenden Aufhellungslinien und ihre Verwechslungsmöglichkeit mit Frakturen wurde schon hingewiesen.

IV. Mißbildungen

Zum Verständnis der Mißbildungen im Unterarmbereich sei es erlaubt, einige kurze Vorbemerkungen über ihre Beziehungen zum Bauplan der Extremität zu machen. STROER hat in einer ausgezeichneten Abhandlung die Verhältnisse erläutert. Wir folgen ihm hier im wesentlichen. Es ist notwendig, sich den entwicklungsgeschichtlichen Ablauf vor Augen zu halten. In einer zunächst flossenähnlichen Mesenchymanhäufung, der primitiven Anlage einer einzelnen Extremität, entwickelt sich eine in der Längsachse gelegene verdichtete Zone, die Skeletanlage. Beim weiteren Wachstum spaltet diese Anlage sich in mehrere Teile. In der Fortsetzung der Humerusanlage entwickelt sich die Ulna. Beide zusammen werden als Hauptstrahl bezeichnet. Eine kleinere seitlich abgehende Skeletanlage entspricht dem Nebenstrahl des Radius. Distal davon entwickelt sich die Anlage für den 1. Finger und am Ende des Hauptstrahles treten dann die Nebenstrahlen für den 2. bis 5. Finger auf.

Es zeigt sich nun, daß die Radiusanlage und die Anlage des 1. Fingers, aus welchen sich später die von diesen beiden Knochenabschnitten eingenommenen Territorien entwickeln, einen engen Zusammenhang haben. Mißbildungen des Radius gehen meist mit Mißbildungen oder Verlust des Daumens einher. Umgekehrt gehört das Ulnaterritorium zum Territorium der 2. bis 5. Finger, so daß Ulnadefekte mit Fingerdefekten der ulnaren Handseite verbunden sind. Unter den Fingern stellt der 2. Finger sozusagen ein Grenzterritorium dar. Er kann bei Radiusmißbildungen aber auch bei Ulnamißbildungen mit betroffen sein.

Weiterhin ist wichtig, daß die endgültige Determination innerhalb der Skeletanlage von proximal nach distal fortschreitet. Der Humerus ist zu einem früheren Zeitpunkt bereits endgültig in seiner späteren Gestalt festgelegt als Radius, Ulna und Hand. Er wird sehr viel seltener von Mißbildungen betroffen als die Unterarmknochen. Bei den Unterarmknochen betreffen die Mißbildungen öfter den Nebenstrahl Radius als den Hauptstrahl Ulna. Beide Unterarmknochen sind seltener von Mißbildungen betroffen als die Hand.

Jede Mißbildung eines proximalen Abschnittes hat eine entsprechende der zugehörigen distalen Territorien zur Folge, die ja dann ebenfalls noch nicht endgültig determiniert sind.

Auffällig ist, daß Mangel- oder Überschußbildungen, also Defekte oder Verdoppelungen, weniger scharf innerhalb eines Mißbildungskomplexes getrennt sind, so daß der Eindruck entsteht, daß die Zuordnung der Mißbildung in ein bestimmtes Territorium das Übergeordnete darstellt. Beim gleichen Fall kann auf der einen Seite Mangel, auf der anderen Seite Überschuß beobachtet werden.

In der Beurteilung der Ursachen dieser Fehlbildungen ist wiederholt eine Wandlung eingetreten. Ursprünglich wurde an mechanische Einflüsse während der Gravidität gedacht. Dann herrschte bis zur Zeit nach dem 2. Weltkrieg die Auffassung vor, daß es sich um ein Erbleiden handele. Zweifellos existieren eine Reihe von Stammbäumen, aus denen sich ein sicherer Erbgang ablesen läßt. Ein größerer Teil der Mißbildungen trat aber immer mehr sporadisch auf. Es konnte auch nie nachgewiesen werden, daß die Mißbildungen durch eine vermehrte Strahleneinwirkung zustande kam, da bis zum Jahre 1959 eine Steigerung der Anzahl der Fehlbildungen nicht zu objektivieren war. 1960 stellten KOSENOW und PFEIFFER auf der Tagung der Deutschen Gesellschaft für Kinderheilkunde 2 Fälle vor, bei denen Extremitäten- und andere Mißbildungen in Kombination vereinigt waren. Von diesem Zeitpunkt an mehrten sich in rascher Folge die Berichte über derartige Veränderungen, bei denen phokomelieartige Bilder und im Bereich der Arme Mißbildungen des radialen Strahles vorherrschten. Neben zusätzlichen Fehlbildungen innerer Organe waren besonders häufig die Ohren betroffen, nach LENZ und KNAPP in $^1/_6$ aller Fälle. WEICKER u. a. sahen 1959 ebenfalls sporadisches Auftreten, 1960 eine Verzehnfachung der beobachteten Dysmelien, die sich 1961 noch einmal um das 3—4fache in ihrer Zahl steigerten. LENZ schuldigte 1961 erstmalig Thalidomid als die in Frage kommende Noxe an. Bei der gut bekannten Differenzierung der Gliedmaßen in der Embryonalzeit muß der Zeitpunkt der Schädigung zwischen dem 27. und 42. Tag post conceptionem liegen. Durch Befragungen konnte ermittelt werden, daß das Medikament fast immer im 2. Schwangerschaftsmonat eingenommen wurde (WEICKER), falls manifeste Schäden vorlagen. An der ursächlichen Bedeutung der Thalidomidpräparate besteht heute kein Zweifel mehr, wenn auch daneben sicher noch andere Faktoren oder Medikamente zur Dysmeliebildung führen können, da einmal Mißbildungen dieser Art seit langer Zeit, wenn auch in geringer Zahl, bekannt sind, und in gehäufter Zahl auch dort auftraten, wo Thalidomid nicht vorhanden war, z.B. auf den Philippinen. Vorsicht in der Verabreichung von Medikamenten in der frühen Schwangerschaft ist angezeigt. Nach einem Bericht des Ministry of Health, London, über die durch Medikamente verursachten Mißbildungen, der in Lancet **1964 II**, S. 574, referiert ist, scheint es, als ob singuläre Mißbildungen nur selten durch Thalidomid hervorgerufen sind, sondern die Kombination mehrerer Fehler die Regel ist.

Eingehende Beschreibungen der Mißbildungskomplexe und Zahlenangaben über die Häufigkeit der Thalidomidembryopathie liegen aus Deutschland unter anderem vor von HEPP, KNAPP u. a., LENZ und KNAPP, MACH, MAIER, PFEIFFER u. KOSENOW, THOMAS, WEICKER u. a., WEICKER u. HUNGERLAND, WIEDEMANN, aus England von BURLEY, DEVITT u. KENNY, FERGUSON, MCBRIDE, ROGERSON, RUSSEL u. MEKICHAN, SPEIRS, STABLER. Betrachtet man nur die in diesem Zusammenhang wichtigen Extremitätenmißbildungen und hier speziell die des Armes, so läßt sich folgendes Bild der Thalidomidembryopathie gewinnen (PFEIFFER und KOSENOW):

1. Die oberen Extremitäten sind ungleich häufiger geschädigt.
2. Doppelseitige und symmetrische Bilder überwiegen.
3. Häufig liegen echte Phokomelien vor.
4. Die Fehlbildungen des Radialstrahles bzw. des radialen Randstrahles, nämlich Radius, Multangulum majus, Naviculare, Metacarpale I und Daumenphalangen sind in hervorragendem Maße, Dysplasien des Humerus häufig beteiligt.

Acht Monate nach der Zurückziehung der Thalidomidpräparate ist die Dysmeliewelle (MAIER) völlig verschwunden. Es ist nun damit zu rechnen, daß Fehlbildungen in Zukunft etwa in dem Maß auftreten, wie sie vor 1959 beobachtet wurden. Da hier nicht der Ort ist, den gesamten Symptomenkomplex der durch Thalidomid verursachten Mißbildungen zu erörtern, sollen im folgenden in erster Linie diejenigen Fälle beschrieben werden, die sporadisch ohne erkennbare Ursache aufgetreten sind und mit deren gelegentlichem Wiedervorkommen zu rechnen ist.

1. Radiusdefekt

Der angeborene Radiusdefekt ist nächst dem Fibuladefekt der häufigste unter den langen Röhrenknochen. Der Unterarm ist kurz und plump, die Hand nach radial abgewinkelt (Klumphand). Meist fehlt der Daumen, kann aber bei Teildefekt auch erhalten sein. Auch weitere Finger können fehlen, wobei der Verlust von radial nach ulnar fortschreitet. Das Röntgenbild deckt das vollständige oder teilweise Fehlen des Radius auf. Die Ulna ist nach radial abgekrümmt, immer verdickt und ihrerseits deformiert. Weitere Unterentwicklungen sind am distalen Humerusende feststellbar. Es ist wenig differenziert. Das Capitulum humeri ist nur schwach entwickelt, das ganze Ellenbogengelenk dysplastisch (STROER, KRICHLER). Bereits 1895 berichtet KÜMMEL über 57 Fälle, davon 27 doppelseitige. ANTONELLI stellt 114 Fälle zusammen, darunter 46 doppelseitige. Weitere meist kasuistische Mitteilungen stammen von BLENKE, BERGERHOFF, ESSEN-MÖLLER (kombiniert mit Ohrmißbildungen und Facialislähmungen), KUTZENOK, DRINNENBERG (verbunden mit Hasenscharte), LANGE, WERTHEMANN, COCCHI. Größere Zusammenfassungen stammen von O'RAHILLY, der an 42 Fällen aus der Literatur eine Klassifizierung nach dem Grade der Defektbildung versucht. BIRCH-JENSEN erwähnen 1949 300 Literaturfälle. HOPF fand allein im Material der orthopädischen Klinik Heidelberg 25 Radiusaplasien. Nach WERTHEMANN seien noch zwei Sammelarbeiten zitiert, die uns im Original nicht zugängig waren: KATO (253 Fälle) und KANAVEL. Ausführliche Übersicht: STOFFEL und STEMPEL.

Wie bei allen Extremitätenmißbildungen wurden ursprünglich mechanische Entstehungsmomente angeschuldigt. Die Verbiegung der Ulna, die dem intrauterinen Druck nicht standhalte, wurde als ein weiterer Beweis in dieser Richtung angesehen. BIRCH-JENSEN glaubte bei 73 seiner Fälle den Beweis teils dominanter, teils recessiver Vererbung erbringen zu können. ASCHNER u. ENGELMANN waren der Meinung, anhand von 27 Literaturbeispielen ebenfalls die Vererbung nachweisen zu können. Die außerordentliche Häufung gerade der Radiusfehlbildungen im Rahmen der Thalidomidembryopathie läßt erkennen, welch große Rolle der Einfluß pharmakologischer Substanzen in der kritischen Phase der embryonalen Entwicklung spielt. BACHMANN, der unter den von ihm beobachteten Arzneimittelmißbildungen 68mal den Radius isoliert und 160mal in Kombination mit Humerus und Ulna destruiert sah, beschreibt folgende, sich steigernde Stufen der Radiusmißbildung.

1. Hypoplasie des Radius, der dann beim normalen Längenwachstum durch eine besonders grazile Form ausgezeichnet ist.
2. Partielle Aplasie, die beim Radius offenbar von distal nach proximal verläuft und bei der nicht ganz selten eine Synostose zwischen Radiusrudimenten und der Ulna entsteht.
3. Totale Aplasie, bei der auch regelmäßig mindestens der Daumen fehlt. Die Handachse ist im Sinne der Klumphand nach radial abgewinkelt.

Wie sich bei allen Mißbildungen am Arm zeigen wird, sind auch die Radiusaplasien häufig mit anderen Extremitätenmißbildungen gekoppelt oder kommen mit Trägern anderer Mißbildungen in einer Familie vor. Darüber hinaus ist gerade der Radiusdefekt oft mit schwerwiegenden Mißbildungen auch innerer Organe (Baucheingeweide, Herzfehler, Lippen- und Gaumenspalten) verbunden, so daß die Lebensdauer seiner Träger beschränkt sein kann. Nach ANTONELLI kommen einschließlich der Feten 76% aller Radiusdefekte bis zum 1. Lebensjahr zur Untersuchung. Nach dem 27. Lebensjahr findet sich keine Angabe mehr in der Literatur.

Unter dem eigenen Material fanden wir bei einem 6 Wochen alten Mädchen einen einseitigen Radiusdefekt (Abb. 7a). Verbiegung der Ulna und Klumphandstellung sowie Fehlen des Daumenstrahles sind als typische Zeichen neben der völligen Radiusaplasie vorhanden. Bei so kleinen Kindern besteht die Möglichkeit, daß der Radius sich später doch, wenn auch immer hypoplastisch, ausbildet. STROER hat einen Fall veröffentlicht, bei welchem im Alter von 7 Wochen ein völliger Defekt bestand, bei welchem im Alter von 9 Jahren aber doch noch ein hypoplastischer knöcherner Radius nachgewiesen werden konnte. Ein $^3/_4$ Jahre alter Knabe mit beidseitigem Defekt und sonst völlig gleichem Aussehen der Mißbildung konnte von uns beobachtet werden. Ein Knochenkern des Capitulum humeri, der eigentlich in diesem Alter vorhanden ist, war beiderseits noch nicht entwickelt. Das Lichtbild eines älteren Knaben möge das typische klinische Bild mit Klumphandstellung demonstrieren (Abb. 7b).

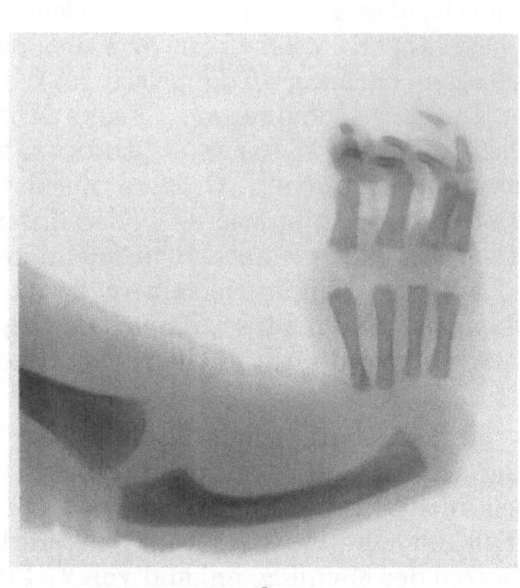

a

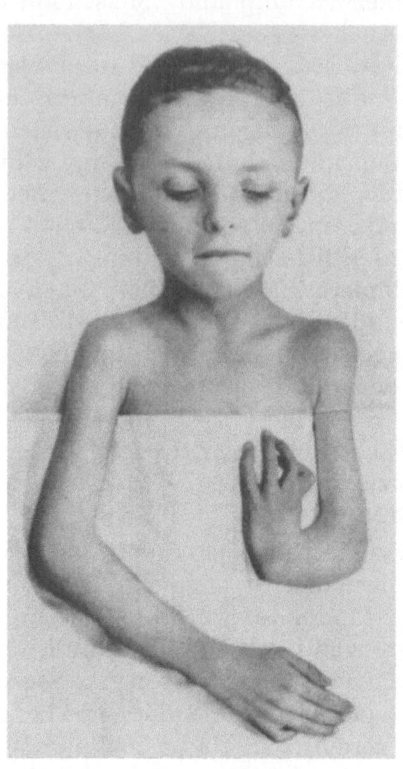

b

Abb. 7a u. b. Einseitiger Radiusdefekt. a Mädchen, 6 Wochen, Röntgenbild; b Knabe, 6 Jahre, Lichtbild

2. Ulnadefekt

Dieses Leiden ist sehr viel seltener als der Radiusdefekt. In der schon erwähnten Zusammenstellung von Kümmel finden sich neben 57 Radiusaplasien nur 15 Ulnadefekte. Der Unterarm ist bei dieser Mißbildung ebenfalls verkürzt und plump. Er ist nach ulnar abgewinkelt. Es fehlen Finger der ulnaren Handseite, fast immer der 5. Finger, oft aber auch der 4. und noch weitere. Die Zahl der fehlenden Finger pflegt größer zu sein als beim Radiusdefekt. Handwurzelknochen der ulnaren Seite fehlen, andere sind deform gestaltet. Das Röntgenbild muß zur Klärung des Defektes im einzelnen herangezogen werden. Nach Werthemann kann man drei typische Gruppen unterscheiden:

1. Ganz- oder Teildefekt der Ulna, Radius verbogen, es fehlen ein bis mehrere Finger der ulnaren Handseite.
2. Ganz- oder Teildefekt der Ulna. Der Radius ist in stumpfem Winkel mit dem Humerus knöchern verbunden. Wenn vorhanden, ist ein proximaler Ulnarest ebenfalls mit dem Humerus knöchern ankylosiert.
3. Der Ulnadefekt ist mit einer Luxation des Radiusköpfchens nach oben verbunden.

Deformierungen des distalen Humerusendes finden sich neben dysplastischen Ellenbogengelenken. Wierzejewski konnte zu 23 Fällen 1909 vier eigene hinzufügen, weitere Mitteilungen stammen von Maas, Kajon, Kuh, Müller, Manzanilla, Reimann-Hunziker, O'Rahilly, Birch-Jensen, Werthemann. Lausecker konnte 1954 insgesamt 80 Fälle in der Literatur finden.

Wegen der großen Seltenheit ist die Vererbbarkeit schlecht nachweisbar. Hopf konnte unter 15 eigenen Fällen von Ulnadefekten über zwei Schwestern berichten, die an allen vier Extremitäten hochgradige Defekte aufwiesen und darunter auch beiderseitige partielle Ulnadefekte. Ulnadefekte in dem Rahmen der Thalidomidschädigung sind zwar seltener als Radiusstörungen, kommen aber ebenfalls vor.

Kombinationen mit anderen Mißbildungen sind noch häufiger als beim Radiusdefekt, insbesondere Defekte an den unteren Gliedmaßen.

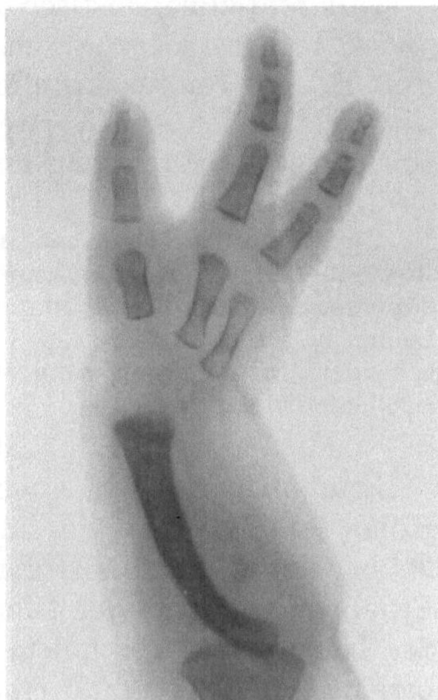

Abb. 8. Einseitiger Ulnadefekt, Knabe, 4 Monate

Unter den eigenen Bildern fanden wir die Aufnahmen eines 4 Monate alten Knaben, in dessen Familie Mißbildungen bisher nicht beobachtet wurden (Abb. 8). Der Radius ist stark verbogen. Es fehlen der 4. und 5. Finger. Die Hand ist nach ulnar abgebogen. Man sieht aber im Territorium der Ulna im oberen Drittel einen zweigeteilten kleinen Knochenkern und einen weiteren etwa in der Gegend des Capitulum ulnae. Hier muß mit der Möglichkeit einer späteren ausgedehnteren Verknöcherung der Ulna gerechnet werden. Handwurzelknochen sind noch nicht entwickelt, während die normal gestaltete linke Seite die Kerne des Capitatum und Hamatum bereits aufweist.

In einem zweiten Fall besteht entsprechend der zweiten von WERTHEMANN aufgeführten Gruppe bei einem 6jährigen Knaben neben einem partiellen Defekt der beiden distalen Ulnadrittel eine knöcherne Ankylose zwischen Radius, hypoplastischer Ulna und Humerus. Der Radius ist verdickt und stark nach ulnar abgebogen. In der gleichen Richtung ist auch die Hand abgewinkelt, in deren Skelet man neben dem 1. bis 3. Finger drei Knochenkerne der Handwurzel erkennt, zweifellos zu wenig für das Alter des Kindes (Abb. 9).

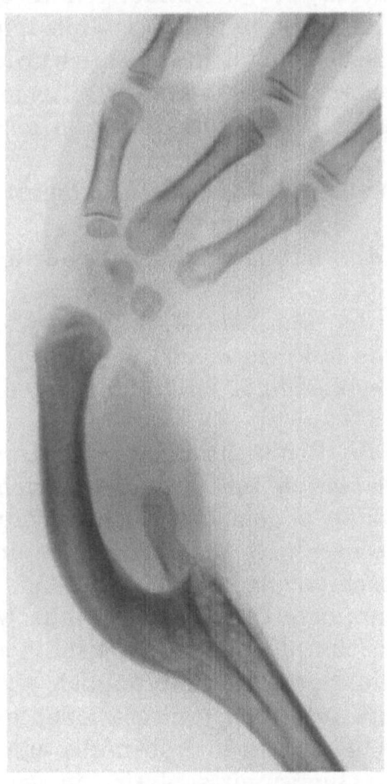

Abb. 9

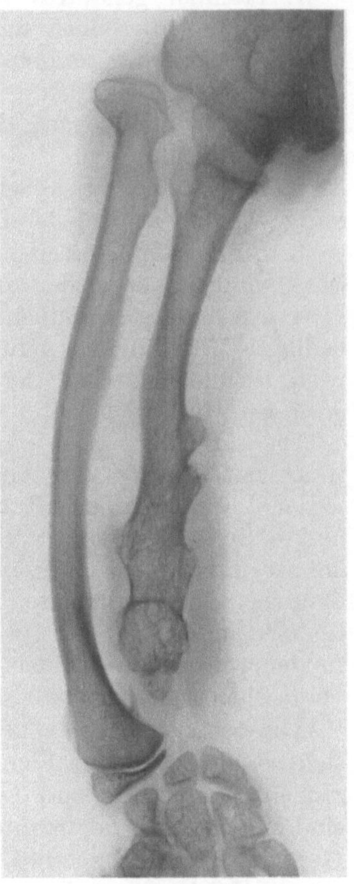

Abb. 10

Abb. 9. Hypoplasie der Ulna und angeborene knöcherne Synostose zwischen Humerus und beiden Unterarmknochen. Mädchen, 6 Jahre

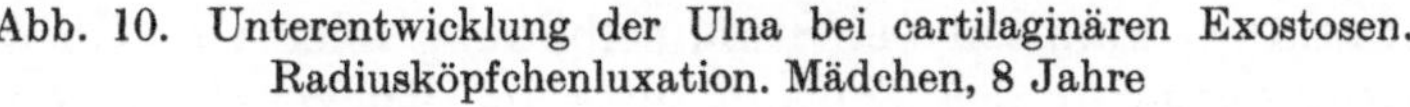

Abb. 10. Unterentwicklung der Ulna bei cartilaginären Exostosen. Radiusköpfchenluxation. Mädchen, 8 Jahre

Differentialdiagnostisch muß abgegrenzt werden die Verkürzung der Ulna bei *multiplen, kartilaginären Exostosen.* Gerade die Ulna wird bei systematisiertem Befall betroffen. Der Radius krümmt sich und die distale Gelenkfläche steht schräg. Auf den ersten Blick ist eine Verwechselung mit einer Ulnahypoplasie möglich. Der Nachweis von typischen Exostosen an der Ulna selbst, am Radius oder anderen Knochen sichert die Diagnose.

Ein Bild eines 11jährigen Mädchens (Abb. 10) aus eigener Beobachtung zeigt die verkürzte exostosenübersäte Ulna. Eine Exostose sieht man auch am Radius. Dieser ist gekrümmt. Das Radiusköpfchen ist nach lateral und hinten luxiert. Über die Luxation des Radiusköpfchens bei diesem Leiden berichtet auch SCHÖN. COCCHI zeigt ein fast gleiches Bild, auch mit Radiusköpfchenluxation, bei einer Mutter, deren Sohn ebenfalls schwere Ulnaverformungen bei diesem Leiden zeigt, dessen Erblichkeit feststeht.

3. Stummelbildung (Peromelie)

Stummelbildungen, auch als Querschnittsaplasien bezeichnet, können sich in jeder Höhe der Extremitäten finden. Sie sind am Unterarm verhältnismäßig oft zu sehen. Früher nahm man als Ursache eine fetale Abschnürung durch amniotische Stränge oder Ernährungsstörung der Gliedmaßen im embryonalen Zustand mit folgender Dystrophie der betroffenen Abschnitte an. Zweifelsohne kommt so etwas vor und WERTHEMANN berichtet über den Fall einer menschlichen Frühgeburt, bei welcher ein abgeschnürter Fuß in den Eihäuten gefunden wurde. GRUBER gibt die Möglichkeit der amniotischen Abschnürung zu, glaubt aber, daß ihr eine unverantwortlich große Rolle zugewiesen werde. COCCHI ist der Meinung, daß diese Mißbildungen ebenfalls erbbedingt sein können. Er führt hierfür folgende Gründe an, die trotz meist sporadischen Vorkommens dieses Krankheitsbildes für die endogene Causa sprechen.

1. Familiär gehäuftes Vorkommen gleichartiger Mißbildungen dieser Art ist zwar nicht häufig, aber doch sicher bewiesen. Am bekanntesten ist hier eine brasilianische Familie geworden (KOEHLER). Nach Ehe zwischen Onkel und Nichte wurden von insgesamt zwölf Kindern sechs hand- und fußlos geboren. Hier waren die Arme allerdings kurz oberhalb des Ellenbogens, die Unterschenkel etwa in der Mitte von einer Querschnittsaplasie befallen.
2. Die Querschnittsaplasie ist im allgemeinen wohl einseitig, kommt aber auch zweiseitig vor und ist in jeder Höhenlage der Gliedmaße möglich.
3. Ein Zusammentreffen mit anderen Mißbildungen, deren Erbbedingtheit gesichert ist, kommt immer wieder vor.
4. An anderen Familienmitgliedern werden ähnliche Mißbildungen oder andere erbbedingte Mißbildungen gefunden, oft nur als Mikroformen.
5. Schließlich sind tierexperimentell erbbedingte Mißbildungen dieser Art nachgewiesen worden.

Diese Behauptungen sind durch folgende Beobachtungen zu untermauern: LINDEMANN hat bei 22 Fällen von Querschnittsaplasien im Unterarmbereich zusätzlich entweder Luxationen des Radiusköpfchens oder allgemeine Ellenbogendysplasien, radioulnäre Synostosen und vorzeitige Epiphysenschlüsse gefunden. In keinem seiner Fälle konnte der Beweis einer amniotischen Abschnürung erbracht werden. Er fand bürzelähnliche Fingerrudimente. In diesem Zusammenhang kann erwähnt werden, daß, wie COCCHI angibt, an der Haut der glatten Stümpfe daktyloskopisch Papillarmuster gefunden wurden. Es handelt sich also um die Haut, die ursprünglich für Hand oder Fuß vorgesehen war. Dies läßt sich nicht mit intrauterinen Amputationen erklären.

Die von SCHWARZWELLER beschriebene Familie gehört ebenfalls hierher. Hier fanden sich bei verschiedenen Familienmitgliedern Querschnittsaplasien in den verschiedensten Höhen, Spalthände und Füße, Ausfall ganzer Röhrenknochen. Spalthände und Füße sind eindeutig als dominantes Erbleiden bekannt. Weitere Fälle wurden beschrieben von GOLDSTEIN und KIPTENKO, von BRÜCKE, UNTERRICHTER, GÜNTHER, SCHADE, WERTHEMANN. Der letztere, ebenso LINDEMANN, konnten bei Stummelbildung aller vier Gliedmaßen Höhlenbildungen und Erweiterungen des Zentralkanals im Rückenmark feststellen. HOPF beschreibt 15 Peromelien am Unterarm, welche größtenteils wie die der anderen Autoren mit anderen zum Teil sehr hochgradigen Mißbildungen vergesellschaftet waren. Ein weiterer kombinierter Mißbildungsfall findet sich bei COCCHI.

Da auch unter den arzneimittelgeschädigten Kindern peromelieähnliche Bilder vorkommen, muß auch diese Genese mit in den Kreis der Überlegungen gezogen werden.

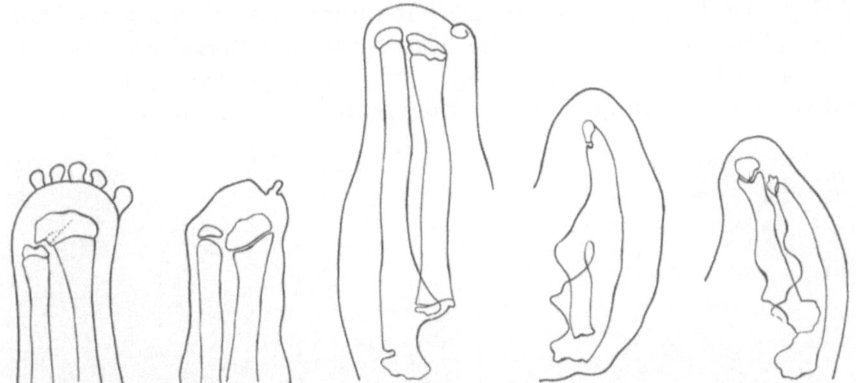

Abb. 11. Verschiedene fortschreitende Etappen der Rückbildung der Skeletanlage am Vorderarm bei Peromelie (nach W. MÜLLER, 1939)

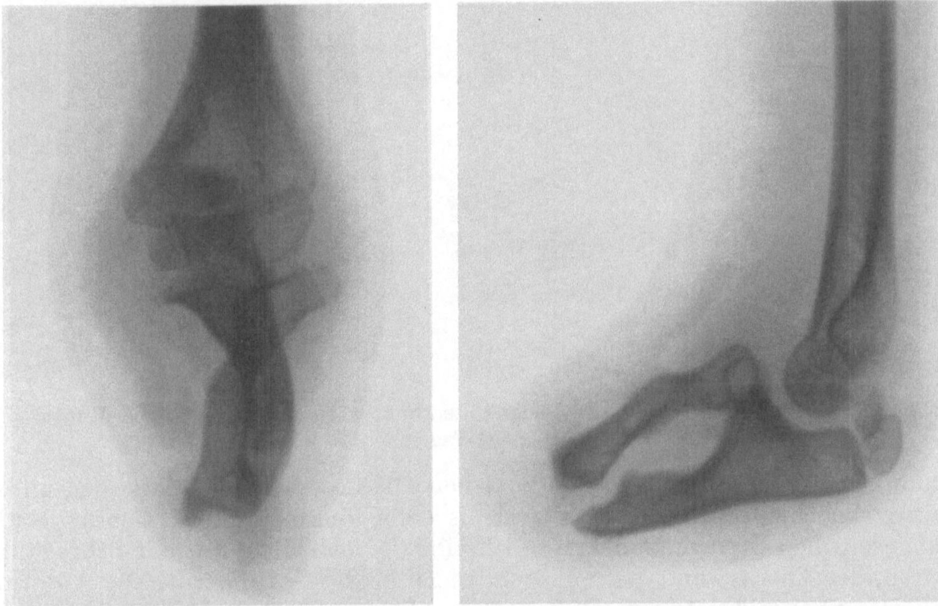

Abb. 12a u. b. Typische Stummelbildung am Unterarm. Knabe, 12 Jahre. a Sagittalbild, b Seitenbild

Äußerlich machen die Unterarmstummel, wenn sie kurz sind, etwa ein Bild wie es nach Amputation gesehen wird (ohne Narbe). Bei längeren Stummeln kommt es dagegen zu konischer Zuspitzung gegen das distale Ende. Am häufigsten sind die kurzen und mittellangen Unterarmstummel. Im Röntgenbild sind die verkürzten und spitz endenden Knochen plump, verdickt und gekrümmt. Sie können sich auch distal vereinigen. Die langen Stummel können mit normalem unteren Radius- und Ulnaende abschließen. Häufig ist diesen aber noch ein deform gestaltetes Knochenstück aus synostosierten Handwurzelknochen angefügt. Eine oft gleichzeitige Ellenbogengelenksmißbildung muß mit erfaßt werden. Das typische Aussehen der Stummel in den verschiedenen Längen ist auf einer von W. MÜLLER stammenden Serie von Zeichnungen zu sehen (Abb. 11).

Eine eigene Beobachtung bei einem 12jährigen Knaben zeigt eine typische kurze Stummelbildung der Unterarmknochen (Abb. 12). Es ist interessant, daß eine Kusine ohne Hand geboren wurde.

4. Aplasie beider Unterarmknochen

KUTZENOK konnte 1929 und HOPF noch 1959 schreiben, daß das Fehlen von Radius und Ulna ein außerordentlich seltenes Ereignis war. Der Humerus kann dabei erhalten sein, er ist aber fast immer verkürzt und dysplastisch. KUTZENOK hat ein derartiges Bild beschrieben. Es entsteht das klinische Bild der Mikromelie (verkürzte Gliedmaße). Fehlt auch die Anlage des Humerus oder ist sie nur rudimentär, so steht das Bild der Phokomelie (Robbengliedrigkeit), bei der die Hand am Schultergelenk anzusetzen scheint. SCHWANTKE hat 1938 eine hierhergehörige Phokomelie publiziert. In ihrem Fall saß die Hand praktisch am Schultergürtel. Im Röntgenbild waren proximal des Handskeletes

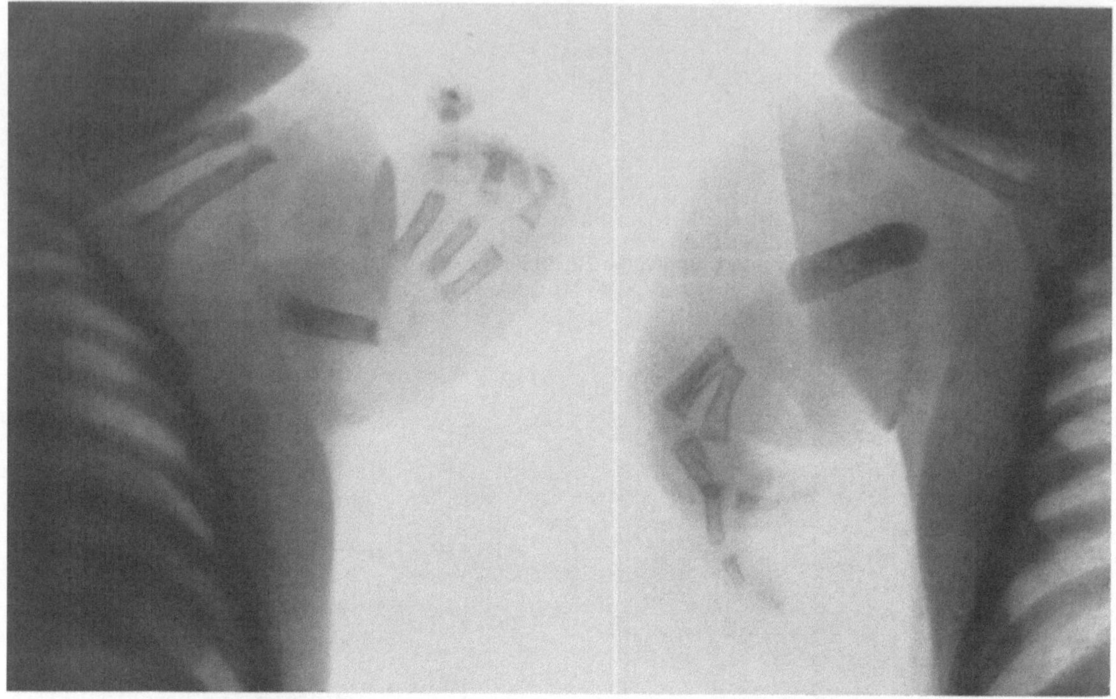

Abb. 13. Beidseitige Phokomelie bei Aplasie beider Unterarmknochen und rudimentärem Humerus. Mädchen, 1 Tag

drei ganz kurze deformierte Knochen zu sehen, die fast mehr das Aussehen mißstalteter Handwurzelknochen hatten, von ihr aber als völlig rudimentärer Humerus, Radius und Ulna angesprochen werden. Daneben beschreibt sie noch einen nur auf Schrägaufnahmen sichtbaren, der Thoraxwand eng anliegenden mißbildeten Humerus. Die Autorin nimmt an, daß also zwei mißgestaltete Humeri vorhanden seien, eine Deutung, der man nicht folgen kann. Ein weiterer Fall mit Fehlen von Radius und Ulna stammt von JOHANSSON. Hier war der Humerus in seinem unteren Viertel rechtwinklig gebogen. Weitere Phokomelien wurden von JOACHIMSTHAL, GRÖGLER und ausführlich von WERTHEMANN beschrieben.

Durch das Entgegenkommen der Universitäts-Kinderklinik Jena (Direktor: Prof. Dr. HÄSSLER) können wir einen im äußeren Erscheinungsbild als Phokomelie imponierenden Fall demonstrieren (Abb. 13). Bei einem 1 Tag alten Mädchen fand sich beiderseits im Anschluß an eine mißbildete Scapula ein kurzer Schaftknochen, der wohl als rudimentärer Humerus anzusprechen sein dürfte. Daran sitzt beiderseits eine Hand mit drei ulnaren Fingern. Sie ist nach radial abgewinkelt. Auf der linken Seite erkennt man zwischen Humerusrudiment und dem Metacarpus noch einen linsengroßen Knochenkern, dessen Einordnung unmöglich ist. Daneben fand sich rechts ein stark hypoplastischer Femur und völliger Fibuladefekt. Die untere Lendenwirbelsäule und das Kreuzbein waren schwer mißbildet. In der Familie waren keine anderen Mißbildungen nachweisbar.

Die Einordnung solcher scheinbar regelloser Mißbildungen bereitet Schwierigkeiten, da auch ein möglicher Erbgang infolge der extremen Seltenheit kaum nachzuweisen ist.

Bei ASCHNER und ENGELMANN finden sich aber Hinweise auf mehrere Phokomelien unter Geschwistern. Alle diese schweren Mißbildungen sind mit solchen anderer lebenswichtiger Organe gepaart, so daß viele rasch sterben.

Ein zweites, ebenfalls aus der Universitäts-Kinderklinik Jena stammendes Bild von einem 9 Monate alten Mädchen zeigt völlige Aplasie von Radius und Ulna, aber in Form der Stummelbildung. Die Querschnittsaplasie verlief etwa in Höhe des Ellenbogens. Hier endete der Stumpf mit einer kleinen, oft beobachteten Bürzelbildung. Der Humerus war im Röntgenbild in voller Länge ausgebildet, aber an seinem unteren Ende deutlich mißgestaltet (Abb. 14). Auf der anderen Seite bestand lediglich eine auffällige Brachymetacarpie. Querschnittsaplasien in dieser Höhe mit oder ohne Dysplasie des Humerus wurden von WERTHEMANN veröffentlicht. Einmal waren in seinen Fällen alle vier Gliedmaßen betroffen, in einem zweiten Fall nur der linke Arm und das linke Bein.

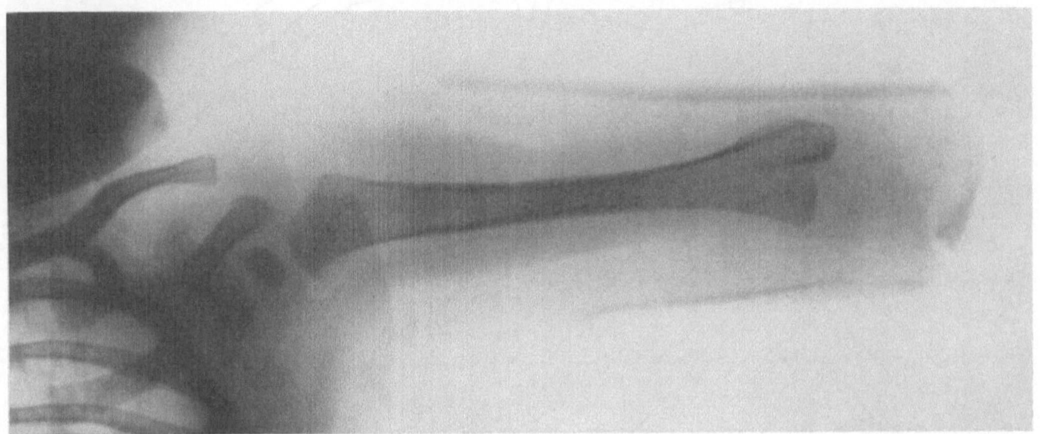

Abb. 14. Stummelbildung in Höhe des Ellenbogengelenkes mit Aplasie beider Unterarmknochen. Mädchen, 9 Monate

Diesen wenigen bis 1959 beschriebenen Fällen steht eine extreme Häufung von Phokomelien oder phokomelieartigen Gliedmaßverkürzungen in den Jahren 1959—1962 gegenüber. Die Thalidomidembryopathie trat vorzugsweise unter diesem Bild auf, oft verbunden mit schweren Mißbildungen des Ohres und auch solchen der inneren Organe. WEICKER und HUNGERLAND stellten eine Steigerung der Phokomeliehäufigkeit auf $3{,}56^0/_{00}$ fest und errechnen daraus für die Bundesrepublik Deutschland für die Jahre 1960/61 eine Gesamtzahl von 6500—7000 mißbildeter Kinder, von denen $^1/_3$ tot geboren oder in den ersten Monaten gestorben sind. Die Zahlen liegen sicher niedriger, da es nicht in allen Gebieten zu einem gleichhohen Thalidomidverbrauch gekommen ist. Als Vergleich führen die Autoren Zahlen aus den Jahren 1949—1956 an. Im differenzierten Mißbildungsregister des Regierungsbezirkes Münster, welches vom humangenetischen Institut der Universität (Prof. Frh. v. VERSCHUER) zusammengestellt wurde, beträgt die Häufigkeit phokomeler oder ähnlicher Mißbildungen in diesen Jahren nur $0{,}112^0/_{00}$, diejenige echter Phokomelien und Amelien (= völliges Fehlen der Gliedmaße) sogar nur $0{,}017^0/_{00}$. Die Steigerung der Häufigkeit liegt demnach, je nachdem wie scharf der Begriff Phokomelie gefaßt wird, zwischen dem 30- bis 200fachen. Aus England liegen Zahlen von einer Steigerung bis $0{,}778^0/_{00}$ vor.

5. Synostosen der Unterarmknochen

Neben der Tendenz zur Aplasie oder Hypoplasie kann man unter den rückläufigen Bildungen noch eine zweite unterscheiden, nämlich die zur Verschmelzung beider Unterarmknochen (KRICHLER). Dabei wäre der niedrigste Grad eine Verschmelzung auf kurze Strecke, meist im proximalen Anteil, und der höchste Grad die Ausbildung nur eines einzigen Knochens, dem man nicht mehr ansehen kann, ob er Radius oder Ulna ist. Am Ellenbogengelenk imponiert er als Ulna, am Handgelenk als Radius. Eine Stufenleiter von Verschmelzungsbildern hat W. MÜLLER veröffentlicht, die wir hier wiedergeben

(Abb. 15). Am häufigsten ist die Synostosis radio-ulnaris superior. Sie soll beim Ellenbogengelenk besprochen werden. Zu den ausgesprochenen Seltenheiten dagegen gehören die Verschmelzungen im medialen und distalen Drittel. Die Verschmelzung im distalen Drittel ist oft verbunden mit einer solchen im proximalen Drittel. Derartige Bilder sind von KUTZENOK und ECKINGER publiziert worden. HOPF zeigt das Bild eines 10jährigen Mädchens, bei welchem Elle und Speiche distal synostosiert waren, wobei der Radius

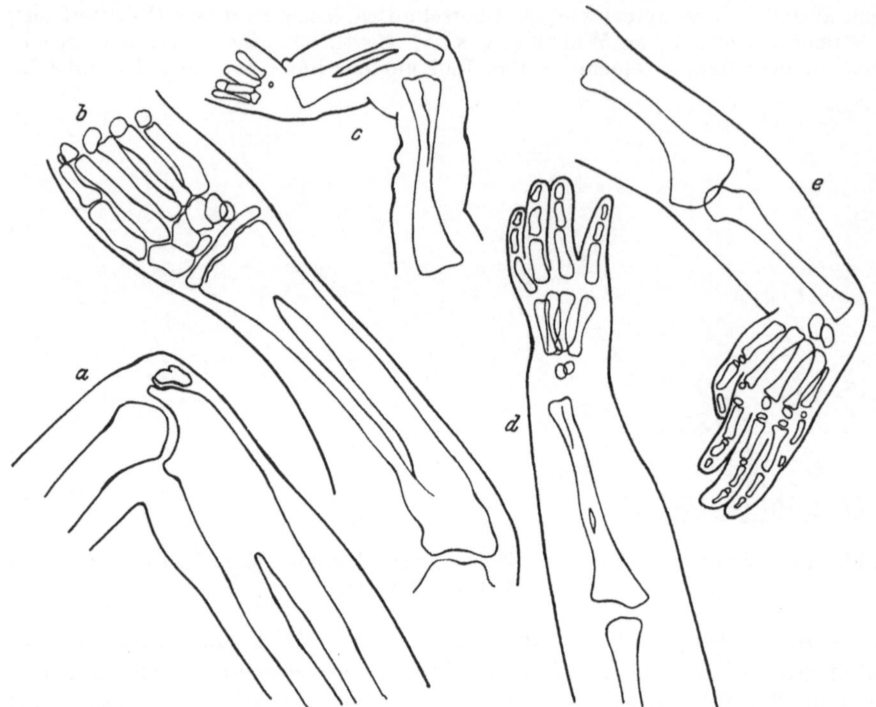

Abb. 15. Verschiedene Grade der Verschmelzung der Vorderarmknochen (nach W. MÜLLER, 1939)

zusätzlich hypoplastisch war. Veränderungen der Handwurzelknochen, Syndaktylien, Kontrakturen von Ellenbogen- und Handgelenk, sowie Pectoralisdefekt komplizierten diese Mißbildung. Diese Synostosen werden immer wieder in Kombination mit anderen Extremitätenmißbildungen gefunden und analog den radio-ulnaren Synostosen im oberen Drittel, für welche die Erbbedingtheit festliegt, müssen auch die Verschmelzungen in den beiden unteren Dritteln als endogen entstanden angesehen werden.

Wir möchten über eine radio-ulnare Synostose bei einem 11jährigen Mädchen berichten, die in dieser Form in der oben gezeigten Übersicht von MÜLLER nicht zu finden ist. Bei diesem Kinde sind Radius und Ulna im mittleren Abschnitt auf eine weite Strecke knöchern synostosiert. Das distale Drittel ist wieder frei, aber im proximalen Drittel ist es zu einer weiteren Verschmelzung gekommen. Diese liegt in Höhe des proximalen Radio-Ulnargelenkes. Das Radiusköpfchen ist nach hinten luxiert und mißbildet. Das Capitulum humeri ist deform gestaltet. Es erscheint nach radial abgewinkelt und zu groß. Der humero-ulnare Gelenkanteil ist ebenfalls deutlich dysplastisch. Der Radius weist eine vermehrte Krümmung auf (Abb. 16).

Das klinisch hervorstechende Merkmal dieser radio-ulnaren Synostosen ist die Fixierung des Unterarmes in Pronationsstellung. Die radio-ulnare Synostose ist die wichtigste Ursache der angeborenen Supinationsbehinderung. Über weitere differentialdiagnostische Möglichkeiten einer derartigen Supinationsstörung ist beim Ellenbogengelenk nachzulesen. Hier soll nur noch erwähnt werden, daß auch ohne Knochenbruch, wenn auch sehr selten, traumatische Synostosen zwischen Radius und Ulna entstehen können. Über eine derartige Verbindung im unteren Drittel berichten HURT und SPENCER. Es handelt sich dabei um einen Brückencallus ohne Fraktur.

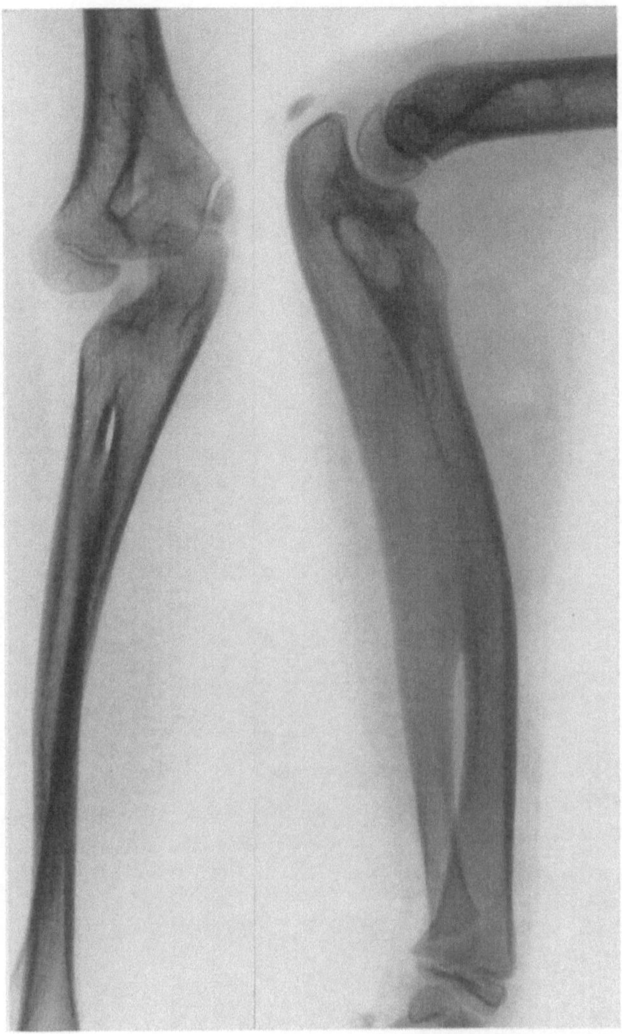

Abb. 16. Radio-ulnare Synostose. Vereinigung von Radius und Ulna proximal und in breiter Synostose in Schaftmitte. Mädchen, 11 Jahre

6. Doppelbildungen

Diese treten im Gegensatz zu den Mehrfachbildungen am Handskelet am Unterarm sehr selten auf. Völlige Verdoppelungen mit zwei Radii und zwei Ulnae gehören zu den größten Raritäten. Sie sind unseres Wissens röntgenologisch noch gar nicht beobachtet. Im allgemeinen kommt es zu einer Teilüberdeckung der beiden Anlagen. Dies geschieht dann wiederum so, daß beide Unterarme einander spiegelbildlich zugekehrt sind. Die in der Mitte liegenden Knochen werden dabei unterdrückt. Bei Menschen werden fast ausschließlich zwei spiegelbildlich zueinander geordnete Ulnaknochen gesehen, die beide mit dem Humerus gelenkig verbunden sind. Das untere Humerusende ist dann verbreitert. Ein Radius ist nicht vorhanden. Entdeckt werden diese Doppelbildungen fast immer durch eine gleichzeitige Doppelhand. Auch diese zeigt eine spiegelbildliche Anordnung unter Unterdrückung der radialen Finger. Ein Fall BUETTNERs zeigt beispielsweise sieben Finger, von denen der mittelste als Zeigefinger anzusprechen ist. Von ihm aus sind auf beiden Seiten ein 3., 4. und 5. Finger angeordnet. Bilder ähnlicher Art wurden beschrieben von KLAUSSNER, RESTEMEIER, APPELRATH, WEIL, NITSCHE, MINSSEN, WERTHEMANN, PRIESSNITZ, DAMMANN. Da wir über eine eigene Beobachtung nicht verfügen, sei hier das von MAU veröffentlichte Bild wiedergegeben (Abb. 17).

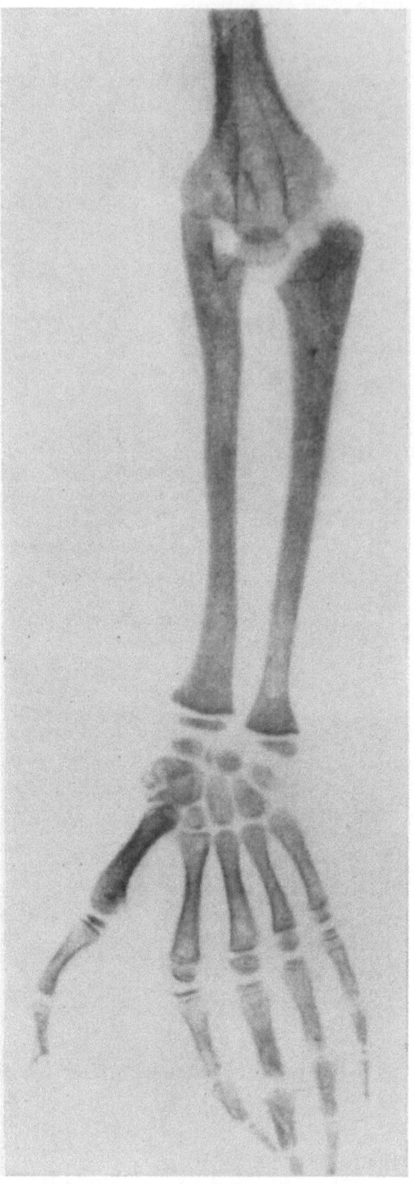

Abb. 17

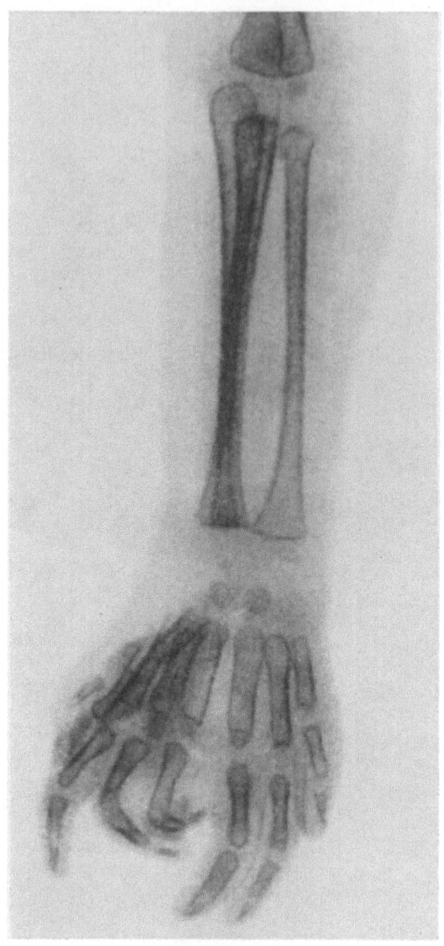

Abb. 18

Abb. 17. Doppelbildung der Ulna bei fehlendem Radius (nach C. MAU, 1922)

Abb. 18. Doppelbildung des Radius bei dreifacher Armanlage (s. Text) (nach PETERFFY und JONAS, 1942)

Wir sehen im Unterarm zwei Knochen vom Aussehen der Ulna. Die laterale Seite des distalen Humerusendes hat sich so umgebildet, daß sie der medialen gleicht. Es sind zwei Trochleae vorhanden. Der Knochenkern des Capitulum humeri ist in die Mitte gerutscht. Beide Unterarmknochen haben sich zur Seite um 90° gedreht. Sie bieten beide das Seitenbild einer Ulna. Diese Drehungen wurden auf allen Bildern von Ulnaverdoppelungen gesehen. Die Fossa olecrani fehlt. Sie könnte beiden Knochen keinen Raum gewähren. Deswegen sind sie seitlich abgewandert. Bei diesem zur Zeit der Aufnahme 9 Jahre alten Knaben waren im Alter von 1 Jahr drei Finger von insgesamt 8 entfernt worden. Die Anordnung der Finger war ursprünglich von folgendem Aussehen: 5 4 3 2 2 3 4 5. Die beiden äußeren, also der 4. und 5. Finger der lateralen Seite, sind operativ entfernt worden, ebenso der etwas rudimentäre 2. Finger. Der nunmehr ganz am lateralen Handrand gelegene 3. Finger wurde durch Entfernung seines Endgliedes einem Daumen ähnlicher gestaltet. Hierzu ist auch der Sitz des Epiphysenkerns des „scheinbaren" Daumens an der distalen Seite des Metacarpus zu beachten. An einem wirklichen Daumen säße er an der Basis. Es liegen 11 Handwurzelknochen vor, auf deren genaue Differenzierung hier verzichtet wird. Der laterale Unterarmknochen, insgesamt wie eine Ulna imponierend, hat doch etwas mehr Ähnlichkeit mit einem Radius, wenigstens an seinem distalen Ende. MAU führt dies auf eine sekundäre Umformung durch die geänderte Funktion zurück.

Faltin hat eine Doppelbildung bei einem 5jährigen finnischen Knaben beschrieben, welche keine spiegelbildliche Anordnung zeigt. Hier wurde neben einem annähernd normalen Unterarm ein von der Mitte des Oberarmes ausgehendes Anhangsgebilde von der Gestalt eines rudimentären Ärmchens gesehen. Es enthielt eine deformierte Ulna mit zwei Fingern. Eine Verdickung am proximalen Ulnaende wurde als Radiusrudiment aufgefaßt.

Eine Erklärung für die Entstehung dieser Mißbildung kann hier nicht gegeben werden. Es wird empfohlen, über die verschiedenen Theorien bei Brandt nachzulesen.

Höhere Grade der Vermehrung kommen nur extrem selten zur Beobachtung. So ist von Stein und Bettmann bei einer 52jährigen Frau mit einer Verdoppelung des rechten Armes folgender durch Röntgenbilder belegter Befund erhoben worden: Sehr große Scapula, zwei Humeri, zwei Radii, drei Ulnae, 16 Finger. Bei dem hier besonders interessierenden Unterarm lag im einzelnen folgendes vor: Anschließend an den inneren Humerus fand sich eine Doppelbildung von zwei spiegelbildlich angeordneten Ulnae, die zwischen sich noch einen gut ausgebildeten Radius erkennen ließen. Die Hand dieses Anteils war nach der Formel 5 4 3 2 1 2 3 4 5 gebaut. Der äußere Humerus setzte sich in einem Radius und einer Ulna mit anschließender hypoplastischer Hand fort. Da uns die Arbeit im Original nicht zugänglich war, haben wir die Beschreibung nach den sehr guten Wiedergaben von Werthemann und Bunnel vorgenommen. Letzterer bezeichnet diese Beobachtung als den extremsten Grad einer Verdoppelung, der bisher beim Erwachsenen gesehen wurde.

Sehr interessant ist schließlich eine Beobachtung von Peterfy und Jona, die bei einem 3jährigen Knaben drei obere linke Extremitäten fanden. Die eine davon war gelähmt, die anderen beiden zu einem gemeinsamen Gebilde verschmolzen. In diesem fand sich ein Humerus, aber zwei Radii und nur eine Ulna. Es ist dies einer der ganz seltenen Fälle, in denen es zur spiegelbildlichen Ausbildung zweier radialer Armterritorien gekommen ist. Dabei wurde die Entwicklung der einen Ulna unterdrückt. An der Hand fanden sich zwei Daumen. Der 5. Finger war nur einmal angelegt (Abb. 18).

V. Schaftbrüche im Unterarmbereich

Die Brüche in Ellenbogengelenksnähe und in Handgelenksnähe sind in den entsprechenden Kapiteln abgehandelt. Die Brüche im Schaft haben einen Sturz auf den Arm zur Ursache oder entstehen durch direkte Gewalteinwirkung, also durch Schlag, Quetschung oder Auffall schwerer Gegenstände.

Man unterscheidet Querbrüche, Schrägbrüche, Brüche mit Biegungskeilen, Drehbrüche, Trümmerbrüche, Stückbrüche und Grünholzfrakturen bei Jugendlichen.

1. Bruch beider Unterarmknochen

Die hierbei auftretenden Verschiebungen werden neben der direkten Gewalteinwirkung durch Muskelzug hervorgerufen. Diese letzteren Verschiebungen sind im einzelnen nicht leicht beurteilbar, weil die Zahl der an den Unterarmknochen angreifenden Muskeln sehr groß ist. Muskeln des Oberarms, Muskeln zur Versorgung des Ellenbogengelenkes, des Unterarmes selbst, des Handgelenkes und der zahllosen Gelenke der Hand treten hier in ein Wechselspiel. Nach Böhler bewirken alle Muskeln des Unterarmes mit Ausnahme des Pronator quadratus eine Verkürzung. Die Drehmuskeln und Daumenstrecker verursachen zusätzlich ein Zusammenpressen der Bruchstücke in den Zwischenknochenraum. Es kommt zur ungünstigen X-Stellung, die der Reposition Schwierigkeiten bereitet und den Brückencallus begünstigt. Beide Unterarmknochen werden durch die einzelnen Muskelgruppen verlagert. Die Hand steht meist nach einwärts gedreht, die distalen Fragmente sind nach radial und volar verschoben, da die Flexion und Pronation durch

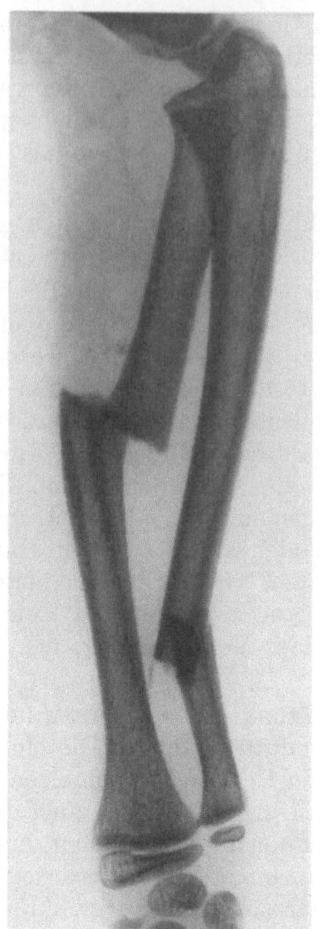
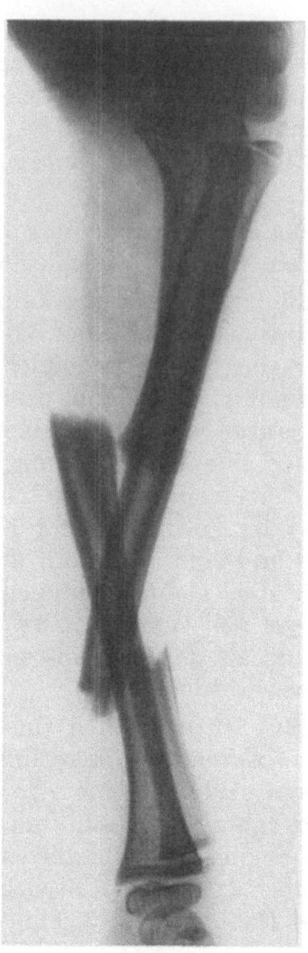

Abb. 19. Unterarm mit starker Verschiebung der Fragmente jeweils in entgegengesetztem Sinne. Knabe, 9 Jahre

Muskeln ausgeführt werden, die stärker sind als die, welche die Streckung und Supination bewerkstelligen. Ein proximal vom Pronator teres liegendes Speichenfragment wird nach auswärts gedreht, da an ihm nur Supinatoren ansetzen. Ein peripheres Radiusfragment wird dagegen nach einwärts gedreht.

Die im Röntgenbild durch die erwähnten Einflüsse zustande kommenden Verschiebungen sind demnach mannigfaltigster Art, da ja die Bruchlinien an beiden Knochen in verschiedener Höhe liegen können. Beide Bruchstücke können gleichsinnig verschoben sein, aber auch in einander entgegengesetzter Richtung. Dies gilt sowohl für die radio-ulnare Richtung als auch für die dorso-volare Richtung (Abb. 19). Es können auch die zwei proximalen Bruchenden zwischen die distalen geschoben werden und sie auseinanderdrängen oder auch umgekehrt. Meist tritt auch eine Verdrehung ein. Auch diese ist mitunter röntgenologisch sichtbar. Es können die proximalen Fragmente in der Aufsicht und die distalen im Profil erscheinen. Das distale Radiusfragment kann in einer Ebene breiter erscheinen als das proximale, weil der Radius in seinen unteren zwei Dritteln radio-ulnar einen größeren Durchmesser hat als dorso-volar.

Wesentlichen Einfluß auf die Stellung der Fragmente und die Möglichkeit, sie zu reponieren und dauernd in guter Stellung zu halten, hat die Form der Bruchlinie. So unterscheidet BÖHLER stabile und unstabile Unterarmbrüche. Bei den stabilen Brüchen liegt eine mehr oder weniger quer verlaufende Bruchlinie vor. Bei ihnen verhaken sich die aufeinandergestellten Bruchenden nach der Reposition und neigen nicht zum Abrutschen. Bei den unstabilen Brüchen, meist durch Biegung entstanden, kommt es zu schrägen Bruchlinien, oft unter Ausbruch von Biegungskeilen. Diese Frakturen neigen zum Abgleiten und können mit fixierenden Verbänden in vielen Fällen nicht in günstiger Stellung zur Ausheilung gebracht werden. Hier muß dann eine operative Aufeinanderstellung vorgenommen werden. Die Fixation der operativ korrigierten Stellung durch Drahtumschlingung ist unzuverlässig. Sicherer ist die Markraumschienung, sei es mit Küntschernagel, Rush-Pin oder auch nur mit Kirschnerdraht. MÜLLER, ALLGÖWER und WILLENEGGER bezeichnen die nach den Prinzipien der Arbeitsgemeinschaft für Osteo-

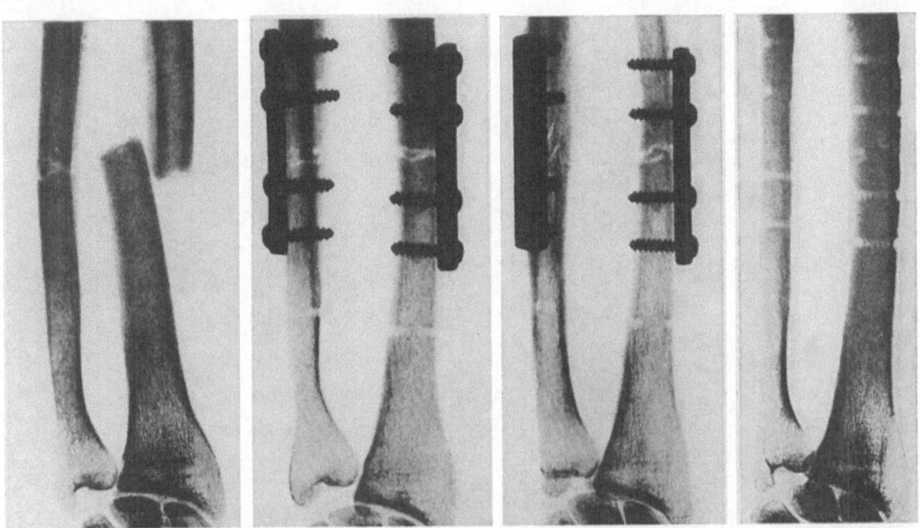

Abb. 20a—d. Versorgung einer Unterarmfraktur mit zwei Druckplatten nach MÜLLER, ALLGÖWER und WILLENEGGER. a Stark dislozierte Radiusschaftfraktur. Infraktion der Ulna. b Versorgung mit 2 Druckplatten. Der Kanal für die Zugschraube im distalen (längeren) Fragment ist erkennbar. c 4 Monate später. d Endresultat nach der Plattenentfernung (ca. 6 Monate). Keine sichtbare Callusbildung

synthesefragen (AO) vorgenommene Druckplattenosteosynthese mit dem Ziel einer primären Knochenheilung ohne sichtbare Callusbildung (auch nicht im Tomogramm) ganz allgemein bei den schwer, nach konservativen Methoden, stabil zu fixierenden Unterarmbrüchen als das aussichtsreichste Verfahren. Die calluslose Konsolidierung ist die erstrebenswerte Bruchheilungsform. Tritt doch Callus nach einer Druckosteosynthese auf, so ist dies ein Beweis für die unzulängliche Fixation. Im distalen Radius liegt die Druckplatte zweckmäßig radial oder dorso-radial an, im proximalen Drittel dorsal. An der Ulna wird die Platte auf der ulnaren Seite angelegt. Auch eine Kombination von Markraumschienung am Radius und Druckplatte an der Ulna wird vorgenommen. Über die Technik und das Instrumentarium im einzelnen kann bei den genannten Autoren nachgelesen werden. Den Heilungsverlauf einer Unterarmfraktur nach diesem Verfahren zeigt die Abb. 20. Derartige Fixierungen müssen auch vorgenommen werden, wenn die Reposition nicht gelingt, z.B. durch Sperrwirkung eines der beiden Knochen (Abb. 21 und 25). Die früher von CORNIOLEY und vielen anderen geäußerte Ansicht, daß die Fixierung mit körperfremdem Material die Entstehung von Pseudarthrosen und die Ausheilung in ungünstigen Stellungen fördert, gilt nicht mehr für die stabile Osteosynthese. Trümmer- und Stückbrüche, hervorgerufen durch direkte Gewalteinwirkung, z.B. beim Überfahrenwerden, sind ebenfalls im Böhlerschen Sinne unstabile Frakturen. Bei ihnen entstehen völlig atypische Bilder. Häufig sind die Frakturen auch kompliziert. Dann kann auf dem Röntgenbilde oft eingedrungene Luft in den Weichteilen des Unterarmes gesehen werden.

Eine besondere Form finden wir bei den Jugendlichen. Selbstverständlich kann auch hier jede Bruchform des Erwachsenen auftreten, am meisten allerdings Querbrüche. Häufig aber bleibt das Periost erhalten und es entsteht die sog. *Grünholzfraktur*, der Wulstbruch. Er sitzt oft dicht proximal der distalen Epiphyse, kommt aber im gesamten

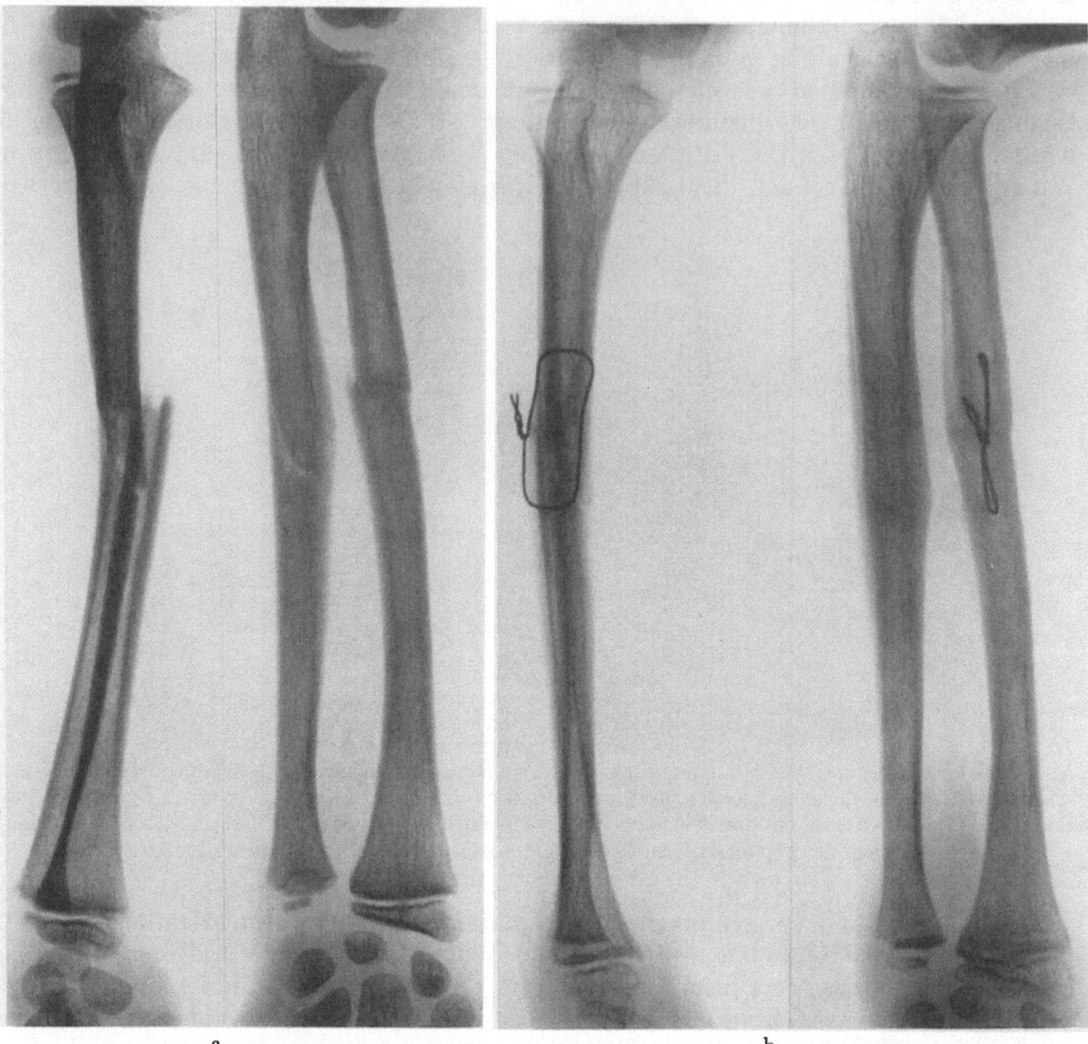

a b

Abb. 21a u. b. Unterarmfraktur. Fixierung durch Drahtnaht bei abrutschendem distalem Ulnafragment. Knabe, 10 Jahre. a Am Unfalltag, b 11 Wochen später

Schaftbereich vor. Es kann auch der eine Knochen den typischen Erwachsenenbruch unter Zerreißung des Periostes zeigen und der andere in Form einer Grünholzfraktur verändert sein (Abb. 22). In der Höhe des ringförmigen Wulstes sieht man eine Strukturverwerfung der Spongiosabälkchen. Es können verhältnismäßig starke Achsenknickungen eintreten ohne Seitwärtsverschiebung, die durch den festen Periostüberzug des Jugendlichen verhindert wird. Im Kindesalter sind die Bedingungen für die konservative Behandlung besser und das unblutige Vorgehen wird empfohlen.

Die Aufgabe der Radiologie bei den Unterarmfrakturen ist folgende: Feststellung der Art des Bruches und der Verschiebung der Fragmente in allen Richtungen. Gewöhnlich wird man mit zwei Aufnahmen in volo-dorsaler und in radio-ulnarer Richtung auskommen. Karitzky empfiehlt aber gerade bei den Unterarmbrüchen mit Röntgenaufnahmen nicht sparsam zu sein, um die verschiedenen Verschiebungen der Bruchenden zueinander sicher zu erfassen. Von dieser genauen Kenntnis hängt die Möglichkeit, in achsenrichtiger Stellung zu reponieren, ab, und so eine Heilung ohne Funktionsstörung zu erzielen. Selbstverständlich muß die reponierte Stellung im Gips sofort kontrolliert werden. Es muß dabei auch darauf geachtet werden, daß keine Diastase zwischen den

Bruchenden vorliegt. Böhler empfiehlt die Einrichtung mit geringer Verkürzung, da wenige Millimeter des Knochens an der Bruchlinie in jedem Fall nekrotisch werden. Das gilt aber nur bei konservativer Behandlung. Auf diese kann nicht generell verzichtet werden, da die Osteosynthese an bestimmte, nicht immer gegebene Voraussetzungen geknüpft ist. Wenn die Bruchenden mit Hilfe einer Zugschraube oder einer Platte mit

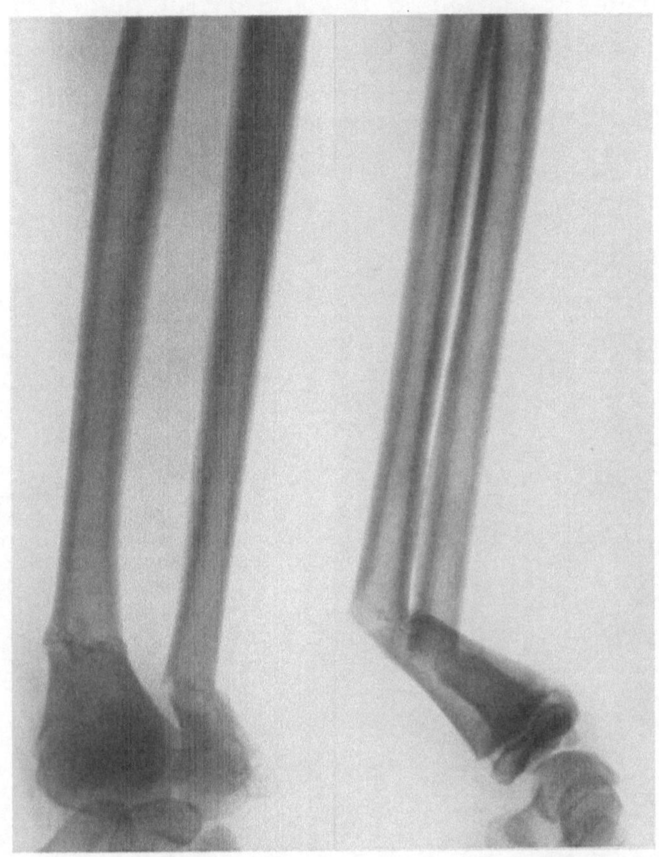

Abb. 22. Unterarmfraktur. Knabe, 15 Jahre. Radius zeigt fast reine Grünholzfraktur mit starker Verschiebung. An der Ulna ist es zur völligen Periostzerreißung gekommen

Spannvorrichtung unter konstanten, gleichmäßigen Druck gesetzt werden, so kommt es nicht zu einer erkennbaren Nekrose der Bruchenden. Bei konservativer Behandlung ist eine Kontrolle nach 8 Tagen und weiterhin alle 14 Tage notwendig, da die Gefahr des Abrutschens gerade bei den Unterarmfrakturen groß ist. Besonders beim Anlegen eines Zuges besteht die Gefahr einer späteren Diastase der Bruchenden und der Pseudarthrose.

Die Ausbildung eines *Brückencallus* ist selten und nur bei schlechter Reposition möglich (Erhaltung der x-förmigen Abwinkelung) oder bei gleichzeitiger Zerquetschung der Weichteile (auch nach Schußfrakturen) und Verpflanzung von Periost in den Zwischenknochenraum (Abb. 23). Der Brückencallus ist das ungünstigste Heilergebnis. Pro- und Supination sind aufgehoben. Von der guten Stellung der Ulna und des Radius zueinander hängt das funktionelle Resultat der Umwendbewegungen ab. Besonders muß hier auf die Beseitigung einer Verdrehung der Fragmente geachtet werden. Auch Luxationen im distalen Radio-Ulnargelenk müssen ausgeglichen werden. Bei der Repositionskontrolle muß beachtet werden, daß beide Unterarmknochen einen leichten, beugewärts offenen Schwung zeigen (Ehalt). Rein geradliniger Verlauf im Seitenbild bedeutet also einen Knick nach der Streckseite. Beim Jugendlichen kann trotz deutlicher Callusbildung der Bruch nicht fest sein und eine Refraktion eintreten. Der Röntgenologe muß sich hier vor

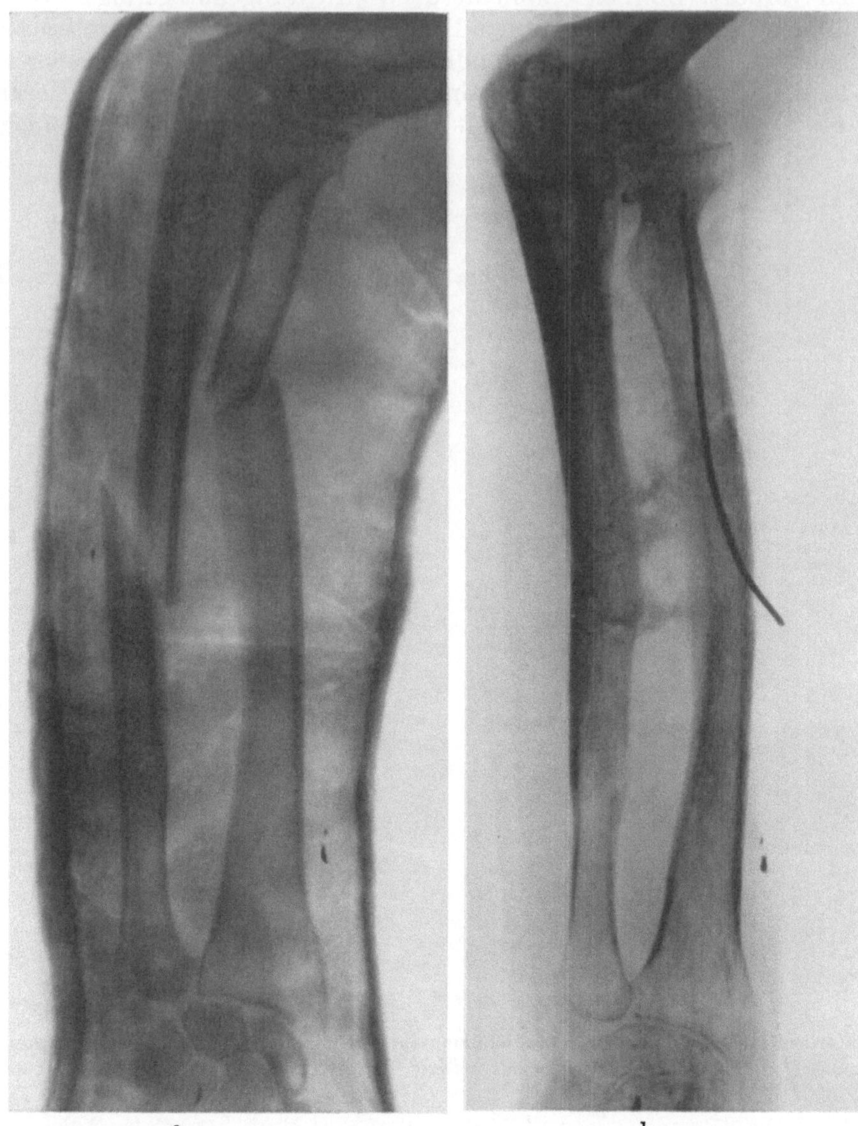

a b

Abb. 23a u. b. Unterarmfraktur. Mann, 46 Jahre. a Fixierung im Gips nicht ausreichend. b Kirschner-Draht in Markhöhle des Radius eingeführt. Brückencallus nach 3 Monaten

Fehlbeurteilung hüten. Nach Ehalt sind mindestens 6 Wochen bis zum Festwerden des Bruches bei Kindern notwendig. Die Callusbildung erfolgt ohne stabile Osteosynthese endostal und periostal. Unter einer Druckplatte erfolgt die Heilung möglicherweise direkt von den Haverschen Kanälen aus (Schenk und Willenegger). In letzterem Fall ist ein bei nicht genügender Stabilität auftretender Reizcallus unerwünscht.

2. Isolierte Ulnafraktur

Der Schlag gegen die Ulna erzeugt die *Parierfraktur*, aber auch ein Sturz auf den Arm kann die Ursache des isolierten Ellenbruches sein.

Bei Brüchen im proximalen oder mittleren Drittel kommt es hin und wieder zu gleichzeitiger Luxation des Radiusköpfchens. Diese typische Frakturform wurde erstmalig von Monteggia beschrieben. Sie wird unter den Frakturen des Ellenbogens genauer beschrieben. Die typische Parierfraktur geht ohne größere Verschiebung einher. Ein

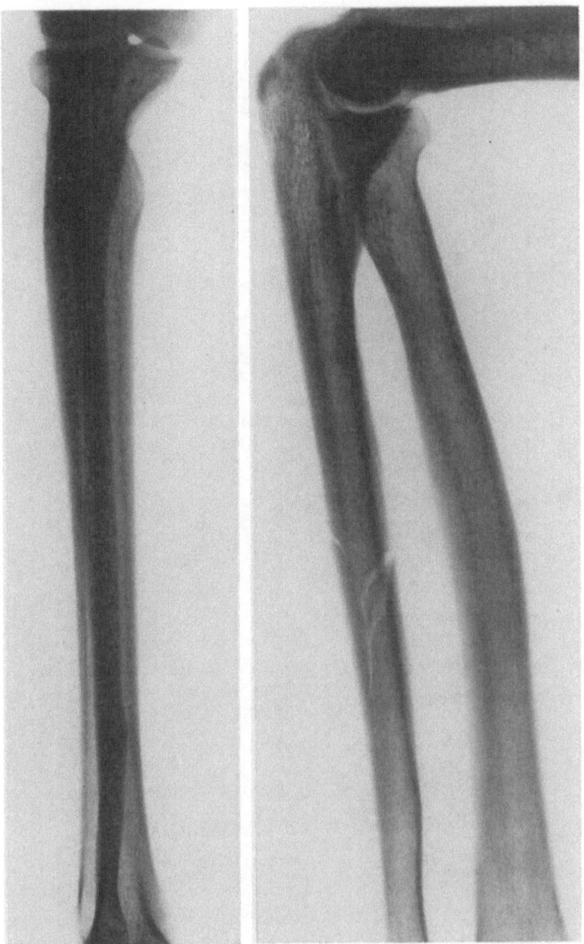

Abb. 24. Parierfraktur der Ulna. Mann, 38 Jahre

Biegungskeil kann ausreißen (Abb. 24). Der Radius verhindert eine Verkürzung. Nur bei der Monteggia-Fraktur wird sie durch das radiale Abweichen des Radiusköpfchens möglich. Der Radius sperrt aber auch bei der Heilung, so daß die isolierte Ulnafraktur nicht selten zur Pseudarthrose führt. Bei stärkerer Abweichung der Fragmente und bei mehreren Bruchlinien in der Ulna kann ebenfalls eine primäre operative Versorgung nötig werden (Abb. 25). Auf diesem Bilde ist eine Fraktur zu sehen, die durch Ruhigstellung im Gips nicht in wünschenswerter Stellung gehalten werden konnte. Die zusätzliche Fixierung durch einen Küntschernagel stellt hier die kleinen Fragmente am Olecranon und den Ulnaschaftbruch ideal ein. Ebenso kann die Druckplatte Anwendung finden. Der Radius wirkt bei der isolierten Ulnafraktur als Schiene, daher wird eine exakte Ruhigstellung der Ulna oft versäumt oder die Fraktur wird überhaupt nicht behandelt, da ihr funktioneller Ausfall gering ist. Außer der schon erwähnten Pseudarthrose kann durch die dauernden Bewegungen der Bruchenden dann ein *Reizcallus* entstehen, der sich durch Umfang und auffällige Form abzeichnet (Callus hypertrophicans). Ist die Fraktur gar nicht bekannt, besteht sogar Verwechslungsmöglichkeit mit einem Knochensarkom.

Einen typischen *Ermüdungsbruch* der Ulna mit quer verlaufender Frakturlinie im unteren Drittel beschreibt DIENSBERG bei einem Kohlenträger und erwähnt einen von KITCHIN mitgeteilten Ermüdungsbruch der Elle bei einem Landarbeiter, der mehrere Wochen mit einer Mistgabel einen Komposthaufen bearbeitet hatte.

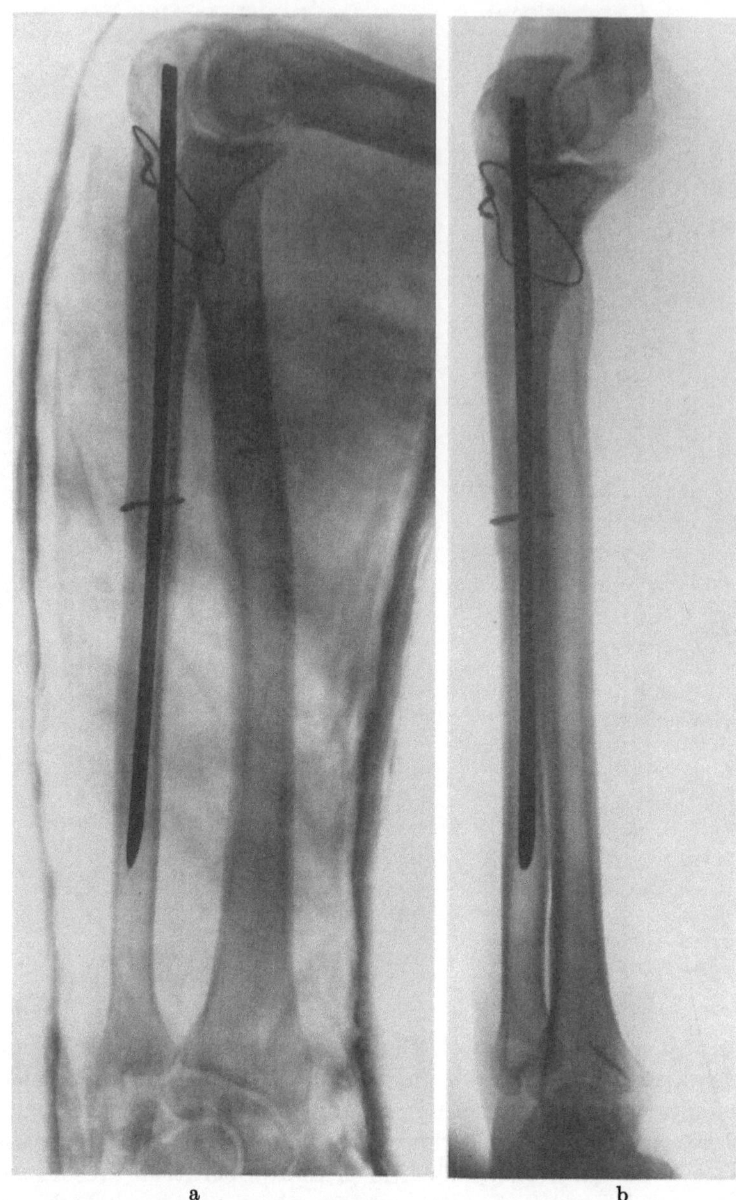

Abb. 25a u. b. Küntscher-Nagelung und zirkulärer Gipsverband bei multipler Fraktur der Ulna. Mann, 53 Jahre. a Zustand nach frischer Nagelung. b $10^1/_2$ Monate später, knöcherne Heilung

3. Isolierte Radiusfraktur

Nach WITT und RETTIG findet man diesen Bruch besonders gern bei Jugendlichen. Die Radiusschaftfraktur kann in jedem Abschnitt liegen. Im proximalen Drittel wird das proximale Fragment durch den Musculus biceps in Supinationsstellung gebracht, was aber radiologisch nicht erkannt werden kann. Beim Bruch im mittleren Drittel verharrt das proximale Fragment in Mittelstellung. Das periphere Bruchstück steht mit der Hand in Pronation. In den unteren Dritteln kann diese Verdrehung erkannt werden (s. Bemerkungen bei Unterarmfrakturen). Im unteren Drittel nähert sich das distale Fragment der Elle und kann nach volar oder dorsal abweichen. Es ist der Druck des Abduktor pollicis longus und des Extensor pollicis brevis, welcher die volare und ulnare Verschiebung bewirkt. Beide Muskeln können auch in den Bruchspalt interponieren (eventuell

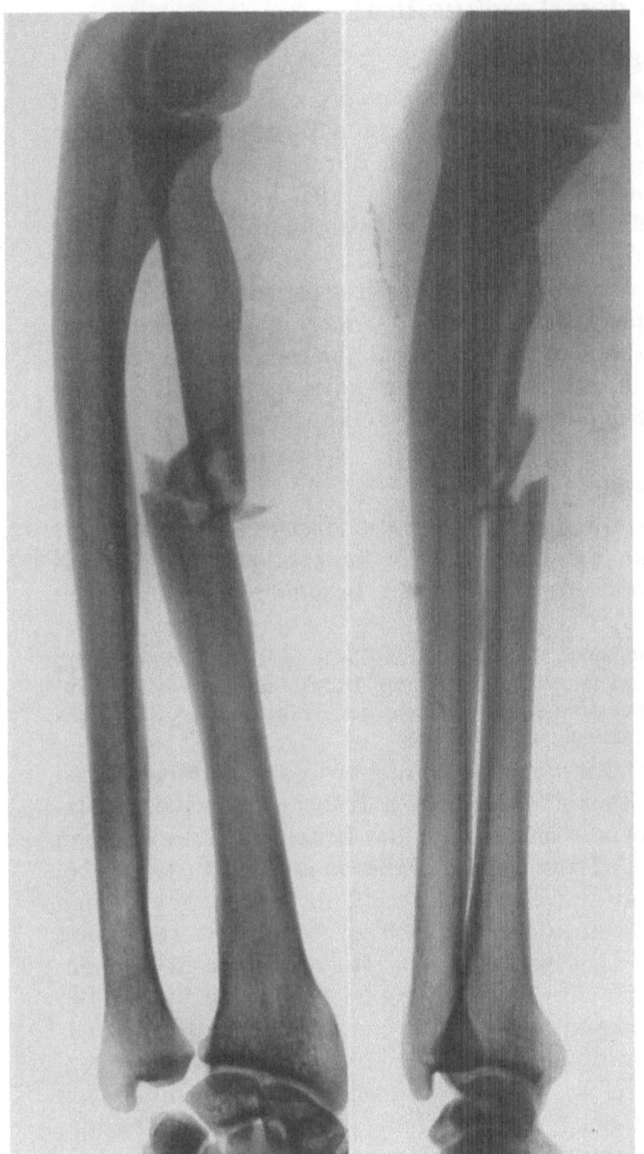

a

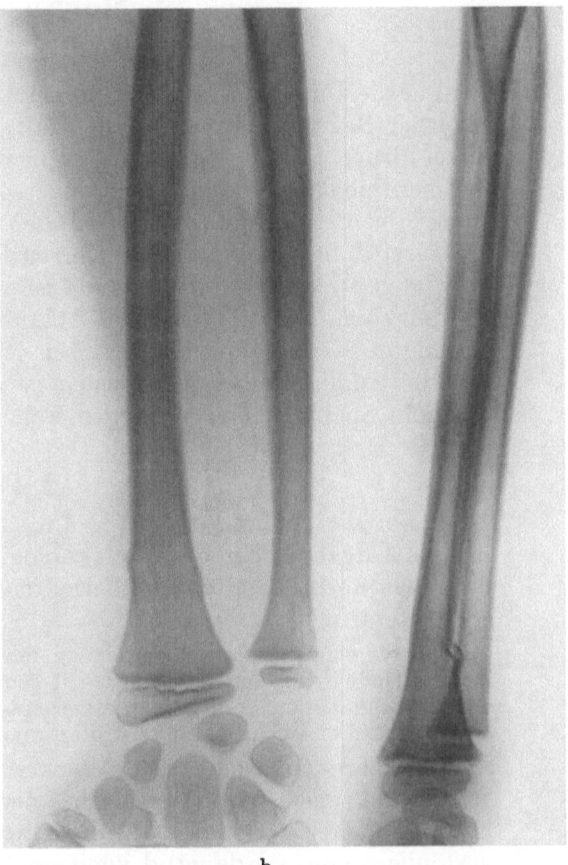

b

Abb. 26 a u. b. Isolierte Radiusfraktur. a Mann, 38 Jahre. b Knabe, 8 Jahre. Wulstbruch

operative Einrichtung) und Ursache einer Pseudarthrose werden. Die größere Beweglichkeit des Radius führt zu wesentlich stärkeren Verschiebungen und Abknickungen als sie an der isoliert frakturierten Ulna möglich sind. Verhakte Radiusschaftfrakturen und Fissuren deckt oft erst das Röntgenbild auf (Abb. 26a). Dieses sollte auf jeden Fall mit dem Handgelenk aufgenommen werden, da eine Luxation im peripheren Radio-Ulnargelenk und ein Abriß des Processus styloideus ulnae als Begleitverletzungen auftreten können. Die Luxation im peripheren Radio-Ulnargelenk tritt durch die Verkürzung des Radius, die fast immer nachweisbar ist, ein. Beim Jugendlichen treten sehr typische *Grünholzfrakturen* auf (Abb. 26b). Die Heilung ist oft verzögert trotz idealer Einrichtung durch Sperrwirkung der Ulna. Eine exakte Einrichtung der Verrenkung im Radio-Ulnargelenk muß röntgenologisch kontrolliert werden, da sie für das spätere funktionelle Resultat mit entscheidend ist. Markraumschienung und Druckplatte als Elemente der stabilen Osteosynthese bewähren sich auch bei der isolierten Radiusfraktur. Die Druckplatte beugt der Pseudarthrose vor.

VI. Störungen der Bruchheilung

1. Verzögerte Heilung

Für die Unterarmfrakturen haben diese Komplikationen eine große Bedeutung. Zuerst mag der Begriff der „veralteten Fraktur“ definiert werden. Nach WITT bezeichnet man einen Bruch als veraltet, wenn er in den ersten 8—14 Tagen durch konservative Maßnahmen nicht in eine gute achsengerechte Stellung gebracht werden kann. Dies ist aus weiter oben schon genannten Gründen beim Unterarm verhältnismäßig oft der Fall und erfordert dann eine operative Korrektur der Stellung.

Unter *verzögerter Callusbildung* ist am Unterarm wie überall sonst auch ein Zustand zu verstehen, bei welchem nach Ablauf einer bestimmten Zeit, innerhalb deren eine feste knöcherne Vereinigung zu erwarten ist, die Bruchstücke noch beweglich sind, obwohl im Röntgenbild Callus nachweisbar ist (SCHINZ). Am Unterarm kann dann die Resektion aus dem Sperrknochen in einigen Fällen zur endgültigen Konsolidierung führen.

2. Pseudarthrosen

Bleibt die Heilung endgültig aus, entsteht das Bild der Pseudarthrose. Es ist nicht unsere Aufgabe, über das röntgenologische Erscheinungsbild der Pseudarthrose im allgemeinen an dieser Stelle zu berichten, sondern nur über ihre besonderen Bedingungen am Unterarm.

Die für eine Pseudarthrosenbildung maßgeblichen Einflüsse, also die mangelhafte Einrichtung mit klaffendem Frakturspalt, eine nicht genügend lange Ruhigstellung, Defektbildungen bei Schuß- oder Zertrümmerungsfrakturen, die verpönte operative Entsplitterung der Fraktur und Infektionen der Bruchstellen spielen auch am Unterarm eine entscheidende Rolle.

Das Vorhandensein zweier starker Röhrenknochen, ähnlich wie am Unterschenkel, schafft aber noch besondere Verhältnisse. Der eine der beiden Knochen kann als Sperrknochen wirken und einmal die ordnungsgemäße Einrenkung der Bruchenden des anderen verhindern oder sie dauernd voneinander entfernt halten. Dabei kann dies auftreten bei Bruch nur eines Knochens, aber auch beim kompletten Unterarmbruch, da gewöhnlich einer der Knochen schneller zusammenheilt und dann auf den zweiten die Sperrwirkung entfaltet. BRANDT hat durch Osteotomie des Sperrknochens Heilung erzielen können. Ungünstig wirkt sich weiterhin auch die Tatsache aus, daß die Weichteilbedeckung großer Teile des Unterarmes nur schwach ist. Dies kann zu einer Begünstigung von *Defektpseudarthrosen* führen, einmal durch leichtere Ausstoßung von Knochensplittern bei Eiterungen, aber auch primär durch den Unfallvorgang selbst. Des weiteren sind die Unterarmknochen durch sehr zahlreiche Bewegungseinflüsse (Beugung, Streckung, Pronation, Supination, Muskelzug der die Hand versorgenden Muskulatur) nur schwer ruhigzustellen. Die bei der Besprechung der frischen Frakturen auftretenden Hindernisse für die Reposition sind alle begünstigende Faktoren für die Entstehung von Pseudarthrosen an diesem Extremitätenabschnitt. Bestehenbleibende Achsenknickungen müssen sich bei der komplizierten Gelenkmechanik des Ellenbogen- und Handgelenkes besonders ungünstig auf den Funktionsablauf und damit auf die Frakturheilung auswirken. Es gilt dies auch für die Monteggia-Fraktur, bei welcher die Fehlstellung des Radiusköpfchens die Ulnaheilung verhindern kann. Die bei der Fraktureinrichtung eintretende Schwierigkeit, die Annäherung der beiden Knochen aneinander auszugleichen, kann schließlich so weit führen, daß ein Fragment mit dem Nachbarknochen durch bindegewebige Züge oder durch knöchernen Callus dauernd verbunden bleibt. Dies begünstigt das Entstehen einer Pseudarthrose. Durch einen solchen breitflächigen Brückencallus kann andererseits allerdings der Radius wieder eine solche Festigkeit erlangen, daß das funktionelle Resultat, wenn man auf Drehbewegungen verzichtet, ausreichen kann (WITT). Ein derartiger Vorgang ist auf Abb. 27 zu sehen.

Die primäre Versorgung schlechtstehender Unterarmfrakturen mit körperfremden Materialien kann ebenfalls zur Entstehung einer Pseudarthrose führen oder sie doch zumindest nicht aufhalten. Einfache *Drahtumschlingungen* geben dem Knochen am Unterarm nicht die genügende Festigkeit. Die Drähte können auch reißen. Ein Bild, wie man es oft sehen kann, zeigt Abb. 28a. Auch die *Lanesche Platte* mit ihren Schrauben bietet keine Sicherheit (Abb. 29). Dagegen bietet die Osteosynthese mittels Druckplatte nach dem AO-Verfahren die beste Gewähr gegen das Entstehen einer Pseudarthrose.

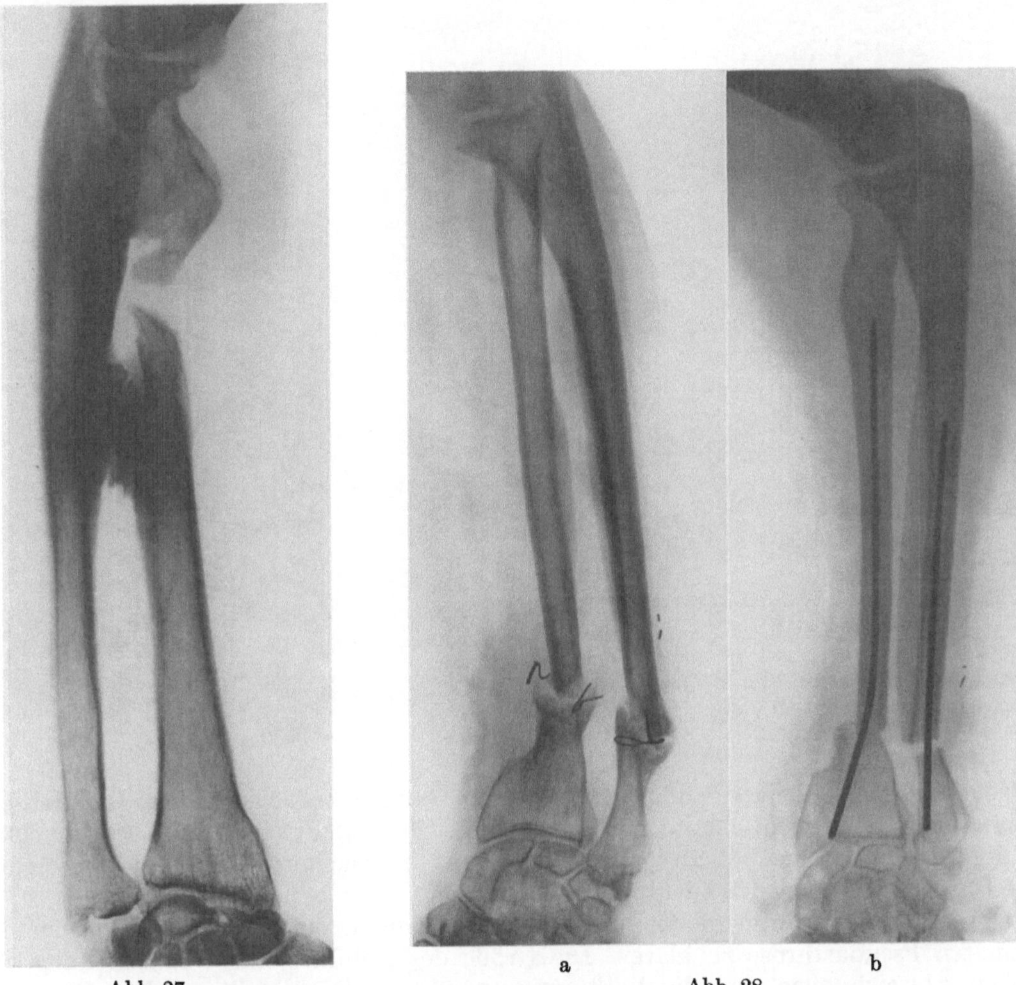

Abb. 27 | a | b | Abb. 28

Abb. 27. Radiusdefektpseudarthrose und Brückencallus. Mann, 48 Jahre

Abb. 28a u. b. Unterarmpseudarthrose. Frau, 51 Jahre. a Ausbildung der Pseudarthrose trotz Drahtumschlingung. b Mißglückte Marknagelung mit Kirschner-Drähten. Nach 10 Monaten keine knöcherne Heilung

Die am häufigsten auftretende *Ulnaschaftpseudarthrose* zeigt im allgemeinen besonders bei querem Verlauf des Bruchspaltes keine nennenswerte Verschiebung, wenn nicht gleichzeitig das Radiusköpfchen luxiert ist. Auch eine gleichzeitige Fraktur des Radiusköpfchens begünstigt die Entstehung der Ulnapseudarthrose (Abb. 30). Ist die Pseudarthrose straff, kann sie wegen geringer klinischer Erscheinungen oft erst auf dem Röntgenbild entdeckt werden. Man soll sie dann in Ruhe lassen. WUSTMANN warnt vor Überbewertung des Röntgenbefundes. Schlaffe Pseudarthrosen bedürfen natürlich der Behandlung.

Die Radiuspseudarthrose. Während die Verschiebung der Ulnafragmente bei der Pseudarthrose sich in Grenzen zu halten pflegt, kann es beim Radius besonders bei Defektpseudarthrosen zu starker Verkürzung und Klumphandstellung kommen, wenn auch andererseits straffe Pseudarthrosen ohne wesentlichen Ausfall gesehen werden. Die Lokalisation der Pseudarthrose an Ulna oder Radius ist insofern von Wichtigkeit, als beim Radius die Pseudarthrose in der oberen Hälfte weniger stört und die Beweglichkeit nicht stark beeinträchtigt. Bei der Ulna ist es gerade umgekehrt (Schwarz).

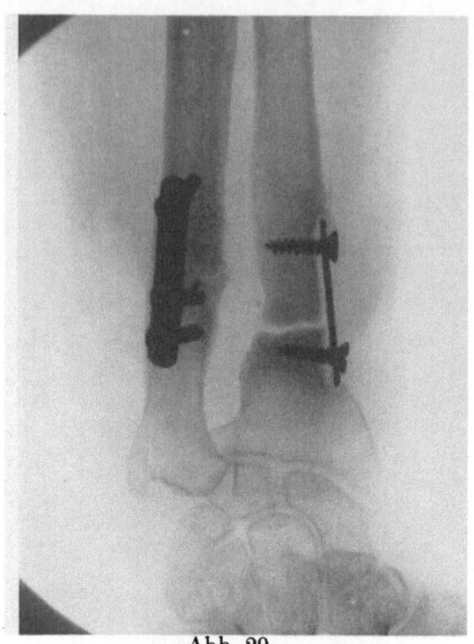

Abb. 29

Abb. 29. Unterarmpseudarthrose trotz Lanescher Platte

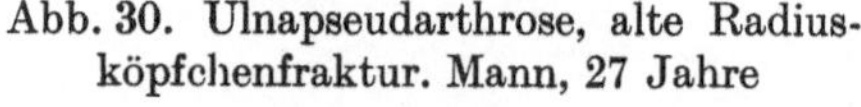

Abb. 30. Ulnapseudarthrose, alte Radiusköpfchenfraktur. Mann, 27 Jahre

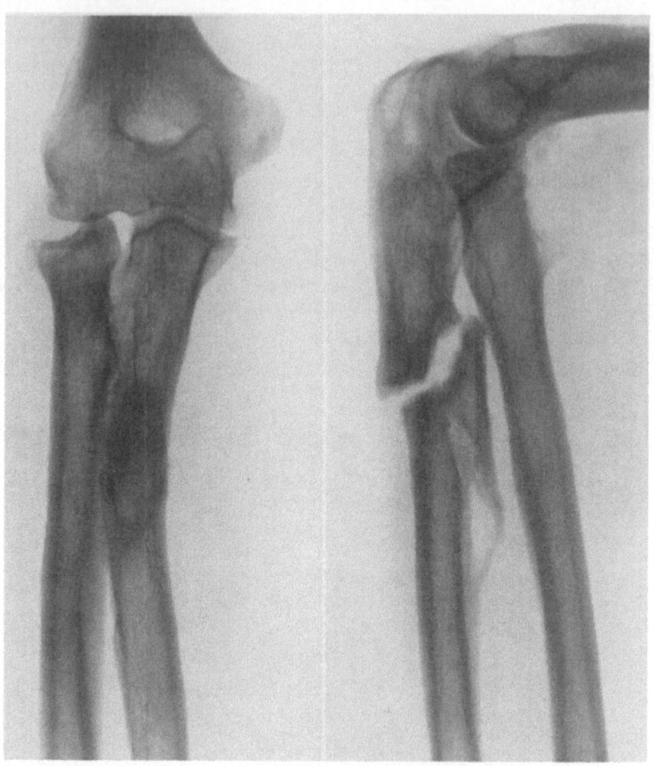

Abb. 30

Die Pseudarthrose beider Knochen macht die Hand gebrauchsunfähig. Die Achsenknickung ist oft erheblich, ebenso die Verkürzung. Oft besteht eine starke Abwinkelung nach dorsal. Im Grunde befindet sich der Patient in gleichem Zustand wie bei einer frischen Fraktur. Nur ist der Zustand schmerzlos.

Die Aufgabe des Röntgenbildes ist es zunächst einmal, die Verhältnisse bei der unbehandelten Pseudarthrose zu klären. Die Größe des Defektes, die Winkelstellung, die seitlichen Abweichungen und die Verkürzungen müssen festgestellt werden. Das Aussehen der Bruchenden muß studiert werden. Vielfach wird man eine Abdeckelung des Markraumes finden. Nach diesen nur röntgenologisch eindeutig zu klärenden Umständen hat sich die Therapie zu richten. Hierfür kommen am Unterarm folgende Verfahren in Frage:

a) Anfrischung und Ineinanderstellung der Fragmente

Eventuell zusätzliche Festigung durch Drahtumschlingungen. Dies Verfahren wird man höchstens beim Bruch eines Knochens angewendet sehen. Sein Erfolg ist fraglich und nur bei nicht zu großen Defekten möglich. Die gleichzeitige Resektionsosteotomie des 2. Knochens wird empfohlen. Schwarz warnt vor dieser, da er danach Pseudarthrosen am anderen Knochen gesehen hat.

b) Die Marknagelung

Heute vielfach auch bei frischen, nicht zu reponierenden Unterarmbrüchen primär angewandt hat sie doch bei der Pseudarthrosenbehandlung gerade am Unterarm auch Enttäuschungen gebracht. Wegen des schmalen Markraumes werden vielfach statt des Küntscher-Nagels Kirschner-Drähte verwandt. Witt empfiehlt sie nur für die Schaftpseudarthrosen. Bei Defektpseudarthrosen ist sie allein nicht angebracht. Sie ist hier der Spanverpflanzung unterlegen. Witt empfiehlt, daß bei der Nagelung auf jeden Fall eine gute Adaptation der beiden Bruchenden erzielt werden muß, eventuell durch zusätzliche Resektionsosteotomie des Sperrknochens. Stehen die Bruchenden nicht aufeinander, bleibt bei der Nagelung die knöcherne Heilung aus. Auf der Abb. 28b sind zwei Kirschner-Drähte eingeführt ohne genügende Annäherung der Fragmente und nach 10 Monaten ist der Mißerfolg eklatant. Bei Bruch beider Knochen ist die Nagelung nur eines Knochen besser, während der zweite mit Spanverpflanzung angegangen wird. Eine Nagelung und Spanverpflanzung am selben Knochen, die man manchmal auf Röntgenbildern sieht, soll dem Span Halt geben und eine mögliche schleichende Spanfraktur verhüten. Bei kurzen Fragmenten gibt der Nagel dem kurzen Bruchstück niemals genügenden Halt. Seine Anwendung hat also höchstens bei den Brüchen in Schaftmitte ihre Berechtigung. An den Knochenenden kann der Nagel höchstens zur Sicherung des verpflanzten Spanes, wie oben ausgeführt, eine Bedeutung haben. Die Kraft der Muskulatur, die durch ihren Zug oft die Ursache der Pseudarthrose überhaupt ist, kann ausreichen, Küntscher-Nägel und Kirschner-Drähte zu verbiegen oder gar zu brechen. Eine ständige Röntgenkontrolle ist auch in dieser Richtung notwendig.

Anstelle des Küntscher-Nagels, der die Markhöhle völlig ausfüllt und durch seine Maße allein schon fixiert, verwendet man heute vielfach den von RUSH angegebenen Pin. Diese *Rush-Pins* sind schmale, elastische Stahlstangen, die eigene dynamische Kräfte entwickeln und so die korrigierte Stellung aufrechterhalten. Sie zeigen eine schlittenförmig gestaltete Spitze und ein hakenförmiges Ende, welches die Corticalis umgreift und das Einwandern in die Markhöhle verhindert und außerdem eine Drehung des ganzen Pins unmöglich macht. Im Bereiche des Unterarmes finden sie Verwendung bei Pseudarthrosen von Radius und Ulna, aber auch bei frischen offenen Frakturen, bei gesplitterten, schrägen und Spiralbrüchen. Zur Fixation des abgebrochenen Olecranon sind meist zwei Rush-Pins notwendig, ebenso bei gelenknahen Frakturen des unteren Humerusendes. Im Röntgenbilde kann der Rush-Pin an dem typischen hakenförmigen Ende gut erkannt werden.

c) Die Spanverpflanzung

Während man früher einen periostbedeckten Tibiaspan nahm und diesen exakt an den beiden Knochenenden einfügte und mit Drahtumschlingungen fixierte, nachdem vorher das gesamte Narbengewebe der Pseudarthrose entfernt worden war (GULEKE, WUSTMANN, WITT), wird heute ein Phemister-Span oder Kieler Knochenspan, der sogar aus periostfreiem oder ausgekochtem eiweißarmen Knochen bestehen kann, beiderseits unter das Periost geschoben, ohne daß das Narbengewebe entfernt wird. Drahtumschlingungen unterbleiben (BLANKE). Während bei Verwendung des Phemister-Spanes am Bein meist zwei Späne auf gegenüberliegenden Seiten angebracht werden, empfiehlt BLANKE am Unterarm nur einen derartigen Span wegen der kleinen Raumverhältnisse. Er verwendet dann eventuell eine innere Schienung durch Küntscher-Nagel. Wir zeigen hier eine Spanverpflanzung am Unterarm noch nach der früher üblichen Methode mit Drahtumschlingung (Abb. 31). Das Transplantat pflegt im Röntgenbild Veränderungen durchzumachen. Es zeigt zunächst kalkdichtes Knochengewebe, stirbt aber späterhin ab und erscheint porosiert (SCHINZ). Es ist dann aber bereits mit dem neuen Bett verwachsen. Ein frakturiertes Transplantat kann Callus bilden. Zur Verbesserung der Resultate kann neben dem Span noch eine zusätzliche Spongiosatransplantation (MATTI) vorgenommen werden. Mit aus der Crista iliaca entnommenem Spongiosamaterial werden die Lücken zwischen Knochenenden und Span ausgefüllt und dieses Material muß sich dann im Röntgenbild natürlich auch abzeichnen.

Man wird auf den Röntgenbildern verschiedensten Kombinationen der drei genannten Verfahren begegnen. Alle Behandlungsverfahren bedürfen der laufenden Röntgenkontrolle um ein neuerliches stärkeres Ab- oder Auseinanderweichen der Fragmente zu verhüten. Hüten muß man sich aber auch vor Überbewertung kleiner Abweichungen, um sich von ihnen nicht zu laufenden Stellungskorrekturen verleiten zu lassen, um die absolute Ruhigstellung, die die Voraussetzung der Heilung ist, nicht zu unterbrechen.

Trotz dieser Verfahren waren hin und wieder Pseudarthrosen gerade am Unterarm aufgetreten, die nicht zu beherrschen waren. So veröffentlichte EVANS das Bild einer großen Defektpseudarthrose beider Unterarmknochen, bei welcher bereits 22 Operationen vorangegangen waren.

d) Die Druckosteosynthese

Nach MÜLLER, ALLGÖWER und WILLENEGGER bilden die Pseudarthrosen am Unterarm eine besonders gute Indikation für die Behandlung mit der Druckplatte. Wenn es die Fragmentstellung und die Achsenverhältnisse zulassen, kann sogar auf eine Anfrischung der Fragmentenden verzichtet werden. Stabilität und Druck sind ausreichend, um eine schnelle und sichere knöcherne Heilung zu erzielen. Allerdings muß eine lange Platte mit sechs Schraubenlöchern verwandt werden, um mit Sicherheit die notwendige Stabilität zu erzielen.

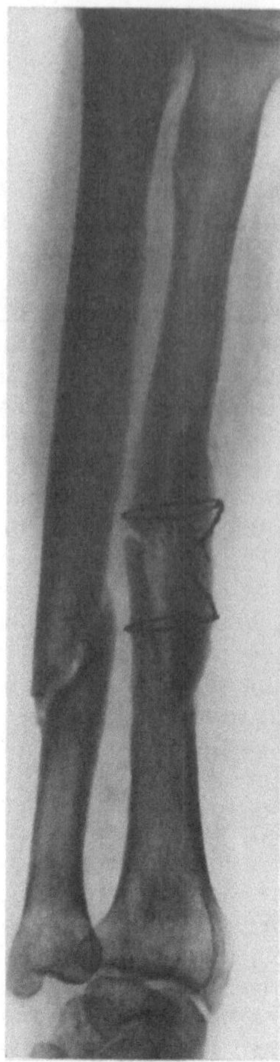

Abb. 31

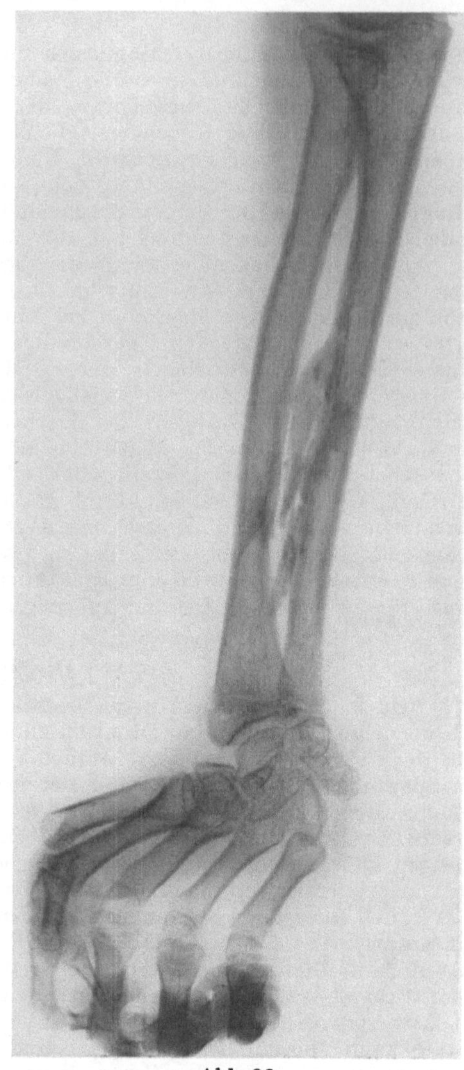

Abb. 32

Abb. 31. Spanverpflanzung bei Radiuspseudarthrose und schlecht geheilter Ulnafraktur. Mann, 43 Jahre

Abb. 32. Sehr seltene Verkalkung im Bereich einer ischämischen Nekrose. Keine Myositis ossificans. Knabe, 12 Jahre

Anhang: Seltene posttraumatische Weichteilverknöcherung im Unterarmbereich

Als eine ungewöhnliche Unfallfolge, die sich im Unterarmbereich abspielte, möge hier noch eine Weichteilverknöcherung beschrieben werden, die sich im Anschluß an eine suprakondyläre Humerusfraktur bei einem zur Zeit des Unfalles 8jährigen Knaben ausbildete. Die Fraktur heilte mit Valgusstellung aus. Es bestand aber eine ischämische Muskelkontraktur mit grober typischer Fehlstellung der Hand. 2 Jahre nach dem Unfall kam es zu ausgedehnter Verkalkung im Unterarmbereich (Abb. 32). Es wurde eine operative Ablösung und Verlagerung der Unterarmbeugemuskulatur und eine Abtrennung der Streckeransätze am Epicondylus lateralis vorgenommen. Dabei wurde unterhalb der Mitte der Ulna ein fingerlanger Muskel-Sehnenbezirk angetroffen, der sich knochenhart anfühlte und herauspräpariert wurde. Die histologische Untersuchung (Pathologisches Institut der Universität Jena, Direktor: Prof. Dr. Bolck) hatte folgendes Resultat: Ischämische Nekrosen der Skeletmuskulatur mit sekundärer Verkalkung und ausgedehnter Vernarbung. Es kann also dieser Prozeß nicht als eigentliche Myositis ossificans angesprochen werden, wie sie nach Ellenbogenverletzungen im Musculus brachialis aufzutreten pflegt. Es muß aber hier hervorgehoben werden, daß diese Verkalkung innerhalb einer ischämischen Muskelnekrose als etwas ganz ungewöhnliches anzusehen ist und keineswegs die Regel darstellt.

VII. Begutachtungsfragen

Unter den in den vorangegangenen Kapiteln beschriebenen krankhaften Veränderungen am Unterarm kommen für eine Begutachtung im allgemeinen wohl nur die Frakturen und ihre Folgen in Frage. Es muß hier die Selbstverständlichkeit an die Spitze gestellt werden, daß die Gesamtbeurteilung natürlich nur im Zusammenhang mit eingehender klinischer Untersuchung und Anamnese zu treffen ist. Sie kann niemals aus dem Röntgenbild allein vorgenommen werden. Das Röntgenbild vermag aber in sehr vielen Fällen die Ursache noch vorhandener Funktionseinschränkungen besser als jede klinische Untersuchung aufzudecken, und zwar gilt dies hinsichtlich der eigentlichen Natur, des Sitzes und der Ausdehnung der noch obwaltenden Schädigung. Aber auch im Hinblick auf Fragen einer therapeutischen Angriffsmöglichkeit mit dem Ziel der Herabsetzung der bestehenden Erwerbsminderung ist das Röntgenbild unentbehrlich.

Wenn jetzt im folgenden einige Prozentsätze für posttraumatische Zustände (Rostock, Karitzky, Schumann) angegeben werden, so sind sie also immer im Zusammenhang mit dem gesamten klinischen Bilde zu sehen. Dies gilt auch deswegen, weil Rückwirkungen von Unterarmstörungen auf die Funktion der Hand und des Ellenbogens möglich sind, die dann ausschlaggebend für die Rentenfestsetzung sind. Eine Abweichung des Radius aus der Achsenrichtung von nur 8—10° hat schon eine Störung der Handgelenksfunktion zur Folge. Die Festsetzung der Zeit der Arbeitsunfähigkeit hängt ausschließlich vom Heilverlauf ab. Eine unkomplizierte Unterarmfraktur heilt in 2—3 Monaten knöchern. Verzögerte Callusbildung, Infektion bei komplizierten Frakturen bedingen eine wesentlich längere Arbeitsunfähigkeit. Zu Beginn der Arbeitsaufnahme wird man auch bei glattem Heilungsverlauf 25—40% für die Dauer eines Viertel- bis eines Halbjahres zugestehen müssen. Die Versenkung körperfremden Materials, z.B. Drahtumschlingungen, erfordert eine längere Gewöhnungszeit. Der Handarbeiter ist stärker betroffen und eine zu frühe Belastung ist nicht ratsam.

Eine *Störung in der Pro- und Supination* erfordert eine längere Nachbehandlung. Ihre völlige Aufhebung bedeutet auf die Dauer 30% Erwerbsminderung am Gebrauchsarm, 20% am anderen Arm. Dabei muß man unterscheiden zwischen Drehversteifung in Mittelstellung, die etwas geringer zu bewerten ist, und der funktionell schlechteren Stellung in weitgehender Pronations- oder Supinationskontraktur. Letztere kann bis zu 40% Erwerbsminderung bedingen. Die Ursache einer Behinderung der Umwendbewegungen vermag das Röntgenbild hin und wieder aufzudecken. Es gehört dazu der Brückencallus, der einer operativen Korrektur zugänglich ist. Heilung in stark verschobener Stellung des Radius oder der Ulna oder in verdrehter Stellung der Fragmente, so daß auf Röntgenbildern die oberen Bruchstücke in Supinations-, die unteren in Pronationsstellung erscheinen, kann nach Karitzky operative Stellungskorrekturen oder eine Drehosteotomie notwendig machen. Auch eine Arthroplastik im distalen Radio-Ulnargelenk kann zu einer Verbesserung der Drehbewegungen beitragen, wenn dieses Gelenk durch die Fraktur in eine verschobene Stellung geraten ist. In den geschilderten Fällen vermag das Röntgenbild durch Klärung der Frage, ob eine Verbesserung durch operative Korrektur möglich ist und welche Art des Eingriffes gewählt werden soll, vielfach wertvolle Dienste zu leisten. Sinngemäß gelten die gemachten Ausführungen auch für die isolierten Brüche von Ulna und Radius.

Der glatte Heilverlauf der *isolierten Ulnafraktur* währt ebenfalls 2—3 Monate. Er erfordert eine Übergangsrente von 10—25% für ein Viertel- bis ein Halbjahr. Verkoppelung mit Radiusköpfchenluxation wirkt sich ungünstiger auf die Erwerbsminderung aus.

Die *isolierte Radiusfraktur*, die ja schon bei der Reposition und dem Heilverlauf wegen der größeren Beweglichkeit des Radius schwieriger ist, erfordert um 10—20% höhere Sätze wie bei der Ulna. Eine Heilung mit auch nur geringer Verkürzung führt zum Ulnavorschub, der mit einer Ulnarflektion und Radialverschiebung der Hand verbunden ist. Die Folge ist eine Arthrosis deformans im Handgelenk.

Alle Unterarmfrakturen führen bei ungestörtem Heilverlauf in guter Stellung zur völligen Wiederherstellung der Erwerbsfähigkeit. Geringe Ausfälle bei extremen Bewegungsausschlägen spielen keine Rolle. Unter Berücksichtigung der Regel, daß Handarbeiter nicht zu früh wieder ihrer Tätigkeit nachgehen sollen, hat folgender Satz Karitzkys seine Berechtigung: „Die gewohnte Handarbeit übertrifft die beste Nachbehandlung an Wirksamkeit."

Hohe Rentensätze bedingen die *Pseudarthrosen*. Die Unterarmpseudarthrose, bei der beide Knochen betroffen sind, und die operativ nicht zu festigen war, verursacht rechts 50% Erwerbsminderung, links 40%. Wegen der völligen Haltlosigkeit der Hand ist ein Stützapparat erforderlich. Bei Sitz der Pseudarthrose im unteren Drittel ist die Stellung der Unterarmfragmente und der Hand regelmäßig so, daß beide nach unten abknicken und der Muskelzug diese Abweichung noch verstärkt. Nach Guleke tritt durch diese Fehlstellung im Laufe der Jahre eine ständig zunehmende Funktionsstörung auf.

Die isolierte straffe Ulnapseudarthrose macht unter Umständen keinerlei Beschwerden. Schlaffe Ulnapseudarthrosen bedingen rechts 20—30%, links 15—20% Erwerbsminderung. Die isolierte Radiuspseudarthrose ist unter denselben Gesichtspunkten zu betrachten wie die Ulnapseudarthrose mit dem Unterschied, daß die Rentensätze hier etwas höher anzusetzen sind.

Das Röntgenbild muß auch bei den Pseudarthrosen entscheiden, welcher Art eine vorgeschlagene Korrekturoperation sein soll, wobei Marknagelung und Spanverpflanzung eine wesentliche Rolle spielen.

Eine Abgrenzung von Unfallfolgen gegen *angeborene Zustände* (Mißbildungen) dürfte gerade am Unterarm durch die typischen Röntgenbilder keine Schwierigkeiten bereiten. Bei der Frage der Invalidität oder Teilinvalidität solcher Personen muß man sich wohl an die Sätze halten, die für Verlust oder Funktionseinschränkungen nach Traumen gelten. Der Verlust der oberen Extremität im Ellenbogengelenk bedingt rechts 65%, links 60%, in der Unterarmmitte beiderseits 60%. Die Zahlen für die Aufhebung der Drehbewegung wurden oben genannt. Gerade bei den Mißbildungen des Unterarmes handelt es sich häufig nur um ein Teilsymptom eines größeren Mißbildungssyndroms, so daß die Beurteilung der Einsatzfähigkeit im Arbeitsprozeß dann vom Gesamtbild abhängt. Es ist erstaunlich, welche Fertigkeiten mit mißbildeten Armen vollbracht werden können.

Die Literaturangaben zu diesem und dem nächsten Kapitel finden sich gemeinsam am Ende des Kapitels Ellenbogen.

C. Ellenbogen

Von

D. v. Keiser

Mit 82 Abbildungen

I. Röntgendarstellung und Aufnahmetechnik

Standardaufnahmen des Ellenbogengelenkes werden in volodorsaler und in radioulnarer Richtung angefertigt. Die hier wiedergegebene Aufnahmetechnik bezieht sich auf die schon im Kapitel „Unterarm" genannten Autoren.

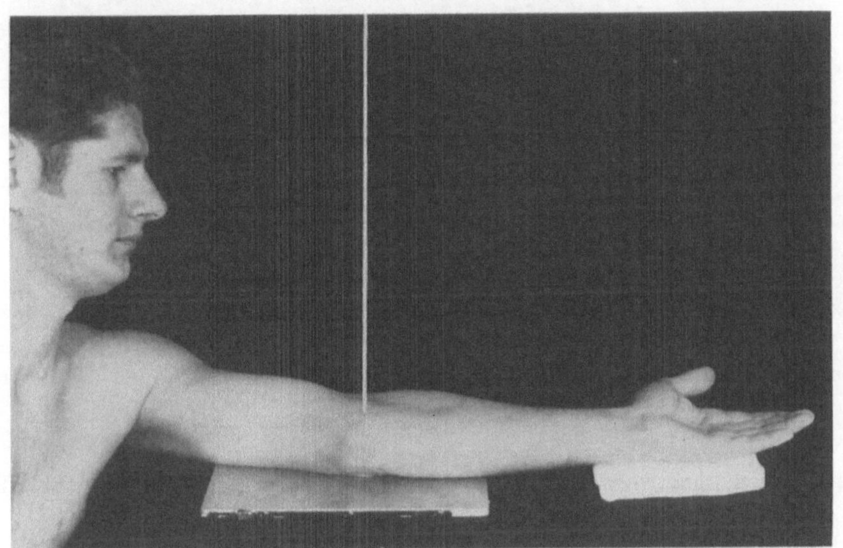

Abb. 1. Einstellung der volo-dorsalen Röntgenaufnahme des Ellenbogens

1. Volo-dorsale Aufnahme des Ellenbogengelenkes

a) Aufnahmetechnik

Der Kranke sitzt auf niedrigem Stuhl am Tisch. Der Ellenbogen liegt in Supinationsstellung mit der Streckseite dem Film an. Oberarm und Unterarm müssen der Tischplatte fest anliegen. Fixation mit Sandsäcken wird empfohlen. Diese wurden auf den wiedergegebenen Bildern fortgelassen, um die Stellung der Extremität besser zu zeigen. Janker empfiehlt zusätzlich ein Zellstoffpolster unter der leicht semiflektierten Mittelhand. Der Zentralstrahl ist senkrecht auf den Gelenkspalt und die Filmmitte gerichtet.

Filmformat: 13/18 bis 24/30, ohne Folien mit Tubus.

Kann der Kranke nicht sitzen, muß die Aufnahme am liegenden Kranken angefertigt werden, wobei der gestreckte Arm neben dem Körper nach abwärts gelagert wird.

Bei Beugekontrakturen und Zwangshaltungen wird je nach Sitz des Krankheitsherdes entweder der Oberarm oder Unterarm dem Film angelegt. Soll der Gelenkspalt zur Darstellung kommen, wird die Ellenbogenspitze aufgelegt und Ober- und Unterarm unterpolstert. So muß man auch verfahren bei *rechtwinklig eingegipstem Ellenbogengelenk.*

EHALT empfiehlt hier auch Aufnahmen im Stehen. Der Oberkörper ist leicht nach vorn geneigt, die Ellenbogenspitze auf die Kassette aufgesetzt, der Unterarm wird durch einen Sandsack unterstützt. Oberarm und Unterarm stehen in gleichem Winkel zur Kassette und zwar von 45°, entsprechend der Eingipsung in 90° Beugung. Der Zentralstrahl ist senkrecht auf den Gipswinkel gerichtet. Eine Veränderung der Armhaltung und des Einfallspunktes des Zentralstrahles erlauben entweder mehr das distale Ende des Humerus (wie auf der Abb. 2) oder das proximale Ende der Unterarmknochen besser abzubilden.

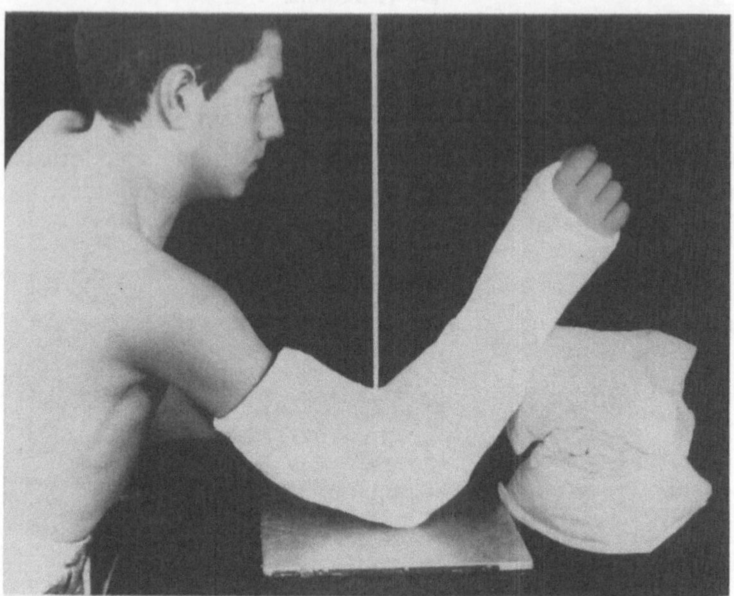

Abb. 2. Aufnahme bei rechtwinklig eingegipstem Ellenbogen. Haltung und Einfall des Zentralstrahls zur Darstellung des Ellenbogengelenkes und des unteren Humerusendes (s. Text)

Es muß darauf geachtet werden, daß Ober- und Unterarm genau in der Vertikalebene stehen, da sonst die Gelenkflächen verworfen erscheinen. Bei Aufnahmen im Gips empfiehlt sich die Verwendung von Folien.

b) Röntgenanatomie

Sowohl die Pars humero-radialis, wie die Pars humero-ulnaris des Ellenbogengelenkes sind gut zu übersehen. Trochlea und Capitulum humeri, der mediale und laterale Epicondylus heben sich deutlich ab. Zwischen den Condylen erkennt man als Aufhellung die dünne Knochenlamelle, die die Fossa olecrani von der Fossa coronoidea trennt. Auf diese beiden Gruben projiziert sich teilweise das Olecranon. Während der humero-laterale Teil des Gelenkspaltes gut einzusehen ist, ist der humero-ulnare Abschnitt durch die Ulna überlagert. Dieser Teil des Gelenkspaltes kommt bei keiner Aufnahmerichtung frei von Knochenüberlagerung zur Darstellung. Der Schatten des Processus coronoideus überragt den Ulnaschaft unterhalb des Gelenkspaltes in medialer Richtung. Das Capitulum radii mit seiner deutlich erkennbaren Fovea zeigt im allgemeinen eine sehr scharfe Umrandung durch orthograd getroffenen dichten Knochenbestand. Deutlich sichtbar ist fernerhin die Incisura radialis an der lateralen Seite der Ulna, in welcher die Circumferentia articularis radii drehscheibenartig schleift. Beide zusammen bilden die Articulatio radio-ulnaris. Das Radiusköpfchen wird dabei noch vom Ligamentum annulare umschlungen, das an der vorderen Begrenzung der Incisura radialis ulnae entspringt und am hinteren Rand derselben inseriert. Die Articulatio radio-ulnaris ist von dem humero-ulnaren Gelenkteil, in dem die Beuge- und Streckbewegung ausgeführt wird, völlig unabhängig. In ihr laufen zusammen mit dem humero-radialen Gelenk und mit dem entsprechenden Gelenk am distalen Ende der Unterarmknochen die Umwendbewegungen ab. Der Bewegungsausschlag in den Speichen- und Ellengelenken allein beträgt 135°. Alle drei Gelenkabschnitte des Ellenbogengelenkes sind in eine Kapsel eingeschlossen.

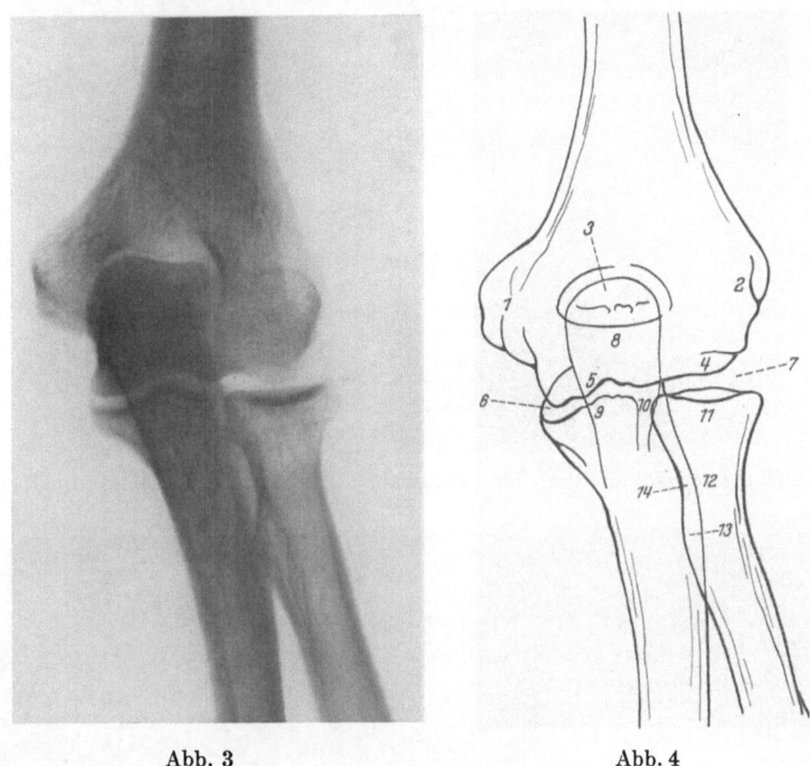

Abb. 3 Abb. 4

Abb. 3. Volo-dorsales Röntgenbild des Ellenbogens

Abb. 4. Erklärung zu Abb. 3. *1* Epicondylus medialis humeri; *2* Epicondylus lateralis humeri; *3* Fossa olecrani; *4* Capitulum humeri; *5* Trochlea; *6* Articulatio cubiti, Pars humero-ulnaris; *7* Articulatio cubiti, Pars humeroradialis; *8* Olecranon; *9* Processus coronoides ulnae; *10* Incisura radialis ulnae; *11* Capitulum radii; *12* Collum radii; *13* Tuberositas radii; *14* Crista supinatoria

2. Radio-ulnare Aufnahme des Ellenbogengelenkes

a) Aufnahmetechnik

Der Kranke sitzt am Tisch, sein Ellenbogengelenk befindet sich in Schulterhöhe. Die meisten Autoren empfehlen eine Beugehaltung von 60°. Sehr viele Abbildungen zeigen aber eine solche von 90°, die auch von Ehalt ausdrücklich angegeben ist. Ober- und Unterarm liegen der Tischplatte an. Höhenunterschiede sind durch unter den Film gelegte Holzkästen oder Bretter auszugleichen. Der Handteller ist der zu untersuchenden Person zugekehrt, der Daumen nach oben gerichtet. Dies ist die übliche Haltung des Unterarmes. Nach Grashey kann man aber zwischen einer Pro- und Supinationsstellung wählen und bei den von Ehalt wiedergegebenen Bildern liegt der Unterarm in pronierter Stellung (Abb. 6a). Der Zentralstrahl fällt senkrecht ein und trifft den Gelenkspalt (Grashey), das Speichenköpfchen (Ehalt) oder den Epicondylus radialis (Nagy) und außerdem die Filmmitte. Verschiedene Angaben der Fußpunkte für den Zentralstrahl wird man beim Vergleich der einzelnen Anweisungen, die von verschiedenen Autoren stammen, immer finden. Sie sind unwesentlich, da sie praktisch alle in einem eng umschriebenen Bezirk liegen und dadurch doch vergleichbare Bilder herauskommen. Das gilt auch für sonstige kleine Abweichungen, wie sie sich jeweils in den einzelnen Instituten herausbilden.

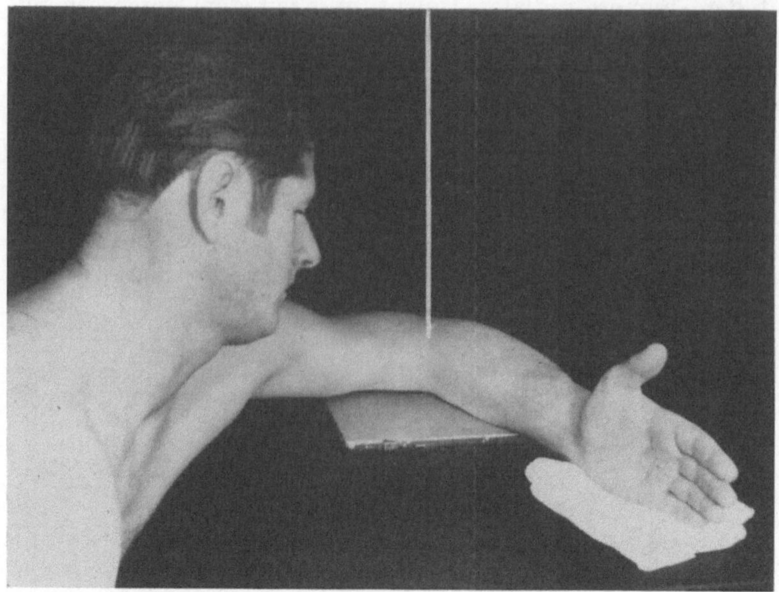

Abb. 5. Einstellung der radio-ulnaren Röntgenaufnahme des Ellenbogengelenkes in halber Supination

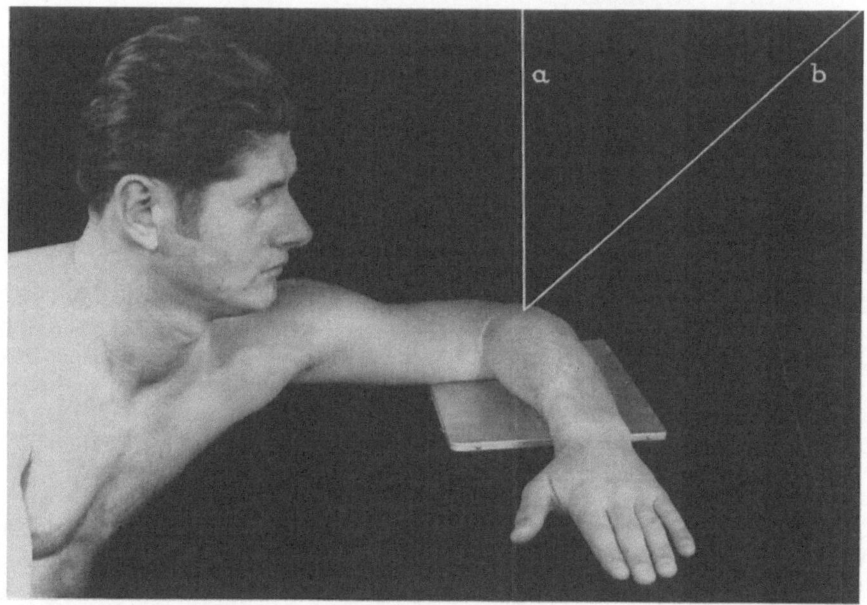

Abb. 6. a Einstellung der radio-ulnaren Röntgenaufnahme des Ellenbogens in Pronationsstellung, senkrechter Einfall des Zentralstrahls. b Dorso-ulno-radiale Schrägaufnahme, schräger Einfall des Zentralstrahles

Filmformat: 13/18 bis 24/30, ohne Folien mit Tubus.

Auch diese Aufnahme kann im Liegen bei leicht erhöhtem Arm in gleicher Weise durchgeführt werden.

b) Röntgenanatomie

Beide Epicondyli projizieren sich aufeinander, aber nur bei exakter Einstellung des Zentralstrahls. Trifft dieser exzentrisch auf, so projiziert sich der eine oder andere Epicondylus vor oder hinter den Humerusschaft. Die Einbuchtungen der Fossa coronoidea und olecrani heben sich gut heraus. Das distale Ende des Humerus ist mehr oder weniger nach volarwärts abgebogen, so daß sich das Capitulum humeri etwa um ein Drittel seines

Umfanges vor den Schaft projiziert. Die sich hieraus ergebende Rekurvationsstellung beträgt nach EHALT 15—20°. Dies ermöglicht, wie NAGY hervorhebt, eine Beugung des Unterarmes um weit mehr als 90°, bevor das Capitulum radii in der Fossa radialis des Humerus anstößt (Abb. 9a). Die Incisura semilunaris ist gut zu übersehen. Eine völlige Freiprojektion des humero-ulnaren Gelenkspaltes ist aber auch in dieser Richtung nicht möglich. Die Gelenkfläche der Ulna ist oft durch eine kleine Kerbe oder einen kleinen Höcker unterbrochen (s. Abb. 22). Das humero-ulnare Gelenk ist ein Scharniergelenk. In diesem Gelenkabschnitt des als Kombinationsgelenk zu bezeichnenden Ellenbogengelenkes ist eine feste knöcherne Führung vorhanden. Die Ellenklaue umgreift zangenförmig, wie in dieser Projektion gut zu sehen ist, das untere Humerusende. Eine besondere Führungsleiste der Ellengelenkfläche läuft dabei in der durch die sanduhrartige Gestaltung der Trochlea entstandenen Rinne. In diesem Gelenk läuft zusammen mit dem Humero-Radialgelenk die Beugung und Streckung ab. Zwischen extremer Beugung und Streckung besteht ein Bewegungsumfang von etwa 140°. Bei extremer Beugung bilden Oberarm und Unterarm einen Winkel von 35°. Einzelheiten über Bewegungsvorgänge am Ellenbogengelenk kann man bei KNESE nachlesen. Durch Überprojektion des Processus coronoideus mit dem Capitulum radii kommt ein etwa dreieckiger, intensiv verschatteter Bezirk zustande. Einen im Gegensatz dazu aufgehellten Bezirk, bedingt durch eine lockere spongiöse Struktur, findet man oft zwischen dem Olecranon und dem Processus coronoideus. Weiterhin auch ein Collum radii. Unterhalb des Kronenfortsatzes der Elle ist die Tuberositas ulnae erkennbar.

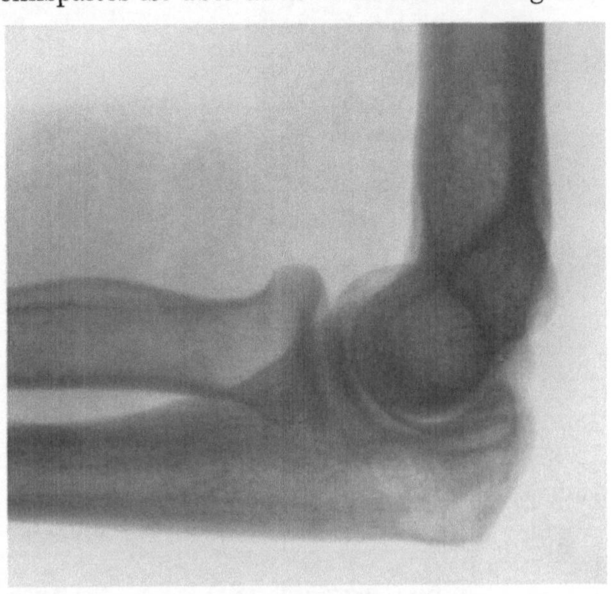

Abb. 7. Radio-ulnares Röntgenbild des Ellenbogens

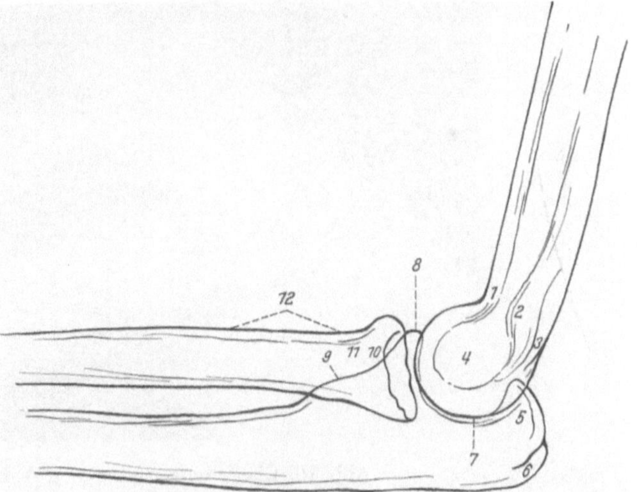

Abb. 8. Erklärung zu Abb. 7. *1* Fossa coronoidea; *2* Fossa olecrani; *3* Epicondylus medialis humeri; *4* Capitulum und Trochlea humeri; *5* Olecranon; *6* Insertionsstelle des Musculus triceps; *7* Incisura semilunaris; *8* Processus coronoides; *9* Tuberositas ulnae; *10* Capitulum radii; *11* Collum radii; *12* Tuberositas radii

Bei Seitenaufnahme in gestreckter Haltung versinkt das Olecranon in der Fossa olecrani (Abb. 9b).

3. Axiale Aufnahme

a) Aufnahmetechnik

Der sitzende Patient legt den Oberarm flach auf den Film. Der in Supinationsstellung befindliche Oberarm wird maximal gebeugt. Damit richtet sich das Olecranon steil auf.

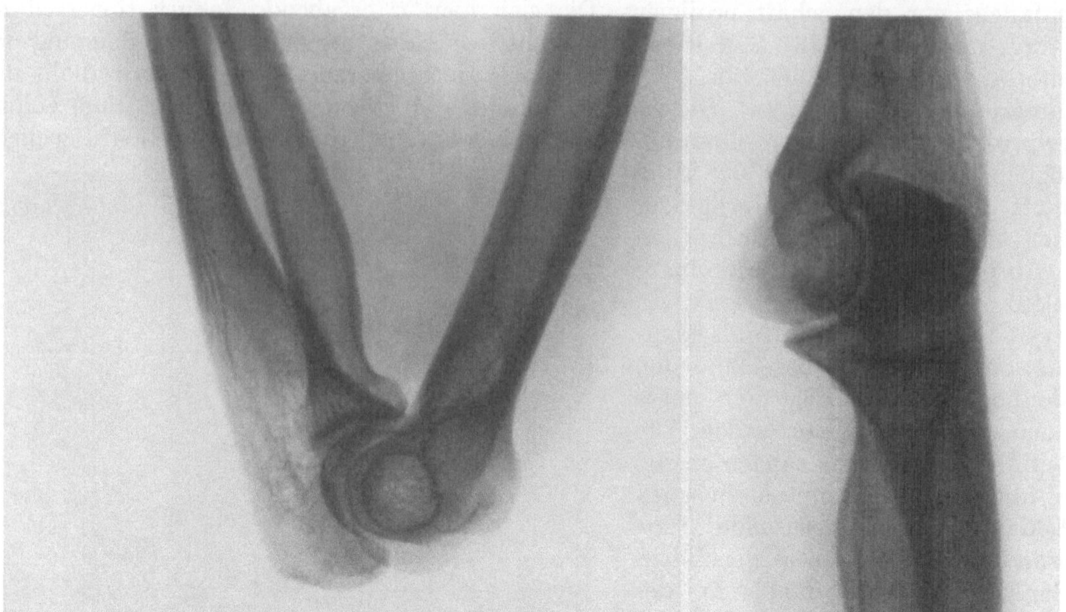

Abb. 9. a Seitliches Röntgenbild bei maximaler Beugung, b seitliches Röntgenbild bei maximaler Streckung

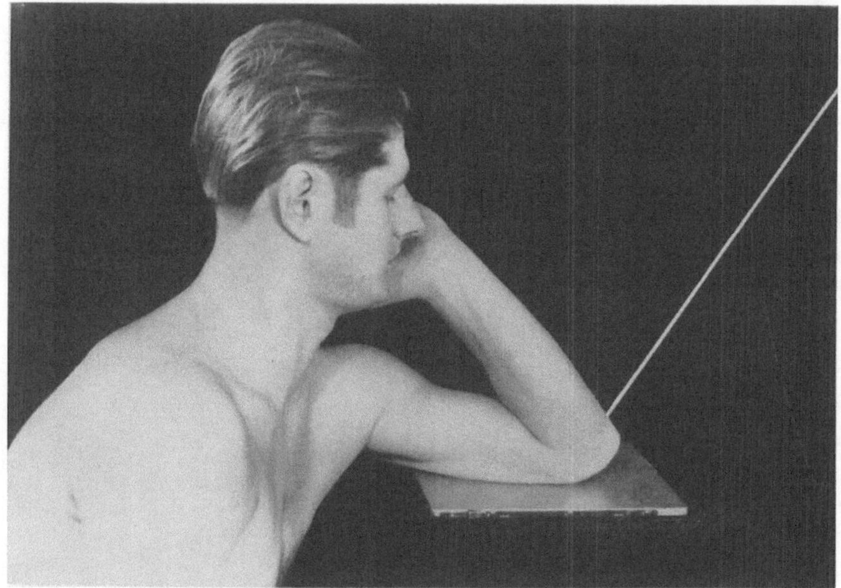

Abb. 10. Einstellung zur axialen Aufnahme des Ellenbogens

Ober- und Unterarm müssen in einer auf der Filmebene senkrechten Ebene liegen. Der Zentralstrahl fällt in einem nach distal offenen Winkel von 20° ein und trifft 5 cm distal der Olecranonspitze auf den Unterarm.

Filmformat: 13/18 oder 18/24, sonstige Bedingungen wie bei Aufnahme a und b.

b) Röntgenanatomie

Dargestellt ist die Olecranonspitze, der Gelenkspalt zwischen Olecranon und der Dorsalfläche des Humerus, also der olecrano-humerale Teil des Ellenbogengelenkes. Capitulum und Trochlea des Humerus können erkannt werden. Humerus einerseits, Radius und Ulna andererseits projizieren sich aufeinander.

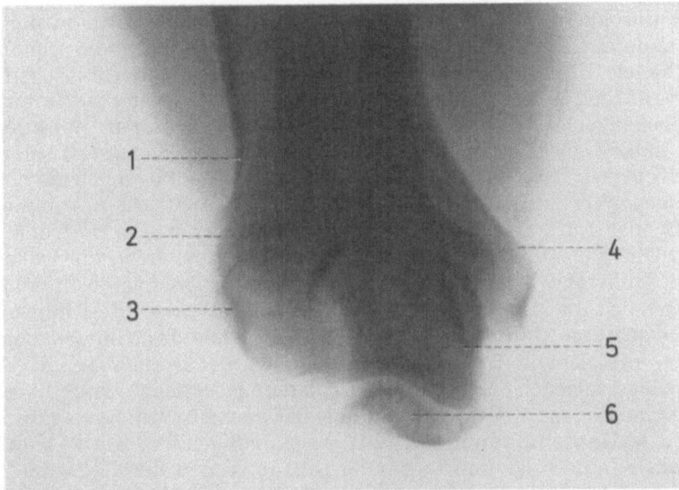

Abb. 11. Axiales Röntgenbild des Ellenbogens. *1* Collum radii; *2* Capitulum radii; *3* Capitulum humeri; *4* Epicondylus medialis humeri; *5* Trochlea; *6* Olecranon

4. Seltenere Aufnahmetechniken

GRASHEY erwähnt eine Anzahl weiterer Aufnahmen:

Die sagittale dorso-ventrale Projektion. Sie ist umständlich auszuführen. Der sitzende Kranke dreht den Arm in Schultergelenk stark einwärts. Der Vorderarm ist so weit wie möglich proniert. Der ganze Arm liegt gut fixiert flach auf der Unterlage. Die Aufnahme wird empfohlen, wenn in der Ellenbeuge ein Gebilde näher zu untersuchen ist.

Die ulno-radiale Aufnahme. Während alle bisher angegebenen Aufnahmen im Sitzen ausgeführt werden können, muß der Patient hier liegen. Der Arm wird eleviert und im Ellenbogengelenk gebeugt. Der Oberarm ist außenrotiert, der Unterarm supiniert. Der Kranke liegt seitlich oder halbschräg. Auf den senkrechten Einfall des Zentralstrahles auf den Gelenkspalt und die Kassettenmitte muß geachtet werden, eventuell durch Schrägstellung der Röhre.

Die dorso-ulno-radiale Schrägaufnahme. Die Einstellung erfolgt wie bei der seitlichen radio-ulnaren Aufnahme. Der Zentralstrahl fällt aber nicht senkrecht auf den Gelenkspalt, sondern von schräg ulno-dorsal her (Abb. 6b). Dadurch werden der humero-radiale und der humero-ulnare Gelenkabschnitt auseinanderprojiziert. GRASHEY empfiehlt diese Aufnahmerichtung auch für Weichteilerkrankungen im Gebiete des N. ulnaris und der Bursa olecrani.

Radiusköpfchen, schräg, medio-lateral. Diese Aufnahme wird von ZIMMER und BROSSY angegeben. Der Patient sitzt am Untersuchungstisch, Ober- und Unterarm gestreckt in Supination. Fußpunkt des Zentralstrahles auf Radiusköpfchen und Filmmitte. Strahlengang schräg im Winkel von 45^0 zur Tischunterlage, medio-lateral einfallend. Das Radiusköpfchen präsentiert sich frei von Überlagerungen.

Processus coronoides der Ulna, schräg, latero-medial. Diese Aufnahme ist ebenfalls von ZIMMER und BROSSY vorgeschlagen. Der Patient befindet sich in gleicher Position wie bei der vorher beschriebenen Aufnahme. Lediglich die radiale Seite wird durch Keilkissen leicht angehoben. Fußpunkt des Zentralstrahles auf den Processus coronoides und Filmmitte. Strahlengang schräg im Winkel von 45^0 zur Unterlage von latero-medial einfallend. Der Processus coronoides wird frei dargestellt, nach BAUMANN, auch das Radioulnargelenk.

Vergrößerungsaufnahmen. Diese findet sich bei GRASHEY-BIRKNER angegeben. Wir haben uns ihrer mit Vorteil bei der Nekrose des Septum supratrochleare und bei Osteochondrosis dissecans bedient. Sie kann in volo-dorsaler und in radio-ulnarer Strahlenrichtung angefertigt werden. Abstand Focus—Film: 80 cm. Focus—Objektmitte: 40 cm. Es tritt dann eine Vergrößerung im Verhältnis 1:2 ein.

SEYSS empfiehlt *Schichtuntersuchungen* des Ellenbogens in Fällen, in denen trotz klinischen Verdachts das Summationsbild keine Verletzung zeigt.

II. Arthrographie des Ellenbogengelenkes

Die Kontrastfüllung des Ellenbogengelenkes steht an Bedeutung den bekannteren Darstellungen des Knie-, Schulter- und Hüftgelenkes nach. Sie wurde mit positivem, negativem oder kombiniertem

Kontrastmittel durchgeführt. Ursprünglich nur an Leichen mit Jodipin (Knoll) vorgenommen, haben später andere Untersucher wasserlösliche Jodkontrastmittel genommen und am lebenden Menschen gearbeitet. Böhm empfiehlt die Kontrastarthrographie mit positivem Kontrastmittel zur Darstellung des wahren Gelenkinnenraumes und der Markierung der knorpeligen Epiphysenanteile auch am Ellenbogengelenk, das er hinten seitlich vom Olecranon punktiert. Oberholzer, der ursprünglich ein jodhaltiges Kontrastmittel und gleichzeitig Sauerstoff oder Luft nahm, ließ später den positiven Kontrast fort, da es unmöglich sei, im Ellenbogengelenk eine so feine Verteilung zu erzielen, um einen einwandfreien Wandbeschlag der Kapsel zu bekommen. Er nimmt daher nur noch Sauerstoff oder Luft. Die Füllung erfolgt unter Manometerkontrolle. Ein Druck von 150 mm Wasser bewirkt eine gleichmäßige Füllung. Die Gasinjektion erfolgt in Lokalanaesthesie. Der Patient sitzt auf einem Stuhl und legt den Arm in rechtwinklig gebeugter Stellung auf den Röntgentisch. Als Punktionsstelle ist die Mitte zwischen Epicondylus lateralis, Olecranonspitze und Radiusköpfchen zu wählen. Oberholzer glaubt, daß auch die Punktion des Ellenbogengelenkes von vorn durch die Bicepssehne, wie sie von Laewen angegeben wurde, brauchbar ist. Bei der Beschreibung des Normalröntgenbildes folge ich der von Oberholzer angegebenen Darstellung. Auf der Seitenaufnahme erkennt man einmal die gasgefüllte Gelenkhöhle des Humero-Ulnargelenkes, aber auch die des Radio-Ulnargelenkes. Die Kapselwandung ist glatt, regelmäßig, ohne Zottenbildungen und Einziehungen. Das Ligamentum annulare ist immer gut zu sehen. Wegen der Lage der Punktionsnadel zwischen Olecranon, Epicondylus lateralis und Capitulum radii muß die zweite Ebene in dorso-volarer Richtung erfolgen. Dieses Bild ist weniger übersichtlich als das seitliche. Über die Größe des Gelenkraumes wird gesagt, daß sie vom Füllungsgrad abhängt. Es empfiehlt sich daher, die Füllung immer unter demselben Druck auszuführen, um Größenvergleiche zwischen einer normalen und einer geschrumpften Gelenkkapsel anstellen zu können. Es zeigt sich, daß das Gelenk mehrere Recessus besitzt, von denen vor allem der vorn in der Beugeseite gelegene weit nach oben reicht. Die Kapsel erstreckt sich hier $3^1/_2$—$5^1/_2$ cm über den Gelenkspalt nach proximal und ist 4—6 cm breit (Knoll). Der hintere Gelenkhöhlenabschnitt reicht über die Fossa olecrani nach oben. Besonders zu beachten ist der Recessus sacciformis. Er kommt dadurch zustande, daß die Kapsel unterhalb des Ligamentum annulare angeheftet ist. Ihr Abschluß liegt als Ringwulst dicht distal des Ringbandes, welches das Radiusköpfchen umgreift. Es ist derjenige Teil der Gelenkkapsel, der am weitesten nach distal reicht (Braus). Er ist in beiden Projektionsrichtungen gut zu sehen und endet im Halsteil des Radius. Die Ansatzstelle der großen Sehnen, Biceps, Brachialis und Triceps liegen außerhalb der Gelenkkapsel, die medial durch ein sehr kräftiges, lateral durch ein schwächeres Seitenband verstärkt wird.

Zwei Zustände sind es, die nach Oberholzer der Beurteilung besonders zugänglich sind. Einmal können freie Gelenkkörper nach Frakturen oder Osteochondrosis dissecans, allseitig von einem Gasmantel umgeben, als sicher innerhalb der Gelenkhöhle gelegen erkannt werden. Nach schweren Kontusionen oder anderweitigen Verletzungen des Ellenbogengelenkes können Kapselschrumpfungen auftreten. Die Pneumoradiographie läßt dann unregelmäßige Grenzen der Gelenkkapsel erkennen, Verwachsungen und Adhäsionen. Der durch Luft aufgeblähte Gelenkinnenraum ist gegenüber dem Normalbild verkleinert. Nachdem Lindblom in einer allgemeinen Übersicht über die Arthrographie die Darstellung des Ellenbogengelenkes kurz erwähnt, haben neuerdings Arvidsson und Johansson wieder die Ellenbogengelenksdarstellung mit positivem Kontrastmittel an etwa 100 Fällen durchgeführt. Sie nehmen das 35%ige Umbradil dazu. Die Punktionsstelle liegt etwas proximal vom Radiusköpfchen, welches meist auch bei Frakturen palpabel bleibt. Die Punktion erfolgt in Lokalanaesthesie mit einer Nadel von 0,50—0,75 mm Durchmesser. Sie saugen zunächst soviel Synovialflüssigkeit als möglich und bei Traumen auch Blut ab, eventuell unter leichtem manuellen Druck auf das Ellenbogengelenk. In der Regel genügen 5—6 ml Kontrastmittel. Der Patient gibt dann eine mäßige Spannung im Gelenk an. Bei erweiterter Kapsel, wie es bei Hämatomen vorkommt, sind aber auch bis zu 10 ml notwendig, um eine genügende Übersicht zu bekommen. Vorsichtige Bewegungen des Gelenkes führen zu guter Verteilung. Aufnahmen werden ausgeführt in seitlicher Richtung bei Extension und Flexion. Fernerhin eine anterior-posteriore Aufnahme und eventuell Schrägaufnahmen.

In der Beurteilung ihrer Normalbilder (Abb. 12) empfehlen die Autoren ein vorheriges Studium der entsprechenden anatomischen Atlanten. Ein sehr instruktives Bild findet sich bei Braus, Anatomie des Menschen, S. 355. Hier ist die Gelenkhöhle mit rotem Wachs injiziert und läßt die einzelnen Recessus in der oben schon beschriebenen Art und Weise gut heraustreten. Auch in der Arbeit der beiden Autoren findet man gute Abbildungen, die die anatomischen Verhältnisse klären. Es wird darauf aufmerksam gemacht, daß distal des medialen Epicondylus, entsprechend dem medialen Seitenband, die Kapselkonturen etwas aufgerauht erscheinen und daß dem keine pathologische Bedeutung beizumessen ist. Es wurden fast ausschließlich Ellenbogengelenke nach Traumen untersucht. Dabei kommt es zu Zerreißungen der Gelenkkapsel und zum Austritt von Kontrastflüssigkeit in das Nachbargewebe. Die Autoren stellten fest, daß die Ruptur bei lateraler Dislokation im Bereiche des medialen Bandapparates liegt, während bei Dislokation nach hinten der Einriß vorne an der Gelenkkapsel erfolgt.

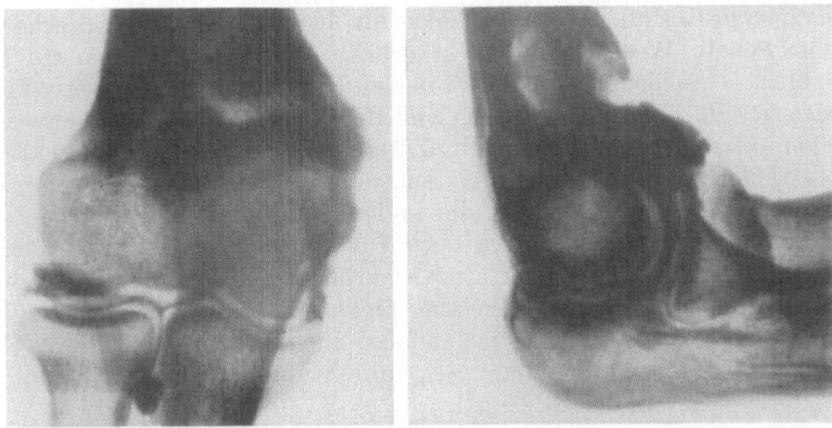

Abb. 12. Normales Arthrogramm des Ellenbogengelenkes mit positivem Kontrastmittel (nach ARVIDSSON und JOHANSSON, 1955)

III. Knochenkernentwicklung

Die Entwicklung der Knochenkerne im Ellenbogenbereich ist nicht ganz einfach zu übersehen. Vor allem ist es die distale Humerusepiphyse, die durch die große Zahl ihrer Kerne die Beurteilung erschwert. Es kommt hinzu, daß der Trochlea- und Olecranonkern eine multizentrische zerklüftete Entwicklung zeigen. Nach Einwirkung von Traumen auf das Ellenbogengelenk steht der Arzt oft vor der schwierigen Frage, was als normale Kernentwicklung anzusehen ist und was als Fraktur oder Abriß bezeichnet werden muß. Wie bei allen Knochenkernentwicklungen besteht auch am Ellenbogen eine große Variationsbreite. Die Kerne treten oft zu regelwidrigen Zeiten auf und Ossifikationstabellen haben daher im strittigen Einzelfall nur einen begrenzten Wert (ZIMMER), wenn sie natürlich auch einen guten Anhaltspunkt bieten. Die Abb. 13 soll zeigen, in welchen Zeitspannen das Erstauftreten der Kerne beobachtet worden ist. Diese nach GRASHEY-BIRKNER gemachten Angaben lassen erkennen, daß Differenzen bestehen, die nach mehreren Jahren messen.

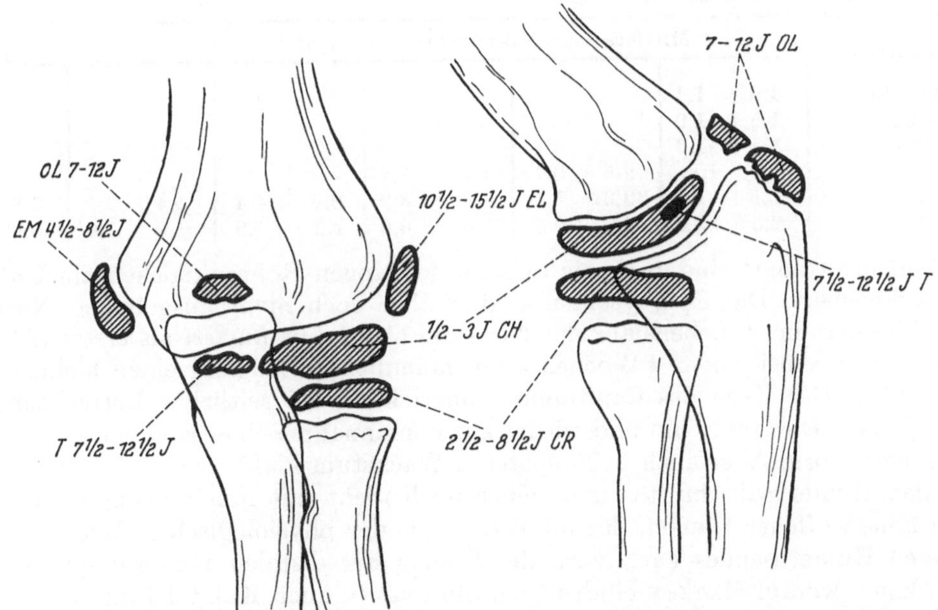

Abb. 13. Variationsbreite im Auftreten der Knochenkerne. *CH* Capitulum humeri; *CR* Capitulum radii; *EL* Epicondylus lateralis (radialis); *EM* Epicondylus medialis (ulnaris); *OL* Olecranon; *T* Trochlea

Nicht ganz so groß sind die Unterschiede für den Zeitpunkt der knöchernen Vereinigung mit dem Schaft. Wesentlich zur Variationsbreite trägt die bekannte Tatsache bei, daß das weibliche Geschlecht 1—2 Jahre in der Entwicklung vorauseilt. Für die Praxis empfiehlt sich gerade beim Ellenbogengelenk die Anlage einer Vergleichssammlung von Bildern aus den verschiedenen Lebensaltern. Man wird dabei tunlichst aus jedem Lebensjahr mehrere Bilder zur Hand haben müssen, um die Variationsbreite einigermaßen mit zu erfassen. Eine Vergleichsaufnahme der anderen Seite ist im Zweifelsfalle anzuraten, obwohl die Entwicklung auf beiden Seiten nicht völlig gleich abzulaufen braucht. Eine von SCHMID stammende Tabelle über die Kerngröße im Röntgenbild mag einen weiteren Anhaltspunkt bieten (Tabelle 1). Es ist aber nicht nur, wie eingangs schon erwähnt, die Variationsbreite im zeitlichen Auftreten, sondern auch die besondere Form einiger Kerne im Ellenbogengebiet, die zu Fehldiagnosen führen kann. Daher ist es notwendig, eine Reihe charakteristischer Bilder zu zeigen.

Tabelle 1. *Größenentwicklung der Knochenkerne der Ellenbogenregion.* (Nach SCHMID)

Alter	Zahl der Fälle	Capitulum humeri		Capitulum radii		Epicondylus medialis		Epicondylus lateralis		Trochlea		Olecranon	
		Breite	Höhe	Breite	Höhe	Breite	Höhe	Breite	Höhe	Breite	Höhe	Breite	Höhe
1. Monat	23	—	—										
2. Monat	21	—	—										
3.—6. Monat	46	3,3	1,7										
7.—9. Monat	27	4,2	2,4										
10.—12. Monat	22	4,4	2,9										
2. Jahr	20	8,2	5,2										
3. Jahr	19	9,3	5,8										
4. Jahr	11	10,8	6,9										
5. Jahr	9	11,7	7,8	4,5	1,5								
6. Jahr	8	11,6	8,7	5,8	1,6	2,0	4,7						
7. Jahr	6	15,3	8,9	6,8	1,8	3,5	6,8						
8. Jahr	5	15,4	9,6	7,3	1,8	4,3	9,0						
9.—10. Jahr	7	18,8	10,3	13,2	3,3	5,0	8,8	2,5	6,3	8,8	5,5	5,5	3,7
11.—12. Jahr	10	21,1	13,3	14,3	4,7	5,4	10,4	5,3	8,5	12,3	4,5	10,5	8,0
13. Jahr	2	26,5	17,0	14,0	3,5	6,0	12,0	5,5	10,0	18,0	8,0	20,0	7,5
14. Jahr	2	29,0	20,0	19,0	4,0	8,0	13,0	6,0	10,5	21,0	10,0	22,0	8,5

238 = Gesamtzahl der Fälle.

Mittlere Schwankungsbreite in ± mm	Capitulum humeri Breite	Capitulum humeri Höhe	Capitulum radii Breite	Capitulum radii Höhe	Epicondylus medialis Breite	Epicondylus medialis Höhe	Epicondylus lateralis Breite	Epicondylus lateralis Höhe	Trochlea Breite	Trochlea Höhe	Olecranon Breite	Olecranon Höhe
Bis 6 Monate	1,9	1,1										
bis 12 Monate	1,6	1,0										
bis 4 Jahre	1,2	1,0										
bis 8 Jahre	1,3	1,8	2,5	0,7	1,7	3,2						
bis 12 Jahre	1,1	1,1	2,6	1,7	1,9	3,9	2,9	4,4	4,4	2,4	5,8	3,4
bis 14 Jahre	2,5	2,0	2,0	0,5	1,0	0,0	1,5	1,0	1,0	1,0	10,0	3,8

Zur Zeit der Geburt sind zwar die Schäfte der langen Röhrenknochen am Unterarm bereits verknöchert. Die Epiphysenkerne sind aber noch nicht ausgebildet. Normalerweise verknöchert im 2. Lebensjahr der Kern des *Capitulum humeri* als erster (Abb. 14). Wir haben bereits bei einem 4 Wochen alten männlichen Säugling einen kleinen Kopfkern gefunden. Der Kern des Capitulum humeri kann bei seitlicher Betrachtung sehr weit vorn liegen. Dies führt hin und wieder zur Fehlannahme einer Epiphysenlösung oder Luxation nach vorn. Aber auch beim späteren Wachstum klafft zwischen den Konturen des distalen Humerusabschnittes und seiner noch nicht mit ihm vereinigten Epiphyse ein nach hinten offener Winkel, der im Verein mit der physiologischen Achsenknickung des unteren Humerusendes nach vorn die Lösung der distalen Humerusepiphyse vortäuschen kann, worauf MATZEN eindringlich hinweist (s. auch Kapitel Frakturen).

Als nächster folgt dann der Kern des *Capitulum radii* um das 5. Lebensjahr herum. Aus einem kleinen, manchmal kugeligen Gebilde entwickelt er sich rasch zu einer Knochen-

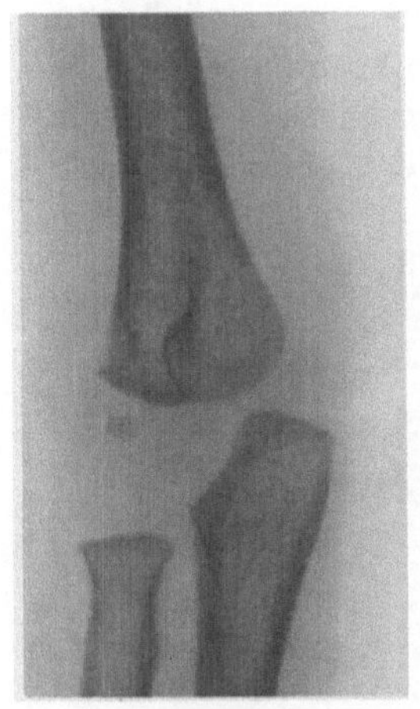
a

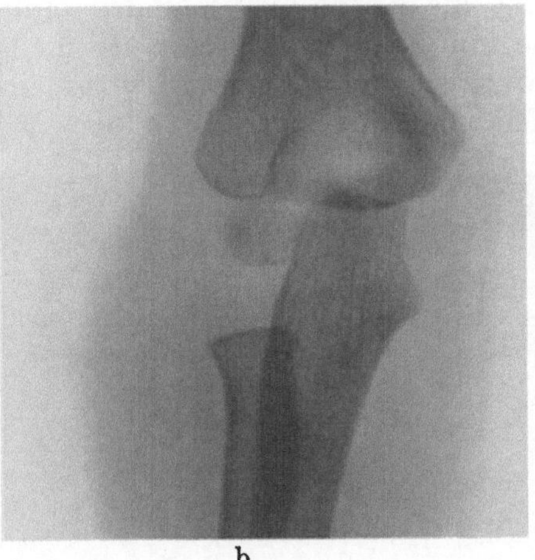
b

Abb. 14. a Knabe, $1^1/_4$ Jahre; b Knabe, 4 Jahre

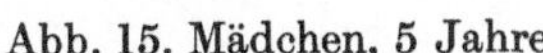
Abb. 15. Mädchen, 5 Jahre

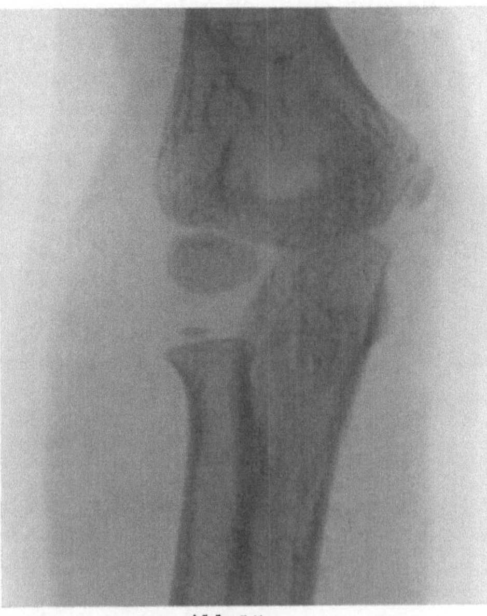

scheibe von der Breite des Schaftes. Zur gleichen Zeit pflegt auch der Kern des *Epicondylus medialis* aufzutauchen (Abb. 15). Er liegt in einer Abflachung der ulnarseitigen Begrenzung der Condylusgegend und sitzt dem Humerus wie eine kleine Kappe auf. Auf dem Seitenbilde ist zu dieser Zeit oft nur der Kern des Capitulum humeri deutlich zu sehen.

Vom 8.—10. Lebensjahr an treten Verknöcherungen in der *Trochlea* und im *Olecranon* auf. In beiden entwickeln sich mehrere Zentren, was besonders bei der Trochlea diesem Kern ein sehr zerklüftetes Aussehen verleiht. Ist schon auf der Sagittalaufnahme dem Ungeübten der krümelige Kalkschatten medial vom kräftig gezeichneten Kern des Capitulum humeri auf ein pathologisches Geschehen verdächtig, so kann ihn eine Seitenaufnahme völlig verwirren, in welcher dieser bröckelig erscheinende Kern im Gelenkspalt zu liegen scheint (Abb. 16). Im Olecranon erscheinen bis zu drei zerklüftet gestaltete Verknöcherungszentren. Nach GRASHEY im 8. Jahre, nach NAGY vom 10. Jahre an, und ZIMMER schreibt, daß sich bis zum Alter von 10—13 Jahren kein Knochenkern im Olecranon zeige. Diese unterschiedlichen Angaben beruhen auf der obengenannten Variationsbreite. Proximal vom Hauptkern bildet sich der Olecranonspitzenkern, der wiederum geteilt sein kann, wie aus einer Abbildung ZIMMERs zu entnehmen ist. Die Epiphysenlinie ist breit und meist sehr unregelmäßig zackig begrenzt. Zunächst verschmelzen beide Kerne miteinander. Die ehemalige Zweiteilung bleibt oft lange sichtbar,

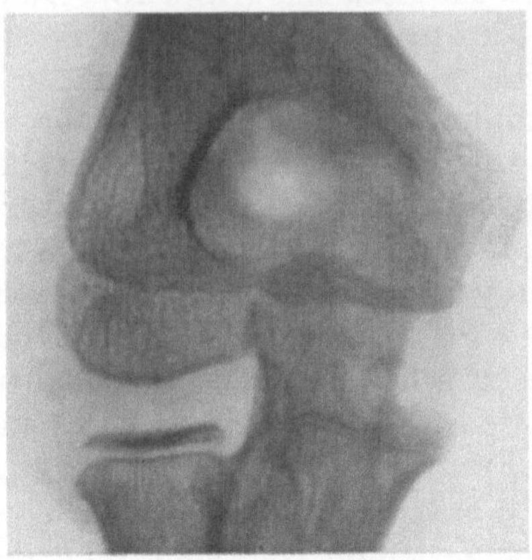
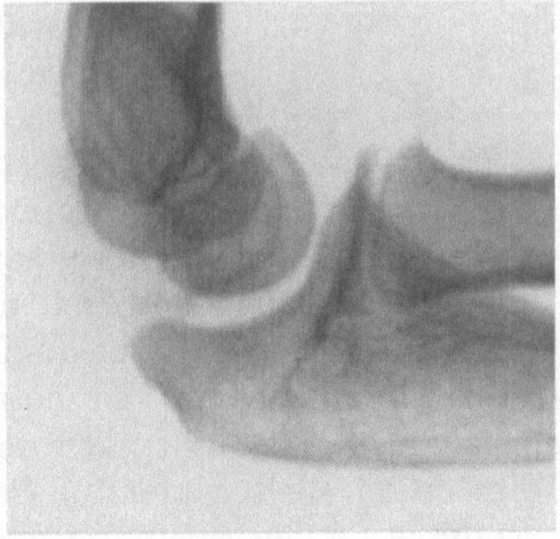

Abb. 16. Knabe, 10 Jahre

da nur eine schmale Knochenbrücke die Kerne zu verbinden braucht. Die knöcherne Vereinigung mit dem Ulnaschaft beginnt auf der volaren Seite. Lange kann man dorsal noch eine tiefe breite Spaltbildung erkennen. Auf einer Reihe von kleinen Bildausschnitten aus seitlichen Ellenbogenaufnahmen sind die oben geschilderten Verlaufsformen der

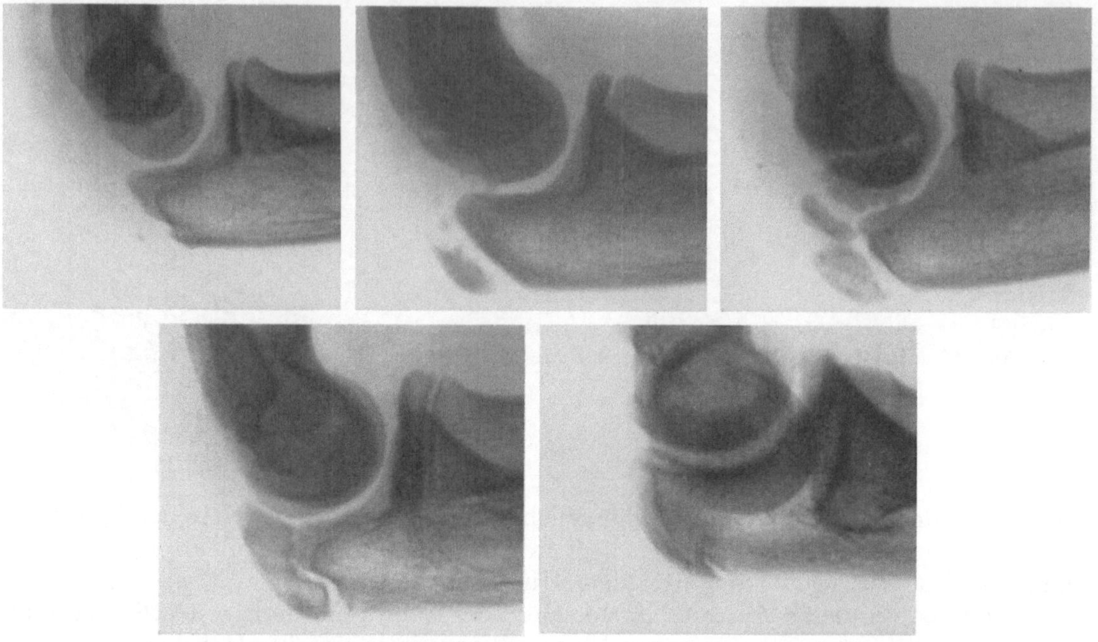

Abb. 17. Typische Bilder der Verknöcherung des Olecranons im Alter von 8—16 Jahren

Olecranonkernverknöcherung zu sehen (Abb. 17). Als letzter erscheint schließlich der Kern des *Epicondylus lateralis*. Auch er kann zweiteilig sein. Die Angaben über den Zeitpunkt seines Auftretens schwanken von $10^1/_2$ bis $15^1/_2$ Jahre. Am häufigsten dürfte er nach Nagy im 12., nach Zimmer im 13. Lebensjahr erscheinen. Grashey-Birkner bezeichnet diese Apophyse als schuppenförmig. Sie liegt oft weit vom Schaft entfernt und darf nicht mit einem Abriß verwechselt werden. Schon $1—1^1/_2$ Jahre nach seinem Erscheinen verbindet sich dieser Kern mit dem des Capitulum humeri und bald danach tritt auch noch die Vereinigung der Kerne des Capitulum und der Trochlea ein (Abb. 18). Nunmehr hat sich im Pubertätsalter die gemeinsame *distale Humerusepiphyse* gebildet, aus welcher nur der Kern des Epicondylus medialis ausgeschlossen bleibt. Zwischen dem 14. und 17. Lebensjahre schließen sich alle Epiphysenlinien des Ellenbogenbereiches, wobei Capitulum radii und Olecranon 1 Jahr voranzugehen pflegen. Der Kern des Epicondylus ulnaris verknöchert am spätesten, fast immer erst nach dem Schluß der aus den drei distalen Kernen gebildeten Humerusepiphyse. Baumann weist auf eine wenig bekannte Erscheinung hin. Nach allen Brüchen im Ellenbogenbereich kommt es auf der betroffenen Seite zu einem beschleunigten Wachstum der Knochenkerne. Ein Jahr nach der Fraktur sind alle Kerne um eine Phase weiter entwickelt, die von der nicht verletzten Seite erst 1 Jahr später erreicht wird. Auch der Schluß der Epiphysenlinien rückt um diesen Zeitraum vor. Man kann dann aber nicht von einem pathologischen vorzeitigen Wachstumschluß sprechen. Bei kleineren Kindern

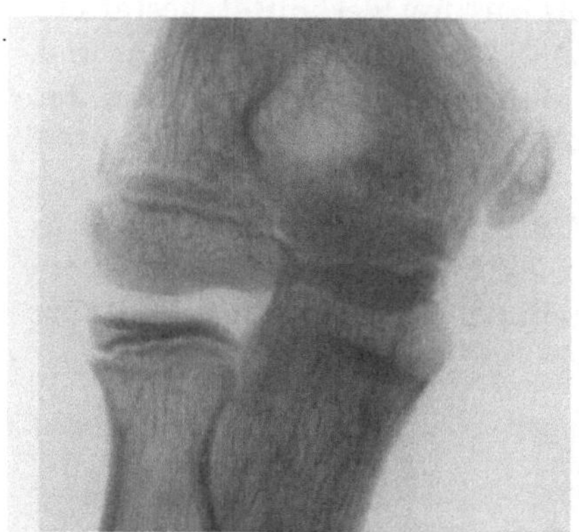

Abb. 18. Knabe, 12 Jahre

gleicht sich der Vorsprung im Laufe von 2—4 Jahren wieder aus. Es ist dies eine Beobachtung, die auch bei entzündlichen Erkrankungen gemacht werden kann. Nur dann, wenn eine Epiphysenfuge völlig zertrümmert ist, was sich sehr selten ereignet, kommt es zu einem verminderten, oder gar aufgehobenen Wachstum.

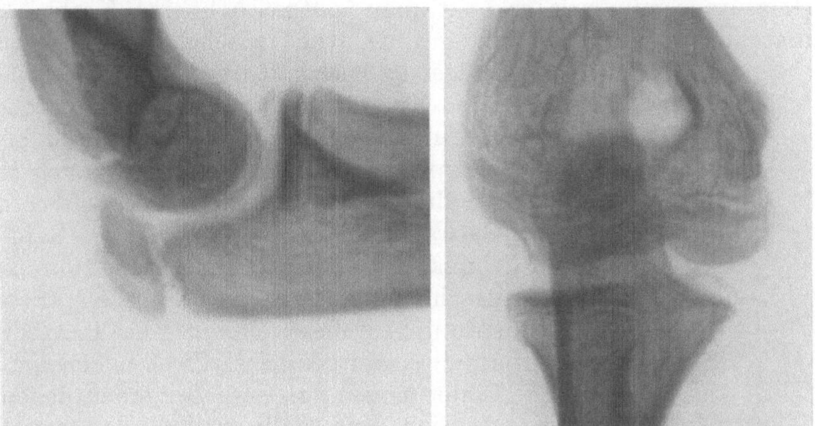

Abb. 19. Verzögerter Epiphysenschluß bei 21jährigem Kriegsgefangenen

Wie lange unter ungünstigen Umständen der Schluß der Epiphysenlinien ausbleiben kann, zeigt die Ellenbogengelenksaufnahme eines 21jährigen Kriegsgefangenen, bei welchem noch alle Fugen offen sind (Abb. 19). Zum Schluß sei noch auf COCCHIs vergleichend anatomische Abhandlung über die Entwicklung der Knochenkernentwicklung bei Tier und Mensch hingewiesen, die sich auch besonders mit der Ellenbogengelenksregion befaßt.

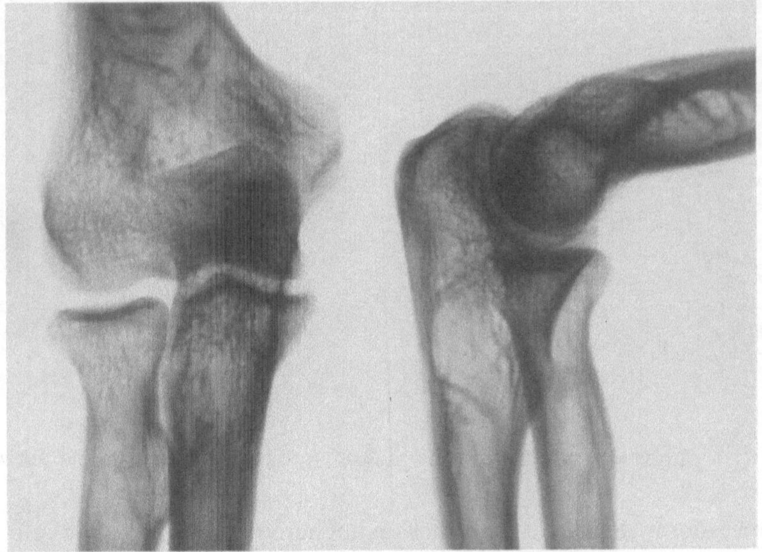

Abb. 20. Normale Strukturaufhellungen an Humerus, Ulna und Radius

IV. Varianten und Fehlerquellen

Auf seitlichen Aufnahmen sieht man oft, dort wo sich die Ulna in das Olecranon und den Processus coronoideus teilt, eine starke Strukturaufhellung und ebenso kann die Tuberositas radii einen „blasigen" Eindruck machen. Auch supracondylär im Humerus ist eine derartig aufgelockerte Spongiosastruktur nicht selten. In sehr ausgeprägter Weise zeigt dies die Abb. 20. In diesem Falle sind die Aufhellungen sogar im Sagittalbild zu sehen. Man muß sich hüten, Cysten oder entzündliche Zerstörungsherde anzunehmen.

In der Auflockerungszone der Ulna, auch wenn diese nicht so deutlich zu Tage tritt, sieht man nicht selten einen etwa linsengroßen scharf umrandeten Aufhellungsring, der von GRASHEY als Gefäßkanal angesehen wird, während ZIMMER seine Bedeutung offen läßt (Abb. 21).

In der Incisura semilunaris erkennt man gelegentlich eine Kerbe. Ihr liegt eine bekannte anatomische Formation zu grunde. Die zwischen dem Olecranon und dem Processus coronoideus verlaufende Gelenkfläche der Ulna ist nicht durchgehend knorpelig überzogen. Es findet sich hier nach SPALTEHOLZ manchmal eine knorpelfreie Knochenrinne oder auch Knochenleiste, die die Grenze zwischen Processus coronoideus und Olecranon bildet (HEINE). Dieses Gebilde kann nun einmal in der Röntgenprojektion als Kerbe in Erscheinung treten oder auch als knopfartiger Vorsprung. Auf diesen „Knopf" hat LAARMANN besonders aufmerksam gemacht. Zwei nebeneinander gestellte Bilder mögen das Gesagte verdeutlichen (Abb. 22).

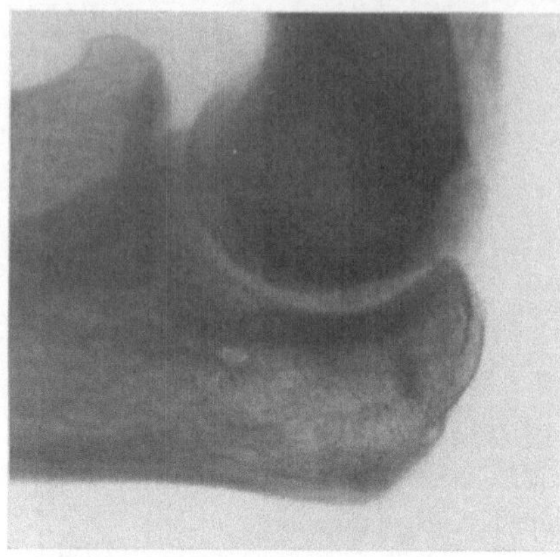

Abb. 21. Gefäßkanal in der Ulna

Dicht unterhalb der Incisura radialis ulnae sah HÖFFKEN eine kleine, einseitig ausgebildete, cystenartige Aufhellung und konnte an einem Präparat des Kölner Anatomischen Instituts nachweisen, daß manchmal an dieser Stelle statt eines Knochenvorsprunges, der als Insertionsstelle für das Ligamentum annulare radii dient, eine Bandgrube gefunden wird. Sie soll klinisch eine stärkere Supination ermöglichen.

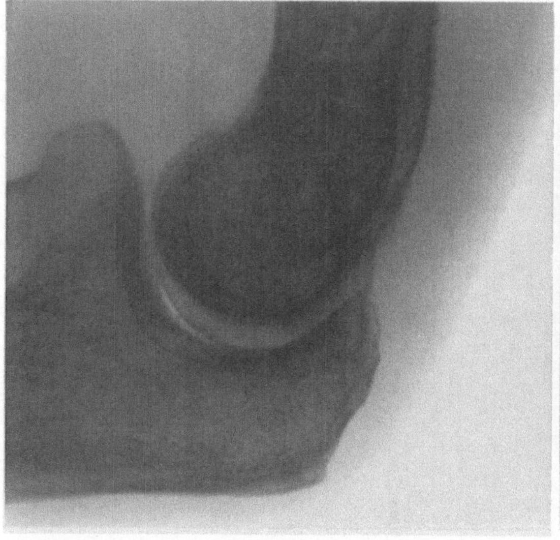

a

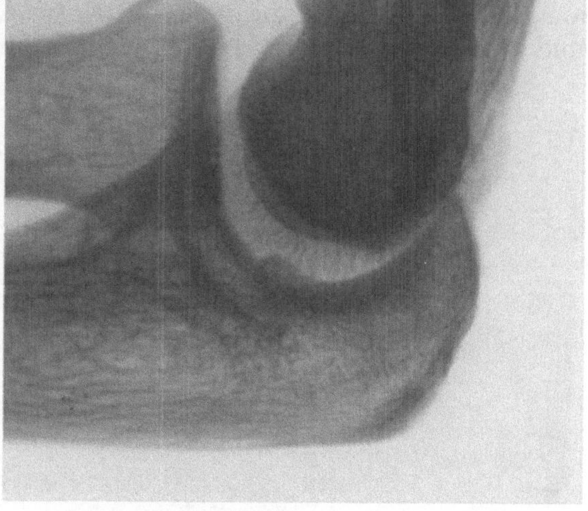

b

Abb. 22. a Kerbe in der Incisura semilunaris. b Knopfartiger Vorsprung in der Incisura semilunaris

ZIMMER macht darauf aufmerksam, daß am Processus coronoideus ulnae ein kleines Verknöcherungszentrum auftreten kann. Es soll nur kurz bestehen, aber auch persistieren können. HILTEMANN beschreibt es als Os coronoides. Möglicherweise ist es derselbe zusätzliche Knochen, der von SIMRIL und TROTTER als *Os cubiti anterius* bezeichnet wird. Ganz neuerdings hat SCHWARZ am Lebenden beide zusätzlichen Knochen gefunden, also ein erhaltenes zusätzliches Verknöcherungszentrum am Processus coronoideus (accessory coronoid ossicle) und ein Os cubiti anterius. Er schlägt vor, das letztere als „Fabella cubiti" zu bezeichnen.

Der „Fabella cubiti" gegenüber liegt die „*Patella cubiti*", das Sesamum cubiti, die Ellenbogenscheibe. Über diese ist eine sehr ausgedehnte Literatur entstanden. Diese befaßt sich an Hand meist eines oder weniger Fälle mit der Frage, was die Patella cubiti eigentlich sei. Folgende Möglichkeiten werden erörtert: Ein echtes Sesambein der Tricepssehne. Einige Beobachtungen, z.B. die von v. BRÜCKE scheinen in diesem Sinn zu sprechen. Er operierte ein kastaniengroßes Gebilde, das einen Knorpelüberzug gegen die Fossa olecrani einerseits und das Olecranon andererseits besaß. Andere Autoren glauben, daß es sich um einen persistierenden Olecranonkern handele, wobei PAULY an den oberen Teil eines doppelt angelegten Kernes denkt. Neben der Persistenz eines Olecranonkernes kommt weiter ein alter Olecranonbruch oder eine alte Epiphysenlösung mit pseudarthrotischer Heilung in Frage. Dann muß das Olecranon zu kurz sein. Bei einem Fall ROSTOCKs hat man diesen Eindruck und die „Ellenbogenscheibe" sieht wirklich wie ein abgebrochener und nach oben verlagerter Olecranonteil aus. Bei seinem zweiten Fall dagegen ist das Olecranon normal. Doppelseitiges Vorkommen spricht nicht für Fraktur. Knorpelüberzug gegen die Fossa olecrani spricht nicht gegen Fraktur, da eben die Gelenkfläche mit abgerissen ist. KIENBÖCK spricht sich zuletzt für alte Fraktur aus, da die Ellenbogenscheibe fast immer die Gestalt eines abgebrochenen Olecranons habe. Und das ist eigentlich auch das, was man zu ihrem im Röntgenbild sich abzeichnenden Erscheinungsbild sagen kann. Es entsteht auf allen in der Literatur wiedergegebenen Bildern der Eindruck eines nach oben verschobenen und durch Spalt abgetrennten Olecranons. Es ist also ein verhältnismäßig großes Gebilde. In FIEDLERs Beobachtung bildete sich in der Tricepssehne ein großer Knochen nach Unfall aus. Abgegrenzt werden muß weiterhin der freie Körper, der bei der jetzt so aktuellen Osteochondrosis dissecans des Septum supratrochleare entsteht (s. dort). Wer sich weiter über die Patella cubiti orientieren will, kann nachlesen bei dem ersten Beschreiber KIENBÖCK und den nachfolgenden: KATZ, WINKLER, GRAUER, BEYKIRCH, ODESSKY und MELNIKOWA, ROSTOCK, KREMSER, THEISING, HABBE, O'DONOGHUE und SELL, SCHMITT, KJELLAND. Klinisch aufmerksam wird man durch eine Streckhemmung. Die lange sichtbar bleibende Epiphysenlinie des Olecranons, die auch persistieren kann (SCHMITT), aber meist nur auf der dorsalen Seite sichtbar zu sein pflegt, darf nicht mit dieser Patella cubiti oder einer Fraktur verwechselt werden.

Die Verkalkung der Bursa olecrani sitzt dorsal vom Tricepsansatz und zeigt natürlich keine Knochenstruktur. ZIMMER bringt eine entsprechende Zeichnung.

Der Olecranonsporn, eine verhältnismäßig oft gesehene Variante, soll bei den Tendinosen abgehandelt werden. Er ist differentialdiagnostisch hier in Betracht zu ziehen. RAUBER beschreibt eine Tendinitis ossificans der Tricepssehne, allerdings bei Osteomyelitis.

KLEINSORGE hat *akroosteolytische Prozesse* am Olecranon mit Abrissen bei osteomalacischen Vorgängen wohl auf Grund zentralnervöser Störungen nachgewiesen. Eine genaue Analyse der Ursachen dieser akroosteolytischen Vorgänge findet man bei HARNASCH, KLEINSORGE und THIELE, JESSERER. Der Hyperparathyreodismus spielt dabei eine Rolle. Durch das Entgegenkommen KLEINSORGEs können wir hier ein Bild zeigen, bei welchem es zu einem Ausriß aus dem Olecranon auf Grund der geschilderten Vorgänge gekommen ist (Abb. 23). Gleiche Ausrisse fanden sich auch an den Händen und am Acromion. Eine differentialdiagnostische Abgrenzung gegen die anderen obengenannten Zustände ist notwendig und dürfte im allgemeinen nicht schwer sein, wenn, wie hier, die „Rißstellen" am Olecranon und am Bruchstück so deutlich miteinander übereinstimmen. Röntgenaufnahmen der Hände und Schulter werden ähnliche Veränderungen aufweisen. Etwas ähnliches dürfte auch FIEDLERs Beobachtung an den Humeruscondylen darstellen.

Schließlich soll hier noch auf periarticuläre, oft hochgradige Kalkablagerungen aufmerksam gemacht werden, die von CHRISTENSEN, LIEBMAN und SOSMAN bei Erwachsenen nach Überdosierung von Vitamin D beschrieben wurden. Sie sehen aus wie ausgedehnte Knochenwucherungen. Nach SWOBODA kann es auch bei Kindern zu kleineren Kalkeinlagerungen in den Gelenkknorpel kommen, ebenfalls bei Überdosierung von Vitamin D. Ein sehr seltenes Bild wurde von MÜHR demonstriert. Hier waren die Gelenkknorpelgrenzflächen primär verkalkt. Der Autor stellte uns ein Bild vom Ellenbogen zur

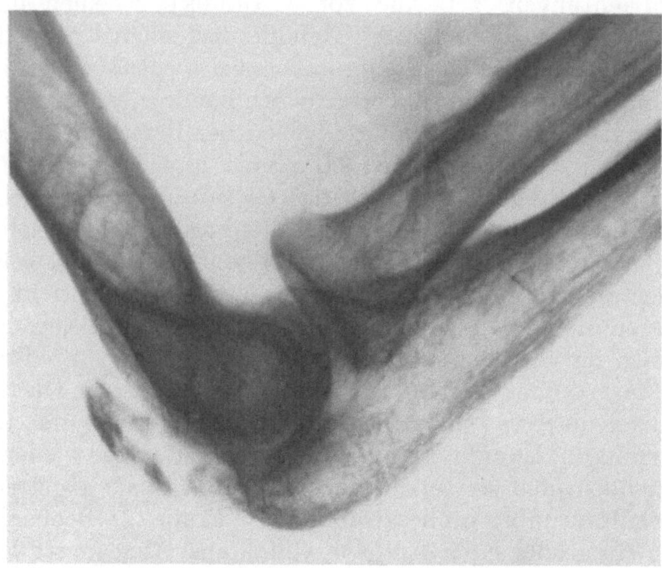

Abb. 23. Acroosteolyse mit Ausriß am Olecranon

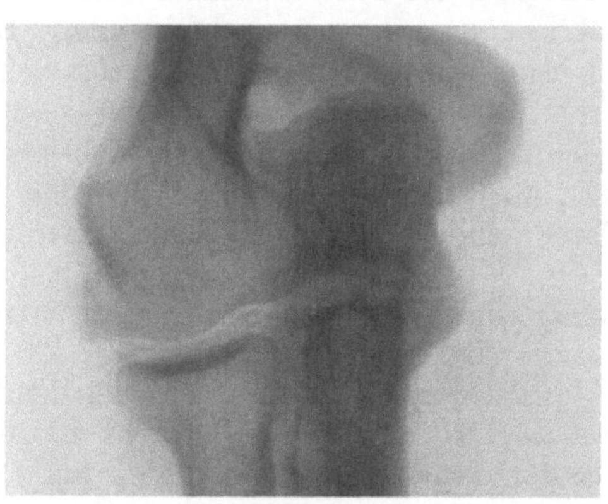

Abb. 24

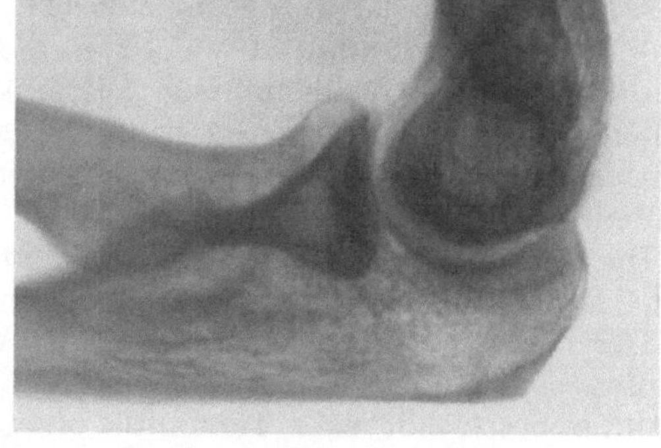

Abb. 25

Abb. 24. Verkalkung der Gelenkknorpelgrenzflächen
Abb. 25. Zacke an der Tuberositas ulnae

Verfügung, das wir hier bringen (Abb. 24). Er denkt an eine konstitutionell bedingte Minderwertigkeit des Knorpels mit Degenerations- und Verkalkungstendenz. Die Erscheinung war auch an anderen Gelenken nachweisbar. Beschwerden bestanden nicht. Eine zusätzliche perichondrale Ossifikation am Capitulum humeri ist im Lehrbuch von SCHINZ-BAENSCH-FRIEDL zu sehen.

Diese Bilder treten immer an mehreren großen Gelenken gleichzeitig auf. Weitere Beschreibungen liegen vor von: EDWARDS und DAVIS, HOSKING und CLENNAR. ŽITNAN und ŠIT'AJ bezeichnen das Symptomenbild als Chondrocalcinosis. TWIGG zeigt unter seinen Bildern eine Calcifikation des Gelenkknorpels im Ellenbogengelenk. Bei ihm findet man insgesamt 13 hierher gehörige Literaturangaben. Die Ätiologie ist noch ungeklärt. Neben klinisch asymptomatischen Erscheinungsbildern werden solche beobachtet, die denen einer Polyarthritis gleichen. MCCARTY fand in der Synovialflüssigkeit kleine rhomboide Kristalle aus Calciumphosphat und spricht von „Pseudogicht“. BYWATERS u.a.,

Zvaifler u.a. beobachteten ähnliche Erscheinungen beim Hyperparathyreoidismus. Valšik u.a. glauben bei dieser Veränderung einen Erbgang feststellen zu können unter Bevorzugung des weiblichen Geschlechts.

Köhler beschrieb an der Beugeseite der Ulna, der Tuberositas ulnae aufgesetzt, einen zackenartigen Vorsprung, den er auf ein früheres Trauma zurückführt. Ähnliche Bilder haben wir in mehreren Fällen gesehen, ohne ihnen eine besondere Bedeutung beizumessen (Abb. 25). Vielleicht liegt hier ein verkalkter Sehnenansatz (Brachialis) vor, wie er z.B. bei Preßluftschäden beschrieben wird (Laarmann). Die Gelenkfläche des distalen Humerusendes, die sich aus dem lateral gelegenen kugelsegmentartig geformten Capitulum und der rinnenförmig gestalteten Trochlea zusammensetzt, hat ein dreiwulstiges Aussehen. Der mittlere Wulst entspricht dabei der radialen Kante der Trochlea.

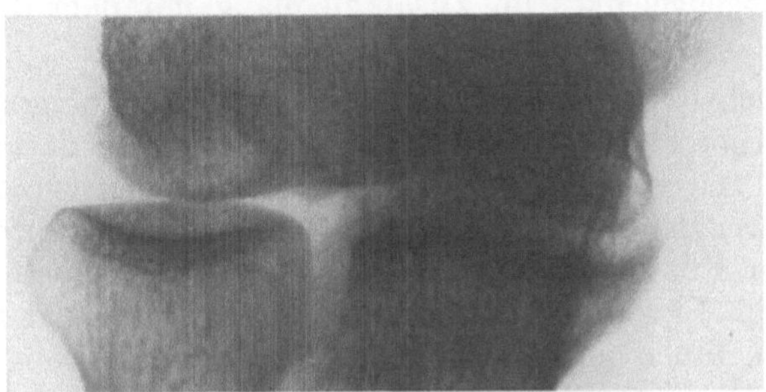

Abb. 26. Laterale Begrenzung der Trochlea

Von hier aus senkt sich die Gelenkfläche gegen die Trochlearinne einerseits und gegen das Capitulum andererseits. Die somit nach distal prominierende laterale Trochleakante ist oft als vorspringender Höcker gegenüber den medialen Abschnitten des Capitulum radii auffällig sichtbar (Abb. 26). Die laterale Kante des Humerus kann oft sehr scharf ausgeprägt erscheinen. Man darf dies nicht mit einer Periostitis verwechseln, worauf Grashey hinweist.

Zwischen Epicondylus ulnaris und Trochlea erkennt man ein Knochenelement, das früher als eine ausgesprochene Seltenheit angesehen wurde, das aber in den letzten Jahren doch häufiger beschrieben wurde. Es ist ätiologisch noch unklar. Günsels Bild läßt an einen persistierenden Apophysenkern des Epicondylus ulnaris denken. Bei Köhler-Zimmer, Grashey, Schinz allerdings ist dieses Gebilde so weit distal des medialen Condylus gelegen, daß Köhlers Erklärung, der es für ein knorpelig vorgebildetes Element hält, das sich in frühen Entwicklungsstadien abgelöst habe, oder die Angabe von Schinz, daß nach Hasselwanders Untersuchungen Sesamoide vorliegen, die sich durch enchondrale Ossifikation eines knorpeligen Gewebes entwickelt haben, wahrscheinlicher ist. Um diese „freien Knochenkerne“ am und unter dem Epicondylus medialis ist in den letzten Jahren eine sehr lebhafte Diskussion entbrannt, unterstützt durch zahlreiche in der Röntgenliteratur wiedergegebene Beobachtungsfälle. Ältere Beobachtungen stammen von Feinberg, Wülfing, Nuzzo. Schröder hat die Ansicht vertreten, daß wohl immer ein Trauma vorliege und es von der Art des Insultes abhänge, wieviel solcher zusätzlicher Knochenteile entstehen. Katzenstein konnte als erster an Hand einer Bilderserie den Nachweis einer traumatischen Entstehung erbringen. Nach Fall auf den Ellenbogen ergab ein sofort angefertigtes Bild einen völlig normalen Befund, nach 4 Wochen traten feine Schattenbildungen ohne Struktur auf, die nach 1 Jahr sich in runde und längliche, ebenmäßig begrenzte, mit deutlicher Spongiosastruktur versehene Gebilde unterhalb beider Epicondylen verwandelt hatten.

de Cuveland und Justus schließen sich Günsels Ansicht über Persistenz von Apophysen an. Hillger und Hamm dagegen glauben an eine Störung im Verknöcherungsmechanismus und denken an aseptische Nekrosen der Apophysen, die dann in dieser Form abheilen. Auch San Nicolo und Marti halten das für möglich. Nimmt man primäre Störungen in den Verknöcherungsvorgängen an, so gewinnen diese „persistierenden Knochenkerne“ Beziehung zu den angeborenen subchondralen Knorpelverknöcherungsstörungen, die wiederum eine nahe Verwandtschaft zum chondrodystrophischen Formenkreis besitzen (MARQUARDT). Hier sind dann auch die Arbeiten von LIESS zu erwähnen, der ebenfalls im Rahmen einer Störung der subchondralen Knorpelverknöcherung mit dominanter Vererbung „Nebenkerne“ am Epicondylus zeigt. Der von PLATZGUMMER beobachtete Fall eines doppelseitigen Vorkommens eines persistierenden Knochenkernes am Epicondylus medialis mit gleichzeitiger Subluxation des verplumpten Radiusköpfchens und Flachheit des Capitulum humeri bringt den Anschluß an die primär dysplastischen Gelenke, denen möglicherweise auch eine primäre Störung mit Verwandtschaft zur Chondrodystrophie zu Grunde liegt. Hierüber mehr bei der Besprechung der Dysplasie des Ellenbogengelenkes im Zusammenhang mit dem dort aufgeführten Fall ROTTER-ERB.

So bestechend auch diese Beziehungen der zusätzlichen Knochen am Ellenbogengelenk zu primären Knorpelverknöcherungsstörungen sind, so darf man sie doch keinesfalls überwerten. Ein Teil von ihnen, besonders die kleineren einzeln oder multipel auftretenden, entsteht zweifelsfrei auf rein traumatischer Grundlage oder infolge von Überanstrengungen. In der Röntgenliteratur erscheinen mir die Arbeiten von HEISS viel zu wenig beachtet zu sein. Er konnte an 930 Leistungssportlern und Sportstudenten beobachten, daß 30% von ihnen innerhalb einiger Jahre zusätzliche Verknöcherungen am Ellenbogen bekamen. Dabei waren nur in 28 Fällen eine Luxation oder stärkere Distorsion vorangegangen. Diese Knochenneubildung in den medialen und auch lateralen Seitenbändern und Muskelsätzen trat bei Ball- und Speerwerfern auf und nach der Übung des Wurfkeulenwerfens, nicht aber beim Kugelstoßen. Das Entstehen und Größerwerden dieser Veränderungen konnte im Röntgenbild verfolgt werden. Er glaubt, und wir pflichten ihm bei, an metaplastische Knochenneubildungen unter dem Reiz bestimmter Leibesübungen. Sie treten nur am Wurfarm auf. Auch am Olecranon und Processus coronoides wurden freie Körper gesehen. Wie stark bei solchen Wurfübungen die einwirkenden Gewalten sein können, geht aus einem Bericht BÄTZNERs hervor, der Oberarmfrakturen beim Speerwurf beobachtete. Hier muß auch BENETT erwähnt werden, der gleichartige zusätzliche Knochen in den Seitenbändern und Muskelansätzen bei Baseballspielern als typische Veränderung aufführt. Die Diskussion über diese „persistierenden Knochenkerne“ an den Humerusepicondylen darf nicht abgeschlossen werden ohne eine Arbeit von SIECKEL zu erwähnen. Dieser Autor fand unter 598 Röntgenaufnahmen des Ellenbogengelenkes 22mal persistierende Knochenkerne. Dies ist ein ganz ungewöhnlich hoher Prozentsatz. Anläßlich der hier von uns vorgelegten Abhandlung wurden 5000 Ellenbogengelenksaufnahmen durchgesehen. Nur viermal wurden zusätzlich Knochen am Epicondylus medialis gefunden. Wir also können die Seltenheit eines solchen Befundes, wie er von allen anderen Autoren angegeben ist, nur bestätigen. SIECKELS Material stammt aus einem Bergbaugebiet. Die Untersuchungen waren zum Teil Kontrolluntersuchungen auf Abbauhämmerschäden. Der Autor selbst lehnt zwar einen Zusammenhang mit Preßluftarbeit ab, obwohl immerhin ein nicht kleiner Teil der von ihm Untersuchten Preßluftarbeit geleistet hat. Es ist nichts darüber angegeben, was für Arbeiten die anderen Betroffenen ausübten. Auch hier können schwere körperliche Arbeiten vorgelegen haben. Wir müssen daher der Häufung in SIECKELs Krankengut doch eine ähnliche Bedeutung beimessen wie wir es von den Hessischen Arbeiten wissen. Es muß hier eine besonders disponierende Belastung zu Grunde liegen und wir können SIECKELs Ansicht nicht beipflichten, der in seinen Fällen von anlagemäßiger Bedingtheit spricht. Auch VIEWEGER zweifelt an SIECKELs Deutung und hält traumatische neben nichttraumatischen Ursachen für möglich.

Ein offensichtlich persistierender Kern des Epicondylus medialis bei einem 30jährigen Mann konnte von uns beobachtet werden (Abb. 27a). Ein Bild, das fast den von BENETT und HEISS veröffentlichten gleicht, sahen wir bei einem 21jährigen Handballspieler, der sich nicht entsinnen konnte, ein besonders auffälliges Trauma erlitten zu haben. Veränderungen bestanden bei ihm auch an der lateralen Seite (Abb. 27b). Wir haben solche Bilder auch nach früheren Gelenktraumen gesehen und möchten sie doch für traumatisch bedingt halten. Im Lehrbuch von SCHINZ-BAENSCH-FRIEDL wird ebenfalls von Knochenkörnern in den Seitenbändern nach Distorsion gesprochen. In einem dritten hier differentialdiagnostisch gegenübergestellten Bild (Abb. 27c) mit Veränderungen unterhalb des lateralen Condylus kann man außer an „Knochenkörner" auch an Sehnendegenerationen mit Kalkeinlagerungen mehr im Sinne einer Tendinose denken.

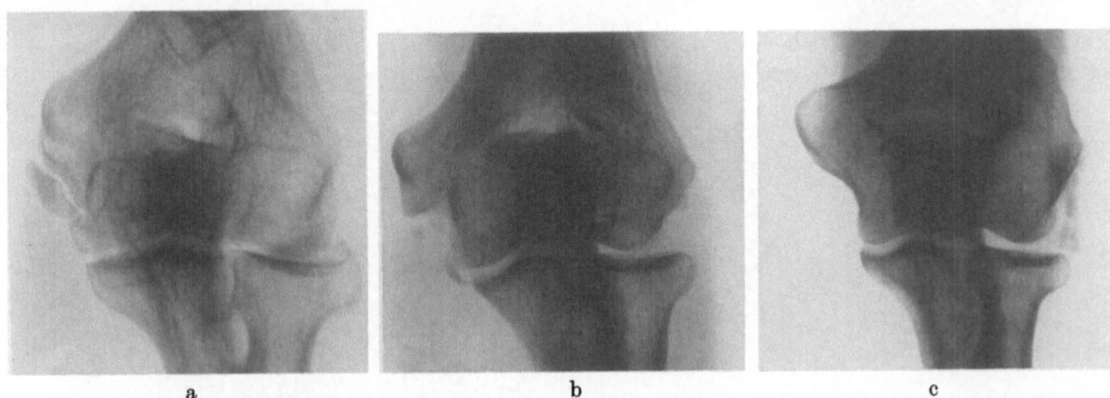

a b c

Abb. 27. a Persistierender Kern des Epicondylus medialis. b Knochenneubildung nach sportlicher Überbelastung. c „Knochenkörner" im Seitenband nach alter Fraktur

Zwischen den beiden Condylen liegt die Fossa olecrani und die Fossa coronoidea. Die trennende Knochenwand ist oft sehr dünn und man erkennt die Lage der beiden Gruben leicht an einer entsprechenden Aufhellung. Die Knochenmembran kann fehlen. Es liegt dann ein Foramen supratrochleare vor (Abb. 28). Wenn es vorhanden ist, so ist es im allgemeinen doppelseitig. Bei Hämophilen pflegt es durch Druckusur zustandezukommen. Es ist aber auch sonst nicht selten. Nach SCHINZ pflegt das Foramen 5—9 mm breit und 3—4 mm hoch zu sein. SCHINZ entnimmt einem Lehrbuch der Anthropologie von MARTIN Häufigkeitszahlen für das Vorkommen des Foramen supratrochleare bei verschiedenen Menschenrassen. Danach findet man es bei den Weddas und zahlreichen Indianerstämmen bis zu 58%, bei Negern um 20%, bei Europäern und weißen Amerikanern aber nur um 5% und weniger. Auch bei prähistorischen Menschen soll es häufig gewesen sein. Nach ERB kommt es nur in 1% vor. Für den Träger bedeutet es eine verstärkte Streckfähigkeit im Ellenbogengelenk. SCHINZ sieht in ihm eine phylogenetische Reminiszenz. HIRSH hat ebenfalls anthropologische und klinische Betrachtungen über das Foramen supratrochleare angestellt.

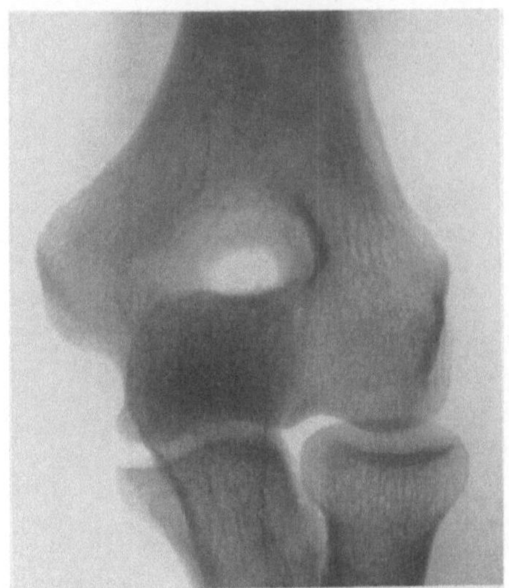

Abb. 28. Foramen supratrochleare

Die Osteochondrosis dissecans des Septum supratrochleare siehe bei dieser Krankheit.

Als phylogenetische Reminiszenz kann man auch den Processus supracondylicus betrachten. Auch COCCHI hält ihn für eine atavistische Varietät sogar mit dominantem Erbgang. Nach ZIMMER ist Vererbung aber nicht nachweisbar. Die Anomalie kommt in etwa 1% bei Europäern vor. Man findet im Röntgenbild einen nach distalwärts gerichteten schmalen Knochenvorsprung, dessen Basis etwa 7 cm oberhalb des Gelenkes an der medialen Seite des Humerusschaftes liegt. Er wird von einer mehr plumpen kurzen bis

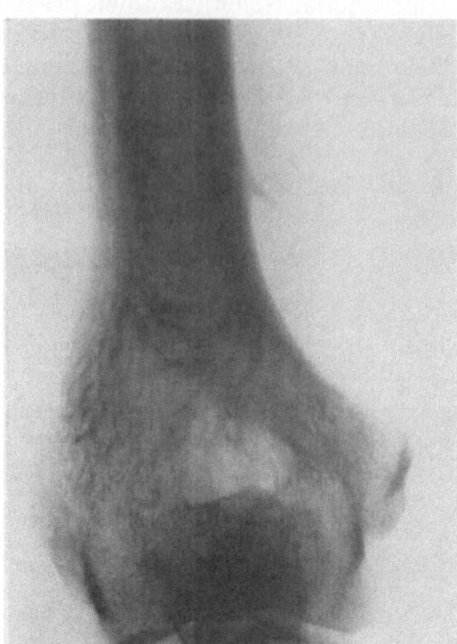
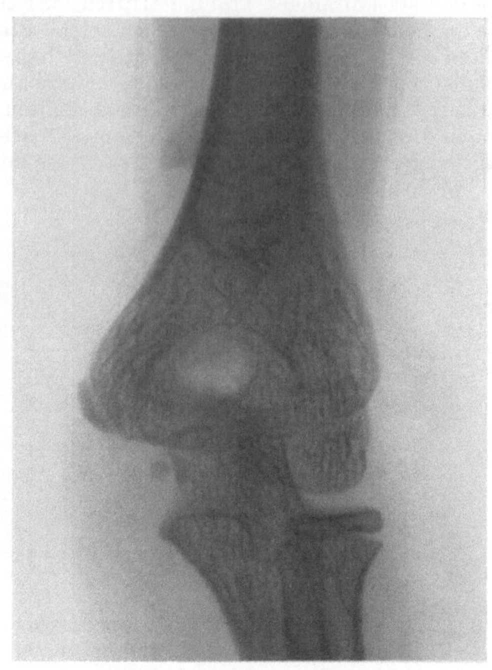

Abb. 29. Processus supracondylicus, schlanke und plumpe Form

zu einer langgestreckten schlanken Form gesehen (Abb. 29). Von der Spitze des Processus zieht ein Band zum Epicondylus medialis, das einem Teil des Musculus pronator teres als Ursprung dient. Auch eine Fraktur des Processus supracondylicus wird von GANZ und von BARNAD und MCCOY nach direkter Gewalteinwirkung beschrieben. Bei niederen

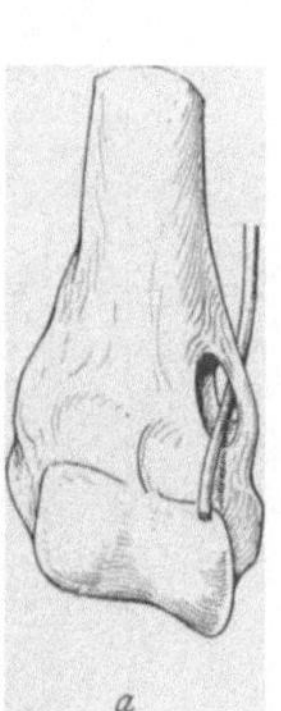

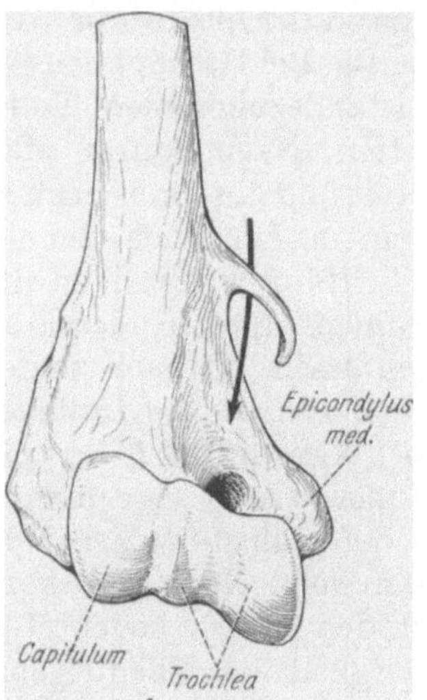

Abb. 30a u. b. Verlauf des N. medianus und der A. brachialis bei a) Katze, b Mensch (Träger eines Processus supracondylicus) (nach BRAUS, 1954)

Affen kommt dieser Fortsatz regelmäßig vor. Bei der Katze und beim Igel findet sich an Stelle des Processus und des Bandes eine Knochenspange zum Epicondylus ulnaris. Unter diesem zieht der Nervus medianus und die Arteria brachialis entlang. Beim Menschen verlaufen diese Gebilde ebenfalls unter dem Processus hindurch (Abb. 30). ZUKSCHWERDT hat ein Röntgenbild veröffentlicht, auf welchem ein verkalktes Band zu sehen ist, welches vom Epicondylus ulnaris ausgehend gegen die Spitze eines Processus supracondylicus verläuft und so damit beinahe ein knöchernes Foramen entepicondyloideum bildet. Eine derartige Verbindung erwähnt auch BARNAD und MCCOY, in dem sie einen Fall MANDRU-

ZATTOS zitieren. Diese Autoren sowie MORAES beschreiben klinische Symptome im Bereiche des Nervus medianus mit Schwäche und Sensibilitätsstörungen auch retrograd bis in die Schulter. Verwechslungen mit echten Exostosen müssen vermieden werden. Daß sie an ähnlicher Stelle sitzen können, zeigt ein von MOUCHET veröffentlichtes Bild.

Es soll auch noch auf einen von ZIMMER und GRASHEY erwähnten Weichteilschatten aufmerksam gemacht werden, der vom Epicondylus medialis ausgeht und parallel zur Ulnakontur verläuft. Es handelt sich um die Darstellung von dichteren Sehnenursprüngen der Beuger. Wir konnten einmal einen dreifach in der Längsrichtung unterteilten Schatten finden. Auch am Condylus radialis ist etwas ähnliches oft zu sehen.

V. Mißbildungen des Ellenbogengelenkes

Eine ausgezeichnete Darstellung haben diese Veränderungen bei WEIL gefunden. Wir möchten hier einige prinzipielle von ihm ausgesprochene Erwägungen voranstellen. Er betrachtet die angeborenen Verbildungen des Ellenbogengelenkes in ihren verschiedenen Formen nicht als Einzelerscheinungen, sondern als Folgen einer Entwicklungsstörung, die verschiedene Varianten der Mißbildung nach sich ziehen kann, je nachdem zu welchem Zeitpunkt der embryonalen Entwicklung und mit welcher Intensität sie eingewirkt hat. Etwa am 28. Tage der Embryonalzeit beginnt die Entwicklung des Ellenbogengelenkes und ist etwa am 35. Tage beendet. Wirkt der Störfaktor vor oder während dieser Zeit ein, kann es zu Aplasien verschiedener Ausprägung kommen. Um die genannte Zeit und danach können dann dysplastische Formveränderungen entstehen. Bei den durch Einnahme von Thalidomidpräparaten entstandenen Mißbildungen des Skelets in den Jahren 1959 bis 1962 konnte die kritische Zeit zwischen dem 27. und 42. Tag ermittelt werden. Mißbildungen des Ellenbogengelenkes sind durch die Fehlbildungen von Humerus, Radius und Ulna, die durch dieses Medikament verursacht wurden, in diesen Jahren sehr häufig beobachtet worden. Über die Thalidomidembryopathie kann im Kapitel Unterarm nachgelesen werden. Wie dort ausgeführt, müssen daneben aber auch andere Ursachen vorhanden sein, darunter auch nachgewiesenermaßen erbliche, da Mißbildungen dieser Art in geringer Zahl immer vorgekommen sind. Hier sollen diejenigen Fehlbildungen des Ellenbogengelenkes abgehandelt werden, die außerhalb der Thalidomidembryopathie beobachtet worden sind und die weiterhin vorkommen werden. Das Humero-Radial-Gelenk ist leichter verletzbar und dürfte schon bei geringeren Schädigungen sich verändern. Das Humero-Ulnar-Gelenk ist stabiler und es bedarf einer schwereren Störung, um es zu mißbilden. Fernerhin ist zu bemerken, daß die Ellenbogengelenksmißbildungen häufig nicht isoliert auftreten, sondern doppelseitig oder als Teilsymptome größerer Mißbildungskomplexe, wobei insbesondere eine Kombination mit angeborenen Kniegelenksveränderungen auftritt. Das Kniegelenk entspricht am Bein dem Ellenbogengelenk am Arm. Die Kombination mit anderen Mißbildungen betrifft aber nicht ausschließlich den Gelenkapparat, sondern das ganze Skelet, ja auch andere Organsysteme. Wenden wir uns zunächst den dysplastischen Veränderungen des Ellenbogengelenkes zu, so finden wir hier als häufigste klinisch in Erscheinung tretende Mißbildung

1. Die angeborene Radiusköpfchenluxation

MEYER ist der erste gewesen, der 1908 eine Luxation des Radiusköpfchens bei einem Neugeborenen beobachtet hat. Er konnte damit den Beweis erbringen, daß es sich nicht um einen im postfetalen Leben erworbenen Verrenkungszustand handeln könne. Wir wissen heute, daß die Radiusköpfchenluxation sich häufig allerdings erst nach der Geburt entwickelt und zwar auf dem Boden der Gelenksdysplasie. Die Radiusköpfchenluxation ist nicht selten. Nach BAUER und BODE erfolgt sie in 65% nach hinten, in 25% nach vorn und in 10% nach außen. Nach ALBANESE, der 134 Fälle aus der Literatur sichtete, kommt sie in 50% beidseitig vor und das männliche Geschlecht überwiegt bis zu 75%. Nach ASCHNER und ENGELMANN liegt das Überwiegen des männlichen Geschlechtes daran, daß die cartilaginären Exostosen, deren Begleiterscheinung eine Radiusköpfchenluxation sein kann, beim Manne sehr viel häufiger sind. Zieht man diese ab, so überwiegt bei der Radiusköpfchenluxation nach BAUER und BODE das weibliche Geschlecht mit 3:1. Außerordentlich zahlreiche kasuistische und Sammelberichte liegen vor (MERLINI, BUSATTI, MOUCHET und D'ALLAINES, NEUFELD, ZUKSCHWERDT, HORSCH u.a.). Vererblichkeit des Leidens wurde nachgewiesen durch PFEIFFER, BAUER und BODE, MAUCK und BUTTERWORTH. Dominanz wird angenommen, aber auch recessive Formen wurden beschrieben. HOHMANN beobachtete das Leiden bei Vater und Tochter, WILDERVANCK fand eine Familie, in der unter 55 Mitgliedern einer Sippe 22 Fälle von Radiusköpfchenluxation vorlagen. Die Verrenkung des Radiusköpfchens war dabei kombiniert mit Dysplasie der Patella und des Kniegelenkes sowie mit Nagelveränderungen. Dieser Mißbildungskomplex, beginnend mit der ausgesprochenen Arthroonychodysplasie und endend mit einfachen Kombinationen von Radiusköpfchenluxation und Patellardysplasie ist in der Literatur ausgiebig abgehandelt (WREDE, TRAUNER und RIEGER, SIEBER, ASCHNER, ÖSTERREICHER, MONTANT und EGGERMANN, H. R. SENTURIA und B. D. SENTURIA, WEDLER und WELSCH). PASSARGE beschrieb eine Kombination mit aseptischer Nekrose der Patella. Kombinationen mit größeren Mißbildungskomplexen existieren, so mit dem Nievergeltschen Symptomenkomplex, dem Klippel-Feil-Syndrom, dem Ellenflügelfell, der Arthrogrypose. Man findet sie weiter wohl infolge der Bindegewebsschwäche beim Marfan-Syndrom, wie wir kürzlich in einer eigenen Beobachtung feststellen konnten, und

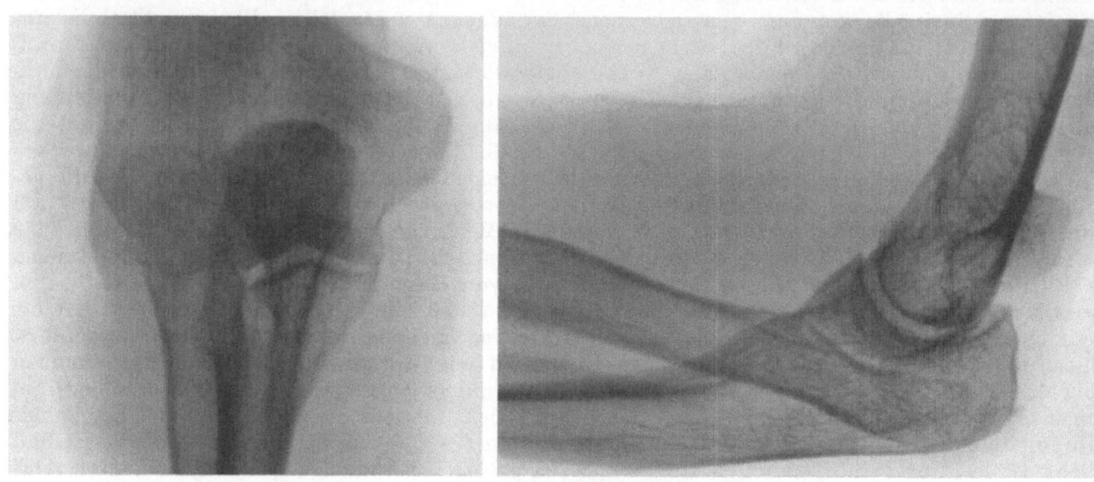

Abb. 31. Angeborene doppelseitige Radiusköpfchenluxation. Mann, 40 Jahre

bei der Dysostosis cleidocranialis. BESSEL-HAGEN beschreibt ein gleichzeitiges Vorkommen bei partiellem Riesenwuchs beider Arme, SCHRÖDER mit Ohrmuschelveränderungen und allgemeiner Gelenkverbildung. Schließlich weist WEIL darauf hin, daß fast alle bekannten Mißbildungssyndrome auch mit Radiusköpfchenluxation einhergehen können. PFEIFFER hat zwei Tabellen veröffentlicht, die derartige Mißbildungskomplexe bei gleichzeitiger Radiusköpfchenluxation aufzählen. Bei Ulnadefekten, bei der radio-ulnaren Synostose (Abb. 16, Kap. Unterarm) und bei cartilaginären Exostosen der Unterarmknochen (Abb. 10, Kap. Unterarm) und sicher auch bei einigen der vorgenannten Symptomenkomplexe kommt es rein sekundär-mechanisch zur Radiusköpfchenluxation, die auch bei allen Formen schlaffer oder spastischer Lähmung möglich ist.

Klinisch besteht bei Luxation nach vorn eine Beugehemmung, bei Luxation nach hinten Streckhemmung und in jedem Fall eine Behinderung der Supination und Pronation. Es ist jedoch hervorzuheben, daß diese Bewegungseinschränkungen oft so geringfügig sind, daß sie dem Träger gar nicht zu Bewußtsein kommen und er gar nichts von seiner Mißbildung weiß.

Im Röntgenbild erscheint das Collum radii verlängert und zusammen mit dem Köpfchen in eine der genannten Richtungen verlagert. Die Verlängerung des Radius wird mit dem fehlenden Gegendruck des Capitulum humeri erklärt. Die tellerartige Einbuchtung des Köpfchens ist aufgehoben, oft ist das Köpfchen sogar nach proximal konvex gewölbt. Es kann auch seitlich abgeschrägt und im ganzen verkleinert und mißbildet erscheinen. Auch die Tuberositas radii flacht sich ab.

Alle diese Zeichen sind auf Bildern zweier eigener Beobachtungen gut zu sehen. Im ersten Fall lag eine doppelseitige Mißbildung vor bei einem 40jährigen Manne, der sonst völlig gesund war (Abb. 31). Bei ihm fällt zusätzlich eine Verdickung und Krümmung des Radiusschaftes auf, wie sie auch HOHMANN bei seinen beiden Fällen schildert. Die Radiusköpfchen sind hypoplastisch. Das untere Humerusende ist mißgestaltet. Die Incisura semilunaris ist auffällig klein und flach. Auch die Trochlea selbst ist sehr klein. Die Gelenkfläche des Capitulum humeri ist eher konkav gestaltet.

Auf dem Bilde eines 21jährigen Mädchens (Abb. 32) erkennt man eine typische Verrenkung nach hinten. Das Köpfchen ist nach proximal konvex gestaltet. Es ist im ganzen verschmächtigt. Am unteren Humerusende findet sich eine tiefe Einbuchtung beim Übergang der medialen Kontur vom Epicondylus medialis zur Trochlea. Das Capitulum humeri ist eher zu stark konvex nach distal gewölbt. Auch das Radio-Ulnargelenk bietet einen ungewöhnlichen Anblick.

Diese neben der eigentlichen Radiusköpfchenluxation sichtbaren Veränderungen am Gesamtellenbogengelenk leiten nun über zu den Feststellungen PFEIFFERs. Nach ihm ist

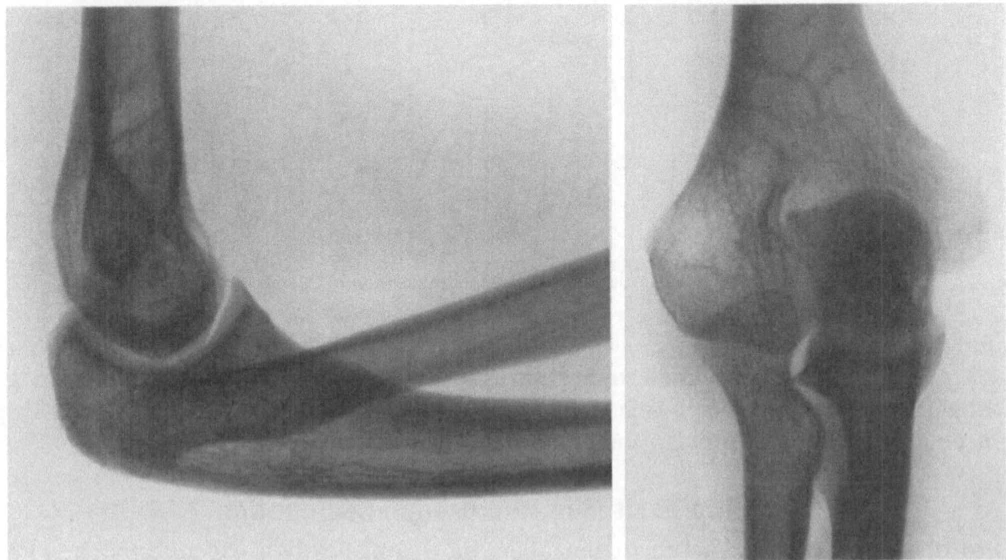

Abb. 32. Angeborene einseitige Radiusköpfchenluxation. Frau, 21 Jahre

das primäre eine Verbildung des ganzen Ellenbogengelenkes, die sich bei Radiusköpfchenluxation immer nachweisen läßt, und es sind mehr äußerliche Bedingungen, die schließlich zur Luxation selbst führen, die rein aus anatomischen Gegebenheiten heraus leichter möglich ist als die Luxation beider Unterarmknochen oder gar der Elle allein. Nach PFEIFFER können derartige *dysplastische Ellenbogengelenke*, bei denen man sehr wohl einen Vergleich mit der angeborenen Dysplasie des Hüft- und Schultergelenkes ziehen kann, folgende Formveränderungen zeigen:

1. Am humero-radialen Gelenkabschnitt findet sich eine primäre Unterentwicklung mit Verkleinerung oder Fehlen des Capitulum radii. Eine Hypoplasie des Condylus radialis, eine Verlängerung und radiale Abbiegung des Radiushalses, eine Abschrägung oder nach proximal konvexe Gestaltung des Radiusköpfchens.

2. Am humero-ulnaren Gelenkabschnitt finden sich Größenveränderungen, am Olecranon, der Incisura semilunaris, am Processus coronoideus und an der Trochlea. Das Gelenk kann verbreitert sein und klaffen. Die Gelenkfläche kann wellige Begrenzung zeigen.

3. Es kann ein Cubitus valgus vorliegen.

4. Die volare Abknickung des distalen Humerusendes, die normalerweise 10—20° beträgt, kann fehlen oder vermindert sein.

Das Aussehen derartiger dysplastischer Gelenke hat PFEIFFER in einigen Skizzen festgehalten, die er allerdings nur bei bereits eingetretener Radiusköpfchenluxation anfertigen konnte. Sie seien hier wiedergegeben (Abb. 33). Die Valgusstellung von 15—27° ist gut sichtbar, lediglich das letzte Gelenk zeigt eine normale Winkelbildung. Es dürfte heute keinem Zweifel unterliegen, daß die primäre Dysplasie des Gesamtgelenkes entscheidend ist. Die angeborene Radiusköpfchenluxation ist nur ein häufiges, nach außen hin in Erscheinung tretendes Symptom der Ellenbogengelenksmißbildung. Diese Ansicht wird auch von WEIL und WERTHEMANN vertreten. Man wird bei Radiusköpfchenluxationen diese dysplastischen Zeichen immer finden, wie auch in unseren Fällen. Man wird an einem Gelenk eine bereits eingetretene Radiusköpfchenluxation, am anderen vielleicht nur die Dysplasie entdecken. WILDERVANCK sah bei seinen ausgedehnten Untersuchungen

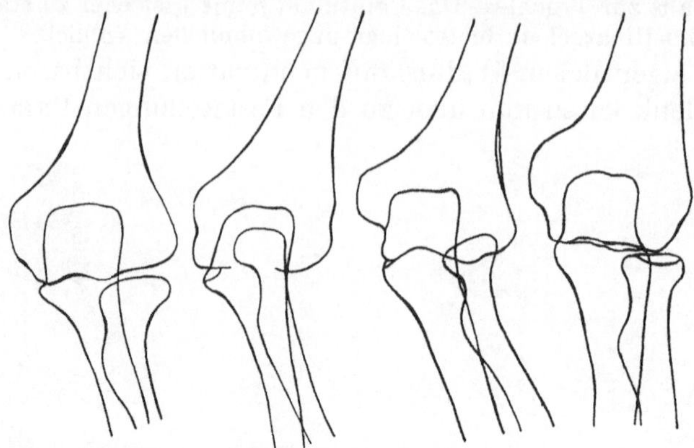

Abb. 33. Dysplasie des Ellenbogengelenkes (nach PFEIFFER, 1938)

alle möglichen Grade der dysplastischen Ellenbogengelenksform. Diese ist also vererblich, sie ist als Mißbildungsmerkmal der Radiusköpfchenluxation übergeordnet. In Begutachtungsfragen kann der Nachweis einer gleichseitigen oder anderseitigen Gelenkdysplasie gegen eine erworbene Radiusköpfchenluxation verwertet werden.

2. Die habituelle Radiusköpfchenluxation

Die oben gemachten Ausführungen über die dysplastischen Gelenke machen es ohne weiteres verständlich, daß natürlich auch ein Ausbildungsgrad vorliegen kann, der nicht zur dauernden, sondern nur zur wiederholten, bei bestimmten Bewegungen eintretenden Luxation des Radiusköpfchens führen kann. Es gibt dabei Fälle nur gelegentlicher Verrenkung und solche, die immer bei einem bestimmten Bewegungsausschlag eintreten. Voraussetzung ist natürlich, daß nicht durch ein Trauma etwa Frakturen am Condylus radialis oder dem Capitulum humeri oder radii entstanden sind. Derartige habituelle

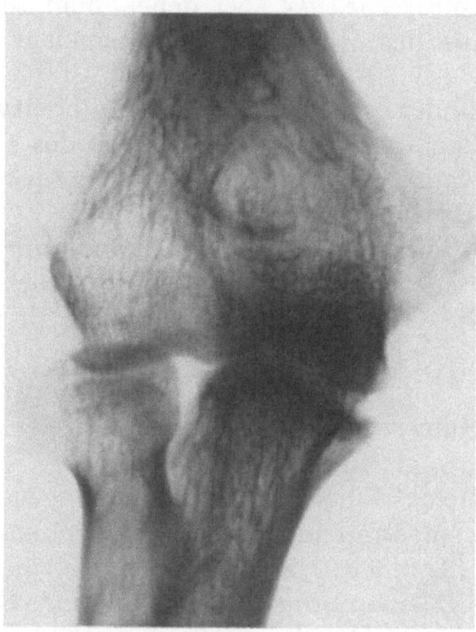

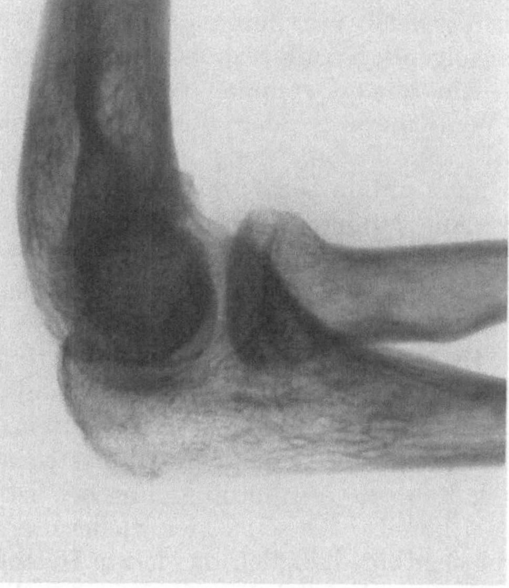

Abb. 34. Habituelle Radiusköpfchenluxation mit Zeichen der Ellenbogendysplasie in Normalstellung

Luxationen sind unter den Unfallfolgen einzureihen. Auf der anderen Seite kann ein Unfallereignis bei einer disponierenden Gelenksdysplasie zur ersten Luxation führen. Hier wird vor allem der Begutachter genau abwägen müssen. Bei Nachweis dysplastischer Form wird man mit der Anerkennung einer dauernden Unfallfolge zurückhaltend sein. Nach PFEIFFER kann der erstmaligen Ausrenkung für längere Zeit eine Subluxation vorangehen. ZUR VERTH beschreibt bei zwei Schwestern eine habituelle Luxation des Radiusköpfchens, die sich bei der älteren im Alter von 5 Jahren von selbst verlor.

In einem eigenen Fall trat die Luxation jedesmal bei extremer Beugung auf und wurde von dem 17jährigen Jüngling selbst reponiert. Die Aufnahme des Gelenkes in Normalstellung zeigt einen deutlich nach radial abgebogenen Hals des Radius, eine nach proximal leicht konvexe Gelenkfläche des Capitulum radii und ein sehr kleines Capitulum humeri. Die Abwinklung der unteren Humerusepiphyse ist fast nicht vorhanden. Als Nebenbefund ist noch die Lösung eines Knochenstückchens aus dem Septum supratrochleare zu sehen (Abb. 34).

3. Die angeborene und die habituelle Luxation beider Unterarmknochen

Im Gegensatz zu der isolierten Radiusköpfchenluxation sind dies sehr seltene Ereignisse. Das Humero-Ulnargelenk besitzt gegenüber dem Humero-Radialgelenk durch den knöchernen Bau eine wesentlich bessere Sicherung. Am bekanntesten ist der Fall HEMPELs geworden. Hier lag ein ausgesprochen dysplastisches Gelenk vor mit starker Abflachung der Fossa semilunaris. GUILLEMINET und LECLERC sahen drei angeborene doppelseitige Verrenkungen im Ellenbogengelenk in einer Familie.

Andere Mißbildungen lagen ebenfalls noch vor und außerdem Zeichen der Lues congenita. Die 36jährige Mutter hatte beiderseits eine Subluxation des Radiusköpfchens nach hinten mit dysplastischer Gestaltung des humero-lateralen Gelenkabschnittes. Bei einer 20 Tage alten Tochter bestand eine beiderseitige Verrenkung beider Unterarmknochen im Ellenbogengelenk nach hinten und innen, außerdem doppelseitige Hüftverrenkung. Ein 4jähriger Sohn hatte rechts eine Ellenbogenluxation nach außen, links nach innen, daneben Trichterbrust. Bei beiden Kindern war das untere Humerusende mißbildet. Mutter und Tochter wiesen außerdem noch Fingermißbildungen auf.

In diesem Zusammenhang muß ein von ROTTER und ERB beschriebener Fall angeführt werden. Bei einer 64jährigen Frau fanden sie multiple Luxationen, darunter auch eine beidseitige der Ulna nach hinten, während sich das Radiusköpfchen annähernd an richtiger Stelle befand. Der zum Ellenbogengelenk gehörige Anteil des Humerus stellte eine abgerundete, völlig undifferenzierte, glatt begrenzte, knollige Auftreibung dar, an der weder Epicondyli noch Capitulum und Trochlea zu unterscheiden waren. Der Processus styloideus radii fehlt. Mißbildung der Handwurzel. Brachymetapodie (die Röntgenbilder wurden angefertigt in der Röntgenabteilung der Chirurgischen Klinik Kiel, Leiter: Prof. DIETHELM).

Das Bild wurde gesehen als Teilerscheinung eines schweren Mißbildungskomplexes: Beiderseits Hüftluxationen, Gelenkschlaffheit an den Händen, Flügelfelle beider Ellenbogen, hochgradige Kyphoskoliose mit Blockwirbelbildung im Halsbereich, Gaumenspalte.

Die Kranke war geistig regsam und manuell geschickt. Ein Bruder ist „größenwahnsinnig" in der Heilanstalt gestorben, die Mutter endete durch Selbstmord, offensichtlich bei endogener Depression. Die Schilderung dieses Falles erfolgte so ausführlich, da unter eigenem Material ein ähnliches Vorkommnis existiert.

Derartige Krankheitsbilder sind in der Literatur nicht so selten, wie allgemein angegeben wird. Es finden sich solche Zustände meist beschrieben bei der angeborenen Kniegelenksluxation, die das augenfälligste Zeichen sein kann. Fast immer wird dabei eine allgemeine Gelenk- und Bänderschlaffheit auch an anderen Gelenken hervorgehoben und dabei auch am Ellenbogengelenk. Es berichten REINER (angeborene habituelle Luxation des rechten Cubitus), PERTHES (abnorme seitliche Beweglichkeit im Ellenbogengelenk, starke Überstreckungsmöglichkeit der Hände, Hüft- und Oberarmluxationen), BACILIERI (habituelle Luxatio posterior interna cubiti), MAGNUS (Schlaffheit aller Gelenkkapseln), PELTESOHN (Überbeweglichkeit aller Gelenke bei geistiger Zurückgebliebenheit) über diesen Symptomenkomplex. Auch der Fall PERITZ (habituelle Luxation des Ellenbogens, Überstreckbarkeit des Daumens, Idiotie) könnte hierher gehören. CAFFARELLI und LETIZIA haben neuerdings ebenfalls eine angeborene Luxation des Ellenbogens beschrieben.

Auf diese angeborene Gelenkschlaffheit weist VALENTIN in SCHWALBE-GRUBERs Morphologie der Mißbildungen hin. Es ist dasselbe wie die „Laxité articulaire congénitale multiple (ROCHER)". Es ist interessant festzustellen, daß neben der Gelenkschlaffheit eine Mißbildung der Gelenkflächen und Epiphysenteile der gelenkbildenden Knochen vorliegt. Hier gibt es zwei Deutungsmöglichkeiten. Man könnte mit K. H. BAUER eine generalisierte Fehlentwicklung des gesamten mesenchymalen Systems annehmen. Auf der anderen Seite wäre es auch möglich, daß die durch die Gelenkkapselschlaffheit bedingten Einflüsse sekundär zur Mißstaltung der Gelenkflächen selbst führen. Wenn diese Überlegungen speziell unter dem Aspekt der Ellenbogengelenksmißbildungen hier angestellt werden, so deshalb, weil sie eine Erklärung für die angeborenen Luxationen dieses sonst so sehr durch seinen knöchernen Bau gesicherten Humero-Ulnargelenkes abgeben. Es soll noch erwähnt werden, daß auch das Syndrom von Ehlers-Danlos hier hergehört, bei welchem die angeborene Gelenkschlaffheit mit Überdehnbarkeit der Haut verbunden ist.

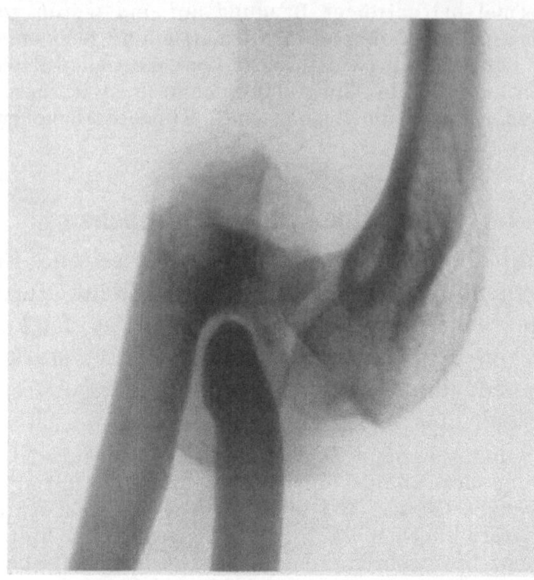

Abb. 35. Angeborene Luxation des Ellenbogengelenkes bei Dysplasie zahlreicher Gelenke. Radiuspseudarthrose

In einem eigenen Fall konnten wir folgende Beobachtung machen: 21jähriger Mann aus erbgesunder Familie. Von Jugend an abnorme Beweglichkeit beider Hände und speziell des Daumens. Extreme Überstreckung möglich. Am linken Ellenbogengelenk besteht seit Geburt eine Verkrüppelung. Der Kranke kommt wegen einer Schizophrenie zur Aufnahme.

Klinischer Befund: Hände in extremer Dorsalflektion gehalten. Kleine Fingergelenke in Beugestellung. Keine Kraft in beiden Händen. Trotz passiv übermäßiger Beweglichkeit kein Faustschluß möglich. Der Daumen steht zusätzlich stark radial abduziert. Im linken Ellenbogengelenk ist eine Streckung über 90° nicht möglich. Beugung von 90—35°. Der Unterarm erscheint gegen die Kondylen verdreht, so daß das Olecranon hinter dem Epicondylus medialis zu tasten ist. Ober- und Unterarm verkürzt. Starke linkskonvexe Skoliose der Brustwirbelsäule.

Röntgenbefund. Linkes Ellenbogengelenk (Abb. 35): Die Unterarmknochen haben sich um 90° nach medial gedreht. Die dysplastische Gelenkfläche der Ulna steht medial und oberhalb des Condylus medialis. Die deformierte Fossa semilunaris ist leer. Der Radius weist eine Pseudarthrose im Halsteil auf. Die Gelenkfläche des Köpfchens steht ebenfalls oberhalb des korrespondierenden Gelenkteiles des Humerus. Der Radius ist mit der Ulna nach medial oben luxiert. Der gelenkbildende Teil des unteren Humerusendes völlig mißbildet, rundlich plump. Während die Trochlea noch etwa die richtige Ausbildung zeigt, ist das Capitulum gegen Schaft und Trochlea um 90° nach volar abgeknickt. Linke Hand: Handgelenk völlig dysplastisch, flach, ohne Processus styloideus radii. Handwurzelknochen klein, verbildet. Ausgesprochene Brachymetacarpie. Rechte Hand: Ähnliche Veränderungen wie links, aber keine Brachymetacarpie. Linkes Schultergelenk: Linker Humeruskopf völlig dysplastisch, stark abgeflacht mit welliger Gelenkkontur. Wirbelsäule: Linkskonvexe Skoliose der Brustwirbelsäule. Der 5. Brustwirbel ist ein seitlicher Keilwirbel.

Zusammenfassend liegt angeborene Gelenkschlaffheit, hochgradige Dysplasie der Gelenkflächen, angeborene, durch Halbwirbel bedingte Skoliose und Schizophrenie vor. Die Radiuspseudarthrose dürfte ein sekundäres Ereignis sein, vielleicht nach einer schleichenden Fraktur, die sich auf Grund der Fehlstellung bei angeborener Luxation der beiden Unterarmknochen ergeben hat.

Ein Vergleich mit den vorher aus der Literatur zusammengesuchten Fällen zeigt vielfache Übereinstimmung einmal hinsichtlich der Gelenkschlaffheit und Dysplasie, zum anderen Geisteskrankheit der Probanden selbst oder naher Angehöriger, Skoliose der Wirbelsäule.

Bei der etwas ausführlicheren Beschreibung dieses umfangreichen Symptomenkomplexes, der offensichtlich die Hauptursache für angeborene Luxationen beider Unterarmknochen ist, war schon in einzelnen Fällen von einer nur habituellen angeborenen Luxation die Rede. Bei der habituellen Ellenbogengelenksluxation tritt wieder die Schwierigkeit auf, angeborene von erworbenen Krankheitsbildern zu unterscheiden. Die Mehrzahl der veröffentlichten Fälle scheinen traumatischen Ursprungs zu sein. Die von HOHMANN aus der Literatur zusammengetragenen Beobachtungen hatten fast alle traumatische Abbrüche an den Gelenkfortsätzen des Humerus oder der Unterarmknochen aufzuweisen. HOHMANN selbst sah zwei Fälle, bei denen zwar ein Trauma vorangegangen war, aber doch eine auffällige Flachheit der Incisura semilunaris erkennbar ist. Abrisse des Processus coronoideus, der Condylen oder der Trochlea können allein oder in Verbindung mit einer anlagemäßig flachen Incisura semilunaris als wesentliche Ursache angesehen werden. Es kann so sein, daß bei primär etwas dysplastischem Gelenk ein zusätzlicher Knochenabriß zu einer habituellen Luxation führt, der bei normal gestalteten Gelenk ohne Folge bliebe. Selbstverständlich sind von dieser Annahme ausgeschlossen größere Knochenausbrüche, die zu einer wesentlichen Zerstörung des Gelenkzusammenhaltes führen. Weitere Literatur zur habituellen Ellenbogenluxation: WENDEL, BLOCH, SOMMER, KNOFLACH, v. STAPELMOHR, NOVOTNY.

Alle genannten Autoren beobachteten habituelle Luxationen nach hinten. REHN beschreibt einen einwandfrei traumatischen Fall mit Abweichen der Unterarmknochen nach vorn. Es gibt aber zweifelsfreie Beschreibungen von angeborenen Ellenbogengelenksluxationen habitueller Natur ohne vorangegangenes Trauma. So berichtet KAPEL über zwei Fälle, bei denen jedesmal in maximaler Extension eine Verrenkung nach hinten eintrat. Im deutschen Schrifttum ist RÜTHERs Publikation wohl die einzige. Es handelt sich um einen 16jährigen Bäckerlehrling, der sonst keinerlei Krankheitszeichen aufwies. Er wurde zur Handarbeit unfähig, da die Luxationen immer gehäufter auftraten. Das in der Originalarbeit einzusehende Bild zeigt eine deutliche Verflachung der Fossa semilunaris, eine Erweiterung des Gelenkspaltes sowie ein Fehlen der volaren Abknickung des unteren Humerusendes. Eine Luftfüllung des Gelenkes ergab eine Ausweitung der Gelenkkapsel. Bei PFEIFFER findet sich noch eine Beobachtung MILCHs erwähnt, mit beidseitiger kongenitaler habitueller Ellenbogengelenksluxation. Für den Röntgenologen wird es in erster Linie darauf ankommen, auch hier wieder das primär dysplastische Gelenk an seinen schon beschriebenen Symptomen zu erkennen und gegen ein durch Frakturfolge verändertes abzugrenzen.

Über eine eigenartige Mißbildung der Fossa olecrani berichtet HERZOG. Bei vier Familienmitgliedern war sie durch eine Leiste in einen medialen und lateralen „Recessus“ geteilt. Bei extremer Streckung sprang das schwach ausgebildete Olecranon in die mediale Grube und Ober- und Unterarm bildeten einen nach außen offenen Winkel. Beschwerden waren nicht vorhanden.

4. Congenitale Aplasien im Ellenbogengelenk

Im Gegensatz zu den durch angeborene Luxationen charakterisierten dysplastischen Gelenken werden die völlig knöchernen Vereinigungen als Gelenkaplasien bezeichnet.

Es kann zu einer Vereinigung aller drei Knochen kommen, oder der Humerus synostosiert nur mit dem Radius oder der Ulna. Ein- und beidseitige Befunde liegen vor. Das Gelenk ist meist in einer Stellung von 120—150° versteift. Es liegt fast immer eine Kombination mit anderen Mißbildungen vor (SIWON 16 Fälle, ROMANUS 24 Fälle, MOUCHET und DI MATTEO, FRANKEL, MURPHY 24 Fälle, LAMBERT). Finger- und Handdefekte, Radiusdefekte, am häufigsten aber wohl die Aplasie oder Hypoplasie der Ulna werden beobachtet. Bei der Besprechung des Ulnadefektes konnten wir bereits ein Bild bringen (Abb. 9, Kap. Unterarm) mit einer Ulnahypoplasie und einer völligen knöchernen Synostose zwischen Humerus, Radius und Ulnarudiment. Dieses Zusammentreffen macht etwa ein Drittel aller in der Literatur beschriebenen Ellenbogengelenksaplasien aus (FRANK 17 Fälle). LAUSECKER fand dabei am häufigsten eine Synostose zwischen Humerus und Radius und nur einmal eine solche zwischen Humerus und Ulna und einmal eine Verschmelzung aller drei Knochen wie in unserem Fall.

Ein Wechsel zwischen völliger Aplasie an einem Gelenk und dysplastischen Erscheinungen am anderen Gelenk, oder ein Wechsel zwischen Aplasie und Dysplasie bei verschiedenen Familienmitgliedern werden gefunden.

Schröder sah unter vier Geschwistern drei Radiusköpfchenluxationen und eine radio-humerale Synostose. Am eingehendsten hat Siwon die Ausprägung des Merkmals „Ellenbogenmißbildung" in einer Familie anläßlich einer Beobachtung eines Totalblockes verfolgt. Beim Kinde der Mißbildeten fand er totale Versteifung beider Ellenbogengelenke und Fehlen aller Epiphysenknorpel. Er ließ Tante und Großmutter exhumieren und sah bei ihnen zwar keine knöcherne Vereinigung, dafür aber an Stelle des Capitulum humeri eine Pfanne für eine kopfförmig umgewandelte Radiusgelenkfläche und bei der Tante noch zusätzlich einen Teildefekt der Trochlea. Auffällig an Siwons Beobachtung war, daß bei allen vier Betroffenen die Unterarmknochen und Handskelete sonst in Ordnung waren.

Die Röntgenbilder ergeben sich aus den jeweils vorliegenden Veränderungen. Es soll noch erwähnt werden, daß der Humerus auch gegabelt sein kann mit je einem Fortsatz für Ulna und Radius (Mouchet, Frank). Neben Fahndungen auf andere Mißbildungen des Skeletes muß auch nach Veränderungen innerer Organe geforscht werden.

5. Die radio-ulnare Synostose

Es handelt sich um eine Aplasie des proximalen Radio-Ulnargelenkes, die unter Einbeziehung der Membrana interossea sich distalwärts ausbreiten kann. Neben dieser häufigsten proximalen Form gibt es auch noch Vereinigungen in der Mitte und am distalen Ende der Unterarmknochen. Die letzteren werden bei den Mißbildungen des Unterarmes besprochen. Die hier zur Rede stehende proximale Form der Synostose ist ein verhältnismäßig häufiges Leiden.

Chasin konnte 1932 bereits über 146 Fälle berichten, von denen 91 doppelseitig waren. Weitere Berichte liegen vor von Lieblein, Kienbök, Dubs, Sonntag, Mouchet und Leleu, Vogeler, Schmidt, Wandel. Die Erblichkeit des Leidens ist nach Aschner und Engelmann sowie Bauer und Bode gesichert. Sie fanden in der Literatur zahlreiche entsprechende Angaben, nach denen das Leiden über mehrere Generationen nachgewiesen werden konnte. Eingehend haben sich auch Davenport u. Mitarb. mit der Frage der Vererbung befaßt und glauben, eine unvollkommene Dominanz feststellen zu können. Kreglinger konnte schon 1911 die radio-ulnare Synostose bei Vater und zwei Söhnen nachweisen. Nach Werthemann überwiegt die Fehlbildung beim männlichen Geschlecht. Es sei aber möglich, daß sie im weiblichen Geschlecht nur nicht manifest wird. Kombinationen mit anderen Ellenbogen- und Unterarmmißbildungen werden häufig angetroffen. Werthemann nennt fernerhin eine große Anzahl von andersartigen Mißbildungen, die zusammen mit der radio-ulnaren Synostose aufgetreten sind: Hüftluxation, Klumpfuß, Genu valgum, Anomalien des Kniegelenkes, Radius- und Daumendefekte, Phalangen- und Fingerdefekte, Syndaktylie, Polydaktylie, Synostose mehrerer Karpalknochen, Nagelstörungen, Gesichtsskoliose, Hypoplasie einer ganzen Thoraxhälfte. Voluter und Klein berichten über Vorkommen beim Rocher-Sheldon-Syndrom.

Im Röntgenbild sieht man bei der proximalen Form eine Vereinigung der beiden Knochen. Bei Kindern liegt sie meist in Höhe des Radio-Ulnargelenks. Weil nimmt an, daß die Vereinigung dicht unterhalb der Gelenkfläche beginne. Zunächst kann man die Corticalis beider Knochen noch getrennt beobachten, aber bei weiterem Wachstum der Synostose in distaler Richtung heben sich die Grenzlinien der beiden Knochen auf und Spongiosazüge laufen von einem in den anderen Knochen (Baisch). Die Länge dieser oberen Synostose wird nach Hohmann von 2—7 cm beobachtet. Die Radiusdiaphyse ist oft verkrümmt und verdickt. Lieblein und Baisch beschreiben zwei Formen des proximalen Radiusendes bei der radio-ulnaren Synostose. Einmal kann das Köpfchen an normaler Stelle stehen bei intaktem Ellenbogengelenk. Häufiger aber kommt es zu einer Verlängerung des Radiushalses und -kopfes, der dann am Capitulum humeri vorbeigleitet. Zwei eigene Fälle sollen eine beginnende radio-ulnare Synostose beim Kind und eine voll ausgebildete beim Erwachsenen zeigen.

Fall 1. $5^1/_2$jähriges Mädchen, dessen linker Unterarm seit Geburt in Pronationsstellung fixiert ist. In der Familie hat beim Großvater mütterlicherseits ein gleicher Zustand bestanden. Röntgenbild: Wenig unterhalb der Gegend des proximalen Radio-Ulnargelenkes sind beide Knochen miteinander verschmolzen. Die Verschmelzung betrifft die ganze Gelenkgegend. Die einander zugekehrten Corticalisstreifen gehen spitzbogenförmig ineinander über („Ossificatio arciformis"). In der Synostose selbst besteht durchgehende Bälkchenzeichnung. Das Radiusköpfchen zeigt eine beginnende Verknöcherung seines Kerns (Abb. 36).

Fall 2. 17jähriger männlicher Patient. Bei der Geburt sei die Nabelschnur um beide Arme gewickelt gewesen und dadurch sei es zur Wachstumsstörung gekommen. In der Familie seien keine Mißbildungen bekannt. Erst in der Schule habe er bemerkt, daß die Drehbewegungen eingeschränkt seien. Mit 15 Jahren habe er sich mit dem linken Ellenbogen an einer Wand gestoßen und sich wie

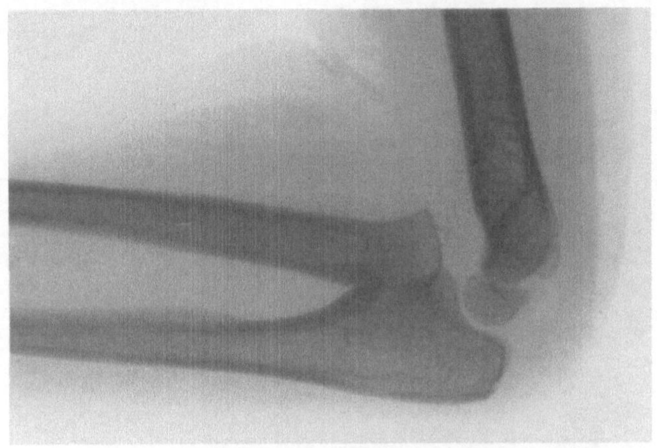

Abb. 36. Radio-ulnare Synostose. Mädchen, $5^1/_2$ Jahre

„elektrisiert" gefühlt. Danach habe er den Arm nicht mehr gerade bekommen. Es habe eine Verrenkung vorgelegen, die in Narkose reponiert wurde. Zwei Tage später nach Entfernung des Gipsverbandes sei eine neue Verrenkung aufgetreten. Daraufhin sei von einem Facharzt ein „Überbein" am Radius operativ entfernt worden. Nach ärztlichem Bericht soll wegen Luxation des Radiusköpfchens eine Exstirpation vorgenommen worden sein. Im Anschluß an diese Operation fast völlige Versteifung des gesamten Ellenbogengelenkes. Patient wurde zur Arthroplastik aufgenommen.

Bei der Aufnahme Versteifung des linken Ellenbogens in einer Stellung von 120°. Rechter Arm in Pronationsstellung fixiert. Streckung und Beugung aber frei. Bei der Operation wurde aus dem Ankylosemassiv mit Hammer und Meißel ein neues Gelenk geformt.

Röntgenbild. Rechter Ellenbogen: Radius und Ulna sind im proximalen Abschnitt in einer Länge von 6 cm knöchern vereinigt. Die Grenze zwischen beiden Knochen ist aufgehoben, es besteht durchgehende Bälkchenzeichnung. Das Radiusköpfchen ist nur noch angedeutet. Es ist nach hinten luxiert und stark verjüngt. Es ist in dem entstandenen Knochenmassiv aufgegangen. Das Humero-Ulnargelenk ohne größere Deformierungen (Abb. 37a).

Linkes Ellenbogengelenk vor Arthroplastik (Abb. 37b): Der Gelenkspalt des humero-ulnaren Gelenkes ist nicht mehr vorhanden. Fast durchgehende knöcherne Vereinigung von Humerus und Ulna. Das Radiusköpfchen fehlt. Der Schaft ist durch Knochenbrücken mit der Ulna verbunden. Weichteilverknöcherungen auf der Volarseite. Die proximalen Abschnitte der Ulna sind so stark verbreitert, daß der ursprüngliche Zustand sicherlich ähnlich dem auf der rechten Seite bestehenden ist. Anamnestisch konnten beide Unterarme nicht supiniert werden.

Linkes Ellenbogengelenk nach Arthroplastik: Zusätzlich erkennt man das neugebildete Humero-Ulnargelenk, aber auch bereits eine beginnende Myositis ossificans (Abb. 37c). Während auf der rechten Seite die Verhältnisse klar sind, erhebt sich die Frage, wieso es links zu einer knöchernen Ankylose des Humero-Ulnargelenkes gekommen ist. Der Verdacht liegt nahe, daß hier von Anfang an auch eine angeborene Mißbildung dieses Gelenkes vorlag, die schließlich zur knöchernen Ankylose geführt hat.

ZÖLLNER beschreibt eine Luxationsfraktur nach vorn am Ellenbogengelenk bei radioulnarer Synostose. Die Bruchlinie verläuft durch die Synostose selbst, wie es ja bei diesen seltenen typischen Frakturen erwartet werden muß.

Die Träger der radio-ulnaren Synostose leiden an einer Pronationskontraktur und sind daher an allen Arbeiten gehindert, die eine Supinationsbewegung der Hand

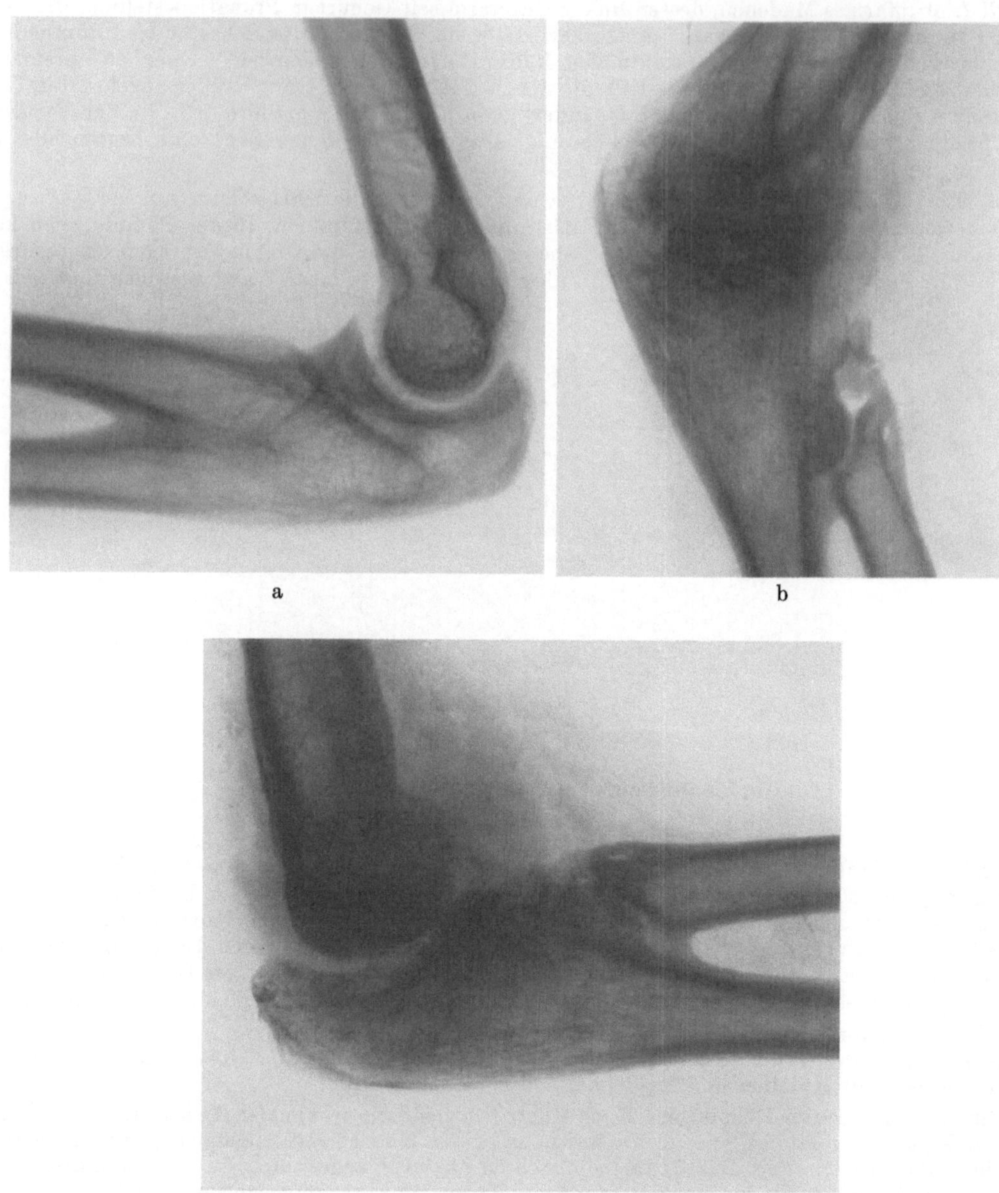

Abb. 37a—c. Radio-ulnare Synostose. Jüngling, 17 Jahre. a Rechte Seite, nicht operiert. b Linke Seite vor Operation. Radiusköpfchen reseziert. Ankylose im Humero-Ulnargelenk. c Linke Seite nach Operation. Arthroplastik

erfordern. Nach HOHMANN kann das durch eine Auswärtsrotation im Schultergelenk etwas kompensiert werden. Die fixierte Pronationsstellung befähigte in einer Beobachtung von GAYRAL und BRU einen 20jährigen in Paris lebenden Nordafrikaner zu besonderer Fertigkeit im Taschendiebstahl. RITTER berichtet von einer seit Jahren ausgeübten Tätigkeit mit dem Preßlufthammer bei gleichzeitiger radio-ulnarer Synostose. Am Ellenbogengelenk traten fragliche Preßluftschäden auf.

Eine Therapie ist nicht sehr erfolgversprechend, da auch die Muskulatur mißbildet ist. Die Unterarmrotatoren sind atrophisch und bindegewebig umgewandelt. Biceps und Brachialis waren in CHASINs Beobachtung verbunden mit gemeinsamem Sehnenansatz. WEIL rät von operativer Trennung ab. HOHMANN bezeichnet sie als schwierig.

6. Angeborene Drehbehinderung des Unterarmes

Die Fixierung in Pronationsstellung bei der radio-ulnaren Synostose hatten wir im vorigen Abschnitt als deren klinisch hervorstechendstes Merkmal kennengelernt. Von ihr soll hier nicht mehr die Rede sein. Es gibt aber noch einige seltene Mißbildungen, die hier ihre Erwähnung finden müssen. CRAMER sah eine starke Dorsalverbiegung beider Unterarmknochen im proximalen Abschnitt. Nach der Aufnahme in der Originalarbeit ist es ohne weiteres klar, daß hier eine Behinderung der Drehbewegung eintreten muß. COCCHI hat dieses Bild auch in das Lehrbuch von SCHINZ-BAENSCH-FREDL aufgenommen.

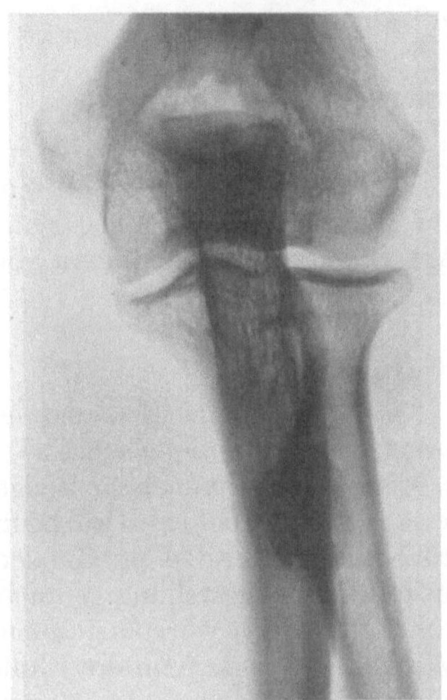

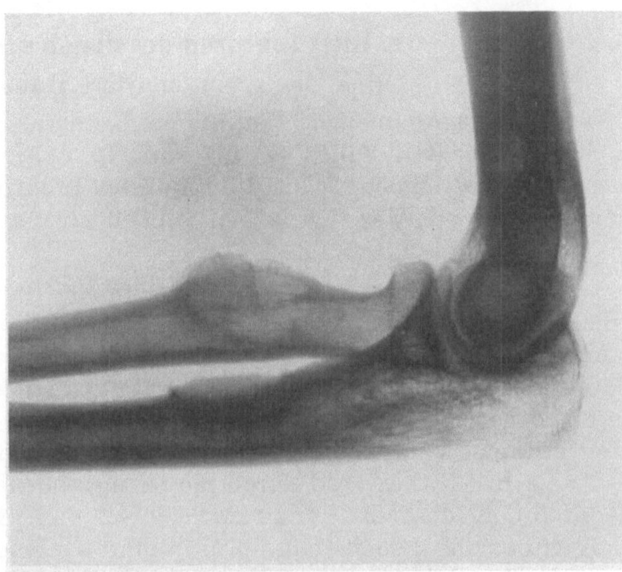

Abb. 38. Exostose an der Tuberositas radii mit Drehbehinderung

HOHMANN beschreibt eine besondere Art der Supinationsbehinderung, die dadurch entstanden war, daß der Radius von der Tuberositas bis zum Köpfchen stark im Sinne der Valgität abwich. Das lateralwärts abstehende Köpfchen stieß bei der Drehung an die Ulna an. WEIL reiht diese Beobachtung unter die angeborenen Dysplasien des Ellenbogengelenkes, da die gleiche Valgität auch dort und bei der Radiusköpfchenluxation gesehen werde.

Eine Abgrenzung solcher angeborenen Zustände gegen erworbene Supinationsbehinderungen ist erforderlich. Eine Deformierung des Radiusköpfchens und -halses kann einmal durch Rachitis, worauf BIESALSKI hingewiesen hat, erfolgen, und zum anderen durch Traumen, worüber man bei LUDLOFF nachlesen kann.

Eine eigene Beobachtung, die nun allerdings gerade zu einer Behinderung der vollen Pronation führte, möchten wir hier anfügen. Ein 43jähriger Mann gibt an, in zunehmendem Maße seit seinem 15. Lebensjahr an der Beugung seines Unterarmes und der Drehbewegung der Hand behindert zu sein. Er könne die Hand nie ganz nach der Daumenseite eindrehen. Die klinische Untersuchung bestätigt diese Angabe. Die Pronation ist mindestens um die Hälfte eingeschränkt.

Das Röntgenbild (Abb. 38) zeigt in der unteren Hälfte der Tuberositas radii eine breite, plump geformte exostosenartige knöcherne Vorwölbung mit einem kleinen, nach distalwärts gerichteten Sporn. Im Seitenbild sieht man, daß diese Exostose sich in der Ulna ein Bett gegraben hat, jedoch ist nicht eine durchgehende Rinne entstanden, so daß die knöcherne Vorwölbung doch schließlich abgebremst wird. Es muß offenbleiben, ob hier eine echte cartilaginäre Exostose vorliegt oder ein vielleicht durch eine Entzündung der Bursa bicipito-radialis entstandener Osteophyt.

Eine Supinationskontraktur nach Trauma beschreibt BURMAN als „paradoxe Pronation“. Der Radius befand sich in Supinationsstellung. Er war mit seinem Köpfchen von der radialen Seite auf die ulnare Seite des Unterarmes rotiert und überkreuzte die Ulna volarwärts.

VI. Frakturen im Ellenbogenbereich

Die extrartikulären ellenbogengelenksnahen Frakturen des distalen Humerusendes und der proximalen Enden der Ulna und des Radius pflegen ebenso wie die intrartikulären Frakturen dieser Knochen eine Funktionsstörung des Ellenbogengelenkes zu verursachen und werden daher zweckmäßig im Kapitel „Ellenbogen“ abgehandelt.

1. Die Frakturen des distalen Humerusendes

a) Die suprakondyläre Humerusfraktur

Sie ist in erster Linie eine Fraktur bei Kindern und Jugendlichen. SCHOLLBACH fand von 53 untersuchten Fällen *30* bis zum 10. Lebensjahr, *44* bis zum 20. Lebensjahr. CHAMBERLIN bezeichnet sie als die häufigste Fraktur am Ellenbogen bei Kindern. Bei Jugendlichen handelt es sich fast ausschließlich um

α) *Suprakondyläre Extensionsfrakturen*

Sie entstehen durch Überstreckung beim Fall auf die Hand. Beim Erwachsenen kommt dabei nach BÖHLER meist eine hintere Ellenbogenluxation zustande. Nach EHALT verläuft die Bruchlinie meist quer, nach BÖHLER von der Streckseite proximal zur Beugeseite distal geneigt. Auch ein umgekehrt V-förmiger Verlauf der Bruchlinie wird beobachtet. Tritt eine Verschiebung ein, so steht das distale Bruchstück hinter dem proximalen. Das distale Bruchstück wird durch die pronierenden Muskeln in Beugestellung gebracht und durch den Musculus triceps nach dorsal und proximal verlagert, woraus sich eine Verkürzung ergibt. Es entsteht ein nach hinten offener Winkel. Die scharfe untere Kante des proximalen Fragmentes kann die Arteria brachialis verletzen und ebenso den Nervus medianus. Eine seitliche Verschiebung des distalen Bruchstückes meist nach innen, sowie eine Abknickung im Sinne der Varastellung ist möglich. Um die Achsenstellung des kurzen, breiten, distalen Fragmentes zu beurteilen, benutzt BAUMANN eine von ihm als Orientierungsgerade bezeichnete Linie. Sie entspricht einer durch die Epiphysenlinie am Capitulum humeri auf einer exakt eingestellten volo-dorsalen Röntgenaufnahme gezogenen Geraden. Sie bildet normalerweise mit der Achse des Humerusschaftes einen nach außen oben spitzen Winkel von 75° bei Knaben und 70° bei Mädchen. Auf einem Seitenbild des Ellenbogengelenks kommt es bei seitlicher Abknickung des unteren Bruchstückes zu einer Überschneidung beider Fragmente. Es ist dies das „symptome de l'éclipse“ nach LAGRANGE und RIGAULT. Fernerhin kann es durch Drehung des distalen Fragmentes nach innen zu einer Dislocatio ad peripheriam kommen. Man erkennt letztere an der verschiedenen Breite der aneinander stoßenden Bruchflächen. Bei möglicher Verdrehung bis zu 90° kann ein Bruchstück von der Breitseite, das andere von der Schmalseite sichtbar werden (Abb. 39). Bei der Reposition muß darauf geachtet werden, daß die Achse des Oberarmes auf dem Seitenbild normalerweise am unteren Ende eine Knickung um 20° nach vorne aufweist.

Neben die früher übliche Reposition und Fixation im Gipsverband ist zur Behandlung der suprakondylären Fraktur die Vertikalextensionsmethode getreten. Bei Kindern kann eine Situationsosteosynthese mit zwei gekreuzten Kirschnerdrähten vorgenommen werden. Beim Erwachsenen ist eine Indikation zur stabilen Osteosynthese mit Platten (ohne Kompression) und Schrauben gegeben (MÜLLER, ALLGÖWER und WILLENEGGER).

Die Heilung erfolgt mit einem zirkulären periostalen Callus im Bereich des distalen Humerusabschnittes, der auch starke Verschiebungen ausgleichen kann. Ohne Verschiebung heilen die Bruchstücke oft mit rein endostalem Callus. Zurückbleibende Stufen an

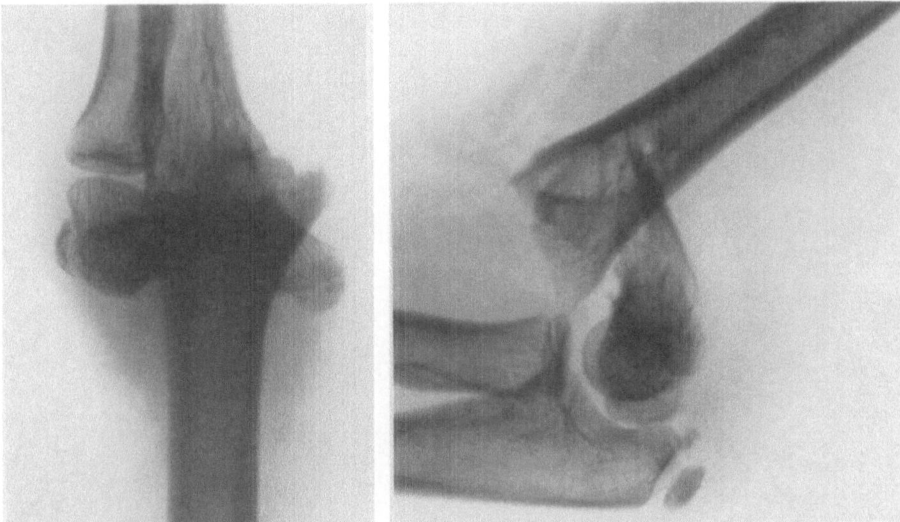

Abb. 39. Suprakondyläre Extensionsfraktur bei 11jährigem Mädchen mit starker Verschiebung und Verdrehung der Fragmente

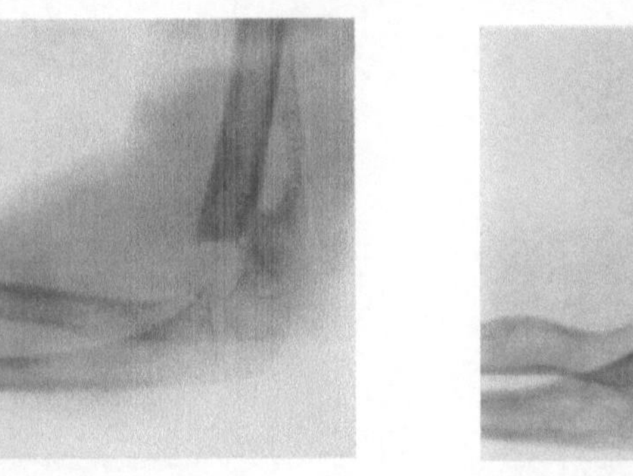

a b

Abb. 40a u. b. Deform geheilte suprakondyläre Fraktur. a 8jähriges Mädchen, b 12 Jahre später Sportlehrerin

der Beugeseite durch die vorstehende Unterkante des proximalen Fragmentes können eine Beugebehinderung nach sich ziehen. Mit dem Längenwachstum wandert aber bei Kindern dieses Hindernis diaphysenwärts und stört dann nicht mehr, wie wir an einem sehr schönen Beispiel bestätigen können (Abb. 40). Deforme Heilungen sind möglich in einer Antekurvationsstellung des distalen Humerusendes oder unter Ausbildung eines Cubitus varus oder valgus. Ebenso kommt die Fischschwanzdeformität vor (s. unter deform geheilte Frakturen).

β) Suprakondyläre Flexionsfrakturen

Sie entstehen beim Fall auf den gebeugten Ellenbogen und werden beim Erwachsenen gefunden. Hier verlaufen die Bruchflächen umgekehrt schräg proximal von der Beugeseite nach distal zur Streckseite. Das distale Fragment ist umgekehrt wie beim Extensionsbruch im Falle einer Verschiebung nach der volaren Seite verlagert. Es entsteht ein nach vorn und innen offener Winkel. Das distale Fragment kann nach innen verdreht sein, was wiederum an der verschiedenen Breite der Bruchenden erkannt werden kann. Auch Verkürzungen kommen bei Verschiebung in voller Schaftbreite vor (Abb. 41).

Nach MATZEN wirkt die Führungsleiste der Fossa semilunaris bei der suprakondylären Biegungsfraktur wie ein Keil, so daß häufig eine Spaltung in Längsrichtung im kurzen peripheren Fragment zwischen den Condylen eintritt. Es entstehen so die *V-, Y- und T-Frakturen*. Der Bruchspalt reicht dann bis in das Gelenk und teilt die Gelenkfläche

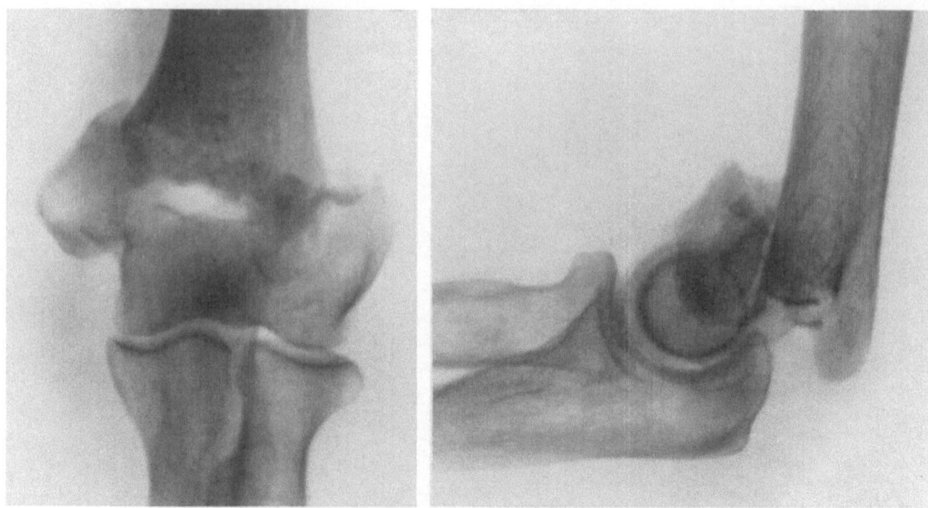

Abb. 41. Suprakondyläre Flektionsfraktur bei 85jähriger Frau

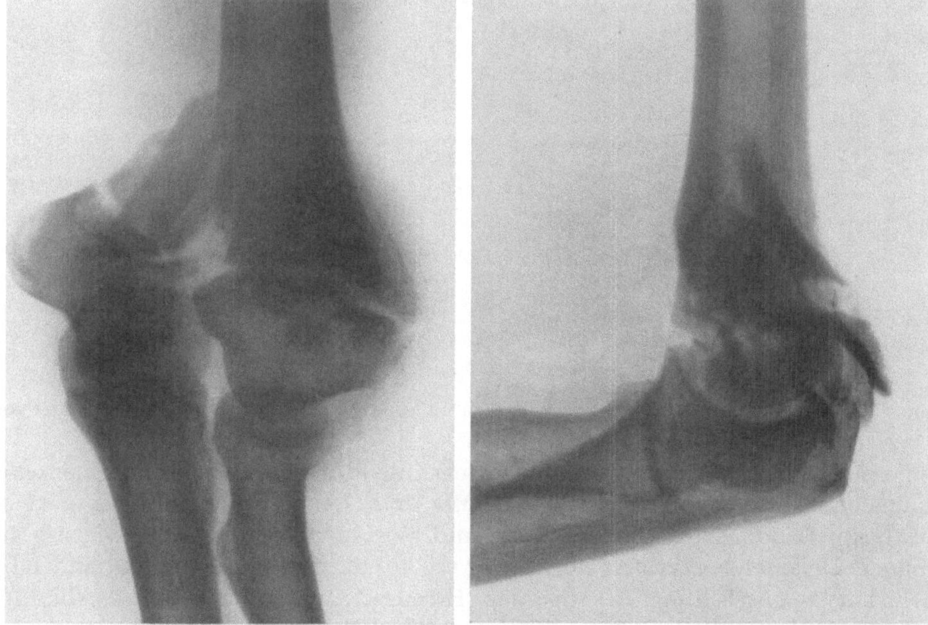

Abb. 42. T-Fraktur mit Verdrehung des radialen Kondylenfragmentes

des Humerus in zwei Teile. Die beiden distalen Bruchstücke verkanten und verdrehen sich gegeneinander. Stufenbildungen in der Gelenkfläche treten ein (Abb. 42). Entsprechend dem Entstehungsmechanismus einer suprakondylären Humerusfraktur steht das proximale Schaftfragment oft hinter den Condylenbruchstücken. Diese Frakturen heilen oft stark deform mit Lückenbildungen zwischen den Fragmenten und Valgus- oder Varastellung.

Die Ansichten über den Wert der stabilen Osteosynthese bei diesen meist schweren Bruchformen sind geteilt. Wenn eine stabile Osteosynthese möglich ist, d.h. wenn die Bruchstücke durch Nägel, Schrauben, Platten, Gewindebolzen usw. so gut fixiert werden können, daß eine sofortige Bewegung möglich ist, kann die Osteosynthese die Heilungsresultate verbessern (MÜLLER, ALLGÖWER und WILLENEGGER, BAUMANN). In 1. Linie verhütet die frühe Bewegung — nicht Belastung — die sekundären durch die Ruhigstellung verursachten Veränderungen in den Gelenken und der Muskulatur. Erscheint eine Osteosynthese nicht möglich, sowie bei stärkerer Zertrümmerung, wird der Extensionsbehandlung der Vorzug gegeben.

Im anglo-amerikanischen Schrifttum werden nach EHALT die suprakondylären Frakturen als „suprakondylar above the olecranon fossa" beschrieben und die diakondylären Frakturen als „supracondylar through the olecranon fossa".

b) Die diakondyläre Humerusfraktur

Diese Bruchform bei BÖHLER und EHALT beschrieben, zeigt die Bruchlinie quer durch die Condylen verlaufend. Nach EHALT kommt sie bei Jugendlichen und Erwachsenen vor. BÖHLER beschreibt sie bei kalkarmen Knochen alter Menschen. Wir haben sie ebenfalls in diesen beiden Altersgruppen gefunden. Verschiebung tritt selten ein, dafür eine Abknickung im Sinne der Rekurvation mit nach vorne offenem Winkel. EHALT weist darauf hin, daß dieses Abknicken wegen der physiologischen Rekurvation an dieser Stelle schwer beurteilbar ist. Er empfiehlt eine Vergleichsaufnahme der gesunden Seite. Bei schräg verlaufenden Frakturlinien ist eine Kombination zwischen suprakondylärer und diakondylärer Fraktur möglich.

c) Frakturen der Condylen

Sie ereignen sich beim Fall auf die Hand und gleichzeitig gestrecktem Ellenbogen. Die Gewalteinwirkung pflanzt sich über den Radius auf den Condylus lateralis fort. Dieser wird daher häufiger abgeschert als der mediale Condylus. Unterstützend wirkt in diesem Sinne hier auch die physiologische Valgusstellung im Ellenbogengelenk. Der seltenere Bruch des medialen Condylus ist meist Folge einer direkten Gewalteinwirkung (Abb. 43). Oft ist das Bruchstück nur etwas seitwärts verschoben (Abb. 44a). Bei einer Verlagerung nach proximal tritt eine Stufenbildung in der Gelenkfläche ein. Das Fragment kann sich drehen und die Bruchfläche sieht dann nach außen. Bei Drehung um eine frontale Achse sieht die Gelenkfläche nach vorn oder hinten, was jedoch selten ist. Es kann im seitlichen Röntgenbild erkannt werden. KOCHER hat bereits 1896 eine Subluxation als Folge dieser Verschiebungen angegeben. Teilabbrüche des Condylus sind nach EHALT Folgen von Bandabrissen. Bei Jugendlichen kann es zu *schalenförmigen Abrissen* mit und ohne Verschiebung kommen. Man sieht dann neben der oft sehr zarten Kontur der abgerissenen Schale den verlagerten Knochenkern des Capitulum humeri (Abb. 44b). Nach BAUMANN kann bei Verdrehung des Bruchstückes um 180° diese zarte Knochenschale außerhalb des Capitulum-Kernes erscheinen. Sie ist aber nicht immer sichtbar. BÖHLER empfiehlt besonders bei Kindern Vergleichsaufnahmen der gesunden Seite, um den Grad der Verschiebung zu ermessen. Nach seiner Ansicht wird diese Fraktur sonst häufig garnicht erkannt. BAUMANN betont, „daß keine Fraktur beim Kind, besonders beim Kleinkind, so oft Anlaß zur Unterschätzung ihrer Bedeutung, zu Fehldiagnosen und folgenschwerem therapeutischem Versäumnis gibt". Die röntgenologischen Zeichen sind oft schwierig zu deuten, die Beschwerden klingen rasch ab, kommen aber nach Monaten und Jahren sich ständig steigernd wieder. Auch FOGEL und NAGY weisen auf diese Schwierigkeiten hin.

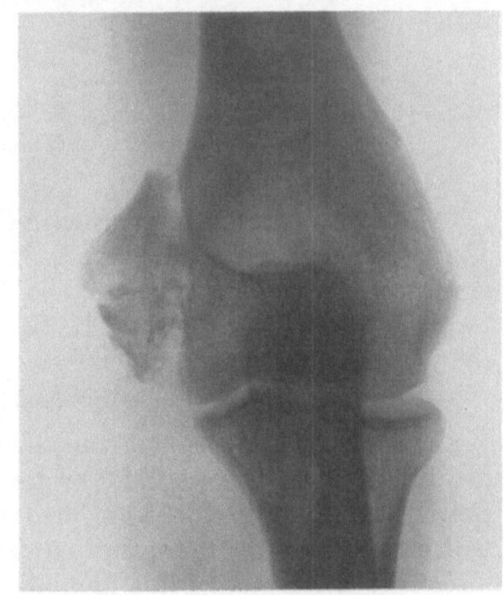

Abb. 43. Fraktur des medialen Condylus durch direkte Gewalteinwirkung

Besteht nur eine Fissur oder gelingt die unblutige Einrichtung gut, sind kurzfristige laufende Röntgenkontrollen über Wochen hinaus angezeigt, da erfahrungsgemäß eine Stellungsverschlechterung häufig vorkommt. Aus diesem Grunde wird der Osteosynthese durch Nägel, Drähte oder Zugschrauben vielfach primär der Vorzug gegeben. Bei nicht ausreichender unblutiger Repositionsmöglichkeit ist sie der einzige Weg ein funktionell gutes Resultat zu erzielen.

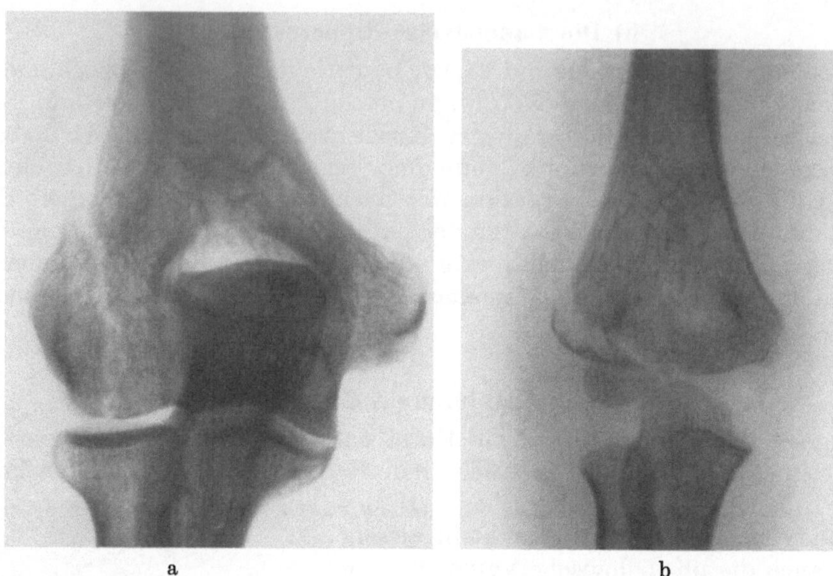

a b

Abb. 44a u. b. Fraktur des lateralen Condylus ohne Verschiebung. a Bei 30jährigem Mann, b bei 5jährigem Mädchen (schalenförmiger Abriß)

Veraltete und deform verheilte Condylenbrüche führen zu pathologischer Valgus- oder Varusstellung. Besonders häufig findet sich hier die Fischschwanzdeformität (s. unter deform geheilten Frakturen). Die Folgen einer ausgebliebenen knöchernen Vereinigung zeigt die Abb. 63.

d) Abrisse des Epicondylus medialis und lateralis

Eine starke Abduktion des Unterarmes eventuell mit gleichzeitiger Überstreckung des Ellenbogens ist nach Matti die Ursache des Abrisses des Epicondylus medialis. Nach Schinz ist die Fraktur des Epicondylus ulnaris als Beginn einer nicht vollkommen gewordenen Ellenbogenluxation nach außen und hinten anzusehen. Bei der Luxation nach außen ist der Epicondylus medialis meist mit abgerissen. Es handelt sich eigentlich fast immer um eine Epiphysenlösung, da sie nach Ehalt nur bei offener Epiphysenfuge oder doch bald nach Verschluß derselben bei Jugendlichen gesehen wird. Nach Chamberlin ist der Abriß des Epicondylus medialis die zweithäufigste Fraktur am Ellenbogen bei Kindern. Es ist das ulnare Seitenband, das bei starker Abduktion seine Ansatzstelle, nämlich den Epicondylus, herausreißt. Bei geringer Verschiebung sind Vergleichsaufnahmen der gesunden Seite notwendig. Baumann ist auch hier der Ansicht, daß bei Kindern immer ein Stück der Metaphyse mitabgetrennt wird, die Bruchstelle oft bis in das Gelenk reicht. Banki unterscheidet beim Kind eine Nucleolyse und eine Apophyseolyse. Im ersten Fall ist der Knochenkern eben erst erschienen, bei der Apophyseolyse ist dagegen schon eine deutliche Knochenstruktur vorhanden. Er glaubt, daß reine Lysen möglich sind. Daneben unterscheidet er eine Fraktur im Knochenkern der Apophyse und eine solche in der zugehörigen Metaphyse und spricht in letzterem Fall von Osteoapophyseolyse. Viehweger hält zur sicheren Darstellung eines Spaltes zwischen Humerusmetaphyse und dem Epicondylus medialis humeri eine besondere axiale Aufnahmerichtung für erforderlich. Der Patient legt den Unterarm mit der Dorsalfläche auf und winkelt den Oberarm im Ellenbogengelenk um 80° nach vorn ab. Der Zentralstrahl läuft an der Dorsalfläche des Humerus senkrecht in der Richtung auf das Condylengebiet. Dies ist notwendig, weil der Apophysenkern des Epicondylus vorwiegend an der dorsolateralen Fläche des Humerus liegt. Oft aber ist die Verlagerung eindeutig, zumal wenn sie mit Verdrehung des Knochenkerns einhergeht (Abb. 45a). Eine Verlagerung des abgebrochenen Epicondylus ins Gelenk ist möglich (Abb. 45b u. c). Er zieht dann die Ursprünge der Beugemuskeln und das Seitenband als Stiel hinter sich her (Baumann). Dieser Zustand kann übersehen werden. Ehalt berichtet, daß von sieben zuletzt eingewiesenen

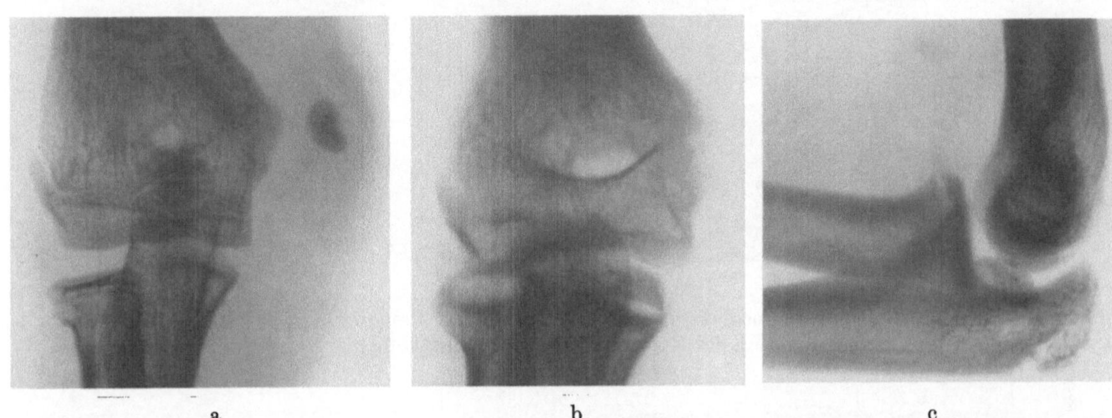

a b c

Abb. 45a—c. Fraktur des Epicondylus medialis. a Bei 14jährigem Knaben mit weiter Verlagerung des Fragmentes. b Verlagerung des abgerissenen Epicondylus in den humero-ulnaren Gelenkabschnitt. c Gleiche Fraktur wie b

Fällen auswärts keiner erkannt wurde trotz einwandfreier Röntgenbilder. Nach ihm ist es in vielen Fällen erst die sekundäre Ulnarislähmung infolge Überdehnung, die zu einer Vorstellung der Kinder Veranlassung gibt. Patrick weist ebenfalls auf diese Verlagerungsmöglichkeit in den Gelenkspalt hin. Ehalt zeigt das Röntgenbild eines Erwachsenen, bei welchem ein mit Pseudarthrose geheilter Abriß des ulnaren Epicondylus durch ein neues Trauma in den Ellenbogengelenkspalt verlagert wurde, wodurch der ganze Unterarm nach radial subluxiert stand. Bei Verlagerung in den meist humero-ulnaren Teil des Gelenkspaltes kommt es immer zu einer Valgusstellung. Der abgerissene Epicondylus heilt oft pseudarthrotisch. Dabei kann die Funktion ungestört sein. Es ist aber auch möglich, daß das Fragment als empfindlicher Körper unter der Haut tastbar ist (Wittich), vielfach nach distal verlagert ist und die Beweglichkeit beeinträchtigt. Nagelung oder Verschraubung werden vielfach vorgenommen, wenn auch Böhler der Meinung ist, daß dadurch die spätere Beweglichkeit verschlechtert wird. Baumann erwähnt, daß sich nach der früher üblichen Exstirpation oft ein strukturiertes Knöchelchen an der Abrißstelle neu bildet, das von einem nicht angeheilten Epicondylus nicht zu unterscheiden ist. Bei Einklemmung ins Gelenk ist operative Korrektur notwendig, wobei das Fragment an der Abbruchstelle fixiert werden kann (Abb. 46a u. b.).

Ein Abriß des radialen Epicondylus ist ausgesprochen selten. Er kommt durch eine forcierte Adduktionsbewegung zustande. Auch hier ist Einklemmung möglich. Einen Abriß bei gleichzeitiger Luxation zeigt Abb. 57.

e) Fraktur des Capitulum und der Trochlea humeri

Nach Böhler tritt der Abbruch des Capitulum humeri bei Menschen auf, die eine übernormale Valgusstellung des Ellenbogengelenkes aufweisen und es stark überstrecken können. Sturz auf den gestreckten Arm ist die Ursache, nach Matzen aber auch Fall auf den gebeugten Ellenbogen. Bei normaler Form des Ellenbogengelenkes kann es bei

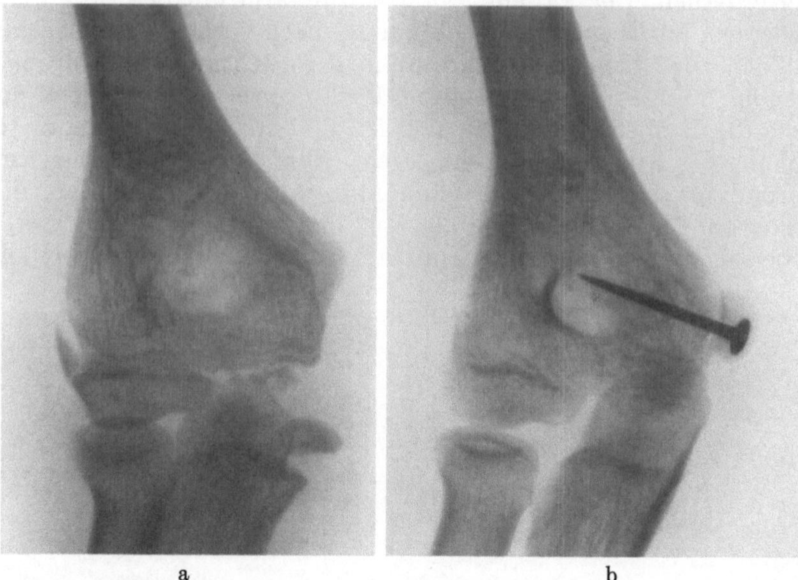

a b

Abb. 46. Fraktur des Epicondylus medialis und Verlagerung in den humero-ulnaren Gelenkabschnitt a vor b nach Fixation des Epicondylus an der Abrißstelle mit Nagel

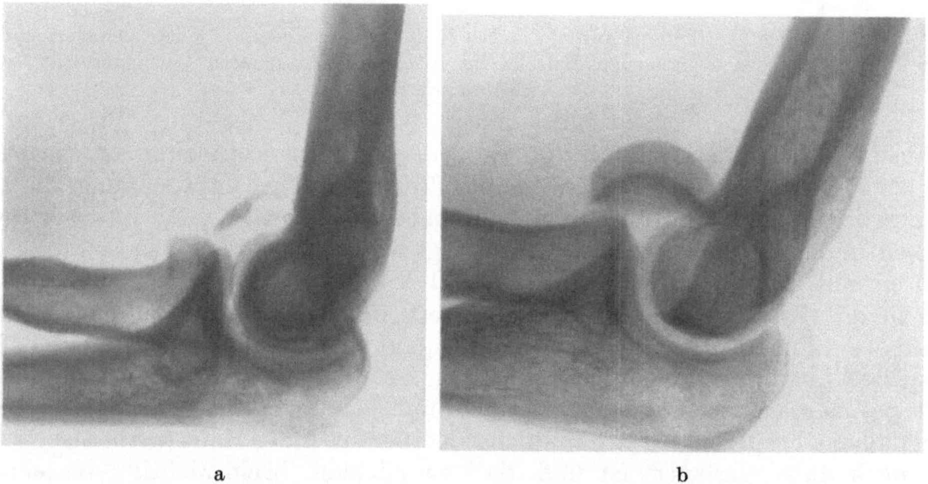

a b

Abb. 47a u. b. Bruch des Capitulum humeri. a Schalenförmig, b Totalabbruch

gleichem Unfallhergang zum Bruch des Radiusköpfchens kommen. Man unterscheidet den *schalenförmigen Abbruch* nach KOCHER und den *Totalabbruch* nach HAHN (KARITZKY) (Abb. 47). Meist ist das Capitulum schalenförmig abgebrochen und nach vorn und proximal (es ist dann im Seitenbilde vor dem distalen Humerusende zu sehen) oder aber auch nach hinten verlagert. Eine gleichzeitige Abknickung nach vorn ist möglich unter Drehung bis zu 90°. KARITZKY weist darauf hin, daß das abgebrochene Capitulum im Augenblick der Röntgenaufnahme seine ursprüngliche Lage wieder einnehmen kann und der Abbruch dann schwer zu erkennen ist. Nach einigen Streck- und Beugebewegungen kann die Verschiebung dann wieder deutlicher zu Tage treten. Er empfiehlt dieses Vorgehen aber nur, wenn das Bruchstück klinisch Einklemmungserscheinungen verursacht.

Auch die *Trochlea* kann isoliert ausbrechen und gleichsinnige Verlagerungen zeigen. Selten halten sich diese isolierten Ausbrüche des Capitulum und der Trochlea genau an die anatomischen Grenzen. So reißt häufig mit dem Capitulum ein Teil der Trochlea ab

(Abb. 48). Auch ein Totalabbruch von Capitulum und Trochlea zusammen kommt vor. Ebenso können Teile der Condylen im Zusammenhang mit Köpfchen und Rolle abbrechen. Dies stellt dann einen Übergang zu den Condylenbrüchen dar. SABBIONI rechnet z.B. den isolierten Abbruch des Capitulum humeri zu den Frakturen des Condylus lateralis, da er durch denselben Unfallmechanismus zustandekommt.

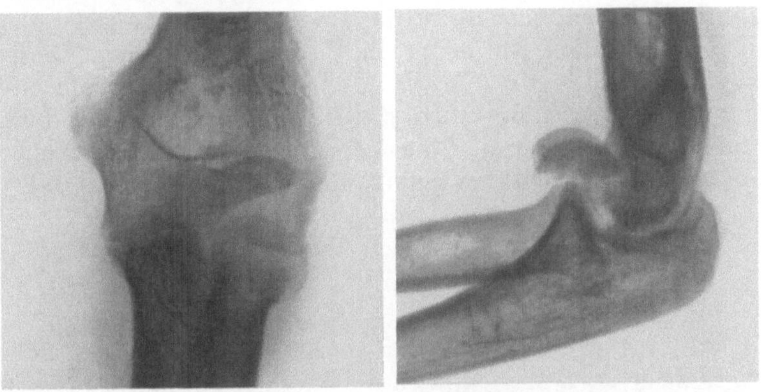

Abb. 48. Bruch von Capitulum humeri und des lateralen Teiles der Trochlea

Bei Jugendlichen, bei welchen die Abtrennung von Capitulum und Trochlea häufiger vorkommen, tritt an Stelle des Abbruches die *Epiphysenlösung*. Die abgerissenen Epiphysen sind oft erheblich verlagert und sowohl um die Quer- wie Längsachse gedreht (Abb. 49). BAUMANN allerdings ist der Meinung, daß gerade am Ellenbogengelenk die Frakturlinie fast nie durch die Knorpelfugen läuft, sondern immer im Knochen selbst. Die Knochenkerne nehmen bei ihrer Verlagerung neben der knorpeligen Wachstumszone meist noch eine dünnere oder dickere Knochenschale, die von der Metaphyse abreißt, mit.

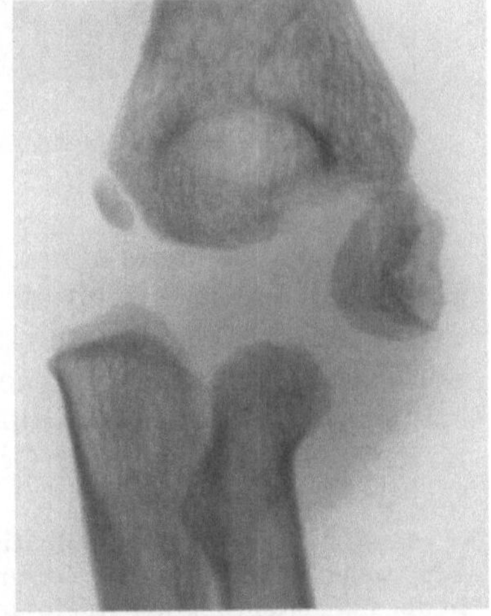

Abb. 49. Epiphysenlösung am Capitulum humeri mit starker Verdrehung des Fragmentes und Subluxation

Die Lösung der distalen Humerusepiphyse im ganzen ist sehr selten. MATZEN weist mit Recht darauf hin, daß diese Verletzung häufig falsch diagnostiziert wird. Es liegt dies daran, daß die Begrenzung der distalen Humerusmetaphyse und der Knochenkern der Epiphyse normalerweise einen nach hinten offenen Winkel bilden, der fälschlich als Epiphysenlösung gedeutet wird. Eine Vergleichsaufnahme der anderen Seite ist in jedem Zweifelsfalle anzuraten. Nichtbeachtung kann Wachstumsstörungen zur Folge haben. Eine Pseudarthrose nach Epiphysenlösung am unteren Humerusende hat VAN HOVE gesehen.

Einrichtung oder operative Entfernung des abgebrochenen Capitulum oder der Trochlea sind erforderlich, da sonst Anheilung in verschobener Stellung mit schwerer Funktionsbeeinträchtigung erfolgt.

2. Frakturen der proximalen Abschnitte der Unterarmknochen

a) Frakturen des proximalen Radiusendes

Wird der Unterarm in Längsrichtung gestaucht, wie es beim Sturz auf die Hand bei gestreckter Hand eintritt, so kann einmal, wie oben beschrieben, das Capitulum humeri durch das Radiusköpfchen abgebrochen werden oder aber häufiger das Capitulum radii vom Oberarmköpfchen verletzt werden (KARITZKY).

Die Fraktur des Speichenköpfchens ist oft nur in einer der beiden typischen Aufnahmeebenen zu sehen. Es kann aber bei klinischem Verdacht notwendig werden, Röntgenaufnahmen vom Unterarm in Pronations- und Supinationsstellung zu machen und eventuell Schrägaufnahmen anzufertigen (GRASHEY, KARITZKY). SCHMITT empfiehlt ebenfalls bei Frakturverdacht am Radiusköpfchen mehrere Aufnahmen aus verschiedenen Richtungen in Supinations- und Pronationsstellung. Er macht darauf aufmerksam, daß die Seitenaufnahmen in Pronationshaltung das Radiusköpfchen aus der gleichen Richtung zeige wie bei der volodorsalen Aufnahme in Supinationsstellung. Diese Bemerkungen gelten besonders für den sog. *Meißelbruch.* Es handelt sich hier um einen Längsspalt, beginnend mehr oder weniger in der Mitte des Radiusköpfchens, der durch den Hals bis in den Schaft hineinverlaufen kann. Eine Verschiebung tritt dabei nicht auf und nur bei annähernd orthograder Projektion gelingt der Nachweis (Abb. 50a).

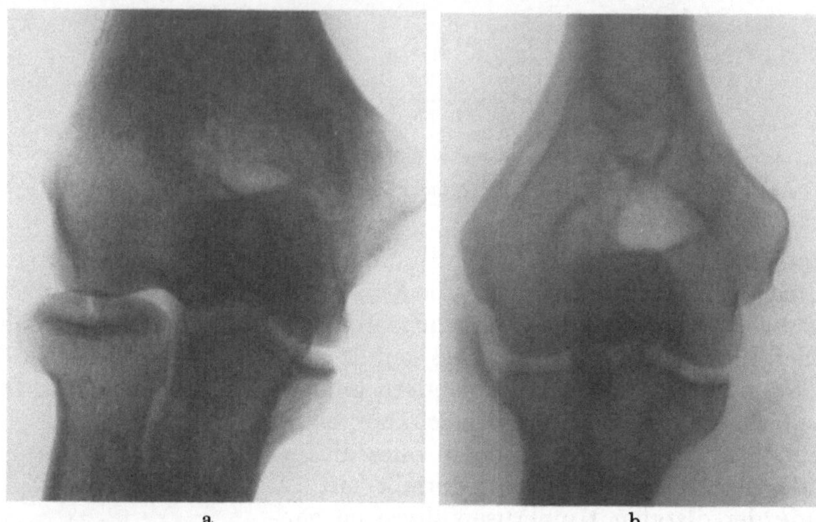

Abb. 50a u. b. Radiusköpfchenfraktur. a Meißelbruch, b mit Verlagerung und Verdrehung des kleinen Fragmentstückes

Häufiger als dieser reine Meißelbruch brechen allerdings laterale Teile des Köpfchens ab. Diese können verschoben und gekippt werden (Abb. 50b) oder auch in unveränderter Stellung liegenbleiben. SCHINZ bezeichnet auch diese Frakturform nach einer Abbildung noch als Meißelbruch. Bei noch stärkerer Gewalteinwirkung kann es schließlich zu Zersplitterungen des ganzen Köpfchens in mehrere Teile kommen, die weit verstreut werden können. Ein Einbruch der Gelenkfläche von proximal her mit Stufenbildung ist manchmal das einzige Zeichen.

ESSEX-LOPRESTI beschreibt eine Radiusköpfchenfraktur mit einer Dislokation im distalen Radio-Ulnargelenk, welche durch Zerrung an der Membrana interossea sehr schmerzhaft sei. Eine heftige, in der Längsrichtung der Radiusachse verlaufende komprimierende Gewalteinwirkung sei die Ursache.

ROSENOER und MICHELL beschreiben eine Spontanfraktur des Radiusköpfchens bei „Wilson's disease".

Fraktur des Radiushalses. Nach BÖHLER kann durch Biegung, nach KARITZKY durch direkte Gewalteinwirkung mit Hyperpronation der *Bruch des Speichenhalses* entstehen. Der Bruch sitzt hier unterhalb des Köpfchens, welches an Ort und Stelle bleiben kann, zumeist aber nach außen und vorn verschoben und verdreht wird. Nach EHALT kann eine Drehung um 180° erfolgen, so daß die Bruchfläche gegen das Oberarmende schaut. Als eine besondere Form kann man den Stauchungsbruch des Collum radii ansehen. Das Köpfchen sitzt dabei meist schräg auf dem Hals mit Abknickung nach radial und volar (Abb. 51.) Bei Kindern kann es an dieser Stelle zur Epiphysenlösung kommen. An der Epiphyse hängt oft noch ein kleiner Ausriß aus dem Schaft. Die Verschiebung ist oft erheblich (Abb. 52). BÖHLER warnt hier vor der operativen Entfernung, die Wachstumsstörungen und Brückencallus zur Folge haben kann. Es gelingt auch meist mit konservativen Maßnahmen, ein brauchbares funktionelles Resultat zu erzielen. Dauerstörungen der Drehbewegung bei Heilung mit Deformität des proximalen Radiusendes sind bei LUDLOFF beschrieben.

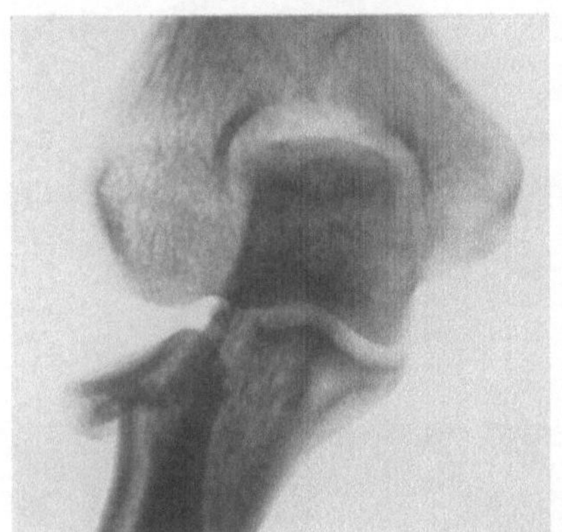

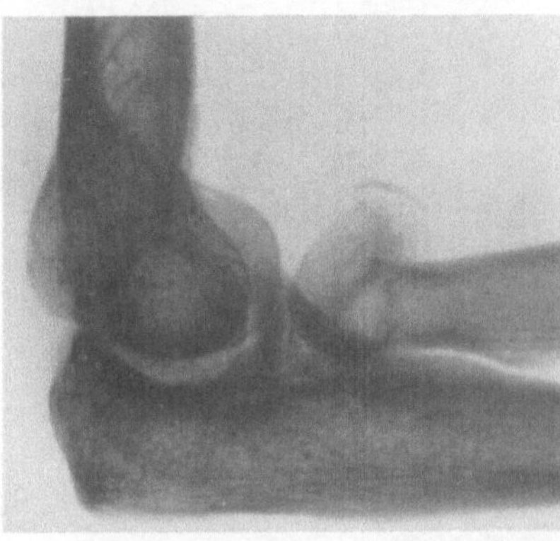

Abb. 51. Fraktur des Collum radii

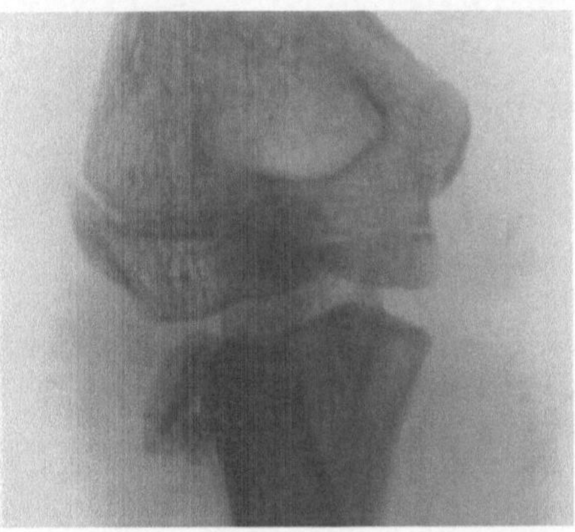

Abb. 52. Epiphysenlösung des Radiusköpfchens bei 12jährigem Mädchen

b) Frakturen des proximalen Ulnaendes

Olecranonfraktur. Sturz oder Schlag auf den Ellenbogen sind als Entstehungsursache anzusehen. Ob auch eine Überstreckung zur Fraktur führen kann, ist zweifelhaft. WUSTMANN zeigt das Röntgenbild eines Ausrisses aus dem Olecranon nach Speerwurf. Das Seitenbild gibt im allgemeinen die beste Übersicht. Bei leichter Gewalteinwirkung kommt es nur zur Fissur ohne Verschiebung. Bei starker Gewalteinwirkung klaffen die Bruchstücke weit auseinander. Der Bruchspalt kann quer oder schräg zur Unterarmachse verlaufen. Im Gelenk kann es zur Stufenbildung kommen. Der Zug des Musculus triceps führt oft zu weitgehender Distraktion und mitunter auch zu Drehungen des Olecranonfragmentes. Splitterbrüche sind möglich. Es gibt auch einen extraartikulären Verlauf der Bruchlinie parallel zur Gelenkfläche. Typische Olecranonbrüche zeigt die Abb. 53. Bei Kindern sind Olecranonfrakturen nicht häufig. Reine Epiphysenlösungen vor oder nach Entwicklung der Knochenkerne sind sehr selten. Meist reißt eine kleine Knochenschale aus der Metaphyse mit ab.

Eine Diastase der Fragmente kann zwar durch Eingipsen in Streckstellung zunächst beseitigt werden, den Dauererfolg bringt aber nur die operative Vereinigung. Eine Druckosteosynthese mit einer kurzen oder längeren Zugschraube wird man heute als die meist

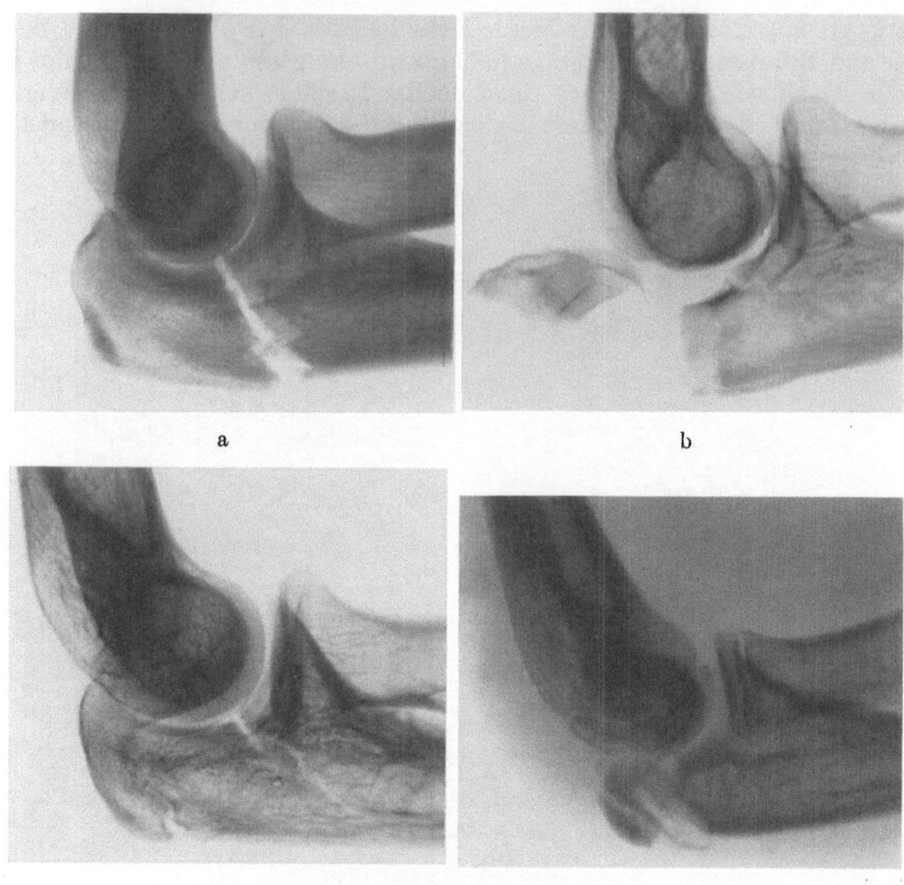

Abb. 53a—d. Olecranonfrakturen. a Ohne wesentliche Verschiebung, b mit starker Distraktion und Kippung des Fragmentstückes, c ohne Verschiebung bei gleichzeitig erhaltener Epiphysenlinie, d Epiphysenlösung

geübte Behandlungsform finden. Daneben hat besonders bei glatten Querbrüchen die einfache U-förmige Drahtschlinge oder die gekreuzte Drahtnaht weiterhin ihre Berechtigung (Baumann). Müller, Allgöwer und Willenegger beschreiben die Zuggurtung. Dabei wird eine axiale Spickung mit 2—4 Kirschnerdrähten vorgenommen. Ein Cerclagedraht wird im distalen Fragment quer durch die Ulnakante gezogen. Der Draht wird gekreuzt und um die vorstehenden Enden der Kirschnerdrähte geführt. Danach erfolgt eine Quirlung des Drahtes unter maximaler Anspannung. Bei Schrägbrüchen wird die Fraktur noch zusätzlich durch eine Zugschraube senkrecht zum Frakturspalt stabilisiert. Diese Metall-Teile erscheinen natürlich auf dem Röntgenbild. Unterbleibt die Fragmentvereinigung, folgt eine Olecranonpseudarthrose mit Verlust der aktiven und später auch passiven Streckfähigkeit im Ellenbogengelenk.

Fraktur des Processus coronoideus. Der isolierte *Abbruch des Processus coronoideus* wird beobachtet. Jedoch tritt er im allgemeinen als zusätzliche Fraktur bei der Luxatio cubiti auf. Das abgebrochene Fragment ist meist klein und nur wenig verschoben (Abb. 58). Bei der Ellenbogenverrenkung kann aber eine weitgehende Verschiebung eintreten, wobei dann das Fragment bei der Einrenkung wieder an seinen ursprünglichen Platz zurückgleitet oder durch den Zug des Musculus brachialis nach proximal verschoben bleibt.

3. Atypische Frakturen

Bei direkter schwerer Gewalteinwirkung oder Schußverletzung kommt es zu völlig regellosen Frakturen, meist als ausgesprochene Zertrümmerungsbrüche anzusehen. Wir sahen einen solchen Zertrümmerungsbruch nach einem Autounfall. Die Rückseite des gelenknahen Abschnittes des Humerus war in kleine Fragmente zersplittert, ohne daß es zu einer durchgehenden Fraktur gekommen war. Die Bruchlinien führten allerdings bis in das Gelenk hinein. Vor dem Humerusschaft erkannte man eine Gasaufhellung, durch die bei der komplizierten Fraktur eingetretene Luft (Abb. 54).

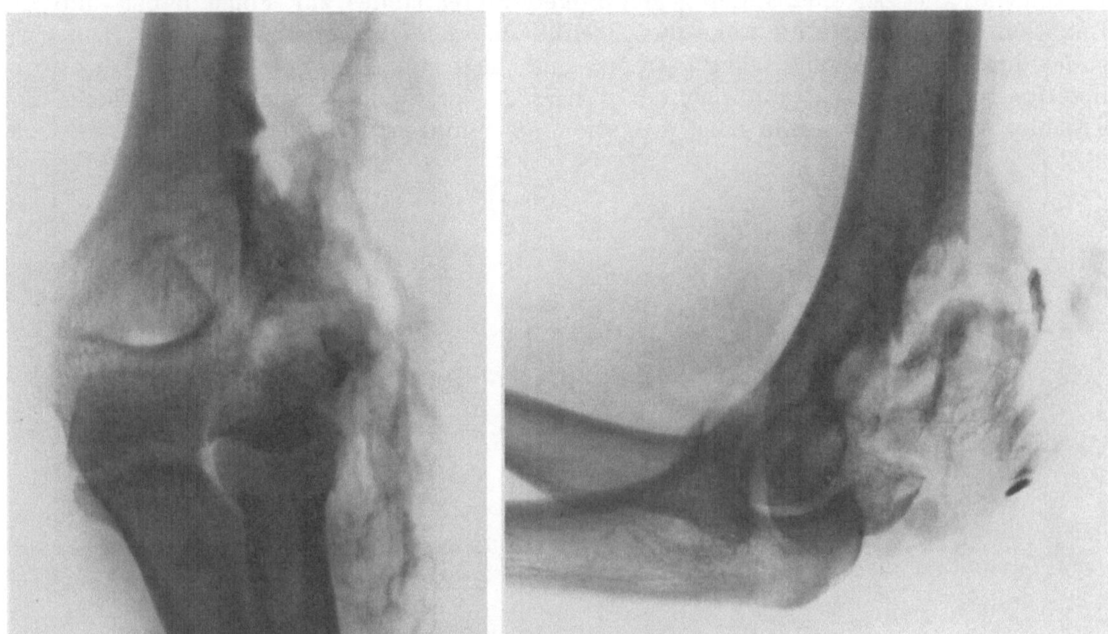

Abb. 54. Atypische Fraktur nach Autounfall

Hierher gehören auch die in der amerikanischen Literatur beschriebenen „Sideswipe Fractures" (HIGHSMITH und PHALEN, AUFRANG), „Car window elbows" (SHORBE) oder „Traffic elbows" (WOOD). Es handelt sich dabei um Frakturen, die bei Kraftfahrern zustandekommen infolge der Gewohnheit, den Ellenbogen aus dem offenen Fenster herauszuhalten. Durch ein feststehendes Hindernis oder ein entgegenkommendes Gefährt kommt es zu schweren Zertrümmerungsfrakturen der Ellenbogengelenksgegend. Gefäßzerreißungen machen Amputationen erforderlich. Nach WOOD ist wegen der Schwere der Verletzung sogar in 50% mit Amputationen zu rechnen. Häufig bleibt eine Pseudarthrose im unteren Humerusdrittel zurück oder beim völligen Verlust der Ellenbogengelenksformation ein Schlottergelenk. Auch die Kanonenschußfraktur „gunshot" (KULOWSKI) gehört hierher.

VII. Luxationen am Ellenbogen

BÖHLER unterscheidet: Reine Verrenkungen,
Verrenkungen mit Knochenabsprengungen,
Verrenkungsbrüche.

1. Reine Verrenkungen

Die Hälfte aller reinen Luxationen erfolgt nach hinten und radial, ein Viertel nur nach hinten und ein Viertel nur nach radial. Die Luxation nach ulnar und nach vorn ohne Knochenbruch ist sehr selten oder überhaupt nicht möglich.

Luxation nach posterior und radial. Sie kommt zustande durch eine Überextension des Gelenkes. Die Elle stemmt sich mit dem Olecranon in der Fossa olecrani an. Die stark angespannte Gelenkkapsel reißt über dem unteren Humerusende, und dieses tritt durch den Kapselriß nach vorn unten in die Ellenbeuge. Der Processus coronoides bildet kein Hindernis mehr und das Olecranon wandert nach oben. Durch gleichzeitigen Einriß der Seitenbänder ist die laterale Verschiebung möglich. Ein Fall auf die ausgestreckte Hand ist meist die Ursache. Nach KARITZKY kann auch beim Sturz in gebeugter Stellung des Ellenbogens eine Drehung der Längsachse der Elle eintreten und der Processus coronoides dadurch seitlich abwandern. Ebenso kann eine starke seitliche Abbiegung des Unterarmes die Zerreißung des gegenseitigen Seitenbandes zur Folge haben und die Luxation ermöglichen. Nur wenn die Gelenkfläche der Ulna und des unteren Humerusendes durch Verschiebung völlig getrennt sind, liegt eine Luxation vor. Von einer Subluxation spricht man, wenn sich der Processus coronoides auf der Gelenkfläche der Trochlea verhakt. Das Bild einer Luxation nach hinten und radial zeigt die Abb. 55.

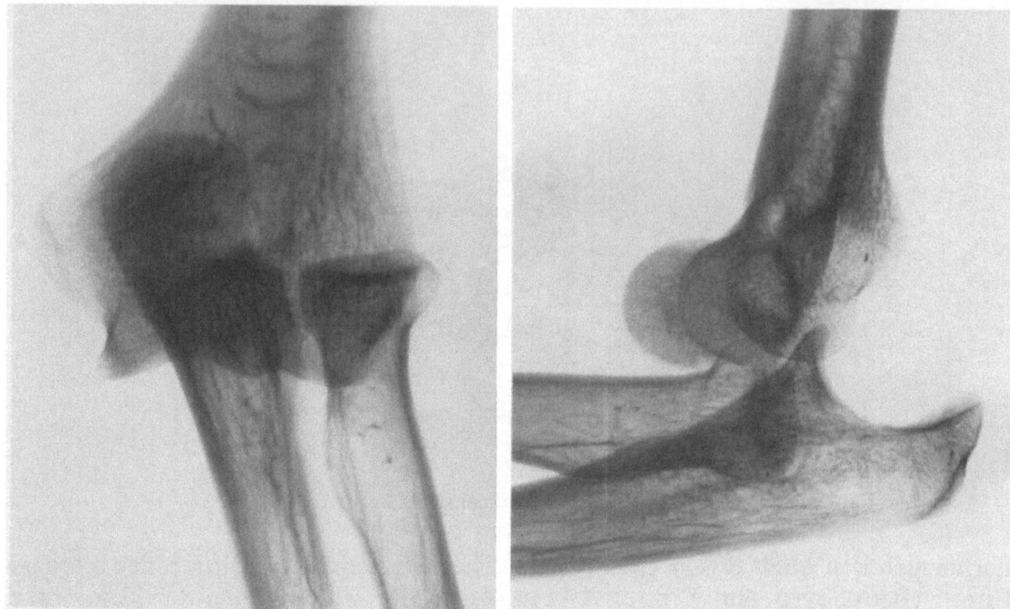

Abb. 55. Luxatio posterior mit geringer Radialverschiebung

Nach EHALT empfiehlt es sich bei den Ellenbogenluxationen je ein sagittales und ein Seitenbild vor der Einrenkung zu machen, ein weiteres Bildpaar danach, um den Erfolg der Reposition zu kontrollieren und nach abgesprengten Knochenstückchen zu suchen. Diese können auf der ersten Aufnahme überdeckt gewesen sein oder erst beim Einrenkungsmanöver entstanden sein. Desgleichen ist eine weitere Kontrolle nach Anlegung des Gipsverbandes notwendig, da eine neuerliche Verrenkung dabei eintreten kann. Die Technik dieser Aufnahme im Gips wurde eingangs beschrieben.

Die reine posteriore Verrenkung. Hier ist lediglich im Seitenbilde die Verschiebung sichtbar, die volo-dorsale Aufnahme zeigt keine Verschiebung.

Die rein radiale Verrenkung. Diese ist wiederum in der volo-dorsalen Aufnahme sichtbar und bietet im Seitenbild wenig. Nach KARITZKY hat schon eine geringe Seitenverschiebung schwere Funktionsstörungen zur Folge, da die Gelenkflächen nicht mehr aufeinanderpassen. Bei einer unvollständigen seitlichen Verrenkung umfaßt die Incisura semilunaris das Capitulum humeri. Bei vollständiger Luxation umgreift sie den Condylus lateralis. Beidesmal treten Verrenkungen ein.

Die Verrenkung nach der ulnaren Seite und nach volar. Sie sind, wie schon erwähnt, ohne Knochenabbrüche sehr selten. Wir haben solche Bilder, ebenso wie BÖHLER, noch nicht gesehen.

Luxatio divergens. Eine weitere sehr seltene Luxationsform ist die Luxatio divergens. Dabei tritt der Humerus zwischen die hinten liegende Elle und die vorn liegende Speiche. Ein Stoß in der Längsrichtung ist hier die Ursache. Der Unterarm ist stark verkürzt.

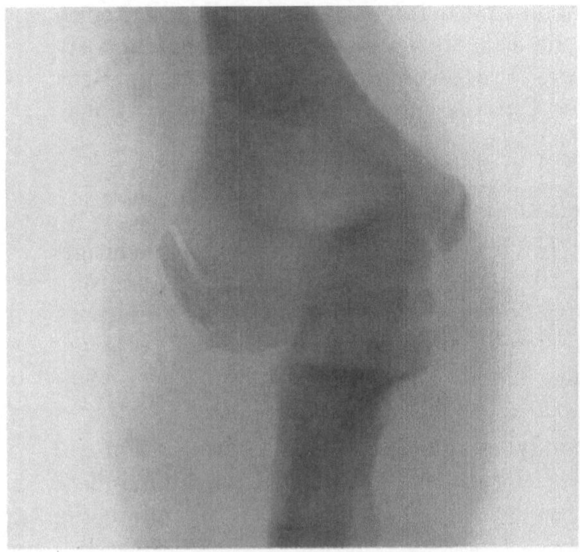

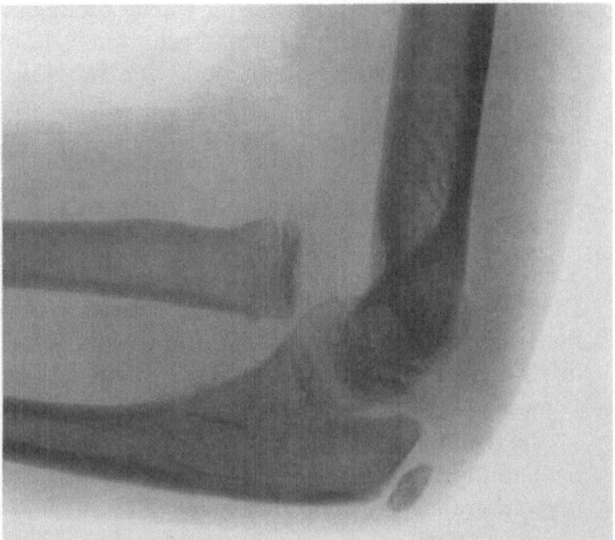

a

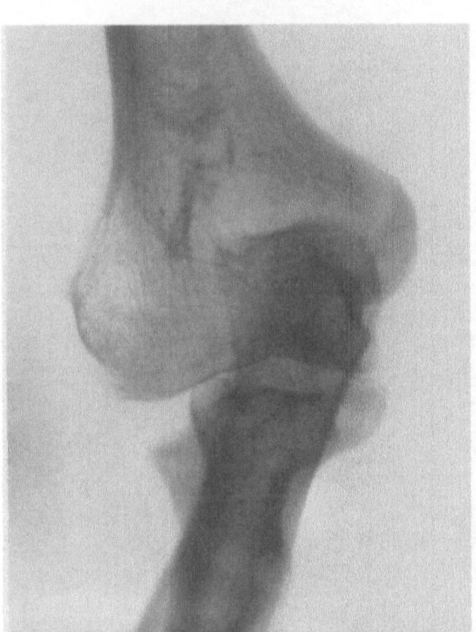

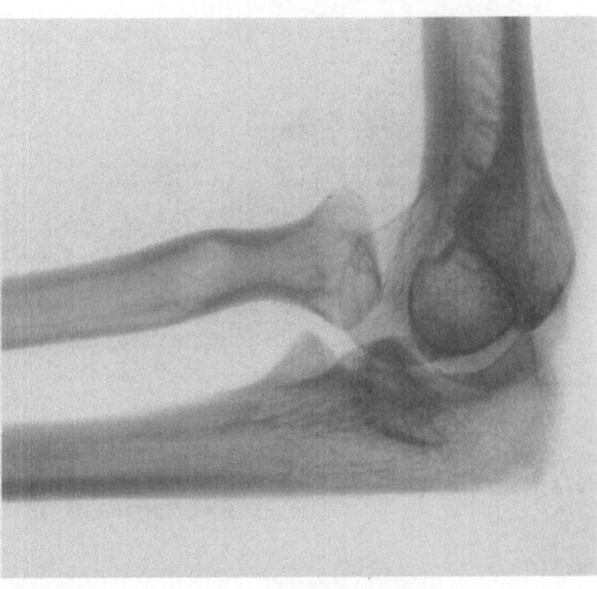

b

Abb. 56a u. b. Isolierte Verrenkung des Radiusköpfchens. a Bei 11jährigem Mädchen am Unfalltage, b bei der 23jährigen Frau als veraltete Luxation (gleiche Patientin)

Isolierte Verrenkung des Radiusköpfchens. Böhler ist der Ansicht, daß Verrenkungen nur des Speichenköpfchens ohne Ulnafraktur nicht vorkommen. Nach Karitzy, Matzen u.a. ist aber die isolierte Luxation gar nicht so selten. Bei Kindern bis zu 2 Jahren kann eine Subluxation durch ruckartigen Zug an der Hand eintreten, besonders wenn sie zu fallen drohen und am Arm hochgerissen werden. Bei älteren Personen kann das Radiusköpfchen durch eine direkt meist von hinten auftreffende Gewalt nach vorn luxiert werden. Das Ligamentum annulare reißt ein. Auf dem seitlichen Röntgenbild ist diese typische Luxation nach vorn unschwer zu erkennen. Neben der Luxation nach vorn sind aber auch Luxationen nach allen anderen Richtungen möglich. Der Röntgenologe muß genau auf die Ulna in ihrem ganzen Verlauf achten, damit eine begleitende Fraktur im Sinne des Monteggia-Schadens nicht übersehen wird. Wir können das Bild eines 11jährigen Mädchens zeigen mit Radiusköpfchenluxation nach volar und ulnar. Dieses Bild entstand nach Trauma. Die Verrenkung wurde nicht behoben und bei der 23jährigen Frau erkennt man die nach volar und ulnar erhalten gebliebene Dislokation. Das Radiusköpfchen ist deformiert und hat sich in der Ulna in Höhe des Processus coronoides ein neues Bett gegraben (Abb. 56). Es besteht ein hochgradiger Cubitus valgus und eine Supinationsbehinderung mittleren Grades.

2. Verrenkungen mit Knochenabsprengungen

Luxation mit Abriß des Epicondylus medialis. Nach Böhler ist dieser gleichzeitige Knochenabriß beim Jugendlichen zwischen dem 10. und 20. Jahre häufig zu beobachten. Die Gefahr einer Einklemmung in den Gelenkspalt ist vorhanden und eine Röntgenkontrolle nach der Reposition unbedingt erforderlich. Nach Ehalt muß sie vor Anlegen des Gipsverbandes durchgeführt werden, da das kleine Knochenstückchen durch den Gips oft nicht erkannt werden kann.

Luxation mit Abriß des Condylus oder Epicondylus radialis. Diese Komplikation zu beobachten, hatten wir mehrfach Gelegenheit. Ein Bild dieser Art mit Bruch des medialen und lateralen Epicondylus zeigt Abb. 57. Bei einem 14jährigen Knaben waren beide

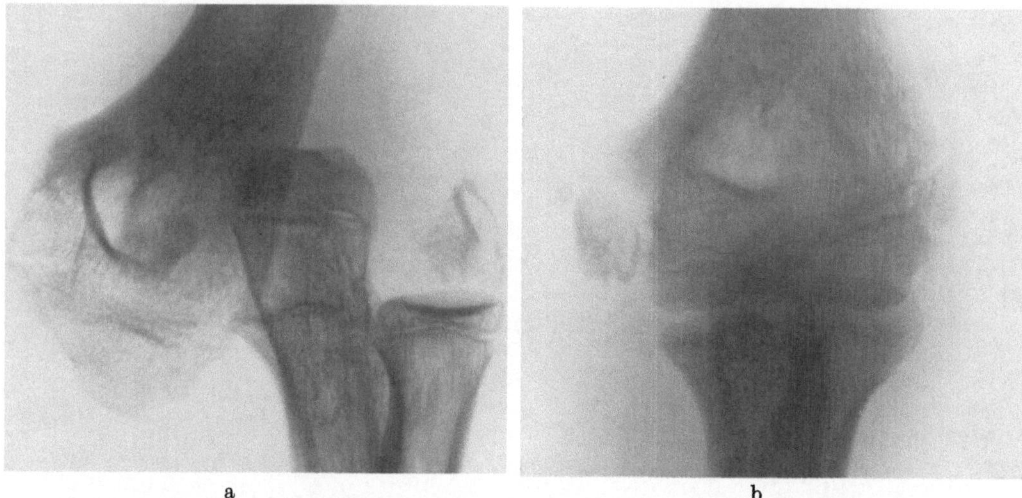

a b

Abb. 57a u. b. Luxatio radialis mit Abriß von Epicondylus medialis und lateralis bei 14jährigem Knaben. a In luxiertem Zustand, b nach der Einrenkung

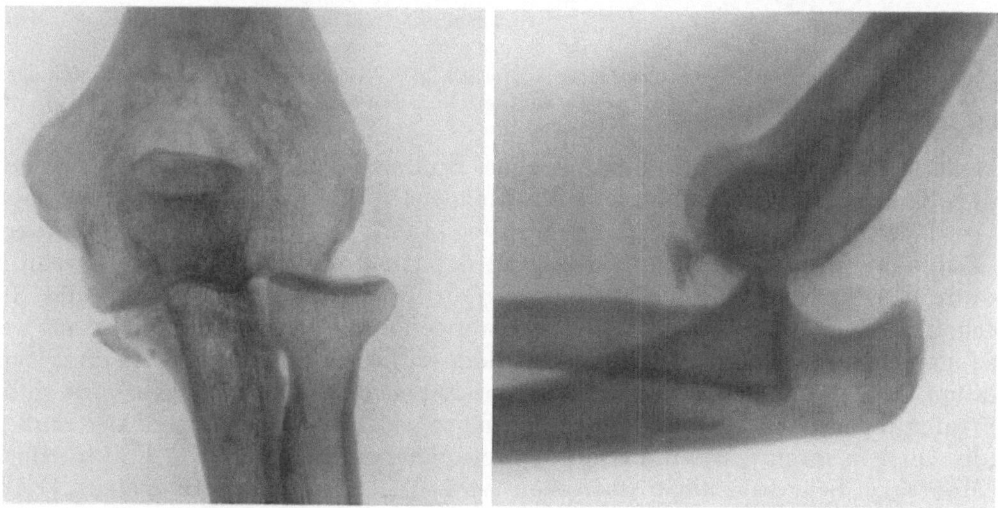

Abb. 58. Luxatio posterior und radialis mit Abbruch des Processus coronoides

Epicondylenkerne mit nach radial verlagert und erscheinen nach der Reposition wieder an richtiger Stelle. Während der laterale Epicondylus im Verrenkungszustand leicht zu erkennen war, projizierte sich der mediale auf den Humerus.

Luxation mit Bruch des Speichenköpfchens. Die gleichzeitige Fraktur des Capitulum radii im Sinne eines Abscherungsbruches ist zweifellos eine der häufigsten Komplikationen der Ellenbogenverrenkung. Meist besteht eine erhebliche Verlagerung eines oder mehrerer Bruchstücke.

Luxation mit Abbruch des Processus coronoides ulnae. Der Abbruch des Kronenfortsatzes kommt bei Luxation wesentlich häufiger vor als isoliert. Auf Grund des oben geschilderten Verrenkungsablaufes ist die Abscherung des Processus coronoides ja auch ohne weiteres verständlich (Abb. 58). Auch hier sind Aufnahmen vor und nach Reposition notwendig. Das anfänglich stark verschobene, meist kleine Fragment kann nach der Einrenkung wieder an die alte Stelle zurückgleiten. Es heilt meist nur pseudarthrotisch an. Eine häufige Kontrolle durch Röntgenbilder ist beim Abbruch des Kronenfortsatzes besonders erforderlich, da nach der Einrenkung infolge des fehlenden Widerstandes des Processus coronoides Reluxationen begünstigt werden.

Natürlich sind auch Kombinationen verschiedener Abrisse bei ein und derselben Luxation möglich. Weiterhin beschreibt Böhler gleichzeitige Knochenabrisse von den Bandansätzen, von der Olecranonspitze und Ehalt noch solche aus der Incisura olecrani. Luxation mit gleichzeitigem Abbruch des Capitulum humeri wird ebenfalls beobachtet.

3. Verrenkungsbrüche des Ellenbogengelenkes

Am übersichtlichsten ist die von Biebl getroffene Einteilung:

a) Bruch der Ulna am proximalen Ende und Verrenkung des Unterarmes nach vorn

Die Ursache ist ein Sturz auf den gebeugten Ellenbogen. Die Aufschlagfläche für den Unterarm muß dabei vor dem Olecranon enden. Dann bricht die Ulna etwas distal vom Ellenbogengelenk und der Humerus mitsamt dem Olecranon und einem Stück des Ulnaschaftes gleiten am Unterarm vorbei nach hinten. Der Unterarm ist dann nach vorn luxiert. Auf diese Weise kommt die seltene Ellenbogenluxation nach vorn zustande, allerdings eben mit Bruch der Ulna. Böhler hebt hervor, daß im Gegensatz zur gewöhnlichen Olecranonfraktur das proximale Ulnafragment von den Seitenbändern gehalten an Ort und Stelle bleibt, während das periphere Schaftfragment mit der Speiche volarwärts wandert. Ein entsprechendes Bild aus unserem Krankengut ist auf Abb. 59 zu sehen.

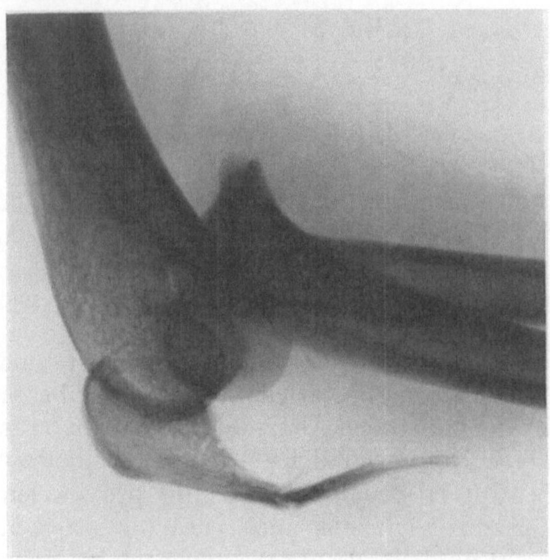

Abb. 59. Bruch der Ulna am proximalen Ende und Verrenkung des Unterarmes nach vorn

b) Bruch der Ulna am proximalen Ende und Bruch des Speichenköpfchens mit Luxation des Unterarmes nach vorn oder hinten

Auch diese Fraktur entsteht auf die gleiche Weise, kann jedoch, genau wie die vorangegangene, auch durch direkten Schlag gegen den Ellenbogen eintreten. Bei Bruch beider Knochen macht die Einrenkung mehr Schwierigkeiten als bei alleiniger Ulnafraktur. Ein Bild dieser Art haben wir nach frischem Trauma nicht beobachtet. Es ist aber auf der

Abb. 30 im Kapitel Unterarm im Zustand einer entstandenen Ulnapseudarthrose zu sehen. Allerdings ist hier die Verrenkung bereits wieder behoben.

c) Bruch der Ulna im oberen Drittel mit Luxation des Speichenköpfchens (Monteggia-Fraktur)

Die 1814 von MONTEGGIA erstmalig beschriebene Fraktur ist seitdem in der Literatur unter seinem Namen immer wieder abgehandelt worden. Nach FUX kann man auch dann von einer *Monteggia-Fraktur* sprechen, wenn neben der Ulnafraktur statt der Luxation des Radiusköpfchens eine Fraktur des Capitulum oder Collum radii oder eine Epiphysenlösung vorliegt (s. Typ 2 bei BIEBL). Bei Erwachsenen liegt die zugehörige Ulnafraktur

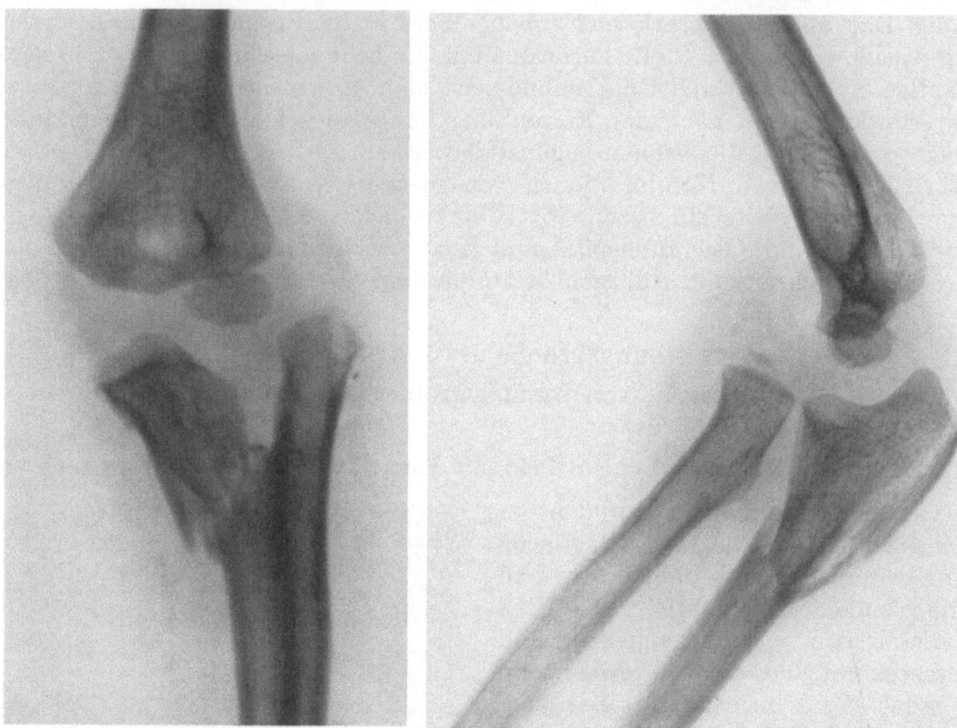

Abb. 60. Typische Monteggia-Fraktur bei 7jährigem Knaben. Luxation des Radiusköpfchens nach volar und radial

im oberen Drittel, bei Kindern meist im Olecranon. Letzteres können wir aus unseren Erfahrungen bestätigen. PENROSE gibt an, diese Luxationsfraktur am häufigsten bei Frauen mittleren Alters angetroffen zu haben. In unserem Material überwiegen die Kinder. Nach BÖHLER und PENROSE kann man zwei Typen unterscheiden.

Typ 1: Bruch der Elle im proximalen oder mittleren Drittel mit Verrenkung des Speichenköpfchens nach vorn (85—90% aller Monteggia-Frakturen). Die Fraktur entsteht ähnlich wie unter α) angegeben. Nur wirkt die Gewalt etwas weiter distal ein. Auch als Parierfraktur ist sie möglich. Es ist nach BÖHLER ein Biegungsbruch der Elle mit dorsalem Biegungskeil. Das Speichenköpfchen zerreißt das Ringband und springt in volarer Richtung aus dem Gelenk heraus. Es verschiebt sich dabei proximal gegen den Oberarm.

Die Röntgenaufnahme muß eine genügende Strecke des Unterarmes mit erfassen. Das Seitenbild zeigt die wesentlichen Veränderungen. Vor allem erfaßt es die Luxation des Radiusköpfchens. Die Ulna zeigt den beschriebenen langen Biegungsbruch mit Keilaussprengung auf der Streckseite oder auch nur einen einfachen Querbruch. Durch Muskelzug kommt es bald zur Verkürzung der Ulna unter Bildung eines dorsal und ulnar offenen Winkels. Das Radiusköpfchen zeigt dann zu seiner proximalen Verschiebung noch eine Radialverschiebung bis zu Schaftbreite (Abb. 60). Wird die Luxation des Köpfchens übersehen, bildet sich nach EHALT häufig eine wolkige kalkdichte Verschattung um das Capitulum[1] (s. Kapitel veraltete Luxationen). Die Ulna kann pseudarthrotisch werden.

Typ 2: Bruch der Elle im proximalen Drittel mit Verrenkung des Speichenköpfchens nach hinten (10—15% der Monteggia-Frakturen). Diese Form der Luxationsfraktur entsteht nach BÖHLER durch übermäßige Beugung im Ellenbogengelenk bei proniertem Unterarm. Es ist ein Biegungsbruch mit volarem Biegungskeil. Das Radiusköpfchen springt nach hinten aus dem Gelenk, wobei sein radialer Rand häufig abgeschert wird. BÖHLER beobachtete diesen Bruch 5mal unter sieben Fällen bei Bahnangestellten. Beim Ankuppeln eines Waggons wurde der Arm in der obengenannten Weise zwischen zwei Wagen eingequetscht. Wir haben Bilder dieser Art noch nicht gesehen.

Die Versorgung der Ulnafraktur geschieht nach MÜLLER, ALLGÖWER und WILLENEGGER am besten mit einer 6-Loch-Unterarmdruckplatte. Die Einrenkung der Radiusköpfchenluxation muß durch eine Naht oder Plastik des zerrissenen Ligamentum annulare gesichert werden. Aber auch konservative Behandlung kann zum Erfolg führen. Nach BAUMANN muß man sich nach der Einrenkung der Luxation vergewissern, daß die Längsachse des Radius in jeder Stellung des Gelenkes und in jeder Aufnahmerichtung durch die Mitte des Humerusköpfchens oder des Epiphysenkernes im Capitulum humeri verläuft.

VIII. Weichteilveränderungen im Röntgenbild nach Frakturen

Bandabrisse. Risse der Seitenbänder allein ohne Knochenausrisse sind infolge der Bandstärke selten (WUSTMANN). Im allgemeinen ist das mediale Seitenband betroffen. Klinisch besteht zunächst keine Sicherheit, einen Knochenabriß auszuschließen. Ist das Röntgenbild in dieser Richtung negativ, kann man eine „gehaltene Aufnahme" anfertigen. Nach EHALT sitzt der Kranke dabei wie zur einfachen volo-dorsalen Aufnahme des Ellenbogengelenkes. Eine Hilfsperson hält mit einer Hand den Oberarm fest und biegt mit der anderen den Unterarm möglichst weit radialwärts. Wegen der Schmerzhaftigkeit wird Lokalanaesthesie angeraten. Bei Bänderabriß klafft der Gelenkspalt oft um ein Mehrfaches. Eine Vergleichsaufnahme der anderen Seite unter gleichen Bedingungen ist anzuraten. EHALT bringt ein sehr instruktives Röntgenbild aus der Sammlung BÖHLERs. Auch ein Abriß des Epicondylus medialis ist so oft besser zu sehen. Das Speichenköpfchen kann beim medialen Bandabriß abgeschert sein und bei der gehaltenen Aufnahme nach proximal verschoben liegen, in der einfachen Aufnahme aber nicht dislociert erscheinen. WUSTMANN macht 3 Wochen nach Verletzungen ohne Knochenbeteiligung eine Kontrollaufnahme, um eine Myositis ossificans nicht zu übersehen.

Fettpolsterverschiebungen. NORELL hat auf die Darstellung der Fettpolster im Bereich des Ellenbogengelenkes aufmerksam gemacht. Ein vorderes Fettpolster kann vor dem unteren Humerusende sichtbar sein. Ein hinteres Fettpolster tritt nicht in Erscheinung. Bei Traumen, die mit einem Gelenkerguß einhergehen, ändert sich nun dieser Zustand. Das vordere Fettpolster wird verschoben und das hintere wird, da es vom Knochen abgetrennt wird, erkennbar. EICKEN und LESTER bestätigen diese Beobachtung und glauben, daß der Nachweis des hinteren Fettpolsters (als Aufhellung hinter dem Schaft) für intraarticuläre Fraktur spricht, die man mit Spezialeinstellungen suchen sollte. Auch KOHN kann dieses Zeichen bestätigen.

[1] H. G. SCHMITT macht auf dystrophische Verkalkungen der angespannten Gelenkkapsel — in unmittelbarer Nähe der Gelenkfläche des Radiusköpfchens gelegen — aufmerksam als Folge nicht durchgeführter Reposition. Eine Erkennung ist auch beim Vorliegen nur einer Aufnahme in einer Ebene möglich [Rö.-Bl. **20**, 383—389 (1967)].

IX. Pseudarthrosen im Ellenbogenbereich

Hierzu muß man auch die *suprakondyläre Pseudarthrose* des Humerus rechnen. Das distale kurze Fragment kann dabei ganz nach vorn abgewinkelt stehen und das Ellenbogengelenk steht in Beugekontraktur. Insgesamt resultiert daraus eine scheinbare Mittelstellung des Ellenbogens (Abb. 61). Nach einer Extensionsfraktur kann aber auch das proximale Fragment tief in die Ellenbeuge gerutscht sein. Es kann sich eine Nearthrose bilden, die die Funktion des Ellenbogengelenkes übernimmt, das dabei immer mehr versteift. Diese Beobachtung wurde nach einem Vorschlag Nissens dazu verwandt, um bei schußbruchankylosierten Ellenbogengelenken eine künstliche suprakondyläre Nearthrose

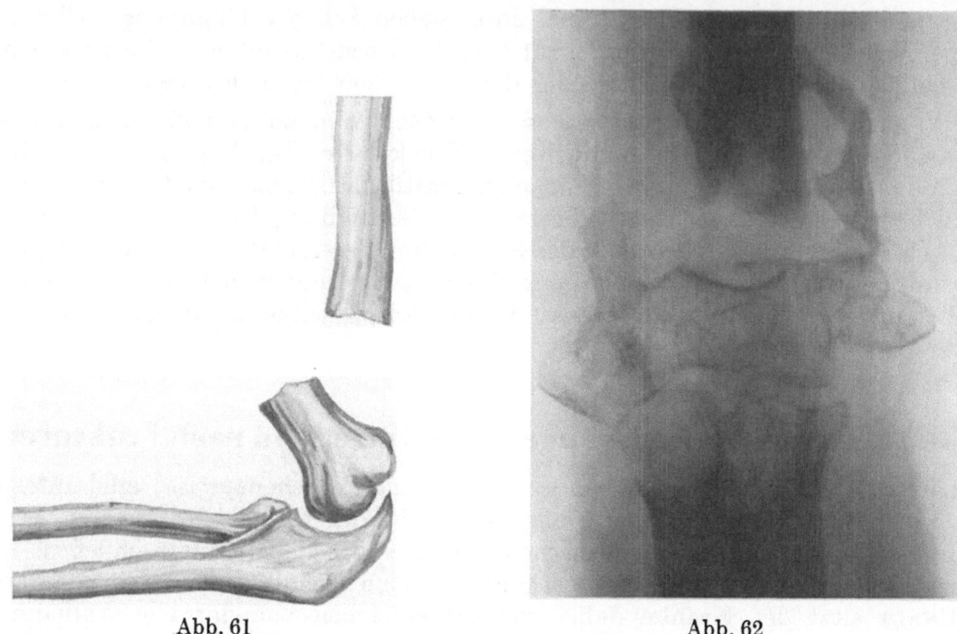

Abb. 61 Abb. 62

Abb. 61. Verlagerung des kurzen distalen Fragmentes bei der suprakondylär gelegenen Pseudarthrose des Humerus

Abb. 62. Suprakondyläre Defektpseudarthrose nach Schußbruch

zu bilden. Das obere Fragment wird keilförmig zugespitzt und zwischen zwei Corticalisspitzen des durch Osteotomie geschaffenen unteren Fragmentes eingesetzt. Gute Röntgenbilder solcher Nearthrosen findet man bei Wustmann. Eine Defektpseudarthrose nach Schußbruch zeigt die Abb. 62. Als Korrektureingriffe an der suprakondylären Pseudarthrose finden wir neben der Anfrischung und exakten Aufeinanderstellung die Spanverpflanzung mit Drahtung. Auch Küntschernagelungen werden vorgenommen, sind jedoch wegen des kurzen unteren Fragmentes zur völligen Ruhigstellung nicht geeignet. Witt rät von ihnen ab. Die Osteodrucksynthese mit Doppelspannbügel wird von Wustmann und Matzen empfohlen, oder das Vorgehen nach den AO-Prinzipien. Eine weitere verhältnismäßig oft gesehene *Pseudarthrose* des unteren Humerusendes entsteht dann, wenn *nach Condylenbrüchen* die knöcherne Heilung ausbleibt. Meist ist der radiale Condylus abgebrochen und nach radial und cranial verschoben. Es besteht ein erheblicher Cubitus valgus. Die Deformierungen des Gelenkes sind oft grotesk. Auf dem hier wiedergegebenen Bilde (Abb. 63) ist der Condylus lateralis erheblich nach proximal und lateral dislociert und in dieser Stellung pseudarthrotisch geblieben. Die Gelenkfläche des unteren Humerusendes fällt dadurch nach der ulnaren Seite in distaler Richtung stark ab. Es ist aber ein teilweiser Ausgleich erfolgt. Das Radiusköpfchen ist nach der in der Jugend erfolgten Condylenfraktur kompensatorisch hypertrophiert. Es ist vergrößert und zeigt gleichzeitig eine nach proximal stark konvexe Gelenkfläche, während das Capitulum humeri in Umkehrung der normalen Verhältnisse ausgehöhlt erscheint. Wenn das Radiusköpfchen nicht, wie in diesem Falle, hypertrophiert ist, und das ist ein verhältnismäßig seltenes Ereignis, ist die Cubitus-Valgus-Stellung noch ausgeprägter. Zeichen der sekundären Arthrosis deformans fehlen nie. Man muß sich dabei über die oft gute Funktion des Gelenkes wundern. Eine Operation hält MATZEN nur bis zur Dauer von 2 Jahren nach der Fraktur noch für aussichtsreich. Er empfiehlt dabei, wie auch bei der frischen Condylenfraktur, die Fixierung mit Nägeln, Schrauben oder Bohrdrähten, die dann natürlich im Röntgenbilde erscheinen müssen.

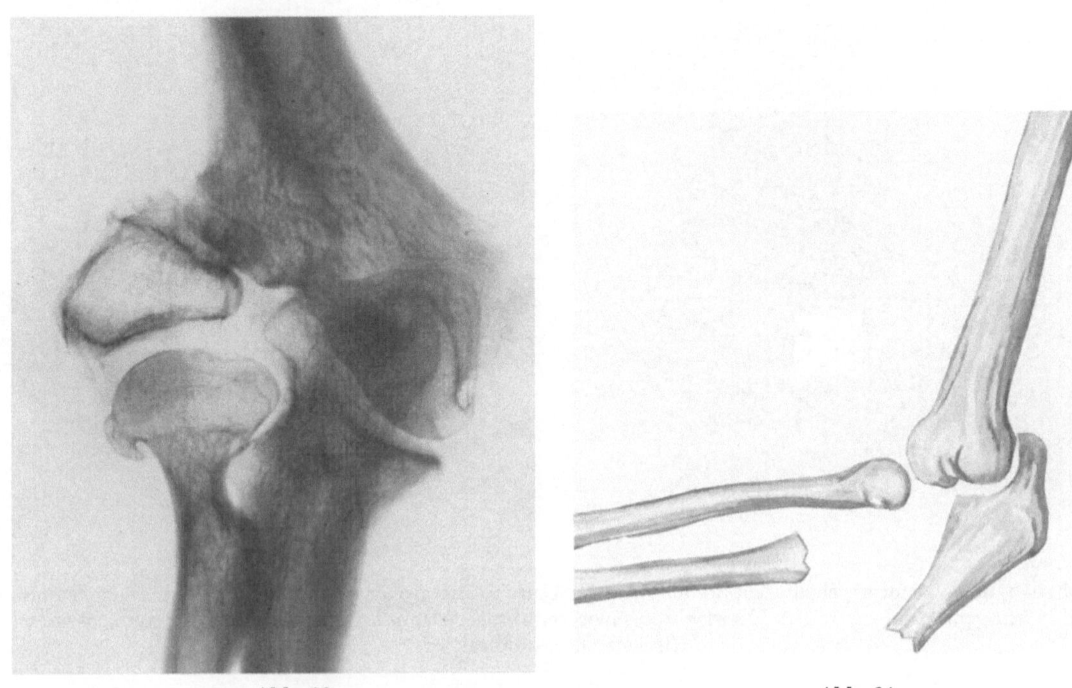

Abb. 63 Abb. 64

Abb. 63. Pseudarthrose nach Bruch des Condylus lateralis mit starker sekundärer Umformung des Gelenkes

Abb. 64. Verlagerung des kurzen proximalen Fragmentes bei Ulnapseudarthrose im proximalen Drittel

Die Olecranonfraktur wird primär mit Drahtnaht oder Zugschraube versorgt. Zerreißen des Drahtes oder zu frühe Bewegungen können trotzdem zur *Pseudarthrose des Olecranon* führen. Eine straffe Pseudarthrose hat nicht viel Bedeutung und behindert lediglich die extreme Streckung. Kurze Ulnarschaftfragmente am proximalen Ende können durch den Tricepszug weit nach dorsal abgebogen werden und so zur Pseudarthrose in dieser ungünstigen Stellung mit weitem Klaffen der Fragmente führen (Abb. 64). Der starke Muskelzug kann hier bei Spanverpflanzung zur schleichenden Fraktur des Spanes führen. WITT empfiehlt den Marknagel zur Unterstützung des Spanes. Die stabile Druckosteosynthese dürfte heute bei den sehr selten gewordenen Olecranonpseudarthrosen die beste Behandlungsmethode sein. Bei WITT findet man das Röntgenbild einer sehr seltenen Pseudarthrosenform, bei welcher der Pseudarthrosenspalt durch das Radiusköpfchen selbst verläuft. Hier bleibt nur die Resektion des kurzen Fragmentes als Therapiemöglichkeit.

X. Deform geheilte Frakturen im Ellenbogenbereich

Bei der *suprakondylären Humerusfraktur* kann das distale Fragment mit einer Abknickung nach hinten anheilen. Es entsteht ein nach hinten offener Winkel und eine ausgesprochene Antekurvationsstellung. Diese behindert, je näher dem Gelenk, um so mehr die Beugung. Dieses typische Bild kann eine operative Korrektur durch Keilosteotomie notwendig machen. Es muß im Röntgenbild abgegrenzt werden gegen einen sich in gleicher Weise auswirkenden Zustand. Bei diesem ist das proximale lange Schaftfragment nach vorn in die Ellenbeuge gerutscht und mit dem nach hinten verschobenen kurzen distalen Fragment unter Bildung einer knöchernen Nase vereinigt (Abb. 65a). Erhebliche Beugehemmungen können entstehen. Auch diese Knochenstufe kann abgemeißelt werden. Bei Kindern und Jugendlichen kann man abwarten, da mit dem Längenwachstum die vorspringende Kante diaphysenwärts wandert und abgebaut wird (Abb. 40). Der in Antekurvationsstellung verheilte Humerusschaft verliert beim Jugendlichen oft in kurzer Zeit

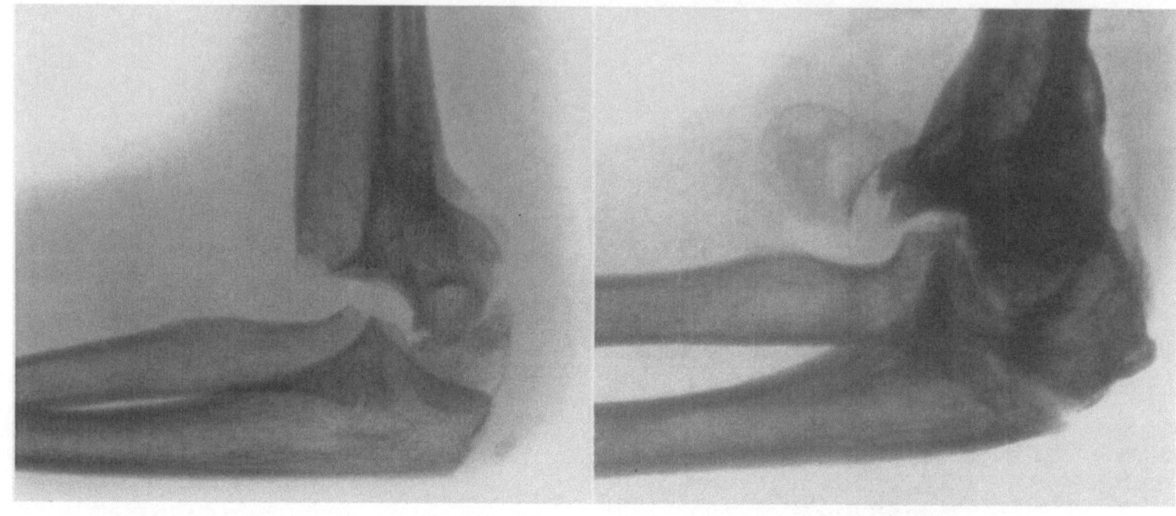

a b

Abb. 65a u. b. Deform geheilte suprakondyläre Fraktur. a Mit großer Stufenbildung und Beugehemmung bei 11jährigem Knaben. b Mit Entwicklung einer schweren Arthrosis deformans und Myositis ossificans (frische Olecranonfraktur)

die ungünstige Achsenstellung. Die geschilderten operativen Eingriffe sollten also nur nach langer Zeit oder beim Erwachsenen vorgenommen werden. Bleibt die Deformität erhalten, kann sich unter zunehmender Beugebehinderung eine schwere Arthrosis deformans und Myositis ossificans entwickeln (Abb. 65b).

Die suprakondylären Frakturen können ebenfalls eine Ausheilung im Sinne des pathologischen Cubitus varus oder valgus erfahren. Natürlich ist dies auch nach *Condylenbrüchen* möglich. Nach Baumann beruht dies aber nicht auf einer Wachstumsstörung durch Schädigung der Epiphysenfugen. Eine suprakondyläre Humerusfraktur steht, nach seiner Meinung, in den Achsen nach Jahrzehnten genau so gut oder schlecht, wie nach der knöchernen Heilung wenige Wochen nach der Fraktur. Lagrange und Rigault teilen diese Meinung. Diese beiden Autoren haben in 1% der Fälle einen osteogenen Cubitus varus gesehen als Folge einer totalen Zertrümmerung der Epiphysenfuge an der Trochlea. Sinngemäß kann man diese Überlegungen auf die Cubitus varus- und valgus-Deformitäten nach Condylenbrüchen übertragen. Auch hier kann eine Keilosteotomie angewandt werden, ist aber meist überflüssig, da die Ellenbogengelenksfunktion kaum beeinträchtigt ist.

Deform angeheilte Radiusköpfchen werden bei Funktionsstörungen meist reseziert.

Wadsworth hat eine Gabelform des unteren Humerusendes, die sich in einzelnen Fällen, vor allem nach einer in der Jugend erlittenen Fraktur des Condylus radialis, ausbilden kann, als *Fischschwanzdeformität* bezeichnet. Ein Cubitus valgus wurde dabei ebenfalls beobachtet. Er glaubt einen vorzeitigen Epiphysenschluß auf der radialen Seite am Capitulum als Ursache anschuldigen zu müssen. Baumann weist darauf hin, daß

Frakturen an den Gelenkenden des Ellenbogens immer zu einer Entwicklungsbeschleunigung, aber ohne Deformität führen, mit einer Ausnahme. Er nimmt an, daß die nur dünne und schmale Metaphysenzone, distal der beiden Fossae im unteren Humerusende, die der Trochlea angehört und in welche hinein die Frakturlinie reichen kann „etwas weniger vorteilhaft mit Nachschub versorgt" ist. Diese empfindliche Stelle kann besonders bei nicht exakter und stabiler Reposition im Wachstum zurückbleiben. BAUMANN weist auch darauf hin, daß nach einer Exstirpation des abgebrochenen Condylus radialis, die früher üblich war, der Condylus beim Kleinkind weitgehend regenerieren kann. Mit zunehmendem Alter läßt diese Fähigkeit aber nach.

Anhang: Cubitus varus und Cubitus valgus

Der supinierte Unterarm steht physiologisch in einer leichten radialwärts gerichteten Abweichung. Es liegt ein physiologischer Cubitus valgus vor. Nach HOHMANN weicht

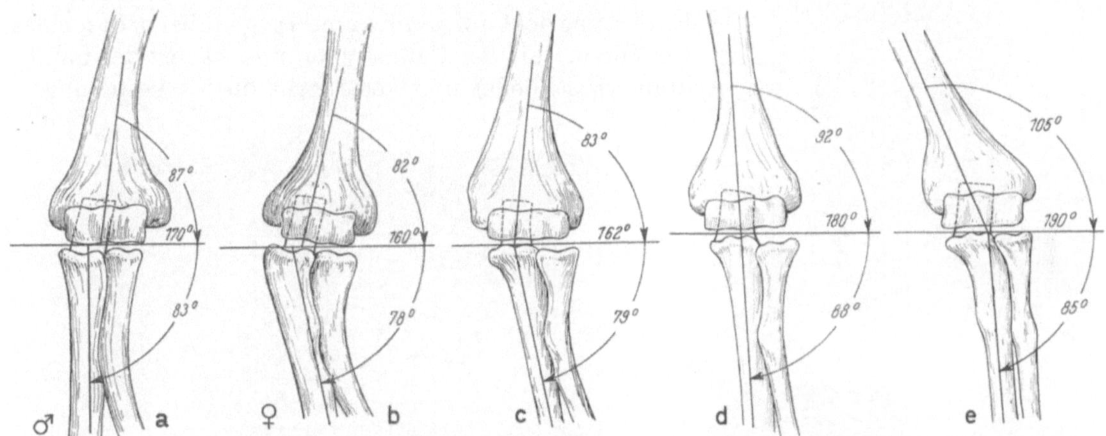

Abb. 66. a Physiologischer Cubitus valgus beim Mann, b physiologischer Cubitus valgus bei der Frau, c pathologischer Cubitus valgus (beim Mann), d Cubitus rectus, e Cubitus varus

der Winkel im Mittel 10—18° vom gestreckten Winkel ab. Nach SCHINZ-BAENSCH-FRIEDL-UEHLINGER kann er bei Männern bis 170°, bei Frauen bis 160° betragen (Abb. 66). Alles, was von den genannten Winkelgraden abweicht, muß als pathologischer Cubitus valgus, rectus oder varus bezeichnet werden (Abb. 66). Die Gelenkfläche des unteren Humerusendes liegt schräg zum Schaft des Knochens in der Weise, daß sie von der ulnaren zur radialen Seite proximalwärts ansteigt. KING und SECOR haben sich mit den Meßmethoden des Ellenbogenwinkels befaßt. Physiologisch ist ein Cubitus rectus höchstens einmal beim Kinde zu sehen. Ein pathologischer Cubitus valgus ist am häufigsten, wie oben schon erwähnt, durch einen Bruch des Condylus lateralis humeri entstanden. HOHMANN und SCHINZ erwähnen, daß die Valgität späterhin noch zunehmen kann, da der lateral gelegene Teil der unteren Humerusepiphyse im Wachstum geschädigt werden kann, was von BAUMANN bestritten wurde. Auch eine deform geheilte suprakondyläre Fraktur kann zur Valgusstellung führen. Wir konnten außer zahlreichen Beobachtungen eines traumatisch bedingten Cubitus valgus höheren Grades einen auf Strahlenschädigung zurückzuführenden Cubitus valgus finden. Auf der Abb. 67a u. b, die von einem 10jährigen Mädchen stammt, die im Alter von 3 Monaten wegen eines $5 \times 2{,}5$ cm großen cavernösen Hämangioms der Ellenbeuge mit Radiummoulage behandelt wurde, erkennt man einmal die starke radiale Abweichung der Unterarmknochen. Daneben aber sieht man, daß diese in erster Linie bedingt ist durch eine Unterentwicklung des proximalen Radiusendes, wie sie sich aus der Vergleichsaufnahme der unbestrahlten Seite leicht ergibt. Die Strecke zwischen der Tuberositas, die selbst kaum angedeutet ist, und dem Radiusköpfchen ist stark verkürzt. Der Kern des Capitulum humeri erscheint sogar eher größer. Insgesamt ist aber auch Humerus und Elle schwächer entwickelt. Wie stark auch äußerlich der Cubitus valgus zu Tage tritt, möge ein Lichtbild des Kindes zeigen (Abb. 67c).

Als weitere Ursache eines pathologischen Cubitus valgus kommt eine Schlaffheit der Gelenkkapsel und -bänder in Frage. Das Radiusköpfchen kann dabei nach hinten subluxieren und das Olecranon ruht auf dem Condylus internus (Hohmann, Schinz). Eine Beziehung zur angeborenen vererblichen Gelenkschlaffheit wird dabei beobachtet. Klinisch kann es beim Cubitus valgus zur Schädigung des gedehnten Nervus ulnaris kommen.

Der Cubitus varus wird nach suprakondylären Frakturen gesehen und zwar häufiger als der Cubitus valgus. Auch nach Rachitis ist die Abweichung in die Varusstellung die häufigere. Nach Schinz bedeutet die Fixierung in der Behandlung der suprakondylären Frakturen eine Entlastung des Capitulum humeri gegenüber der Trochlea. Im Verein mit der Callushyperämie wächst der Capitulumkern schneller und verursacht die Varusstellung.

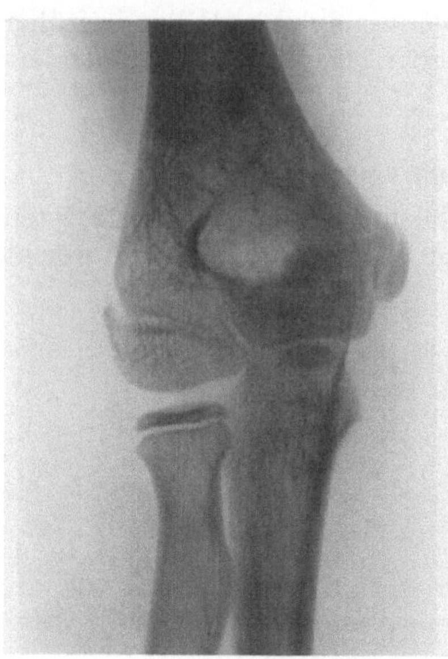

a

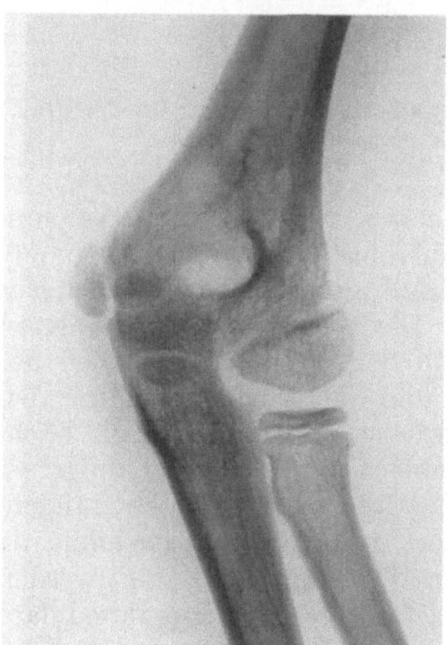

b

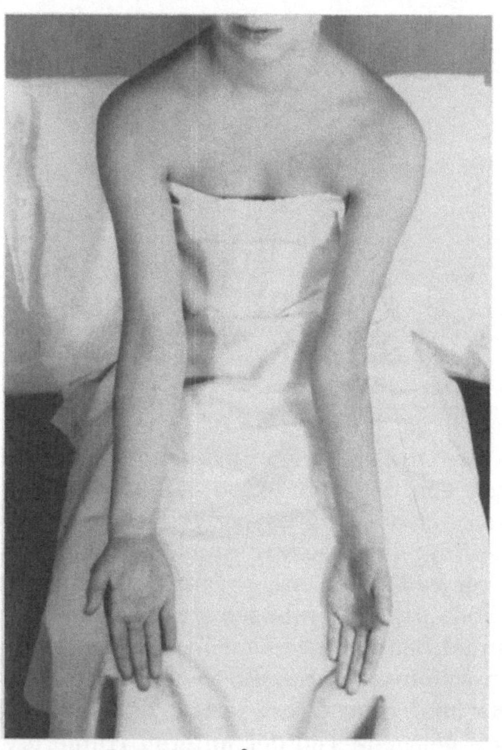

c

Abb. 67a—c. Cubitus valgus nach Radiumbestrahlung. a u. b Röntgenbilder des rechten und linken Ellenbogens, c Lichtbild des 10jährigen Mädchens

XI. Veraltete Luxationen

Einer veralteten Luxation beider Unterarmknochen wird man heute kaum noch begegnen. Dagegen ist die veraltete Luxation des Radiusköpfchens mit oder ohne Ulnabruch immer wieder auf Röntgenbildern zu sehen. Ein solches Bild wurde bereits auf Abb. 56 gezeigt. Hier hatte sich bei einer alten Luxation des Radiusköpfchens nach volar und medial in der Ulna ein neues Gelenkbett gebildet. Im allgemeinen geht das

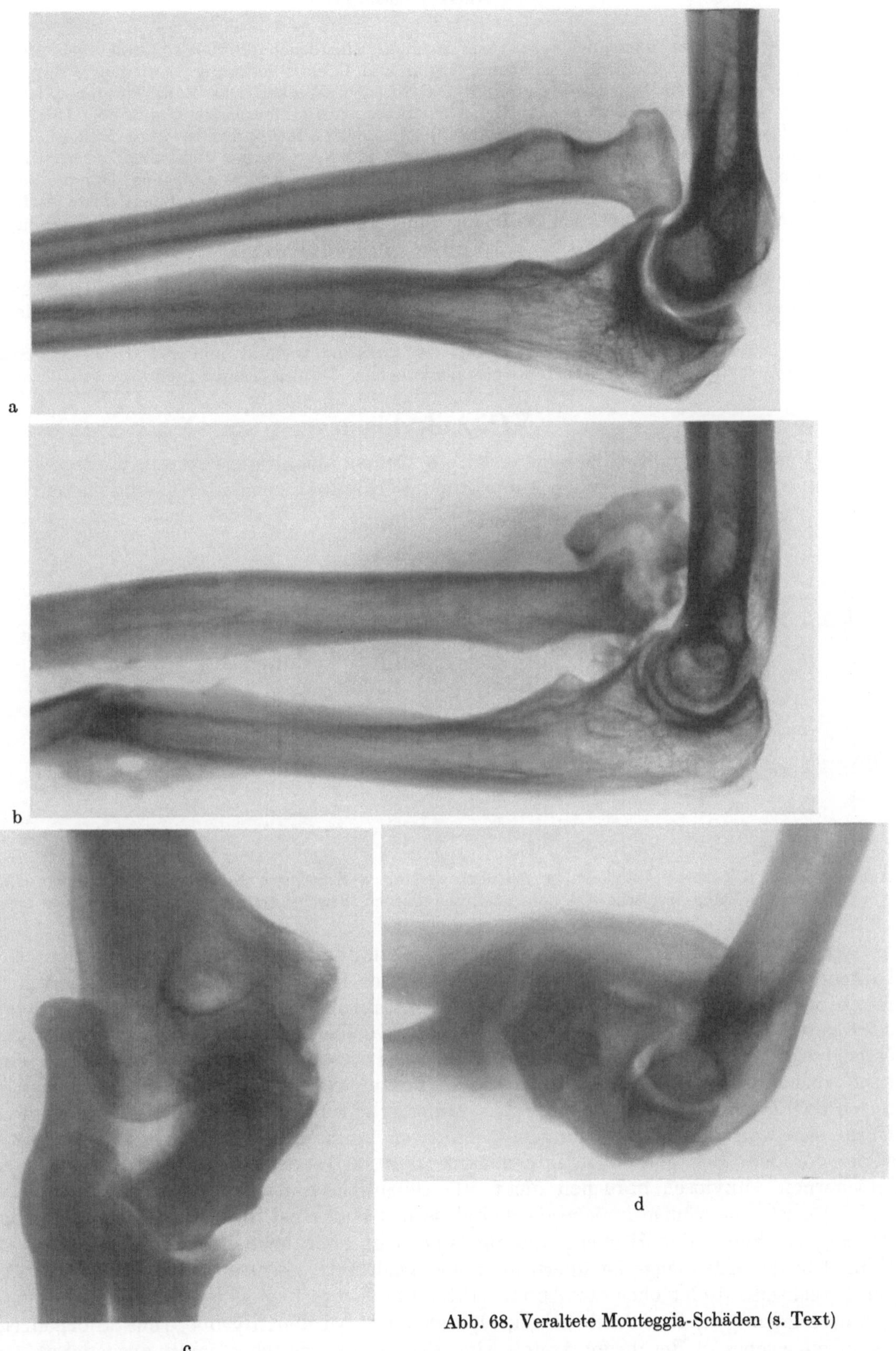

Abb. 68. Veraltete Monteggia-Schäden (s. Text)

nicht so gut aus. Wegen der Wichtigkeit und verhältnismäßigen Häufigkeit dieses Zustandes seien hier drei Röntgenbilder gebracht, die Schäden in verschiedener Ausprägung zeigen (Abb. 68a—d).

a) *Fall 1.* 30jähriger Mann, der vor 8 Jahren einen Ellenbruch erlitt. Seit dieser Zeit nie volle Bewegungsfreiheit am Unterarm. Beugebehinderung und Drehbehinderung. Auf dem Röntgenbild erkennt man die deform geheilte Ulna mit dorsal offenem Winkel. Das Radiusköpfchen ist nach volar und etwas nach medial luxiert. An der Vorderkante des Humerus sieht man eine Impression, die durch das bei der Beugung erfolgende Anschlagen des Radiusköpfchens entstanden ist.

b) *Fall 2.* 55jährige Frau. Vor 5 Jahren Ellenbruch mit Verrenkung. Jetzt noch schwere Beuge- und Drehbehinderung. Ein Jahr vorher Resektion des luxierten Radiusköpfchens. Damals bestand bereits eine erhebliche Myositis ossificans um das Köpfchen. Ein Ulnabruch in Schaftmitte ist deform verheilt. Ein Jahr nach der Resektion des Radiusköpfchens weitere Verdichtung der Knochenschatten im M. brachialis, die schalenförmig die abgeglättete Resektionsfläche am Radiushals umlagert. Der Arm ist in rechtwinkeliger Beugung fast versteift.

c und d) *Fall 3.* 44jähriger Mann. Vor 6 Jahren Ellenbruch. Jetzt nur Bewegungsausschläge von 90—120° möglich. Supination stark eingeschränkt. Röntgenbild: Ulnapseudarthrose im proximalen Drittel. Die Fragmente stehen in einem ulnar offenen Winkel. Der Pseudarthrosenspalt verläuft durch Callusmassen. Das deformierte Radiusköpfchen ist stark nach volar und radial luxiert. Starke Sklerose des proximalen Drittels beider Unterarmknochen. Cubitus-Valgus-Stellung.

XII. Ankylosen

Die Versteifungen des Ellenbogengelenkes können alle Grade von rein bindegewebiger Verlötung bis zur durchgehenden knöchernen Verbindung zeigen. Je nachdem wird man

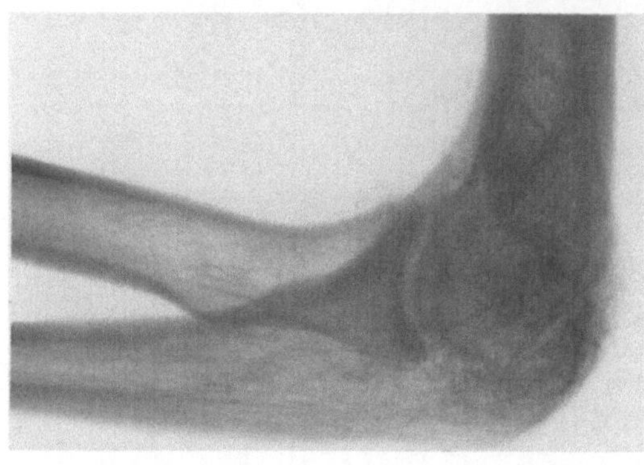

a

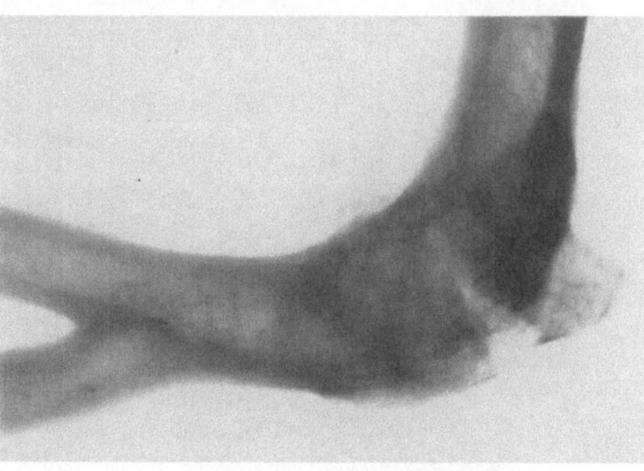

b

Abb. 69a u. b. Knöcherne Ankylosen im Ellenbogengelenk. a Knöcherne Teilankylose im Humero-Ulnargelenk. b Völlig atypische Ankylose nach Schußbruch. Frische Fraktur im Ankylosemassiv

im Röntgenbild noch Reste des Bruchspaltes sehen oder überall durchgehende Knochenbälkchenzeichnung. Die Aufnahme in volo-dorsaler Richtung kann Schwierigkeiten bereiten, wenn das Ellenbogengelenk in Beugekontraktur versteift ist. Es werden gebogene oder geteilte Kassetten angegeben, auch auf dieselbe Technik wie beim rechtwinklig eingegipsten Arm muß hingewiesen werden. Das wesentliche ist die Darstellung eines noch vorhandenen, wenn auch fibrös überbrückten Gelenkspaltes. Der Gelenkspalt ist durch das Zugrundegehen des Knorpels immer sehr schmal und verläuft oft gewunden. Über noch vorhandene Bewegungsmöglichkeiten kann man sich durch Bewegungsversuche vor dem Röntgenschirm informieren (SCHINZ-BAENSCH-FRIEDL-UEHLINGER). Bei knöchernen Ankylosen brauchen nicht alle Gelenkabschnitte synostosiert zu sein. Auf Abb. 69a ist eine völlige knöcherne Ankylose des Humero-Ulnargelenkes in 90 °-Beugestellung zu sehen. Das Humero-Radialgelenk zeigt noch einen freien Gelenkspalt. Der Winkel in der Ellenbeuge ist überbrückt und geglättet, wie es zumeist der Fall ist. Auf der Streckseite findet eher ein Abbau statt. Bei Zerstörungen der Gelenkflächen nach Schußverletzungen, Knochenbrüchen, Operationen, bei denen große Teile knorpelfreien Knochengewebes in Berührung treten, sind die Verlötungsstellen meist ausgedehnter als nach langjährigen entzündlichen Leiden, bei welchen der Knorpel allmählich zugrunde geht. Es gibt auch eine extraartikuläre Versteifung etwa durch Myositis ossificans. Diese Zustand wird dann durch das Röntgenbild aufgedeckt.

Ein seltsam anmutendes Bild einer knöchernen Ankylose, ebenfalls nach Schußbruch und zwei vorangegangenen Operationen, über die keine Auskunft mehr zu erhalten war, konnten wir bei einem 52jährigen Mann gewinnen (Abb. 69b). Der Patient kam wegen einer neuen Fraktur durch das Ankylosenmassiv zur Beobachtung. Radius und Humerus sind in einem Winkel von etwa 100° fest knöchern ankylosiert. Durch die Gegend des ehemaligen Gelenkspaltes läuft die neue Frakturlinie. Die Ulna ist im proximalen Drittel mit dem Radius vereint. Es entsteht das Bild einer zweizinkigen Gabel.

Bei knöchernen Ankylosen ist die Frage einer *Arthroplastik* zu erwägen. Ein arthroplastisches Gelenk, aus dem Ankylosemassiv geformt, ist auf Abb. 37 zu sehen. Hier bestand allerdings gleichzeitig eine radio-ulnare Synostose. Die Gelenkfläche der Ulna, also die neu gebildete Fossa semilunaris, wird dabei absichtlich flach gehalten, um die Möglichkeit einer erneuten Synostosierung herabzusetzen. Zwischen beide Knochen kann ein Fett- oder Fascienlappen eingepflanzt werden (s. auch Nearthrose im Kapitel Pseudarthrose).

XIII. Schlottergelenkbildung

Wustmann unterscheidet das lockere Ellenbogengelenk vom eigentlichen Ellenbogenschlottergelenk. Beim lockeren Ellenbogengelenk, das angeboren oder erworben sein kann, ist der Kontakt der Gelenkkörper bei aktiver Muskelführung noch erhalten. Zum eigentlichen Schlottergelenk kommt es dann, wenn entweder extreme Grade der Kapselerweiterung vorliegen, sonst aber hauptsächlich bei Zerstörung der Gelenkkörper nach schweren komplizierten Zertrümmerungsbrüchen, Schußbrüchen oder nach Infektionen. Auch der „car elbow“ (s. atypische Frakturen) kann hier angeführt werden. Ein Bild nach Schußbruch mit völliger Zertrümmerung und operativer Entfernung der Knochentrümmer ist auf Abb. 70 zu sehen. Bei dem 35jährigen Manne bestand eine völlige Haltlosigkeit im Gelenk. Ulna und Radius sind proximal durch einen kleinen Brückencallus vereinigt. Nach Verlust der gelenknahen Enden von Humerus und Unterarmknochen sind beide durch breite Weichteilinterposition getrennt. Ein Schienenhülsenapparat war notwendig. Eine Arthrodese durch intraartikuläre Entknorpelung oder durch Spanverpflanzung zwischen Humerus und Radius kann in solchen Fällen erwogen werden.

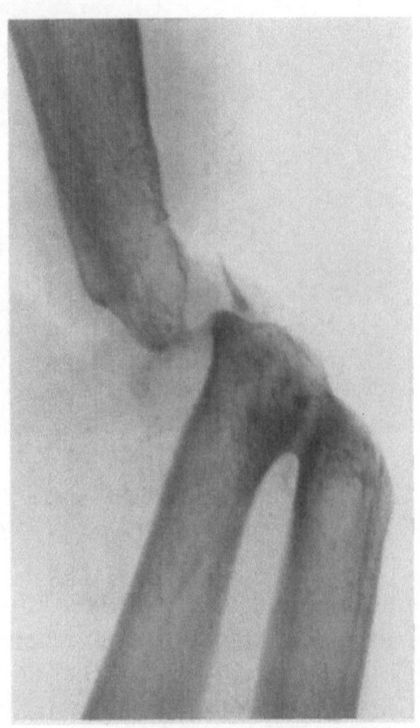

Abb. 70. Ellenbogenschlottergelenk nach Schußfraktur

XIV. Myositis ossificans

Nach Luxatio cubiti wird sehr oft eine Verknöcherung der Muskulatur und zwar des Musculus brachialis, der das Ellenbogengelenk von vorn her einhüllt, gesehen. Die Ellenbogengelenksverrenkung nach hinten ist überhaupt die häufigste Ursache einer Myositis ossificans traumatica.

Machol, der sich 1908 ausgiebig mit diesem Krankheitsbild befaßt, kam zu folgendem Schluß: „Eine reponierte Luxatio cubiti simplex ist in der Regel gefolgt von einer circumscripten Verknöcherung der Muskulatur der Ellenbeuge. Abweichende Fälle bilden die Ausnahme, nicht reponierte Fälle zeigen den Prozeß nie.“ Er mißt also dem Repositionstrauma die Schuld an der Entstehung der Myositis zu. Besonders ausgedehnt tritt die Muskelverknöcherung allerdings nach wiederholten Einrenkungsversuchen auf. Gegen diese Ansicht wendet sich Böhler. Er hat eine Myositis unter 29 Fällen reiner Luxation nur dreimal und geringgradig gesehen. Er ist der Ansicht, daß „die Myositis ossificans traumatica in der Regel nicht eine unabwendbare Unfallfolge, sondern eine vermeidbare Behandlungsfolge ist“. Bei schonender Einrenkung bei gebeugtem, statt gestrecktem Ellenbogen bei Vermeidung frühzeitiger Massage und frühzeitiger passiver und aktiver Bewegungen bleibt sie aus.

Durch die genannten Behandlungsmaßnahmen kommt es immer wieder zu neuen Blutungen und Muskulaturzerreißungen und diese sind dann von der Muskelverknöcherung gefolgt. Dieser Ansicht schließen sich mein früherer Lehrer GULEKE, sowie BLENKE und SOMMER an.

Im Röntgenbild sieht man nach Luxation aber auch manchmal nach suprakondylären Frakturen nach 4—6 Wochen (EHALT, BÖHLER) zarte wolkige Kalkschatten in der Ellenbeuge. ZUPPINGER sagt, daß man sie schon nach 2—3 Wochen sehen kann, allerdings oft erst nach Betrachtung mit sehr guter Belichtung. Nach 4—6 Wochen tritt nach ihm eine Knochenstruktur mit spongiosem Bau auf. Der Abschluß der Verknöcherung erfordert aber viele Monate. So lange noch wolkige zarte Kalkschatten vorliegen, kann durch Ruhigstellung im Gipsverband und Aussetzen jeder Massage- und Bewegungstherapie

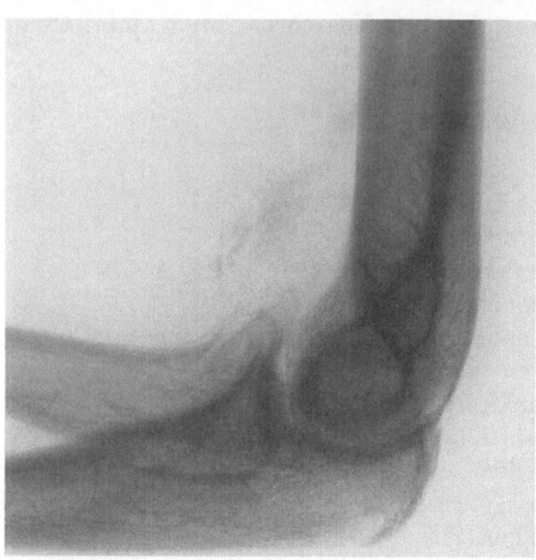

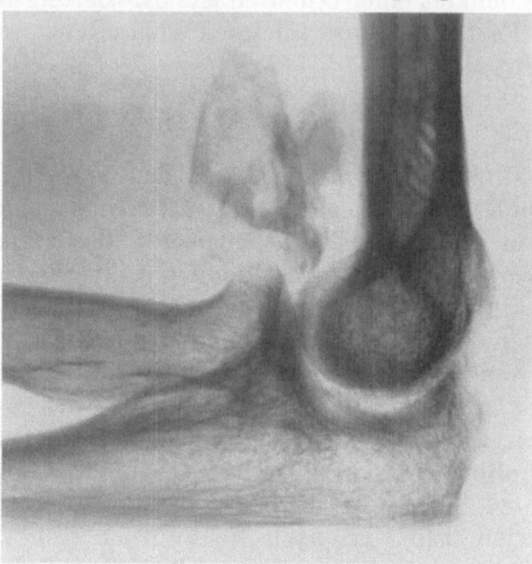

Abb. 71 a u. b. Myositis ossificans. a Zarte wolkige Kalkschatten 5 Wochen nach Luxatio cubiti. b Verdichtete Struktur 4 Monate nach Luxatio cubiti

eine Resorption erzielt werden. Röntgenstrahlen als Vorbeugung gegen die metaplastische Umwandlung werden empfohlen. BÖHLER zweifelt ihren Wert an. Aber auch bereits Einlagerungen mit deutlicher Knochenstruktur können sich verkleinern. Eine operative Entfernung ist erst nach Jahren anzuraten, da sonst Rezidive auftreten. Kleinere Verknöcherungen brauchen keine Funktionsstörung zu verursachen. Bei unsachgemäßer Behandlung oder frühzeitiger Arbeitsaufnahme können die Knocheneinlagerungen im Musculus brachialis sehr erheblich und dicht werden. Sie sitzen der proximalen Ulna auf und sind mit der Spitze gegen den Humerusschaft gerichtet. Vereinigen sie sich mit Kapselverknöcherungen und Bandverknöcherungen, kann das Ellenbogengelenk völlig eingemauert werden. Solche Bilder treten auch, worauf EHALT und BÖHLER hinweisen, nach nichtbehandelten Luxationen und Luxationsfrakturen auf. Die Abb. 71 zeigt zarte, noch nicht strukturierte Kalkeinlagerungen an typischer Stelle 5 Wochen nach Luxatio posterior. Daneben ist eine ältere Einlagerung größerer Ausdehnung und dichterer Struktur 4 Monate nach Luxation zu sehen.

XV. Bandverknöcherungen

Im Gegensatz zu ihrer Ansicht, daß die Myositis ossificans eine vermeidbare Behandlungsfolge ist, stehen BÖHLER und EHALT auf dem Standpunkt, daß nach Luxationen im Ellenbogenbereich Bandverknöcherungen so regelmäßig auftreten, daß ihr Ausbleiben gegen eine stattgehabte Verrenkung spricht. Man kann sie von der 6. Woche nach dem Unfall an als zarte Schatten an der medialen und lateralen Seite des Gelenkes erkennen.

Sie treten später deutlicher hervor und werden kalkdichter. BÖHLER ist der Ansicht, daß sie keine Bewegungsstörungen verursachen, wenn nicht zu forciert behandelt wurde. In diesem Falle können die Bänder sehr ausgedehnt verkalken samt der Gelenkkapsel und dann sind sie kaum gegen die Myositis ossificans abzutrennen (EHALT). Eine zarte beginnende Verkalkung im medialen Gelenkband nach einer Ellenbogengelenksluxation nach 5 Wochen und eine ältere Bandverkalkung nach Radiusköpfchenfraktur ist auf Abb. 72 zu sehen.

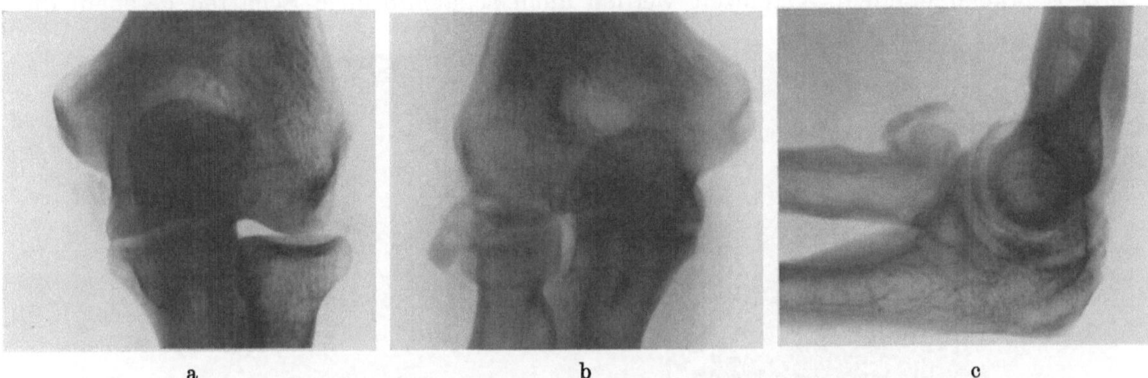

Abb. 72a—c. Bandverkalkungen nach Luxationen. a Beginnende zarte Schatten im Seitenband. b u. c Ältere intensive Verkalkungen am Radiusköpfchen

XVI. Tendinosen, Periostosen

1. Epicondylitis humeri

Mit dieser Erkrankung hat sich besonders HOHMANN befaßt. Es handelt sich um eine sog. Tendinose (SCHNEIDER und CORRADINI) oder Periostose (HOHMANN, WOLLENBERG). MERLINI spricht von Acroosteopathien, MARTI von Acrostealgien. Überanstrengungen der an den Kondylen ansetzenden Sehnenplatten wird als Ursache angenommen. BAUMANN bezeichnet diese Veränderungen als Tendostosen und erinnert daran, daß an den Sehnenansätzen das Periost fehlt. Er verweist dabei auf THURNER, der den Ausdruck „Insertionstendopathien“ für richtig hält. An der Ansatzstelle der Sehnen besteht in der Reihenfolge Sehnengewebe, hyaliner Knorpel, Knochengewebe, ein „abgestuftes Federungssystem“. Dieses wird durch Überbeanspruchung zerstört. Der laterale Condylus ist sehr viel häufiger befallen. Aber auch eindeutige Veränderungen am Condylus medialis sind beschrieben. Klinisch tritt ein Druckschmerz am Condylus lateralis auf und ein vom Ellenbogen in den Unterarm und die Hand, aber auch in den Oberarm ausstrahlender Schmerz, der besonders beim Zugreifen in Erscheinung tritt. Beim Faustschluß tritt die Wirkung der Finger- und Handbeuger erst dann voll in Aktion, wenn gleichzeitig eine starke Anspannung derjenigen Muskeln erfolgt, die für die Handstreckung verantwortlich sind. Der Extensor carpi radialis longus und brevis, der Extensor digitorum communis, der Extensor carpi ulnaris inserieren mit einer gemeinsamen Sehnenplatte am Epicondylus radialis. Am Epicondylus medialis setzt die Beugemuskulatur der Hand an, die an Stärke die Extensoren überwiegt. Die Extensoren sind damit einer größeren Belastung ausgesetzt.

Erwähnt sei noch die von REISCHAUER, aber auch von ERB und BAUMBACH, EXNER und früher schon von SCHAER vertretene Ansicht, daß die Epicondylitis humeri eine Begleiterscheinung des Cervicalsyndroms sei. Aufnahmen der Halswirbelsäule werden dann erforderlich.

MUSTACALLIO und LAITINEN denken an eine rheumatoide Affektion.

Sieht man in der Sehnendegeneration oder in der Periostreizung die Hauptursache, immer ist die Dauerüberanstrengung Hauptgrund. Das häufige Auftreten bei Tennisspielern führte bei den Engländern zu der Bezeichnung „tennis elbow“. Der Tennis-Ellenbogen wird in der deutschen Literatur unter anderem von THOMSEN, GEBHARDT, KNOLL, BOSHAMER beschrieben. KNOLL fand allerdings bei hervorragenden Spitzenspielern keine Veränderungen. Ungeübte Personen scheinen eher befallen zu werden. Nach WUSTMANN trat in den Nachkriegsjahren bei vielen älteren Menschen infolge ungewohnter körperlicher Arbeit die Epicondylitis auf. Außer Tennisspielern werden Florettfechter, Golfspieler, aber auch Zahnärzte, Arbeiter am Fließband, Holzhacker (besonders wenn diese Tätigkeit ungewohnt ist) befallen. Nachdem zuerst das männliche Geschlecht als bevorzugt galt (JUNGMANN), weisen neuere Arbeiten auch auf die starke Beteiligung des weiblichen Geschlechtes hin (LAMBRECHT). Büglerinnen, Wäscherinnen, Hausfrauen werden befallen. Auf gelegentliche Entstehung durch ein einmaliges Trauma weist MAURER hin.

Der hier in erster Linie interessierende Röntgenbefund pflegt im Anfang negativ zu sein. Später kommt es dann in vielen Fällen zu deutlichen Röntgenzeichen. Wiesner sah allerdings unter 116 Fällen nur 18 positive Röntgenzeichen. Diese bestehen in kleinen Periostverdickungen oder mehr amorphen Kalkschatten direkt am oder in Überdeckung mit dem Condylus radialis. Noch später können kleine Knochenzacken sichtbar werden, die im allgemeinen nach abwärts gerichtet sind, aber auch einmal nach proximal sehen können. Nach einem Bilde Hohmanns soll es sich dann um die Zugwirkung des Musculus triceps brachii handeln. Vereinzelt werden auch schalenförmige Schatten gesehen, die

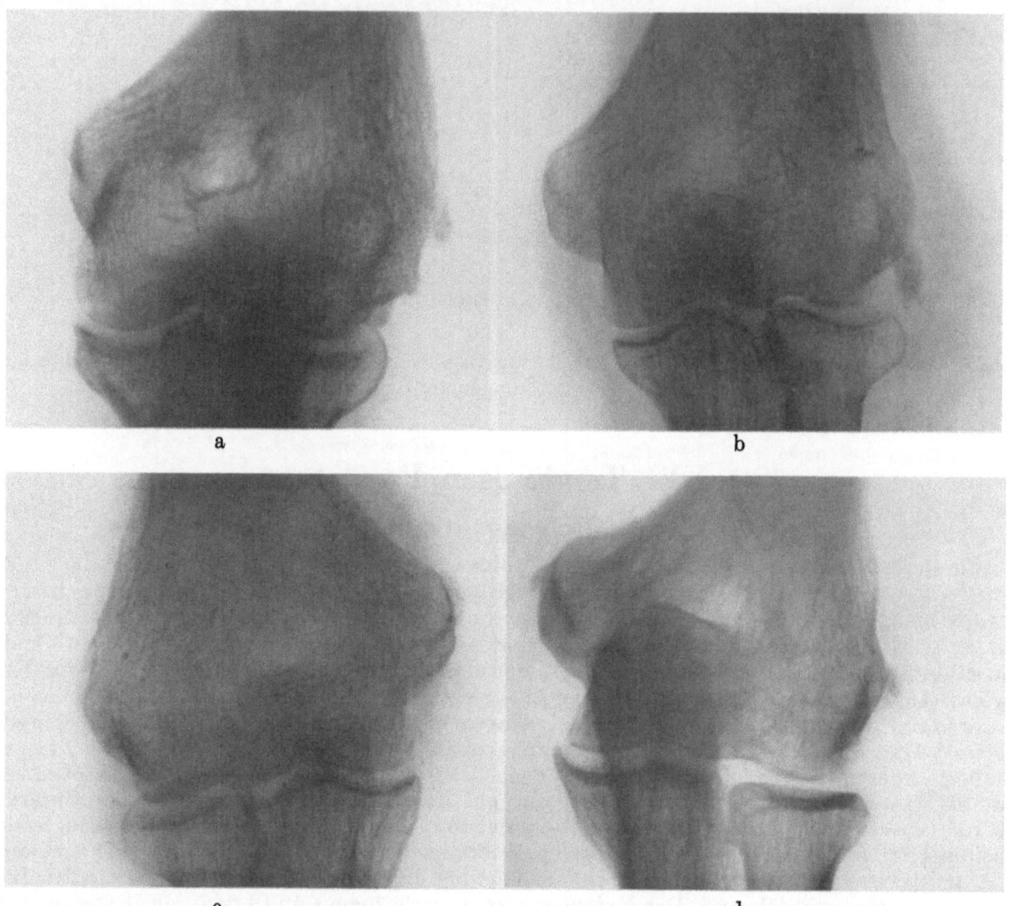

Abb. 73a—d. Befunde bei Epicondylitis humeri. a Knochenzacken am Epicondylus radialis (nur bei leicht gedrehter Aufnahme erkennbar). b Kalkschatten unterhalb des Epicondylus lateralis. c Kalkdepot am Epicondylus medialis. d Verknöcherung der Sehnenansätze an beiden Kondylen

einem Stiedaschatten am Knie ähneln (Hohmann am Epicondylus medialis, Zimmer am Epicondylus radialis). Bahls glaubt Atrophien am knöchernen Rand der Condylen feststellen zu müssen. Bei Zweifelsfällen empfiehlt sich die Vergleichsaufnahme der gesunden Seite. Die oft geringfügigen Veränderungen kommen manchmal auf Schrägaufnahmen besser heraus (Mau). Eine Reihe typischer Bilder bei der Epicondylitis sind auf der Abb. 73 zu sehen.

2. Olecranonsporn und seltenere Sehnenverkalkungen

Im Zusammenhang mit der Besprechung der Tendinosen im Ellenbogenbereich muß auch auf den Olecranonsporn eingegangen werden, dessen differentialdiagnostische Abgrenzung schon auf S. 243 besprochen wurde. Es handelt sich um eine Verknöcherung in der Ansatzstelle der Tricepssehne. Seine Entstehung möchte man zwei Ursachen zuschreiben. Einmal kann er sicherlich als

Überanstrengungsschaden angesehen werden. Hierauf deutet die Erhebung von ROSTOCK, der ihn in 34 % bei Bergarbeitern fand, während er bei der übrigen Bevölkerung nur in 2—3 % gesehen wurde (ESAU, WUSTMANN). Daß er aber andererseits nicht nur nach Überlastung auftritt, wird durch eigene Beobachtungen und die Angabe HOHMANNS, daß er ihn bei nicht berufstätigen Frauen doppelseitig fand, bestätigt. Die bei manchen älteren Menschen auch an anderen Sehnenansatzstellen bestehende Neigung zur Verknöcherung trifft sicher auch auf die Tricepssehne zu. ESAU glaubt, daß eine maßgebliche Zugwirkung bei der Entstehung nicht in Frage komme und glaubt, daß es sich um eine Skeletvariation handele, die aus einem eigenen Knochenkern hervorgegangen sei.

Im Röntgenbild kann nach WEIL der Sporn eine Länge von 0,4—2,5 cm haben wobei über die untere Grenze natürlich zu diskutieren wäre. Der Sporn setzt an der am

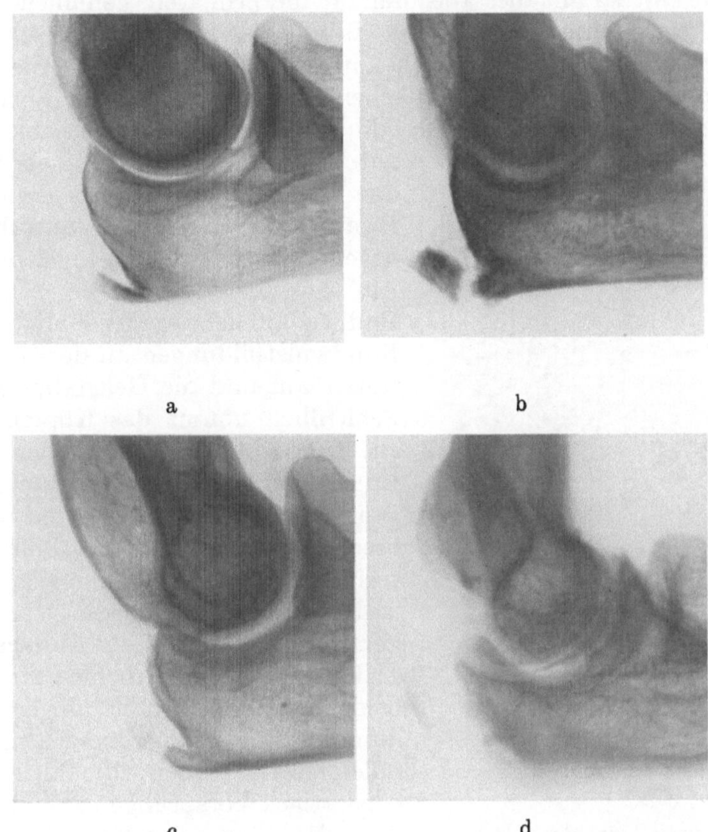

Abb. 74a—d. Verschiedene Formen von Olecranonspornbildung (a, b, c) und Verkalkung in der Tricepssehne (d)

meisten nach distal hinten gelegenen Stelle des Olecranon an. Er kann auch zweigeteilt sein. Seine Basis kann eine feste knöcherne Verbindung zum Olecranon besitzen oder durch einen Spalt abgetrennt sein. Im letzteren Falle kann man von einem in die Sehne eingelagerten Knochen sprechen. Es gibt aber auch eindeutige Frakturen beim Fall auf den Ellenbogen. Die Bruchstellen verraten sich durch ihr unregelmäßiges gezacktes Aussehen. Eine Bursitis olecrani kann gleichzeitig bestehen, hervorgerufen durch den Druck des Sporns. Die Bursa kann auch verkalken. Sie liegt nach ZIMMER dorsal vom Sehnenansatz und der Kalkschatten ist schollig und nicht strukturiert. Typische Röntgenbilder des Olecranonsporns sind auf der Abb. 74 zu sehen. Das letzte Bild ist dabei in seiner Deutung fraglich. Ein Trauma ist nicht vorangegangen. Es handelt sich um eine vom Olecranon weit entfernt liegende Verknöcherung in der Tricepssehne. Für eine Patella cubiti ist das Gebilde zu klein. Eine Tendinose mit oder ohne Beteiligung eines Schleimbeutels kann sich an der Ansatzstelle der Bicepssehne an der Tuberositas radii entwickeln. HOHMANN sah bei einem 50jährigen Waldarbeiter mit dieser Veränderung im Röntgenbilde an der Tuberositas radii „stalaktitenartige Zacken" und unregelmäßige Form des distal davon gelegenen Knochens. In einem zweiten Fall war bei einem 60jährigen Gärtner eine Verbreiterung, Erhöhung und Auflockerung der Tuberositas zu sehen. Laarmann hat Verkalkungen am Bicepssehnenansatz, aber ebenso auch an der Ansatzstelle des M. brachialis an der Tuberositas ulnae gesehen (vgl. hier auch Abb. 25 und 81).

XVII. Die sekundäre Arthrosis deformans nach Traumen

Von klinischer Seite wird die Arthrosis deformans des Ellenbogengelenkes als seltener gegenüber der Lokalisation an Hüfte und Knie bezeichnet (Schulte, Schinz-Baensch-Friedl-Uehlinger). Es gilt dies aber nur für die primären, genuinen Formen, während die sekundäre Form häufig gesehen wird. Es soll hier nur auf diese sekundären Formen, die nach Traumen im Ellenbogengelenk auftreten, eingegangen werden. Jede mit auch nur geringer Fehlstellung der Gelenkflächen ausgeheilte Fraktur, aber auch sehr viele Luxationen (Wette) ziehen deformierende Veränderungen im Gelenk nach sich. Weil hat bei Ulnapseudarthrose als Rückwirkung auf das Gelenk die Arthrosis deformans gefunden. Burkhardt berichtet ausführlich über die degenerativen Ellenbogengelenksveränderungen. Am leichtesten sind sie röntgenologisch am Radiusköpfchen wahrnehmbar. Zacken und Randwulstbildungen an der Circumferentia radii treten auf und die Gelenkfläche rauht sich auf. Schließlich nimmt das Köpfchen eine Pilzform an. Der Processus coronoidens verlängert sich. Er erscheint zunächst zugespitzt, um später im ganzen zu verplumpen und eventuell Unterbrechungslinien an seiner Spitze zu zeigen. Er springt auf der volo-dorsalen Aufnahme weit und auffällig nach medial vor. Am Olecranon kommt es ebenfalls zu Auflagerungen und die „Klaue", die die Trochlea umgreift, wird auf beiden Seiten dadurch länger. Knochenneubildung in der Fossa coronoidea und Fossa olecrani füllen diese Gruben allmählich aus und lassen dornartige Vorsprünge aus ihnen erwachsen. Randwulstbildungen an den Humeruscondylen sind zu sehen. Der Gelenkspalt verschmälert sich, wird aufgerauht und subchondrale Sklerosierungen und kleine Geröllcysten werden wahrnehmbar. Eine am Ellenbogengelenk besonders auftretende Folgeerscheinung der Arthrosis deformans ist die Bildung *freier Körper*. Es gibt Fälle, in denen die Arthrosis sich allmählich entwickelnd an Umfang dauernd zunimmt und die Bildung freier Körper im Verlauf der Erkrankung sich verfolgen läßt (Abb. 80). Es gibt aber auch Fälle, in denen Zweifel auftauchen, was das primäre ist: Der freie Gelenkkörper oder die Arthrosis deformans. Freie Gelenkkörper können bei Traumen entstehen, in dem kleine intraartikulär gelegene Knochenteilchen abgesprengt werden. Sie sind beim komplizierten Bau des Ellenbogengelenkes mit seinen vielfachen Überschneidungen oft schwer auffindbar. Ebenso schwer ist aber auch das Bett zu erkennen, aus dem sie herausgesprengt wurden. Für den Röntgenologen kann die Gestalt eines derartigen Knochenstückchens einen Hinweis auf seine Herkunft geben. Ist die gelenkseitige Fläche gewölbt, denkt man an das Capitulum humeri, ist sie konkav, kann sie aus dem Radiusköpfchen stammen. Werden nun solche kleinen Fragmente nicht reponiert oder entfernt und geraten dauernd unter die zermahlende Wirkung der Knorpelgelenkflächen, so zerstören sie diese auch ihrerseits und eine Arthrosis deformans ist die Folge. Klinisch kann es zu Einklemmungserscheinungen kommen.

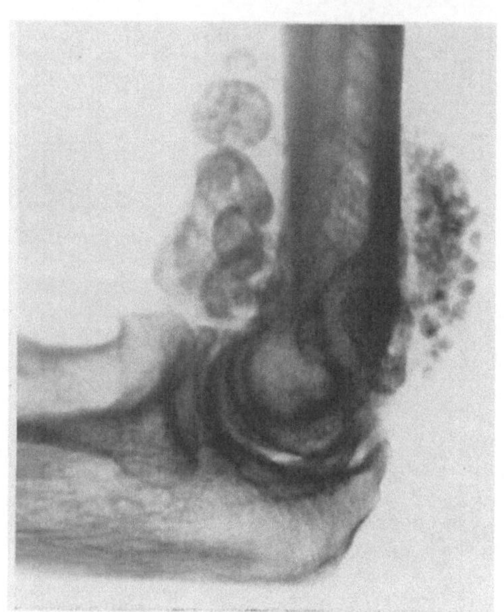
Abb. 75. Gelenkchondromatose

Solche Ereignisse sind nun außerordentlich schwer abzuwägen gegen die Entstehung freier Körper auf dem Boden der *Osteochondrosis dissecans*, wenn dieses Leiden nicht von Anfang an im Röntgenbild verfolgt werden konnte. Aus differentialdiagnostischen Gründen wird daher kurz im folgenden Kapitel über dieses Leiden berichtet werden. Die Frage spielt auch bei Begutachtungen eine große Rolle, da eine Osteochondrosis im allgemeinen nicht als Unfallfolge Anerkennung findet.

Eine weitere Abgrenzung freier Körper auf dem Boden der Arthrosis deformans muß gegen die *Gelenkchondromatose* vorgenommen werden. Bei diesem Leiden entstehen bis nußgroße benigne Chondrome in der Synovia, die später verkalken und ein charakteristisches Röntgenbild liefern (Abb. 75). Die Chondrome können sich lösen und Einklemmungserscheinungen hervorrufen. Eine sekundäre Arthrosis deformans schließt sich an. Bei typischer Vielzahl — wie auf der hier wiedergegebenen Abbildung — dürfte kein Zweifel an diesem nach seinem ersten Beschreiber als Reichelsche Krankheit bezeichneten Zustand bestehen. Das Ellenbogengelenk wird in 28% aller Fälle betroffen, nächst dem Kniegelenk am häufigsten. Doppseleitiges Vorkommen sichert die Diagnose auf jeden Fall. Sind aber nur einzelne Chondrome vorhanden oder nur einzelne verkalkt, ist die Differentialdiagnose schwierig. Alle freien Körper können durch Kalkapposition wachsen und verlieren dann ihre ursprüngliche Gestalt.

XVIII. Osteochondrosis (Osteochondritis) dissecans, einschließlich derjenigen des Septum supratrochleare

Auch dieses Leiden soll hier nur insoweit abgehandelt werden, als es die besonderen Verhältnisse im Ellenbogengelenk betrifft und soweit seine Kenntnis zu differentialdiagnostischen Erwägungen notwendig ist. Die endgültige Natur des Leidens ist immer noch nicht geklärt. Es wird aber jetzt wohl meist zu den aseptischen Nekrosen gestellt. Bei Axhausen, Nielsen, Burkhardt, Rahm, kann man über die traumatische oder die Nekrosetheorie der Entstehung dieses Leidens und die dabei gelegentlich beobachtete Heredität nachlesen. In sehr großen Statistiken stellt sich heraus, daß gar nicht das Kniegelenk die häufigste Lokalisation der Osteochondrosis darstellt, sondern das Ellenbogengelenk (Löhr, Nielsen). Platzgummer findet das Ellenbogengelenk in 63%, das Kniegelenk nur in 32% befallen. Schinz dagegen findet das Leiden am häufigsten im Kniegelenk. Körperlich arbeitende junge Männer werden vorzugsweise betroffen und bei ihnen der rechte Ellenbogen. Weil weist auf das immerhin nicht seltene doppelseitige Vorkommen hin. Howald hebt hervor, daß im Ellenbogengelenk häufiger mehrere Gelenkmäuse sichtbar sind, ob primär oder durch sekundäre Zermahlung, bleibt offen. Der osteochondrotische Herd sitzt vorzugsweise im Capitulum humeri. Es ist dies zweifelsohne der am meisten belastete Gelenkteil, was für eine traumatisch-mechanische Genese sprechen würde. Es kommt zunächst, wie immer bei diesem Leiden, zu einer Abgrenzung des nekrotischen Knochenstückchens, das aber zunächst in seinem Bett bleibt. Es kann hier oft schwer erkannt werden. Wustmann empfiehlt die axiale Ellenbogengelenksaufnahme. Das nächste Stadium ist dann die Auslösung der *Maus* und ihre Wanderung in den Gelenkspalt, wo sie als freier Körper erkannt werden kann. Genaues Studium der Bilder ist allerdings notwendig, auch das Absuchen der Fossa olecrani und coronoidea. Eventuell Schrägaufnahmen. Uns haben sich stereoskopische Aufnahmen bestens bewährt. Je nach der Lage zwischen den Gelenkflächen oder in einem Gelenkrecessus treten leichtere oder schwere klinische Erscheinungen auf. Die Erkennung des *Mausbettes* kann beim Ellenbogengelenk schwierig, ja oft unmöglich sein. Die Maus kann in der Synovia weiterwachsen, Kalk anlagern und durch ihre damit gewonnene Größe sich schwerer einklemmen. Sie kann auch abgebaut werden. Das anfänglich unter günstigen Bedingungen sichtbare Mausbett glättet sich. Es bildet sich ein Überzug mit fibrösem Knorpel, wodurch eine flache Delle entsteht, die nach Schinz aber im Röntgenbild kaum nachweisbar ist. Löhr findet einen frühen Epiphysenschluß am Capitulum radii und humeri. Das Radiusköpfchen wendet sich nach außen und vergrößert sich, vielleicht als Ausgleich für den entstandenen Defekt. Auch ein Cubitus valgus kann eintreten.

Nach Weil kann auch ausnahmsweise das Radiusköpfchen Sitz des primären osteochondrotischen Herdes sein. Auch im Humerus und Radius wurden gleichzeitig Herde gefunden. (Hopf) Eine sekundäre Arthrosis deformans kann sich anschließen und es ist dann unmöglich, aus späteren Bildern allein die ursprüngliche Osteochondrosis zu erkennen. Eine operative Entfernung freier Körper im sekundär-arthrotischen Zustand ist sinnlos.

Als Beispiel zur differentialdiagnostischen Abgrenzung gegenüber der sekundären Arthrosis deformans und dem Preßluftschaden sei hier ein Bild vom rechten Ellenbogen eines 18jährigen Schreinergesellen (Abb. 76) gebracht. Man sieht das Mausbett am Capitulum humeri und die frei gewordene Gelenkmaus, die auf der Beugeseite vor dem unteren Humerusende erkennbar ist.

In den letzten Jahren häufen sich Berichte über eine *Osteochondrosis dissecans des Septum supratrochleare.* ASTATT, KLEINBERG, BURMAN, KILFOY, CRYSLER, MORTON, LERNER, LAVNER, RESCANIÈRES, MORGAN, GUILLEMINET, MORAES und OCHSENSCHLÄGER haben kleine Knochenkörper beschrieben, die zunächst im Septum supratrochleare liegen, sich aber auch herauslösen können. Das Septum kann dabei verloren gehen und ein Foramen supratrochleare entstehen. Oder es kommt nur zu einer Abtrennung einer Knochenlamelle. Einzelne Autoren haben diese Knochen exstirpiert. Wir können einen gleichartigen Fall demonstrieren, der auch zur Operation kam.

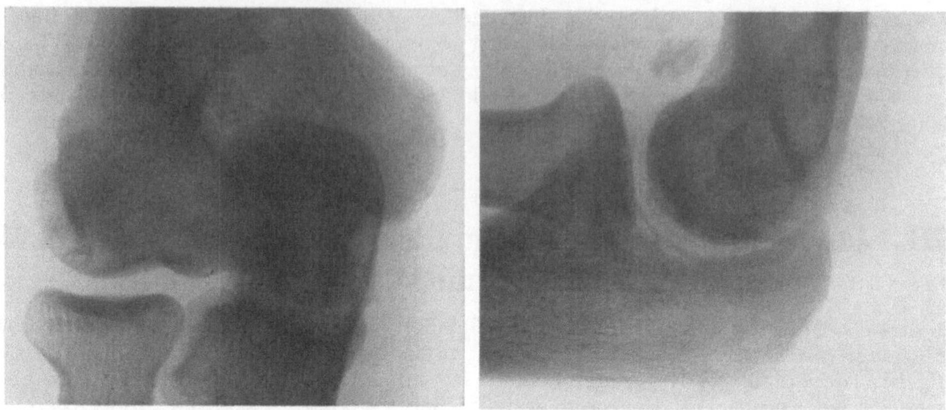

Abb. 76. Osteochondrosis (Osteochondritis) dissecans des Capitulum humeri mit gelöster Maus

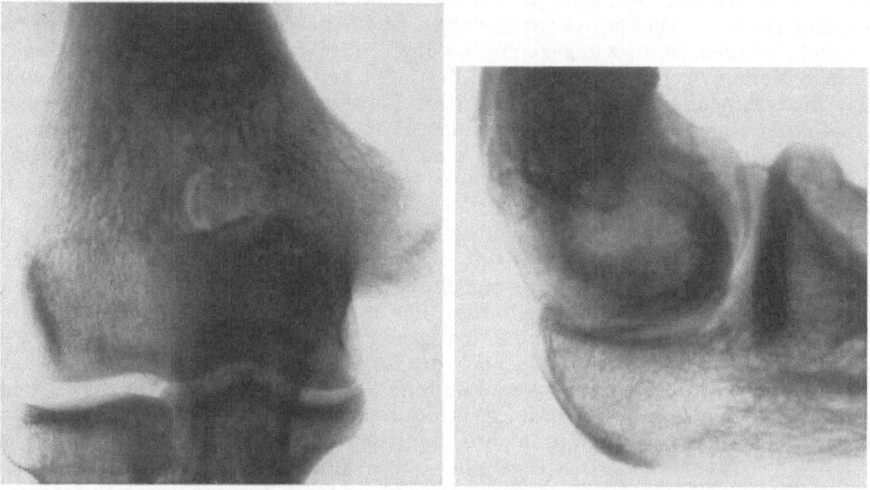

Abb. 77. Aseptische Nekrose des Septum supratrochleare

Ein 24jähriger Student konnte nach sportlicher Betätigung den Arm nicht mehr richtig beugen. Die Röntgenaufnahme des Ellenbogengelenkes zeigt in der Gegend des Septum supratrochleare einen kreisrunden, allseitig gut abgegrenzten Körper aus spongiösem Knochengewebe. Auf der Seitenaufnahme ist er etwas hinter dem Septum gelegen (Abb. 77). RAVENTOS-MORAGAS gibt an, daß der freie Körper häufiger hinten als vorn gesehen wird. Die Operation findet in der Gegend des Septum trochleare einen haselnußgroßen freien Körper, der bereits allseitig gelöst ist. Die histologische Untersuchung (Pathologisches Institut der Universität Jena, Direktor: Prof. Dr. BOLCK) ergab einen aus spongiösem Knochen, Fett und Fasermark bestehenden Körper. An der Oberfläche fand sich teils Faserknorpel, teils periostartige Strukturen. An anderen Stellen sieht man Abbauvorgänge und Neubildung von Knochen.

In früheren Berichten mag dieser Körper hin und wieder als Sesamum cubiti oder Ossiculum cubiti aufgetaucht sein, ohne daß seine wahre Natur erfaßt wurde.

XIX. Aseptische Nekrosen im Ellenbogengelenk

Auch diese Erkrankung muß hier aus differentialdiagnostischen Gründen angeführt werden. Während das Schrifttum über die Osteochondrosis dissecans im Ellenbogengelenk sehr umfangreich ist, liegen nur wenige Mitteilungen über aseptische Epiphysennekrosen vor, die unter diesen Krankheitsbildern doch zu den Seltenheiten gehören. Die erste ausführliche Beschreibung dieses Leidens hat PANNER 1927 gegeben. Aber schon vor ihm finden sich eindeutige Angaben über diese Lokalisation (AMSTADT, WILD, CAAN). Später folgen dann KOHLBACH, MURPHY, MARCH. UHRMACHER hat schon 1933 über aseptische Nekrosen der Trochleakerne geschrieben, so daß HEGEMANNS Angabe, daß vor ihm niemand in anderen Kernen als dem Capitulum humeri eine aseptische Nekrose gesehen habe, nicht zu Recht besteht. Trotzdem ist seine Zusammenstellung über aseptische Nekrosen des Capitulum humeri, der Trochlea und des Capitulum radii sehr instruktiv. Auch DE CUVELAND hat Epiphyseonekrosen im Capitulum radii beobachtet. Die Symptome am Ellenbogen entsprechen denen anderer Lokalisationen. Es findet sich scholliger Zerfall unter Aufhebung der Knochenstruktur, Schattenverdichtung gegenüber der Umgebung, Einbruch der Begrenzungslinien, Deformierung der Gestalt, Erhaltenbleiben des Gelenkknorpels. Besonders traumatische Belastungen waren in den von HEGEMANN veröffentlichten Fällen nicht nachweisbar. Daß Dauerbelastung aber wohl doch eine Rolle spielen muß, ergibt sich aber aus der rechtsseitigen Lokalisation. Es ist vielleicht erwähnenswert, daß HEGEMANN unter 1200 Röntgenaufnahmen des Ellenbogengelenkes immerhin neunmal eine aseptische Nekrose eines Knochenkernes fand. PANNER glaubt doch eine Beziehung zum Trauma bei seinen Fällen herstellen zu können. HEGEMANN sah die aseptischen Nekrosen kurz vor Epiphysenschluß. PANNERS Fälle waren 10 Jahre oder jünger. KOHLBACH sah das Leiden ebenfalls im Alter von 5 Jahren. Auch wir können bei einem 5jährigen Knaben eine aseptische Nekrose im Capitulum humeri feststellen (Abb. 78). Der Epiphysenkern des Capitulum humeri ist zusammengedrückt. Er zeigt unscharfe und unregelmäßige Konturen, im Zentrum Schattenverdichtung und Aufhebung der Bälkchenstruktur. Das verdichtete Zentrum ist von einer Aufhellungszone umgeben. Die Beschwerden waren geringfügig wie in allen bekanntgewordenen Fällen. Die Ausheilung erfolgte in $2^1/_2$ Jahren. Eine Tuberkulose konnte nach dem klinischen Verlauf und der völligen Wiederherstellung ausgeschlossen werden. Während alle Autoren die völlige Wiederherstellung betonen, trat bei DE CUVELANDS Fall eine Deformierung des Radiusköpfchens ein.

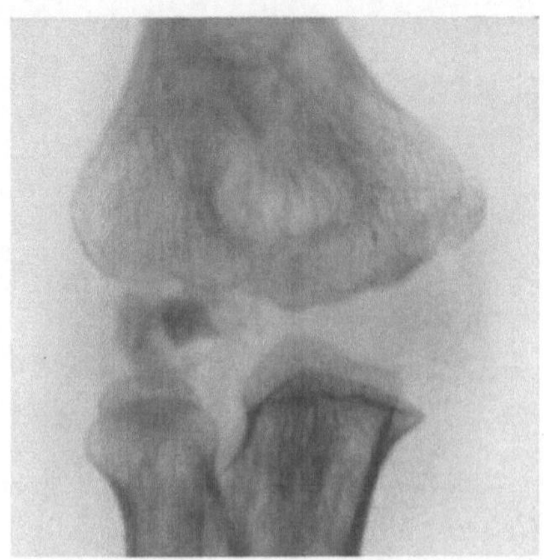

Abb. 78. Epiphysennekrose des Capitulum humeri

XX. Der Preßluftschaden des Ellenbogengelenkes

Die Verwendung von Preßluftwerkzeugen im Bergbau, Straßenbau, Tiefbau, bei der Gesteinsverarbeitung, auf Schiffswerften usw., hat bei den Arbeitern, welche diese Werkzeuge bedienen, besonders am Ellenbogen zu Schädigungen geführt. Unter 290 Kranken, die an Preßluftschäden litten, war bei 240 der Ellenbogen betroffen. Das sind 82,7 %. Diese Untersuchungen stammen aus „Bergmannsheil". HAGEN fand 69,7 % unter seinem Material. Dabei erkrankt aber keineswegs jeder „Preßluftarbeiter", sondern nur ein verschwindender Prozentsatz, nämlich 0,1—0,2 %. Der Ellenbogen ist deshalb so oft befallen, weil er bei der Preßluftarbeit, die meist mit gebeugtem Arm ausgeführt wird, als Stoßfänger wirkt. Oft sind beide Ellenbogen erkrankt, da das Gerät beidhändig im Wechsel bedient werden kann. Es kann eine Diskrepanz zwischen den röntgenologisch sichtbaren Schäden und dem klinischen Bild vorliegen, wie man es ja auch häufig bei der Arthrosis deformans findet. Bei der Beschreibung dieses Leidens folgt man am besten ROSTOCK, LAARMANN und HAGEN. Es gibt kein spezifisches Röntgenbild des Preßluftschadens am Ellenbogengelenk. Es ist das Bild der Arthrosis deformans. Trotzdem mögen, immer den obengenannten Autoren folgend, die typischen Erscheinungen zusammengefaßt werden. HAGEN nennt vier Prädilektionsstellen der arthrotischen Veränderungen.

Das Radiusköpfchen. Es kommt zur Abflachung und pilzartigen Verbreiterung, zur unregelmäßigen Begrenzung der Gelenkflächen, zu Randzacken am Capitulum und ringförmigen Überhängen. Es kann eine Tränenfigur des Radiusköpfchens entstehen (Abb. 82a)

Die Beuge- und Streckseite des unteren Humerusendes. Hier ist besonders charakteristisch eine dornförmige Wulstbildung an der Grenze der Trochlea zum Schaft, die im

Seitenbild deutlich hervortritt (Abb. 79). Eine Beugebehinderung durch Anstoßen des Kronenfortsatzes ist die Folge. Diese Wulstbildung sitzt etwa in der Höhe des Kapselansatzes und kann zunehmend die Fossa coronoidea ausfüllen. Seltener treten derartige Wülste auf der Streckseite auf, und füllen dann die Fossa olecrani aus, was von einer Streckhemmung gefolgt ist.

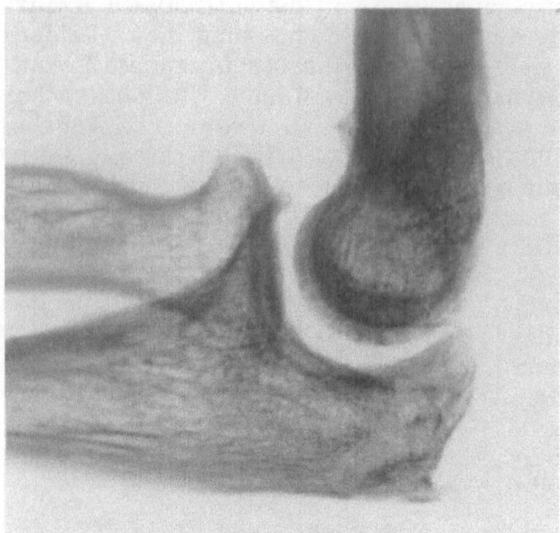

Abb. 79. Leichter Preßluftschaden. Dornartige Wulstbildung oberhalb der Trochlea

Processus coronoides. Von vielen Autoren (Laarmann) werden die hier erkennbaren Veränderungen als der Anfang bezeichnet. Eine spitze Ausziehung entspricht zunächst einer Sehnenansatzverknöcherung. Später kommt es dann zur Vergrößerung und Verplumpung des Kronenfortsatzes. Er kann frakturieren. Die Veränderungen führen zur Beugebehinderung. Am Olecranon sind gleichartige Veränderungen seltener, da das Preßluftwerkzeug nur wenig bei gestrecktem Ellenbogengelenk bedient wird (Abb. 82b).

Innerer Gelenkrand. Hier treten arthrotische Zacken auf, die ebenfalls „frakturieren“ können (Abb. 82c).

Neben diesen als typisch geschilderten Erscheinungen kommt es zur *Bildung freier Gelenkkörper* (Abb. 80). Die Abbildung zeigt alle Zeichen eines schweren Preßluftschadens einschließlich freier Körper nach 7jähriger Tätigkeit mit dem Preßlufthammer. Die linke Seite läßt nur einen Olecranonsporn erkennen.

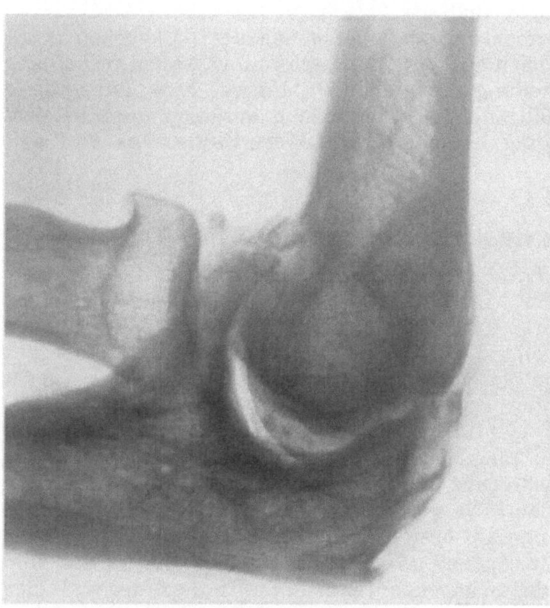

a

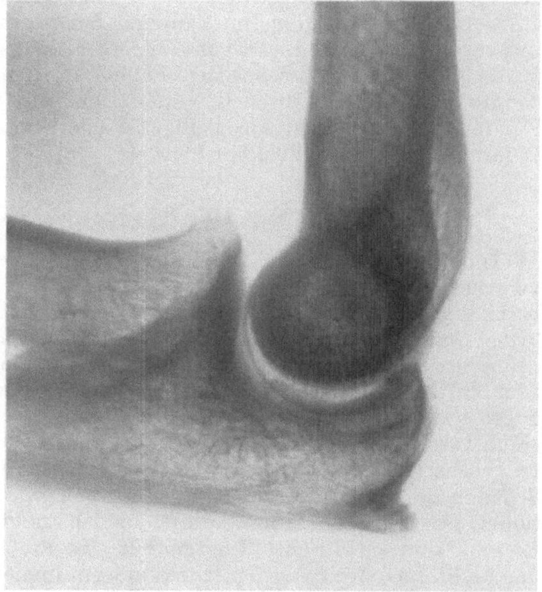

b

Abb. 80. a Schwerer Preßluftschaden mit erheblichen Zeichen der Arthrosis deformans und freie Körper am rechten Ellenbogengelenk. b Auf der linken Seite nur Olecranonsporn

Sehr viele Autoren halten osteochondrotische Vorgänge als Folge des Dauertraumas (1000 bis 4000 Rückstöße pro Minute) für das wesentliche bei der Bildung der freien Körper. Laarmann bestreitet dies und denkt an abgebrochene Wulstbildungen oder herausgebrochene Knorpelteilchen, die später durch Kalkansatz sich vergrößern und im Röntgenbild abzeichnen.

LAARMANN weist noch auf Aufrauhungen und eventuelle kleine Knochenzacken an der Tuberositas radii hin, als Ausdruck einer Sehnendegeneration des langen Bicepskopfes (Abb. 81). Auch an der Tuberositas ulnae beschreibt er dasselbe. Sehr übersichtliche Zeichnungen der typischen Veränderungen stammen von SOMMER und sollen hier wiedergegeben werden (Abb. 82).

Die Therapie des Preßluftschadens besteht im sofortigen Aussetzen der Arbeit. Trotzdem können die arthrotischen Veränderungen natürlich weitergehen, da die Reserven des Gelenkes aufgebraucht sind und es daher auch der täglichen Belastung nicht mehr gewachsen ist. Die Tatsache, daß nur ein sehr geringer Teil der Arbeiter erkrankt, wird in dem Sinne ausgewertet, daß eine primäre Minderwertigkeit der befallenen Gelenke angenommen wird. Fast gleiche Ellenbogengelenksveränderungen ohne Preßluftarbeit werden bei der Arthrosis deformans, wie oben schon erwähnt, beobachtet. FREUDENBERG beschreibt z.B. ein Ellenbogengelenk mit allen Erscheinungen, wie man sie beim Preßluftschaden sieht, am linken Ellenbogen eines Lokomotivheizers, bei welchem Beruf nach des Autors Angaben der linke Arm mehr belastet ist. Es ist also der Preßluftschaden eine Abnutzungserscheinung, die bei minderwertigen Gelenken besonders frühzeitig auftritt, wobei natürlich die mechanischtraumatische Dauerschädigung das Tempo des Verschließes erheblich steigert.

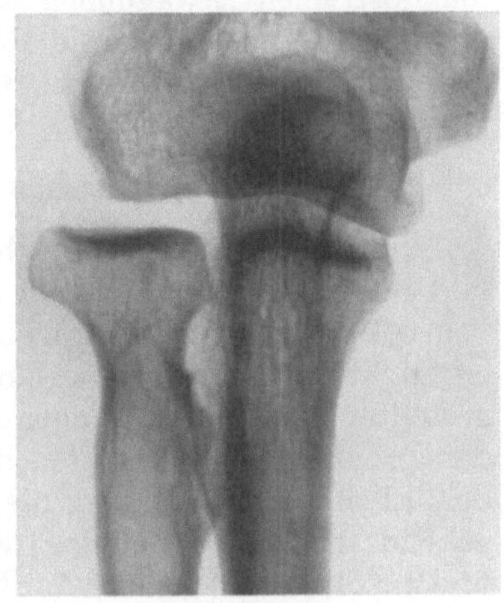

Abb. 81. Verknöcherung am Ansatz der Bicepssehne

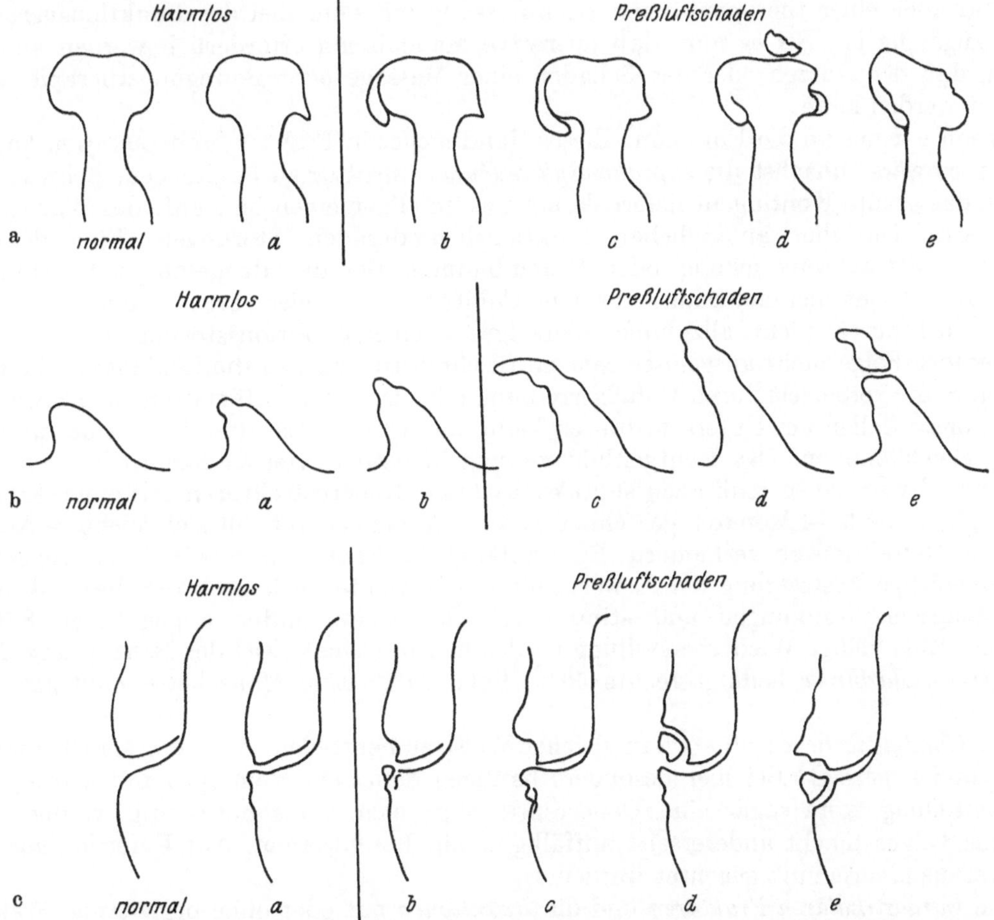

Abb. 82a u. b. Preßluftschäden am Ellenbogengelenk (nach SOMMER, 1941). a Radiusköpfchen. b Processus coronoides. c Innerer Gelenkrand. Der Grad der Schädigung steigt jeweils von a—e an

Röntgenuntersuchungen anderer Gelenke sind notwendig, um dort eventuell auch eine frühzeitige Arthrosis deformans aufzudecken. Weiterhin muß durch eine Röntgenkontrolle eine Osteochondrosis anderer Gelenke ausgeschlossen werden. Diese differentialdiagnostischen Erwägungen und der Ausschluß bzw. der Nachweis von Erkrankungen anderer Gelenke durch die Röntgenaufnahme ist sehr wichtig, da der Preßluftschaden als entschädigungspflichtige Berufskrankheit anerkannt ist.

XXI. Begutachtung im Bereiche des Ellenbogengelenkes

Wie schon bei der Begutachtung von Unterarmschäden ausgeführt, kann das Röntgenbild immer nur ein Baustein innerhalb der Summe der Befunde sein, die zur Gesamtbeurteilung zusammengetragen werden müssen, wobei der klinische Befund der wichtigste ist. Mehr noch aber als am Unterarm vermag das Röntgenbild die Ursache klinisch festgestellter Funktionsstörungen aufzuklären. Frakturen im distalen Humerusabschnitt und den proximalen Abschnitten der Unterarmknochen wirken sich auf die Gelenkfunktion des Ellenbogens aus und die daraus resultierende Bewegungseinschränkung ist maßgebend für die Festsetzung der Rentensätze. Die große Mannigfaltigkeit des Fraktur- und Luxationsgeschehens am Ellenbogen, das Heraussprengen oft nur kleiner extra- oder intraartikulärer Fragmente ist nun weder im frischen noch im Endstadium durch klinische Untersuchung allein zu erfassen. Es muß hier auf die entsprechenden Kapitel dieses Handbuches verwiesen werden. Für die Begutachtung spielt dabei vielleicht das Röntgenbild in der Hinsicht die Hauptrolle, als es zu sagen vermag, was an dem erreichten Endzustand noch einer therapeutischen Beeinflussung mit dem Ziel der Funktionsverbesserung zugängig ist. Sei es nun, daß operative Maßnahmen erforderlich werden können, sei es, daß der Nutzen oder der Schaden einer Massage oder Bewegungstherapie abgeschätzt werden kann.

Wenn wir uns an die Einteilung dieses Handbuches in Fraktur- und Luxationskapitel halten, so wäre zunächst die *suprakondyläre Humerusfraktur* zu besprechen. Beim Kinde, das ja das größte Kontingent liefert, kommt es im allgemeinen im Laufe des Wachstums zum Ausgleich aller anfänglichen funktionsbehindernden Störungen. Eine deforme Heilung mit Achsenknickung oder Stufenbildung, die die Beugefähigkeit behindert (Abb. 40), gleicht sich fast immer aus, eine Cubitus valgus- oder varus-Stellung ebenfalls; sonst wird durch nicht allzuhohe Winkelgrade eine Funktionsstörung mit erwerbsmindernder Folge nicht ausgelöst. Sehr zu fürchten ist dagegen die ischämische Muskellähmung, die vereinzelt durch Gefäßzerreißung oder Druck des Hämatoms zu schwersten Funktionsausfällen am Unterarm führen kann, die dem Verlust des Unterarmes und der Hand gleichkommen. Das Röntgenbild vermag hier nicht viel zu sagen.

Beim Erwachsenen muß nach suprakondylären Humerusfrakturen mit einer Arbeitsunfähigkeit von 3—4 Monaten gerechnet werden. Anfangs empfiehlt sich leichtere Arbeit, um eine Refraktion zu verhindern. Eine anfängliche Rente von 30—40% ist angezeigt. Die endgültige Festsetzung der Erwerbsminderung richtet sich nach den verbleibenden Bewegungseinschränkungen und stimmt mit den weiter unten angegebenen Sätzen überein. Eine völlige Wiederherstellung ist das meist erreichte Ziel der Behandlung. Eine *Oberarmpseudarthrose* bedingt rechts 50%, links 40%. Eine Manschette muß getragen werden.

Die *Condylenbrüche* sind etwa in gleicher Weise zu beurteilen. 25—40% als Übergangsrente sind angezeigt. Bei hier besonders häufigen deformen Heilungen mit Varus- oder Valgusstellung kann sogar eine Dauerrente in gleicher Höhe notwendig werden. Der Cubitus valgus macht andererseits auffällig wenig Beschwerden. Auf Funktionsausfälle des Nervus ulnaris muß geachtet werden.

Die *intraartikulären Frakturen* und die *Luxationen* mit oder ohne begleitende Fraktur können als erwerbseinschränkende Folgen Versteifungen des Ellenbogengelenkes hinterlassen. Die einfache Luxation nach hinten braucht 5—6 Wochen, ehe die Arbeit wieder aufgenommen werden kann. Zunächst leichtere Arbeit und eine Übergangsrente von 20—35% sind angebracht. Die Luxation kann folgenlos ausheilen. Gleichzeitige Frakturen verlängern den Heilungsverlauf.

Für die Festsetzung endgültiger *Sätze der Erwerbsminderung* bei Ellenbogengelenksversteifung oder Bewegungseinschränkungen gelten folgende Sätze:

	Rechts %	Links %
Versteifung des Ellenbogengelenkes in Streckstellung	50	40
Versteifung des Ellenbogengelenks in etwa 150°	40	30
Versteifung des Ellenbogengelenkes im rechten Winkel	30	20
Versteifung des Ellenbogengelenkes im spitzen Winkel	40	30
Beugungsmöglichkeit des Ellenbogens zwischen 90° und 150°	30—40	20—30
Beugungsmöglichkeit des Ellenbogengelenkes zwischen 90° und 45°	20	10
Aufhebung von Pronation und Supination in Mittelstellung	30	20
Aufhebung der Drehbewegung in extremer Pronation oder Supination	40	30

Diese Angaben sind nach Rostock und Schumann gemacht.

Es ist unmöglich, im Rahmen dieses Handbuches im einzelnen hier noch einmal alle Ursachen aufzuzählen, die zu einer Bewegungseinschränkung führen können. Hierüber muß im Kapitel „Frakturen und Luxationen" nachgelesen werden. Bei Brüchen kleiner Knochenteile, die innerhalb des Gelenkes liegen, hat nur eine sofortige Fixation oder Exstirpation Sinn. Nach ein paar Wochen sind die Aussichten schon wesentlich schlechter, nach Monaten gleich Null. Ist erst eine Arthrosis deformans eingetreten, bringt die Herausnahme keine Besserung in bezug auf die Erwerbsminderung. Bei der Frage, ob ein freier Körper im Ellenbogengelenk Frakturfolge oder Folge einer Osteochondrosis dissecans ist, erwächst dem Radiologen eine schwere Aufgabe. Der Nachweis eines typischen Mausbettes oder das Befallensein anderer Gelenke, vielleicht das Heranziehen früher angefertigter Röntgenbilder, kann ihm weiterhelfen. Bei einer Osteochondrosis dissecans wird man ein einmaliges Trauma nicht anschuldigen können. Es kann höchstens eine vorübergehende Verschlimmerung bis zum Abklingen der Beschwerden anerkannt werden.

Nach *Zertrümmerungsbrüchen* kann sich ein *Schlottergelenk* entwickeln. Ein Schienenhülsenapparat wird erforderlich. Die Erwerbsminderung beträgt rechts 50%, links 40%. Eine Arthrodese kann in schweren Fällen, in leichten eine Bandplastik vorgeschlagen werden.

Bei *knöcherner Ankylose* kann eine Arthroplastik durchgeführt werden, die wohl immer bei beidseitiger Ankylose für einen Arm zu empfehlen ist. Suprakondyläre Osteotomien können in ungünstiger Stellung befindliche Ellenbogengelenksankylosen verbessern.

Besondere Erwähnung verdient noch die *Begutachtung der veralteten Monteggia-Fraktur.* Die Rentensätze haben sich nach der oben angegebenen Tabelle für die Funktionseinschränkungen des Ellenbogengelenkes zu richten. Das Radiusköpfchen steht in diesen veralteten Fällen luxiert und die Ulna ist deform verheilt. Die Reposition des Capitulum radii kann nur bei Resektion eines Stückes der Ulna erfolgen. Man wird aber einen derartigen Versuch doch nur sehr selten vorschlagen, da die sekundären Erscheinungen, die Kapsel- und Bänderverkalkungen, die begleitende Myositis ossificans, die durch das Röntgenbild aufgedeckt werden, jeden Eingriff illusorisch machen.

Die *Myositis ossificans nach Luxatio cubiti* hat eine Bewegungseinschränkung als erwerbsmindernde Folge und nach den Ausmaßen dieser Einschränkung ist der Rentensatz zu bemessen. Die Herausnahme der Knochenplatten soll nicht vor der völligen „Ausreifung" nach frühestens 1—2 Jahren erfolgen. Oft bleibt ein Dauerschaden von 30% zurück.

Ein Wort ist zu sagen zu den *habituellen Luxationen*. Hier wird der Röntgenologe entscheiden müssen, ob eine solche Luxation erstmalig bei einem Trauma aufgetreten ist, das gleichzeitig Knochenabbrüche hervorgerufen hat, die dann die Ursache weiterer habitueller Luxationen sind. In diesem Falle ist der Unfallzusammenhang zu bejahen. Findet er aber ein primär dysplastisches Gelenk (s. bei Mißbildungen des Ellenbogengelenkes), so ist die angeborene Dysplasie die Ursache und der Unfallzusammenhang muß abgelehnt werden. Insbesondere wird bei der angeborenen Radiusköpfchenluxation unschwer der Nachweis eines primär mißbildeten Gelenkes aus dem Röntgenbild nachweisbar sein. Die häufige Doppelseitigkeit des Leidens zeigt auf der Vergleichsaufnahme der anderen Seite ein gleiches Bild oder doch ein dysplastisches Gelenk. Auch nach anderen Mißbildungen muß man forschen. Bei allen erworbenen oder angeborenen Radiusköpfchenluxationen ist durch Sperrwirkung des Capitulum die Beuge- und Streckfähigkeit des Ellenbogengelenkes mehr beeinträchtigt als die oft gut möglichen Drehbewegungen.

Beim isolierten *Bruch des Radiusköpfchens und Halses* kann nach 8 Wochen Arbeitsunfähigkeit (unter der Voraussetzung, daß das Köpfchen gut fixiert werden konnte), unter der Gewährung einer Übergangsrente von 25—30% mit leichter Arbeit begonnen werden. Deformierende Veränderungen im Sinne der Arthrosis deformans können eine dauernde mäßige Beeinträchtigung der Erwerbsfähigkeit hervorrufen. Die primäre Resektion des Köpfchens oder die sekundäre Resektion bei stärkerer Arthrosis deformans können notwendig werden, führen aber oft zur Beeinträchtigung der Streckbewegung. Die Drehbewegung wird dagegen stets verbessert.

Der abgebrochene Processus coronoides kann leichte Beugehemmung verursachen. Er kann auch Wegbereiter für eine habituelle Luxation sein.

Der *Olecranonbruch* wird immer primär genäht oder verschraubt und erfordert beim Handarbeiter eine Arbeitsunfähigkeit von 10—12 Wochen. Zunächst werden für kurze Zeit 30—40% Übergangsrente gewährt. Bindegewebig geheilte Olecranonfrakturen brauchen ebenfalls keine dauernde Erwerbsminderung zu hinterlassen. Bei Zertrümmerungsfrakturen wird eine Streckhemmung immer bestehen bleiben.

Bestehen bei einer *Pseudarthrose am Olecranon* Schmerzen im Ellenbogengelenk, ohne daß es bereits zu einer im Röntgenbild sichtbaren Arthrosis deformans gekommen ist, so kann noch eine Operation versucht werden mit Anfrischung der Bruchenden und Metallnaht.

In der Deutschen Bundesrepublik ist der *Preßluftschaden* am Ellenbogengelenk als entschädigungspflichtige Berufskrankheit anerkannt (Nr. 20 in der Liste der Berufskrankheiten nach der 5. Verordnung über Ausdehnung der Unfallversicherungen auf Berufskrankheiten). Für die DDR gilt die Verordnung über Melde- und Entschädigungspflicht bei Berufskrankheiten vom 14. 11. 57. Hier findet sich der Preßluftschaden unter Nr. 21. Neben der Arbeit mit Preßluftwerkzeugen wird ausdrücklich auch die Tätigkeit an Anklopfmaschinen (in der Schuhindustrie) genannt. Im Kapitel über die Preßluftschäden des Ellenbogengelenkes sind weitere Einzelheiten nachzulesen. Je nach dem Grade der Schädigung werden von LAARMANN 10—45% Erwerbsminderung angegeben. Eine durchschnittliche Dauerrente von 20—30% dürfte schadensentsprechend sein (WEIL).

Auch die *Epicondylitis humeri* kann nach beiden genannten Verordnungen unter bestimmten Bedingungen als entschädigungspflichtige Berufskrankheit angesehen werden (Nr. 22). Es gilt dies allerdings nur für die sog. chronische Epicondylitis. Es ist noch nicht endgültig entschieden, bei welchen Berufsgruppen eine Anerkennung erfolgen muß. In Frage kommen z.B. Nieter. Ein Unfall ist als Ursache immer abzulehnen. Nach WEIL finden sich kaum Fälle, die anerkannt werden können. Diese Fragen sind noch im Fluß und müssen in der im Kapitel „Epicondylitis" angegebenen Literatur nachgelesen werden.

Literatur

ALBANESE, A.: Contributo allo studio della lussazione congenita del radio. Arch. Ortop. (Milano) **45**, 455—486 (1929).

AMSTADT, E.: Beitrag zum Schwund des jugendlichen Schenkelkopfes. Bruns' Beitr. klin. Chir. **102**, 652—686 (1916).

ANTONELLI, I.: Ein Fall von congenitalem bilateralem Radiusdefekt. Z. orthop. Chir. **14**, 213—232 (1905).

APPELRATH: Zur Kenntnis der Doppelbildungen einzelner Gliedmaßen. Fortschr. Röntgenstr. **29**, 57—59 (1922).

ARVIDSSON, H., and O. JOHANSSON: Arthrography of the elbow-joint. Acta radiol. (Stockh.) **43**, 445—452 (1955).

ASCHNER, B.: Zur Erbbiologie des Skelettsystems. Z. mensch. Vererb.- u. Konstit.-Lehre **14**, 129—211 (1929).

— Typical hereditary syndrome, dystrophy of nails, congenital defect of patellar and congenital defect of the head of radius. J. Amer. med. Ass. **102**, 2017—2020 (1934).

—, u. G. ENGELMANN: Konstitutionspathologie in der Orthopädie. Wien u. Berlin: Springer 1928.

ASTATT, R. F.: Loose bodies in the elbow joint unusual location and form. J. Bone Jt Surg. **15**, 1008—1009 (1933).

AUFRANC, O. E., W. U. JONES, and W. H. HARRIS: Side swipe injury to left ellbow. J. Amer. med. Ass. **186**, 855—867 (1963).

AXHAUSEN, G.: Der anatomische Krankheitsablauf bei der Köhlerschen Erkrankung des Metatarsalköpfchens und der Perthesschen Krankheit des Hüftkopfes. Langenbecks Arch. klin. Chir. **124**, 511—542 (1923).

BACHMANN, K. D.: Angeborene Mißbildungen durch Arzneimittel. Münch. med. Wschr. **105**, 2264—2265 (1963). Ref.: Naturhistor.-Medicin. Verein zu Heidelberg Sitzg vom 20. 2. 63.

BACILIERI, L.: Über congenitale Luxationen im Kniegelenk. Arch. orthop. Unfall-Chir. **3**, 213—234 (1905).

BAETZNER: Sportschäden am Bewegungsapparat. Pathologie der Funktion. Wien u. Leipzig: Urban & Schwarzenberg 1927.

BAHLS, G.: Die Epicondylitis humeri lateralis. Arch. orthop. Unfall-Chir. **46**, 474—481 (1953/54).

BAISCH, A.: Anonychia congenita, kombiniert mit Polydaktylie und verzögertem Zahndurchbruch. Dtsch. Z. Chir. **232**, 450—457 (1931).

BAISCH, B.: Die congenitale radio-ulnare Synostose. Z. Orthop. **31**, 46—57 (1913).

BANKI, Z.: Über die Apophysenverletzungen des Epicondylus ulnaris et radialis humeri. Fortschr. Röntgenstr. **99**, 220—227 (1963).

BARNAD, L. B., and S. M. MCCOY: The supracondyloid process of the humerus. J. Bone Jt Surg. **28**, 845—850 (1946).

BAUER, K. H.: Erbkonstitutionelle „Systemerkrankungen" und Mesenchym. Klin. Wschr. **1923**, 624—627.

—, u. W. BODE: Handbuch der Erbbiologie, Bd. I. Berlin: Springer 1940.

BAUMANN, E.: In: Spezielle Frakturen- und Luxationslehre, hrsgg. von H. NIGST, Bd. II/1 Ellenbogen. Stuttgart: Georg Thieme 1965.

BENETT, G. E.: Shoulder and elbow lesions distinctive of Baseball players. Ann. Surg. **126**, 107 (1947).

BERGERHOFF, W.: Congenitaler doppelseitiger Radiusdefekt. Fortschr. Röntgenstr. **36**, 376—377 (1927).

BESSEL-HAGEN, F.: Über Knochen- und Gelenkanomalien, insbesondere bei partiellem Riesenwuchs und bei multiplen cartilaginären Exostosen. Langenbecks Arch. klin. Chir. **41**, 420—466 (1891).

BEYKIRCH, A.: Sesamum cubiti („Patella cubiti") oder Olecranonfraktur. Chirurg **1**, 1013—1020 (1929).

BIEBL, R.: Über Endausgänge traumatischer Verrenkungen und Verrenkungsbrüche des Ellenbogengelenks. Arch. orthop. Unfall-Chir. **37**, 55—79 (1936).

BIESALSKI, K.: Zur Kenntnis der angeborenen und erworbenen Supinationsbehinderung im Ellenbogen. Z. orthop. Chir. **25**, 205—218 (1910).

BIRCH-JENSEN, A.: Congenital deformities of the upper extremities. Op. ex dom. biol. bered. hum. Univ. Hafn. Kopenhagen: Munksgaard 1949.

BLANKE, K.: Die Spanplastik nach Phemister. Hefte zur Unfallheilkunde, Bd. 53. Berlin: Göttingen-Heidelberg: Springer 1956.

BLENKE, A.: Ein Beitrag zur sogenannten Klumphand. Z. orthop. Chir. **12**, 380—388 (1904).

— Ein weiterer Beitrag zur Klumphand. Z. orthop. Chir. **13**, 654—657 (1904).

— Die Myositis ossificans traumatica und ihre Beziehungen zu den Ellenbogengelenksverrenkungen. Z. Orthop. **52**, 188—246 (1930).

— Ist die Myositis ossificans traumatica eine Unfallfolge oder eine Behandlungsfolge. Münch. med. Wschr. **1936**, 1062—1063.

BLOCH, I. D.: Strassburg 1900 zit. nach HOHMANN.

BÖHLER, L.: Die Ursachen der Myositis ossificans traumatica nach Ellenbogenverrenkungen. Fortschr. Röntgenstr. **53**, 823—840 (1936).

— Die Technik der Knochenbruchbehandlung, Bd. I. Wien: Wilhelm Maudrich 1951.

BÖHM, M.: Die Darstellung der Epiphysen im Röntgengelenk. Chirurg **5**, 580—582 (1933).

BOSHAMER, K.: Über die Epicondylitis humeri und andere Periostalgien. Münch. med. Wschr. **1934**, 870—871.

BRANDT, G.: Zur Frage der Pseudarthrosenbehandlung. Langenbecks Arch. klin. Chir. **173**, 848—851 (1932).

Brandt, W.: Die Entstehungsursachen der Gliedmaßenmißbildungen und ihre Bedeutung für das Vererbungsproblem beim Menschen. Leipzig: Johann Ambrosius Barth 1937.

Braus, H.: Anatomie des Menschen, I. Bd. Bewegungsapparat. Berlin - Göttingen - Heidelberg: Springer 1954.

Brücke, H. v.: Ein Beitrag zur Kenntnis hypoplastischer Gliedmaßenmißbildung. Z. menschl. Vererb.- u. Konstit.-Lehre **22**, 578—582 (1938).

— Über die Patella cubiti, eine seltene Abweichung des Ellenbogengelenkes. Z. Orthop. **73**, 158—160 (1942).

Buettner, G.: Ulnare Polydaktylie bei Ulnaverdoppelung und Radiusdefekt. Z. menschl. Vererb.- u. Konstit.-Lehre **22**, 428—440 (1938).

Bunnel, H.: Surgery of the hand. Philadelphia und Montreal: J. B. Lippincot (1956).

Burkhardt, H.: Arthritis deformans und chronische Gelenkkrankheiten. In: Neue deutsche Chirurgie, Bd. 52. Stuttgart: Ferdinand Enke 1932.

— Die pathologische und klinische Bedeutung des inneren Traumas. Langenbecks Arch. klin. Chir. **173**, 828—847 (1936).

Burley, D. M.: Thalidomode and congenital abnormalities. Lancet **1962 I**, 271—272.

Burman, M. S.: Unusual looking of the elbow joint by the sesamum cubiti and a free joint body. Amer. J. Roentgenol. **45**, 731—732 (1941).

— Paradoxical crossing of the radius in anteromedial dislocation of the head of the radius to give supination contracture of the forearm. Amer. J. Roentgenol. **70**, 422—424 (1953).

Busatti, P. F.: Über einen Fall von veralteter angeborener Luxation des Radiusköpfchens. Arch. Ortop. (Milano) **44**, 366—386 (1928).

Bywater s, E. G., A. S. Dixon, and J. T. Scott: Joint lesions of hyperparathyroidism. Ann. rheum. Dis. **22**, 171—187 (1963).

Caan, P.: Osteochondritis deformans juvenilis coxae, Coxa plana Calvé-Legg-Perthes-Erkrankung. Ergebn. Chir. Orthop. **17**, 64—157 (1924).

Cafarelli, F., e G. Letizia: Su un raro caso di lussazione congenita del gomito. Radiol. prat. **6**, 242—250 (1956).

Chamberlin, G. W.: Injuries of the elbow in children. Penn. med. J. **49**, 733—735 (1946).

Chasin, A.: Synostosis radio-ulnaris superior congenita. Z. Orthop. **56**, 353—377 (1932).

Christensen, W. R., Ch. Liebman, and M. C. Sosman: Skeletal and periarticular manifestations of hypervitaminosis D. Amer. J. Roentgenol. **65**, 27—41 (1951).

Cocchi, U.: Vergleichende anatomische Studie zur Frage der Skelettreifung. Fortschr. Röntgenstr. **72**, 32—47 (1949/50).

— Erbleiden der Gelenke. In: Schinz-Baensch-Friedl-Uehlinger, Lehrbuch der Röntgendiagnostik, Bd. II, Teil 2. Stuttgart: Georg Thieme 1951.

Cornioley: Osteosynthese des Os longs. Paris: Gaston Doin 1931.

Cramer, K.: Über congenitale Supinationsstörungen. Z. Orthop. **20**, 127—147 (1908).

Crysler, W. E., and H. S. Morton: Osteochondritis dissecans of the supratrochlear septum of the humerus. Amer. J. Roentgenol. **54**, 41—46 (1945).

Cuveland, E. de: Zur Epiphysionekrose des Capitulum radii (1). Fortschr. Röntgenstr. **81**, 535—538 (1954).

— Persitierende Knochenkerne des Epicondylus ulnaris und radialis (2). Fortschr. Röntgenstr. **82**, 125 (1955).

Damman, J.: Ein weiterer Fall von angeborener Ulnaverdoppelung (Spiegelelle). Beitr. Orthop. Traum. **9**, 181—188 (1962).

Davenport, Taylor, and Wilson: Radio-ulnar synostosis. Arch. Surg. **8**, 705 (1924). Zit. nach Werthemann.

Devitt, R. E. F., and S. Kenny: Thalidomide and congenital abnormalities. Lancet **1962 I**, 430.

Diensberg, F. J.: Ermüdungsbruch der linken Ulna bei einem 24jährigen Manne und die sich daraus ergebenden Probleme. Arch. orthop. Unfall-Chir. **49**, 15—19 (1957/58).

Drinnenberg, A.: Klumphandbildung infolge angeborenen Radiusdefektes und ihre Behandlung. Z. orthop. Chir. **63**, 297—307 (1935).

Dubs, J.: Zur Kenntnis der congenitalen radioulnaren Synostose. Z. Orthop. **38**, 173—182 (1918).

Eckinger, W.: Radio-ulnare Synostose am distalen und proximalen Ende mit verschiedenen Formen von Mißbildungen. Z. orthop. Chir. **68**, 297—300 (1938).

Edwards, D. A. W., and S. Davis: Primary asymptomatic calcification of articular cartilage. J. Bone Jt Surg. **35 B**, 434—436 (1953).

Ehalt, W.: Unfallchirurgie im Röntgenbilde. Wien: Maudrich 1950.

Eicken, M., u. J. Lester: Röntgenologisch nachweisbare Blutungsveränderungen bei Ellenbogenfraktur. Ugeskr. Laeg. **119**, 184—187 (1957) [Dänisch]. Ref.: Zbl. ges. Radiol. **54**, 168 (1957).

Erb, K.: Über das Vorkommen freier und gestielter Knochenkörper in der Fossa olecrani und ihre Beziehungen zum Foramen supratrochleare. Langenbecks Arch. klin. Chir. **185**, 482—492 (1936).

Erb, u. Baumbach: Zur Ätiologie und Therapie der Epicondylitis humeri. Med. Klin. **43**, 418—424 (1948).

Esau: Die Spornbildung am Olecranon (Processus anguli olecrani). Fortschr. Röntgenstr. **34**, 679—683 (1926).

Essen-Möller, E.: Über angeborene Radiusdefekte, Ohrdefekte und Facialislähmungen anläßlich eines Falles von multiplen Mißbildungen. Z. menschl. Vererb.- u. Konstit.-Lehre **14**, 52—70 (1929).

Essex-Lopresti, P.: Fractures of the radial head with distal radio-ulnar dislocation. J. Bone Jt Surg. **33 B**, 244—247 (1950).

EVANS, E. M.: Fractures of the radius and ulna. J. Bone Jt Surg. **33** B, 548—561 (1950).

EXNER, G.: Die Halswirbelsäule. Stuttgart: Ferdinand Enke 1954.

FALTIN, F.: Ein Fall von Mißbildung der oberen Extremität durch Überzahl. Arch. Anat. Physiol. wiss. Med. **1904**, 350—370.

FEINBERG, B.: Beiträge zur Klinik der überzähligen Knochen am Ellenbogengelenk. Arch. orthop. Unfall-Chir. **28**, 467—470 (1930).

FERGUSON, A. W.: Thalidomide and congenital abnormalities. Lancet **1962 I**, 691.

FIEDLER: Ein Fall von Verknöcherung in der Tricepssehne nach Trauma. Fortschr. Röntgenstr. **24**, 548—549 (1917).

FIEDLER, J.: Zur Frage des Krankheitsbildes der Acroosteolysis. Fortschr. Röntgenstr. **74**, 239—240 (1951).

FOGEL, M., u. Z. NAGY: Röntgenatlas der Unfallheilkunde. Berlin: VEB Verlag, Volk und Gesundheit 1964.

FRANK, A.: Über Humero-Radialsynostose. Beitr. path. Anat. **99**, 242—249 (1937).

FRANKEL, E.: Humero-Radialsynostosis. Brit. J. Surg. **31**, 242—244 (1944).

FREUDENBERG, R.: Arthrose des Ellenbogengelenkes bei einem Lokomotivheizer. Arch. orthop. Unfall-Chir. **34**, 585—587 (1934).

FUX, C.: Die Monteggia-Fraktur. Z. Unfallmed. Berufskr. **44**, 108—134, 174—183 (1951).

GANZ, E.: Fraktur des Processus supracondylicus humeri. Röntgenpraxis **9**, 48 (1937).

GAYRAL, et BRU: Une synostose radio-cubitale congénitale ou l'explication radiolique d'une vocation de pik-pocket. J. Radiol. Électrol. **31**, 99—100 (1950).

GEBHARDT: Tennisellenbogen. Münch. med. Wschr. **79**, 1926 (1932).

GOLDSTEIN, D., u. N. D. KIPTENKO: Über amniogene Mißbildungen der Extremitäten. Arch. orthop. Unfall-Chir. **32**, 225—249 (1933).

GRÄFENBERG, E.: Die entwicklungsgeschichtliche Bedeutung der Hyperdaktylie menschlicher Gliedmaßen. Stud. Path. Entw. **2**, 565—619 (1914—1920).

GRASHEY, R.: Pseudoperiostitiden. Röntgenpraxis **8**, 211—213 (1926).

—, u. R. BIRKNER: Atlas typischer Röntgenbilder vom normalen Menschen. München u. Berlin: Urban & Schwarzenberg 1955.

GRAUER, S.: Ein atypischer Knochenschatten im Ellenbogenbereich. Fortschr. Röntgenstr. **36**, 1277—1278 (1927).

GRÖGLER, F.: Über einige seltene Mißbildungen. Virchows Arch. path. Anat. **289**, 430—448 (1933).

GRUBER, G. G.: In SCHWALBE, Die Morphologie der Mißbildungen der Menschen und der Tiere, Teil 3. Jena: Gustav Fischer 1937.

GÜNSEL, E.: Persistierende Apophyse des Epicondylus medialis humeri. Fortschr. Röntgenstr. **76**, 660—661 (1952).

GÜNTHER, R.: Zur Frage der angeborenen Amputation. Z. menschl. Vererb.- u. Konstit.-Lehre **23**, 736—768 (1939).

GUILLEMINET, M., et G. LECLERC: Trois cas de luxation congénitale bilatérale des coudes. Rev. Orthop. **24**, 596—605 (1937).

— P. STAGNARA, I. SCHNEPP et V. CALVEL: L'Ostéochondrite disséquante du condyle externe de l'humérus. Rev. Orthop. **35**, 413—416 (1949).

GULEKE, N.: Die Chirurgie des Ellenbogens im Handbuch der praktischen Chirurgie. Stuttgart: Verlag Ferdinand Enke 1922.

— Über die Umformung transplantierter Knochen im Röntgenbild. Arch. klin. Chir. **141**, 325—344 (1926).

HABBE, J. E.: Patella cubiti. Amer. J. Roentgenol. **48**, 513 (1942).

HAGEN, J.: Erkrankungen durch Preßluftwerkzeugarbeiten. Leipzig: Johann Ambrosius Barth 1947.

HARNASCH, H.: Die Acroosteolysis, ein neues Krankheitsbild. Fortschr. Röntgenstr. **72**, 352—359 (1949/50).

HEGEMANN, G.: Die „spontanen" aseptischen Knochennekrosen des Ellenbogengelenks. Fortschr. Röntgenstr. **75**, 89—92 (1951).

HEINE, J.: Über die Bedeutung der Querfurche am Olecranon. Fortschr. Röntgenstr. **33**, 206—207 (1925).

HEISS, F.: Entstehung von Knochenneubildung am Ellenbogengelenk als Folge starker körperlicher Betätigung. Dtsch. Z. Chir. **242**, 342—351 (1934).

— Verhütung von Gelenkschäden beim Sport. Dtsch. med. Wschr. **1935**, 421—424.

HEMPEL: Inaug.-Diss. Freiburg 1923.

HEPP, O.: Die Häufung der angeborenen Defektmißbildungen der oberen Extremitäten in der Bundesrepublik Deutschland. Med. Klin. **57**, 419—426 (1962).

HERLYN, K. E., u. I. LOHSTÖTER: Praktikum der Röntgendiagnostik. Berlin u. München: Urban & Schwarzenberg 1949.

HERZOG, A.: Mißbildungen im Ellenbogengelenk. Eine unbekannte Anomalie. Fortschr. Röntgenstr. **36**, 407—409 (1927).

HIGHSMITH, L. S., and G. S. PHALEN: Sideswipe fractures. Arch. Surg. **52**, 513—522 (1946).

HILLGER, H., u. H. HAMM: Persistierende Knochenkerne des Epicondylus ulnaris und radialis. Fortschr. Röntgenstr. **84**, 650—651 (1956).

HILTEMANN, H.: Akcessorische Knochen am Processus coronoides ulnae. Fortschr. Röntgenstr. **86**, 140—141 (1957).

HIRSH, I. S.: Supratrochlear foramen, clinical and anthropological considerations. Amer. J. Surg. **2**, 500—505 (1927).

HÖFFKEN, W.: Eine Varietät der Ulna und ihre Täuschungsmöglichkeit. Fortschr. Röntgenstr. **76**, 254—260 (1952).

HOHMANN, G.: Das Wesen und die Behandlung des sogenannten Tennisellenbogens. Münch. med. Wschr. **1933**, 250—252.

— Hand und Arm. München: J. F. Bergmann 1949.

HOPF, A.: In Handbuch der Orthopädie, Bd. III. Stuttgart: Georg Thieme 1959.

HOSKING, G. E., and G. CLENNAR: Calcification in articular cartilage. J. Bone Jt Surg. **42** B, 530—534 (1960).

HOVE, R. VAN: Zit. nach WUSTMANN.

HOWALD, H.: Zur Kenntnis der Osteochondrosis dissecans (Osteochondritis dissecans). Arch. Orthop. Mechanotherap. **41**, 730—788 (1942).

HURT, F., and C. SPENCER: Traumatic synostosis of the distal third of the radius and ulna. Surgery **15**, 894—898 (1944).

JANKER, R.: Röntgenaufnahmetechnik, Teil I und II. Leipzig: Johann Ambrosius Barth 1959.

JESSERER, H.: Zum Erscheinungsbild der Acroosteolyse. Fortschr. Röntgenstr. **77**, 545—552 (1952).

JOACHIMSTHAL, G.: Die angeborenen Verbildungen der oberen Extremitäten. Fortschr. Röntgenstr., Erg.-H. 2 (1900).

JOHANSSON, S.: Ein Fall congenitalen Defektes von Radius und Ulna. Z. orthop. Chir. **42**, 1—3 (1922).

JUD, H.: Zur aseptischen Nekrose des Capitulum humeri. Z. Orthop. **84**, 61—76 (1953).

JUNGMANN, E.: Die Epicondylitis humeri. Ergebn. Chir. Orthop. **16**, 155—164 (1923).

JUSTUS, G.: Die Rolle von anatomischen Varietäten in der röntgenologischen Differentialdiagnose der Ellenbogenfrakturen. Zbl. Chir. **81**, 2569—2573 (1956).

KAJON, C.: Angeborener doppelseitiger Ulnadefekt und Pollex bifidus dexter. Z. orthop. Unfall-Chir. **41**, 526—628 (1921).

KANAVEL, A. B.: Congenital malformation of the hands. Arch. Surg. **25**, 1, 282 (1922). Zit. nach HOPF.

KAPEL, O.: Operation for habitual dislocation of the elbow. J. Bone Jt Surg. **33** A, 707—710 (1951).

KARITZKY, B.: In: BÜRKLE DE LA CAMP-ROSTOCK, Handbuch der gesamten Unfallheilkunde, Bd. 3. Stuttgart: Ferdinand Enke 1956.

KATO, K.: Congenital absense of the radius. J. Bone Jt Surge **22**, 589 (1924). Zit. nach HOPF.

KATZ, L.: Ein Fall von Ellenbogenscheibe, Patella cubiti. Med. Klin. **11**, 1003—1004 (1915).

KATZENSTEIN, H.-J.: Ein Beitrag zur Genese von Verknöcherungen im Kapselbandapparat des Ellenbogengelenkes. Bruns' Beitr. klin. Chir. **162**, 136—142 (1935).

KIENBÖK, R.: Die radio-ulnare Synostose. Fortschr. Röntgenstr. **15**, 93—104 (1910).

— Ellenbogenscheibe (Patella cubiti) und Olecranonfraktur. Fortschr. Röntgenstr. **22**, 89—94 (1914).

KIENBÖK, R., u. G. DESENFANS: Über Anomalien am Ellenbogengelenk. Patella cubiti. Bruns' Beitr. klin. Chir. **165**, 524—529 (1937).

KILFOY, E. J.: Osteochondritis dissecans of the left elbow. Amer. J. Surg. **53**, 496—499 (1941).

KING, D., and CH. SECOR: Bow elbow (Cubitus varus). J. Bone Jt Surg. **33** A, 572—576 (1951).

KITCHIN, J. D., and D. A. RICHMOND: Two unusual stress fractures. Brit. med. J. **2**, 2141 (1945). Zit. nach DIENSBERG.

KJELLAND, P. M.: A rare anomaly in the elbow — Patella cubiti. Acta radiol. (Stockh.) **26**, 491—495 (1945).

KLAUSSNER, F.: Ein Beitrag zur Kasuistik der Brachydaktylie. Bruns' Beitr. klin. Chir. **70**, 236—252 (1910).

KLEINBERG, S.: Osteochondromatosis of elbow. Ann. Surg. **99**, 480—486 (1934).

KLEINSORGE, H.: Acroosteolytische Erscheinungen der Osteomalacie. Fortschr. Röntgenstr. **73**, 471—475 (1950).

KLEINSORGE, H., u. G. THIELE: Acroosteolyse. Dtsch. med. Wschr. **1956**, 1785—1790, 1807.

KNAPP, K., W. LENZ, and E. NOWACK: Multiple congenital abnormalities. Lancet **1962 II**, 725.

KNESE, K. H.: Gelenkkinematik des Ellenbogengelenkes. Z. Anat. Entwickl.-Gesch. **115**, 162—223 (1951).

KNOFLACH, J. G.: Zur Operation der habituellen Ellenbogenluxation. Zbl. Chir. **1935**, 2897—2899.

KNOLL, W.: Ellenbogenbefunde bei hervorragenden Tennisspielern. Dtsch. med. Wschr. **1932**, 84—86.

—, u. TH. MATTHIES: Darstellung von Gelenken mittels Jodipinfüllung. Fortschr. Röntgenstr. **43**, 85—91 (1931).

KOCHER, I.: Beiträge zur Kenntnis einiger praktisch wichtiger Frakturformen. Basel u. Leipzig 1896. Zit. nach BÖHLER.

KÖHLER, A.: In: KÖHLER-ZIMMER, Grenzen des Normalen und Anfänge des Pathologischen im Röntgenbilde des Skelettes. Stuttgart: Georg Thieme 1953.

KOEHLER, O.: Die hand- und fußlosen brasilianischen Geschwister. Z. menschl. Vererb.- u. Konstit.-Lehre **19**, 670—690 (1929).

KOHLBACH, W.: Das Röntgenbild der aseptischen Epiphysionekrose bei Erhaltung des Gelenkknorpels. Fortschr. Röntgenstr. **61**, 310—317 (1940).

KOHN, A. M.: Soft tissue alterations in elbow trauma. Amer. J. Roentgenol. **87**, 867—874 (1959).

KOSENOW, W., u. R. A. PFEIFFER: Mikromelie, Haemangiom und Duodenalstenose. 59. Tagg der Dtsch. Ges. für Kinderheilkunde 28. 9. 1960, Kassel. 26. Wissenschaftliche Ausstellung Nr. 39.

KREGLINGER, G.: Ein Fall von heritidärer congenitaler doppelseitiger Synostose beider Vorderarmknochen an der proximalen Epiphyse. Z. Orthop. **28**, 66—95 (1911).

KREMSER, K.: Ein Beitrag zur Kasuistik der Skelettanomalie (Ellenbogenscheibe). Röntgenpraxis **6**, 371—374 (1934).

— Ein weiterer Beitrag zum Kapitel der Ellenbogenscheibe. Röntgenpraxis **10**, 841—844 (1938).

KRICHLER, H.: Über die Variationsbreite der congenitalen Fibula- und Radiusaplasie. Z. menschl. Vererb.- u. Konstit.-Lehre **24**, 480—505 (1940).

Kümmel, W.: Die Mißbildungen der Extremitäten durch Defekt, Verwachsung und Überzahl. Kassel: Th. G. Fischer 1895.

Kuh, R.: Der angeborene Defekt der Ulna. Z. orthop. Chir. **41**, 437—441 (1931).

Kulowski, J.: Fractures of the elbow-joint. Amer. J. Roentgenol. **79**, 692—696 (1958).

Kutzenok, B.: Ein Fall von angeborener familiärer Mißbildung der oberen Extremitäten. Arch. orthop. Unfall-Chir. **27**, 246—259 (1929).

Laarmann, A.: Der Preßluftschaden. Leipzig: Georg Thieme 1944.

Laewen, A.: Über die Punktion des Ellenbogengelenkes von vorn durch die Bicepssehne und die Arthrotomie mit vorderem medialen Längsschnitt bei Ellenbogenvereiterung. Zbl. Chir. **63**, 306—308 (1936).

Lagrange, J., et P. Rigault: Fractures supracondyliennes. Rev. Chir. orthop. **48**, 337—414 (1962).

— — Fracture du condyle externe. Rev. Chir. orthop. **48**, 415—446 (1962).

Lambert, L. A.: Congenital humeroradial synostosis with other synostotic anomalies. J. Pediat. **31**, 573—577 (1947).

Lambrecht, W.: Wesen und Behandlung der Epicondylitis humeri. Chirurg **19**, 55—58 (1948).

Lange, M.: Handmißbildungen. Münch. med. Wschr. **1937**, 995—996.

Lanz- und Wachsmuth v.: Praktische Anatomie. Berlin: Springer 1935.

Lausecker, H.: Der angeborene Ulnadefekt. Virchows Arch. path. Anat. **325**, 211—226 (1954).

Lavner, G.: Osteochondritis dissecans. Amer. J. Roentgenol. **57**, 56—70 (1947).

Lenz, W.: Diskussionsbemerkung. Tagg der Rhein.-Westfäl. Kinderarztvereinigg 18. 11. 1961, in Düsseldorf.

—, u. K. Knapp: Die Thalidomid-Embryopathie. Dtsch. med. Wschr. **87**, 1232—1242 (1962).

Lerner, H. H., M. B. Watkins, and B. Resnick: Osteochondritis dissecans of the supratrochlear septum of the humerus. Amer. J. Roentgenol. **55**, 717—721 (1946).

Lieblein, V.: Zur Kasuistik und Ätiologie der angeborenen Verwachsung der Vorderarmknochen in ihrem proximalen Abschnitte. Z. orthop. Chir. **24**, 52—70 (1909).

Liess, G.: Die Nebenkernbildung bei der normalen und gestörten Epiphysenossifikation und ihre Beziehung zu den aseptischen Nekrosen. Fortschr. Röntgenstr. **80**, 153—165 (1954).

— Familienuntersuchung zu den angebornenen subchondralen Knorpelverknöcherungsstörungen. Fortschr. Röntgenstr. **82**, 169—183 (1955).

Lindblom, K.: Arthrography of the knee. Acta radiol. (Stockh.), Suppl. **74** (1948).

Lindemann, K.: Über die Beziehungen der angeborenen Gliedmaßenstummel zu erblichen Mißbildungen. Z. Orthop. **66**, 328—342 (1937).

— Peromelie und erbliche Mißbildung. Münch. med. Wschr. **1939**, 513—514.

Löhr: Dauererfolge bei der Behandlung der Osteochondritis dissecans. Zbl. Chir. **56**, 1319—1320 (1929).

Ludloff, K.: Die Subluxatio radii und die Bewegungseinschränkungen im Ellenbogengelenk. Z. orthop. Chir. **25**, 303—322 (1910).

Maas, O.: Angeborener linksseitiger Ulnadefekt. Berl. klin. Wschr. **1917**, 234—236.

Mach, J.: Angeborene Fehlbildungen der oberen Extremitäten. Med. Bild **8**, 72—79 (1965).

Machol, A.: Die Luxatio cubiti posterior und ihr Verhältnis zur sogenannten Myositis ossificans traumatica. Bruns' Beitr. klin. Chir. **56**, 774—832 (1908).

Magnus, F.: Über totale congenitale Luxation der Kniegelenke bei 3 Geschwistern. Dtsch. Z. Chir. **78**, 554—573 (1905).

Maier, W.: Die Frühbehandlung der Extremitäten-Dysmelien. Dtsch. med. Wschr. **88**, 69—74 (1963).

Manzanilla, M. A.: Atrophie congénitale de la partie inférieure du cubitus. Ann. Anat. path. **16**, 1031—1041 (1939/40).

March, M. C.: Osteochondritis of the capitellum (Panner's disease). Amer. J. Roentgenol. **51**, 682—684 (1944).

Marquardt, W.: Die Klinik und Röntgenologie der angeborenen enchondralen Verknöcherungsstörungen. Fortschr. Röntgenstr. **71**, 511—535, 794—827 (1949).

Marti, Th.: Persistierende Apophyse am Epicondylus ulnaris humeri und am Trochanter minor. Fortschr. Röntgenstr. **83**, 595—596 (1935).

— Acrostéalgies inhabituelles ou rarement diagnostiqués. Z. Unfallmed. Berufskr. **42**, 270—275 (1949).

Matti, H.: Die Knochenbrüche und ihre Behandlung. Berlin: Springer 1931.

— Zur Behandlung der supracondylären Humerusfraktur. Chirurg **9**, 41—50 (1937).

Matzen, P. J.: In: Handbuch der Orthopädie, Bd. 3, Spezielle Orthopädie, obere Extremität. Stuttgart: Georg Thieme 1959.

Mau, C.: Ein weiterer Fall von Doppelbildung der Ulna bei fehlendem Radius. Z. orthop. Chir. **42**, 355—365 (1922).

— Die Behandlung der Epicondylitis humeri. Chirurg **3**, 5—8 (1931).

Mauck, H. P., and R. D. Butterworth: Two cases of bilateral congenital dislocation of the head of the radius. J. Amer. med. Ass. **114**, 2542—2543 (1940).

Maurer, W.: Die Epicondylitis humeri. Z. Unfallmed. Berufskr. **48**, 235—275 (1955).

McBride, W. G.: Thalidomide and congenital abnormalities. Lancet **1961 II**, 1358.

McCarty, D. J.: Crystal-induced inflammation; syndromes of gout and pseudogout. Geriatrics **18**, 467—478 (1963).

Merlini, A.: La lussazione congenita del capitello del radio. Arch. Ortop. (Milano) **42**, 97—126 (1926).

— Die Acroosteopathien. Arch. orthop. Unfall-Chir. **28**, 73—83 (1930).

MEYER, M.: Über multiple congenitale Gelenkdeformitäten. Z. Orthop. 22, 563—580 (1908).

MILCH: Zit. nach PFEIFFER.

MINSSEN, A.: Ein weiterer Fall von angeborener Doppelmißbildung der Ulna. Z. Orthop. 78, 570—574 (1949).

MONTANT, R., and EGGERMANN: A hereditary syndrome characterized by hypoplasia of patellae, malformation of radius and hemiatrophy of nail of thumb. Presse méd. 45, 770—772 (1937).

MORAES, F. DE: Sur un cas d'apophyse susépitrochléene avec manifestation clinique. Rev. Orthop. 36, 30—34 (1950).

MORGAN, P. W.: Osteochondritis dissecans of the supratrochlear septum. Radiology 60, 241—243 (1953).

MORTON, H. S., and W. E. CHRYSLER: Osteochondritis dissecans of the supratrochlear septum. J. Bone Jt Surg. 27, 12—24(1945).

MOUCHET, A.: Exostose ostéogénique de l'humerus. Rev. Orthop. 27, 215—217 (1941).

—, et F. D'ALLAINES: Luxation congénitale en dehors et en arrière du radius gauche restèe méconnue jusqu'a l'âge de 14 ans et révélée par un traumatisme. Rev. Orthop. 15, 43—49 (1928).

—, et TH. LELEU: La synostose congénitale radio-cubitale supérieure. Rev. Orthop. 11, 421—443 (1925).

—, et J. DI MATTEO: Ankylose congénitale et symétrique des coudes. Rev. Orthop. 28, 224—228 (1942).

MÜHR, H.: Über eine generalisierte primäre Kalkeinlagerung in die Gelenkknorpelgrenzflächen mit Demonstrierung des wahren Gelenkspaltes. Fortschr. Röntgenstr. 88, 650—655 (1958).

MÜLLER, M. E., M. ALLGÖWER u. H. WILLENEGGER: Technik der operativen Frakturenbehandlung. Berlin-Göttingen-Heidelberg: Springer 1963.

MÜLLER, W.: Die angeborenen Mißbildungen der menschlichen Hand. Leipzig: Georg Thieme 1937.

— Die verschiedenen Fehlbildungstendenzen am Vorderarm. Arch. orthop. Unfall-Chir. 39, 541—557 (1939).

MURPHY, F. G.: Osteochondritis of the elbow joint. J. Bone Jt Surg. 21, 464—466 (1933).

MURPHY, H. S., and C. G. HANSON: Congenital humero-radial synostosis. J. Bone Jt Surg. 27, 712—713 (1945).

MUSTAKALLIO, S., u. M. LAITINEN: Über die Insertionsschmerzen, ihre Röntgendiagnostik und -behandlung. Acta radiol. (Stockh.) 20, 427—437 (1939).

NAGY, D.: Röntgenanatomie. Budapest: Verl. der Ungarischen Akademie der Wissenschaften 1959.

NEUFELD, E.: Radiusluxation bei kleinen Kindern. Slov. Sborn ortop. 4, 450—456 (1929).

NEUSTADT, E.: Synostosis radio-ulnaris congenita. Z. orthop. Chir. 31, 250 (1932).

NIELSEN, N. A.: Osteochondritis dissecans capituli humeri. Chirurg 6, 438—444 (1934).

NISSEN: Zit. nach WUSTMANN.

NITSCHE, F.: Über lokalisierte Doppelmißbildungen und ihre Grenzen. Z. orthop. Chir. 55, 601—617 (1931).

NÖLLER, F.: Chirurgisch-orthopädische Erbkrankheiten im Gesetz zur Verhütung erbkranken Nachwuchses. Jena: Gustav Fischer 1942.

NORELL, H. G.: Roentgenologic visualization of the extracapsular fat, its importance in the diagnosis of traumatic in juries of the elbow. Acta radiol. (Stockh.) 42, 205—210 (1954).

NOVOTNY, K.: Über die sogenannte habituelle Verrenkung des Ellenbogengelenkes. Arch. orthop. Unfall-Chir. 50, 425—431 (1959).

NUZZO, L.: Su un caso di mancata saldatura del nucleo dell' epitroclea. Radiol. med. (Torino) 35, 10—11 (1944).

OBERHOLZER, J.: Beitrag zur Diagnostik des Corpus mobile im Ellenbogengelenk. Zbl. Chir. 62, 1348—1351 (1935).

— Röntgendiagnostik der Gelenke mittels Doppelkontrastmethode. Leipzig: Georg Thieme 1938. Erg.-Bd. Fortschr. Röntgenstr. 56 (1938).

OCHSENSCHLÄGER, A.: Zum Krankheitsbild der „aseptischen Nekrose" des Septum supratrochleare. Z. Orthrop. 91, 441—444 (1959).

ODESSKY, I., u. L. MELNIKOWA: Zur Kasuistik der Patella cubiti. Dtsch. Z. Chir. 235, 807—809 (1932).

O'DONOGHUE, D. H., and L. S. SELL: Persistent olecranon epiphyses in adults. J. Bone Jt Surg. 24, 677—680 (1942).

OESTERREICHER, W.: Gemeinsame Vererbung von Anonychie beziehungsweise Onychatrophie, Patellardefekt und Luxatio radii. Z. menschl. Vererb.- u. Konstit.-Lehre 15, 465—576 (1930).

O'RAHILLY, R.: An analysis of cases of radial hemimelia. Arch. Path. 44, 28—33 (1947).

PANNER, H. J.: An affection of the capitulum humeri resembling Calvé-Perthes' disease of the hip. Acta radiol. (Stockh.) 8, 617—618 (1927).

— A peculiar affection of the capitulum humeri resembling Calvé-Perthes' disease of the hip. Acta radiol. (Stockh.) 10, 234—242 (1929).

PASSARGE, E.: Familiäre aseptische Nekrose der Patella bei gleichzeitiger doppelseitiger Ellenbogengelenksmißbildung. Mschr. Unfallheilk. 47, 193—200 (1940).

PATRICK, J.: Fracture of the medial epicondyle with displacement into the elbow joint. J. Bone Jt Surg. 28, 143—147 (1946).

PAULY, E.: Über die Ellenbogenscheibe und ihre Entstehung. Bruns' Beitr. klin. Chir. 111, 750—761 (1918).

PELTESOHN: Über einen Fall von Luxatio coxae congenita bei multipler angeborener Gelenkschlaffheit. Zbl. ges. Kinderheilk. (1910). Ref. Z. orthop. Chir. 26, 521 (1910).

PENROSE, I. H.: The Monteggia fracture with posterior dislocation of the radial head. J. Bone Jt Surg. **33** B, 65—73 (1950).

PERITZ: Demonstration einer habituellen Ellenbogenluxation. Zbl. Chir. **51**, 2044 (1924).

PERTHES: Zur Pathologie und Therapie der angeborenen Luxation des Kniegelenkes. Z. orthop. Chir. **14**, 629—635 (1905).

PETERFFY, P., u. ST. JONAS: Seltene Anomalie der Oberarmentwicklung. Zbl. Chir. **1942**, 878—887.

PFEIFFER, R.: Die angeborene Verrenkung des Speichenköpfchens als Teilerscheinung anderer congenitaler Ellenbogengelenksmißbildungen. Z. menschl. Vererb.- u. Konstit.-Lehre **21** 530—544 (1938).

PFEIFFER, R. A., u. W. KOSENOW: Zur Frage einer exogenen Verursachung von schweren Extremitätenmißbildungen. Münch. med. Wschr. **104**, 68—74 (1962).

PLATZGUMMER, H.: Zur Frage der akcessorischen Knochenbildung am Ellenbogengelenk. Arch. orthop. Unfall-Chir. **45**, 139—142 (1952).

— Die Osteochondritis dissecans. Arch. Orthop. Mechanotherap. **46**, 650—691 (1954).

PRIESSNITZ, O.: Ein neuer Fall von ulnarer Polydaktylie (Spiegelhand) bei Ulnaverdoppelung, Radiusdefekt und angeborener Schulterluxation. Arch. orthop. Unfall-Chir. **46**, 569—577 (1954).

RAHM, H.: Zur Frage der Disposition bei der Osteochondritis dissecans capituli humeri. Zbl. Chir. **1934**, 2263—2271.

RAUBER, A.: Kasuistische Beiträge zur Frage der Sehnenverknöcherung. Z. Unfallmed. Berufskr. **39**, 157—167 (1946).

RAVENTOS-MORAGAS: Osteochondritis del septum supratroclear. Cirug. Ginec. Urol. **3**, 191—196 (1952).

REHN, E.: Die freien Transplantationen. II. Teil. Neue deutsche Chirurgie, Bd. 26 B. Stuttgart: Ferdinand Enke 1924.

REIMANN-HUNZIKER, G.: Über den angeborenen Ulnadefekt. Z. orthop. Chir. **73**, 160—164 (1942).

REINER, M.: Über einen blutig reponierten Fall von angeborener Kniegelenksluxation. Z. orthop. Chir. **13**, 442—450 (1904).

REISCHAUER, F.: Zur Pathogenese der Epicondylitiden. Langenbecks Arch. klin. Chir. **289**, 401—410 (1958).

RESCANIÈRES, A.: A propos de quinze observations d'ostéonécrose aseptique du septum humeral supra-trochléaire. J. Radiol. Électrol. **29**, 626—627 (1948).

— Les corps étrangers solitaires de la region septale du coude. Rev. Orthop. **35**, 443—456 (1949).

RESTEMEIER: Eine Mißbildung der Hand und des Unterarms bei fehlendem Radius. Dtsch. Z. Chir. **155**, 120—135 (1920).

RITTER, M.: Breite angeborene Synostose zwischen Elle und Speiche. Fortschr. Röntgenstr. **75**, 495 (1951).

ROCHER, H.-L.: Une nouvelle dysmorphose articulaire congenitales multiples. Livre jubilaire du Professeur HENRI HARTMANN, Paris 1932. Zit. nach VALENTIN.

ROGERSON, G.: Thalidomide and congenital abnormalities. Lancet **1962 I**, 691.

ROMANUS: Fall von angeborener Ankylose im Ellenbogengelenk [Dänisch]. Acta orthop. scand. **4**, 291 (1933). Zit. nach WERTHEMANN.

ROSENOVER, V. M., and R. C. MICHELL: Skeletal changes in Wilson's disease. Brit. J. Radiol. **32**, 805—809 (1959).

ROSTOCK, P.: Durch Arbeit mit Preßluftwerkzeugen hervorgerufene Veränderungen am Ellenbogengelenk. Arch. orthop. Unfall-Chir. **29**, 284—290 (1931).

— Patella cubiti. Arch. orthop. Unfall-Chir. **29**, 291—293 (1931).

— Tricepssehnenverknöcherungen am Ellenbogen. Arch. orthop. Unfall-Chir. **32**, 415—423 (1933).

— Unfallbegutachtung. Berlin: W. de Gruyter & Co. 1951.

ROTTER, W., u. W. ERB: Über eine Systemerkrankung des Mesenchyms mit multiplen Luxationen aus angeborener Gelenkschlaffheit und über Wirbelbogenspalten. Virchows Arch. path. Anat. **316**, 233—267 (1949).

RÜTHER, H.: Zur habituellen Ellenbogenluxation und ihre Behandlung. Z. Orthop. **82**, 578—581 (1952).

RUSH, L. V.: Atlas der intramedullären Frakturfixation nach RUSH. (Deutsche Übersetzung H. GELBKE.) München: Johann Ambrosius Barth 1957.

RUSSEL, G. S., and M. D. MEKICHAN: Thalidomide and congenital abnormalities. Lancet **1962 I**, 429—430.

SABBIONI, P.: Bruch des Condylus lateralis des Oberarmknochens. Minerva ortop. **4**, 147—151 (1953).

SAN NICOLO, M. R.: Über eine seltene Veränderung am Ellenbogengelenk. Fortschr. Röntgenstr. **84**, 378—379 (1956).

SCHADE, H.: Untersuchungen zur Frage der Erblichkeit von Mangel- und Fehlbildungen der Gliedmaßen. Erbarzt **8**, 239 (1940). Zit. nach HOPF.

SCHAER, H.: Die Periarthritis humero-scapularis. Ergebn. Chir. Orthop. **29**, 211—309 (1936).

SCHENK, R., u. H. WILLENEGGER: Zur Histologie der primären Knochenbruchheilung. Langenbecks Arch. klin. Chir. **308**, 440—451 (1964).

SCHINZ, H. R.: Das Foramen supratrochleare. Fortschr. Röntgenstr. **29**, 193—200 (1922).

— In: SCHINZ-BAENSCH-FRIEDL-UEHLINGER, Lehrbuch der Röntgendiagnostik. Stuttgart: Georg Thieme 1952.

SCHMID, F.: In: SCHMID-WEBER, Röntgendiagnostik im Kindesalter. München: J. F. Bergmann 1955.

SCHMIDT, A.: Ein Beitrag zur congenitalen radioulnaren Synostose. Dtsch. Z. Chir. **205**, 326—332 (1927).

Schmitt, H. J.: Die röntgenologische Darstellung des Radiusköpfchens. Röntgenpraxis 11, 33—36 (1939).
— Persistierende Apophyse des Olecranon. Fortschr. Röntgenstr. 74, 241 (1951).
Schneider, H., u. V. Corradini: Aufbrauchsveränderungen in sehr beanspruchten Sehnen der oberen Extremität und ihre klinische Bedeutung. Z. Orthop. 84, 278—296, 333—352 (1954).
Schoen, H.: Luxation des Radius bei multiplen cartilaginären Exostosen. Röntgenpraxis 14, 276—277 (1942).
— Medizinische Röntgentechnik, I. Teil. Stuttgart: Georg Thieme 1956.
Schollbach, M.: Frakturen und Luxationen am Ellenbogen und Vorderarm. Leipzig: Inauguraldissertation 1956.
Schroeder, C. H.: Familiäre congenitale Luxationen. Z. Orthop. 57, 580—595 (1932).
Schröder, G.: Persistierende Apophyse des Epicondylus humeri ulnaris. Fortschr. Röntgenstr. 84, 262—263 (1956).
— Zum Problem der persistierenden Knochenkerne des Epicondylus humeri ulnaris et radialis. Fortschr. Röntgenstr. 85, 716—719 (1956).
Schulte, W.: Über Ätiologie und Diagnose der Arthritis deformans des Ellenbogengelenkes. Dtsch. Z. Chir. 170, 398—415 (1922).
Schumann, H. G.: In: Schiller-Weigel, Taschenbuch der ärztlichen Begutachtung. Berlin: Verlag Volk und Gesundheit 1959.
Schwantke, G.: Beitrag zur Kenntnis über Mißbildungen der oberen Extremität. Z. Anat. Entwickl.-Gesch. 108, 719—715 (1938).
Schwarz, E.: Die Knochenbrüche und Verrenkungen und ihre Behandlung. Jena: Gustav Fischer 1958.
Schwarz, G.: Bilateral antecubital ossicles (fabellae cubiti) and other rare acessory bones of the elbow, with a case report. Radiology 69, 730—734 (1957).
Schwarzweller, F.: Ein Beitrag zur Genese und Systematik der Gliedmaßenmißbildungen. Arch. orthop. Unfall-Chir. 39, 400—419 (1938).
Senturia, H. R., and B. D. Senturia: Congenital abscence of the patellae associated with arthrodysplasia of the elbows and dystrophy of the nails. Amer. J. Roentgeno.. 51, 352—358 (1944).
Seyss, R.: Schichtuntersuchungen bei Ellenbogenverletzungen. Mschr. Unfallheilk. 59, 174—178 (1956).
Shorbe, H. B.: Car window elbows. Stb. med. J. (Bgham, B.3.) 34, 372—376 (1941).
Sieber, K.: Doppelseitige angeborene Luxation der Patella und des Radiusköpfchens nach außen. 2. orthop. Chir. 46, 555—561 (1925).
Sieckel, L.: Über die persistierenden Knochenkerne am Ellenbogengelenk. Fortschr. Röntgenstr. 85, 709—716 (1956).
Simril, W. A., and M. Trotter: Bilateral "os cubiti anterius". Radiology 53, 97—100 (1949).
Siwon, P.: Congenitale, hereditäre doppelseitige Ankylose der Ellenbogengelenke. Dtsch. Z. Chir. 209, 338—349 (1928).
Sommer, R.: Die traumatischen Verrenkungen der Gelenke. In: Neue deutsche Chirurgie, Bd. 41. Stuttgart: Ferdinand Enke 1928.
— Preßluftschaden in Handbuch der gesamten Unfallheilkunde. Stuttgart: Ferdinand Enke 1933.
— Durch Preßluft gesetzte Knochenschädigungen des Ellenbogengelenkes und ihre Entstehung. Bruns' Beitr. klin. Chir. 161, 37—46 (1935).
— Fragen zur Preßluftbeschädigung. Zbl. Chir. 68, 849—857 (1941).
Sonntag, E.: Ein Fall von congenitaler radioulnarer Synostose. Z. Orthop. 40, 195—204 (1921).
— Beitrag zur Frage der congenitalen radioulnaren Synostose. Bruns' Beitr. klin. Chir. 127, 716—720 (1922).
Southwood, A. R.: Partial absence of the ulna and associated structures. J. Anat. (Lond.) 61, 346 (1926/27). Zit. nach Werthemann.
Spalteholz, W.: Handatlas und Lehrbuch der Anatomie des Menschen, Bd. 2. Zürich u. Stuttgart: S. Hirzel 1953.
Speirs, A. L.: Thalidomide and congenital abnormalities. Lancet 1962 I, 303—305.
Stabler, F.: Thalidomide and congenital abnormalities. Lancet 1962 I, 591—592.
Stapelmohr, S. v.: Über Luxatio habitualis cubiti posterior. Acta chir. scand. 98, 511—522 (1949).
Stein, H. C., and E. A. Bettmann: Rare malformations of the arm, double humerus with three hands and 16 fingers. Amer. J. Surg. 50, 336 (1940). Zit. nach Werthemann u. Bunnel.
Stoffel, A., u. E. Stempel: Anatomische Studien über die Klumphand. Z. orthop. Unfall-Chir. 23, 1—157 (1909).
Stroer, W. F. H.: Die Extremitätenmißbildungen und ihre Beziehungen zum Bauplan der Extremität. Z. Anat. Entwickl.-Gesch. 108, 136—159 (1938).
Swoboda, W.: Die Röntgensymptomatik der Vitamin-D-Intoxikation im Kindesalter. Fortschr. Röntgenstr. 77, 534—545 (1952).
Theising, G.: Zur Kenntnis der Patella cubiti (Ellenbogenscheibe). Röntgenpraxis 11, 663—675 (1939).
Thomas, J.: Thalidomid-Extremitätendysplasien und ihre Begleitmißbildungen. Zbl. Gynäk. 84, 1633—1646 (1962).
Thomsen, W.: Über den Tennisarm (Epicondylitis humeri). Münch. med. Wschr. 1935, 1804—1807.
Thurner, J.: Funktionsmechanische, deformierende Insertionstendopathien. Ärztl. Prax. 14, 8 (1962).

TRAUNER, R., u. H. RIEGER: Eine Familie mit 6 Fällen von Luxatio radii congenita mit übereinstimmenden Anomalien der Finger- und Kniegelenke sowie der Nagelbildung in vier Generationen. Langenbecks Arch. klin. Chir. **137**, 659—666 (1925).

TWIGG, H. L., N. J. ZVAIFLER, and C. W. NELSON: Chondrocalzinosis. Radiology **82**, 655—659 (1964).

UHRMACHER, F.: Über Osteochondritis deformans juvenilis des Ellenbogengelenkes. Z. Orthop. **59**, 398—411 (1933).

UNTERRICHTER, L.: Beiträge zur Kenntnis der angeborenen Anomalien der Extremitäten. Z. menschl. Vererb.- u. Konstit.-Lehre **18**, 317—338 (1934).

— Über angeborene Gliedmaßenstummel. Erbarzt **7**, 104 (1939). Zit. nach HOPF.

VALENTIN: In: SCHWALBE-GRUBER, Morphologie der Mißbildungen, Bd. III/1. Jena: Gustav Fischer 1937.

VALŠIK, J. A., Š. ŠIT'AJ u. D. ŽITŇAN: Versuche einer Lösung des Problems der Vererbung der Chondrocalcinosis articularis. Acta Genet. med. (Roma) **12**, 193—207 (1963).

VERTH ZUR: Über willkürliche und habituelle Luxationen im Kniegelenk. Dtsch. Z. Chir. **102**, 584—600 (1900).

VIEHWEGER, G.: Zum Problem der Deutung der knöchernen Gebilde distal des Epikondylus humeri. Fortschr. Röntgenstr. **86**, 643—652 (1957).

VOGELER, K.: Die radio-ulnare Synostose. Langenbecks Arch. klin. Chir. **136**, 422—426 (1925).

VOLUTER, G., et D. KLEIN: Syndrom von Rocher-Sheldon. Synostose radio-cubitale près de l'articulation. J. Radiol. Électrol. **31**, 9—21 (1950).

WADSWORTH, Th. G.: Premature epiphysial fusion after injury of the capitulum. J. Bone Jt Surg. **46** B, 46 (1964).

WANDEL: Familiäre Synostose von Radius und Ulna. Zbl. Chir. **55**, 2074—2075 (1928).

WEDLER, H. W., u. A. WELSCH: Zur Morphologie des Turnerschen Syndroms. Fortschr. Röntgenstr. **76**, 586—591 (1952).

WEICKER, H., u. H. HUNGERLAND: Thalidomid-Embryopathie I. Vorkommen innerhalb und außerhalb Deutschlands. Dtsch. med. Wschr. **87**, 922—1002 (1962).

WEICKER, H., K. D. BACHMANN, R. A. PFEIFFER u. J. GLEISS: Thalidomid-Embryopathie. II. Ergebnisse individueller anamnestischer Erhebungen in den Einzugsgebieten der Universitätskinderkliniken Bonn, Köln, Münster und Düsseldorf. Dtsch. med. Wschr. **87**, 1597—1607 (1962).

WEIL, S.: Über doppelseitige symmetrische Osteochondritis dissecans. Bruns' Beitr. klin. Chir. **78**, 403—413 (1912).

— Verdoppelung der Hand und Defekt des Radius bei doppelter Ulna. Klin. Wschr. **1923**, 278.

WEIL, S.: Die freien Körper des Ellenbogengelenkes. Zbl. Chir. **18**, 1113—1114 (1928).

— In: Handbuch der Orthopädie, Bd. III. Stuttgart: Georg Thieme 1959.

WENDEL, W.: Über habituelle Luxationen. Arch. orthop. Unfall-Chir. **1**, 234—254 (1903).

WERTHEMANN, A.: Handbuch der speziellen pathologischen Anatomie und Histologie, Bewegungsapparat. VI. Teil, Die Entwicklungsstörungen der Extremitäten. Berlin-Göttingen-Heidelberg: Springer 1952.

WETTE, W.: Endausgänge traumatischer Luxationen. Arch. Orthop. Mechanotherap. **27**, 81—125 (1929).

WIEDEMANN, H. R., u. K. AEISSEN: Zur Frage der derzeitigen Häufung von Gliedmaßenfehlbildungen. Med. Welt **37**, 1863—1866 (1961).

WIERZEJEWSKI, I.: Über den congenitalen Ulnadefekt. Z. orthop. Chir. **27**, 102—131, 505—509 (1910).

WIESNER, H.: Die Epicondylitis humeri lateralis und ihre Behandlung unter besonderer Berücksichtigung der Hohmannschen Operation. Zbl. Chir. **1952**, 787—791.

WILD: Über einen Fall von Osteochondritis deformans juvenilis am Ellenbogengelenk. Zbl. Chir. **48**, 798 (1921).

WILDERVANCK, L. S.: Hereditary congenital abnormalities of the elbows, knees and nails in five generations. Acta radiol. (Stockh.) **33**, 41—48 (1950).

WINKLER: Ein atypischer Knochenschatten im Ellenbogengelenk. Fortschr. Röntgenstr. **37**, 502 (1928).

WITT, A. N.: Die Behandlung der Pseudarthrosen. Berlin: W. de Gruyter & Co. 1952.

— Die Marknagelung bei veralteten Frakturen. Wiederherstellungschir. u. Traum. **1**, 64—65 (1953).

—, u. H. RETTIG: In: Handbuch der Orthopädie. Bd. III, Spezielle Orthopädie, obere Extremität. Stuttgart: Georg Thieme 1959.

WITTICH, H.: Der Abriß am Epicondylus ulnaris humeri beim Jugendlichen und seine Nachuntersuchungsergebnisse. Mschr. Unfallheilk. **67**, 313—331 (1964).

WOLLENBERG, A.: „Überanstrengungsperiostosen", ihre Heilung durch Novocain-Clauden-Injektionen sowie einige andere Indikationen der Clauden-Therapie. Z. Orthop. **70**, 109—115 (1940).

WOOD, C. F.: Traffic elbow. Kentucky med. J. **39**, 78—81 (1941).

WREDE, H.: Congenitale erbliche Luxation der Patella nach außen. Berl. klin. Wschr. **1909**, 373.

WÜLFING, M.: Über akzessorische Knochen des Ellenbogens. Fortschr. Röntgenstr. **34**, 684—688 (1926).

WUSTMANN, O.: Die Chirurgie des Ellenbogengelenkes. Berlin: W. de Gruyter & Co. 1954.

Zimmer, E. A.: In Köhler-Zimmer, Grenzen des normalen und Anfänge des pathologischen im Röntgenbilde des Skelettes. Stuttgart: Georg Thieme 1953.

—, u. M. Brossy: Lehrbuch der Röntgendiagnostischen Technik. Berlin-Göttingen-Heidelberg: Springer 1962.

Žitňan, D., and Š. Šit'aj: Chondrocalcinosis articularis. Ann. rheum. Dis. **22**, 142—152 (1963).

Zöllner, W.: Luxationsfraktur in einem Ellenbogengelenk bei congenitaler radio-ulnarer Synostose. Mschr. Unfallheilk. **52**, 232—239 (1949).

Zukschwerdt, L.: Processus supracondylicus humeri und Foramen supracondylicum. Fortschr. Röntgenstr. **40**, 79 (1929).

— Doppelseitige congenitale Radiusköpfchenluxation nach hinten mit congenitaler Hüftluxation. Dtsch. Z. Chir. **231**, 45—48 (1931).

Zuppinger, A.: Pathologische Verdichtungen im Weichteilschatten in Lehrbuch der Röntgenologie, Bd. II, Teil 2, von Schinz-Baensch-Friedl-Uehlinger. Stuttgart: Georg Thieme 1952.

Zvaifler, N. J., W. E. Reefe, and R. L. Black: Articular manifestations in primary hyperparathyroidism. Arthr. and Rheum. **5**, 237—249 (1962).

D. Oberarm

Von

G. Viehweger

Mit 32 Abbildungen

I. Normale anatomische Entwicklung

Der Humerus ist ein Röhrenknochen und entwickelt sich daher auch wie ein solcher. Die häutige Vorstufe aus embryonalem Bindegewebe wandelt sich zunächst in Knorpelgewebe um (Koelliker, 1899—1903).

Seine Verknöcherung beginnt in der 6.—7. Fetalwoche von einem im Knorpelschaft gelegenen Hauptkern, der auch als Diaphysenkern bezeichnet wird (enchondrales Ossifikationszentrum). Nur wenig später setzt auch die Ossifikation an der Außenfläche des Diaphysenknorpels ein (perichondrale Ossifikation).

Nach wenigen Wochen schon haben diese beiden Ossifikationen miteinander Berührung bekommen, so daß von diesem Zeitpunkt an ein zentraler Knochenabschnitt besteht,

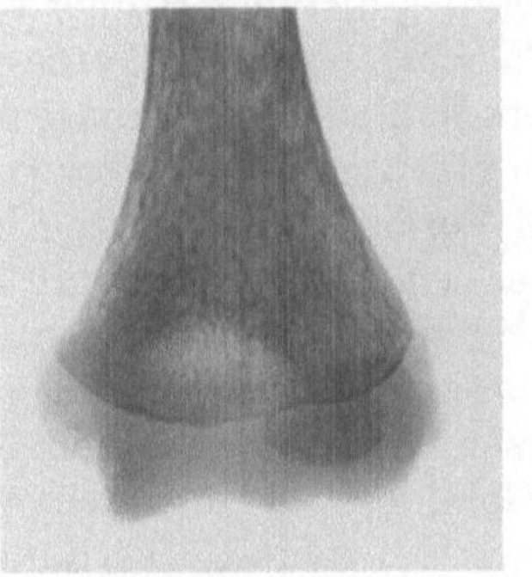

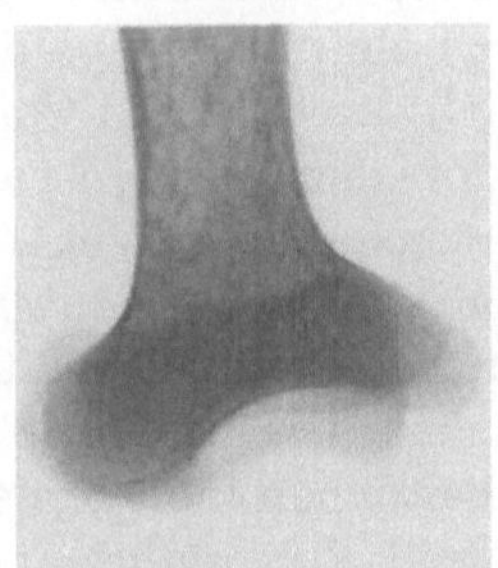

Abb. 1. Anatomisches Präparat der distalen Humerusepiphyse ($1^1/_2$jähriges Kind)

dem proximal und distal relativ große Knorpelbezirke anliegen. Sie stellen die Epiphysen dar. An den Grenzflächen zum Knochen, der hier glatt oder gewellt ist, erfolgt bis zum Abschluß des Wachstums eine sehr starke Neubildung von Knorpelgewebe, welche das Baumaterial zum Längenwachstum des Humerusschaftes darstellt. Diese Knorpelbezirke wandern während des Knochenwachstums, das nicht nur in die Länge, sondern auch in die Breite erfolgt, immer weiter voneinander weg. Obwohl das Epiphysen-Knorpelgewebe auch in zentrifugaler Richtung wächst, bleibt seine Größenzunahme doch hinter dem Wachstum des Knochens zurück. Dadurch ändert sich das Größenverhältnis von Knorpelgewebe zum Knochengewebe immer mehr zugunsten des Knochens.

Auch zum Zeitpunkt der noch rein knorpeligen Epiphysen entsprechen ihre Gelenkflächen bereits vollkommen der späteren Knochenform (Abb. 1). Nur in seltenen Fällen hat vor der Geburt die Ossifikation bereits in der proximalen Epiphyse begonnen. Im allgemeinen treten die ersten Ossifikationszentren in den Humerusepiphysen jedoch erst im 1.—2. Lebensjahr auf (Schinz, 1924; Codman, 1934).

Die Verknöcherung beginnt in der proximalen Epiphyse. Ihr erster Knochenkern erscheint zwischen dem 4. und 8. Lebensmonat. Er tritt in dem Abschnitt der Epiphyse auf, welcher dem Schulterblatt zugekehrt ist. Während der Knochenkern in der ersten Zeit quer zur Längsachse des Humerusschaftes liegt, steht er später schräg zu dieser, da er lateral eine gewisse Aufrichtung erfährt. Erst im 2.—3. Lebensjahr bildet sich im lateralen Abschnitt des Knorpelgewebes ein zweiter Knochenkern, der im Bereich des Tuberculum majus liegt.

Die anfangs relativ glatte und geradlinig bis flachbogig verlaufende Epiphysenlinie erfährt im Verlauf des Wachstums dadurch eine Änderung, daß sich die Metaphyse in der Mitte pyramidenartig aufrichtet. Im Röntgenbild erscheint die Metaphysenbegrenzung dachfirstartig. Dieser Vorgang wird dadurch bedingt, daß an seitlichen Partien der Kopfepiphyse (medial, lateral und ventral) das Längenwachstum gegenüber dem Zentrum und dem dorsalen Gebiet zurückbleibt. Dieser Vorgang führt zu einer fortschreitenden Schrägstellung der Knochenkerne der Kopfepiphyse, in derem ventralen Bereich im 4. bis 5. Lebensjahr ein *drittes* Ossifikationszentrum auftritt, das dem Gebiet des Tuberculum minus entspricht (Cocchi, 1950). Lateraler und ventraler Knochenkern liegen zuerst einzeln, später miteinander zu einem einheitlichen knöchernen Gebilde verschmolzen (im 5.—6. Lebensjahr) dachziegelartig der Metaphyse an. Die Wachstumsfugen zur Metaphyse und primären Kopfepiphyse hin bleiben dagegen noch lange erhalten. Diese Entwicklung des proximalen Humerusabschnittes bedingt daher, daß sich die Epiphysenlinie im Röntgenbild als ein sehr variables und bizarres Gebilde dokumentiert.

Die Vorgänge bei der Entwicklung des Tuberculum majus und minus, die ihrer Funktion entsprechend Knochenvorsprünge darstellen, sprechen unserer Ansicht nach in Analogie zur Entwicklung der Epikondylen des distalen Humerusabschnittes dafür, daß es sich auch hier um Apophysen handelt. Wir möchten somit eine primäre Epiphysenfuge von einer sekundären Epiphysenfuge unterscheiden. Die primäre Epiphysenfuge verläuft anfänglich im Bereich des späteren Collum chirurgicum. Später entspricht die sekundäre Epiphysenfuge im dorsalen Abschnitt dem Verlauf der primären Epiphysenfuge; sie verläuft im Collum anatomicum. Im Ventralbereich dagegen liegt die Epiphysenfuge *vor* dem Auftreten der Apophysenkerne *subtuberkulär*, wandert dann hoch und verläuft schließlich pertuberkulär. Sie ist mehrere Millimeter breit und bleibt im allgemeinen bis zum 13. bis 14. Lebensjahr bestehen. Die Epiphyse verschmilzt dann mit dem Tuberculumapophysengebiet zu einem einheitlichen knöchernen Gebilde, was ein Verschwinden der Knorpelfuge zwischen Epiphyse und Tuberculumapophysen bedeutet. Die danach noch nachweisbare Knorpelfuge zwischen dem verknöcherten Kopf-Tuberculumgebiet und der Humerusmetaphyse verschwindet dagegen erst im 19.—20. Lebensjahr.

Die Verknöcherung der distalen Humerusepiphyse erfolgt ebenfalls von mehreren Knochenkernen aus. Der erste Knochenkern tritt hier während des 1. Lebensjahres im Bereich des Capitulum humeri auf. Zusätzlich kann hier gelegentlich auch eine periphere Ossifikation auftreten, die als halbkreisförmiger Knochenstreifen um den zentral gelegenen Kern herumläuft. Die Ossifikation der Trochlea beginnt dagegen erst im 12. Lebensjahr. Während im Gebiet des Capitulum meistens nur ein einziges Ossifikationszentrum auftritt, erscheinen im Trochleagebiet häufig multiple Ossifikationszentren. In vielen Fällen verschmelzen diese Knochenkerne bereits nach 1 Jahr miteinander. Dieser Vorgang kann sich jedoch auch bis in das 16. Lebensjahr erstrecken (Schmid und Halden, 1949; Köhnle, 1933/34).

Die in den seitlichen Abschnitten des Epiphysenknorpels auftretenden Knochenkerne, welche der Bildung des Epicondylus medialis und lateralis dienen, bezeichnet man als Apophysen. Im medialen Apophysengebiet erscheint bereits im 5. Lebensjahr ein eigenes rundliches Ossifikationszentrum. Die Verschmelzung mit der Metaphyse erfolgt erst im 14.—18. Lebensjahr. Der Knochenkern des späteren Epicondylus lateralis ist klein und länglich und tritt in der Zeit vom 8.—13. Lebensjahr auf. Er verschmilzt relativ rasch mit der Epiphyse, während die Knorpelfuge zur Humerusmetaphyse hin dagegen oft bis in das 14.—16. Lebensjahr bestehen bleibt (Banki, 1967).

Die angegebenen Zeitpunkte hinsichtlich des Auftretens der Ossifikationszentren und des Verschwindens der Apo- und Epiphysenfugen sind durchschnittliche Werte. Sie können nach oben und unten hin gelegentlich etwas überschritten werden, ohne daß daraus sofort auf einen pathologischen Prozeß geschlossen werden müßte. Hierfür sind sehr komplexe innersekretorische Faktoren maßgebend (Schilddrüse, Hypophyse, Keimdrüsen). Auch Beziehungen zum Körperbau und Umwelteinflüsse wurden verschiedentlich festgestellt (TANDLER, 1919; HASSELWANDER, 1931; KÖHNLE, 1930/31; STETTNER, 1920/21 und 1922; MUNK, 1927).

Wie Untersuchungen von SCHMID und KÜNLE (1958) ergeben haben, liegt der Mittelwert der Diaphysenlänge beim Neugeborenen zwischen 5,0 und 6,2 cm. Bis zur Beendigung des Kindesalters nimmt die Diaphysenlänge um das 4,3fache zu. Da die Schwankungsbreite in bezug auf das Lebensalter relativ gering ist, kommt der Diaphysenlänge bei der Altersbestimmung von Kindern daher eine gewisse Bedeutung zu. KÜHNE (1958) konnte darüber hinaus bei seinen experimentellen Untersuchungen feststellen, daß die proximale Epiphysenfuge eine größere Wachstumstendenz hat als die distale.

II. Röntgendarstellung und Aufnahmetechnik

Die gelenkige Verbindung des Oberarmes mit dem Schultergürtel und den Unterarmknochen bedingt, daß eine exakte Darstellung des Humerus auch eine gute Beurteilungsmöglichkeit dieser Gelenke erlauben muß. Dieser Forderung kann leider nicht ganz entsprochen werden. Auf einem Filmformat von 15/40 cm kann der Humerus gerade ganz dargestellt werden. Das distale und proximale Ende des Humerus werden infolge der Projektionsbedingungen ganz erheblich verzerrt dargestellt, so daß ihre Beurteilung erheblich erschwert ist (Abb. 2).

Die Beurteilung wird weiterhin noch dadurch erschwert, daß unterschiedliche Darstellungen oft durch Nichtbeachten einer einheitlichen Lagerung des Armes —Verdrehung des Armes im Schultergelenk — hervorgerufen werden, abgesehen von der individuellen unterschiedlichen Torsion der Humerusachse. Es kommt hinzu, daß man klinisch leicht einen pathologischen Prozeß am Humerus lokalisieren kann und so den darzustellenden Skeletabschnitt von vornherein einschränkt. Daraus ergibt sich, daß man den gesamten Humerus relativ selten röntgenologisch darstellt und sich lieber mit einem Teilabschnitt einschließlich des proximalen oder distalen Gelenkes begnügt. Damit in diesen Fällen das mitaufgenommene Gelenk exakt und in gewohnter Projektion dargestellt wird, sollte bei diesen Aufnahmen auf das Gelenk zentriert werden und *nicht* auf Filmmitte. Zur besseren Ausblendung des Formats kann dann sekundär, ohne daß dabei irgendeine Projektionsänderung eintritt, die Röhre entsprechend gekippt werden.

Darstellung und Beurteilung des ganzen Humerus mit seinem proximalen und distalen Abschnitt werden auch dadurch erschwert, daß bei der optimalen Darstellung des Oberarmkopfes und proximalen Humerus die Achse des Ellenbogengelenkes nicht mehr filmparallel zieht. Die Form des Humerus ist im Röntgenbild daher entscheidend davon abhängig, ob im Schultergelenk eine Außen- oder Innenrotation stattgefunden hat.

SCHINZ legte 1924 dar, inwieweit das Röntgenbild des Oberarmes von der Stellung im Schultergelenk bestimmt wird (Abb. 3).

In *Normalstellung* ist das Tuberculum majus außen gelegen. Sein oberster Punkt wird von der Kopfkappe überragt. Vom Tuberculum majus zieht eine flachwellige Knochenleiste nach distal. Das Tuberculum minus ist medial und etwas distal vom Tuberculum majus. Zwischen ihnen ist eine Sklerosierung zu erkennen, die den Verlauf des Sulcus intertubercularis angibt.

Bei *maximaler Außenrotation* kommt jedoch das Tuberculum minus an der Peripherie lateral gelegen zur Darstellung. Das Tuberculum majus dagegen ist dabei nach dorsal gewandert und projiziert sich in die Oberarmkopfgelenkfläche. Verletzungen des Tuberculum minus können auf diese Weise erfaßt werden.

Bei *maximaler Innenrotation* ist die proximale Begrenzung des Humerus fast kugelig. Die typischen Konturen, die Winkelstellung zwischen Humeruskopf und das deutlich vorspringende Tuberculum majus fehlen, da die Kopfgelenkfläche nach dorsal und das Tuberculum majus-Gebiet nach ventral gewandert sind, während die Kopfgelenkfläche randbildend wird. Sie wird lateral von der hinteren Facette des Tuberculum majus und medial vom Tuberulum minus überragt. Letzteres liegt unmittelbar der Schulterblattgelenkfläche gegenüber.

Die Röntgenaufnahme des ganzen Humerus im sagittalen Strahlengang wird normalerweise in Rückenlage angefertigt (Janker, 1958; Schoen, 1952). Der genügend vom Körper abduzierte Arm ist gestreckt, wobei der Handrücken auf der Unterlage aufliegt. Abweichungen von dieser Normaleinstellung führen zu einer Änderung der Röntgenbilder, wie oben beschrieben wurde. Dies kann durch Lagerung des Armes oder durch pathologische Prozesse, z.B. Frakturen, hervorgerufen sein. Bailleul und Dubois-Roquebert haben bereits 1918/19 betont, daß allein aus dem sagittalen Röntgenbild exakte Angaben über die Torsion des Humerusfragmentes gemacht werden können, ohne daß eine weitere Röntgenaufnahme erforderlich sei.

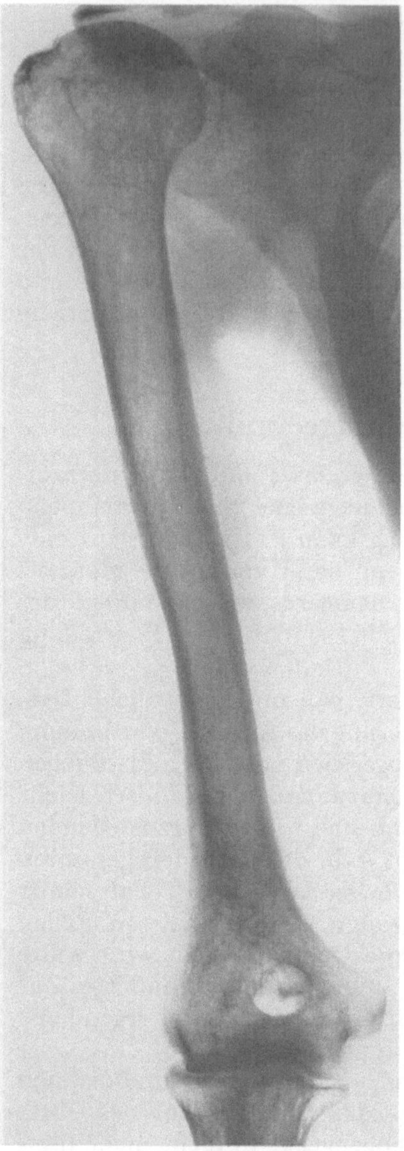

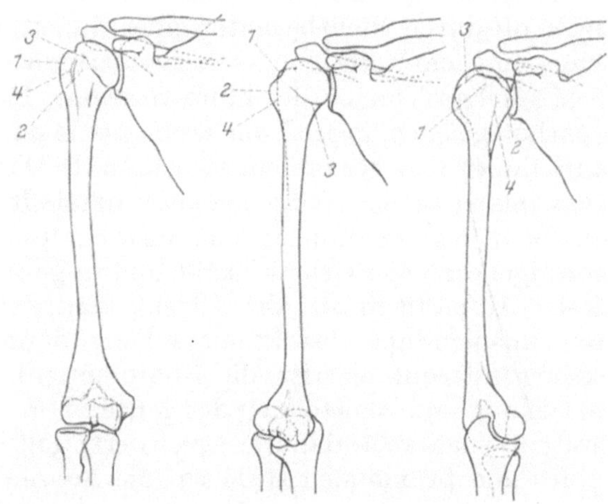

Abb. 2 Abb. 3

Abb. 2. Aufnahme des Humerus sagittal. Unzureichende Darstellung des proximalen und distalen Gelenkes

Abb. 3. Ventro-dorsale Aufnahmen zur Darstellung der Humeruskonturen bei Rotation. *1* Tuberculum majus; *2* Tuberculum minus; *3* Collum anatomicum; *4* Sulcus intertubercularis. (Aus H. R. Schinz, Die Schulter, eine anatomische und röntgenologische Studie)

Die Übersichtsaufnahme des Humerus in seitlicher Strahlenrichtung erfordert im allgemeinen die Abduktion des Armes. Hierbei *muß* darauf geachtet werden, daß der Humerus nicht rotiert wird, d.h. die Handfläche muß bei ausgestrecktem Arm nach ventral und bei gebeugtem Unterarm nach medial zeigen. Da die Weichteile der Achselhöhle das Hochschieben einer Kassette verhindert, muß die Kassette der Außenseite des Armes angelegt werden. Der Patient liegt zur Durchführung dieser Aufnahme am besten auf dem Rücken. Man kann sie jedoch auch im Sitzen vornehmen. Die Zentrierung erfolgt im allgemeinen auf die Mitte des Humerus (vgl. hierzu aber auch die Zentrierungsangaben auf S. 349).

Mayer und Žakovsky (1950) empfehlen auf die Abduktion des Armes zu verzichten und die seitliche Oberarmaufnahme in Rückenlage in der Weise auszuführen, daß der dem Körper anliegende Arm so lange einwärts rotiert wird, bis die Handfläche nach außen (lateral) zeigt. Hierdurch erfährt der Humerus eine Rotation um 90°, so daß Röhrenstellung und Kassettenlage die gleichen sind wie bei der a.p.-Aufnahme.

Darf auf die Darstellung des Kopfgebietes verzichtet werden, so kann bei der seitlichen Aufnahme die Kassette auch an die Innenseite des Oberarmes gelegt werden. In diesem Fall bietet die Durchführung keinerlei Schwierigkeiten, so daß die Röntgenaufnahme in jeder Körperstellung und bei jeder Lage des Armes angefertigt werden kann.

Bei manchen Verletzungen, insbesondere bei Frakturen im proximalen Drittel, stoßen die seitlichen Aufnahmen auf Schwierigkeiten und sind nicht immer durchführbar. In solchen Fällen wurden perthorakale Aufnahmen angefertigt (Devois und Proux, 1941; Ghirardi und Perassi, 1952). Psek (1933) empfiehlt bei diesen Aufnahmen, den gesunden Arm über den Kopf legen zu lassen und durch die gesunde Axilla senkrecht auf die Kassette zu zentrieren. Es handelt sich hierbei um rein seitliche Thoraxaufnahmen, welche mit normalen Aufnahmebedingungen ausgeführt werden können; man kann sich hierzu jedoch auch einer gewissen Nahaufnahmetechnik bedienen, um die filmfernen Knochen so weit als möglich zu eliminieren.

Eine weitere Möglichkeit den proximalen Humerusabschnitt in einer zweiten Ebene röntgenologisch darzustellen, ohne daß der Arm abduziert wird, stellt die tangentiale Aufnahme dar. Sie ist geeignet, dem Patienten zusätzliche Schmerzen zu ersparen und eine Verschlechterung der Fragmentstellung zu vermeiden, was durch die Abduktion bei der axialen Aufnahme geschehen kann.

Wegen der Gefahr einer stärkeren Dislokation der Fragmente rät Trobbi (1959), den Arm bei der Anfertigung von Röntgenaufnahmen am Körper zu belassen.

Aus diesen Gründen empfiehlt Dehne (1939) folgende Technik: Mit herabhängendem Oberarm steht oder sitzt der Patient mit dem Rücken schräg zur Röhre. Der Zentralstrahl verläuft tangential zum Thorax parallel zur Schulterblattfläche. Die Kassette wird vertikal vorne und seitlich an die Schulter angelegt.

Zum Nachweis kleiner Knochenausrisse am Tuberculum majus hat Lindblom (1943) die Anfertigung multipler tangentialer Aufnahmen empfohlen. Die Abrisse aus dem Insertionsgebiet des M. infraspinatus sind besonders gut bei *Innenrotation* zu erfassen.

Zur Darstellung des Tuberculum minus (Ansatz des M. subscapularis) und Erfassung möglicher Verletzungsfolgen in diesem Bereich empfiehlt Corradi (1939) die axiale Aufnahme bei gleichzeitiger Innenrotation des rechtwinkelig abduzierten Oberarmes. Verletzungen am Tuberculum minus können auch durch sagittale Aufnahmen bei maximaler Außenrotation des im Ellenbogen rechtwinkelig gebeugten Armes nachgewiesen werden. Diese Technik wurde in etwas abgewandelter Form von Cocchi (1950) zur Darstellung des Ossifikationszentrums des Tuberculum minus benutzt, wobei die Zentrierung der um 10° caudalwärts gekippten Röhre in die Axilla erfolgte.

Die Aufnahmetechnik der Gelenkabschnitte ist in den entsprechenden Gelenkkapiteln beschrieben.

III. Röntgenanatomie

1. Beim Erwachsenen

Die Form des Humerus ist auf der Röntgenaufnahme weitgehend abhängig von seiner Drehung im Schultergelenk und den Projektionsverhältnissen. Dies trifft sowohl für den proximalen und für den distalen Abschnitt, wie auch für die Diaphyse zu.

Betrachtet man den Humeruskopf als Kugelkalotte, so ist im sagittalen Strahlengang die Achse (Höhe) dieser Kalotte gegenüber dem Schaft nach medial-cranial zu abgewinkelt. Dieser Winkel beträgt normalerweise 135°. Der Oberarmkopf entspricht jedoch nicht einer idealen Kugelkalotte, sondern seine Gelenkfläche ist flachkonvex, wobei ihr Krümmungsradius im mittleren Sektor etwas kleiner ist als im cranialen und caudalen. Die Kontur selbst ist glatt. An ihrem cranialen Rand befindet sich zwischen Gelenkfläche und Tuberculum majus eine flache Eindellung, die durch das Collum anatomicum und die Facetten der hier ansetzenden Muskeln bedingt ist.

Das Tuberculum majus reicht mit seiner Spitze normalerweise nicht bis in Höhe der cranialen Kontur der Kopfgelenkfläche und wölbt sich in Höhe des proximalen Gelenkflächendrittels nach lateral flachkonvex vor. Kleine leistenförmige Verdickungen der Compacta führen im Röntgenbild zu streifenförmigen Sklerosierungen. Das ventral gelegene Tuberculum minus ist in Normalstellung des Humerus nur an umschriebenen bogigen Verdichtungen medial des Tuberculum majus zu lokalisieren. Erst in starker Innen- oder Außenrotation wird es randbildend, zeichnet sich gegenüber dem flachbogigen Tuberculum majus durch seine mehr spitzwinkelige Form aus und liegt annähernd in Höhe des mittleren Gelenkflächendrittels. Der zwischen den beiden Tubercula verlaufende Sulcus bicipitalis ist weder auf den Röntgenaufnahmen im sagittalen noch im axialen Strahlengang zu differenzieren.

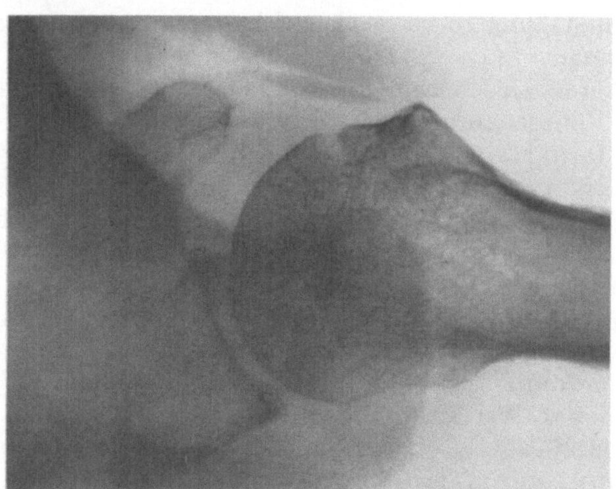

Abb. 4

Abb. 4. Wellige Kontur der ventralen Humerusfläche (Crista tuberculi minoris ist randbildend geworden)

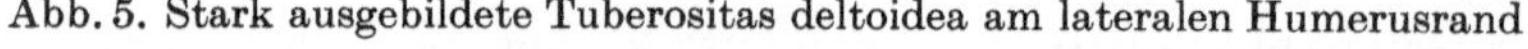

Abb. 5. Stark ausgebildete Tuberositas deltoidea am lateralen Humerusrand

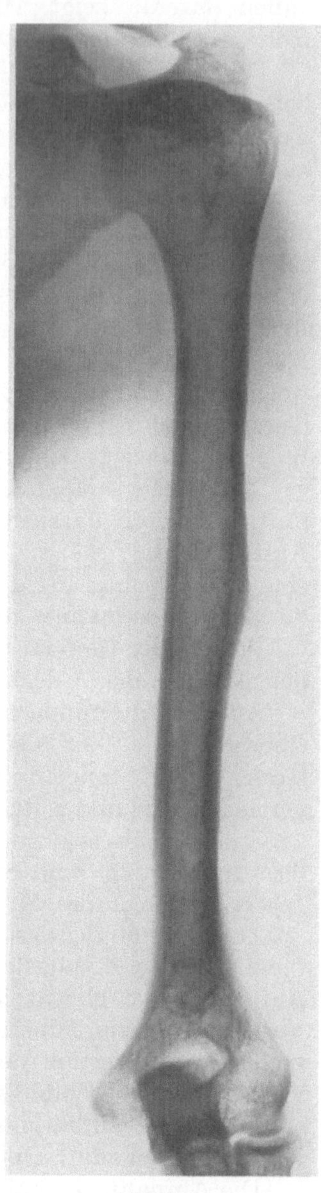

Abb. 5

Die mediale Kontur des Humerus im proximalen Drittel ist glattrandig und gelegentlich flachkonkav. Die laterale und latero-ventrale Fläche zeigt hingegen eine gewisse Prominenz der im übrigen flachwelligen Kontur. Sie ist bedingt durch leistenförmige Auftreibungen des Knochens, die als Crista tuberculi majoris und minoris bis ins mittlere Humerusdrittel ziehen (Abb. 4). Im mittleren Drittel des Schaftes findet sich lateral eine umschriebene Verdickung, die Tuberositas deltoidea (Abb. 5). Sie erscheint hin und wieder als umschriebene Verdickung der Corticalis und kann als periostale Reaktion imponieren.

Im distalen Drittel verbreitert sich der Humerusschaft im Bereich der Metaphyse nach medial zu stärker als nach lateral. Die mediale Metaphysenkontur weist dabei gelegentlich eine flache Eindellung auf, die in der anatomischen Literatur nicht beschrieben ist (Abb. 6). Im Bereich dieser Eindellung verläuft weder ein Nerv noch ein Gefäß, jedoch setzt an der ganzen medialen Kante der Metaphyse das Septum intermusculare

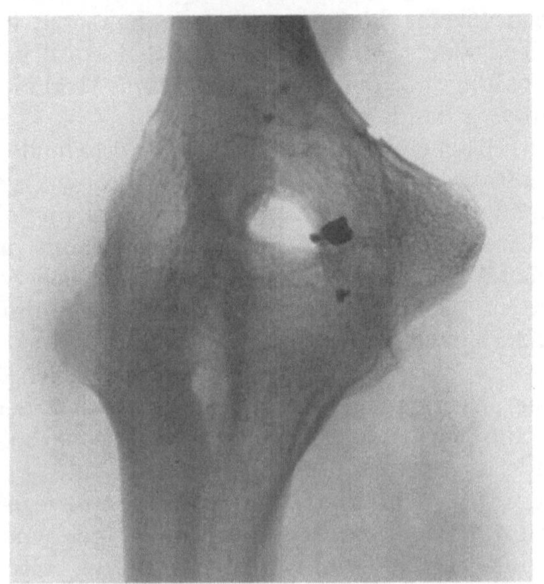

Abb. 6

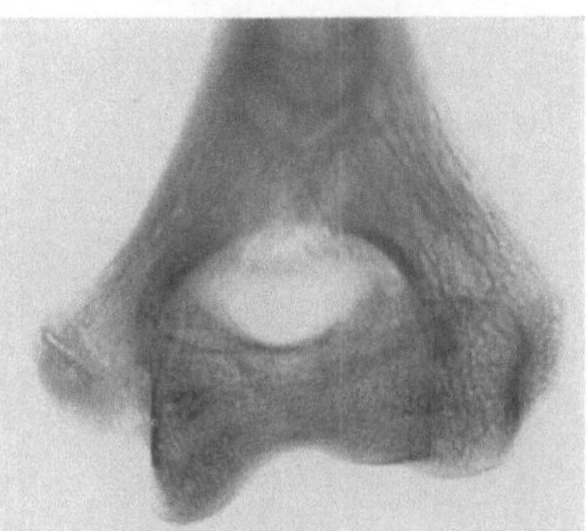

Abb. 7

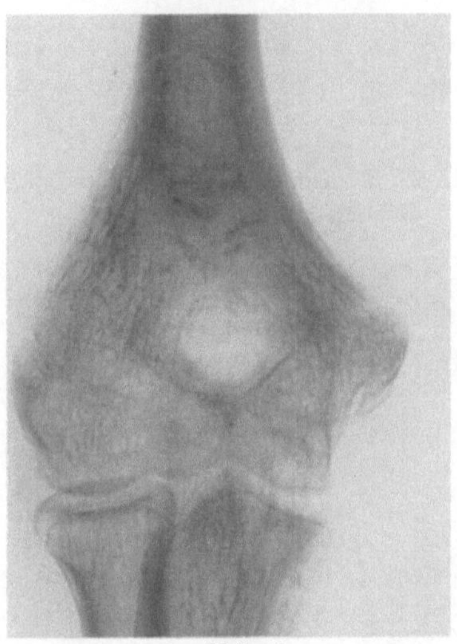

Abb. 8

Abb. 6. Flachbogige Eindellung an der medialen Kontur der Humerusmetaphyse

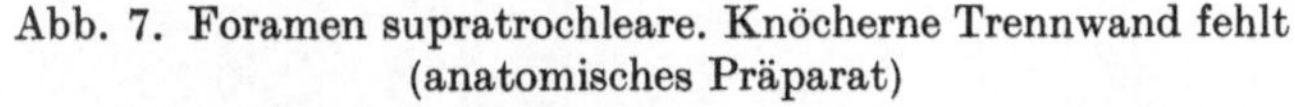

Abb. 7. Foramen supratrochleare. Knöcherne Trennwand fehlt (anatomisches Präparat)

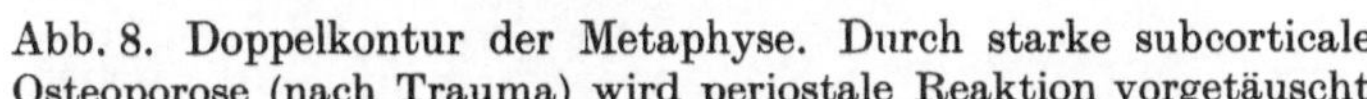

Abb. 8. Doppelkontur der Metaphyse. Durch starke subcorticale Osteoporose (nach Trauma) wird periostale Reaktion vorgetäuscht

brachii mediale an. Es muß daher angenommen werden, daß aus funktionellen Gründen Verknöcherungen auftreten können, die das Gebiet der Eindellung aussparen, welches die Grenze zwischen dem Ansatzgebiet des M. brachialis und des M. pronator teres darstellt. Proximal der Gelenkrolle findet sich eine ca. fingernagelgroße Aufhellungszone, welche durch die hintereinanderliegende Fossa coronoidea und olecrani bedingt ist, mit mehr oder weniger scharfer Begrenzung und Strahlendurchlässigkeit. Gelegentlich kann in diesem Bereich die Knochenstruktur vollkommen fehlen (Abb. 7). Während der mediale Epicondylus annähernd halbkugelig stark vorspringt, bildet der laterale Epicondylus knapp oberhalb des Capitulum humeri eine kleine spitzwinkelige Prominenz. Die laterale Humeruskontur ist proximal des Epicondylus gelegentlich streifenförmig verdickt oder weist eine Doppelkontur auf, da hier am Humerus eine schmale, ca. 8 cm lange Knochenleiste mit Doppelrand verläuft. Eine Verwechslung mit einer periostalen Reaktion ist hier bei entsprechendem klinischen Befund leicht möglich, doch ist ein solcher Röntgenbefund primär als normal anzusprechen (Abb. 8).

Die anatomischen Verhältnisse im Bereich der Ellenbogengelenkfläche sind im sagittalen Röntgenbild trotz der asymmetrischen Form des Humerus übersichtlich. Das lateral gelegene halbkugelig geformte Capitulum humeri setzt sich klar gegen die waagrecht verlaufende, s-förmige Kontur der Trochlea ab. Der zwischen beiden gelegentlich erkennbare dreieckförmige Knochenschatten entspricht dem lateralen-dorsalen Abschnitt der Trochleakontur. Aus dem sagittalen Röntgenbild sind auch Schlüsse auf den Verlauf der Achse des Ellenbogengelenkes und somit auf die Gelenkstellung möglich. Die Valgusstellung des Unterarmes ist um so stärker, je schräger die Tangente zwischen den distalen Punkten von Trochlea und Capitulum verläuft. Als Ursache hierfür können endogene Faktoren in Frage kommen oder es kann sich um den Ausdruck einer Entwicklungsstörung auf Grund einer traumatischen Schädigung handeln.

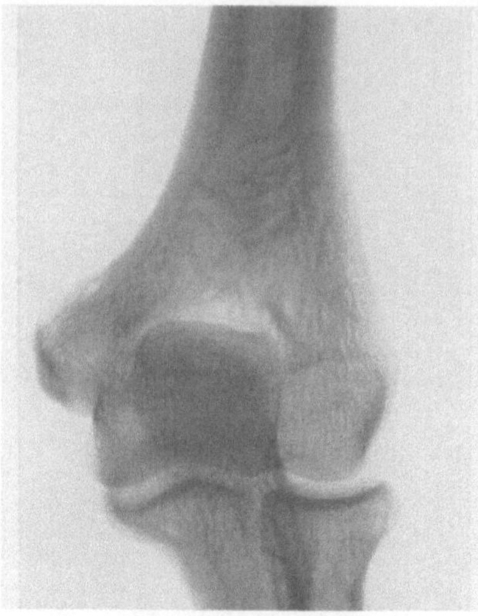

Abb. 9. Typische Spongiosazüge im distalen Humerusabschnitt

Im seitlichen Strahlengang ist der proximale Humerusschaftabschnitt nach dorsal flach konvex gebogen. Während die ventrale Kontur besonders im mittleren und distalen Abschnitt flachwellig verläuft und die Compacta in diesen Bereichen gelegentlich verdickt ist, zeichnet sich die dorsale Kontur dagegen durch ihre Gleichmäßigkeit und ihren glatten Verlauf aus. An ihr sind pathologische Veränderungen als solche daher leichter zu erkennen als an der ventralen Seite, wo schon die normalen Konturverhältnisse pathologische Veränderungen vortäuschen können.

Unmittelbar proximal der distalen Humerusgelenkflächen kommt es durch die ventral gelegene Fossa coronoidea und die ihr auf der dorsalen Seite gegenüberliegende Fossa olecrani zu einer starken Verdünnung des Schaftes. Die knöcherne Trennwand stellt sich im seitlichen Strahlengang als eine ca. 2—3 mm breite Leiste gut dar. Sie geht nach distal zu in das rundliche geformte Condylengebiet über.

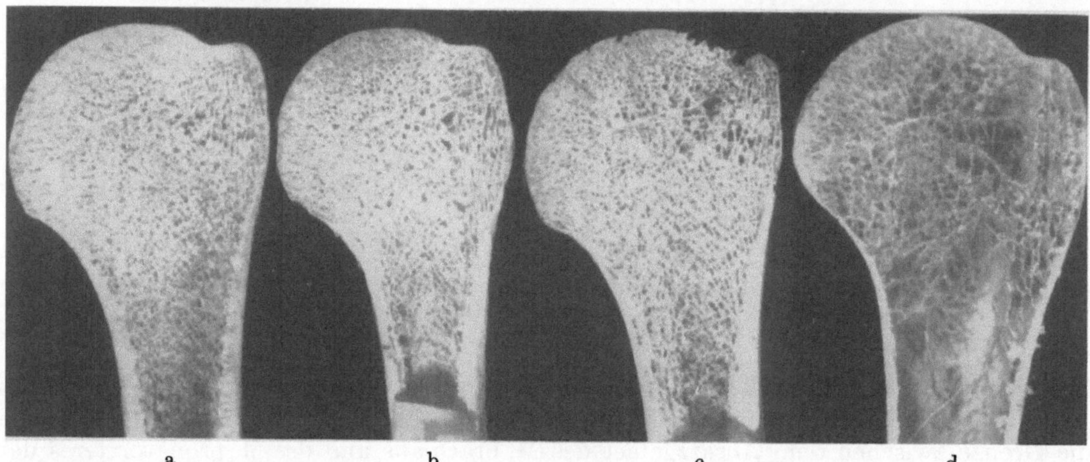

Abb. 10a—d. Schnitte durch den proximalen Humerusabschnitt von Menschen im Alter von 25, 35, 45 und 60 Jahren. (Aus Bruno, Über senile Strukturveränderungen der proximalen Humerusepiphysen)

Die Knochenstruktur in den einzelnen Abschnitten des Humerus ist entsprechend der mechanischen Beanspruchung unterschiedlich. Im distalen Humerusabschnitt finden sich regelmäßig quer oder V-förmig verlaufende Spongiosazüge, die durch Wachstumsvorgänge an der Epiphysenfuge entstanden sind (Abb. 9).

Diese streifenförmigen Sklerosierungen sind symmetrisch, so daß man sie in Analogie zu anderen Röhrenknochen als Wachstumslinien betrachten muß.

Lauro (1939) hat sich eingehend mit der Struktur des Humerus beschäftigt und kam zu dem Ergebnis, daß die normale Struktur während des Lebens kaum stärkere röntgeno-

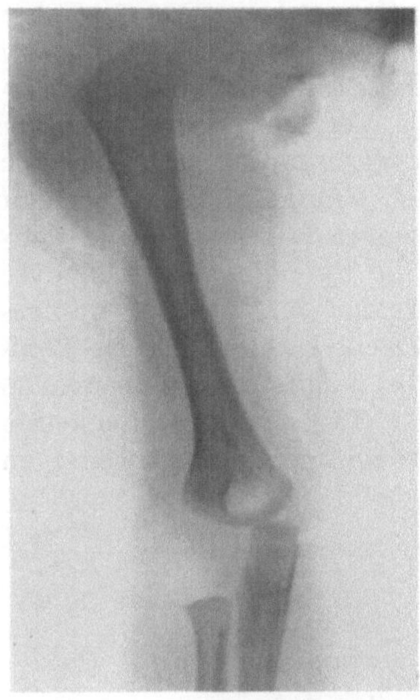

a

logisch nachweisbare Veränderungen erfährt. Nach den Untersuchungen von POIRIER (zit. bei BRUNO) und BRUNO (1934) ändert sie sich jedoch bei den einzelnen Menschen dem Alter entsprechend. Die Verfasser sind der Ansicht, diese Veränderungen seien Folge langsamer und unaufhörlicher Umbauvorgänge, welche das Knochengewebe während des ganzen Lebens erfährt. Nach POIRIER beginnt die Rarefikation der lamellären und trabekulären Epiphysenstruktur bereits vom 35. Lebensjahr ab. BRUNO verlegt diesen Zeitpunkt in das 40. Lebensjahr. Derartige Veränderungen sind röntgenologisch zuerst im basalen Bereich des Tuberculum majus nachweisbar. Von hier breiten sie sich peripherwärts

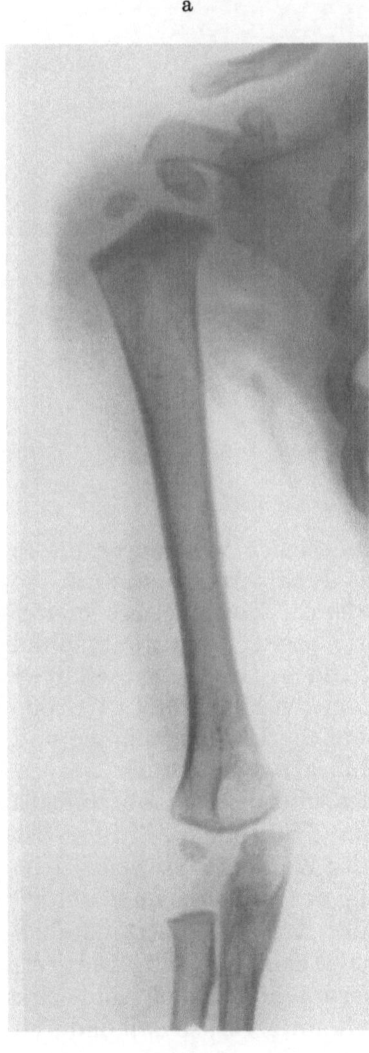

b

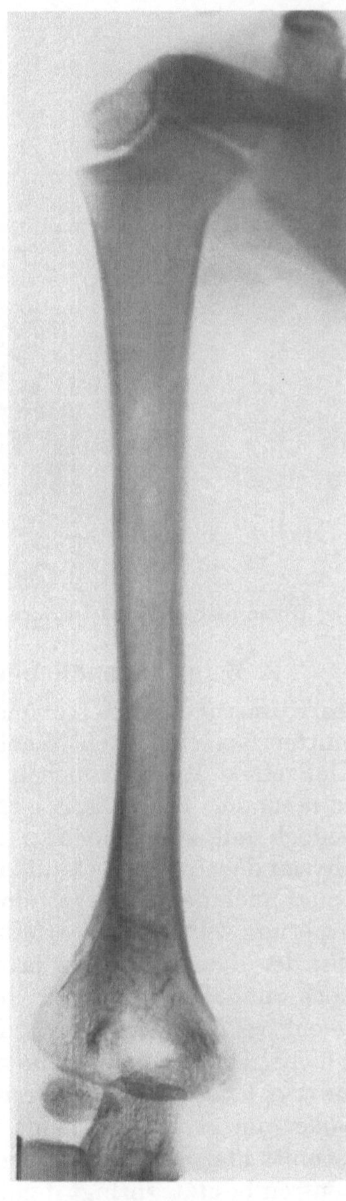

c

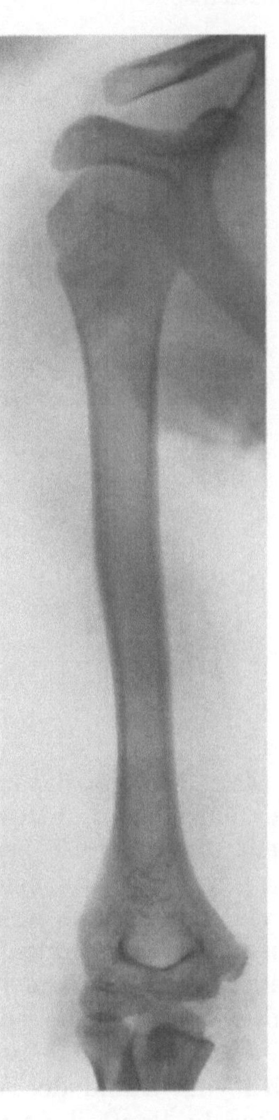

d

Abb. 11a—d. Röntgenaufnahmen des Humerus bei verschiedenen Altersstufen (3 Monate, 1 Jahr, 5, 11 Jahre)

aus, bis sie schließlich das ganze Tuberculumgebiet ergriffen haben. Die ehemalige Epiphysen-Kopfregion bleibt jedoch relativ lange von diesen Veränderungen verschont bzw. erfährt sie in weit geringerem Maße. Das Gleiche gilt auch für den Bereich der ehemaligen sekundären Epiphysenlinie, so daß diese dann als Verdichtungsband stärker hervortritt. Die Veränderungen selber bestehen in einer Verdünnung der einzelnen Lamellen und Trabekel, so daß die zwischen ihnen gelegenen Räume und Lacunen mit der Zeit immer größer werden. Hierdurch wird das Spongiosanetz aufgelockert und weitmaschig. Im höheren Alter erfaßt der Prozeß dann auch die Spongiosa der Diaphyse (Abb. 10). Der Knochen bekommt durch diese Umbauvorgänge ein cystisch wabiges Aussehen. Dies hat, wie MORTON und FRAY (1937) ausführten, gelegentlich zu Fehldiagnosen geführt und die vermuteten Cysten konnten dann bei nachfolgenden operativen Eingriffen nicht nachgewiesen werden. In Anbetracht der Täuschungsmöglichkeiten sollte man versuchen durch zusätzliche Aufnahmen den verdächtigen Befund weiter zu verifizieren.

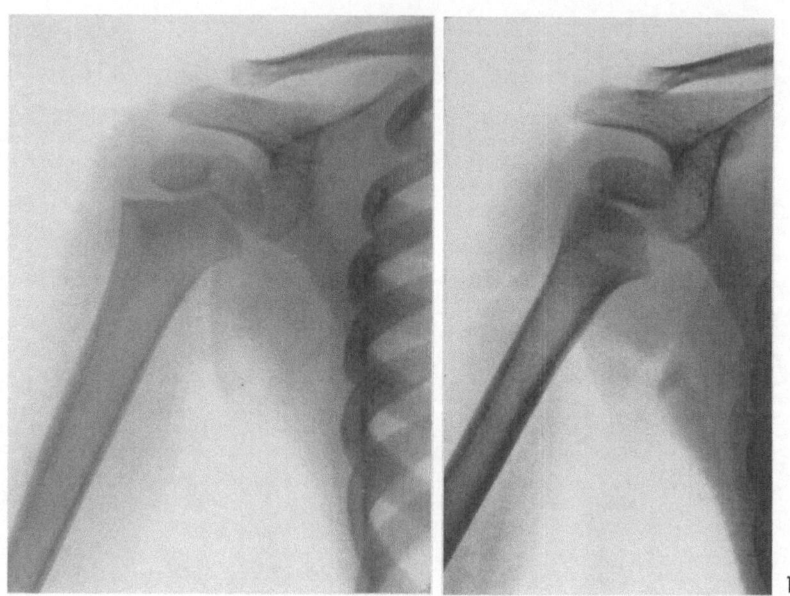

Abb. 12a u. b. Proximaler Humerusabschnitt. a In Normalstellung. b Bei Innenrotation

2. Beim Jugendlichen

Die Röntgenanatomie des Humerus beim Kind und Jugendlichen wird durch die in den einzelnen Lebensabschnitten verschiedenen Wachstumsverhältnisse bestimmt. So stellt die Diaphyse beim Kind einen Röhrenknochen dar, dessen Enden etwas breiter werden, der aber sonst keine besonders charakteristische Form besitzt. Das Röntgenbild des Humerus ändert sich jedoch mit zunehmendem Alter, indem, wie in Abschnitt 1 ausgeführt, sich in den Epiphysen die einzelnen Ossifikationszentren bilden und an Größe und Ausdehnung zunehmen und auch der Humerus eine erhebliche Längenzunahme und eine fortschreitende Differenzierung seiner Form erfährt (Abb. 11a, b, c und d).

Der Schwierigkeitsgrad bei der Beurteilung des proximalen und distalen Abschnittes wird vom Stand der Verknöcherung der Epiphysen bestimmt. Besonders schwierig ist daher die Beurteilung der Gelenkstellung. So kann die Lage der Kopfepiphyse sehr leicht falsch beurteilt werden, wird nicht gleichzeitig auch die Stellung des Humerus im Schultergelenk berücksichtigt (VALENTIN, 1921). Je nach Drehung des Armes wandert nämlich der Kopfkern nach ventral oder dorsal und erscheint so vom Schultergelenk disloziert. Der ventrale Metaphysenabschnitt hingegen, dessen gegenüberliegender Epiphysenbezirk noch keine Verknöcherungszentren besitzt, springt dann scharfkantig vor, so daß dadurch leicht auf eine Verlagerung der Kopfepiphyse geschlossen wird (Abb. 12a und b).

Mit dem Auftreten der Knochenkerne in den späteren Tuberculumgebieten wird die Epiphysenfuge wellig und giebelförmig und zeigt im Röntgenbild dann infolge der hierdurch auftretenden Überschneidungen eine eigenartige Form. Diese Überschneidungen werden einerseits durch den unterschiedlichen Verlauf der Fugen, andererseits auch durch die Stellung der sich unterschiedlich aufeinander projizierenden Kopfkerne hervorgerufen (Abb. 13).

Ein eigener Kern des Tuberculum minus wird nicht immer festgestellt. Wie Cocchi (1950) nachwies, ist der Nachweis dieses Kernes von der Art der Darstellung des Kopfgebietes abhängig (Abb. 14). Nach seinen Angaben konnte er ihn bei entsprechend günstiger Projektion immer im 3.—4. Lebensjahr nachweisen. Auf die komplizierten Verhältnisse im Bereich der Oberarmkopfepiphyse hat Marique bereits 1928 hingewiesen. Nach seinen Ausführungen sind die drei Kerne im Alter von 6—7 Jahren festzustellen.

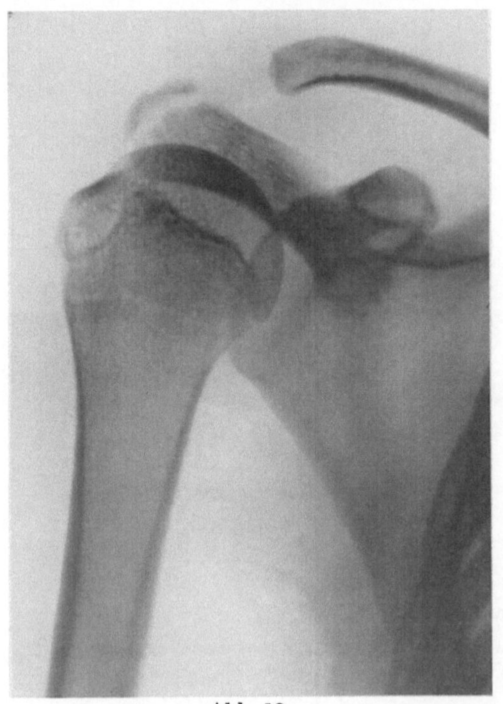

Abb. 13

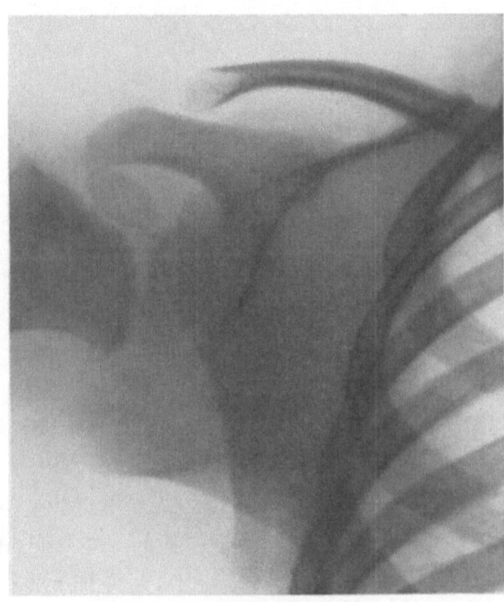

Abb. 14

Abb. 13. Verlauf der proximalen Epiphysenlinie

Abb. 14. Drei Ossifikationszentren in der proximalen Epiphyse

IV. Fehlbildungen

1. Varianten

a) Processus supracondylicus

Er stellt einen nach distal hakenförmig gekrümmten Knochenvorsprung dar (Ledoux-Lebard, Chabaneix und Dessaue, 1914/15; Terry, 1921; Paitre und Bruas, 1924; Schinz, 1945; Pommeranz, 1945). Er befindet sich etwa 5—6 cm proximal des Kondylengebietes an der ventralen Fläche des Humerus (Abb. 15). Er ist nach vorn und medial gerichtet, besitzt eine normale Knochenstruktur und kann bei stärkerer Ausbildung deutlich getastet werden (Albers-Schönberg, 1915/16). Der Grad der Ausbildung wechselt beim Menschen jedoch erheblich. So kann die Länge dieses Fortsatzes zwischen 1—2 und 20—30 mm betragen.

Wie Plate (zit. bei Albers-Schönberg, 1915/16) feststellte, handelt es sich dabei um ein atavistisches Merkmal. Dieser Fortsatz wurde häufig bei niederen Menschenrassen gefunden, kommt jedoch auch bei verschiedenen Säugetieren, Reptilien und Amphibien vor und wird hier als Processus entepicondyloideus bezeichnet. Er ist der Rest einer Knochenbrücke, die bei verschiedenen Säugetieren (Katze, Igel) einen Knochenkanal bildet (BLUNTSCHLI, zit. bei ALBERS-SCHÖNBERG, 1915/16 und MANDRUZZATO, 1938). Der Engländer DWIGHT konnte bisher als einziger beim Menschen einen derartigen Kanal an einem anatomischen Präparat beobachten. Das von dieser Knochenbrücke gebildete Foramen, durch welches der N. medianus und die A. brachialis ziehen, wird als Foramen supracondyloideum bezeichnet.

Der Proc. supracondylicus ist beim Menschen in etwa 1—2% nachweisbar. Von seiner Spitze entspringt eine Bandverbindung zum Epicondylus medialis. Sie ist röntgenologisch jedoch nur dann nachweisbar, wenn in ihr Verkalkungen auftreten (ZUKSCHWERDT, 1929). Von diesem Fortsatz und dem Band entspringt der M. pronator teres.

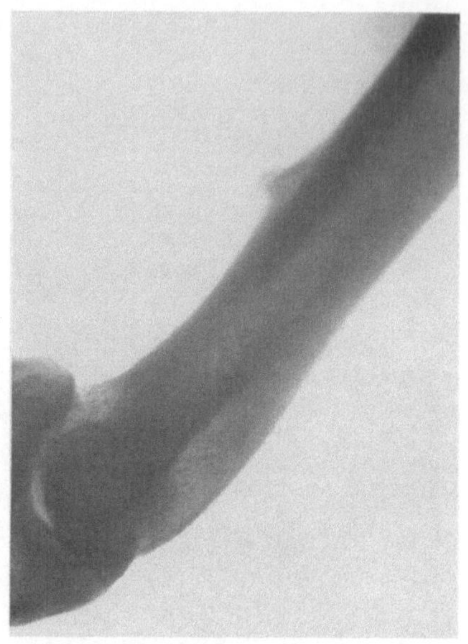

Abb. 15

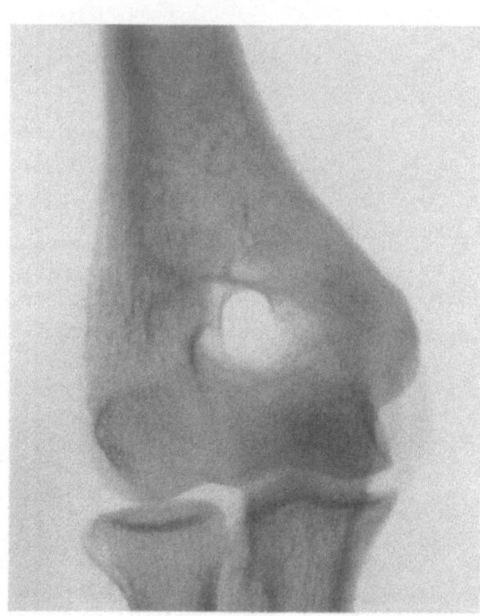

Abb. 16

Abb. 15. Proc. supracondylicus

Abb. 16. Foramen supratrochleare. Fehlen der knöchernen Trennwand zwischen Fossa coronoidea und Fossa olecrani

Meistens wird der Nachweis einen Zufallsbefund darstellen. Doch kann der Proc. supracondylus nach Angaben von MORAES (1950) auch zu klinischen Symptomen führen. FLAD (1915) berichtete ebenfalls über derartige klinische Beobachtungen und wies zugleich auf ein familiäres Vorkommen hin. Differentialdiagnostisch sind kleine spornförmige Verknöcherungen im Insertionsgebiet des M. pronator teres jedoch von dem eigentlichen Proc. supracondylicus abzugrenzen.

b) Foramen supratrochleare

Dieses Foramen stellt eine Varietät dar. Es entsteht, wie anatomisch beobachtet, durch Fehlen der Trennwand zwischen Fossa coronoidea und Fossa olecrani. Wie anatomische Untersuchungen jedoch gezeigt haben, ist das Fehlen der knöchernen Wand noch nicht beweisend für das Vorliegen eines Foramen supratrochleare, da auch eine Membran aus fibrösem Gewebe ausgebildet sein kann (TESTUT, 1889; CUNNINGHAM, 1920; BRAUS, 1921; HENLE, 1871; SAPPEY, 1867; RAUBER-KOPCH, 1939). Die röntgenologische Befundung muß diese Tatsache entsprechend berücksichtigen, will sie nicht ihre eigenen Grenzen überschreiten (Abb. 16).

Wie Untersuchungen am Embryo ergaben, handelt es sich um ein ontogenetisch erworbenes Merkmal. WIEDERSHEIM (1908) vertritt dagegen die Ansicht, es handele sich um ein atavistisches Merkmal. Doch konnte für diese These bisher kein Beweis erbracht werden. FRASSETTO (1901) kam bei seinen Untersuchungen darüber hinaus zu der Feststellung, daß eine Perforation des kindlichen Humerus nicht beobachtet werden konnte. Nach den Ausführungen ROEMERS (zit. bei FICK, 1904) und HULTRKANTZ (1897) ist das Septum bei Jugendlichen und Neugeborenen sogar relativ dick. Ossifikationsstörungen im Bereich der distalen Epiphysenfuge, z.B. nach Frakturen, können wohl ebenfalls gelegentlich einmal Anlaß geben, daß die Verknöcherung der Trennwand ausbleibt. MARTIN (1914) hat das Vorkommen bei verschiedenen Völkern untersucht und festgestellt, daß das Foramen supratrochleare beim Europäer am seltensten zu beobachten ist. Im Gegensatz zur allgemein gültigen Ansicht steht VENEZIAN (1927), der das Foramen supratrochleare nicht zu den anatomischen Varianten rechnet.

Nach den bisherigen Feststellungen und Beobachtungen muß daher angenommen werden, daß das Foramen supratrochleare erst in einem gewissen Skeletentwicklungsabschnitt auftritt und daß für sein Auftreten funktionelle Gründe vorliegen, die in einer Erweiterung des Bewegungsumfanges des Unterarmes bestehen. Ein solch erhöhter Bewegungsumfang ist, wie durch Untersuchungen von SCHINZ (1922) nachgewiesen wurde, auch meistens beim Vorliegen eines Foramen supratrochleare festzustellen. Es wird daher auch häufiger bei Frauen als bei Männern angetroffen (MALL, 1905). HIRSCH (1928) konnte außerdem relativ oft ein bilaterales Auftreten nachweisen, während SCHINZ (1922) auch ein familiär-hereditäres Vorkommen beobachtete.

c) Freies supratrochleares Septum

In zahlreichen Mitteilungen ist darauf hingewiesen worden, daß die Wand zwischen Fossa coronoidea und Fossa olecrani vom übrigen Knochen durch einen mehr oder weniger breiten ringförmigen Aufhellungsbezirk getrennt war. Entsprechend der Lage des Septums zur Gelenkkapsel war verschiedentlich angenommen worden, daß es sich um einen „freien Körper“ handeln könnte, der intraartikulär liegen muß. Man prägte hierfür die Bezeichnung „Osteochondrosis dissecans des supratrochlearen Septums“. Gegen diese Bezeichnung wendet sich RESCANIÈRES (1948) und schlägt statt dessen die Bezeichnung vor: „nécrose dissécante du septum sustrochléaire“.

Es erscheint nach Durchsicht der Literatur jedoch sehr fraglich, ob wirklich eine Nekrose des Septums oder eine Osteochondrosis dissecans vorlag. ROSTOCK (1929) beschreibt zwei operativ bestätigte Beobachtungen. In einem Fall konnte er eine 9 mm dicke, scheibenförmige Knochenleiste im Bereich des Septums liegend mühelos herausnehmen. Die Scheibe war nirgends von Knorpel überzogen. Er nimmt daher an, daß es sich um eine primäre Fehlbildung des Knochens gehandelt hat. Der spongiöse Knochen, der sich im Innern dieses Gebildes fand, war von einer Bindegewebslage überzogen. Ein Nekroseherd fand sich nirgends.

MORTON und CRYSLER (1945) nahmen an, daß es sich bei der Ablösung des Septums vom Rand um einen lokalen Prozeß handle. Weitere Beobachtungen über eine unvollkommen ausgebildete knöcherne Trennwand zwischen Fossa coronoidea und Fossa olecrani wurden mitgeteilt von BURMAN (1941), KILFOY (1941), LERNER, WARKINS und RESNICK (1946) und LAVNER (1947).

Wir neigen zu der Ansicht, daß die unvollkommene Verknöcherung der Trennwand zwischen Fossa coronoidea und Fossa olecrani durch eine umschriebene Ossifikationshemmung am Rand ausgelöst wird, und daß die zentral liegende Knochenscheibe von Bindegewebe festgehalten wird. Eine „Osteochondrosis dissecans“, wie sie als eigenes Krankheitsbild bekannt ist, liegt in derartigen Fällen sicher nicht vor. Dies besagt aber nicht, daß es gelegentlich einmal zu einer Ablösung der nur schwach fixierten zentralen Knochenplatte kommen kann und diese dann als freier Körper im Gelenkinnern angetroffen wird. Inwieweit bei dieser Ossifikationsstörung funktionelle Momente mitspielen, ist nach den bisherigen Beobachtungen und Untersuchungen noch nicht eindeutig geklärt worden. Es wäre jedoch durchaus möglich, daß sie eine gewisse Rolle spielen. So wäre es denkbar, daß unter gewissen Voraussetzungen der Proc. coronoideus ulnae oder das Olecranon die Trennwand bei entsprechend starker Beugung und Streckung etwas nach dorsal oder cubital zurückdrückt und daß eine Verknöcherung der Randzone deswegen ausbleibt, da sie gewissermaßen wie eine Membran die abnorme Verschiebung der Trennwandung ausgleichen muß. Möglicherweise stellt dieser Befund einen Übergang zwischen der normal ausgebildeten knöchernen Trennwand und dem Foramen supratrochleare dar. In diesem Sinne möchten wir den Befund der Abb. 17 deuten, der auf unvollkommene Ausbildung der knöchernen Trennwand schließen läßt.

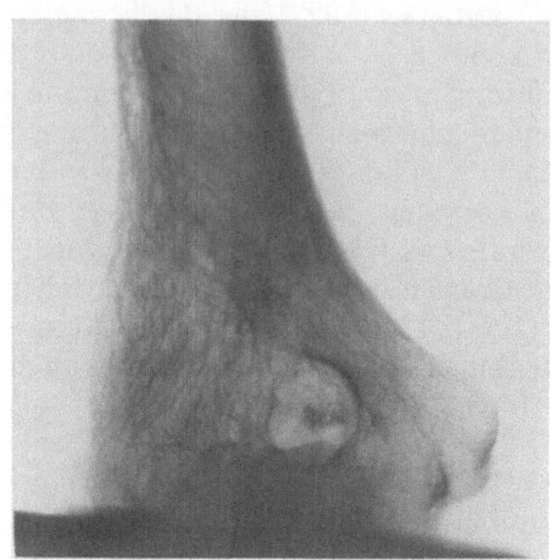

Abb. 17. Trennwand zwischen Fossa olecrani und Fossa coronoidea an einigen Randpartien nicht knöchern ausgebildet

d) Humerus varus

Anomalien des Humeruskopfes sind relativ selten. Sie führen zum Bild des *Humerus varus*, das Buratti (1946) als „ostéodystrophie métaphysaire" bezeichnet. Man versteht hierunter eine Deformierung des proximalen Humerusendes, das zu einer Verkleinerung des Winkels zwischen Humeruskopf und Humerusschaft führt. Normalerweise beträgt dieser Winkel 130—140°. Beim Humerus varus ist er jedoch deutlich verkleinert und beträgt nicht selten nur 100°. Der Kopf ist nach medial und distal gebogen und außerdem stärker abgeflacht. Die Kopfgelenkfläche zeigt somit eine elliptische Form, wobei der Radius der unteren Hälfte wesentlich kürzer ist als der des oberen Abschnittes.

Als Folge der Deformierung des Kopfes treten das Tuberculum majus stärker und das Tuberculum minus geringgradig in die Höhe. Die Spitze des Tuberculum majus überragt den cranialen Rand des Kopfes und erscheint dadurch besonders groß. Die Furche zwischen Tuberculum majus und Kopfgelenkfläche verstreicht fast ganz. Durch das Abwärtsbiegen der Gelenkfläche verkleinert sich der Abstand zwischen Gelenkfläche und lateraler Kontur des Tuberculum majus.

Gegenüber dem normalen Humerus zeigt die Diaphyse oft eine wesentlich stärkere Torsion des distalen Humerusendes im Sinne einer Außenrotation, was sinngemäß gleichbedeutend ist mit einer entsprechenden Innenrotation des proximalen Humerusendes (Abb. 18a und b).

Die Bestimmung des Humerushalswinkels kann grob orientierend dadurch erfolgen, daß man den Winkel zwischen der Tangente von der Spitze des Tuberculum majus an die craniale Kopfkontur und dem Humerusschaft bestimmt. Ein Vorteil dieser Methode ist darin zu erblicken, daß sich das Verhältnis zwischen Tuberculumspitze und Kopf auch durch Drehung des Humerus nicht ändert.

Daneben unterscheidet man noch die Bestimmung des *Richtungs-* und des *Neigungswinkels* des Oberarmkopfes.

Zur exakten Durchführung der Winkelbestimmung setzen beide jedoch eine bestimmte Stellung des Humerus voraus, da jede Abweichung hiervon die Größe der Winkel beeinflußt.

Der Richtungswinkel, der ursprünglich zur Bestimmung des Schenkelhalswinkels von Alsberg (zit. bei Bircher, 1908) angegeben wurde, stellt den Winkel zwischen Schaftachse und Basisfläche der Kopfkalotte dar. Er wird von der Achse des Humerusschaftes und der Verbindungslinie zwischen dem cranialen und caudalen Rand der Knorpelgrenze des Humeruskopfes gebildet. Nach den Untersuchungen von Birchers (1908) beträgt er zwischen 44 und 57° (Mittelwert 44°) (Abb. 19a).

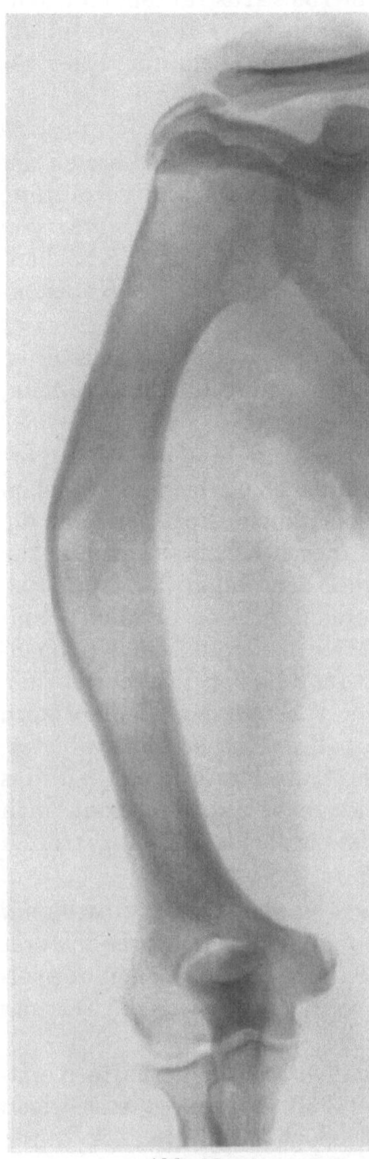

Abb. 18a

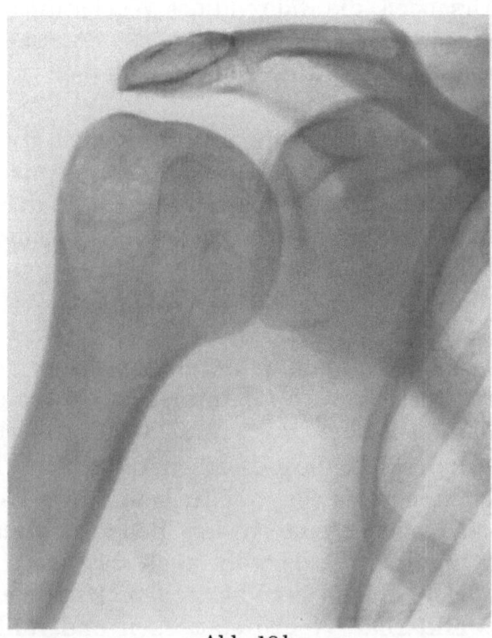

Abb. 18b

Abb. 18a u. b. a Humerus varus mit starker Deformierung des Humerusschaftes (innersekretorische Störung). b Humerus varus (Kopf freiprojiziert)

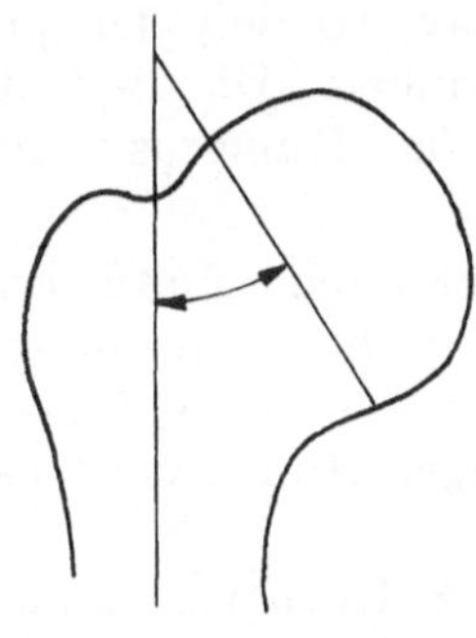

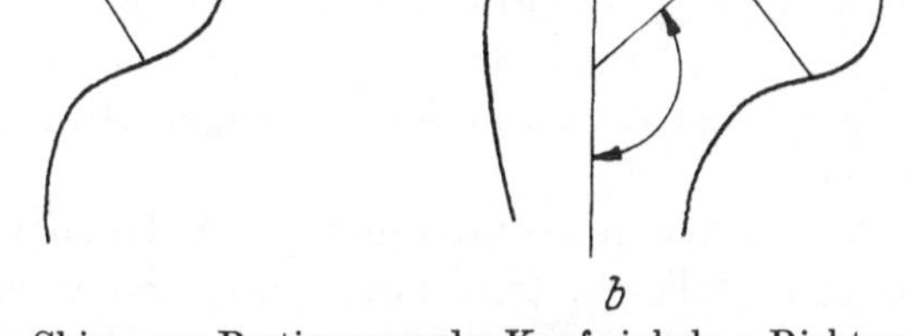

a b

Abb. 19a u. b. Skizze zur Bestimmung des Kopfwinkels. a Richtungswinkel. b Neigungswinkel

Gegenbaur (1895) verwendet für die Winkelbestimmung dagegen den Neigungswinkel. Er wird gebildet von der Schaftachse und der Senkrechten, die auf der Verbindungslinie der oberen und unteren Knorpelgrenze errichtet wird (Abb. 19). Dieser Winkel beträgt normalerweise 130—140°.

Die Deformierung des proximalen Humerusabschnittes führt zu Bewegungsstörungen im Schulterbereich, da besonders das prominierende Tuberculum majus bei der Abduktion verhältnismäßig früh an das Acromion stößt (Lloyd-Roberts, 1953). Hieraus ergibt sich, daß in erster Linie die Abduktion eingeschränkt ist.

Hinsichtlich der Entstehung der Fehlbildung des proximalen Humerusabschnittes zum Humerus varus muß man den *während* des Knochenwachstums einsetzenden Deformierungen diejenigen gegenüberstellen, welche *nach Abschluß* des Knochenwachstums auftreten. Bei letzteren handelt es sich vorwiegend um posttraumatische Veränderungen (meistens Frakturen), welche zu einem Humerus varus-ähnlichen Bild führen.

Die Ursachen, die während des Wachstums zu einem Humerus varus führen, sind sehr verschiedenartig. Es kann eine lokale Störung des Knochenwachstums oder eine innersekretorische Dysfunktion vorgelegen haben; als weitere Ursachen sind bekannt: Rachitis, Osteomalacie, Kretinismus.

Auf diese Deformierung des proximalen Humerusabschnittes hat erstmals RIEDINGER (1900) hingewiesen. Er machte auf die weitmaschige Spongiosazeichnung im Bereich der Tuberkula und im benachbarten Abschnitt der Kopfkalotte aufmerksam und vermutete, daß diese Veränderungen Folge eines Einschmelzungsprozesses seien, der zu einer von innen nach außen fortschreitenden Resorption geführt habe. Als Ursache der „Knochenerweichung", welche letztlich zur Deformität geführt habe, nahm er eine Knochenentzündung an.

1908 wies BIRCHER darauf hin, daß derartige Verformungen des proximalen Humerusabschnittes besonders bei Kretinen zu beobachten seien. Er widmete diesem Problem, zu welchem sich auch HAUMANN (1927) äußerte, mehrere Arbeiten.

BIRCHER erklärt diese Deformierungen bei Kretinen mit der Annahme, sie seien vorwiegend durch statische Kräfte bedingt, wobei auch dem Muskelzug bei den weichen kindlichen Knochen eine gewisse Bedeutung zukäme. Eine zusätzliche Belastung für die obere Extremität würde wohl auch das späte Gehenlernen dieser Kranken spielen, die lange auf dem Boden herumkriechen. Hierdurch sei auch die Verdrehung der Humerusdiaphyse erklärbar. Neben statischen und funktionellen Momenten seien es auch Hemmungen im Knorpelwachstum sowie das verspätete und gestörte Auftreten der Knochenkerne. Derartige Einflüsse sind wohl auch bei den von DISSEZ (1939/40) beschriebenen Humerus varus-ähnlichen Deformierungen anzunehmen, die er bei jungen Epileptikern beobachten konnte. Es handelte sich um eine Streckung des Humerushalsgebietes, dem die Tuberositas lateral aufsaß, so daß der proximale Humerusabschnitt an das Schenkelhalsgebiet des Femurs erinnert. Die Bedeutung endogener Faktoren geht auch aus der Tatsache hervor, daß der Humerus varus meistens beidseitig angetroffen wird.

Bei seinen Untersuchungen über Rachitis und Osteomalacie fand v. RECKLINGHAUSEN (1910), daß bei rachitischen Kindern die Auftreibung der proximalen Humerusenden erst nach dem 3. Lebensjahr auftritt. TURKO (1934) führte die von ihm beschriebenen doppelseitigen Coxa vara und doppelseitigen Humerus varus auf eine innersekretorische Störung zurück.

Neben den genannten endogenen Ursachen können ursächlich auch fehlerhafte Keimanlagen vorliegen (SEIFERT, 1931). So vermutet BURMAN (1938) bei einem einseitigen Humerus varus Veränderungen der Wachstumszone, die jedoch wohl weniger durch endogene als durch exogene Faktoren ausgelöst worden sein dürften. Bei einseitigem Humerus varus sollte auch an lokale Prozesse, z.B. Verletzung der Epiphyse als Folge eines Traumas, gedacht werden, worauf bereits LIPSCHULTZ (1937) und REINHARD (1947) hinwiesen. MASSERA (1941) kommt zu der Feststellung, daß sich die Ursache des Humerus varus nicht immer eindeutig klären läßt.

STROPENI (1928) und MARCONI (1941) dagegen vermuten, daß der Humerus varus möglicherweise nach Fraktur einer in der Metaphyse gelegenen Cyste aufgetreten sei.

FRÖHLICH (1938) beobachtete das typische Bild des Humerus varus bei drei Patienten, die bereits seit früher Jugend an einer hochgradigen spastischen Lähmung der entsprechenden Körperseite erkrankt waren. Er führt die einseitigen Veränderungen am Humeruskopf auf die veränderten muskulären Verhältnisse an Schulter und Arm zurück und verweist auf FICK, der annahm, daß bei der Bildung der Gelenkform vererbte Anlagen und mechanischer Einfluß von seiten der Gewebe zusammenstimmen würden, und daß die Einzelwirkungen normalerweise nicht voneinander abzugrenzen sei. Fiele jedoch einer dieser Faktoren aus, so sähe man, welchen Einfluß ihm bei der normalen Bildung des Gelenkes zukäme.

e) Exostosen

Die echten cartilaginären Exostosen kommen an den Stellen des Skeletes vor, welche knorpelig präformiert sind. Dies deutet darauf hin, daß auch am Humerus derartige Exostosen anzutreffen sind (Abb. 20a und b). Ihr Ausgangspunkt ist in vielen Fällen ein Ekchondrom, das bereits kongenital angelegt sein kann. Sie entwickeln sich an der Knorpel-Knochengrenze und liegen um so mehr diaphysenwärts, je früher sie sich entwickelt haben. Beim Knochen des Erwachsenen ist der mittlere Abschnitt der Diaphyse frei von echten cartilaginären Exostosen.

Die cartilaginären Exostosen treten klinisch meist zur Zeit der Pubertät, dem Zeitpunkt eines besonders starken Längenwachstums, in Erscheinung. Häufig bleiben sie jedoch zeitlebens unerkannt. Ihr Wachstum kann mit dem Ende der Pubertät aufhören; nur in seltenen Fällen schreitet es weiter fort.

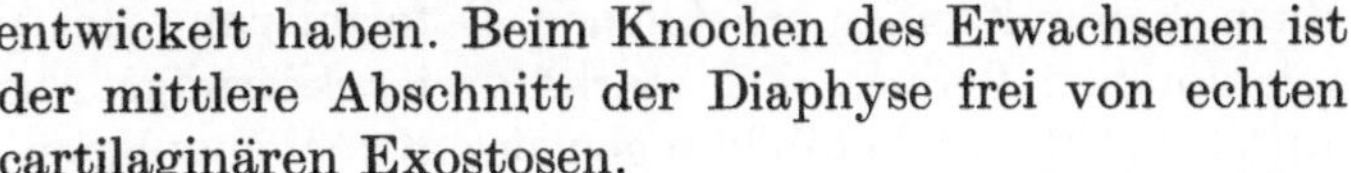

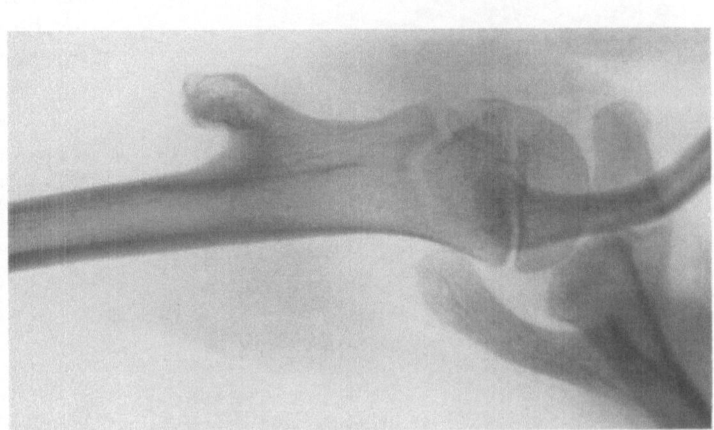

a b

Abb. 20a u. b. Kartilaginäre Exostose am Humerus. a Sagittal. b Seitlich

Die Exostosen sind Auswüchse des Knochens. Die Spongiosa und Compacta des Schaftes setzen sich vielfach unmittelbar in die Exostose fort. Die Abgangsstelle vom Schaft ist meist schmal, nur gelegentlich breitbasig. Die Exostosen gehen senkrecht vom Schaft ab und biegen dann diaphysenwärts um. Vor ihrem flachbogigen Ende findet sich manchmal eine sichelförmige Kalkanlagerung, die der verkalkten Knorpelkappe entspricht. Sind neben der Exostose am Humerus auch Exostosen an anderen Stellen des Körpers nachweisbar, so handelt es sich um ein dominant vererbbares Leiden (Birkenfeld, 1930; Pfändler, 1948; Roeder, 1929). Bei derartigen Fällen werden gelegentlich Hemmungen des Wachstums mit Verkürzung des Humerus beobachtet.

2. Mißbildungen

Die Bildungsdefekte im Bereich der oberen Extremität können nach Bitny-Schiachto (1927) in drei Gruppen unterteilt werden:

1. komplette Defekte einzelner Teile der Extremität (Aplasie),
2. Größenabnahme einzelner Knochen (Hypoplasie),
3. Defekte einzelner Knochen und anormaler Anordnung derselben.

Hierzu gehören unserer Ansicht nach noch der partielle Riesenwuchs sowie die Kombinationsformen dieser einzelnen Gruppen.

Je näher zum Rumpf ein Teil der Extremität liegt, desto seltener entwickelt sich an ihm eine Mißbildung. Eine exakte Abklärung der einzelnen Deformitäten ist jedoch auf Grund der verschiedenartigen Formen der noch nachweisbaren Skeletelemente oftmals sehr schwierig, so daß man den Eindruck gewinnt, daß die in verschiedenen Mitteilungen gemachten Angaben nicht immer den Tatsachen entsprechen. Die Mißbildungen des Humerus sind relativ selten. So teilte BITNY-SCHIACHTO eine Aplasie des linken Humerus mit, bei Hypoplasie und Subluxation des rechten Humerus. ANDREASEN (1948) konnte zweimal das Fehlen des Humeruskopfes beobachten. CRAMER (1906) beschreibt einen Fall mit einer erheblichen Deformierung des proximalen Oberarmabschnittes im gelenknahen Bereich. Die starke dreizackförmige Ausbildung des proximalen Humerusanteiles läßt auf Fehlbildungen der Knochenanlagen schließen (Abb. 21).

Bei einer kongenitalen Anomalie der beiden oberen Gliedmaßen stellte ZONTSCHEW (1958) eine starke Hypoplasie des Humerus mit einem muldenförmigen flachen Defekt an der cubitalen Fläche fest.

Um die Jahrhundertwende nahm man als Ursache der Mißbildungen besonders häufig das Vorhandensein von Schnürfurchen an, die Ernährung und Innervation der betreffenden Abschnitte gestört haben sollen. In neuerer Zeit sieht man sie dagegen als Auswirkung einer fehlerhaften Keimanlage an.

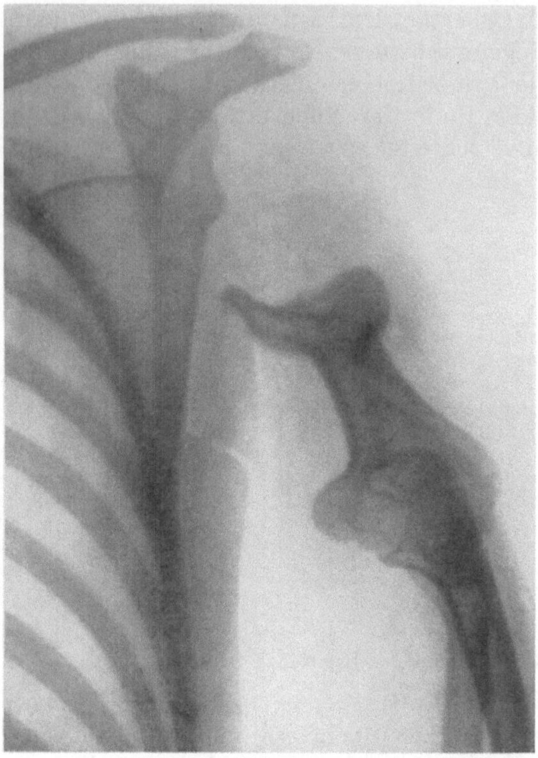

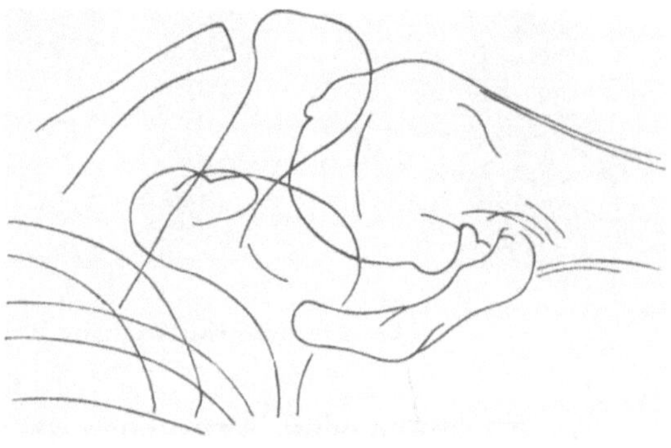

Abb. 21 Abb. 22

Abb. 21. Mißbildungen des Humerus (aus CRAMER, 1906)

Abb. 22. Rudimentäre Doppelbildung des Humerus. (E. SCHULTE, 1960)

In diesem Zusammenhang sei noch auf eine Mißbildung mit einer angeborenen Hypertrophie des Armes, einschließlich der Knochen hingewiesen, die MORRISSEY (1953) beschrieben hat. Er erklärte diese Störung nach der Theorie von KEITH (zit. bei MORRISEY) damit, daß diese lokale Akromegalie auf einer Störung des Mechanismus beruhe, der zu einer Arbeitshypertrophie führe. Möglicherweise handelt es sich auch um eine gesteigerte Empfindlichkeit des Humerus gegenüber dem Wachstumshormon.

Auf eine eigenartige Skeletanomalie des Humerus machte SCHULTE (1960) aufmerksam. Er konnte bei einem 17jährigen Patienten einen fingerdicken, ca. 7 cm langen s-förmig gekrümmten Knochen in Höhe der proximalen Humerusmetaphyse beobachten. Dieser Knochen besaß eine gelenkige Verbindung zum Humerus. Auch in Höhe des caudalen Kopfrandes fand sich an diesem Knochen, wie an dem entsprechenden Kopfgebiet selbst eine gewisse Deformierung (Abb. 22). SCHULTE glaubt, daß dieses knöcherne Gebilde eine rudimentäre Doppelbildung des Humerus darstellt. Auch SCHWANDTKE (1938) hat bereits auf derartige rudimentäre Knochenbildungen am Ober- und Unterarm hingewiesen.

V. Frakturen

Frakturen des Oberarmes sind relativ häufig. Nach allgemeiner Feststellung machen sie gegenüber den Frakturen am übrigen Skelet etwa 10% aus. Besonders häufig werden diese Frakturen bei Kindern und älteren Leuten beobachtet. Neben örtlich einwirkender Gewalt und indirekter übermäßiger Längsbeanspruchung führt nicht selten auch ein unkoordinierter Muskelzug zur Fraktur. Dieser führt vielfach nur zu einem Abriß. Über die mechanischen Vorgänge beim Brechen der Diaphyse berichtete ZUPPINGER (1907).

Die Einteilung der Humerusfrakturen kann nach den verschiedenartigsten Gesichtspunkten erfolgen. Aus topographischen Gründen haben wir uns zu der folgenden Unterteilung entschlossen:

1. Frakturen am distalen Ende,
2. Frakturen des Schaftes,
3. Frakturen am proximalen Ende,
4. Epiphysenlösungen und Frakturen.

1. Frakturen am distalen Ende

Hier unterscheiden wir:

a) supracondyläre Extensionsfraktur,

b) supracondyläre Flexionsfraktur,

c) trans- oder diacondyläre Fraktur, direkt proximal der Trochlea,

d) intraartikuläre T- und Y-Fraktur durch Längsstauchung und Flexion,

e) Fraktur des Condylus medialis,

f) Fraktur des Condylus lateralis,

g) Fraktur des Epicondylus medialis oder lateralis,

h) Fraktur des Capitulum humeri,

i) Fraktur des Capitulum humeri mit partiellem oder kompletten Abbruch der Trochlea.

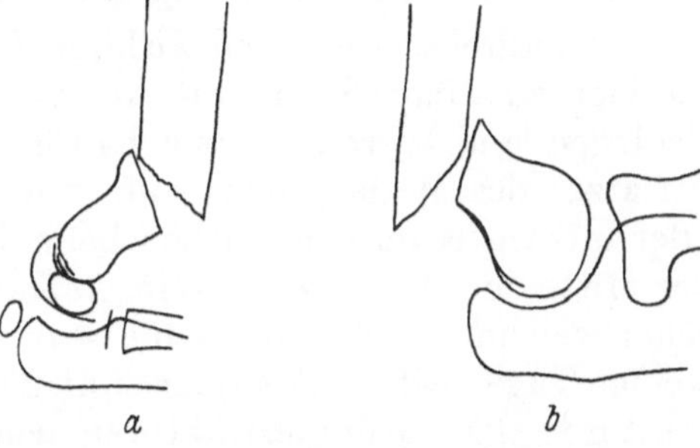

Abb. 23. a Skizze des Frakturverlaufes bei der Extensionsfraktur. b Skizze des Frakturverlaufes bei der Flexionsfraktur

Von den hier aufgeführten Frakturen soll nur auf die ersten beiden Frakturarten eingegangen werden, während die übrigen in Kapitel E abgehandelt werden.

Häufig entstehen die Frakturen am distalen Humerusende entweder durch übermäßige Streckung (Extensionsfraktur) oder durch übermäßige Beugung (Flexionsfraktur) (Abb. 23).

Die Extensionsfraktur ist gewöhnlich nur bei Kindern und Jugendlichen anzutreffen. Sie ist beim Erwachsenen dagegen selten. Bei ihm führt ein entsprechendes Trauma fast stets zu einer Ellenbogengelenksluxation, wobei die luxierten Unterarmknochen häufig nach dorsal verlagert werden.

Umgekehrte Verhältnisse gelten dagegen für die Flexionsfraktur. Von ihr wird im allgemeinen nur der Erwachsene betroffen und zwar durch Sturz auf den stark gebeugten Ellenbogen. Dieses Unfallereignis kann aber auch zu einer Fraktur des Olecranons oder zu einer Y- oder T-förmigen Fraktur des Condylengebietes führen.

Der Verlauf des Bruchspaltes ist für beide Frakturarten charakteristisch. Während bei der Extensionsfraktur der Frakturspalt in der Weise schräg durch den Humerus zieht, daß sie von dorsal-proximal nach cubital-lateral gerichtet ist, verlaufen die Bruchflächen bei der Flexionsfraktur zwar ebenfalls schräg, doch liegt der proximale Anteil des Frakturspaltes auf der Beugeseite.

Hieraus ergibt sich, daß das distale Fragment bei der Extensionsfraktur *hinter* dem proximalen steht, bei der Flexionsfraktur dagegen *vor* dem proximalen Fragment. Bei der Extensionsfraktur bilden die Fragmente außerdem einen nach dorsal offenen Winkel, während sie bei der Flexionsfraktur eine nach cubital bzw. ventral offene Winkelstellung zeigen. In beiden Fällen kommt es außerdem zu einer gewissen Abwinkelung des distalen Fragmentes nach innen, was durch den Zug der Pronatoren hervorgerufen wird. Bei den Extensionsfrakturen können infolge starker Dislokation des distalen Fragmentes Gefäße und Nerven zwischen dem distalen und proximalen Fragment und dem Proc. coronoideus eingeklemmt und geschädigt werden.

Frakturen im distalen Humerusdrittel, welche proximal der Metaphyse eintreten, erfahren häufig eine typische Dislokation. Der M. brachialis und die Vorderarmflexoren knicken das distale Fragment nach cubital ab, während er durch den M. pronator teres außerdem nach medial im Sinne einer Varusstellung abgewinkelt wird.

2. Frakturen des Schaftes

Von den Humerusfrakturen sind die des Schaftes am häufigsten anzutreffen. Sie machen etwa 50 % aller Humerusbrüche aus. Meistens entstehen sie durch direkte Gewalteinwirkung, wie Stoß, Fall, Schlag oder Schuß. Bei Schußverletzungen entsteht vielfach ein Splitterbruch. Neben der Fraktur treten immer auch Weichteilverletzungen auf; als solcher kommt der Verletzung der Gefäße und der Nerven besondere Bedeutung zu.

Die indirekte Gewalteinwirkung führt beim Fall auf die Hand oder den Ellenbogen seltener zu einer Schaftfraktur, dagegen geschieht dies durch Muskelzug z.B. beim Schlagen und Werfen relativ häufig. Diese Frakturen treten vorwiegend unterhalb des Ansatzes des M. deltoideus auf. Auch die Geburtsfraktur des Oberarmes, die in utero oder intra partum gelegentlich beim Lösen des Armes erfolgt, findet sich vorwiegend in der Mitte der Diaphyse. Vereinzelt kann sie auch im proximalen Drittel liegen. Sie allein schon zeichnen sich durch eine starke und rasche Callusbildung aus, so daß sie daran wenige Tage später erkennbar sind. Dem Frakturmechanismus nach stellen sie Biegungsfrakturen dar. Grünholzfrakturen wurden als Geburtstraumen bisher nicht beobachtet. Ist die Festigkeit des Humerus als Folge eines pathologischen Prozesses (Metastase, Cyste, Osteomyelitis) oder einer senilen Osteoporose herabgesetzt (CIANNI, 1934), so treten die sog. Spontanfrakturen ebenfalls am häufigsten in Schaftmitte auf (SVOBODA, 1965).

Die Frakturform wird, wie auch bei anderen Knochen weitgehend von der Gewalteinwirkung bestimmt. Direkte Gewalteinwirkung führt zu Quer- und Splitterbrüchen, während Spiralbrüche und Schrägbrüche Ausdruck einer indirekten Gewalteinwirkung sind. Bei Kindern können auch Infraktionen und subperiostale Frakturen beobachtet werden. Die Fragmentverschiebung wird in erster Linie durch das Trauma bestimmt; jedoch aber schon kurze Zeit nach der Verletzung beginnt sich auch der Muskelzug auszuwirken. Dadurch können typische Dislokationen hervorgerufen werden (ZUPPINGER, 1906).

Frakturen *unterhalb* der Tuberositas deltoidea zeigen eine Varusstellung, da das proximale Fragment durch den M. deltoideus, dem stärksten Abduktor, nach lateral und das distale Fragment durch den Zug des M. pectoralis nach medial verlagert wird. Der Muskelzug des M. triceps bedingt verschiedene Auswirkungen:

1. eine Abwinkelung des Ellenbogengelenkes nach hinten, so daß eine Antekurvation entsteht und

2. durch Muskelkontraktion ein Hochziehen des distalen Fragmentes (Dislocatio ad longitudinem cum contractione).

Kommt es zu einer Fraktur *oberhalb* der Tuberositas deltoidea, so zieht der M. deltoideus das distale Fragment nach lateral und der M. pectoralis das proximale nach medial und ventral. Es resultiert hieraus eine Valgus- und Rekurvationsstellung.

Zu den Frakturen des Oberarmschaftes gehören auch die Frakturen des Proc. supracondylaris. Die von GANZ (1948) beschriebene Fraktur wurde durch ein direktes Trauma ausgelöst. Eine Abrißfraktur durch den am Proc. supracondylaris ansetzenden M. pronator teres wurde 1955 von NEISS beschrieben.

3. Frakturen am proximalen Ende

Das proximale Ende des Humerus ist neben dem Schaft in besonderem Maße an den Frakturen beteiligt. Bei den Frakturen am proximalen Humerusende ist das Schultergelenk mitgeschädigt, da es fast immer zu Verletzungen der Kapsel, Bänder oder der Sehnen und Muskeln kommt. Spätere Funktionsstörungen sind oftmals eher Folge *dieser* Weichteilverletzung als Ausdruck des Knochenschadens (TENEFF, 1958). In Anbetracht der Tatsache, daß der Röntgenuntersuchung bei der Frakturbehandlung eine wichtige Aufgabe zufällt, ist Voraussetzung, daß Röntgenologe und Chirurg sich nach Möglichkeit gemeinsamer Bezeichnungen bedienen. Aus diesem Grunde halten wir uns in diesem Abschnitt an die Einteilung der Frakturen, wie sie in dem neu bearbeiteten Lehrbuch der Chirurgie von HOLLE-SONNTAG (1960) ,,Grundriß der gesamten Chirurgie" vorgenommen wurde. Es werden unterschieden:

a) Fractura capitis

Es handelt sich hierbei um Frakturen, die im Bereich der überknorpelten Gelenkfläche beobachtet werden. Sie sollen im Kapitel ,,Schultergelenk" ausführlich besprochen werden, da es sich um intraartikuläre Frakturen handelt.

b) Frakturen im Bereich des Collum anatomicum

Diese Frakturen sind wesentlich seltener als die Frakturen im Bereich des Collum chirurgicum. Meistens entstehen sie bei älteren Leuten durch Fall auf die Schulter. Auch eine doppelseitige Fraktur im anatomischen Hals wurde beobachtet (SNODGASS, 1936). Derartige doppelseitige Verletzungen sind jedoch extrem selten. Bei der Schockbehandlung sind Frakturen im Collum anatonicum nicht allzu selten (Krampfbrüche LENTZ, 1954; MERTENS und BADER, 1951; STUCKE, 1950; HAGE, 1952/53; SIPOS, 1956). Es werden folgende Frakturformen am anatomischen Hals unterschieden:

1. **Rein intraartikuläre Frakturen.** Hierbei kommt es zur Abscherung eines relativ kleinen und eventuell nicht genügend ernährten Fragmentes (reine Collumfraktur). Gleichzeitig erfolgt eine Drehung dieses Fragmentes um die Querachse, so daß es nach axillär verschoben wird. Auch diese Frakturen werden ausführlich im Kapitel ,,Schultergelenk" besprochen.

2. **Frakturen nahe an den Tubercula.** Dabei kann es eventuell zu Einkeilungen oder Dislokation des distalen Fragmentes infolge Zuges des M. deltoideus und pectoralis major nach cranial und medial kommen. Der Kopf verlagert sich hierbei oft nach außen (Malgaignesche Dislokation). Bei gleichzeitigem Abriß des Tuberculum majus erfolgt eine Luxation der Kopfkalotte nach axillär und eine Dislokation des Tuberculum nach lateral-cranial (Drei-Fragmentebruch) (Abb. 24).

c) Fractura pertubercularis

Es handelt sich um eine Fraktur, die unterhalb des anatomischen Halses schräg durch die Tubercula verläuft. Sie entsteht häufig durch Adduktion, seltener durch Abduktion. In vielen Fällen ist der Bruch dabei eingekeilt (Abb. 25).

d) Die isolierte Fraktur des Tuberculum majus und minus

Diese Frakturen sind als isolierter Bruch, also nicht in Verbindung mit einer Luxation, außergewöhnlich selten (CORRADI, 1939). In Verbindung mit einer Schulterverrenkung stellen sie dagegen eine häufige Nebenverletzung dar. Die alleinige Fraktur des Tuberculum majus ist häufiger als die des Tuberculum minus. Sie entsteht in der Regel durch direkte Gewalteinwirkung beim Sturz (SCHEIDTER, 1939). Hierbei kann es bei entsprechender Stauchung und Abduktion des Oberarmes bei gleichzeitiger Innenrotation durch Anstoßen des Tuberculum majus an den Rand des Acromion zu einer Abscherung kommen bzw. es tritt eine Zertrümmerung des Tuberculum majus ein. Auch kann die

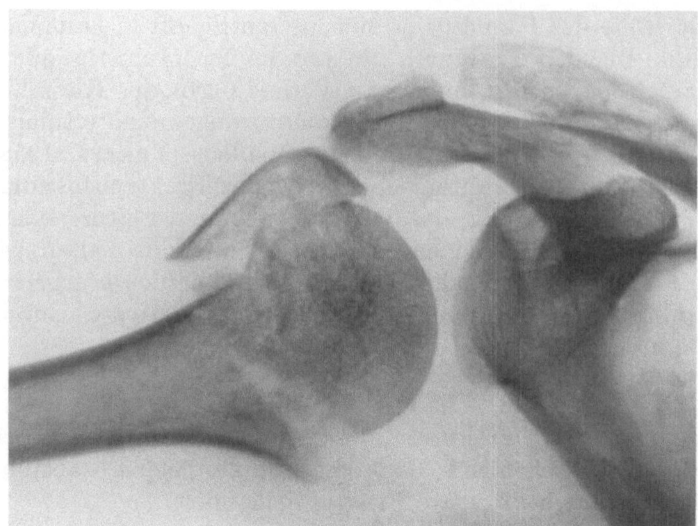

Abb. 24. Drei-Fragmentbruch

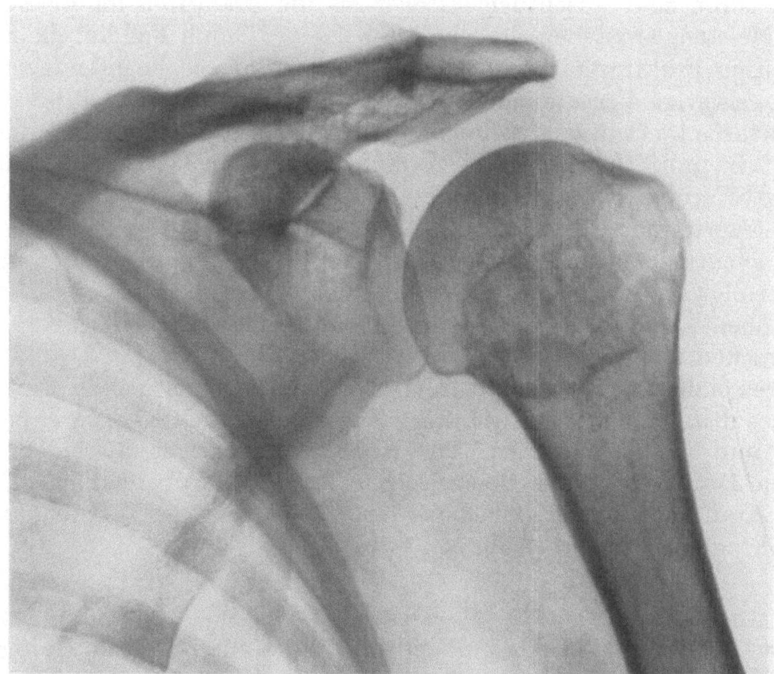

Abb. 25. Pertuberkuläre Fraktur

proximale Facettenfläche eingedrückt werden. Hierdurch wird das Tuberculumfragment im Sinne einer Abscherung oder Stauchung nach distal verlagert (DEHNE, 1939) (Abb. 26).

Kommt es jedoch, was gelegentlich eintritt, durch Muskelzug zu einem Abriß der Ansatzstelle der Außenrotatoren, so wird das abgerissene Fragment nach proximal verlagert. Dies ist jedoch selten der Fall. Selbstverständlich kann auch ein abgesprengtes Fragment, das primär nach distal verlagert war, infolge reflektorischer Verkürzung der Muskeln sekundär nach proximal disloziert werden. Ein isolierter Abriß des Tuberculum minus kann eintreten, wenn das Tuberculum minus durch den vorderen Rand des Labrum glenoidale abgeschert oder von dem an ihm inserierenden M. subscapularis abgerissen wird.

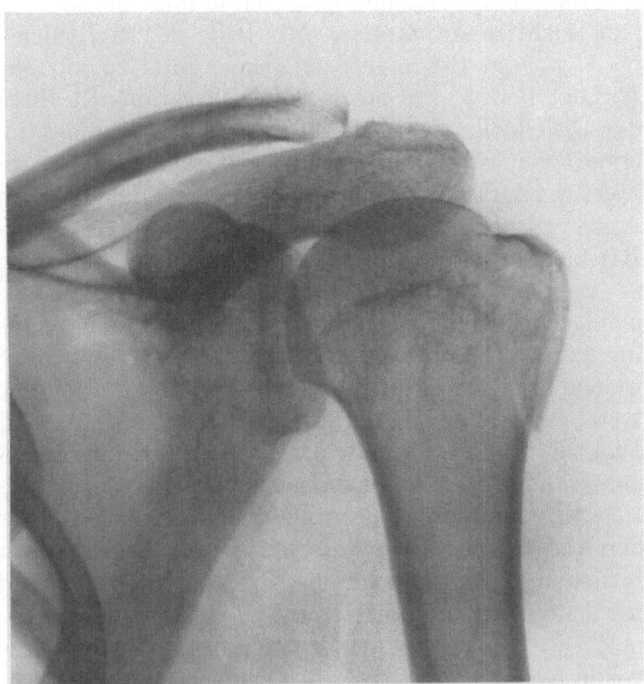

Abb. 26. Isolierter Abbruch des Tuberculum majus

Nach den Ausführungen von ANDREASEN (1948), der eine eingehende Schilderung über den Frakturmechanismus beim isolierten Tuberculum-minus-Abriß gibt, entstehen diese Frakturen in der Hauptsache dann, wenn bei maximaler Abduktion des Armes noch eine zusätzliche rasche Rückwärtsbewegung im Schultergelenk erfolgt.

Auch bei der Elektroschockbehandlung kann es zu derartigen Abrißfrakturen kommen. TIRA (1951) beschrieb eine entsprechende Beobachtung mit beidseitigem Abriß des Tuberculum minus.

e) Fractura colli chirurgici (Collumfraktur)

Es handelt sich hierbei um die häufigste Fraktur am Humerusende (Abb. 27). Sie tritt besonders bei alten Leuten auf, wird jedoch auch nicht selten bei jüngeren Leuten und bei Sportlern beobachtet. Meistens wird sie durch direktes Aufschlagen beim Fall oder Schlag auf die Schulter verursacht (BATES, 1937), kann allerdings auch durch ungezügelte Muskelbetätigung (Hieb und Wurf) entstehen; hierbei ist es wichtig differentialdiagnostisch eine „pathologische Fraktur" auszuschließen. KINNEY, LYELL und ELLIOT wiesen 1927 darauf hin, daß indirekte Stoßwirkung und Abriß der Muskelansätze zu einem explosionsartigen Zusammenbruch des ganzen Kopfes führen können. Bei 70% der Oberarmhalsfrakturen (Collum chirurgici) fanden sie Frakturen im Kopf.

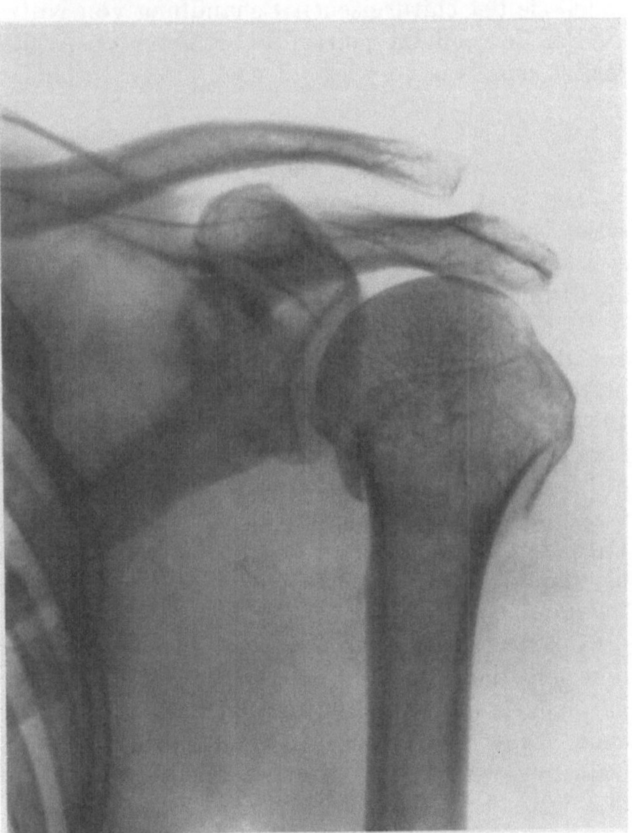

Abb. 27. Humerushalsfraktur (Fractura colli chirurgici)

Die Collumfraktur stellt dem Frakturmechanismus nach einen Biegungsbruch dar, dessen distales Fragment meistens abduziert ist, da es der Einwirkung eines starken Muskelzuges ausgesetzt ist. Es sind dies der M. deltoideus, der nach lateral zieht, während der M. pectoralis major, der M. latissimus dorsi und der M. teres major nach innen vorn wirken.

Aus therapeutischen Gründen kommt der Röntgenuntersuchung bei der Collumfraktur eine wichtige Aufgabe zu. Mit Hilfe der sagittalen Aufnahmen gibt es festzustellen: 1. ob die Fragmente eingekeilt sind, 2. ob ein Adduktions- oder Abduktionsbruch vorliegt und 3. wie stark die Dislokation des distalen Fragmentes ist. Die Beurteilung der Dislokation des distalen Fragmentes in der frontalen Ebene verlangt eine axiale bzw. cranio-caudale Aufnahme. Dazu ist die Abduktion des Armes erforderlich. Die Adduktionsfraktur ist meistens eingekeilt, so daß das Kopffragment bei der Seitwärtsführung des Armes mitgeht. Eine Abduktionsbewegung des Armes zur Anfertigung der cranio-caudalen Röntgenaufnahme führt daher zu keiner Stellungsverschlechterung (DEHNE, 1939).

Bei dem Abduktionsbruch besteht nach Ansicht von DEHNE (1939) keine Dislokation nach ventral oder dorsal. Die auch bei diesen Brüchen häufig festzustellende Dislokation im axialen Strahlengang führt er allein auf die Seitwärtsführung des Armes zurück, welche zur Durchführung der Röntgenuntersuchung erforderlich ist. Die hierbei eintretende Stellungsänderung der Fragmente geschieht aus folgenden Gründen: 1. die Fraktur ist fast nie eingekeilt; 2. das Kopffragment wird durch die an den Tubercula ansetzenden und reflektorisch kontrahierten Muskeln in Adduktionsstellung fixiert.

DEHNE betont daher nachdrücklich, daß die Anfertigung der axialen Aufnahme bei der Abduktionsfraktur *falsch* ist. Statt dessen soll man sich einer *tangentialen* Aufnahme bedienen, welche die für die Therapie wichtigen Aufschlüsse gestattet: 1. Handelt es sich um eine reine Collumfraktur? 2. Besteht gleichzeitig noch eine Fraktur am Tuberculum majus? 3. Ist es zu einer Trennung von Tuberculum majus und Tuberculum minus gekommen?

Die Röntgenaufnahmen müssen in jedem Falle diese Fragen beantworten lassen, sollen sie der chirurgischen Behandlung von Nutzen sein.

Bei den zuletzt genannten Frakturtypen kann das Kopffragment zusätzlich noch rotiert sein, was vorwiegend nach außen geschieht (Dislocatio ad peripheriam).

4. Epiphysenlösung und Epiphysenfraktur

Die Kontinuitätstrennung des Knochens innerhalb der Epiphysenlinie (Epiphyseolysis) ist eine typische Verletzung im Kindesalter und beim Jugendlichen. Sie wurde erstmals von CAMERA (1926) beschrieben. Die richtige Deutung des Röntgenbefundes ist am Humerus gelegentlich schwierig.

Bei der Epiphysiolyse handelt es sich um eine glatte Ablösung des Epiphysenknorpels von der Diaphyse. Die Knorpelfuge bleibt hierbei ganz an der abgesprengten Epiphyse haften, so daß die Trennungsfläche in der Zone des Kalkknorpels verläuft (PIETRABISSA, 1957; BECK, 1965). Diese Verletzung wird daher auch als Chondroepiphysenlösung bezeichnet. Es wurde verschiedentlich angenommen, daß derartige Verletzungen nach dem 4. Lebensjahr nicht mehr vorkämen (COBELLIS, 1928; CAMERA, 1926). VALERIO und GARGIULO (1958) gelangten dagegen auf Grund ihrer Untersuchungen an jugendlichen Patienten mit Frakturen im proximalen Metaphysenbereich zu der Feststellung, daß es bis zum 6. Lebensjahr eher zu einer Epiphysenlösung als zu einer metaphysären Fraktur komme.

Bei der *Epiphysenfraktur* verläuft die Trennung eine Strecke in der Epiphysenfuge und geht dann im Knochengewebe der angrenzenden Metaphyse weiter (Abb. 28a u. b). Die Kontinuitätstrennung erfolgt somit z.T. in dem verkalkten Fugenknorpel im Knochen. Diese Verletzung wird auch als Osteoepiphysenlösung bezeichnet. Epiphysenfrakturen werden am Humerus relativ häufig beobachtet. Man rechnet hier etwa mit 50% aller Epiphysenfrakturen.

So kann eine Epiphysenlösung *am proximalen Humerusende* schon unter der Geburt, z.B. bei der Lösung des Armes, eintreten. Die röntgenologische Diagnose dieser Verletzung ist besonders schwierig, ja meistens unmöglich, da zu diesem Zeitpunkt nur in ganz seltenen Fällen schon ein Verknöcherungszentrum in der Kopfepiphyse besteht

(Michel, 1937). Auf Grund von Nativaufnahmen allein ist daher normalerweise eine exakte Beurteilung nicht möglich, da die Epiphysengrenzen nicht erkannt werden (Moraes, 1951). Eine sichere röntgendiagnostische Klärung ist nur in Verbindung mit einer Arthrographie möglich. Aus den gleichen Gründen ist auch am Ellenbogengelenk im frühen Kindesalter die Abgrenzung einer Epiphysenlösung sehr schwierig, wenn nicht gelegentlich unmöglich (Mastromarino, 1937; Scaglietti, 1936 und 1938). Die Epiphysenlösung am distalen Humerusende unter der Geburt ist extrem selten. Sie wurde von Fusari (1931) beschrieben. Die genannten Schwierigkeiten hinsichtlich der Beurteilung werden mit Auftreten der Ossifikationszentren geringer.

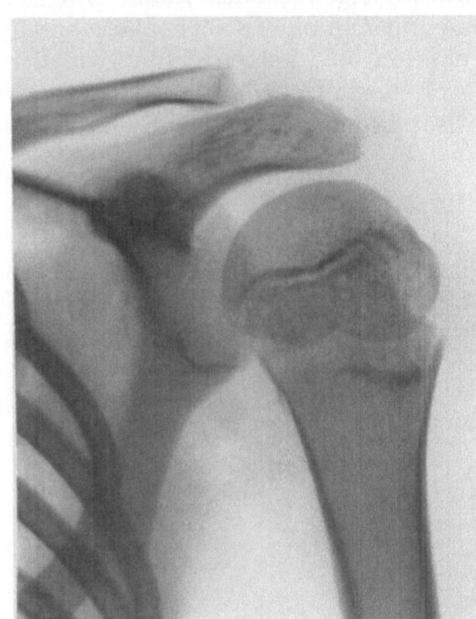

a

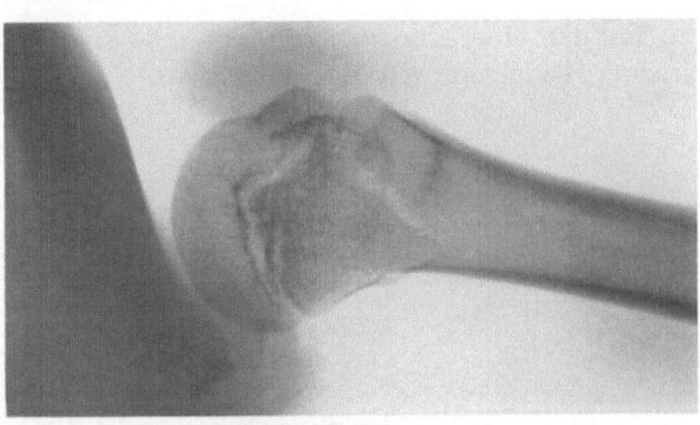

b

Abb. 28. Osteoepiphysenlösung

Die Epiphysenlösung oder -fraktur beim Kind und Jugendlichen ist vorwiegend durch ein direktes Trauma bedingt. Meistens ist diese Verletzung durch Sturz auf die Schulter, auf das Ellenbogengelenk oder auch bei gestrecktem Ellenbogen auf die Hand bedingt (Bourdillon, 1950). Gleichartige Gewalteinwirkungen führen beim Erwachsenen in solchen Fällen meist zu Luxationen.

Beim Kleinkind kommt nach einem Sturz auf die Schulter differentialdiagnostisch neben einer Epiphysenlösung auch eine laterale Claviculafraktur in Frage.

Bei älteren Kindern ist dagegen die Diagnosestellung durch die fortschreitende Verknöcherung der Epiphysen leichter. Bei einer Kontinuitätstrennung im Bereich der proximalen Epiphyse steht die abgebrochene Epiphyse, wie an dem Knochenkern erkennbar, meistens gelenkgerecht. Der Kopf wird manchmal durch den Zug des M. supraspinatus um seine sagittale Achse rotiert. Während die Ablösungsfläche der Epiphyse in diesen Fällen dann schräg nach lateral und etwas nach dorsal zieht, steht die Metaphysenfläche infolge des Gewichtes des herabhängenden Armes tiefer und zeigt nach cranial und medial (Divis, 1927; Bargellini, 1931; Operti, 1953). Vielfach wird der Humerusschaft nach ventral und medial verzogen, so daß Epiphyse und Humerusschaft einen nach dorsal offenen Winkel bilden.

Nach der Verschmelzung der Apophysenkerne der Tubercula mit der primären Epiphyse wird die Gefahr einer Epiphysenlösung ungleich größer, da zwischen Oberarmmetaphyse und Epiphyse eine relativ breite Wachstumsfuge besteht.

Die Epiphysenlösung muß nicht ausschließlich traumatischer Natur sein. Sie kann auch bei einer Reihe von Erkrankungen eintreten (Robin und Kedar, 1962). Ein Abgleiten der Epiphyse wird z.B. beim sekundären Hyperthyreoidismus beobachtet, weiterhin bei der kongenitalen Syphilis (Fraekel, 1915), beim Morbus Barlow und auch bei entzündlichen Prozessen des Gelenkes.

Tierexperimentelle Untersuchungen von GELBKE und EBERT (1953) ergaben, daß bei *fehlender* Dislokation Epiphysenlösungen heilten, ohne daß Wachstumsstörungen beobachtet werden konnten. War jedoch eine stärkere Dislokation und ein Substanzverlust erzeugt worden, so traten Wachstumsstörungen auf.

Entsprechende Beobachtungen beim Menschen ergaben, daß eine Epiphysenlösung oder Epiphysenfraktur ohne jede nachweisbare Veränderung ausheilen kann. Auf der anderen Seite kann eine Verletzung der Epiphysenfuge mit und ohne Knochenbeteiligung zu Wachstumsstörung führen. Die Stärke der Dislokation läßt keinen Schluß auf den weiteren Verlauf zu. Die Wachstumsstörungen, die sich einstellen können, sind graduell sehr unterschiedlich; sie können für den Träger praktisch bedeutungslos sein.

VI. Posttraumatische Folgezustände

1. Am Humerus

Bei den Oberarmfrakturen tritt eine knöcherne Konsolidierung mit mehr oder weniger starker Deformierung des Knochens ein. Diese posttraumatische Veränderung ist an

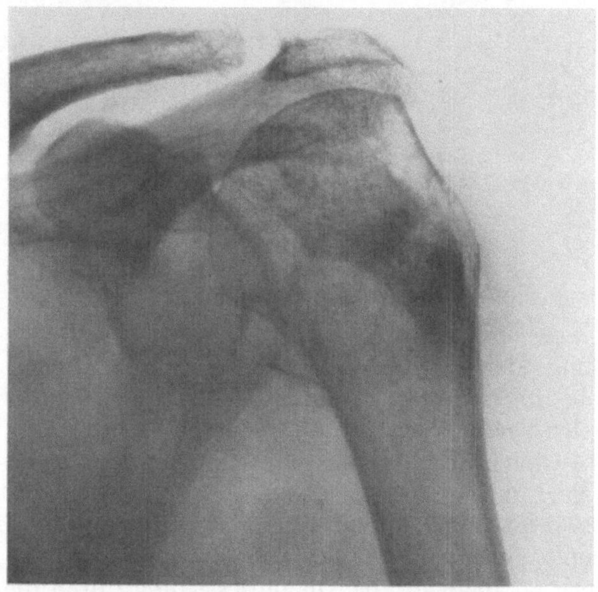

Abb. 29. Nekrose der abgesprengten Tuberculum-majus-Fragmente

Winkelbildungen, die selbstverständlich nicht in jeder Ebene nachweisbar sind, an umschriebenen Auftreibungen oder an einer flachen Stufenbildung erkennbar. Stärkere Deformierungen sind oft bereits klinisch feststellbar. Auf die Deformierung des Kopfgebietes, die zu einem Humerus varus-ähnlichen Bild führen kann, wurde bereits früher hingewiesen (MARCONI, 1941) (Abschnitt 4).

Abgesprengte Fragmente und solche, die aus Abrißfrakturen stammen, können mit stärkerer Verlagerung knöchern anheilen. Sind sie jedoch vollkommen losgerissen und erheblich disloziert, werden an ihnen nicht selten resorptive Veränderungen beobachtet (Abb. 29) (DEHNE, 1939). Derartige Veränderungen sind auch bei Knochenverletzungen im Gebiet des Collum anatomicum zu beobachten. Die Ursache hierfür dürften Störungen der Blutzirkulation sein, da ein großer Teil der hier in den Knochen eindringenden Blutgefäße mit der Gelenkkapsel abgerissen sind.

Nach Abtrennung des Oberarmkopfes tritt unter bestimmten Voraussetzungen eine *Nekrose des Kopfes* auf. So muß eine weitgehende Zerreißung der Blutgefäße mit Unterbrechung der Blutversorgung stattgefunden haben, um diesen Prozeß einzuleiten. Eine

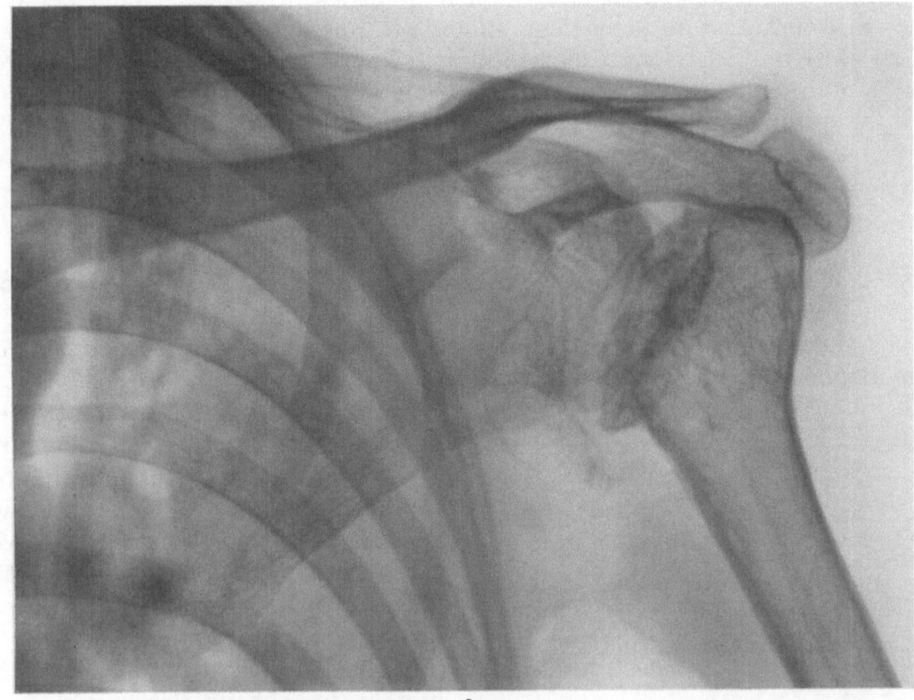

a

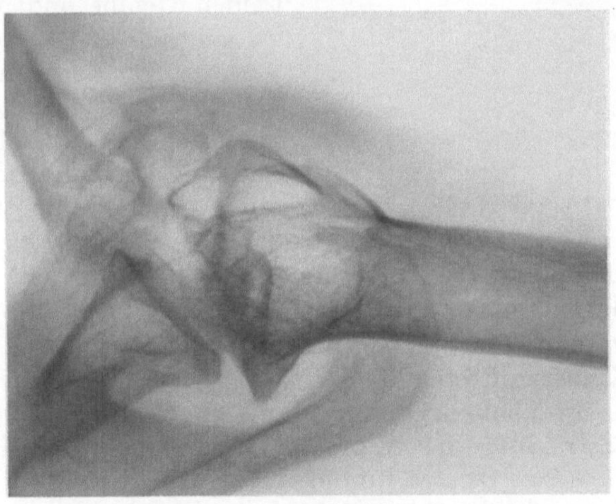

b

Abb. 30. Nekrose des Kopffragmentes

einfache Fraktur oder Luxation reicht hierzu im allgemeinen nicht aus. Neben einem ausgedehnten Abriß der Kapsel muß auch eine Unterbrechung der Blutzirkulation von zentral her angenommen werden. Diese starke zentrale Störung kann durch ein Einstauchen des distalen Fragmentes in die Kopfkappe geschehen. Starke Dislokationen der Fragmente können ebenfalls einen Einfluß auf spätere sekundäre Veränderungen des Kopfes haben. Auch Zertrümmerungsfrakturen der Kopfkalotte, wie sie im Schultergelenkskapitel ausführlich abgehandelt werden, führen zur Nekrose (Abb. 30a und b).

Zirkulations- und Ernährungsstörungen müssen nicht von vornherein zu einer *totalen Nekrose* des Kopfes führen. Entsprechend ihrer Lokalisation können Nekrosen vom Rande her fortschreiten und nur ein Segment im Randgebiet oder auch einen Teil der Kopfgelenkfläche befallen (SCHÜTZE, 1964).

Das Periost des Humerus ist relativ leicht ablösbar. Dies kann auch bei Frakturen durch das Frakturhämatom geschehen. Bleibt die Resorption dieses Hämatoms aus, so kann es zu einer ausgedehnten Knochenbildung kommen, die, liegt sie in der Nähe des Schulter- oder Ellenbogengelenkes, zu Bewegungseinschränkungen führt.

Nikolajew und Rustschuklijew (1956) beschrieben Veränderungen der Corticalis und Spongiosa als Ausdruck einer Überbeanspruchung des Humerus bei Tennisspielern.

2. An den Weichteilen

Neben den am Knochen nachweisbaren Veränderungen können sich auch posttraumatisch Weichteilveränderungen finden.

Am bekanntesten sind die posttraumatischen Verkalkungen und periostalen Reaktionen im Bereich der Epicondylen (Saxl, 1931; Merlini, 1928).

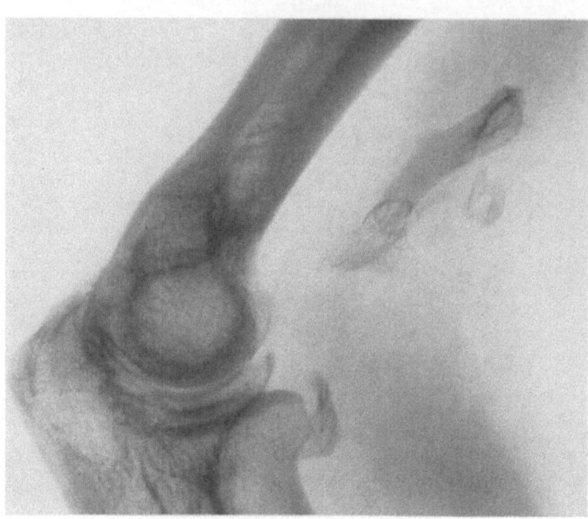

Abb. 31. Myositis ossificans

Der Nachweis posttraumatischer Muskelverkalkungen und Verknöcherungen im M. brachialis ist besonders häufig nach supracondylären Frakturen und wird als Myositis ossificans bezeichnet (Abb. 31). Rostock (1932) konnte eine posttraumatische Verknöcherung der Tricepssehne beobachten.

Eine Komplikation der Frakturheilung besteht in Nebenverletzungen der begleitenden Gefäße und Nerven. So kommt es gelegentlich im Bereich des Oberarmes zu Verletzungen der A. cubitalis bei Frakturen des Ellenbogengelenkes oder distalen Humerusendes. Die Verletzung kann in einer totalen Zerreißung oder einer Anspießung durch Knochensplitter bestehen. Auch kann es zu einer Querschung durch Fragmente oder Hämatombildung zu einer starken Drosselung der Blutzufuhr kommen. Derartige Veränderungen sind mit Hilfe der Arteriographie nachweisbar.

Am gefürchtesten sind Weichteilveränderungen, die nach der supracondylären Extensionsfraktur der Kinder auftreten können. Es ist die sog. ischämische Beugekontraktur, die als Folge einer lang anhaltenden Drosselung der Gefäße infolge maximaler Beugestellung oder einer Zerreißung der A. brachialis entsteht. Sie kann zu einer schweren Schädigung des ganzen Unterarmes führen und ist nicht selten von einer Lähmung des N. medianus und ulnaris begleitet (bei extremer Streckstellung) (Wachsmuth, 1933; Dusi, 1935).

Periphere Nervenverletzungen ereignen sich am häufigsten bei Frakturen im mittleren und distalen Abschnitt des Humerus. Der N. radialis, der sich um den Humerus herumschlingt und hierbei eine große Strecke dem Humerus unmittelbar anliegt, ist dabei am stärksten gefährdet. Die Schädigung erfolgt deshalb vorwiegend an der Streckseite. Sie wird in der Hauptsache verursacht durch Druck infolge Callusbildung, Anspießung durch ein Fragment oder durch Einquetschen des Nerven zwischen den Fragmenten (Sicard, 1950). Eine zweite Gefahrenstelle liegt in der Nähe des Ellenbogengelenkes. In diesem Bereich ist daneben auch der N. ulnaris einer erhöhten Verletzungsgefahr ausgesetzt, da er hier in enge Berührung mit dem Knochen kommt. Spätschäden an den Nerven sind vorwiegend durch Einmauern in Callus oder Narbengewebe bedingt und treten meist erst viele Jahre nach dem Unfallereignis ein (5—10 Jahre). Bei Brüchen am proximalen Humerusende sind in der Hauptsache die A. brachialis und ihre größeren Äste sowie der N. axillaris gefährdet.

3. Pseudarthrosen

Der anatomische Bau des Humerusschaftes trägt mit seiner mehrere Millimeter dicken Compacta dazu bei, daß an ihm Frakturen im allgemeinen schlechter heilen als an anderen Knochen. Der Humerus stellte deshalb früher etwa ein Drittel aller Pseudarthrosen (v. Bruns, 1886). Verbesserung der Diagnostik und der Therapie haben diese Komplikation jedoch wesentlich seltener werden lassen (Ehalt, 1952; Böhler, 1943; Maatz, 1955).

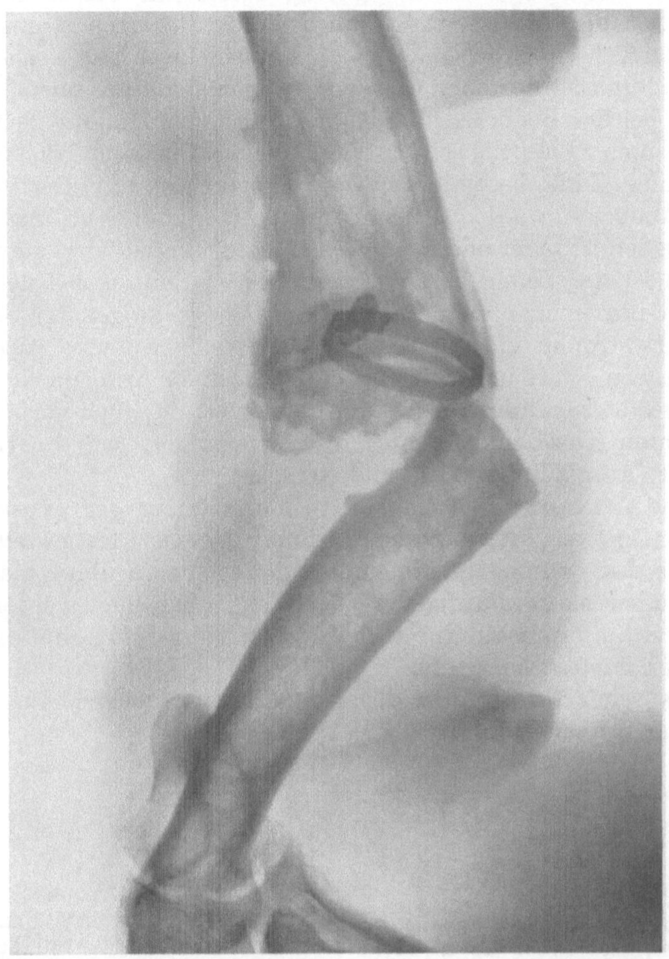

Abb. 32. Pseudarthrose des rechten Humerus nach negativer Pseudarthrosen-Operation

Die Häufigkeit der Humeruspseudarthrose beträgt heute etwa 15%. Weitere Ursachen für das Auftreten von Pseudarthrosen am Humerus stellen die Interpositionen von Muskelgewebe, die Unmöglichkeit der Ruhigstellung für längere Zeit, übermäßige Distraktion und der oft erheblich starke Knochenabbau im Frakturbereich dar.

Die Pseudarthrosen sind von einer Abdeckelung der Fragmentflächen begleitet. Oftmals ist durch straffes Bindegewebe der Pseudarthrosenspalt überbrückt, so daß das Vorliegen eines solchen klinisch nicht sofort erkennbar wird. Gelegentlich können aber auch ausgedehnte Resorptionsvorgänge zu einem erheblichen Knochenabbau führen, so daß die Gebrauchsfähigkeit des Armes ohne Verwendung eines Schienen-Hülsenapparates fast aufgehoben ist.

Das Auftreten stärkerer reaktiver Knochenappositionen, die an anderen Knochen gelegentlich zu breiten schnabelförmigen Wandverdickungen an den Frakturen führen, wird am Humerus nur selten beobachtet (Abb. 32).

VII. Fragen der Begutachtung

Bei der Begutachtung der Folgezustände nach einer Humerusfraktur werden sich meistens keine besonderen Schwierigkeiten ergeben. Die röntgenologisch faßbaren Veränderungen lassen, wie auch bei anderen deform geheilten Frakturen, keine sicheren Rückschlüsse auf die Funktion des Armes zu. Diese ist im allgemeinen auch bei stärkeren posttraumatischen Formabweichungen des Knochens relativ gut erhalten geblieben. Die Gebrauchsfähigkeit des Armes wird höchstens durch eine starke Deformierung beeinträchtigt, was selten der Fall ist. Die Erwerbsminderung nach Humerusschaftfrakturen beträgt demnach durchschnittlich nach $^1/_2$ Jahr nurmehr ca. 10%, nach 1 Jahr nurmehr ca. 6—8%, nach 2 Jahren nurmehr ca. 4—6%, nach 5 Jahren nurmehr ca. 2—3%.

Entscheidend bei der Begutachtung sind dagegen der Zustand der Gelenke und ihre Bewegungsmöglichkeit. Funktionseinschränkungen treten noch am ehesten nach Frakturen im proximalen Ende, besonders nach Kopffrakturen auf. Der verletzte Arm kann hierbei schlecht abduziert werden, oft nur bis zur Horizontalen, und die Drehbewegung nach innen und außen ist mehr oder weniger ganz aufgehoben bzw. stärker eingeschränkt. Bei Jugendlichen ist der Erfolg besser als bei älteren Leuten, bei denen sich besonders bei Frakturen im proximalen Humerusabschnitt Versteifungen im Schultergelenk oder eine Sudecksche Dystrophie einstellen. Mehr oder weniger starke Muskelatrophien, Verminderung der groben Kraft und Störungen an einzelnen Armgelenken können nach der Entlassung aus der stationären Behandlung vereinzelt zu einer vorübergehenden Rente von 30—50% führen (Gewöhnungsrente). Diese verringert sich im Laufe der nächsten Monate oder Jahre aber auf 10—15% und weniger.

THOMPSON und WINANT (1950) haben in Fortsetzung der experimentellen Untersuchungen von FAIRBANK (zit. bei THOMPSON und WINANT) festgestellt, daß nach Frakturen im Bereich des Collum chirurgicum und des Tuberculum majus Subluxationsstellungen des Humeruskopfes auftreten, die häufig übersehen werden. Bei allgemeiner Erschlaffung der Schultermuskulatur und Kapselzerrung führt eine dauernde Belastung des Armes zu einer Subluxationsstellung.

Eine Humeruspseudarthrose führt dagegen zu einem Dauerschaden und bedingt eine Erwerbsminderung von 50—55%.

Literatur

D. Oberarm

ALBERS-SCHÖNBERG, H.: Skelettanomalie von atavistischem Interesse. Proc. supracondyloideus oder entepicondyloideus. Fortschr. Röntgenstr. **23**, 175—177 (1915/16).

ANDREASEN, A. T.: Congenital absence of humeral head; report of 21 cases. J. Bone Jt Surg. B **30**, 333—337 (1948).

— Avulsion fracture of lesser tuberosity of humerus. Lancet **1948 I**, 750—751.

ANGELETTI, A.: Sulla spalla vara. La chirurgia degli organi di movimento 1919. Zbl. Chir. **1921**, 142.

APPLETON, A.-B., W. J. HAMILTON, and G. SIMON: Surface and radiological anatomy, 2nd ed. Cambridge: 1946.

BAILLEUL, L.-C., et DUBOIS-ROQUEBERT: Le décalage dans les fractures de l'humérus. J. Radiol. Électrol. **3**, 251—256 (1918/19).

BÁNKI, Z.: Ossifikationsindex der Apophysen des distalen Humerusendes. Fortschr. Röntgenstr. **107**, 791—793 (1967).

BÁNKI, Z.: Die Apophyse mit Fortsatzbildung des Epicondylus med. humeri. Fortschr. Röntgenstr. **107**, 815—816 (1967).

BARGELLINI, D.: Distacco epifisano superiore dell' omero. (Epiphyseulues am oberen Humerusende.) Boll. Soc. piemont. Chir. **1**, 308—316 (1931).

BATES, W.: Fracture of upper third of humerus. Surg. Clin. N. Amer. **17**, 1585—1601 (1937).

BECK, E.: Epiphysenlösungen am proximalen Oberarmende. Arch. orthop. Unfall-Chir. **57**, 26—36 (1965).

BELOT, J., et F. LEPENNETIER: Anatomie radiographique du squelette normal. Paris: 1927.

BERTWISTLE, A. P.: A descriptive atlas of radiographs. London: Kimpton 1946.

BIRCHER, E.: Über eine der Coxa vara entsprechende Difformität der Schulter bei Kretinen. Dtsch. Z. Chir. **96**, 598—617 (1908).

BIRKENFELD, W.: Zur Erblichkeit der multiplen kartilaginären Exostosen (Exostosen bei eineiigen Zwillingen). Dtsch. Z. Chir. **226**, 397—403 (1930).

BLONNT, W. P.: Fracture in children, 13th ed. Baltimore: Williams & Wilkens Co. 1954.

BÖHLER, L.: Technik der Knochenbruchbehandlung im Frieden und im Kriege. Wien: Wilhelm Maudrich 1943.

BOURDILLON, J. F.: Fracture-separation of the proximal epiphysis of the humerus. J. Bone Jt Surg. B **32**, 35—37 (1950).

BRANDT, G.: Verzögerte Knochenheilung und Pseudarthrosenbildung. Leipzig: Georg Thieme 1937.

BRAUS, H.: Anatomie des Menschen, Bd. 1. Berlin: Springer 1921; 2. Aufl. 1929.

BRUNO, G.: Über senile Strukturveränderungen der proximalen Humerusepiphyse. Fortschr. Röntgenstr. **50**, 287—289 (1934).

BRUNS, P. v.: Die Lehre von den Knochenbrüchen. In: Deutsche Chirurgie. Stuttgart 1886.

BÜRKLE DE LA CAMP, H., u. P. ROSTOCK: Handbuch der gesamten Unfallheilkunde. Stuttgart: Ferdinand Enke 1956.

BUDIG, H.: Endergebnisse bei Epiphysenlösungen und Oberarmbrüchen am proximalen Ende von Kindern und Jugendlichen. Arch. orthop. Unfall-Chir. **49**, 521—531 (1958).

BULLO, E. e R., e R. D'ALO: Elementi di anatomia stratigrafica dello scheletro. Milano 1949.

BURMAN, M. S.: A typical form of humerus varus. Adelescent humerus varus. Amer. J. Roentgenol. **40**, 682—688 (1938).

— Unusual locking of elbow joint by sesanum cubiti and free joint body. Amer. J. Roentgenol. **45**, 731—732 (1941).

CAMERA, U.: Sul distacco traumatico totale puro dell'epifisi omerale inferiore. (Totaler traumatischer Abriß der unteren Humerusepiphyse.) Chir. Organi Mov. **10**, 294—316 (1926).

CHRYSOSPATHES, J.: Humerus varus idiopathicus. Verh. dtsch. orthop. Ges. **64**, 412—416 (1936).

CIANNI, E. DI: Sopra un coso di frattura dell' omero da cisti ossea vera solitaria. Rinasc. med. **11**, 200—202 (1934).

CLARA, M.: Entwicklungsgeschichte des Menschen. Leipzig 1940.

COBELLIS, L.: Su due caso di distacco dell'epifisi inferiore dell' omero. Rinasc. med. **5**, 1445—1446 (1928).

COCCHI, U.: Zur Frage der Epiphysenossifikation des Humeruskopfes. Das Tuberculum minus. Radiol. clin. (Basel) **19**, 1, 18—23 (1950).

CORRADI, C.: Sulla frattura isolata della piccola tuberosità dell'omero e sulla sua estrinsecazione radiologica. Arch. Ortop. (Milano) **55**, 278—292 (1939).

CRAMER, K.: Ein Fall von angeborenem Defekt mehrerer Röhrenknochen der oberen Extremität. Arch. orthop. Unfall-Chir. **4**, 228—233 (1906).

CRYSLER, W. E., and H. S. MORTON: Osteochondritis dissecans of supra-trochlear septum of humerus. Amer. J. Roentgenol. **54**, 41—46 (1945).

CUNNINGHAM, P. J.: Textbook of anatomy, Ed. by ROBINSON, London 1920.

DEHNE, E.: Grundsätzliches über die Brüche des Oberarmkopfes. Arch. orthop. Unfall-Chir. **39**, 434—464 (1939).

— Die Verletzung des Tuberculum majus humeri und anderer Knochenstellen des proximalen Oberarmendes und der Schulterblattpfanne. Arch. orthop. Unfall-Chir. **39**, 477—484 (1939).

DEVOIS, et CH. PROUX: Sur une technique de radiographie de l'épaule de profil. J. Radiol. Électrol. **24**, 111—112 (1941).

DIVIŠ, G.: Epiphyseolysis humeri unter beträchtlicher Dislokation des Gelenkkopfes. Unblutige Reposition. Arch. orthop. Unfall-Chir. **25**, 342—344 (1927).

DUSI, E.: Le complicazioni nervose nel corso delle fratture sovracondiloidee del gomito dei bambini. Chir. Organi Mov. **21**, 274—284 (1935).

DUVOIR, M., et L. POLLET: Enchondrome isolé de l'humérus chez un adulte. Bull. Soc. méd. Hôp. Paris **49**, 1148—1153 (1933).

DWIGHT, T.: A bony supracondyloid foramen in man; with remarks about supracondyloid and other processes from the lower end of the humerus. Amer. J. Anat. **3**, 221—228 (1904).

EDELMANN, J. A.: Ein Fall von rudimentärer Entwicklung der beiden Schlüsselbeine beim Kinde. Vrach. gaz. **30**, 536—539 (1926).

EHALT, W.: Unfallchirurgie im Röntgenbild, 2. Aufl. Wien: Wilhelm Maudrich 1952.

EVE, D.: Handbook on fractures. St. Louis: 1947.

FERGUSON, A. B.: Roentgen diagnosis of the extremities and spine, 2nd ed. New York 1949.

FICK, R.: Handbuch der Anatomie und Mechanik der Gelenke, Teil 1. Jena: Gustav Fischer 1904.

— Über die Arbeitsleistung der Schultergelenkmuskeln. S.-B. preuß. Akad. Wiss., phys.-math. Kl., No 23, 458—483 (1929).

FLAD, E.: Klinische Beobachtungen über den Proc. supracondyloideus humeri und dessen familiäres Vorkommen. Jb. Kinderheilk. 235—252 (1917).

FRAENKEL, E.: Röntgenologisches über Epiphysenlösungen und über Heilung der Osteochondritis syphilitica congenita. Fortschr. Röntgenstr. **23**, 300—312 (1915).

FRASSETTO, F.: Osservazioni comparativi sul foro olecranico. Atti Soc. rom. Antrop. **8**, 264—296 (1901).

FRÖHLICH, E.: Über Humerus varus, insbesondere bei Schulterkontrakturen. Versuch einer Erklärung seiner Entstehung. Z. Orthop. **68**, 16—33 (1938).

FUSARI, A.: Distacco ostetrico dell'epifisi dell' omero. Boll. Soc. piemont. Chir. **9**, 753—760 (1931).

GANZ, E.: Fraktur des Processus supracondylicus humeri. Röntgenpraxis **9**, 48 (1937).

GEGENBAUR, C.: Lehrbuch der Anatomie des Menschen, 6. Aufl. Leipzig: Wilhelm Engelmann 1895.

GELBKE, H., u. G. EBERT: Die experimentelle Studie an der verletzten Epiphysenfuge. Z. Orthop. **83**, 201—219 (1953).

GHIRARDI, L., e F. PERASSI: Dimonstrazione radiografica in proiezione latero-laterale transthoracica delle fratture del III superiore dell' omero e delle lussazioni della spalla. Ann. radiol. diagn. (Bologna) **24**, 323—332 (1952). Ref. Fortschr. Röntgenstr. **78**, 376 (1953).

GULEKE, N., u. H. DIETLEN: Kriegs-Chirurgischer Röntgen-Atlas. Berlin: Springer 1917.

HAGE, W.: Doppelseitige Oberarmkopfbrüche nach Elektroschockbehandlung. Arch. orthop. Unfall-Chir. **45**, 223—229 (1952/53).

HARALDSSON, ST.: The intra-osseous vasculature of the distal end of the humerus with special reference to capitulum. (Preliminary communication.) Acta orthop. scand. **27**, 81—93 (1957).

HASSELWANDER, A.: Bewegungssystem. In: Handbuch der Anatomie des Kindes von PETE-WETZEL-HEIDERICH, Bd. 2, S. 403—589. München 1931.

HAUMANN, W.: Osteopathia cretinosa scapulae nebst einem Beitrag zum Humerus varus cretinosus. Bruns' Beitr. klin. Chir. **140**, 136—148 (1927).

HELLSTADIUS, A.: An investigation by experiments on animals, of the rôle played by the epiphysial cartilage in longitudinal growth. Acta chir. scand. **95**, 156—166 (1947).

HENLE, J.: Handbuch der Knochenlehre des Menschen, 3. Aufl. Braunschweig: F. Vieweg & Sohn 1871.

HIRSCH, I.: On a foramen in the lower extremity of the humerus. Radiology **10**, 199—208 (1928).

HOLLE, F., u. E. SONNTAG: Grundriß der gesamten Chirurgie, Teil 2. Berlin-Göttingen-Heidelberg: Springer 1960.

HULTKRANTZ, J. W.: Das Ellenbogengelenk und seine Mechanik. Jena 1897.

JANKER, R.: Röntgenaufnahmetechnik, Teil I u. II. München: Johann Ambrosius Barth 1958.

KAHLSTROM, S. C.: Bone infarcts. Amer. J. Roentgenol. **47**, 405—416 (1942).

KEIBEL, FR.., u. FR. P. MALL: Handbuch der Entwicklungsgeschichte des Menschen. Leipzig 1910.

KENDRICK, J. I.: Changes in the upper humeral epiphysis following operation for obstetrical paralysis. J. Bone Jt Surg. **19**, 473—476 (1937).

KEY, J. A., and H. E. CONWELL: The management of fractures, disclocations and sprains. St. Louis: C. V. Mosby Co. 1934.

KILFOY, E. J.: Osteochondritis dissecans of left elbow. Amer. J. Surg. **53**, 496—499 (1941).

KINNEY, LYELL, C., and A. E. ELLIOTT: Explosive fractures of the upper end of the humerus. Radiology **8**, 245—247 (1927).

KÖHNLE, H.: Objektive Stereoskopie an Röntgenbildern. S.-B. phys.-med. Soz. Erlangen **61**, (1930/31).

— Über die Ossifikation am Ellbogengelenk. S.ber. Phys. Med. Soz., Bd. 65/66, S. 229, Erlangen 1933/34.

KOELLIKER, A.: Handbuch der Gewebelehre, Leipzig 1899—1903.

KÜHNE, H.: Zur Physiologie der Epiphyse des Knochens. Zbl. Chir. **77**, 2193—2201 (1952).

— Experimentelle und klinische Studien über das Epiphysenwachstum. Bruns' Beitr. klin. Chir. **197**, 280—294 (1958).

LANGER, K.: Über das Gefäßsystem der Röhrenknochen mit Beiträgen zur Kenntnis des Baues und der Entwicklung des Knochengewebes. Denkschr. Akad. Wiss., math.-nat. Kl. **1876**, 36.

LAURO, A.: Studio radiologico dell' omero umana. Arch. Radiol. (Napoli) **15**, 37—50 (1939).

LAVNER, G.: Osteochondritis dissecans; analysis of 42 cases and review of literature. Amer. J. Roentgenol. **57**, 56—70 (1947).

LEDOUX-LEBARD, R. CHABANEIX et DESSANE: L' importance des variations du squelette dans le diagnostic radiologique des blessures de guerre. Quelques observation relatives an membre supérieur. J. Radiol. Électrol. **1** 689 (1914/15).

LENTZ, W.: Krampfbrüche im Schultergelenk. Klinische und experimentelle Untersuchungen über eine typische Fraktur. Mschr. Unfallheilk. **57**, 11—20 (1954).

LERNER, H. H., M. B. WATKINS, and B. RESNICK: Osteochondritis dissecans of the supratrochlear septum of the humerus. Amer. J. Roentgenol. **55**, 717—721 (1946).

LIPSCHULTZ, O.: The end-results of injuries to the epiphyses. Radiology **28**, 223—232 (1937).

LLOYD-ROBERTS, G. C.: Humerus varus. Report of a case treated bey excision of the acromion. J. Bone Jt Surg. B **35**, 268—269 (1953).

LINDBLOM, K.: Über Frakturen des Sehnenansatzes am Tub. majus und ihr Verhältnis zu Rupturen der Sehnenaponeurose des Schultergelenkes. Acta chir. scand. **88**, 182—192 (1943).

MAATZ, R.: Die Bewertung der Unfallfolgen nach Knochenbrüchen und Verrenkungen im Bereich der Gliedmaßen. In: Das ärztliche Gutachten im Versicherungswesen, Bd. I, S. 377—398. München: Johann Ambrosius Barth 1955.

MALL, F. P.: On the angle of the elbow. Amer. J. Anat. **4**, 391—404 (1904/05).

MANDRUZZATO, F.: Patologia e chirurgia del processo sopraepitrocleave dell'omero. Chir. Organi Mov. **24**, 123—132 (1938).

MARCONI, S.: Sull'omero varo. Arch. Ortop. (Milano) **56**, 600—616 (1941).

MARIQUE, P.: Aspect radiographique anormale de la tête humérale. Arch. franco-belges Chir. **31**, 236—238 (1928).

MARTIN, R.: Lehrbuch der Anthropologie, S. 987. Jena: 1914.

MASSERA, L.: Contributo alla conoscenza dell' omero varo digli adolescenti. Ateneo parmense **13**, 81—96 (1941).

MASTROMARINO, A.: A proposito del quadro radiografico del trauma ostetrico dell'arto superiore. Ann. Radiol. e Fis. med. **11**, 306—316 (1937).

MATTI, H.: Die Knochenbrüche und ihre Behandlung. Berlin: Springer 1918.

MAYER, E. G., u. J. ŽAKOVSKY: Anordnung der normalisierten Röntgenaufnahmen. Wien u. Innsbruck: Urban & Schwarzenberg 1950.

MERLINI, A.: L'epicondilite omerale. Arch. Ortop. (Milano) **44**, 546—572 (1928).

MERTENS, H. G., u. H. BADER: Über Wirbelbrüche bei Schockbehandlung. Z. Orthop. **81**, 80—109 (1951).

MICHEL, L.: Le décollement obstétrical de l'épiphyse supérieure de l'humérus. Rev. Orthop. **24**, 201—222 (1937).

MORAES, F. DE.: Sur un cas d'apophyse surépitrochléenne avec manifestation clinique. Rev. Orthop. **36**, 30—34 (1950).

— Décollement obstétrical de l'épiphyse inférieure de l'humérus avec paralysie radiale. Acta orthop. belg. **17**, 5—10 (1951).

MORRISSEY, D. H.: Congenital total hypertrophy of the right upper limb. Riglettanned acromegely. J. Pediat. **42**, 361—364 (1953).

MORTON, H. S., and W. E. CRYSLER: Osteochondritis dissecans of supratrochlear septum. J. Bone Jt Surg. **27**, 12—24 (1945).

MORTON, J. J., and W. W. FRAY: Radiographic appearances about the shoulder joint, with especial reference to cyst-like shadows. Clinical cases. Radiology **28**, 668—672 (1937).

MUNK, A.: Die Kerngröße der Handwurzelknochen und des distalen Unterarmabschnittes bei normalwüchsigen Kindern von der Geburt bis zur Pubertät. Arch. Kinderheilk. **80**, 185—194 (1927).

NEISS, A.: Abrißfraktur eines Proc. supracondylic humerus. Fortschr. Röntgenstr. **83**, 120 (1955).

NIKOLAJEW, A., u. J. RUSTSCHUKLIJEW: Die Veränderungen des Bewegungsapparates bei Tennisspielern. Vestn. Rentgenol. Radiol. **31**, 43—46 (1956).

OPERTI, FR.: Distacchi epifisari ostetrici totali dell'estremitá inferiore dell'omero. Minerva ortop. **4**, 156—160 (1953).

PAITRE, et BRUAS: Apophyses susépitrochléennes et rétraction de l'aponévrose palmaire. Bull. Soc. anat. Paris **94**, 296—298 (1924).

PFÄNDLER, U.: Exostoses multiples cartilagineuses et hérédité. Schweiz. med. Wschr. **1948**, 230—232.

PIETRABISSA, G.: I distacchi epifisari traumatici. Arch. Putti Chir. Organi Mov. **9**, 293—324 (1957).

POMERANZ, M.: Radiographic vignettes; supracondylar process. Bull. Hosp. Jt Dis. (N. Y.) **6**, 80—81 (1945).

PSEK, G.: Neue Aufnahmerichtung bei Brüchen im Bereich des Oberarmhalses. Röntgenpraxis **5**, 827—828 (1933).

QUAIN, J.: Lehrbuch der Anatomie, bearbeitet von E. HOFFMANN. Erlangen: Besold 1869.

RAUBER, A., u. F. KOPSCH: Lehrbuch und Atlas der Anatomie des Menschen, 15. Aufl. Leipzig: Georg Thieme 1939.

RECKLINGHAUSEN, F. v.: Untersuchungen über Rachitis und Osteomalazie. Jena: Gustav Fischer 1910.

REIMANN, C.: Traumatische Epiphysenlösungen und ihre Folgezustände. Schweiz. med. Wschr. **1942**, 1, 643—645.

REINHARD, W.: Epiphysenstörungen als Ursache von Deformitäten im Wachstumsalter. Z. med. Mschr. **1**, 49—58 (1947).

RESCANIÈRES, A.: A propos de quinze observations d'ostéo-nécrose aseptique du septum huméral supra-trochléaire. J. Radiol. Électrol. **29**, 626—627 (1948).

— Les corps étrangers solitaires de la région septale du coude (arthrophytes et ostéonécrose aseptique du septum supratrochléen). Rev. Orthop. **35**, 443—456 (1949).

RICARD, P.-M.: Ostéochondrome énonue de l'humérus. Désarticulation interscapulo-thoracique. Un. méd. Can. **64**, 666—675 (1935).

RIEDINGER, J.: Die Varietät im Schultergelenk. Dtsch. Z. Chir. **54**, 565—575 (1900).

ROBIN, G. C., and S. S. KEDAR: Separation of the upper humeral epiphysis in petuetory gigantism. J. Bone Jt Surg. A **44**, 189—192 (1962).

ROEDER, K.: Beiträge zur Konstitutionspathologie der multiplen kartilaginären Exostosen. Diss. med. Zürich 1929.

ROSTOCK, P.: Corpus mobile im Foramen supratrochleare humeri. Dtsch. Z. Chir. **215**, 412—416 (1929).

ROSTOCK, P.: Verknöcherung der Tricepssehne. Zbl. Chir. **1932**, 2544—2545.

ROUX, W.: Anpassung, Histomechanik, Histochemie. Virchows Arch. path. Anat. **209**, 168—209 (1912).

RUCKENSTEINER, E.: Die normale Entwicklung des Knochensystems im Röntgenbild. In: Radiol. Praktika, Bd. XV. Leipzig: Georg Thieme 1931.

SAMSON, J. E.: Exostose géante de l'extrémité supérieure de l'humérus. Rev. Orthop. **21**, 234—239 (1934).

SAPPEY, PH., C.: Traité d'anatomie déscriptive, Paris: 1867.

SAXL, A.: Über Periostalgien (Epicondylitis humeri, Styloiditis radii u.a.). Arch. orthop. Unfall-Chir. **29**, 184—197 (1931).

SCAGLIETTI, O.: Lesioni ostetriche della spalla. Chir. Organi Mov. **22**, 183—233 (1936).

— The obstertrical shoulder trauma. Surg. Gynec. Obstet. **66**, 868—877 (1938).

SCHEIDTER, FR.: Die Brüche des körpernahen Oberarmendes. Arch. orthop. Unfall-Chir. **39**, 29—50 (1938).

SCHINZ, H.: Vergleichende Anatomie und Phylogenie des Skelettes in ihrer Bedeutung für den Röntgenologen. Radiol. clin. (Basel) **14**, 19—36 (1945).

SCHINZ, H. R.: Das Foramen supratrochleare humeri. Fortschr. Röntgenstr. **29**, 193—200 (1922).

— Die Schulter, eine anatomische und röntgenologische Studie. Arch. orthop. Unfall-Chir. **22**, 352—386 (1924).

SCHMID, F.: Die Handskelettossifikation als Indikator der Entwicklung. Ergebn. inn. Med. Kinderheilk., **1**, 176—246 (1949).

SCHMID, F., u. L. HALDEN: Die postfoetale Differenzierung und Größenentwicklung der Extremitäten-knochenkerne. Fortschr. Röntgenstr. **71**, 975 (1949).

—, u. E. HOFFMANN: Die metrische Beurteilung der Handlänge. Fortschr. Röntgenstr. **88**, 450—452 (1958).

— N. HOMMA u. E. HOFFMANN: Zusammenhänge zwischen Handwurzel, Kernentwicklung und Körperlänge. Fortschr. Röntgenstr. **88**, 447—450 (1958).

—, u. A. KÜNLE: Das Längenwachstum der langen Röhrenknochen in Bezug auf Körperlänge und Lebensalter. Fortschr. Röntgenstr. **89**, 350—356 (1958).

SCHMID, FRZ., u. G. WEBER: Röntgendiagnostik im Kindesalter. (Ossifikation.) München: J. F. Bergmann 1955.

SCHNEK, F.: Röntgendiagnostik der Knochenverletzungen. Wien: Wilhelm Maudrich 1932.

SCHOEN, H.: Medizinische Röntgentechnik, Teil I. Stuttgart: Georg Thieme 1952.

SCHÜTZE, C.: Zum Problem der Humerus-Kopfatrophie. Arch. orthop. Unfall-Chir. **56**, 91—99 (1964).

SCHULTE, E.: Seltene Skelettanomalie am Schultergürtel. Fortschr. Röntgenstr. **92**, 225—226 (1960).

SCHWANDTKE, D.: Beitrag zur Kenntnis über Mißbildungen der oberen Extremität. Z. Anat. Entwickl.-Gesch. **108**, 719—725 (1938).

SEIFERT, E.: Einige Fehlbildungen im Schultergelenk (Humerus varus-Schulterblatthochstand.) Fortschr. Röntgenstr. **43**, 620—624 (1931).

SICARD, A.: Paralysie radiale secondaire par inclusion du nerf dans un cal de l'humérus. Mém. Acad. Chir. **76**, 57 (1950).

SIPOS, J.: Luxationsfraktur des anatomischen Oberarmhalses durch Strom. Zbl. Chir. **81**, 2304—2309 (1956).

SNODGASS, L. E.: Bilateral fracture of the anatomical neck of the humerus. Amer. J. Roentgenol. **36**, 310—311 (1936).

STETTNER, E.: Über die Beziehung der Ossifikation des Handskelettes zu Alter und Längenwachstum bei gesunden und kranken Kindern von der Geburt bis zur Pubertät. Arch. Kinderheilk. **68**, 342—368, 439—466 (1920/21); 69, 27—62 (1921).

STOCKS, P., and A. BARRINGTON: Hereditary disorders of bone development. I. Treas. hum. Inherit. **22**, (1925).

STROPENI, L.: Omero varus da rottura spontanea di cisti ossea metafisaria. Contributo alla conoscenza del cosidetto „omero varo exenziale" degli adelescenti. Chir. Organi Mov. **12**, 531—544 (1928).

STUCKE, K.: Chirurgische Komplikationen bei der Elektrokrampfbehandlung. Bruns' Beitr. klin. Chir. **181**, 1—12 (1950).

SVOBODA, M.: Knochenfrakturen bei Hoemophilie. Fortschr. Röntgenstr. **103**, 314—319 (1965).

TANDLER, J.: Lehrbuch der systematischen Anatomie, 2. Aufl, 1. Bd. Leipzig: F. C. W. Vogel 1926.

TENEFF, ST.: Errors in the treatment of the upper end of the humerus and their consequences. J. int. Coll. Surg. **30**, 628—637 (1958).

TERRY, R. J.: A study of the supracondyloid process in the living. Amer. J. phys. Anthrop. **4**, 129—139 (1921).

TESTUT, L.: L'apophyse sus-epitrochléarieu chez l'homme. Int. Mschr. Anat. Physiol. (Lpz. **6**, 391—401 (1889).

THOMPSON, FR. R., and E. M. WINAUT: Unusual fracture-subluxations of the shoulder joint. J. Bone Jt Surg. A **32**, 575—582 (1950).

TIRA, P. L.: Su di un caso di frattura bilaterale della piccola tuberosità dell'omero. Bell. Soc. med.-chir. Pavia **65**, 755—761 (1951).

TORPPI, P.: Über Frakturen am oberen Humerusende. Eine klinische, röntgenologische und experimentelle Untersuchung. Ann. Chir. Gynaec. Fenn. **48**, Suppl. 83 (9), 1—164 (1959).

TURCO, A.: Contemporaneo varismo bilaterale dell' omero e del femore. Boll. Soc. e. mem. piemont. Chir. **4**, 1064—1071 (1934).

VALENTIN, B.: Zur Kenntnis der Geburtslähmung (DUCHEIME-ERLE) und der dabei beobachteten Knochenaffektionen. Arch. orthop. Unfall-Chir. **19**, 111—156 (1921).

VALERIO, V., e U. GARGIULO: Considerazioni sulle fratture della metafisi prossimale dell' omero nell' età giovanile. Minerva ortop. **9**, 413—422 (1958).

VENEZIAN, E.: Il forame sopratrocleare dell' omero. Bull. Atti d.r. Accad. med. **53**, 326—329 (1927).

VOGT, E. C., and V. S. VICKERS: Osseous growth and development. Radiology **31**, 441—444 (1938).

WACHSMUTH, W.: Zur Hyperextension des Ellenbogengelenkes. Dtsch. Z. Chir. **240**, 96—100 (1933).

WIEDERSHEIM, R.: Über die Entwicklung des Schulter- und Beckengürtels. Anat. Anz. **4**, 428—441 (1889).

— Der Bau des Menschen. Freiburg—Leipzig: Akadem. Verlagsbuchhdlg. v. Mohr 1893.

ZONTSCHEW, P.: Ein seltener Fall von kongenitaler Anomalie der oberen Gliedmaßen. Zbl. Chir. **83**, 1976—1978 (1958).

ZUKSCHWERDT, L.: Processus supracondyloideus humeri und Foramen supracondyloideum. Fortschr. Röntgenstr. **40**, 79 (1929).

ZUPPINGER, H.: Die Dislokation der Knochenbrüche. Bruns' Beitr. klin. Chir. **49**, 26—27 (1906).

— Über die mechanischen Vorgänge beim Brechen der Diaphysen der Röhrenknochen. Bruns' Beitr. klin. Chir. **52**, 301—332 (1907).

—, u. TH. CHRISTEN: Allgemeine Lehre von den Knochenbrüchen. Leipzig 1913.

E. Schultergelenk

Von

G. Viehweger

Mit 38 Abbildungen

I. Zur Anatomie des Schultergelenkes

Das Schultergelenk (Articulatio humeri) stellt die gelenkige Verbindung der oberen Extremität mit dem Schultergürtel dar. Es ist das beweglichste Kugelgelenk des menschlichen Körpers. Die artikulierenden Knochen sind Humerus und Schulterblatt. Ihre Gelenkflächen sind der Humeruskopf und die Schultergelenkpfanne.

Die Größe dieser Gelenkflächen weist einen erheblichen Unterschied auf. Die Fläche des Humeruskopfes ist nämlich etwa viermal größer als die des Schulterblattes, wodurch ein so großer Bewegungsumfang nach allen Seiten hin erst ermöglicht wird. Durch zwei weitere Umstände wird der Bewegungsumfang des Armes noch gesteigert: 1. dadurch, daß der Schultergürtel selbst eine große Beweglichkeit besitzt (v. Lanz-Wachsmuth, 1935; Iparraguire, 1937; Mollier, 1899) — Lerch (1949) spricht von einem claviculo-scapulo-thorakalen Gelenksystem — und 2. dadurch, daß sich das Schultergelenk am äußersten Bereich des Schultergürtels befindet.

Die fast allseitige freie Bewegung des Armes wird lediglich nach cranial von dem den Humeruskopf überragenden Acromion und nach medial vom Rumpf eingeschränkt. Diese anatomischen Verhältnisse bedingen, daß Verletzungen im Bereich der Schulter (Luxationen, Ausrisse, Frakturen) relativ häufig vorkommen.

Die Schulterregion stellt daher für die Röntgendiagnostik ein zusammenhängendes, wichtiges Untersuchungsgebiet dar. Die hierbei angefertigten Röntgenaufnahmen werden allgemein als Schultergelenkaufnahmen bezeichnet, wobei es jedoch gilt, pathologische Veränderungen sowohl an den gelenkbildenden Skeletbezirken, als auch an den gleichzeitig mit dargestellten anschließenden Knochenabschnitten festzustellen bzw. auszuschließen.

Den gelenkbildenden Knochen sind eigene Kapitel gewidmet (Humerus S. 307, Scapula S. 398). In diesem Kapitel sollen im wesentlichen die Röntgenanatomie und die traumatischen Veränderungen des Gelenkes selbst abgehandelt werden. Es gilt hierbei zu unterscheiden zwischen dem, was das Gelenk unmittelbar betrifft und dem, was wir auf den Röntgenaufnahmen zwar mit dargestellt bekommen, was jedoch mit dem Schultergelenk selbst nichts zu tun hat.

Auch diese bewußt scharfe Abgrenzung wird es nicht vermeiden lassen, daß gewisse Wiederholungen und Überschneidungen mit den Ausführungen in dem vorangegangenen Kapitel und dem folgenden eintreten.

Wir müssen uns darüber klar sein, daß wir in der Röntgenologie zwar von einem Gelenk und Gelenkaufnahmen sprechen, in Wirklichkeit aber das Gelenk selbst röntgenologisch nicht bzw. nur sehr unvollkommen darstellen können. Selbst wenn wir von einem Gelenkspalt sprechen, ist darunter nicht der Gelenkspalt im anatomischen und funktionellen Sinne zu verstehen. Wir erfassen im Röntgenbild nur die gelenkbildenden Knochen. Die übrigen Teile des Gelenkes, wie der Gelenkknorpel und der Kapsel-Bandapparat stellen sich normalerweise auf einer Röntgenaufnahme *nicht* dar. Erst wenn sie pathologische Veränderungen erfahren haben (Verkalkungen, Lufteintritt, Flüssigkeitsansammlungen) oder wenn wir zu speziellen Untersuchungsverfahren greifen (Arthrographie), erschließen sie sich teilweise einer röntgenologischen Darstellung.

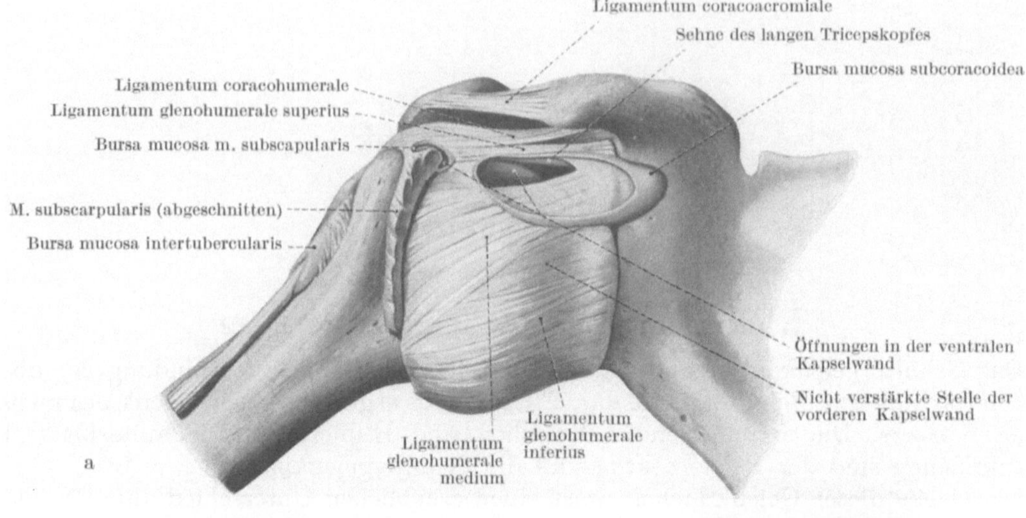

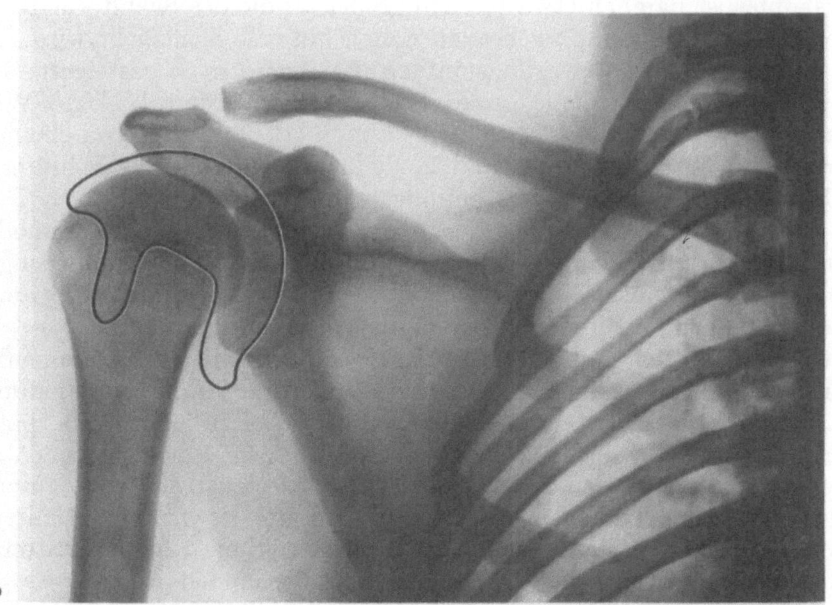

Abb. 1 a u. b. a Vordere Kapselwand mit Verstärkungsbändern und den regelmäßig mit dem Gelenk zusammenhängenden Schleimbeuteln (aus v. LANZ-WACHSMUTH, Praktische Anatomie, 1935). b Grenze des Gelenk-Innenraumes eingezeichnet in Röntgenaufnahme

Der auf den Röntgenaufnahmen sichtbare „Gelenkspalt“ besteht aus den beiden, am Schultergelenk etwa 1—2 mm dicken Gelenkknorpeln und aus dem eigentlichen Gelenkspalt, der einen mit Synovia gefüllten capillaren Spalt darstellt. Um die Pfanne selbst verläuft eine 4—6 mm breite Gelenklippe aus Faserknorpel, das Labrum glenoidale, durch das die Gelenkfläche der Pfanne vergrößert wird. Es liegt noch innerhalb des Kapselansatzes, so daß dieser Lippenrand als freier Wulst in den Gelenkraum vorspringt.

Der wahre Gelenkspalt stellt sich im Röntgenbild nur ausnahmsweise als feine Luftsichel dar (MAGNUSSON, 1937). Nach Untersuchungen von NORDHEIM (1938) kann er bei Kindern dargestellt werden, indem ein starker Zug auf das Gelenk ausgeübt wird.

Die Kapsel, welche die anatomische Gelenkgrenze darstellt, ist sehr schlaff und weit. Sie ist so geräumig, daß sie sogar noch einen zweiten Oberarmkopf aufnehmen könnte. Sie entspringt am Rand der Schultergelenkpfanne, an der Außenseite der Gelenklippe und setzt am Humerus am Collum anatomicum an. Tuberculum majus und minus liegen somit außerhalb des Gelenkes. Die Kapsel überbrückt den Anfangsteil des Sulcus inter-

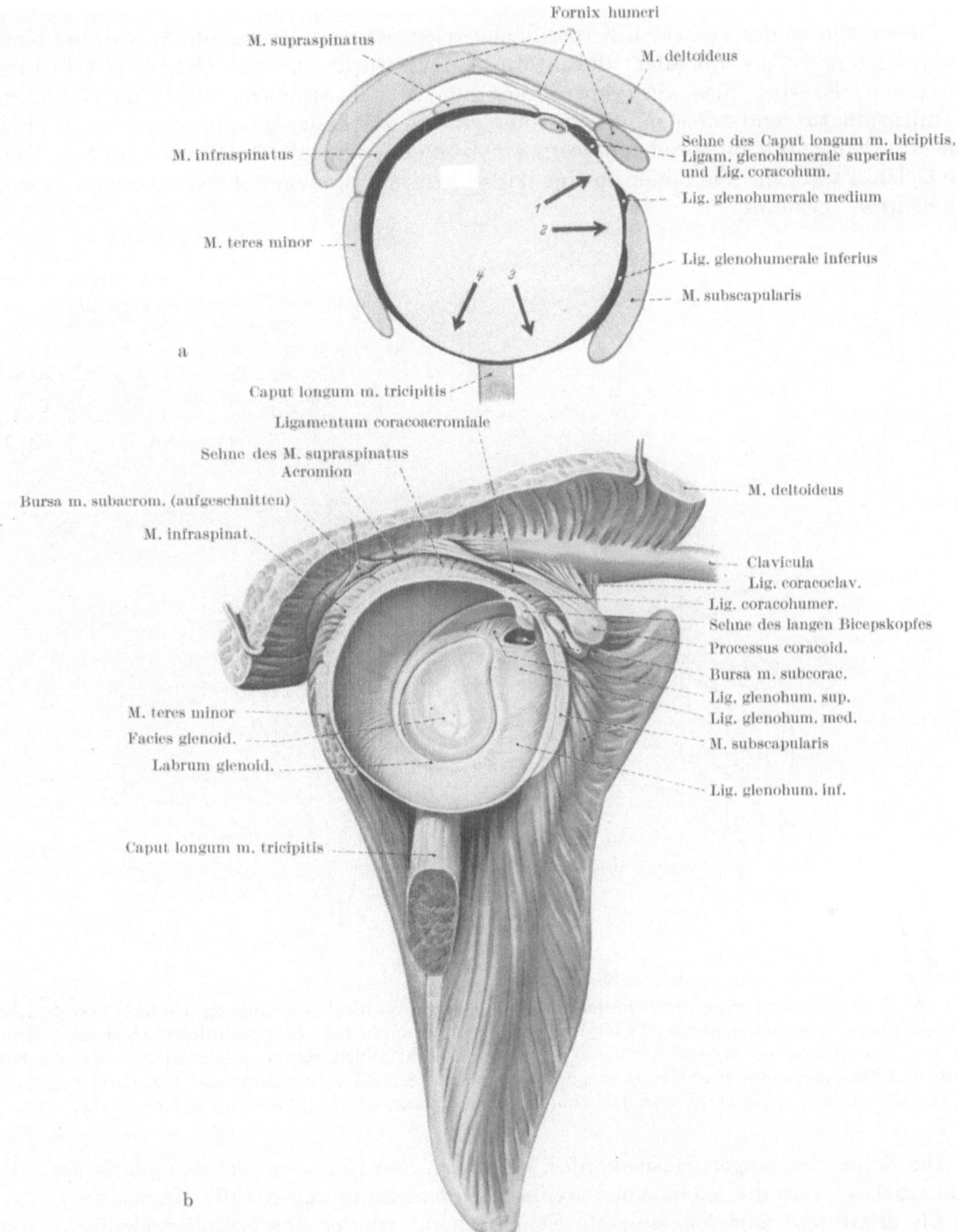

Abb. 2a u. b. Schultergelenk (Querschnitt). a Aktive und passive Schutzeinrichtungen. Schwache Kapselpunkte. b Querschnitt durch die Kapsel (aus v. LANZ-WACHSMUTH, Praktische Anatomie, 1935)

tubercularis und wandelt ihn in einen kurzen Kanal um. Im Bereich der Axilla ist die Kapsel nach caudal besonders weit und faltenreich und bildet hier den Recessus axillaris. Eine weitere Ausstülpung des Gelenkraumes stellt der röhrenförmige Ausläufer um das Caput longum des M. biceps dar. Es besteht regelmäßig eine Verbindung zu der die Sehne des M. subscapularis umgreifenden Bursa subscapularis, die ihrerseits häufig mit der Bursa subcoracoidea — zwischen der Wurzel des Rabenschnabelfortsatzes und dem oberen Rand des M. subscapularis — kommuniziert (Abb. 1a und b).

Neben den an der ventralen Kapselfläche gelegenen Bändern (Abb. 2) wird die Kapsel des Schultergelenkes vor allem durch Muskeln verstärkt, die das Gelenk fast lückenlos umgreifen. Es sind dies der ventral liegende M. subscapularis, die dorsal gelegenen M. infraspinatus und teres minor und der cranial ziehende M. supraspinatus. Während nur ein kleiner Teil ihrer Sehnenfasern am Humerus ansetzt, strahlt der größere Teil in die Gelenkkapsel ein. Sie bilden so eine derbe, kräftige Bindegewebsplatte, auch „Sehnenaponeurose" genannt.

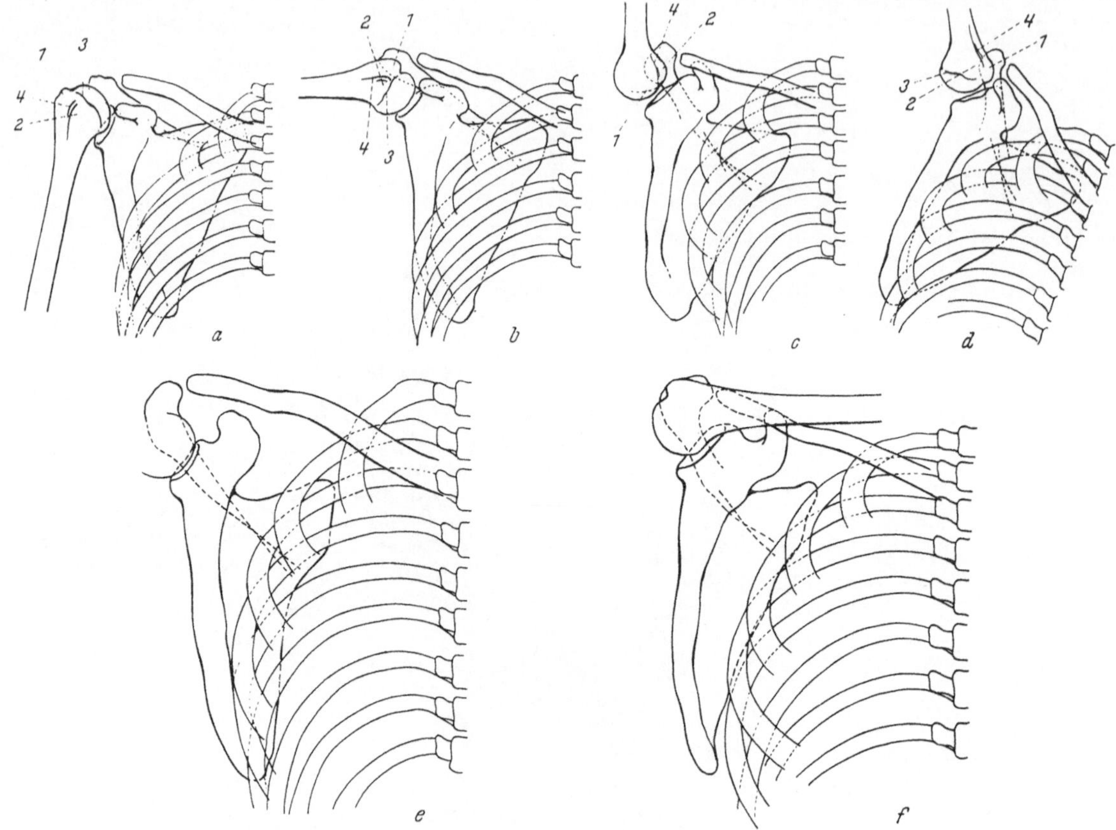

Abb. 3a—f. Stellungsänderung des Schulterblattes und der Clavicula bei Bewegungen des Armes. *1* Tuberculum majus; *2* Tuberculum minus; *3* Collum anatomicum des Humerus; *4* Sulcus intertubercularis. a Mittelstellung. b Abduktion des Armes. c Elevation (Humerus leicht außenrotiert). d Elevation in Mittelstellung (nur bei Mitbewegung der Wirbelsäule möglich). e Anteversion. f Überkreuzung des horizontal gehaltenen Armes nach links. (Aus H. SCHINZ, Die Schulter, eine anatomische und röntgenologische Studie, 1924)

Die Sehne des langen Bicepskopfes, die durch den Sulcus intertubercularis über den Humeruskopf verläuft, stellt einen weiteren Verstärkungszug für die Kapsel dar.

Als dritte und zugleich äußerste Schutzschicht ist der das Schultergelenk von drei Seiten umfassende M. deltoideus anzusehen.

Der anatomische Bau des Schultergelenkes verhindert, daß sich unter normalen Bedingungen die artikulierenden Flächen gegeneinander verschieben.

Für die Röntgenuntersuchung ist es auch wichtig, die Mitbewegung des Schulterblattes zu berücksichtigen und zu beachten. Sie ermöglicht nicht nur eine Steigerung des Bewegungsumfanges des Armes, sondern stellt seine Gelenkpfanne immer in die Richtung der größten Belastung ein. Diese Mitbewegung tritt bereits ein, bevor die Endstellungen im Schultergelenk erreicht werden. So werden z. B. beim Abduzieren des Armes zur Horizontalen bereits bei den letzten 10—20° auch Scapula und Clavicula mitbewegt. Diese Mitbewegungen des Schultergürtels bedingen natürlich zusätzliche Bewegungen im Sternoclaviculargelenk und im Acromioclaviculargelenk, die dabei von der Muskulatur, den Bändern und dem äußeren Druck gesteuert werden (IPARRAGUIRE, 1937). Für das Schultergelenk selbst bedeutet die Mitbewegung bei den verschiedenen Bewegungen des Armes im Schultergelenk somit ein fortwährendes Wandern auf dem Thorax. Die Stellungsänderungen der Knochen im Acromio-Claviculargelenk sind auf dem Röntgenbild am wenigsten ausgeprägt, während im Sterno-Claviculargelenk die Stellungen der Clavicula schon besser erkannt werden können (Abb. 3).

II. Röntgendarstellung und Aufnahmetechnik

Hauptaufgabe der Röntgenuntersuchung des Schultergelenkes ist der Nachweis von Veränderungen an den gelenkbildenden Knochen und ihrer Umgebung, sowie die Beurteilung der Gelenkstellung. Die gebräuchlichste und zugleich älteste Röntgenaufnahme,

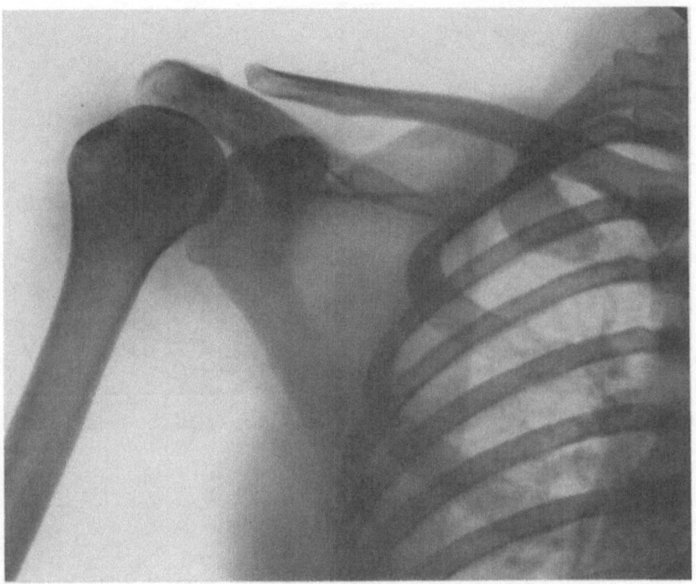

Abb. 4. Schultergelenkaufnahme bei Innenrotation (Unterarm und Hand lagen auf dem Bauch). Crista tuberculi minoris überschneidet die Kopfkontur

welche lange Zeit als einzige zur Befunderhebung benutzt wurde, ist die im sagittalen Strahlengang.

Sie wird im allgemeinen im ventro-dorsalen Strahlengang am liegenden Patienten angefertigt. Der Arm liegt dabei entweder gestreckt dem Körper an, wobei die Handfläche nach ventral (oben) zeigt oder aber der Unterarm ist im Ellenbogengelenk gebeugt, so daß die Handfläche nach cranial gerichtet ist. Eine derartige Aufnahme ergibt eine Aufnahme in Mittelstellung. Hierbei wird das Tuberculum majus am proximalen Humerusabschnitt randbildend. Die Form des Humeruskopfes und des Tuberculumgebietes ist, wie bereits im Humeruskapitel ausgeführt, von der Stellung des Armes abhängig, was aus Abb. 3 des genannten Kapitels ersichtlich ist. Leider wird die Armstellung nicht immer entsprechend beachtet. Vielfach werden Unterarm und Hand der aufzunehmenden Seite auf das Abdomen gelegt, wodurch eine Innenrotation des Humerus erfolgt (Abb. 4).

Die Durchführung der sagittalen Aufnahme ist unterschiedlich beschrieben worden. Während einige Autoren den Patienten flach auf den Tisch legen (JANKER, 1958; MAYER und ZAKOWSKY, 1950) und höchstens ein Flachpolster unter den Kopf legen, werden von anderer Seite (SCHINZ, 1924) Oberkörper und Kopf auf ein Keilkissen von etwa 45° gelagert. FERGUSSON (1934) modifiziert diese Aufnahme, indem er sie bei einer Anhebung der Gegenseite von 30—40° und Supination des Armes durchführt. Die verschiedenen angegebenen Lagerungen sind letztlich dadurch bedingt, daß bei normaler Rückenlage die an die Ränder beider Schultergelenkpfannen angelegten Ebenen miteinander einen nach dorsal offenen Winkel von etwa 80—90° bilden (Abb. 5). Mit anderen Worten, die Gelenkfläche der Pfanne ist um etwa 30—40° nach ventral gedreht. Bei der Einstellung zur Aufnahme ist daher darauf zu achten, daß entweder durch Drehung des Patienten oder durch Drehen oder Verschieben der Röhre der Röhrenfocus in der oben erwähnten, an die Pfannenränder angelegten Ebene liegt. Ist dies einigermaßen der Fall, dann ist sogar eine Abwinkelung der Röhre, gleich in welcher Richtung, für die Darstellung des Gelenkspaltes belanglos.

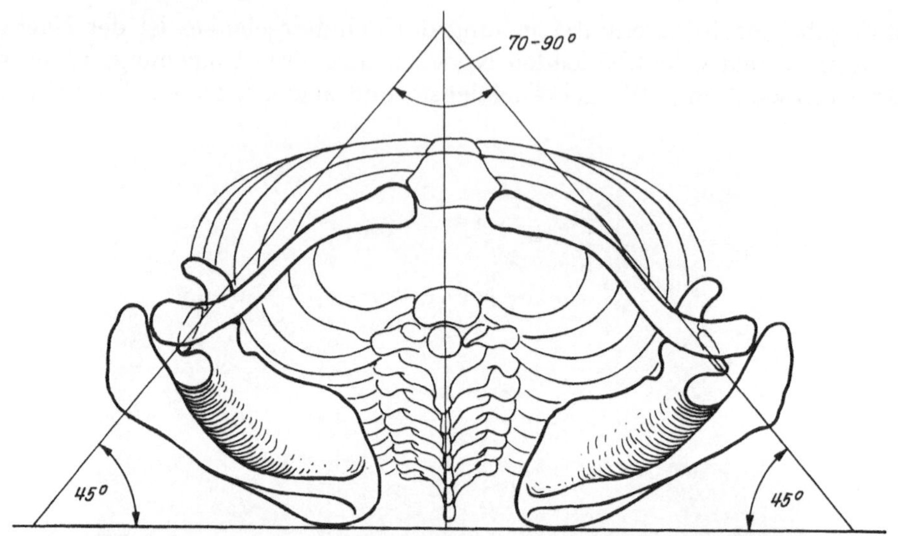

Abb. 5. Stellung der Schulterblattgelenkflächen zur Auflagefläche beim liegenden Patienten

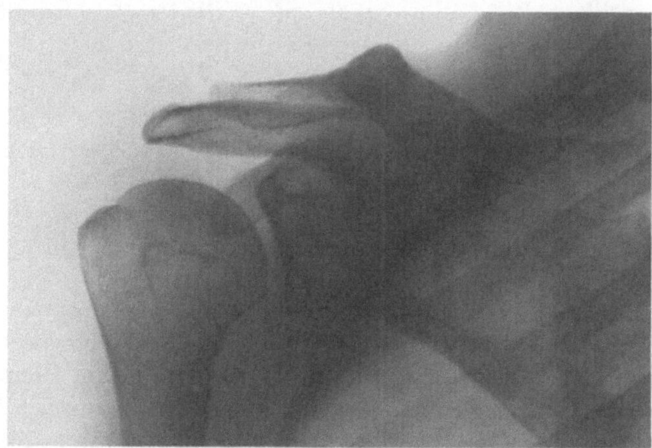

Abb. 6. Die exakte Darstellung des Schultergelenkspaltes bedingt eine starke Verzeichnung von Clavicula und Scapula

Hierbei ist zu berücksichtigen, daß die Stellung der Scapulagelenkfläche nicht nur von der Drehung des Patienten bestimmt wird, sondern auch von der Stellung der Scapula zum Körper (GOUAZÉ, CASTAING, SOUTOUL und CHANTEPIE, 1962). Wird der Oberkörper des Patienten bereits entsprechend gedreht, so kann die Röhre senkrecht über dem Schultergelenk stehen. Andernfalls muß die Winkelstellung, die die Gelenkfläche der Scapula zum Film bildet, durch eine entsprechende Kippung der Röhre nach lateral ausgeglichen werden. Die starke Drehung des Körpers führt einerseits zwar zu einer guten Darstellung der Skeletverhältnisse im Bereich des Gelenkes, jedoch sind Scapula und Clavicula nicht mehr ausreichend beurteilbar (Abb. 6).

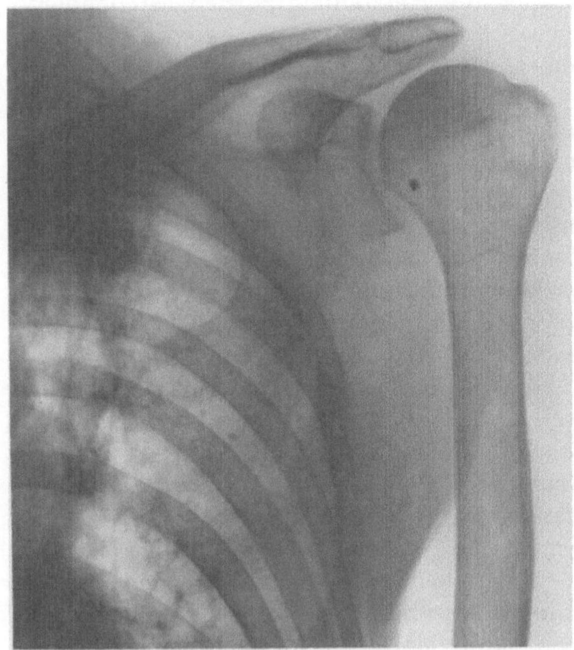

a

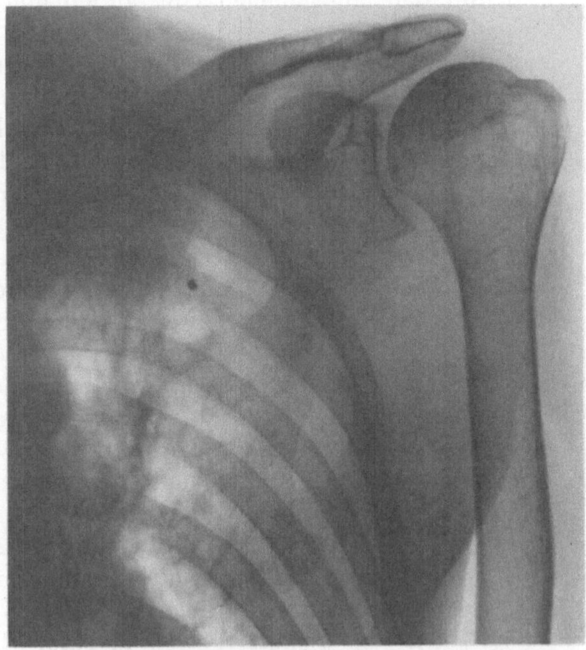

b

c

Abb. 7a—c. Schultergelenkaufnahmen mit Bleimarke. Die Marke zeigt den jeweiligen Fußpunkt des Vertikalstrahles an. Die zur besseren Ausblendung des Objektes jeweils erfolgte Abwinkelung der Röhre wird hier nicht angegeben, da sie bei festgelegtem Fußpunkt des Vertikalstrahles für die Röntgenprojektion ohne Bedeutung ist. Der Focus—Filmabstand betrug 100 cm. In diesem Zusammenhang ist ganz allgemein zu bemerken, daß für die Reproduktion einer Aufnahme in einer bestimmten Röntgenprojektion — sei es durch den Untersucher selbst, sei es durch andere Untersucher — nur der Angabe des Fußpunktes des Vertikalstrahles bedarf, sowie der Mitteilung des Focus—Filmabstandes

Ein Nachteil dieser Technik liegt außerdem darin, daß sich manchmal das Acromion in den Humeruskopf projiziert. Um den Raum zwischen diesen beiden Knochen klar darzustellen, empfahlen deshalb Moser und Schürch (1939), die Röntgenröhre um 25° nach cranial zu kippen.

Nicht nur jede Lageänderung des Aufnahmeobjektes, sondern auch jede Abweichung von der normalen Zentrierung bedingt eine unterschiedliche Darstellung der gelenknahen Abschnitte. Da an der Schulter ein äußerlich gut erkennbarer Zentrierungspunkt fehlt, ist die Einstellung nicht immer ganz exakt möglich. Die Projektionsunterschiede entstehen vor allem durch die Fortsätze der Scapula, nämlich dem Processus coracoideus und der Spina scapulae, welche in verschiedenen filmparallelen Objektebenen liegen. Für das Schultergelenk selbst sind die Projektionsunterschiede auffallend gering. Sie sind in Abb. 7a, b und c dargestellt.

Unter den angegebenen Umständen macht auch die Herstellung zufriedenstellender Vergleichsaufnahmen von beiden Schultern gewisse Schwierigkeiten. Hierzu wurde von MAYER und ZAKOWSKY (1950) eine Aufnahmemethode angegeben. Wir halten die Anfertigung einer derartigen Vergleichsaufnahme im Liegen jedoch für weniger günstig, da sich hierbei die Schultern nach cranial verschieben. Eine Vergleichsaufnahme im Stehen mit einer Kippung der Röhre nach cranial und Zentrierung auf das Jugulum ergibt unserer Ansicht nach besser beurteilbare Vergleichsaufnahmen.

Die Aufnahmen im sagittalen Strahlengang können auch zu funktionellen Untersuchungen beim sitzenden oder stehenden Patienten benutzt werden. So stellte KALLIUS (1932) damit die Distraktionsfähigkeit veralteter kontrakter Schultergelenke verschiedenster Ätiologie fest. Zu diesem Zweck fertigte er zwei Röntgenaufnahmen an: Eine Aufnahme *vor* und die zweite Aufnahme *nach* Belastung des Armes mit maximal 30 kg. Aus dem Grad der Dehnbarkeit der Kapseln und Muskeln glaubte KALLIUS Aufschlüsse zu bekommen, die objektiver und zuverlässiger seien als die Angaben des Patienten hinsichtlich seiner Schmerzen und der Bewegungseinschränkung. FAIRBANK (zit. bei THOMPSON und WINANT, 1958) konnte demgegenüber feststellen, daß eine gesunde Schulter 20 min belastet werden kann ohne daß eine Stellungsänderung des Kopfes eintritt, bei einem geschädigten Schultergelenk tritt demgegenüber eine Subluxation ein. NORDHEIM (1938) benutzte wiederum die sagittale Aufnahme, um nach Belastung des im Ellenbogengelenk abgebeugten und mit Sandsäcken belasteten Armes den wahren Gelenkspalt darzustellen.

Will man das Schultergelenk in einer Ebene darstellen, die senkrecht zu der eben beschriebenen steht, so kommen hierfür zwei Aufnahmerichtungen in Betracht: der seitliche und der axiale Strahlengang. Aus anatomisch-topographischen und aus aufnahmetechnischen Gründen wird die axiale Aufnahme bevorzugt. Sie verlangt jedoch eine Abduktion des Armes — nach Möglichkeit sogar bis zur Horizontalen und bedingt dadurch gleichzeitig eine Stellungsänderung der Scapula, da eine Abduktion bis zur Horizontalen ohne gleichzeitige Mitbewegung des Schulterblattes nicht möglich ist (Abb. 8a und b). Die axiale Aufnahme (Abb. 9) zeigt eine seitliche Darstellung des proximalen Humerusabschnittes und eine axiale des lateralen Scapulagebietes. Der Gelenkspalt ist fast immer gut abzugrenzen.

Über die axiale Darstellungsmöglichkeit hat erstmals PFISTER (1910) berichtet. Er nahm die Aufnahme im Sitzen vor. Der Patient saß mit etwas seitwärts gebeugtem Oberkörper und der Arm war ca. 45° abduziert. Der Film wurde bei cranio-caudalem Strahlengang von einem Keilkissen gegen die Axilla gedrückt, so daß er halb dem Thorax und halb dem Oberarm anlag.

Diese Technik erfuhr von SCHÖN (1935) eine gewisse Modifikation, indem er statt des Keilkissens eine aus strahlendurchlässigem Material hergestellte „Brücke“ benutzt, in derem Bodenteil die plane Kassette eingeschoben wird. Die Ausführungen PFISTERs scheinen aber nicht überall bekannt gewesen zu sein, da ISELIN (1915) diese Arbeit nicht erwähnt, als er eine eigene Methode zur Aufnahme des Schultergelenkes in einer zweiten Ebene bekanntgab. Auch er fertigte die Aufnahmen am sitzenden Patienten an. Der Arm mußte vollkommen waagrecht abduziert werden, wobei sich der Patient mit der Hand des abduzierten Armes an einem Stativ festhielt. Im Gegensatz zu PFISTER erfolgte die Aufnahme jedoch von der Axilla aus, d.h. im caudo-cranialen Strahlengang. Die Kassette lag hierbei auf dem Schultergelenk. Nach den Ausführungen von ISELIN war ALBERS-SCHÖNBERG auch eine derartige Aufnahme bekannt, da er sie als Notbehelf empfahl.

Eine gewisse Modifizierung erfuhr diese Aufnahme dann durch KLOIBER (1919). Da er aus gerätetechnischen Gründen die Aufnahme nicht in der von ISELIN angegebenen Weise durchführen konnte, empfahl er deshalb, sie nicht am sitzenden, sondern am liegenden Patienten zu machen. Die Kassette wurde dabei an die craniale Fläche der Schulterregion angelehnt, durch Drehen des Kopfes zur gesunden Seite hin möglichst weit nach medial geschoben und schließlich mit einem Sandsack fixiert. Der Strahlengang verlief auch bei ihm von caudal nach cranial.

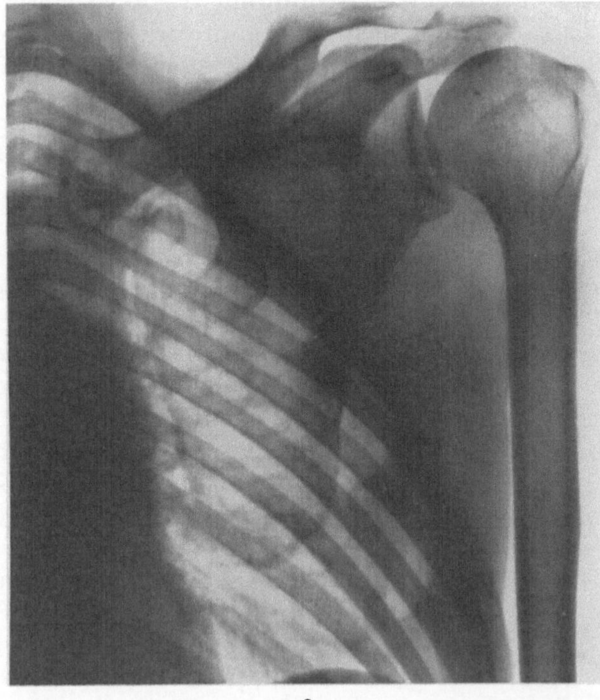

a

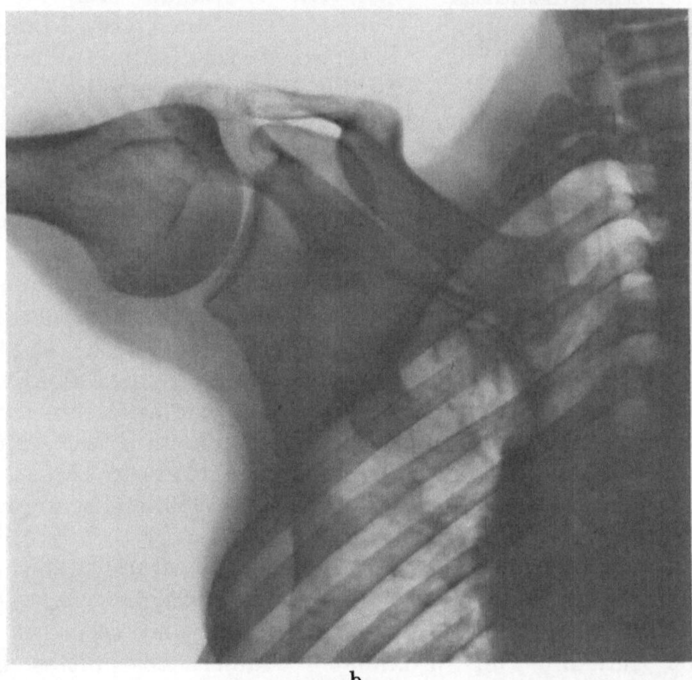

b

Abb. 8a u. b. Stellungsänderung der Schulterblattgelenkfläche zwecks Anfertigung der axialen Aufnahme. a Lagerung für die sagittale Aufnahme. b Lagerung zur Anfertigung der axialen Aufnahme

Zahlreiche Autoren haben wiederholt auf den Wert der axialen Aufnahme für die Diagnostik des Schultergelenkes hingewiesen (Hecker, 1933; Pohl, 1937; Kuklinski, 1938; Knutsson, 1948). Jordan-Narath (1933) entwickelte zu ihrer Anfertigung sogar einen speziellen Apparat.

Beim gesunden Menschen ist die Durchführung der axialen Aufnahme ohne weiteres möglich. Schwierigkeiten können aber dann auftreten, wenn bei Verletzungen oder anderen pathologischen Prozessen der Arm nicht weit genug abduziert werden kann. Die Abduktion kann neben der Auslösung starker Schmerzen, z. B. bei Frakturen, zu einer erheblichen Verschlechterung der Fragmentstellung führen, die Fragmente einer eingekeilten Fraktur können sich lösen oder bei einer frisch eingerenkten Luxation kann der Kopf reluxieren. Dies veranlaßte verschiedene Autoren, warnend auf diese Gefahr hinzuweisen und von der Durchführung dieser Aufnahmen in den Fällen, in denen die oben genannten Gefahren bestehen, abzuraten (DEHNE, 1939; STEHR, 1937; EICHLER, 1941; WARRICK, 1950; WIJNBLADH, 1933). Anderer Meinung sind jedoch BERENT und v. HECKER (1933), die aufgrund ihrer Erfahrungen ausdrücklich betonen, sie könnten den geäußerten Bedenken nicht beipflichten, da sie derartige Komplikationen nie erlebt hätten.

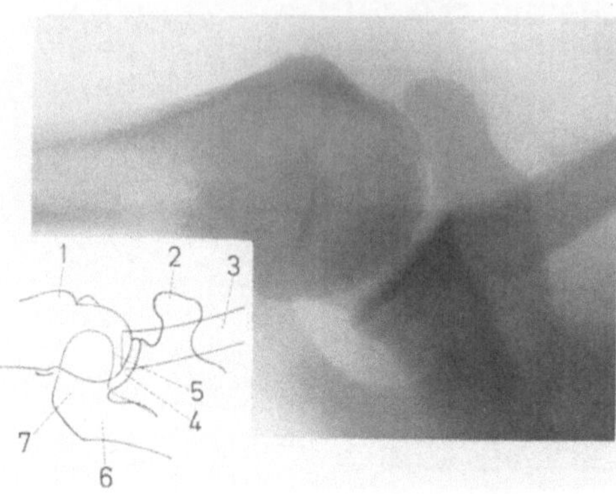

Abb. 9. Axiale Schultergelenkaufnahme. *1* Tuberculum minus; *2* Processus coracoideus; *3* Clavicula; *4* Facies glenoidalis; *5* Caput humeri; *6* Spina scapulae; *7* Acromion

Verschiedene Autoren sahen sich aber trotzdem veranlaßt, unter gewissen Voraussetzungen die axiale Aufnahme aufzugeben und begnügten sich dann lieber mit schwerer deutbaren Röntgenaufnahmen. So empfahl HELLGREN (1952) statt dessen die seitliche per- oder transthorakale Aufnahme, bei welcher der Arm in normaler Stellung am Rumpf verbleiben kann. Der Patient wird lediglich nach der im Stehen oder Sitzen angefertigten sagittalen Aufnahme um 90° gedreht. Diese Technik wurde auch von JORDAN (1935), WOOD (1941) sowie von GHIRARDI und PERASSI (1952) gewählt. Diese Aufnahme ist zwar ohne zusätzliche körperliche Belastung des Patienten durchführbar, jedoch macht die Beurteilung des proximalen Humerusabschnittes und des Schultergelenkes durch Überprojektion von Rippen und Wirbeln erhebliche Schwierigkeiten. DEVOIS und PROUX (1941) stellten diese Aufnahmen daher zur weitgehenden Vermeidung störender Überlagerungen von seiten der Wirbelsäule vor dem Leuchtschirm ein.

Um störende Überlagerungseffekte zu vermeiden, empfiehlt EICHLER (1941) eine sog. tangentiale Aufnahme des Schultergelenkes, bei welcher der Zentralstrahl in der Ebene des Schulterblattes verläuft. Da diese Aufnahme gegenüber der sagittalen Aufnahme praktisch eine Drehung von 90° bedeutet, stellt sie somit eine Aufnahme in der zweiten Ebene dar. Die Schulter wird schräg gegen die Kassette angelehnt, wobei der Arm in dem ruhig stellenden Verband (z. B. Mitella) verbleiben kann. Diese Aufnahme entspricht der seitlichen Aufnahme der Scapula, wie sie von LILIENFELD (1914), GRASHEY (1919) und LORENZ (1917/18) angegeben wurde. WIJNBLADH (1933) stellte die Enface-Projektion der Facies glenoidalis vor dem Leuchtschirm ein.

Um die Abduktion des Armes zu vermeiden regt WARRICK (1950) an, eine schmale Kassette zwischen Oberarm und Thorax so weit als möglich nach cranial zu schieben, den Körper nach der verletzten Seite zu neigen und dann im supero-inferioren Strahlengang eine Aufnahme des proximalen Humerusabschnittes herzustellen. Als Modifikation empfiehlt er, den verletzten Arm etwas nach vorn anlegen zu lassen und auf die auf der Schulter liegende Kassette vom Bereich des Ellenbogengelenkes aus zu zentrieren.

Um genaue Aufschlüsse über die Beschaffenheit des vorderen Pfannenrandes und seiner Nachbarschaft für ein operatives Vorgehen zu erhalten, gab PILZ (1925) eine axiale von ihm „cranio-caudale Aufnahme des Schultergelenkes“ genannte Aufnahme an. Hierbei wird der Patient so gelagert, daß sich die Scapula mit ihrem caudalen Winkel über die Kassette befindet und der Margo lateralis und medialis annähernd senkrecht stehen, während die Spina scapula parallel zum Film verläuft. Die Zentrierung erfolgt auf einen Punkt, der etwa 5—6 cm medial des lateralen Randes des Acromions liegt.

Eine weitere Möglichkeit, die Diagnostik des Schultergelenkes zu verbessern und die genannten Gefahrenmomente zu vermeiden, stellt die Verwendung des stereoskopischen Aufnahmeverfahrens dar, für dessen stärkere Anwendung sich Wijnbladh (1933), Guleke (1934), Stehr (1937), Henrard (1938) und Rendrich und Poppel (1941) eingesetzt haben. Die stereoskopische Untersuchung ist sowohl bei der Erstuntersuchung als auch besonders bei der Kontrolluntersuchung von Vorteil.

Zur Darstellung von Knochenveränderungen im Bereich des Sulcus bicipitalis halten Sachs, Hill und Chuinard (1941) eine tangentiale Aufnahme für die geeignetste, wobei die Aufnahme im caudo-cranialen Strahlengang tangential entlang des Sulcus bicipitalis vorgenommen wird. Die Kassette liegt hierbei der Schulter entsprechend an.

Die röntgenologische Darstellung der bei Schulterverletzungen erfolgten kleinsten Knochenabsprengungen, sowie die Darstellung posttraumatischer Verkalkungen im Bereich der Sehnenansätze des proximalen Humerusabschnittes sind schwierig und es sind hierzu zahlreiche spezielle Einstellungen angegeben worden. So empfehlen Blackett und Healy (1937) zur Darstellung der Ansatzstelle des M. supraspinatus die sagittale Schultergelenksaufnahme mit senkrechter Zentrierung und gleichzeitiger Außenrotation des Armes. Der Ansatz des M. infraspinatus ist ihrer Ansicht nach am besten durch eine sagittale Schultergelenksaufnahme bei Außenrotation und einer um 25° caudalwärts abgekippten Röhre zu erreichen. Das Ansatzgebiet des M. subscapularis ist nach ihnen auf der axialen Aufnahme bei Außenrotation in caudo-cranialer Strahlenrichtung oder bei Innenrotation in cranio-caudaler Strahlenrichtung zu erfassen. Für die Darstellung des M. teres minor hat sich ihnen die sagittale Aufnahme in Bauchlage bei Innenrotation und senkrechter Zentrierung als besonders günstig erwiesen.

Liberson (1937) regte dagegen an, als Ergänzung zur sagittalen Schulteraufnahme, eine zweite Aufnahme mit einer um 45° nach lateral gekippten Röhre zu machen, wobei die Zentrierung auf das Schultergelenk erfolgen soll. Die Erfassung der Abrisse und Verkalkungen hängt bei derartigen Aufnahmen immer von gewissen Zufälligkeiten ab. Aus diesem Grund rieten Howes und Alicandri (1948) zu einem systematischen Absuchen der Tubercula mit einer größeren Anzahl tangentialer Aufnahmen in sagittalem oder axialem Strahlengang. Bosworth hatte ebenfalls schon 1941 auf das systematische Absuchen zur Feststellung derartiger Veränderungen hingewiesen, hierzu jedoch die Durchleuchtung, kombiniert mit Zielaufnahmen, empfohlen.

Zur Darstellung der häufig bei der Luxation am Humeruskopf eintretenden Deformierungen wurden verschiedentlich aufnahmetechnische Hinweise gegeben. Als erste haben Schultze (1914), Seidel (1918) und Thomas (1921) diese Veränderungen auf den Röntgenaufnahmen gesehen und beschrieben. Seidel hat schon damals betont, daß dieser Befund von der Rotationsstellung des Humerus und von der Strahlenrichtung abhängt; ferner wies er darauf hin, daß sich derartige Defekte, häufig auch solche von größerem Ausmaß, röntgenologisch nicht immer nachweisen ließen.

Diese Tatsache veranlaßte Pilz bereits 1925 das Schultergelenk systematisch abzusuchen, wozu ihm die Durchleuchtung am geeignetsten erschien. Anschließend fertigte er in der von ihm als optimal festgestellten Strahlenrichtung Röntgenaufnahmen an. Didiée (1929) erzielte eine gute Darstellung des Defektes bei Aufnahmen, die mit maximaler Innenrotation — Hand in die Hüfte gestützt und Ellenbogengelenk 6—8 cm unterpolstert — in Rückenlage und mit 45° nach cranial gekippter Röhre angefertigt worden waren. Hermodsson (1933) fertigte statt dessen je eine Aufnahme in Außen- und in Innenrotation — letztere mit 45° Rotation — an und kippte die Röhre 15° caudalwärts und lateralwärts. Er ergänzte diese Aufnahmen oftmals noch durch eine tangentiale Aufnahme bei Innenrotation mit caudaler Abkippung der Röhre um 30—40°. Dieser letztgenannten Technik bediente sich auch Adams (1950), wobei er den Arm des Patienten um 60—65° nach innen rotieren ließ.

Gauwerky (1951) empfiehlt die Anfertigung von Zielaufnahmen unter Durchleuchtungskontrolle nach optimaler Einstellung des Defektes. Hierzu hält er besonders zwei Aufnahmerichtungen für geeignet: 1. Eine ventro-dorsale Aufnahme bei innenrotiertem Arm, der gleichzeitig um 30—40° abduziert und retrovertiert ist (Position I), 2. wird — falls möglich — bei senkrecht erhobenem Arm (Hand auf den Kopf gestützt), der Patient vor dem Durchleuchtungsschirm gedreht, bis der meistens an der hinteren Kontur gelegene Defekt randbildend wird.

Die Weichteilveränderungen im Bereich des Schultergelenkes wurden vielfach untersucht (Duplay, 1872; Pfuhl, 1933; Schaer, 1936; Glatthaar, 1939; Lindblom, 1943). Mit der üblichen Belichtungstechnik, wie sie bei Knochenaufnahmen erforderlich ist, lassen sich Weichteilveränderungen nur selten in ausreichendem Maße darstellen. Daher hat Henry 1935 darauf hingewiesen, daß durch sog. ,,weiche Aufnahmen", d.h. Aufnahmen mit niedriger Röhrenspannung, traumatische Veränderungen im Bereich des Tuberculum majus, die häufig erst einige Wochen nach dem Unfall in dem genannten Bereich auftreten, nachzuweisen sind. Zum Nachweis dieser Veränderungen fertigte er entsprechende Aufnahmen an und zwar im sagittalen Strahlengang, wobei der Arm maximal adduziert und nach außen rotiert war. Es gelang ihm dadurch, posttraumatisch aufgetretene Veränderungen nachzuweisen, die sich durch eine vermehrte Dichte in dem dem Knochen anliegenden Weichteilgebiet und in einer Abnahme der Dichte des darunterliegenden Knochengebietes äußern. Ferner fanden sich als Ausdruck von Periostabhebungen feine Zackenbildungen.

Leb erörterte 1952 erneut die Möglichkeiten zur Erweiterung der Röntgendiagnostik der Gelenkerkrankungen. Zur Darstellung der periartikulären Weichteile stellte er etwas überbelichtete Röntgenaufnahmen her, die jedoch nicht voll ausentwickelt wurden. Bei der Analyse der normalen periartikulären Weichteilzone über dem Schultergelenkskopf und dem Tuberculum majus, können mittels des Nativbildes fünf Zonen von unterschiedlicher Dichte gegeneinander abgegrenzt werden. Bei einer Periarthrose kommt es zu einer Homogenisierung der Weichteilstruktur, so daß ein nahezu gleichdichter Weichteilschatten feststellbar ist. Diese Veränderungen sind letzten Endes für die Störung der Gelenksfunktion verantwortlich. Pathologisch-anatomisch handelt es sich um eine Fibrose des sonst lockeren parafascialen Fett-Bindegewebes sowie um Degenerationserscheinungen im subacromialen Nebengelenk und der Sehne des M. supraspinatus (Leb). Diese Veränderungen der Schattendichte im Nativbild sind bei schmerzhafter Schultersteife oftmals das einzige nachweisbare Röntgensymptom.

Die bisher beschriebenen Aufnahmeverfahren dienen dazu, Veränderungen am Skelet der Schulter und an den Weichteilen der Kapsel röntgenologisch zu erfassen. Die Darstellung von Veränderungen im Gelenkinnern ist nur mit Hilfe der Arthrographie möglich. Hierzu wird der Gelenkinnenraum mit Kontrastmittel gefüllt. Man kann sich hierzu sowohl eines gasförmigen (negativen) wie auch eines schattengebenden (positiven) Kontrastmittels bedienen. Die ersten Versuche in dieser Richtung waren die von Borak und Goldhamer (1925), die mit Jodkali-Lösung entsprechende Untersuchungen an Leichengelenken machten und hierbei den Füllungsmodus des Gelenkraumes studierten. Sie konnten feststellen, daß sich am Schultergelenk zuerst der in der Achselhöhle gelegene Recessus gut füllen muß, bevor sich der schüsselförmige Gelenkraum darstellt. Die Luftdarstellung der Gelenke wurde von Oberholzer (1933) und von Dal Lago und Guarinoni (1948) ausgeführt. Bereits 1926 suchte Sievers mittels Jodipin Repositions- und Retentionshindernisse im Schultergelenk festzustellen. Es blieb jedoch zu dieser Zeit immer bei einzelnen Versuchen, da das Kontrastmittel zu Komplikationen führte, wie sie z.T. auch heute noch auftreten. So führte und führt das Kontrastmittel z.B. nicht selten zu Gewebsreizen und langanhaltenden Beschwerden. Da man allgemein mit relativ großen Kontrastmittelmengen arbeitete, wies Böhm (1933) darauf hin, daß zu einer ausreichenden Darstellung der Gelenkverhältnisse meistens keine größeren Kontrastmittelmengen nötig sind. Er kam im allgemeinen mit 1—2 cm^3 Kontrastmittel (35%iges Uroselectan B) aus und erzielte eine ausreichende Darstellung der Gelenkkonturen, so daß damit eine Beurteilung der Epiphysen bei Kindern möglich wurde.

Weitere Kontrastmitteluntersuchungen wurden dann von CODMAN (1934) und später von OBERHOLZER (1938) vorgenommen. Letzter bediente sich sowohl der Luftfüllung (1933) wie auch der Doppelkontrastmethode. PALMER (1939), LINDBLOM (1939) sowie LINDBLOM und PALMER (1939), NEVIASER (1962), POHL (1964) setzten die Arthrographie erfolgreich bei der Diagnostik von Sehnenrupturen ein. AXÉN (1941) hob die Bedeutung dieser Methode bei der Ruptur der Sehnenscheide des Caput longum des M. biceps hervor. Er betonte gleichzeitig, daß normalerweise von der Gelenkhöhle aus eine Füllung der Bursa subacromialis erfolgt, ohne daß eine Verletzung vorausgegangen ist. Von anderen Autoren (FROSTAD, 1942) wurde dies dagegen meistens als Ausdruck eines Zustandes nach Sehnenruptur gedeutet. Über gute Erfolge berichten weiterhin NELSON (1952), HAREIDE (1941) und FROSTAD (1942). Die Arthrographie des Schultergelenkes ist heute im allgemeinen ungefährlich. Sie führte, wie gezeigt werden sollte, zu einer Erweiterung der Kenntnisse über Veränderungen an den Weichteilen des Schultergelenkes, besonders der Kapselruptur, der Ruptur der Muskelaponeurose — vor allem des M. supraspinatus — sowie der Ruptur des Caput longum des M. biceps (DEBEYRE und PATTE, 1963; COTTON und RIDEONT, 1964). ANCIAUX und CLAESSEN (1956) empfehlen die Arthrographie bei allen unklaren Krankheitsbildern im Bereich des Schultergelenkes. REZEK (1938) kam aufgrund seiner Untersuchungen an versteiften Schultern jedoch zu der Feststellung, daß die Arthrographie hierfür weniger geeignet sei.

III. Röntgenanatomie

1. Anatomische Verhältnisse beim Erwachsenen

Humeruskopf und Gelenkfläche der Scapula bilden die knöcherne Grundlage des Schultergelenkes, der Articulatio humeri. Die Anatomie dieser Abschnitte wurde in den entsprechenden Kapiteln ausführlich abgehandelt, so daß auf diese verwiesen wird.

Zur Beurteilung des Schultergelenkes bedient man sich in erster Linie der *sagittalen* Aufnahme in Normalstellung. Hierunter versteht man eine Stellung des Humerus, bei welcher das Tuberculum majus lateral randbildend ist. Durch Rotation des Humerus im Sinne einer Innen- oder Außenrotation ändert sich seine im Röntgenbild erkennbare Form mehr oder weniger stark und ist in den Endstellungen jeweils am stärksten. Bei maximaler Innenrotation ist das Tuberculum minus zur Facies glenoidalis hingewandert und der dorsale Abschnitt des Tuberculum majus mit der hinteren Facette (Ansatz für M. teres minor) dabei lateral randbildend geworden. Bei maximaler Außenrotation liegt das Tuberculum majus dorsal und das spitzwinkelige Tuberculum minus ist an der lateralen Kontur randbildend.

Gleichzeitig ändert sich auch die Form des Humeruskopfes, so daß bei maximaler Innen- bzw. Außenrotation der Kopf eine fast kugelige Form erhält. Die Kenntnis dieser typischen Darstellungen bei den verschiedenen Stellungen des Humeruskopfes ist von größtem diagnostischem Wert, so daß anhand einiger Skizzen das Gesamte nochmals demonstriert werden soll (Abb. 10a, b und c).

Die Facies glenoidalis der Scapula erscheint auf der sagittalen Aufnahme nur selten geradlinig begrenzt. Meistens bildet sie die Form eines regelmäßigen Ovals. Hierbei stellt die medial gelegene Kontur den medial-ventralen Pfannenrand dar und die lateral gelegene wird vom lateral-dorsalen Pfannenrand gebildet. Letzte ist glatt und flachbogig. Der vordere Pfannenrand wird nur bei ganz atypischer Einstellung randbildend. Er weist dann einen etwas ungleichmäßigen Verlauf auf, vor allem im unteren Anteil springt er nach lateral vor, was gelegentlich auch auf der typischen Aufnahme erkennbar ist. Oberer und unterer Pfannenrand verlaufen flachkonvex. Der craniale Abschnitt der Facies glenoidalis kann bei atypischer Projektion von der Spitze des Processus coracoideus sowie von der Spitze der Scapula überlagert sein. Gelegentlich treten hier unter bestimmten

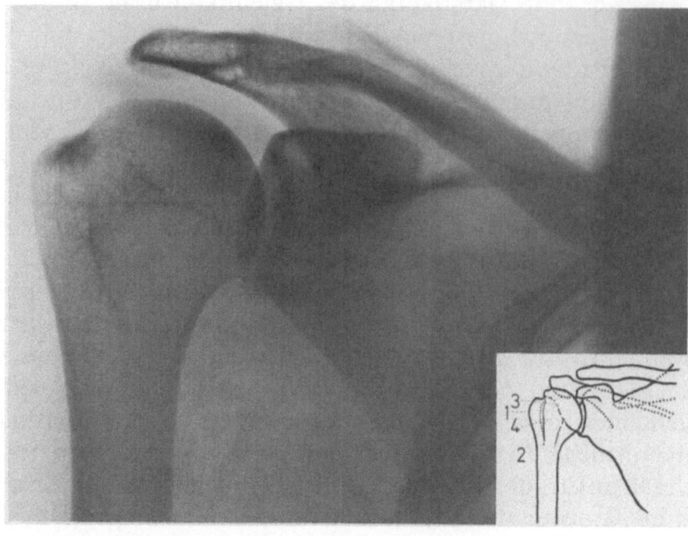

a

Abb. 10a—c. Änderung der Humeruskopfkontur bei Rotation des Oberarmes. *1* Tuberculum majus; *2* Tuberculum minus; *3* Collum anatomicum humeri; *4* Sulcus intertubercularis. a Normalstellung.

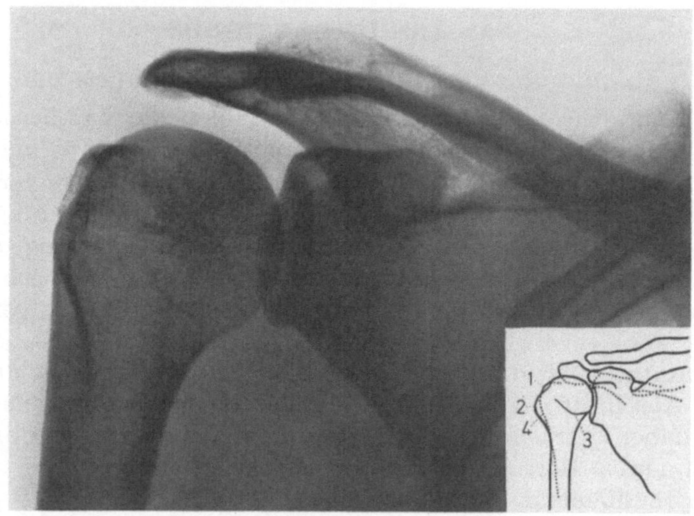

Abb. 10b. Maximale Innenrotation

Projektionsbedingungen auch Aufhellungsfiguren auf, die cystische Veränderungen vortäuschen (ZIMMER, 1934) Abb. 10a und b).

Über den Humeruskopf wölbt sich das flache Acromion, das orthograd getroffen wird. Seine Unterfläche ist geradlinig und glatt begrenzt und projiziert sich vielfach in das craniale Kopfsegment. Die Art der Darstellung des Überganges zur Spina scapulae ist von der gewählten Einstellung abhängig. Der Acromio-Claviculargelenkspalt liegt cranial und lateral der Schulterblattgelenkfläche.

Die axiale Aufnahme bringt ebenfalls eine gute Darstellung des Schultergelenkes. Typisch ist für diese das nach ventral spitzwinklig vorspringende Tuberculum minus bei der Aufnahme in Normalstellung. Die Gelenkfläche der Scapula verläuft von lateral-dorsal nach medial-ventral, der Scapulahals ist gut abzugrenzen. Das Acromion, welches das Schultergelenk cranial bedeckt, projiziert sich auf den gelenknahen Abschnitt des

Humerus und stellt sich übersichtlich mit dem dorsal anschließenden Abschnitt der Spina scapulae dar. Der Processus coracoideus springt von der Scapulahalspartie hakenförmig nach ventral-lateral vor und wird im Basisbereich von der Clavicula überlagert.

Wie SCHINZ bereits 1924 betonte, tritt auch bei der axialen Aufnahme durch verschiedene Rotationsstellungen des Humerus eine unterschiedliche Darstellung des proximalen Humerusabschnittes auf (Abb. 11a, b und c). So kann das in Normalstellung stark nach frontal vorspringende Tuberculum minus bei Innenrotation vollkommen in das Metaphysengebiet zurücktreten und das Tuberculum majus konturbildend werden. Auch bei Außenrotation ist das Tuberculum minus wesentlich kleiner als in Mittelstellung.

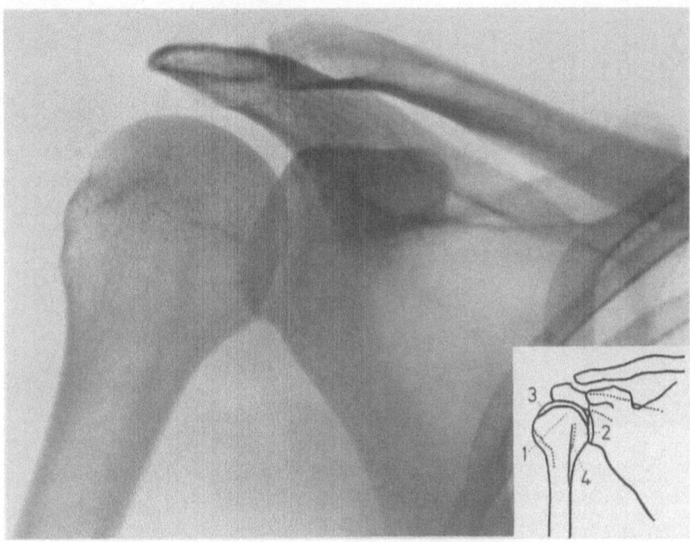

Abb. 10c. Maximale Außenrotation

Auf den axialen Röntgenaufnahmen werden häufig herdförmige Aufhellungszonen im Humeruskopfbereich sichtbar, welche nach lateral von einer flachbogigen Verdichtung begrenzt sind. Wie die Untersuchungen von DYES und TÖPPER (1934) ergaben, stellt die lateral gelegene stärker absorbierende Zone den Übergang der Wand des Humerusschaftes zum Kopf dar. Dieses Phänomen entsteht dann, wenn der Winkel zwischen Zentralstrahl und Humerusachse wesentlich kleiner als 90° ist (Abb. 12a und b).

Die Facies glenoidalis der Scapula ist infolge ihrer Form und der daraus resultierenden Überprojektion des ventralen und dorsalen Randes nicht immer eindeutig zu beurteilen. Anders ist es dagegen beim Humeruskopf. Er ist auf dem Röntgenbild von einer glatten zarten Linie begrenzt. Diese Linie stellt nach den Ausführungen von WEISS (1943) ein komplexes anatomisches Substrat dar. Es besteht einmal aus der *Grenzlamelle* des Knochens, die, wie sich durch histologische Untersuchungen von PETERSEN (1927) und BENNINGHOFF (zit. bei WEISS) nachweisen ließ, an der Fläche zum Knorpel hin kleine zapfenförmige Vorsprünge besitzt, und zum anderen aus den dem Knochen anliegenden, verkalkten Knorpelschichten (STÜCKELBERGER, 1944). Diese verkalkte Knorpelschicht ist so fest in der Grenzlamelle verzahnt, daß eine mechanische Trennung der beiden annähernd gleich dicken Schichten ohne Kontinuitätsverletzung nicht möglich ist. Diesem Aufbau kommt bei der Gelenkfunktion eine große Bedeutung zu. Der oberflächlich gelegene, unverkalkte Gelenkknorpel ist biegsam und formveränderlich. Zur Tiefe hin nimmt dagegen die Elastizität des Knorpels ab, da sein Kalkgehalt immer stärker wird. Somit erfolgt in diesem Gewebe ein Übergang vom Hochelastischen zum Starren (verkalkter Knorpel und unelastischer Knochen).

FREUND wies 1935 darauf hin, daß sich bei Veränderungen der Spongiosa, z. B. bei der Sudekschen Dystrophie, die Kopfkontur zwar verdünnt, sonst aber unverändert erhalten bleibt. Er konnte nachweisen, daß dies mit dem Verschwinden der von einem feinen Randschlingengefäßnetz durchzogenen Grenzlamelle einhergeht. Die im Röntgenbild noch sichtbaren scharfen Konturen sind in derartigen Fällen somit *allein* durch die verkalkte präparatorische Knorpelzone bedingt.

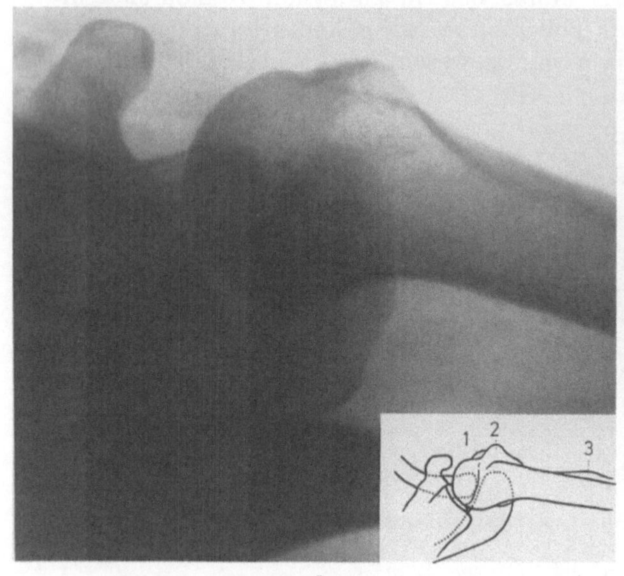

a

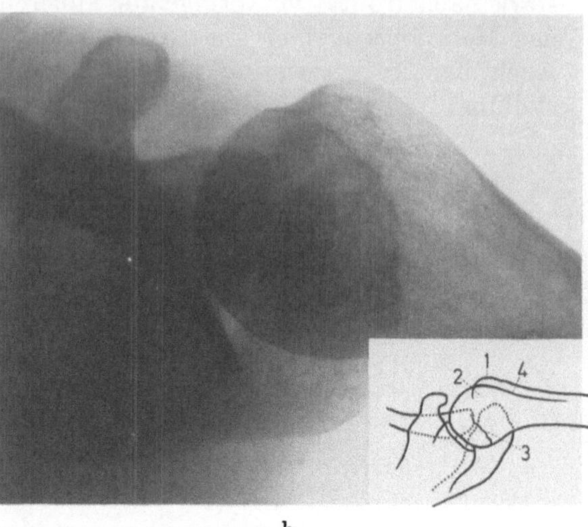

b

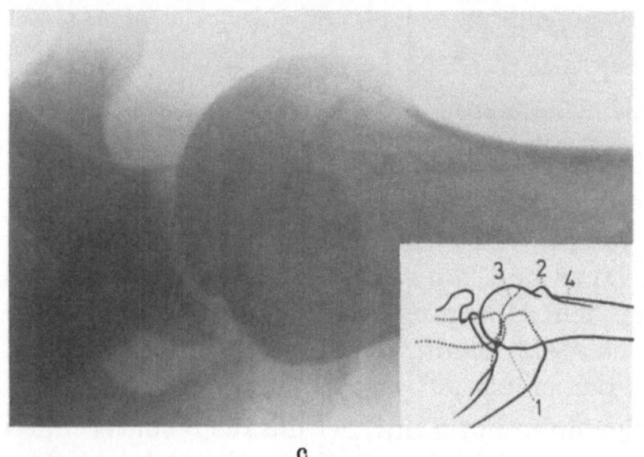

c

Abb. 11a—c. Axiale Aufnahme des Schultergelenkes bei verschiedener Drehung des Oberarmes. *1* Tuberculum majus; *2* Tuberculum minus; *3* Collum anatomicum; *4* Sulcus intertubercularis. a Normalstellung. b Maximale Innenrotation. c Maximale Außenrotation

2. Anatomische Verhältnisse beim Jugendlichen

Das Röntgenbild des Schultergelenkes beim Kind und Jugendlichen weist gegenüber dem von Erwachsenen erhebliche Unterschiede auf. Sie entsprechen dem jeweiligen Entwicklungsstadium des Skeletes und sind damit vom Alter des betreffenden Jugendlichen abhängig (NEHER, 1928; GRASHEY, 1933; LEWIS, 1902). Zur Zeit der Geburt bestehen die gelenknahen Abschnitte des Humerus wie auch der Scapula und das Acromion noch aus Knorpel. Die knöchernen Grenzflächen des Knorpels lassen deshalb zu dieser Zeit auch noch keine Rückschlüsse auf Veränderungen im Gelenk bzw. an den späteren Gelenkgrenzflächen zu. In diesem Stadium ist deshalb die röntgenologische Beurteilung der Gelenkstellung sehr erschwert und nur sehr grobe Fehlstellungen können mit dem Nativbild erfaßt werden. Ist zu diesem Zeitpunkt dringend eine Klärung der Gelenkverhältnisse erforderlich, kann dies nur durch eine Arthrographie ermöglicht werden. Mit Erscheinen des ersten Ossifikationszentrums im Humeruskopf

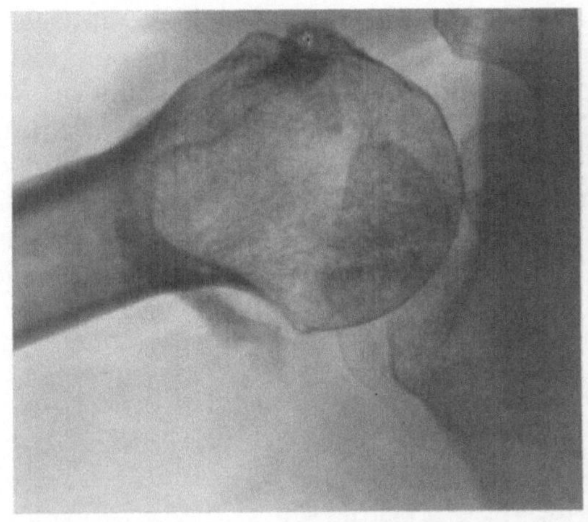

a

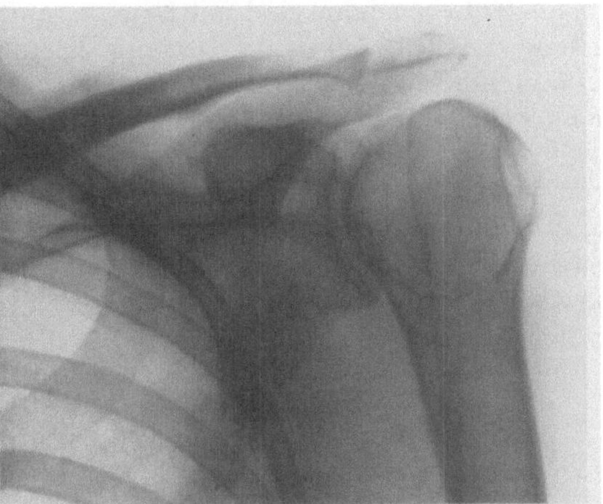

b

Abb. 12a u. b. Große Aufhellungsfigur im Humeruskopf und -halsbereich. a Bei axialer Aufnahme mit geringer Abduktion. b Sagittale Aufnahme bei starker Innenrotation

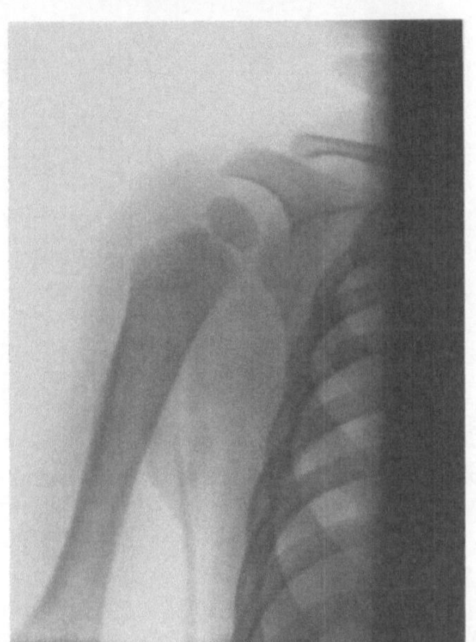

a

Abb. 13a—c. Schulteraufnahmen eines 8 Monate alten Kindes. a Normalstellung. b Innenrotation. c Außenrotation

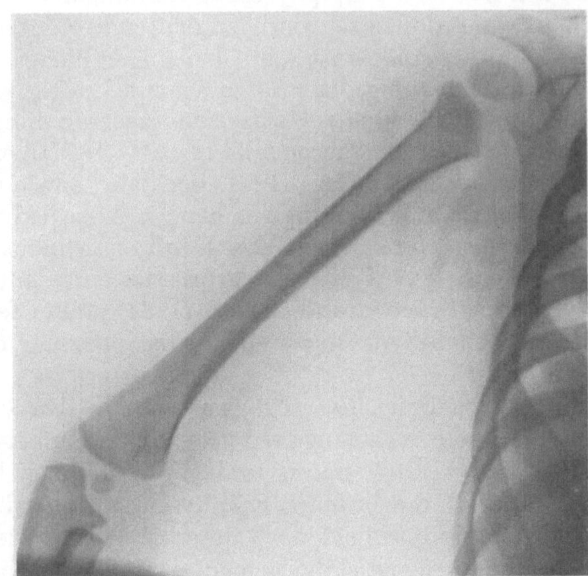

b

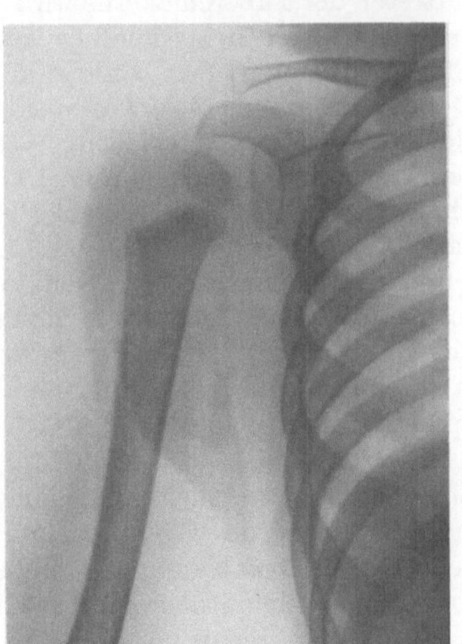

c

(im 1.—2. Lebensjahr) sind mittels Nativaufnahme schon eher Angaben über die Gelenkstellung möglich. Bei Säuglingen und Kleinkindern muß aber unbedingt auf eine exakte Aufnahmetechnik geachtet werden, da der Kopfkern bei Rotation des Humerus sehr leicht Fehlstellungen vortäuschen kann (Abb. 13a, b und c). Eine weitere Täuschungsmöglichkeit ist, wie Abb. 14 erkennen läßt, dadurch gegeben, daß ein Festhalten des Armes, wie es zur Ruhigstellung bei der Aufnahme bei unruhigen Kindern häufig erforderlich ist, zu Subluxationsstellungen führen kann, so daß diese als pathologisch gedeutet werden. Etwa im gleichen Zeitraum bildet sich dann auch das Ossifikationszentrum des Coracoids, das als runder Verschattungsbezirk medial der Schulterblattgelenkfläche liegt.

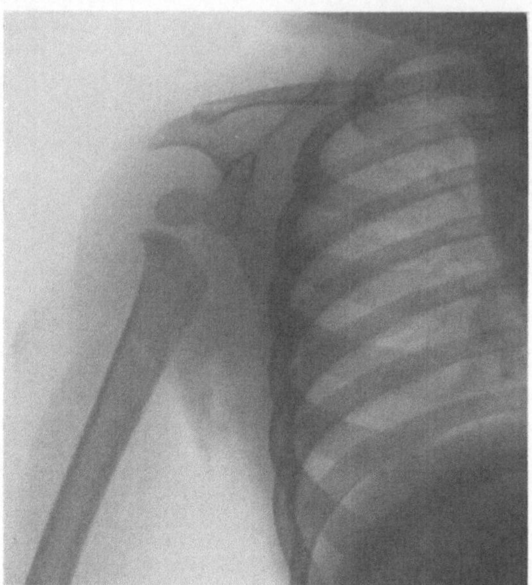

Abb. 14. Schulteraufnahme in Innenrotation desselben Kindes, von dem die erste Aufnahmeserie angefertigt wurde (8 Monate). Wegen der Unruhe des Kindes wurde der Arm festgehalten, das Gelenk wurde durch die Bewegungen des Kindes überdehnt

Während sich im 2.—5. Lebensjahr die Knochenkerne der Tuberculagebiete entwickeln, ist das Gebiet der Gelenkflächen noch wenig knöchern ausgebildet. Mit dem Auftreten der Tuberculakerne wird jedoch das Gebiet der Epiphysenfuge in zunehmendem Maße unübersichtlich, so daß bei atypischen Projektionen schwierig zu deutende Röntgenbefunde auftreten. Das Röntgenbild des Schultergelenkes ist dann bei Jugendlichen im 12.—17. Lebensjahr sehr variabel und geradezu unruhig, da zu den bereits kräftig entwickelten Kernen in der Epiphyse noch zahlreiche kleine Ossifikationszentren hinzutreten: Os infracoracoideum im 10.—12. Lebensjahr, Ossa acromialia im 15.—18. Lebensjahr, weitere Knochenkerne am Processus coracoideus im 16.—18. Lebensjahr, sowie am Rand der Facies glenoidalis im 15.—18. Lebensjahr. Während der ganzen Entwicklung befinden sich innerhalb des Gelenkinnenraumes der laterale Anteil des Os infracoracoideum, welches von der Tuberositas supraglenoidalis bis zur Basis des Processus coracoideus reicht und die Apophysenkerne für den unteren Pfannenrand. SAIGÔ (1931) stellte fest, daß beim Japaner das Auftreten dieser Knochenkerne sowie die Verschmelzung der Epiphysenfugen früher erfolgt als beim Europäer.

Die *Beziehungen der Kapsel* zu den Epiphysenlinien des Humerus sind in den verschiedenen Entwicklungsstadien nicht immer dieselben. Solange am proximalen Humerusende die Kerne des Caput humeri und des Tuberculum majus und minus für sich bestehen, also etwa bis zum 15. Lebensjahr, stimmt die primäre Epiphysenlinie mit dem Collum anatonicum überein, d.h. die primäre Epiphyse liegt noch innerhalb der Kapsel. Nach der Verschmelzung dieser Knochenkerne zu einer einheitlichen sekundären Oberarmepiphyse setzt sich diese jedoch durch eine besonders breite knorpelige Wachstumsfuge vom Schaft ab und wird dadurch für Verletzungen anfälliger. Da die sekundäre Wachstumsfuge im dorsalen Abschnitt noch von der ursprünglichen Epiphysenfuge, ventral dagegen aus dem Apophysenfugenrest der Tubercula gebildet wird, liegt die Kapsel später dorsal in unmittelbarer Nähe der sekundären Epiphyse, ventral dagegen stets relativ weit von ihr entfernt. Im Laufe des weiteren Wachstums wandert die Apophysenfuge mit in das Gebiet des Tuberculum majus hinein, so daß Epiphysenlösungen dann nicht subtuberkulär sondern pertuberkulär verlaufen (v. LANZ-WACHSMUTH, 1935) (Abb. 15).

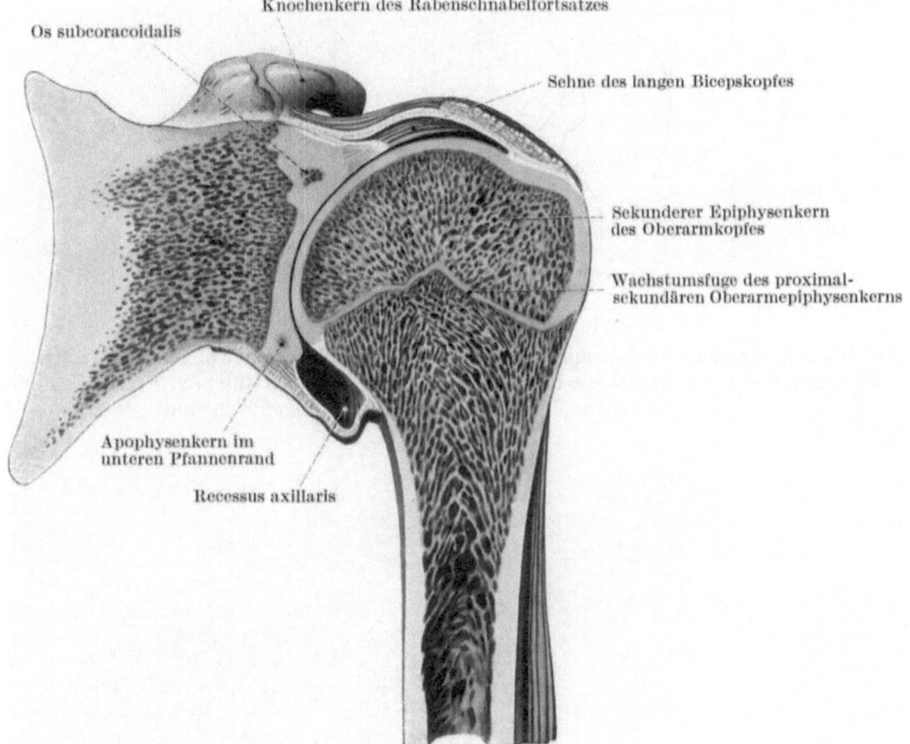

Abb. 15. Kapselansatz und Wachstumsfugen am Schultergelenk (aus v. LANZ-WACHSMUTH: Praktische Anatomie, 1935)

IV. Fehlbildungen

1. Varianten

Im Bereich des Schultergelenkes werden häufig Veränderungen des Skeletes beobachtet, die als „Varietäten des Schultergelenkes“ beschrieben werden, da sie auf den Röntgenaufnahmen des Schultergelenkes mit zur Darstellung kommen. Da sie aber nicht unmittelbar mit dem Schultergelenk in Beziehung stehen, sind sie in den entsprechenden Gelenkkapiteln beschrieben.

Varianten des Schultergelenkes stellen jedoch durchwegs Veränderungen dar, die zu einer mehr oder weniger starken Fehlbildung des Gelenkes führen. Sie sind im folgenden Abschnitt beschrieben.

2. Mißbildungen

Mißbildungen des Schultergelenkes sind röntgenologisch nur dann zu erfassen, wenn sie mit Veränderungen der gelenkbildenden Knochen einhergehen. Somit führen z.B. Mißbildungen des ganzen Humerus auch zu solchen des Schultergelenkes.

Die Mißbildung der Gelenkflächen, wie sie nachfolgend geschildert wird, ist demgegenüber von mehr lokalem Charakter. Sie führt nur selten zu äußerlich sichtbaren

Deformierungen und bedingt nur manchmal gewisse Bewegungseinschränkungen. Da von seiten der Veränderungen auch kaum subjektive Beschwerden ausgelöst werden, ist der röntgenologische Befund mehr oder weniger zufällig. Somit wird erklärlich, daß über derartige Beobachtungen vorwiegend kasuistische Mitteilungen vorliegen.

Fehlbildungen der Gelenkflächen können im extremsten Fall dazu führen, daß die normalerweise konkave Gelenkfläche des Schulterblattes eine Kopfform erhält und die des Humerus einer Gelenkpfanne entspricht (Abb. 16).

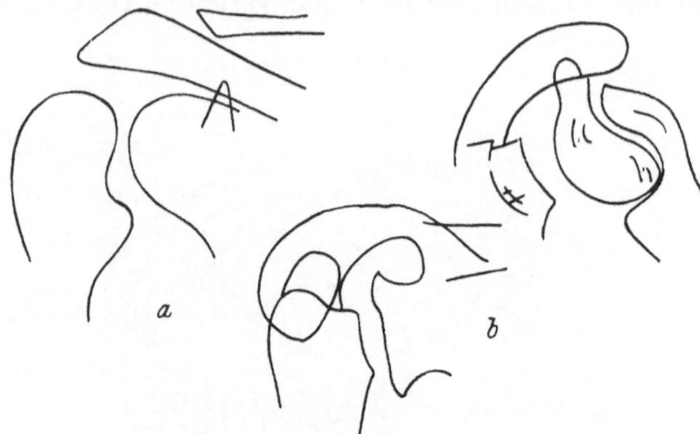

Abb. 16a u. b. Skizzen von deformierten Gelenkflächen nach Beobachtung von BRAILSFORD (a) und SEIFERT (b). [J. F. BRAILSFORD, The radiologie of bones and joints, 1945. E. SEIFERT, Einige Fehlbildungen im Schultergelenk (Humerus varus-Schulterblatthochstand), 1931]

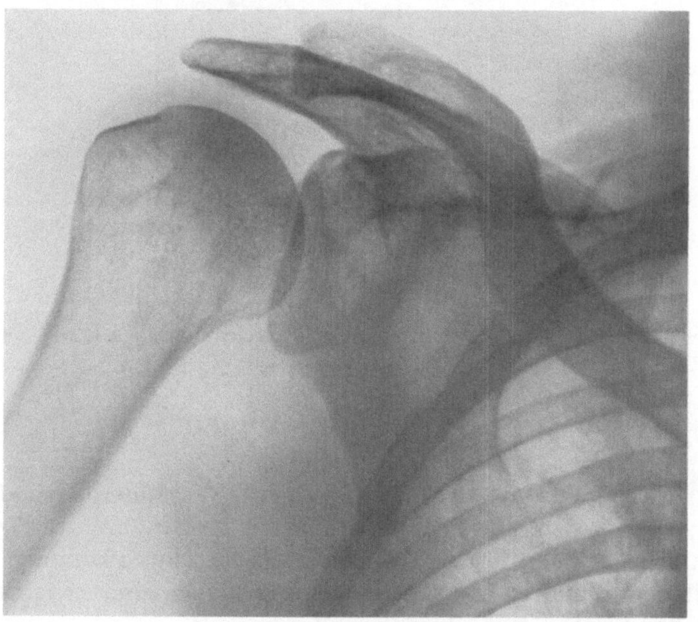

a_1

Abb. 17a u. b. Deformierung der Scapulagelenkfläche und des Schulterblatthalses. Beidseitige Veränderung (links stärker als rechts).

Der erste Hinweis auf eine derartige Fehlbildung des Schultergelenkes erfolgte 1920 von DEUTSCHLÄNDER. Die 1931 von LEWIN mitgeteilte Beobachtung eines ähnlichen Befundes betraf ein 20jähriges Mädchen. Auch bei ihr wies der Humeruskopf einen flachbogig konkaven Defekt auf, der mit einer stark konvex, kopfartig ausgebildeten Scapulagelenkfläche artikulierte. Auf einen gleichartigen Befund konnten auch BRAILSFORD (1945) und MOSER (1962) hinweisen.

Betrifft die Mißbildung vorwiegend das Gebiet der Schulterblattgelenkfläche, so treten hier Deformierungen auf. Neben einer Vergrößerung der Gelenkfläche kann sie mit einem völligen Fehlen des Scapulahalses einhergehen, so daß sich der Defekt bis in das Korpusgebiet der Scapula ausdehnt. Die Gelenkflächen der Humerusköpfe sind dabei in cranio-caudaler Richtung vergrößert und deutlich abgeflacht (Abb. 17a und b). Auf

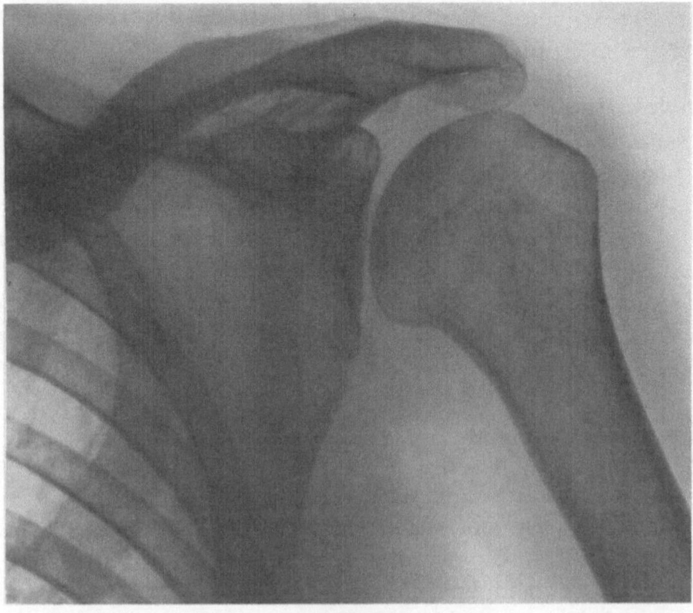

Abb. 17 a_2

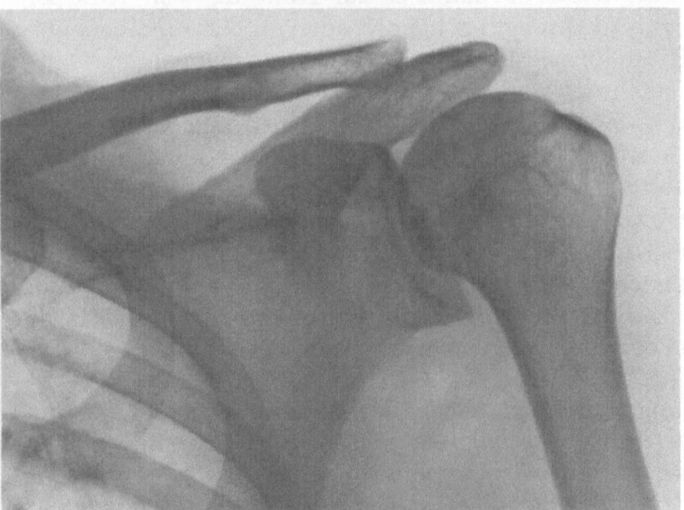

Abb. 17 b. Einseitiger Befund

einen derartigen Befund, der beiderseits bestand, wurde von SEIFERT (1931) hingewiesen. Auch BRAILSFORD hat derartige Fehlbildungen beschrieben, wie später BARTH (1955), KLEMM (1956), SYNEK (1960), BÜRGEL und OLECK (1961), SIEBERNS (1964) und SCARFI (1965).

BANTZ (1941) konnte bei einem ähnlichen Befund das gehäufte Auftreten von Luxationen beobachten. Es handelte sich hierbei um einen 25jährigen Patienten, der in seiner Jugend eine Osteogenesis imperfecta tarda hatte. In früher Kindheit hatte diese zu multiplen Frakturen an Schlüsselbein, Scapula und Oberarm geführt. Nach der Pubertät waren zwar Frakturen nicht mehr eingetreten, statt dessen ereigneten sich später häufig Luxationen des rechten Schultergelenkes. Die Schultergelenksaufnahmen zeigten beiderseits, besonders aber links erhebliche Fehlbildungen der Schulterblattgelenkpfanne, wobei der Scapulahals fehlte. Die Luxation war erstmals nach einem Unfall aufgetreten. In Anbetracht der Tatsache, daß bei den bisher beschriebenen Fällen keine Luxation festgestellt werden konnte, erscheint uns diese Feststellung von Wichtigkeit. Die Fehlbildung als solche scheidet somit als Ursache für das Eintreten der Luxation aus.

Die eben geschilderten Fehlbildungen müssen unserer Ansicht nach wohl als Entwicklungsstörungen der betreffenden Skeletabschnitte aufgefaßt werden, die, so läßt die Veränderung der mitartikulierenden Skeletteile vermuten, angeboren oder zumindest in früher Kindheit ausgelöst worden sind. Die mehrfach beobachtete Doppelseitigkeit läßt an eine endogen bedingte Störung oder an eine fehlerhafte Keimanlage denken.

VESELSKY (1949; zit. bei KÖHLER-ZIMMER, 1953) untersucht die Ossifikationsvorgänge am Schultergelenk bei Fällen von kongenitaler Dysplasie des Hüftgelenkes. Er wies auf gewisse Relationen zwischen beiden Störungen hin.

Einseitige Veränderungen könnten natürlich dadurch ebenfalls bedingt sein, möglicherweise sind sie aber gelegentlich auch durch ein frühkindliches Trauma ausgelöst.

V. Luxationen

Direkte Gewalteinwirkungen auf die das Gelenk umgebenden Gewebe sind infolge der exponierten Lage des Schultergelenkes relativ häufig. Sie führen als Kontusion oder Prellung zu einer mehr oder weniger starken Traumatisierung der das Gelenk umhüllenden Gewebe (KAUFMANN, 1922), in die es außerdem auch blutet. Bei Schädigung der Gelenkinnenwand finden auch Blutungen ins Gelenkinnere statt, doch sind vorwiegend die Weichteile betroffen. Als Folge von Mikrofrakturen treten darüber hinaus auch Blutungen in den Knochen auf. Weiterhin kann es zur Ablösung von Knorpel mit subchondralen Blutungen sowie zur Absprengung kleiner oder größerer Knochenbezirke kommen, was unter Umständen zu umschriebenen Ernährungsstörungen und zu Sequesterbildungen führt. Besonders gefährdet sind dabei Gelenke von Jugendlichen. Durch Schädigung des Epiphysenknorpels können Wachstumsstörungen ausgelöst werden, die — werden sie später gelegentlich einer Untersuchung festgestellt — hinsichtlich ihrer Ursache schwer zu deuten sind und differentialdiagnostisch von Mißbildungen nicht sicher abgegrenzt werden können. Obwohl die Röntgenuntersuchung in derartigen Fällen meistens negativ verläuft, d.h. eine Knochenverletzung nicht nachweisbar ist, sollte trotzdem nach jeder Kontusion eine Knochenverletzung durch eine Röntgenaufnahme ausgeschlossen werden (MOREAU, 1932). Da röntgenologisch faßbare Veränderungen oft nur sehr gering sind, sollte die röntgenologische Untersuchung gerade bei Kindern und Jugendlichen *besonders* sorgfältig geschehen.

Diese Verletzungen können neben der Kontusion auch zu Ein- oder Abrissen an irgendeiner Stelle des Muskelmantels führen, wodurch die geregelte und regulierende Gelenkführung der Muskulatur aufgehoben wird (DAHS, 1951). Weiterhin kann durch den Oberarmkopf bei gewaltsamer Steigerung der normalen oder abnormen Bewegung des Armes die ohnehin weite Kapsel überdehnt werden. Einwirkende Gewalt sowie übersteigerte Oberarmkopfbewegung können zu verschiedenartigen Verletzungen an den Weichteilen und am Skeletsystem führen, darüber hinaus zu einer teilweisen oder vorübergehenden Subluxation oder Luxation des Humeruskopfes. Dadurch können Ein- oder Abrisse an verschiedenen Stellen des Muskelmantels, der Kapsel oder der Gelenklippe erfolgen oder die wenigen Bänder zerreißen. Läßt die einwirkende Gewalt nach, so besteht die Möglichkeit, daß der Kopf aus der Fehlstellung in seine normale Lage zurückspringt. Wir sprechen dann von einer Distorsion. Bleibt er dagegen in der durch den Unfallhergang oder sekundär herbeigeführten Fehlstellung, so bezeichnen wir dies als Luxation.

Streng genommen besteht der einzige Unterschied zwischen Distorsion und Luxation nur darin, daß im letzten Falle die Fehlstellung nach der Gewalteinwirkung noch vorhanden ist, während sie im ersten wieder spontan behoben wurde. Beide können jedoch an den Weichteilen zu den gleichen Schäden führen. Sowohl durch die Distorsion als auch durch die Luxation wird, wie PERTHES (1906) feststellte, durch die Weichteilschädigung das Spannungsgleichgewicht der Kapselmuskulatur gestört, so daß eine Erweiterung der Kapsel eintreten kann, die später zu einer Subluxationsstellung auch bei Humerusfrakturen führen kann (THOMPSON und WINANT, 1950). Auch eine Störung der Innervation im Kapselbereich kann, wie MIGLIETTA, LEWITAN und ROGOFF (1959) feststellten, bei Hemiplegikern zu einer Subluxation des Schultergelenkes auf der gelähmten Seite führen. Überschreitet die Gewalteinwirkung eine bestimmte Stärke, so kommt es zu schwereren Schädigungen der Gewebe. Bei Kindern tritt in derartigen Fällen häufig eine Epiphysenlösung oder eine Claviculafraktur ein, beim Erwachsenen dagegen am häufigsten eine Luxation. Nach dem 60. Lebensjahr bewirkt ein gleichartiges Trauma eher eine Fraktur im proximalen Abschnitt des Humerus. TENEFF (1958) weist außerdem darauf hin, daß jede Fraktur des proximalen Humerusabschnittes zu einer Mitverletzung des Schultergelenkes führt und daß es dadurch zu der bereits erwähnten Subluxationsstellung des Kopfes (THOMPSON und WINANT, 1950) kommen kann.

Die Luxation im Schultergelenk ist die häufigste Luxation beim Menschen überhaupt. Sie macht etwa 50% aller Luxationen aus. Wie bereits betont, ist die Ursache hierfür in der exponierten Lage dieses Gelenkes und seinen anatomischen Verhältnissen zu suchen. So besitzt beim Vergleich mit anderen Gelenken die obere Extremität die größte Beweglichkeit, was gleichzeitig eine Verminderung der Stabilität bedeutet, und außerdem ist die Muskulatur für den langen Mittelarm im Vergleich zu anderen Gelenken wesentlich schwächer. Die Luxation des rechten Schultergelenkes ist naturgemäß häufiger als die des linken, weil es mehr Rechtshänder als Linkshänder gibt. Das zahlenmäßige Auftreten einer Schulterluxation beim männlichen und weiblichen Geschlecht beträgt etwa 4:1. Dieses Verhältnis dürfte Ausdruck der beruflichen Exposition von Mann und Frau sein, andere Ursachen sind dafür jedenfalls bisher nicht bekannt geworden.

Die Diagnose einer Luxation wird in erster Linie klinisch gestellt. Die Röntgenuntersuchung ist jedoch in jedem Fall indiziert, um die klinische Diagnose zu bestätigen, die Art der Luxation festzustellen und eventuell Nebenverletzungen an den in Gelenknähe gelegenen Skeletabschnitten nachweisen bzw. ausschließen zu lassen.

Die Durchführung einer Röntgenuntersuchung darf sich jedoch nicht auf die Herstellung einer einzigen Aufnahme beschränken, da hierdurch eine Fehldeutung möglich ist (v. HECKER, 1933; WIJNBLADH, 1933; GULEKE, 1934). Es muß daher unbedingt eine Aufnahme in einer zweiten Ebene angefertigt werden. Die gleiche Forderung „Röntgenaufnahmen in zwei Ebenen“ gilt auch für die Kontrolluntersuchung nach erfolgter Reposition. Sie sollen erstens den Erfolg der Reposition beweisen und zweitens den Nachweis erbringen, daß die Repositionsmanöver zu keiner Knochenverletzung geführt haben.

Man unterscheidet auch am Schultergelenk hinsichtlich der Entstehung vier verschiedene Luxationen:

1. die traumatische,
2. die habituelle,
3. die kongenitale,
4. die sog. pathologische Luxation.

Die beiden ersten sind röntgenologisch nicht voneinander zu trennen. Bei den letzten beiden ist ihre Differenzierung vorwiegend der Röntgenuntersuchung vorbehalten, da sie die Ursachen der Luxation aufzudecken vermag. Die Differentialdiagnose zwischen der Schultergelenksverrenkung, die während der Geburt bei normaler Schulter auftrat, der traumatischen Epiphysenlösung und angeborenen Fehlbildung des Schulterskeletes mit pathologischer Luxation, ist in den ersten Lebensmonaten aufgrund des Nativbildes nicht möglich (TAVERNIER, 1942).

1. Die traumatische Luxation

Die traumatische Luxation kann durch verschiedene Ursachen entstehen:

1. durch indirekte Gewalteinwirkung, z.B. Sturz auf die vorgestreckte Hand, das Ellenbogengelenk bei jeder Oberarmstellung;
2. durch direkte Gewalteinwirkung, z.B. Stoß, Schlag, Fall auf die Schulter;
3. durch Muskelzug, z.B. beim Werfen oder ähnlichen Armbewegungen, krampfhafte Kontraktionen der Muskulatur (tetanischer Anfall, Eklampsie, Epilepsie, Heilkrampfbehandlung, elektrischer Strom).

Die Luxationen werden je nach Lage des luxierten Kopfes in folgende Gruppen unterteilt:

a) die Luxation nach vorn (Luxatio humeri praeglenoidalis),
b) die Luxation nach hinten (Luxatio humeri retroglenoidalis),
c) die Luxation nach unten (Luxatio humeri infraglenoidalis),
d) die Luxation nach oben (Luxatio humeri supracoracoidea),
e) die Luxation nach medial (Luxatio humeri centralis).

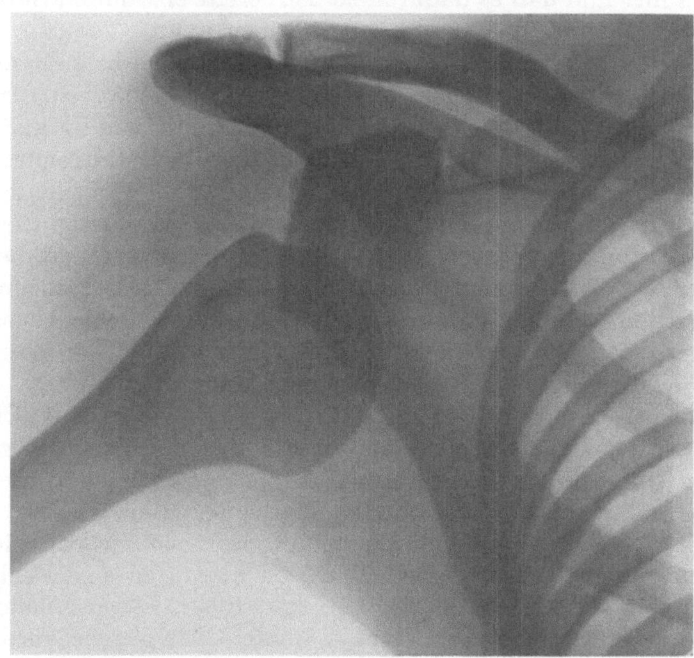

a

Abb. 18a—c. Luxatio subcoracoidea. a Sagittale Aufnahme

a) Luxatio humeri praeglenoidalis

Hierbei luxiert der Oberarmkopf nach vorn. Diese Luxation ist die häufigste und wird in 30—80% aller Schulterluxationen angetroffen. Man unterscheidet hierbei:

α) *Die Luxatio humeri subcoracoidea* (Abb. 18a, b und c). Sie stellt die häufigste Form aller vorderen Luxationen dar. Dabei tritt der Humeruskopf unter den Processus coracoideus, so daß im sagittalen Röntgenbild der Gelenkspalt nicht zu erkennen ist. Infolge des gleichzeitigen Tiefertretens des Kopfes besitzt der obere Teil der Schulterblattgelenkfläche keine gegenüberliegende artikulierende Kopffläche. Wie die axiale Aufnahme, deren Anfertigung allerdings gelegentlich nicht durchführbar ist, erkennen läßt, liegt der dorsale Rand der Kopfgelenkfläche dabei dem ventralen Rand der Facies glenoidalis unmittelbar an bzw. weist an dieser Stelle eine Überschneidung mit der Kopfkontur auf.

β) Die Luxatio humeri subclavicularis. Der Kopf ist hierbei noch weiter nach medial verlagert und überragt somit nach medial auch den Processus coracoideus. Diese Luxationsform ist selten und kann nur bei extrem starker Zerreißung der Kapsel eintreten.

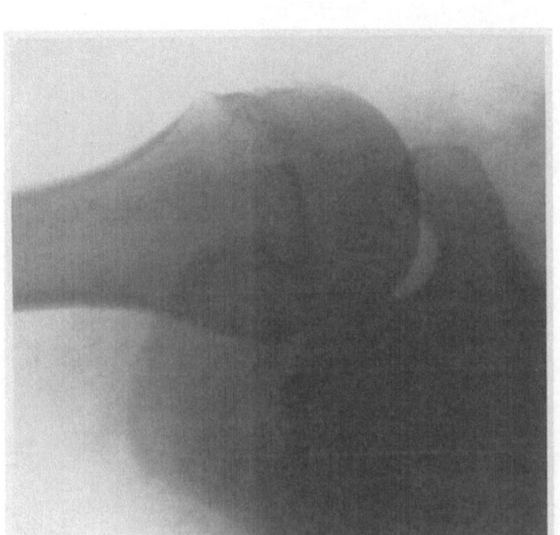

Abb. 18b. Axiale Aufnahme

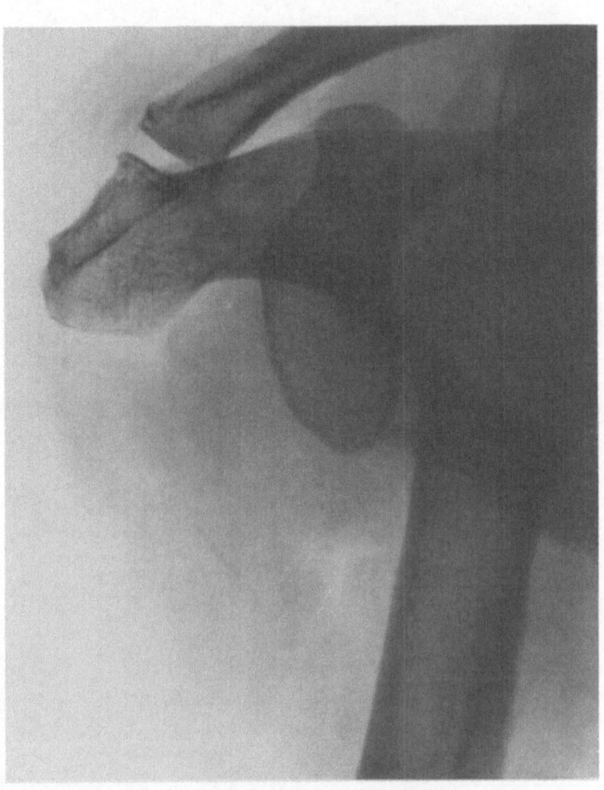

Abb. 18c. Halbschräge Aufnahme

b) Luxatio humeri retroglenoidalis

Die Luxation nach hinten (Abb. 19a und b) ist relativ selten (1—10%) (THOMAS, 1937; SALEM, 1951). Sie ist oft inkomplett, so daß ihre Diagnose relativ schwierig sein kann. Diese Luxation wird daher auch leicht übersehen (BÄHR, 1911; BROWN u. Mitarb., 1957; PEYCELON u. Mitarb., 1956). THOMAS (1937) wie auch RENDRICH und POPPEL (1941) empfehlen hierbei besonders die stereoskopischen Aufnahmen. Im sagittalen Röntgenbild kann der Kopf eine gelenkgerechte Stellung vortäuschen, doch läßt die gleichzeitige Berücksichtigung der Humeruskopfdrehung das Vorliegen einer Luxation erkennen (SCHINZ, 1924). O'CONNOR und JACKINOW (1956) weisen auf die Unterbrechung des Scapula-Humerus-Bogens und auf das Auftreten einer Aufhellungsfigur im Oberarmkopf hin. DORGAN (1955) betont, daß zur Beurteilung die Aufnahme im sagittalen Strahlengang nicht ausreicht. Nach SCHINZ findet sich meistens ein typischer Hochstand des Humeruskopfes, gelegentlich besteht auch eine Diastase zwischen Kopf und Pfanne oder zwischen Kopf und Acromion bei einer Rotation des Humerus nach innen. Nach den Röntgenaufnahmen im sagittalen Strahlengang ist jedoch nicht exakt zu entscheiden, ob eine Subluxation oder eine Luxation vorliegt. Differentialdiagnostisch sind abzugrenzen: eingekeilte Frakturen und Luxationsfrakturen. WILSON und MCKEEVER (1949) beobachteten hierbei einen Abriß vom inneren unteren Kopffragment.

Bei der hinteren Schultergelenkluxation unterscheiden wir folgende Formen:

α) Die Luxatio humeri subacromialis, die am häufigsten durch einen Schlag oder Stoß von vorn nach hinten direkt entsteht. Der Humeruskopf ist hierbei nach dorsal und cranial verlagert, so daß er unter das Acromion gelangt. FIORENTINI (1952) beobachtete diese Luxation mehrfach durch Elektroschockbehandlung.

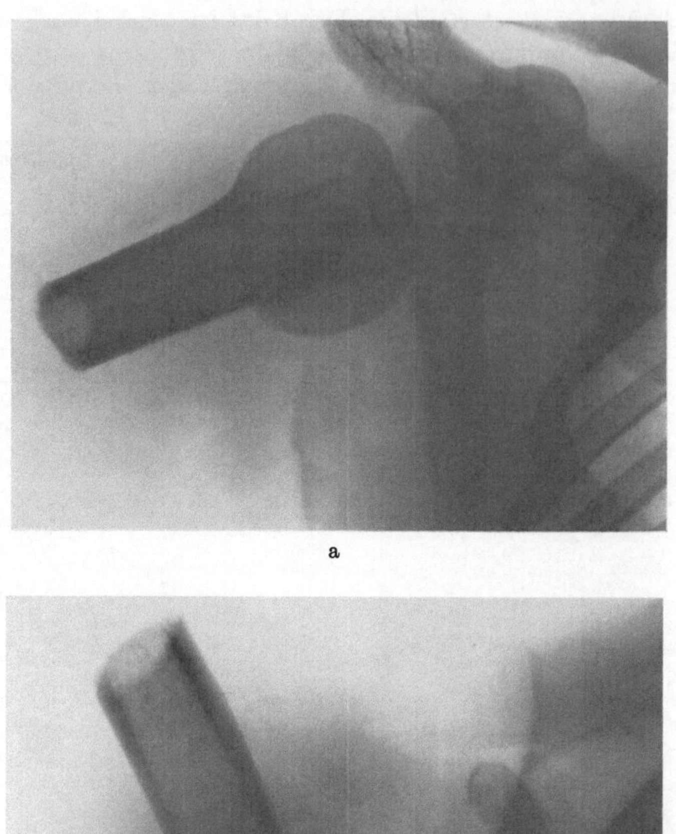

a

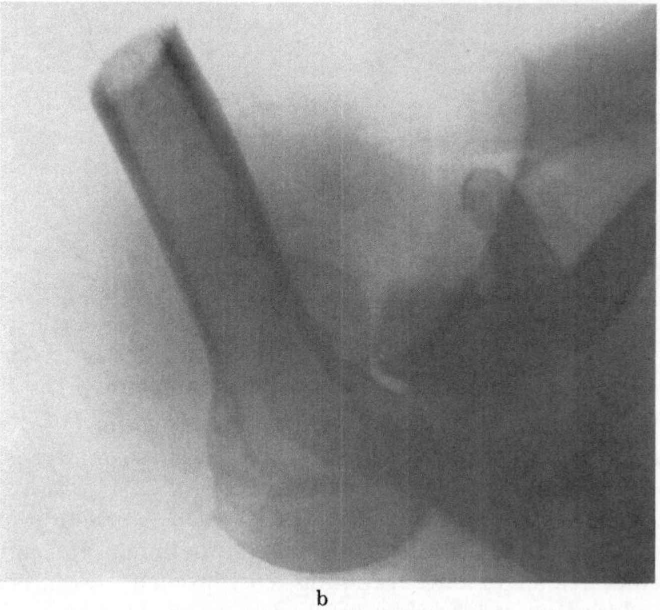

b

Abb. 19a u. b. Luxatio posterior. a Sagittale Aufnahme. b Axiale Aufnahme

β) Die Luxatio humeri infraspinata. Sie ist relativ selten, da auch bei ihr eine erhebliche Zerreißung der Kapsel eintreten muß. Sie wird am häufigsten hervorgerufen durch einen Sturz auf den vorgestreckten Arm, so daß die Gewalteinwirkung den Humeruskopf weit nach dorsal unter die Spina scapulae verlagert (LINDENSTEIN, 1908).

c) Luxatio humeri infraglenoidalis

Bei der Luxation nach unten ist der Humeruskopf durch einen Riß im caudalen Bereich der Kapsel aus seiner normalen Stellung getreten. Die relativ häufigste Form der Luxatio humeri infraglenoidalis stellt die *Luxatio humeri axillaris* dar (Abb. 20). Sie wird gelegentlich beobachtet und vorwiegend durch eine Hyperabduktion ausgelöst. Der Humeruskopf steht hierbei unter der Gelenkfläche und berührt den Pfannenrand nur mit seiner cranialen-medialen Kontur. Die Diagnose ist auf der Aufnahme im sagittalen Strahlengang ohne Schwierigkeit zu stellen. Diese Luxation wird häufig in zwei typischen

Unterformen beobachtet, welche durch die Fixierung des Armes in bestimmter Stellung charakteristisch ist.

α) Die Luxatio erecta. Hier ist der Arm stark eleviert.

β) Die Luxatio horizontalis. Bei dieser ist der Arm in maximaler Abduktionsstellung fixiert, so daß er im Stehen waagrecht vom Körper absteht.

Die seltene Beobachtung einer doppelseitigen Luxatio erecta teilte LANGFRITZ (1956) mit.

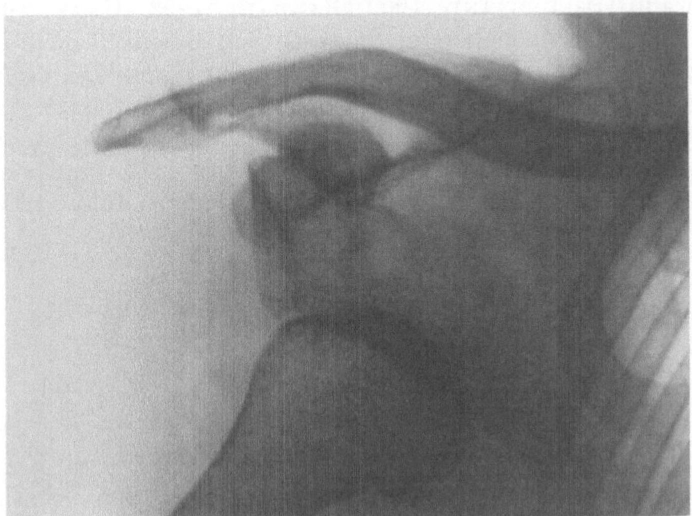

Abb. 20. Luxatio axillaris

d) Luxatio humeri supracoracoidea

Die Luxation des Humeruskopfes nach oben ist äußerst selten (BUSCH, 1876) und entsteht eigentlich nur durch schwerste Gewalteinwirkung von caudal in Richtung des Humerusschaftes. Sie bedeutet die Zertrümmerung des Schulterdaches mit Absprengung des Acromion und des Processus coracoideus. Der Humeruskopf steht dann über dem Rabenschnabelfortsatz.

e) Luxatio humeri centralis

Die Luxationen in medialer Richtung werden von einer schweren, von seitwärts einwirkenden Gewalt hervorgerufen. Hierbei wird der Humeruskopf in die Gelenkpfanne hineingepreßt. Die Verletzung führt primär zu einer Fraktur der Gelenkfläche der Scapula. Im extremen Fall kann nach Zertrümmerung der Scapula und der Rippen eine Dislokation des Kopfes in den Thorax erfolgen [Luxatio intrathoracalis (TROJAN, 1950)].

Die beschriebenen Luxationsformen werden den Traumen entsprechend vorwiegend einseitig beobachtet. Nur gelegentlich tritt die Luxation auch einmal doppelseitig auf (LANGHOF, 1954; PREISS, 1952; ARDEN, 1956; MEYER, 1956; JONASCH, 1959).

Kommt es bei oder nach der Reposition einer traumatischen Schulterluxation durch ungeeignete Bewegung, ungenügende Retension oder durch unvorsichtige Lagerung bei der Röntgenaufnahme zu einer erneuten Verrenkung, so bezeichnet man diese als *rückfällige Luxation.* Sie ist zu trennen von der habituellen Luxation.

2. Die habituelle Luxation

Man versteht hierunter ein häufiges Auftreten einer Luxation am gleichen Gelenk bei nur geringer Gewalteinwirkung oder auch bei normalen Bewegungen, bei denen das Gelenk eine gewisse Endstellung erreicht. Dies kann z.B. beim Frisieren, Strecken, Werfen oder auch durch plötzliche Muskelkontraktionen, z.B. beim Niesen oder allein durch die Erschlaffung der Muskulatur im Schlaf erfolgen (DE PALMA, 1950; DICKSON und O'DELL, 1952; DICKSON, HUMPHRIES und O'DELL, 1953). Die habituelle Luxation führt fast immer zu einer Luxatio subcoracoidea, während die Luxation nach hinten relativ selten ist (FRIED, 1949).

Der größte Teil dieser Luxationen ist Folge einer primären traumatischen Luxation (MAU, 1951), da durch verschiedenartige Weichteil- und Knochenverletzungen eine Dysfunktion des Kapsel- und Muskelapparates eintritt. Als entscheidend und wichtig werden vor allem folgende Verletzungen angesehen: 1. Der Abriß des Labrum glenoidale am unteren Pfannenrand (HILDEBRAND, 1902; BANKART, 1923; HARK, 1948; DU TOIT und ROUX, 1956). 2. Eine Knochenabsprengung aus dem Gelenkflächenrand. 3. Ein Abriß aus dem Gebiet der Sehnen der Außenrotatoren, der zur Kapselerschlaffung führt (TOWNLEY, 1950; DAHS, 1951; NICOLA, 1953). Bei pathologisch-anatomischen Untersuchungen wurde häufig ein totaler Abriß der Supra- und Infraspinatussehne vom Tuberculum majus mit entsprechender Retraktion gefunden (JÖSSEL, 1874 und 1880). 4. Der durch die Luxation eingetretene Defekt im Humeruskopf (REICH, 1932; HERMODSSON, 1933).

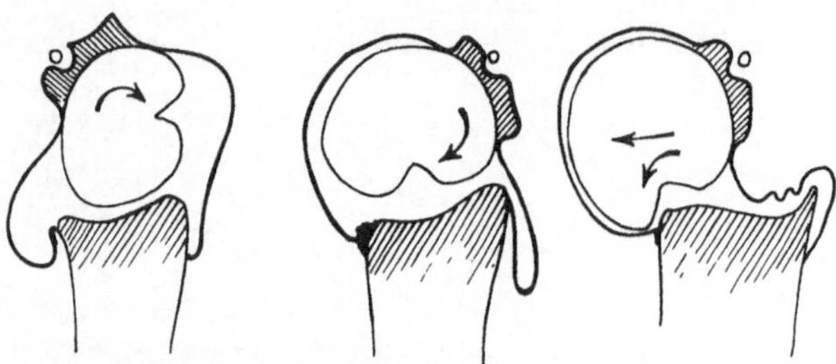

Abb. 21. Bei zunehmender Außenrotation springt der vordere untere Pfannenrand in den typischen Kopfdefekt ein (nach PALMAR und WIDEN aus MAU, Pathologie und Klinik der Schulter, 1951)

Dieser soll sich bei Außenrotation an den Pfannenrand stemmen, so daß beim Weiterdrehen der Kopf herausgehebelt wird (Abb. 21). Um diese Schädigung weitgehend aufzudecken, muß die röntgenologische Diagnostik bei habituellen Luxationen mit besonderer Sorgfalt ausgeführt werden (DIDIÉE, 1930; EYRE-BROOK, 1948).

Die habituelle Luxation kann auch spontan, d.h. ohne Traumafolge auftreten, was z.B. bei Epileptikern häufig der Fall ist. Weiterhin wird sie auch als Spontanluxation bei Bindegewebsschwächlingen und Nervenerkrankungen (Tabes, Syringomyelie, Lähmung der Schultermuskulatur) beobachtet, bei denen der muskuläre Halt des Gelenkes verlorengegangen ist. Die später zu besprechenden kongenitalen Dysplasien können zwar auch habituell werden, doch sind sie ihres seltenen Vorkommens wegen praktisch ohne Bedeutung.

Das operative Vorgehen (KLEINSCHMIDT, 1949; LANGE, 1945) bei der habituellen Luxation bestand lange Zeit in dem von EDEN (1918) beschriebenen Verfahren einer Spananlagerung. Dies führt zu einem typischen Röntgenbefund (Abb. 22) (BRUN, 1936).

Von der habituellen Luxation muß die *willkürliche Luxation* abgegrenzt werden. Sie kann von manchen Menschen durch bestimmte Innervationskunst erzeugt werden, so z.B. durch isolierte Anspannung des M. pectoralis, wobei eine Subluxation oder Luxation herbeigeführt werden kann. Der Humeruskopf kann dann auch wieder willkürlich reponiert werden. Diese Luxationen erfolgen fast immer nach hinten (RIEDINGER, 1902; MATHEIS, 1920; KAPPIS, 1922; MASTROMARINO, 1938).

Weiterhin kennt man das sog. Schulterschnappen. Hierbei ist der Patient in der Lage, den Humeruskopf willkürlich zu verschieben und dabei ein schnappendes Geräusch auftreten zu lassen (LINDEMANN, 1909; KAPPIS, 1919, 1922; REICH, 1914; REISCHAUER, 1924; MATHEIS, 1924; BRANDT, 1927). TESHIMA (1952) fand z.B. als Ursache eine rupturierte Sehne des M. supraspinatus, die sich von außen in den Schultergelenkspalt interponierte, während REICH einmal beobachtete, daß das Tuberculum majus dabei in eine Spalte zwischen die Sehnen des kurzen Bicepskopfes und des M. coraco-brachialis einhakte. Röntgenologisch ist bei dem Schulterschnappen ein pathologischer Befund nicht nachzuweisen.

3. Die kongenitale Luxation

Die kongenitale Luxation ist selten und, da sie vielfach auf einer fehlerhaften Keimanlage beruht, meistens doppelseitig. VALENTIN (1933) empfahl daher besser von einer „angeborenen Schultermißbildung" zu sprechen. Die Veränderungen sind jedoch nicht immer sehr eindrucksvoll und gleichstark ausgeprägt. Oftmals sind nur geringgradige Hypoplasien zu erkennen. Bisher wurden als Ursache festgestellt: Mangelhafte Entwicklung des Schulterblatthalses oder der Gelenkpfanne (EBERT, 1914) sowie gelegentlich

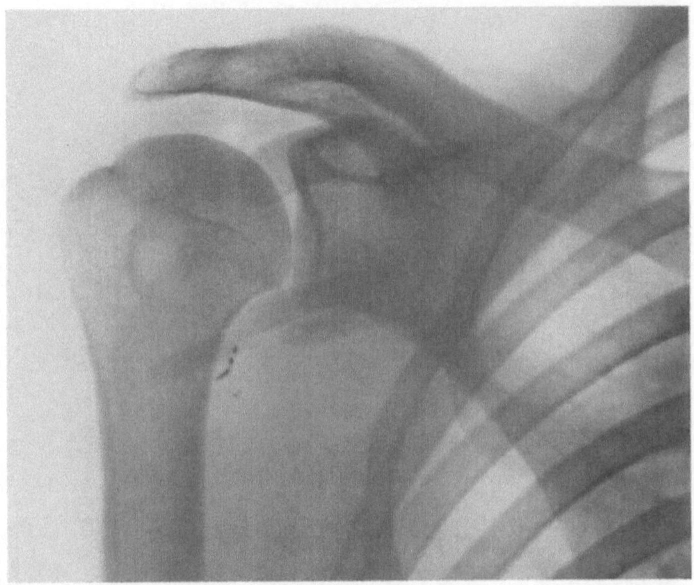

Abb. 22. Anlagerung eines Knochenspanes (Eden-Plastik) wegen habitueller Luxation

ein Fehlen der Gelenkpfanne. Auch kann eine Hypoplasie des ganzen Humerus oder des Kopfes vorliegen (DRESCHER, 1938). An Stelle einer Luxation kann auch nur eine Subluxation bestehen (FROSCH, 1927). Häufig sind gleichzeitig mit der Fehlbildung der Gelenkpartien Mißbildungen am übrigen Skelet festgestellt worden.

Das erste Auftreten einer derartigen kongenitalen Luxation kann ebenfalls durch ein Trauma ausgelöst werden (BANTZ, 1941). Später kann diese Luxation dann habituell werden. Die Luxation kann aber auch willkürlich oder primär habituell sein. MASSOTI-LITTEL (1951) beobachteten sie nur in den ersten Monaten, später traten die Luxationen nicht mehr auf. Unbehandelte kongenitale Luxationen führen SCHMITT, zit. bei EBERT (1914) zu Nearthrosen mit stärkster Deformierung im späteren Alter, wo hingegen in der Jugend die anatomischen Veränderungen noch gering sind.

Beidseitig angeborene Schulterluxationen wurden von EBERT (1914) beschrieben.

4. Die pathologische Luxation

Mit dieser Bezeichnung soll zum Ausdruck gebracht werden, daß die Ursache der Luxation durch einen krankhaften Prozeß im Bereich des Gelenkes ausgelöst worden ist, z.B. Tumoren des Skeletes oder der Weichteile und somit nur eine Folge dieses Prozesses darstellt. Bei dieser Luxationsform stellt daher die Fehlstellung der artikulierenden Knochen im Gegensatz zu den oben genannten Formen in gewissem Sinne nur ein Symptom dar, womit auch eine gewisse Überschneidung mit den kongenitalen Luxationen besteht.

VI. Nebenverletzungen bei Luxationen

1. Knochenverletzung (Luxationsfrakturen)

a) Intraartikuläre Frakturen

Die intraartikulären Oberarmkopffrakturen können mit und ohne Luxation auftreten. Die caudale Grenze für diese Frakturen stellt das Collum anatomicum des Humerus dar. Reine Impressionsfrakturen des Humeruskopfes werden bei elektrischen Traumen beobachtet, wo der durch den Strom erzeugte kräftige Muskelzug den Gelenkkopf gegen den Pfannenrand preßt oder prellen läßt, ohne daß eine Luxation eintritt. SYLWAN (1949) glaubt, daß darüber hinaus trotzdem eine kurzdauernde Dorsalluxation im Schultergelenk erfolgt.

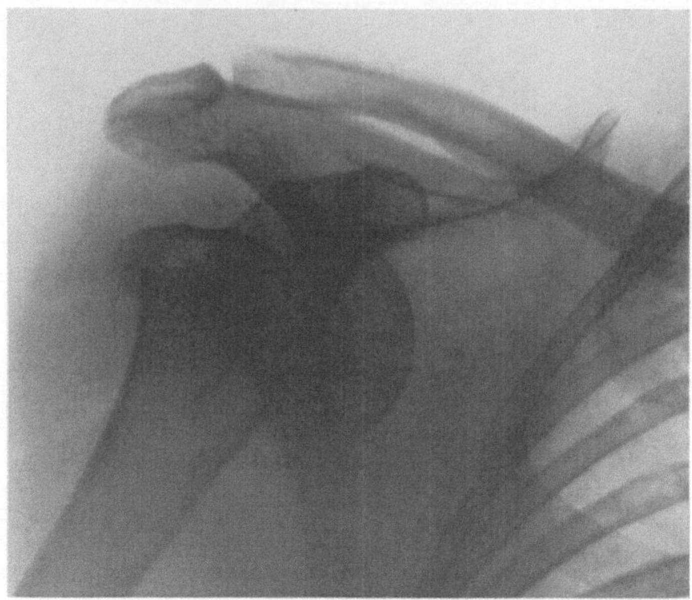

Abb. 23. Luxationsfraktur mit luxiertem Kopffragment

Die Luxationsfrakturen des Humeruskopfes sind jedoch relativ selten (GERHARDT und GROLITSCH, 1941). Sie entstehen hauptsächlich erst im 6. und 7. Lebensjahrzehnt. Der abgescherte Kopf kann dabei typisch luxiert sein (Abb. 23) und sich auch in der Pfanne gegenüber dem distalen Fragment stärker verdrehen. Bei den typischen Luxationen treten Nebenverletzungen des Gelenkknorpels, häufig auch Einbrüche an der Kopfspongiosa auf. Die nach Luxationen feststellbare Konturunschärfe und Rauhigkeit am Humeruskopf und an der Gelenkpfanne — vor allem im Bereich des vorderen unteren Randes — sind Ausdruck derartiger Knochenverletzungen. Entsprechend der Häufigkeit der Luxatio subcoracoidea werden sie vorwiegend an der Hinterfläche des Humeruskopfes festgestellt. In der Regel handelt es sich um einen keilförmigen Defekt, der medialdorsal des Tuberculum majus liegt. Die Spitze dieses Keiles weist zum Mittelpunkt der Kopfkalotte und sein medialer Rand bildet oft eine scharfe Kante. Gelegentlich wird bei der Röntgenuntersuchung der Gelenkrand der Scapula noch im Defekt des luxierten Kopfes liegend festgestellt (Abb. 24a und b).

Diese Defekte wurden im pathologisch-anatomischen Schrifttum erstmals von CURLING (1837, zit. bei GAUWERKY, 1951) beschrieben. Es handelte sich in seinem Falle um einen Epileptiker mit häufigen Schulterluxationen. Derartige Knochendefekte wurden in der Zeit zwischen 1880 und 1900 häufig bei Schultergelenksoperationen festgestellt und beschrieben (KÜSTER, 1882; CRAMER, 1882; LÖBKER, 1887; STAFFEL, 1894; FRANCKE, 1898). Von WENDEL (1903) wurde dieser Defekt auf den Röntgenaufnahmen erstmals erkannt und als solcher auch operativ bestätigt, wobei sich jedoch das vermutete aus-

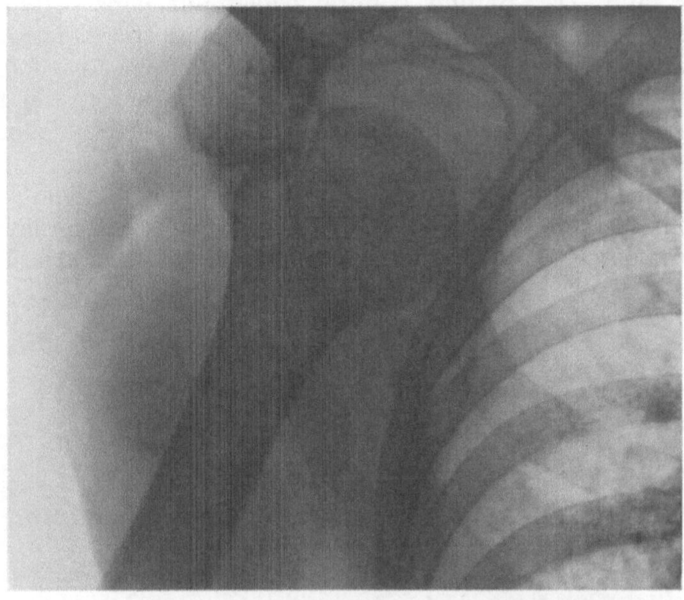

a

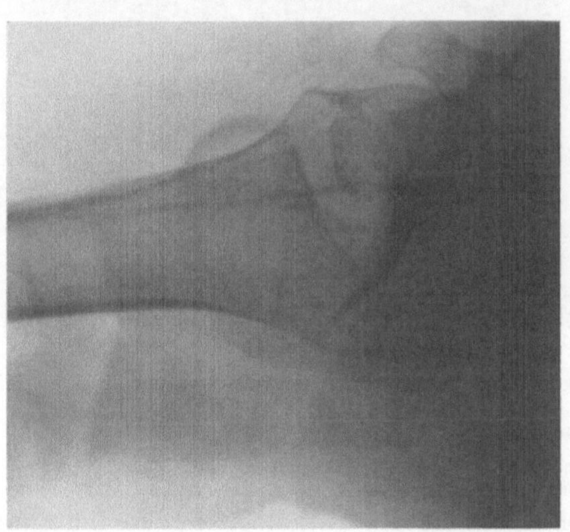

b

Abb. 24. Luxatio infraglenoidalis mit Impressionsfraktur am dorso-cranialen Segment der Kopfkalotte

gesprengte Fragment nicht finden ließ. Im Gegensatz zu den operativ und autoptisch kontrollierten Beobachtungen ist der Röntgenbefund oftmals nur gering. So wird zuweilen im sagittalen Strahlengang am cranialen Rand des Collum anatomicum eine unscharf begrenzte, muldenförmige Eindellung beobachtet, zuweilen kann auch nur eine Unschärfe am Humeruskopf oder am vorderen Gelenkpfannenrand sichtbar sein (Abb. 25a, b und c). Gelegentlich findet sich auch eine streifenförmige Sklerosierung in Form eines schmalen Keiles, auf die SEIDEL (1913, 1916) als Erster hinwies. Von diesem Autor wurden auch seine typischen Merkmale zusammengestellt: Konturunterbrechung, Verwaschenheit der Struktur und keilförmiger Schatten. SCHINZ (1924) konnte unter 21 Luxationen den Defekt 15mal röntgenologisch nachweisen. Nur einmal fand sich statt dessen bei der Operation ein ausgedehnter Knorpeldefekt. Ein freier Körper dagegen, der als Folge einer Absprengung angesehen werden könnte, wurde im Schultergelenk nach einer Luxation nur ganz vereinzelt festgestellt. CRAMER (1882) fand einmal in einem von ihm freigelegten Gelenk ein langgestieltes Corpus mobile, in dessen Zentrum sich mit Knorpel überzogene

Knochensubstanz fand. Der Befund konnte jedoch nur ganz selten erhoben werden (Schultze, 1914; Reinhardt, 1958). Differentialdiagnostisch ist davon die Osteochondrosis dissecans abzugrenzen, die gelegentlich auch zu einer pathologischen Luxation führen kann (Borellini, 1947). Küster (1882, zit. bei Löbker), der bei der Eröffnung des Gelenkes zwar keine Absprengung feststellen konnte, nahm jedoch an, daß dieses Knochenstück resorbiert worden sei.

Sieht man von diesen seltenen Beobachtungen einmal ab, so kann festgestellt werden, daß die Gelenkhöhle bei den Operationen immer frei war. Trotzdem ließen sich röntgenologisch, wie Gauwerky (1951) es einmal nachgewiesen hat, in der Tiefe des Defektes

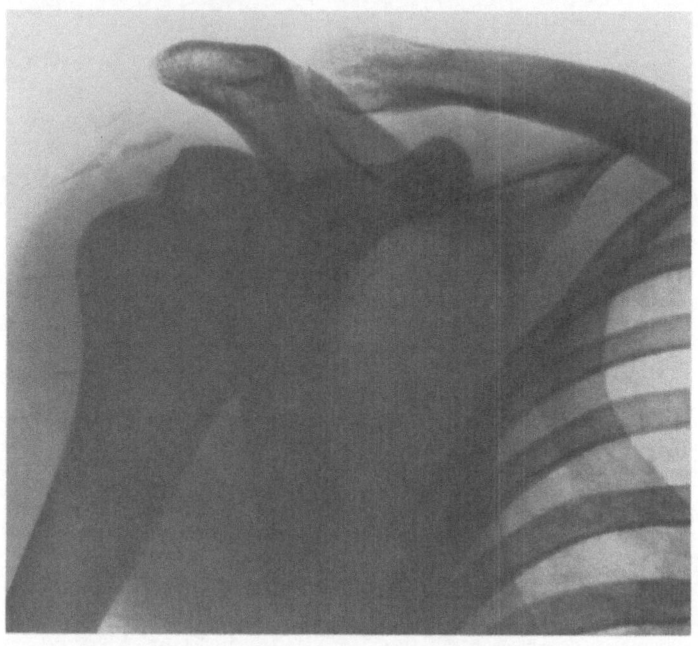

a

Abb. 25a—c. Abhängigkeit der Darstellung der Impressionsfraktur des Humeruskopfes von der Aufnahmetechnik. a Befund am Unfalltag

einzelne kleine Knochentrümmer darstellen. Normalerweise ist der Defekt jedoch die einzige röntgenologisch nachweisbare pathologische Veränderung. Hermodsson (1933) konnte ihn bei 82% der von ihm untersuchten Patienten nach erstmaliger traumatischer Luxation beobachten, desgleichen Leguit (1953). Gauwerky (1951) sah ihn in 95% seiner Patienten nach Luxationen. Neben Gauwerky haben sich noch Hill und Sachs (1940) eingehend mit dieser Komplikation der Schulterluxation beschäftigt. Es muß daher angenommen werden, daß es sich um eine Impressionsfraktur handelt. Gauwerky ist der Ansicht, daß der Humeruskopf kurz nach der Luxation durch einen raschen, reflektorisch ausgelösten Muskelzug gegen die Facies glenoidalis scapulae geschnellt wird. Die Ansichten über die Störung des Defektes waren seit seiner ersten Beschreibung recht unterschiedlich. Curling (1837, zit. bei Gauwerky, 1951) vermutete eine Druckusur, Wendel (1899) und Francke (1898) hielten ihn für einen Abriß des Ansatzes des M. supra- und infraspinatus, Riedinger (1902) schließlich für eine allmählich entstandene Druckusur durch den Pfannenrand. Dieser letzteren Ansicht waren auch Malgaigne (1856), Löbker (1887) und Seidel (1916). Andere Autoren nahmen wieder an, diese Usuren seien durch wiederholte Traumen entstanden. Sommer (1928) stellte schließlich erstmals fest, daß es sich hierbei um Impressionsfrakturen handelt. Auch kam er darüber hinaus zu der Feststellung, diese Impression sei viel häufiger als sie klinisch nachzuweisen sei. Gregoar und Didiée (zit. bei Gauwerky) haben andererseits diese Deformierung

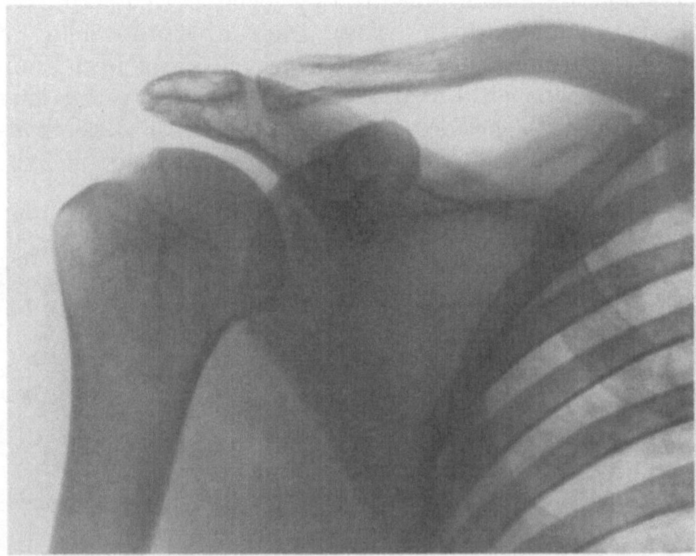

Abb. 25b. Kontrolluntersuchung nach 6 Monaten

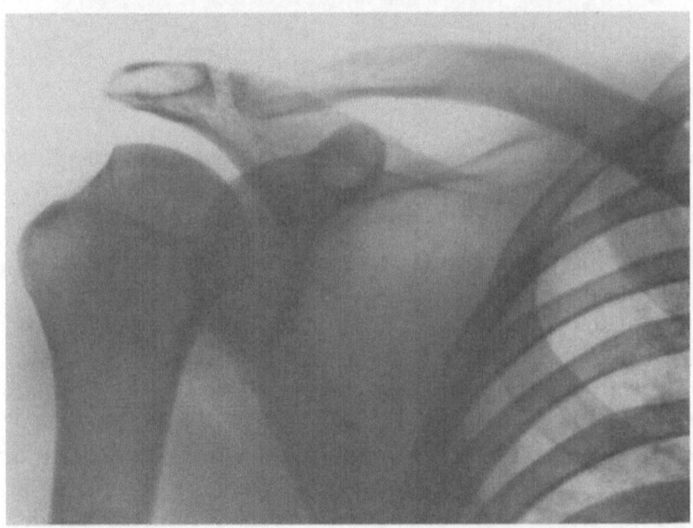

Abb. 25c. Kontrolluntersuchung nach 24 Monaten

als Mißbildung angesehen, durch welche das Auftreten der Schulterluxation erleichtert würde. SCHULTZE (1914) nahm auf Grund seiner röntgenologischen und klinischen Beobachtungen an, der Defekt sei erst im Verlauf des Krankheitsbildes der Luxation entstanden und als sekundäres Symptom der habituellen Luxation anzusehen. Er glaubte daher, daß es sich um eine allmähliche Erweichung des Knochens handeln müsse.

Auch bei der Subluxation nach hinten wurden von HERMODSSON (1953) ähnliche Veränderungen am Humeruskopf beobachtet, diesmal jedoch an der ventralen Fläche (PREISS, 1952).

Die prognostische Bedeutung der Impressionsfraktur liegt möglicherweise in einer erhöhten Neigung zu Reluxationen.

Mit Ausnahme der Impression am Humeruskopf sind jedoch die Nebenverletzungen an der Gelenkpfanne häufiger als Oberarmkopffrakturen. Der vordere und untere Pfannenrand wird bei jeder Verrenkung nach vorn auf Druck und Zug belastet, so daß Schädigungen der knorpeligen Gelenklippe in Form feinster Risse eintreten, außerdem kommt es hier auch häufig zu einem Abbruch des knöchernen Pfannenrandes, der bei der

Luxation nach dorsal am hinteren Pfannenrand gelegen ist (Abb. 26) (HILDEBRAND, 1902; MAU, 1951; HALL, ISAAC und BOOTH, 1959). Diese abgebrochenen Fragmente können sich bei Einrenkungsversuchen als Hindernis zwischen Kopf und Pfanne legen.

Bei der bereits beschriebenen Luxatio zentralis kommt es zu einer Spaltung oder Zertrümmerung der Gelenkfläche der Scapula. Bei dieser Verletzung sind auch am Humeruskopf mehr oder weniger starke Knochenverletzungen nachzuweisen.

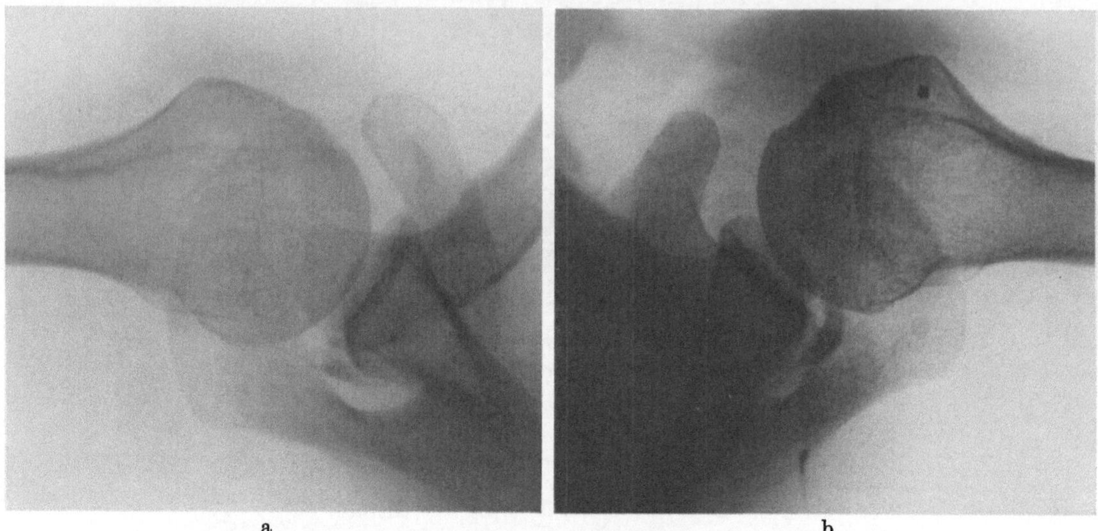

a b

Abb. 26. Zustand nach Starkstromverletzung. Beidseitige Abscherung der dorsalen Gelenkrandpartie

b) Tuberculumgebiet

Bei Luxationen können relativ oft Ausrisse aus dem Tuberculumgebiet festgestellt werden. Die Größe dieser abgerissenen Knochenteile ist allerdings sehr unterschiedlich. Sie schwankt zwischen sehr kleinen röntgenologisch kaum darstellbaren Corticalisausrissen und Absprengungen des ganzen Tuberculum majus und minus (Abb. 27a und b). Diese Verletzungen sind weiterhin oft mit Kapselverletzungen kombiniert (GREELEY und MAGNUSON, 1934).

Die Häufigkeit dieser Abrisse des Tuberculum majus wird mit etwa 10—15% angegeben, Absprengungen des Tuberculum minus erfolgen jedoch nur in ungefähr 2% der Fälle. Die Abtrennung des Tuberculum majus wird besonders bei der Luxatio axillaris und bei der Luxatio subcoracoidea beobachtet.

SCHEIDTER vertrat 1939 die Ansicht, daß die Ursache der Tuberculafrakturen Ausdruck einer direkten Gewalteinwirkung ist, wogegen Abrißbrüche nur gelegentlich aufträten (PERTHES, 1906; SCHULTZE, 1914). MAGNUS (1926) beobachtete nach einer Luxation, daß das Tuberculum majus an der Sehne des langen Bicepskopfes hing und vermutete, daß der Abriß durch den Bicepskopf ausgelöst worden sei. Das abgerissene Tuberculum majus- oder minus-Fragment hängt gelegentlich auch an der Sehne des dort inserierenden Muskels. WETTE (1927) und KÖRTE (1882) vermuteten daher, daß es sich um Abrißfrakturen handelt, was auch heutzutage allgemein angenommen wird. Nach J. BÖHLER (1955) ist die Absprengung des Tuberculum majus als Folge des Anstoßens an das Acromion zu betrachten.

Das abgelöste Tuberculum majus kann gelegentlich sogar bis unter die Spina scapulae gezogen werden. In verschleppten Fällen kann es mit der Gelenkpfanne verwachsen und damit ein unüberwindbares Repositionshindernis darstellen (HENDERSON, 1952).

Frakturen des Tuberculum minus werden auch bei der Luxation nach hinten gesehen (JÖSSEL, 1874). Hierbei kann es, wie Abb. 28a und b zeigt, neben einer Impression auch zu einer starken Verlagerung eines abgesprengten Fragmentes kommen.

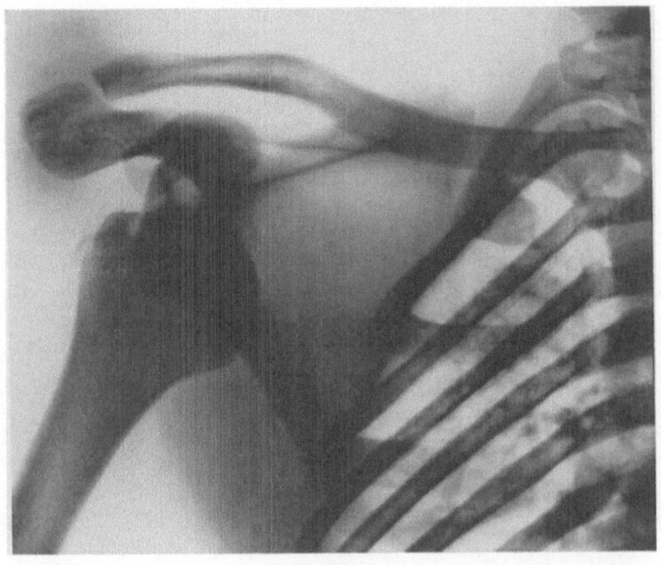

a

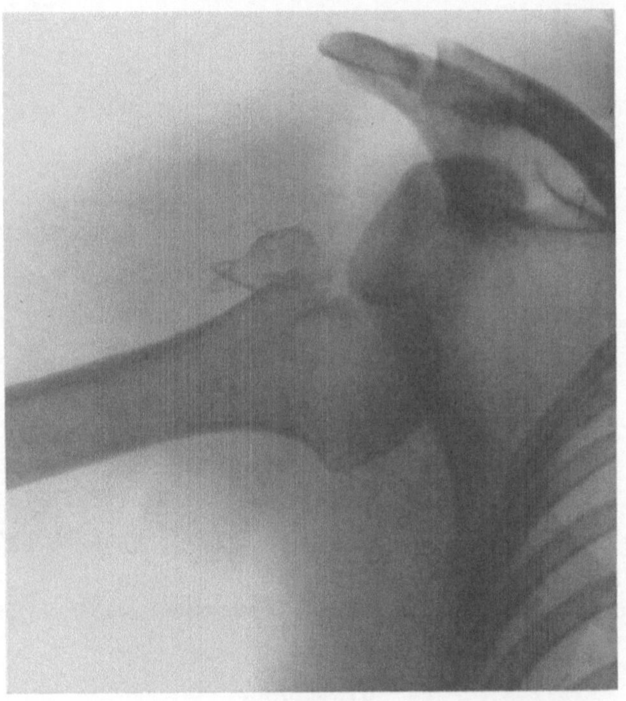

b

Abb. 27a u. b. Abtrennung des Tuberculum majus. a Bei Luxatio subcoracoidea. Spongiosaeinbruch am Humeruskopf. b Bei Luxatio axillaris (Luxatio horizontalis)

c) Collum humeri

Frakturen im Oberarmhalsbereich (Collum chirurgicum) in Verbindung mit Luxationen sind nur in etwa 2% der Fälle nachzuweisen. Sie sind bei der Luxation nach vorn noch am häufigsten zu beobachten. Sie stellen vorwiegend eine Begleitverletzung der Luxation in höherem Lebensalter dar (Einarsson, 1958) und führen nicht allzu selten zu einem gleichzeitigen Abbruch des Tuberculum majus (Matzen, 1954; Ekström, Lagorgren und Schreeb, 1965).

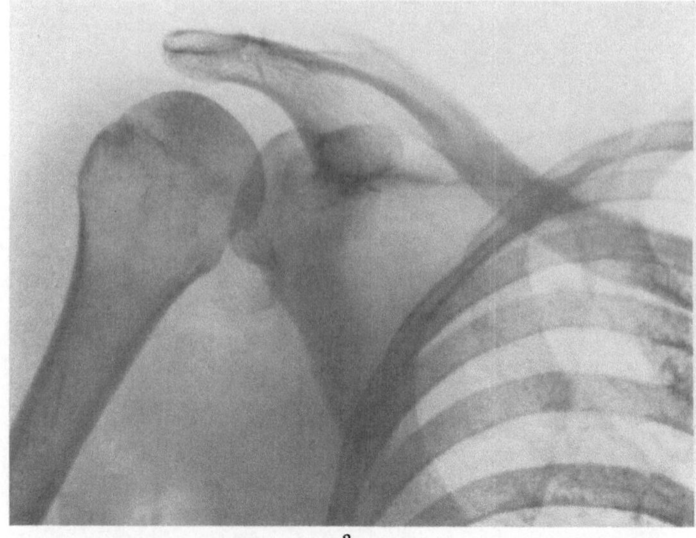

a

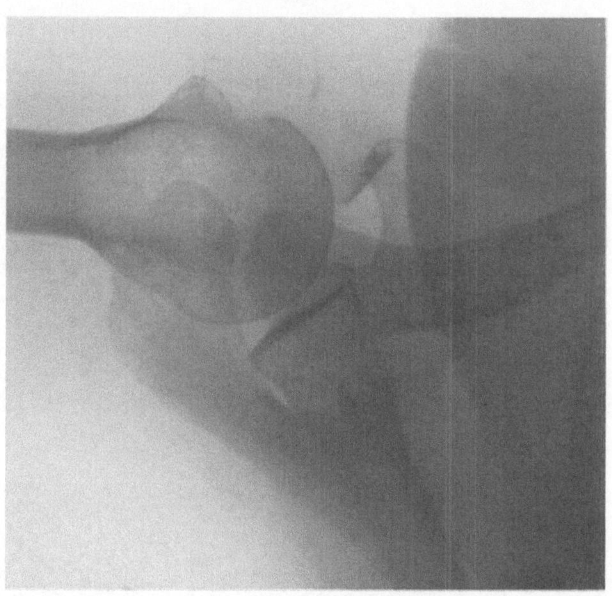

b

Abb. 28. Impressionsfraktur und Abriß aus dem Gebiet des Tuberculum minus

d) Scapula

Im unmittelbaren Zusammenhang mit Luxationen im Schultergelenk sind Scapulafrakturen mit Ausnahme der bereits erwähnten Frakturen an der Gelenkfläche nur selten zu beobachten. Sie treten dann am Acromion und am Processus coracoideus auf und sind als solche Ausdruck einer direkten Abscherung durch den hochgeprellten Humeruskopf, wie dies z.B. bei einer Luxatio supracoracoidea der Fall ist (BUSCH, 1876). In diesem Zusammenhang sei auf die Ausführungen über den Schulterblattrandbruch im Bereich der Margo cranialis hingewiesen.

2. Mitverletzung von Weichteilen

Die Verletzungen der Gelenkkapsel mit ihren Sehnenverstärkungen sind auf den normalen Nativaufnahmen nicht zu erfassen. Bei unphysiologischen, plötzlichen gewaltsamen Bewegungen des Armes wird das Schultergelenk durch den Oberarmkopf besonders leicht mitverletzt. Hierdurch kommt es an den ungesicherten Stellen der Gelenkkapsel zu Einrissen. Weiterhin reißt z.B. die Sicherung im Bereich der Schulteraponeurose, oder es kommt zu Rupturen der kurzen Oberarmmuskeln selbst (MOSELEY, 1947; MOSELEY, 1951; MARCUS, 1952). Die häufigsten Verletzungen liegen einmal im Einstrahlungsgebiet des M. supraspinatus in die Schulteraponeurose und zum anderen im Bereich seines Ansatzes an der vorderen Facette des Tuberculum majus. Derartige Verletzungen treten vor allem bei Patienten bis zum 4. Lebensjahrzehnt auf. Im höheren Alter kommt es stattdessen zu Rupturen der Schulteraponeurose. Natürlich können auch beide gleichzeitig erfolgen. Auf diese Weichteilverletzungen am Schultergelenk hat CODMAN (1908, zit. bei ULMANN, 1943) hingewiesen. Spezielle Untersuchungen hierüber führte später LINDBLOM (1939, 1943) durch, so daß heute die Abklärung derartiger Verletzungen mit Hilfe der Arthrographie möglich ist. SKINNER (1937) betont, daß als Folge des Traumas röntgenologisch Konturveränderungen, Absorptionsherde und Verminderung des Abstandes des Humeruskopfes vom Acromion nachweisbar sind (TUREK, 1954). WOJTA und HILGERT (1953) weisen darauf hin, daß das letztgenannte Symptom beim Supraspinatusschaden häufig früher erkennbar ist als andere röntgenologisch faßbare Veränderungen (z. B. Kalkablagerungen) (LISCHI, 1961).

Der Abriß der langen Bicepssehne hat in der Unfallchirurgie besondere Bedeutung, nachdem man weiß, daß er oft ohne stärkere Gewalteinwirkung zustande kommt. Selbstverständlich kann auch bei plötzlich starker Gewaltanstrengung eine völlig gesunde Bicepssehne zerreißen. Im allgemeinen erfolgte der Abriß der langen Sehne an ihrem oberen Ansatz, nach dem 40. Lebensjahr schleichend. Die vollständige Durchtrennung kann dann im Anschluß an eine nicht besonders kräftige Anspannung des Muskels bei einer normalen Tätigkeit eintreten. Während des langsamen Durchscheuerns verwachsen die Sehnenfasern mit der Umgebung. Degenerative Veränderungen der Sehne, sowie Veränderungen im knöchernen Kanal werden als Vorbedingung einer Zerreißung angenommen. Vor dem Abriß bestehen daher meistens schon längere Zeit Schmerzen am Sehnenansatz. Veränderungen im Sehnenkanal sind jedoch nur selten röntgenologisch festzustellen, dagegen häufig arthrotische Veränderungen im Acromio-Claviculargelenk. Posttraumatische Veränderungen des Knochenkanales, z.B. nach Schulterverrenkungen oder Ab- und Einrissen an den Tubercula können ebenfalls zu Schäden an der Sehne führen, ebenso wie eine schwere Arthrosis deformans des Schultergelenkes. Hierbei liegen dann häufig gleichzeitig röntgenologisch nachweisbare Veränderungen am Sulcus intertubercularis vor. Die meisten Sehnenausrisse sind jedoch auf eine Degeneration der Sehne zurückzuführen.

3. Traumatisierung von Nerven und Gefäßen

Luxationen, wie auch Luxationsfrakturen können zu einer partiellen Schädigung des Plexus brachialis führen (WATSON-JONES, 1954). Sie werden durch den Druck des luxierten Humeruskopfes hervorgerufen. Am gefährdetsten ist hierbei der N. axillaris, der zusammen mit der A. circumflexa humeri um den chirurgischen Hals des Humerus zieht. Die partielle oder totale Schädigung des N. axillaris führt zu einer totalen oder partiellen Lähmung des M. deltoideus. Auch bei der Reposition kann leicht eine Schädigung des N. radialis und axillaris eintreten, da sie durch Zug am rotierten Arm stark gespannt werden (MILTON, 1953). Auch eine unmittelbare Schädigung des M. deltoideus durch den luxierten Humeruskopf ist möglich.

Zerreißungen und Schädigungen der A. axillaris bei Luxation oder Luxationsfrakturen sind ebenfalls nicht allzu selten (Abb. 29). So wurden Beobachtungen derartiger Verletzungen mehrfach beschrieben (MAGNUS, 1926; HAAS, 1938; IVAKHNEUKO, 1938; SCHIRMER, 1932; LEXER, 1931; KÖRTE, 1882, 1902; SCHEFFLER, 1923; ARCHAMBAULT, ARCHAMBAULT und MIZERES, 1959). Aneurysmabildung nach Gefäßverletzung infolge Schulterluxation beschrieben SCHMIDT (1904) und HOFFMANN (1909).

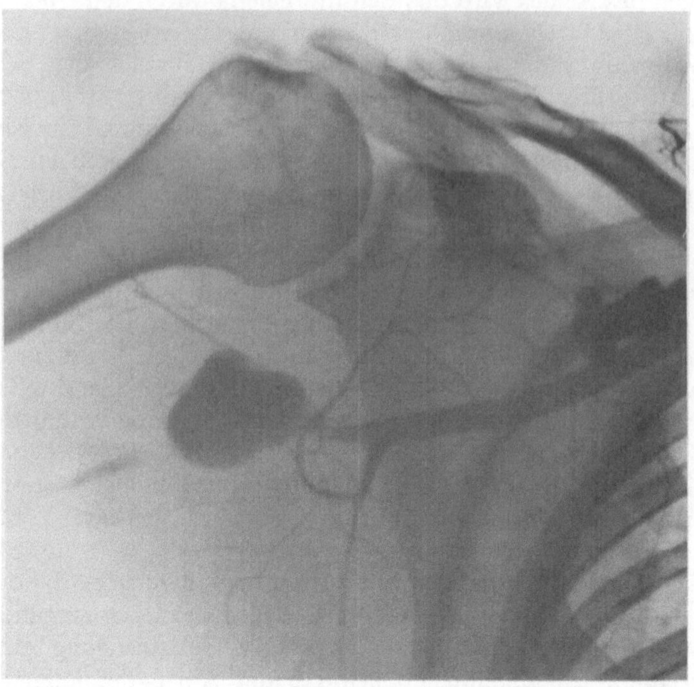

Abb. 29. Zerreißung der A. axillaris durch luxierten Oberarmkopf und Auftreten eines traumatischen Aneurysmas. Die Durchblutungsstörung am Arm führte später nach erfolgloser Gefäßoperation zur Amputation (eigene Beobachtung)

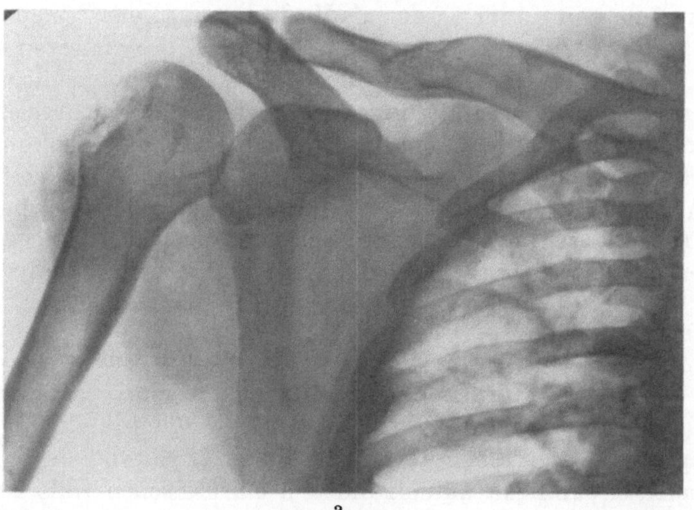

a

Abb. 30a u. b. Thrombose der Vena axillaris. a Zustand nach Luxationsfraktur und starker Weichteilschädigung im Bereich der oberen Extremität und der Thoraxwandung

In manchen Fällen wird die Arteriographie zur Lokalisation solcher Gefäßverletzungen erforderlich sein, da sich hieraus wertvolle Hinweise für das operative Vorgehen ergeben.

Die postoperativen Weichteilveränderungen führen oft zu lokalen Schädigungen des Venensystems. Gelegentlich kann es, wie Abb. 30a und b zeigt, zu einer Thrombose der Vena axillaris kommen, die zu starken venösen Stauungen der betroffenen Extremität führen kann.

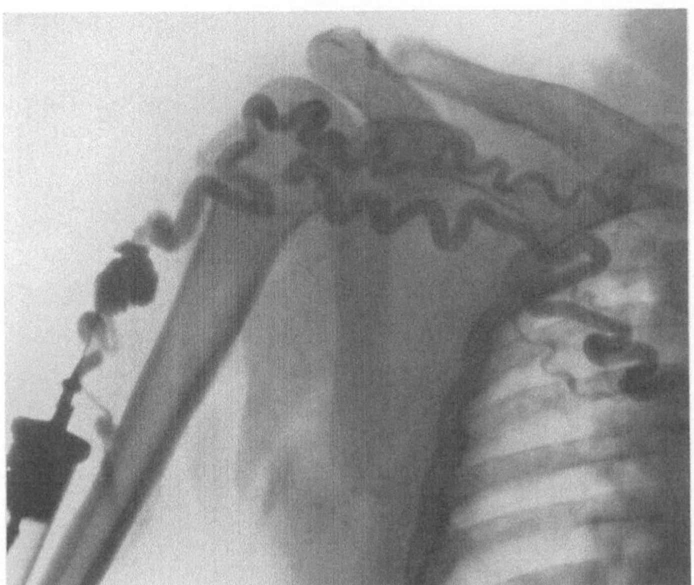

Abb. 30 b. Ektasie der oberflächlichen Venen der Thoraxwandung bei Thrombose der V. axillaris. Die ektatischen Venen stellen die Verbindung zwischen den Armvenen und der V. mamaria interna her

VII. Posttraumatische Veränderungen

1. Knochenbildung und Verkalkungen

Nach traumatischen Einwirkungen im Bereich des Schultergelenkes ist sowohl am Humerushals wie auch am Collum scapulae eine periostale Knochenbildung dann zu beobachten, wenn es an diesen Stellen zur Ablösung des Periostes kam. Dies ist am Collum scapulae sehr häufig der Fall, da es sehr leicht zur Abtrennung des Labrum glenoidale und damit auch der anschließenden Periostpartie kommt. Differentialdiagnostisch muß in Betracht gezogen werden, daß es sich auch um eine primäre Knochenabsprengung (eventuell Absprengungen vom knöchernen Pfannenrand) handeln kann. Starke Knochenbildung wird beobachtet, wenn eine Nekrose oder stärkere resorptive Veränderungen am Humeruskopf auftreten (Abb. 31). Hierbei sind die caudalen Gelenkbezirke und die Muskulatur typische Lokalisationsstellen. Knochenneubildung im Kapselapparat kann innerhalb weniger Wochen auch nach großen Hämatomen (Trauma, Luxation, blutige Resorption) auftreten (GRIMM, 1941).

Wie CORRADI (1939) mitteilte, kam es bei einer Luxation des Humerus zu einem Teilbruch der verknöcherten Sehneninsertion des M. subscapularis. Daneben können nach traumatischer Gelenkschädigung auch Verkalkungen auftreten. Nach KOLÁŘ und VRABEC (1957) sind die dichten und strukturlosen Verkalkungen röntgenologisch leicht von Verknöcherungen abzugrenzen, zumal letztere eine Strukturzeichnung und eine Knochenschale besitzen. Hinsichtlich ihrer Entstehung unterscheidet man zwischen metabolischen (z.B. nach Verbrennungen) und dystrophischen (z.B. nach Traumen) Verkalkungen. Akut aufgetretene perartikuläre Verkalkungen können sich, wie MOUCHET (1934) und LAEDERICH und BERNARD-PICHON (1934) beschrieben, vollkommen zurückbilden. Verknöcherungen in der Muskulatur — Myositis ossificans — sind eine seltene Spätfolge nach Traumen und Luxationen der Schulterregion.

2. Peritendinitis calcarea

Unter der Bezeichnung Peritendinitis calcarea (Duplaysche Erkrankung) versteht man eine degenerative Sehnennekrose mit sekundärer Verkalkung des Nekroseherdes. Die Erkrankung wird dadurch röntgenologisch erst sichtbar und somit nachweisbar (HAENISCH, 1910; SANDSTRÖM, 1930 und 1938; SANDSTRÖM und WAHLGREN, 1937; GLATTHAAR,

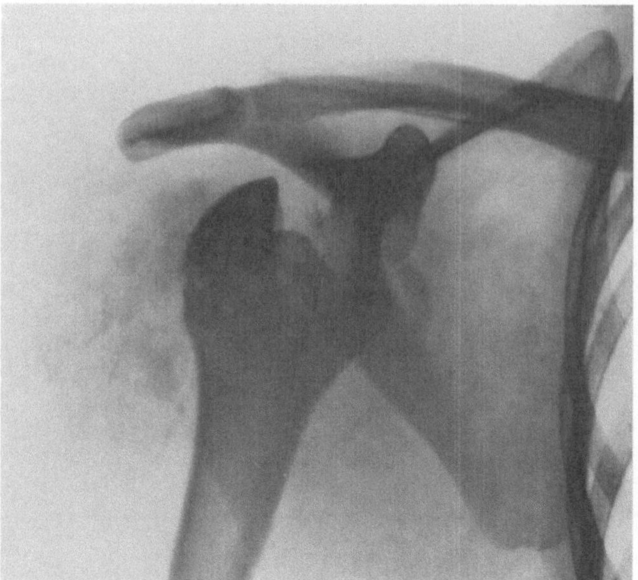

Abb. 31. Ausgedehnte parartikuläre Verkalkungen bei habitueller Schulterluxation

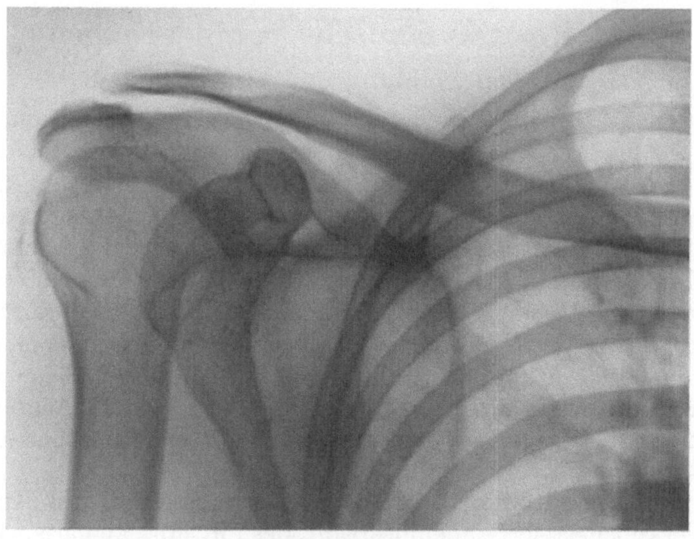

Abb. 32. Peritendinitis calcarea

1939; SCHAER, 1936; SAEGESSER, 1941; PFEIFER, 1943; FRIEDMAN, 1957; HARMON, 1958; MILONE, 1961). Die Kalkherde stellen sich röntgenologisch als strukturlose, wolkige, gelegentlich etwas körnige, streifenförmige Gebilde dar. Sie sind von unterschiedlicher Größe und Form (Abb. 32). BRANDENBERGER und SCHINZ (1946) stellten fest, daß die Verkalkungen in der Hauptsache aus kryptokristallinem Hydroxylapatit bestehen. In erster Linie handelt es sich um eine Erkrankung der Supraspinatussehne, doch finden sich ähnliche Veränderungen auch in der Infraspinatussehne und in den übrigen Sehnen des Schultergürtels. Während man früher annahm, es handelt sich bei diesen Erscheinungen in erster Linie um Verkalkungen der Schleimhaut, steht heute fest, daß diese Erkrankung vornehmlich die Sehne des M. supraspinatus und in geringem Maße des infraspinatus betrifft. Neben endogenen Ursachen besteht vielleicht auch, wie PFEIFER (1943) zur Diskussion stellte, eine besondere Prädisposition. Die häufigsten Ursachen sind jedoch akute und chronische Traumen. Andererseits kann die Schädigung auch unbewußt erfolgen, z.B. bei ungünstiger Lage des Armes im Schlaf (Klami, 1962; Otte, 1964). Wie Jones (1949) beobachtete, kann das Kalkdepot der Supraspinatussehne in den subdeltoidalen Raum durchbrechen, was zu abrupt auftretenden Schmerzen mit Funktionsaufhebung führt. Differentialdiagnostisch müssen selbstverständlich auch die Konkrementbildungen in den Schleimbeuteln abgegrenzt werden, sowie die verschiedenen anderen Erkrankungsformen, welche im anglo-amerikanischen Schrifttum unter der

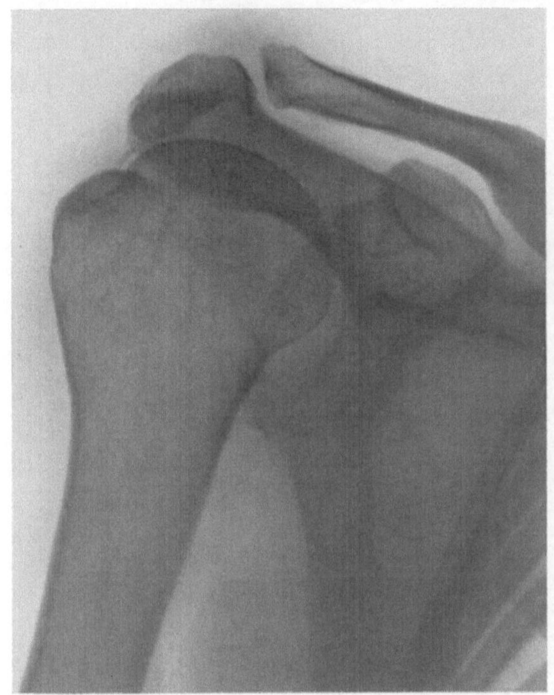

a

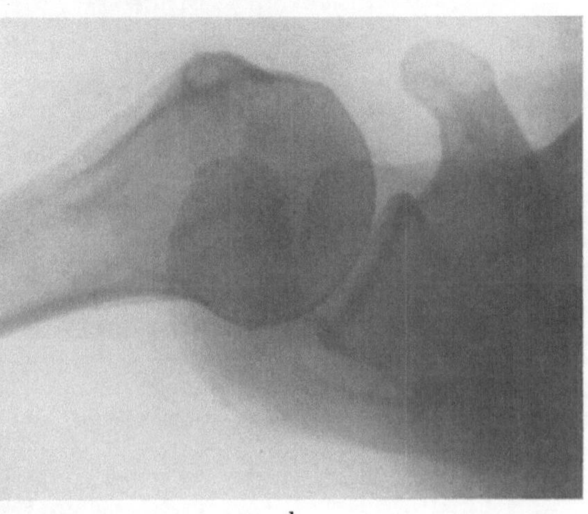

b

Abb. 33a u. b. Arthrosis deformans geringen Grades

Bezeichnung „painful shoulder" (Blundell, 1949; Fergusson, 1937; Withers, 1949; Milner, 1932; Payer, 1931; de Palma, 1952; Stenger und Guse, 1950) oder „frozen shoulder" (Simmonds, 1949; de Palma, 1952) zusammengefaßt werden. Der Röntgenuntersuchung kurz nach einem Trauma, kommt hierbei eine gewisse Bedeutung zu, da hierdurch Weichteilverkalkungen als Folge einer Verletzung von primären Verkalkungen im Sehnengewebe abgegrenzt werden können. Solche posttraumatischen Veränderungen äußern sich außerdem als Osteophytenbildung, fleckige Osteoporose und kleine unregelmäßige Defekte an der Spitze des Tuberculum majus und minus. Bei frischen Verletzungen sind diese Veränderungen jedoch noch nicht vorhanden. (Golding, 1962; Levin und Gannon, 1963; Ahrer, 1965).

3. Arthrosis deformans

Posttraumatische Veränderungen nach Luxationen, welche an Kopf und Pfanne entstehen können, sind durch klinische und röntgenologische Untersuchungen relativ schwer faßbar (Wette, 1929; Caan, 1924; Sommer, 1928). Sie werden daher häufig auch nicht nachgewiesen. Die klinische Symptomlosigkeit dieser Veränderungen an den Schultergelenkflächen erklärt sich dadurch, daß das Schultergelenk durch die Schwere des Armes entlastet wird. Auf diese Weise werden die Gelenkflächen auch bei bestehenden Veränderungen des Gelenkknorpels vor weiterer traumatischer Schädigung durch die physiologische Gelenkbewegung weitgehend geschützt (Olsson, 1953). Schliffebenen sowie Cystenbildungen an Kopf und Pfanne sind daher äußerst selten. Dagegen sind anfangs schon zarte Randwülste am cranialen Gelenkflächenrand und in der Umgebung des Kapselansatzes zu beobachten, ferner an der Gelenklippe der Pfanne (Abb. 33a und b).

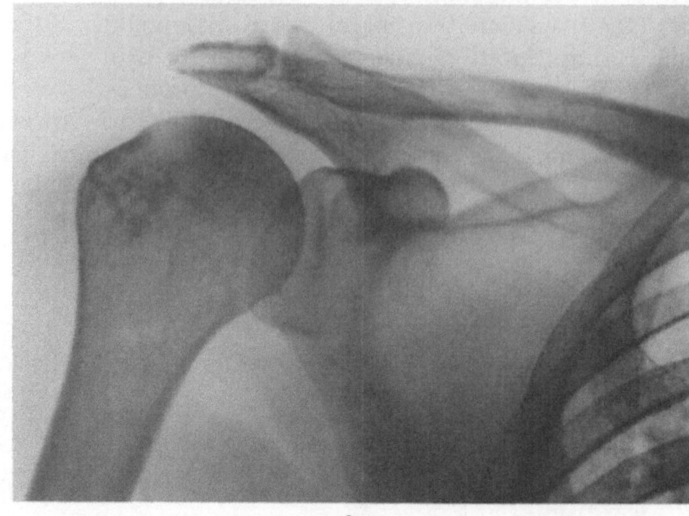

a

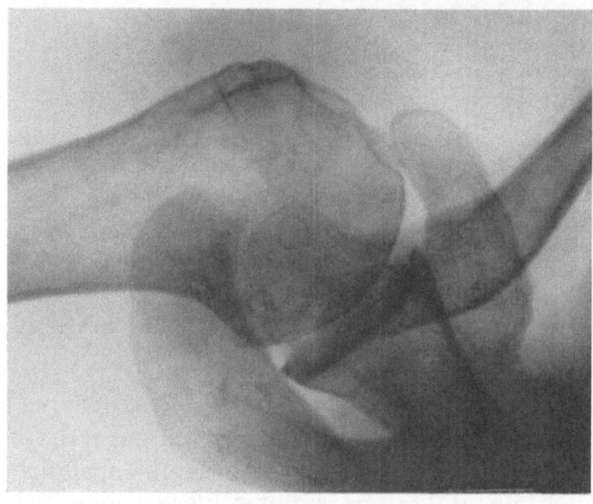

b

Abb. 34. Arthrosis deformans mit cystisch-degenerativen Veränderungen sowie Randwulstbildungen am Pfannenrand

Die Gelenkfläche des Humeruskopfes selbst bleibt meist glatt. Lokalisation, Stärke der Ausbildung und zeitlicher Ablauf des Prozesses unterliegen starken individuellen Schwankungen. Im unteren Abschnitt des Humeruskopfes tritt gelegentlich eine etwas verschwommene Kontur auf. Die Furche zwischen Tuberculum majus und Humeruskopf kann bei fortgeschrittenen Veränderungen durch Randwulstbildungen ausgefüllt werden, wobei das Tuberculum majus dann häufig eine unregelmäßige Kontur aufweist. Auch der caudale Rand des Kopfes erhält später eine zarte Randwulstbildung, wodurch die Gelenkfläche des Humeruskopfes axillarwärts verkleinert wird. Später treten dann auch Randwülste an den Pfannenrändern auf. Die Verknöcherungen am Limbus der Pfanne deuten sich häufig nur durch eine Verbreiterung der sonst zarten Konturlinien und Verbreiterung der Pfannenfläche an. Am deutlichsten sind sie zu erkennen, wenn der axilläre Pfannenrand erfaßt wird (Abb. 34a und b).

Untersuchungen von WETTE im Jahre 1927 ergaben, daß die autoptisch feststellbaren posttraumatischen Veränderungen nach Luxationen noch weitaus häufiger sind, als man nach den Röntgenbefunden im allgemeinen anzunehmen pflegt.

4. Kopfnekrose

Intraartikuläre Humeruskopffrakturen mit und ohne gleichzeitige Luxation führen häufig zu einer Nekrose des Humeruskopfes. Diese kann entweder den ganzen Kopf oder nur Teile desselben befallen. Ursächlich sind hier vorwiegend schwere Ernährungsstörungen maßgebend, weil die ernährenden Gefäße der Kopfkappe, die am Kapselansatz in den Humeruskopf eintreten, durch eine intraartikuläre Fraktur oder eine solche am Collum anatomicum eine Kompression oder Zerreißung erfahren, und die Blutversorgung auf diese Weise unterbrochen wird. Eine weitere Versorgungsquelle des Humeruskopfgebietes, die Spongiosagefäße des Humerusschaftes, fallen durch die Fraktur ebenfalls aus. Die Ernährung durch die Synovia reicht zwar für den Knorpel, jedoch nicht für den

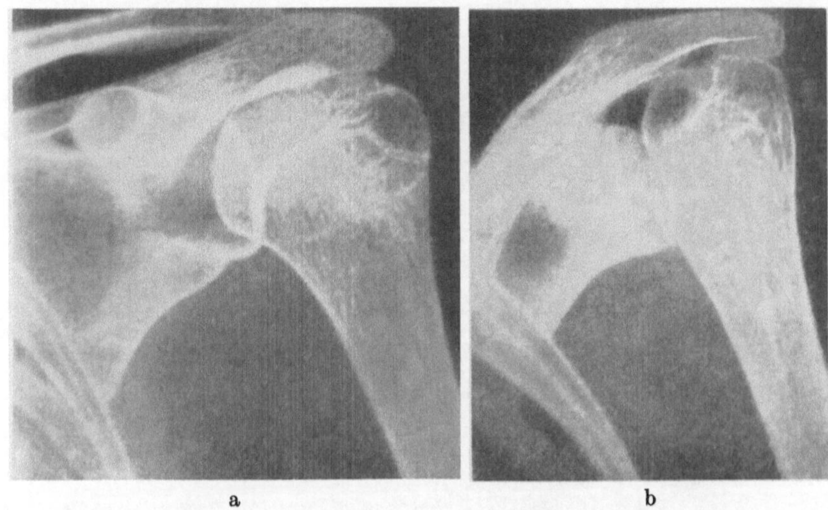

Abb. 35. a Röntgenbild des linken Schultergelenkes unmittelbar nach dem Trauma im Mai 1946. b Röntgenbild der linken Schulter, angefertigt im Oktober 1952

Knochen aus, so daß dadurch auch die Heilungsaussichten bei derartigen Frakturen relativ schlecht sind. Dies gilt auch für intraartikulär gelegene Absprengungen, welche ganz oder partiell abgelöst sein können (Madsen, 1942). Diese Absprengungen müssen in jedem Fall operativ entfernt werden, da sie nicht wieder anheilen und sekundär zu Gelenkveränderungen führen. Holst und Schondrikow (zit. bei Kühne, 1953) stellten fest, daß bei Kindern und Jugendlichen sowohl das Periost als auch die Epiphysen bei Durchblutungsstörungen leicht geschädigt werden können. Eine entsprechende Beobachtung wurde von Kühne (1953) mitgeteilt. Er konnte das Auftreten einer Kopfnekrose nach einer Schulterkontusion beobachten.

Ein 17jähriger Transportarbeiter stürzte auf die linke Schulter. Auf der nach dem Unfall angefertigten Röntgenaufnahme ließ sich am Knochen kein krankhafter Befund erkennen. Es bestand eine starke Weichteilschwellung bei ausgedehntem Hämatom mit starken Schmerzen und Bewegungseinschränkung im Schultergelenk. Nachdem die Schmerzen vorübergehend abgeklungen waren, traten sie 6 Monate nach der Verletzung erneut auf. In den folgenden Jahren nahm die Bewegungseinschränkung des Schultergelenkes ab. Drei Jahre nach der Erstuntersuchung ergab die Röntgenkontrolle eine Verkleinerung des Humeruskopfes. Gegenüber der ursprünglichen Größe war er etwa um ein Viertel kleiner geworden und erschien außerdem nach oben subluxiert. Die Gelenkfläche war flachwellig und zeigte sklerotische Züge. Die Gelenkpfanne wies eine deutliche Deformierung mit starker Sklerosierung und wabig-cystischer Aufhellung auf (Abb. 35a und b).

5. Nearthrosenbildung

Nearthrosenbildungen werden als Folge von nicht reponierten Luxationen beobachtet. Um den luxierten Kopf bildet sich bald ein Hohlraum mit einer bindegewebigen Kapsel, die im Laufe der Zeit zu einer richtigen Pfanne umgestaltet wird (Krönlein, 1882;

THOMAS, 1937). Sie kann je nach Lage des Kopfes vor bzw. hinter der eigentlichen Pfanne entstehen. Gelegentlich stützt sich der Kopf dabei mit einer größeren Einkerbung in den Pfannenrand oder in den Scapulahals (GRASSMÜCK, 1941). Bei der Neubildung der Gelenkpfanne handelt es sich weder um Aushöhlungen noch um druckatrophische Veränderungen an der Scapula, sondern um eine wirkliche Knochen-, Knorpel- und Kapselneubildung. Die leerstehende Gelenkpfanne füllt sich dagegen rasch mit Bindegewebe. Die traumatisch bedingten Gewebsschädigungen führen zu Verklebungen, zu narbigen Schrumpfungen und derben Verwachsungen mit den benachbarten Gefäßen und Nerven. Am luxierten Humeruskopf stellen sich röntgenologisch halbmondförmige kalk- und

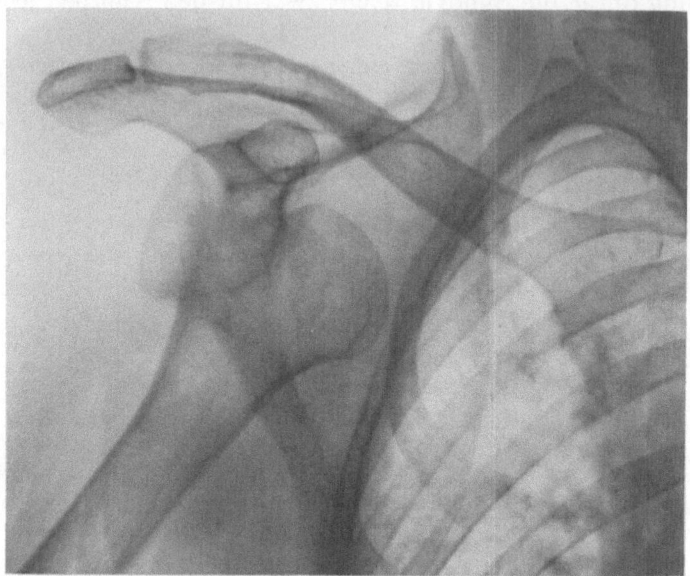

Abb. 36. Veraltete Luxation ($2^1/_4$ Jahre nach dem Unfall)

knochendichte Verschattungen dar, die zur Kopfgelenkfläche hin auffallend glattrandig gezeichnet sind. Das neue Gelenk besitzt manchmal eine auffallend gute Beweglichkeit. War das Schultergelenk bei übersehener oder unbehandelter Luxation jedoch für einige Zeit völlig ruhiggestellt, so kann es auch bei der Nearthrose zu hochgradigen Bewegungseinschränkungen kommen (Abb. 36).

6. Schulterlähmung

Man kann zwischen einer angeborenen und erworbenen Schulterlähmung unterscheiden. Über die röntgenologischen Untersuchungen bei der angeborenen Schulterlähmung berichtete MAU (1923). Er konnte nachweisen, daß die bis dahin von verschiedenen Autoren (HÄNISCH, 1913; PELTESOHN, 1914; KÜSTNER, 1885) vertretene Ansicht, es handle sich um Epiphysenlösungen am proximalen Humerusende, nicht zutrifft, sondern daß ursächlich eine Nervenschädigung vorliegt. WEIL (1921) und ERLACHER (1923) hatten vor ihm angenommen, daß diese Nervenschädigung bereits während des intrauterinen Lebens eintritt, demgegenüber vertraten VALENTIN (1921) und MAU (1923) die Ansicht, daß die Schädigung erst unter der Geburt erfolgt. Bei der Röntgenuntersuchung derartiger Fälle muß jedoch die meist vorhandene starke Innenrotation des Armes berücksichtigt werden, da hierdurch der mediale Knochenkern nach hinten wandert und eine Fehlstellung vorgetäuscht wird. Im Röntgenbild erscheint dieser Kern dann mehr lateral und die Distanz zwischen Diaphysenende und Scapula erscheint vergrößert. Durch Ausgleich der Innenrotation erhält man jedoch ein normales Röntgenbild.

Die Nervenschädigung führt im Laufe der Zeit an der entsprechenden Extremität zu einer Hypoplasie des Humerus, gelegentlich auch nur zu einer solchen des proximalen

Humerusendes und des Schulterblatts. Da die proximale Epiphyse außerdem im Wachstum zurückbleibt, sind Epiphyse und Knochenkerne kleiner als die der anderen Seite. Auch die Verschmelzung der Kerne tritt auf der geschädigten Seite später ein. Die betroffene Extremität mit ihrer gelähmten und atrophischen Muskulatur ist naturgemäß äußeren Schädigungen häufiger ausgesetzt, so daß derartige Traumen weitere zusätzliche Schädigungen der Epiphyse herbeiführen können. Sie bedingen dann später nachweisbare Deformierungen mit Veränderung ihrer Struktur. Gelegentlich stellt eine Epiphysennekrose das Endergebnis dar. So glaubte Bähr (1911) aus der von ihm mitgeteilten Beobachtung bei einem 7jährigen, bei dem eine Hypoplasie der Scapula eine Deformierung

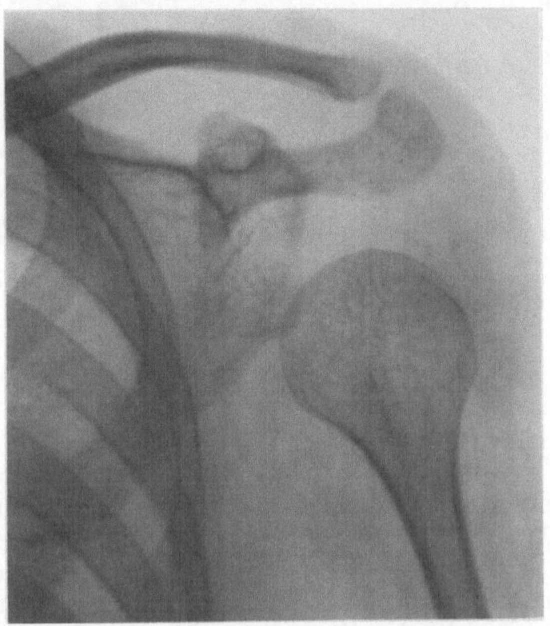

Abb. 37. Schulterlähmung. Subluxation des Humeruskopfes und Hypoplasie des Humerusschaftes nach Kinderlähmung

der Kopfepiphyse und eine konkave Kontur der Schulterblattgelenkfläche vorlag, schließen zu können, daß es sich hier um Folgen einer Geburtsverletzung gehandelt haben müsse. Aufgrund dieser Beobachtung möge die Vermutung und der Hinweis gestattet sein, ob nicht auch andere mitgeteilte Beobachtungen, die als Mißbildungen deklariert wurden und durch Veränderungen am Humeruskopf und an der Gelenkfläche charakterisiert sind, in ähnlicher Weise gedeutet werden sollten. Hierzu sind aber Kontrolluntersuchungen über lange Zeiträume erforderlich. Sie müßten bei entsprechend gelagerten Fällen kurz nach der Geburt beginnen.

Bei Geburtslähmung ist es Aufgabe der Röntgenologie eine eventuell gleichzeitig eingetretene Lockerung der Humerusepiphyse zu erfassen. Von den bleibenden röntgenologisch faßbaren Veränderungen der Schulter nach einer Lähmung des Plexus stehen Innenrotation und Abduktionsbehinderung an erster Stelle (Wickstrom, Haslam und Hutchinson, 1955). Im Laufe des Wachstums kommt es zu einer Deformierung der Pfanne und zu einer Abflachung des Humeruskopfes. Eine weitere Folge ist Subluxation oder Luxation des Humeruskopfes nach dorsal. Das Schulterblatt der gelähmten Seite steht außerdem auffallend hoch.

Die Schulterlähmungen nach der Geburt haben sehr verschiedenartige Ursachen (toxisch, traumatisch usw.). Sie führen je nach Eintritt der Schädigung zu Wachstumsstörungen unter anderem auch im Bereich des Schultergelenkes und als Folge der Innervationsstörung zu Subluxationen im Schultergelenk (Abb. 37), oder zu einem Tiefstehen des gesamten Schultergürtels (Abb. 38).

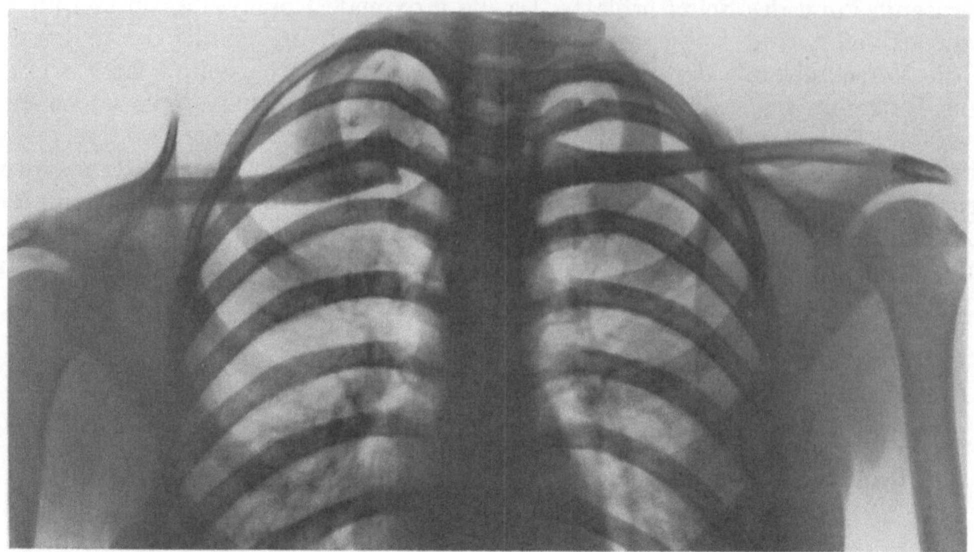

Abb. 38. Schulterlähmung nach Plexusschädigung. Fehlstellung des gesamten rechten Schultergürtels

VIII. Fragen zur Begutachtung

Die Schulterverrenkung ist prognostisch keineswegs als günstig zu betrachten. BÖHLER (1953) ist der Ansicht, daß mindestens ein Viertel der Patienten nach einer Luxation die volle Beweglichkeit und Leistungsfähigkeit des Armes nicht zurückerhalten, so daß bei einem großen Teil mit einer Erwerbsminderung gerechnet werden muß. Die Schulterluxation ist in vielen Fällen von einer schweren Verletzung der umgebenden Gewebe begleitet, welche prognostisch ausschlaggebender ist als die reine Verlagerung des Humeruskopfes. Gegenüber den Weichteilverletzungen, wie z.B. Zerreißung der Gelenkkapsel, Abrisse an den Sehnenansätzen, treten vielfach die Knochenabsprengungen und Impressionen zurück. Demgegenüber sind jedoch die röntgenologisch nachweisbaren Verletzungen ein gewisser Maßstab für die Gewalteinwirkung, weil größere Impressionen meist auch stärkere Kräfte voraussetzen. Insofern kommt auch den Impressionsfrakturen eine gewisse prognostische Bedeutung zu. Große Defekte lassen außerdem befürchten, daß daraus eine habituelle Luxation entsteht oder daß es zu einer noch stärkeren Deformierung des Kopfes kommt. Diese werden wohl auch mit entsprechenden Beschwerden und Funktionseinschränkungen einhergehen. Der Nachweis der Formveränderung ist daher bei der Begutachtung besonders wichtig (DIETHELM und HIELSCHER, 1954).

Bei glatt verlaufenden Fällen einer Luxation ist für die erste Zeit der Gewöhnung eine Erwerbsminderung von etwa 20—30% anzunehmen. Kam es jedoch zu Tuberculumabrissen und Pfannenrandabbrüchen, so erfordern diese erstens eine längere Behandlungsdauer — normalerweise beträgt diese 3—6 Wochen — und zweitens ist das Gelenk anschließend manchmal monatelang nicht belastungsfähig. Nach Wiederaufnahme der Arbeit kann in diesen Fällen die Erwerbsminderung ebenfalls auf etwa 20—30% geschätzt werden. Beiderseitige Schulterluxationen sind wegen der Unbeholfenheit des Patienten selbstverständlich höher zu bewerten (50—70%). WETTE (1929) hat aufgrund seiner pathologisch-anatomischen Untersuchungen darauf hingewiesen, daß die Endresultate der Schulterluxation weder klinisch noch röntgenologisch besonders günstig sind. Die scheinbar guten Ergebnisse täuschen, weil aufgrund der topographischen Verhältnisse die Veränderungen klinisch nicht manifest werden. Den Bicepssehnenabriß bei älteren Menschen muß man bei der Begutachtung, wenn kein entsprechendes Trauma mitgewirkt hat, jedoch im allgemeinen als Unfallfolge ablehnen.

Literatur

E. Schultergelenk

Lehrbücher

BARDELEBEN, K. v.: Handbuch der Anatomie des Menschen, Bd. 1, Skelettlehre. Jena: Gustav Fischer 1909.

BARDENHEUER, B.: Krankheiten der oberen Extremitäten, Kap. VI, Schulterluxation. In: Deutsche Chirurgie, Liefg 63a. Stuttgart: Ferdinand Enke 1886.

BENNINGHOFF, A.: Lehrbuch der Anatomie des Menschen, 2. Aufl. München: J. F. Lehmann 1942.

BEYER, W.: Verletzungen und Erkrankungen im Bereich des Schultergürtels. Stuttgart: Wissenschaftliche Verlagsgesellschaft 1947.

BÖHLER, L.: Technik der Knochenbruchbehandlung im Frieden und im Kriege. Wien: Wilhelm Maudrich 1943.

BRAILSFORD, J. F.: The radiology of bones and joints. London: J. & A. Churchill Ltd. 1945.

BRANDENBERGER, E., u. H. R. SCHINZ: Über die Natur der Verkalkungen bei Mensch und Tier. Basel: Benno Schwabe & Co. 1946.

BRAUS, H.: Anatomie des Menschen, 1919. Berlin: Springer 1921.

— Die Entwicklung der Form der Extremitäten und des Extremitätenskelettes. In: Handbuch der vergleichenden und experimentellen Entwicklungslehre der Wirbeltiere von O. HERTWIG, Bd. 3. Jena 1906.

BÜRKLE DE LA CAMP, H., u. P. ROSTOCK: Handbuch der gesamten Unfallheilkunde. Stuttgart: Ferdinand Enke 1956.

CLARK, K. C.: Positioning in radiography, IV. ed. London 1945.

CODMAN, E. A.: The shoulder. Boston: Thomas Todd 1934.

DUBOIS, M., u. F. ZOLLINGER: Einführung in die Unfallmedizin. Bern: Hans Huber 1945.

GEGENBAUR, C.: Lehrbuch der Anatomie des Menschen. Leipzig: Wilhelm Engelmann 1895.

GELPKE, L., u. C. SCHLATTER: Unfallkunde. Bern: Hans Huber 1930.

GRASHEY, R.: Atlas typischer Röntgenbilder vom normalen Menschen (J. Lehmanns medizin. Atlanten, Bd. 5). München: Lehmann 1959.

—, u. R. BIRKNER: Atlas typischer Röntgenbilder vom normalen Menschen, 9. Aufl. München u. Berlin: Urban & Schwarzenberg 1955.

HASSELWANDER, A.: Die Röntgenstrahlen in der Anatomie. In: RIEDER-ROSENTHAL, Lehrbuch der Röntgenkunde, Bd. 2. München 1924.

— Atlas der Anatomie des menschlichen Körpers im Röntgenbilde. München 1926.

HOLLE, FR., u. E. SONNTAG.: Grundriß der gesamten Chirurgie. Berlin-Göttingen-Heidelberg: Springer 1960.

HÜBNER, A.: Frakturen und Luxationen. Berlin-Göttingen-Heidelberg: Springer 1948.

JANKER, R.: Röntgenaufnahmetechnik. München: Johann Ambrosius Barth 1958.

JOACHIMSTHAL, G.: Handbuch der orthopädischen Chirurgie. Jena 1905—1907.

KAUFMANN, C.: Handbuch der Unfallmedizin. Stuttgart: Ferdinand Enke 1919.

KOCHER, TH.: Beiträge zur Kenntnis einiger praktisch wichtiger Frakturformen. Basel 1896.

KÖHLER, A.: Lexikon der Grenzen des Normalen und Anfänge des Pathologischen im Röntgenbild. Leipzig: Georg Thieme 1910.

KÖNIG, F., u. C. MAGNUS: Handbuch der gesamten Unfallheilkunde. Stuttgart: Ferdinand Enke 1934.

KOLLMANN, J.: Handatlas der Entwicklungsgeschichte des Menschen. Jena 1907.

KRÖNLEIN, U.: Die Lehre von den Luxationen. Stuttgart: Ferdinand Enke 1882.

LANGER, C., u. C. TOLDT: Lehrbuch der systematischen und topographischen Anatomie, 11. Aufl. Wien u. Leipzig: W. Braumüller 1920.

LANZ, T. v., u. W. WACHSMUTH: Praktische Anatomie, Bd. I/3. Berlin: Springer 1935.

LAUCHE, A.: Knochen und Gelenke. Zusammenhangstrennung der Knochen, die Besonderheiten der Gelenkbrüche. In: Handbuch der speziellen Anatomie und Histologie, Bd. 9, Teil III, S. 235. Berlin: Springer 1937.

LEXER, E.: Lehrbuch der allgemeinen Chirurgie. Stuttgart: Ferdinand Enke 1934.

LILIENFELD, L.: Anordnung der normalisierten Röntgenaufnahmen des menschlichen Körpers, 6. Aufl. Berlin-Wien 1932.

LUBOSCH, W.: Bau und Entstehung der Wirbeltiergelenke. Jena 1910.

MALGAIGNE, J. F.: Knochenbrüche und Verrenkungen. Deutsch. v. BURGER, I (1850); II (1856).

MAYER, E. G., u. J. ŽAKOVSKY: Anordnung der normalisierten Röntgenaufnahmen. Wien u. Innsbruck: Urban & Schwarzenberg 1950.

MERKEL, F.: Topographische Anatomie, Bd. 3. Braunschweig 1907.

— Die Anatomie des Menschen, 2. Abt., Skelettlehre. Wiesbaden: J. F. Bergmann 1913.

MOLLIER, S.: Über die Statik und Mechanik des menschlichen Schultergelenks unter normalen und pathologischen Verhältnissen. Festschr. für KUPFFER. Jena 1899.

PFITZNER, W.: Beiträge zur Kenntnis des menschlichen Extremitätenskelettes. Morphol. Arb. v. Dr. SCHWALBE, Bd. 6, S. 2. Jena: Gustav Fischer 1896.

QURWAIN, F. DE: Spezielle chirurgische Diagnostik. Leipzig: F. C. W. Vogel 1919.

ROUX, W.: Entwicklungsmechanik der Organismen, 2 Bände. Leipzig 1895.

SCHÄFER, A.: Frakturen und Luxationen. Stuttgart: Wissenschaftliche Verlagsgesellschaft 1948.

SCHOEN, H.: Medizinische Röntgentechnik, Teil I. Stuttgart: Georg Thieme 1952.

SIEGLBAUER, F.: Lehrbuch der normalen Anatomie des Menschen, 7. Aufl. Berlin u. Wien: Urban & Schwarzenberg 1947.

SOMMER, R.: Die traumatische Verrenkung der Gelenke. Stuttgart: Ferdinand Enke 1928.

STRASSER, H.: Lehrbuch der Muskel- und Gelenkmechanik, Bd. 4. Berlin 1908.

TÖNDURY, G.: Angewandte und topographische Anatomie. Zürich: Fretz & Wasmuth 1949.

TOLDT, C., u. F. HOCHSTETTER: Anatomischer Atlas, 12. Aufl. Berlin u. Wien: Urban & Schwarzenberg 1923.

WATSON-JONES, SIR R.: Fractures and joint injuries. Edinburgh: Livingstone 1946.

WEINMANN, J. P., and H. SICHER: Bone and bones. St. Louis 1947.

WETTE, W.: Allgemeines über Luxationen. In: Handbuch der gesamten Unfallheilkunde, Bd. 3. Stuttgart: Ferdinand Enke 1934.

WULLSTEIN, L., u. M. WILMS: Lehrbuch der Chirurgie. Jena: Gustav Fischer 1912.

Einzelarbeiten

ADAMS, J. CRAWFORD: Recurrent dislocation of the shoulder. J. Bone Jt Surg. B **30**, 26 (1948).

— The humeral head defect in recurrent anterior dislocation of the shoulder. Brit. J. Radiol., N.S. **23**, 151—156 (1950).

AHRER, E.: Die Traumatologie der Schulter. Klin. Med. **20**, 101—109 (1965).

ANCIAUX, A., et R. CLAESSEN: L'arthrographie de l'epaule. J. belge Radiol. **39**, 837—850 (1956).

ARCHAMBAULT, R., H. A. ARCHAMBAULT, and N. J. MIZERES: Rupture of the thoracoacromial artery in anterior dislocation of the shoulder. Amer. J. Surg. **97**, 782—783 (1959).

ARDEN, C. P.: Posterior dislocation of both shoulders. Report of a case. J. Bone Jt Surg. B **38**, 558—563 (1950).

AXÉN, O.: Über den Wert der Arthrographie des Schultergelenkes. Acta radiol. (Stockh.) **22**, 268—276 (1941).

BÄHR, F.: Über Luxatio subacromialis inveterata. Arch. Orthop. Unfall-Chir. **10**, 137—139 (1911).

— Lösung der oberen Humerusepiphyse, der Cavitas glenoidalis scapulae, Fraktur des Schulterblattes (Geburtslähmung). Arch. Orthop. Unfall-Chir. **10**, 140—142 (1911).

BANKART, A. S. B.: Recurrent or habitual dislocation of shoulder-joint. Brit. med. J. **1923 II**, 1132—1133.

— Diskussionsbemerkung. Ref. J. Bone Jt Surg. B **30**, 46 (1948).

BANTZ, W.: Über einen Fall von Osteogenesis imperfecta tarda mit gleichzeitiger habitueller Schultergelenksluxation bds. Zbl. Chir. **1941**, 1726—1729.

BARTH, M. K.: Ein Fall von doppelseitiger Schultermißbildung. Z. Orthop. **86**, 283—285 (1955).

BATEMAN, J.: The shoulder and envirous. St. Louis: C. V. Mosby Co. 1955.

BERENT, F., u. H. v. HECKER: Zur axialen Aufnahmetechnik des Schultergelenkes. Chirurg **5**, 210—213 (1933).

BIELEL, R.: Behandlung und Prognose frischer Schulterluxationen. Arch. orthop. Unfall-Chir. **35**, 381—396 (1935).

BIRCH-JENSEN, A.: Congenital deformities of the upper extremities. Kopenhagen 1949.

BLACKETT, CH. W., and TH. R. HERALY: Roentgen studies of the shoulder. Amer. J. Roentgenol. **37**, 760—766 (1937).

BLUNDELL, C.: Painful shoulder. J. Bone Jt Surg. **31**, 433 (1949).

BÖHLER, J.: Sollen Ausrisse aus dem Tuberkulum majus humeri operativ behandelt werden? Mschr. Unfallheilk. **58**, 181—186 (1955).

BÖHM, M.: Die Darstellung der Epiphysen im Röntgenbild. Chirurg **5**, 580—582 (1933).

BORAK, J., u. K. GOLDHAMER: Experimentelle Beiträge zur Röntgenanatomie und -pathologie der Gelenke. Fortschr. Röntgenstr. **33**, 341—358 (1925).

BORELLINI, A.: Schulterluxation bei Osteochondritis dissecans. Operative Einrenkung mittels einer neuen Methode. Schweiz. med. Wschr. **1947**, 1184—1186.

BOSWORTH, B. M.: Examination of the shoulder for calcium deposits. Technique of fluoroscopy and spotfilm roentgenography. J. Bone Jt Surg. **23**, 567—577 (1941).

BRAILSFORD, H. N.: The radiology of bones and joints. London: J. & A. Churchill, Ltd. 1945.

BRANDT, G.: Über schnappende Schulter. Arch. orthop. Unfall-Chir. **25**, 159—160 (1927).

BROWN, N. H., J. M. DENNIS, CH. N. DAVIDSON, P. S. RUBIN, and H. FULTON: Posterior dislocation of the shoulder. Radiology **69**, 815—822 (1957).

BRUN, H.: Die Edensche Operation der habituellen Schulterluxation als extraartikulärer Einzug. Schweiz. med. Wschr. **35**, 844—845 (1936).

BRUNETTI, L.: La radiografia ortogenale a fasci crociati e bacino fisso dell'estremo superiore del femore et la tecnica similare per l'articolazione della spalla. Riv. Radiol. e Fisica med. **3**, 818—823 (1931).

BÜRGEL, E., u. H. G. OLECK: Familiäre metaphysäre Dysplasie. Fortschr. Röntgenstr. **94**, 460—471 (1961).

BURATTI, C.: Considerazioni su quattro casi di omero varo degli adolescenti. Ann. Radiol. diagn. (Bologna) **18**, 96—106 (1946).

BUSCH, W.: Über seltenere Humerusluxationen. Langenbecks Arch. klin. Chir. **19**, 400—407 (1876).

BUXTON, ST. J. D., and R. KNOX: Radiographic survey of normal joints: 1. Shoulder joint; 2. Elbow joint. Brit. J. Radiol. **24**, 115—124; **29**, 395—402 (1924).

CAAN, P.: Disturbances of juvenile bone growth. Med. Wschr. **20**, 886—889, 924—926 (1924).

CORRADI, C.: Contributo alla conoscenza radiologica delle alterazioni del tendine terminale del muscolo scottoscapolare. Il distacco patologico dell'inserzione trochiniana e la rottura parziale del tendine ossificato. Arch. Ortop. (Milano) **55**, 545—551 (1939).

—, e MATTAI DEL MORO: La lussazione posteriore della spalla. Contributo radiologico. Arch. Ortop. (Milano) **66**, 475—489 (1953).

COTTON, R. E., and D. F. RIDEANT: Tears of the humeral rotator cuff. A radiological and pathological necropsy survey. J. Bone Jt Surg. B **46**, 314—328 (1964).

CRAMER, F.: Resektion des Oberarmkopfes wegen habitueller Luxation. Berl. klin. Wschr. **1882**, 21—25.

DAHS, W.: Zur Entstehung der habituellen Schulterluxation. Z. Orthop. **81**, 58—66 (1952).

DAL LAGO, H. D., y V. H. GUARINONI: Neumoarthroradiografia del homo. Rev. Ortop. Traum. (B. Aires) **18**, 9 (1948).

DEBEYRE, J., et D. PATTE: Lésions de la coiffe des rotateurs de l'épaule. Nouvelles possibilités du traitement chirurgical. Ann. Chir. (Paris) **17**, 964—970 (1963).

DEBRUNNER, H.: Zur Frage der Pseudobursitis calcarea am Schultergelenk. Zbl. Chir. **1941**, 1154—1155.

DELME, E.: Die Verletzung des Tub. maj. humeri und anderer Knochenstellen des proximalen Oberarmendes und der Schulterblattpfanne. Arch. orthop. Unfall-Chir. **39**, 477—484 (1939).

DEUTSCHLÄNDER, G.: Demonstriert an 20jährigem Mädchen mit angeborener Hypoplysie des rechten Armes. Dtsch. med. Wschr. **46**, 367— (1920).

DEVOIS et CH. PROUX: Sur une technique de radiographie de l'épaule de profil. J. Radiol. Électrol. **24**, 111—112 (1941).

DICKSON, J. A., and H. W. O'DELL: A phylogenetic study of recurrent anterior dislocation of the shoulder joint. Surgery **95**, 357—365 (1952).

DICKSON, J. A., A. W. HUMPHRIES, and H. W. O'DELL: Recurrent dislocation of the shoulder. Baltimore: Williams & Wilkins Co. 1953.

DIDIÉE, J.: Une position nouvelle pour la radiographie de la tête humerale: Sou intérêt dans l'étude de la luxation récidivante de l'épaule. Bull. Soc. Radiol. méd. France **17**, 150—154 (1929).

— Le radiodiagnostic dans la luxation récidivante de l'épaule. J. Radiol. Électrol. **14**, 209—218 (1930).

DIETHELM, L.: Der Wert des Nachweises der typischen Impressionsfraktur nach Schultergelenksluxation. Mschr. Unfallheilk. **57**, 353—358 (1954).

DISSEZ, J.: Anomalie symétrique des deux extrémités humérales supérieures. J. Radiol. Électrol. **23**, 457 (1939/40).

DORGAN, J. A.: Posterior dislocation of the shoulder. Amer. J. Surg. **89**, 890—900 (1955).

DRESCHER, R.: Über angeborene Schulterluxation. Diss. Frankf. a. M. 1938.

DUPLAY, S.: Über die Periarthritis humeroscapularis und die daraus entstehenden Schultersteifen. Arch. gén. Méd. **1872**, 513.

DU TOIT, G. D., and D. ROUX: Recurrent dislocation of the shoulder. A twenty-four year study of the Johannesburg stapling operation. J. Bone Jt Surg. A **38**, 1—12 (1956).

DYES, O., u. R. TÖPPER: Scheinbares im axialen Röntgenbild des Schultergelenkes. Röntgenpraxis **6**, 739—741 (1934).

EBERT, R.: Über Luxatio humeri congenita. Arch. orthop. Unfall-Chir. **13**, 281—290 (1914). — Diss. Würzburg 1914.

EDEN, R.: Operative Behandlung der habituellen Schulterluxation. Dtsch. Z. Chir. **144**, 269—280 (1918).

EICHLER, P.: Zur Technik der Röntgenaufnahmen der Schultergegend in zwei Ebenen. Zbl. Chir. **1941**, 1041—1042.

EINARSSON, F.: Fracture of the upper end of the humerus. Discussion based on the follow up of 302 cases. Acta orthop. scand., Suppl. **32**, 1—215 (1958).

EKSTRÖM, T., C. LAGERGREN, and T. v. SCHREEB: Dislocation and subluxation in fracture of the humeral hed. Acta chir. scand. **130**, 25—34 (1965).

ELLIS, V. V.: The diagnosis of shoulder lesions due to injuries of the rotator cuff. J. Bone Jt Surg. B **35**, 72—74 (1953).

ERLACHER, PH.: Zur Entstehung der angeborenen Plexus- oder Schulterlähmung. Arch. Orthop. Unfall-Chir. **21**, 28—42 (1923).

EYRE-BROOK, A. L.: Recurrent dislocation of the shoulder. Lesions discovered in seventeen cases, surgery employed and intermediate report of results. J. Bone Jt Surg. B **30**, 39 (1949).

FAIRBANK,.: Subluxation of the shoulder. Lancet **1913**, 1217.

FEHR, A. M.: Die Sublaxatio humeri posterior. Z. Unfallmed. Berufskr. **45**, 268—274 (1952).

FERGUSSON, J. N.: An improved technique for the examination of the shoulder. Brit. J. Radiol. **7**, 33—42 (1934).

FERGUSSON, L.: Painful shoulder arising from lesions of the subacromial bursa and supraspinatus tendou. (Schulterschmerzen.) Ann. Surg. **105**, 243—256 (1937).

FIORENTINI, A.: Sulla lunazione posteriore di spalla da elettroshok. Arch. Ortop. (Milano) **65**, 136—145 (1952).

FRANCKE, C.: Zur pathologischen Anatomie und Therapie der habituellen Schultergelenksluxationen. Dtsch. Z. Chir. **48**, 399—412 (1898).

FREUND, E.: Anatomie und Röntgenbild der chronischen Gelenkerkrankungen. Fortschr. Röntgenstr. **52**, 249—260 (1935).

FRIED, A.: Habitual posterior dislocation of the shoulder joint. A report on 5 operated. Acta orthop. scand. **18**, 329—345 (1949).

FRIEDMAN, M. S.: Calcified tendinitis of the shoulder. Amer. J. Surg. **94**, 56—61 (1957).

FROSCH, L.: Die angeborene Schultersubluxation. Achr. Orthop. Unfall-Chir. **24**, 381—389 (1927).
FROSTAD, H.: Arthrographische Untersuchungen des Schultergelenkes mit spezieller Rücksicht auf die Ruptur der Sehnen desselben. Acta radiol. (Stockh.) **23**, 336—353 (1942).
GAUWERKY, F.: Traumatische Deformierung am Humeruskopf als Folge von Schulterluxationen. Fortschr. Röntgenstr. **75**, 607—627 (1951).
GERHARDT, FR., u. K. GROLITSCH: Luxationsfraktur des Oberarmkopfes. Arch. orthop. Unfall-Chir. **41**, 200—212 (1941).
GHIRARDI, L., e F. PERASSI: Dimostrazione radiografica in proiezione latero-laterale transtoracica delle fratture del III superiore dell' omero e delle lussazioni della spalla. Ann. Radiol. diagn. (Bologna) **24**, 323—332 (1952).
GLATTHAAR, E.: Zur Pathologie der Periarthritis humeroscapularis. Dtsch. Z. Chir. **251**, 414—434 (1939).
GOLDING, F. C.: The shoulder, the forgotten joint. Brit. J. Radiol. **35**, 149—158 (1962).
GOUAZÉ, A., J. CASTAING, J. H. SOUTOUL et G. CHANTEPIE: Sur l'orientation de l'omoplate et de sa cavité glénoide. Arch. Anat. path. **10**, 175—181 (1962).
GRASHEY, R.: Kindliches Schultergelenk, Epiphysen. Röntgenpraxis **5**, 69 (1933).
GRASSMÜCK, A.: Gelenkneubildung bei veralteter Schulterverrenkung. Mschr. Unfallheilk. **48**, 345—349 (1941).
GREELEY, P. W., and P. B. MAGNUSON: Dislocation of the shoulder accompanied by fracture of the greater tuberosity and complicated by spinatus tendon injury. J. Amer. med. Ass. **102**, 1835—1838 (1934).
GRIMM, H. W.: Pericapsular ossification of shoulder. Report of case. Amer. J. Roentgenol. **45**, 379 (1941).
GULEKE, N.: Zur Röntgendiagnostik der Veränderungen am Schultergelenk. Zbl. Chir. **1934**, 1543—1547.
HAAS, F.: Gefäßruptur bei Schulterluxation. Dtsch. Z. Chir. **250**, 80—82 (1938).
HAENISCH, F.: Über die Periarthritis humeroscapularis mit Kalkeinlagerung im Röntgenbild. Fortschr. Röntgenstr. **15**, 293—300 (1910).
HÄNISCH, F.: Die Röntgendiagnose der Epiphysenlösung am oberen Humerusende bei Geburtslähmung. Verh. d. Dtsch. Röntgen-Ges., 19. Kongr., Berlin 1913, S. 86.
HALL, R. H., F. ISAAC, and C. R. BOOTH: Dislocations of the shoulder with special reference to accompanying schmall fractures. J. Bone Jt Surg. A **41**, 489—494 (1959).
HAREIDE, I.: Arthrographie des Schultergelenks. Nord. Med. **1941**, 1417—1420 [Norwegisch].
HARK, F. W.: Habitual dislocation of the shoulder joint. Arch. Surg. **56**, 522—527 (1948).
HARMON, P. H.: Methods and results in the treatment of 2580 painful schoulders. With special reference to calcific tendinitis and the frozen shoulder. Amer. J. Surg. **95**, 527—544 (1958).
HARRISON, S. H.: The painful shoulder. Significance of radiographic changes in the upper and of the humerus. J. Bone Jt Surg. B **31**, 418—422 (1949).
HECKER, H. v.: Ist dieses Schultergelenk reponiert? Röntgenpraxis **5**, 861 (1933).
HELLGREN, E. G.: Un sujet de la radiographie des lésions traumatiques de la région axillaire. Acta orthop. scand. **3**, 237—240 (1932).
HENDERSON, R. S.: Fracture-dislocation of the shoulder with interposition of long head of biceps. Report of a case. J. Bone Jt Surg. B **34**, 240—241 (1952).
HENRY, L. S.: Roentgenographic evidence in the tuberosity of the humerus of recent and old injuries to the supraspinatus tendon attachment. Amer. J. Roentgenol. **33**, 486—490 (1935).
HERMODSSON, I.: Röntgenologische Studien über die traumatischen und habituellen Schultergelenksverrenkungen nach vorn und unten. Acta radiol. (Stockh.) **14** (1933); Suppl.-Bd. 20. Lund: Häkon Ohlssons Buchdr. 1934.
— Zur Röntgenologie der Schultergelenkluxation. Acta radiol. (Stockh.) **14**, 275—281 (1933).
HEURARD, E.: Luxation de l'épaule mécounne. Bull. Soc. franç. Électrothér. Radiol. **26**, 223—224 (1938).
HILDEBRAND, O.: Zur operativen Behandlung der habituellen Schulterluxation. Langenbecks Arch. klin. Chir. **66**, 360—364 (1902).
HILL, H. A., and M. D. SACHS: The grooved defect of the humeral head. Radiology **35**, 690—700 (1940).
HOFFMANN, E.: Ein Fall von Aneurysma der Art. axillaris nach Lux. humeri. Dtsch. Z. Chir. **99**, 213—229 (1909).
HOWES, W. E., and B. B. ALICANDRI: A method of roentgenologic examination of the shoulder. Radiology **50**, 569—580 (1948).
IPARRAGUIRRE, C. A. LEONI: Gelenkmechanismus der Schulter. Rev. Cirug. (B. Aires) **16**, 101—136 (1937) [Spanisch].
ISELIN, H.: Die Röntgenuntersuchung der Schulter in zwei zueinander senkrechten Richtungen. Bruns' Beitr. klin. Chir. **97**, 473—478 (1915).
IVAKHNEUKO, G.: Ein Fall von Fingergangrän nach Bruch des Caput humeri. Chirurgija **4**, 165—167 (1938).
JAKOBSSON, A.: Radiography of anterior glenoid rim in recurrent dislocation of shoulder joint. Acta orthop. scand. **20**, 1—7 (1950).
JÖSSEL, D.: Anatomische Beiträge zur Kenntnis der Humerusluxation mit Fraktur der Tuberkel. Dtsch. Z. Chir. **4**, 124—129 (1874).
JONASCH, E.: Gleichzeitige beidseitige traumatische Schulterverrenkung. Z. Orthop. **91**, 439—440 (1959).
JONES, G. BL.: Painful shoulder. Calcification of the supraspinatus tendon. J. Bone Jt Surg. B **31**, 433—435 (1949).
JORDAN, H.: New technic for the Roentgen examination of the shoulder joint. Radiology **25**, 480—484 (1935).

JORDAN-NARATH, H.: Zur Röntgenuntersuchung des Schultergelenkes. Röntgenpraxis **5**, 686—688 (1933).

KALLIUS, H. U.: Zur Röntgendiagnostik der kontrakten Schulter. Zbl. Chir. **1932**, 2543.

KAPPIS, M.: Die schnappende Schulter. Bruns' Beitr. klin. Chir. **115**, 235—249 (1919).

— Schnappende Schulter und willkürliche Schulterverrenkung. Arch. orthop. Unfall-Chir. **20**, 555—565 (1922).

KAUFMANN, C.: Sprains of large joints. (Die Verstauchung der großen Extremitätengelenke.) Schweiz. med. Wschr. **52**, 737—746 (1922).

KERNWEIN, G. A., B. ROSEBERG, and W. R. SNEED: Arthrographic studies of the shoulder joint. J. Bone Jt Surg. A **39**, 1267—1279 (1957).

KLAMI, P.: Nou-specific roentgen-signes in the shoulder joint. Ann. Chir. Gynaec. Fenn. **54**, Suppl. 142 (1965).

KLEINSCHMIDT, O.: Die chirurgische Behandlung der gewohnheitsmäßigen (habituellen) Schulterluxation. Ergebn. Chir. Orthop. **35**, 367—436 (1949).

KLEMM, F. W.: Beidseitige Aplasie der Schultergelenkspfanne. Fortschr. Röntgenstr. **85**, 113 (1956).

KLOIBER, H.: Zur Technik der axialen Schulteraufnahmen. Dtsch. med. Wschr. **45**, 1047—1048 (1919).

KNUTSSON, F.: Über axiale Projektion des Schultergelenks. Acta radiol. (Stockh.) **29**, 175—214 (1948).

KÖRTE, W.: Über Gefäßverletzungen bei Verrenkung des Oberarmes. Langenbecks Arch. klin. Chir. **27**, 631—659 (1882).

— Frisches Präparat von Luxatio humeri subcoracoidea mit Abreißung des Tuberculum majus und Umschlingung des Humeruskopfes durch die Bicepssehne. Langenbecks Arch. klin. Chir. **27**, 747—748 (1882).

— Ein Fall von Arterienverletzung bei Verrenkung des Oberarmes. Arteriennaht. Nachblutung. Heilung. Langenbecks Arch. klin. Chir. **66**, 919—937 (1902).

KOLÁŘ, J., u. R. VRABEC: Der röntgenologische Nachweis von Verkalkungen und Knochenbildung in den gelenknahen Weichteilen nach Verbrennungen. Fortschr. Röntgenstr. **87**, 761—765 (1957).

KÜHNE, H.: Beitrag zur Entstehung der posttraumatischen Knochennekrose. Zbl. Chir. **78**, 1181—1185 (1953).

KÜSTER, O.: Über habituelle Luxation. Verh. der Dtsch. Ges. für Chir. 1882.

KÜSTNER, O.: Über die epiphysäre Diaphysenfraktur am Humerus des Neugeborenen. Langenbecks Arch. klin. Chir. **31**, 310—315 (1885).

KUKLIŃSKI, I.: Die Technik der Röntgenuntersuchung des Schultergelenkes. Pol. Przegl. radiol. **13**, 87—94 (1938) [Polnisch]. Ref. Zbl. ges. Radiol. **29**, 83 (1939).

LAEDERICH, L., et J. BERNARD-PICHOU: Calcifications périarticulaires de l'épaule. Bull. Soc. méd. Hôp. Paris **50**, 210—215 (1934).

LANGE, M.: Die operative Behandlung der gewohnheitsmäßigen Verrenkung an Schulter, Knie und Fuß. Z. Orthop. **75**, 162—171 (1945).

LANGFRITZ, H. U.: Die doppelseitige Luxatio humeri erecta. Eine seltene Verletzungsform. Mschr. Unfallheilk. **59**, 367—369 (1956).

LANGHOF, J.: Doppelseitige, nicht habituelle traumatische Schulterluxation. Zbl. Chir. **79**, 1148—1150 (1954).

LEGUIT, P.: Recurrent dislocation of the shoulder. J. int. Coll. Surg. **20**, 741—749 (1953).

LEHR, A.: Die Röntgendiagnostik der Periarthrose und der Periarthritis. Fortschr. Röntgenstr. **77**, 525—534 (1952).

LERCH, H.: Die Abduktionskontraktion im Schultergelenk. (Zugleich eine Stellungnahme zu der gleichnamigen Arbeit von THEO CELLARIUS, d. Z. **1948**, 221.) Chirurg **20**, 675—677 (1949).

LEVIN, E. J., and W. GANNON: Diffuse ulcomodular synovitis of the shoulder. Amer. J. Roentgenol. **89**, 1302—1304 (1963).

LEWIN, H.: Seltene Mißbildungen des Schultergelenks. Röntgenpraxis **3**, 556—560 (1931).

LEWIS, H.: The development of the arm in man. Amer. J. Anat. **1**, 145—183 (1902).

LEXER, E.: Zerreißung der Achselhöhlengefäße bei Einrenkung einer Schulterluxation. Zbl. Chir. **1931**, 2323. Sitzungsber. aus Vereinig. Münch. Chirurgen 24. 6. 1931.

LIBERSON, F.: The value and limitation of the oblique view as compared with the ordinary anteroposterior exposure of the shoulder. A report of the use of the oblique view in 1.800 cases. Amer. J. Roentgenol. **37**, 498—509 (1937).

LINDBLOM, K.: Anthrography and roentgenography in ruptures of the tendous of the shoulder joint. Acta radiol. (Stockh.) **20**, 548—561 (1939).

— Ou pathogenesis of ruptures of the tendou aponeurosis of the shoulder joint. Acta radiol. (Stockh.) **20**, 563—577 (1939).

— Über Frakturen des Sehnenansatzes am Tub. maj. und ihr Verhältnis zu den Rupturen der Sehnenaponeurose des Schultergelenkes. Acta chir. scand. **88**, 182 (1943).

—, and I. PALMER: Ruptures of the tendon aponeurosis of the shoulder joint, the so-called supraspinatus ruptures. Acta chir. scand. **82**, 133—142 (1939).

LINDEMANN, A.: Über doppelseitige traumatische Schultergelenkluxationen. Dtsch. Z. Chir. **102**, 561—568 (1909).

LINDENSTEIN: Zur Kasuistik seltener Luxationen des Schultergelenks, des Beckens und Hüftgelenks. Bruns' Beitr. klin. Chir. **58**, 709—717 (1908).

LISCHI, G.: Traumatischer Muskelknochen im Supraspinotus. Fortschr. Röntgenstr. **94**, 279—280 (1961).

LÖBKER, K.: Einige Präparate von habituellen Schulterluxationen. Langenbecks Arch. klin. Chir. **34**, 658—667 (1887).

Madsen, E.: Luxationsfrakturen des Oberarms. Ugeskr. Læg. **1942**, 1283—1293.

Magnus: Über den Abriß des Tuberculum majus bei der Luxation der Schulter. Zbl. Chir. **53**, 2411 (1926). Sitzg der Vereinigg Niederrhein.-Westfäl. Chir. 10. 7. 1926.

Magnusson, W.: Über die Bedingungen des Hervortretens der wirklichen Gelenkspalte auf dem Röntgenbilde. Acta radiol. (Stockh.) **18**, 733—741 (1937).

Marcus, G. H.: Zur Kenntnis typischer Muskelschäden im Bereich der Schulter. Bruns' Beitr. klin. Chir. **185**, 176—187 (1952).

Marquardt, W.: Die Klinik und Röntgenologie der angeborenen enchondralen Verknöcherungsstörungen. Fortschr. Röntgenstr. **71**, 511—535, 794—827 (1949).

Massoti-Littel, A. L.: Dos casos de luxación habitual del hombro en el niño de caracter congénito y familiar. Rev. clin. esp. **42**, 190—196 (1951).

Mastromarino, A.: Lussazione abituale di spalla. (Circa il'quadro radiologico cosidetto tipico. Ricerche anatomiche e radiografiche.) Atti Soc. lomb. Chir. **6**, 309—324 (1938).

Matheis, H.: Ein Fall von willkürlicher beiderseitiger Schulterverrenkung. Arch. orthop. Unfall-Chir. **18**, 100—106 (1920).

— Schnappende Schulter und willkürliche Schulterverrenkung. Zur gleichen Arbeit von Kappis. Arch. orthop. Unfall-Chir. **22**, 387—397 (1924).

Matzen, P. F.: Zur Behandlung der Luxationsfraktur des proximalen Humerus. Zbl. Chir. **79**, 1176—1186 (1954).

Mau, C.: Die röntgenologischen Veränderungen bei der angeborenen Schulterlähmung unter besonderer Berücksichtigung der sog. Lateralverschiebung der oberen Humerusepiphyse. Fortschr. Röntgenstr. **31**, 212—218 (1923).

— Das angeborene Fehlen des Halses nebst Bemerkungen über die Ätiologie des angeborenen Schulterblatthochstandes und der angeborenen Schulterlähmung. Z. orthop. Chir. **43**, 608—619 (1924).

— Zur Pathologie und Klinik der Schulter. Beilageheft Z. Orthop. **80**, 59—88 (1951).

Meyer, P.: Doppelseitige Schulterluxation infolge Straßenverkehrsunfall. Schweiz. med. Wschr. **1956**, 1420—1421.

Miglietta, O., A. Lewitan, and J. B. Rogoff: Subluxation of the shoulder in hemiplegic patients. N. Y. St. J. Med. **59**, 457—460 (1959).

Milner, R.: Gegen den Begriff und den Mißbrauch des Wortes: „Periarthritis humeroscapularis". Zbl. Chir. **1932**, 2577—2597.

Milone, F. P., u. M. M. Copeland: Kalzifizierende Tendinitis des Schultergelenks. Amer. J. Roentgenol. **85**, 901 (1961). Ref. in Fortschr. Röntgenstr. **96**, 314 (1962).

Milton, G. W.: The mechanism of circumflex and other nerve injuries in dislocation of the shoulder, and the possible mechanism of nerve injuries during reduction of dislocation. Aust. N. Z. J. Surg. **23**, 25—30 (1953).

Mollier, S.: Über die Statik und Mechanik des menschlichen Schultergelenks unter normalen und pathologischen Verhältnissen. Festschr. f. Kupffer. Jena 1899.

Moreau, L.: Fractures de l'épaule et radiographie. Bull. Soc. Radiol. méd. France **20**, 103—105 (1932).

Moseley, M. A.: Shoulder lesions. Springfield (Ill.): Ch. C. Thomas 1947.

Moser, F.: Beitrag zur kongenitalen Schulterdysplaxie. Fortschr. Röntgenstr. **97**, 661—663 (1962).

Moser, L., u. O. Schürch: Methode zur Darstellung des Raumes zwischen Humeruskopf und Acromion mittels des Planigraphen. Röntgenpraxis **11**, 373—375 (1939).

Mosley, H. F.: Ruptures of the rotator cuff. (Rotatorenmanschette.) Brit. J. Surg. **38**, 340—369 (1951).

— The inferior relations of the glenohumeral joint. Amer. J. Surg. **83**, 321—325 (1952).

Mouchet, A.: Les calcifications péri-articulaires de l'épaule. Presse méd. **1934I**, 691—692.

Neher, T.: Über die Ossifikation des Schultergürtels und des oberen Humerusendes. S.-B. phys.-med. Soz. Erlangen **60**, 329 (1928).

Nelson, D. H.: Arthrography of the shoulder. Brit. J. Radiol. **25**, 291, 134—140 (1952).

Neviaser, J. S.: Arthrography of the shoulder joint. Study of the findings in adhesive capsulitis of the shoulder. J. Bone Jt Surg. A **44**, 1321—1330 (1962).

Nicola, T.: Acute anterior dislocation of the shoulder. J. Bone Jt Surg. A **31**, 153—159 (1949).

— Recurrent dislocation of the shoulder. Amer. J. Surg. **86**, 85—91 (1953).

Nordheim, Y.: Eine neue Methode, den Gelenkknorpel, besonders die Kniegelenkmenisken, röntgenologisch darzustellen (ohne Zuhilfenahme eingespritzten Kontrastmittels). Fortschr. Röntgenstr. **57**, 479—495 (1938).

Oberholzer, J.: Die Arthro-Pneumoradiographie. Bruns' Beitr. klin. Chir. **158**, 113—156 (1933).

— Die Arthropneumoradiographie bei habitueller Schulterluxation. Röntgenpraxis **5**, 589—590 (1933).

— Röntgendiagnostik der Gelenke mittels Doppelkontrastmethode. Fortschr. Röntgenstr. Erg.-Bd. **56** (1938).

O'Connor, S. J., and A. S. Jackinow: Posterior dislocation of the shoulder. Arch. Surg. **72**, 479—491 (1956).

Olsson, O.: Degenerative changes of the shoulder and their connection with shoulder pain. A morphological and clinical investigation with special attention to the cuff and biceps tendon. Acta chir. scand., Suppl. **181**, 1—130 (1953).

Otte, P.: Verkalkungs- und Entkalkungsprozesse im Schulterbereich. (Anmerkungen zu Reischauers neuraler Theorie.) Z. Orthop. **98**, 405—419 (1964).

PALMA, A. F. DE: Recurrent dislocation of the shoulder. Ann. Surg. **132**, 1052—1065 (1950).
— Accurate diagnosis of the shoulder and knee joint. Surg. Clin. N. Amer. 1761—1776 (1952).

PALMER, I.: Remarks on the so-called supraspinatus ruptures in the shoulder joint, their diagnosis and treatment. Acta orthop. scand. **10**, 323—330 (1939).

PAYER, E.: Gelenk-„Sperren" und „Ankylosen"; über die „Schultersteifen" verschiedener Ursachen und die sogenannte „Periarthritis humero-scapularis", ihre Bedeutung. Zbl. Chir. **1931**, 2993—3003.

PELTESOHN, S.: Über die Verletzung des oberen Humerusendes bei Geburtslähmungen. Berl. klin. Wschr. **1914**, 1162—1164.

PERTHES, G.: Über Operationen bei habitueller Schulterluxation. Dtsch. Z. Chir. **85**, 199—227 (1906).

PETERSEN, H.: Über den Feinbau der menschlichen Skeletteile. Arch. Entwickl.-Med. Org. **112**, 112—141 (1927).

PETTERSON, G.: Rupture of the tendon aponeurosis of the shoulder joint in antero-inferior dislocation. A study on the origin and occurrence of the ruptures. Acta chir. scand. **87**, Suppl. 77 (1942).

PEYCELON, R., P. REPLUMAZ et C. R. MICHEL: Les luxations postérieures traumatiques de l'épaule. Rev. Chir. orthop. **42**, 630—646 (1956).

PFEIFER, W.: Peritendinitis calcarea. Röntgenpraxis **15**, 1—9 (1943).

PFISTER, A.: Zur Diagnostik von Schulterverletzungen durch die Röntgenaufnahme von oben. Med. klin. **6**, 178—179 (1910).

PFUHL, W.: Das subacromiale Nebengelenk des Schultergelenks. Morphol. Jb. **73**, 300—346 (1933).

PILZ, W.: Zur Röntgenuntersuchung der habituellen Schulterverrenkung. Langenbecks Arch. klin. Chir. **135**, 1—22 (1925).

POHL, H.: De l'intérêt de la radiographie dite de profil, dans le diagnostic différential des affections traumatiques de l'épaule. J. Chir. (Burx.) **7**, 592—596 (1937).

POHL, H. J.: Arthrographische Untersuchungen am Schultergelenk. Arch. orthop. Unfall-Chir. **56**, 71—84 (1964).

POHL, J.: Beitrag zur Behandlung der fractura colli humeri und der Brüche des proximalen Humerusendes. Zbl. Chir. **77**, 1056—1059 (1952).

PREISS, G. A.: Die Verletzungen der Gelenke, traumatische Gelenkleiden. In: SCHINZ, BAENSCH, FRIEDL, UEHLINGER, Lehrbuch der Röntgendiagnostik, 5. Aufl., Bd. I/1, S. 1226—1406. Stuttgart: Georg Thieme 1952.

REICH, A.: Die schnellende Schulter. Bruns' Beitr. klin. Chir. **90**, 631—634 (1914).

REICH, R. S.: Traumatic dislocation of shoulder. J. Bone Jt Surg. **14**, 73—84 (1932).

REINHARDT, K.: Isolierte Knochenstücke in einem typischen Defekt nach Schulterluxation. Fortschr. Röntgenstr. **89**, 75—80 (1958).

REISCHAUER, FR.: Über willkürliche Schulterverrenkungen (rein willkürliche, habituell willkürliche und Pendelluxationen) und „schnappende Schulter". Arch. orthop. Unfall-Chir. **22**, 45—80 (1924).

RENDRICH, R. A., and M. H. POPPEL: Roentgen diagnosis of posterior dislocation of the shoulder. Radiology **36**, 42—46 (1941).

REZEK, J.: Die Arthrographie. Fortschr. Röntgenstr. **89**, 319—331 (1958).

RIEDINGER, J.: Über willkürliche Verrenkung des Oberarmes. Münch. med. Wschr. **1902**, 410—412.

SACHS, M., H. A. HILL, and E. L. CHUINARD: Further studies of the shoulder joint with special reference to the bicipital groove. Radiology **36**, 731—735 (1941).

SAEGESSER, M.: Die Periarthritis humeroscapularis. Dtsch. Z. Chir. **254**, 616—619 (1941).

SAIGÔ, K.: Röntgenanatomie des Schultergelenks der Japaner und ihre klinische Bedeutung. Arch. jap. Chir. (Kyoto) **8**, 744—760 (1931) [Japanisch].

SALEM, G.: Zur Diagnostik und Therapie der Luxatio humeri posterior. Wien. klin. Wschr. **1951**, 324—327.

SANDSTRÖM, C.: Die sog. Bursitis calculosa von röntgendiagnostischen und röntgentherapeutischen Gesichtspunkten aus. Verh. dtsch. Röntg.-Ges. **21**, 52 (1930).
— Peritendinitis calcarea; common disease of middle life: its diagnosis, pathology and treatment. Amer. J. Roentgenol. **40**, 1—21 (1938).
—, and F. WAHLGREN: Beitrag zur Kenntnis der „Peritendinitis calcarea" (sog. „Bursitis calculosa") speziell vom pathologisch-histologischen Gesichtspunkt. Acta radiol. (Stockh.) **18**, 263—296 (1937).

SCARFI, G.: Sui dismorfismi congeniti della spalla, con particolare riguardo alla displasia della glenoide. Chir. Organi Mov. **53**, 491—497 (1965).

SCHAER, H.: Die Periarthritis humeroscapularis. Ergebn. Chir. Orthop. **29**, 211—309 (1936).
— Der periarticuläre „Rheumatismus". Schweiz. med. Wschr. **68**, 854—856 (1938).

SCHEFFLER, H.: Über Friedensverletzungen der großen Gefäße. Bruns' Beitr. klin. Chir. **128**, 639—659 (1923).

SCHEIDTER, FR.: Die Brüche des körpernahen Oberarmendes. Arch. orthop. Unfall-Chir. **39**, 29—50 (1938).

SCHINZ, H.: Die Schulter, eine anatomische und röntgenologische Studie. Arch. orthop. Unfall-Chir. **22**, 352—386 (1924).
— Die Schulterluxation nach hinten. Dtsch. Z. Chir. **184**, 1—28 (1924).
— Vergleichende Anatomie und Phylogenie des Skelettes in ihrer Bedeutung für den Röntgenologen. Radiol. clin. (Basel) **14**, 19—36 (1945).

SCHIRMER, HELMUT: Ruptur der Arteria axillaris bei Schulterluxation. Zbl. Chir. **1932**, 1433—1436.

SCHMIDT, G.: Über das Aneurysma der A. axillaris infolge von Schulterverrenkung. Bruns' Beitr. klin. Chir. **44**, 497—501 (1904).

SCHOEN, H.: Zur Technik der axialen Schulterfernaufnahme. Röntgenpraxis **7**, 264 (1935).

SCHULTZE, E. O. P.: Die habituelle Schulterluxation. Langenbecks Arch. klin. Chir. **104**, 138—173 (1914).

SEIDEL, H.: Die habituelle Schulterluxation. Ergebn. Chir. Orthop. **10**, 1012—1121 (1918).

SEIFERT, E.: Einige Fehlbildungen im Schultergelenk (Humerus varus-Schulterblatthochstand). Fortschr. Röntgenstr. **43**, 620—624 (1931).

SIEBERNS, H.: Die kongenitale Schulterdysplasie. Fortschr. Röntgenstr. **100**, 278—280 (1964).

SIEVERS, R.: Über die Bedeutung des Acromialgelenks in der Pathologie der subcutanen Schulterverletzungen. Langenbecks Arch. klin. Chir. **105**, 418—428 (1914).

— Die Arthritis acromio-clavicularis als wichtiges Glied in der Pathologie der stumpfen Schulterverletzungen. Dtsch. Z. Chir. **129**, 583—653 (1914).

— Röntgenographie der Gelenke mit Jodipin. Fortschr. Röntgenstr. **35**, 16—28 (1926/27).

SIMMONDS, F. A.: Shoulder pain with particular reference to the "frozen" shoulder. J. Bone Jt Surg. B **31**, 426—432 (1949).

SKINNER, H. A.: Anatomical considerations relative to rupture of the supraspinatus tendon. J. Bone Jt Surg. **19**, 137—151 (1937).

SOMMER, R.: Die traumatische Verrenkung der Gelenke. In: Neue deutsche Chirurgie, Bd. 41, S. 117. Stuttgart 1928.

STAFFEL: Demonstration bei Kongreß. Verh. dtsch. Ges. Chir. **23**, 322 (1894).

STEHR, L.: Die Nachteile der sogenannten axialen Röntgenaufnahmen von Schulter und Hüfte und ihre Vermeidung durch das Stereobild. Zbl. Chir. **1937**, 1521—1529.

STENGER, E., u. U. GUSE: Periarthritis humero scapularis. Ärztl. Wschr. **1950**, 166—175.

STÜCKELBERGER, P.: Die Beteiligung der verkalkten Knorpelgrundschichte an der Bildung der röntgenologischen Gelenklinie. Radiol. clin. (Basel) **13**, 225—237 (1944).

SYLWAN, T.: Impressionsfrakturen des Humeruskopfes in Verbindung mit dem Elektroschock. Acta radiol. (Stockh.) **32**, 455—460 (1949).

SYNEK, V., and V. SAFÁR: Some less frequent congenital anomalies of the shoulder joint. Acta Chir. orthop. Traum. cech. **27**, 432—437 mit engl. Zus.fass. (1960).

TAVEMIER, L.: Luxation obstétrical de l'épaule en arrière. Rev. Orthop. **28**, 219—223 (1942).

TENEFF, ST.: Errors in the treatment of the upper end of the humerus and their consequences. J. int. Coll. Surg. **30**, 628—637 (1958).

TESHIMA, S.: A case of snapping shoulder. Arch. jap. Chir. **21**, 78—83, engl. Zus.fass. (1952) [Japanisch].

THOMAS, M. A.: Posterior subacromial dislocation of the head of the humerus. Amer. J. Roentgenol. **37**, 767—773 (1937).

THOMAS, T. T.: Habitual or recurrent anterior dislocation of the shoulder. Amer. J. Med. Sci. (1909).

— Habitual or recurrent dislocation of shoulder. Surg. Gynec. Obstet. **32**, 291—299 (1921).

THOMPSON, FR. R., and E. M. WINAUT: Unusual fracture-subluxations of the shoulder joint. J. Bone Jt Surg. A **32**, 575—582 (1950).

TOWNLEY, CH. O.: The capsular mechanism in recurrent dislocation of the shoulder. J. Bone Jt Surg. A **32**, 370—380 (1950).

TROJAN, E.: Ein Fall einer intrathorakalen Schulterverrenkung. Schweiz. med. Wschr. **80**, 526—527 (1950).

TUREK, S. L.: The painful and stiff shoulder. A plan of treatment based on known and theoretical factors; plan for standardization in evaluation of results. J. int. Coll. Surg. **22**, 695—706 (1954).

ULMANN, V.: On ruptures in the aponeurosis of the shoulder joint. A pathologic anatomical investigation. Acta chir. scand. **88**, 132—150 (1943).

VALENTIN, B.: Zur Kenntnis der Geburtslähmung (DUCHENNE-ERB) und der dabei beobachteten Knochenaffektionen. Arch. orthop. Unfall-Chir. **19**, 111—156 (1921).

VALENTIN, R.: Stammbaum mit habitueller Schulterluxation. Orthop. Kongr. 1927.

— Die kongenitale Schulterluxation. Bericht über 3 Fälle in einer Familie. Z. orthop. Chir. **55**, 229—240 (1931).

VOSSSCHULTE, K.: Untersuchungen über die Bewegungsmechanik des Schultergelenkes und ihre Bedeutung für die Pathologie der Periarthritis humeroscapularis. Langenbecks Arch. klin. Chir. **203**, 43—121 (1942).

WARRICK, C. K.: The lateral projection of the shoulder. Brit. J. Radiol. **23**, 119—121 (1950).

WEIL, S.: Die Ätiologie der Plexuslähmung der Neugeborenen. Arch. orthop. Unfall-Chir. **19**, 222—231 (1921).

WEISS, K.: Die Knorpel-Knochengrenze der pars constituens articuli im Röntgenbild. Fortschr. Röntgenstr. **67**, 26—34 (1943).

WENDEL, W.: Über habituelle Luxationen. Arch. orthop. Unfall-Chir. **1**, 234—254 (1903).

WETTE, W.: Autoptische Befunde bei frischen traumatischen Luxationen. Arch. orthop. Unfall-Chir. **25**, 371—381 (1927).

— Endausgänge traumatischer Luxationen. Arch. orthop. Unfall-Chir. **27**, 81—115 (1929).

WICKSTROM, J., E. F. HASLAM, and R. H. HUTCHINSON: The surgical management of residual deformities of the shoulder following birth injuries of the brachial plexus. J. Bone Jt Surg. A **37**, 27—36, 48 (1955).

WIJNBLADH, HJ.: Zur Röntgendiagnose von Schulterluxationen. Chirurg 5, 702—704 (1933).

WILSON, J. C., and FR. M. MCKEEVER: Traumatic posterior (retroglenoid) dislocation of the shoulder. J. Bone Jt Surg. A **31**, 160—172, 180 (1949).

WILSON, PH. D.: The painful shoulder. Brit. med. J. **1939**, No 4121, 1261—1265.

WITHERS, R. J. W.: The painful shoulder. Review of hundred personal cases with remarks on the pathology. J. Bone Jt Surg. B **31**, 414—417 (1949).

WOJTA, H., u. F. HILGERT: Weite und Enge des subacromialen Raumes, röntgenologische Zeichen beim Sehnenschaden des Schultergelenkes. Chirurg **24**, 195—197 (1953).

WOOD, J. P.: Posterior dislocation of the head of the humerus and the diagnostic value of lateral and vertical views. U.S. nav. med. Bull. **39**, 532—535 (1941).

ZIMMER, E. A.: Rundliche Aufhellung an der oberen Pfannenecke des Schultergelenkes. Röntgenpraxis **6**, 486 (1934).

ZUPPINGER, A.: Die theoretischen Grundlagen und Möglichkeiten der röntgenologischen Weichteiluntersuchungen. Fortschr. Röntgenstr., Erg.-Bd. **48** (1935).

F. Schulterblatt

Von

G. Viehweger

Mit 44 Abbildungen

I. Normale anatomische Entwicklung

Das Schulterblatt wird primär knorpelig angelegt. Bereits bei der Anlage ähnelt seine Form der des Erwachsenen, nur der Margo medialis ist im Verhältnis dazu kürzer (Rauber-Kopsch, 1939). Die Verknöcherung beginnt in der 8. Fetalwoche mit einem Kern im Bereich des Collum scapulae nahe der Gelenkgrube. Dieser Kern wird auch als Haupt- oder Grundkern bezeichnet, womit zum Ausdruck kommen soll, daß er in einem entwicklungsgeschichtlich selbständigen Knochen entsteht. Nach Poirier (1893) sollen primär jedoch stets zwei getrennte Ossifikationskerne erscheinen, die sich im 3. Monat dann vereinen. Von hier aus dehnt sich die Ossifikation in die Spina scapulae und in den flachen schaufelartigen Körper aus. Zur Zeit der Geburt bestehen noch mehrere wichtige Abschnitte der Scapula aus Knorpelgewebe. Es sind dies der Processus coracoideus, der laterale Abschnitt der Spina scapulae mit dem Acromion, der laterale Collumabschnitt einschließlich der Gelenkpartie, sowie der mediale Rand vom Angulus inferior zum Angulus superior reichend (Uffelmann, 1865) (Abb. 1).

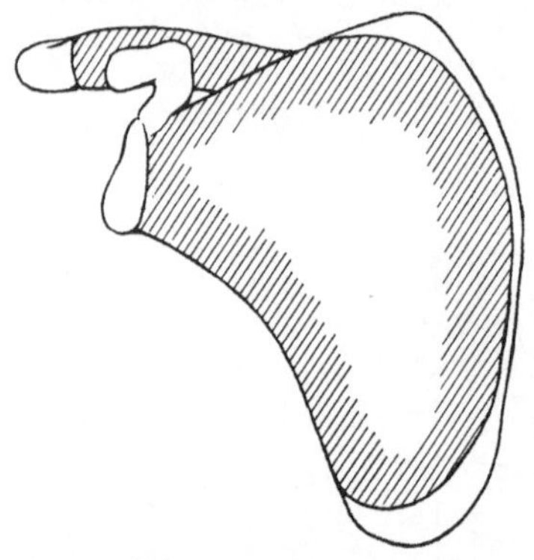

Abb. 1. Skizze der Knorpelgebiete der Scapula zur Zeit der Geburt

Das Knorpelgewebe des Margo medialis stellt die Epiphyse dar, durch welche das weitere Längenwachstum der Scapula erfolgt.

Mit Ausnahme des Processus coracoideus stellen diese Knorpelabschnitte entwicklungsgeschichtlich Teile der Scapula dar. Der Processus coracoideus dagegen geht entwicklungsgeschichtlich auf einen zum Teil stark entwickelten Knochen, das sog. knöcherne Coracoid, zurück. Da dieser Knochen beim Menschen von geringerer Bedeutung ist, bleibt er klein und ist mit der Scapula verschmolzen. In ihm entsteht im 1. Lebensjahr ein Ossifikationszentrum (Abb. 2a und b), das in gleicher Weise als Hauptkern zu betrachten ist wie der primäre Kern der Scapula, der bereits in früher Fetalzeit entsteht. Die Knorpelfuge zwischen Processus coracoideus und Scapula bleibt bis in das 16.—18. Lebensjahr erhalten, woraus die Selbständigkeit dieses Gebietes ersichtlich wird.

Lossen und Wegner (1936) bezeichnen diese Hauptkerne als „palingenetische Knochenkerne", womit gesagt werden soll, daß sie zu Skeletabschnitten gehören, die sich in der Vorfahrenreihe als Einzelknochen entwickelten und als solche getrennt nebeneinander lagen. Zu diesen Hauptkernen gehört weiterhin das „Os infracoracoideum", auch als „Os subcoracoideum" bezeichnet, ein Knochenkern, der lateral von der Basis des Processus coracoideus entsteht und sich bis in den cranialen Abschnitt der Facies glenoidalis scapulae ausdehnt (Abb. 3a, b und c). Dieser Knochenkern wurde beim Menschen anatomisch zuerst von Schwegel im Jahre 1858 festgestellt, nachdem ihn Leidy (1855) vorher bei einem Tier (junges Riesenfaultier) gefunden hatte. Weitere Berichte stammen von Rambaud und Renault (1864), sowie von Uffelmann (1865). Ausführliche Studien

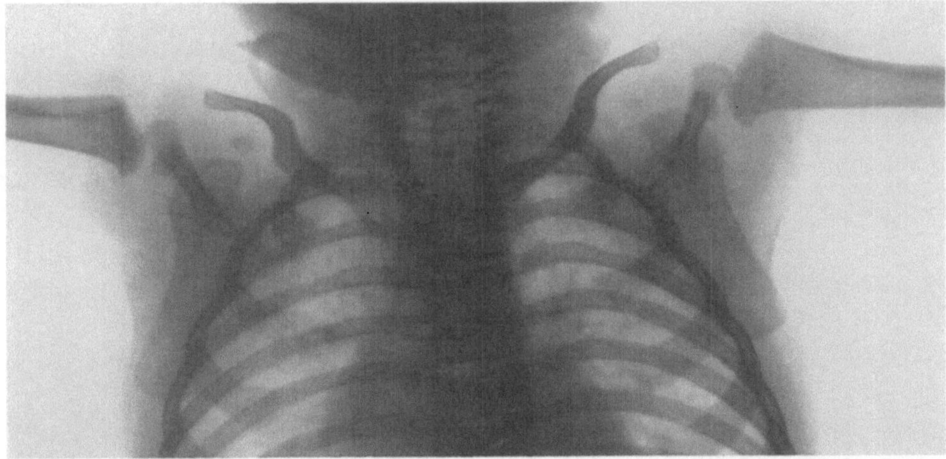

Abb. 2a

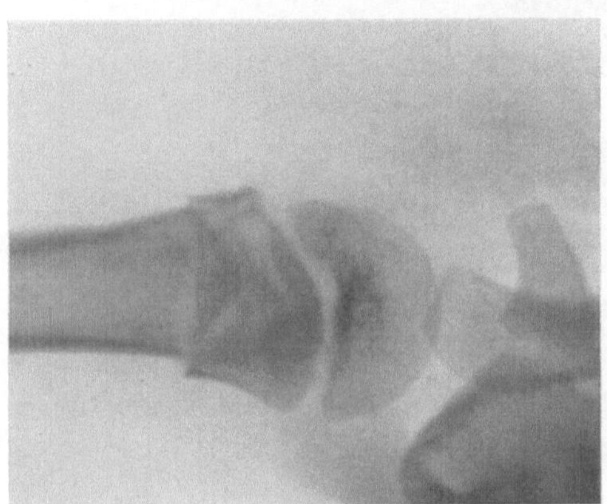

Abb. 2b

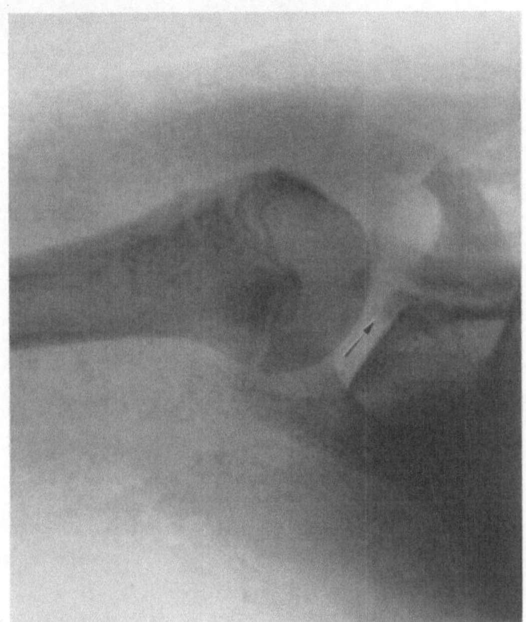

Abb. 3b

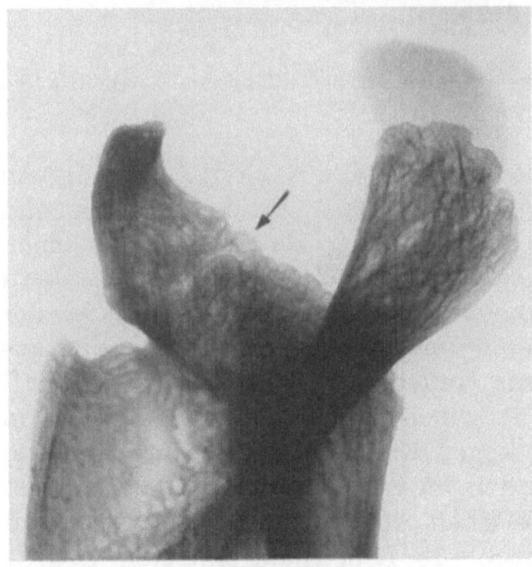

Abb. 3a

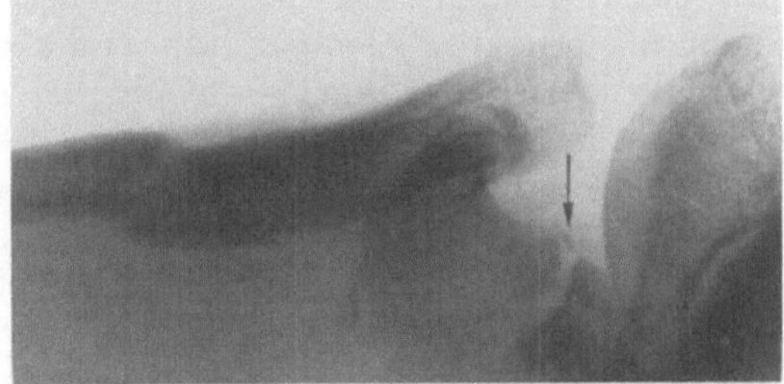

Abb. 3c

Abb. 2. a Ossifikationszentrum des Processus coracoideus (9 Monate altes Kind). b Fortgeschrittene Ossifikation des Processus coracoideus (6jähriges Kind)

Abb. 3. a Schulterblatt (anatomisches Präparat) eines 12jährigen. Kleines selbständiges Os infracoracoideum lateral der Basis des Processus coracoideus. b Os infracoracoideum bei 11jährigem Mädchen. c Bei 14jährigem Knaben

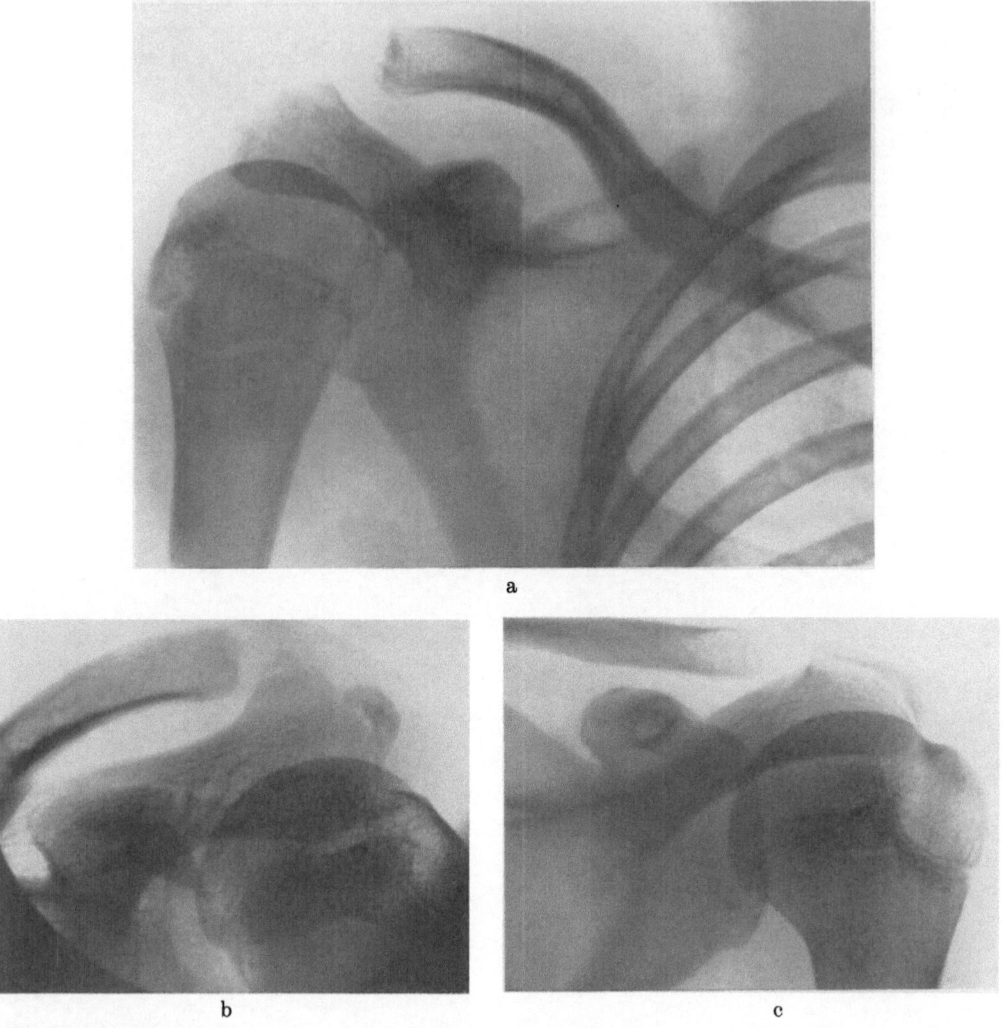

Abb. 4a—c. Ossifikationskerne im Acromion. a Bei 14jährigem Knaben. b Bei 16jährigem Knaben. c Bei 13jährigem Mädchen

über die Bedeutung dieses Knochenkernes wurden später von SABATIER (1880), von LEYDECKER (1893), HOWES (1893), sowie von AMEGINO (1908, zit. bei LOSSEN und WEGNER) angestellt. Diese Autoren kamen zu der Feststellung, daß es sich um einen Hauptkern handelt. Im Gegensatz dazu betrachtete SCHINZ (1924) diesen Knochenkern nicht als primäres Element, sondern als Schaltknochen. Aus ihm entsteht später der craniale Bezirk der Facies glenoidalis, das Tuberculum supraglenoidale und das anschließende laterale Gebiet der Basis des Processus coracoideus. Hinsichtlich des Auftretens dieses Ossifikationsgebietes schwanken die Angaben erheblich. Nach Ansicht von UFFELMANN (1865) tritt die Ossifikation allgemein gegen Ende des 14. Lebensjahres ein, während NEHER (1928) glaubt, daß sie beim Mädchen im 11., bei Knaben dagegen erst Anfang des 14. Lebensjahres erfolge. Nach französischen Autoren (zit. bei LOSSEN und WEGNER) soll sie jedoch früher, etwa zwischen dem 8.—10. Lebensjahr eintreten. SCHINZ (1924), der diesen Knochenkern erstmals auch röntgenologisch nachwies, gibt an, daß er sich im 10.—12. Lebensjahr entwickelt. Auch hinsichtlich der Vereinigung mit der Scapula sind die Ansichten nicht einheitlich. Während SCHINZ diesen Vorgang in das 18. bis 21. Lebensjahr verlegt, sind LOSSEN und WEGNER der Meinung, daß der Kern nur 2 Jahre selbständig bleibt, woraus geschlossen werden könne, daß er für das Längenwachstum des Schulterblattkörpers keine Bedeutung habe.

Im Laufe des weiteren Lebens bilden sich beim Menschen um die Pubertätszeit herum noch weitere Ossifikationszentren aus.

So entstehen im 15.—18. Lebensjahr ein oder mehrere Kerne im Knorpelbereich des Acromion (Abb. 4a, b und c). ROLANDI (zit. bei RAVELLI, 1956) gibt an, daß seine Ossifikation beim Mädchen im 12. und beim Knaben im 14. Lebensjahr beginne. Die Form dieser Kerne ist nicht immer regelmäßig und glatt, oft zeigen sie auch zerklüftete Konturen. Ihre Verschmelzung ist nach Ansicht ROLANDIS bei Mädchen im 15. und bei Knaben im 17. Lebensjahr abgeschlossen. Nach Ansicht von WILMS (1902) verschmelzen sie dagegen erst um das 20. Lebensjahr. Nach den Untersuchungen von QUAIN (1869) verschwindet die Knorpelfuge zur Spina scapulae im allgemeinen um das 22.—25. Lebensjahr. Die in diesem Bereich auftretenden Varianten sind im Absatz 3 abgehandelt.

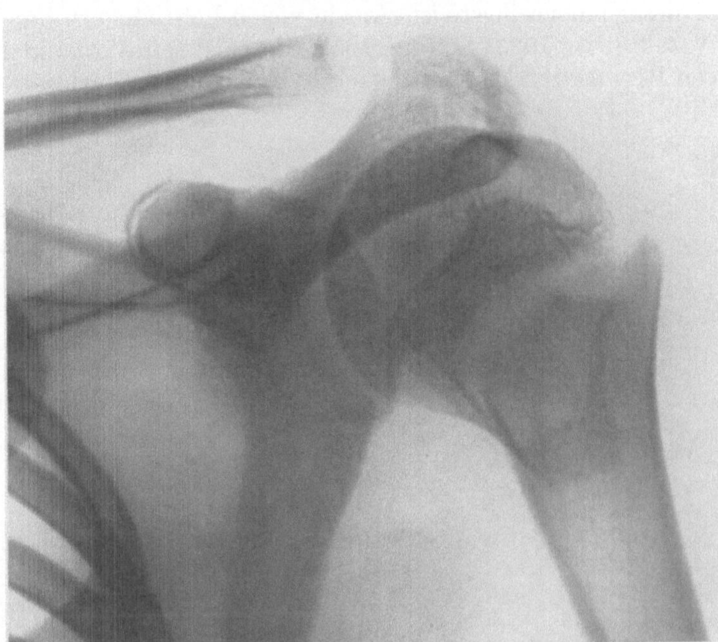

Abb. 5. Apophysenkern am „Knie" des Processus coracoideus (16jähriger Knabe)

Am Processus coracoideus treten im 16.—18. Lebensjahr zwei Nebenkerne auf. Der eine dieser beiden entsteht an der medialen cranialen Kante im Bereich der Biegung des Processus coracoideus, welche RAVELLI 1956 als „Knie" bezeichnet, und liegt flachbogig an (Abb. 5). Der zweite Kern bildet sich an der Spitze des Processus coracoideus und sitzt ihm kappenförmig auf (Abb. 6). Beide Ossifikationszentren verschmelzen um das 20. Lebensjahr mit dem Processus coracoideus. Auf dieses gesetzmäßige Verhalten der Kerne hat SAPPEY bereits 1867 hingewiesen. Da diese beiden Nebenkerne nicht in nennenswertem Maße zum Längenwachstum des Processus coracoideus beitragen, sondern mehr oder weniger nur der lokalen umschriebenen Formausbildung dienen, sind sie als Apophyse zu betrachten.

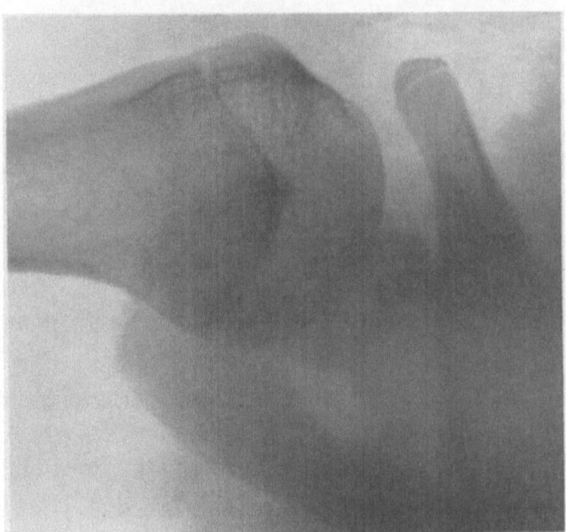

Abb. 6. Apophysenkern an der Spitze des Processus coracoideus (16jähriger Knabe)

Die Verknöcherung des Knorpelstreifens im Bereich des Margo medialis geht am Angulus inferior regelmäßig mit einer eigenen Knochenkernbildung einher. Dieser Knochenkern, der nach QUAIN (1869) im 16.—18. Lebensjahr zu beobachten ist, wird im allgemeinen als „Os suprascapulare" bezeichnet. ZIMMER (in KÖHLER-ZIMMER, 1953) empfahl die Bezeichnung „Os infrascapulare", um Mißverständnisse mit dem Ossifikationszentrum am Angulus superior zu vermeiden (Abb. 7a und b). Dieser Knochenkern ist nach LOSSEN und WEGNER (1936) besonders stark bei den in erster Linie schwimmenden und grabenden Säugetieren ausgebildet. Beim Menschen zeigt er eine runde oder ovale Form, selten ist er jedoch als halbmondförmiger Knochenstreifen angelegt. Dieses Ossifikationszentrum verschwindet im allgemeinen im 21.—22. Lebensjahr. Gelegentlich können hier auch zwei Ossifikationszentren auftreten.

Nach den Ausführungen von UFFELMANN (1865) soll der Knorpel entlang des Margo medialis im 11. Lebensjahr verschwinden. Das Auftreten eines eigenen Knochenkernes in dieser Knorpelleiste ist zwar in vielen Lehrbüchern beschrieben (QUAIN, 1869; v. LANZ-WACHSMUTH, 1935; SCHINZ, 1952), doch ist sein Vorhandensein röntgenologisch bisher nur von RITTWEGER (1942) beobachtet worden. Der Verfasser selbst hat ihn bei einer 18jährigen Patientin als längliche schmale Ossifikation gesehen, woraus er schließen möchte, daß die Knorpelleiste bis zum Abschluß des Scapulawachstums bestehen bleibt. NEISS (1956) hält auf Grund seiner Literaturstudien das Vorkommen dieses länglichen Knochenkernes für noch nicht bewiesen.

Im cranialen Abschnitt dieser Knorpelleiste tritt zum gleichen Zeitpunkt wie am Angulus inferior gelegentlich auch ein eigenes Ossifikationszentrum am Angulus superior auf (Abb. 8).

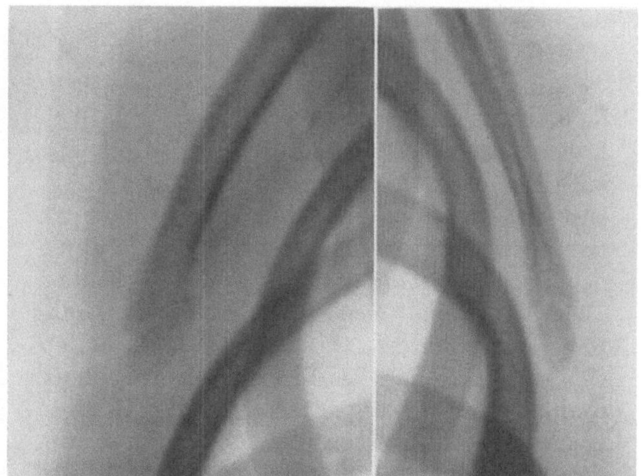

a b

Abb. 7. a Os subscapulare (einseitig) (16jähriges Mädchen). b Beidseitig (17jähriges Mädchen)

Eine weitere selbständige Verknöcherung stellt die Knochenbildung im Knorpelrandgebiet der Fossa glenoidalis dar (ZIEGLER, 1957). Sie besitzt die Form eines nach cranial offenen Ovals, das im cranialen Bereich durch das „Os infracoracoideum" zum ovalen Ring vervollständigt wird (SCHINZ, 1924). SCHINZ bezeichnet diese hufeisenförmige Verknöcherung des Knorpels, welche auf den Röntgenaufnahmen als rundlicher oder eckiger Knochenbezirk dargestellt ist, wenn sie orthograd getroffen wird, als „Os glenoidale". Der Verknöcherungsbeginn kann auch an mehreren Stellen zur gleichen Zeit erfolgen, was bei entsprechender Projektion zur Darstellung gelangt (Abb. 9).

Wie MARZIANI (1934) und SCHÖN (1956) beobachteten, tritt bei der Verknöcherung der Spina im mittleren Drittel gelegentlich ein sichelförmiger Knochenkern auf (Abb. 10a). Er ist nur bei günstigen Aufnahmebedingungen zu erfassen. Er dient der Ausbildung einer exostosenartigen Protuberanz der Schulterblattgräte (Abb. 10b). SCHÖN konnte ihn bei einer 18jährigen Patientin zu einer Zeit beobachten, als die Knorpelfugen am Acromion und Proc. coracoideus bereits geschlossen waren. Bei Huftieren ist an dieser Stelle eine stark ausgebildete Akro-Epiphyse vorhanden (LOSSEN und WEGNER).

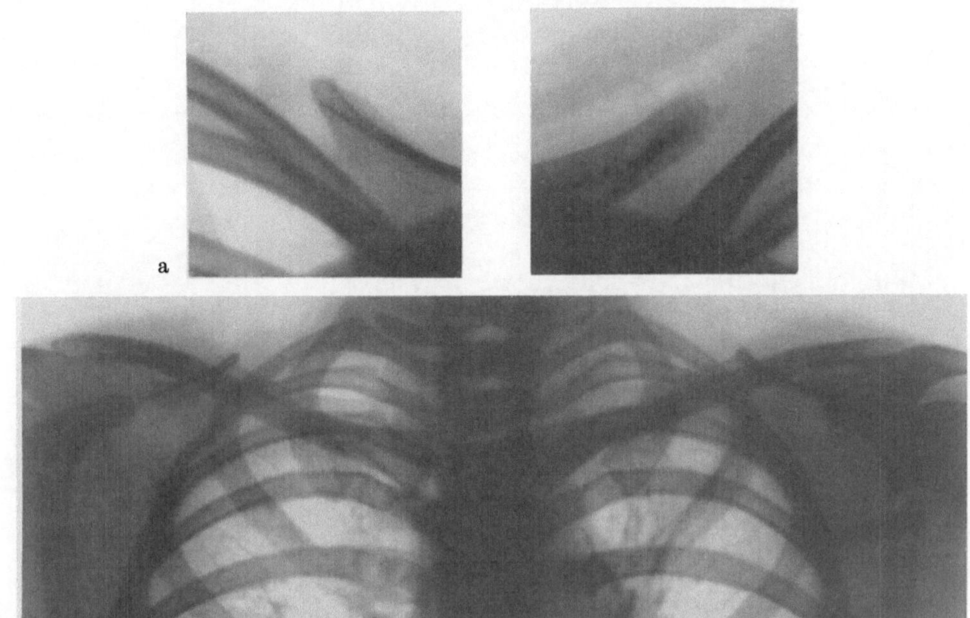

Abb. 8a u. b. Ossifikationszentrum am Angulus superior. a Einseitig (23jährige Patientin). b Beidseitig (22jährige Patientin)

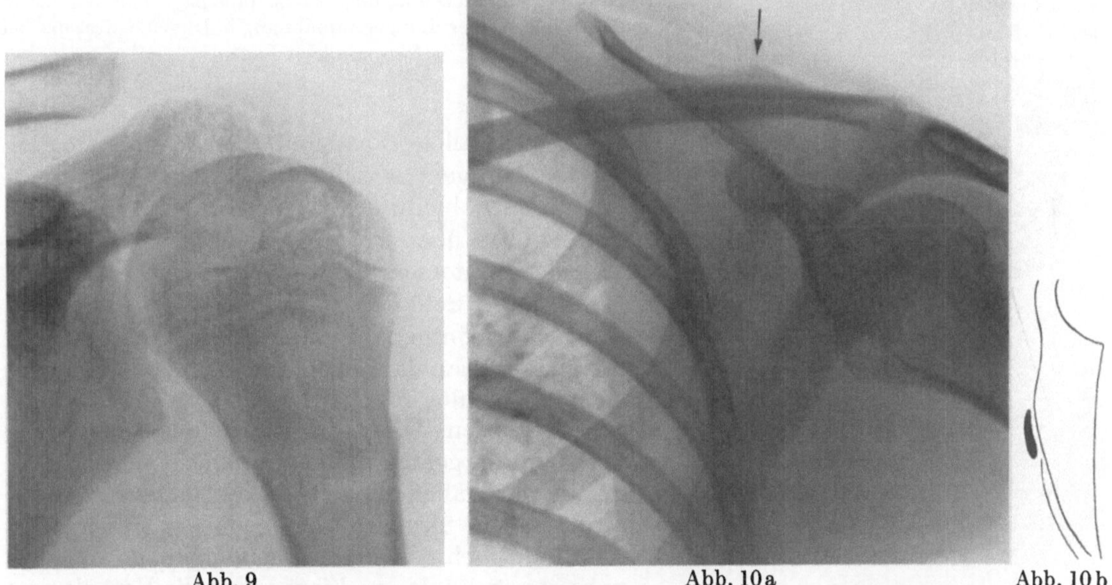

Abb. 9 Abb. 10a Abb. 10b

Abb. 9. Multiple Ossifikationszentren in der Apophyse des Pfannenrandes (15jähriger Patient)

Abb. 10. a Knochenkern an Schulterblattgräte (Beobachtung von SCHÖN, 1956). b Protuberantia der Schulterblattgräte, in der gelegentlich ein eigenes Ossifikationszentrum auftritt

II. Röntgendarstellung und Aufnahmetechnik

Die anatomischen Verhältnisse der Scapula, sowie ihre topographische Lage haben zur Folge, daß eine exakte Darstellung mit einer einzigen Aufnahme nicht möglich ist.

Betrachtet man die Röntgenaufnahme eines Schulterblattes, so kann man seine Form annähernd erkennen. Es ist aber in jedem Fall nur unvollkommen dargestellt, da zwar

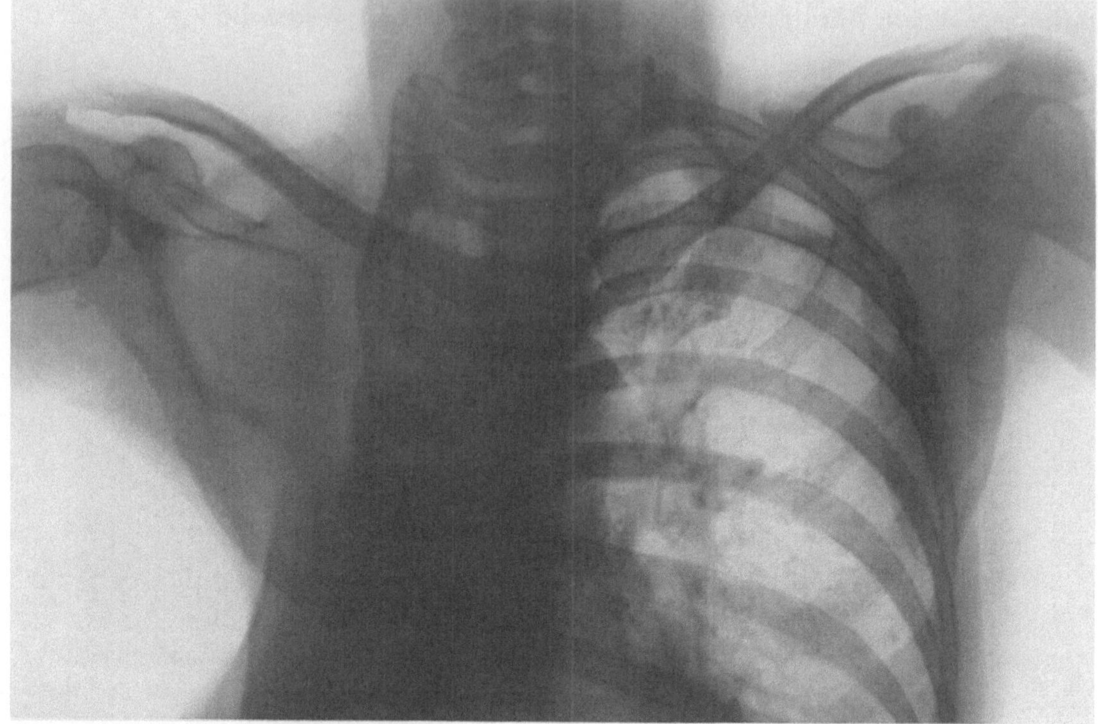

a

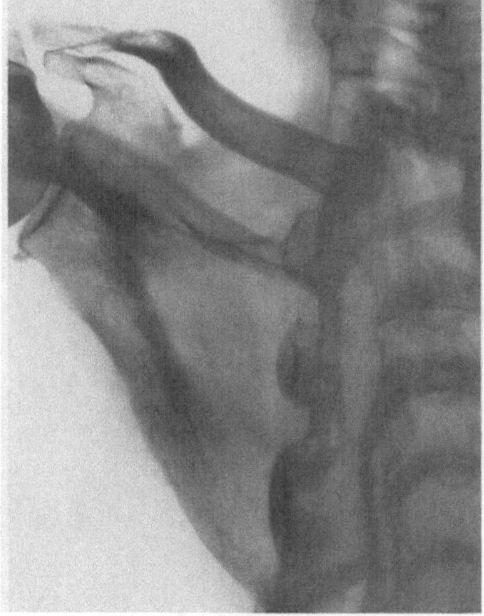

b

Abb. 11. a Freie Darstellung der Scapula nach Thorakoplastik (Ausschnitt einer Lungenaufnahme). b Dieselbe Scapula bei filmparalleler Lage

eine filmparallele Einstellung der Scapula möglich ist, die röntgenologische Darstellung jedoch unvollkommen bleibt, weil sich ihre einzelnen Teile und Rippen übereinanderprojizieren. Zudem sind die Dichteunterschiede der schwächenden Medien (Lunge und Schulterweichteile) zu groß. So sind sämtliche Röntgenaufnahmen, die eine gut abgrenzbare Scapula zeigen, mit mehr oder weniger starker Neigung der Scapula zum Film angefertigt worden. Dies ist z. B. aus der Darstellung der Schultergelenkpfanne zu entnehmen, die in derartigen Fällen eine ovale Form besitzt, während sie bei filmparalleler Lage der Scapula im Profil erscheint. Zur röntgenologischen Wiedergabe der Scapula erschienen uns die Verhältnisse nach Thorakoplastik besonders geeignet (Abb. 11a). Jedoch scheiterte auch in diesem Fall die Darstellung bei filmparalleler Einstellung (Abb. 11b).

Am häufigsten wird die Röntgenaufnahme der Scapula am liegenden Patienten in ventro-dorsaler Strahlenrichtung angefertigt. Hierbei ist darauf zu achten, daß der Arm im Schultergelenk nur leicht abduziert und im Ellenbogengelenk zusätzlich noch etwas gebeugt wird (JANKER, 1958), um ein Abheben des lateralen Winkels der Scapula von der Auflagefläche zu vermeiden. Die Kassette liegt bei dieser Aufnahme direkt unter der Scapula und die Zentrierung erfolgt auf Filmmitte. Die Anfertigung dieser Aufnahme ist zwar mit keinerlei Schwierigkeit verbunden, doch verhindern die mit dargestellten Rippen oder die Clavicula eine exakte Beurteilung des Schulterblattkörpers. Ein weiterer Nachteil ist die ungenügende Darstellung des Acromions und des Processus coracoideus. PINELLI (1939) empfahl deshalb eine Abwandlung von dieser allgemein gepflegten Technik. So soll nach seinem Vorschlag die Röhre um 10° fußwärts gekippt werden und die Zentrierung auf einen Punkt erfolgen, der etwa zwei Querfinger caudal des Processus coracoideus liegt.

Die gelenknahen Abschnitte von Scapula, Gelenkfläche und Collum scapulae sind mit den im Kapitel über das Schultergelenk beschriebenen röntgenologischen Darstellungsmethoden zu erfassen. Diese axialen Aufnahmen (ISELIN, 1915; PFISTER, 1910; KLOIBER, 1919; SCHÖN, 1952) geben sowohl für diese Bezirke als auch für das Acromion weitgehend Aufschluß.

Eine gewisse Abwandlung dieser Aufnahmetechnik stellt diejenige dar, die PILZ (1925) angegeben hat. Hierbei wird der Patient zwecks exakter Darstellung der gelenknahen Abschnitte der Scapula so gelagert, daß der Margo lateralis und die Scapulagelenkfläche annähernd senkrecht zur Kassette stehen.

Da eine frontale Aufnahmerichtung keine Darstellung der Scapula erlaubt, wurde schon frühzeitig der Weg zu einer seitlichen bzw. halbseitlichen Aufnahme des Schulterblattes beschritten.

Die dafür von LILIENFELD (1917), LORENZ (1917/18) und GRASHEY (1919) angegebene Technik zur seitlichen Aufnahme wird besonders zur Darstellung des subscapularen Raumes verwendet.

Die von DITTRICH (1928) inaugurierte Technik führt dagegen zu einer halbschrägen Darstellung der Scapula. Sie unterscheidet sich von den seitlichen Aufnahmen dadurch, daß Margo medialis und lateralis nicht ineinander projiziert, sondern weit auseinandergezogen werden. Die Darstellung des Schulterblattes geschieht hierbei in einer Projektion, als ob man den Patienten schräg von medial hinten betrachtet hätte, wobei das Auge etwas über der Schulterhöhe lag. Durch extremes Nachvornführen des Armes oder durch Elevation wird das Schultergelenk noch zusätzlich vom Brustkorb entfernt. Auf der hierdurch erzielten Darstellung der Scapula wird eine gute Abbildung der Spina scapulae sowie des Acromions und des Processus coracoideus erreicht. Der caudale Anteil des Schulterblattkörpers kann auch mit dieser Technik nicht vollkommen frei dargestellt werden.

Diese Aufnahme kann auch ohne Schwierigkeiten im Sitzen oder im Stehen angefertigt werden.

Verursacht die Einstellung zu dieser Aufnahme stärkere Schmerzen und gelingt die Darstellung der Scapula nicht einwandfrei, so kann man die von WAHL (1930) angegebene Aufnahmetechnik versuchen, die eine schmerzfreie Einstellung bei allen Schulterblattverletzungen, verbunden mit einer guten Darstellungsmöglichkeit bieten soll. Hierzu bleibt der Patient in Rückenlage, der Arm wird nach außen rotiert und abduziert und die Röntgenröhre wird um 13° nach medial gekippt.

Eine weitere Darstellungsmöglichkeit der Schulter im Profil wurde von MASSA (1938) angegeben. Sie wird bei erhobenem Arm (45°) von dorsal-medial-cranial her ausgeführt, wobei eine gebogene Kassette in der Axilla fixiert ist.

Eine exakte Abbildung des Übergangsgebietes von der Gelenkfläche zum Rabenschnabelfortsatz, wie sie eventuell zur Untersuchung der Knorpelfuge oder des Os infracoracoideum erforderlich sein kann, erfolgt am besten mit der von GRASHEY (1942) beschriebenen Technik. Bei der cranio-ventro-dorsalen Aufnahmerichtung verläuft der Zentralstrahl schräg zwischen Acromion und Processus coracoideus hindurch.

Neben diesen Einstellungsverfahren möchten wir die Einstellung und Anfertigung derartiger Aufnahmen am Durchleuchtungsgerät empfehlen. Hierdurch können unter größtmöglichster Rücksichtnahme auf den Patienten die günstigsten Projektionsbedingungen ausgesucht werden.

Besonderes Interesse gilt vielfach auch der übersichtlichen Darstellung des Processus coracoideus. Nach den Ausführungen von KÖHLER (1910) kommt der Rabenschnabelfortsatz im sagittalen Strahlengang selten übersichtlich zur Darstellung. Man erhält ihn am besten, wenn man die Aufnahme bei Abduktion des Oberarmes anfertigt. CAESAR (1927) empfiehlt zur Darstellung den Zentralstrahl so zum Rabenschnabelfortsatz zu richten, daß er von vorn innen unten nach hinten oben außen verläuft. SCHÄFER beschreibt 1951 eine besonders einfache und leicht durchzuführende Aufnahmetechnik. Bei maximal erhobenem Arm wird senkrecht auf das Schultergelenk zentriert. Der Rabenschnabelfortsatz gelangt hierbei in seiner ganzen Ausdehnung optimal zur Darstellung. Außerdem kommen mit dieser Technik auch die Frakturen des Schulterblatthalses und der Schultergelenkpfanne gut zur Darstellung.

III. Röntgenanatomie

1. Anatomische Verhältnisse beim Erwachsenen

Die Scapula stellt einen dreiseitigen, schaufelförmigen Knochen von wechselnder Stärke dar. Während die Randpartien kräftig, rahmenartig ausgebildet sind, und in ihrem Bereich eine Spongiosazeichnung zur Darstellung kommt, bestehen die zentralen

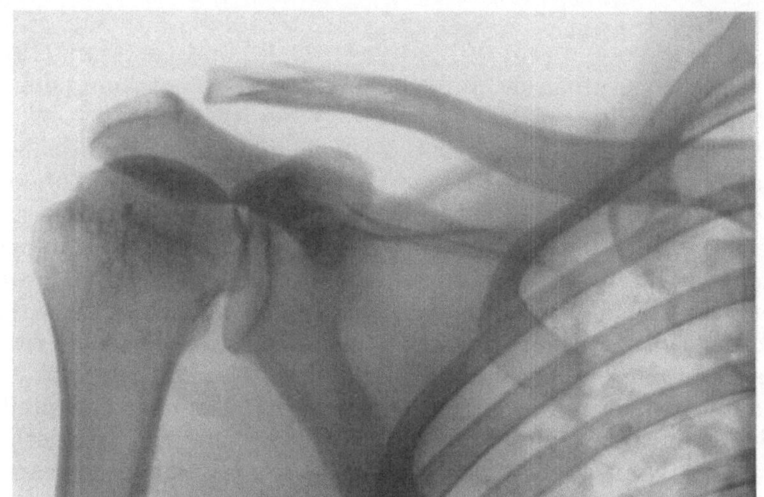

a

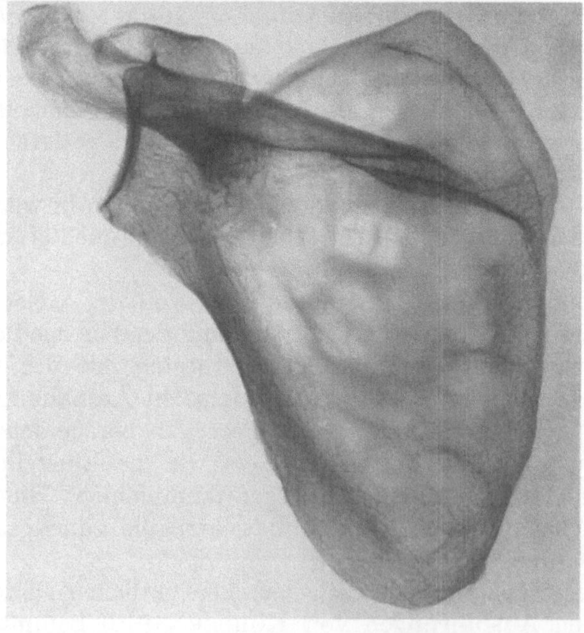

b

Abb. 12a u. b. Zum Knochenaufbau der Scapula. a Am Lebenden. b Anatomisches Präparat

Partien der Fossa supra- und infraspinata aus einem dünnen kompakten Knochen, der im Röntgenbild strukturlos ist (Abb. 12a).

Lediglich vom Rand strahlt die Spongiosa in das Gebiet einzelner Knochenleisten ein (Abb. 12b).

Während des Lebens erfolgt fortlaufend eine Verdünnung der mittleren Partien der Fossa supra- und infraspinata, so daß es an umschriebenen Stellen häufig zu einem vollkommenen Schwund des Knochens, d.h. zum Auftreten von Löchern kommt.

Die Knochenstruktur der Scapula zeigt während des Lebens eine deutliche Umwandlung. Die gleichmäßige Strukturzeichnung des Jugendlichen mit dichter und zarter Trabekelzeichnung ändert sich im Laufe des Lebens in ein aufgelockertes spongiöses Gewebe um. Wie FAZZARI (1937) feststellte, ist die Scapula des Mannes spongiosareicher als die der Frau im gleichen Alter. Caudal des Processus coracoideus finden sich häufig innerhalb der Spongiosa rundliche oder längliche, zum Teil sich verzweigende Aufhellungsfiguren (Abb. 13a und b). Sie werden durch Gefäßkanäle hervorgerufen.

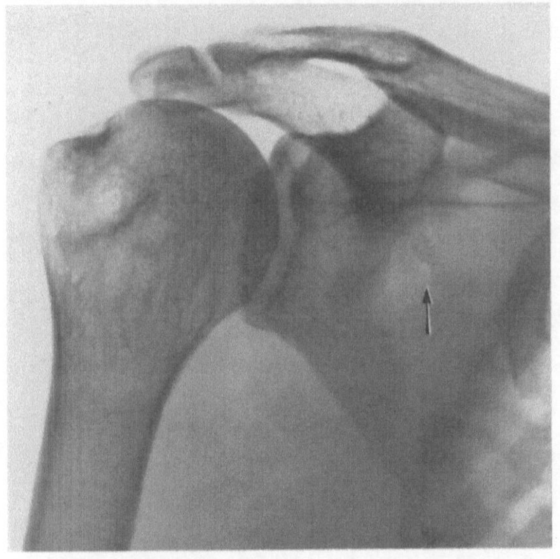

a

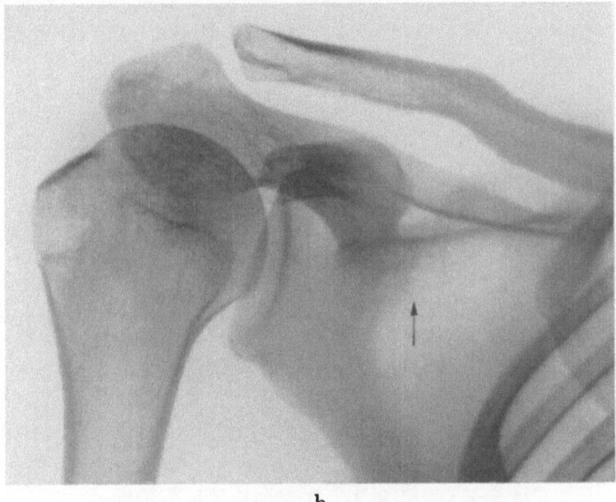

b

Abb. 13. Gefäßkanal im Collumgebiet (unterschiedliche Darstellung)

Die ventrale Fläche (Facies costalis) ist konkav. Sie besitzt einige nach caudal-medial gerichtete Leisten, die im Röntgenbild als streifige Verdichtungen erscheinen. Die Spina scapulae, durch welche die dorsale Fläche (Facies dorsalis) in eine Fossa supra- und infraspinata unterteilt wird, verursacht im cranialen Drittel eine von medial nach cranial ansteigende Sklerosierung und geht dann nach ventral zu in das Acromion über. Bei entsprechender Lagerung der Scapula läßt sich gelegentlich in der Mitte der Spina scapulae ein stumpfwinkeliger Knochenvorsprung, das Tuber spinae scapulae (LOSSEN und WEGNER) erkennen, der auch manchmal tastbar ist. Die flachkonvexe Kontur des Acromion ist im allgemeinen glatt, jedoch weist der laterale Rand relativ häufig eine feinwellige Kontur auf. Manchmal findet sich in der Mitte auch eine Einkerbung (Abb.14). Die flachgewölbte Gelenkfläche der Scapula liegt am Angulus lateralis. Ihre Begrenzung ist beim Erwachsenen im allgemeinen glatt. Die Gelenkfläche ist nur selten im Profil zu erkennen, für gewöhnlich stellt sie sich mit einer flachkonvexen Doppelkontur dar, da sich ihr ventraler und dorsaler Rand überschneiden. Etwas cranial des oberen Pfannenrandes, durch eine angedeutete Eindellung manchmal stärker hervortretend, zeichnet sich das Tuberculum supraglenoidale als flacher exostosenartiger Vorsprung ab, an dem das Caput longum des M. biceps entspringt. In diesem Bereich findet sich auf den sagittalen Röntgenaufnahmen gelegentlich eine rundliche oder ovale Aufhellungsfigur, die nicht mit einem pathologischen Prozeß verwechselt werden darf. Sie stellt fast immer nur ein Scheinbild dar (ZIMMER, 1934; s. Abb. 12 im Kapitel Schultergelenk).

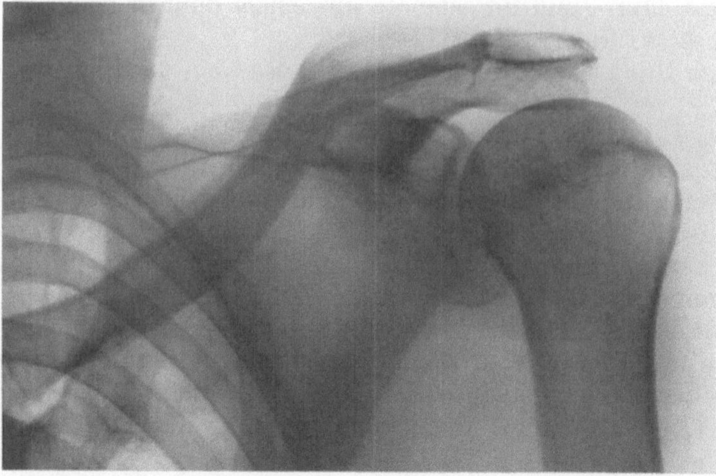

Abb. 14. Einkerbung an der lateralen Kontur des Acromions

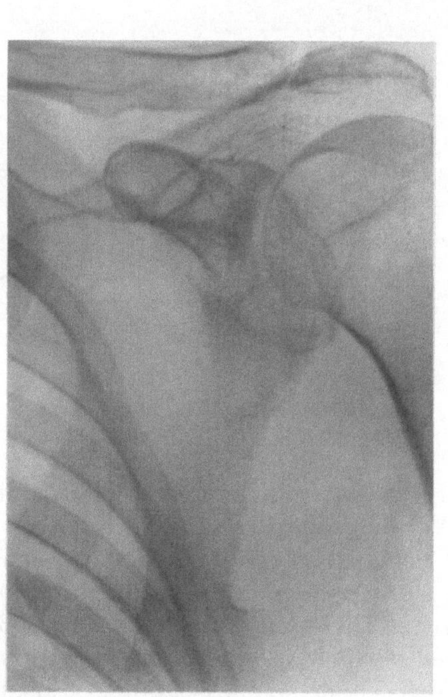

a

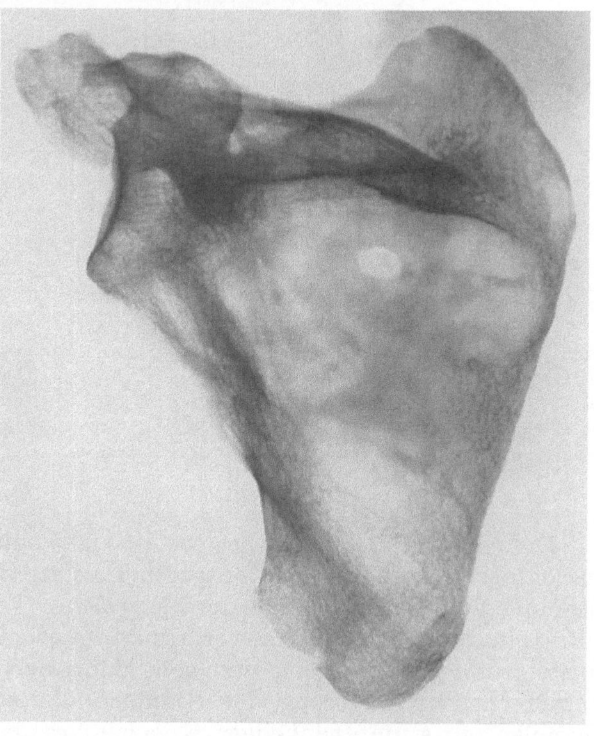

b

Abb. 15a u. b. Stark entwickelte Insertionsstelle des M. teres major. a Am Patienten. b Anatomisches Präparat

Etwas unterhalb und medial des caudalen Gelenkrandes befindet sich die Ansatzstelle des M. triceps brachii als mehr oder weniger starke Knochenauftreibung (Tuberculum infraglenoidale).

Der caudalwärts anschließende Margo lateralis ist in seinem ganzen Verlauf flach-konkav, wobei seine etwas wellige Kontur gelegentlich von einzelnen stärkeren Knochenvorsprüngen zusätzlich noch unregelmäßiger gestaltet wird. Nicht allzuselten findet sich im caudalen Drittel ein exostoseartiger Vorsprung, der die Ursprungsstelle des M. teres major darstellt (Abb. 15a und b). Parallel zum Margo lateralis verläuft ein fingerbreiter Spongiosastreifen, der im Röntgenbild als breite Verdichtung deutlich zu erkennen ist.

Der Margo lateralis geht in den mehr oder weniger flachbogig ausgebildeten Angulus inferior über, der ebenfalls kleinere Konturunregelmäßigkeiten aufweist. Der weitere

Verlauf der Schulterblattkontur führt an den Margo medialis, der eine geradlinige oder flachkonvexe, glatte Begrenzung besitzt. Seine Kontur kann auch grobwellig geschwungen sein, worauf GRASHEY (1935) besonders hinwies. Kleine Knochenvorsprünge können Stufenbildungen vortäuschen. Sein Übergang zum Margo superior ist mehr oder weniger spitzwinkelig. Hierbei kann manchmal ein flachbogiger Absatz von exostosenähnlichem

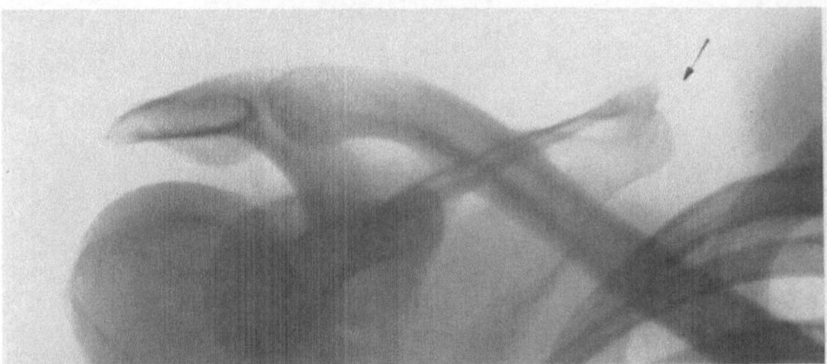

Abb. 16. Exostosenartiger Knochenvorsprung caudal des Angulus superior scapulae

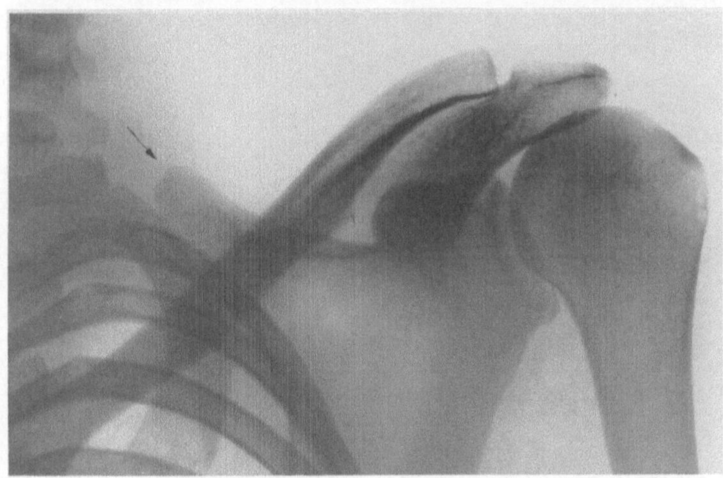

Abb. 17. Doppelkuppen-Kontur des Angulus superior scapulae

Aussehen im lateralen Bereich des Margo superior festgestellt werden, der im Röntgenbild eine Asymmetrie und stumpfe Form des Angulus bedingt (Abb. 16). Gelegentlich besitzt der Angulus superior auch eine kleine Einkerbung, so daß das Röntgenbild eine Doppelkuppe zeigt (Abb. 17).

2. Anatomische Verhältnisse beim Jugendlichen

Die Scapula des Kindes und Jugendlichen zeigt gegenüber dem Schulterblatt des Erwachsenen keine besondere Formänderung des Corpus. Der Aufbau der Scapula weist jedoch insofern Unterschiede auf, als beim Kleinkind der Körper annähernd gleichdick ist und überall eine gleichmäßige Strukturzeichnung vorliegt. Zwischen der dünnen ventralen und dorsalen Corticalis besteht somit ein dünner Hohlraum mit Spongiosazeichnung (Abb. 18a, b, c). Je nach Lebensalter sind Knorpelfugen mit den entsprechenden Knochenkernen nachweisbar. Diese haben gelegentlich zu Fehldeutungen geführt, so wurde z.B. das „Os suprascapulare" am Angulus inferior als Rundherd der Lunge gedeutet (ADLER, 1941). Bei den übrigen Wachstumsfugen muß bei entsprechendem Trauma differentialdiagnostisch eventuell eine Fraktur ausgeschlossen werden.

Bei Kindern im Alter von 8—14 Jahren ist die knöcherne Begrenzung der Schultergelenkpfanne noch gezähnelt (Abb. 19). Die Kontur ähnelt dann der von Wirbelkörperrandleisten. Zur Zeit der Verknöcherung des Apophysenringes, also im 16.—18. Lebens-

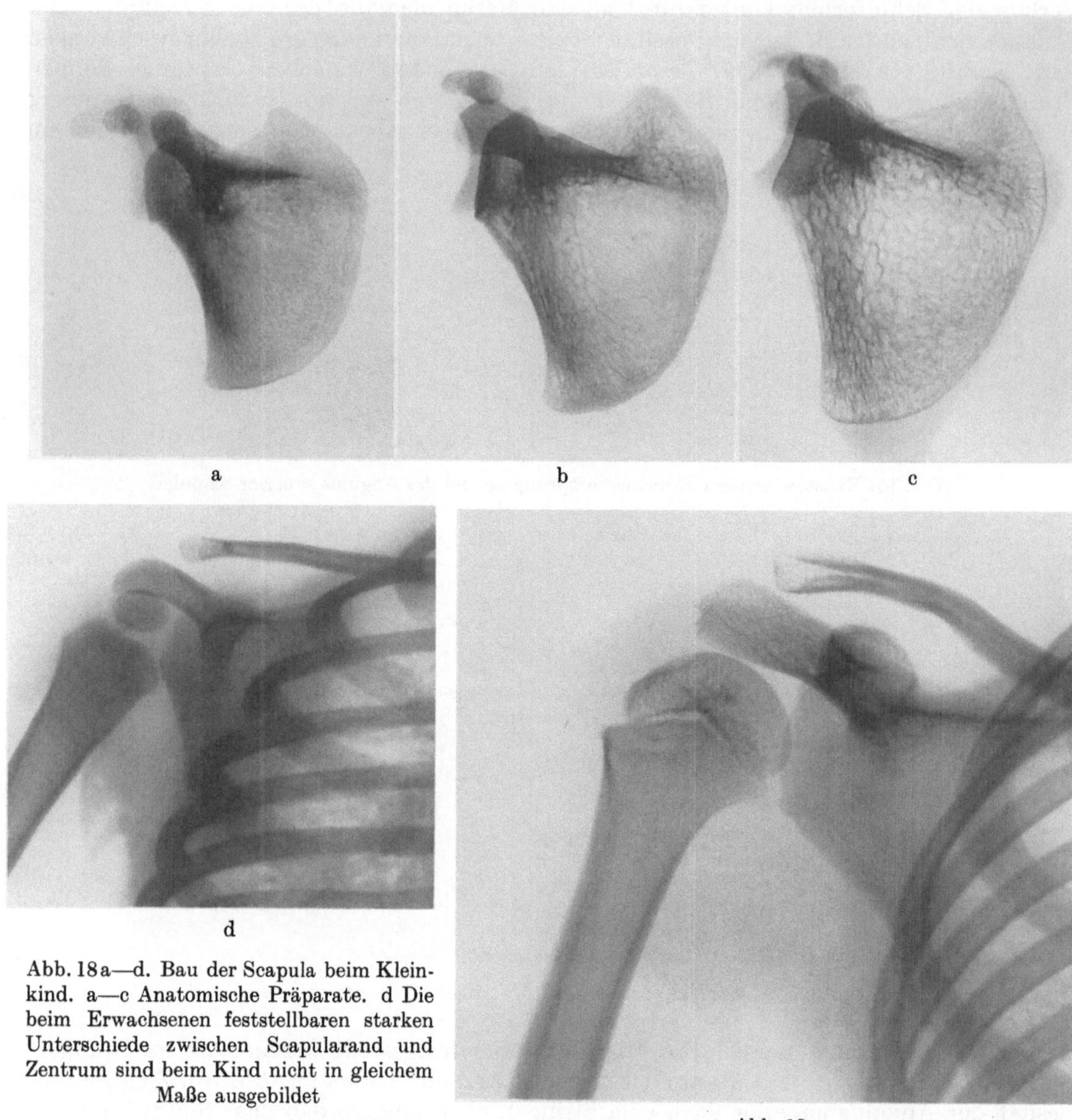

Abb. 18a—d. Bau der Scapula beim Kleinkind. a—c Anatomische Präparate. d Die beim Erwachsenen feststellbaren starken Unterschiede zwischen Scapularand und Zentrum sind beim Kind nicht in gleichem Maße ausgebildet

Abb. 19

Abb. 19. Wellige Begrenzung der Knorpel-Knochengrenze am Collum scapulae

jahr, ist neben ihr für kurze Zeit ein halbcitronenkerngroßer, eckiger Knochenbezirk nachweisbar, allerdings nur, wenn dieser orthograd getroffen wird. Liegt er am unteren Rand der Pfanne, so handelt es sich um ein „Os glenoidale" (SCHINZ, 1924). Stellt sich jedoch ein entsprechender Knochenbezirk am oberen Rand dar, so entspricht dieser einem „Os supraglenoidale". Im 18. Lebensjahr pflegen diese Knochenkerne mit der Facies glenoidalis zu verschmelzen.

Der Kern des Processus coracoideus erscheint, wie bereits erwähnt, im 1. Lebensjahr und ist anfänglich rund. Bis in die Pubertätszeit bleibt der ossifizierte Processus coracoideus isoliert bestehen. Seine Knorpelfuge — etwa 1—2 mm breit mit zum Teil glatter, flachbogiger oder zackenförmiger Begrenzung — ist nur dann nachweisbar, wenn eine geeignete Projektion gewählt wird. Die differentialdiagnostische Abgrenzung einer Fraktur ist hier besonders schwierig (GÜNSEL, 1951). Am Angulus superior wird im Alter von 16—18 Jahren gelegentlich ein isolierter Knochenkern beobachtet. Er ist jedoch nicht regelmäßig nachweisbar.

IV. Fehlbildungen

1. Varianten

a) Ossifikationsstörungen

An der Scapula finden sich gelegentlich Ossifikationsstörungen im Bereich der Knochenkerne, so daß die Knorpelfugen bestehen bleiben. Sie sind zu beobachten am:

α) Acromion

Die Verknöcherung der Basis des Acromions geht von dem sich schon im 3. Fetalmonat entwikkelnden Hauptkern der Scapula aus. In dem etwa fingerkuppengroßen Knorpelrestbezirk, der sich an diesen Basisabschnitt anschließt, treten dann um das 15. bis 18. Lebensjahr zwei bis fünf Knochenkerne auf. Diese können hinsichtlich ihrer Konfiguration und Strukturdichte erhebliche Unterschiede besitzen (RAVELLI, 1956). Im Regelfall verschmelzen sie mit dem übrigen Acromion etwa im 22.—25. Lebensjahr. Unterbleibt die Verschmelzung, so resultiert eine Synchondrose, eventuell auch eine Diarthrose (PFITZNER, 1896), und nach dem 25. Lebensjahr sprechen wir beim Vorhandensein eines Knorpelspaltes von einem „Os acromiale" (FOLLIASON, 1933; GURNIAK, 1933; GRASHEY, 1934; MARTI, 1947). Die Apophysenlinie verläuft meistens quer, gelegentlich auch schräg zum Acromion (Abbildung 20a, b und c). Der Spalt, der dieses Gebilde von dem übrigen Knochen trennt, ist meistens glatt und scharf begrenzt. Die Ecken der einander gegenüberliegenden Knochenflächen sind mehr oder weniger stark abgerundet. Vereinzelt zeigen die Ränder auch kleine Knochenwülste und Sklerosierungen.

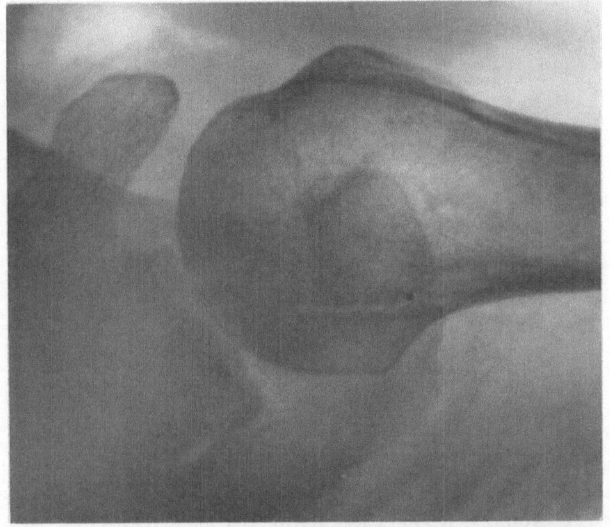
a

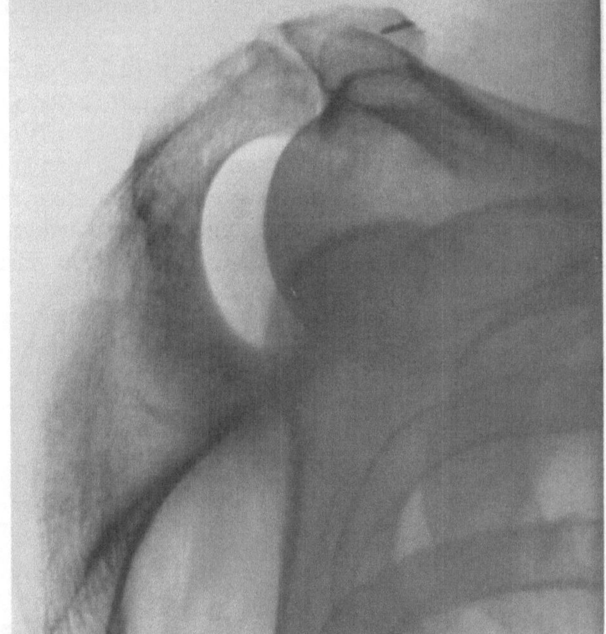
b

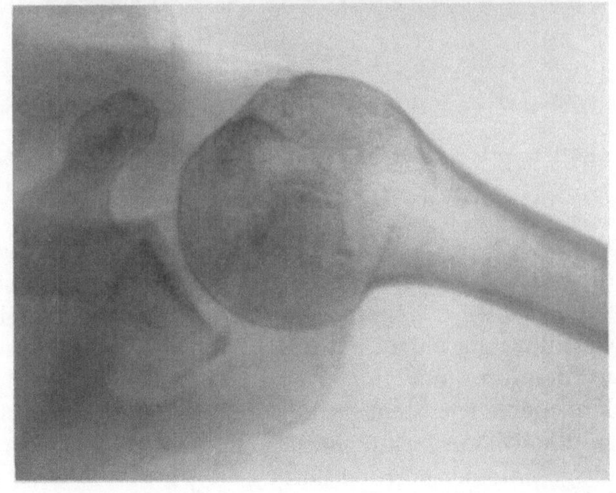
c

Abb. 20a—c. Os acromiale. a Axiale Darstellung. b Seitliche Darstellung. c Geteiltes Os acromiale

Die Angaben über die Häufigkeit des Os acromiale schwanken. Während LIBERSON (1937) eine Häufigkeit von 2,7% mit Bilateralität in 62% der Fälle angibt, wird von anderer Seite die Häufigkeit auf 10—15% geschätzt. Form und Stellung des Os acromiale sind wechselnd. Gelegentlich entsteht der Eindruck, als befände es sich nicht in richtiger Lage. Neben einem einheitlichen „Os acromiale", das von unterschiedlicher Größe sein kann und aus der Verschmelzung der einzelnen Ossifikationszentren entstanden ist,

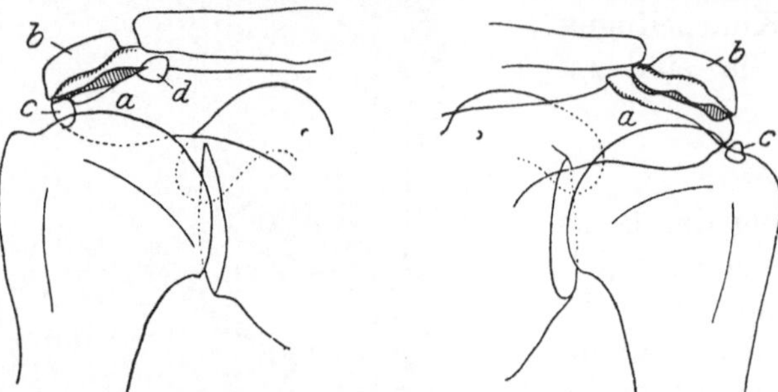

Abb. 21. Kleine Ossa acromialia nach NEUMANN. [Aus H. SCHINZ, Die Schulter, eine anatomische und röntgenologische Studie. (1924)]

kommen gelegentlich auch mehrere kleine isolierte Knochen im Bereich der Apophyse („Ossa acromialia") zur Darstellung. Im Extremfall können so viele vorhanden sein, wie es selbständige Knochenkerne gab. Durch Verschmelzung vermindert sich ihre Zahl jedoch sehr. Gelegentlich kann auch einer von ihnen etwas weiter vom Acromion entfernt liegen (Abb. 21). Für diese, an verschiedenen Stellen weiter entfernt liegenden kleinen Knochen, welche z.T auch fehlgedeutet wurden, wurde eine Vielzahl von Bezeichnungen angegeben (NEUMANN, 1917/18; LILIENFELD, 1914). BECKER (1934) unterschied zwischen

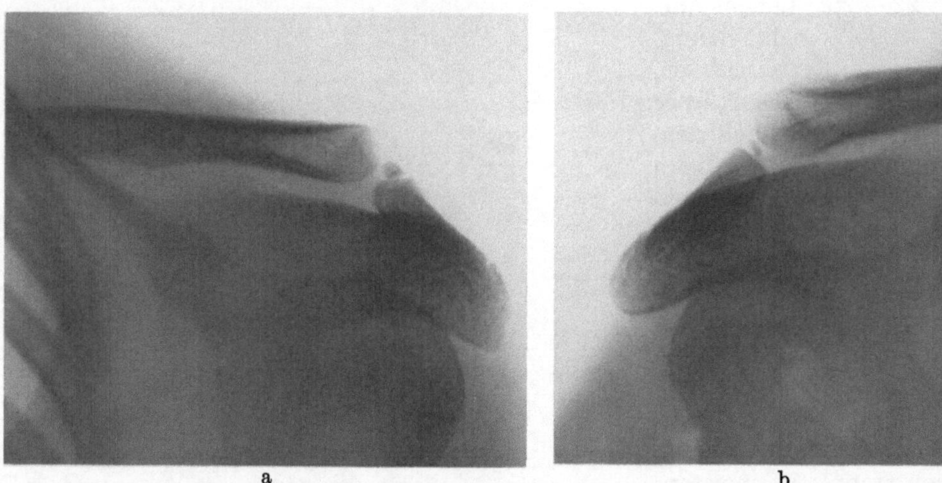

a b

Abb. 22a u. b. Isoliert liegende Ossifikationskerne am medialen Acromionrand. Im sagittalen Strahlengang. a Links. b Rechts

typischen Ossa acromialia und atypischen. Die stärker verlagerten können zu differentialdiagnostischen Schwierigkeiten führen, wenn sie z.B. von einer verkalkten Bursitis subdeltoidea abgegrenzt werden sollen. Die Lagebestimmung derartiger isoliert liegender Ossifikationszentren ist auf Grund der sagittalen Aufnahme allein nicht möglich. Häufig werden am medialen Rand des Acromion während des Ossifikationsprozesses kleine Knochenkerne sichtbar (Abb. 22a und b), so daß man manchmal versucht sein kann, sie als Diskusverknöcherung anzusprechen, was jedoch durch zusätzliche Aufnahmen ausgeschlossen werden kann.

Die Kenntnis von den Ossa acromialia ist sehr alt. Anatomische Untersuchungen darüber stammen von CRUVEILHIER (1851, zit. bei SCHÄR), QUAIN-SHARPEY (1856, zit. bei RAVELLI), GRUBER (1863), RUGE (1859), UFFELMANN (1865), HENLE (1871), MACALISTER (1902) und KRAUSE (1909, zit. bei RAVELLI). Die ersten röntgenologischen Beobachtungen wurden von BERNARDEAU (1907) mitgeteilt. Diese Befunde besaßen bis in die zwanziger Jahre einen Seltenheitswert (LILIENFELD, 1914). A. KÖHLER soll z. B. nach Angabe von SCHÄR (1936) in 36 Jahren nie ein Os acromiale gesehen haben.

BECKER (1934) weist unter anderem auf doppelseitige linsengroße Einkerbungen an der der Clavicula zugekehrten Fläche des Acromion hin. Er vermutet, daß an diesen Stellen möglicherweise ein „atypisches os acromiale" untergegangen sei. Wir möchten dies als partielle Störung der Ossifikation auffassen, d.h., dort ist wahrscheinlich die Verknöcherung ausgeblieben (Abb. 23).

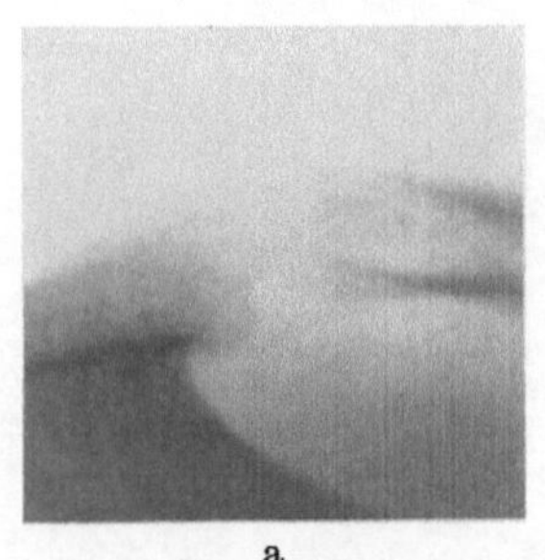

a

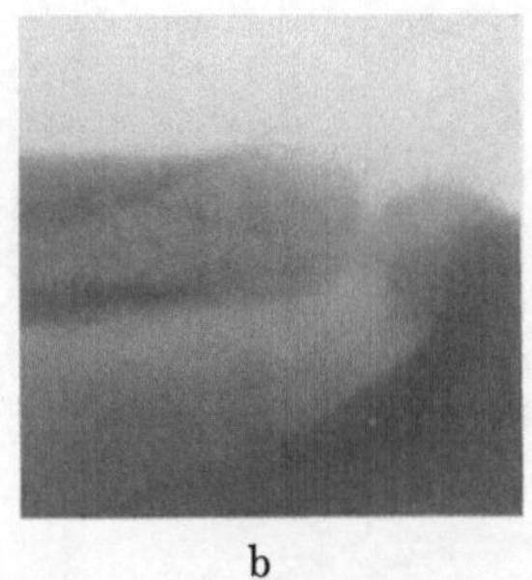

b

Abb. 23. Beidseitiger kleiner Defekt am medialen Rand des Acromions

In früherer Zeit gaben die spärlichen anatomischen Berichte Anlaß zu zahlreichen unterschiedlichen Ansichten über die Ätiologie dieser kleinen Knochen. Auch die Ansichten über die normale Ossifikation waren lange geteilt (BERNARDEAU, 1907). LANE und STRUTHERS (zit. bei BERNARDEAU) hielten das Vorkommen eines Os acromiale ohne vorausgegangene Fraktur für ausgeschlossen. Später änderte STRUTHERS (1895/96) seine Ansicht, nachdem RUGE bereits 1859 als Ursache für die ausbleibende Verschmelzung der Knochenkerne mit der Basis eine Entwicklungsanomalie angenommen hatte. LILIENFELD (1914) unterschied einmal ein Os acromiale, für dessen Entstehungsursache er eine Hemmungsmißbildung annahm, zum anderen ein sog. Os acromiale secundarium, das seiner Ansicht nach eine echte Varietät darstellt. NEUMANN legte 1917/18 dar, daß hinsichtlich der Entstehung der verschiedenen atypischen Gebilde keine Unterschiede bestünden.

In den letzten Jahren sind hin und wieder einzelne Befunde registriert worden, bei denen die Ossa acromialia geschrumpft, unregelmäßig konturiert, krümelig strukturiert und verdichtet gefunden worden waren. Auf einen derartigen Befund hatte GRASHEY bereits 1935 hingewiesen. Weitere Mitteilungen darüber erfolgten von CLEAVES (1940), LANDGRAF (1954), ROLLANDI (1953), DE CUVELAND (1955, 1956, 1957) und RAVELLI (1956). Letzterer konnte in einer eingehenden Studie zeigen, daß sich während des Wachstums beim gleichen Individuum unterschiedliche Röntgenbefunde an den Ossifikationszentren hinsichtlich Kontur, Struktur und Dichte nachweisen lassen. Hierauf hatte auch schon LANDGRAF (1954) anhand einer Beobachtung aufmerksam gemacht. Diese Tatsache allein rechtfertigt deshalb noch nicht, von einem besonderen Krankheitsbild zu sprechen, wie es CLEAVES (1940), der von einer Osteochondritis des Os acromiale sprach, oder wie es DE CUVELAND (1955) taten. So verweist LANDGRAF (1954) hinsichtlich der Bedeutung derartiger Befunde mit Recht auf die Ausführungen von JUNGE und HEUCK (1953), die ähnliche Veränderungen an der Synchondrosis ischio-pubica untersuchten und röntgenologisch nachweisbare Veränderungen, die auch als Zwischenstadien bei einer normalen Ossifikation festgestellt werden können, nur dann als pathologisch ansehen, wenn sie gleichzeitig von lokalen Schmerzen begleitet sind. Sie betrachten solche Veränderungen dann als Zeichen eines Überlastungsschadens, ausgelöst durch ein Mißverhältnis zwischen Beanspruchung und Widerstandskraft.

β) Processus coracoideus

Beim Ausbleiben der Verschmelzung des Processus coracoideus mit der Basis der Scapula tritt ein isoliertes Skeletelement auf, das GÜNSEL (1951) als „Os coracoideum" bezeichnete. RAVELLI (1956) wies darauf hin, daß diese Varietät bei Reptilien und Vögeln konstant auftritt. Die Abgrenzung der Knorpelfuge von einer Fraktur ist schwierig, so daß hinsichtlich der Deutung bei einzelnen Mitteilungen unterschiedliche Auffassungen bestehen (KÖHLER-ZIMMER, 1953; BIRKNER, 1955; RAVELLI, 1956). Berücksichtigt man die

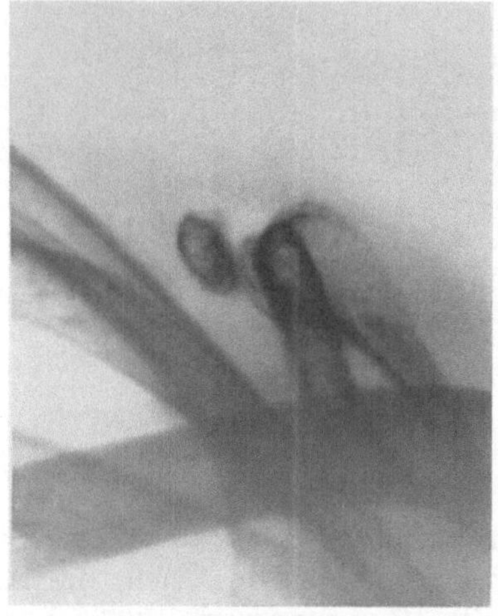

Abb. 24

Abb. 24. Persistierender Knochenkern am Angulus superior scapulae

Abb. 25. Verknöcherung des Ligamentum transversum scapulae

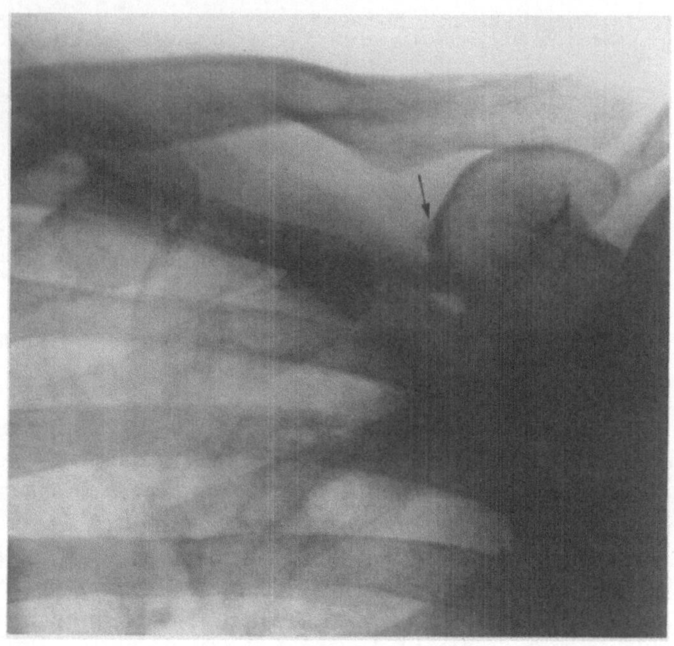

Abb. 25

übliche Lage der Knorpelfuge zwischen Scapula und Processus coracoideus, so liegt diese meistens sehr dicht an der Scapula. In der von GÜNSEL (1951) mitgeteilten Beobachtung verlief der unregelmäßige Spalt am Übergang vom mittleren zum ventralen Drittel schräg durch den Processus coracoideus. Dies würde bedeuten, daß in diesem Fall die Epiphysenlinie an einer ungewöhnlichen Stelle verlief. Es mag aber dahingestellt sein, ob nicht unter bestimmten Voraussetzungen auch hier in der Ausbildung der Basis des Processus coracoideus, die, wie bereits ausgeführt, z. T. vom Schulterblatt her zur Ausbildung gelangt, gewisse Schwankungen auftreten können.

Neben dem Persistieren der Knorpelfuge des Hauptkernes im Sinne eines „Os coracoideum" können Ossifikationsstörungen auch an den beiden Apophysen des Processus coracoideus auftreten. RAVELLI (1956) hat bei einem 23jährigen Mann die Apophysenfuge an der medio-cranialen Randzone im Bereich der Krümmung beobachtet. Außerdem kann auch die Apophysenfuge an der Spitze des Processus coracoideus persistieren. Es ist jedoch sicherlich schwierig, ja innerhalb eines größeren Spielraumes unmöglich, zu sagen, zu welchem Zeitpunkt man noch einen verzögerten Schluß dieser Wachstumsfugen annehmen kann und von wann ab eine Persistenz der Fuge besteht.

Unter der Annahme, den isolierten Knochenkern am Knie des Processus coracoideus als Apophyse und den an der Spitze als Epiphyse ansprechen zu müssen, schlägt RAVELLI vor, im ersten Fall die Bezeichnung „persistierende Coracoidapophyse“ und im zweiten Fall „persistierende Coracoidepiphyse“ zu wählen. Die Voraussetzungen zu einem derartigen Vorgehen sind aufgrund der gleich großen Bedeutung beider Ossifikationszentren unserer Ansicht nach nicht gegeben.

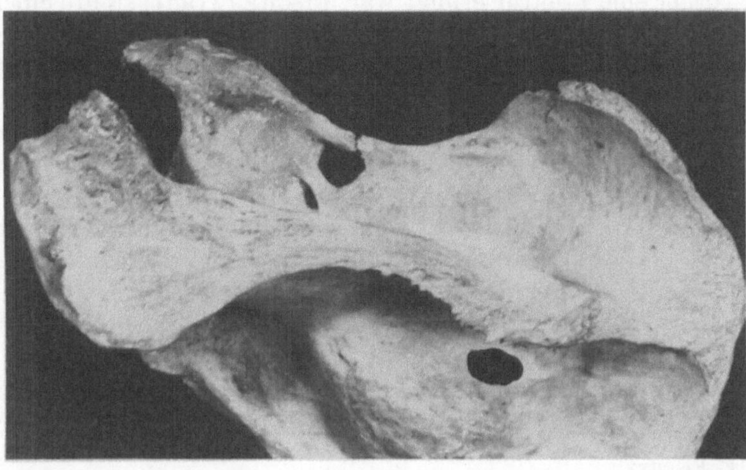

a

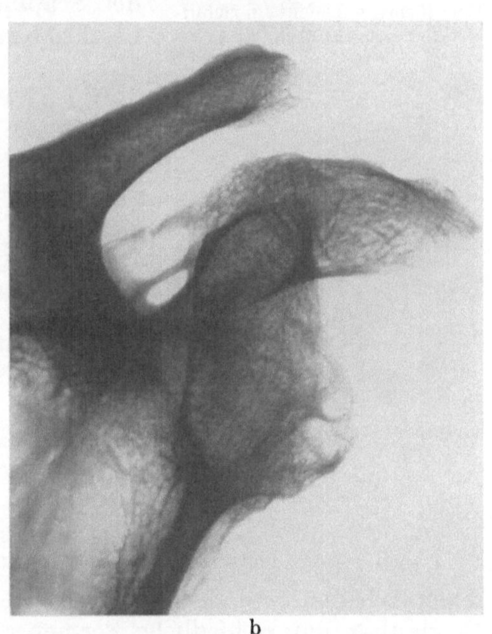

b

Abb. 26a u. b. Anatomisches Präparat mit zwei Knochenbrücken im Bereich der Incisura scapulae. a Photo des anatomischen Präparates. b Röntgenaufnahme desselben

γ) Pfannenrand

Die Ossifikation des Apophysenringes der Gelenkfläche kann durch traumatische Schädigungen gestört werden (Teichert, 1956). Hierdurch treten dann an normaler Stelle oder etwas verlagert, kleine isolierte Knochen am Pfannenrand auf. Sie können sowohl am unteren wie auch am oberen Rand der Facies glenoidalis beobachtet werden (Grashey, 1942; Teichert). Differentialdiagnostisch muß hier eine Abgrenzung gegenüber dem Os infracoracoideum erfolgen (Köhler-Zimmer, 1953; Klever, 1961).

δ) Angulus superior

Das Persistieren der Knorpelfuge am Angulus superior wurde 1953 von Ochs beobachtet. Der persistierende Knochenkern zeigte eine Halbmondform und saß dem oberen Scapulawinkel strahlenförmig auf (Abb. 24).

b) Verknöcherung des Ligamentum transversum scapulae

Die Incisura scapulae, welche sich bei bestimmten Projektionen darstellt, kann durch Verknöcherung des Ligamentum transversum zu einem Foramen werden (Abb. 25). Abb. 26a und b zeigt eine Variationsmöglichkeit, in dem die cranial des N. suprascapularis verlaufenden Gefäße von einer zweiten Knochenbrücke bedeckt sind. Diese Variation ist allerdings am Lebenden nur selten beobachtet worden (Giordano, 1962; Strauch, 1964).

c) Lochförmige Defektbildung der Scapula

Defekte an der Scapula wurden von Zuppinger (1935) erstmals beobachtet. Er konnte bei einem 33jährigen Mann am Schulterblatt in der Fossa infraspinata drei rundliche, scharf begrenzte, nebeneinander angeordnete Defekte beobachten, nachdem in diesem Bereich vorher eine Fraktur erfolgt war. Fischer (1957) stellte einen lochförmigen Defekt, ohne daß ein Trauma vorausging, bei einer 18jährigen Frau fest. Dieser Defekt befand sich im rechten Schulterblatt etwa in der Mitte zwischen dem unteren Pfannenrand und dem unteren Schulterblattwinkel. Er wies eine sanduhrförmige, längliche Form auf und verlief etwas schräg diagonal zur Margo lateralis. Dieser von Fischer beobachtete Defekt ist eine seltene Rarität (Abb. 27). Sie liegen im Bereich von Gefäßkanälen, die an dieser Stelle während der Embryonalzeit entlanglaufen (Vedder, 1963). Neben diesen Defekten, die als rudimentärer Rest eines Gefäßkanales angesprochen werden können, finden sich bei alten Menschen gelegentlich ebenfalls derartige Defekte in der Fossa infraspinata (Hyrtl, 1850). Es handelt sich hierbei um eine umschriebene Altersinvolution des Knochens (Abb. 28a und b).

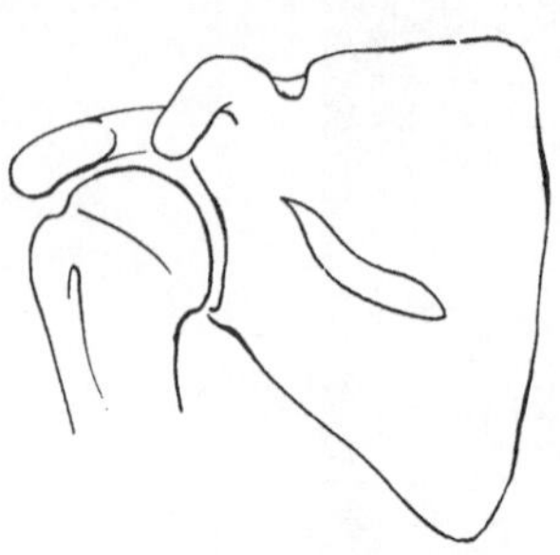

Abb. 27. Lochförmiger Defekt im Schulterblatt. [E. Fischer, Lochförmiger Defekt im Schulterblatt (1957)]

Spaltförmige Defekte werden manchmal nach Frakturen der Scapula, wozu wahrscheinlich auch der von Zuppinger beschriebene Fall gehört, beobachtet (s. Abschnitt 6).

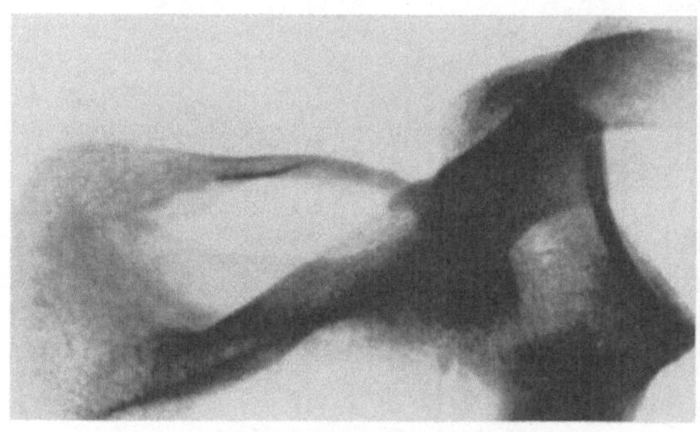

a

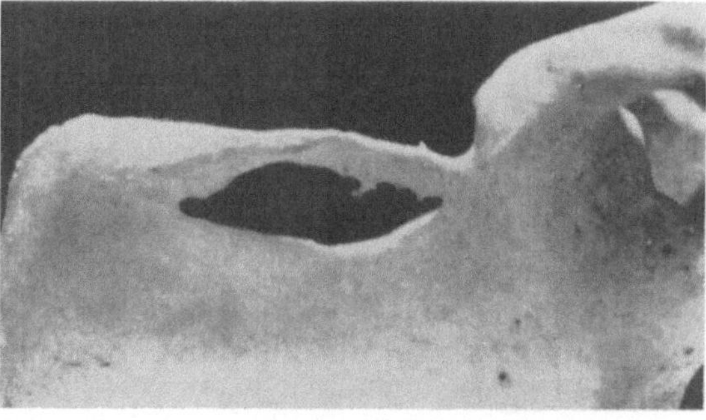

b

Abb. 28a u. b. Großer spaltförmiger Defekt im Bereich der Fossa supraspinata (anatomisches Präparat). a Photo des Präparates. b Röntgenaufnahme desselben (aus R. Birkner, 1955)

d) Scapula scaphoidea

Frey (1924, 1929) hat aufgrund seiner anthropologischen und vergleichend-anatomischen Arbeiten besonders auf die große Variationsbreite des Margo medialis hingewiesen. Er glaubte, unterschiedliche Formen auf die berufliche Tätigkeit des betreffenden Individuums zurückführen zu können.

Die Scapula scaphoidea stellt eine Varietät des medialen Scapularandes dar, wobei sie eine muldenförmige Ausbuchtung aufweist, die von der Spina scapulae bis zum Angulus inferior reichen kann (Abb. 29). Die Stärke der Ausbildung wechselt. Neuhaus (1931) unterscheidet drei Grade, wobei die stärkste Ausbildung einer Sichelform der Scapula entspricht. Von verschiedenen Autoren wurde für die Scapula scaphoidea eine angeborene Minderwertigkeit des Gewebes als Ursache angenommen. Manche zur Beobachtung gelangenden Scapulaformen lassen vermuten, daß derartige Veränderungen auch durch eine lokale Störung an dem Margo medialis bedingt sein könnten (z. B. Ossifikationsstörung durch Zurückbleiben des Wachstums des entsprechenden Scapularandgebietes oder verstärktes Wachstum am Angulus inferior in medio-caudaler Richtung). Eine schwalbenschwanzförmige Mißbildung im Bereich des Angulus inferior wurden von Khoo und Kud (1948) mitgeteilt.

e) Exostosen

Exostosen treten an allen Abschnitten der Scapula auf, z. T. sind sie symmetrisch ausgebildet (Marziani, 1934). Es handelt sich hierbei vorwiegend um cartilaginäre Exostosen (Hohmann, 1949; Bonse, 1951), welche vielfach pilzförmig ausgebildet an der Unterfläche der Scapula sitzen und eine Abhebung im Sinne einer Scapula elevata bedingen. Differentialdiagnostisch muß durch die Röntgenuntersuchung eine Sprengelsche Deformität ausgeschlossen werden. Der gleiche Befund kann auch durch ein ossifizierendes Chondrom hervorgerufen sein (Frankenthal, 1930). Exostosen im Bereich des Angulus inferior wurden am häufigsten beobachtet (Abb. 30a u. b) (Werwie, 1953; Chrysopathes, 1934; Hohmann, 1949; Bonse, 1951). Baj (1931) und Marziani (1934) berichteten über einen entsprechenden Befund am Angulus superior. An der Spitze der Exostose befindet sich manchmal, wie

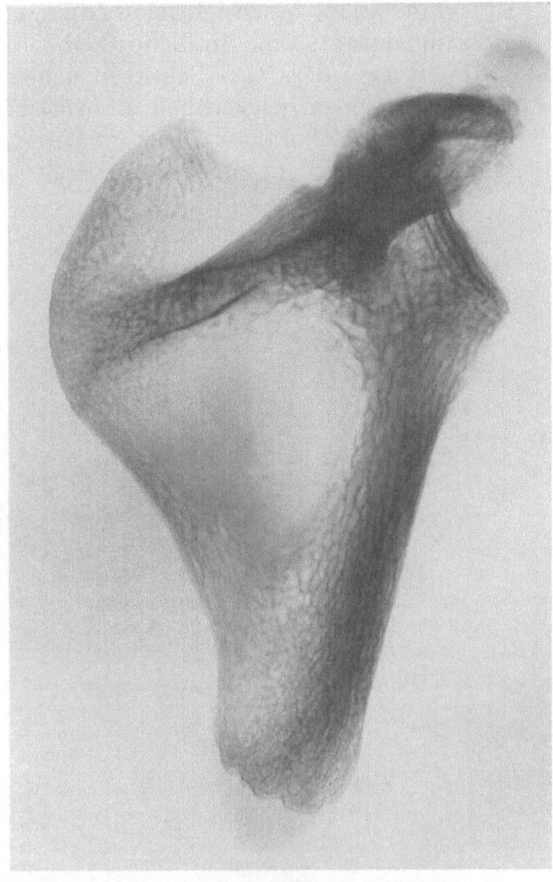

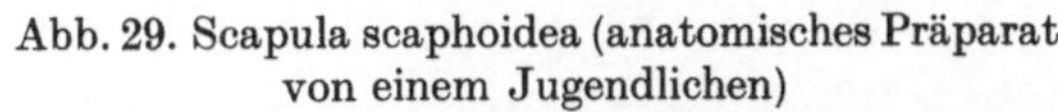

Abb. 29. Scapula scaphoidea (anatomisches Präparat von einem Jugendlichen)

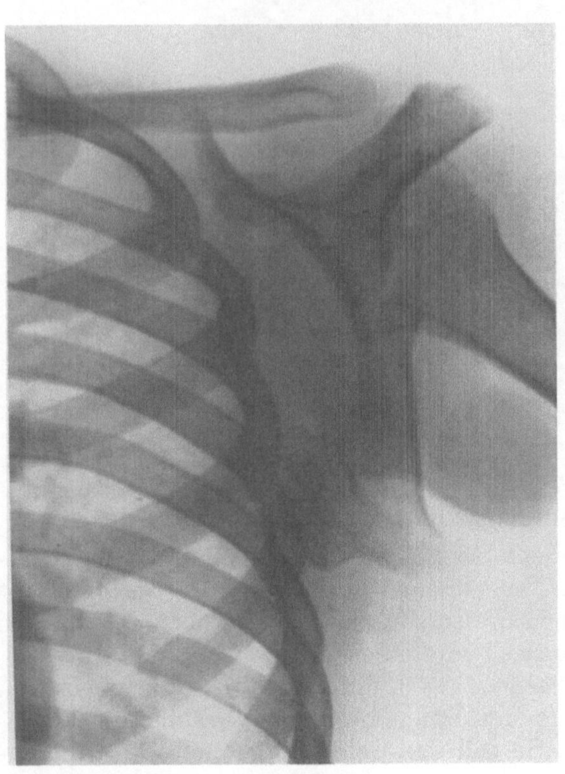

a

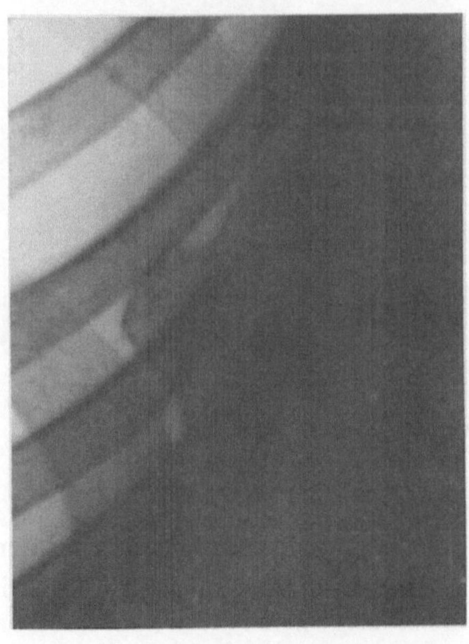

b

Abb. 30a u. b. Schulterblattexostose. a Am Angulus inferior scapulae. b Am Margo medialis scapulae

LUNARDI (1934) beschrieb, eine flüssigkeitsgefüllte Höhle, in welche eine gestielte Exostose hineinragt. Eine ähnliche Beobachtung stammt von RICCHIONI (1959).

Fehlt eine derartige Schutzeinrichtung, so können hierdurch unter entsprechenden Voraussetzungen gelegentlich arthrotische Veränderungen an dem der Exostose gegenüberliegenden Thoraxabschnitt im Sinne einer Nearthrose auftreten, wie sie DE CUVELAND (1959) bei einem entsprechenden Röntgenbefund vermutete.

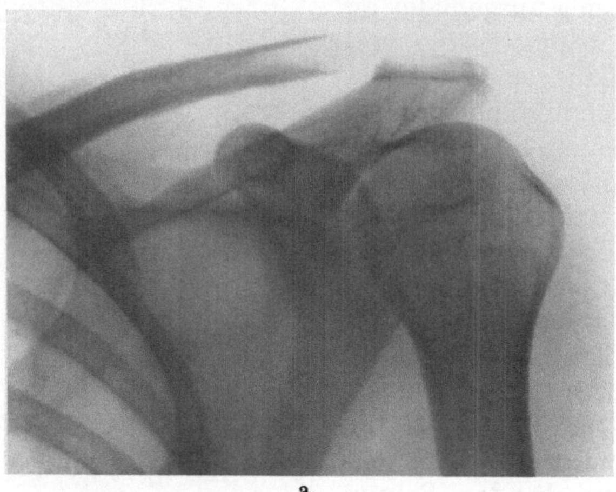

a_1

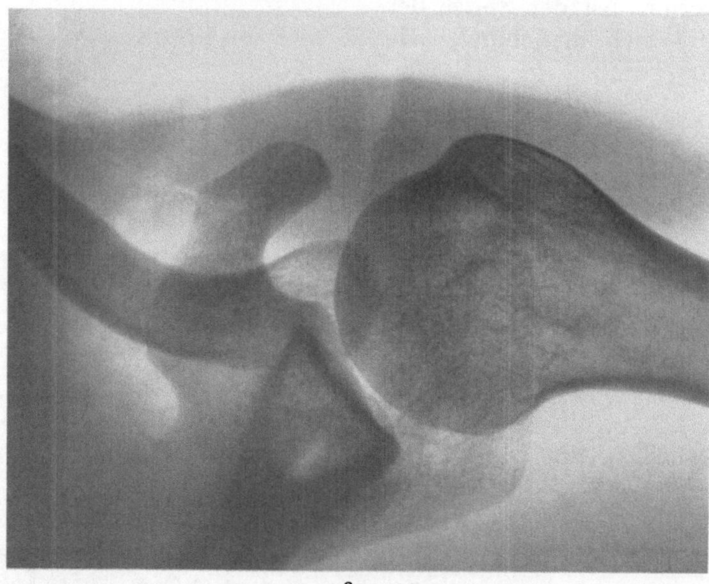

a_2

Abb. 31 a u. b. Deformierung des Schulterblatthalses und der Gelenkpfanne. a Kurzer Scapulahals, Schrägstellung der Gelenkflächen, Basis des Processus coracoideus überragt Gelenkfläche (axiale Aufnahme)

2. Mißbildungen

a) Angeborene Deformität der Gelenkfläche und des Schulterblatthalses

Kongenitale Deformitäten werden im Bereich des Schulterblatthalses und der Gelenkfläche häufig beobachtet (Abb. 31a und b). Da Veränderungen des Humeruskopfes oft von solchen der Scapula begleitet sind, sei in diesem Zusammenhang nochmals auf die Ausführungen an entsprechender Stelle über das Schultergelenk verwiesen (BRAILSFORD, 1945; KLEMM, 1956; SEIFERT, 1931; HAUMANN, 1927). Nach den Ausführungen von LUBOSCH (1910) stellt der Gelenkkopf für die Ausbildung gelenkiger Verbindungen zeitlich das erste Differenzierungsprodukt dar. So soll der Gelenkkopf auch der Differenzierung der Gelenkpfanne vorausgehen und letztere sich erst später in Gestalt und Umfang diesem bereits vorhandenen Kopf anpassen. Für lokale Ossifikationsstörungen der Pfanne trifft diese Erklärung, wie die Abb. 31b zeigt, nicht zu. GRUHL (1953) betrachtet derartige Veränderungen an der Scapulagelenkfläche als asymmetrische Dysostose.

Die hypoplastische Ausbildung der Pfanne bedingt, daß das Acromion den Humeruskopf nach lateral weit umgreift. DEHNE (1939) teilte eine entsprechende Beobachtung mit, wobei im Anschluß an eine posttraumatische Kopfnekrose und bei einer Hypoplasie der

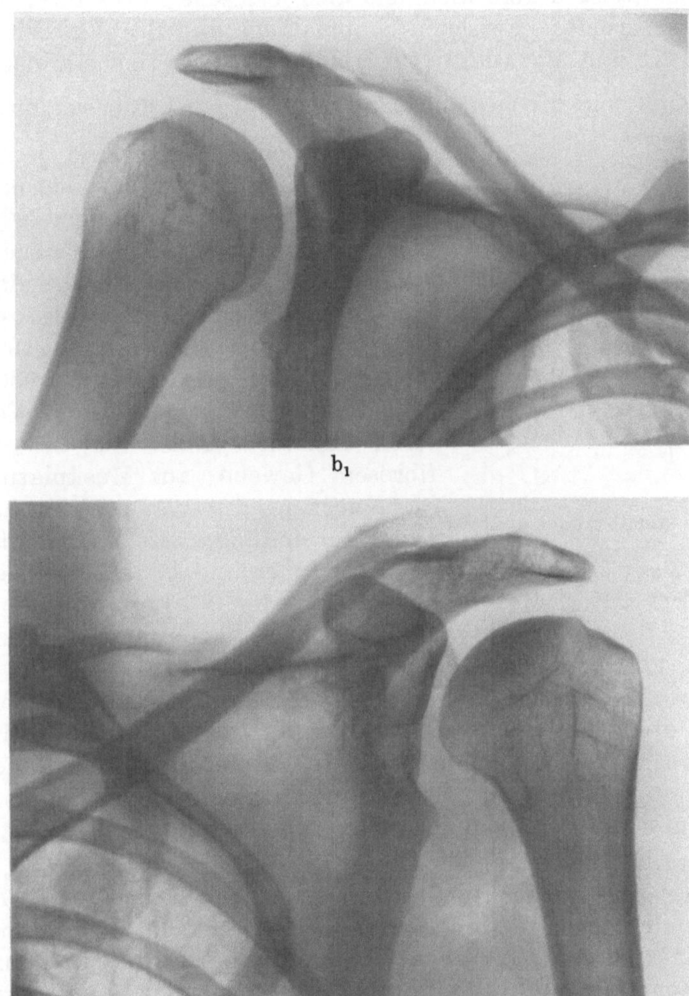

Abb. 31b. Beidseitiger ausgebildeter Defekt im Gelenkpfannenbereich

Gelenkpfanne eine starke bogenförmige Ausbildung des Acromions auftrat. Eine besonders extreme Ausbildung des Acromions konnte ARENS (1951) bei einem Patienten als Zufallsbefund erheben (Abb. 32). Das Acromion verläuft hier nahezu halbkreisförmig um den Humeruskopf. Es ergaben sich hierdurch Einschränkungen der Abduktion und der Drehbewegung im Schultergelenk (KOZLOWSKI, 1965).

b) Angeborener Schulterblatthochstand

Der angeborene Schulterblatthochstand, auch Sprengelsche Deformität genannt, ist eine seltene Erkrankung, die oft familiär gehäuft auftritt (GOTTESLEBEN, 1927; NEUHOF, 1913; PERLS, 1921; SICK, 1902; SCHWARZWELLER, 1937; THOMAS, 1964) (Abb. 33a, b und c).

Diese Erkrankung wurde 1862 erstmals von Eulenburg beschrieben. Das Schulterblatt ist dabei aus seiner normalen Lage zwischen der 2.—8. Rippe mehr oder minder stark in die Höhe gerückt, so daß diese Verschiebung mitunter bis zu 12 cm beträgt. Daneben besteht aber auch eine Drehung der Scapula um ihre Sagittalachse, welche so stark sein kann, daß der untere Schulterblattwinkel der Wirbelsäule genähert sein kann und ihr lateraler Rand unter Umständen horizontal verläuft. Nicht selten ist der Angulus inferior auch mehr oder weniger stark flügelförmig vom Körper abgehoben (Lind, 1951). Die Scapula selbst weist unterschiedliche aber typische Formabweichungen auf. So ist z.B. meistens das Verhältnis zwischen Scapulalänge und Scapulabreite gestört. Neuhof (1913), Perls (1921 und Miyauchi (1912) haben sich speziell mit der Berechnung eines Scapulaindex befaßt und diesen nach der Formel $\frac{\text{Breite}}{\text{Länge}} \cdot 100$ bestimmt.

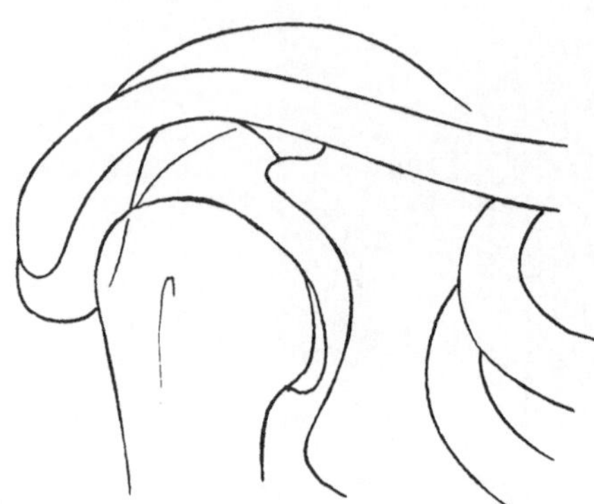

Abb. 32. Weit nach lateral-caudal übergreifendes Acromion. (W. Arens, Eine seltene angeborene Mißbildung des Schultergelenkes, 1951)

Wesentlich häufiger sind jedoch die röntgenologisch nachweisbaren Veränderungen am Angulus superior. Es kann sich um eine exostosenartige Verdickung oder Ausziehung des abgebogenen und vorspringenden Schulterblattes handeln. Vielfach liegt hier auch tatsächlich eine Exostose vor (Sprengel, 1891; Hayashi und Matshoka, 1912; Flotow, 1929; Matheis, 1921; Hartmann, 1930). Von hier aus zieht häufig eine strangförmige Verbindung zur unteren Halswirbelsäule. Sie besteht entweder aus fibrösem Gewebe, aus Muskulatur oder aber auch aus Knochengewebe, was relativ häufig der Fall ist. Diese Verbindung zwischen Schulterblatt und unterer Halswirbelsäule kann sowohl starr als auch gelenkig sein (Abb. 33b) (Hutchinson, 1894; Jünger, 1909; Goldthwait und Painter, 1901; Putti, 1908; Okumura, 1933; Silani, 1954). Willet und Wallsham (1880, 1883) beschrieben darüber hinaus eine gelenkige Verbindung in Form eines Zapfengelenkes zum 7. Halswirbelkörper, während Zimmer (Köhler-Zimmer, 1953) typische Epiphysen an beiden Enden der Knochenspange beobachtete. Diese fibrösen bzw. knöchernen Veränderungen führen nicht selten zu einer mangelhaften Beweglichkeit des Schulterblatts. Jeannopoulose (1953) gibt die Häufigkeit der Knochenverbindung mit 30% an.

Derartige Veränderungen am Schulterblatt sind meistens einseitig, doch wurden sie auch schon doppelseitig beobachtet. Dazu gesellen sich häufig noch Deformierungen an den benachbarten Knochen, insbesondere an der Clavicula, die verformt und verkürzt sein kann, worauf besonders Delchef (1923) und Schlesinger (1900) hingewiesen haben, oder man beobachtet Wirbelmißbildungen, die vornehmlich im Bereich der unteren Halswirbelsäule und der oberen Brustwirbelsäule anzutreffen sind (Abb. 33c). So finden sich Spaltbildungen, Keilwirbel mit mehr oder weniger starker Asymmetrie und Wirbelsynostosen (Jost, 1934). Auch an den Rippen werden Veränderungen angetroffen (Kienböck, 1909; Lieberknecht, 1906; Spechter, 1949/50), besonders auf der Seite des Schulterblatthochstandes und dort wiederum vorwiegend an der 3.—5. Rippe. Es handelt sich in allen diesen Fällen um Spangen- und Gabelbildungen, Synostosen (Siecke, 1962) und Hypoplasien sowie gelegentlich auch um totale Rippendefekte. Die Häufigkeit solcher zusätzlicher Mißbildungen steigt in dem Maße, in dem entsprechende systematische Röntgenuntersuchungen vorgenommen werden.

Während Eulenburg (1862) als Ursache des Schulterblatthochstandes eine Retraktion des M. levator scapulae und des oberen Trapeziusanteiles annahm, waren Willet und Wallsham (1880) der Meinung, es müsse sich dabei um eine kongenitale Mißbildung handeln, was schließlich durch die Untersuchungen von Sprengel (1891) auch bestätigt wurde. Sprengel sah ihre Ursache in einer intrauterinen Belastungsdeformität infolge

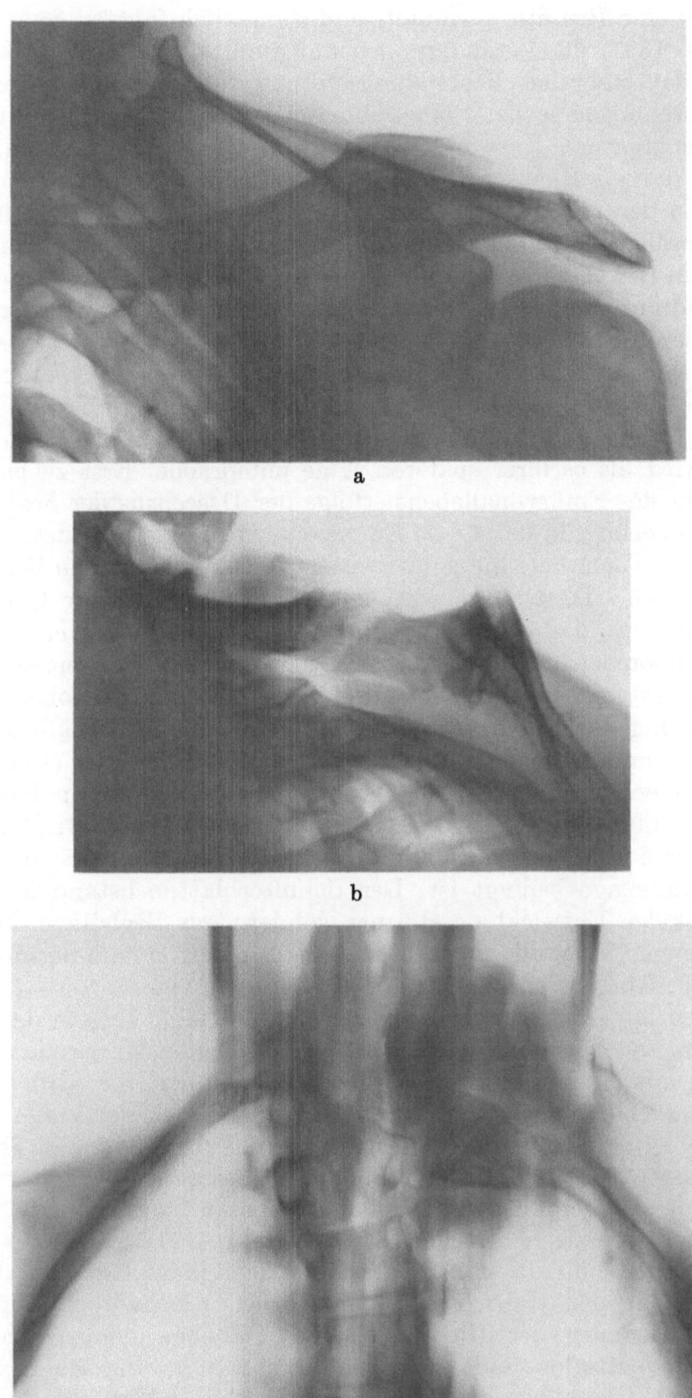

Abb. 33a—c. Angeborener Schulterblatthochstand mit gelenkiger knöcherner Verbindung zur unteren HWS (a und b). c Schichtaufnahmen dieses Patienten (8 cm). Fehlbildung der unteren HWS und oberen BWS, Synostose der Dornfortsätze

Fruchtwassermangels, wodurch eine Verlagerung des Armes eingetreten sein sollte. McBurney (1888) hielt die Deformität für das Resultat einer Geburtsverletzung. In den folgenden Jahren wurden dann die verschiedenartigsten Theorien über die Entstehung geäußert, so wurde z.B. von Hutchinson (1894), Schlesinger (1900) und von Kölliker

(1891, 1892, 1899) eine Rachitis vermutet, und schließlich führten SCHLANGE (1892) und KIRMISSON (1893, 1897) die Veränderungen auf amniotische Stränge zurück. In Anbetracht der scapulovertebralen Verbindung vermuteten andere Autoren dagegen eine atavistische Entstehungsursache. So glaubten z.B. HIBBS und CORRELL-LÖWENSTEIN (1904), es läge eine anormale Entwicklung der Epiphyse des medialen Randes der Scapula vor und meinten, dies als Rückschritt auf einen früheren Entwicklungszustand deuten zu müssen. Analog zu derartigen Anschauungen weist MIYAUCHI (1912) auf Veränderungen hin, die beim Frosch angetroffen werden und erblich in dem entsprechend veränderten Scapulaindex einen Beweis für seine Hypothese. Auch SMITH (1941) betrachtet die scapulovertebrale Verbindung als Reste des entwicklungsgeschichtlichen Hochstandes, wobei die Knochenbrücke dem „Suprascapularknochen" einzelner Wirbeltiere entspräche. KAUSCH (1901) nahm dagegen als Ursache eine muskuläre Dystrophie mit einem großen Defekt im unteren Trapeziusanteil an. Um die Jahrhundertwende wurde von CHIEVITZ (1899, zit. nach RAGER, 1901) und KAYSER (1901) festgestellt, daß die Scapula ursprünglich höher angelegt wird als es ihrer späteren Lage entspräche. Erst zu einem bestimmten späteren Zeitpunkt des Embryonallebens erfolge der Descensus der Scapula. Die primäre Anlage der Scapula erfolgt in der 4.—5. Embryonalwoche in Höhe des 5. und 6. Cervicalsegmentes. In der 5. Woche liegt die somit zwischen C_4 und Th_2 und zu Beginn des 3. Monats zwischen Th_6 und Th_4. Diese Lage wird im wesentlichen bis zur Geburt beibehalten. WOLF (1926) nimmt an, daß die Störung im 2. Embryonalmonat eintritt. PUTTI (1908) erklärte den angeborenen Schulterblatthochstand als eine allgemeine Entwicklungsstörung des Myoblastems der Halssegmente und der Basis der oberen Extremitätenknochen. Als Störung der Entwicklung der Myomere müsse deshalb auch die scapulovertebrale Verbindung angesehen werden. Nach SCHWARZWELLER (1937) handle es sich um ein Stehenbleiben der progressiven Differenzierung des ganzen Knochensegmentes.

Das familiäre Auftreten (GOTTESLEBEN, 1927; NEUHOFF, 1913; PERLS, 1921; SICK, 1902) läßt ebenfalls den Schluß zu, daß die Sprengelsche Deformität durch eine Störung der primären Keimanlage bedingt ist. Der Schulterblatthochstand ist wohl nicht nur Ausdruck einer lokalen Entwicklungsstörung, sondern nur Begleitsymptom einer ganzen Reihe von Störungen, die alle in der Richtung einer Hemmungsmißbildung liegen (HEIDECKER, 1928; RÖSGEN und EBERT, 1940; TÖNNIS, 1964).

Die beschriebenen Veränderungen an der Halswirbelsäule zeigten dabei oftmals einen Übergang zu dem von KLIPPEL-FEIL (1912) beschriebenen Krankheitsbild. Auch diese Erkrankung geht mit einem Schulterblatthochstand einher. Sie wird in Frankreich als „l'homme sans cou" bezeichnet, womit das Hauptmerkmal, der kurze oder vollständig fehlende Hals charakterisiert wird. Beobachtungen darüber teilten als erste KLAR (1906, zit. nach SCHWARZE, 1942) und BÖHM (1909) mit. Besonders letzter setzte sich bereits damals ausführlich mit dem Krankheitsbild auseinander und grenzte die Erkrankung vom Schiefhals und von der Pottschen Krankheit ab. 1912 haben KLIPPEL und FEIL erneut dieses Krankheitsbild, das dann später auch nach ihnen benannt wurde, bearbeitet. Die Veränderungen an den Halswirbeln (Spaltwirbel, Blockwirbel, Bogenspalten usw.) führen zu Deformierungen der Halswirbelsäule. Daneben können aber auch andere Wirbelsäulengebiete betroffen und auch Fehlbildungen im Bereich des Rückenmarkes vorhanden sein. Die Übergänge zwischen Sprengelscher Deformität und dem Klippel-Feillschen Krankheitsbild sind nicht immer exakt abzugrenzen und zu bestimmen (HUTCHINSON, 1894; RAGER, 1901; NIEDERLE, 1924; CAHN, 1925; SCHWARZE, 1942).

Erworbene Schulterblatthochstände machen gelegentlich differentialdiagnostische Schwierigkeiten. Diese können durch sehr verschiedenartige Ursachen hervorgerufen werden, z. B. durch Skoliosen (MARZIANI, 1929; BLANKOFF, 1927), Asymmetrie des Thorax (NELSON, 1930) oder Serratuslähmung als Folge einer Poliomyelitis (WALTER, 1930 und 1931). Ferner kommen spastische Zustände der Schulterblattheber ursächlich in Frage (KIENBÖCK, 1909 und MANASSE, 1903), sowie Tumoren der Scapula und der Rippen.

c) Scapulaaplasie

Aplasien der Scapula sind meistens nur in Verbindung mit einer Entwicklungsstörung der gesamten oberen Extremitätenhälfte anzutreffen. Zeitlin beobachtete 1928 bei einer 26jährigen Frau ein nahezu vollständiges Fehlen des Schulterblattkörpers ohne weitere Veränderungen an den benachbarten Skeletabschnitten. Vor der Röntgenuntersuchung waren bei der Patientin Schmerzen im Oberarm aufgetreten. Die Aufnahme zeigte, daß vom linken Schulterblatt nur noch ein kleiner Teil, die Facies glenoidalis und der laterale Anteil der Spina scapulae mit dem Acromion vorhanden waren. Der übrige Teil des Schulterblattes fehlte. Am Humerus waren geringe asymmetrische Deformierungen festzustellen. Zeitlin nahm daher an, daß das annähernd normale Aussehen des Humerus gegen eine Mißbildung und einen kongenitalen Ursprung spricht und betrachtete eine tropho-neurotische Störung als Ursache der Aplasie.

V. Frakturen und Epiphysenlösungen

Frakturen der Scapula sind nicht allzuhäufig. Sie machen beim Erwachsenen ca. 1% (Zsebök, 1942), beim Jugendlichen 0,03% aller Frakturen aus. Betrachtet man dagegen ihre Häufigkeit bei Brüchen des Schultergürtels allein, so betragen sie hierbei ca. 15 bis 18% (Boriani, 1937). Für diese Tatsache ist zweifellos die gut geschützte Lage der Scapula, sowie die Ausweichmöglichkeit auf Grund ihrer Eigenbeweglichkeit von ausschlaggebender Bedeutung (Pizzoglio, 1928; Safta und Aurel, 1937; Fazakas u. Mitarb., 1959).

Die bereits betonte Schwierigkeit einer exakten Darstellung der Scapula hat ihrerseits zur Folge, daß eine Reihe von Schulterblattbrüchen, vor allem Fissuren, nicht diagnostiziert werden, z.T. wird auch auf eine spezielle Untersuchung verzichtet, da die Verletzung wegen ihrer geringen Symptome nicht vermutet wird. Seitliche Aufnahme der Scapula können überraschende Befunde bringen (s. Abb. 34a und b).

Je nach ihrer Lage kann man einteilen in Frakturen

1. des Schulterblattkörpers,
2. im Bereich des Collum scapulae,
3. des Acromion,
4. des Processus coracoideus,
5. des Scapularandes.

Die Frakturen treten häufig auch als Mehrfachbrüche auf. Klinisch ist von Bedeutung, ob ein intraartikulärer Frakturverlauf vorliegt. Intraartikulär sind die Frakturen der Facies glenoidalis, sowie Frakturen des Collum anatomicum. Dagegen stellen Frakturen des Coracoid und des Acromion extraartikuläre Frakturen dar.

1. Fraktur des Schulterblattkörpers

Bei den Frakturen im Bereich des Korpusgebietes werden sowohl Quer- als auch Diagonalbrüche beobachtet. Wegen der im allgemeinen nur geringen oder sogar ganz fehlenden Dislokation sind die Frakturen in diesem Bereich oft schwer festzustellen (Abb. 34a). Infolge eines In- bzw. Gegeneinanderverschiebens der Fragmente findet sich daher bei Querbrüchen gelegentlich statt einer Aufhellungslinie eine Verdichtungslinie. Reine Querbrüche sind von Jenny (1945), Auer (1951) und Reichelt (1955) z.B. nach Starkstromverletzungen beschrieben worden. Sie werden hierbei durch die gleichzeitige Kontraktion antagonistisch wirkender Muskelgruppen herbeigeführt. Bei den Längsbrüchen dagegen kann es zu einer Dislokation des medialen Teiles nach oben und innen durch die Wirkung des M. levator scapulae und der Mm. rhomboidei kommen, während der laterale Teil infolge der Schwerkraft des Armes nach unten gezogen wird. Frakturen am unteren Winkel führen häufig durch den Zug der Mm. teres minor und major zu einer

Dislokation des caudalen Fragmentes nach ventral, lateral und cranial (Abb. 34b), Frakturen im Bereich des oberen Winkels dagegen durch den M. levator scapulae zu einer Dislokation des abgesprengten Fragmentes nach innen und oben. Von gewisser Bedeutung sind auch Frakturen im Bereich der Spina scapulae, die längs oder quer verlaufen können. Im allgemeinen treten keine stärkeren Dislokationen auf. Jedoch kann hier durch den Zug des M. deltoideus bedingt, eine Pseudarthrosenbildung hervorgerufen werden (Abb. 35a und b).

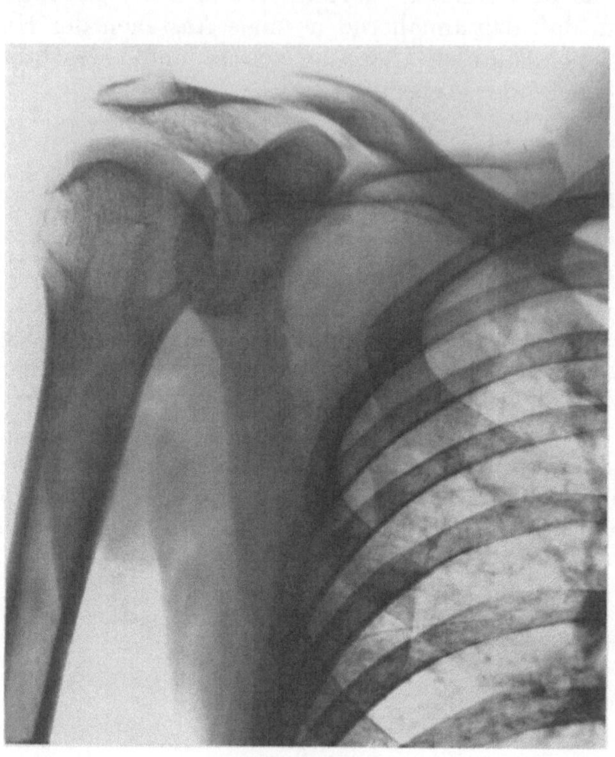

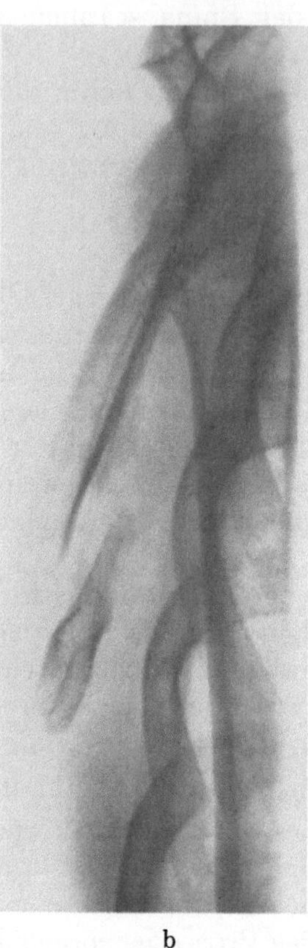

a b

Abb. 34. a Scapulafraktur nach Starkstromverletzung. Diagonal verlaufende Korpusfraktur, Scapulahalsfraktur und Querfraktur im caudalen Bereich. Diese ist auf der sagittalen Aufnahme kaum erkennbar. Die seitlichen Aufnahmen, gezielt angefertigt (b), lassen erst die erhebliche Verschiebung des caudalen Fragmentes sichtbar werden

Als Ursache der Scapulafrakturen im Bereich des Korpus sind in erster Linie direkte Gewalteinwirkungen anzunehmen (z.B. Quetschung, Auffallen oder Schußverletzung), Frakturen im Bereich des oberen und unteren Winkels können dagegen auch durch Muskelzug entstehen. Klinisch werden meist Funktionseinschränkungen beobachtet (Colombati, Micieli und Prosantti, 1961).

2. Frakturen des Schulterblatthalses

Der Halsbereich des Schulterblattes umfaßt den Gelenkfortsatz mit der Facies glenoidalis, das Collum anatonicum, das Tuberculum supra- und infraglenoidale sowie das Übergangsgebiet zum Korpus. Nach Mandl (1925) können hier, wie Abb. 36a zeigt, verschiedene typische Frakturen unterschieden werden. Sie kommen relativ häufig vor — man rechnet mit etwa 15% aller Scapulafrakturen — und ihre Diagnostik ist von Wichtigkeit. Am häufigsten werden in diesem Bereich die Frakturen des chirurgischen Halses beobachtet. Die Frakturen des Collumgebietes entstehen durch Fall auf die Schulter, z.B. vom Wagen oder von der Treppe. Das periphere Fragment ist oft nach

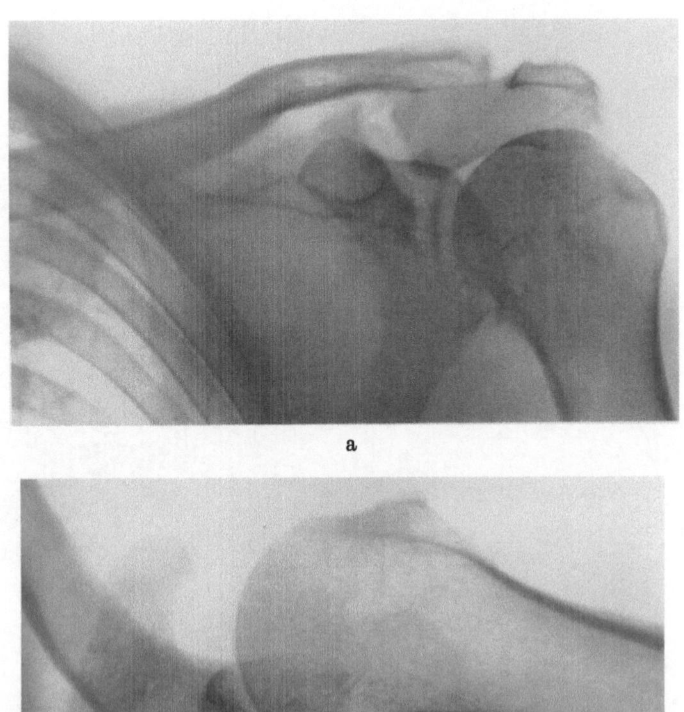

a

b

Abb. 35. Zustand nach Fraktur der Spina scapulae (Pseudarthrose)

medial und ventral in die Armmuskulatur disloziert (Abb. 36b und c). Das Acromion springt dabei stärker vor. Unterhalb desselben ist dann klinisch eine Vertiefung nachweisbar.

Beim Bruch des Schulterblatthalses, der auch gleichzeitig mit einem Bruch des Rabenschnabelfortsatzes verbunden sein kann, führt das Gewicht des Armes zu einer Verlagerung des abgesprengten Fragmentes nach unten und ventral, wodurch eine Drehung des peripheren Fragmentes nach vorn erfolgt. Das abgebrochene Fragment ist außerdem mit dem Oberarm zur Mittellinie hin disloziert.

Am bedeutungsvollsten sind die Gelenkpfannenbrüche, welche am vorderen unteren Pfannenrand am häufigsten beobachtet werden. Sie treten bei ungefähr 20 % aller Schulterluxationen auf. Derartige Frakturen bahnen oftmals auch den Weg zur habituellen Schulterluxation. Die relativ geringe Größe des abgebrochenen Fragmentes steht in keinem Verhältnis zu der Schwere der Gelenkschädigung. Der röntgenologische Nachweis derartiger Absprengungen ist schwierig, weshalb sie auch leicht übersehen werden. Zur exakten Beurteilung des Pfannenrandgebietes sind daher unbedingt mehrere Röntgenaufnahmen in verschiedener Projektion erforderlich. Besonders häufig und klinisch schon deshalb wichtiger als der Knochenbruch an sich, ist in der Regel die an gleicher Stelle

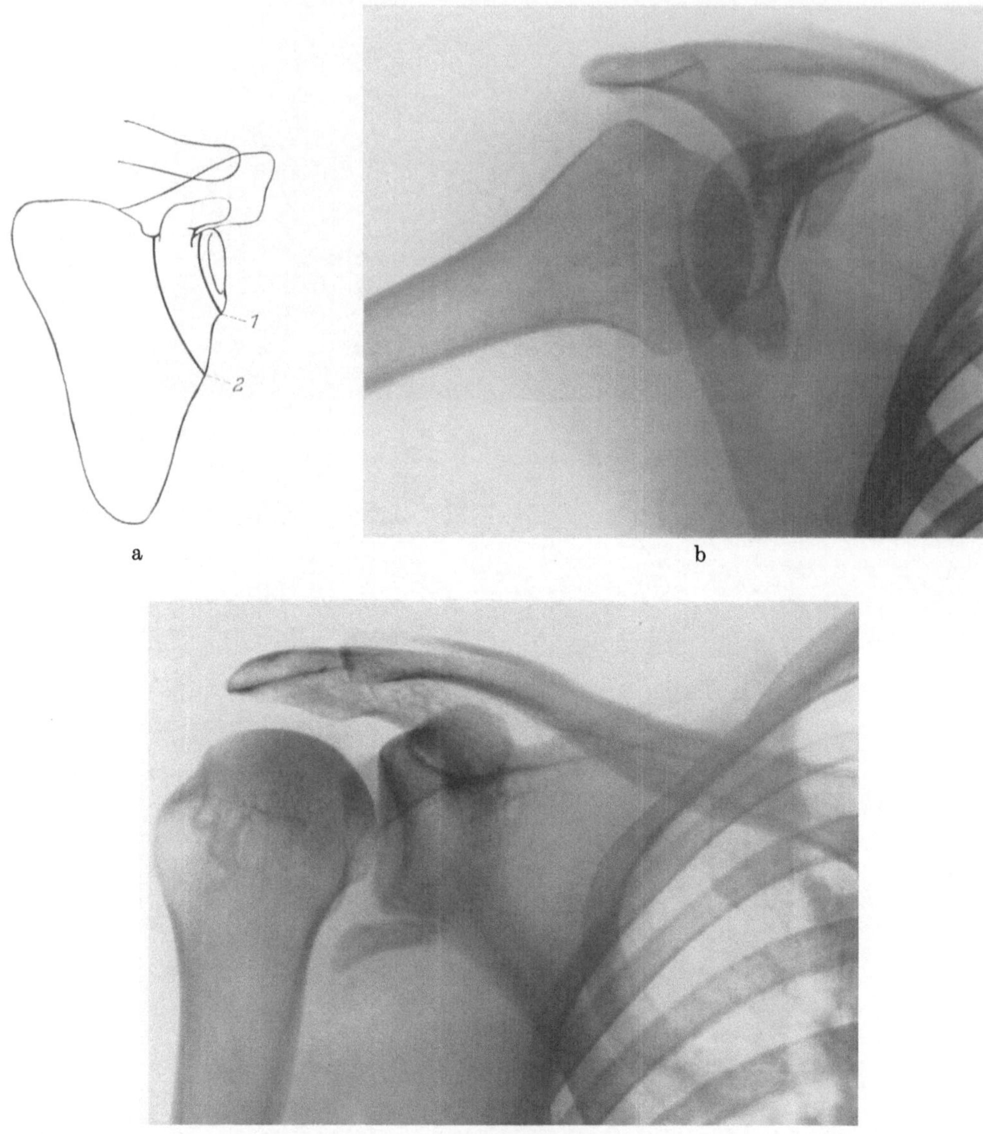

Abb. 36a—c. Collumfraktur. a Frakturverlauf im Collum scapulae; 1 im Collum anatomicum, 2 Fraktur im Collum chirurgicum. b Abwinkelung des distalen Collumfragmentes nach ventral. c Abrißfraktur aus dem Collumgebiet

liegende Schädigung des Labrum glenoidale, die sich röntgenologisch jedoch nicht darstellt (Abb. 37a und b). Im sagittalen Strahlengang sind Pfannenrandabbrüche nur relativ schwer zu erkennen.

Regelrechte Trümmerbrüche der Gelenkpfanne sind selten. Sie entstehen meist nur bei Stauchungen des Gelenkes durch seitliche Gewalteinwirkung auf den Oberarmkopf. Sie gehen daher auch meistens mit einer zentralen Luxation einher, bei welcher der Humeruskopf in die Trümmer der Pfanne hineingetrieben worden ist. Die Pfannenbrüche führen in fast allen Fällen zu starken Funktionsstörungen mit arthrotischen Veränderungen.

Die isolierten Brüche des anatomischen Halses sind sehr selten. Sie stellen meistens inkomplette Frakturen dar und treten bevorzugt in der unteren Hälfte des anatomischen Halses auf (MANETTI, 1951).

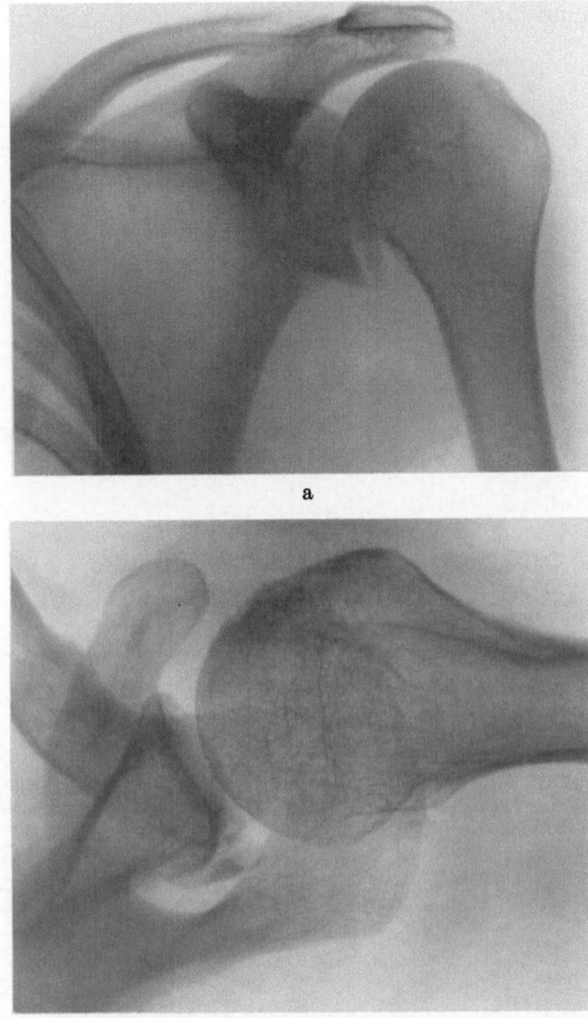

Abb. 37a u. b. Pfannenrandabbruch. Zustand nach Starkstromverletzung. Abscherung des dorsalen Pfannenrandes. a Sagittale Aufnahme. b Axiale Aufnahme

Differentialdiagnostisch kommt bei den Verletzungen, die zu Frakturen im Scapulabereich führen in Betracht: Schulterdistorsion, Luxation des Schultergelenkes und des Acromio-Claviculargelenkes oder eine Humerusfraktur.

3. Frakturen des Acromion

Diese Frakturen sind infolge des starken Vorspringens dieses Knochenabschnittes relativ häufig. Bei Jugendlichen treten sie auch in Form einer Epiphysenlösung auf. Sie entstehen vorwiegend durch direkte Gewalteinwirkung, selten dagegen indirekt durch Sturz auf den Arm (Abb. 38). In letzterem Fall wird die Fraktur dabei durch den hochgetretenen Humeruskopf ausgelöst. Gelegentlich kann diese Fraktur auch durch besonders starken Muskelzug hervorgerufen werden (Lepennetier, 1925; Seyss, 1958). Differentialdiagnostisch ist die Abgrenzung zum Os acromiale oder einer Pseudarthrose wichtig, was bei posttraumatischen Beschwerden mitunter recht schwierig ist (Schär und Zweifel, 1936; Rüther, 1950). In Zweifelsfällen sollte die Vergleichsaufnahme des anderen Acromion zur weiteren Abklärung herangezogen werden, doch ist eine vollkommene Klärung auch hierdurch nicht immer möglich (Forster, 1950; Duncker, 1927).

HORN (1942) führte eine von ihm beobachtete Zusammenhangstrennung von Spina scapulae und Acromion auf einen Überlastungsschaden im Sinne einer Looserschen Umbauzone zurück.

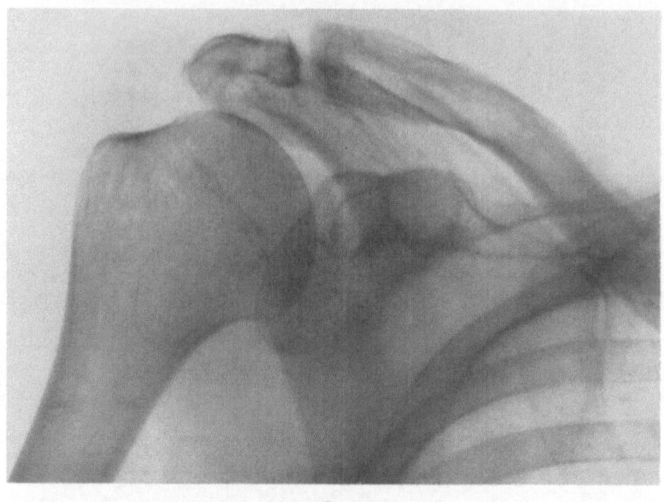

a

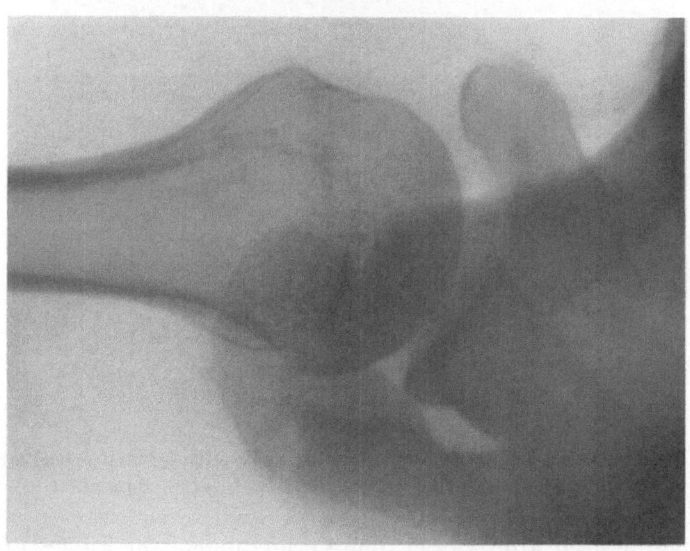

b

Abb. 38. Fraktur des Acromion

4. Fraktur des Processus coracoideus

Diese Fraktur ist relativ selten. Ausführliche Untersuchungen darüber erfolgten durch SCHÄFER (1951). Er wies auch auf eine geeignete Darstellungsmethode hin. Der Bruch des Rabenschnabelfortsatzes kann isoliert auftreten (Abb. 39) und stellt oft eine Nebenverletzung bei Oberarmluxationen, bei Frakturen oder Luxationen des Schlüsselbeines (EHALT, 1934) oder bei Acromionfrakturen dar. Er kann darüberhinaus auch durch starken Muskelzug ausgelöst werden, z.B. beim Schleudern des ausgestreckten Armes und beim Werfen. Eine dementsprechende Beobachtung teilte z.B. ROUNDS (1949) mit. Weitere Berichte über Frakturen des Processus coracoideus stammen von CAESAR (1927), BENNETT (1947), REISNER (1934), PFAB (1930).

Der Zug der am Processus coracoideus ansetzenden Muskeln (M. coracobrachialis, biceps, pectoralis minor) verlagert dabei häufig das abgebrochene Fragment nach unten und lateral, so daß der Frakturspalt meist stark verbreitert ist. Der ständige Muskelzug bedingt außerdem eine fortwährende Bewegung (JOESSEL, 1874), wodurch eine knöcherne Konsolidierung oft verhindert wird. Aus diesem Grunde kommt es häufig am Processus coracoideus zu einer Pseudarthrose (POOTH, 1938).

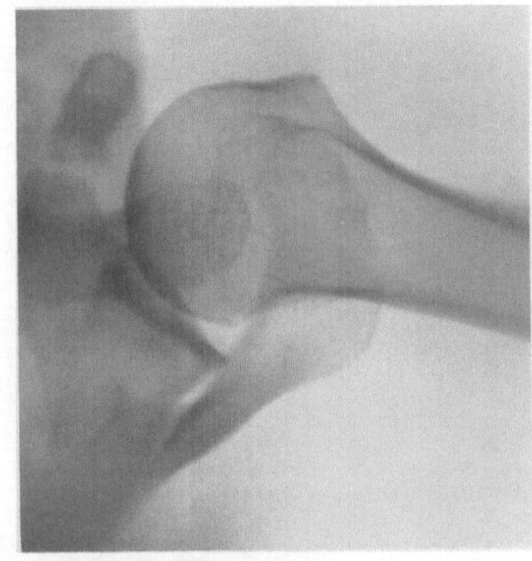

Abb. 39. Fraktur des Processus coracoideus

5. Fraktur des Scapularandes

An der Scapula können bei entsprechender traumatischer Einwirkung auch Frakturen entstehen, welche parallel zu einem ihrer Ränder verlaufen. Obwohl die Scapula allseitig von Muskeln umgeben ist, sind stärkere Dislokationen der abgesprengten Randbezirke nur selten zu beobachten. Hieraus ergibt sich, daß ihnen im allgemeinen keine besondere Bedeutung zukommt.

Eine Ausnahme stellt unserer Ansicht nach jedoch die Fraktur dar, welche parallel zum Margo superior verläuft (Abb. 40). Dieser Fraktur kommt zwar therapeutisch keine besondere Bedeutung zu, jedoch ist sie, wie die Untersuchungen von BEZOLD (1956) und VIEHWEGER (1957) ergaben, fast immer mit einer intraartikulären Fraktur kombiniert. Neben der mehr oder weniger totalen Abtrennung des cranialen Scapularandes durch einen meistens nur wenig klaffenden Bruchspalt, zieht die Fraktur caudal der Basis des Processus coracoideus und setzt sich bis in die Schulterblattpfanne fort (Abb. 41a und b). Die Entstehung der Fraktur läßt sich unserer Ansicht nach nur im Sinne einer direkten oder indirekten Gewalteinwirkung erklären. Diese muß in besonderer Weise den Processus coracoideus treffen. Dies könnte z.B. auch durch den Humeruskopf geschehen, wenn es durch eine Gewalteinwirkung zu einer kurzzeitigen Luxatio humeri gekommen ist. Damit würde auch der Frakturverlauf verständlich werden, der im Bereich der Pfanne und des Collumgebietes die stärksten Partien der Scapula durchzieht. Ist die Gewalteinwirkung mehr nach cranial-medial gerichtet, so führt sie allein zu einer Absprengung des Processus coracoideus.

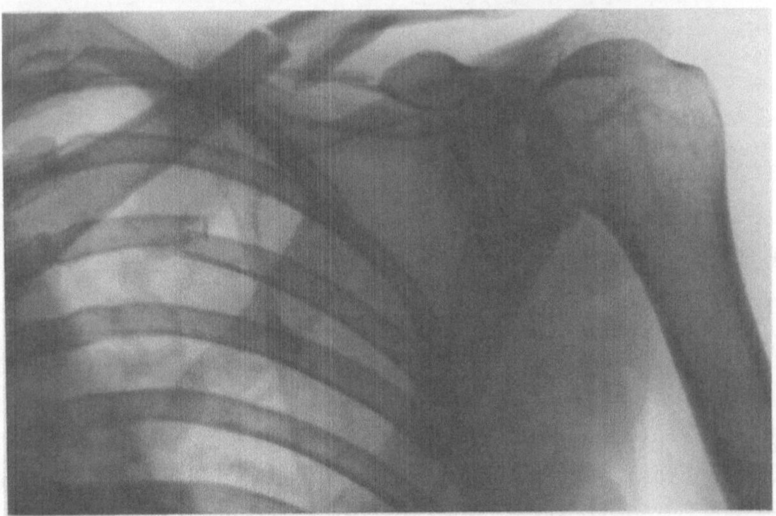

Abb. 40. Fraktur parallel zum Margo superior scapuale

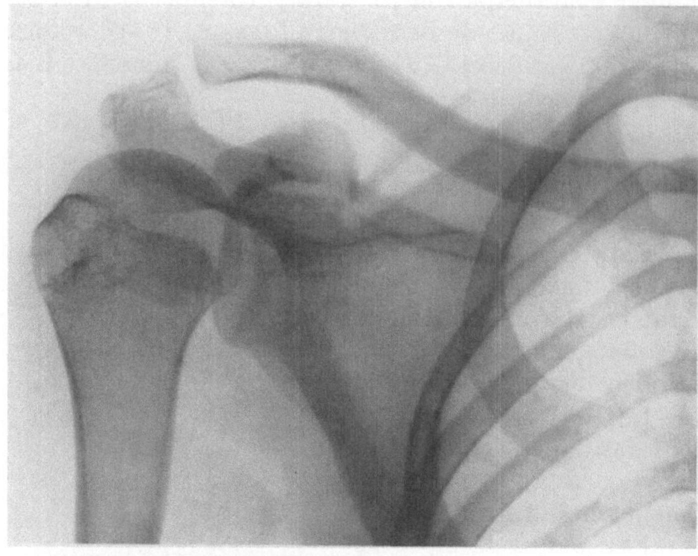

a

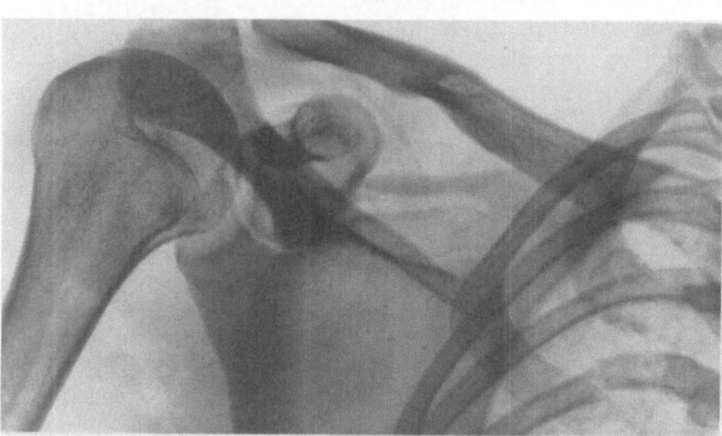

b

Abb. 41a u. b. Fraktur parallel zum Margo superior scapulae. a Mit Abriß der Basis des Processus coracoideus. b Mit intraartikulärem Frakturverlauf

Im Gegensatz zur Ansicht von BEZOLD spielen unserer Meinung nach Muskel- und Bänderzug für die Frakturentstehung keine Rolle, da die an dem Margo superior ansetzenden Muskeln (M. omohoideus und M. levator scapulae) relativ schwach sind.

Apophysenleisten an dem Margo superior (DEBRUNNER, 1940) sind sonst bisher nicht beschrieben worden, so daß hinsichtlich der frischen Knochenverletzungen hier keine diagnostischen Schwierigkeiten entstehen. Die Bedeutung dieser Verletzung liegt unserer Ansicht nach vorwiegend auf dem Gebiet der Begutachtung und bei den differentialdiagnostischen Schwierigkeiten, die später auftreten können (Fragekasten Fortschr. Röntgenstr. 1955; TEICHERT, 1955; PFEIFFER, 1955; BIRKNER, 1955).

6. Epi- und Apophysenlösungen

Traumatisch bedingte Trennungen des Hauptkernes des Processus coracoideus wären an sich beim Kind und Jugendlichen denkbar und möglich. Eine entsprechende Beobachtung konnte im Schrifttum jedoch nicht gefunden werden. Auch ist ihre exakte Feststellung wegen der aufnahmetechnischen Schwierigkeiten und im Hinblick auf die Anfertigung exakter Vergleichsaufnahmen erheblich erschwert. UFFELMANN (zit. bei LOSSEN und WEGNER, 1936) beschrieb eine traumatische Abtrennung des „Os suprascapulare“.

VI. Posttraumatische Folgezustände

a) An der Scapula. Die Frakturen der Scapula konsolidieren in der Mehrzahl mit mehr oder weniger starker Dislokation knöchern und sind selten von Komplikationen begleitet. Wie bereits erwähnt, können im Bereich der Frakturen später spaltförmige Defekte auftreten (Abb. 42a und b). Diese müssen differentialdiagnostisch von spaltförmigen Aufhellungen abgegrenzt werden, die unter bestimmten Projektionsbedingungen an den stark strahlendurchlässigen dünnen Partien der Fossa supraspinata bzw. infraspinata auftreten (Abb. 43).

Pseudarthrotische Veränderungen werden vornehmlich am Processus coracoideus und am Acromion beobachtet. So beschriebt POOTH (1938) eine Pseudarthrose des Processus coracoideus nach Sturz. Die Fraktur war erst 4 Jahre nach dem Unfall festgestellt worden. Röntgenologisch

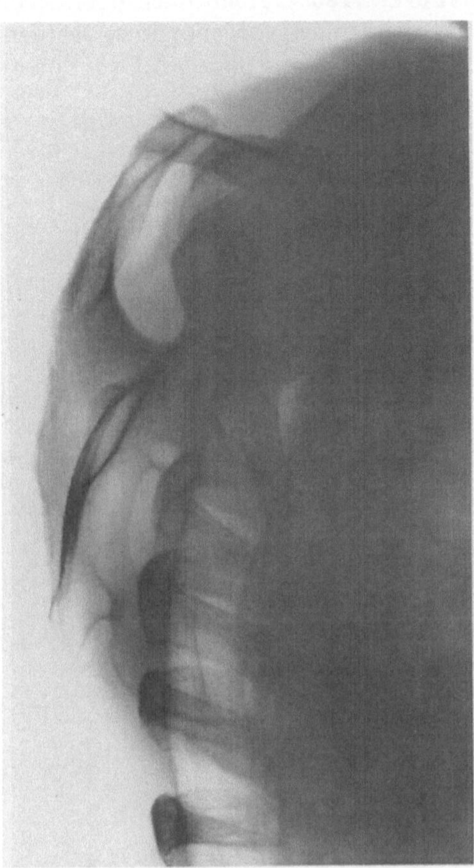

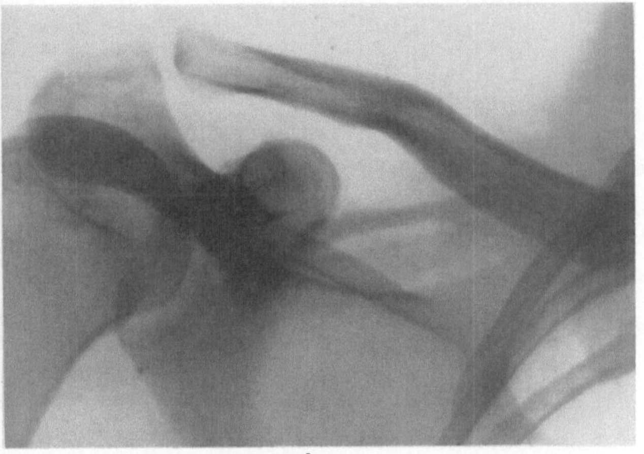

a b

Abb. 42a u. b. Defektbildung in der Scapula nach Fraktur. a Defekt am Schulterblattkörper. b Spaltförmiger Defekt parallel zum Margo superior scapulae

fand sich ein breit klaffender Spalt an der Basis des Processus coracoideus. Die einander gegenüberliegenden Fragmentflächen waren flachwellig und unregelmäßig. RÜTHER (1950) betont die gelegentlich schlechte Heilungstendenz bei Acromionfrakturen, so daß nicht selten Pseudarthrosen auftreten. Nicht immer sind sie Folge eines Behandlungsfehlers, sondern auch durch die Dislokation des abgesprengten Fragmentes bedingt. Über einen derartigen Befund berichtete HAAG (1954).

b) An den Weichteilen. FICK (1904) bezeichnete die Art der Verbindung der Scapula mit dem Brustkorb als ein ,,Muskelgelenk", während das zwischen dem Muskelgewebe liegende Bindegewebe seiner Ansicht nach die ,,Gelenkschmiere" des Schulterblatt-Brustkorbgelenkes darstellt. Die an die Scapula herantretenden Muskeln bilden vier Schleifen, in denen das Schulterblatt gleichsam aufgehängt ist (Abb. 44). Nach HOEPKE (1936) stellt ,,die breite Platte der Scapula nur ein ,,Stellwerk" für die oberarmwärtige Gelenkfläche dar".

Entzündliche Veränderungen, Schrumpfungen und Verklebungen, welche im Anschluß an die Resorption eines traumatisch entstandenen Hämatoms auftreten können, verändern dieses Gewebe unter Umständen derart, daß ein sog. ,,Schulterblattkrachen", auf welches erstmals BOINET (1867) hinwies, ausgelöst werden kann. Wie LOTHEISSEN (1908) und HOHMANN (1935) feststellten, kann das Schulterblattkrachen bereits nach einer Schulterprellung entstehen. Weiterhin kann es auch nach Rippenfrakturen (TERRILLON, 1874; MAUCLAIRE, 1904) auftreten. Eine derartige posttraumatische Entstehung wurde bereits mehrfach mitgeteilt (FAVIER, 1875, zit. bei KÜTTNER, 1904; GAUJOT, 1875; STRECKFUSS, 1942; WHITE und HUTNER, 1944; EUFINGER, 1952). Auch nach operativen Eingriffen, die im Bereich des Schulterblatt-Brustkorbgelenkes vorgenommen werden, z.B. auch zur Beseitigung des Scapulakrachens, kann es aus den genannten Gründen zu Rezidiven kommen (KRAUSS, 1934).

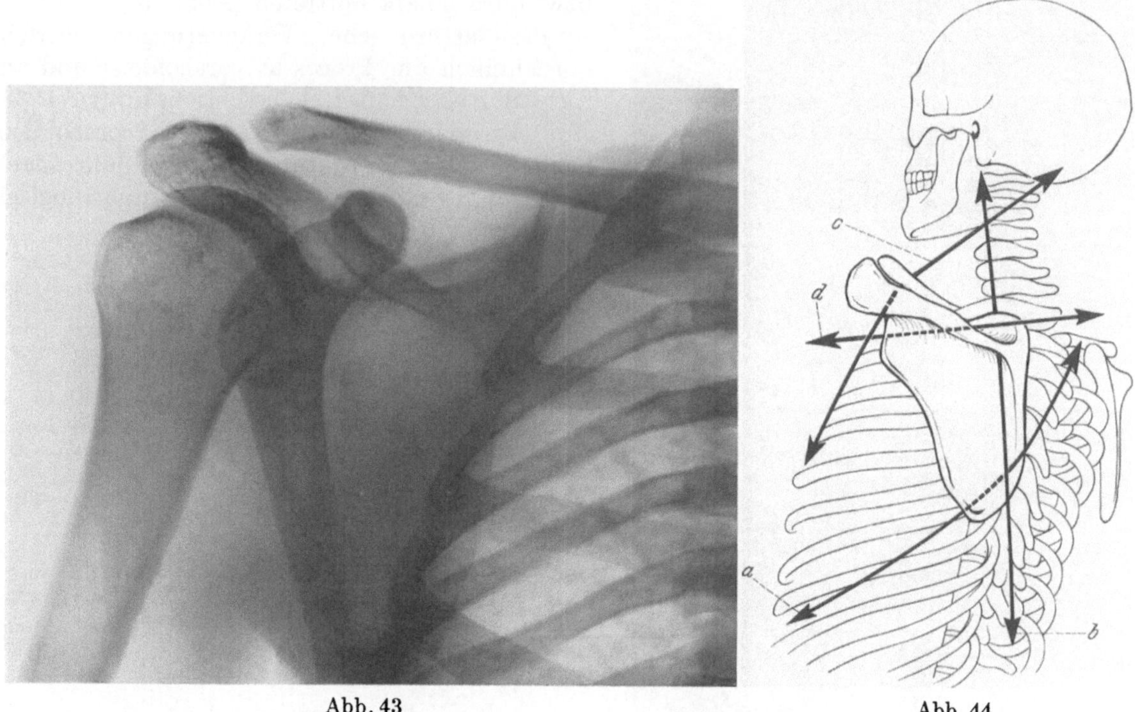

Abb. 43 Abb. 44

Abb. 43. Spaltförmige Aufhellung im Bereich der Fossa supraspinata (Pseudospalt projektionsbedingt)

Abb. 44a—d. Die Muskelschleifen des Schulterblattes (schematische Darstellung). a Muskelschleife: Rhomboideus, unterer Seratus-ant. b Muskelschleife: Levator scapulae-unterer Trapecius. c Muskelschleife: oberer Trapecius-Pectoralis minor. d Muskelschleife: mittlerer Trapecius-oberer Seratus ant. (Nach H. HÖEPKE, Das Muskelspiel des Menschen, 1936)

Weitere Ursachen des Schulterblattkrachens sind chronische Gewebsschäden (TERRILLON, 1874; GALVAGNI, 1873; BETKE, 1914).

In den genannten Fällen kann die Röntgenuntersuchung nur selten die Ursache des Schulterblattkrachens nachweisen. Anders ist es dagegen bei Prozessen, die nachfolgend besprochen werden und die ebenfalls zum Schulterblattkrachen führen können. So fand KÜTTNER (1904) als Ursache einen hakenförmig umgebogenen oberen Schulterblattwinkel, GRASHEY (zit. bei STRECKFUSS, 1942) plumpe Höcker mit knöchernen Verdichtungsleisten an der Unterfläche des Schulterblattes oder es lassen sich Exostosen nachweisen (DEMARQUAY, 1868, zit. bei BETKE, 1934; HABERMANN, 1911; BETKE, 1914; HOHMANN, 1935). Gelegentlich finden sich an der Unterfläche der Scapula auch lokale Verdickungen oder relativ häufig am Angulus superior ein erbsengroßes Osteochondrom, das sog. „Tuberculum hemiarticulare“, dessen Synonym von MILCH (1950) als „Tuberculum Luschkae“ angegeben wird (KÜTTNER, 1904; GOLDTHWAIT, 1908; VOLKMANN, 1922; GRÜNFELD, 1927; MEYER-WILDISEN, 1934).

Auch durch tumoröse Veränderungen kann das belanglose Symptom des Schulterblattkrachens hervorgerufen werden (BARTSCH, 1943; DOBELLE, 1939).

c) Nebenverletzungen nach Frakturen. Der erste Fall einer isolierten Läsion des N. suprascapularis bei einer Schulterblattfraktur wurde von BERNHARD (1896, zit. bei MANDL) publiziert. Später berichtete FISCHLER (1908, zit. bei MANDL) über derartige Nebenverletzungen und 1925 weist auch MANDL (1925) auf derartige Nervenläsionen hin. Bei ihm war einmal der N. suprascapularis und zweimal der N. axillaris betroffen. Der Verlauf des N. suprascapularis mit seiner engen Beziehung zur Incisura scapulae, zur Spina und zum Collum, wird aus Abb. 36a und b ersichtlich. Die Schädigung des N. axillaris erfolgt dagegen am häufigsten bei Frakturen im Bereich des chirurgischen Halses. Funktionsstörungen des letztgenannten Nerven führen dann zur Deltoideuslähmung mit Atrophie. Diese kann jedoch auch ohne Nervenläsion entstehen, da der Deltoideus zu jenen Muskeln gehört, die durch die dauernde Inanspruchnahme besonders kräftig ausgebildet sind und bei Inaktivität dann aber auch besonders rasch atrophieren.

RÜTTIMANN schildert 1959 eine bei einer Scapulafraktur relativ selten auftretende Nebenverletzung. Es kam zu einer Verletzung der Intima der A. axillaris mit einer sekundären Thrombosierung. Der rechte Arm war nach dem Unfall pulslos und kühl geworden. Die Arteriographie ergab dann einen Stop der A. axillaris kurz nach dem Abgang der A. thorako-acromialis.

VII. Fragen der Begutachtung

Die einfache Schulterblattfraktur pflegt nach wenigen Wochen nur noch geringe Beschwerden zu machen. Der Bruch des Korpus heilt im allgemeinen knöchern aus, bei bindegewebiger Konsolidierung kann er noch nach Monaten röntgenologisch nachweisbar sein (CAESAR, 1927). Bei Handarbeitern ist eine Erwerbsminderung von 20—30% für die ersten 3—4 Monate anzuerkennen. Die relativ seltenen Pseudarthrosen an der Scapula führen nur selten zu stärkeren Beschwerden und bedingen auch relativ selten nur eine höhere Erwerbsminderung.

Bei der Begutachtung des Zustandes nach Frakturen der Scapula richtet sich die Beurteilung hauptsächlich nach der Funktion des Schultergelenkes und Acromio-Claviculargelenkes. Kleinere Abbrüche aus der Pfanne heilen nur selten wieder knöchern an normaler Stelle an, jedoch sind hierdurch bedingte Beschwerden nach 2—3 Monaten wieder weitgehend überwunden. Nach schweren Trümmerfrakturen und Abrissen bei gleichzeitiger Subluxationsstellung des Humeruskopfes kann allerdings ein Dauerschaden eintreten. Nebenverletzungen des N. suprascapularis und axillaris mit Lähmung der Schultermuskulatur führen zu einer Lockerung und Subluxationsstellung des Schultergelenkes, so daß ein Schlottergelenk entsteht. In derartigen Fällen beträgt die Erwerbsminderung über $33^1/_3$%. Brüche am Scapulahals mit starker Verschiebung der Fragmente, Nervenläsion und starke Einschränkung der Bewegung im Gelenk können besonders bei alten Leuten unter Umständen zur Invalidität führen.

Literatur

F. Scapula

Lehrbücher

BRAILSFORD, J. F.: The radiology of bones and joints. London: J. & A. Churchill, Ltd. 1945.

BÜRKLE DE LA CAMP, H., u. P. ROSTOCK: Handbuch der gesamten Unfallheilkunde. Stuttgart: Ferdinand Enke 1956.

CLARA, M.: Entwicklungsgeschichte des Menschen. Leipzig 1940.

FISCHER, R.: Handbuch der Anatomie und Mechanik der Gelenke. Jena: Gustav Fischer 1904.

GRASHEY, R.: Atlas typischer Röntgenbilder vom normalen Menschen. München: J. F. Lehmann 1905.

HASSELWANDER, A.: Die Röntgenstrahlen in der Anatomie. In: RIEDER-ROSENTHAL, Lehrbuch der Röntgenkunde, Bd. 2. Leipzig 1924.

HASSELWANDER, A.: Atlas der Anatomie des menschlichen Körpers im Röntgenbilde. München 1926

HOHMANN, G.: Hand und Arm. München: J. F. Bergmann 1949.

HOLLE, F., u. E. SONNTAG: Grundriß der gesamten Chirurgie. Berlin-Göttingen-Heidelberg: Springer 1960.

HYRTL, J.: Lehrbuch der Anatomie des Menschen, 12. Aufl. Wien: W. Braunmüller 1873; 2. Aufl. 1850.

JANKER, R.: Röntgenaufnahmetechnik. München: Johann Ambrosius Barth 1958.

KÖHLER, A.: Lexikon der Grenzen des Normalen und Anfänge des Pathologischen im Röntgenbild. Leipzig: Georg Thieme 1910.

—, u. E. A. ZIMMER: Grenzen des Normalen und Anfänge des Pathologischen im Röntgenbild des Skelettes, 9. Aufl. Stuttgart: Georg Thieme 1953.

KÜPFER, H., u. R. R. SCHINZ: Beiträge zur Kenntnis der Skelettbildung bei domestizierten Säugetieren auf Grund röntgenologischer Untersuchungen. Denkschr. schweiz. naturforsch. Ges. **59** (1923).

LANZ, T. v., u. W. WACHSMUTH: Praktische Anatomie. Berlin: Springer 1935.

LUBOSCH, W.: Bau und Entstehung der Wirbeltiergelenke. Jena 1910.

MAYER, E. G., u. J. ŽAKOVSKY: Anordnung der normalisierten Röntgenaufnahmen. Wien u. Innsbruck: Urban & Schwarzenberg 1950.

MERRIL, VINITA: Atlas of roentgenographic positions. St. Louis 1949.

PFITZNER: Beiträge zur Kenntnis des menschlichen Extremitätenskeletts. Morphol. Arb. v. Dr. SCHWALBE, Bd. 6. Jena: Gustav Fischer 1896.

POISIER, P.: Traité d'anatomie humaine. Paris 1893.

QUAIN, J.: Lehrbuch der Anatomie, bearb. v. E. HOFFMANN. Erlangen: Besold 1869.

RUCKENSTEINER, E.: Die normale Entwicklung des Knochensystemes im Röntgenbild. Radiol. Praktika, Bd. XV. Leipzig: Georg Thieme 1931.

SABATIER, A.: Comparaison des ceintures et des membres antérieurs et postérieurs dans la série des vertébrés. Paris 1880.

SAPPEY, PH. C.: Traité d'anatomie déscriptive. Paris 1867.

SCHINZ, H. R., W. E. BAENSCH, E. FRIEDL u. E. UEHLINGER: Lehrbuch der Röntgendiagnostik, 5. Aufl. Stuttgart: Georg Thieme 1952.

SCHWEGEL: Die Entwicklungsgeschichte der Knochen des Stammes und der Extremitäten. S.-B. Akad. Wiss. Wien, math.-nat. Kl. III, **30**, 337 (1858).

Einzelarbeiten

ADLER, K. J.: Verwechslung der Apophyse des Angulus inferior scapulae mit einem Rundschatten. Röntgenpraxis **13**, 188—189 (1941).

ARENS, W.: Eine seltene angeborene Mißbildung des Schultergelenkes. Fortschr. Röntgenstr. **75**, 365—367 (1951).

AUER, K. H.: Querbrüche beider Schulterblätter mit Fragmentverschiebung durch Starkstromverletzung. Chirurg **25**, 558—560 (1954).

BADELON, P., et M. RANTUREAU: Surélévation congénitale bilatérale des omoplates. Rev. Orthop. **32**, 168—172 (1946).

BAJ, L.: Scapola elevata ed esostosi. Boll. Soc. piemont. Chir. **1**, 316—326 (1931).

BARTSCH, I.: Ostitis fibrosa localisata einer Scapula. Röntgenpraxis **15**, 30—32 (1943).

BECKER, FR.: Das os acromiale und seine Differentialdiagnose. Fortschr. Röntgenstr. **49**, 135—142 (1934).

BENDER, O.: Zur Kenntnis des erworbenen Hochstandes der Scapula. Münch. med. Wschr. **1902**, 357—359.

BENNETT, G. E.: Shoulder and elbow lesions distinctive of baseball players. Ann. Surg. **126**, 107—110 (1947).

BERNARDEAU, M.-M.-J.: L'os acromial. Thèse Bordeaux 1907.

BETKE: Scapularknochen. Bruns' Beitr. klin. Chir. **88**, 31, 31—55 (1914).

BEZOLD, K.: Die Abrißfraktur der Margo cranialis scapulae. Fortschr. Röntgenstr. **85**, 423—426 (1956).

BIBERGEIL, E.: Der erworbene Schulterblatthochstand. Z. orthop. Chir. **27**, 216—226 (1910).

— Über doppelseitigen angeborenen Schulterblatthochstand. Z. orthop. Chir. **28**, 104—113 (1911).

BIRKNER, R.: Demonstration einer starken Verdünnung der Knochenschale der Fossa supraspinata. Fortschr. Röntgenstr. **82**, 695—696 (1955).

BISOTTI, P., e G. MACONI: Considerazioni sulle fratture della scapola. Rass. ital. Chir. Med. **4**, 123—139 (1955).

BLANKOFF: Un cas de malformation vertébral. Surélévation congénitale de l'omoplate. Arch. franco-belges Chir. **30**, 632—639 (1927).

BOCCHI, L.: Scapola alta congenita associata a malformazioni multiple. Chir. Organi Mov. **19**, 223—231 (1934).

BÖHM, MAX: Beitrag zur Ätiologie des angeborenen Schiefhalses. Berl. klin. Wschr. **1909**, 1485—1487.

BOLTEN, J.: Über den angeborenen Hochstand des einen Schulterblattes (Sprengelsche Deformität). Münch. med. Wschr. **39**, 671—674 (1892).

BORIANI, G.: Le fratture della scapola dal punto to di vista radiologico. Considerazioni su 60 casi osservati. Radiol. e Fiss. med. II, N. S. **4**, 32—45 (1937).

BOUSE, G.: Über eine angebliche Wachstumsstörung der linken Scapula als Folge der Röntgennahbestrahlung eines Hämangioms. Fortschr. Röntgenstr. **75**, 93—95 (1951).

CAESAR, F.: Isolierter Bruch des Rabenschnabelfortsatzes und seine Röntgendarstellung. Fortschr. Röntgenstr. **35**, 519—520 (1927).

CHIEVITZ, O.: A research on the topograph. anatomy of the full-term human foetus in situ. Kopenhagen 1899. Zit. bei RAGER, Z. orthop. Chir. Nr 9, 30—68 (1901).

CHLUMSKY, V.: Über zwei operierte Fälle von Hochstand des Schulterblattes. Arch. orthop. Unfall-Chir. **23**, 401—403 (1925).

CHRYSOPATHES, J.: Seltene Lokalisation von kartilaginären Exostosen. Arch. orthop. Unfall-Chir. **34**, 565—566 (1934).

CLEAVES, E. N.: An unusual shoulder lesion. J. Bone Jt Surg. **22**, 182—184 (1940).

COHN, M.: Eine anatomische Grundlage zur Erklärung des Schulterblatthochstandes. Zbl. Chir. **34**, 953—955.

COLOMBATI, M., G. MICIELI e A. PROSAUTTI: Le fratture della scapola. Ann. ital. Chir. **38**, 919—950 (1961).

CUVELAND, E. DE: Zur aseptischen Knochennekrose der Acromionapophyse. Fortschr. Röntgenstr. **83**, 120—122 (1955).

— Entgegnung auf Bemerkungen RAVELLIS zur aseptischen Knochennekrose der Akromionapophyse in Fortschr. Röntgenstr. **85**, 88—92 (1956) **86**, 139—140 (1957).

— Beantwortung einer Frage [in: Fortschr. Röntgenstr. **89**, 496 (1958)]. Fortschr. Röntgenstr. **90**, 145 (1959).

DEBRUNNER, H.: Fraktur einer persistierenden Apophysenleiste des Margo cranialis scapulae. Z. Unfallmed. Berufskr. **34**, 153—156 (1940).

DEHNE, E.: Die Verletzung des Tuberculum majus humeri und anderer Knochenstellen des proximalen Oberarmendes und der Schulterblattpfanne. Arch. orthop. Unfall-Chir. **39**, 477—484 (1939).

DELCHEF, J.: L'élévation congenitale de l'omoplate. Rev. Orthop. **10**, 623—676 (1923).

DEMARQUAY: Zit. bei BETKE 1868 und H. KÜTTNER 1904.

DITTRICH, R.: Eine neue Stellung zur röntgenologischen Erfassung der Schultergegend, besonders des Schulterblattes. Fortschr. Röntgenstr. **37**, 526—529 (1928).

DOBELLE, M.: Unusual location of osteochondroma; report of case. J. Bone Jt Surg. **21**, 781—784 (1939).

DUNCKER, F.: Acromionverletzungen. Zbl. Chir. **54**, 1233—1237 (1927).

EHALT, W.: Luxatio acromioclavicularis mit gleichzeitigem Abriß des Processus coracoideus scapulae. Arch. orthop. Unfall-Chir. **34**, 421—425 (1934).

ELLINGHAUS, C.: Über den angeborenen Schulterblatthochstand. Diss. Freiburg i. Br. 1930.

EUFINGER, H.: Krachendes Schulterblatt nach Trauma. Medizinische **1952**, 7—8.

EULENBURG, A.: Hochgradige Dislokation der Scapula. Langenbecks Arch. klin. Chir. **4**, 301—311 (1862). Amtl. Bericht d. 37. Verslg Dtsch. Naturf. u. Ärzte, Karlsbad, 1862/63, S. 291—294.

FAZAKAS, J., E. GHENNAN, J. VOINA u. P. ANDREESCU: Die Brüche des Schulterblattes. Zbl. Chir. **84**, 134—142 (1959).

FAZZARI, I.: Studio radiologico della scapola umana. Arch. ital. Anat. Embriol. **37**, 453—473 (1937).

FIEDLER, J.: Beitrag zur Frage des Krankheitsbildes der Acroosteolysis. Fortschr. Röntgenstr. **74**, 239—241 (1951).

FISCHER, E.: Lochförmiger Defekt im Schulterblatt. Fortschr. Röntgenstr. **86**, 530—531 (1957).

FLOTOW, F.: Die Operation des angeborenen Schulterblatthochstandes. Arch. orthop. Unfall-Chir. **27**, 474—481 (1929).

FOLLIASOU, A.: Un cas d'os acromial. Rev. Orthop. **20**, 533—538 (1933).

FORSTER sen., E.: Über Acromionfraktur. Z. Unfallmed. Berufskr. **43**, 207—210 (1950).

FRANKENTHAL, L.: Über ein peripheres Enchondrom der Scapula. Zbl. Chir. **1930**, 2613—2615.

— Chondrom der Scapula. Zbl. Chir. **1936**, 2890—2893.

FREY, H.: Untersuchungen über die Scapula, speziell über ihre äußere Form und deren Abhängigkeit von der Funktion. Z. ges. Anat., Abt. I **68**, 278—324 (1923).

— Weitere Untersuchungen über die Scapula, speziell die Scapula scaphoides. Z. Anat. Entwickl.-Gesch. **74**, 240—284 (1924).

GALVAGNI, E.: Servizio scapolare. Bull. Soc. med. Bologna, Juni 1873.

GAUJOT: Présentation de malade bourse séreuse crépitante sousscapulaire. Bull. Soc. Chirurgie Paris **1875**, **342**.

GIORDANO, A.: Zwei familiäre Fälle von Ossifikation des „Ligamentum transversum scapulae superius". Fortschr. Röntgenstr. **96**, 834—835 (1962).

GOLDTHWAIT, J. E.: Consideration of the round or stop shoulder deformity. Amer. J. orthop. Surg. (1908).

—, and C. F. PAINTER: Congenital elevation of the shoulder; a report of two cases, treated by operation, illustrating the two types of deformity. Trans. Amer. orthop. Ass. (Philad.) **14**, 302—312 (1901); — Boston med. surg. J. **145**, 704—707 (1901).

GOTTESLEBEN, A.: Über den doppelseitigen und einseitigen Schulterblatthochstand. Langenbecks Arch. klin. Chir. **144**, 723—731 (1927).

GRASHEY, R.: Über die Untersuchung von Frakturen mit Röntgenstrahlen. Fortschr. Röntgenstr. **11**, 139—171 (1907).

— Os acromiale. Röntgenpraxis **6**, 489 (1934).

— Ossifikationskerne der Schultergelenkgegend. Röntgenpraxis **7**, 852 (1935).

— Ungewöhnliche Scapulaform. Röntgenpraxis **7**, 853 (1935).

— Schaltknochen in der Schultergelenkpfanne. Röntgenpraxis **14**, 138 (1942).

— Apophyse des Proc. coracoideus, neben schlecht sichtbarem Schlüsselbeinbruch. Röntgenpraxis **14**, 197—198 (1942).

GRUBER, W.: Über die Arten der Akromialknochen und akzidentellen Akromialgelenke. Arch. Anat. Physiol. wiss. Med. 373—393 (1863).

Grünfeld, G.: Beitrag zur Genese des Skapularknochens und der Skapulargeräusche. Arch. orthop. Unfall-Chir. **24**, 610—615 (1927).

Gruhl, H.: Ein Fall von teilweise asymmetrischer enchondraler Verknöcherungsstörung. Fortschr. Röntgenstr. **78**, 176—181 (1953).

Günsel, E.: Das os coracoideum. Fortschr. Röntgenstr. **74**, 112—113 (1951).

Gurniak, H.: Ein Fall von os acromiale. Med. Klin. **29**, 1488 (1933).

Haag, W.: Schußbruch des Acromion mit lateraler Dislokation. Fortschr. Röntgenstr. **81**, 95—96 (1954).

Habermann, R.: Ursache und Bedeutung des Scarpularknochens. Berl. klin. Wschr. **14**, 612—616 (1911).

Hananiuro, K.: Über den röntgenographisch mit subclavicularem Frühinfiltrat zu verwechselnden Knochenschatten im Scapulabild. J. med. Ass. Formosa **34**, 456—458 (1935) [Japanisch].

Harnasch, H.: Die Akroosteolysis, ein neues Krankheitsbild. Fortschr. Röntgenstr. **72**, 352—359 (1949).

Hartmann, W.: Ein Fall von Schulterblattexostose — unter dem klinischen Bilde einer Sprengelschen Deformität. Dtsch. Z. Chir. **229**, 325—327 (1930).

Haumann, W.: Osteopathia cretinosus scapulae nebst einem Beitrag zum Humerus varus cretinosus. Bruns' Beitr. klin. Chir. **140**, 136—148 (1927).

Hayaski, K., u. M. Matsuoka: Über angeborenen Hochstand der Schulterblätter. (Ein neuer Fall von doppelseitigem Hochstand.) Dtsch. Z. Chir. **113**, 285—318 (1912).

Heidecker, H.: Sprengelsche Deformität. Bruns' Beitr. klin. Chir. **144**, 291—302 (1928).

Henle, J.: Handbuch der Knochenlehre des Menschen. Braunschweig: Fr. Vieweg & Sohn 1871.

Hibbs, R. A., u. H. Correll-Loewenstein: Ein Fall von angeborenem Hochstand des Schulterblattes und eine Zusammenstellung und Klassifikation der bisher veröffentlichten Fälle. Arch. orthop. Unfall-Chir. **2**, 40—50 (1904).

Hoepke, H.: Das Muskelspiel des Menschen. Jena: Gustav Fischer 1936.

Hohmann, G.: Über das Scapularkrachen. Med. Welt **9**, 1149—1150 (1935).

— Über Deutung und Behandlung des schmerzhaften Scapularkrachens. Verh. dtsch. orthop. Ges. **67**, 202—213 (1938).

— Über das Scapularkrachen. Z. Orthop. (Beil.-Heft) **75**, 171—176 (1944).

Horn, K.: Beobachtung eines Überlastungsschadens der Schulterblattgräte und des Proc. coracoideus. Mschr. Unfallheilk. **49**, 53—59 (1942).

Howes, G.: On the coracoid of the terrestrial vertebra. Proc. zool. Soc. London 585 (1893).

Hutchinson, J. W.: Deformity of left shoulder girdle. Brit. med. J. **1894I**, 634.

Iselin, H.: Die Röntgenuntersuchung der Schulter in zwei zueinander senkrechten Richtungen. Bruns' Beitr. klin. Chir. **97**, 473—478 (1915).

Jackson, Byron H.: Undescendad scapula with an omovertebral bone. Radiology **19**, 67—78 (1932).

Jeannopoulose, C. L.: Congenital elevation of the scapula and its treatment. Med. press **1953**, 5961, 145—147.

Jenny, F.: Der elektrische Unfall als pathophysiologisches Problem. Praxis **39**, 147—151 (1950).

Joachimsthal: Die angeborenen Verbildungen der oberen Extremitäten. Fortschr. Röntgenstr., 2. Erg.-Heft, Hamburg 1900.

Jössel: Anatomische Beiträge zur Kenntnis der Humerusluxation mit Fraktur der Tubercula. Dtsch. Z. Chir. **4**, 124 (1874).

— Über die Recidive der Humerusluxationen. Dtsch. Z. Chir. **13**, 167 (1880).

Jost, D.: Eine angeborene Wirbelsäulenanomalie mit Schulterblatthochstand, die sog. „Strengesche Deformität" Kinderärztl. Prax. **5**, 58—60 (1936).

Jünger, W.: Über angeborenen Schulterblatthochstand. Dtsch. Z. Chir. **99**, 457—466 (1909).

Junge, H.: Der angeborene Schulterblatthochstand und seine operative Behandlung. Arch. orthop. Unfall-Chir. **41**, 4—36 (1932).

—, u. F. Heuck: Die Osteochondropathia ischiopubica. Fortschr. Röntgenstr. **78**, 656—668 (1953).

Kausch, W.: Cucullarisdefekt als Ursache des kongenitalen Hochstandes der Scapula. Zbl. Chir. **1901**, 564—565.

Kayser, F.: Über Hochstand der Scapula mit kongenitalen Halsmuskeldefekten. Zbl. Chir. (Beilageheft) **29**, 134—135 (1901). Verh. Dtsch. Ges. f. Chir. 1901.

— Über Hochstand des Schulterblatts mit congenitalen Hals- und Schultermuskeldefekten. Dtsch. Z. Chir. **68**, 318—346 (1903).

Khoo, F. Y., and C. L. Kuo: Unusual anomaly of inferior portion of scapula. J. Bone Jt Surg. A **30**, 1010—1011 (1948).

Kienböck, R.: Über angeborene Rippenanomalien. I. Über den angeborenen Hochstand des Schulterblattes. Fortschr. Röntgenstr. **13**, 269—298 (1908/09).

Kirmisson, E.: De quelque malform congénita de l'omoplate. Rev. orthop. **6**, 343 (1893).

— Nouvel exemple de malform congénital de l'omoplate. Rev. Orthop. **8**, 360 (1897).

Kleinsorge, H.: Akroosteolytische Erscheinungen der Osteomalacie. Fortschr. Röntgenstr. **73**, 471—475 (1950).

Klemm, F. W.: Beidseitige Aplasie der Schulter-Gelenkspfanne. Fortschr. Röntgenstr. **85**, 113 (1956).

Klever, H.: Apophysenpersistenz im Bereich beider Schultergelenkspfannen. Fortschr. Röntgenstr. **95**, 419—421 (1961).

KLIPPEL et A. FEIL: Anomalie de la coloune vertébrale par absence des vertèbres cervicales; cage theracique remoutant jusqu'à la base du crâne. Bull. Soc. anat. Paris **87**, 185—188 (1912).

— — Un cas d'absence des vertèbres cervicales avec cage thoracique remoutant jusqu'à la base du crâne (cage thoracique cervicale). Nouv. Iconogr. Salpêt. **25**, 223—250 (1912).

KLOIBER, H.: Zur Technik der axialen Schulteraufnahmen. Dtsch. med. Wschr. **45**, 1047—1048 (1919).

KÖLLIKER, TH.: Bemerk. zum Aufs. von Dr. SPRENGEL „Die angeborene Verschiebung des Schulterblattes nach oben." Langenbecks Arch. klin. Chir. **42**, 925 (1891).

KOZLOWSKI, K.: Dysostosis Metaphysealis (Diagnostische Schwierigkeiten). Fortschr. Röntgenstr. **103**, 215—221 (1965).

KRAUSS, F.: Über das Scapularkrachen. Zbl. Chir. **1934**, 742—744.

KÜTTNER, H.: Über das Scapularkrachen. Dtsch. med. Wschr. **1904 I**, 534—536; 580—582.

LANDGRAF, F. K.: Die Apophysitis acromialis, eine Osteochondropathie seltener Lokalisation. Fortschr. Röntgenstr. **81**, 797—800 (1954).

LAUREATI, L.: Sopra un caso di scapola alta congenita bilaterale. Chir. Organi Mov. **13**, 364—370 (1929).

LEIDY, J.: A memoir on the extinct sloth tribe of North America. Smithsonian Contribution to Knowledge, Washington 1855.

LENI, E.: Contributo allo studio della scapola alta congenita. Chir. Organi Mov. **18**, 193—205 (1933).

LEPENNETIER, F.: Fracture of acromion process. J. Radiol. Électrol. **9**, 238 (1925).

LEYDEKKER, R.: Note on the coracoidal element in adult sloths with remarks on its homology. Proc. zool. Soc. London 172 (1893).

LIBERSON, FR.: Os acromiale — a contested anomaly (eine umstrittene Anomalie). J. Bone Jt Surg. **19**, 683—689 (1937).

LIEBERKNECHT, A.: Über Rippendefekte und anderweitige Mißbildungen bei angeborenem Schulterblatthochstand. Bruns' Beitr. klin. Chir. **51**, 89—130 (1906).

LILIENFELD, A.: Über das os acromiale secundarium und seine Beziehungen zu den Affektionen der Schultergegend. Fortschr. Röntgenstr. **21**, 198—204 (1914).

— Beiträge zur Methodik der Röntgenaufnahmen, die seitliche Aufnahme des Schulterblattes. Berl. klin. Wschr. **1917**, 497—503.

LIND, T.: Ein Fall von angeborenem linksseitigem Schulterblatthochstand. Fortschr. Röntgenstr. **75**, 754—755 (1951).

LORENZ, A.: Die röntgenographische Darstellung des subskapularen Raumes und des Schenkelhalses im Querschnitt. Fortschr. Röntgenstr. **25**, 342—343 (1917/18).

LOSSEN, H., u. R. N. WEGNER: Die Knochenkerne der Scapula, röntgenologisch und vergleichend anatomisch betrachtet. Fortschr. Röntgenstr. **53**, 443—458 (1936).

LOTHEISSEN: Über Scapularkrachen. Med. Klin. **1908**, 51—54.

LUNARDI, B.: Contributo alla casistica della esostosi bursata della scapola. Chir. Organi Mov. **19**, 276—282 (1934).

MACALISTER: Notes on the acromion. J. Anat. Physiol. **27** (1902).

MANASSE, P.: Myogener Hochstand des rechten Schulterblattes. Zbl. Chir. **1903**, Beil.-Heft **36**, 150 und Verh. Dtsch. Ges. f. Chir. **1903**, S. 121—124.

— Über erworbenen Hochstand des Schulterblattes. Berl. klin. Wschr. **40**, 1173—1176 (1903).

MANDL, F.: Zur Anatomie und Mechanik der Nervenverletzungen bei der Scapularfraktur. Arch. orthop. Unfall-Chir. **23**, 187—194 (1925).

MANETTI, E.: Contributo allo studio delle fratture del collo della scapola. Minerva chir. **6**, 498—505 (1951).

MARZIANI, R.: Scapola alata e immagine Roentgen del torace. Atti Soc. lombarda Sci. med.-biol. **18**, 176—182 (1929).

— Sopra due cause non comuni di deformità scopolari (Esostosi cartilaginea-nucleo di ossificazione accessorio della spina). Chir. Organi Mov. **20**, 344—352 (1934).

MASSA, M. J.: Une nouvelle position pour l'examen radiologique de l'épaule de profil. Bull. Soc. Électro radiol. méd. France **26**, 91—92 (1938).

MATHEIS, H.: Ein angeborener Schulterblatthochstand nach F. KÖNIG operiert. Arch. orthop. Unfall-Chir. **19**, 107—110 (1921).

MAUCLAIRE: Craquements sousscap pathol. traités par l'interposition muscul. interscapulothoracique. Bull. Soc. Chirurgiens Paris **30**, 164—170 (1904).

MCBURNEY: Congenital deformity due to the mal-position of the scapula. N. Y. med. J. **1888**, 582.

MEYER-WILDISEN, R.: Über das Phänomen des Scapularkrachens. Schweiz. med. Wschr. **1934**, 1027.

MILCH, H.: Partial scapulectomy for snapping of the scapula (Schulterblattschnappen und -krachen). J. Bone Jt Surg. A **32**, 561—566 (1950).

MIYAUCHI: Zur Kasuistik des angeborenen Hochstandes des Schulterblattes. Arch. orthop. Unfall-Chir. **11**, 234—246 (1912).

NEHER, T.: Über die Ossifikation des Schultergürtels und des oberen Humerusendes. S.-B. phys.-med. Soz. Erlangen **60**, 329 (1928).

NEISS, A.: Gibt es wirklich eine Apophyse am Margo vertebralis scapulae? Fortschr. Röntgenstr. **84**, 258—259 (1956).

NELSON, H. P.: Bilateral congenital elevations of the scapulae. Proc. roy. Soc. Med. **23**, 1335—1336 (1930).

NEUHAUS: Scapula scaphoidea. Med. Klin. **27**, 1246—1247 (1931 II).

NEUHOF, H.: Angeborener Schulterhochstand (Sprengels Deformität) — Familiärer Typus. Z. orthop. Chir. **31**, 518—544 (1913).

NEUMANN, W.: Über das „Os acromiale". Fortschr. Röntgenstr. **25**, 180—191 (1917/18).

NIEDERLE, B.: L'élévation congénitale de l'omoplate. Anthropologie (Prag) **3**, 124—137 (1925).

OCHS, E.: Einseitig persistierende Apophyse am Angulus scapulae sup. Fortschr. Röntgenstr. **78**, 486 (1953).

OKUMURA, Y.: Über den angeborenen Schulterblatthochstand. Arch. jap. Chir. **10**, 268—276 (1933) [Japanisch].

PARTSCH, F.: Beitrag zum Krankheitsbild der kongenitalen Halswirbelsynostose (Kurzhals). Arch. orthop. Unfall-Chir. **24**, 199—208 (1927).

PERLS, W.: Beitrag zur familiären Form des angeborenen Schulterblatthochstandes. Z. orthop. Chir. **41**, 428—433 (1921).

PFAB, B.: Die Fraktur des Proc. coracoides. Zbl. Chir. **57**, 718—720 (1930).

PFEIFFER, W.: Beantwortet Anfrage: sekundärer Verknöcherung des Lig. coraco-claviculare. Fortschr. Röntgenstr. **82**, 695 (1955).

PFISTER, A.: Zur Diagnostik von Schulterverletzungen durch die Röntgenaufnahme von oben. Med. Klin. **6**, 178—179 (1910).

PILZ, W.: Zur Röntgenuntersuchung der habituellen Schulterverrenkung. Langenbecks Arch. klin. Chir. **135**, 1—22 (1925).

PINELLI, I.: Frattura della spina scapola sua proiezione e immagine radiografica. Quad. Radiol. **4**, 92—97 (1939).

PIZZOGLIO, E.: La radiologia della scapola cou speciale riguardo alle fratture. Boll. Special. med.-chir. **21**, 261—280 (1928).

POOTH, A.: Pseudarthrose des Proc. coracoideus scapulae. Mschr. Unfallheilk. **45**, 422—424 (1938).

PUTTI, V.: Beitrag zur Ätiologie, Pathogenese und Behandlung des angeborenen Hochstand des Schulterblattes. Fortschr. Röntgenstr. **12**, 328 (1908).

RAGER, W.: Drei Fälle von angeborenem Hochstand des Schulterblattes. Z. orthop. Chir. **9**, 67/68 (1901).

RAMBAUD, A., et CH. RENAULT: Origine et développement des os accompagné d'un atlas des 28 planches. Paris 1864.

RAVELLI, A.: Persistierende Apophyse am Proc. coracoides. Fortschr. Röntgenstr. **84**, 500—502 (1956).

— Zur aseptischen Knochennekrose der Acromionepiphyse. Fortschr. Röntgenstr. **85**, 88—92 (1956).

REICHELT, O.: Scapulafraktur durch Einwirkung von elektrischem Strom. Mschr. Unfallheilk. **58**, 154—156 (1955).

REISNER, A.: Abbruch des Rabenschnabelfortsatzes. Apophyse am Rabenschnabelfortsatz. Röntgenpraxis **6**, 244—245 (1934).

RICCHIONI, L.: Su di una singolare complicanza di esostosi bursata sottoscapolare. Minerva ortop. **10**, 12—18 (1959).

RICCIARDI, L.: Scapola alta congenita. Acta chir. ital. **11**, 301—334 (1955).

RITTWEGER, W.: Isolierte Apophyse am Margo vertebralis der Scapula. Röntgenpraxis **14**, 227—230 (1942).

RÖSGEN u. EBERT: Beitrag zur Sprengelschen Deformität (angeborener Schulterhochstand). Z. Orthop. **71**, 205—213 (1940).

ROLLANDI, A.: Necrosi ossea asettica spontanea dell'apofisi acromiale. Rass. ital. Chir. Med. **2**, 571 (1953).

ROUNDS, R. C.: Isolated fracture of carocoid process. J. Bone Jt Surg. A **31**, 662—663 (1949).

RÜTHER, H.: Zur Behandlung der Pseudarthrosen. Kahnbein, Innenknöchel und Acromion. Z. Orthop. **79**, 485—499 (1950).

RÜTTIMANN, A.: Scapulafraktur mit Verletzung der Art. axillaris. Fortschr. Röntgenstr. **90**, 639—640 (1959).

RUGE: Über die Gelenkverbindung zwischen Schulterkamm und Akromion. Z. ration. Med. **7**, 258 (1859).

SAFTA, E., et N. AUREL: Les fractures de l'omoplate. Rev. Chir. (Paris) **56**, 512—523 (1937).

SAIGÔ, K.: Röntgenologische Untersuchung über den Verknöcherungsvorgang des Acromions der Japaner. Arch. jap. Chir. (Kyoto) **8**, 761—770 (1931) [Japanisch].

SANDS: Congenital deformity due to malposition of the scapula. Ann. Surg. 584—592 (1899).

SCHAEFER, H. G.: Zur Klinik der Brüche des Rabenschnabelfortsatzes. Chirurg **22**, 172—173 (1951).

SCHÄR, W., u. C. ZWEIFEL: Das os acromiale und seine klinische Bedeutung. Bruns' Beitr. klin. Chir. **164**, 101—124 (1936).

SCHINZ, H. R.: Die Schulter, eine anatomische und röntgenologische Studie. Arch. orthop. Unfall-Chir. **22**, 352—386 (1924).

SCHLANGE, HR.: Demonstration von abnormem Hochstand der einen Hälfte des Schultergürtels spez. der Scapula. Berl. klin. Wschr. **1892**, 57.

SCHLESINGER: Zur Lehre vom angeborenen Pektoralisdefekt und Hochstand der Scapula. Wien. med. Wschr. **13**, 25 (1900).

SCHOEN, D.: Apophyse am Tuber spinae scapulae. Fortschr. Röntgenstr. **85**, 355—356 (1956).

SCHWAHN: Ein Fall von Wirbelsäulendeformität und doppelseitigem Schulterblatthochstand. Z. orthop. Chir. **44**, 462—469(1923/24).

SCHWARZE, K.: Zur Frage des Klippel-Feilschen Fehlers der Wirbelsäule. Arch. orthop. Unfall-Chir. **41**, 47—63 (1942).

SCHWARZWELLER, F.: Der angeborene Schulterblatthochstand und seine Beziehungen zu den Mißbildungen der WS. Z. menschl. Vererb.- u. Konstit.-Lehre **20**, 350—379 (1937).

SCHWEGEL: Die Entwicklungsgeschichte der Knochen des Stammes und der Extremitäten, mit Rücksicht auf Chirurgie, Geburtskunde und gerichtliche Medizin. S.-B. Akad. Wiss. Wien, math.-nat. Kl. **33**, 353 (1858).

SEIFERT, E.: Einige Fehlbildungen im Schultergelenk (Humerus varus Schulterblatthochstand). Fortschr. Röntgenstr. **43**, 620—624 (1931).

SEYSS, R.: Beitrag zu den Schulterverletzungen. Med. Klin. **1958**, 217.

SICK, P.: Über angeborenen Schulterblatthochstand. Dtsch. Z. Chir. **67**, 566—577 (1902).

SIECKE, H.: Erworbene Synostose von Scapula und zwei Rippen. Fortschr. Röntgenstr. **96**, 697—698 (1962).

SILANI, C.: La scapola alta congenita ed i soni elementi di connessione al rachide. Arch. Ortop. (Milano) **67**, 599—621 (1954).

SMITH, A.: Congenital elevation of the scapula. Arch. Surg. **42**, 529—536 (1941).

SPECHTER, H. J.: Sprengelsche Deformität mit Rippen- und Wirbelmißbildungen. Fortschr. Röntgenstr. **72**, 620—621 (1949/50).

SPRENGEL: Die angeborene Verschiebung des Schulterblattes nach oben. Langenbecks Arch. klin. Chir. **42**, 545—549 (1891).

STRAUCH, W.: Zwei familiäre Fälle von Ossifikation des Ligamentum transversum scapulae superius. Stellungnahme zur Veröffentlichung von Dr. med. A. GIORDANO, Pavia. Fortschr. Röntgenstr. **101**, 543—546 (1964).

STRECKFUSS, H.: Das traumatisch verursachte Schulterblattkrachen. Dtsch. Milit.-Arzt **7**, 39—46 (1942).

STRUTHERS: On separate acromion process simulating fracture. Edinb. med. J. (1895/96).

TEICHERT, G.: Persistierende Apophyse der Schulterblattpfanne oder Pfannenrandbruch. Fortschr. Röntgenstr. **85**, 357—358 (1956).

TERRILLON: Sur le frottement sousscapulaire et le développement d'une bourse séreuse accidentelle sous l'omoplate. Arch. gén. Méd., Oct. 1874.

THOMAS, T. G.: Sprengel's shoulder. Proc. roy. Soc. Med. **57**, 93—94 (1964).

TÖNNIS, D.: Elektromyographische und histologische Untersuchungen zur Frage der Entstehung des muskulären Schiefhalses und des angeborenen Schulterblatthochstandes. Arch. orthop. Unfall-Chir. **56**, 435—453 (1964).

TRÈVES, A.: Congenital and hysteric high shoulder. Arch. Méd. Enf. **23**, 238 (1920).

UFFELMANN, J.: Anatomisch-chirurgische Studien oder Beiträge zur Lehre von den Knochen jugendlicher Individuen. Hameln 1865.

VEDDER, H.: Lochförmige Defekte im Schulterblatt. Fortschr. Röntgenstr. **98**, 62—64 (1963).

VIEHWEGER, G.: Röntgenologische Beobachtungen und Untersuchungen bei Scapulaverletzungen im Bereich des Margo cranialis. Fortschr. Röntgenstr. **86**, 226—230 (1957).

VOLKMANN, J.: Über das Scapularkrachen. Zbl. Chir. **1922**, 1684 und Klin. Wschr. **1**, 1838—1839 (1922).

WAHL, R.: Über eine neue Scapulaaufnahme. Fortschr. Röntgenstr. **2**, 652—657 (1930).

WALTER, H.: Angeborene Wirbelmißbildungen. Arch. klin. Chir. **162**, 61—63 (1930).

— Bemerkungen zur Differentialdiagnose zwischen Schulterblatthochstand und Serratuslähmung. Chirurg **2**, 747—749 (1930).

— Angeborene Synostose der Lendenwirbelsäule. Arch. orthop. Unfall-Chir. **29**, 255—262 (1931).

WERWIE: Über eine seltene Form der kardilaginären Exostosenbildung am Schulterblatt. Z. Orthop. **83**, 471—473 (1953).

WHITE J. W., and S. HUTNER: Subscapular ossified hematoma; case report. Amer. J. Surg. **63**, 124—130 (1944).

WILMS u. P. SICK: Die Entwicklung der Knochen der oberen Extremität, dargestellt in Röntgenbildern. Erg.-Bd. Fortschr. Röntgenstr. **9** (1902).

WILSON, and TORRANCE: Two cases of anomalous spinous process of seventh cervical vertebra articulating with scapula. Lancet **1883**.

WOLF, J.: Ein Beitrag zur Ätiologie des angeborenen Schulterblatthochstandes. Z. orthop. Chir. **47**, 54—56 (1926).

ZEITLIN, A.: Zur Kasuistik seltener Knochenerkrankungen. Fortschr. Röntgenstr. **37**, 329—335 (1928).

ZIEGLER, G.: Ossifikation im Bereich der knorpeligen Gelenklippe der Schultergelenkpfanne. Fortschr. Röntgenstr. **86**, 270—271 (1957).

ZIMMER, E. A.: Rundliche Aufhellung an der oberen Pfannenecke des Schultergelenks. Röntgenpraxis **6**, 486 (1934).

ZSEBÖK, Z.: Über die isolierten Schulterblattbrüche. Magy. Röntgen Közl. **16**, 62—66 (1942) [Ungarisch].

ZUPPINGER, A.: Fraktur der 1. Rippe und Variation der Scapula. Röntgenpraxis **7**, 563 (1935).

G. Schlüsselbein und Schultereckgelenk

Von

G. Viehweger

Mit 39 Abbildungen

I. Normale anatomische Entwicklung

Die Clavicula besteht in den ersten Wochen der fetalen Entwicklung aus embryonalem Bindegewebe (GEGENBAUER, 1895). An der medialen und lateralen Randzone dieses völlig indifferenten Gewebes bildet sich der dem Längenwachstum dienende embryonale Knorpel.

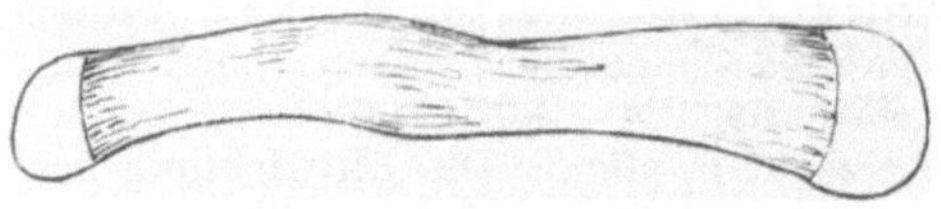

Abb. 1. Clavicula zur Zeit der Geburt

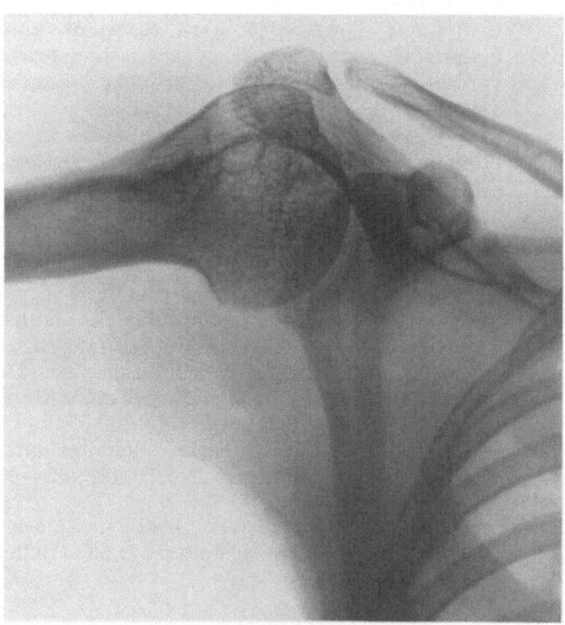

Abb. 2. Selbständiges Ossifikationszentrum am lateralen Claviculaende (19jähriger Patient)

Die Ossifikation des embryonalen Bindegewebes setzt ab der 6. Fetalwoche meistens an zwei Stellen zugleich ein (LAMBERTZ, 1900) und stellt damit beim Menschen überhaupt den frühesten Beginn der Ossifikation dar. Zur Zeit der Geburt besteht der Claviculakörper aus Knochengewebe, an welches sich medial und lateral eine Wachstumszone (mediale und laterale Epiphyse) anschließt (Abb. 1). Das lateral gelegene Knorpelgewebe sitzt dem hier flach-konvex begrenzten Knochen auf und verschmälert sich fortlaufend während der weiteren Entwicklung. Nach Abschluß derselben soll es den Gelenkknorpel bilden. Das dem Knochen medial anliegende Knorpelgewebe erfährt dagegen eine entsprechende Größenzunahme. Gelegentlich wölbt es sich flach-konvex in den Knochen vor. In dieser Knorpelkappe entsteht regelmäßig frühestens im 14. Lebensjahr, meistens jedoch erst im 16.—20. Lebensjahr, ein eigenes Ossifikationszentrum. Im lateralen Claviculadrandgebiet ist dagegen nur selten ein Ossifikationszentrum zu beobachten (Abb. 2). Die Tatsache, daß zwischen diesem im Knorpel gelegenen Knochenkern und dem Knochen die Wachstumsfuge in Erscheinung tritt, gab Veranlassung von der „Entstehung einer sternalen Claviculaepiphyse" zu sprechen (z.B. SCHINZ, 1924), während FISCHER (1957) von einer Apophyse spricht. Das Verknöcherungszentrum stellt sehr häufig ein zusammenhängendes und scheibenförmiges Gebilde dar (Abb. 3), doch können gelegentlich auch mehrere Ossifikationszentren zur Ausbildung kommen. Die Wachstumsfuge verschwindet im allgemeinen im 20.—25. Lebensjahr.

1957 führte FISCHER Untersuchungen über das Auftreten und die Ausbildung dieses Knochenkernes durch. Hierbei zeigte sich, daß gegenüber dem männlichen beim weiblichen Geschlecht der Ossifikationsbeginn um mindestens 1 Jahr früher einsetzt (Abb. 4). Dementsprechend ist beim weiblichen Geschlecht der Nachweis einer Knorpelfuge um mindestens 1 Jahr früher zu führen. Danach sind im allgemeinen um das 28. Lebensjahr alle Wachstumsfugen am medialen Claviculaabschnitt verknöchert. Doch kann gelegentlich auch einmal ein Ossifikationszentrum noch länger oder dauernd persistieren.

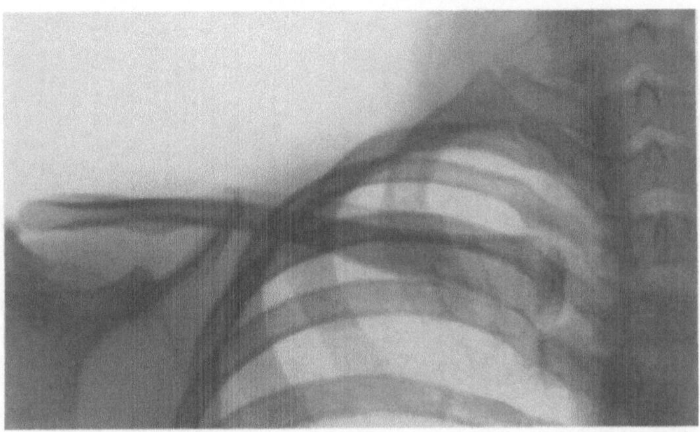

Abb. 3. Ossifikationszentrum am medialen Claviculaende (22jähriger Patient)

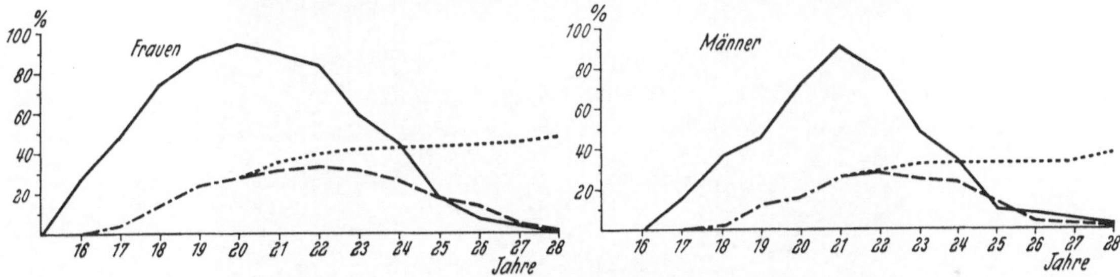

Abb. 4. Häufigkeit des medialen Ossifikationskernes bei Männern und Frauen in den verschiedenen Lebensjahren. (Nach E. FISCHER, Eine einfache Bestimmung des Wachstumsabschlusses an der Knochen-Knorpel-Grenze der Rippen, 1957)

II. Röntgendarstellung und Aufnahmetechnik

Die Standardaufnahme der Clavicula wird in *sagittaler* Strahlenrichtung angefertigt. Man wählt hierzu den p.a. Strahlengang. Die Zentrierung erfolgt senkrecht auf Claviculamitte. Unter gewissen Voraussetzungen, z.B. Verletzungen, kann es auch erforderlich sein, die Aufnahmen im ventro-dorsalen Strahlengang anzufertigen. Hierdurch ändert sich das Aussehen der Clavicula, abgesehen von der Vergrößerung, nicht wesentlich (Abb. 5a u. b). Die Anfertigung einer Röntgenaufnahme zur gleichzeitigen Darstellung beider Claviculae (MAYER-ZAKOWSKY, 1950) geschieht am zweckmäßigsten im Stehen. Die Aufnahme selbst wird entweder mit einer 15/40 cm Kassette oder mit zwei 18/24 cm-Kassetten unter den Bedingungen einer Lungenfernaufnahme durchgeführt (HOLMBLAD, 1938). Die Zentrierung erfolgt in Höhe der Claviculae auf die Körpermitte (Abb. 6).

Die Röntgenaufnahme der Clavicula in sagittaler Richtung läßt Frakturen manchmal nur dann erkennen, wenn eine Verschiebung der Fragmente in cranio-caudaler Richtung oder eine Achsenknickung in der Frontalebene besteht. Da bei Kindern oft nur Fissuren oder Frakturen ohne stärkere Dislokation eintreten, ist die Diagnostik von Claviculafrakturen bei Kindern auf Grund einer normalen sagittalen Claviculaaufnahme manchmal schwierig. Zum besseren Nachweis einer solchen empfiehlt daher OCHSENIUS (1932) die sagittale Claviculaaufnahme bei horizontal erhobenem Arm anzufertigen, was bei Kindern meistens keine Schwierigkeiten macht. Hierdurch könnten längs und parallel zum Film verlaufende Frakturen besser erfaßt werden.

Zur Beurteilung der Dislokation der Claviculafragmente nach ventral und dorsal oder einer Winkelstellung im Sinne einer Ante- oder Rekurvation wird jedoch eine Aufnahme in einer zweiten Ebene benötigt. Die anatomischen Verhältnisse des Schultergürtels lassen dies allerdings nur in Einzelfällen exakt zu (RAVELLI, 1961; KÜNLEN, 1961, 1962).

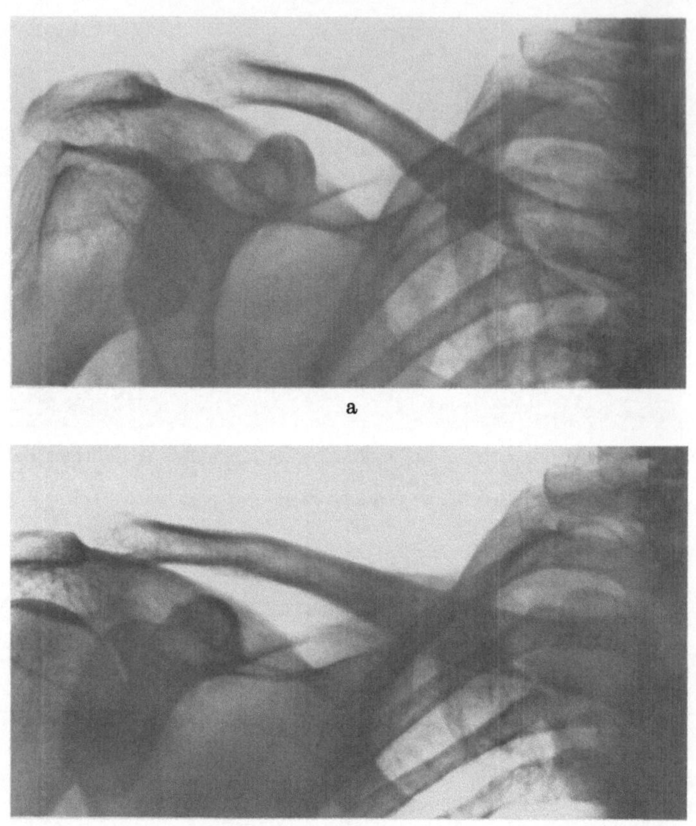

Abb. 5a u. b. Röntgendarstellung der Clavicula. a In Bauchlage. b In Rückenlage

Als einer der ersten empfiehlt QUESADA bereits 1926 die Untersuchung der Clavicula in einer zweiten Ebene. Nach der p.a. Aufnahme fertigte er eine Aufnahme rechtwinkelig zur ersten an, wobei der Zentralstrahl von caudal her einfiel. RUSSO schlug später (1938) vor, beim stehenden Patienten einen in einer biegsamen Kassette untergebrachten Film über die Clavicula- und Schulterregion zu legen und den Arm mäßig stark auf eine Unterlage gestützt abduzieren zu lassen. Die Röhre wurde unter die Axilla in das Gebiet der Linea axillaris media gebracht und hierbei etwa 30° nach medial und 15° nach ventral gekippt.

Die Anfertigung von Röntgenaufnahmen der Clavicula in der zweiten Ebene wird jedoch auch heute noch nicht regelmäßig durchgeführt, worauf z.B. SEYSS (1959) bedauernd hinweist. Die Aufnahmetechnik ist auch in vielen Lehrbüchern der Röntgenaufnahmetechnik nicht beschrieben.

KARITZKI (1956) vertritt sogar im „Handbuch der gesamten Unfallheilkunde" die Ansicht, daß zur Röntgenuntersuchung der Verrenkungen und Frakturen der Clavicula nur Aufnahmen in sagittaler Richtung erforderlich seien und Aufnahmen in zwei verschiedenen Ebenen sich nur ausnahmsweise als erforderlich erweisen würden. Diese Ansicht steht im Gegensatz zu der allgemein als gültig anerkannten Forderung, bei Fraktur-

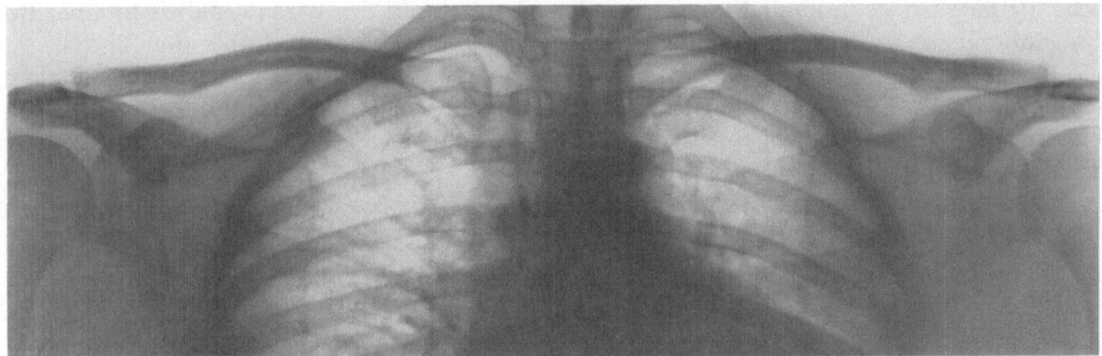

Abb. 6. Vergleichsaufnahme der Schlüsselbeine

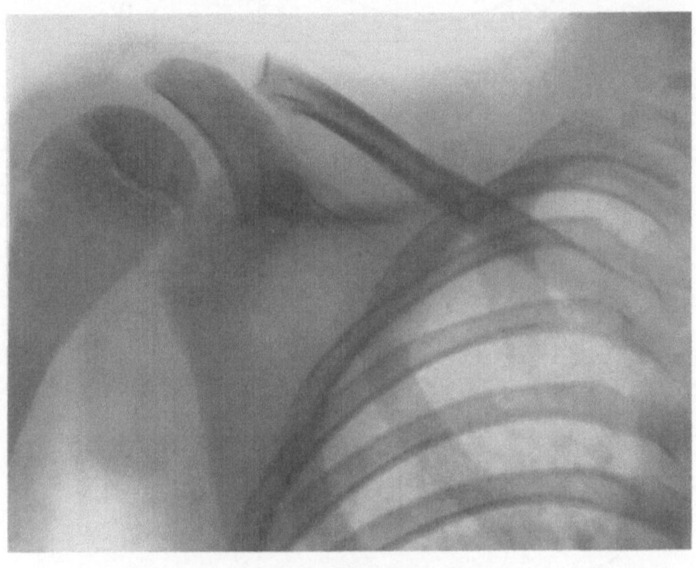

a

b

Abb. 7a u. b. Tangentiale Aufnahme der Clavicula. a Im sagittalen Strahlengang eine Fraktur nicht erkennbar, dagegen auf der Aufnahme in der zweiten Ebene. b Technik nach QUESADA. Einstellung von medial-ventral nach lateral-cranial

verdacht Röntgenaufnahmen in zwei Ebenen anzufertigen. Der Wert der axialen Aufnahme soll anhand eines Beispieles bewiesen werden (Abb. 7a und b).

Die von uns geübte Technik wird wie folgt durchgeführt: Der Patient befindet sich in Rückenlage. Eine Kassette im Format 13/18 cm wird gegen die Schulterhöhe senkrecht zum Tisch angestellt — ähnlich wie bei der axialen Schulteraufnahmetechnik — und so weit als möglich nach medial geschoben. Die Zentrierung der parasternal dicht über der gegenüberliegenden Thoraxseite stehenden Röhre erfolgt tangential über den Thorax auf die aufzunehmende Clavicula. Die Ausbildung der Halsweichteile verhindert jedoch in manchen Fällen die röntgenologische Darstellung des medialen Abschnittes. Schwierigkeiten ergeben sich im allgemeinen nur bei fettleibigen Patienten und solchen, deren Thorax stark gewölbt ist.

Eine ähnliche tangentiale Aufnahmetechnik wurde von Philips 1935 angegeben (Seyffarth und Heppe, 1965).

Schönbauer schlug schließlich 1957 vor, das Schlüsselbein in seinen beiden Hauptebenen darzustellen (Abb. 8). Die von ihm vorgeschlagene Methode wird im Sitzen durch-

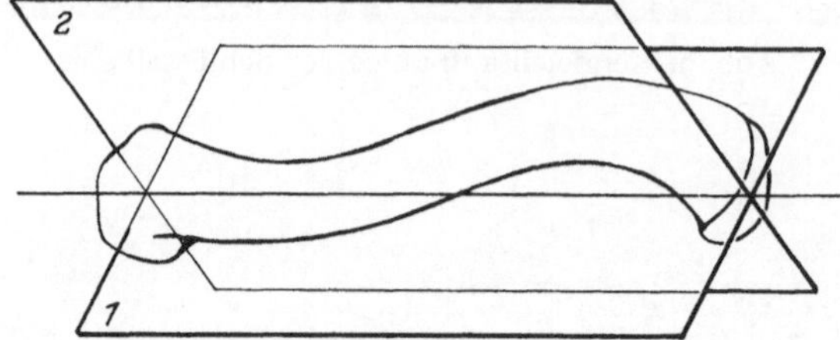

Abb. 8. Hauptebenen der Clavicula. (Aus H. R. Schönbauer, Zur Röntgentechnik des Schlüsselbeinbruches. 1957)

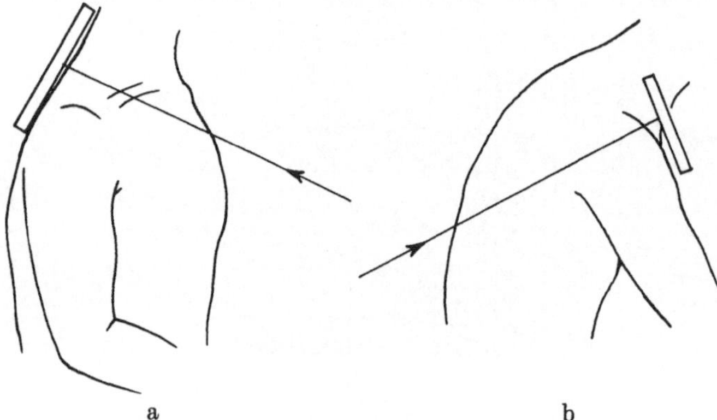

Abb. 9a u. b. Skizze zur Aufnahmetechnik von Schönbauer. a Aufnahme in der ersten Hauptebene. b Aufnahme in der zweiten Hauptebene

geführt. So erfolgt die erste Aufnahme (Abb. 9a) in der Krümmungsebene der Clavicula, wobei die Kassette dem Schultergürtel dorsal-cranial angelegt ist. Die Röhre steht ventral-caudal, der Zentralstrahl zielt senkrecht auf die Kassette. Die zweite Aufnahme erfolgt senkrecht zur ersten (Abb. 9b): der Patient beugt sich nach vorn, die Kassette liegt der Supraclaviculargrube an bei gleichzeitigem Nachvornziehen der Schulter und maximaler Innenrotation des im Schultergelenk um 30° abduzierten Armes. Die Röhre befindet sich hierbei hinter dem Patienten und ist senkrecht auf die Kassette zentriert. In den Ausführungen und Abbildungen wird die Kassette von einer Hilfsperson gehalten. Mit Recht wird von Mayer (zit. bei Seyss, 1959) auf die Strahlengefährdung dieser Hilfspersonen hingewiesen. Die Verwendung einer Haltevorrichtung für die Kassette ist unserer Ansicht nach jedoch sicherlich möglich, so daß derartige Gefährdungen vermieden werden können.

Eine ähnliche Technik, wie sie Schönbauer angegeben hat, beschreibt auch Seyss (1959). Er fertigt die Aufnahmen bei dem vor dem Leuchtschirm sitzenden Patienten an. Die erste Aufnahme dient der Anfertigung einer Aufnahme in dorso-caudaler Strahlenrichtung. Hierbei beugt sich der mit dem Gesicht zum Leuchtschirm sitzende Patient stark nach vorn. Die zweite Aufnahme wird in caudo-ventralem Strahlengang angefertigt.

Der Patient muß dazu um 180° gedreht werden und sich stark nach rückwärts beugen. Seyss empfiehlt für diese Aufnahmen die Verwendung eines Feinfocus, um die aus dem großen Objekt-Film-Abstand resultierende geometrische Unschärfe zu verringern.

Die Darstellung des *medialen* Claviculaabschnittes, insbesondere aber des Sterno-Claviculargelenkes, ist im sagittalen Strahlengang unter normalen Aufnahmebedingungen meistens nicht ausreichend zu erzielen. Die beste Darstellung gelingt durch die von Zimmer (1939) beschriebene Methode der Kontaktaufnahme, wobei beide Sterno-Claviculargelenke gleichzeitig dargestellt werden und gut zu beurteilen sind. Es handelt sich hierbei um eine Röntgenaufnahme, welche in Bauchlage angefertigt wird und bei welcher der Film ohne Lageänderung des Patienten zweimal belichtet wird (Doppelaufnahme). Die Belichtung des Filmes erfolgt von zwei paravertebralen, ca. 8 cm voneinander entfernt liegenden Zentrierungspunkten, wobei in beiden Fällen die Röhre senkrecht über dem aufzunehmenden Sterno-Claviculargelenk steht. Allgemein werden dazu normale Diagnostikröhren benutzt. Ott (1954) empfiehlt für diese Aufnahmen die Verwendung von Nahbestrahlungsröhren.

Die Untersuchung des *Acromio-Claviculargelenkes* ist auf einer normalen Claviculaaufnahme ebenfalls nicht immer ausreichend möglich, da der Acromio-Claviculargelenkspalt nicht in der Sagittalebene verläuft. Die Röntgenaufnahmen eines Sterno-Claviculargelenkes werden am besten bei geringer Drehung des Patienten zur aufzunehmenden Seite hin in p.a. Strahlenrichtung angefertigt. Zur Erfassung pathologischer Prozesse hat Michotte (1952) zwei Spezialaufnahmen des Acromio-Claviculargelenkes empfohlen:

1. Aufnahme sagittal (p.a.), wobei der Arm um 90° abduziert und innenrotiert ist.
2. Aufnahme von medial-ventral bei nach vorn geneigtem Oberkörper. Beide Strahlengänge bilden einen Winkel von 25—30°.

Zur exakten Beurteilung der Acromio-Claviculargelenke bei Verdacht auf Subluxationen und Luxationen sind Vergleichsaufnahmen bei stehendem Patienten besonders wertvoll, weil hierbei Befunde zur Darstellung gelangen, die in Rücken- oder Bauchlage nicht so deutlich hervortreten.

Das Gewicht des Armes stellt meistens eine ausreichende Belastung für die Acromio-Claviculargelenke dar (Holmblad, 1938), so daß auch geringgradige Fehlstellungen in diesem Gelenk einwandfrei zur Darstellung kommen. Die Anfertigung von Vergleichsaufnahmen kann in der Art vorgenommen werden wie die Vergleichsaufnahmen der beiden Claviculae. Genügt das Gewicht des Armes als Zugmoment nicht, so kann eine weitere Belastung des Armes durch Gewichte erfolgen. Nach einem Vorschlag von Sutro (1947) sollen die Aufnahmen in sagittaler Strahlenrichtung im ventro-dorsalen Strahlengang angefertigt werden.

III. Röntgenanatomie

1. Anatomische Verhältnisse beim Erwachsenen

In normaler aufrechter Stellung mit herabhängenden Armen liegt die Längsachse der Clavicula annähernd horizontal. Gelegentlich steigt sie von medial nach lateral zu etwas an. Nach dorsal weicht sie aus der Frontalebene des Sterno-Claviculargelenkes um etwa 30° ab.

Ihr Schaft beschreibt einen in der Frontalebene s-förmigen Verlauf, indem ihr medialer Anteil nach ventral zu einen konvexen, ihr lateraler Anteil einen konkaven Bogen macht. Im Röntgenbild ist dieser Verlauf dementsprechend auch nur bei annähernd axialen Aufnahmen erkennbar, während die Clavicula im sagittalen Strahlengang eine annähernd geradlinige Form besitzt. Der Schaft der Clavicula wird hierbei nach lateral deutlich schmäler (Extremitas acromialis), während die Extremitas sternalis kolbenförmig aufgetrieben ist. Sie enden beide in einer Gelenkfläche, der Facies articularis acromialis und Facies articularis sternalis und stellen dadurch eine gelenkige Verbindung mit dem

Acromion und Sternum her. Die Gelenkflächen weisen jedoch große individuelle Unterschiede auf. Die im Acromio-Claviculargelenk einander gegenüberliegenden Flächen zeigen eine schwach eiförmige Krümmung und stimmen nur mangelhaft überein. Die Gelenkspaltbreite beträgt 2—4 mm. Die Clavicula steht dabei mit ihrer cranialen Fläche meistens geringgradig höher als das Acromion, so daß schon normalerweise auf dem Röntgenbild eine kleine Stufenbildung nachweisbar ist. Auch die Gelenkfläche des kolbig verdickten medialen Claviculaendes paßt nicht annähernd zur Gelenkfläche des gegenüberliegenden Manubrium. Erstere ist wesentlich größer und weist außerdem eine unregelmäßige Sattelform auf.

Die Clavicula besitzt, wie auch die übrigen Knochen des Skeletes, oberflächliche Höcker und Leisten, die Muskeln und Bändern als Ansatz dienen. Während von anatomischer Seite von Parsons (1916) auf diese Oberflächenveränderungen eingegangen wurde, befaßte sich Fischer (1958) eingehend mit ihrem röntgenologischen Erscheinungsbild.

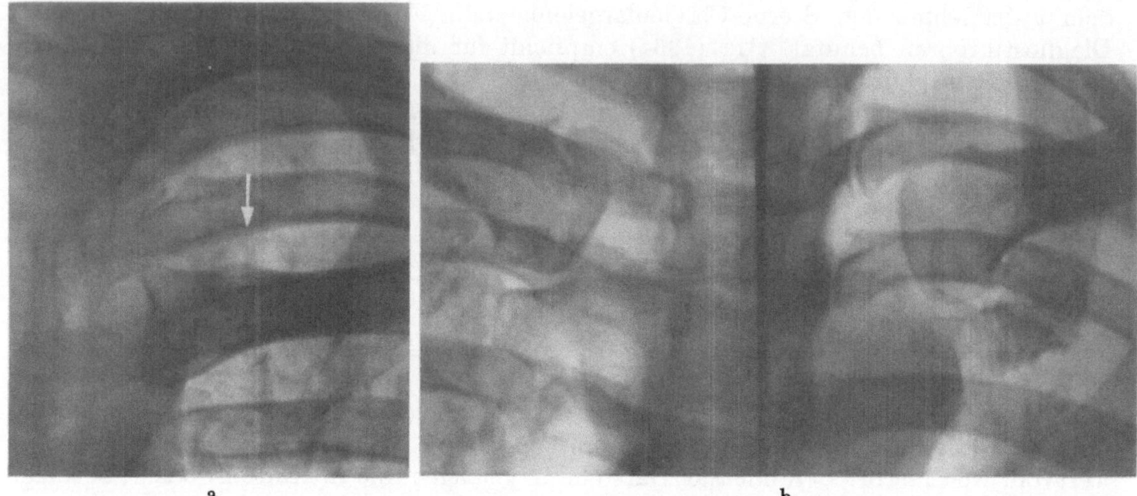

a b

Abb. 10a u. b. Tuberculum sterno-cleidomastoideum. a Typische Ausbildung. b Asymmetrische Ausbildung zwischen rechts und links

Die Ausbildung der Knochenleisten und Vorsprünge ist nämlich nicht an jeder Clavicula in gleicher Weise und gleicher Stärke vorhanden und zum anderen hängt ihre Darstellung 1. von ihrer jeweiligen Ausbildung und 2. von der Aufnahmetechnik ab, mit der diese dann röntgenologisch zur Darstellung gebracht wurden bzw. werden.

So können wir im einzelnen folgende Knochenvorsprünge feststellen:

a) Das Tuberculum sterno-cleidomastoideum. Am Ansatz des M. sterno-cleidomastoideus an der Clavicula lassen sich häufig kleine, dreieckige, flache und zum Teil auch zugespitzte Vorsprünge feststellen (Abb. 10a und b).

Skubiszewski wies 1930 auf einen verhältnismäßig großen Knochensporn an dieser Stelle hin. Er war durch eine knöcherne Metaplasie des M. sterno-cleidomastoideus bedingt, die zu einem Caput obstipum geführt hatte.

b) Das Tuberculum trapezii. Auch im Bereich der Ansatzfläche des M. trapezius im lateralen Anteil der Clavicula sind gelegentlich kleine unregelmäßige, flachwellige Konturveränderungen mit spitzen Ausläufern zu erkennen. Die Clavicula kann allerdings statt dessen im cranialen und lateralen Bereich auch eine gewisse plateauartige Verdickung aufweisen (Abb. 11).

c) Das Tuberculum coracoideum. Dieser scharf begrenzte Knochenhöcker der Clavicula stellt an der dorso-caudalen Fläche gelegen die Ansatzstelle des Ligamentum coracoclaviculare dar (Abb. 12). Es ist meistens 1,5—2 cm lang, fast daumengliedgroß und steht etwas abgewinkelt zur Clavicula. Die Pars trapecoideus des Lig. coraco-claviculare, welche mehr an der caudalen Fläche des Schlüsselbeines lateral vom Tuberculum coracoideum ansetzt, zeigt in diesem Bereich gelegentlich eine flache erhabene Auftreibung des Knochens. An den Ansatzstellen der Bänder können multiple Knochenappositionen wie auch kleine muldenförmige Eindellungen am Knochen erkennbar sein (Gray, 1896) (Abb. 13a).

d) Das Tuberculum costalis. Dieser Höcker tritt im Bereich der Ansatzstelle des Lig. costo-claviculare auf. Häufig zeigt er sich am Rande der flachen Grube, die dem Ansatz

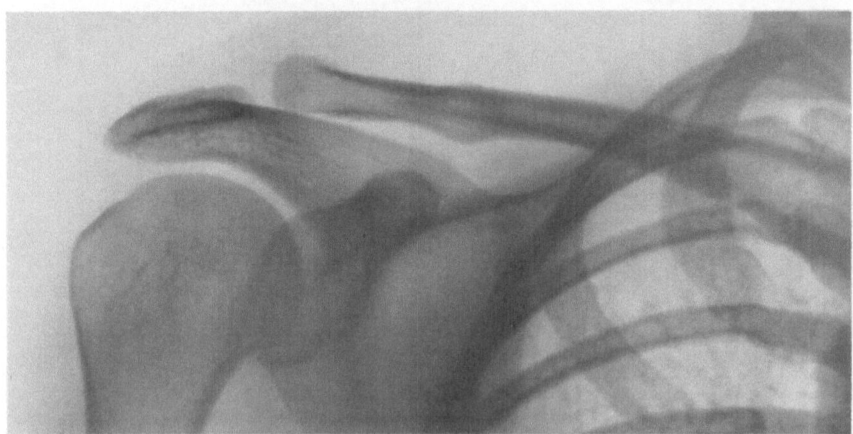

Abb. 11. Tuberculum trapezii

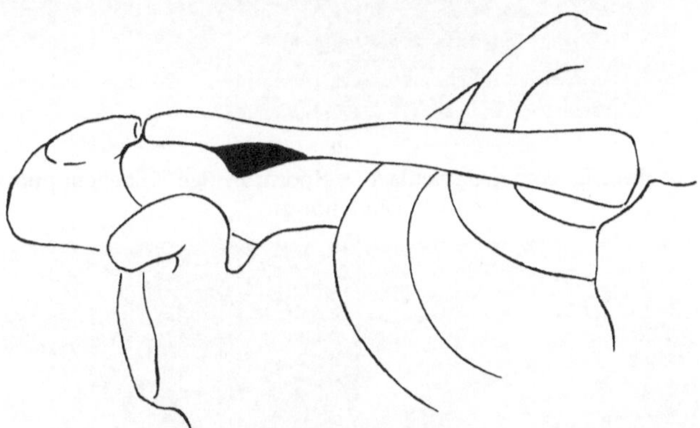

Abb. 12. Tuberculum coracoideum

des Bandes dient. Es kann aber auch allein ohne eine derartige Grubenbildung festgestellt werden. Die Ausbildung der Bandgrube und die des Tuberculum stehen, wie die Untersuchungen von Fischer (1958) ergaben, in einem Verhältnis von 8:1 (Abb. 14).

e) Das Tuberculum deltoidei. Dieses wurde von Gray (1896) beschrieben und findet sich gelegentlich in Form kleinerer Knochenvorsprünge am Ansatz des M. deltoideus. Die kleinen Knochenausziehungen sind entsprechend dem Muskelverlauf nach ventral gerichtet (Abb. 15a und b).

Fazzari (1935) fand bei seinen radiologischen Untersuchungen über die Struktur der Clavicula gewisse Unterschiede zwischen der des Korpus und der der beiden Extremitasabschnitte.

Gelegentlich kommen im medialen Claviculaabschnitt Aufhellungen zur Darstellung. Es handelt sich dabei fast immer um Pseudocysten, die durch Summationseffekte vorgetäuscht werden. Wie Agati (1939) feststellte, sind Cysten in der Clavicula im Gegensatz zu anderen Skeletabschnitten äußerst selten.

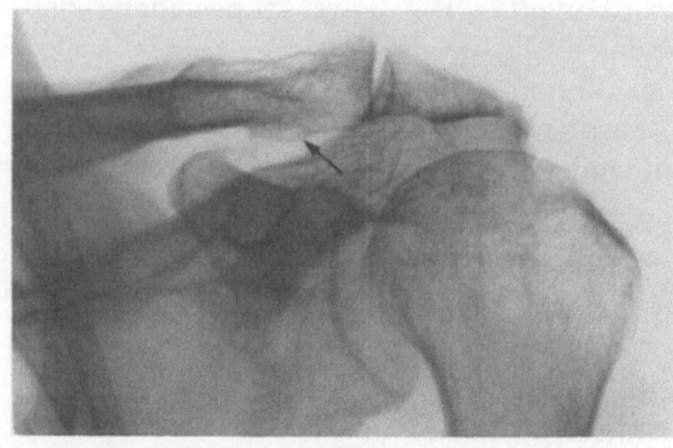

a

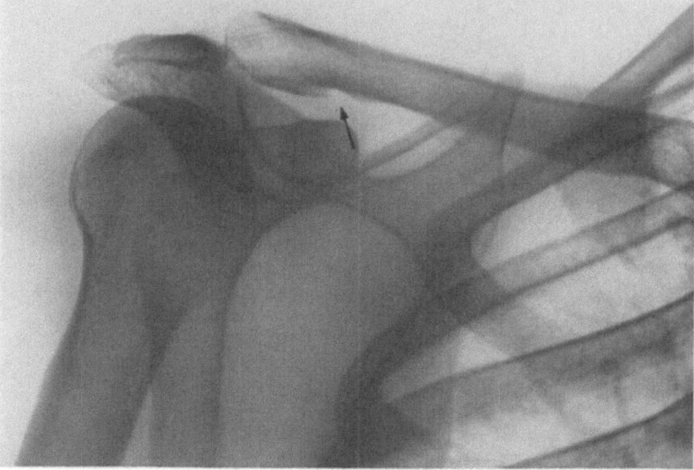

b

Abb. 13a u. b. Ansatzstelle des Lig. coracoclaviculare. a Spornförmige Knochenappositionen. b Muldenförmige Eindellung

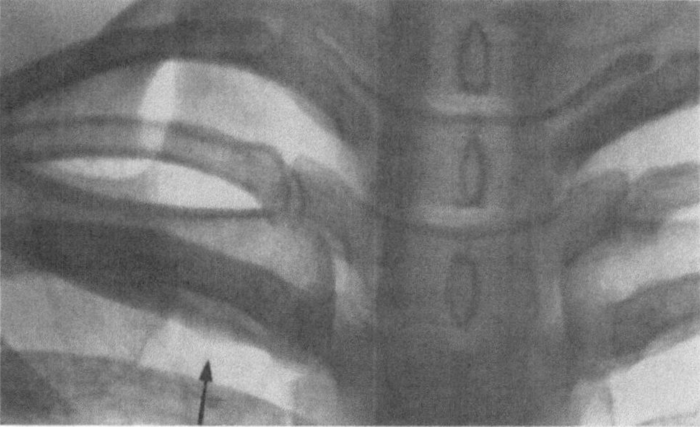

Abb. 14. Tuberculum costalis

Ein Markkanal läßt sich röntgenologisch in der Clavicula nicht nachweisen. So sind die Zwischenräume zwischen den Trabekeln der Extremitas sternalis kleiner und polygonaler als es im übrigen Claviculabereich der Fall ist. Beim Mann ist das Profil und die Struktur regelmäßiger als bei der Frau. In den verschiedenen Altersstufen treten nur geringgradige Unterschiede auf. In höherem Alter ist ein Dünnerwerden der kompakteren Teile zu beobachten. Strukturveränderungen der Clavicula sind somit immer Ausdruck eines pathologischen Prozesses, z.B. Hämangiom (ZSEBÖK, 1957; PERUSI und TOAJARI, 1950), periostale Reaktion, z.B. Osteomyelitis (Lues. HIGOUMENAKIS, 1930).

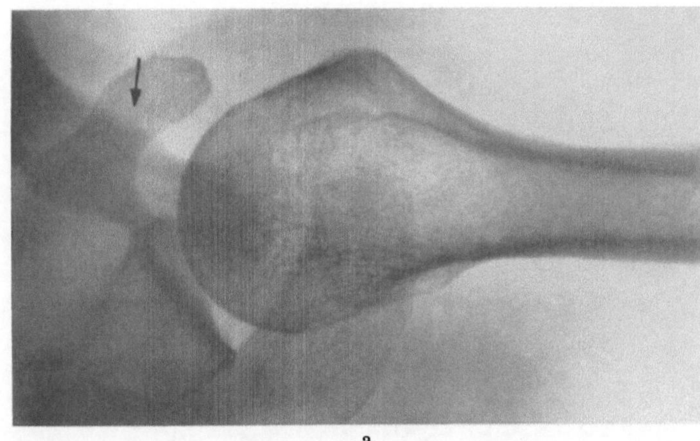

a

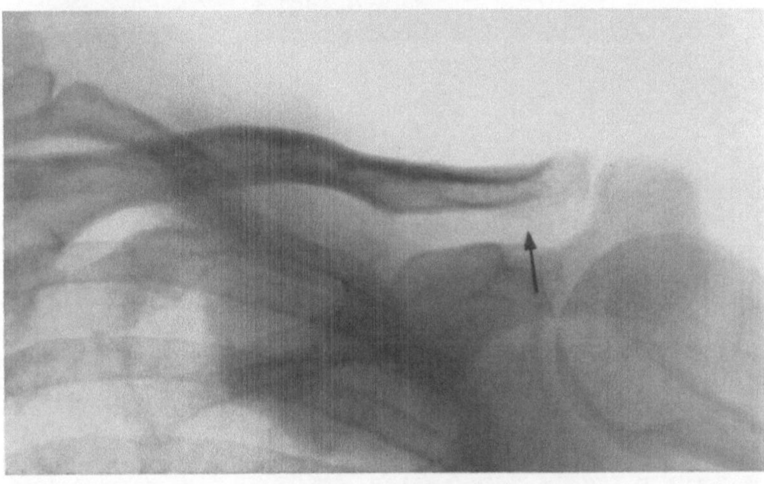

b

Abb. 15a u. b. Tuberculum deltoidei. a Im axialen Strahlengang dargestellt. b Bei tangentialer Projektion im sagittalen Strahlengang

2. Anatomische Verhältnisse bei Kindern und Jugendlichen

Die Clavicula des Kindes zeigt beide Enden glatt begrenzt. Die Knorpelkappen bedingen einen entsprechenden Abstand zum Sternum und zum Acromion der Scapula. Die Clavicula des Jugendlichen zeigt an ihrem *lateralen* Ende eine flachbogige, gelegentlich noch etwas unregelmäßig gezähnelte Kontur. Im Laufe der weiteren Entwicklung tritt jedoch eine zunehmende Glättung ein. Die Entwicklung des *sternalen* Claviculaendes ist dagegen eng mit der des oberen Manubriumabschnittes verbunden. Bei Kindern bis zum Ende des 10. Lebensjahres zeigt es häufig ein pilzförmiges Aussehen, dabei sind die Ränder z.T. glatt, z.T. auch unregelmäßig aufgerauht und zerklüftet. Im zweiten Dezennium findet sich häufig eine Becherform. In der Zeit vom 16.—20. Lebensjahr tritt ein Knochenkern in der medialen Epiphyse auf. Seine Form ist länglich und steht quer zur Längsachse der Clavicula. Er liegt unmittelbar neben dem Knochen und ist von ihm nur durch einen 2 mm breiten Epiphysenspalt getrennt. Gelegentlich werden gewisse Zerklüftungen dieses Kernes beobachtet, was durch das Auftreten zusätzlicher Ossifikationszentren bedingt ist (Abb. 16a—c). Sie vereinigen sich später jedoch fast regelmäßig mit dem Hauptkern. Zwischen dem 20. und 25. Lebensjahr verschmilzt schließlich der Knochenkern mit dem Korpus (Ruckensteiner, 1931). Das mediale Claviculaende erhält dadurch eine kolbige, stempelartige Form. Die mediale Claviculafläche ist z.T. glatt, z.T.

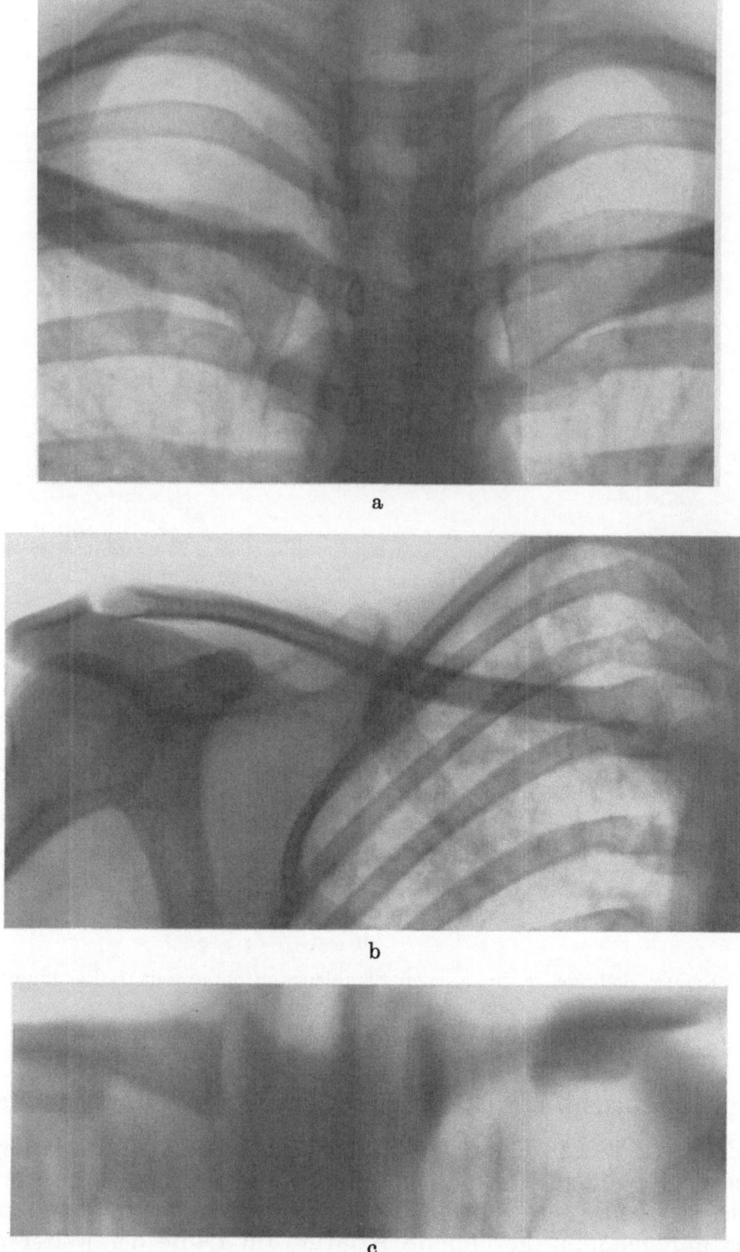

a

b

c

Abb. 16a—c. Ossifikationszentren in der medialen Clavicula-Knorpelkappe

weist sie eine flache konkave Eindellung infolge der Einkerbung im mittleren Abschnitt auf, welche unserer Ansicht nach Ausdruck von Ossifikationsstörungen sind.

Todd und d'Errico (1928) haben in einer ausführlichen Studie die Epiphysen der Clavicula untersucht und Form und Häufigkeit des Auftretens der Epiphyse an den Claviculaenden kurvenmäßig dargestellt.

3. Zur Anatomie der Claviculargelenke

Die Clavicula, welche den Abstand zwischen Rumpf und Schulter aufrecht hält, stellt mit ihren beiden Gelenken einen beweglichen Strebepfeiler zwischen Acromion und Sternum dar.

Die Articulatio acromio-clavicularis ist, wie bereits betont wurde, durch die ungleichmäßige Form ihrer von Faserknorpel bedeckten Gelenkflächen gekennzeichnet.

Auf ihre Unregelmäßigkeit und ihren Formenwechsel wurde schon von anatomischer Seite häufig hingewiesen (HYRTL, 1850; RAUPER-KOPSCH, 1939). Als Ursache hierfür wurde die Zwischenknorpelscheibe angegeben, die, wie BRAUS (1921) feststellte, nur in 1 % der Fälle vollkommen ausgebildet ist. Die Gelenkfläche der Clavicula ist meist uneben und höckerig, während die des Acromions stark konkav ist. Die Breite des etwas schräg zur Medianebene verlaufenden Gelenkspaltes ist nicht gleichmäßig, sondern trichterförmig, wobei er im cranialen Bereich breiter als im caudalen Anteil ist.

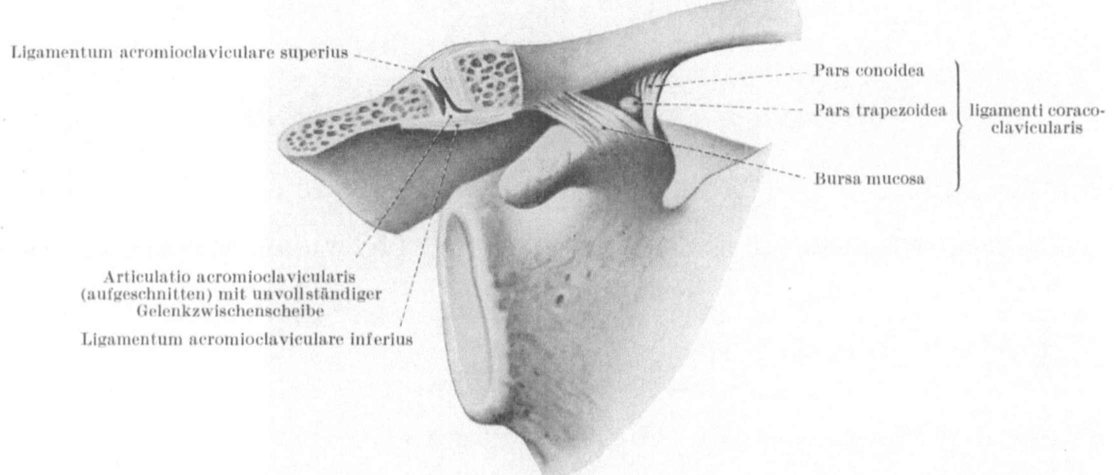

Abb. 17. Schlüsselbein-Schulterblattverbindung. (Aus LANZ-WACHSMUTH, Praktische Anatomie, 1935)

Die Zwischenknorpelscheibe, welche manchmal die Gelenkhöhle teilt, vergrößert den Bewegungsumfang erheblich (SCHINZ, 1924), so daß eine Art Kugelgelenk entsteht, welches Bewegungen nach drei Richtungen hin erlaubt. Bei der Abduktion des Armes über einen Winkel von 90° erfolgt eine Bewegung um die *Horizontalachse*, beim Schwingen des Schulterblattwinkels nach vorn und hinten eine Bewegung um die *Frontalachse*, während die Beugung in die Vertikalachse dann erfolgt, wenn eine Bewegung der Clavicula im Sterno-Claviculargelenk nötig wird (ARONSSON, 1954; LANZ und WACHSMUTH, 1935).

Das Ausmaß dieser Bewegungen wird von den Bändern (Abb. 17) des Acromio-Claviculargelenkes, dem Lig. acromio-claviculare superius und inferius begrenzt. Diese Bänder sind jedoch relativ schwach und vermögen das Gewicht des Armes nur in geringem Maße zu tragen. Dies geschieht vorwiegend durch das Lig. coracoclaviculare. Man unterscheidet an ihm ein Lig. trapezoideum und ein Lig. conoideum. Dieses Band stellt eine derbe und feste Verbindung zwischen dem Proc. coracoideus und der Clavicula dar.

Die Articulatio sterno-clavicularis besitzt im Gegensatz zum Acromio-Claviculargelenk fast regelmäßig einen Diskus. Ihre Kapsel ist derbwandig und schlaff. Sie umfaßt den medialen Schlüsselbeinabschnitt nur in seinen unteren zwei Dritteln und ist im übrigen von drei derben kräftigen Bändern umgeben. An der Vorderseite liegt das Lig. sternoclaviculare anterius und dorsal das Lig. sternoclaviculare posterius. Das schwach ausgebildete Lig. interclaviculare spannt sich an der cranialen Fläche durch die Fossa jugularis. Eine weitere wichtige Bandverbindung des Schlüsselbeines stellt die Verbindung zur 1. Rippe dar, das Lig. costoclavicularis, welches unmittelbar lateral des Sterno-Claviculargelenkes verläuft (Abb. 18).

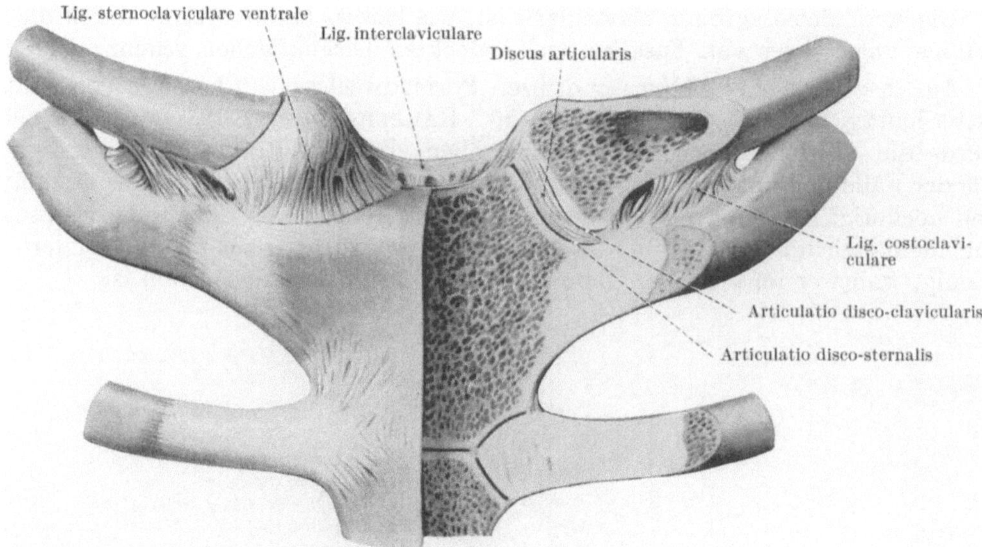

Abb. 18. Brust-Schlüsselbeingelenk mit Hemmungsbändern. (Aus v. Lanz-Wachsmuth, Praktische Anatomie, 1935)

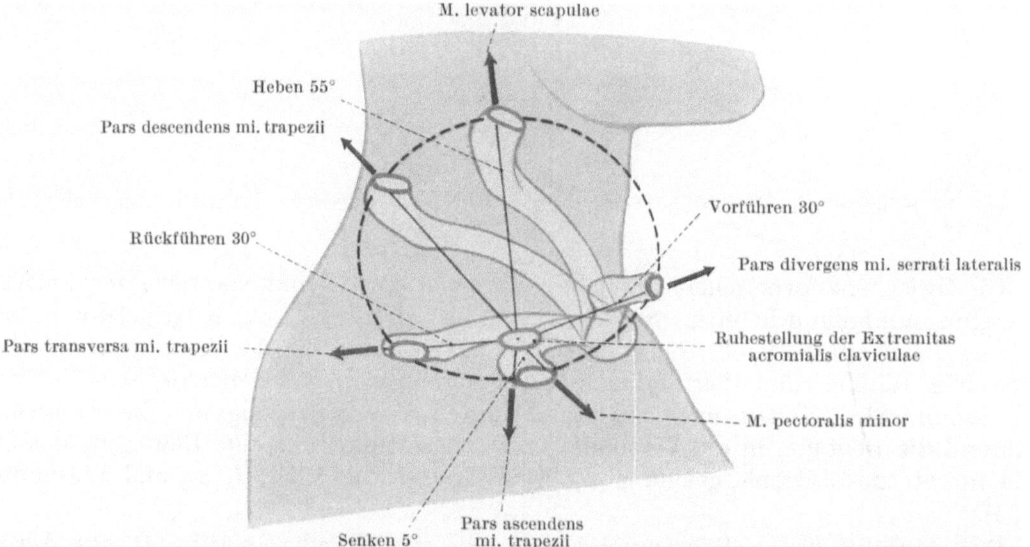

Abb. 19a. Bewegungsraum des Brustschlüsselbeingelenkes. (Aus v. Lanz-Wachsmuth, Praktische Anatomie, 1935)

Die Clavicula, deren Kopf die Gelenkfläche des Manubriums nach cranial, ventral und dorsal überragt, kann in diesem Gebiet kugelartig bewegt werden. Aus der Ruhelage ist die Bewegung nach caudal nur um 5°, nach cranial jedoch um 50° und nach ventral und dorsal um 30° möglich (Mollier, 1899) (Abb. 19a und b).

IV. Fehlbildungen

1. Varianten

a) Muskelgrube

Die craniale Kontur des medialen Claviculaendes ist in der Regel glatt. Der Ansatz des kurzsehnigen lateralen Anteiles des M. sterno-cleidomastoideus kann jedoch, wie Doesel (1957) beobachtete, hier zu einer flachen grubenartigen Eindellung der Kontur führen (Abb. 20).

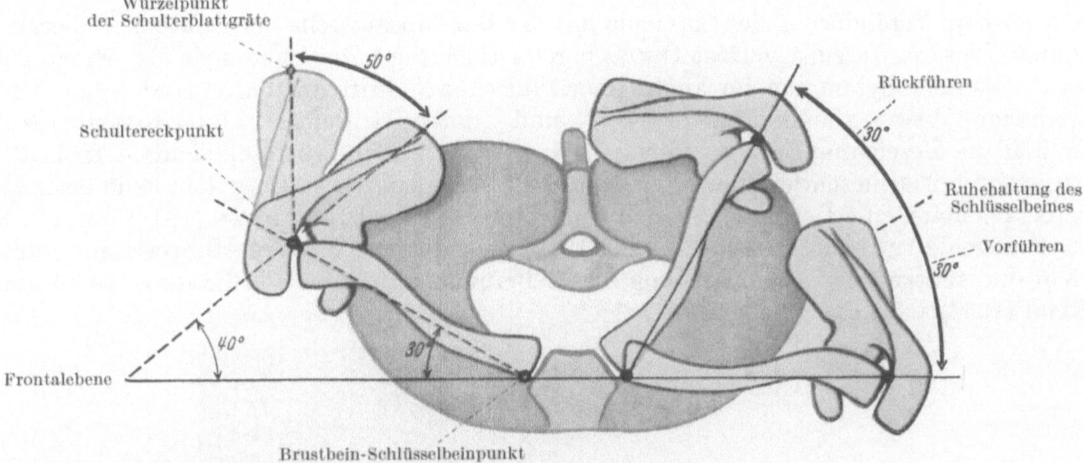

Abb. 19b. Flügelbewegung des Schulterblattes. Ruhehaltung und mittlerer Verkehrsraum des Schultergürtels um die Vertikalachse des Brust-Schlüsselbeingelenkes. (Aus v. LANZ-WACHSMUTH, Praktische Anatomie, 1935)

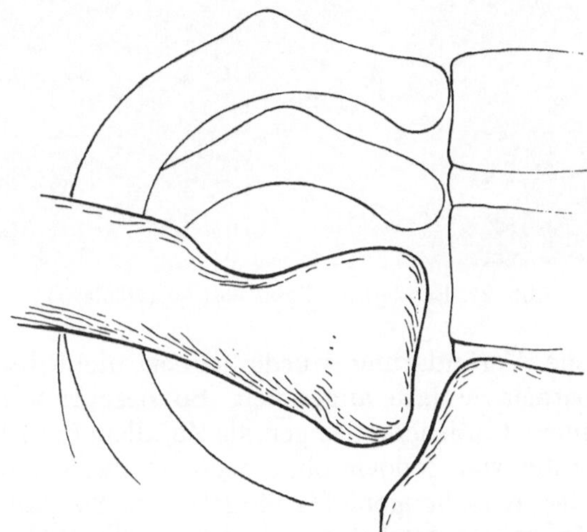

Abb. 20. Grubige Vertiefung am Ansatz des M. sterno-cleidomastoideus

b) Bandgrube (Fossa costo-clavicularis)

Am Unterrand der Clavicula tritt gegenüber der ersten Rippe häufig eine halbkreisförmige, bogige Vertiefung auf. Sie liegt der Tuberositas costalis gegenüber und kann unterschiedliche Größe erreichen. Wie die Untersuchungen von SIMON (1938) ergaben, ist das Auftreten vom jeweiligen Lebensalter abhängig. So konnte er sie bei Kindern nur selten nachweisen, relativ häufig dagegen bei Jugendlichen im Alter von 18—21 Jahren. Ihre Begrenzung ist vorwiegend glatt. Manchmal stellen sich im Röntgenbild Verdichtungslinien dar, die dem Defekt eine unregelmäßige Kontur geben (Abb. 21).

Sie werden durch flachbogige Aussparungen und schmale Knochenleisten bedingt, da die Grube an der Unterfläche der Clavicula nicht gleichmäßig ist, was durch Verlauf und Ausbildung der ersten Rippe bedingt ist. Auf diese Weise können pathologische Veränderungen vorgetäuscht werden.

Den Anatomen war diese Grube übrigens schon lange als häufig zu beobachtende Varietät der Ansatzstelle des Lig. costoclaviculare bekannt (GRAY, 1896). Die Deutung des röntgenologischen Befundes dagegen war nicht immer einheitlich und richtig. Auf Grund von eingehenden röntgenologischen und anatomischen Studien kamen PENDERGRASS und HODES (1937) zu der Feststellung, daß die an dieser Stelle röntgenologisch nachweisbare Veränderung der Clavicula mit der Bandansatzstelle der Anatomen übereinstimmt. Diese Auffassung vertrat OROSZ bereits 1933. Sie bezeichneten sie als „rhomboid fossa". Weitere Synonyma im anglo-amerikanischen Schrifttum dafür sind „rhomboid impression" bzw. „rhomboid depression" und „notchlike defekt". BACCAGLINI (1940) empfahl die Bezeichnungen „costo-claviculare Grube" oder „costo-claviculare Incisur". SCHWARTZ (1939) beschrieb diese Veränderung als Anomalie der Insertionsstelle des Lig. costoclaviculare, eine Deutung, der sich auch LIEBMANN und FREEDMAN (1938), SHULMAN (1941) sowie RITVO und RITVO-MEYER (1947) anschlossen. Weitere Hinweise zur klinischen und röntgenologischen Deutung dieses Befundes erfolgten von CAFFEY (1950) und MILCH (1952).

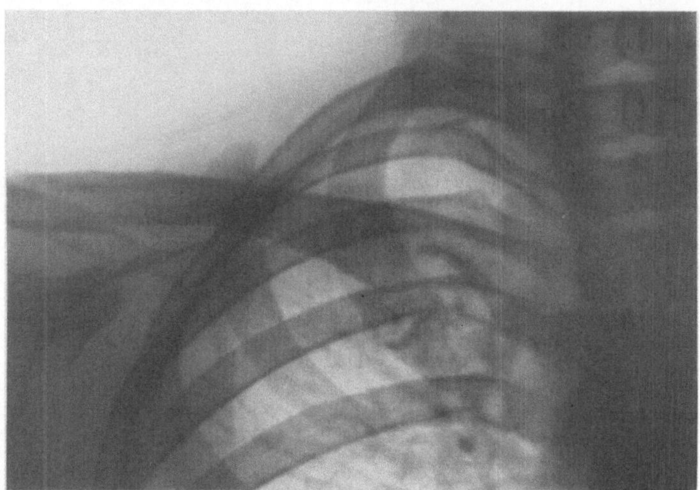

Abb. 21. Bandgrube (Fossa costo-clavicularis)

Die oben beschriebene Veränderung wurde jedoch nicht immer als Variation der Ansatzstelle des Lig. costoclaviculare angesehen. So beschrieb SCHAEFER diese Grube 1930, nachdem sie bei einem 16jährigen Jungen als Zufallsbefund festgestellt worden war. Nach $3^1/_2$jähriger Kontrolle war jedoch ohne jegliche zwischenzeitliche Therapie eine weitgehende Glättung des Knochengebietes eingetreten, so daß dieser Röntgenbefund von anderer Seite als tuberkulöse Affektion gedeutet wurde, während SCHAEFER annahm, es habe sich um einen Erweichungsherd in der Clavicula gehandelt. KNETSCH (1953) fand solche Defekte in 12,2% aller von ihm untersuchten Fälle. Seiner Ansicht nach sei diese Veränderung symmetrisch lokalisiert. Auf Grund seiner Untersuchungen kommt er zu der Feststellung, daß bei einer gewissen Anzahl von Fällen gleichzeitig noch eine aseptische Knochennekrose vorgelegen haben müsse. Die mechanische Überbelastung und Zerrung am Ansatz des Lig. costoclaviculare habe einen Dauerbruch zur Folge gehabt, welcher wiederum zu einer Knochennekrose führte. Diese sei als Folge einer Zirkulationsunterbrechung durch die Mikrofrakturen aufzufassen. Die im späteren Alter eingetretene Glättung müsse eben als Ausheilung dieses pathologischen Prozesses gedeutet werden.

RAVELLI hat 1955 demgegenüber nochmals betont, daß besonders bei älteren Menschen am Rand der Grube Kontur- und Strukturunregelmäßigkeiten festzustellen seien, wie sie auch andernorts nur durch reaktive Veränderungen ausgelöst werden.

Über die Deutung dieser Grube als unterschiedlich ausgebildete Varietät der Ansatzstelle des Lig. costoclaviculare sollten deshalb keine Zweifel mehr bestehen.

c) Anomalie des medialen Claviculaabschnittes

Wie bereits betont, weist die Facies articularis sternalis der Clavicula eine flachwellige unregelmäßige Kontur auf. FISCHER (1957) konnte nun am cranialen-medialen Rand dieser Fläche gelegentlich eine spaltförmige Aufhellung beobachten, die einen kleineren flachen Knochenbezirk von der Clavicula abtrennt. Es handelt sich hierbei um kleinere Ossifikationsstörungen im Bereich des Epiphysenknorpels. Wie bereits beschrieben, kann der Epiphysenkern mehrere Ossifikationszentren besitzen. Bleibt im Laufe der Entwicklung die Verschmelzung solcher kleinerer Ossifikationszentren mit dem Hauptepiphysenkern aus, so werden entsprechende „persistierende Knochenkerne" später noch nachzuweisen sein und führen eben zu dem oben beschriebenen Bild (Abb. 22a und b).

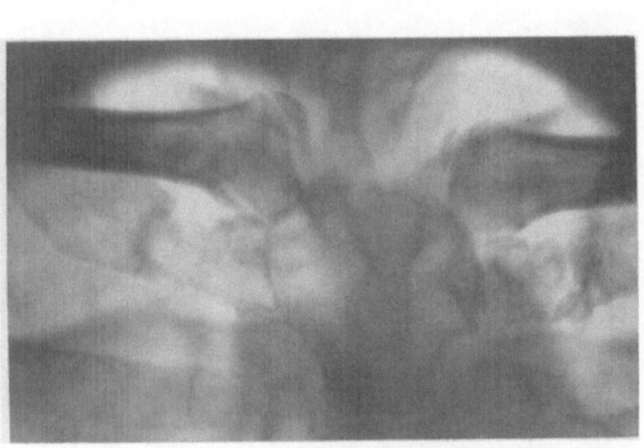

a

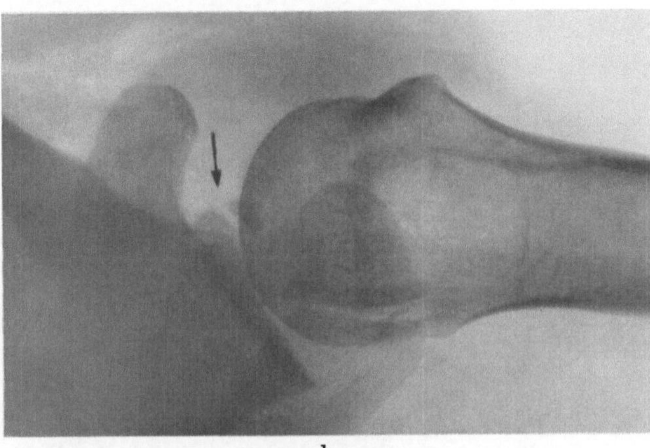

b

Abb. 22a u. b. Persistierende Knochenkerne an der Clavicula. a Am medialen Clavicularand beidseitig (54jähriger Patient). b Am lateralen Clavicularand (25jähriger Patient)

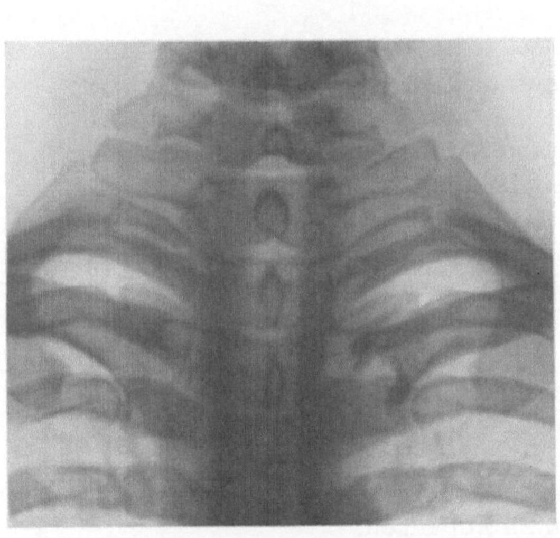

c_1

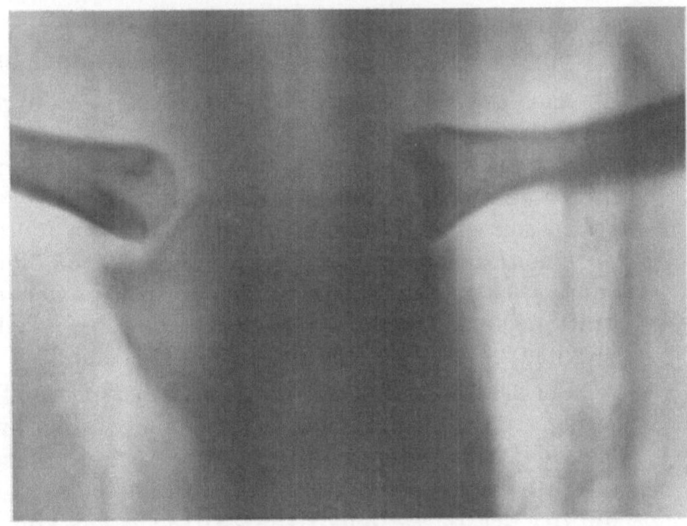

c_2

Abb. 22c. Varianten der Begrenzung des medialen Claviculaendes bei noch nicht abgeschlossenem Wachstum (bei 22-, 23- und 28jährigem Patient)

Daneben können als Folge von stärkeren Entwicklungsstörungen der medialen Epiphyse auch ausgeprägte Formveränderungen des medialen Claviculaendes beobachtet werden, worauf schon Fick (1904) und Zimmer (1939) hinwiesen (Abb. 22c_1—c_3).

Koppenstein (1928) wiederum beschrieb erstmals ein bajonettartig gebogenes Schlüsselbein mit einer gabelförmigen Spaltung des sternalen Endes und deutete dies als Zeichen einer Entwicklungsanomalie. Einen sehr ähnlichen Fall beobachtete auch Ravelli (1955), hielt diesen jedoch für eine extreme Variante der „Zapfenform" und betrachtete ihn als normale Variante.

Während des Wachstums kann das mediale Claviculaende sehr unterschiedliche Formen aufweisen. Bekanntlich stellt die Zapfenform eine Variante der Epiphysenform dar. Nach Abschluß des Epiphysenwachstums und dem Verschwinden der Wachstumsfuge resultiert jedoch auch bei einer zapfenförmigen Epiphyse eine normale Knochenform (z. B. an den Zehen). Das Ausbleiben der Ossifikation im zentralen Metaphysenabschnitt ist jedoch nach Abschluß des Wachstums als Ausdruck einer Störung der Ossifikation anzusehen (VANDOR, 1961).

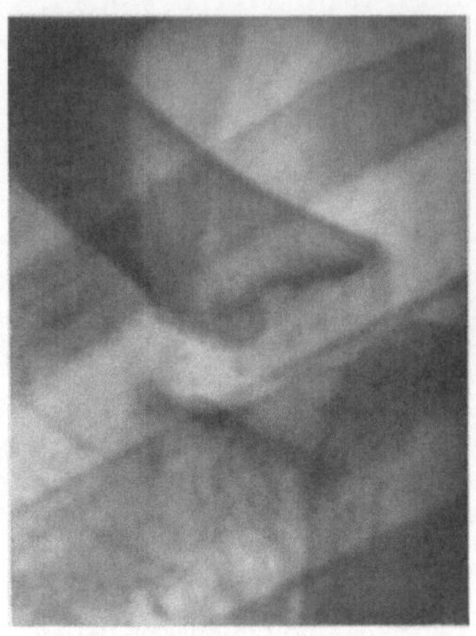

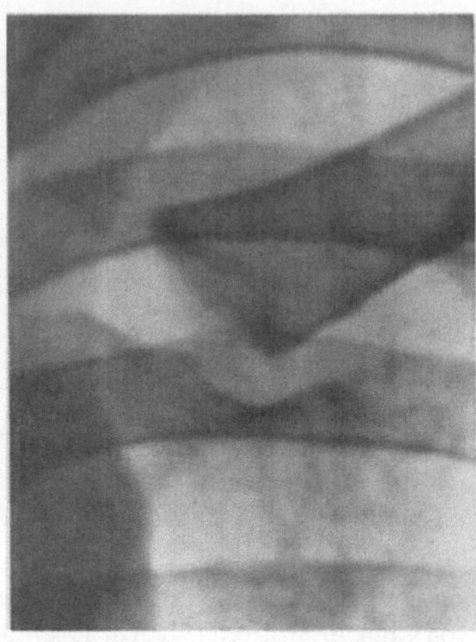

Abb. 22 c_3

d) Nervenkanal

SKARBY veröffentlichte 1936 erstmals Röntgenaufnahmen, die das Foramen nervi supraclavicularis zeigten. Es handelt sich um ein kleines ovales Loch im mittleren Abschnitt der Clavicula, dicht am cranialen Compactarand (Abb. 23a). Dieses Foramen ist in der anatomischen Literatur bereits seit langer Zeit bekannt. Nach anatomischen Angaben soll es in 2—6% aller Fälle auftreten (GRUBER, 1848). WAERN (1934) fand sogar an einem anatomischen Präparat ein 3,5 × 5,5 mm großes überdachtes Foramen nervi supraclavicularis. In diesem Fall zog zusammen mit dem N. supraclavicularis noch eine kräftige Vene durch das Foramen. PAHL beschrieb 1955 ein doppelt angelegtes Foramen nervi supraclaviculare in der linken Clavicula.

Bei den anatomischen Präparaten betrug der Durchmesser der Nervenkanales oftmals weniger als 1 mm. Berücksichtigt man darüberhinaus die Tatsache, daß sein röntgenologischer Nachweis nur bei günstiger Lage des Foramen zum Strahlenkegel erfolgen kann, so wird klar, daß einerseits die röntgenologische Darstellung als solche und andererseits die Art der Darstellung (Abb. 23b) meistens vom Zufall abhängen.

e) Tuberculum coracoideum

Am Ansatz des Lig. coracoclaviculare findet sich oft ein breiter Höcker (Abb. 24), der so groß sein kann, daß er mit dem gegenüberliegenden Proc. coracoideus gelenkig artikuliert. BENNETT (1873, zit. bei HENSCHEN, 1938) bezeichnete diese Doppelgelenkbildung der Clavicula als Clavicula bifurcata acromialis. In derartigen Fällen kann es zu einer Nearthrosebildung mit normal ausgebildeter Gelenkkapsel kommen. Sie wird als Coraco-Claviculargelenk bezeichnet, von dem NUTTER (1941) betont, daß das Vorhandensein eines großen Tuberculum coracoideum mit einer Facette darauf schließen läßt, daß ein Gelenkspalt besteht und auch knorpelige Gelenkflächen, Gelenkkapsel und Synovialmembran nicht fehlen (GRADOYEVITCH, 1939; BÉTOULIÈRES u. Mitarb., 1949; AGATI,

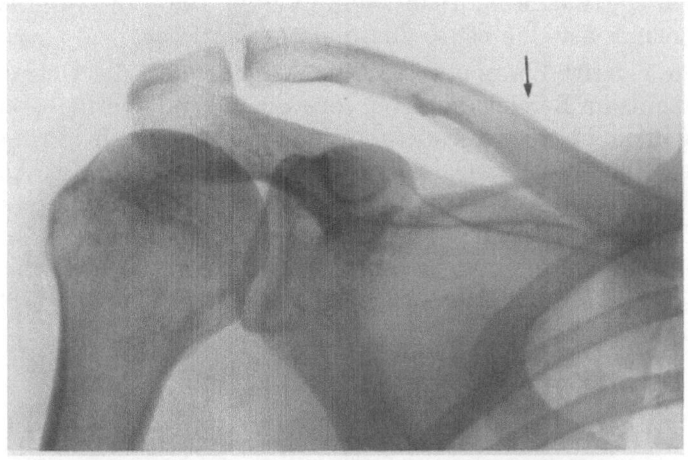

a

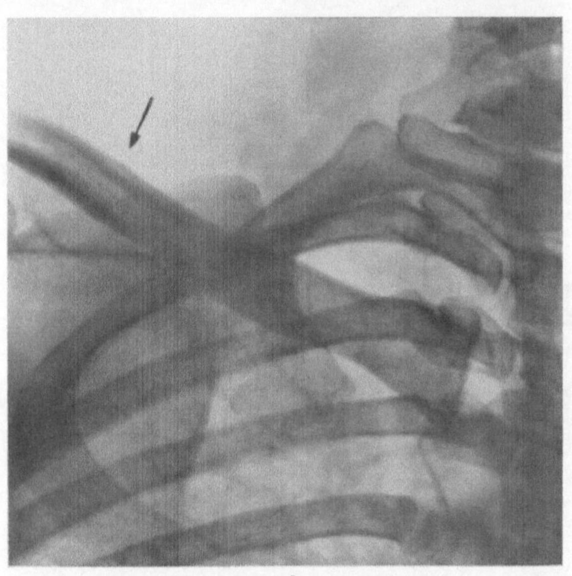

b

Abb. 23 a u. b. Canalis N. supraclavicularis

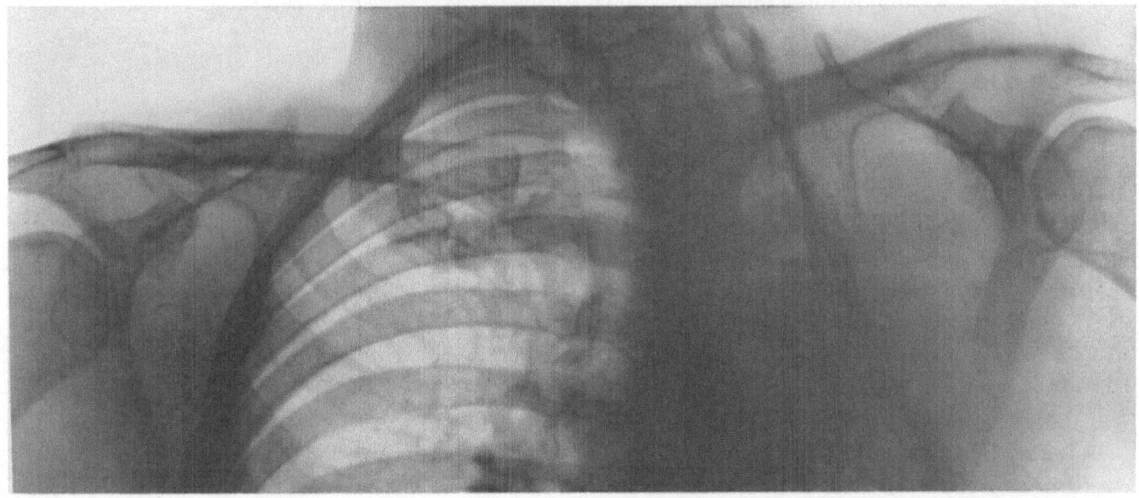

Abb. 24. Tuberculum coracoideum (Darstellung abhängig von der Lage im Strahlengang)

1930; GIONGO, 1927; HENSCHEN, 1938; SCHLYVITCH, 1937). ŠVÁB (1937) betrachtet das Coracoclaviculargelenk als eine echte anatomische Varietät.

Demgegenüber vertritt KREMSER 1952 die Ansicht, daß die Gelenkbildung zwischen Clavicula und Scapula im Bereich des Proc. coracoideus und dem Tuberculum coracoideum einen Rückschlag in die Phylogenese darstellt, da beispielsweise bei Primaten, insbesondere beim Gorilla und Gibbon, dieses Gelenk regelmäßig anzutreffen ist. Außerdem glaubt er auch, daß architektonische und statische Gründe zur Ausbildung dieses Gelenkes führen, da dadurch die Clavicula neben der Verbindung mit Sternum und Acromion eine zusätzliche Verstrebung und Verankerung erfahren würde. Weitere klinische Berichte wurden von GRUNE (1911) und MEYER (1912) gegeben, sowie von TIMPANO (1934), AGATI (1930), SCHNEK (1932), HORVÁTH (1963).

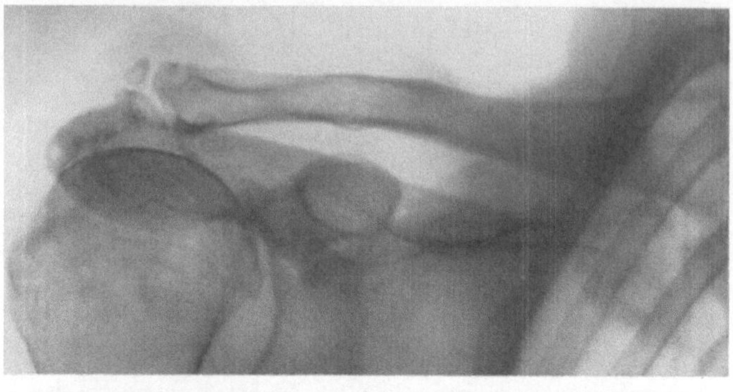

a

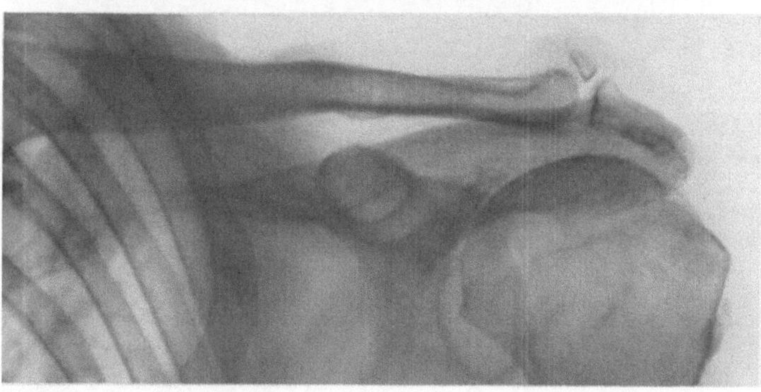

b

Abb. 25a u. b. Schaltknochen im Acromio-Claviculargelenk (beidseitig)

f) Schaltknochen im Acromio-Claviculargelenk

Am Acromio-Claviculargelenk wird gelegentlich ein- oder beidseitig eine knochendichte Verschattung beobachtet, die sich knapp oberhalb des Gelenkspaltes darstellt (Abb. 25a und b). Sie kann mit ihrem nach caudal konisch ausgebildeten Rand keilförmig in den Gelenkspalt hineinragen. Die Größe dieser knochen- oder kalkdichten Verschattung schwankt zwischen Stecknadel- und Citronenkerngröße. Im Innern ist bei entsprechender Größe meistens eine deutliche Knochenstruktur zu erkennen, so daß dieses Gebilde als Knochen angesprochen werden muß (NATHAN, 1932; SCHULTE, 1957; MAU, 1955). Auch ZIMMER (in KÖHLER-ZIMMER, 1953) spricht sie als Schaltknochen (Discus- und Kapselverkalkungen) an.

BECKER (1934) vertritt demgegenüber die Auffassung, daß es sich um ein atypisches Os acromiale handelt. Als Beweis für seine Ansicht betrachtet er das doppelseitige Auftreten und die Lage des Knöchelchens; dieses sei so weit vom Gelenk entfernt, daß ihm eine Beteiligung der Zwischenscheibe unmöglich erscheint.

g) Verknöcherung im Bereich des Lig. coracoclaviculare

Gelegentlich kann ein kirschkerngroßer Knochen im Bereich des Lig. coracoclaviculare nachgewiesen werden. Poirier (1890) und Fick (1904) beobachteten des öfteren knorpelige Einlagerungen im Lig. trapezoides, dem ventral gelegenen Abschnitt des Lig. coracoclaviculare, die zur Artikulation von Clavicula und Proc. coracoideus geführt hatten. Wahrscheinlich stellen die in diesem Bereich beschriebenen Knochen knöcherne Metaplasien derartiger Knorpelinseln dar. Nach Ansicht anderer Autoren handelt es sich jedoch um ein großes Sesamoid.

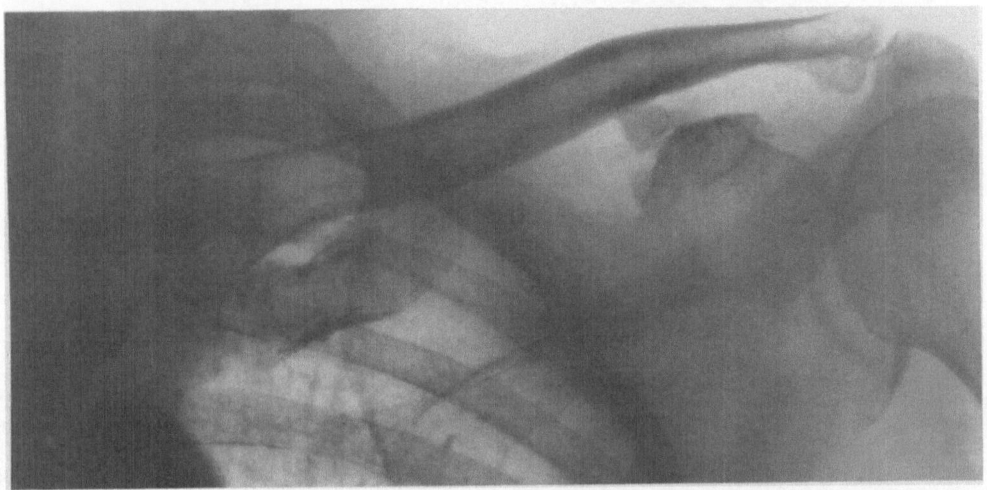

Abb. 26. Verkalkung im Lig. coracoclaviculare

Damit nicht zu verwechseln und differentialdiagnostisch abzugrenzen sind diejenigen Ossifikationen und Verkalkungen (Abb. 26), die posttraumatisch entstanden sind (Betoulières u. Mitarb., 1949). So konnten, wie die Untersuchungen von Soule (1946) ergaben, bereits 3—5 Wochen nach einer Luxation im Acromio-Clavicular-Gelenk Ossifikationen festgestellt werden. Marques (1949) weist dagegen darauf hin, daß derartige Verkalkungen auch durch Mikrotraumen ausgelöst werden können.

h) Exostosen

Neben den bereits genannten Knochenvorsprüngen an Muskel-, Sehnen- und Bandansätzen, werden an der Clavicula auch Exostosen beobachtet (Anderson, 1931). Sie sind jedoch relativ selten und verhältnismäßig klein.

2. Mißbildungen

a) Defektbildungen der Clavicula

An der Clavicula können angeborene Defekte isoliert beobachtet werden (Blencke, 1922), ohne daß röntgenologisch weitere Skeletveränderungen feststellbar sind. Diese Defektbildung, bei der praktisch alle Variationen möglich sind, kann sowohl einseitig wie doppelseitig auftreten. Sie kann sowohl partiell als auch total sein. Bei einem doppelseitigen Schlüsselbeindefekt bestehen dabei oft keine subjektiven Beschwerden, wie auch keine nennenswerten Bewegungs- oder Funktionsstörungen. Bei einem Fehlen des Mittelstückes spricht man von einer *kongenitalen Pseudarthrose* (Abb. 27 a_1, a_2, b). Die Schultern hängen je nach Ausdehnung des Claviculadefektes mehr oder weniger stark herab und können bei totaler Aplasie so weit nach vorn geführt werden, daß sie sich berühren (Abb. 28). Der isolierte Schlüsselbeindefekt ohne weitere Deformität und sonstige Vererbungsstörungen wurde von verschiedenen Autoren beschrieben (Luschka, 1865;

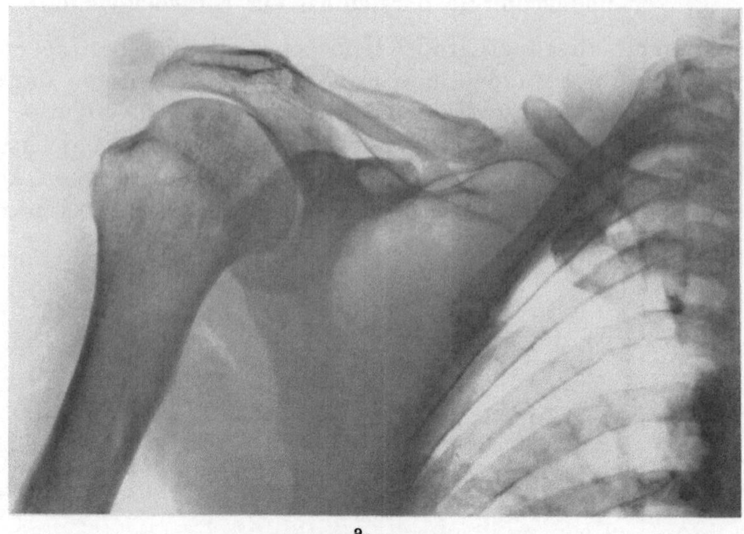

a_1

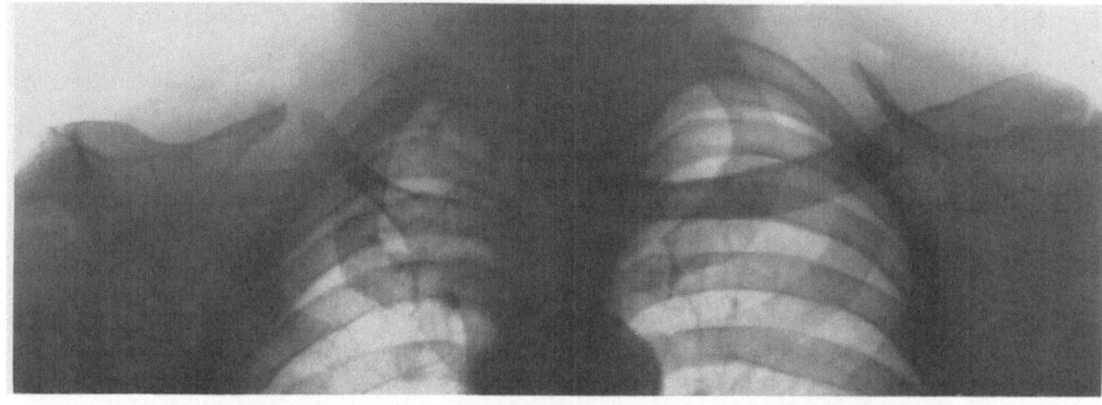

a_2

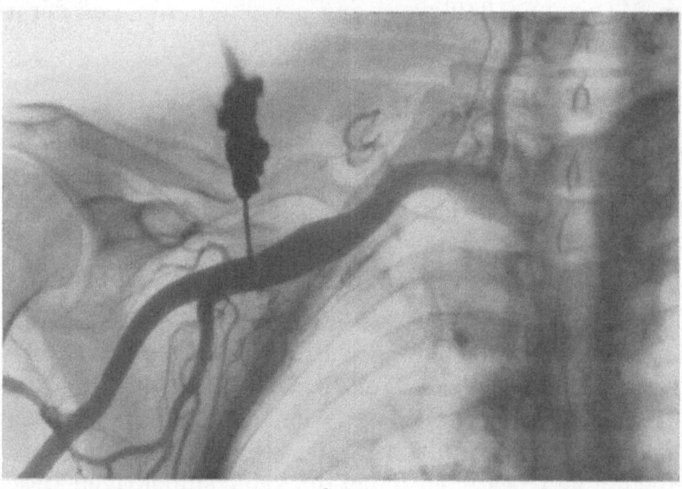

b

Abb. 27a u. b. Isolierter angeborener Defekt in der Clavicula. a Stellungsänderung bei Bewegung der Scapula. b Umschriebene Erweiterung der A. subclavia (narbige Veränderung des Gewebes im Bereich des Defektes)

BENNETT, 1893; REICHMANN, 1918; KAPPELER, 1875; BAATZ, 1921; MCBRIDE, 1927; SAINT-PIERRE, 1930; BECK, 1930; v. CRIEGERN, 1934; COHN, 1931; ZELLWEGER, THEILER und LARCHER, 1950; HARNAPP, 1966).

b) Dysostosis cleido-cranialis

Weiterhin gibt es aber auch Schlüsselbeindefekte, die mit Veränderungen am Schädel oder Anomalien im Bereich der Wirbelsäule und des Thorax verbunden sind (Froehlich, 1926; Hultkrantz, 1899, 1908; Gegenbauer, 1864, 1895; Schorstein, 1899; Archer und Henderson, 1951; Wulf, zit. bei Wittek, 1921; Jansen, 1929; Yttri, 1920).

Kinsella (1935) weist auch auf gleichzeitige Defektbildungen an der Scapula hin.

Diese Mißbildungen faßt man heute unter dem Sammelbegriff der „Dysostosis cleido-cranialis" zusammen (Blencke, 1922; Anspach und Heupel, 1939; Leopold und Castrovinci, 1933; Kahler, 1939; Léri, 1926; Soule, 1946).

Auf diese Entwicklungsstörungen der Clavicula und gleichzeitig bestehenden Schädelanomalien hat Schenthauer (zit. bei Cohn) bereits 1867 hingewiesen. Wulf (zit. bei Wittek, 1921) sprach

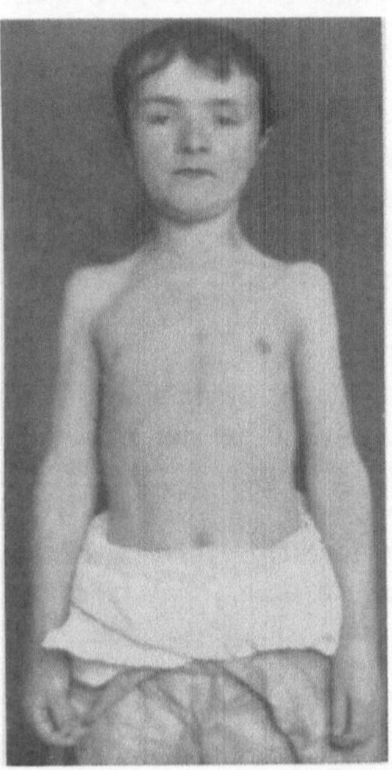

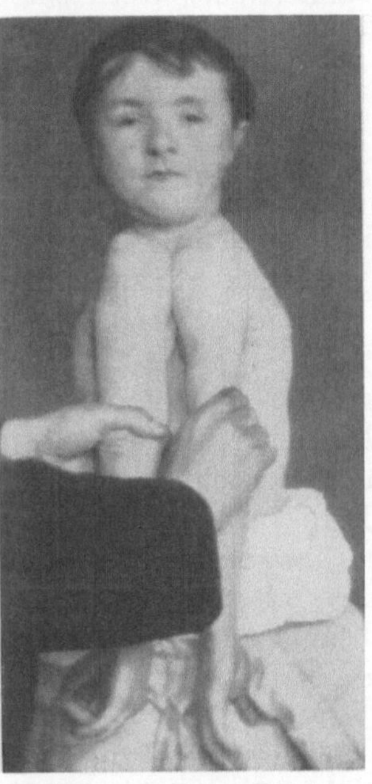

Abb. 28. Angeborener beidseitiger Claviculadefekt. Abnorme Beweglichkeit des Schultergürtels. (Aus H. Blencke, Über die angeborenen Schlüsselbeindefekte, 1922)

daher von einer Schlüsselbein-Schädeldeformität, während Jansen (1929) die Bezeichnung Dysostose cleido-cranienne verwendete und Marie und Sainton (zit. bei Anspach und Heupel) dem Krankheitsbild den Namen „Dysostose cleido-cranienne héréditaire" gaben. Die Schlüsselbeinveränderungen können auch hier bei mehr oder weniger großen Defekten ein- oder beidseitig (Edelmann, 1926) angetroffen werden (Carpenter, 1899) oder das Schlüsselbein fehlt ganz.

Am Schädel sind die verschiedensten Anomalien nachgewiesen worden, sowohl was ihren Sitz, ihre Ausbreitung und den Ausbildungsgrad anbelangt. So finden sich vorwiegend Veränderungen am Schädel an den Nähten. Sie klaffen auffallend stark, zeigen häufig Schaltknochen und lassen einen verspäteten Nahtschluß erkennen. Daneben können weit offene Fontanellen, wie auch Lücken in einzelnen Schädelknochen angetroffen werden (Knetsch, 1956). Im Bereich der Nähte und der Fontanellen ist der Schädel gelegentlich etwas eingesunken. Die Schädelbasis ist in manchen Fällen verkürzt und der Clivus abgeknickt. Die häufig anzutreffende Verbreiterung des Schädels ist gelegentlich durch eine Impressio basilaris bedingt. Außer diesen Veränderungen am Hirnschädel finden sich auch Veränderungen im Bereich des Gesichtsschädels mit Gebißstörungen und einem verspäteten Eintritt der Dentition. Das Milchgebiß kann bis in das Erwachsenenalter bestehen bleiben, so daß die Zähne der zweiten Dentition bis in das hohe Alter retiniert werden. Weiterhin wurden fehlerhafte Stellung der Zähne und Störungen bei der Zahnschmelzbildung beobachtet (Nölke, 1927; Pillsbury, 1927).

Auch Ossifikationshemmungen an den Schambeinen sowie Genua-valga und Coxae-varae-Stellungen wurden beobachtet. Die Verknöcherung der Carpalia ist oftmals stark verlangsamt und fehlerhaft (Kohlmann, 1955). Die Ossifikationsstörungen der enchondral wachsenden Knochen sind jedoch nicht so gleichmäßig und hochgradig wie bei der Chondrodystrophie.

Die Anomalie ist dominant vererbbar und nicht geschlechtsgebunden; ein gehäuftes familiäres Auftreten wurde beobachtet (Heinecke, 1908; Lyons und Sawyer, 1944; Eltorm, 1945; Valentin,

1937; Ingham, 1947; Tuggle und Mitton, 1941; Anspach und Heupel, 1939; Marie und Sainton (zit. bei Anspach und Heupel); Todd und d'Errico, 1928; Fitchet, 1929; Schorstein, 1899; Tatum, 1934). Liebenam (1938) beobachtet diese Störungen bei Zwillingen.

Greig (1933) konnte die Fehlbildung sogar an einem Neandertaler-Skelet nachweisen.

Die Erklärung für das gleichzeitige Auftreten dieser Anomalien an Clavicula und Schädel bereitete lange Zeit gewisse Schwierigkeiten. So wird einerseits vermutet, daß es sich um eine *Ossifikationsstörung* handelt und — da die Ossifikation der Clavicula und des Schädels ungefähr zur gleichen Zeit erfolgt — möglicherweise auch auf den Zeitpunkt des Eintrittes der Schädigung geschlossen werden kann, andererseits wird angenommen, daß die Entwicklungs- und Wachstumsstörung bereits *vor* Beginn der Ossifikation eintritt. Nachdem also feststeht, daß die Ossifikation der Clavicula ab der 7. Fetalwoche beginnt, müßte die Störung demnach schon vor diesem Zeitpunkt eingesetzt haben.

Auch über die eigentliche Ursache für die Störung ist man geteilter Meinung. Vielfach glaubt man endogene Ursachen dafür verantwortlich machen zu müssen. Während Kirmisson (1899) Störungen des postnatalen und nicht des fetalen Lebens vermutet, nimmt Jansen (1920) Drucksteigerungen im Uterus an.

V. Frakturen der Clavicula

Die Clavicula als starre knöcherne Verbindung zwischen der oberen Extremität und dem Rumpf ist in dieser Eigenschaft oft Verletzungen ausgesetzt. Während der Schlüsselbeinbruch (Fractura claviculae) beim Erwachsenen von der Gesamtzahl der Frakturen nur etwa 10—15% ausmacht, sind es dagegen etwa 25% aller kindlichen Frakturen. Besonders häufig tritt dieser Bruch bei Kindern unter 5 Jahren auf. Auch intrauterin und intrapartum kann es bereits zu einem Bruch der Clavicula kommen (Enzler, 1950; Bravo und Gomez, 1947; Yamamoto, 1936). Dem Frakturmechanismus nach handelt es sich in diesen Fällen um reine Biegungsfrakturen, die bei der Entwicklung der kindlichen Schulter über den horizontalen Schambeinast der Mutter entstehen. Nach Köster (1957) kann eine Claviculafraktur beim Neugeborenen sogar eine Erbsche Lähmung vortäuschen. Im Gegensatz zum Erwachsenen, bei dem die Fraktur meistens zu stärkerer Dislokation der Fragmente führt, tritt bei Kindern häufig nur eine Infraktion auf. Vielfach stellt bei ihnen die totale Claviculafraktur eine Grünholzfraktur dar, bei der eine stärkere Verschiebung der Fragmente durch den nicht zerrissenen häutigen Periostschlauch verhindert wird.

Der klassische Schlüsselbeinbruch erfolgt am Übergang vom mittleren zum lateralen Drittel durch indirekte Gewalteinwirkung, z.B. durch Sturz auf die Schulter oder Hand (Brunnelli, 1951). Es resultiert ein typischer Biegungsbruch. Die Claviculafraktur, deren Ursache eine direkte Gewalteinwirkung war, z.B. Schlag, Stoß usw., tritt demgegenüber an Häufigkeit weit zurück (ca. 13% nach Buda und Peria, 1958). Nur selten entsteht auch die Claviculafraktur durch Muskelzug, z.B. beim Peitschenschlagen, beim Werfen, desgleichen Spontanfrakturen der Clavicula bei osteolytischen Prozessen (Caselnova, 1952; Bandisch, 1960; Kolář, 1961; Neer, 1963; Caviedes, 1963).

Aus therapeutischen Gründen unterscheidet man bei der Claviculafraktur nach Art der Fraktur zwischen:

1. Unvollständigen Brüchen. Hierzu zählt die Infraktion und die subperiostale Fraktur (Grünholzfraktur). Funktionsstörungen sind dabei kaum zu beobachten, da eigentlich nur über Schmerzen bei extremer Armbewegung geklagt wird.

2. Vollständige Brüche. Wir finden diese besonders häufig im mittleren Drittel in Form eines Biegungsbruches. Die Fragmente sind meistens typisch disloziert, was z.T. durch die Gewalteinwirkung, z.T. auch durch Muskelzug bedingt ist (Abb. 29).

So wird das acromiale Ende durch den M. deltoideus und durch die Armschwere z.B. nach unten gezogen, das sternale durch den M. cleido-mastoideus dagegen nach cranial und dorsal verlagert. Häufig kommt es zu einer stärkeren Dislocatio ad longitudinem cum contractionem durch die Pectoralismuskulatur, welche das laterale Fragment nach medial und ventral zieht. Hierdurch kann das laterale Fragment bis zu 2,5 cm nach medial verlagert werden. Außerdem wird durch den M. pectoralis eine Innenrotation des Armes und des lateralen Claviculafragmentes bewirkt. Die typische Dislokation besteht daher in einer Dislocatio ad latus, ad longitudinem cum contractione und ad axim.

Die gleichzeitige, doppelseitige Fraktur der Clavicula ist selten; sie kann sowohl durch direkte wie indirekte Gewalteinwirkung entstehen (BOGETTI, 1938; BRUNELLI, 1951).

Nach der Lokalisation der Fraktur unterscheidet man:

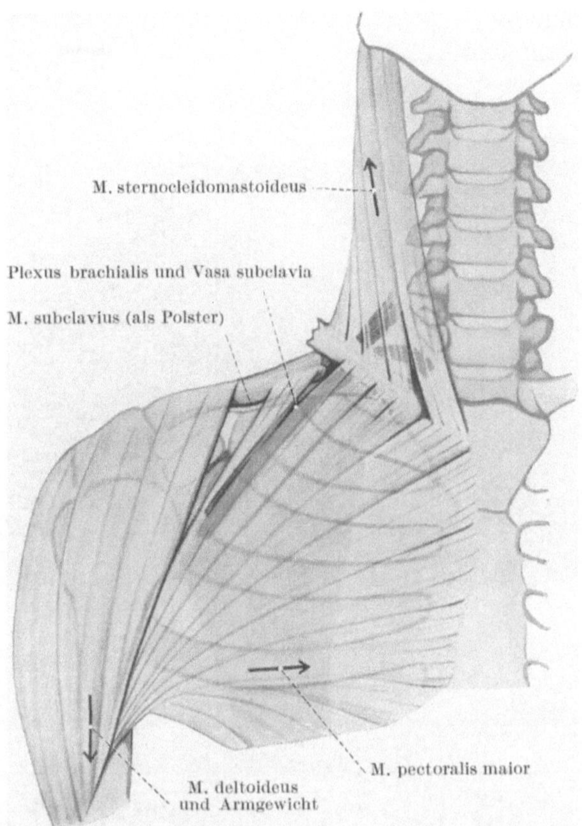

Abb. 29. Zugwirkung der Schlüsselbeinmuskeln. (Aus v. LANZ-WACHSMUTH, Praktische Anatomie, 1935)

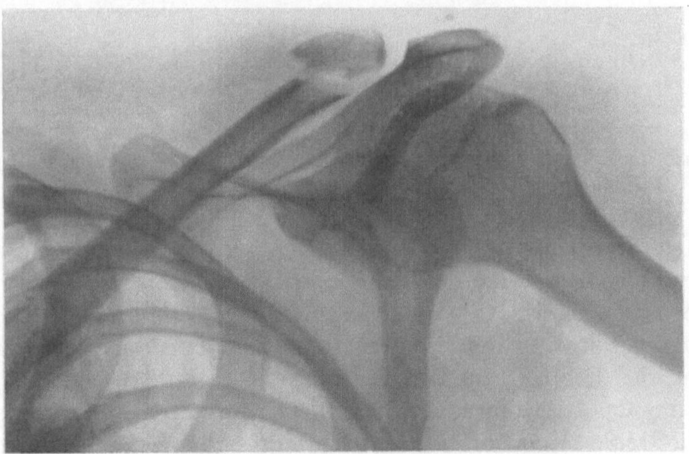

Abb. 30. Claviculafraktur im lateralen Drittel

a) Brüche im lateralen Drittel. Frakturen im acromialen Drittel werden relativ häufig beobachtet (ca. 8—10%). Sie können direkt oder indirekt entstehen. Befindet sich die Fraktur im Bereich des Lig. coracoclaviculare, so ist die Dislokation nur gering. Liegt sie jedoch außerhalb dieses Bandes, oder ist dieses zerrissen, so ist eine starke Dislokation zu beobachten. Das laterale Fragment wird dann durch den Zug des M. trapezius aufgerichtet und es pflegt außerdem eine gewisse Drehung des Schulterblattes einzutreten (LANZ-WACHSMUTH, 1935) (Abb. 30). Differentialdiagnostisch ist bei Verletzungen in diesem Bereich abzugrenzen:

1. die Luxatio acromialis,
2. die Acromionfraktur und
3. das Os acromiale.

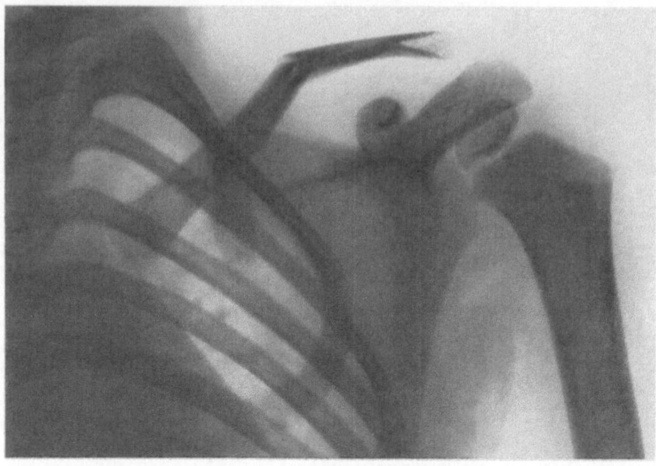

a_1

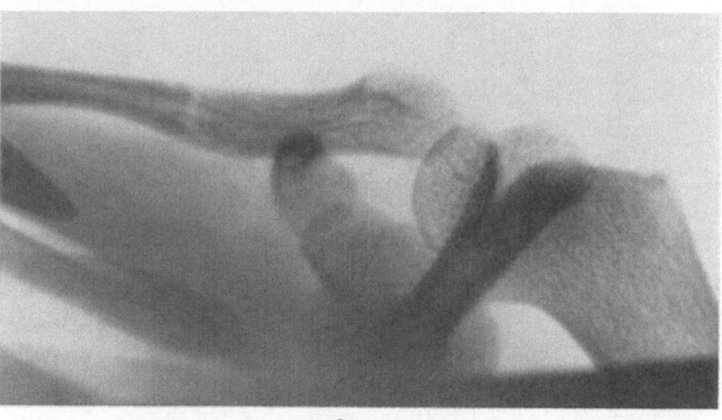

a_2

Abb. 31a—c. Claviculafraktur im mittleren Drittel. a Subperiostal. b Typischer Biegungsbruch beim Erwachsenen. c Geburtstrauma (4 Wochen nach der Geburt)

b) Brüche im mittleren Drittel. In diesem Bereich treten die meisten Frakturen auf (ca. 80—85%). Sie liegen entweder im mittleren Drittel selbst oder an der Grenze vom mittleren zum medialen oder lateralen. Diese Bezirke entsprechen der stärksten Krümmung des s-förmig geschwungenen Schlüsselbeines, außerdem treffen an diesen Stellen die Schwingungen des Stoßes und des Gegenstoßes aufeinander. Eine weitere Ursache ist die Hebelwirkung des lateralen Drittels, wobei die erste Rippe als Hypomochlion dient. Der Biegungsbruch führt hier oft zur Aussprengung eines dreieckigen oder zylinderförmigen Fragmentes, das sich häufig senkrecht zur Achse der Clavicula stellt und in vielen Fällen zu Komplikationen führt (Abb. 31 a_1, a_2, b_1, b_2 und c).

c) Brüche im medialen Drittel. Frakturen im sternalen Drittel sind relativ selten (Abb. 32). Der Grund hierfür dürfte einerseits in der relativ geschützten Lage zu erblicken sein und andererseits anatomische Ursachen (größte Dicke des Knochens und Knochenstruktur-Trabekel parallel zur Längsachse des Knochens) haben, so daß der

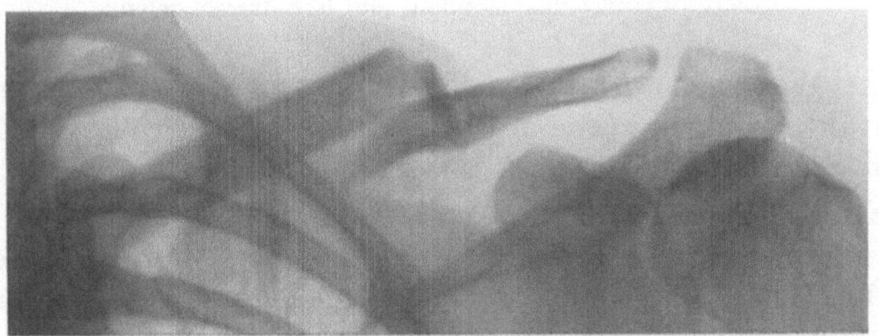

Abb. 31 b_1

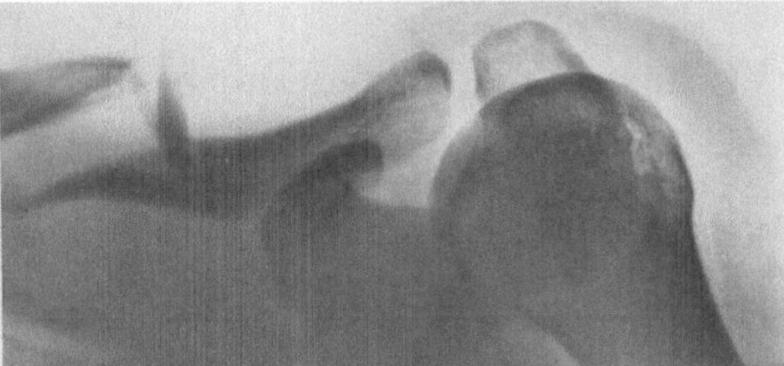

Abb. 31 b_2

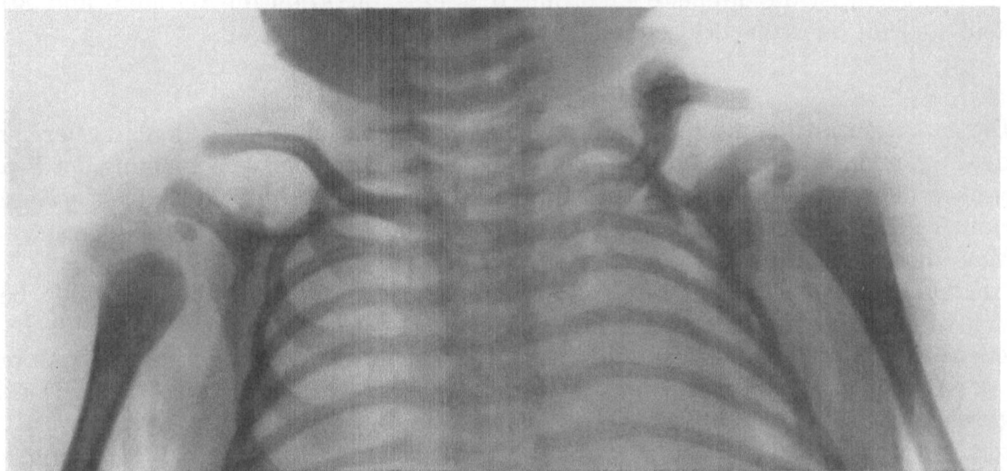

Abb. 31 c

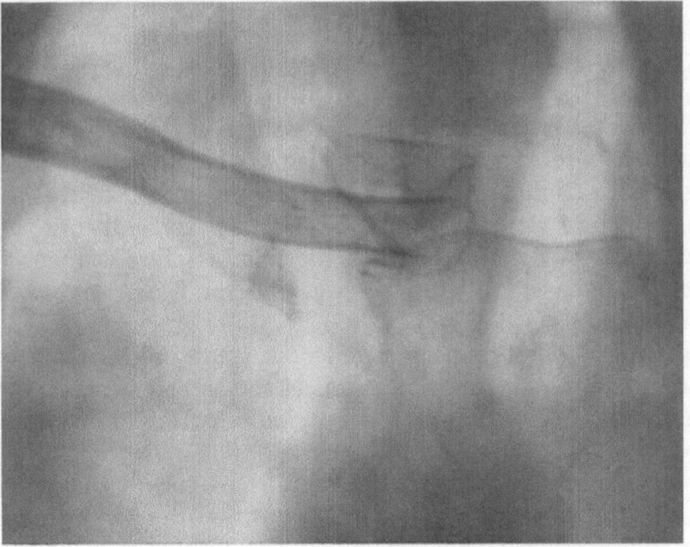

Abb. 32. Claviculafraktur im medialen Drittel

Knochen auf diese Weise eine große Bruchfestigkeit bekommt. Gelegentlich können in diesem Bereich Frakturen auch durch Muskelzug entstehen. Differentialdiagnostisch muß eine Luxation im Sternoclaviculargelenk ausgeschlossen werden.

d) Traumatische Epiphysenlösung. Der Nachweis einer traumatischen Epiphysenlösung an der Clavicula ist am sternalen Ende nur dann möglich, wenn bereits ein Knochenkern aufgetreten ist. Auf Grund der Kleinheit der Claviculaepiphyse möchten wir annehmen, daß diese Verletzung extrem selten sein dürfte und ihr röntgenologischer Nachweis wohl nur mit großen Schwierigkeiten zu führen sein wird.

VI. Luxationen im Schultereckgelenk

Schlüsselbeinverrenkungen sind relativ selten, da eine feste Bandverbindung zu den benachbarten Knochen besteht (MEDINA, 1953; MOTTA, 1953). Es erfolgt daher eher eine Fraktur der Clavicula als eine Luxation in ihren Gelenken. Von allen Luxationen des menschlichen Körpers machen die der Clavicula daher nur ca. 5% aus. Davon erfolgen ca. 75—80% im acromialen Gelenk, während Luxationen im sternalen Gelenk mit 20 bis 25% erheblich seltener auftreten. (Dies entspräche einem Verhältnis von 4—5:1.) KRÖNLEIN (1882) gibt dagegen ein Verhältnis von 2:1 an und UNGRICHT (1937) sogar ein solches von 20:1. Selten ist die doppelte Luxation, d.h. eine Luxation im Acromio- und Sternoclaviculargelenk oder die beidseitige Schlüsselbeinluxation.

1. Luxatio acromio-clavicularis

Die Luxation im Schultereckgelenk wird als Luxatio acromio-clavicularis bezeichnet. Da das Acromion nur ein Teil der Scapula ist, bedeutet sie eine Verschiebung der Scapula gegenüber dem Schlüsselbein, so daß die exakte Bezeichnung Schulterblattverrenkung oder auch Schultereckverrenkung lauten müßte.

Man unterscheidet drei verschiedene Luxationsarten:

Am häufigsten noch ist die *Luxatio supraacromialis.* Wie an anderer Stelle bereits betont, ist die Lage des lateralen Schlüsselbeinendes zum Acromion individuell sehr verschieden. Das laterale Claviculaende überragt normalerweise geringgradig das Acromion und der Gelenkspalt zwischen beiden Knochen ist sehr variabel (FICK, 1904). Deutliche Unterschiede sind besonders bei älteren Leuten auch zwischen rechts und links zu beobachten.

Bei entsprechender Gewalteinwirkung, z.B. bei Fall auf die Schulter, beim Sturz auf den adduzierten Arm oder beim Aufschlagen von Lasten schiebt sich daher fast immer die Clavicula über das Acromion hinweg. Hierbei zerreißt dann das Lig. acromioclaviculare und die Knochen entfernen sich voneinander, was ohne Verletzung der schlaffen Kapsel geschehen kann. Es entsteht so eine Subluxation (Abb. 33). Erst wenn das Lig. coracoclaviculare verletzt wird, das sich zwischen Rabenschnabelfortsatz und dem lateralen Schlüsselbeinende ausspannt, tritt das Claviculaende so hoch, daß man von einer vollständigen Luxation sprechen kann (MEYERDING, 1937) (Abb. 34a und b). Das Lig. coracoclaviculare ist jedoch sehr stark und zerreißt nur selten. Aus diesem Grunde sind auch Subluxationen wesentlich häufiger als Luxationen.

Die Abklärung zwischen Subluxation und vollständiger Luxation ist jedoch ohne Röntgenbild nicht möglich.

Bei den Verletzungen des Schultereckgelenkes steht das laterale Schlüsselbeinende, wie durch die Röntgenuntersuchung einwandfrei nachweisbar, mehr oder weniger hoch über dem Acromion ($^1/_2$—5 cm). Klinisch zeigt sich ein treppenförmiger Absatz über der unveränderten Schulterwölbung.

Luxationen nach unten (*Luxatio infraacromialis* eventuell sogar subcoracoidea) sind infolge der Form des Gelenkes sehr selten. Die Funktion des Schultergelenkes wird dabei durch Eindringen des lateralen Claviculaendes zwischen Acromion und Humerus sehr gestört, und auch das Schultergelenk in seiner Beweglichkeit behindert.

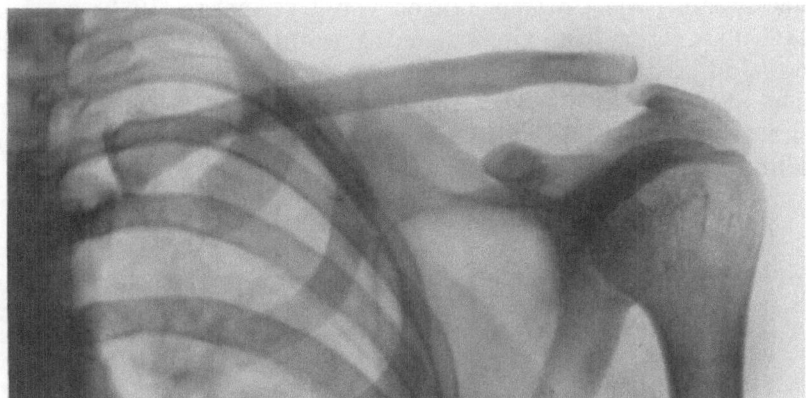

Abb. 33. Subluxation im Acromio-Claviculargelenk

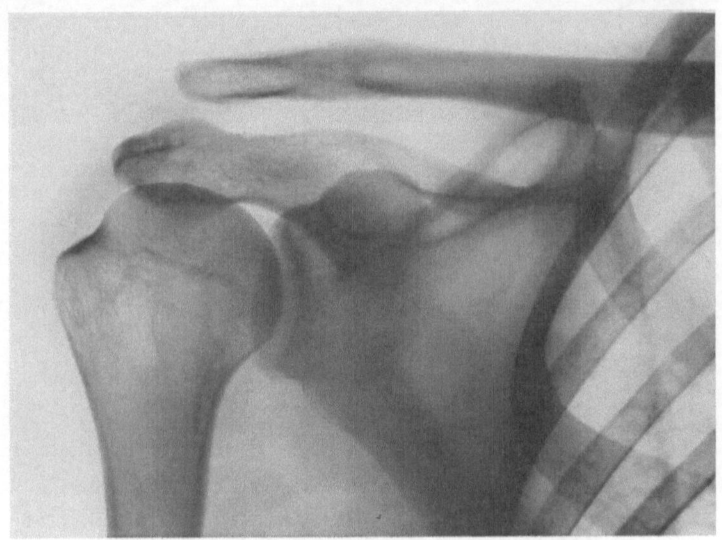

a

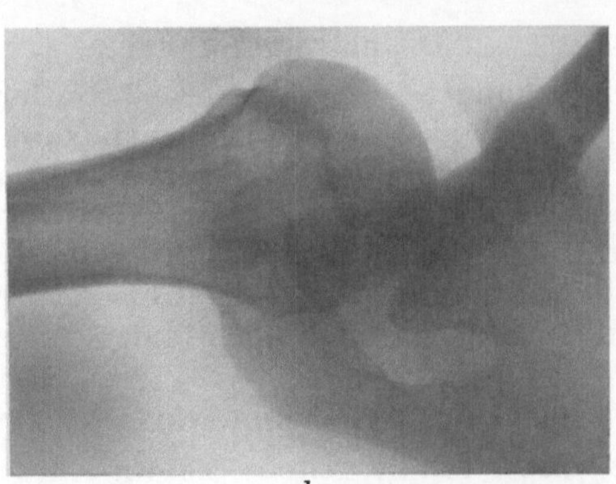

b

Abb. 34. Luxatio totalis im Acromio-Claviculargelenk

Das gleiche gilt auch für die Verrenkung des lateralen Schlüsselbeinendes nach dorsal, der *Luxatio supraspinata*. Sie ist ebenfalls äußerst selten. Das laterale Claviculaende durchspießt in diesem Fall die Muskulatur und schiebt sich in die Fossa supraspinata. Diese Verletzung, die durch direkten Druck auf den seitlichen Claviculaabschnitt nach hinten oder allein durch seitlichen Druck entsteht, führt zu einer erheblichen Weichteilverletzung (DOHN, 1956).

Gelegentlich kommt, wie Untersuchungen von DECOPPETS (1950) ergaben, auch eine habituelle Claviculaluxation vor. GIORGI und MERIGGI beobachteten eine doppelseitige habituelle Acromio-Clavicularluxation (1958).

Ausführliche Studien über die Behandlungsergebnisse der Acromio-Clavicularluxation stammen von GAERTNER (1955), von ARNER, SANDAHL und ÖHRLING (1957), von MILLBOURN (1950) und von SCHUPPLER (1935).

Die Luxationen am sternalen Ende werden im Kapitel über das Brustbein abgehandelt.

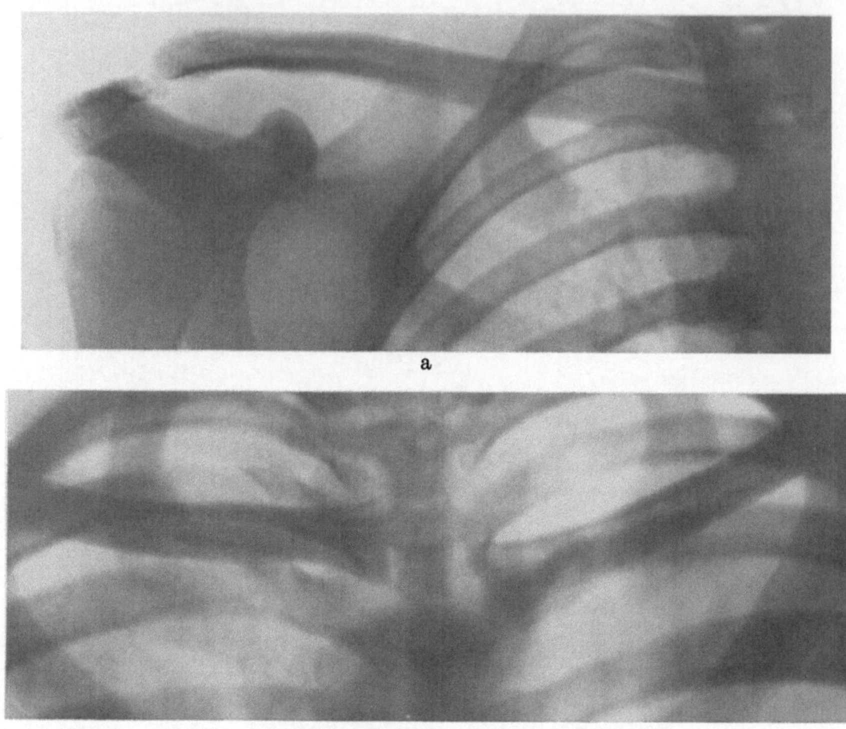

a

b

Abb. 35. Doppelverrenkung der linken Clavicula

2. Doppelverrenkungen

Unter einer Doppelverrenkung verstehen wir eine Luxation, die gleichzeitig zu einer Luxation der Clavicula in ihren beiden Gelenken führt (Luxatio claviculae duplex totalis). Sie ist nicht allzuselten und wird durch solche Gewalteinwirkungen ausgelöst, bei denen unter gleichzeitiger Drehbewegung Rumpf und Schulter von hinten nach vorn gegeneinander gepreßt werden. Unter starkem Längsdruck springt die Clavicula dann aus ihren beiden Gelenken. Am sternalen Ende ist die Clavicula in derartigen Fällen nach vorn oben und am acromialen Ende nach hinten oben luxiert (Abb. 35a und b).

3. Verrenkungen beider Schlüsselbeine (Luxatio claviculae utriusque)

Diese Verletzung ist wieder relativ selten. Sie wird hervorgerufen durch seitliche Kompression der Schultergürtel. Auch hier spielt häufig ein Drehmoment mit. RIEDINGER (1905) und GIONGO (1927) teilten entsprechende Beobachtungen mit.

VII. Nebenverletzungen

Claviculafrakturen und Luxationen der Clavicula können auf Grund der topographischen Verhältnisse gelegentlich Schädigungen an Nerven und Gefäßen sowie Verletzungen der Lunge und der Pleura hervorrufen. Diese Schädigungen treten entweder sofort, d.h. direkt auf, z.B. durch Anspießung, oder stellen sich erst später ein, wenn durch eine übermäßige Callusbildung eine Kompression auf Gefäße und Nerven entsteht (BERKHEISER, 1937; KÖSTER, 1957). Diese Spätschäden entwickeln sich langsam und fortschreitend und verlangen zwecks Beseitigung des schädlichen Drucks (vor allem Nerven) operative Maßnahmen (CAMPBELL u. Mitarb., 1949). Die durch den Unfall unmittelbar herbeigeführten Schädigungen des Plexus sind in ihrer Symptomatik sehr unterschiedlich. Sie können von unangenehmen Sensationen bis zur völligen Lähmung des gesamten Armes gehen. Die Schädigung der Gefäße tritt meistens sofort nach dem Bruch in Erscheinung. So führt ihre Kompression zu Stauungserscheinungen, zur Ischämie oder zu einem stärkeren lokalen Hämatom, das eventuell sogar Pulsation aufweist.

VIII. Posttraumatische Veränderungen

1. Veränderungen am Schultereckgelenk

Traumen der Schulterregion, Störungen im Bewegungsablauf des Schultergürtels und Armes, sowie starke längerdauernde Überlastungen des letzteren, können zu einer Schädigung der Gelenkflächen des Zwischenknorpels und des Bandapparates des Acromio-Claviculargelenkes führen, aus der sich häufig eine chronische Gelenkentzündung entwickelt. Sie äußert sich sowohl in lokalen Schmerzen, als auch in Funktionsstörungen des ganzen Schulterapparates, da wie bekannt, das Acromio-Claviculargelenk an allen Bewegungen der Schulter aktiv beteiligt ist. Nach den Ausführungen von SIEVERS (1914, 1919) trifft dies besonders beim Heben des Armes über die Horizontale und beim Verschieben der Schulter nach vorne, hinten und oben zu. Röntgenologisch lassen sich folgende Befunde erheben:

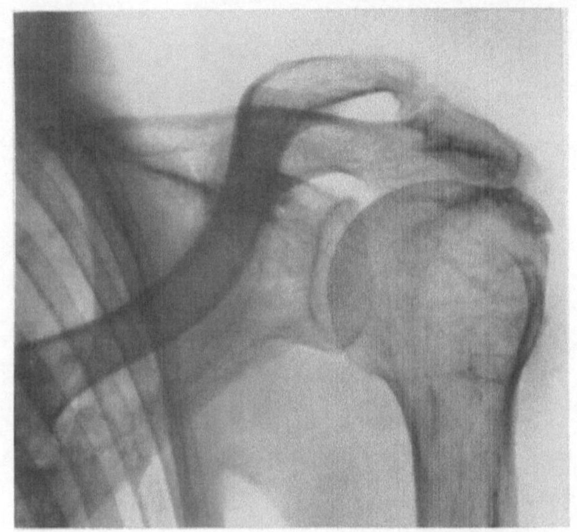

a

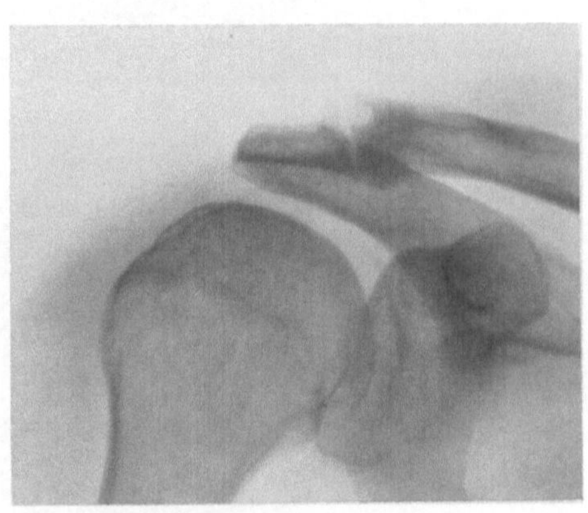

b

Abb. 36a u. b. Arthrosis deformans des Schultereckgelenkes

1. der Gelenkspalt kann verschmälert sein,
2. an den Randpartien der Gelenkflächen bilden sich kleine Knochenwülste,
3. die Gelenkflächen zeigen Konturunregelmäßigkeiten und Destruktionen mit umschriebener Strukturauflockerung (FICK, 1904; ERKES, 1928; SIEVERS, 1919; LEPENNETIER, 1925),
4. osteolytische Veränderungen in unmittelbarer Nähe der Gelenkflächen (Abb. 36a und b).

Erkrankungen des Acromio-Claviculargelenkes werden von MICHOTTE (1952) häufig als Ursache von Schulterschmerzen angesehen; nach HEINE (zit. bei MICHOTTE) liegt die Zahl der degenerativ-osteoarthrotischen Veränderungen an diesem Gelenk sehr hoch (40—50jährige Patienten 35,7%, 60—70jährige Patienten 91%).

2. Veränderungen am Bandapparat

Verkalkungen und Verknöcherungen sind in den Bandverbindungen der Clavicula mit der Scapula relativ häufig nachzuweisen. In der Beurteilung und Zuordnung von kalkdichten Konglomeraten in der Gelenkkapsel und dem Lig. acromioclaviculare sind jedoch die Ansichten nicht einheitlich. In differentialdiagnostischer Hinsicht sind derartige Verkalkungen von den Schaltknochen im Acromio-Claviculargelenk zu trennen,

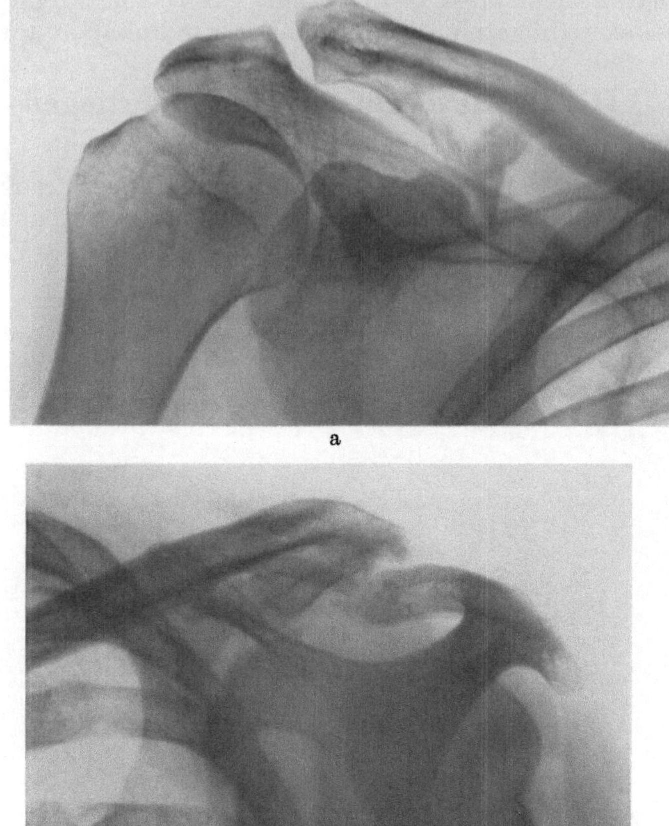

a

b

Abb. 37a u. b. Posttraumatische Verknöcherung im Lig. coracoclaviculare

was röntgenologisch nicht immer exakt möglich ist. So sah Seifert (1930) den von ihm histologisch untersuchten Kalkherd des Lig. acromioclaviculare als Ausdruck einer chronisch deformierenden Erkrankung des Acromio-Claviculargelenkes an. Esau (1933) berichtete ebenfalls über das Untersuchungsergebnis eines derartigen, beidseitig nachgewiesenen Gebildes, das als „Knochenschatten" angesprochen worden war. Bei der histologischen Untersuchung erwies er sich als ovaler Kalkherd. Wie Esau ausdrücklich betonte, hatte es nichts mit dem eigentlichen Bild einer deformierenden Acromio-Claviculargelenksveränderung zu tun. Die Entscheidung, ob es sich um eine Knochenneubildung oder um eine Kalkablagerung handelt, ist oftmals von großer Wichtigkeit. Oft ist es nicht möglich, eindeutig zu klären, ob Verkalkungen innerhalb oder außerhalb des Gelenkes liegen. Diese Entscheidung dürfte nach unserer Ansicht bereits die Grenzen der Röntgendiagnostik überschreiten.

Relativ häufig werden auch Verknöcherungen im Lig. coracoclaviculare beobachtet. Erstmals hat auf die ausgedehnten Ossifikationen im Lig. coracoclaviculare POIRIER (1887) hingewiesen. Diese sind in Form und Größe sehr unterschiedlich, z.T. sind sie flächenhaft, z.T. streifig ausgebildet. Etwa zwei Drittel von ihnen sind posttraumatisch entstanden. Wie HEUPKE (1928) feststellte, treten sie vor allem nach Luxationen im Acromio-Claviculargelenk auf. Außerdem werden sie auch nach Frakturen im lateralen Claviculadrittel häufig beobachtet. Sie bilden sich dabei zwischen den zerrissenen Bandpartien, nachdem es durch das Trauma dort zu einer ausgiebigen Blutung gekommen ist. ŠVÁB (1937) wies ergänzend darauf hin, daß die Verknöcherungen im Gebiet des Proc. coracoideus zwar besonders stark sind, daß jedoch der Proc. coracoideus in fast allen Fällen glatt begrenzt war. Nur gelegentlich seien am Proc. coracoideus Konturunregelmäßigkeiten durch Kalkauflagerungen nachzuweisen gewesen. Möglicherweise sind dafür anatomische Verhältnisse ausschlaggebend, auf die LUSCHKA (1865), POIRIER (1890) und FICK (1904) hingewiesen haben. Sie stellten fest, daß das Lig. coracoclaviculare bei seiner Insertion am Proc. coracoideus immer eine fibrös-knorpelige Grenzschicht habe (Abb. 37a und b).

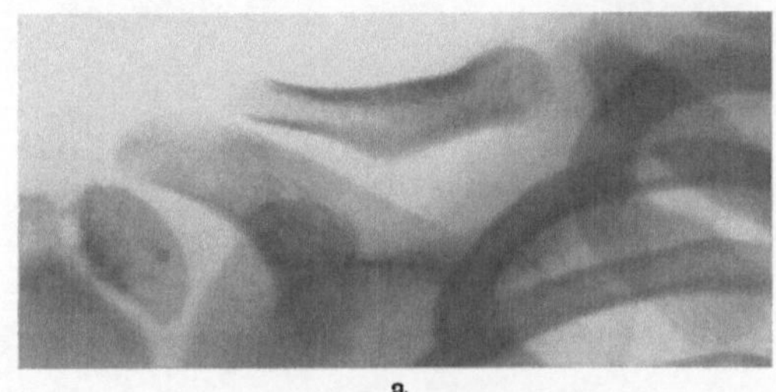

a

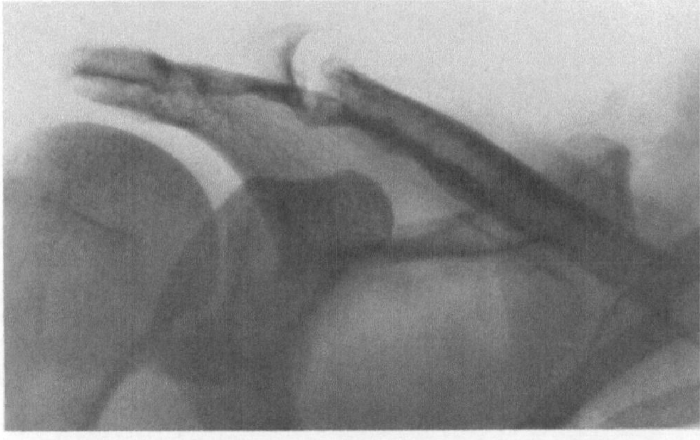

b

Abb. 38a u. b. Claviculapseudarthrose nach Fraktur. a Beim Kind. b Beim Erwachsenen

3. Pseudarthrosenbildung

An der Clavicula kommt es, wie KÜNTSCHER 1952 ausführte, verhältnismäßig selten zu Pseudarthrosenbildungen, obwohl dieser Knochen relativ häufig bricht und eine exakte Fixation der Fragmente bei konservativem Behandlungsverfahren praktisch nicht möglich ist. Entsprechend dem besonders häufigen Auftreten von Frakturen im mittleren Drittel der Clavicula, werden die Pseudarthrosen auch vorwiegend in diesem Bereich beobachtet (CESARANI, 1946). Röntgenologisch läßt sich manchmal auch an der Clavicula eine kolbige Auftreibung an den einander gegenüberliegenden Fragmentenden nachweisen. Der Pseudarthrosenspalt verläuft meistens flachbogig und ist glatt begrenzt. Seine Breite beträgt 1—2 mm. Die Stärke der Dislokation wechselt (Abb. 38a und b).

Mitteilungen über Claviculapseudarthrosen sind verhältnismäßig spärlich (GHORMLEY u. Mitarb., 1941; SIMONS, 1940).

Die Beseitigung der Pseudarthrose kann nur auf operativem Wege geschehen, z. B. in Form einer Drahtumschlingung und Anlagerung eines Knochenspanes. KÜNTSCHER hat darüber hinaus auch die Marknagelung vorgeschlagen, wies aber darauf hin, daß neben technischen Problemen auch die Röntgenkontrolle während des Eingriffes gewisse Schwierigkeiten bereite.

4. Posttraumatische Osteolyse

Unter der Bezeichnung Osteolyse verstehen wir mit SCHINZ (1952) eine röntgenologisch sichtbare lokale Defektbildung eines Knochens, ohne damit exakte Angaben über

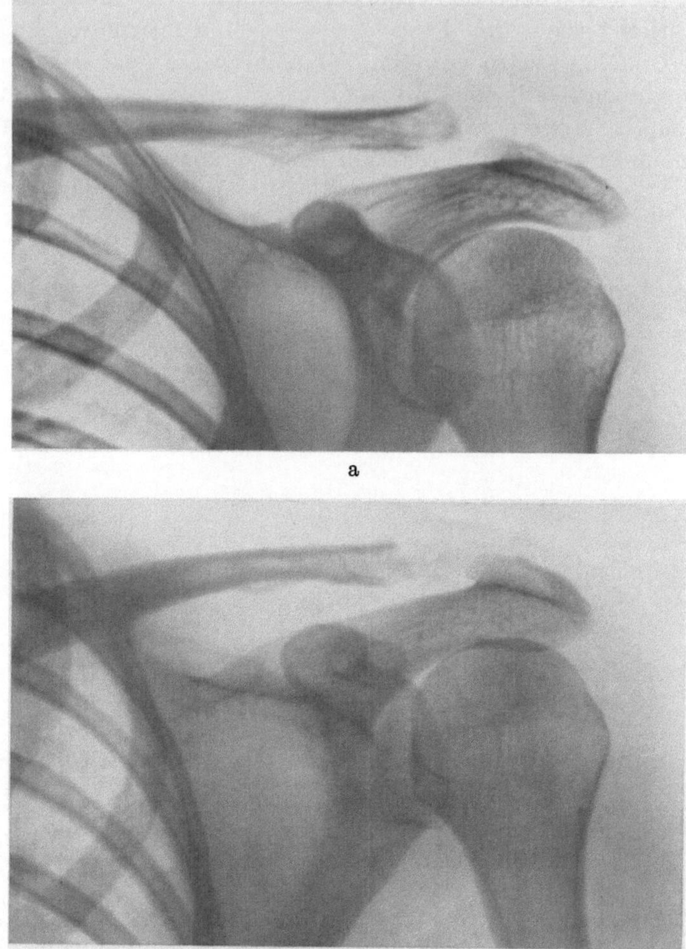

Abb. 39a—d. Posttraumatische Osteolysen. a 24jähriger Patient, erste Aufnahme am Unfalltag, b Kontrolle nach 10 Monaten

Ätiologie und Pathogenese machen zu wollen (Abb. 39a—d). Derartige Prozesse sind z. B. am Unterarm, Unterschenkel usw. beschrieben worden und traten meist nach einem Trauma auf, das zu einer Fraktur im Bereich der später eintretenden Osteolyse geführt hatte.

Die am lateralen Claviculaende zu beobachtende Osteolyse zeichnet sich jedoch dadurch aus, daß sie auch nach stumpfen Traumen auftritt. Als ein solches möchten wir auch die unkontrollierte, das Gelenk über das physiologische Maß hinausgehende Belastung ansehen.

WERDER hat 1950 erstmals auf die Claviculaosteolyse hingewiesen, nachdem er bei einem 31jährigen Mann, der sich durch Sturz vom Pferd eine Prellung der rechten Schulter und eine Subluxation im Acromio-Claviculargelenk zugezogen hatte, beobachten mußte, daß 2 Jahre später eine Verkürzung der rechten Clavicula eingetreten war. Dieser Befund war durch Schwund der Knochensubstanz im lateralen Claviculaabschnitt bedingt, den WERDER als „posttraumatische Osteolyse" bezeichnete. Nach dieser ersten Beschreibung sind zunächst nur einzelne kasuistische Mitteilungen erfolgt, so daß der Eindruck entstehen könnte, es handle sich um einen seltenen Befund.

Von VIEHWEGER (1959) konnte jedoch nachgewiesen werden, daß osteolytische Veränderungen des lateralen Claviculaabschnittes nach stumpfen Traumen keineswegs selten

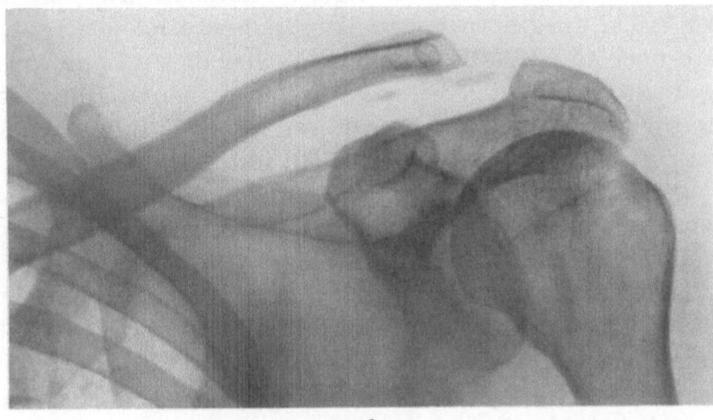

c

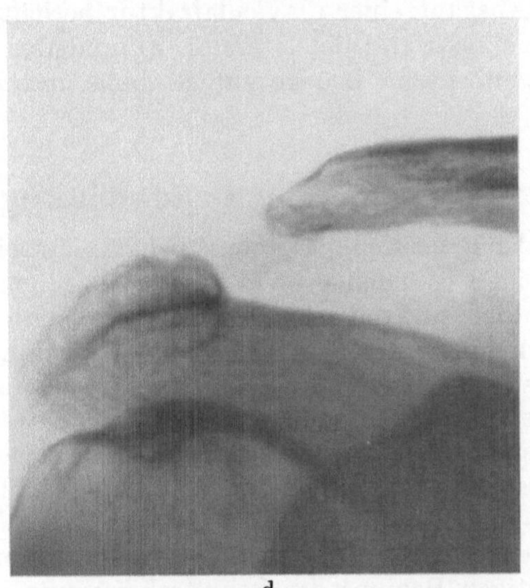

d

Abb. 39 c u. d. Weitere Beispiele von Osteolysen

sind, sondern bei entsprechender Beachtung sogar relativ häufig nachgewiesen werden können. Allerdings sind diese posttraumatischen Veränderungen hinsichtlich ihrer Lokalisation, ihres Ausmaßes und der damit verbundenen Formveränderung der Clavicula recht unterschiedlich. Das extremste Ausmaß stellt zweifelsohne ein meßbarer Defekt dar (1—2 cm). Der Zusammenhang mit dem Trauma ist nur dann gesichert, wenn die röntgenologischen Kontrolluntersuchungen das Auftreten eines osteolytischen Prozesses beobachten lassen.

Ist die Osteolyse dagegen bei der ersten Röntgenuntersuchung bereits vorhanden (SCHROTH, 1956; EHRICHT, 1959), so kann man aus diesem Befund nur den Zustand an der Clavicula registrieren; er sollte aber nicht Anlaß geben, ihn sofort in eine hypothetische Verbindung mit irgendeiner Krankheit zu bringen.

Dem größten Teil der bisherigen Mitteilungen liegen jedoch so präzise, verwertbare Angaben hinsichtlich des Zusammenhangs von Unfall und der röntgenologisch faßbaren Veränderung zugrunde (WERDER, 1950; ALNOR, 1951; NELL, 1953; STRAHL, 1953; GAERTNER und SCHWIER, 1955; PFEIFER, 1953; HASSELMANN, 1955; MORDEJA, 1958, JACOBS, 1964), daß man in derartigen Fällen die traumatische Genese nicht ablehnen kann. Es soll jedoch damit keineswegs gesagt werden, daß die Osteolyse der Clavicula nicht auch andere Ursachen haben kann.

Es ist jedoch noch immer unklar, welche Vorgänge sich im und am Knochen dabei abspielen müssen, damit es zu diesen röntgenologisch nachweisbaren Veränderungen kommt. Welche der bisher ausgesprochenen Hypothesen ätiologisch von Bedeutung sind, vermögen wir heute noch nicht zu entscheiden. Vielleicht sind alle Vermutungen richtig und jeder einzelne Faktor trägt das seine zur Osteolysenentstehung bei. Welche Hypothese auch immer für richtig gehalten wird, sei es die allumfassende Hypothese der „kryptogenetischen" Entstehung (WERDER, 1950), die Annahme einer neurotrophischen Störung (ALNOR, 1951) oder einer Ernährungsstörung durch Drosselung der Gefäße (ALNOR, 1951; GAERTNER und SCHWIER, 1955; MORDEJA, 1958; VIEHWEGER, 1959), von entwicklungsgeschichtlichen Momenten oder einer subfrakturellen Knochenschädigung (MORDEJA, 1958), alle werden unserer Ansicht nach durch die einheitliche Noxe ausgelöst, die das stumpfe Trauma darstellt. Hierdurch werden dann wohl die verschiedensten Reaktionen eingeleitet, die dann in den einzelnen Fällen und individuell unterschiedlich einmal in dieser oder jener Richtung einen entscheidenden Einfluß auf die Entstehung der Osteolyse bilden.

Über einen seltenen Ausgang einer Claviculafraktur berichtete PORTA 1942. 10 Jahre nach der Fraktur war ein Schwund des lateralen Fragmentes eingetreten, während das mediale Fragment eine knöcherne Brücke zur Scapula und zur zweiten Rippe besaß.

IX. Fragen der Begutachtung

Während der Dauer der Bruchheilung besteht bei Handarbeitern eine völlige Erwerbsunfähigkeit. Im allgemeinen ist nach 6—8 Wochen wieder eine stabile Verstrebung erreicht und der Arm belastbar, so daß nach dieser Zeit mit leichter Arbeit begonnen werden kann, wobei jedoch Druck auf die Clavicula vermieden werden muß, da der Callus direktem Druck gegenüber noch so lange empfindlich bleibt, bis sein funktioneller Umbau abgeschlossen ist. Für die Zeit der ersten Gewöhnung ist die Erwerbsunfähigkeit mit 25 bis 30% anzusetzen. Nach einem $^1/_2$—$^3/_4$ Jahr ist in der Regel eine völlige Erwerbsfähigkeit anzunehmen. Diese Zeitspanne ist im höheren Alter und bei Handarbeitern verlängert. In höherem Alter führt die Claviculafraktur häufig zu einer Versteifung des Schultergelenkes, was wiederholt Veranlassung gab, unter anderem von EHLERT (1939), auf die Bedeutung eines frühzeitigen Beginns der Schulterbewegung hinzuweisen.

Kommt es posttraumatisch zu einer Abnahme der „normalen Schulterbreite", hat dies häufig eine Verminderung des Aktionsradius des Schultergelenkes zur Folge.

Bei der Subluxation im Schultereckgelenk ist meist schon nach kurzer Zeit eine volle Belastungsfähigkeit gegeben.

Bei vollständiger Verrenkung ist die Prognose ungünstig, da es sehr oft zu Reluxationen kommt und die Verletzung auch die Drehung des Schulterblattes beeinträchtigt. Die Beurteilung des Grades der Arbeitsunfähigkeit verlangt in vielen Fällen eine Berücksichtigung der Berufsgruppe. Die Dauer der Arbeitsunfähigkeit soll mindestens 4 bis 6 Wochen nach der Reposition betragen, um eine Ausheilung der Weichteilverletzung zu erreichen. Bei Schwerarbeitern beträgt die Erwerbsminderung für die dann folgenden Monate noch ca. 20—30%.

Kommt es zur Ausbildung eines Schlottergelenkes, so führt dieses in vielen Fällen zu einer dauernden Erwerbsminderung, welche mit etwa 25—30% angenommen wird.

Sehr häufig führt die Verletzung zu einer Arthrosis deformans des Acromio-Claviculargelenkes, auch kann sich eine bereits vorhandene Arthrosis durch das Unfallereignis verschlechtern (MILLBOURN, 1950).

Auch bei einer Doppelverrenkung der Clavicula kann nach gelungener Reposition ein gutes funktionelles Resultat erreicht werden. Gelingt jedoch die Reposition nicht vollkommen, so sind nach Wiedereintritt der Arbeitsfähigkeit wegen der Schädigung beider Arme höhere Renten (ca. 40—50%) erforderlich. Eine vollständige Ausheilung wird nur in seltenen Fällen beobachtet.

Wird nach einer Schulterkontusion eine Osteolyse der Clavicula beobachtet, so ist hiermit bewiesen, daß die Verletzung, auch wenn sie nicht sehr erheblich war, zu stärkeren reaktiven Veränderungen im Verletzungsbereich geführt hat. Eine primäre Knochenverletzung muß nicht Voraussetzung sein. Eine entsprechende Minderung der Erwerbsfähigkeit kann daher in einzelnen Fällen gegeben sein.

Literatur

G. Clavicula

AGATI, D.: Sulla genesi a sull'importanza clinica dell'articolazione coraco-claviculare. I. Un caso di ossificazione del legamenti conoide e trapezoide. II. Un caso di abnorme tuberosità coracoidea della clavicola. Arch. Radiol. (Napoli) **6**, 813—826 (1930).

— Cisti giovanili essenziali della clavicola. Arch. Radiol. (Napoli) **15**, 5—16 (1939).

ALNOR, P.: Die posttraumatische Osteolyse des lateralen Claviculaendes. Fortschr. Röntgenstr. **75**, 364—365 (1951).

AMORTH, G.: Modifiche di tecnica dell'infibulamento percutano della lussazione acromioclavicolare. Minerva ortop. **10**, 87—90 (1959).

ANDERSON, H. S.: Lesions of the clavicle. Radiology **16**, 181—186 (1931).

ANSPACH, W. E., and R. G. HEUPEL: Familial cleidocranial dysostosis (cleidal dysostosis); preosseous and deutinal dystrophy. Amer. J. Dis. Child. **58**, 786—798 (1939).

APOSTOLAKIS, G.: La clavicle de l'homme. Arch. Anat. (Strasbourg) **18**, 169—180 (1934).

ARCHER, W. H., and S. G. HENDERSON: Cleidocranial depostosis, report of two cases. Oral Surg. **4**, 1201—1213 (1951).

ARNER, O., U. SANDAHL, and H. ÖHRLING: Dislocation of the acromioclavicular joint. Review of the literature and a report on 56 cases. Acta chir. scand. **113**, 140—152 (1957).

ARONSSON, H.: The treatment of acromioclavicular arthrosis. Acta chir. scand. **107**, 589—594 (1954).

BAATZ, M.: Kongenitaler Claviculadefekt. Münch. med. Wschr. **1921**, 347.

BACCAGLINI, M.: La fosseta o incisura costoclaveare della clavicola dal punto di vista anatomico e radiologico. Atti Soc. med.-chir. Padova **18**, 225—231 (1940).

BAUDISCH, E.: Beitrag zu den Strahlenschäden der Rippen und Schlüsselbeine bei Brustkrebs-Patienten. Strahlentherapie **113**, 312—318 (1960). Aus Zbl. ges. Radiol. **68**, 17 (1961).

BECK, E.: Über angeborene Schlüsselbeindefekte. Röntgenpraxis **2**, 949—950 (1930).

BECKER, FR.: Das os acromiale und seine Differentialdiagnose. Fortschr. Röntgenstr. **49**, 135—142 (1934).

BENNETT, E. H.: Congenital deformity of the clavicle. Irish Hosp. Gaz. N. **4**, 62 (1893).

BERKHEISER, E. J.: Old ununited clavicular fractures in the adult. Surg. Gynec. Obstet. **64**, 1064—1072 (1937).

BÉTOULIÈRES, P., C. ROMIEU et A. JOHANNSEN: Ossification post-traumatique des ligaments omo-claviculaires. J. Radiol. Électrol. **30**, 671—673 (1949).

BLENCKE, H.: Über die angeborenen Schlüsselbeindefekte. Arch. orthop. Unfall-Chir. **20**. 534—554 (1922).

BLUMENSAAT, C.: Zur Röntgendarstellung des Brustbeins. Mit Beiträgen zur Pathologie dieses Knochens. Bruns' Beitr. klin. Chir. **163**, 120—129 (1936).

BÖHLER, L.: Technik der Knochenbruchbehandlung im Frieden und im Kriege. Wien: Wilhelm Maudrich 1943, 1945, 1953, 1954, 1957.

BOGETTI, M.: Frattura di entrambe le clavicole (gleichzeitiger Bruch bd. Clav.). Infort. Traum. Lavoro **4**, 63—71 (1938).

BRANDT, GG.: Verzögerte Knochenheilung und Pseudarthrosenbildung. Leipzig: Georg Thieme 1937.

BRAVO, C. R., J R. G. GOMEZ: Fractura de clavícula en el recién nacido. Rev. chil. Pediat. **18**, 413—421 (1947).

BRUNNELLI, G.: Le fratture della clavicola. Minerva ortop. **2**, 308—316 (1951).

BUDA, D., e G. PERIA: Il trattamento delle fratture della clavicola con infibulo ossiale endomidollare. G. ital. Chir. **14**, 900—914 (1958).

BÜRKLE DE LA CAMP, H., u. P. ROSTOCK: Handbuch der gesamten Unfallheilkunde. Stuttgart: Ferdinand Enke 1956.

CAFFEY, J.: Pediatric x-ray diagnosis. Chicago 1945.

— Pediatric x-ray diagnosis. Chicago: Year Book Publ. 1950.

Calandriello, B.: Revisione critica della cura chirurgica della lussazione abituale di spalla. Arch. Putti Chir. Organi Mov. 1, 359—387 (1951).

Campbell, E., W. P. Howard, and Ch. W. Burklund: Delayed brachial plexus palsy due to ununited fracture of the clavicle. Report of a case. J. Amer. med. Ass. 139, 91—92 (1949).

Carpenter, G.: A case of absence of the clavicule Lancet 1899, 1, 13.

Caselnova, V. E.: Spontaneous pathologic fracture of the clavicle. Amer. J. Surg. 83, 821—823 (1952).

Caviedes, A. H. de: Über einen Fall von Ermüdungsbruch des Schlüsselbeines. Z. Orthop. 97, 217—222 (1963).

Cesarani, F.: Pseudo-artrosi della clavicola da pregressa lesione traumatica. Ann. Radiol. diagn. (Bologna) 19, 160—165 (1946).

Clara, M.: Entwicklungsgeschichte des Menschen. Leipzig 1940.

Cohn, M.: Ein Fall von Dysostosis cleidocranialis. Fortschr. Röntgenstr. 43, 363—366 (1931).

Criegern, H. v.: Ein Fall von angeborener Pseudarthrose beider Schlüsselbeine (Dysostosis cleido-cranialis). Diss. Jena 1934.

Decoppet, R. W.: Über habituelle Claviculaluxation im Sternoclaviculargelenk und eine neue Methode der operativen Behandlung. Helv. chir. Acta 17, 30—69 (1950).

Doesel, H.: Zum Bilde der Muskelgrube am kranialen, sternalen Schlüsselbeinende. Fortschr. Röntgenstr. 87, 786 (1957).

Dohn, K.: Luxatio acromio-clavicularis supraspinata. Acta orthop. scand. 25, 183—189 (1956).

Dufour, P.: Quelques cas d'ossification des parties molles de l'épaule. Leur traitement radiothérapique. J. Radiol. Électrol. 16, 120—122 (1932).

Edelmann, J. A.: Ein Fall von rudimentärer Entwicklung der beiden Schlüsselbeine beim Kinde. Vrach. gaz. 30, 536—539 (1926).

Ehlert, H.: Die Luxation im Acromio-Claviculargelenk. Zbl. Chir. 1939 II, 1895—1898.

Ehricht, H.-G.: Die Osteolyse im lateralen Clavikulaende nach Preßluftschaden. Arch. orthop. Unfall-Chir. 50, 576—582 (1959).

Eltorm, H.: Case of cleidocranial dysostosis. Acta radiol. (Stockh.) 26, 69—75 (1945).

Emmerich, H.: Traumatische Oberarmkopfnekrose. Mschr. Unfallheilk. 53, 123—125 (1950).

Enzler, A.: Die Clavicularfraktur als Geburtsverletzung des Neugeborenen. Schweiz. med. Wschr. 80, 48, 1280—1283 (1950).

Erkes, F.: Die Arthritis acromio-clavicularis, ihre Diagnose und Therapie. Bruns' Beitr. klin. Chir. 144, 270—279 (1928).

Esau, P.: Chronisch-deformierende Erkrankungen des Acromio-Clavicular-Gelenks. Mschr. Unfallheilk. 12, 614—619 (1933).

Eve, D.: Handbook of fractures. St. Louis 1947.

Fazzari, I.: Studio radiologico della clavicola umana. Arch. ital. Anat. Embriol. 34, 431—445 (1935).

Fick, R.: Handbuch der Anatomie und Mechanik der Gelenke. Jena: Gustav Fischer 1903.

Fischer, E.: Eine einfache Bestimmung des Wachstumsabschlusses an der Knochenknorpelgrenze der Rippen. Fortschr. Röntgenstr. 86, 505—508 (1957).

— Persistierende Claviculaapophyse. Fortschr. Röntgenstr. 86, 530—531 (1957).

— Tubercula für Muskel-Bandansatz am Schlüsselbein. Fortschr. Röntgenstr. 88, 71—75 (1958).

Fischer, H.: Die Bedeutung des Acromio-Claviculargelenkes im Krankheitsbild der schmerzhaften Schulterversteifung. Langenbecks Arch. klin. Chir. 173, 229—232 (1932).

Fitcher, S. M.: Cleidocranial dysostosis: Hereditary and familial. J. Bone Jt Surg. 11, 838—866 (1929).

Frasetto, F.: Coracoclavicular articulation; three cases. Chir. Organi Mov. 5, 116 (1921).

Friedrich, H.: Über ein noch nicht beschriebenes, der Perthesschen Erkrankung analoges Krankheitsbild des sternalen Klavikelendes. Dtsch. Z. Chir. 187, 385—398 (1924).

Froelich, A.: Absence congénitale des clavicules ou dysostose cleido-crânienne. Rev. méd. de l'est 54, 174—175 (1926).

Gaertner, W.: Ergebnisse operativer und konservativer Schlüsselbeinbruchbehandlung. Zbl. Chir. 80, 348—350 (1955).

—, u. V. Schwier: Posttraumatische Osteolyse des Schlüsselbeins. Zbl. Chir. 80, 953—955 (1955).

Gangler, J.: Über das Auftreten von Erweichungsherden im Schlüsselbeinkopf, eine typische Erkrankung. Chirurg 1, 849—853 (1929).

Gegenbauer, C.: Ein Fall von erblichem Mangel der Pars acromialis claviculae mit Bemerkungen über die Entwicklung der Clavicula. Jena. Z. Med. Naturw. 1, 1 (1864).

— Klavikula und Cleithrum. Morph. Jb. 23, 1—20 (1895).

Ghormley, R., J. Black, and J. Cherry: Ununited fractures of the clavicle. Amer. J. Surg. 51, 343—349 (1941).

Giongo, Fr.: Un caso di articolazione coracoclavicolare bilaterale. Radiol. med. (Torino) 14, 186—191 (1927).

Giorgi, G., e G. Meriggi: Su di un caso di lussazione abituale bilaterale della spalla. Riv. Pat. Clin. 13, 177—190 (1958).

Gradoyevitch, B.: Coracoclavicular joint. J. Bone Jt Surg. 21, 918—920 (1939).

Gray, H.: Anatomy. Philadelphia and New York: Lea Brothers Co. 1896.

Greig, D. M.: A neanderthaloid skroll presenting features of cleidocranial depostosis and other peculiaritres. Edinb. med. J. 40, 437 (1933).

Gruber, W.: Über die Arten der Acromialknochen und accidentellen Acromialgelenke. Arch. Anat. Physiol. 373—393 (1863).

GRUNE: Ein Beitrag zur Casuistik der posttraumatischen Verknöcherung des Lig. trapezoideum und conoideum. Langenbecks Arch. klin. Chir. **94**, 476—480 (1911).

HARET, G., A. DARIAUX et J. QUÉNU: Atlas de radiographie du systeme osseux normal. Paris 1927.

HARNAPP, O.: Angeborene Klavikula-Pseudarthrose. Beitr. Orthop. **12**, 672—673 (1965).

HASSELMANN, W.: Die sog. „posttraumatische" Osteolyse des lateralen Clavikulaendes. Mschr. Unfallheilk. **58**, 242—247 (1955).

HEINECKE, P.: Über kongenitalen Schlüsselbeindefekt. Z. orthop. Chir. **21**, 553—571 (1908).

HEUPKE, W.: Ein Fall von knöcherner Brücke zwischen Schulterblatt und Schlüsselbein. Fortschr. Röntgenstr. **37**, 894—896 (1928).

HEUSCHEN, C.: Anatomie und Klinik des Gabelschlüsselbeins (Clavicula bifurcata) und der Articulatio coraco-clavicularis. Schweiz. med. Wschr. **1938 I**, 535—539.

HIGOUMENAKIS, G. K.: Neues Stigma der kongenitalen Lues. Die Vergrößerung des sternalen Endes des rechten Schlüsselbeins, seine Beschreibung, Deutung und Ätiologie. Dtsch. Z. Nervenheilk. **114**, 288—299 (1930).

HOLLE, FR., u. E. SONNTAG: Grundriß der gesamten Chirurgie. Berlin-Göttingen-Heidelberg: Springer 1960.

HOLMBLAD, E. C.: X-ray examination of clavicles and acromioclavicular joints. Amer. J. Surg. **42**, 791—797 (1938).

HORVÁTH, F.: Über das korako-klaviculare Gelenk. Z. Orthop. **97**, 243—245 (1963).

HUC, M. G.: Les aplasies de la clavicule. Ann. Anat. path. anat. norm. méd.-chir. **4**, 267—289 (1927).

HULTKRANTZ, J. W.: Über kongenitalen Schlüsselbeindefekt und damit verbundene Schädelanomalien. Anat. Anz. 237—241 (1899).

— Über Dysostosis cleidocranialis. Z. Morph. Anthrop. **11**, 385—528 (1908).

HYRTL, J.: Lehrbuch der Anatomie des Menschen. Wien: W. Braunmüller, 5. Aufl. 1850; 12. Aufl. 1873.

INGHAM, F. L.: Cranio-cleido-dysostosis. Brit. J. Radiol. **20**, 332—334 (1947).

JACOBS, PH.: Post-traumatic osteolysis of the outer end of the clavicle. J. Bone Jt Surg. B **46**, 705—707 (1964).

JANKER, R.: Röntgenaufnahmetechnik. München: Johann Ambrosius Barth 1958.

JANSEN, M.: Das Gesetz der Verletzbarkeit schnell wachsender Zellen. Z. orthop. Chir. **50**, 193—303 (1929).

JUNGE, H.: Chirurgie der oberen Hohlvene und der Schlüsselbeinachselvene. Langenbecks Arch. klin. Chir. **282**, 720—733 (1955).

KAHLER, O. H.: Beitrag zur Erbpathologie des Dysostosis cleidocranialis. Z. menschl. Vererb.- u. Konstitut.-Lehre **23**, 216—234 (1939).

KAPPELER, O.: Ein Fall von fast totalem Mangel der Schlüsselbeine. Arch. Heilk. (1875).

KARITZKI, B.: In: Handbuch der gesamten Unfallheilkunde (BÜRKLE DE LA CAMP u. P. ROSTOCK). Stuttgart: Ferdinand Enke 1956.

KINSELLA, V. J.: Dysostosis cleidocranialis showing unique scapulae of primitive type. Lancet **1935 II**, 303—304.

KNETSCH, A.: Das sternale Schlüsselbeinende im Röntgenbild. Fortschr. Röntgenstr. **78**, 70—75 (1953).

— Zur Röntgendiagnostik einiger seltener Schädelfehlbildungen. Fortschr. Röntgenstr. **85**, 687—695 (1956).

KÖHLER, A., u. E. A. ZIMMER: Grenzen des Normalen und Anfänge des Pathologischen im Röntgenbild des Skelettes. Stuttgart: Georg Thieme 1953.

KÖRTE, W.: Über Gefäßverletzungen bei Verrenkung des Oberarmes. Langenbecks Arch. klin. Chir. **27**, 631—659 (1882).

— Ein Fall von Arterienverletzung bei Verrenkung des Oberarmes, Arteriennaht, Nachblutung, Unterbindung, Heilung. Langenbecks Arch. klin. Chir. **66**, 919—937 (1902).

KÖSTER, H. J.: Die Claviculafraktur des Neugeborenen. Röntgen-Bl. **10**, 117—119 (1957).

KOHLMANN, G.: Über eine noch nicht beschriebene Krankheit des Sternoklaviculargelenkes. Verh. dtsch. Röntg.-Ges. **15**, 49 (1924).

KOHLMANN, W.: Ein Fall von Dysostosis cleidocranialis mit Brachymesophalangie. Fortschr. Röntgenstr. **83**, 890—891 (1955).

KOLÁR, J.: Schlüsselbeinosteolyse nach einer radiogen bedingten Fraktur der Clavicula. Fortschr. Röntgenstr. **94**, 486—489 (1961).

KOPPENSTEIN: Seltene Entwicklungsanomalie des Schlüsselbeines. Fortschr. Röntgenstr. **38**, 919 (1928).

KREMSER, K.: Gelenkbildung am Schlüsselbein. Fortschr. Röntgenstr. **77**, 741—742 (1952).

KRÖNLEIN, U.: Die Lehre von den Luxationen. Stuttgart: Ferdinand Enke 1882.

KÜHNE, H.: Beitrag zur Entstehung der posttraumatischen Knochennekrose. Zbl. Chir. **78**, 1181—1185 (1953).

KÜNLEN, H.: Beitrag zur Darstellung der Klavikel in der 2. Ebene. Fortschr. Röntgenstr. **94**, 739—750 (1961).

— Zur Darstellung des Schlüsselbeins im Röntgenbild. Ärztl. Forsch. **16**, I, 581—586 (1962).

KÜNTSCHER, G.: Die Behandlung der Clavikularpseudarthrose. Z. Chir. **77**, 1364—1367 (1952).

LAMBERTZ, J.: Entwicklung der Clavicula. Fortschr. Röntgenstr. 1. Erg.-Heft, (1900).

LANZ, T. v., u. W. WACHSMUTH: Praktische Anatomie. Berlin: Springer 1935.

LEDIBERDER, H.-P.-H.: Absence de la clavicule, de l'omoplate et du membre supérieur gauches chez un enfant, qui a reçu seize jours. Bull. Soc. anat. **10**, 2 (1856).

LEOPOLD, J. S., and F. CASTROVINCI: Cleidocranial dysostosis; atypical case in child. Amer. J. Dis. Child. **46**, 113—118 (1933).

LEPENNETIER, F.: Fracture of acromion process. J. Radiol. Électrol. **9**, 238 (1925).

Léri, A.: Autopsie d'une dysostose cleidocranienne, grosses lésions inflammatoires et hémorrhagiques méningo-encephaliques. In: Les affections des os et articulations. Paris 1926.

Liebenam, L.: Zwillingspathologische Untersuchungen aus dem Gebiet der Anomalien der Körperform. Z. menschl. Vererb.- u. Konstit.-Lehre **22**, 373 (1938).

Liebmann, Ch., and N. Freedman: Anomalies of the clavicle, with a previously unreported variation. Radiology **31**, 345—347 (1938).

Lilienfeld, A.: Über das os acromiale secundarium und seine Beziehungen zu den Affektionen der Schultergegend. Fortschr. Röntgenstr. **21**, 198—204 (1914).

Luschka, H. v.: Die Anatomie des Menschen, Bd. 3, 1. Tübingen 1865.

Lyons, C. G., and J. G. Sanyer: Cleidocranial dysostosis. Amer. J. Roentgenol. **51**, 215—219 (1944).

Marques, M. P.: Répartition chronologique des irradiations. J. Radiol. Électrol. **30**, 30—35 (1949).

Mau, C.: Das angeborene Fehlen des Halses nebst Bemerkungen über die Ätiologie des angeborenen Schulterblatthochstandes und der angegebenen Schulterlähmung. Z. orthop. Chir. **43**, 608—619 (1928).

Mauch, O. v.: Schaltknochen im Akromio. Fortschr. Röntgenstr. **83**, 733 (1955).

Mayer, E. G., u. J. Žakovsky: Anordnung der normalisierten Röntgenaufnahmen. Wien u. Innsbruck: Urban & Schwarzenberg 1950.

McBride, E. D.: Congenital deficiency of the clavicle. Hereditary cleidocranial dysostosis. J. Bone Jt Surg. **9**, 545—552 (1927).

McCurrich, H. S.: Calcification of bursa of coracoclavicular ligament. Brit. J. Surg. **26**, 329—332 (1938).

Medina, C. M.: Luxación de la articulación acromioclavicular. Pren. méd. argent. **1953**, 1225—1226.

Meyer, A. W.: Zur Behandlung der Clavicularluxationen. Dtsch. Z. Chir. **119**, 497—514 (1912).

Meyerding, H.: The treatment of acromioclavicular dislocation. Surg. Clin. N. Amer. **17**, 1199—1205 (1937).

Michotte, L. J.: L'arthrose acromio-claviculaire. Acta orthop. belg. **18**, 181—183 (1952).

Miessen, E.: Ein Fall von doppelseitiger Gelenkbildung zwischen Clavicula und Processus coracoides. Anat. Anz. **83**, 392—394 (1937).

Milch, H.: The rhomboid ligament in surgery of the sternoclavicular joint. J. int. Coll. Surg. **17**, 41—51 (1952).

Millbourn, E.: On injuries to the acromioclavicular joint. Treatment and results. Acta orthop. scand. **19**, 349—382 (1950).

Mollier, S.: Plastische Anatomie, S. 178—179. München 1924.

Mordeja, J.: Die posttraumatische Osteolyse des lateralen Schlüsselbeinendes. Arch. orthop. Unfall-Chir. **49**, 289—303 (1957).

— Die Arthrosis acromio-clavicularis als gelenkmechanisches Problem. Z. ges. inn. Med. **13**, 11—23 (1958).

Motta, A.: La luxación acromioclavicular. Acta ortop. traum. ibér. **1**, 92—105 (1955).

Nathan, W.: Chronische, deformierende Erkrankung des Akromio-Klavikular-Gelenks. Münch. med. Wschr. **50**, 2007—2009 (1932).

Neer II, Ch. S.: Fracture of the distal clavicle with detachment of the coraco-clavicular ligaments in adults. J. Trauma (Baltimore) **3**, 99—110 (1963).

Nell, W.: Die posttraumatische Osteolyse des Schlüsselbeines und ihr Verlauf. Hefte Unfallheilk. **44**, 151—154 (1953).

Nölke: Demonstration von Röntgenbildern. Fortschr. Röntgenstr. **36**, 727 (1927).

Nossen, H.: Schlüsselbeinkopferkrankungen unbekannter Art. Bruns' Beitr. klin. Chir. **153**, 149—152 (1931).

Nutter, P. D.: Coracoclavicular articulations. J. Bone Jt Surg. **23**, 177—179 (1941).

Ochsenius, K.: Ein Irrtum bei der Deutung der Röntgenaufnahme der Clavicula. Münch. med. Wschr. **1932 II**, 1397.

Orosz, D.: Angeborene Deformität des Schlüsselbeines. Magy. Röntgen Közl. **7**, 45—47 (1933) [Ungarisch].

Ott, P.: Über Kontaktaufnahmen. Fortschr. Röntgenstr. **81**, 818—825 (1954).

Ottenjann, R.: Normale Formvarianten und pathologische Veränderungen des sternalen Endes der Klavicula im Röntgenbilde. Mschr. Kinderheilk. **103**, 516—518 (1955).

Pahl, R.: Doppelter Nervenkanal der Clavikula als diagnostische Fehlerquelle. (Zugleich ein Beitrag über das Foramen nervi supra-claviculare). Fortschr. Röntgenstr. **82**, 487—491 (1955).

Parsons: On the proportions and characteristics of the modern English clavicle. J. Anat. (Lond.) **51**, 71—93 (1916/17).

Pendergass, E. P., and P. J. Hodes: The rhomboid fossa of the clavicle. Amer. J. Roentgenol. **38**, 152—155 (1937).

Perusi, A., e E. Toajari: Angioendotelioma della clavicola. Arch. Ortop. (Milano) **63**, 274—278 (1950).

Pfeifer, W.: Demonstration einer posttraumatischen Verknöcherung des Lig. coraco-claviculare. Fortschr. Röntgenstr. **82**, 695 (1953).

Philips, H. B.: A lateral view of the clavicle. Roentgenographic demonstration by a new technique. J. Bone Jt Surg. **17**, 202—203 (1935).

Pillsburg, H. C.: Congenital absence of the clavicles (hereditary cleidocranial dysostosis) Report of case. Amer. J. Roentgenol. **18**, 322—326 (1927).

Poirier, P.: La clavicula et ses articulations. Arch. anat. physiol. norm. path. homme anim. **26** (1890).

POIRIER, P.: Traité d'anatomie humaine. Paris 1893.

PORTA, C.: Raro esito di una frattura della clavicola. Radiol. med. (Torino) **29**, 295—297 (1942).

QUESADA, F.: Technique for the Roentgen diagnosis of the clavicle. Surg. Gynec. Obstet. **42**, 424—428 (1926).

RAUBER, A., u. F. KOPSCH: Lehrbuch und Atlas der Anatomie des Menschen. Leipzig: Georg Thieme 1939.

RAVELLI, A.: Zum Bilde der Bandgrube am sternalen Schlüsselbeinende. Fortschr. Röntgenstr. **82**, 804—808 (1955).

— Über eine eigenartige Form des sternalen Schlüsselbeinendes („Fischmaulform"). Fortschr. Röntgenstr. **82**, 827—828 (1955).

— 32. Zur Frage der sogenannten Friedrichschen Krankheit. Z. Orthop. **86**, 397—409 (1955).

RAVELLI, R.: Zur Technik der Röntgenuntersuchung des Schlüsselbeins und seiner Gelenke. Chir. Praxis **1960**, 377—384.

REICHMANN, M.: Kongenitaler Defekt beider Schlüsselbeine. Fortschr. Röntgenstr. **18**, 207 (1911/12).

RIEDNIGER, J.: Ein Fall von gleichzeitiger traumatischer Luxation beider Schlüsselbeine. Arch. orthop. Unfall-Chir. **9**, 45—46 (1911).

RITVO, M., and RITVO, MEYER: Roentgen study of the sternoclavicular region. Amer. J. Roentgenol. **58**, 644—650 (1947).

RUCKENSTEINER, E.: Die normale Entwicklung des Knochensystems im Röntgenbild. Radiol. Praktika, Bd. XV. Leipzig: Georg Thieme 1931.

RUSSO, FR.: Studio radiografico della clavicola in proiezione ascellare. Ortop. Traum. Appar. mot. **10**, 15—20 (1938).

SAINT-PIERRE, L.: Pseudarthrose congénitale de la clavicule droite. Ann. Anat. path. **7**, 625—628 (1930).

SCHÄFER, A.: Frakturen und Luxationen. Stuttgart: Wissenschaftliche Verlagsgesellschaft 1948.

SCHAEFER, H.: Über das Auftreten von Erweichungsherden im Schlüsselbeinkopf. Chirurg **21**, 71—72 (1930).

SCHINZ, H.: Die Schulter, eine anatomische und röntgenologische Studie. Arch. orthop. Unfall-Chir. **22**, 352—386 (1924).

SCHINZ, H. R., W. E. BAENSCH, E. FRIEDL u. E. UEHLINGER: Lehrbuch der Röntgendiagnostik. Stuttgart: Georg Thieme 1952.

SCHLYVITCH, B.: Über den Articulus coracoclavicularis. Anat. Anz. **83**, 89—93 (1937).

SCHNEK, F.: Röntgendiagnostik der Knochenverletzungen. Wien: Wilhelm Maudrich 1932.

SCHÖNBAUER, H. R.: Zur Röntgentechnik des Schlüsselbeinbruches. Fortschr. Röntgenstr. **86**, 349—351 (1957).

SCHORSTEIN: A case of congenital absence of both clavicles. Lancet **1891I**, 16.

SCHROTH, R.: Beitrag zum Problem der sog. lokalisierten posttraumatischen Osteolysen. Zbl. Chir. **1956**, 601—606.

SCHUETE, K.-J.: Einige seltenere Knochenbefunde im Bereich des Schultergürtels. Fortschr. Röntgenstr. **86**, 231—239 (1957).

SCHUPPLER, V.: Die Behandlungsergebnisse der Schlüsselbeinbrüche. Arch. orthop. Unfall-Chir. **35**, 373—380 (1935).

SCHWARTZ, CH.: An interesting anomaly. Amer. J. Roentgenol. **41**, 376 (1939).

SEIFERT, E.: In: KIRSCHNER-NORDMANN, Die Chirurgie, Bd. II/2, S. 626—628. Berlin u. Wien: Urban & Schwarzenberg 1940.

— Einige Fehlbildungen im Schultergelenk. Fortschr. Röntgenstr. **43**, 620—624 (1931).

SEYFFARTH, G., u. R. HEPPE: Die Röntgenaufnahme des Schlüsselbeins in der zweiten Ebene. Beitr. Orthop. **12**, 71—75 (1965).

SEYSS, R.: Zur Röntgentechnik des Schlüsselbeinbruches. Fortschr. Röntgenstr. **90**, 768—769 (1959).

SHULMAN, S.: Rhomboid depression of the clavicle. Radiology **37**, 489—490 (1941).

SIEVERS, R.: Über die Bedeutung des Acromialgelenkes in der Pathologie der subcutanen Schulterverletzung. Langenbecks Arch. klin. Chir. **105**, 418—428 (1914).

— Die Arthritis acromio-clavicularis als wichtiges Glied in der Pathologie der stumpfen Schulterverletzungen. Zugleich ein Beitrag zur Periarthritis humerscapularis und der Bursitis subacromialis. Dtsch. Z. Chir. **129**, 583—653 (1914).

— Arthritis deformans des Acromioclaviculargelenkes. Virchows Arch. path. Anat. Beiheft zum 226. Bd. (1919).

SIMON, ST.: Eine Bandgrube des sternalen Schlüsselbeinendes. Röntgenpraxis **10**, 412—415 (1938).

SIMONS, R.: Außergewöhnliche Folgen einer Claviculafraktur. Röntgenpraxis **12**, 156—157 (1940).

SKARBY, H. G.: Das Foramen nervi clavicularis im Röntgenbild. Acta radiol. (Stockh.) **17**, 397—402 (1936).

SKUBISZEWSKI, F.: Knöcherne Metaplasie des clavicularen Teiles des M. sternocleidomastoideus. Chir. Narząd. Ruchu **3**, 151—156 (1930) [Polnisch].

SOULE jr., A. B.: Mutational dysostosis (cleidocranial dysostosis). J. Bone Jt Surg. **28**, 81—102 (1946).

— Ossification of coracoclavicular ligament following dislocation of acromioclavicular articulation. Amer. J. Roentgenol. **56**, 607—615 (1946).

STÅHL, F.: Considerations on post-traumatic absorption of the outer end of the clavicle. Acta orthop. scand. **23**, 9—13 (1953).

STEGEMANN, H.: Die Bedeutung des Acromio-Claviculargelenkes im Krankheitsbild der schmerzhaften Schulterversteifung. Langenbecks Arch. klin. Chir. **173**, 232—233 (1932).

SUTRO, C. J.: Dislocation at acromioclavicular articulation; note on technique of radiographic examination of shoulder in suspected dislocation at acromioclavicular or humeroscapular articulation. Surgery **21**, 751—754 (1947).

Šváb, V.: Posttraumatische Ossifikation der Coracoclavicularbänder. Fortschr. Röntgenstr. **55**, 366—375 (1937).

Tatum, J. R.: Familial cleido-cranial dysostosis. Amer. J. med. Sci. **188**, 365—371 (1934).

Tennent, W.: Bi-lateral fractures of clavicles. Brit. J. Radiol. **15**, 211 (1942).

Testut, L., et O. Jakob: Traité d'anatomie topographique. Paris: Octave Doin 1922.

Thomsen, B.: Nearthrosen in der Schultergegend. Ugeskr. Læg. **1942**, 1303—1305 [Dänisch].

Timpano, M.: Aspetti radiografici dell'articolazione coracoclavicolare. Ann. radial. e fis med. **8**, 491—507 (1934).

Todd, T. W., and J. d'Errico jr.: The clavicular epiphyses. Amer. J. Anat. **41**, 25—50 (1928).

Tuggle, A., and K. L. Mittou: Clavicular dysostosis. Amer. J. Roentgenol. **45**, 728—729 (1941).

Ungricht, E.: Die im Jahre 1937 von der SUVA anerkannten Luxationen. Diss. med. Zürich 1942.

Valentin, B.: In: Die Morphologie der Mißbildungen des Menschen und der Tiere. Hrsg. B. Gruber, Teil III, S. 465. Jena 1937.

Vandor, F.: Aseptische Nekrose der Clavicula nach Dissektionsoperationen des Halses. Fortschr. Röntgenstr. **94**, 656—661 (1961).

Viehweger, G.: Die posttraumatische Claviculaosteolyse. Chirurg **30**, 313—316 (1959).

Waern, A.: Kongenitale Schlüsselbeinperforation. Anat. Anz. **77**, 221—229 (1934).

Werder, H.: Posttraumatische Osteolyse des Schienbeinendes. Schweiz. med. Wschr. **1950**, 912—913.

Wertheimer, L. G.: Coracoclavicular joint; surgical treatment of painful syndrome caused by anomalous joint. J. Bone Jt Surg. A **30**, 570—578 (1948).

Werthemann, A.: Die Entwicklungsstörungen der Extremitäten. In: Henke-Lubarsch-Rössle, Handbuch der speziellen pathologischen Anatomie und Histologie, Bd. IX. Berlin-Göttingen-Heidelberg: Springer 1952.

Wittek, A.: Angeborener Defekt des Schlüsselbeines. In: Hoffa, Orthopädische Chirurgie, 7. Aufl. Stuttgart: Ferdinand Enke 1925.

Yamamoto, H.: Röntgenphotographische Untersuchungen der Neugeborenen. IV. Mitt. Über die Knochenfraktur der Wirbelsäule und des Schlüsselbeines der Neugeborenen. Okayama Igakkai Zasshi **48**, 1215—1225 (1936) [Japanisch].

Ytri, J.: Bidrag til spoorsmaalet om dysostosis cleido-cranialis congenita. Norsk Mag. Lægevidensk. **81**, 129—184 (1920).

Zellweger, H., K. Theiler u. F. Larcher: Über die Dysostosis cleidocranialis. Helv. paediat. Acta **5**, 264—278 (1950).

Zimmer, E. A.: Das Brustbein und seine Gelenke. Leipzig: Georg Thieme 1939.

Zsebök, Z.: Claviculahämangiom. Fortschr. Röntgenstr. **87**, 131—132 (1957).

H. Sternum und Sterno-Claviculargelenke

Von

E. Fischer

Mit 36 Abbildungen

I. Aufnahmetechnik

Die Seitenaufnahme läßt das Profil des Sternum abwärts vom Unterrand des Sterno-Claviculargelenks erkennen. Die gleichzeitige Darstellung beider *Sterno-Claviculargelenke* erfolgt durch die Doppelaufnahme nach ZIMMER (1939) oder durch Schichtaufnahmen. Aufnahmen eines Gelenkes gelingen durch die Methode von GUNSON (1943) oder die Großfocuskontaktaufnahme nach OTT (1954). Bei der *Übersichtsaufnahme* muß das Brustbein durch Schrägstellung des Brustkorbs (weitere Modifikation durch GIL Y GIL 1950) oder durch schräg einfallenden Zentralstrahl (HOLLY 1942) freiprojiziert werden. Weitere brauchbare Methoden sind die Doppelaufnahme nach ZIMMER und die Schichtuntersuchung mit schräger oder senkrecht zum Brustbein verlaufender Verwischungsrichtung (SCHNORR 1937); bei kleinem Pendelwinkel gelingt es nicht selten, das Sternum in seiner gesamten Länge auf einer Schicht abzubilden.

II. Röntgenanatomie

1. Embryonale und postnatale Entwicklung

Die phylo- und ontogenetischen Untersuchungen des Sternum haben bis heute noch keine einstimmige Auffassung ergeben, ob das Sternum von den Rippen (*Costaltheorie* von RUGE 1880), dem Schultergürtel (*Coracoidtheorie* von PATERSON 1904) abstammt oder autochthon (*Autogentheorie* von BRUCH 1852, zit. bei ZIMMER 1939) entsteht. REMANE (1936) hält die Autogentheorie für die wahrscheinlichere, während neuere Ergebnisse von REITER (1942) dafür sprechen, daß das Sternum doch ein Abkömmling der Rippen sei.

Nach RUGE, CHARLOTTE MÜLLER (1906) und REITER entwickelt sich aus den vorderen Enden der noch mesenchymal angelegten 1.—7. Rippe, die nach kranial und gering auch nach caudal umbiegen, die beiderseitige *Sternalleiste*, aus der durch einen caudalen Fortsatz der *Processus xyphoideus* (auch Processus ensiformis genannt) entsteht. Dieser hat keinen Zusammenhang mit den nicht sternalen Rippen (CHARLOTTE MÜLLER). Das *Korpus* und der Processus xyphoideus bilden sich ausschließlich durch Zusammenschluß der beiden Sternalleisten, deren Verschmelzungen entsprechend dem Descensus cordis von kranial nach caudal fortschreitet. Das *Manubrium* setzt sich aus zwei von verschiedenen Skeletteilen herrührenden Gewebsmassen zusammen:

1. dem oberen Teil der Sternalleiste, der den seitlichen Teil des Manubrium bildet und

2. einem mit der Entwicklung des ventralen Teils des Schultergürtels in enger Beziehung stehenden interclaviculären Blastems (REITER 1942).

Aus diesem Blastem entwickeln sich der kraniale und mittlere Teil sowie das gesamte *Sterno-Claviculargelenk* mit Discus und Knorpelüberzug des medialen Claviculaköpfchens sowie die *Suprasternalgebilde* (Abb. 1); die Grenzen zwischen diesen beiden Geweben verschwinden vollkommen. Die größere Breite des Manubrium erklärt sich aus diesem Entwicklungsvorgang. Halsrippen beteiligen sich nicht an der Bildung des Manubrium.

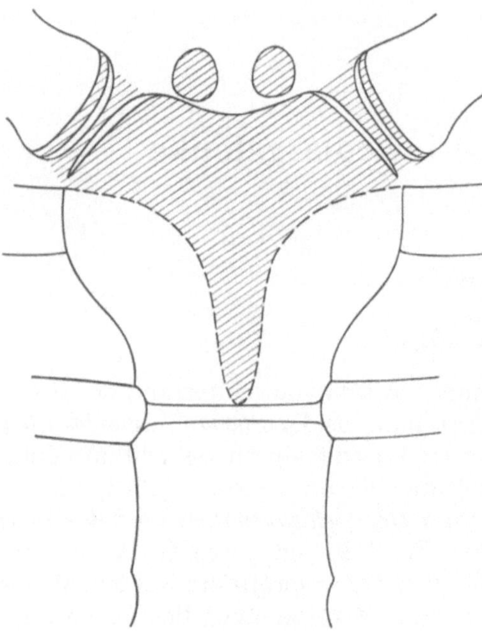

Abb. 1. Derivate des interclaviculären Blastems (schraffiertes Gebiet)

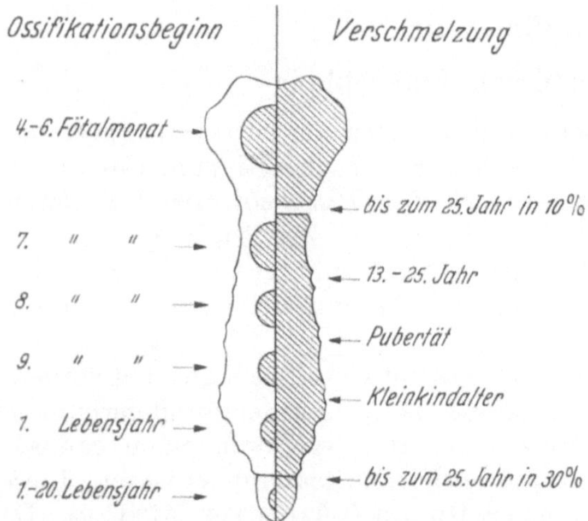

Abb. 2. Schematische Darstellung der Ossifikation und Verschmelzung der einzelnen Sternalabschnitte

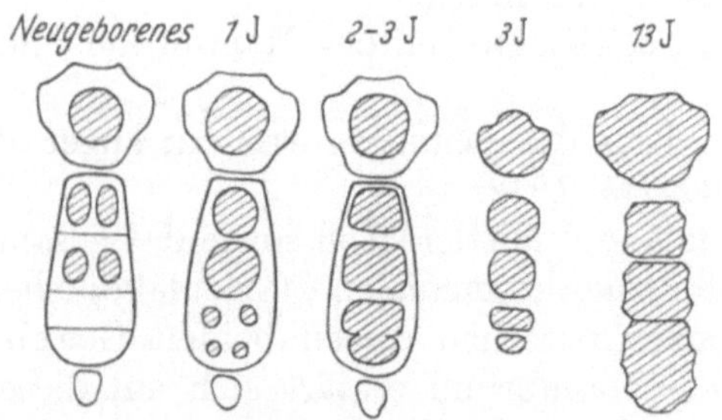

Abb. 3. Schematische Darstellung der normalen Brustbeinossifikation. (Nach HERDNER)

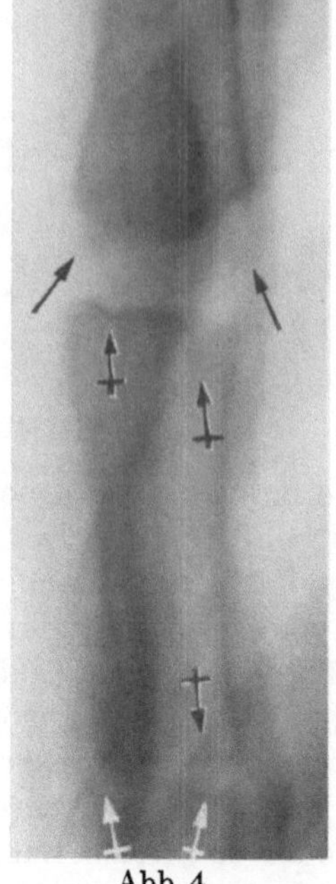

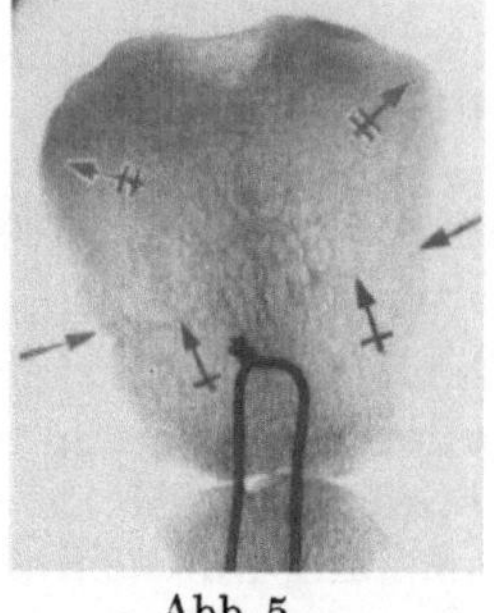

Abb. 4 Abb. 5

Abb. 4. Seitenaufnahme bei einem 20jährigen. Knochenkerne in der knorpeligen Randleiste am unteren Manubriumrand (↑). Wellige kraniale und caudale Konturen der Corpussegmente (‡)

Abb. 5. Brustbeinpräparat eines Jugendlichen. Abgerundete Ecke der Incisura clavicularis (‡). Ossifikationsnarbe (‡); das Manubrium ist aus mindestens zwei Knochenkernen hervorgegangen. Halbkreisförmige Lücken am lateralen Manubriumrand der Grenze zwischen den ursprünglich beiden untereinander gelegenen Manubriumkernen (↑)

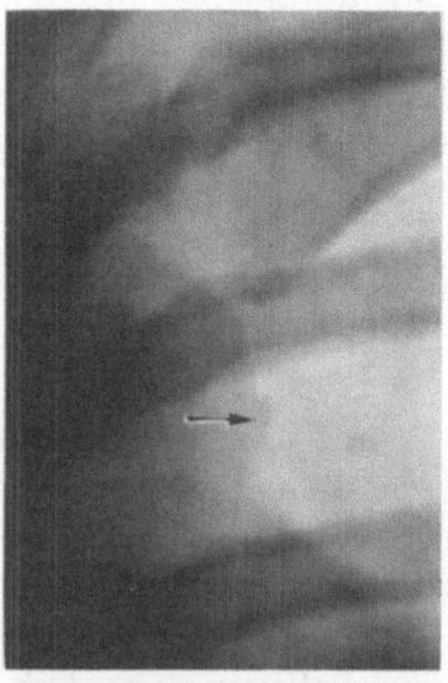

Abb. 6. Manubrium eines 16jährigen. Keilförmige Ausdehnung der Ossifikation in Richtung auf die untere Ecke der Incisura clavicularis (↑)

Die *Segmentierung* des Sternum erfolgt bereits schon im knorpeligen Stadium (Dziallas 1952). Das menschliche Sternum nimmt eine Mittelstellung ein zwischen dem völlig ungegliederten der Wale und dem zwischen jedem Rippenpaar unterteilten der übrigen Säuger und entwickelt sich von Anfang an mehr in die Breite, als es sonst bei den Mammaliern der Fall ist (Reiter 1942).

Die Synchondrosen sind die Wege für die einsprossenden Gefäße, die die *Ossifikation* einleiten. Der erste Knochenkern erscheint im 4.—6. Fetalmonat im Manubrium, der zweite im 7. Fetalmonat im obersten Korpussegment; bei Neugeborenen sind in drei bis vier Segmenten Knochenkerne vorhanden. Im 1. Lebensjahr folgt der Kern des vierten Korpussegments. Ein fünftes Korpussegment mit selbständigem Knochenkern kommt nur in 7% vor (Markowski 1905). Im Processus xyphoideus ist gelegentlich schon bei Neugeborenen, manchmal auch erst vom 20. Lebensjahr an, ein Knochenkern vorhanden (Abb. 2). Besonders in den caudalen Segmenten treten oft mehrere Kerne auf.

Nach Paturet und Brun (1952) sind doppelte Kerne bei Knaben häufiger. Bei beidseitigen Kernen beginnt die Ossifikation in der Regel zuerst auf der rechten Seite (Markowski 1905). Markowski hat paarige Knochenkerne stets nur caudal und nie cranial von unpaarigen Kernen beobachtet. Bei Neugeborenen fand Paterson (1904) mehrere Kerne im Manubrium in 21%, im ersten und zweiten Korpussegment in 50%, im dritten Korpussegment in 74%, nie jedoch im Processus xyphoideus.

Die paarigen Kerne liegen meistens neben- und seltener untereinander. Im Manubrium kommt überwiegend nur ein Kern vor. Manchmal befinden sich darunter noch ein bis zwei kleine Kerne. Der Manubriumkern bildet sich öfters aus mehreren Ossifikationspunkten, die jedoch schnell miteinander verschmelzen (Mayet 1895). Gelegentlich tritt im Manubrium caudal vom Hauptkern noch ein weiterer großer Kern auf (Abb. 17). Ein solches Manubrium wird dann sehr lang (Mayet, Herdner, Schmid u. Weber 1955). Vom zweiten Korpussegment an können die Kerne im gleichen Segment unterschiedliche Formen und Größen haben. Die Knorpelfugen innerhalb des Korpus sind schmäler als diejenigen zum Manubrium und Processus xyphoideus.

Das Schema von Herdner (Abb. 3) gibt an, wie sich die Knochenkerne im Laufe der normalen *postnatalen Entwicklung* umgestalten. Das dritte und vierte Korpussegment, die in der ersten Hälfte der Kindheit meistens kleiner als die beiden ersten sind, vergrößern sich in der zweiten Hälfte der Kindheit erheblich. Vom 5. Lebensjahr an schreitet die Ossifikation in der Mitte des unteren Randes des Manubrium und an der gegenüberliegenden Stelle im obersten Korpussegment mit einem zapfenförmigen Vorsprung fort (Pässler 1931). Dieser Zapfen ist von einer Knorpelleiste umgeben, in der später kleine Knochenkerne auftreten können (Abb. 4). Pässler beobachtete solche Knochenkerne wiederholt in Brustbeinen von 20- und 21jährigen und macht auf die wirbelsäulenähnlichen Verhältnisse mit Randepiphyse und Knorpelknötchen aufmerksam. Auch an den Korpussegmenten findet sich eine knorpelige Randleiste. Die Ossifikation dieser Randleiste erfolgt oft unregelmäßig; dann sind die Grenzflächen der Korpussegmente wellig konturiert (Abb. 18) und bleiben auch so, wenn die Knorpelfugen persistieren (Abb. 18). Die median vorauseilende und vorübergehend stark sklerotische Ossifikation kommt auch beim Schluß der Knorpelfugen des Korpus (Abb. 18) und bei relativ spät beginnender Synostosierung der Synchondrosis cranialis (Abb. 36) vor. In die untere Ecke der Incisura clavicularis, die gegen Ende des zweiten Dezenniums meistens noch leicht abgerundet ist (Abb. 5), schiebt sich manchmal die Ossifikation keilförmig vor (Abb. 6).

An der Incisura clavicularis entwickelt sich gelegentlich ein apophysärer Knochenkern (Abb. 8) gegen Ende des zweiten Dezenniums; im gleichen Zeitraum können manchmal auch an den Incisurae costales schmale, sklerotische Apophysen gefunden werden (Fischer 1963).

Zu Beginn des dritten Dezenniums tritt unterhalb der Incisura clavicularis im Verlaufe des Knorpels der 1. Rippe ein kleiner dreieckförmiger Knochenkern auf, das *Os para-*

sternale (Abb. 7), das nicht selten auch noch nach dem Wachstumsabschluß mit dem übrigen Manubrium noch nicht knöchern verschmolzen ist (Zimmer 1939). Die beim Erwachsenen charakteristischen seitlichen, zipfelförmigen Ausziehungen unterhalb der Sterno-Claviculargelenke sind durch das Os parasternale bedingt (Abb. 13).

Die Verschmelzung der Korpussegmente erfolgt von caudal nach kranial, umgekehrt wie das Auftreten der Knochenkerne. Die beiden unteren Korpussegmente verschmelzen zwischen dem Kleinkindalter und der Pubertät, dann folgt etwa während der Pubertät

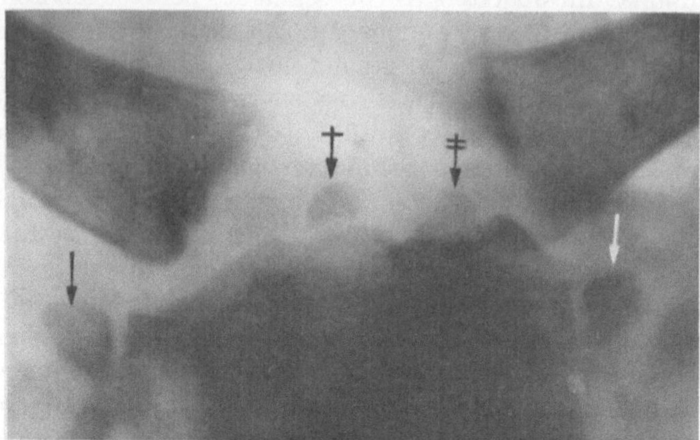

Abb. 7. Manubrium eines 21jährigen. Beidseitiges Os parasternale (↓). Rechtsseitiges Os suprasternale (†). Kräftiges, linksseitiges Tuberculum suprasternale (‡)

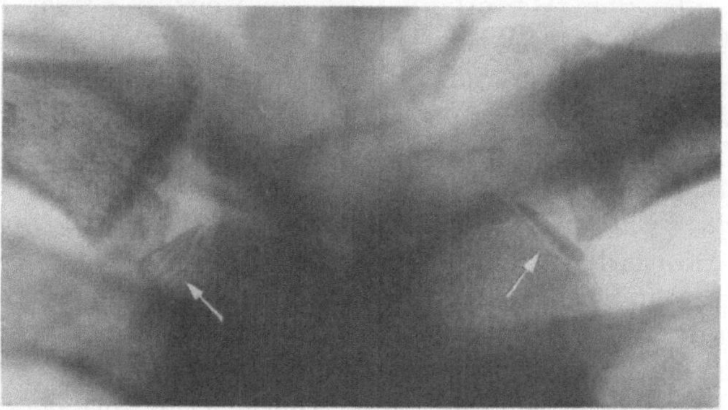

Abb. 8. Manubrium eines 22jährigen mit akzessorischen Knochenkernen beiderseits an der Incisura clavicularis (↑)

die Fuge zwischen dem zweiten und dritten Segment und zwischen dem 13. und 25. Lebensjahr, nach Brailsford (1945) bis zum 28. Lebensjahr, die Fuge zwischen dem ersten und zweiten Segment (Abb. 2). Als Reste der Kern- und Segmentgrenzen finden sich im Korpus Erwachsener nicht selten Ossifikationsnarben (Abb. 5 und 9).

Bei diesen Angaben ist zu berücksichtigen, daß die Formen und Zahlen der Knochenkerne sowie die Verschmelzungszeiten am Sternum stärker als an allen übrigen Teilen des Skelets variieren, wie alle Untersucher einstimmig hervorheben.

2. Die einzelnen Abschnitte des Brustbeins und seiner Gelenke

a) Manubrium

Der obere Rand des Manubrium ist als Folge der individuell unterschiedlich starken Reduktion des aus dem ventralen Teil des Schultergürtels herrührenden interclavicularen Blastems sehr verschieden gestaltet. Die Abb. 10 gibt die hauptsächlichen Formen an; Schrägstand, Einseitigkeit oder Asymmetrie der Tubera und der Incisur variieren diese Formen weiter.

Schon an jugendlichen Brustbeinen ist zwischen den Incisurae claviculares der Knochen sehr aufgelockert (Abb. 5). Dieses Gebiet liegt außerhalb der Druck- und Zugspannungen; es fehlt daher der physiologische Reiz zur verstärkten Knochenbildung. Durch das Os parasternale erhält das Manubrium des Erwachsenen häufig eine hornförmige Ausziehung (Abb. 13b und c), die zu der Bezeichnung *Sternum bicornutum (unicornutum)* geführt hat. RAVELLI (1956) wies darauf hin, daß auch durch sternale Anteile einer Halsrippe oder einer hypoplastischen ersten Rippe diese Sternumform entstehen kann.

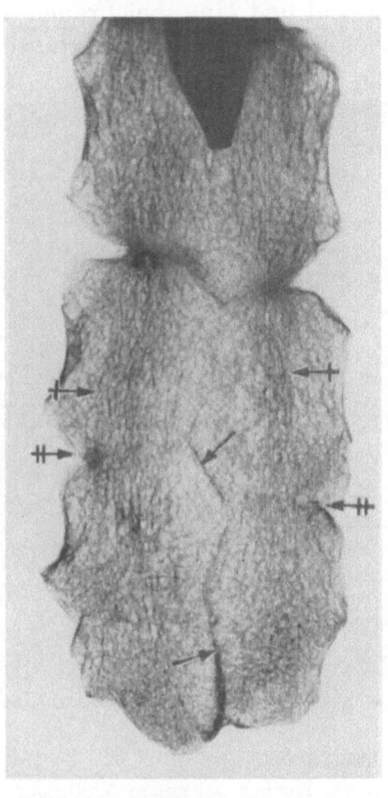

Abb. 9

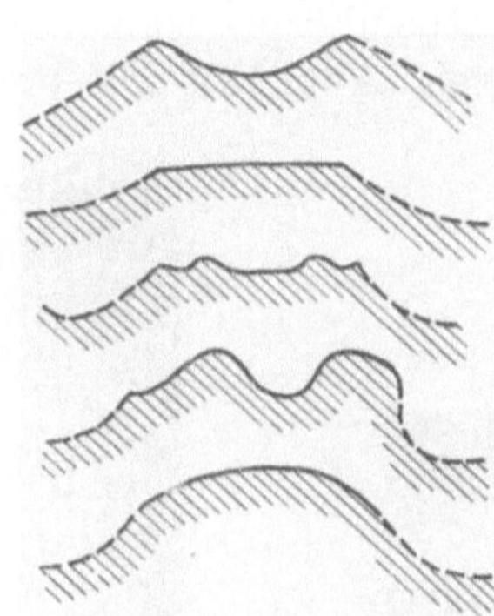

Abb. 10. Hauptsächliche Formen des Oberrandes des Manubrium und der Incisurae claviculares

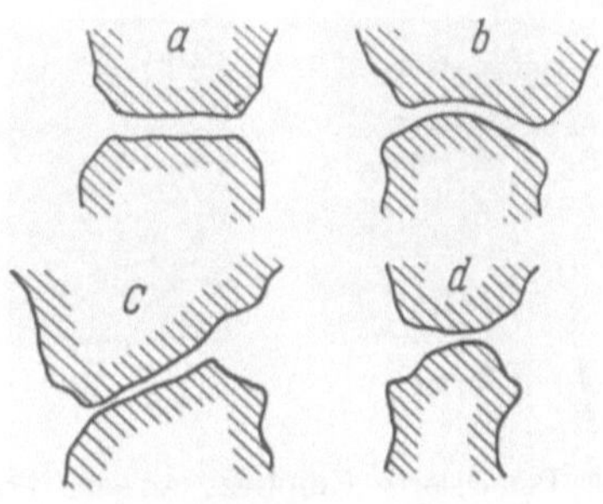

Abb. 11a—d

Abb. 9. Ossifikationsnarben bei anormaler Knochenkernentwicklung (↑). Ungleich hoher Rippenansatz am Corpus (⧺→). Stärker hervortretende, vertikal verlaufende Spongiosazüge, hervorgerufen durch eine Leiste an der Rückfläche des Korpus, an der der M. transversus thoracis ansetzt (+→)

Abb. 11a—d. Verschiedene Formen der Synchondrosis cranialis. (Nach ZIMMER)

An den seitlichen Rändern des Manubrium kommen zuweilen halbkreisförmige bis erbsengroße Lücken vor (Abb. 5 und 13b), die ZIMMER (1939) in Verbindung mit tiefem Ansatz der ersten Rippe sah. Nach eigenen Beobachtungen kann man diese Lücken auch bei normalem Ansatz der ersten Rippe finden; meistens handelt es sich dabei um kleine Ossifikationsdefekte an den Zwickeln bei einem aus mehreren Kernen hervorgegangenen Manubrium (Abb. 5).

b) Synchondrosis cranialis

Die Synchondrosis cranialis verläuft mehr oder weniger horizontal bzw. leicht kranialkonvex (Abb. 11a und b). Stärkere Abweichungen (Abb. 11c und d) sind die Folgen von Anomalien der Knochenkernentwicklung. Die Höhe der Synchondrosis beträgt nach ZIMMER bis 6 mm, nach PÄSSLER bis 10 mm.

Sehr selten findet sich in der Synchondrosis des Erwachsenen ein isolierter Knochenkern (v. MAUCH 1956); vielleicht hat sich hier ein zusätzlicher kleiner Knochenkern in der Art von persistierten Epiphysen (Abb. 12) in dem Knorpel des unteren Manubriumrandes weiterentwickelt.

Den Schmorlschen Knorpelknötchen ähnliche Einbuchtungen kommen oft zu beiden Seiten der Synchondrosis vor (PÄSSLER 1931).

c) Korpus

Der Brustbeinkörper ist bei Männern meistens schmal und lang, bei Frauen dagegen kurz und breit (Abb. 13). Die breiteste Stelle befindet sich in der unteren Hälfte. Diese

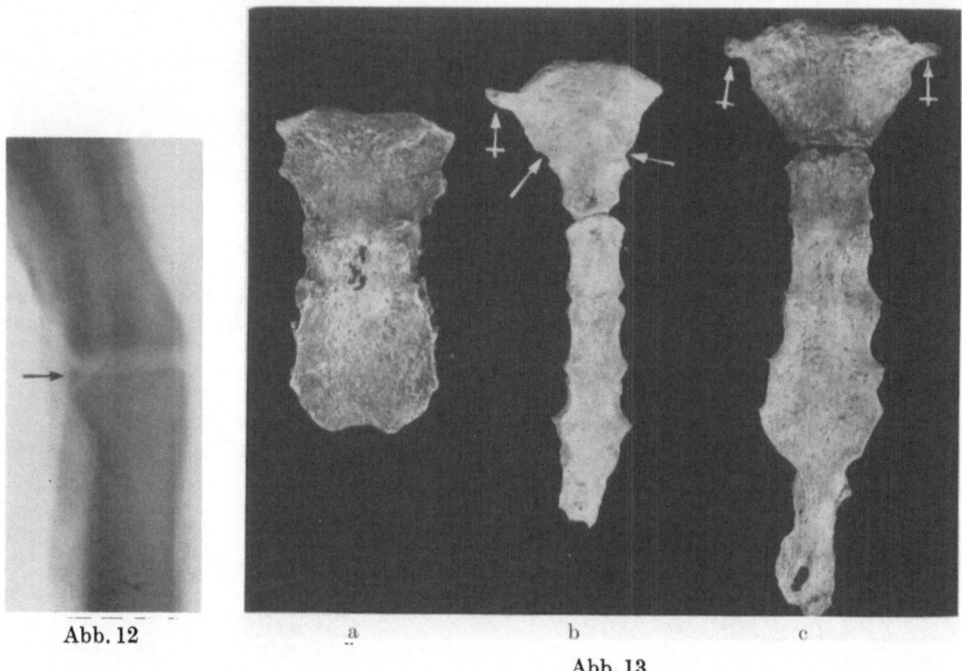

Abb. 12 a b c

Abb. 13

Abb. 12. Persistierte Epiphyse an der cranio-dorsalen Kante des Korpus bei einem 52jährigen Mann

Abb. 13a—c. a Weiblicher Typ des Brustbeins. b u. c Männlicher Typ des Brustbeins. Sternum bicornutum (↨). Halbkreisförmige Lücken am seitlichen Rand des Manubrium (↑)

verschiedenen Formen haben Einfluß auf die Anheftung der beiden letzten sternalen Rippen, von denen wiederum die Lage und die Form des Processus xyphoideus abhängig sind. Beim langen, schmalen Korpus setzen die 6. und 7. Rippe am seitlichen Rand des unteren Korpus an, beim kurzen, breiten Korpus wandert aus Platzmangel der Ansatz dieser Rippen auf den unteren Rand, wodurch der Processus xyphoideus hinter die knorpeligen Rippen zu liegen kommt. VERSÉ (1919) fand die seitlich ansetzenden Rippen mit freiem Processus xyphoideus in 65% (♂:♀ ≈ 3:1) und die am Unterrand ansetzenden Rippen in 35% (♂:♀ ≈ 4:7). Manchmal sind die Rippenansätze nicht wie gewöhnlich in Einschnitten am Brustbein befestigt, sondern sitzen auf entsprechenden Vorsprüngen, Processus costales (HINTZSCHE 1925/26).

Die Spongiosazüge verlaufen vorwiegend in Längsrichtung (LANGE 1934); durch eine nicht selten vorhandene beidseitige vertikale Leiste an der Rückfläche, die dem M. transversus thoracis als Ansatz dient, wird die hauptsächliche Verlaufsrichtung noch unterstrichen (Abb. 9). Auf die Ossifikationsnarben wurde schon hingewiesen. Querleisten an der Vorderfläche der ehemaligen intersegmentären Knorpelfugen, Lineae sternales, sollen nur bei schmalen Sterna vorkommen (HINTZSCHE 1925/26).

d) Synchondrosis caudalis

Aus der Vielgestaltigkeit des Processus xyphoideus ergibt sich oft ein außerordentlich unregelmäßiger Verlauf der Synchondrosis caudalis. Die Knorpelzone ist niedriger als an der kranialen Synchondrosis.

e) Processus xyphoideus

Der Processus xyphoideus ist der am stärksten variierende Teil des menschlichen Brustbeins. Die vorher beschriebenen unterschiedlichen Anheftungen der 6. und 7. Rippe beeinflussen das Profil. Bei seitlich ansetzenden Rippen ist die ventrale Fläche ziemlich eben und bei am Unterrand ansetzenden Rippen nach dorsal konvex (Abb. 14). KEATS (1957) macht darauf aufmerksam, daß diese normale letztere Form bei Überlagerung mit verkalkten, vor dem Processus xyphoideus verlaufenden knorpeligen Rippen schon als Destruktionsprozeß gedeutet und operiert wurde.

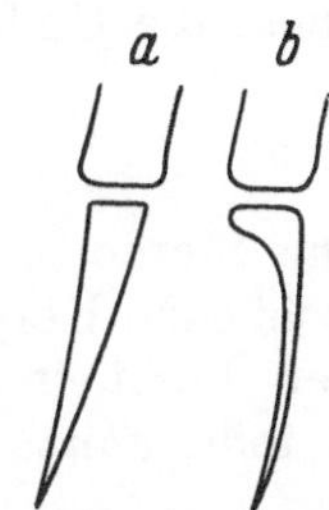

Abb. 14a u. b. Änderung des Profils des Processus xyphoideus in Abhängigkeit vom Ansatz der unteren sternalen Rippen am Corpus sterni. a Seitlich ansetzende Rippen. b Am Unterrand des Corpus sterni ansetzende Rippen

Der knöcherne Teil zeigt sich meistens als zungenförmiger oder als zapfenförmiger, oft auch als gegabelter Fortsatz. Da der Processus xyphoideus häufig bis ins hohe Alter hinein noch knorpelige Partien aufweist, gibt die Röntgenuntersuchung keine genaue Auskunft über seine wirkliche Größe und Form.

f) Brustbein als Ganzes

Der phylogenetische Reduktionsvorgang der caudalen Brustwand (RUGE (1880) betrifft am stärksten den Processus xyphoideus, der nicht selten fehlt, und äußert sich auch in der gelegentlichen Verminderung der sternalen Rippen auf sechs Rippenpaare.

Das postnatale Längenwachstum vollzieht sich in mehreren Schüben, der erste dauert etwa bis zum 2. Lebensjahr, der zweite erfolgt am Ende der Pubertät und der letzte kurz vor dem Wachstumsabschluß (ZELTNER 1913).

Nach anthropologischen Untersuchungen (MARTIN-SALLER 1957) beruht die relativ und absolut größere Länge des männlichen Brustbeins ausschließlich auf einer überwiegenden Länge des Korpus; die Länge des Manubrium ist dagegen bei beiden Geschlechtern weitgehend gleich. Die durchschnittliche Brustbeinlänge ohne Processus xyphoideus beträgt bei Männern 16 cm, bei Frauen 14 cm. Zwischen der Körpergröße und der Brustbeinlänge besteht kein bestimmtes Verhältnis (VERSÉ 1910). Der lange, schmale Brustbeinkörper kann zwar nach der Häufigkeit als „männlicher Typ", der breite, kurze als „weiblicher Typ" bezeichnet werden (Abb. 13), aber im Einzelfall sind Brustbeintyp und Geschlecht nicht immer übereinstimmend. Charakteristische Rassenunterschiede scheinen nicht zu bestehen.

Die für alle Teile des Brustbeins gültige außerordentliche Variation zeigt sich auch bei Familienuntersuchungen (ZIMMER 1939); weder Gesamtform noch Einzelheiten stimmen bei den nächsten Verwandten überein.

Die Knochendicke beträgt durchschnittlich im Korpus 6 mm, in der Mitte des Manubrium in der Höhe des Unterrandes der 1. Rippe etwa 7 mm, nimmt nach caudal zum Angulus bis auf 12 mm, nach cranial bis auf 15 mm zu; die Compacta ist etwa 1 mm breit (v. HAYEK 1958).

Die Knorpelanheftungsstelle ist für die 1. Rippe am breitesten, die Incisurae costales sind für die unteren Rippen häufig etwas schmäler. Normalerweise setzen am Brustbein 7 Rippen an. Bei Europäern kommen 6 sternale Rippen in 2% und 8 sternale Rippen in 10% vor, letztere bei Negern sogar in 60% (MARTIN-SALLER 1957).

Der Winkel zwischen dem Manubrium und dem Korpus (Angulus Ludowici) nimmt mit dem Alter in Abhängigkeit vom Lungenemphysem und der Kyphose der Brustwirbelsäule zu, die ventral-konvexe Wölbung des Korpus vermindert sich dagegen mit dem Alter (VAN GELDEREN 1925). Die Korpuswölbung hat ihr Maximum in der Höhe des Ansatzes der 3. und 4. Rippe. Bei kleinen Kindern ist die Korpuswölbung charakteristisch. Der Angulus Ludowici ist bei Kyphose der Brustwirbelsäule nicht gesetzmäßig verstärkt, manchmal ist das Brustbein sogar auffallend gestreckt (PÄSSLER 1931); der Grund dürfte darin liegen, daß je nach dem Sitz, dem Grad, der Form und dem zeitlichen Beginn der Kyphose die Umformung des Brustkorbs eine andere ist.

g) Sterno-Claviculargelenk

Das Sterno-Claviculargelenk ist nach FICK (1911) das am meisten variable Gelenk des menschlichen Körpers. Der Kopf überragt die Pfanne; die inkongruenten Gelenkflächen werden durch einen sog. Discus, der die Gelenkhöhle meistens vollständig in zwei Kammern teilt, annähernd ausgeglichen. Bei dem „Discus" handelt es sich um das intra-

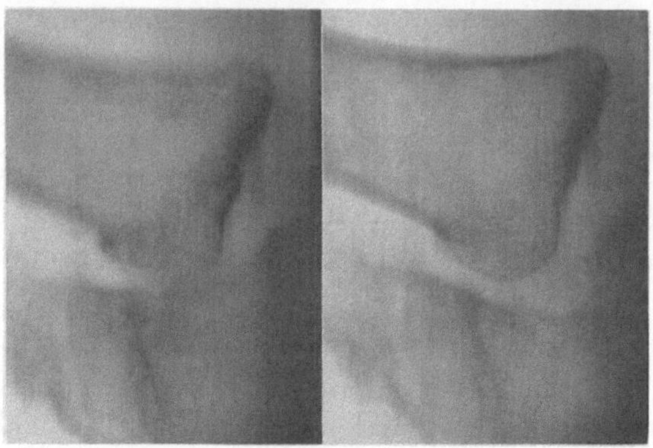

Abb. 15. Schichtaufnahmen des Sterno-Claviculargelenks im Abstand von 0,5 cm mit erheblicher Differenz der Breite des knöchernen Gelenkspalts

artikuläre Lig. sternoclaviculare, das das stärkste Hemmungsband des Sterno-claviculargelenks ist (MÖRIKE 1965). Der „Discus" ist meistens konvex-konkav und verjüngt sich nach caudal. Die Gelenkhöhle läuft nach cranial und besonders nach caudal in deutliche Recessus aus. Die *Knorpeldicke* beträgt an der Sternalpfanne 1—1,5 mm und am Schlüsselbein medial-cranial 2,5 mm, lateral-caudal 0,5 mm; der Discus ist 3—5 mm dick. Alle Knorpelschichten zusammen können dorsal-cranial bis 13 mm dick sein (RAUBER-KOPSCH 1955). Der Discus kann gelegentlich auch fehlen (POIRIER, zit. bei PÄSSLER 1931).

Die Gelenkkapsel ist schlaff und wird an der Vorder- und Rückfläche durch Bänder verstärkt. Die Bänder tragen zur Stabilität des Gelenkes mehr bei als die Gelenkpfanne des Manubrium und der 1. Rippe (FERRY, ROOK und MASTERSON 1954).

Die ungleichmäßig dicke Knorpelschicht und die besonders bei älteren Menschen nach dorsal geneigte Gelenkfläche des Manubrium bewirken, daß bei Schichtaufnahmen bereits schon in Abständen von wenigen Millimetern die knöcherne Gelenkspaltbreite stark wechselt (Abb. 15).

Das Sterno-Claviculargelenk kann bei gewöhnlichen Beanspruchungen des Schultergelenks entbehrt werden, wie Fälle von operativer Entfernung oder Fehlanlagen zeigen.

Über die Form des medialen Schlüsselbeinköpfchens ist im Kapitel „Schlüsselbein" nachzulesen. Die Form der Incisura clavicularis hängt weitgehend von der Ausbildung des Oberrandes des Manubrium ab (Abb. 10). Dadurch kann die Gelenkfläche sehr flach, fast vertikal, eben oder ausgehöhlt verlaufen. An den Brustbeinen Erwachsener fällt die subchondrale Sklerosierung auf, die besonders bei Altersosteoporose der übrigen Knochen hervortritt (Abb. 18).

III. Varietäten und Anomalien

1. Anomalien der Knochenkernentwicklung

HERDNER (1947) hat, gestützt auf ein großes Untersuchungsgut und die anatomischen Untersuchungen von MAYET (1895), versucht, die außerordentlich wechselvollen Verhältnisse der Knochenkernentwicklung aufzuklären. Er fand, daß das Sternum ein sehr geeignetes Testobjekt ist, Skeletentwicklungsstörungen aufzudecken. Die verzögerte mediane Kernverschmelzung und die Asymmetrie der Kernentwicklung sind als Zeichen einer gestörten Entwicklung zu werten.

Bei der *verzögerten medianen Kernverschmelzung* geht die halbseitige, vertikale Verschmelzung weiter bzw. ersetzt die mangelnde transversale Verschmelzung. Der Schwere nach lassen sich vier Grade unterscheiden (Abb. 16). Diese Formen stellen auch gleichzeitig Wachstumsverzögerungen dar. Der erste Grad ist noch ohne pathologische Bedeutung und wird bei sehr jungen Kindern beobachtet. Der zweite Grad ist eine kaum gewichtige Störung, wenn die Symmetrie der Kerne gewahrt bleibt; in Verbindung mit asymmetrischen Kernen ist dieser Grad häufig bei Rachitis zu finden. Der dritte Grad kennzeichnet eine deutliche Entwicklungshemmung und wird, mit asymmetrischem Kernwachstum einhergehend, bei dystrophischen Kindern beobachtet. Der vierte Grad sieht aus wie eine Fissura sterni und kommt mit anderen Sternumanomalien vor.

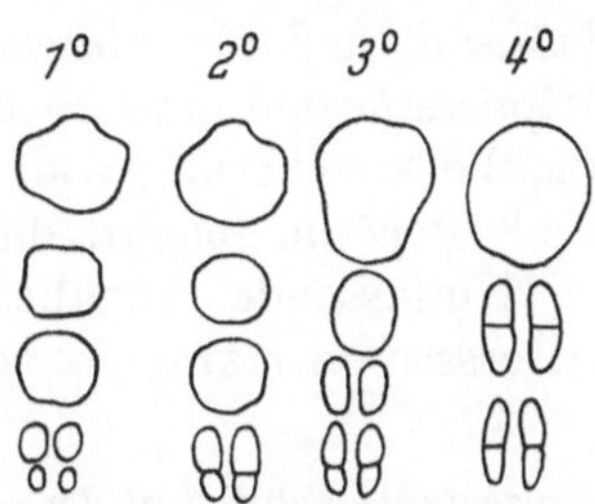

Abb. 16. Schematische Darstellung der verzögerten medianen Kernverschmelzung. (Nach HERDNER)

Die *Asymmetrie* der *Knochenkernentwicklung* ist die häufigste Form der Entwicklungsstörung mit mehr oder weniger starker Asymmetrie und *Irregularität* der *Konturen*. Die Irregularität der Konturen ist besonders im Kleinkindesalter mit dem Auftreten von Nebenkernen vergesellschaftet. Einschließlich der Nebenkerne sind schon bis zu zwölf Knochenkerne beobachtet worden (ZIMMER 1939; SCHMID u. WEBER 1955). *Leichtere Grade* sind kenntlich an gezähnelten Konturen der Sternalsegmente und schrägem Verlauf der knorpeligen Zwischenräume. *Schwere* Grade sind durch stufenförmigen Verlauf der Zwischenräume charakterisiert (Abb. 17a und g).

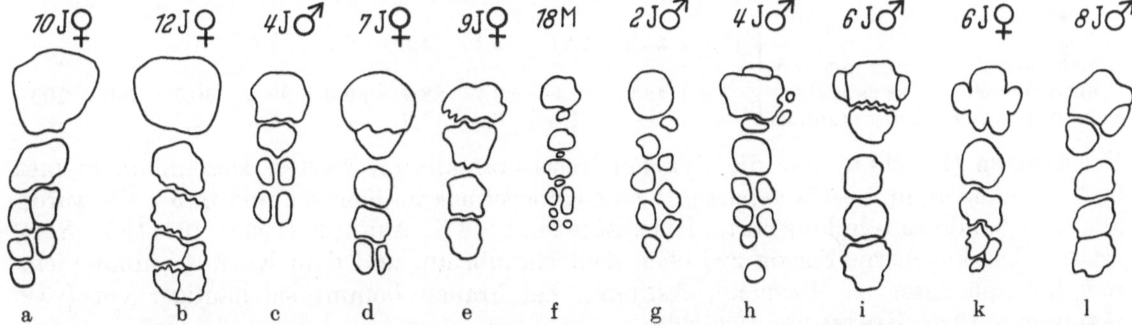

Abb. 17. Anomalien der Knochenkernentwicklung (zusammengestellt nach ZIMMER, HERDNER, PFEIFFER, SCHMID und WEBER). Asymmetrie der Knochenkernentwicklung (*a* und *g*). Irreguläre Konturen der Knochenkerne (*b*, *e*, *i*, *k*). Stufenförmiger Verlauf der Zwischenräume (*a* und *g*). Mehrfache Manubriumkerne (*c* bis *l*)

Die verzögerte mediane Kernverschmelzung und die Asymmetrie der Knochenkernentwicklung sind oft miteinander gekoppelt; daher entstehen sehr wechselnde Bilder. Gelegentlich befindet sich zwischen dem Manubrium, das normalerweise in der überwiegenden Zahl nur von einem Kern aus ossifiziert, und dem Korpus ein unpaarer großer Kern. Daraus resultiert dann ein Manubrium mit gleicher oder sogar größerer Länge als das Korpus (Abb. 17c und e). Die Vielkernigkeit des Manubrium ist oft kennzeichnend für eine Ossifikationsanomalie, zumal in solchen Fällen meistens auch Störungen der Knochenkernentwicklung des Korpus vorliegen (Abb. 17k).

Diese Anomalien stellen eine unspezifische Reaktion auf endogene und exogene Störungen des Wachstums dar.

Die Asymmetrie des Erwachsenen-Sternum (Seitenverbiegung des gesamten Brustbeins oder des Korpus allein (Abb. 25), einseitige Verbreiterungen des Manubrium und Korpus, ungleich hoher Rippenansatz (Abb. 9), Verlaufsabweichungen der Synchondrosis cranialis sind Folgen dieser Anomalien der Knochenkernentwicklung. Zwischen einer Skoliose des Brustbeins und einer Skoliose der Wirbelsäule bestehen keine engen Beziehungen.

2. Variationen und Anomalien der Segmentverschmelzung

Die Segmentierung ist nicht die Folge der metameren Anlage der Knochenkerne, sondern wird schon am knorpeligen Sternum eingeleitet, lange bevor die ersten Ossifikationszeichen bemerkbar werden (DZIALLAS 1952). CHEN (1952) fand experimentell an Mäusen, daß die Spitzen der Rippen die chondroplastische Proliferation in Höhe der Rippenansätze hindern mit dem Ergebnis, daß dieser Knorpel unreif und deshalb gegen die Verknöcherung widerstandsfähiger bleibt. Nur der enge Kontakt zwischen Rippen und Sternum scheint diesen Hemmeffekt zu vermitteln.

Umfassende Angaben über Häufigkeit von Synchondrosen in den verschiedenen Altersstufen stammen von PÄSSLER (1931) (Tabelle 1) und ASHLEY (1954); unter 1000

Tabelle 1.
Prozentuale Häufigkeit der Synchondrosis cranialis und caudalis und der Knorpelfugen des Brustbeins

	Bis zum Alter von									
	9	19	29	39	49	59	69	79	89	99
	Jahren									
Synchondrosis cranialis (und caudalis) und drei Knorpelfugen	34,6	5,2	0,8	—	0,8	—	—	—	—	—
Synchondrosis cranialis (und caudalis) und zwei Knorpelfugen	50	18,4	1,6	1	0,8	0,4	—	—	—	—
Synchondrosis cranialis (und caudalis) und eine Knorpelfuge	11,5	34,2	13,1	3,1	4,0	2,2	2,5	1,7	—	—
Synchondrosis cranialis mit und ohne Synchondrosis caudalis .	3,9	42,2	82,9	88,7	88,7	89,9	90,0	90,7	100	100
Fehlende Synchondrosis cranialis	—	—	1,6	7,2	5,7	7,5	7,5	7,6	—	—

Brustbeinen (PÄSSLER) war die Synchondrosis cranialis im vierten Dezennium in fast 90% vorhanden, in 2—4% persistierte eine Knorpelfuge im Korpus, und in 5—8% waren alle Synchondrosen verknöchert. PATERSON fand 8,8%, ASHLEY (1954) 10—12% *Synostosen*. Die knöcherne Fusion zwischen dem Manubrium und dem Korpus nimmt nicht mit höheren Alter zu (PÄSSLER, ASHLEY), bei Frauen kommt sie häufiger vor (VAN GELDEREN 1925, HINTZSCHE 1925/26).

Das *Sternum multipartitum* (Abb. 18) bzw. eine persistierende Knorpelfuge kann erst jenseits des 30. Lebensjahres diagnostiziert werden. HINTZSCHE sah bei schmalen Sterna häufiger abgesetzte erste Korpussegmente.

Die Kombination einer Ankylose zwischen dem Manubrium und Korpus mit Persistenz der Knorpelfuge zwischen dem ersten und zweiten Korpussegment wird auch als *Segmentverschiebung* (ZIMMER 1939) bezeichnet. Bei Menschenaffen ist diese Segmentverschiebung häufiger.

Bei der Fissura sterni werden an den nicht verschmolzenen Sternalleisten fast konstant fehlende Segmentverschmelzungen, Segmentverschiebungen und Segmentdeformierungen gefunden (LUCCHESE 1932, KEWESCH 1938, BRAILSFORD 1945, MAGAN 1949, POLVAR 1951 u.a.).

Bedeutungsvoll sind nur die als schwere Entwicklungsstörung geltende *prämature Synostose* und die *fehlende Segmentierung.* Es entsteht dann ein außerordentlich kleines, plumpes Brustbein, das meistens stark nach ventral abgewinkelt ist und dadurch zu einer Deformierung der vorderen Brustwand führt (Abb. 19). Die wenigen Beobachtungen dieser Anomalie (HERDNER 1947; MONNET u. Mitarb. 1956; CURRARINO und SILVERMAN 1958) betreffen Kinder, die sehr oft auch weitere Mißbildungen aufwiesen, besonders kongenitale Herzfehler. Über die Folgen einer solchen Sternumanomalie auf die spätere Entwicklung des Brustkorbs und der Wirbelsäule liegen kaum Berichte vor. Es scheint,

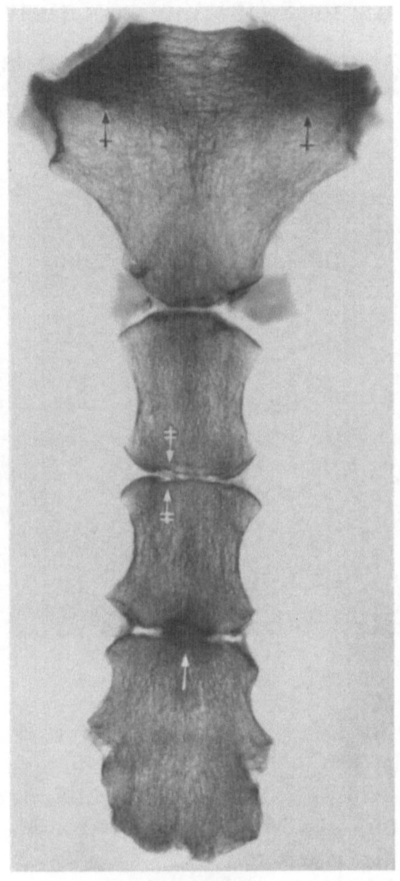

Abb. 18

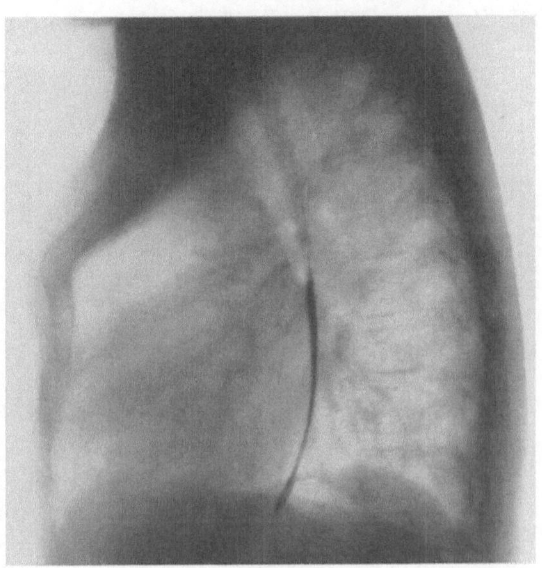

Abb. 19

Abb. 18. Sternum multipartitum eines Erwachsenen. Subchondrale Sklerosierung im Bereich der Incisurae claviculares (↥). In der Medianebene vorauseilende Ossifikation der caudalen Corpussynchondrosis (↑). Wellige Konturen am oberen bzw. unteren Rand der Korpussegmente (⇟)

Abb. 19. Prämature Synostosen des Sternums bei einem 3jährigen Mädchen mit kongenitalem Herzfehler. Starke Angulation des Brustbeins

daß das zu kurze Brustbein mittels der obersten Rippen einen Zug auf die obere Brustwirbelsäule ausübt, der eine eigentümliche, kurzbogige Kyphose der oberen Brustwirbelsäule bewirkt (FISCHER 1963).

Seitenaufnahmen sind zur sicheren Beurteilung von Synostosen nicht ausreichend, da schmale, schräg verlaufende Knorpelfugen auf dem Seitenbild nicht immer erkannt werden können.

Die fehlende Segmentierung des Sternum kommt auch im Tierreich als Mißbildung vor, und zwar als recessive Mutation bei Inzucht-„screw-tail"-Mäusen (BRYSON 1945).

3. Fissura sterni

Die Verschmelzung der beiden Sternalleisten kann vollständig ausbleiben, *Fissura sterni completa* bzw. *Agenesie,* oder nur teilweise erfolgen, *Fissura sterni incompleta,* wobei häufiger eine knöcherne Verbindung am unteren Sternum mit nach cranial offener Spalte als eine knöcherne Verbindung am oberen Sternum mit nach caudal offener Spalte vorkommt. Als *Fissura sterni simplex* werden Brustbeinspalten ohne Ektopie des Herzens bezeichnet; die Ectopia cordis kann auch ohne Brustbeinspalte cervical, thorakal oder abdominal auftreten (GREIG 1926).

Auf Anomalien der Knochenkernentwicklung und Segmentverschmelzung im Bereich der nicht miteinander verbundenen Sternalleisten wurde schon hingewiesen.

Der knöcherne Defekt ist bedeckt von einer dünnen, narbigen Haut, oft zieht vom Kinn bis zum Nabel eine wammenartige Hautfalte.

Über komplette Sternumfissuren berichten CARTER (1925), GREIG 1926), MAIER und BOSTONE (1949), PFEIFFER (1956) u. a., über inkomplette craniale Sternumfissuren SZENES (1922), LUCCHESE (1932), JORDAN (1953), MORTON und HARVEY (1935), KEWESCH (1936), ZIMMER (1939) (Teilfissur des Manubrium), BRAILSFORD (1945), MAGAN (1949),

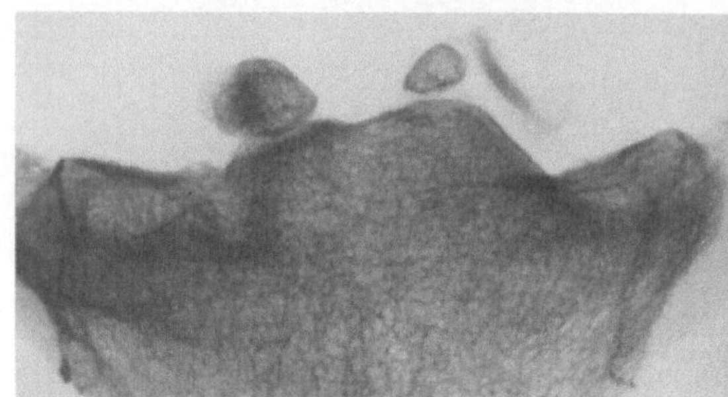

Abb. 20

Abb. 20. Beidseitiges Os suprasternale

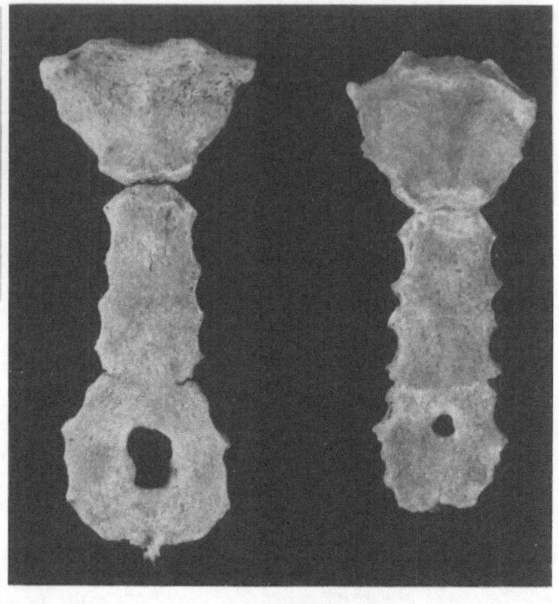

Abb. 21a u. b. Löcher im Brustbeinkörper. a Abnorm großes Loch mit erheblicher Verbreiterung des untersten Korpussegments. b Normal großes Loch

a Abb. 21 b

POLVAR (1951), GORCOS und ABITBOL (1952) u. a. und über komplette caudale Sternumfissuren CANTRELL, HALLER und RAVITCH (1958). Nicht selten ist die Brustbeinspalte mit weiteren Mißbildungen vergesellschaftet (GREIG 1926). CANTRELL, HALLER und RAVITCH (1958) beobachteten mehrmals ein Mißbildungssyndrom mit inkompletter caudaler Sternumfissur, supraumbilicalem, in der Medianlinie verlaufenden Bauchwanddefekt, Fehlen des vorderen Zwerchfells sowie des diaphragmalen Perikards und Herzmißbildungen; die Sternumfissur betraf manchmal nur den Processus xyphoideus.

4. Os suprasternale

Von dem Tuber iugulare über das Tuberculum suprasternale zum ein- oder beidseitigen freien Os suprasternale (Abb. 7 und 20) gibt es fließende Übergänge. In anatomischen Sammlungen schwankt die Häufigkeit zwischen 0,17 % (PATERSON 1904) und 4 % (v. EGGELING 1906). Röntgenologische Beobachtungen stammen von ZIMMER (1939), KIPSHOVEN (1951) u.a.

5. Löcher im Brustbeinkörper

In der Medianebene des unteren Korpus findet sich häufig ein rundes bis ovales Loch unterschiedlicher Größe (Abb. 21). Bei embryonalen Untersuchungen sahen PATERSON (1904) und PÄSSLER (1931) an dieser Stelle nicht selten starke Gefäße durchtreten; sie nehmen an, daß dadurch später die Verknöcherung unterbleibe. Eine Fissura sterni oder eine mangelhafte Vereinigung der Knochenkerne lehnen sie als Ursache ab. Diese Löcher erreichen selten eine Größe wie in Abb. 21; hier besteht gleichzeitig eine beträchtliche Verbreiterung des unteren Korpus. Ein Sternum-Loch in Kombination mit hochgradigen Anomalien der Kernentwicklung (Abb. 22) läßt vermuten, daß es sich um Ossifikationsstörungen handelt, besonders wenn man an die ähnlich liegenden Verhältnisse bei den großen Foramina parietalia des Schädels denkt. Einen der Abb. 22 ähnlichen Fall teilt auch THEWS (1939) mit.

Die Häufigkeit von Löchern im Korpus schwankt zwischen 6,9 % (MARTIN-SALLER 1957, bei europäischen Rassen) und 20 % (PÄSSLER 1931). Nur VERSÉ erwähnt auch ein Loch im Manubrium; ein solches fand er einmal unter 205 Brustbeinen. In seinem Untersuchungsgut kamen die Löcher im Processus xyphoideus mit 5 % gegenüber 3 % im Corpus sterni häufiger vor. HYRTL (1881) sah bei einer Frau im Brustbeinkörper sogar zwei untereinander liegende Löcher.

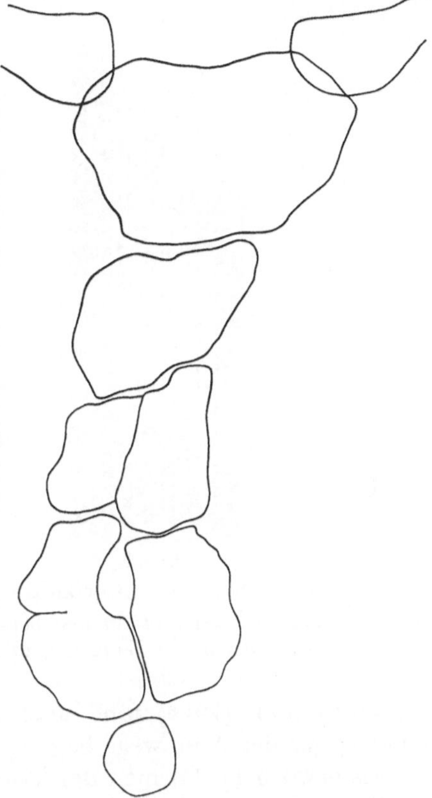

Abb. 22. Skizze nach einer Brustbeinaufnahme einer 16jährigen. Loch im Brustbeinkörper mit Anomalie der Kernentwicklung. Skoliose des Brustbeinkörpers

6. Anomalien des Processus xyphoideus

Der Processus xyphoideus ist ein sehr variables Gebilde. Fehlen, abnorme Länge bis zum Nabel (DESAULT, zit. bei TESTUT 1899) und Trifurkation stellen die Extreme dar. Nach VAGUE (1951) fehlt der Processus xyphoideus bei Frauen in 47 %, bei Männern in 9 %; der lange und ossifizierte Processus xyphoideus kommt bei Frauen in 32 %, bei Männern in 68 % vor. Bei Männern ist der Processus xyphoideus häufiger gespalten als bei Frauen (VERSÉ 1910). Einen abnorm langen und gespaltenen Processus xyphoideus beobachtete COLOSIMO (1939). Gespaltene Processus xyphoidei können mit Rectusdiastasen (EXNER 1958), Herz-, Perikard- und Zwerchfellmißbildungen (CANTRELL, HALLER und RAVITCH 1958) kombiniert sein. Bei Pyknikern und bei vergrößertem Bauchinhalt ist der Processus xyphoideus zuweilen stärker nach ventral abgewinkelt; eine größere Abwinklung nach dorsal kann eine mechanische Reizung des Peritoneums verursachen (ZIMMER 1939).

7. Trichterbrust

Die angeborene trichterförmige Einziehung der vorderen Brustwand geht mit einer Einwärtsverlagerung des unteren Corpus sterni einher, die ihr Maximum in Höhe der Synchondrosis caudalis erreicht (Abb. 23). Der Trichter liegt nicht immer genau in der Mittellinie, sondern manchmal paramedian, so daß dann das Brustbein die laterale Wand des Trichters bildet (PUTSCHAR 1937). Die Einziehung kann in Form eines engen Trichters oder einer breiteren Mulde auftreten (HEGEMANN und SCHOBERTH 1958). Die Länge des Brustbeinkörpers weicht dabei nicht gegenüber der Norm ab.

Verläuft die Brustwand sehr steil in den Trichter hinein, so wird sie bei sagittalem Strahlengang mehr oder weniger stark orthograd getroffen, wodurch paramediane Verschattungen auf der Übersichtsaufnahme des Thorax (Abb. 24) hervorgerufen werden (EDLING 1953), die zur Verwechslung mit Infiltraten Anlaß geben können.

Die Einsenkung der vorderen Brustwand, die sich in Extremfällen bis auf wenige Zentimeter der Wirbelsäule nähert, verursacht eine Verlagerung und Verdrehung des Herzens meistens nach links, eine Abnahme des Tiefendurchmessers des Herzens mit Vergrößerung der Herzfläche und gelegentlich auch Oesophagusverlagerung.

Die Abnahme des sagittalen Thoraxdurchmessers wird durch eine Zunahme des Querdurchmessers kompensiert (KONCZ 1959).

Die Häufigkeit der Trichterbrust betrug an einem großen chirurgischen Krankengut 0,059%, davon war das männliche Geschlecht mit 78% und das weibliche mit 22% betroffen (OCHSNER und DE BAKEY 1939).

Die Genese dieser Anomalie ist auch heute noch unbekannt (HEGEMANN und SCHOBERTH 1958). Familiäre Häufung durch dominante oder recessive Vererbung kommt vor.

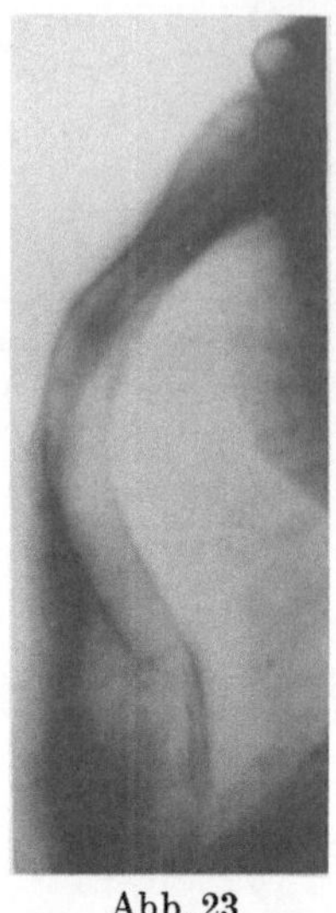

Abb. 23

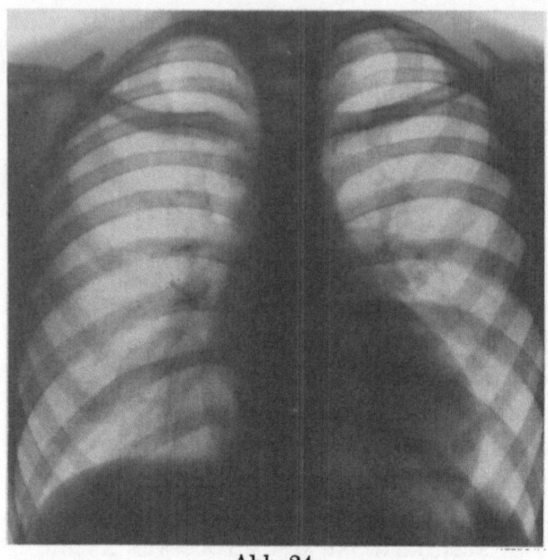

Abb. 24

Abb. 23. Trichterbrust. Sehr kurzes, dickes Sternum; Synostose zwischen Manubrium und Korpus

Abb. 24. Thoraxübersichtsaufnahme bei Trichterbrust. Verschattung des rechten medialen Unterfeldes, hervorgerufen durch die orthograd getroffene, steil in den Trichter hineinziehende Brustwand

SIEGENTHALER (1956) fand auch eine Trichterbrust bei Fällen mit Marfan-Syndrom. Hindernisse der Atemwege begünstigen gelegentlich die Entwicklung einer Trichterbrust.

Als erworbene Formen der Trichterbrust gelten Sternumimpressionsfrakturen (EICHHORST 1890) und die senile Form der Trichterbrust bei bestimmten Formen der Alterskyphose (LOESCHCKE 1911).

8. Anomalien des Sterno-Claviculargelenks

Über Anomalien des Sterno-Claviculargelenks liegen kaum Mitteilungen vor.

Das angeborene Fehlen des Discus articularis wurde schon erwähnt.

Hypo- und Aplasien kommen bei der Dysostosis cleidocranialis vor. Bei einer Agenesie des Brustbeins fand CARTER (1925) an Stelle des Sterno-Claviculargelenks ein Gelenk zwischen der Clavicula und der 1. Rippe.

Eine walnußgroße Exostose an der Hinterfläche des Manubrium, beginnend vom Rand des Claviculargelenks, wurde von KATRAKIS (1935) beobachtet.

IV. Traumatische Veränderungen

1. Frakturen

a) Ursachen, Häufigkeit und Lokalisation

Sternumfrakturen entstehen durch *direkte* und *indirekte* Gewalteinwirkungen sowie durch *Muskelzug*.

Von den direkten Gewalteinwirkungen sind besonders die bei Autounfällen häufigen Sternumbrüche durch Anprall gegen das Lenkrad zu erwähnen (STUCK 1937), die oft kombiniert sind mit Kehlkopf- und Gesichtsschädelfrakturen.

Bei Hyperflexionsbrüchen der Brustwirbelsäule einschließlich der Cervico-Dorsal-Region bricht oft das Brustbein indirekt. OTZ (1904) konnte an Leichenversuchen nachweisen, daß für diesen Frakturmechanismus die Zusammenstauchung des Thorax entscheidend ist, da es auch trotz Entfernung des Kinns und Durchtrennung der vier obersten Rippen vom Brustbein zu Frakturen kam. Übermäßige Anspannung der am Sternum ansetzenden Muskulatur (Heben schwerer Lasten, Geburtsakt, bestimmte Turnübungen) verursachen ebenfalls Frakturen.

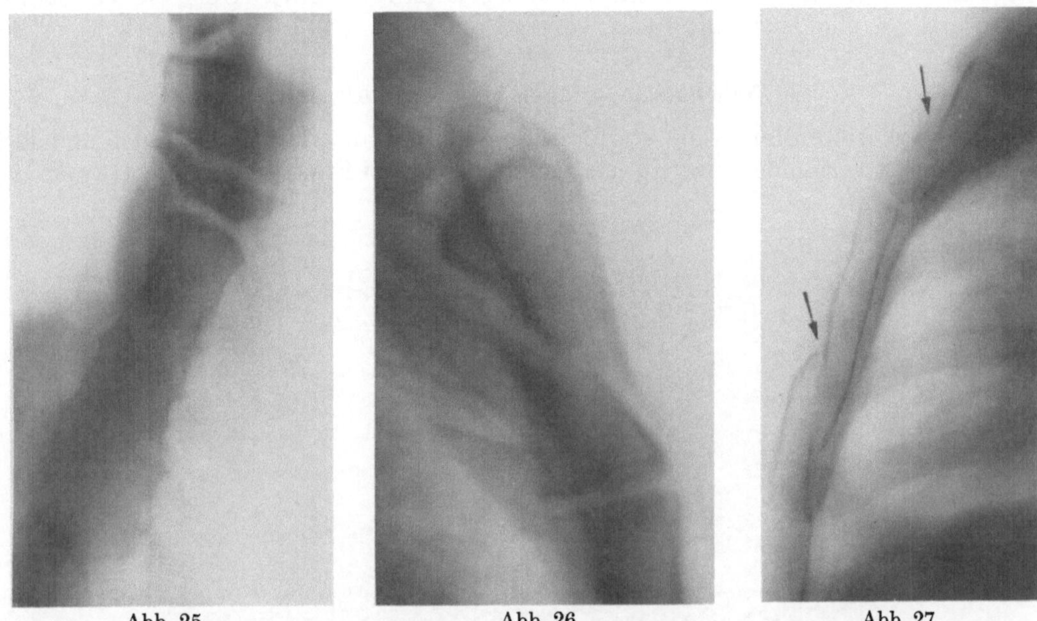

Abb. 25 Abb. 26 Abb. 27

Abb. 25. Querfraktur im caudalen Teil des Manubrium. Asymmetrisches, skoliotisches Korpus

Abb. 26. Schrägfraktur des Manubrium sterni mit Verlagerung des caudalen Fragments nach dorsal

Abb. 27. Fraktur des Manubrium und Korpus sterni mit typischer Verlagerung der caudalen Fragmente nach ventral

Brustbeinfrakturen sind relativ selten. Nach großen Unfallstatistiken beträgt die *Häufigkeit* 0,5% (CAVAZZA und BARTOLINI 1933) bzw. 0,2% (EMMETT und BREEK 1958) aller Frakturen. CAVAZZA und BARTOLINI fanden 65% direkte und 35% indirekte Frakturen.

Kontinuitätstrennungen im Bereich des Knochens treten nur ausnahmsweise vor dem 20. Lebensjahr auf (MATTI 1931, KÖTELES, WEIN und SZIRMAY 1962), ebenfalls sehr selten kommt es vorher zu Zerreißungen im Bereich der Knorpelfugen (MARTELLA und MILONE 1939; SCHMITT 1943).

Die bevorzugte Lokalisation sind das untere Manubrium und das obere Korpus. Doppelfrakturen und insbesondere Längsfrakturen (Verwechslungsmöglichkeit mit der Fissura sterni) oder Frakturen des Processus xyphoideus stellen seltenere Befunde dar (MATTI 1931).

Die Dislokation des caudalen Fragmentes erfolgt häufig nach ventro-cranial, weil die Elastizitätsverhältnisse des Thorax derart gestaltet sind, daß sich bei Querdurchtrennung des Sternum die Rippenringe von der 2.—4. Rippe zunehmend heben und ihre elastische Gleichgewichtslage in Inspirationsstellung erreichen (LANDERER 1881). Wegen des größeren Durchmessers des unterhalb der Fraktur liegenden Rippenrings kann die Verlagerung nach dorsal nie beträchtliche Maße annehmen.

b) Frakturformen

Als typische Verletzungen gelten Quer- oder Schrägfrakturen in der Umgebung der Synchondrosis sterni cranialis (Abb. 25—27). Die Verlagerung des unteren Fragments

(Abb. 26) nach dorsal kommt seltener vor. Bei der in Abb. 27 gezeigten Doppelfraktur des Manubrium und Korpus sind die Fragmente charakteristisch verlagert. ZIMMER (1939) erwähnte einen Doppelbruch des Korpus. ZUILI und HÉLIE (1955) beobachteten bei einer Querfraktur des Korpus in Höhe des Ansatzes der 3. Rippe eine Verlagerung des distalen Fragments nach oben und links. Asymmetrische Elastizitätsverhältnisse des Thorax (LANDERER 1881) können auch ohne primäre Verschiebung zu einer Seitenverlagerung führen, eventuell begünstigt durch die Fortsetzung der Sternumfraktur in Form von einer Längsfraktur des Rippenknorpels (MATTI 1931). Über die Verletzungen des Processus xyphoideus wurde von BURMAN und SINBERG (1952) ausführlich berichtet.

c) Nebenerscheinungen bei Sternumfrakturen

Da die posteriore Membrana sterni stärker als die anteriore ausgebildet und locker mit dem Periost verbunden ist, reißt sie weniger leicht bei Frakturen ein (v. HAYEK 1958).

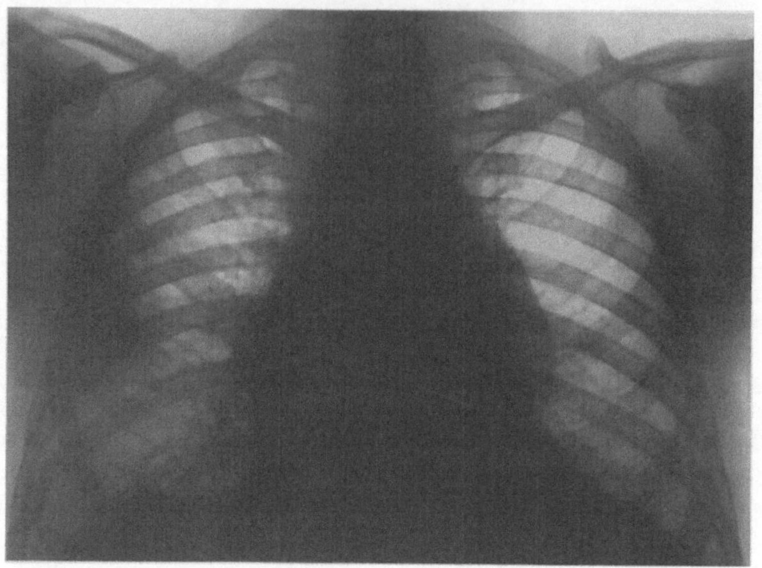

Abb. 28. Mediastinal-Hämatom nach Sternumfraktur. Rechtsseitiger Hämatothorax nach Rippenfrakturen

Daher kommen *Mediastinalhämatome* (Abb. 28), die vorwiegend durch Zerreißungen der A. thoracica (mammaria) interna entstehen, selten vor. Paramediane Verschattungen als Symptom eines Mediastinalhämatoms sind nach frischen Brustwandverletzungen ein indirekter Hinweis auf eine Sternumfraktur.

2. Luxationen

a) Luxationen an den Synchondroses sterni

Bei Kontinuitätstrennung des Sternum in den Synchondrosen handelt es sich strenggenommen um keine echten Luxationen, da keine voll ausgebildeten Gelenke vorliegen. Da aber häufig, besonders bei älteren Menschen, gelenkähnliche Spaltbildungen in den Synchondrosen vorkommen, und da LUSCHKA Synchondrosen auch unter die Halbgelenke einreiht, erfolgt hier die Besprechung dieser Verletzungsformen.

Die Luxationen entstehen durch die gleichen *direkten* oder *indirekten* Gewalteinwirkungen, die auch zu Brüchen des Brustbeinknochens führen. Bei Luxationen zwischen dem Manubrium und dem Korpus verlagert sich der untere Teil in gleicher Weise wie bei den Brüchen meistens nach ventral und cranial. Die Verschiebung kann beträchtlich werden (Abb. 29).

Luxationen zwischen dem Korpus und dem Processus xyphoideus kommen noch seltener vor, wahrscheinlich, weil die Gewalteinwirkungen den häufig kleinen und auch durch Rippenknorpel verdeckten Processus xyphoideus nicht isoliert genug treffen. KREMSER (1934) berichtet über eine Abtrennung des Processus xyphoideus, und CAVAZZA und BARTOLINI (1953) erwähnen sowohl Luxationen an der cranialen als auch an der caudalen Synchondrosis, verursacht durch das Hochheben schwerer Lasten. Im Falle von KREMSER war der Processus xyphoideus nach dorsal verschoben.

Bei Jugendlichen mit noch nicht verschmolzenen Korpussegmenten kann es auch an den intersegmentären Synchondrosen zu Verrenkungen kommen. MARTELLA und MILONE (1939) und LAMBRECHT (1953) beobachteten Verrenkungen zwischen dem ersten und zweiten Korpussegment.

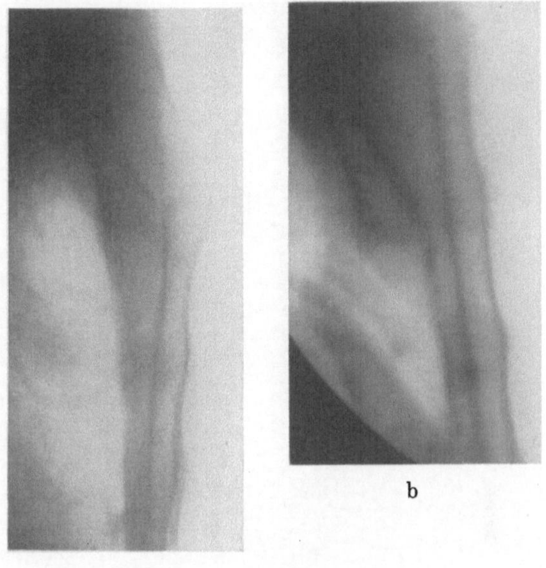

Abb. 29. Luxation des Corpus sterni. Hochgradige Verschiebung des Korpus 3 Tage nach dem Unfall (Abb. 29b)

b) Luxationen des Sterno-Claviculargelenks

Nach DAUBENSPECK (1958) beträgt die *Häufigkeit* von sterno-clavicularen Luxationen 4,4 % aller Luxationen. Die Luxationen am äußeren Schlüsselbeinende kommen zwei- bis dreimal so oft vor (VAN DER SPEK 1938).

Der Röntgenuntersuchung kommt bei allen frischen Unfällen, wenn die klinische Untersuchung durch die Schwellung der Gelenkgegend erschwert ist, eine besondere Bedeutung zu. Als *Aufnahmetechnik* eignen sich die Doppelaufnahme nach ZIMMER (1939), die Schichtuntersuchung (v. FRAGHEIM 1954, HOLMDAHL 1954) oder Schrägaufnahmen beider Seiten (FERRY, ROOK und MASTERSON 1957). Die beiden letzten Methoden geben auch Aufschluß, ob das Schlüsselbein nach ventral oder dorsal verlagert ist.

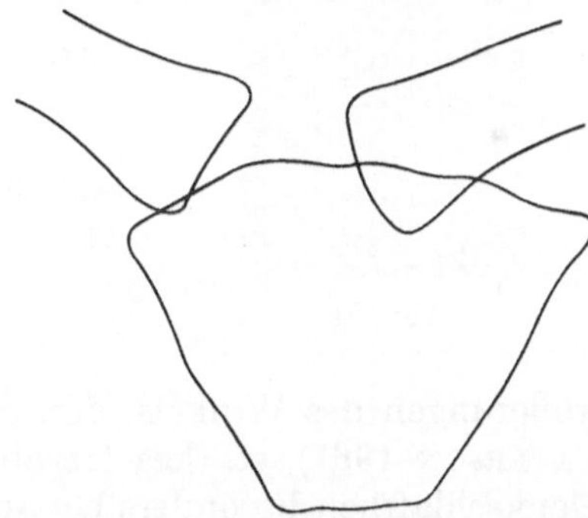

Abb. 30. Retrosternale Luxation der linken Clavicula (Skizze nach einer Röntgenaufnahme)

Die Luxation erfolgt *direkt* durch Gewalteinwirkungen auf das mediale Schlüsselbeinköpfchen oder *indirekt* durch Stoß gegen die Schulter. Das mediale Claviculaköpfchen wird *prästernal* oder *retrosternal* verlagert; die suprasternale Dislokation ist nur eine Variante der retrosternalen (GREENLEE 1944). Am häufigsten luxiert die Clavicula nach retrosternal (Abb. 30) (ZIMMER 1939; KENNEDY 1949; v. FRAGHEIM 1954; GREENLEE 1954; HOLMDAHL 1954; FERRY, ROOK und MASTERSON 1957 u.a.). Gelegentlich luxieren gleichzeitig beide Claviculae (BECKMAN 1923).

Subluxationen beobachtete ZIMMER (1939). Der Nachweis einer Subluxation kann bei der zuweilen beträchtlichen Seitendifferenz der Gelenkkörper nur durch den Vergleich nach Repositionsversuchen erbracht werden. Es ist auch zu berücksichtigen, daß durch eine flachere Stellung des Manubrium, z. B. bei Brustkyphosen und beim Emphysemthorax, die Gelenkpfanne nach dorsal wandert. Hierdurch gerät die Clavicula in eine Subluxationsstellung (LOESCHCKE 1911).

Über *Arthrographien* liegen bisher noch keine klinischen Untersuchungen vor. Die Verletzungen des Discus articularis mit Abriß von seinem sternalen Ansatz (DAUBENSPECK 1958), die ähnliche Beschwerden wie Meniscusverletzungen am Knie machen, könnten eine Indikation zur Arthrographie darstellen.

Bedeutungsvolle, röntgenologisch erfaßbare *Nebenerscheinungen* bei frischer retrosternaler Luxation ergeben sich durch Verletzungen der Lunge, der Trachea, des Oesophagus, der großen Mediastinalgefäße und durch Lähmung des N. vagus (KENNEDY 1949; FERRY, ROOK und MASTERSON 1957).

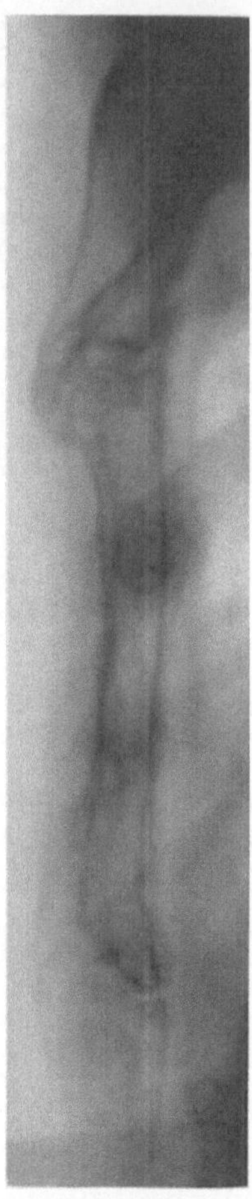

Abb. 31

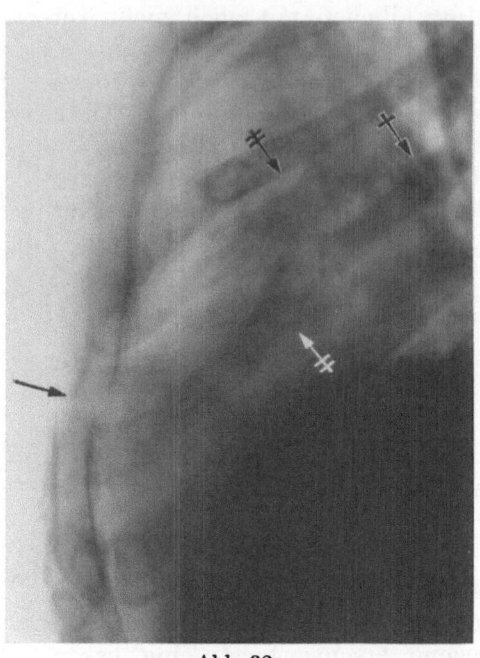

Abb. 32

Abb. 31. Zustand nach Luxation an der Synchondrosis cranialis mit stärkerer Knochenaposition an der ventralen Seite

Abb. 32. Pseudarthrose im Corpus sterni (→). Rippenpseudarthrose (†). Entgegengesetzte Verlagerung des sternalen Fragments von zwei benachbarten Rippen (‡)

Vergrößerungen des Winkels, den das Sterno-Claviculargelenk mit der Sagittalebene bildet (PATERSON 1961), starkes Herabhängen des Schultergürtels (DAUBENSPECK 1958) sowie Gelenkschlaffheit besonders bei Jugendlichen (VALLISNERI 1939; KEY und CONWELL 1951; KOWALLIK 1951) können zu einer *chronischen* habituellen *Luxation* bzw. Subluxation führen, die auch familiär gehäuft vorkommen kann (CHRYSSAFIS 1924).

3. Verletzungsfolgen

Die Verletzungsfolgen am Brustbein unterscheiden sich nicht von denen anderer Knochen. Meistens ergeben sich bei der knöchernen Ausheilung außer kleinen Dislokationen keine Besonderheiten. Gelegentlich kann der Frakturbereich sklerosiert sein (ZIMMER 1939). Sind bei Doppelfrakturen die Fragmente stark verlagert worden, kann eine Trichterbrust (EICHHORST 1890) oder eine winkelige *Protrusion* (ZIMMER 1939) entstehen. Geringe Vorwölbungen kommen nach Luxation der Synchondrosis cranialis vor (Abb. 31). Die Neigung des distalen Fragments zur Dislokation nach ventral und die mangelnde Ruhigstellung wegen der Atmung und des Zugs der Muskulatur der vorderen Bauchwand begünstigen die *Pseudarthrosenbildung*; einen der Abb. 32 ähnlichen Fall teilte auch SCHÖNBAUER (1957) mit. Aus den gleichen Gründen kann auch nach einer Sternotomie trotz Fixation mit einer Drahtschlinge eine Pseudarthrose auftreten (Abb. 33).

Bei genügender Breite des Pseudarthrosenspalts ist es möglich, daß Lungengewebe prolabiert (FRIEH und BOSSAERT 1934).

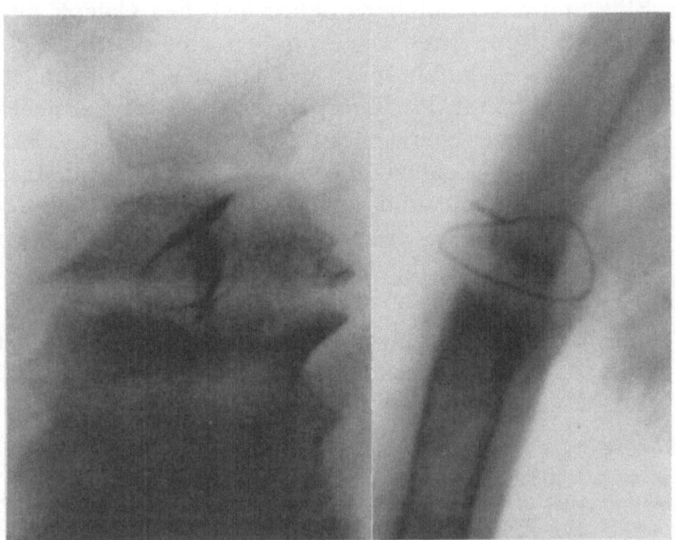

Abb. 33. Pseudarthrose nach Sternotomie. Ausriß der Drahtschlinge

V. Arthrosis deformans

1. Arthrosis deformans des Sterno-Claviculargelenks

LANGEN (1934) hat erstmals und umfassend von pathologisch-anatomischer Seite die Arthrosis deformans des Sterno-Claviculargelenks bearbeitet; seine Befunde wurden durch Beiträge von RATHCKE (1937), WESTERMANN (1942) und KOWALLIK (1951) bestätigt. Durch die Verbindung mit dem Brustkorb und der Schulter ist das Sterno-Claviculargelenk ein fast ständig in Aktion stehendes Gelenk, das als ungenaues Kugelgelenk überaus mannigfaltige Bewegungen zuläßt. Kaum voll ausgebildet, beginnen schon zwischen dem 25. und 30. Lebensjahr regressive Veränderungen. Nach dem 50. Lebensjahr zeigen bereits alle Sterno-Claviculargelenke schwere Abnützungserscheinungen. Unter LANGENs Fällen waren das rechte Gelenk in 70% und das linke in 10% stärker verändert. Nach Degeneration des Knorpels, Einriß in die Verkalkungszone und Eröffnung des Markraums kommt es zu Knochenmarksreaktionen mit Gefäß-, Bindegewebs-, Knochen- und Knorpelneubildungen. Am stärksten und häufigsten tritt dieser Prozeß am unteren seitlichen Rand des Schlüsselbeinköpfchens auf. Diese Vorgänge können sich oft wiederholen, so daß schließlich der Gelenkkopf bis auf die doppelte Größe anwachsen kann. Der Knochenanbau an der unteren Ecke ist dann so mächtig, daß der untere Rand des Discus articularis, der die ursprüngliche untere Gelenksbegrenzung anzeigt, nun von einer in der „Mitte“ des Gelenkkopfes hineinragenden Vertiefung entspringt; in der oberen Hälfte ist dann ein doppelter und in der unteren Hälfte der neugebildete, einfache Gelenkraum vorhanden. An keinem anderen Gelenk des menschlichen Körpers kommen im Rahmen der Arthrosis deformans ähnliche große Anbauvorgänge an den Gelenkköpfchen vor. Auch der Discus ist in den Degenerationsprozeß mit einbegriffen. Durch Risse und Löcher entstehen besonders im Zentrum Verbindungen zu beiden Gelenkhöhlen. Der Discus scheint so gut mit Gefäßen versorgt zu sein, daß bei Kontinuitätstrennungen die Ernährung des Reststückes gewährt bleibt.

Es ergeben sich daraus als *röntgenologische Befunde:* Verschmälerung des Gelenkspalts (normale Breite durchschnittlich 3 mm; zu berücksichtigen sind jedoch die projektionsbedingten Verschmälerungen, die Variabilität der Knorpeldicke und die häufige Seitendifferenz beider Gelenke), Abflachung besonders des caudalen Teils des Köpfchens, Randzacken am unteren Gelenkrand des Köpfchens, subchondrale Sklerosen am Köpfchen und an der Pfanne sowie Degenerationscysten (Abb. 34).

Durch die Vergrößerung des Köpfchens dehnt sich das Gelenk auch auf den oberen Rand des Knorpels der 1. Rippe aus. Die Angaben von Schulte (1957), daß sich die Gelenkpfanne manchmal schon primär bis auf den Oberrand des Knorpels der 1. Rippe erstrecke mit einer entsprechenden Ausziehung am unteren Rand des Clavicularköpfchens, überzeugen nicht in Anbetracht der umfassenderen und gründlicheren Untersuchungen von Langen und der Tatsache, daß sich bereits schon vereinzelt zwischen dem 20. und 25. Lebensjahr solche arthrotischen Zacken entwickeln.

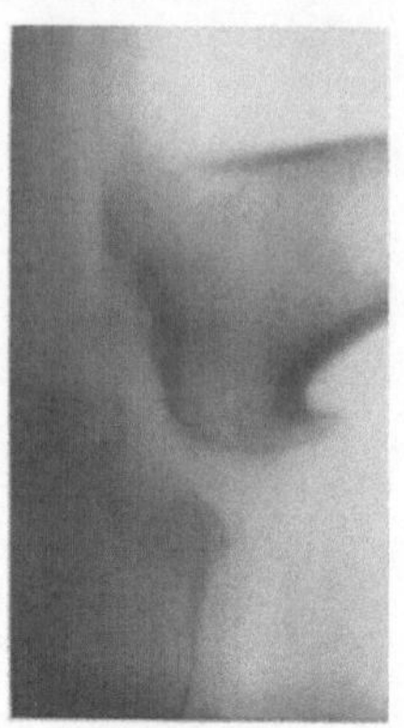

Abb. 34. Arthrosis deformans des Sterno-Claviculargelenks mit Ausziehung des Unterrandes des Claviculaköpfchens, subchondralen Sklerosen am Claviculaköpfchen und an der Incisura clavicularis, Degenerationscysten an der Incisura clavicularis

Mit *Arthrographien* an Präparaten konnte Rathcke (1938) bezüglich der Discusveränderungen keine verwertbaren Resultate erzielen.

Klinische Erscheinungen fehlen weitgehend. Bei schmerzhafter Arthrosis deformans sind die Randwülste meistens gering (Zimmer 1939, Westermann 1942, Kowallik 1951). Nach Kowallik sind Handarbeiter nicht bevorzugt, und es besteht keine Geschlechtsdisposition. Da das Sterno-Claviculargelenk keinen Synovialüberzug hat, kommt es auch nicht zu Reizergüssen; Rathcke findet deshalb keine Erklärung für die flüchtigen Schwellungen der Sterno-Claviculargelenke bei Jugendlichen. Die Abgrenzung gegen das Tietze-Syndrom dürfte in solchen Fällen schwierig oder unmöglich sein.

Die Stellung des Brustbeins, besonders des Manubrium beeinflußt die Entwicklung der Arthrosis deformans. Loeschcke (1911) fand, daß beim Emphysemthorax die mehr flache Stellung des Manubrium zu einer Pfannenwanderung von der oberen Kante zur hinteren oberen Fläche führt, und daß die Clavicula in der neu gebildeten Pfanne in einer Subluxationsstellung steht.

2. Arthrosis deformans der Synchondrosis cranialis

Mit zunehmendem Alter treten an der mechanisch dauernd belasteten Knorpelscheibe zwischen dem Manubrium und dem Korpus Degenerationserscheinungen auf in Form von Spalt- und Höhlenbildungen, die in Analogie zur Spondylosis deformans (Pässler 1931) zu Randsklerosierungen, Wülsten und Zacken an der vorderen und hinteren Kante führen. Eine stärkere Abwinklung zwischen Manubrium und Korpus begünstigt diesen Vorgang. Selten sind diese Randzacken sehr stark entwickelt. Hochgradige Knochenauswüchse, die sog. „Angulusexostosen", dürften eher auf arthritischer Basis entstanden sein (Zimmer 1939). Die Degeneration der Knorpelfuge verringert zwar den Knochenabstand, verursacht aber nie eine Synostose; die gleichbleibende Häufigkeit der Synostosen zwischen dem Manubrium und dem Korpus nach dem vierten Dezennium (Ashley 1954) dient dafür als Beweis.

VI. Schmerzhafte Synchondrosen

Zimmer (1939) beschrieb erstmals die „schmerzhafte Chondritis und Perichondritis der Synchondrosis superior" als ein besonderes Krankheitsbild des Brustbeins, dessen klinische und röntgenologische Symptome durch Reiter (1956) und durch eigene Beobachtungen bestätigt werden konnten.

Klinisch zeigt sich manchmal eine harte Schwellung am Manubrium-Korpus-Übergang, die bei der Atmung, bestimmten Körperhaltungen und bei der Palpation sehr schmerzhaft ist. Es ist nicht verwunderlich, daß bei dieser weitgehend unbekannten Erkrankung abwegige klinische Vermutungsdiagnosen (Sternumtuberkulose, Angina pectoris, Ulcus oesophagi u. a.) gestellt werden. ZIMMER berichtete über zwei Frauen (34 und 61 Jahre alt); die Fälle von REITER betrafen Männer zwischen dem 25. und 38. Lebensjahr und die eigenen ebenfalls Männer zwischen dem 17. und dem 28. Lebensjahr.

Röntgenologisch finden sich verwaschene, unregelmäßige Gelenkkonturen, entkalkte und verkalkte Zonen am unteren Manubrium- und oberen Korpusrand und umschriebene Verkalkungen innerhalb der Synchondrose (Abb. 35). Differentialdiagnostisch kommen

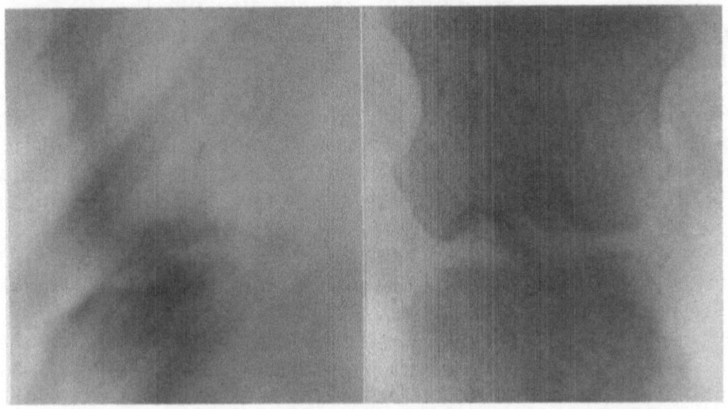

Abb. 35a u. b

Abb. 36

Abb. 35a u. b. Aufhellungen und Sklerosierungen in der Umgebung der Synchondrosis cranialis bei schmerzhafter Synchondrosis cranialis

Abb. 36. In Synostosierung begriffene Synchondrosis cranialis

eine Sternum-Tuberkulose und tumoröse Neubildungen in Betracht. Ähnliche Röntgenbefunde lassen sich bei in Synostosierung begriffener Synchondrose (Abb. 36) und gelegentlich auch bei Knorpelknötchen feststellen.

Die *histologischen* Untersuchungen (ZIMMER, REITER) ergaben Knorpeldegenerationen.

ZIMMER erwähnt schmerzhafte Zustände auch an der Synchondrosis caudalis, die als Xyphoiditis oder Xyphoidynie bezeichnet wurden, und die als Berufserkrankungen bei Schlossern und Schustern durch Anpressen des Arbeitsmaterials auftreten.

Literatur

ASHLEY, G. T.: Typing of the human sternum — an analysis of the ossification pattern in 520 sterna in the developmental stages. J. Anat. (Lond.) **87**, 439—440 (1953).

— The morphological and pathological significance of synostosis at the manubrio-sternal joint. Thorax **9**, 159—166 (1954).

BECKMAN, T.: A case of simultaneous luxation of both ends of the clavicle. Acta chir. scand. **56**, 156—163 (1923).

BRAILSFORD, J. F.: The radiology of bones and joints, 3. edit. London: Churchill 1945.

BRYSON, V.: Development of the sternum in screw tail mice. Anat. Rec. **91**, 119—141 (1945).

BURMANN, M., and S. E. SINBERG: Injury of the xiphoid. New York: Columbia University Press 1952.

CANTRELL, J. R., J. A. HALLER and M. M. RAVITCH: A syndrome of congenital defects involving the abdominal wall, sternum, diaphragm, pericardium and heart. Surg. Gynec. Obstet. **107**, 602—614 (1958).

CARTER, F. R. N.: Congenital absence of the os sternum. J. Indian med. Ass. **18**, 57—59 (1925).

CAVAZZA, FR., e G. BARTOLINI: La frattura dello sterno (Considerazioni clinico statistiche). Rass. Previd. sociale, Ser. VI **40**, 25—42 (1953).

CHEN, J. M.: Studies on the morphogenesis of the mouse sternum. III. Experiments on the closure and segmentation of the sternal bands. J. Anat. (Lond.) **87**, 130—149 (1953).

CHRYSSAFIS, M.: Luxation asquise sterno-claviculaire gauche, observée sur plusieurs membres de la même famille. Grèce med. J. **26**, 83—84 (1924).

COLOSIMO, C.: Xifosterno biforcato e abnormemente lungo. Radiol. med. (Torino) **26**, 42—43 (1939).

CURRARINO, G., and F. N. SILVERMAN: Premature obliteration of the sternal sutures and pigeon-breast deformity. Radiology **70**, 532 bis 540 (1958).

CUVELAND, E. DE: Über das sogenannte Os parasternale. Fortschr. Röntgenstr. **84**, 375 bis 376 (1956).

Daubenspeck, K.: Der Schultergürtel. In Hohmann, Hackenbroch, Lindemann, Handbuch der Orthopädie, Bd. II, S. 936—996. Stuttgart: Georg Thieme 1958.

Dziallas, P.: Zur Entwicklung und Histogenese der Sternocostalverbindungen und Sternalfugen. Z. Zellforsch. **37**, 127—143 (1952).

Edling, N. P. G.: The radiologic appearance of the heart, oesophagus and lungs in funnel chest deformities. Acta radiol. (Stockh.) **39**, 273—280 (1953).

Eggeling, H.: Clavicula, Praeclavium, Halsrippen und Manubrium sterni. Anat. Anz. **29**, 99—110 (1906).

Ehalt, W.: Unfallchirurgie im Röntgenbild, 2. Aufl. Wien: Wilhelm Maudrich 1952.

Eichhorst, H.: Erworbene Trichterbrust. Dtsch. Arch. klin. Med. **48**, 613—618 (1890).

Ferry, A. M., F. W. Rook and J. H. Masterson: Retrosternal dislocation of the clavicle. J. Bone Jt Surg. A **39**, 905—910 (1957).

Fischer, E.: Besonderheiten zur Sternumossifikation. Fortschr. Röntgenstr. **98**, 151—157 (1963).

Fragheim, B. v.: Zur Diagnostik und Therapie der retrosternalen Schlüsselbeinverrenkung. Mschr. Unfallheilk. **57**, 184—188 (1954).

Frieh, Ph., et P. Bossaert: Hernie pulmonaire accompagnant une fracture du sternum. Rev. Chir. (Paris) **53**, 487—490 (1934).

Geldern, Chr. van: Zur Anatomie und Mechanik der Symphysis sternalis. Z. menschl. Vererb.- u. Konstit.-Lehre **10**, 367—380 (1925).

Gil y Gil, C.: Über die Röntgendiagnostik des Sternums. Fortschr. Röntgenstr. **73**, 753—764 (1950).

Gorcos, V., et A. Abitbol: Absence congénitale du sternum ou fissure subtotale du sternum. Tunis. méd. **40**, 599—601 (1952).

Greenlee, D. P.: Dislocation of the sternal end of the clavicle. J. Amer. med. Ass. **125**, 426—428 (1944).

Greig, D. M.: Cleft-sternum and ectopia cordis. Edinb. med. J. **33**, 480—511 (1926).

Hanson, F. B.: The ontogeny and phylogeny of the sternum. Amer. J. Anat. **26**, 41—115 (1919/20).

Hausmann, P. F.: The surgical management of funnel chest. J. thorac. Surg. **29**, 636—648 (1955).

Hayek, H. v.: Normale Anatomie. In Handbuch der Thoraxchirurgie, Bd. I. Heidelberg: Springer 1958.

Hegemann, G., u. H. Schoberth: Die operative Behandlung der Trichterbrust. Dtsch. med. Wschr. **83**, 277—282 (1958).

Herdner, M.: Le sternum de l'enfant. Etude radiologique des anomalies de son dévelopement. Rev. Orthop. **33**, 475—493 (1947).

Hintzsche, E.: Über das menschliche Brustbein. Anat. Anz. **60**, Erg.-H., 96—104 (1925/26).

Hoffmeier, F. N.: Congenital non-union of the sternum. Radiology **27**, 493—494 (1936).

Holmdahl, H. C.: A case of posterior sternoclavicular dislocation. Acta orthop. scand. **23**, 218—222 (1954).

Hyrtl, J.: Lehrbuch der Anatomie. Wien: Braunmüller 1881.

Jordan, A.: A case of congenital defect of the sternum. Lancet **1935 II**, 877—878.

Katrakis, K. G.: Exostose des linken Sternoclaviculargelenkes, ein Aneurysma der Aorta vortäuschend. Zbl. Chir. **62**, III, 2956—2957 (1935).

Keats, Th. E.: Four normal anatomic variations of importance to radiologists. Amer. J. Roentgenol. **78**, 89—94 (1957).

Kennedy, J. C.: Retrosternal dislocation of the clavicle. J. Bone Jt Surg. B **31**, 74—75 (1949).

Kewesch, E.: Ein Fall von kongenitaler Brustbeinspalte. Röntgenpraxis **8**, 100—101 (1936).

Key, J. A., and H. E. Conwell: The management of fractures, dislocations and sprains, 5. edit. St. Louis: Mosby 1951.

Kipshoven, H. J.: Die röntgenologische Darstellung der Ossa suprasternalia. Fortschr. Röntgenstr. **74**, 320—323 (1951).

Köteles, G., G. Wein u. Z. Szirmay: Brustbeinfraktur im Kindesalter. Chirurg **33**, 373—374 (1962).

Kohler, M.: Scheinbare Herzvergrößerung im Röntgenbild bei Trichterbrust. Fortschr. Röntgenstr. **71**, 548—552 (1949).

Kowallik, B.: Die Arthrosis deformans des Brustbein-Schlüsselbeingelenkes. Zbl. Chir. **76**, 672—675 (1951).

Kremser, K.: Eine seltene Verletzung am Brustbein. Röntgenpraxis **6**, 298—300 (1934).

Lambrecht, R.: Eine seltene Brustbeinanomalie mit Verrenkung. Zbl. Chir. **78**, 1495—1498 (1953).

Lange, K. H.: Rippen und Brustbein in ihren funktionellen Verknüpfungen. Morph. Jb. **73**, 355—384 (1934).

Langen, P.: Untersuchungen über die Altersveränderungen und Abnützungserscheinungen am Sterno-claviculargelenk. Virchows Arch. path. Anat. **293**, 381—408 (1934).

Lester, Ch. W.: Funnel chest: its cause, effects and treatment. J. Pediat. **37**, 224—230 (1950).

— Pigeon breast (pectus caviatum) and other protrusion deformities of the chest of developmental origin. Ann. Surg. **137**, 482—489 (1953).

Loeschcke, H.: Über Wechselbeziehungen zwischen Lunge und Thorax bei Emphysem. Dtsch. med. Wschr. **37**, 916—921 (1911).

— Thoraxformen bei Kyphose und Skoliose der Wirbelsäule. Z. orthop. Chir. **58**, Beil.-H., 108—124 (1933).

Lucchese, G.: Contributo alla conoscenza della fessura semplice dello sterno o sterno-schisi. Ann. ital. Chir. **11**, 679—687 (1932).

Maier, H. C., and Fr. Bostone: Complete failure of sternal fusion with herniation of pericardium. Report of a case corrected surgically in infancy. J. thorac. Surg. **18**, 851—859 (1949).

Mangan, M. G.: A case of fissura sterni congenita completa. Brit. J. Radiol. **22**, 286—287 (1949).

MARKOWSKI, J.: Sollte der Verknöcherungsprozeß des Brustbeines von keiner morphologischen Bedeutung sein? Anat. Anz. **26**, 248—269 (1905).

MARTELLA, A., e F. MILONE: Delle fratture — lussazioni delle sterno con un'osservazione personale. Rif. med. **1939**, 1446—1449.

MARTIN, R., u. K. SALLER: Lehrbuch der Anthropologie, 3. Aufl. Stuttgart: Gustav Fischer 1957.

MATTI, H.: Die Knochenbrüche und ihre Behandlung, 2. Aufl. Berlin: Springer 1931.

MAUCH, D. v.: Isolierter Knochenkern in der Synchondrosis superior des Sternums. Fortschr. Röntgenstr. **85**, 359 (1956).

MAYET, M.: Recherches sur l'ossification du sternum chez les sujets normaux et les rachitiques. Bull. Soc. anat. Paris **70**, 381—384 (1895).

MÖRIKE, K. D.: Zur Funktion und Herkunft des sogenannten Discus im Sternoclaviculargelenk. Morph. Jb. **108**, 212—236 (1965).

MONNET, P., J. GRAVIER, J. GAUTHIER et R. VERNEY: Association d'une transposition vasculaire partielle (dextroposition aortique) avec retour veineux anormal et d'une malformation thoracique par ossification prématurée du sternum. Pédiatrie **11**, 95—98 (1956).

MORTON, CH. B., and E. J. HARVEY: Median cleft of lower lip and mandible, cleft sternum and absence of basihyoid. Report of a case. Arch. Surg. (Chicago) **30**, 647—656 (1935).

MÜLLER, CH.: Zur Entwicklung des menschlichen Brustkorbes. Morph. Jb. **35**, 591—696 (1906).

OCHSNER, A., and M. DE BAKEY: Chone-Chondrosternon. J. thorac. Surg. **8**, 469—506 (1939).

OTZ, V.: Experimentelle Untersuchungen zur Genese der Sternumfrakturen bei Wirbelfrakturen. Dtsch. Z. Chir. **72**, 387—395 (1904).

PÄSSLER, H. W.: Zur normalen und pathologischen Anatomie und zur Pathologie des Brustbeins. Beitr. path. Anat. **87**, 659—680 (1931).

PATERSON, A. M.: The human sternum. Liverpool: Williams & Norgate 1904.

PATERSON, D. C.: Retrosternal dislocation of the clavicle. J. Bone Jt Surg. B **43**, 90—94 (1961).

PATURET, G., et P. BRUN: Apparation et évolution des centres d'ossification du sternum. C. R. Ass. Anat. **69**, 801—812 (1952).

PFEIFFER, KL.: Variationen und Anomalien des Brustbeines sowie Hinweise zu deren Entwicklung. Fortschr. Röntgenstr. **85**, 663—671 (1956).

POLVAR, G.: Due casi di malformazione sternale. Minerva chir. (Torino) 1951 197—199.

PUTSCHAR, W.: Der funktionelle Skelettumbau und die sogenannten Belastungsdeformitäten. In HENKE-LUBARSCH' Handbuch der speziellen pathologischen Anatomie und Histologie, Bd. IX/3, S. 617—787. Berlin: Springer 1937.

RATHCKE, C.: Beitrag zur normalen und pathologischen Anatomie des Sternoclaviculargelenkes. Dtsch. Z. Chir. **249**, 162—169 (1938).

RAUBER, FR., u. FR. KOPSCH: Lehrbuch und Atlas der Anatomie des Menschen, 19. Aufl., Bd. I. Stuttgart: Georg Thieme 1955.

RAVELLI, A.: Das Ossiculum parasternale. Fortschr. Röntgenstr. **85**, 226—231 (1956).

REHBEIN, F., u. H. H. WERNICKE: Operative Beseitigung der Trichterbrust. Kinderärztl. Prax. **23**, 126—132 (1955).

REITER, A.: Die Frühentwicklung des Brustkorbes und des Brustbeines beim Menschen. Z. Anat. Entwickl.-Gesch. **111**, 676—722 (1942).

REITER, R.: Zur Kenntnis der sogenannten Chondritis und Perichondritis der oberen Synchondrose des Sternums. Z. Orthop. **87**, 436—446 (1956).

REMANE, A.: Wirbelsäule und ihre Abkömmlinge. In BOLK-GÖPPERT-KALLIUS-LUBOSCH, Handbuch der vergleichenden Anatomie der Wirbeltiere, Bd. IV. Berlin u. Wien: Urban & Schwarzenberg 1936.

RUGE, G.: Untersuchungen über Entwicklungsvorgänge am Brustbein und an der Sternoclavicularverbindung des Menschen. Morph. Jb. **6**, 362—414 (1880).

SCHMID, F., u. G. WEBER: Röntgendiagnostik im Kindesalter. München: J. F. Bergmann 1955.

SCHMITT: Jugendliche Sternumfraktur, durch Muskelzug bedingt. Röntgenpraxis **15**, 395 (1943).

SCHNORR, A.: Die Darstellung des Sternums und der Sternoklavikulargelenke im Tomogramm. Röntgenpraxis **9**, 622—629 (1937).

SCHÖNBAUER, H. R.: Pseudarthrose nach Brustbeinbruch. Zbl. Chir. **82**, 1163—1164 (1957).

SCHULTE, K.-J.: Zur Röntgendiagnose der Arthrosis deformans des Sternoclviculargelenkes. Fortschr. Röntgenstr. **86**, 235—239 (1957).

SIEGENTHALER, W.: Das Marfan-Syndrom. Dtsch. med. Wschr. **81**, 1188—1192, 1199 (1956).

SPEED, K.: Fractures and dislocations, 4. edit. Philadelphia: Lea & Febiger 1942.

SPEK, J. VAN DER: Luxatio sternoclavicularis. Ned. T. Geneesk. **1938**, 375—378.

STADTMÜLLER, FR.: Kurze Mitteilung über die anatomische Untersuchung eines Falles von Trichterbrust. Beitr. path. Anat. **67**, 528—532 (1920).

STEIN, A. H.: Retrosternal dislocation of the clavicle. J. Bone Jt Surg. A **39**, 656—660 (1957).

STUCK, W. G.: Fractures sternum and thyreoid cartilage. Amer. J. Surg. **38**, 560—568 (1937).

SZENES, A.: Über die Fissura sterni und ihre Entstehung. Langenbecks Arch. klin. Chir. **119**, 116—125 (1922).

TESTUT, L.: Traité d'anatomie humaine, Paris, 1899.

THEWS, K.: Entwicklungsstörung des Brustbeins. Röntgenpraxis **11**, 188 (1939).

Tschaussow, M.: Zur Frage über die Sternocostalgelenke und den Respirationstypus. Anat. Anz. **6**, 512—524 (1891).

Vague, J.: Un symptome trop méconnu: le développement de l'appendice xiphoïde. La différenciation sexuelle dans l'ulcère gastroduodénal et l'entéro-cholecystite primitive. Arch. Mal. Appar. dig. **39**, 1189—1191 (1950); Sem. Hôp. Paris **27**, 285—287 (1951).

Vallisneri, E.: A proposito di un caso di relaxatio delle articolazioni sternoclavicolare. Chir. Organi Mov. **24**, 218—220 (1939).

Versé, M.: Über die kongenitale Trichterbrust mit besonderer Berücksichtigung der normalanatomischen Verhältnisse. Beitr. path. Anat. **48**, 311—342 (1910).

Westermann, H. H.: Die Erkrankung der Sternoclaviculargelenke mit besonderer Berücksichtigung der Arthrosis deformans. Langenbecks Arch. klin. Chir. **203**, 19—42 (1942).

Zeltner, E.: Die Entwicklung des Thorax von der Geburt bis zur Vollendung des Wachstums und ihre Beziehungen zur Rachitis. Jb. Kinderheilk. **78**, Erg.-H., 150—169 (1913).

Zimmer, E. A.: Das Brustbein und seine Gelenke. Fortschr. Röntgenstr., Erg.-Bd. **58** (1939).

Zsebök, Z.: Röntgenanatomie der Neugeborenen- und Säuglingslunge. Fortschr. Röntgenstr., Erg.-Bd. **85** (1958).

Zuili, H., et J. Hélie: Un type rare de fracture du sternum. J. Radiol. Électrol. **36**, 46 (1955).

J. Rippen und Costo-Vertebralgelenke

Von

E. Fischer

Mit 82 Abbildungen

I. Aufnahmetechnik

Die Übersichtsaufnahme der *dorsalen Rippenabschnitte* erfolgt im antero-posterioren Strahlengang und der *ventralen Rippenabschnitte* im postero-anterioren Strahlengang. Die *lateralen Rippenpartien* werden durch Schräglagerung freiprojiziert. Wichtig ist, daß bei allen Übersichtsaufnahmen genügend große Formate gewählt werden, damit mindestens die cervico-dorsale oder dorso-lumbale Abschnittsgrenze mit erfaßt ist, um die Rippen abzählen zu können.

Einzelne Ausschnitte des Rippenkörpers können durch Kontaktaufnahme (oder Großfocuskontaktaufnahme nach Ott 1954), durch die Doppelaufnahme nach Zimmer (1939) oder durch die Zonographie oder Pantomographie weitgehend überlagerungsfrei dargestellt werden. Wird der Schmerzpunkt bei Brustkorbverletzungen durch eine Metallmarke gekennzeichnet, dann ist zu berücksichtigen, daß sich die den Schmerz verursachende Fraktur auch an den benachbarten Rippen befinden kann.

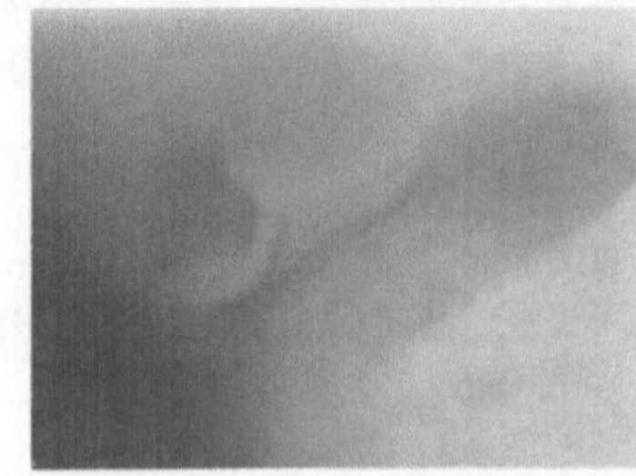

Abb. 1. Horizontale Schichtaufnahme eines Costo-Transversalgelenks an der mittleren Brustwirbelsäule

Die Costo-Transversalgelenke, die bereits bei der gewöhnlichen sagittalen Aufnahme mit abgebildet werden, kommen durch Neigung des Zentralstrahls um 20° nach cranial noch übersichtlicher zur Darstellung. Auf horizontalen Schichtaufnahmen (Abb. 1) sind die Gelenkverhältnisse am genauesten zu beurteilen.

II. Röntgenanatomie

1. Entwicklung der Rippe

a) Phylogenetische Entwicklung

Die Eigenart der menschlichen Rippen und insbesondere einige Rippenanomalien sind besser verständlich, wenn man die vergleichende Anatomie der Wirbeltierrippe berücksichtigt. Bei den Rippen tritt genau wie bei den Wirbeln eine Querteilung des Sklerotoms in zwei Hälften ein. Ursprünglich ist jede Sklerotomhälfte imstande, eine Rippenanlage zu bilden. Im Laufe der Entwicklung verschmelzen die beiden Hemisklerotomrippen zu einem einheitlichen Gebilde. Bei den höher entwickelten Formen verliert das craniale Hemisklerotom die Fähigkeit, eine Rippe zu bilden, so daß die Amniotenrippe hauptsächlich aus dem caudalen Hemisklerotom hervorgeht. Störungen der Reduktion der cranialen Hemisklerotomrippe zeigen sich daher am oberen Rand der Rippe (Lutz 1947).

Weiterhin ist noch zu erwähnen, daß bei den Vertebraten zwei Typen von Rippen vorkommen, die dorsalen, von den Querfortsätzen ausgehenden, und die pleuralen, von dem vorderen seitlichen Rand der Wirbelkörper entspringenden Rippen. Meistens ist nur einer dieser Rippentypen vorhanden (Remane 1936). Vollständig ausgebildete Doppelrippen auf einer Seite eines Wirbels, die somit dem dorsal-pleuralen Rippentyp entsprächen, werden als besondere Ausnahmen auch bei Menschen beobachtet (s. „Varietäten und Anomalien“).

Die verschiedenen Arten der Rippen-Wirbelverbindungen bei Amnioten (REMANE) lassen vermuten, daß auch bei Menschen gelegentlich solche Formen auftreten können.

Die Rippen *entstehen selbständig* neben der Wirbelsäule und sind keine Abgliederung der Wirbelsäule (REMANE).

b) Embryonale Entwicklung

Nach CHARLOTTE MÜLLER (1906) ist der Querschnitt der embryonalen Rippe anfangs zylindrisch und plattet im Laufe der weiteren Entwicklung besonders postnatal zunehmend ab. Das dorsale Drittel der embryonalen Rippe ist sogar in cranio-caudaler Richtung abgeplattet, hier stehen die Rippen so dicht übereinander, daß sie sich fast berühren.

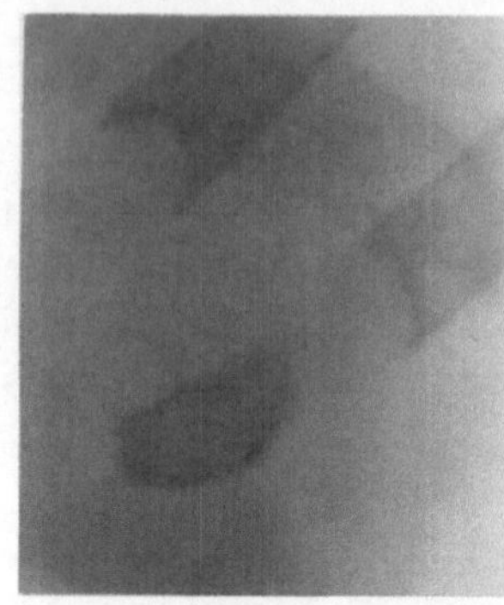

Abb. 2. Isolierte, normale, zusätzliche Ossifikation im Knorpel der 10. Rippe

Die Ossifikation setzt früher ein als in den zugehörigen Wirbeln. Sie beginnt in der Gegend des Angulus costae, und zwar während der 8.—9. Fetalwoche an der 6.—9. Rippe, in der 9. Fetalwoche an der 3.—5. und 10.—12. Rippe und in der 10. Fetalwoche in der 1. und 2. Rippe. Sie breitet sich schnell aus, so daß am Ende des 4. Fetalmonats der größte Teil des Rippenkörpers ossifiziert ist.

Im Rahmen der phylogenetisch zunehmenden Reduktion der unteren Brustwand (RUGE 1880) kommen am ventralen Ende der 10. und 11. Rippe manchmal diskontinuierliche Rippenanlagen vor, die dann später als Knorpelinseln in der Bauchmuskulatur oder als unterbrochene Ossifikation (Abb. 2) in Erscheinung treten.

c) Postnatale Entwicklung

Die vordere Knochenknorpelgrenze befindet sich bei Neugeborenen etwas ventral von der vorderen Axillarlinie (Abb. 3) und verlagert sich in der frühen Kindheit etwa bis zur Mamillarlinie und bleibt dort stehen. Die Längenverhältnisse zwischen dem knöchernen und knorpeligen Teil sollen bereits schon am Ende der Fetalperiode festliegen (CAFFEY 1957). Der knöcherne Teil ist zu kurz geblieben bei Frühgeburten, Achondroplasien und Hypothyreosen. Zur vorderen Knochenknorpelgrenze hin wird die Rippe normalerweise meistens etwas dicker; bei Neugeborenen und Säuglingen kann diese Verbreiterung manchmal sehr deutlich sein (ZSEBÖK 1958) (Abb. 4). Pathologisch verbreiterte und aufgetriebene Knochenknorpelgrenzen kommen bei Rachitis, Skorbut, kongenitaler Syphilis, Akromegalie, Achondroplasie und Dysostosen vor.

Die Bildung der *Markhöhle* beginnt in den paravertebralen Abschnitten. Die Markhöhle zeigt sich bei Neugeborenen paravertebral als Aufhellung in der Längsachse der Rippe (ZSEBÖK 1958) (Abb. 4).

Bei Neugeborenen und Säuglingen sind die beiden ersten Rippen graziler als die übrigen. Auffallend dünn sind manchmal alle Rippen bei stark geneigtem Rippenverlauf (ZSEBÖK).

Erst vom 4.—5. Lebensjahr an ist die Ossifikation nach dorso-medial so weit fortgeschritten, daß von einem knöchernen Rippenköpfchen gesprochen werden kann (HASSELWANDER 1938).

Die nach caudal gerichtete Ausziehung des Unterrandes der Rippe im hinterenseitlichen Abschnitt, die Crista musculorum, entwickelt sich langsam etwa vom 6. Lebensjahr an.

Die Costo-Transversalgelenke werden röntgenologisch erst nach der Pubertät erkennbar, wenn der Querfortsatz und das Tuberculum costae weitgehend ossifiziert sind.

Der Zeitraum, in dem die *Apophysen*kerne des Capitulum, des Tuberculum costae und der Tuberositas paraarticularis auftreten, erstreckt sich vom 9.—18. Lebensjahr

(Werenskiold 1938). Die Capitulumapophysen an der 1.—10. Rippe stellen sich im sagittalen Bild als flach-ovale Knochenkerne mit nach caudal gerichteter Längsachse (Abb. 5) und an der 11. und 12. Rippe als schmale, sklerotische Scheiben senkrecht zur Rippenlängsachse dar. Am Tuberculum vollzieht sich die Verschmelzung mit der

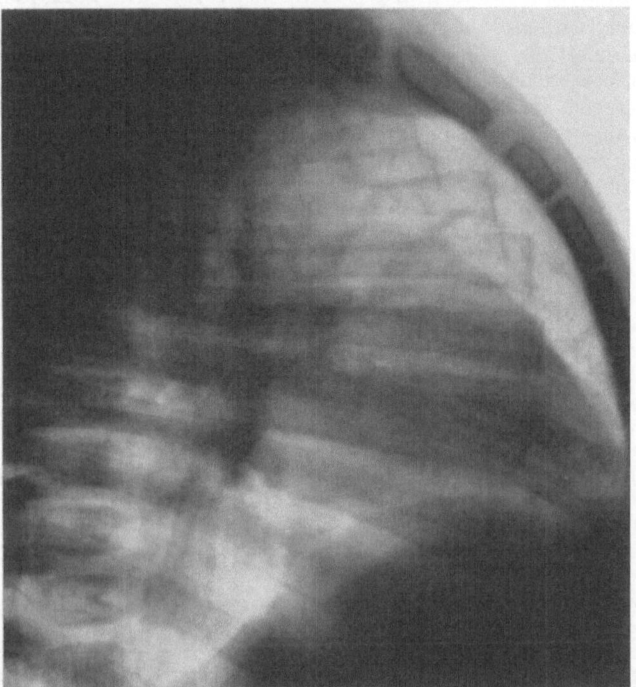

Abb. 3. Seitliche Thoraxaufnahme bei einem Neugeborenen. Lage der Knochen-Knorpelgrenze etwas ventral von der vorderen Axillarlinie

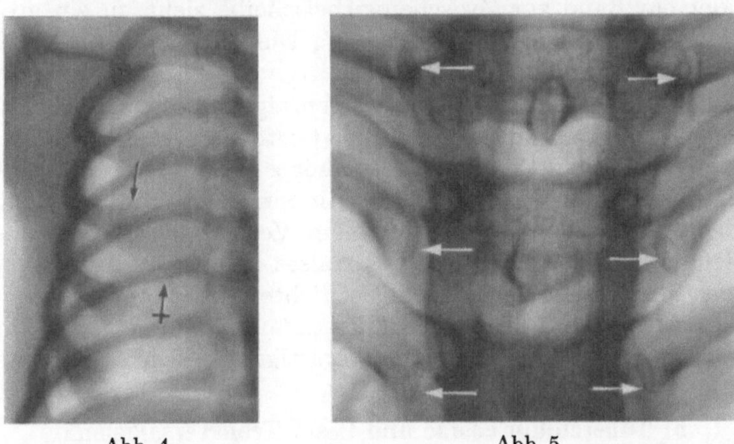

Abb. 4 Abb. 5

Abb. 4. Kugelförmig verdickte Knochen-Knorpelzone bei einem Neugeborenen (↓). Beginnende Markhöhlenbildung (‡)

Abb. 5. Apophysenkerne der Rippenköpfchen bei einem 13jährigen Mädchen

Rippe zwischen dem 18. und 22. Lebensjahr, am Capitulum ist sie mit dem 24.—25. Lebensjahr beendet (Gray 1896, Hasselwander 1938). Die caudalen Rippen, die mit dem Querfortsatz nicht mehr artikulieren, besitzen auch keinen Apophysenkern für das Tuberculum.

Die *Knochen-Knorpelgrenze* besonders der mittleren und unteren sternalen Rippen durchläuft vor, während und nach dem Wachstumsabschluß einige charakteristische Formen.

Etwa vom 10.—17. Lebensjahr ist die Verknöcherung der Rippe in der Mitte etwas weiter fortgeschritten als am oberen und unteren Rand, der noch abgerundet ist. Der obere und untere Rand verknöchern dann auch, so daß zwischen dem 18. Lebensjahr und dem Wachstumsabschluß die Knochen-Knorpelgrenze geradlinig senkrecht zur Rippenachse verläuft. Nach dem Wachstumsabschluß schreitet die Verknöcherung gleichmäßig an den Rändern fort; die knöcherne Rippe endet dann trichterförmig (Abb. 6a—c).

Normalerweise ossifiziert die Rippe am Ober- und Unterrand gleichmäßig weit. Eine Ausnahme besteht im Falle eines bereits schon vor dem Wachstumsabschluß stark gesenkten Thorax. Hierbei verknöchert der Unterrand der unteren sternalen Rippen bis zu 1,5 cm weiter als der Oberrand. Vermutlich liegen bei diesen Rippen, bei denen der knorpelige Anteil in einem spitzen Winkel umbiegt, besondere Belastungsmomente vor, die eine vermehrte lokale Umwandlung von Knorpel zu Knochen bewirken.

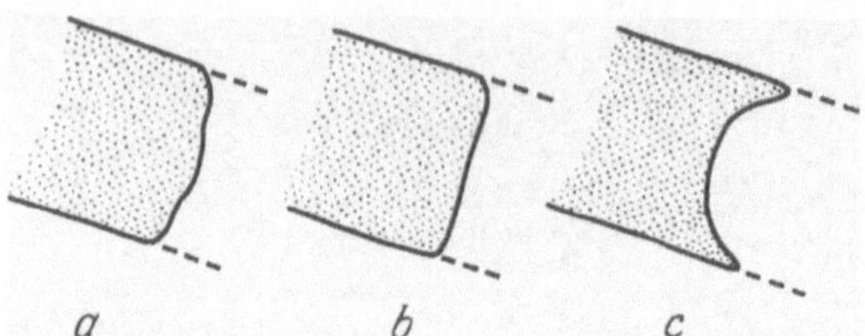

Abb. 6a—c. Knochenknorpelgrenze a vor, b während und c nach dem Wachstumsabschluß

2. Die einzelnen Abschnitte der Rippe

a) Capitulum costae, Costo-Vertebralgelenk und Collum costae

Bei Rippen, die nur mit einem Wirbel artikulieren, ist die Gelenkfläche des Rippenköpfchens flach-konvex bis plan geformt. Die zugehörige Gelenkpfanne des Wirbelkörpers ruht zuweilen auf einem flachen Sockel (Abb. 63). Die übrigen intervertebral ansetzenden Rippenköpfchen haben zu jedem Wirbel ein vollständiges Gelenk, das durch die Crista articularis, von der ein Band zur Zwischenwirbelscheibe zieht, in ein größeres caudales und ein kleineres craniales Segment abgeteilt ist. Die Gelenkkontur der Köpfchen dieser Rippen ist stumpfwinklig (Abb. 63).

Von cranial nach caudal sind die Costo-Vertebralgelenke von Wirbel zu Wirbel mehr nach dorsal gelegen. Die Verbindungslinie aller Costo-Vertebralgelenke ist daher anders gekrümmt als die Verbindungslinie der Wirbelkörper.

Die Rippenhälse verlaufen an den oberen Rippen mehr frontal und an den unteren mehr sagittal; bei gelegentlich genau sagittalem Verlauf des Rippenhalses werden im sagittalen Strahlengang der laterale Rand des Halses und Köpfchens orthograd getroffen, dann läßt sich das Rippenköpfchen durch die dichte Außenkontur besonders leicht abgrenzen. An der 1. Rippe ist der Rippenhals dünn und abgeplattet, an den übrigen Rippen prismatisch mit vier Kanten und mit kräftiger Corticalis (v. Hayek 1958).

b) Tuberculum costae und Costo-Transversalgelenk

Das Tuberculum costae besteht aus zwei Knochenhöckern, aus dem eigentlichen Tuberculum costae, das mit dem Querfortsatz artikuliert, und einem weiteren, häufig sehr kräftigen Höcker, der als Ansatz der Gelenkkapsel und des Ligamentum tuberculi costae dient. Da die normale Anatomie diesem Höcker keinen eigenen Namen gegeben hat, schlägt Werenskiold (1938) die Bezeichnung Tuberositas paraarticularis vor, die auch im folgenden beibehalten wird.

Die Lage des *Tuberculum costae* ändert sich von Rippe zu Rippe. An den oberen Rippen befindet es sich an der dorsalen Fläche, an den unteren an der dorso-caudalen Kante. An den unteren Rippen ist es daher im sagittalen Strahlengang besser abzugrenzen, weil die Rippe es nicht überdeckt. Die cranialbogige Gelenkkontur flacht sich von der 4. bis 6. Rippe zunehmend ab (Abb. 39). Nach medial zu geht das Tuberculum costae kontinuierlich in den Rippenhals über und erhebt sich nach lateral stufenförmig über das Rippenniveau.

Die *Tuberositas paraarticularis* ist nur an den oberen Rippen deutlich ausgeprägt und überragt an der 1.—5. Rippe die obere Rippenkontur mehr oder weniger. Von einer flachen Erhebung über einen kräftigen Höcker bis zur mützenschirmähnlichen Überdachung gibt es alle Übergänge (Abb. 7). Zwischen dem Tuberculum costae und der Tuberositas paraarticularis befindet sich eine Rinne, die meistens als schmaler Aufhellungssaum erkenntlich ist (Abb. 7b, c).

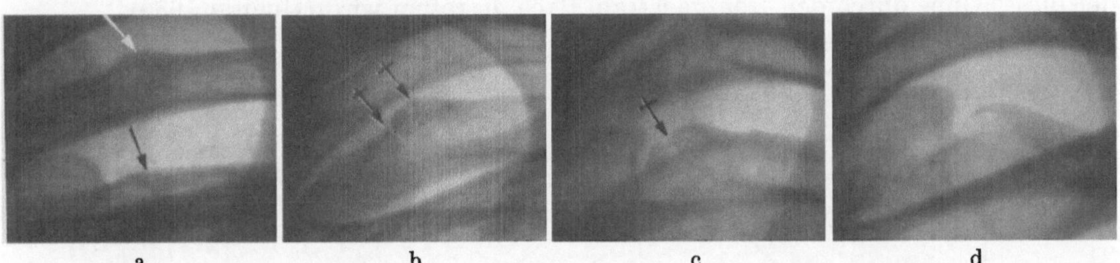

Abb. 7a—d. Verschiedene Formen der Tuberositas paraarticularis. a Flache Tuberositas mit noch offener Apophysenfuge (↓) (bei einem 17jährigen). b und c Abgrenzung der Tuberositas paraarticularis vom Tuberculum costae durch eine Rinne (↓). d Mützenschirmähnlich geformte Tuberositas paraarticularis

Selten kommen auch in der Tuberositas paraarticularis cystenförmige Aufhellungen vor (Abb. 8), die entsprechend ähnlichen Befunden an anderen Knochenvorsprüngen noch als normale Bildung zu werten sind.

Die Tuberositas paraarticularis ist schon als Frakturcallus fehlgedeutet worden (Sommer 1931).

Das *Costo-Transversalgelenk* ist bis zur 5. Rippe mehr oder weniger ein Sattelgelenk, weiter nach caudal zu flachen die Gelenkkörper ab (Plangelenk). An der 9.—10. Rippe, manchmal auch noch höher, sind die Gelenkflächen oft sehr klein und eben (hypoplastische Gelenke). An den cranialen Querfortsätzen ist die Gelenkpfanne von laterocranial nach medio-caudal geneigt, nach caudal zu steht sie dann vertikal, und an den unteren Querfortsätzen läuft sie von medio-cranial nach latero-caudal (Abb. 39 und 67). Das Ligamentum tuberculi costae ist kranial dick, breit und straff. Caudal ist es dünner, schmäler, länger und schlaffer. Nur die straffen, kräftigen Bänder verknöchern (Abb. 7d). Die caudalen Costo-Transversalgelenke sind oft Schlottergelenke (Werenskiold). Die Exkursionsbreite der Costo-Transversalgelenke ist nicht groß, so daß bereits schon durch eine mäßige Brustkyphose eine Fixierung eintreten kann (Loeschcke 1911).

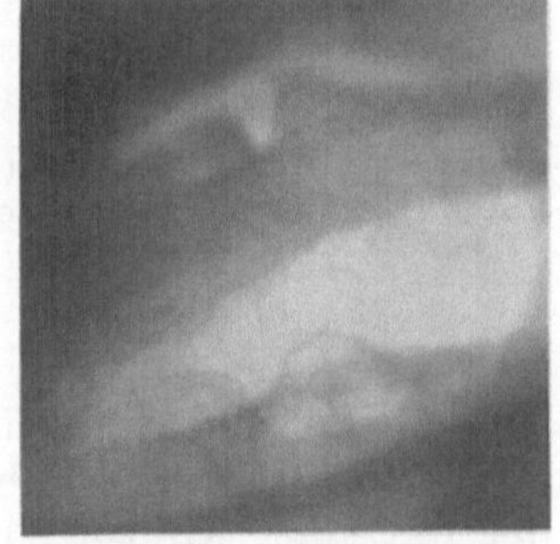

Abb. 8. Kleine Cysten in der Tuberositas paraarticularis

c) Corpus costae

An den Rippenkörpern kommen an typischer Stelle mehrere und unterschiedlich ausgeprägte Knochenhöcker vor.

Das *Tuberculum scaleni*, eine kleine, spitze Zacke, befindet sich am Oberrand der 1. Rippe zwischen dem mittleren und vorderen Drittel (Abb. 9). Hier setzt der M. scalenus anterior an, dahinter ist manchmal eine flache Rinne, der Sulcus arteriae subclaviae, zu erkennen. Ein größerer Höcker in der Gegend des Tuberculum scaleni deutet meistens auf eine ausgeheilte Fraktur hin (Gefferth 1941).

Ein weiterer, bisher weder von anatomischer noch von röntgenologischer Seite erwähnter, nicht selten vorkommender Fortsatz der 1. Rippe liegt ebenfalls am Oberrand dicht an der Knochen-Knorpelgrenze (Abb. 9). Er dient dem Ligamentum costoclaviculare als Ansatz. Wiederholt konnte dieser Höcker auf beiden Seiten beobachtet werden. Dieser Höcker und die gegenüberliegende Bandgrube am Unterrand der Clavicula wurde schon als Gelenk zwischen der 1. Rippe und der Clavicula fehlgedeutet (ANDERSEN 1926).

Die *Tuberositas costae II* als Ansatzstelle des M. serratus anterior befindet sich am Oberrand der 2. Rippe, etwa zwischen dem mittleren und vorderen Drittel. Sie ist verschieden gestaltet, entweder als kleiner Zacken in der Ein- oder Mehrzahl oder als flacher, länglicher Höcker (Abb. 9). Da die Tuberositas costae II der Vorderfläche der Rippe aufsitzt, ist sie nur dann zu sehen, wenn der Höcker eine genügende Größe hat oder diese Rippe durch den Röntgenstrahl flach getroffen wird (ULRICH 1930).

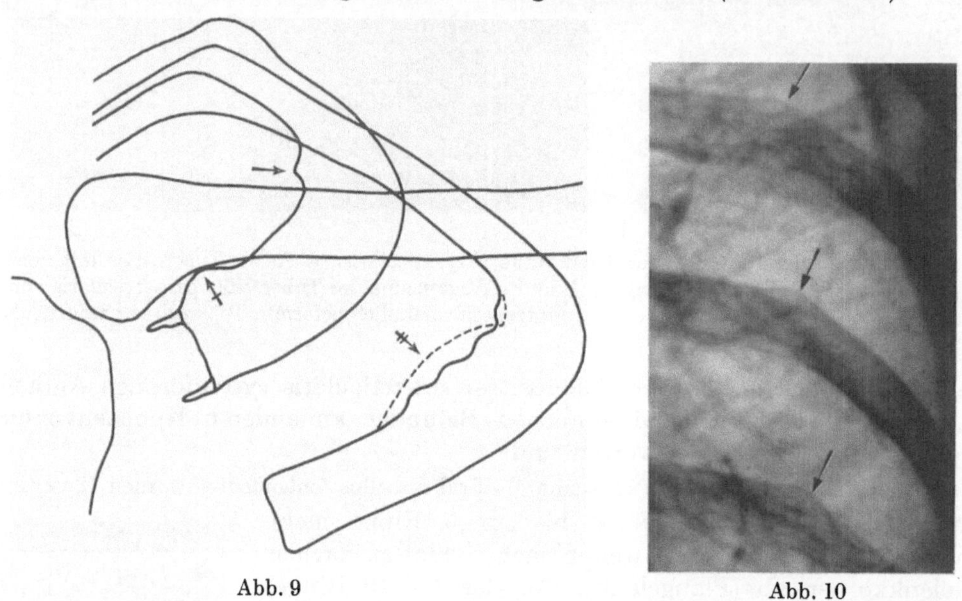

Abb. 9 Abb. 10

Abb. 9. Tuberculum scaleni (→). Höcker am Ansatz des Ligamentum costo-claviculare (‡). Tuberositas costae II (‡) mit bis zu vier kleinen Erhebungen (ausgezogene Linie) oder als einzelner breiter, flacher Höcker (gestrichelte Linie)

Abb. 10. Höcker am Oberrand der Rippe an der Umbiegungsstelle bei gesenktem Thorax

Sind bei einem gesenkten Thorax die Rippen erst in der Höhe des Angulus costae stärker nach abwärts gebogen, dann entwickeln sich am Oberrand der Umbiegungsstelle der mittleren Rippen häufig flache Höcker (Abb. 10). Diese Höcker kennzeichnen die Muskelansatzstellen des M. serratus dorsalis cranialis und M. iliocostalis.

Im paravertebralen Abschnitt verläuft der untere vordere Rippenrand nicht parallel zum unteren hinteren, sondern öfters unregelmäßig gewellt; dadurch treten im Sagittalbild wellige Konturen des *Sulcus costae* auf, die nicht mit Rippenusuren verwechselt werden dürfen (Abb. 11). Für Rippenusuren beweisende Konturen beginnen erst etwa 3 cm lateral des Tuberculum costae.

Rippenusuren werden am häufigsten durch den Kollateralkreislauf bei der Aortenisthmusstenose hervorgerufen. Rippenusuren können auch entstehen durch anderweitige arterielle und venöse Kollateralkreisläufe über die Thoraxwand (Unterbrechung der A. subclavia bzw. des Truncus brachiocephalicus, Zustand nach Blalockscher Operation, Verschluß der V. cava, V. anonyma oder V. subclavia), durch erweiterte thoraco-pulmonale Gefäßverbindungen (kollaterale arterielle Lungenversorgung bei angeborener und erworbener Unterdurchblutung der Lunge, bei angeborenen oder erworbenen arterio-venösen Fisteln), durch Neurinome der Intercostalnerven und durch unbekannte Ursachen (WILSON 1960, STURM und LOOGEN 1962, DREXLER, STEWART und KINKAID 1964, BOONE, SWENSON und FELSON 1964).

Der Sulcus costae kann sich in der dorso-lateralen Rippenpartie als schmale, zum caudalen Rippenrand parallel verlaufende Linie in den Rippenschatten hinein projizieren (Abb. 12). Dieser Verlauf des Sulcus costae, der erst vom 4. Dezennium an beobachtet wird, hängt mit der Änderung der Flächentorsion der Rippe durch fortschreitende Thoraxsenkung und Brustkyphose und mit der altersbedingten Verschmälerung der Corticalis zusammen.

Die caudale Corticalis ist etwa in der Höhe des Angulus costae öfters streckenweise wie unterbrochen (Abb. 13); das ist teils durch die Projektion, teils durch die Änderung des Rippenquerschnitts bedingt.

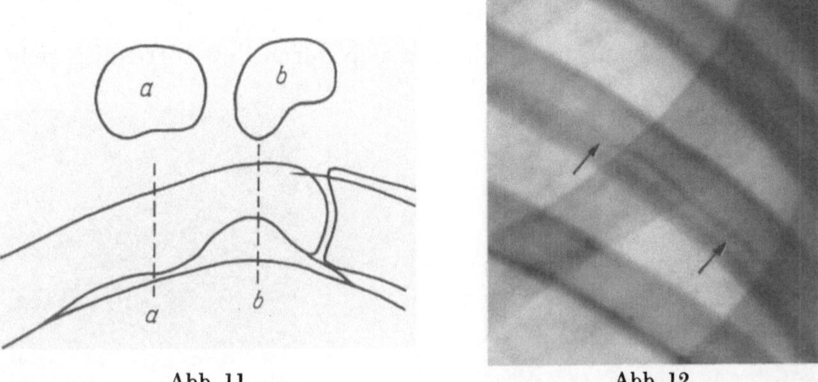

Abb. 11 Abb. 12

Abb. 11. Normaler Sulcus costae mit welligen Konturen im paravertebralen Abschnitt. Rippenquerschnitte bei a und b

Abb. 12. Projektion des Sulcus costae in die Mitte der Rippe (↑)

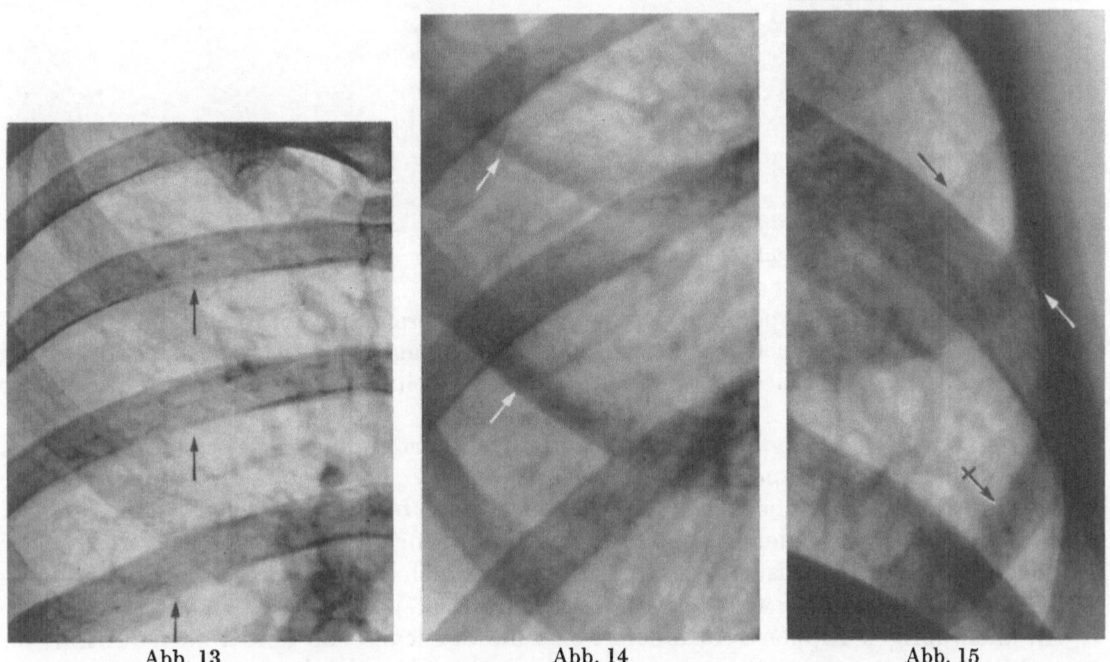

Abb. 13 Abb. 14 Abb. 15

Abb. 13. Streckenweise unterbrochene caudale Corticalis (↑)

Abb. 14. Verdichtungszonen am Rippenunterrand (↑)

Abb. 15. Verdichtungszone am Ober- und Unterrand (↑)

Der Rippenkörper ist häufig von paravertebral bis zur vorderen Axillarlinie von der 3.—4. Rippe an durch eine Crista musculorum verschieden stark nach caudal verlängert. Dieser Knochenanbau kann im Erwachsenenalter besonders bei langwüchsigen Männern so mächtig werden, daß er breiter als die eigentliche Rippe ist. Die Crista musculorum beginnt dorsal genau mit dem Ansatz des M. intercostalis externus und hört nach ventral ohne scharfe Grenze etwa mit diesem Muskel auf. Besonders kräftige Cristae musculorum kommen bei der Akromegalie vor.

Im vorderen Drittel ist die *Dichte* der Rippe zuweilen nicht homogen, der Unterrand (Abb. 14), selten auch der Oberrand oder beide Ränder (Abb. 15) können dichter sein. Diese Verdichtungszonen werden durch einen vom Normalen abweichenden Rippenquerschnitt hervorgerufen. An Stelle der normalerweise gleichmäßig flachen Querschnitts sind bei diesen Rippen der Unter- oder Oberrand dicker bzw. ist die mittlere Partie stark verdünnt (Abb. 20). Streifenförmige Randsklerosierungen, die nur am Oberrand der Rippen vorkommen (Abb. 16), unterscheiden sich durch ihre corticalisgleiche Dichte von

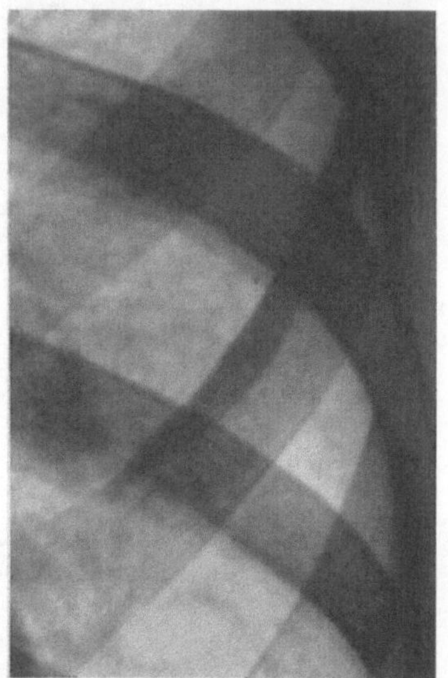

Abb. 16. Langgestreckte Randsklerosierung am Rippenoberrand

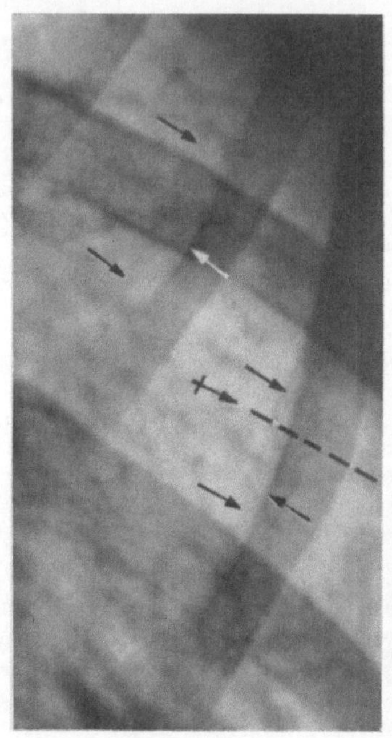

Abb. 17a. Scharf abgegrenzte verdünnte Zone am Oberrand (↑)
Abb. 17b. Tangentialaufnahme mit Querschnitt bei (↔)

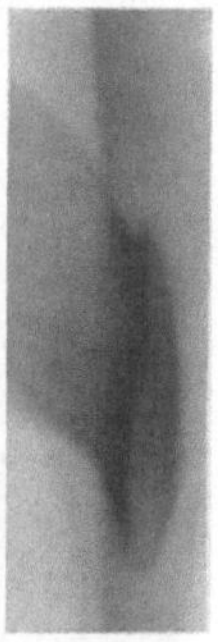

Abb. 17a Abb. 17b

diesen ungleich dicken Rippen. Die dünne Zone am oberen Rippenrand setzt sich manchmal scharf von der übrigen Rippe ab und kann eine langgestreckte Cyste am Rippenrand vortäuschen (Abb. 17). Diese atypischen Rippenquerschnitte wurden bisher nur an der 4.—8. Rippe beobachtet.

Die *Corticalisbreite* zeigt eine charakteristische Verteilung. Die breiteste Corticalis befindet sich am Innenrand der 1. Rippe (bis 5 mm). Nur an dieser Rippe erstreckt sich die Corticalis mit nahezu gleichbleibender Breite bis zur Knochen-Knorpelgrenze. Das hängt mit der besonderen Belastung des 1. Rippenrings zusammen, der der Träger sämtlicher übriger Rippen ist; im gleichen Sinne sind auch die besonderen Verknöcherungsvorgänge des Knorpels der 1. Rippe zu verstehen (S. 537).

An allen übrigen Rippen verschmälert sich die Corticalis von dorsal nach ventral; im ventralen Drittel ist sie bei Erwachsenen nach dem 30. Lebensjahr auf Thoraxübersichtsaufnahmen nur noch als feine Linie oder gar nicht mehr erkennbar. Die Corticalis wird von den cranialen nach den caudalen Rippen allmählich schmäler.

Die Corticalisbreite nimmt nach dem 25. Lebensjahr wieder deutlich und gleichmäßig ab; an der dorso-cranialen Corticalis der 4./5. Rippe von $1{,}63 \pm 0{,}27$ mm auf $0{,}54 \pm 0{,}25$ mm im 70. Lebensjahr (Hausser 1967). Der verstärkte Corticalisabbau bei Osteopathien ist an der Rippe (Abb. 18) leicht feststellbar (Hausser 1967).

Die einzelnen Rippenabschnitte weisen sehr unterschiedliche *Querschnitte* auf und bieten ein eindrucksvolles Bild für die Anpassung der Form an die Funktion. Die dünne Rippe mit dünner Corticalis ist biegsamer, die dicke Rippe mit dicker Corticalis ist

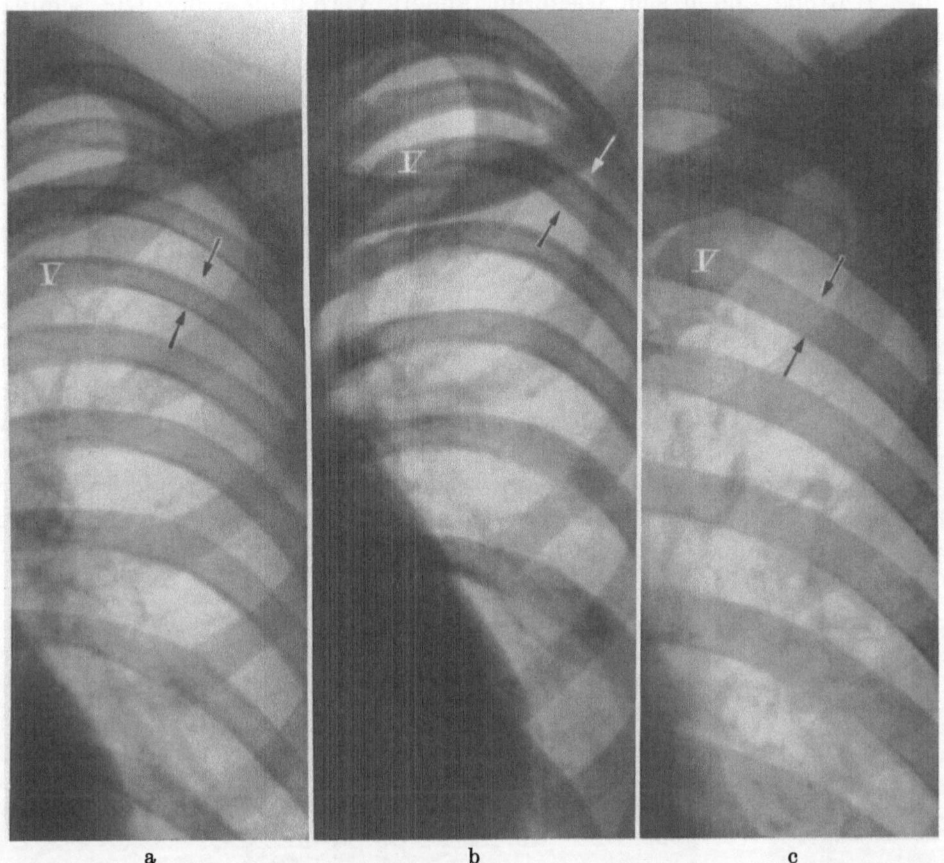

Abb. 18a—c. a Normal breite Corticalis bei einem 17jährigen kräftigen Jüngling. b Abnorm breite Corticalis bei einer nur thorakal atmenden, sporttreibenden 21jährigen Frau. c Sehr schmale Rippencorticalis bei einem 47jährigen Mann mit rheumatischer Polyarthritis. Verschmälerte Rippencorticalis als erster Hinweis auf eine allgemeine Osteoporose

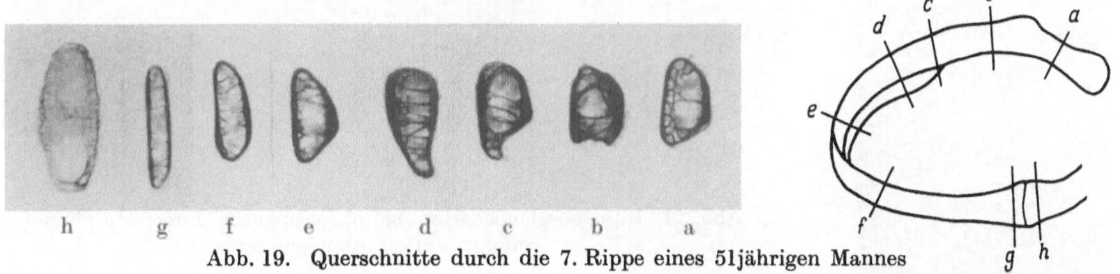

Abb. 19. Querschnitte durch die 7. Rippe eines 51jährigen Mannes

starrer. Die Querschnittsverteilung entspricht den funktionellen Notwendigkeiten. Der Querschnitt ist am Rippenhals oval oder drei- bis viereckig mit abgerundeten Ecken. Er bleibt paravertebral viereckig mit abgerundeten Ecken und kranial leicht konvexer, selten gering konkaver und caudal konvexer Kontur. Weiter lateral ist der Unterrand der Rippe durch die Crista musculorum deutlich nach unten verlängert. Sternalwärts wird die Crista musculorum wieder niedriger. Im ventralen Drittel ist der Querschnitt schmal mit parallelen Rändern, caudal öfters etwas zugespitzt. Nahe der Knochen-Knorpelgrenze vergrößert sich der Querschnitt stark und paßt sich der im Gegensatz zur Rippe durchschnittlich größeren Breite des Knorpels an (Abb. 19).

Die *Spongiosa* besteht im dorsalen Drittel vorwiegend aus einzelnen Querstreben in sagittaler Richtung zwischen der kräftigen Vorder- und Hinterwand. In der ventralen Hälfte zeigt das dichtere, aber unregelmäßige Maschenwerk dagegen keine bevorzugte Richtung.

Bei der 1. Rippe finden sich wiederum andere Verhältnisse der Querschnitts- und Corticalisverteilung. Es fehlt der Sulcus costae; der abgeplattete Rippenkörper hat am Ober- bzw. Innenrand eine kräftige Corticalis und verläuft horizontal. Der (verknöcherte) Knorpel hat von allen Rippenknorpeln den größten Quer- und Längsdurchmesser.

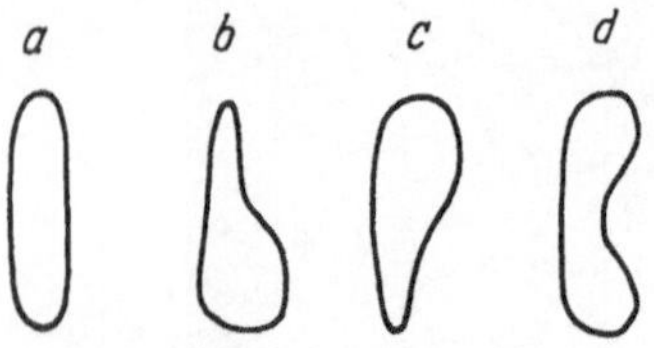

Abb. 20a—d. Im ventralen Rippendrittel vom Normalen (a), abweichende Querschnitte (b, c, d)

Abweichend von diesen normalen Querschnitten verhält sich der Rippenquerschnitt bei solchen Rippen, die den schon erwähnten Verdichtungssaum am Ober- oder Unterrand des vorderen Rippendrittels aufweisen. Der craniale oder caudale Rand oder beide Ränder sind viel dicker (Abb. 20).

Im Senium, meistens erst vom 8. Dezennium an, werden die Rippen zunehmend dünner. Es entwickeln sich dann auch Sklerosierungen an der caudalen Kante der Crista musculorum, wie sie im Senium an vielen Band- und Muskelansatzstellen in Erscheinung treten.

Bei sehr abgemagerten Menschen verursachen zuweilen die in den Intercostalraum eingesunkenen Weichteile am oberen Rand der ventralen Rippen einen Begleitschatten (Abb. 21), der bei genauer Betrachtung nicht mit Änderungen der Rippenform wie in Abb. 17 verwechselt werden kann.

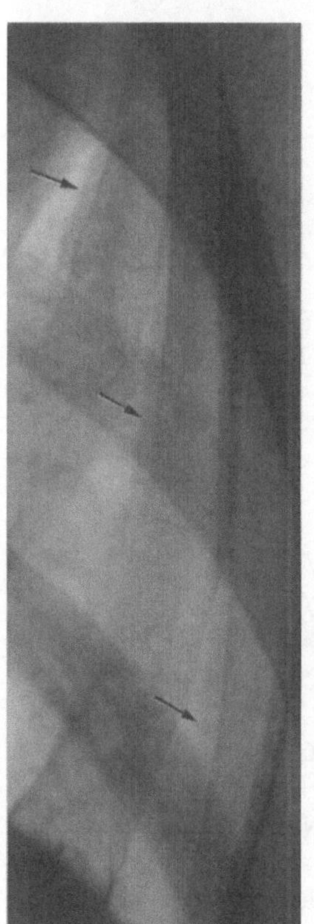

Abb. 21

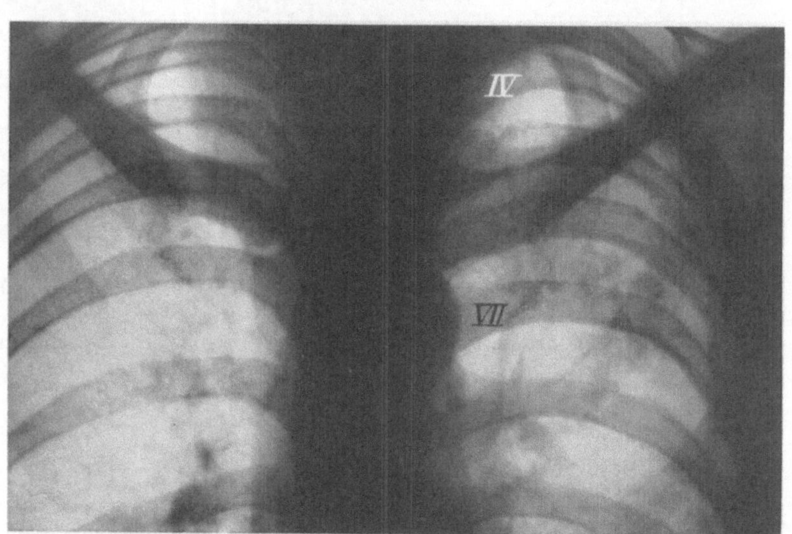

Abb. 22

Abb. 21. Rippenbegleitschatten bei eingesunkenen Intercostalräumen infolge starker Abmagerung

Abb. 22. Verbreiterung und Verdichtung der 4.—8. Rippe links; stark geschrumpfte, teils verkalkte Pleuraschwarte nach Empyem

3. Funktionelle Anpassung der Rippen bei veränderter Belastung

Bei stark schrumpfender Pleuraschwarte, bei schweren Skoliosen bzw. Kyphoskoliosen und bei ausschließlicher thorakaler Atmung sind die Rippen besonderen Dauerbelastungen ausgesetzt, denen sie sich durch Änderung des Querschnitts und der Corticalisdicke anpassen.

Der vermehrte, lungenwärts gerichtete Zug durch die schrumpfende Pleuraschwarte (meistens Empyemfolge) bewirkt, daß die Rippen besonders in der Umgebung des Angulus costae einer hohen Biegungsbelastung ausgesetzt sind. Die gesamte Rippe einschließlich der Corticalis wird breiter und dicker (Abb. 22). Der Querschnitt nimmt eine typische Dreikantform an (Abb. 23). An der Innenseite bildet sich eine mächtige Verstärkungsleiste aus. Auf diese Rippenform, „*Empyemrippen*", wurde schon mehrmals hingewiesen (BENDANDI 1934, SCHÜLE 1934, KAUFHOLD 1951, THIEMANN 1966). Hierbei handelt es sich nicht nur um eine durch das Empyem ausgelöste Periostitis, sondern auch um eine Belastungsanpassung. Diese Dreikantform entwickelt sich erst im Stadium der Schrumpfung und nicht schon im Stadium der floriden Entzündung; auch tritt sie im Bereich des Angulus costae auf und nicht in der gesamten Ausdehnung der Schwarte.

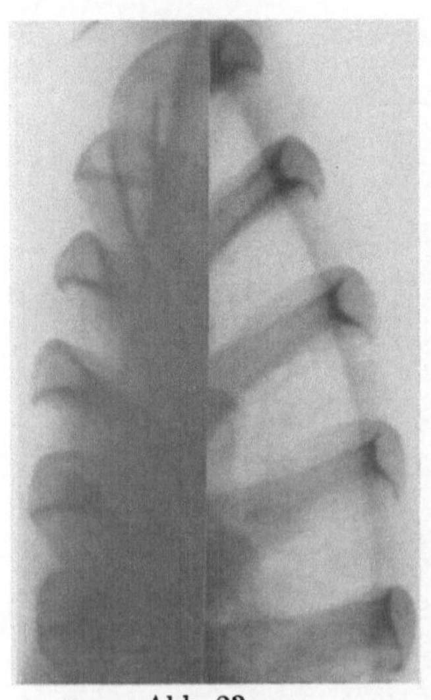

Abb. 23

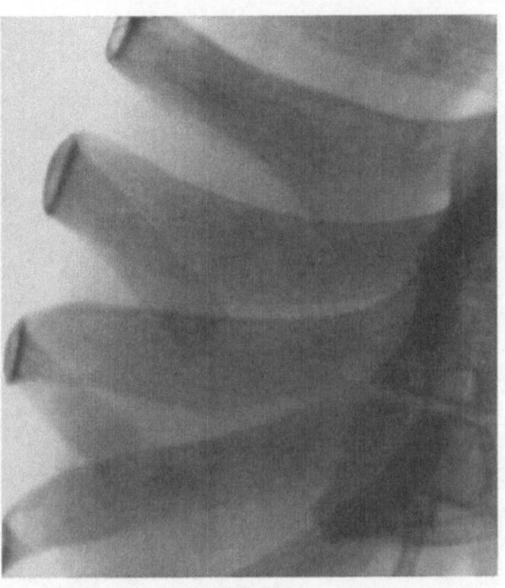

Abb. 24

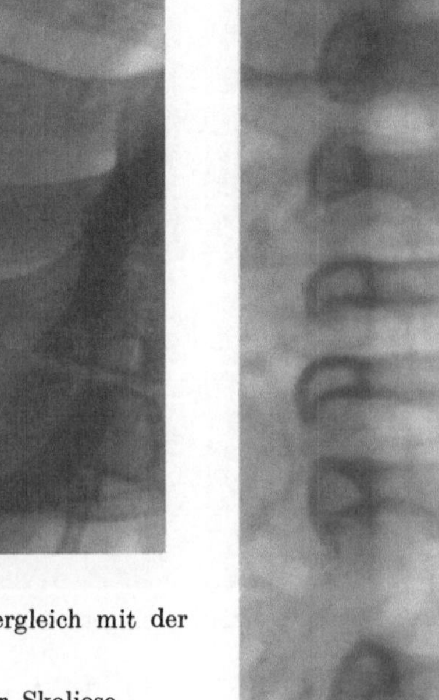

Abb. 25

Abb. 23. Dreikantform der Rippen bei Pleuraschwarte und Vergleich mit der gesunden Seite

Abb. 24. Schmale, hohe Rippen auf der Konvexseite einer Skoliose

Abb. 25. In cranio-caudaler Richtung abgeplattete Rippen auf der Konkavseite einer Skoliose

Bei *Skoliosen* und *Kyphoskoliosen* sind die Belastungsverhältnisse so, daß auf der Konvexseite ein Anbau in cranio-caudaler Richtung (Abb. 24) mit Bildung hoher, schmaler, spangenförmiger Rippen und auf der Konkavseite ein Anbau an der Innenseite mit Höhenabnahme erfolgt (Abb. 25) (ERNA MEYER 1918, KECK 1924, KAUFHOLD 1951). Der Anbau auf der Konkavseite ist nicht so ausgeprägt wie bei „Empyemrippen" (KAUFHOLD).

Interessant ist in diesem Zusammenhang, daß bei Neandertal-Menschen auch eine empyemrippenähnliche Dreikantform gefunden wurde (MARTIN-SALLER 1957), und daß bei Tieren, die häufig starke Seiten- und Torsionsbewegungen ausführen, die Rippen einen längs-ovalen Durchmesser haben im Gegensatz zu den flachen Rippen von Tieren, die selten solche Bewegungen ausführen.

Die beiden, einen größeren Rippendefekt begrenzenden Rippen sind ebenfalls einer verstärkten Belastung ausgesetzt, die zu einer Dickenzunahme (Abb. 29 und 30) und einer Verstärkung der Corticalis (Abb. 29a) führt.

III. Varietäten und Anomalien

Sehr häufig finden sich an den Rippen Abweichungen von der Norm. Meistens handelt es sich um geringfügige, nur auf eine Rippe beschränkte Anomalien, selten um Entwicklungsstörungen mehrerer Rippen, die dann oft mit anderweitigen Mißbildungen einhergehen. Rippenanomalien kommen auf der rechten Seite und auch beim weiblichen Geschlecht häufiger vor.

Die unterschiedlichen Angaben über die Häufigkeit von Rippenanomalien in größeren Bevölkerungsgruppen sind vorwiegend methodisch bedingt; mittels Schirmbildaufnahmen werden weniger Anomalien aufgedeckt (0,31 %, BERNER 1944) als mittels Großformataufnahmen (2,6 %, COURY und DELAPORTE 1954; 2,8 % SYCAMORE 1944; 8—10 %, STEHR 1940). Rassische Unterschiede spielen auch eine Rolle; PIONNIER und DEPRAZ (1956) finden bei Schotten viermal so häufig Rippenanomalien wie bei Schweizern.

Die Einteilung der Anomalien erfolgt sinnvollerweise unter Berücksichtigung der Störungen der einzelnen phylo- und ontogenetischen Entwicklungsvorgänge. Nicht selten sind im Einzelfall mehrere Vorgänge gleichzeitig betroffen gewesen.

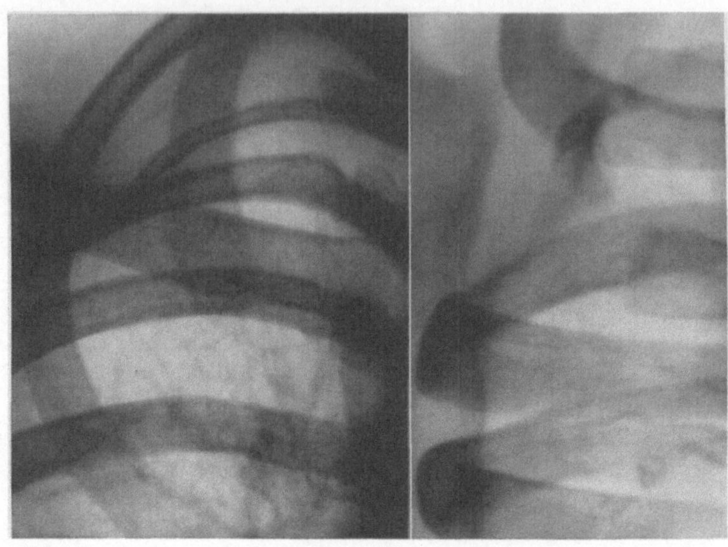

Abb. 26. Hypoplastische, lungenwärts verlagerte 3. Rippe mit segelförmiger Einziehung der Pleura

1. Varianten der Abschnittsgrenzen

Die Abschnittsgrenze kann sich auf einer oder auf beiden Seiten um einen Wirbel nach cranial oder caudal verschieben (KÜHNE 1932, 1934). Die craniale Variante zeigt sich durch eine Halsrippe und eine zu kleine oder fehlende 12. Rippe, die caudale Variante durch eine hypoplastische 1. Rippe und eine sehr lange 12. Rippe, der oft auch noch eine Lendenrippe folgt. Die craniale Variante überwiegt. Halsrippen sind daher häufiger als hypoplastische 1. Rippen. Selten kommen zugleich die caudale und craniale Variante vor (STEHR 1940).

Die Cranialtendenz betrifft gelegentlich nur das Köpfchen der 1. Rippe, das nicht wie gewöhnlich nur mit dem 1. Brustwirbel, sondern in Höhe der Bandscheibe auch noch mit dem 7. Halswirbel artikuliert. Als Cranialtendenz ist auch die fehlende Artikulation der 10. Rippe mit dem Querfortsatz zu bewerten. Die Artikulation der 11. Rippe mit dem Querfortsatz (Abb. 62) entspricht der Caudaltendenz.

2. Hypo- und Aplasien

Hypoplasien der 1. und 12. Rippe sind also am häufigsten. Bei den Hypoplasien der 1. Rippe können das sternale Ende, Teile des Rippenkörpers im vorderen oder mittleren Drittel oder der größte Teil des Corpus bis zum Tuberculum costae fehlen. Zur Unterscheidung, ob es sich um eine Halsrippe oder um eine hypoplastische 1. Rippe handelt, gibt STEHR (1940) an, daß der Querfortsatz des 1. Brustwirbelkörpers stets nach aufwärts, der Querfortsatz des 7. Halswirbels jedoch horizontal oder abwärts gerichtet ist.

Nicht nur eine Halsrippe, sondern auch eine hypoplastische 1. Rippe kann die Ursache eines Scalenus-Syndroms sein (HENRY 1936, HEUCK 1951).

Bei Hypoplasien der 1. Rippe kann die 2. Rippe besonders kräftig entwickelt sein durch Übernahme der Tragfunktion (OTT 1963).

Als besondere Form beobachtete STEHR eine hypoplastische Rippe, die fast horizontal verlief und unter Zwischenschaltung eines freien Knochenstücks mit einem Knochensporn, ausgehend vom Oberrand des Schulterblatts, artikulierte.

Hypoplastische 2. Rippen sind seltener. ETTER (1944) fand sie im Verhältnis zu hypoplastischen 1. Rippen wie 1:12.

Noch mehr caudal gelegene, isolierte, hypoplastische Rippen kommen nur ausnahmsweise vor. Die in Abb. 26 gezeigte erheblich hypoplastische 3. Rippe läßt eine Sogwirkung der Lunge auf die Brustwand vermuten; diese hypoplastische Rippe liegt mehr

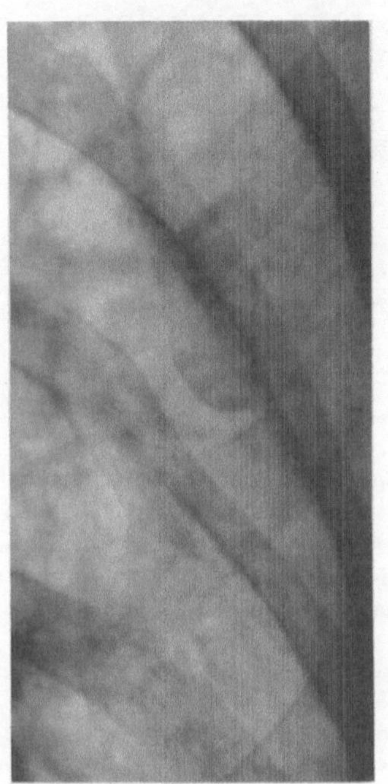

Abb. 27 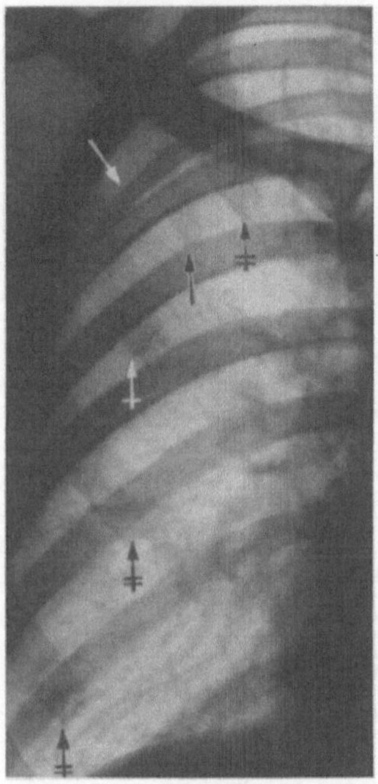 Abb. 28

Abb. 27. Flacher Defekt am Oberrand der 8. Rippe in Höhe des Angulus costae

Abb. 28. Hypoplasie der 2., 3. und 5. Rippe (↓). Zurückgebliebene Knochen-Knorpelgrenze an der 3. Rippe (‡) im Vergleich zur normalen Lage der Knochen-Knorpelgrenze an der 1., 4. und 6. Rippe (‡)

lungenwärts als die benachbarten und zieht daher die Pleura segelförmig ein. Da nicht nur zu dünne und sehr kurze sondern auch normal dicke und fast bis zur normalen Länge verknöcherten Rippen ebenfalls zu weit lungenwärts gelegen sein können, wird die Sogwirkung der normalen Lunge nicht der entscheidende Faktor dieser abnorm gelegenen hypoplastischen Rippen sein.

Am oberen Rand der 5.—8. Rippe findet sich zwischen der Scapular- und der hinteren Axillarlinie manchmal ein flacher, bogiger Defekt (Abb. 27), auf den SEIDEL (1958) zuerst aufmerksam machte und der auch schon bei Kindern vorkommt. Die enge Lagebeziehung zum Schulterblatt läßt vermuten, daß das Schulterblatt einen Einfluß auf die Entwicklung dieses Defektes ausübt.

Die gegenüber den benachbarten Rippen zurückbleibende Ossifikation ist in Kombination mit weiteren Hypoplasien (Abb. 28) ebenfalls als Hypoplasie zu bewerten. Die ohne andere Fehlbildung gelegentlich zu beobachtende, isoliert zurückbleibende Ossifikation kann auch durch eine lokale Ossifikationsstörung bedingt sein.

Größere Defekte einzelner Rippen (außer der 1. und 2. Rippe) oder mehrerer Rippen bzw. Aplasien mehrerer Rippen sind zumeist mit Fehlbildungen der bedeckenden Muskulatur (Abb. 29—31), der Wirbelsäule (KIENBÖCK 1908/09, WIGGER 1927, STEEL 1939,

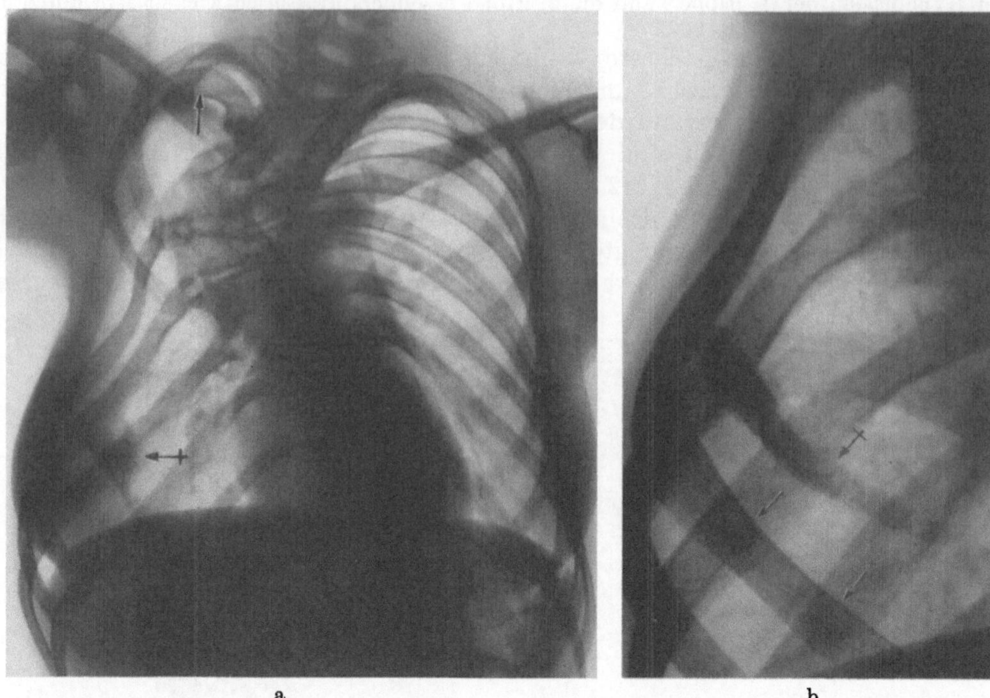

a b

Abb. 29a. Aplasie der 4.—6. Rippe rechts mit Fehlbildungen der Wirbelsäule und Muskeldefekten. Erhebliche Verdickung im dorsalen Abschnitt der 3. Rippe rechts (↑). Pilzförmig aufgetriebene Knochen-Knorpelgrenze mit atypischer Knorpelverkalkung (←+) der im sternalen Teil wieder angelegten 5. Rippe

Abb. 29b. Ausschnitt von Abb. 29. Verbreiterte Corticalis am Oberrand der vorderen 7. Rippe (↓). Atypische Knorpelverknöcherung in dem sternalen Rudiment der 6. Rippe (↓)

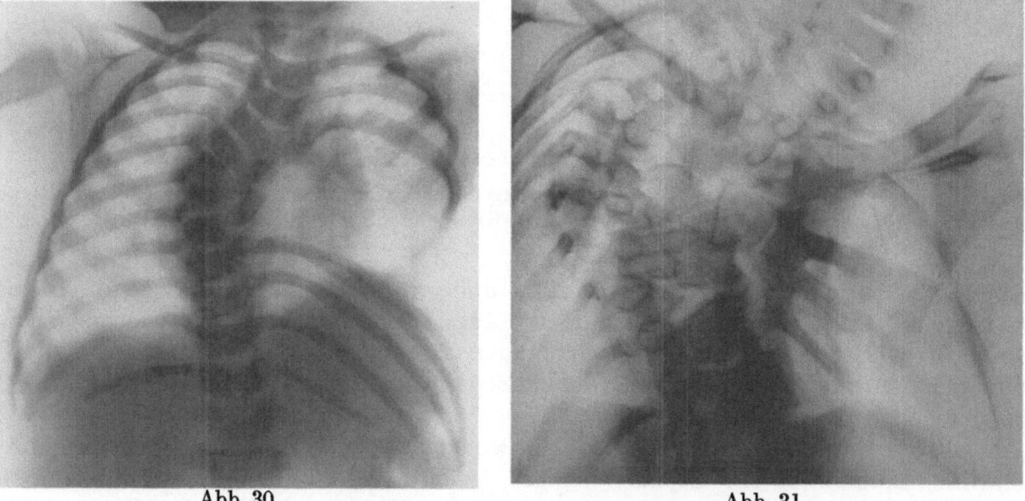

Abb. 30 Abb. 31

Abb. 30. Aplasie der 5.—8. Rippe links mit Fehlbildungen der Wirbelsäule und Muskeldefekten. Verdickung des dorsalen Abschnitts der 4. linken Rippe. Dorsale Gabelung der 9. linken Rippe

Abb. 31. Dorsale Synostosen mehrerer Rippen und zahlreiche Rippenaplasien bei schwerster Wirbelsäulenfehlbildung

GOLDMANN 1949 u. a.) und gelegentlich auch der Lunge (BLAJOT und SALVAT 1951) verbunden.

Allgemeine dünne und niedrige Rippen sind eine charakteristische Einzelheit des Marfan-Syndroms. Auffallend niedrige Rippen mit dicker Corticalis kommen bei einer Sonderform der Akromegalie vor.

Die Abart einer freien, nicht mit dem Rippenbogen verbundenen 8.—10. Rippe gehört zu den Varianten der knorpeligen Rippen; die frei beweglichen Knorpelenden dieser Rippen können unter Umständen Beschwerden verursachen, „slipping rib"-Syndrom (HOLMES 1941, YOUNGSTROM 1953).

Sehr selten sind weitgehend isolierte Defekte mehrerer knorpeliger Rippen (COLMAN und BISGARD 1934), die bis zu dem Bilde einer Fissura thoracalis parasternalis führen können.

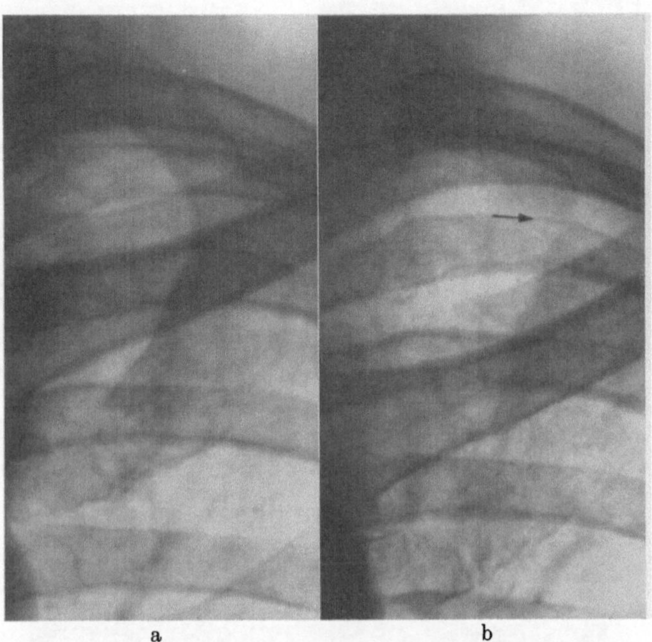

Abb. 32a u. b. a Zustand vor der Röntgenbestrahlung. b Glattrandiger Defekt der 1. Rippe nach Röntgenbestrahlung

Differentialdiagnostisch sind besondere Formen erworbener Rippendefekte zu berücksichtigen, die man von den vorher beschriebenen nach dem Röntgenbild allein kaum unterscheiden kann. Sind die oberen Extremitäten gelähmt, dann können nach lang dauerndem Liegen (10—45 Monate) bei Poliomyelitis-Erkrankten (BERNSTEIN, LOESER und MANNING 1958, AUGUSTIN 1962) und auch bei Querschnittsgelähmten (SIECKE 1962) flache Defekte, vorwiegend am oberen Rippenrand (ähnlich wie Abb. 27) durch Druck des Schulterblatts auftreten. Auch bei der Sklerodermie, der primär chronischen Polyarthritis (ELKE 1963, ELKE und MEIER-RUGE 1966) und beim Hyperparathyreoidismus kommen am cranialen Rand der gleichen Rippen subperiostale Erosionen vor. Progressive Osteolysen befallen unter anderem bevorzugt die obersten Rippen (GORHAM und STOUT 1955, MARIE, SALET, LÉVÊGUE und SAUVEGRAIN 1956). LIÈVRE (1953) beobachtete eine progressive Osteolyse von Rippen und Sternum (mit negativem histologischem Befund), die nach dem ersten Thoraxbild als kongenitaler Rippendefekt angesehen wurde. Die Osteolyse nach Röntgenbestrahlung kann zu gleichen Rippenformen führen wie eine Hypoplasie (Abb. 32).

3. Störungen der Segmentation

Die Störungen der Segmentation zeigen sich als totale oder partielle *Verschmelzungen* sowie deren Vorstufen mit Gelenkbildungen und Fortsätzen, ferner als *unvollständige Reduktion* der aus dem kranialen Hemisklerotom herrührenden Rippe, die alle Grade von der Verbreiterung des vorderen Rippenendes über die Gabelbildung bis zur akzessorischen Rippe umfaßt, und als *disproportionierte Segmentation.* Diese Vorgänge spielen sich in gleicher Weise an der knöchernen und knorpeligen Rippe ab; isolierte Anomalien der knorpeligen Rippe sind seltener (FISCHER 1958).

a) Synostosen und ihre Vorstufen

Von kleinen zu großen, gegen die nächste Rippe gerichteten Fortsätzen über miteinander artikulierende Rippenfortsätze bzw. Rippen bis zu den partiellen und totalen Verschmelzungen läßt sich eine kontinuierliche Reihe aufstellen. Bevorzugte Lokalisationen sind die vorderen Rippenenden (besonders der 1. und 2. Rippe) und der Bereich in der Umgebung des Tuberculum costae (besonders der mittleren Rippen).

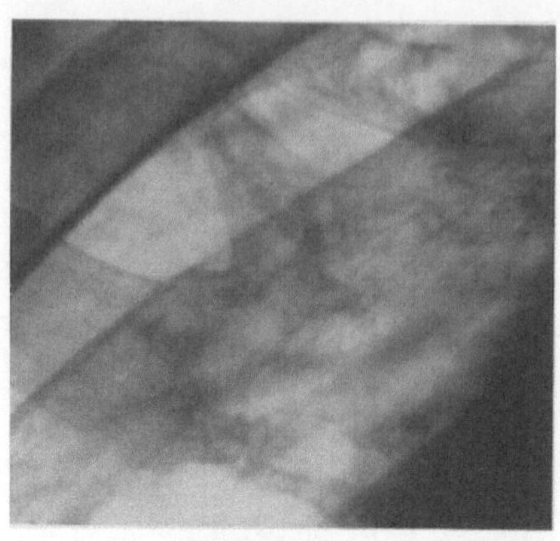

Abb. 33 Abb. 34

Abb. 33. Breitbasiger, nach latero-kranial gerichteter Knorpelfortsatz. (Nach FISCHER 1958)

Abb. 34. Schmaler Knorpelfortsatz der 1. Rippe, der bis zur 2. Rippe reicht. (Nach FISCHER 1958)

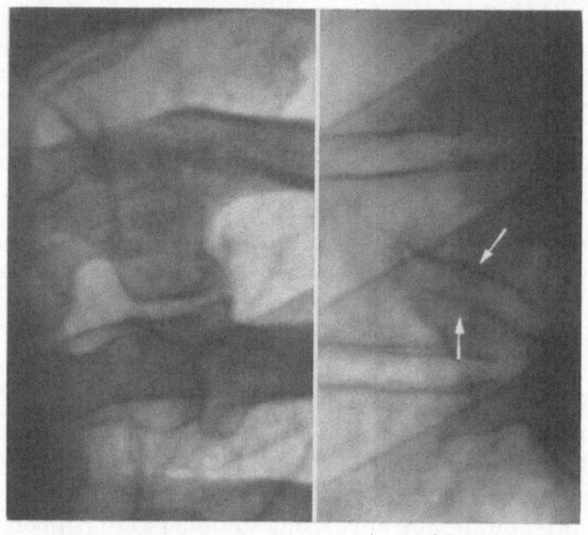

a b

Abb. 35a u. b. a Breite miteinander artikulierende Knochenfortsätze paravertebral zwischen der 7. und 8. Rippe. b Seitenaufnahme

Die Fortsätze sind häufig breitbasig (Abb. 33), gelegentlich auch schmal (Abb. 34), nicht selten befindet sich gegenüber dem dem Unterrand der Rippe aufsitzenden Fortsatz ein ähnlicher am Oberrand der folgenden Rippe.

Miteinander artikulierende Fortsätze liegen meist, sofern es sich nicht um die 1. und 2. Rippe handelt (ANDERSEN 1926, BEHNER 1944), paravertebral in der Nähe des Tuberculum costae (Abb. 35). Die in der Abb. 35b gezeigten Fortsätze sind beide schräg nach ventral gerichtet. Multiple derartige beidseitige Gelenkbildungen beobachteten BRÜCKE (1932) und KÖHLER-ZIMMER (1953). Der nach caudal gerichtete Knochenfortsatz erstreckt sich nach medial manchmal bis zum Capitulum costae (SCHNEIDER 1956). Die verkürzte 1. Rippe artikuliert gelegentlich mit der 2. Rippe (STEHR 1940).

Durch cartilaginäre Exostosen, die auch an den Rippen vorkommen (GRUBER und BRANDT 1909), können manchmal ähnliche Fortsätze entstehen.

Häufiger als Hypoplasien der 1. Rippe sind Verschmelzungen der 1. und der 2. Rippe (SYCAMORE 1944). Von schmalen Brücken bis zu weitgehenden Synostosen finden sich alle Übergänge. In der verkürzten, mit dem Vorderende synostosierten 1. Rippe entwickeln sich zuweilen durch Überlastung Pseudarthrosen. Für die Hypoplasien und Synostosen der 1. und 2. Rippe wird besonders im deutschsprachigen Schrifttum der von KIENBÖCK (1908/09) eingeführte Begriff der „Srbschen Rippenanomalie" verwandt (SIMON 1938). Auch diese Form der Rippenanomalie kann mit dem Scalenus-Syndrom vergesellschaftet sein.

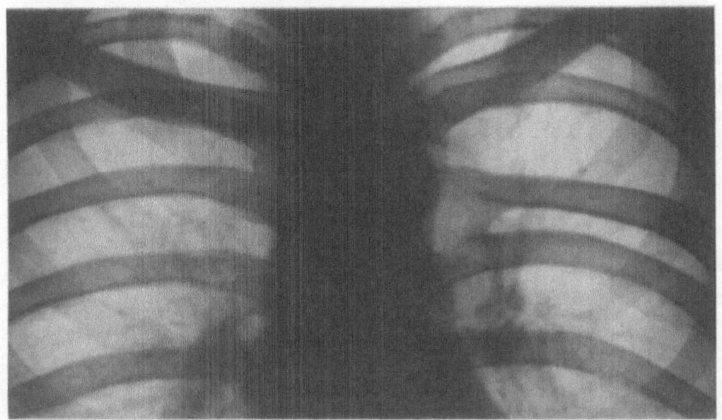

Abb. 36. Verengter Intercostalraum durch paravertebrale Rippensynostose

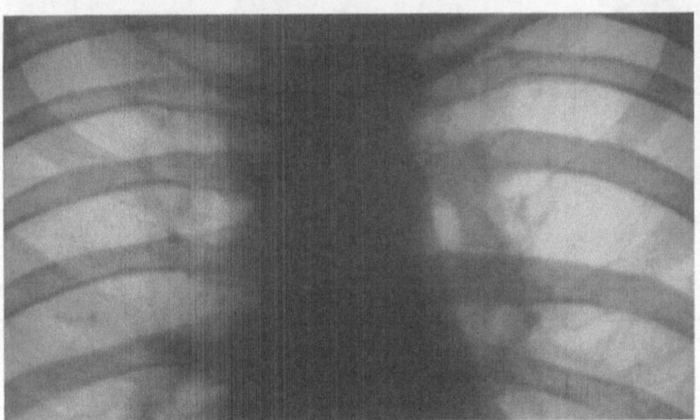

Abb. 37. Erweiterter Intercostalraum bei einem artikulierenden Knochenfortsatz, der die benachbarten Rippen auseinanderdrängt

Weit dorsal beginnende Synostosen oder multiple ausgedehnte Synostosen ohne begleitende größere Rippendefekte oder Wirbelsäulenmißbildungen kommen nicht oft vor. Häufiger sind dagegen umschriebene Synostosen beiderseits paravertebral im Bereich der Tubercula costae der mittleren Rippen (LO MONACO); meistens sind dabei auch die Costo-Transversalgelenke synostosiert (BAUER und BODE 1940). Durch diese Synostosen rücken die betroffenen Rippen enger aneinander (Abb. 36) im Gegensatz zu den artikulierenden Fortsätzen, die manchmal die Rippen auseinanderdrängen (Abb. 37). Die dorsalen Synostosen können sogar zu schweren Skoliosen führen (LESTER 1953).

Nach Röntgenaufnahmen kann man eine Reihe zunehmend umfangreicher werdender Knochenbildungen im Bereich der Tubercula costarum aufstellen, die von abnorm langen, nach unten gerichteten Tubercula costae (Abb. 38) über schmale (Abb. 39) zu breiteren Fortsätzen bis zu Synostosen (Abb. 36) führen. Ungeklärt bleibt, warum gerade die 4.—8. Rippe auffallend oft von diesen paravertebralen Ossifikationen betroffen sind.

Auch bei hochgradigen Skoliosen kommen paravertebrale Synostosen an der Konkavseite vor, die jedoch erworben sind. Sie sind entstanden durch den gegenseitigen Druck der sich berührenden Rippen (Erna Meyer 1918).

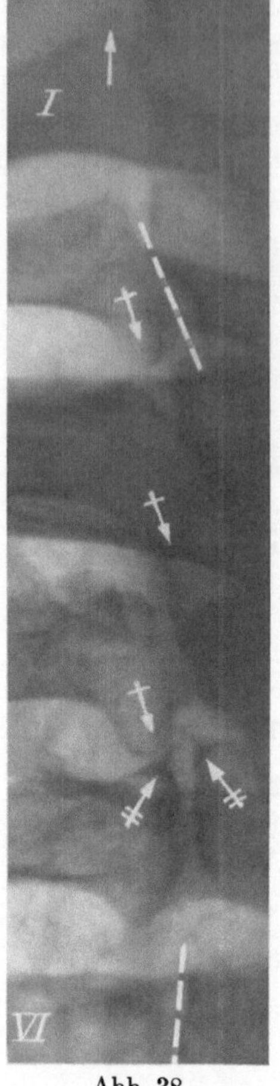

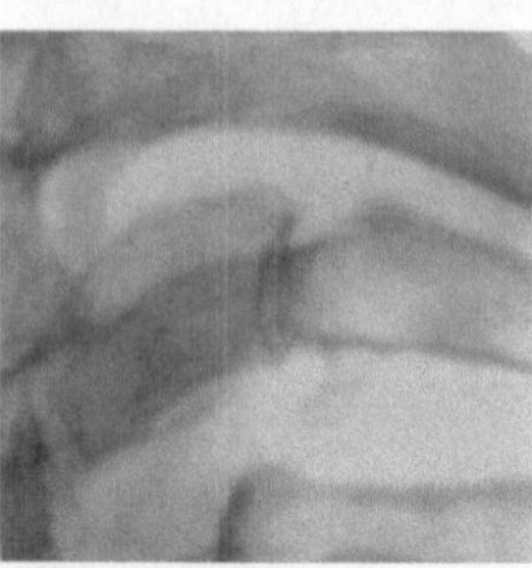

Abb. 39. Schmaler, nach caudal gerichteter Fortsatz am Unterrand des Tuberculum costae der 2. Rippe

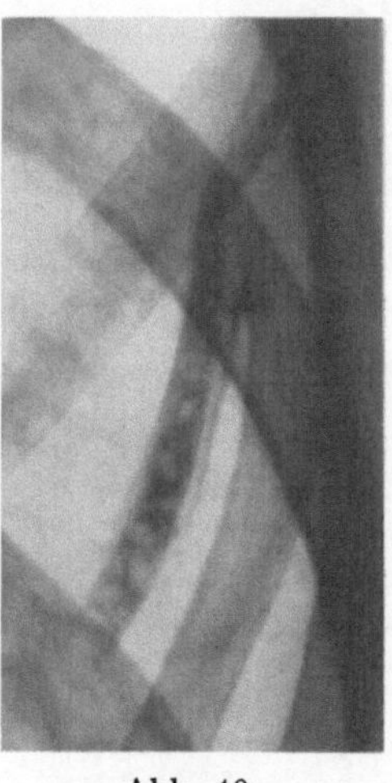

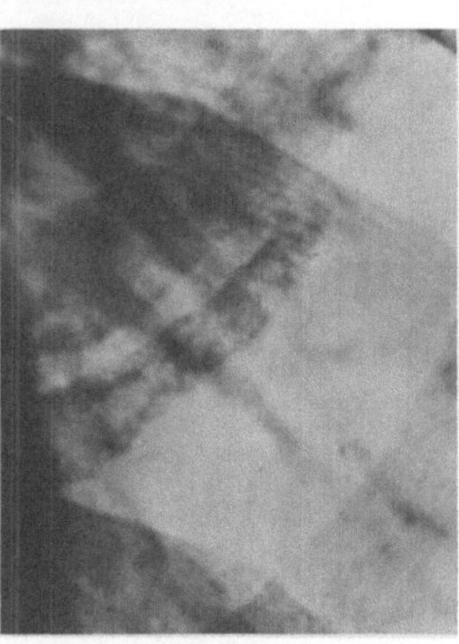

Abb. 38 Abb. 40 Abb. 41

Abb. 38. Abnorm lange, nach caudal gerichtete Tubercula costarum (†). Änderung der Neigung der Costo-Transversalgelenke von kranial nach caudal. Paraartikuläre Verkalkung kranial vom 1. Costo-Transversalgelenk (↑). Deutliche Arthrosis deformans des 5. Costo-Transversalgelenks (‡). Von kranial nach caudal zunehmende Abflachung des Gelenkteils des Tuberculum costae

Abb. 40. Gabelrippe mit geringer ausgebildetem kranialem Teil, dessen zentrale Partien knorpelig geblieben und atypisch verkalkt sind

Abb. 41. Zusätzliche knorpelige Sternalrippe. (Nach Fischer 1958)

Bei angeborenen Synostosen der Wirbelkörper entwickeln sich auch keine Costo-Vertebralgelenke; die Rippenköpfchen sind dann knöchern mit den benachbarten Wirbelkörpern verbunden.

Bülau-Drainagen bei Kleinkindern können zu Rippendeformierungen führen, die später angeborenen Anomalien wie Synostosen oder Löchern sehr ähnlich sind (Caffey 1957).

Eine angeborene Synostose zwischen einer Rippe und dem Schulterblatt haben bisher nur Packer, Harris und Henderson (1960) beobachtet. Über eine entzündlich bedingte Synostose bei einem Querschnittsgelähmten berichtete Siecke (1962).

b) Anomalien durch unvollständige Reduktion der cranialen Hemisklerotomrippe

Eine Reihe von häufigen Rippenanomalien ist entwicklungsgeschichtlich verständlich, wenn man annimmt, daß die kraniale Sklerotomhälfte, die ursprünglich auch eine Rippe zu bilden imstande war, diese Fähigkeit im Thorakalbereich nicht ganz verloren hat.

Bei den Amnioten geht die endgültige Rippe hauptsächlich aus dem caudalen Hemisklerotom hervor (REMANE 1936). Die zusätzliche Komponente offenbart sich an der oberen Rippenkante (LUTZ 1947). Der geringste Grad dieser Fehlbildung ist die spatelförmige Verbreiterung des vorderen Rippenendes, dann folgen Loch- und Gabelbildung. Die akzessorische Rippe stellt schließlich den stärksten Grad dar.

In Bestätigung dieser phylogenetischen Tatsachen ist sehr häufig bei den Rippenlöchern und den Gabelrippen (Abb. 40) der craniale Rippenteil geringer ausgebildet; auch lagen die mehrmals von CASCELLI (1940) und STEHR (1940) beobachteten akzessorischen Rippen dem Oberrand der 4. Rippe dicht an. Abweichend von dieser Regel verhält sich die von STEHR erwähnte, mit dem Unterrand artikulierende, schrägverlaufende, akzessorische Rippe.

Gabelungen des vorderen Rippenendes kommen am häufigsten an der 4. Rippe vor, dann folgen die 3. und 5. Rippe. Bei beidseitigen Gabelrippen sind selten die gleichen Rippen betroffen (STEHR 1940, BERNER 1944, ETTER 1944 u. a.). Dorsal beginnende Gabelungen sind seltener und finden sich eher noch in Kombination mit anderweitigen schweren Rippenanomalien.

Besondere Gabelrippen mit abnorm langen, senkrecht an der inneren Thoraxwand ventral von den anderen Rippen verlaufenden einzelnen Zinken beobachteten LUTZ (1947) sowie WILK und HÜLSHOFF (1957). Komplette Doppelungen von Rippen sind große Seltenheiten. JACOBS (1949) erwähnte eine überzählige Rippe, die mit der vorderen seitlichen Fläche des 3. Brustwirbels artikulierte und unabhängig von der normalen 3. Rippe senkrecht zwischen der hinteren Rippe und der Pleura verlief. DE CUVELAND und MÖCKEL (1956) teilten einen Fall mit, bei dem von einem cervico-dorsalen Blockwirbel mit fehlender linker Rippe von der rechten Seite zwei Rippen entsprangen, von denen die eine vor der Wirbelsäule nach links hinüberzog. Zusätzliche knorpelige Sternalrippen (Abb. 41) kommen ebenfalls sehr selten vor (FISCHER 1958); sie befinden sich nach den wenigen bisherigen Beobachtungen nahe dem Unterrand der nächst höheren Rippe zwischen der 5. und 8. Rippe.

c) Disproportionierte Segmentation

Bei Rippen, bei denen die eine sehr schmal, die benachbarte dagegen sehr breit ist, könnte als Ursache eine asymmetrische Sklerotomteilung vorgelegen haben.

4. Verlaufsabweichungen der Rippen

Nicht immer verlaufen die normal ausgebildeten Rippen weitgehend parallel zueinander. Im ventralen Teil biegen manchmal einige mittlere sternale Rippen bogenförmig ab (Abb. 42). Von der 6.—8. Rippe ist zuweilen eine Rippe im ventralen Anteil nach caudal abgewichen und berührt die nächstuntere Rippe, kenntlich an Reibungssklerosen (Abb. 43); der Grund hierfür scheint in einer verstärkten Senkung einer einzelnen Rippe zu liegen.

Bei der *Cruveilhierschen* Rippenanomalie (KIENBÖCK 1908/09, BERNER 1944) überlagern sich in der Gegend der Knochen-Knorpelgrenze zwei verbreiterte Rippen.

Verlaufsabweichungen bei hypoplastischen Rippen wurden schon auf S. 517 erwähnt.

Beim sog. Giraffenhals ostburmenischer Frauen haben die obersten Rippen einen abnorm steilen Verlauf angenommen. Diese Deformierung wird durch Tragen zahlreicher dicker Metallringe um den Hals hervorgerufen (ROAF 1961).

5. Besondere Varietäten

Wiederholt wurden im dorsalen Abschnitt der 4.—6. Rippe, oft die linke und die rechte Rippe betreffend, eine Verdickung und Sklerosierung mit eigenartigem Strukturumbau beobachtet. Die Ursache dieser Veränderung konnte bisher nicht geklärt werden (KÖHLER-ZIMMER 1953; SAN NICOLÒ 1955; SINGLETON und BILES 1956). Die Abb. 44 gibt einen solchen Befund wieder, wobei die 6. Rippe auf der linken Seite etwas stärker

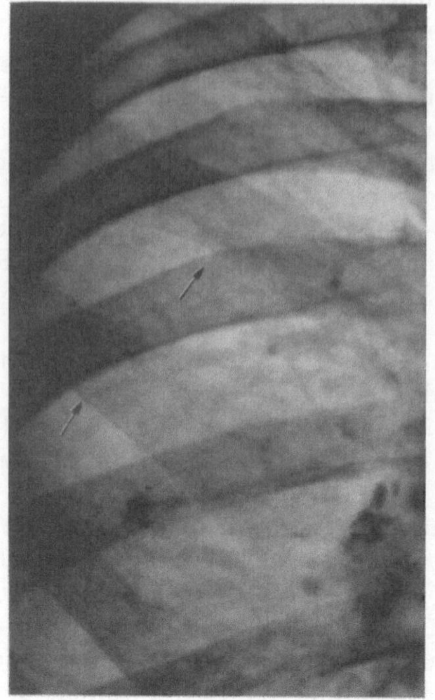

Abb. 42

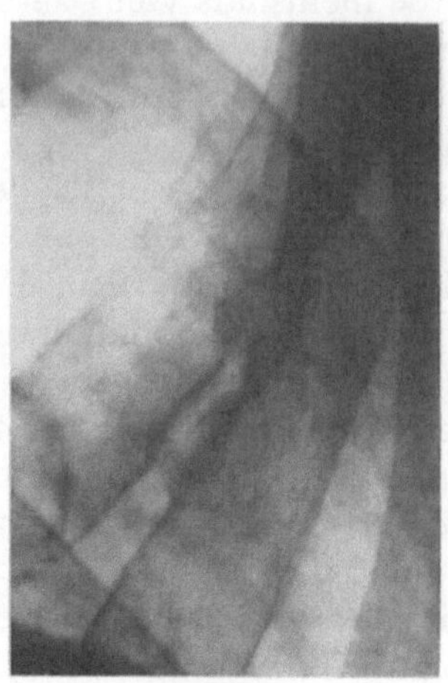

Abb. 43

Abb. 42. Verlaufsabweichung im sternalen Teil der 3. und 4. Rippe (↑)

Abb. 43. Reibungssklerosen an zwei sich berührenden Rippen

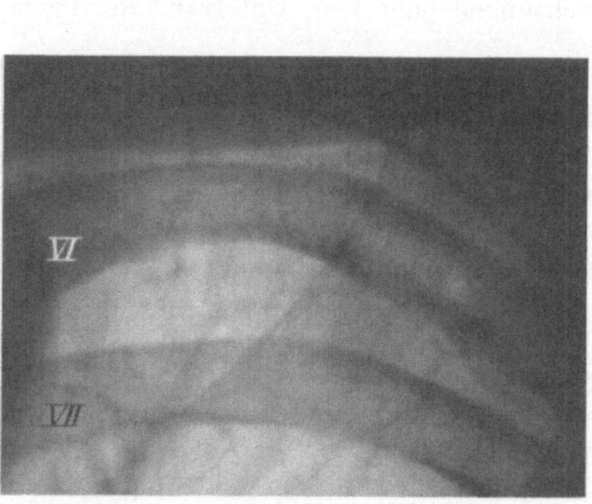

Abb. 44

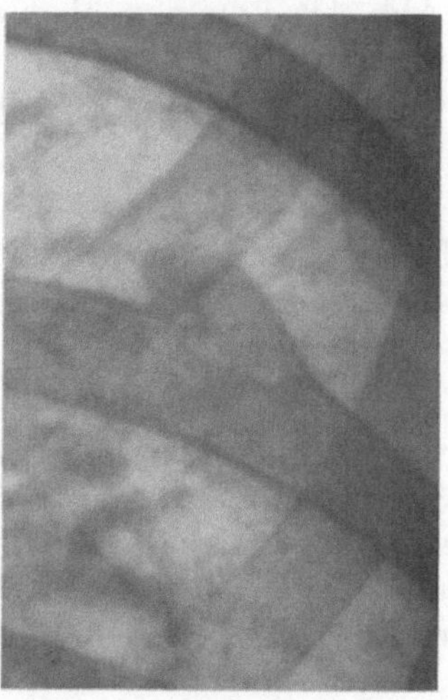

Abb. 45

Abb. 44. Atypische Struktur und Sklerosierung der dorsalen 6. Rippe

Abb. 45. Processus uncinatus an der 8. hinteren Rippe

verändert ist als auf der rechten Seite. Von diesen Veränderungen gibt es fließende Übergänge zu den Corticalishypertrophien, bei denen die Corticalis der dorsalen Rippenabschnitte einschließlich der Rippenköpfchen erheblich verbreitert und bei denen das Rippenköpfchen außerdem auf das 2—3fache vergrößert ist (S. 534).

Eine weitere Besonderheit stellt ein Knochenfortsatz am Oberrand der hinteren 8. Rippe dar (Abb. 45). Ein ähnlicher Befund scheint bisher noch nicht mitgeteilt zu sein. Bei Reptilien und Vögeln kommt ein solcher Fortsatz, *Processus uncinatus*, als konstantes Knochenelement vor; er entsteht selbständig und muß daher als besonderer Teil der Rippe gewertet werden (Remane 1936).

IV. Traumatische Veränderungen

1. Frakturen

a) Ursachen, Häufigkeit, Lokalisation

Rippenbrüche entstehen durch direkte und indirekte Gewalteinwirkung sowie durch Muskelzug.

Die *direkten* Rippenbrüche sind Biegungsbrüche an der Stelle der Gewalteinwirkung. Der Bruchspalt klafft an der Innenseite stärker. Pleura und Lunge werden häufig mit verletzt.

Breit angreifende Gewalteinwirkungen führen an der Stelle der stärksten Biegung zu *indirekten* Brüchen, die Fragmente tendieren dabei nach außen; Pleuraverletzungen sind selten, es sei denn, daß die Fragmente stärker verlagert sind.

Durch *Muskelzug* kommen an typischen Stellen gelegentlich auch Rippenbrüche zustande. Seltener handelt es sich dabei um eine einmalige, sondern meistens um eine chronische Belastung wie Husten, häufiges Heben schwerer Lasten und Muskelanspannung beim Geburtsakt.

Hustenfrakturen befinden sich nach OECHSLI (1936) meistens im Verlauf einer Linie, die sich von 4 cm lateral der Knochen-Knorpelgrenze der 4. Rippe bis zur 9. Rippe in Höhe der vorderen Axillarlinie erstreckt; hier setzen der M. serratus lateralis und der M. obliquus abdominis externus an, die beim Hustenakt plötzlich in entgegengesetzte Richtung ziehen. Meistens sind die unteren Rippen (7.—10. Rippe) betroffen (MATTI 1931, RICHARDSON 1936, CRAMER 1943, WIESNER 1949), seltener die beiden obersten Rippen (GUGGENHEIM, ALBERT, BERNARD und COHN 1948; ZUR 1949). Bei Schwangeren treten Hustenfrakturen erst in den letzten Schwangerschaftsmonaten auf (PAULLEY, LEES und PEARSON 1949). Nacheinander können auf einer oder beiden Seiten mehrere Rippen brechen. Die linke Seite ist häufiger befallen. STARKE (1954) fand, daß die Fragmente bei Hustenfrakturen, die dem Patienten keine Beschwerden verursachen, nicht disloziert sind. Auch bei *Kindern* kommen Hustenfrakturen vor (SCHMID und WEBER 1955). Nach LAITINEN, KIVIKANERVO und VÄRE-NISKANEN (1954) soll es außer den Hustenfrakturen auch sog. *Hustenosteophyten* geben, die an der typischen Hustenfrakturlokalisation als knöcherne Zapfen senkrecht dem Oberrand der Rippe aufsitzen.

Ermüdungsbrüche von Rippen nach schwerer Arbeit sahen VOLKMANN (1939) an der 5.—7. Rippe in Kombination mit der Schipperkrankheit der Dornfortsätze sowie MATTHES und THELEN (1939) an der 2. und 3. Rippe. KATAYAMA, MARUMO und NAGURA (1963) berichten über Ermüdungsbrüche der Rippen bei Golfspielern.

Muskelkontraktionen beim *Geburtsakt* können auch zu Rippenbrüchen führen (TRILLAT und PIZZERA 1932, zit. nach SPEED 1942; SAVAGE 1956).

Eine besondere Form eines Überlastungsschadens beobachtete HANS FISCHER (1940) bei Soldaten; durch das ruckartige Anpressen des Gewehrs bei Präsentierübungen kam es zu Dauerbrüchen der 3. linken Rippe.

Über den *Überlastungsschaden der 1. Rippe* liegt eine umfangreiche Literatur vor (s. auch KÖHLER-ZIMMER 1953). Dadurch, daß diese Brüche oft genug ohne klinische Erscheinungen einhergehen (POWELL 1950, KRONENBERGER 1957) und dann zufällig im Endstadium der Pseudarthrose ohne Frakturzeichen an weiteren Rippen festgestellt werden, haben einzelne Autoren angenommen, daß es sich um kongenitale Fehlbildungen in Analogie der gegliederten Rippen von Tieren handle. HARTLEY (1959) hat noch einmal eindeutig herausgestellt, daß der schon von LANE (1885) aufgedeckte Frakturmechanismus (plötzliche Innervation des M. scalenus ant. besonders bei fixierten, herabhängenden oder nach hinten genommenen Schultern) zutreffend ist. Verlaufsbeobachtungen von JENKINS (1952) u. a. (plötzlicher Schmerz in der Schlüsselbeingrube nach Heben schwerer Lasten, sofortiger Nachweis eines Bruchspaltes, Callusbildung und anschließende Entwicklung einer Pseudarthrose) und statistische Untersuchungen durch

BOWIE und JACOBSON (1945), v. RONNEN (1956), BLASCHKE (1958) (gehäuftes Auftreten bei jungen Männern bzw. Soldaten und bei Lastenträgern, Bevorzugung der rechten Seite) bestätigen die traumatische Genese.

Beidseitige Spontanfrakturen der 1. Rippe (Abb. 46) sind seltener, v. RONNEN fand sie in 5%, BLASCHKE in etwa 15%.

Auffallend ist, daß auch schon bei Jugendlichen vom 11. Lebensjahr an frische Spontanfrakturen (GEFFERTH 1941, JENKINS 1952) oder pseudarthrotische Folgezustände (KRONENBERGER 1957) beobachtet werden können.

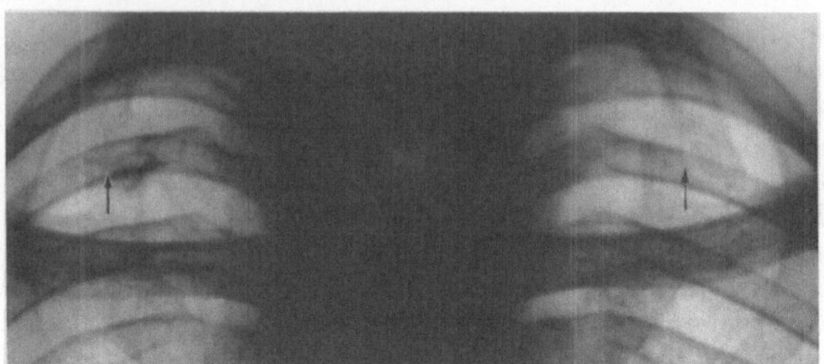

Abb. 46. Pseudarthrotisch verheilte Spontanfrakturen beider 1. Rippen

Frische Spontanfrakturen der 1. Rippe können einen unbestimmten Schmerz im unteren Hals- oder im oberen Brustbereich auslösen (JENKINS 1952). Pseudarthrosen verursachen keine Beschwerden. Bei der Auskultation der Lungenspitzen kann das Reibegeräusch der Fraktur bzw. Pseudarthrose (GEFFERTH 1941) entzündliche Lungenprozesse vortäuschen.

Sowohl bei Spontanfrakturen als auch bei traumatisch bedingten Brüchen der 1. Rippe befindet sich der Bruchspalt fast immer im mittleren Drittel.

Direkte oder *indirekte isolierte Brüche* der 1. und der beiden letzten Rippen sind wegen der durch Muskulatur geschützten Lage und bei der 11. und 12. Rippe auch wegen der freieren Beweglichkeit seltener als Brüche der übrigen Rippen. HOLMES und NETTERVILLE (1956) geben die Häufigkeit des Bruchs der 1. Rippe mit 10% der übrigen Rippenfrakturen an. Direktfrakturen der 1. Rippe heilen oft genug ohne Pseudarthrosenbildung aus (Abb. 47). Frakturen der 1. Rippe sind nicht selten mit Schlüsselbeinbrüchen kombiniert. Besondere Frakturen der 1. Rippe (Fraktur des Rippenhalses und des Rippenkörpers knapp lateral vom Costo-Transversalgelenk) beobachteten KELLER u. WIEDEMANN (1961).

Am häufigsten befinden sich Rippenbrüche zwischen der 5. und 9. Rippe (MATTI 1931; HINTON und STEINER 1940) und bevorzugt im mittleren Rippendrittel. Paravertebrale Frakturen kommen selten vor (EXNER 1958). Bei *Stückfrakturen* ist meistens der eine Bruch direkt, der andere indirekt entstanden (Sukzedanfraktur). Beim Überfahrenwerden sind Frakturen auffallenderweise häufiger auf der Seite, auf der das Rad hochgerollt ist (MATTI 1931).

Die *Häufigkeit* von Rippenbrüchen im unfallchirurgischen Krankengut geben EMMET and BREEK (1958) mit 4% an. Infolge der großen Elastizität des kindlichen Thorax kommen traumatische Frakturen bis zur Pubertät selten vor. Grünholzfrakturen gibt es auch an den kindlichen Rippen. Die Zunahme der Rippenbrüche bei älteren Menschen erklärt sich durch die zunehmende Starre des Thorax und die Osteoporose.

Die *Dislokation* der Fragmente, sofern keine primäre Verlagerung durch die Gewalteinwirkung erfolgt ist, unterliegt der Zugrichtung der an den Rippen ansetzenden Rumpfmuskulatur, die von der vorderen Axillarlinie ab nach dorsal rippenhebend, nach ventral rippensenkend wirkt. Die Eigenspannung der Rippen unterstützt diesen Vorgang.

Landerer (1881) stellte fest, daß die an der Knochen-Knorpelgrenze durchtrennten oberen Rippen sich heben und vorspringen, während die unteren Rippen mehr nach lateral treten. Serienfrakturen lassen die opponierenden Kräfte noch deutlicher erkennen als Einzelfrakturen.

Knorpelfrakturen sind ein häufiges Ereignis vor allem bei jüngeren Erwachsenen (Key und Conwell 1951). Nach Exner (1958) soll die knorpelige 6.—8. Rippe am häufigsten betroffen sein.

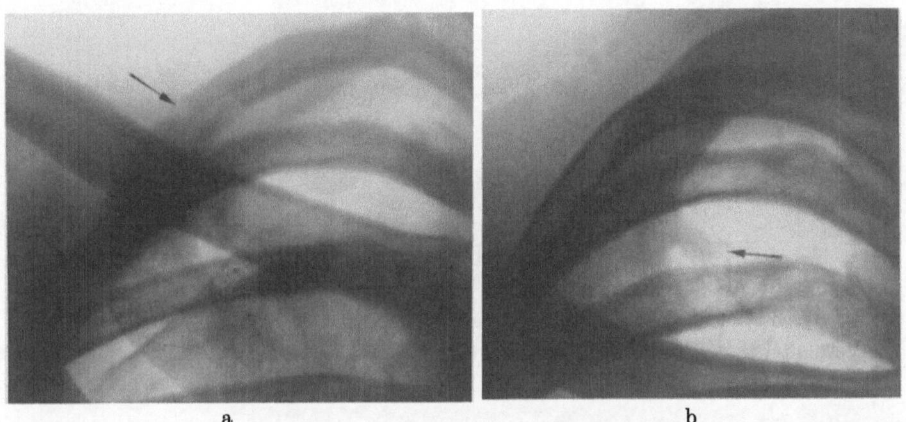

a b

Abb. 47a. Frische, traumatische, isolierte Fraktur der 1. Rippe mit Pneumothorax und subpleuralem Hämatom

Abb. 47b. Zustand nach knöcherner Ausheilung. Zapfenförmige, posttraumatische Weichteilverknöcherung am Innenrand der 1. Rippe in der Höhe des Tuberculum scaleni

b) Frakturformen

Die Rippen sind meistens schräg oder quer gebrochen. In Längsrichtung verlaufende Frakturen wurden bisher noch nicht mitgeteilt. Ausrisse sind Seltenheiten (Abb. 48).

Von den *isolierten traumatischen Frakturen* hat die Fraktur der 1. Rippe besondere Bedeutung, da einmal die 1. Rippe wegen ihrer geschützten Lage selten bricht und zum anderen der öfters zu Pseudarthrosen führende Dauerbruch der 1. Rippe eine Verwirrung der Meinungen über die Ursachen der Kontinuitätstrennungen an der 1. Rippe bewirkt hat. Isolierte, unfallbedingte, frische Frakturen der 1. Rippe sahen Huber (1935), Waschulewski (1955) Holmes und Netterville (1956) u. a. Auf den Abb. 47a und b ist der Verlauf einer traumatischen Fraktur der 1. Rippe mit Pneumothorax und Ausheilung unter leichter Deformierung und spornförmiger Periostverknöcherung zu erkennen. Eine weitere traumatische Fraktur der 1. Rippe mit atypischer Lage im vorderen Drittel ist in Abb. 49 dargestellt.

Durch Spreizung des Brustkorbs bei Thorakotomie kann an ungewöhnlicher Stelle paravertebral in Höhe des Tuberculum costae eine einzelne Rippe brechen und stark nach cranial disloziert werden (Abb. 50).

Serienfrakturen, häufig mit *Stückfrakturen*, sind charakteristische Auswirkungen breit angreifender Gewalt. Bei dem in Abb. 51 wiedergegebenen Brustkorb sind bis auf die 2. rechte und die beiden kurzen 12. Rippen sämtliche Rippen ein- oder mehrfach gebrochen.

Hustenfrakturen und anderweitige *Dauerfrakturen* lassen sich röntgenologisch häufig nicht von anderen traumatisch entstandenen Frakturen unterscheiden.

Knorpelfrakturen sind, solange die knorpelige Rippe noch nicht verknöchert ist, nicht erkennbar; es sei denn, daß durch einen Totalkollaps der Lunge bei einem Pneumothorax die Knorpelpartien abgrenzbar sind. Auch bei verknöcherten Rippenknorpeln ist ohne deutliche Dislokation eine Fraktur selten zu verifizieren, da in den unregelmäßig

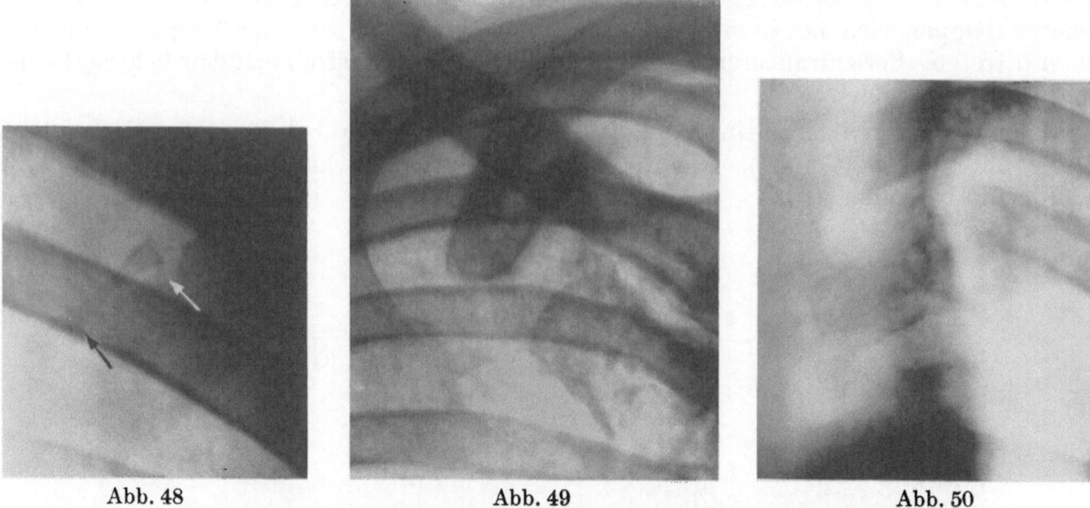

Abb. 48 Abb. 49 Abb. 50

Abb. 48. Schalenförmiger Ausriß am Oberrand der Rippe

Abb. 49. Atypisch gelegene, unter Fragmentverschiebung knöchern verheilte Fraktur der 1. Rippe

Abb. 50. Verheilte, paravertebrale Rippenfraktur durch Spreizung des Brustkorbs bei Thorakotomie

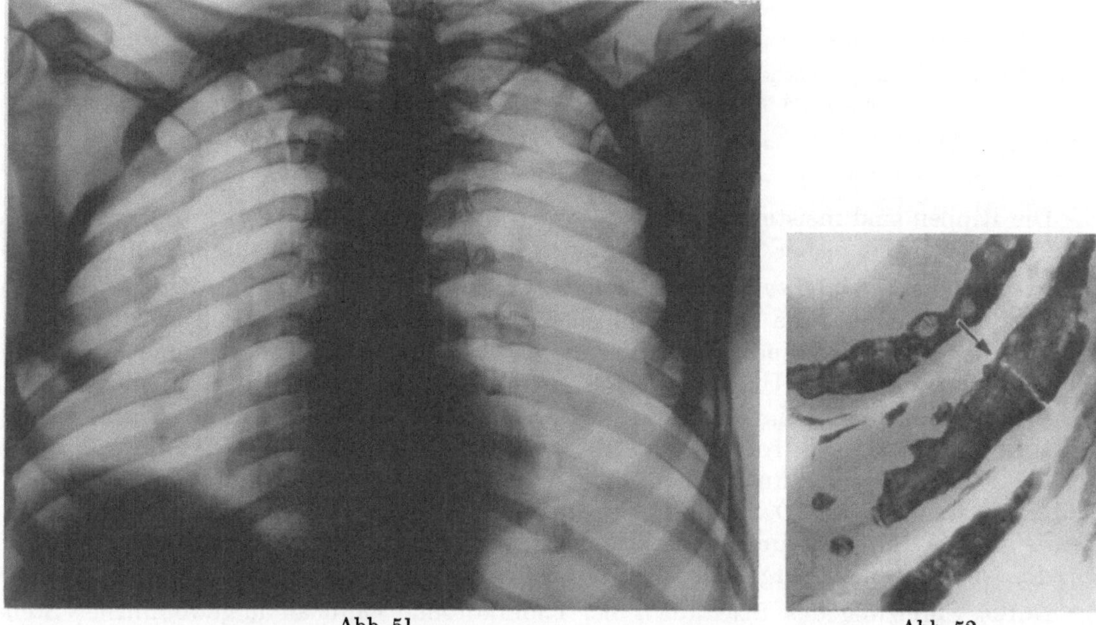

Abb. 51 Abb. 52

Abb. 51. Serien- bzw. Stückfrakturen sämtlicher Rippen mit Ausnahme der 2. rechten und der beiden kurzen 12. Rippen

Abb. 52. Spalten im verknöcherten Rippenknorpel

verkalkten und verknöcherten Knorpeln häufig Spalten vorkommen (Abb. 52). Die Abrißfraktur des Knorpels der 8.—10. Rippe kann zu Umbiegung der Knorpelspitze führen mit mechanischer Reizung der Intercostalnerven, „slipping rib"-Syndrom (TELFORD 1950). Eine weitere bedeutungsvolle Knorpelfraktur ist die beiderseitige Serienfraktur der Knorpel der sternalen Rippen; in dem von DECOULX (1939) beschriebenen Fall hat sich dadurch das Brustbein nach ventral verlagert in der Art einer Hühnerbrust.

Durch einen *negativen röntgenologischen Frakturbefund* läßt sich auch an den knöchernen Rippen keineswegs eine Fraktur ausschließen. Eine Verlaufskontrolle deckt nicht selten eine anfangs nicht erkennbar gewesene Fraktur auf. Ein der Rippe anliegender, spindeliger Weichteilschatten als Ausdruck eines Frakturhämatoms ist bei nicht erkennbarer Fraktur ein indirekter Frakturnachweis. Nach POWELL (1957) soll sogar mindestens die Hälfte aller klinisch einwandfrei nachweisbarer Rippenfrakturen auf Röntgenaufnahmen nicht feststellbar sein.

2. Luxationen

Im Vergleich zu den häufig vorkommenden Frakturen sind Luxationen eine Seltenheit. Meistens ist die 1. oder die 12. bzw. die 11. Rippe betroffen. Die extreme, direkte Gewalteinwirkung führt dann auch oft zu Brüchen der Querfortsätze (WASCHULEWSKI 1945).

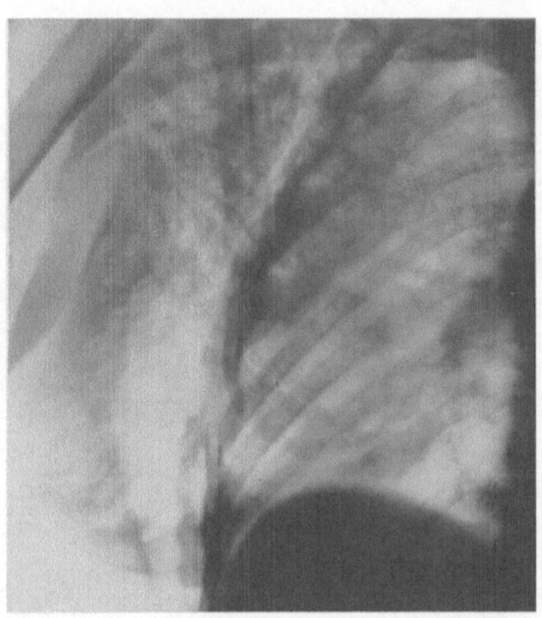

Abb. 53. Hochgradiges Weichteilemphysem nach Serienfrakturen der Rippen

Bei Luxationen der 1. Rippe wird häufig der Plexus brachialis mit verletzt, manchmal auch in Form von Nervenausrissen (KELLER u. WIEDEMANN 1961). Die 1. Rippe kann nach cranial (STEWART und WARREN 1929) oder caudal (SCHERFLEIN 1929) verlagert werden.

Luxationen der 12. Rippe (BOHLE 1929, PASCHEN 1929, BROOKSHER 1933) können mit Nierenverletzungen einhergehen (SPEED 1942).

Als Besonderheit gilt eine Luxation der 6. und 7. Rippe im Costo-Vertebralgelenk nach hinten, die BOHLE (1929) bei gleichzeitiger Serienfraktur der 3.—9. Rippe beobachtete.

Auch allein durch Muskelzug können Luxationen zustande kommen (CYRIAX 1940). Die oft hypoplastischen Rippenwirbelverbindungen der unteren Rippen wirken hierbei begünstigend. Das Gelenk der 12. Rippe kann so schlaff sein, daß bereits durch Rumpfbeugen die 12. Rippe luxieren kann. Auch diese Form der abnorm beweglichen Rippe gehört zum „slipping rib“-Syndrom.

3. Posttraumatische Veränderungen

Die Komplikationen bei Rippenfrakturen sind weit bedeutungsvoller als die Frakturen selbst. Pneumothorax (Abb. 47), Hämatothorax und Weichteilemphysem (Abb. 53) stellen die häufigsten Komplikationen dar. Als weitere Komplikationen sind anzuführen: Lungenkollaps, Atelektasen, Hämorrhagien in der Lunge, Kontusionspneumonien, Mediastinalemphysem, Empyem, Bronchusruptur (CRAUZAT 1951), Verletzung des Ductus thoracicus (EXNER 1958), paralytischer Ileus (HOINE 1946), Herzkontusion, Rupturen von Leber, Milz, Niere und Zwerchfell. Selbst bei Hustenfrakturen kann ein Hämatothorax auftreten (Starke 1954). Ein traumatischer Pneumothorax soll in seltenen Fällen auch ohne Rippenverletzung zustande kommen können (Crutcher und Nolen 1955).

Bei Frakturen der 1. und 2. Rippe ist der Plexus brachialis häufig mit verletzt (Waschulewski 1955, Keller u. Wiedemann 1961). Holmes und Netterville (1956) beobachteten ferner noch bei Frakturen dieser Rippen das Hornersche Syndrom, eine Tracheooesophagealfistel und bei einem 24jährigen 2 Jahre nach dem Bruch der 1. und 2. Rippe ein Aneurysma des Aortenbogens.

Rippenserienfrakturen, besonders mit Stückbruch, können die Stabilität der Brustwand aufheben und zu einer paradoxen Atmung führen (Crutcher und Nolen 1956).

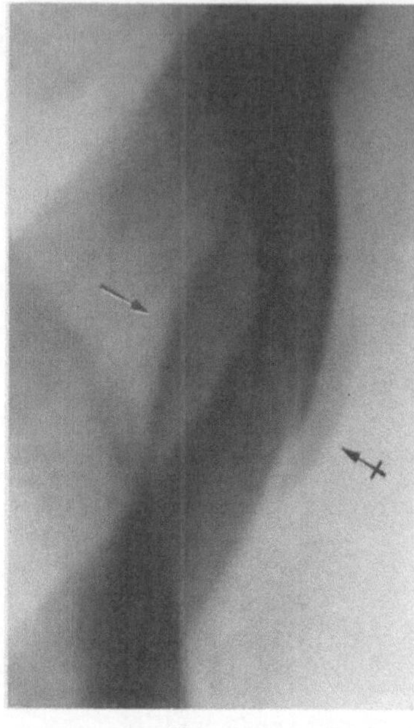

Abb. 54

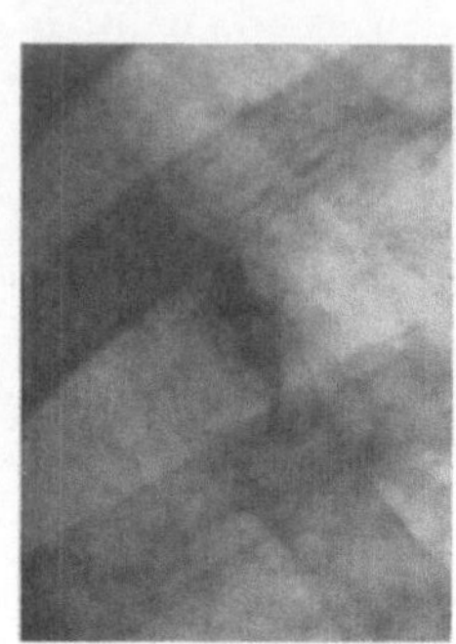

Abb. 55

Abb. 54. Isolierte Rippenfraktur mit beginnender Callusbildung (‡). Subpleurales Hämatom (→)

Abb. 55. Ausgeheilte Rippenfraktur mit zurückgebliebenen Verkalkungen im Frakturbereich

Die traumatische Hühnerbrust durch beiderseitige parasternale Knorpelfrakturen wurde schon erwähnt.

Das subpleurale Hämatom ist als subcostaler Weichteilschatten in der Umgebung der Fraktur zu erkennen (Abb. 47a).

Der *Callus* bildet sich meistens recht kräftig (Abb. 54). Gerin (1936) stellte fest, daß nach 14 Tagen ein Callus zunächst angedeutet erscheint, und daß bis zu 3 Monaten die Callusbildung ständig zunimmt, worauf dann eine erhebliche Reduzierung des Callusvolumens folgt. Nach etwa 7 Monaten überragt der neugebildete Knochen kaum noch die Rippenkontur.

Eine mächtige Callusentwicklung hat fast nur bei Frakturen der 1. Rippe eine besondere Folge; hierdurch kam es im Falle von Holmes und Netterville (1956) bei bilateraler Fraktur der 1. Rippe durch Kompression der V. subclavia zu einem erheblichen Ödem beider Arme.

Selten bleiben im interossären Bruchbereich Kalkmassen zurück (Abb. 55).

Sofern keine Dislokation eingetreten ist, verheilen Rippenfrakturen entweder ohne Deformierung oder hinterlassen nur kleine Ausziehungen an einem oder beiden Rippenrändern (Abb. 56b). Wie der Ausheilungsverlauf einer von Gefferth (1941) mitgeteilten Spontanfraktur der 1. Rippe zeigt, darf ein größerer knöcherner Fortsatz am Innenrand nicht als ein großes Tuberculum scaleni mißgedeutet werden.

Spornförmige posttraumatische Verknöcherungen, die dem Verlauf der Intercostalmuskulatur folgen (Abb. 56a, Verlaufsrichtung des M. intercostalis externus, Abb. 56b,

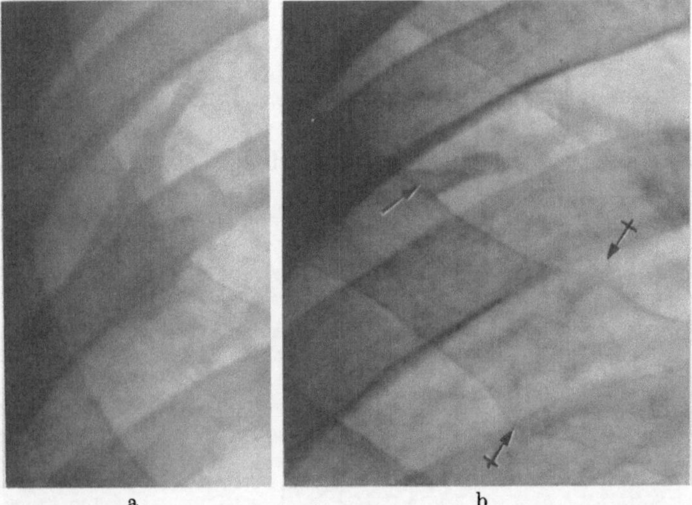

a b

Abb. 56a u. b. a Spornförmige posttraumatische Verknöcherung in der Verlaufsrichtung des M. intercostalis externus. b Spornförmige posttraumatische Verknöcherung in der Verlaufsrichtung des M. intercostalis internus. Umschriebene Auftreibung beider Rippenränder nach abgeheilter Fraktur (‡)

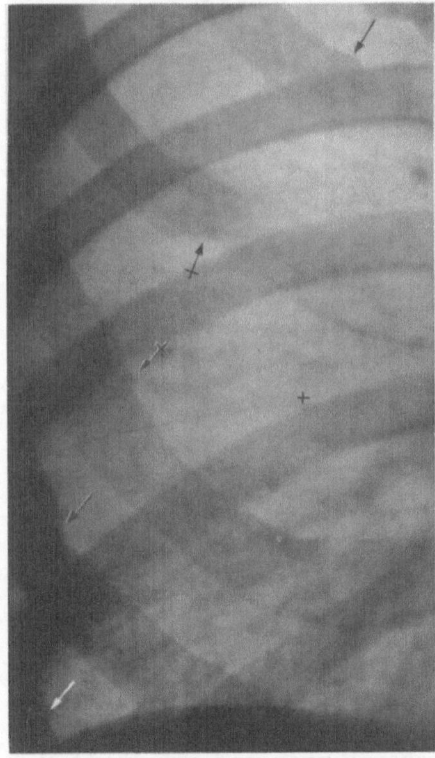

Abb. 57

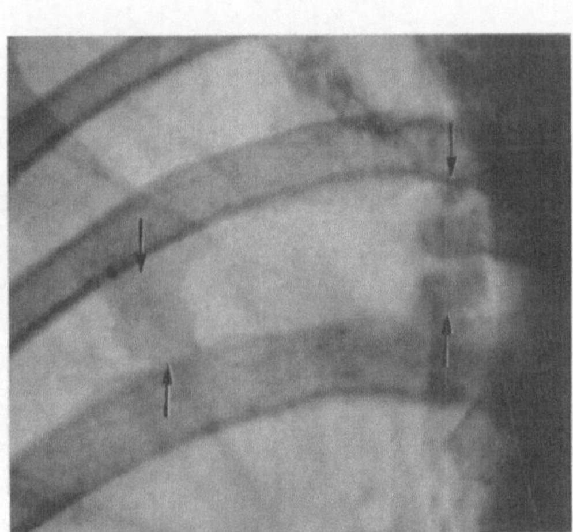

Abb. 58

Abb. 57. Intercostalhernie (+) nach Rippenfrakturen mit Verlagerung der angrenzenden sternalen Fragmente in entgegengesetzter Richtung (‡). Serienfraktur (↓)

Abb. 58 und 59a u. b. Verschieden geformte intercostale Verknöcherungen nach Thorakotomie

Verlaufsrichtung des M. intercostalis internus) sind eher als traumatische Muskelverknöcherungen und weniger als periostale Ossifikationen aufzufassen.

Eine *Intercostalhernie* durch Zerreißung der intercostalen Muskeln und Fascien kann auf einer Rippenaufnahme dann vermutet werden, wenn die Rippenfragmente bei multiplen Frakturen in entgegengesetzter Richtung verlagert sind (Abb. 57). Im Beispiel der Abb. 57 bestand auch noch eine Brustbeinpseudarthrose (Abb. 32, Kapitel „Sternum und Sterno-Claviculargelenke"); die Verletzungen waren durch Anprall gegen das Lenkrad entstanden.

Erstaunlicherweise sind *Pseudarthrosen* (Abb. 32, Kapitel „Sternum und Sterno-Claviculargelenke") oder *Nearthrosen* trotz der ständigen Atembewegung des Thorax außerordentlich selten.

Multiple Frakturen, besonders Stückfrakturen, können zu einer *Brustkorbdeformierung* mit Abflachung und Eindellung führen, zumal wenn massive Pleuraschwarten unterstützend wirken. Auch das Gleitlager des Schulterblatts kann dadurch geschädigt werden.

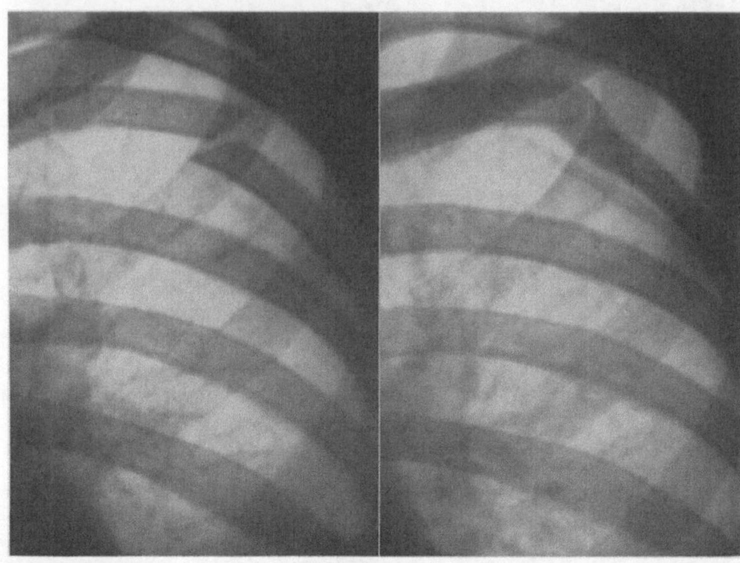

Abb. 59a u. b

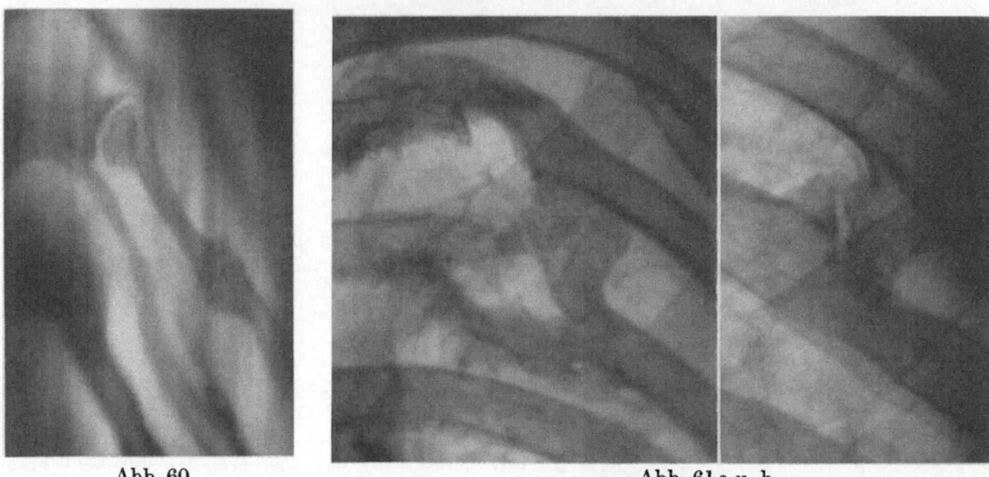

Abb. 60 Abb. 61a u. b

Abb. 60. Pseudogelenke in Rippenregeneraten

Abb. 61a u. b. Zustand nach Schußverletzungen

Als *seltene Verletzungsfolgen* sind Ankylosen zwischen Rippen und Schulterblatt nach muskeldurchbohrender Rippenfraktur (Rugh und Bancroft 1928) und ein parasternales, streifenförmig ossifiziertes, subcostales Hämatom (Uhlmann 1951) zu erwähnen.

Nach Thorakotomie können eigentümlich geformte, intercostale Verknöcherungen entstehen (Abb. 58 und 59a und b).

Die Bildung von *Rippenregeneraten* nach subperiostalen Rippenresektionen bei einer Thorakoplastik vollzieht sich verschiedengestaltig in Form von parallelen Bändern, einem einzigen Streifen oder kammartig (Parmeggiani und Nicodemi 1953). Die wiederholt beobachteten Pseudogelenke in Rippenregeneraten (Abb. 60) zeigen, daß sich im Bereich der Thorakoplastik noch Bewegungsvorgänge abspielen.

Kurze Totaldefekte, Deformierungen oder Löcher hinten seitlich an den unteren Rippen sind häufig Folgen einer *Bülau-Drainage*.

Schußverletzungen verursachen meistens bizarre Veränderungen, die von dem bisher Beschriebenen abweichen (Abb. 61a und b).

V. Arthrosis deformans der Rippen-Wirbelgelenke

Die vom Säuglingsalter bis ins Senium zunehmende Senkung der Rippen und die dauernde Beanspruchung der Rippenwirbelgelenke bei der Atmung machen verständlich, daß in diesen Gelenken oft schon außerordentlich früh arthrotische Veränderungen auftreten.

1. Arthrosis deformans der Costo-Vertebralgelenke

Die Arthrosis deformans der Costo-Vertebralgelenke befindet sich vorwiegend an denjenigen Rippen, deren Köpfchen nur mit einem Wirbel artikulieren, also an der 1. und 12. und unterschiedlich oft auch an der 10. und 11. Rippe. Ein bevorzugter Befall einer Körperseite ließ sich nicht feststellen. Der Beginn zeigt sich in einer Ausziehung der Gelenkkante (Abb. 62). Bei stärkeren Graden verschmälern sich die Gelenkspalten, die Gelenkkonturen werden unregelmäßig, und die subchondralen Zonen sklerosieren (Abb. 63). Eine sich über einen größeren Abschnitt der Brustwirbelsäule erstreckende schwere Arthrosis deformans der Costo-Vertebralgelenke wird häufig an der Konkavseite von Skoliosen beobachtet.

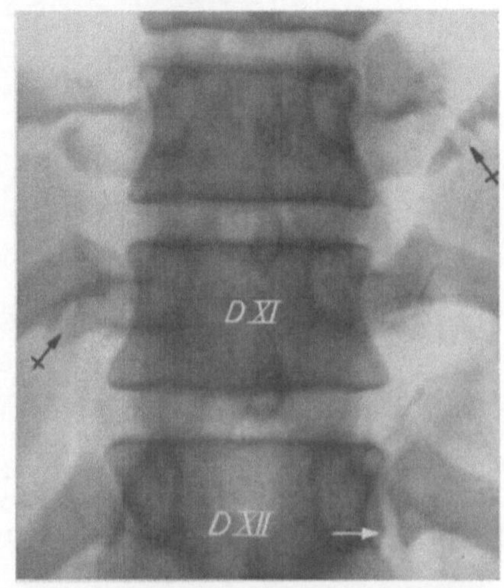

Abb. 62. Mäßige Arthrosis deformans des linken Costo-Vertebralgelenks an D XII mit Ausziehung der unteren Gelenkkante des Rippenköpfchens; sockelförmiger, vertebraler Gelenkhöcker (→). Arthrosis deformans der Costo-Transversalgelenke (↕). Costo-Transversalgelenk nur auf der rechten Seite von D XI

Bei älteren Menschen kann es an den Rippenköpfchen zu erheblichen Sklerosierungen mit und ohne Verdickung (Abb. 64) sowie auch zu einer Hypertrophie mit und ohne Sklerosierung kommen (Rodt 1951) (Abb. 65). Die Corticalisverdickung kann sich dabei auch auf die dorsalen Rippenabschnitte erstrecken (S. 524). Die Rippenköpfchenhypertrophie

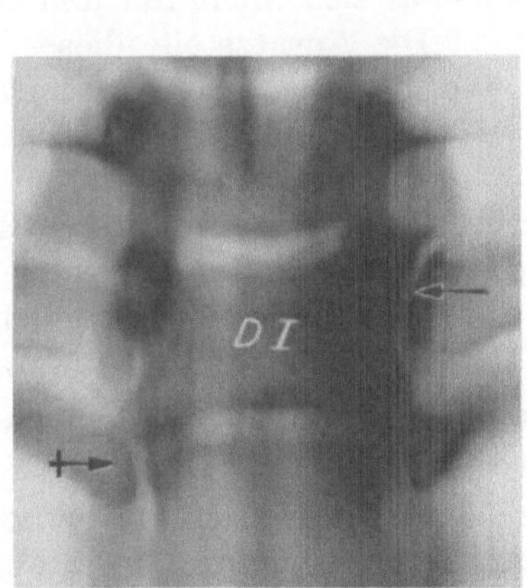

Abb. 63

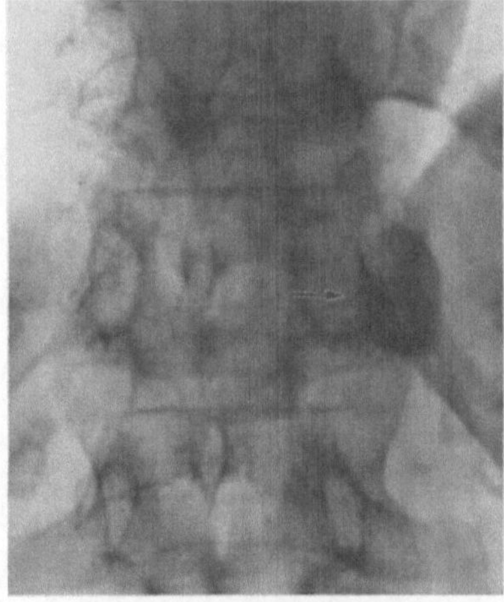
Abb. 64

Abb. 63. Hochgradige Costo-Vertebralarthrose auf der linken Seite von D I. Normal geformtes Köpfchen der rechten 2. Rippe (+→)

Abb. 64. Sklerosierung des Köpfchens der linken 12. Rippe bei einer 64jährigen Frau

geht oft mit einer ausgeprägten Arthrosis deformans einher, besonders wenn sich dabei das Rippenköpfchen nach ventral verlängert. Parallelen zu diesem Vorgang finden sich bei der arthrotisch bedingten Hypertrophie des medialen Claviculaköpfchens. Solche Rippenköpfchenhypertrophien sind oft vergesellschaftet mit einer ankylosierenden Spondylosis (osteoplastische Diathese ?). Auch hochgradige Vergrößerungen und Deformierungen führen nicht zu einer Ankylose der Costo-Vertebralgelenke.

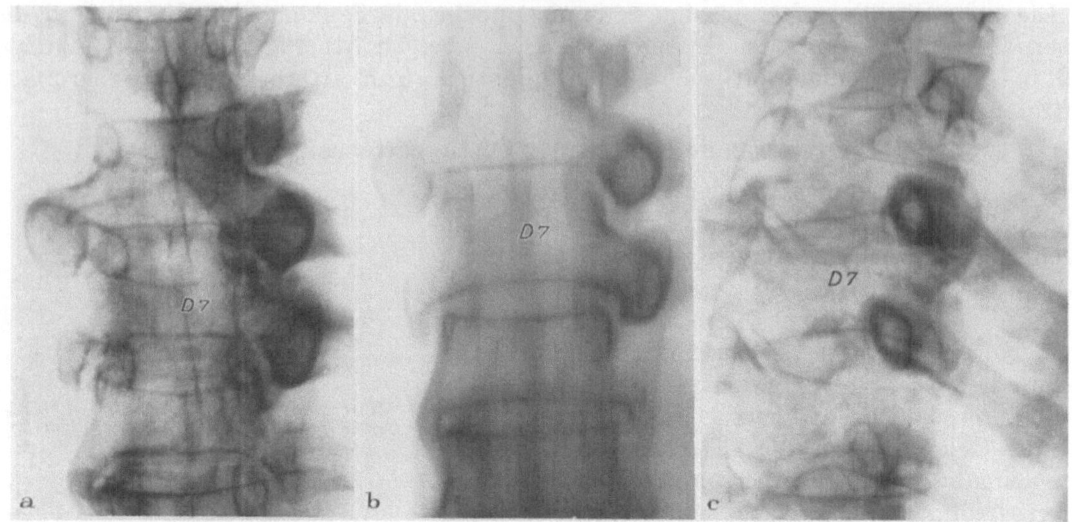

Abb. 65a—c. Erhebliche Hypertrophie der Köpfchen der 6. und 7. Rippe. Corticalisverdickung der linken 6. und 7. Rippe. Nach ventral verlängerte Köpfchen der linken 6. und 7. Rippe, die fast bis an den vorderen Wirbelkörperrand reichen. Ebenfalls hypertrophische Wirbelkörpergelenkpfannen. Ankylosierende Spondylosis an der unteren BWS. Hypertrophisches, sklerotisches Köpfchen der rechten 10. Rippe. 62jähr. Mann

Die Kapselverknöcherungen an den Costo-Vertebralgelenken bei der Spondylarthritis ankylopoetica lassen zwar die Rippenköpfchen verdickt und verdichtet erscheinen, aber die Ankylosierung der Rippen-Wirbelgelenke und die weiteren Wirbelsäulenveränderungen weisen zweifelsfrei auf die zugrunde liegende Erkrankung hin.

2. Arthrosis deformans der Costo-Transversalgelenke

POLGÁR (1924) hat als erster auf die Zacken an der Tuberositas paraarticularis als Ausdruck der Arthrosis deformans der Rippenquerfortsatzgelenke aufmerksam gemacht. Bei diesen knöchernen Zacken am Oberrand handelt es sich nicht um den Gelenkrand, sondern um das verknöcherte Lig. tuberculi costae. Die Ansatzstelle dieses Bandes am Querfortsatz ist nur selten stärker gezackt. Abb. 66a, b und c lassen verschiedene Grade dieser Bandverknöcherungen erkennen, bei Abb. 66a handelt es sich um einen erst 21jährigen Mann. Diese Zacken befinden sich überwiegend auf der rechten Seite, und zwar an der 3.—5. Rippe (GÜNTZ 1958). Die Arthrose ist bei Männern häufiger (KRAUS 1956). Kleine paraartikuläre Verkalkungen, die besonders häufig am 1. Costo-Transversalgelenk vorkommen (Abb. 38), gehören ebenfalls zum Bild der deformierenden Arthrose.

Die Deformierung der Gelenkkörper zeigt sich an nach caudal gerichteten Ausziehungen der Gelenkkanten. Seltener sind in dieser Weise die oberen Gelenke (Abb. 67), häufig dagegen die unteren Gelenke betroffen (Abb. 68).

WERENSKIOLD (1938) hat bei seinen umfangreichen pathologisch-anatomischen Untersuchungen dieser Gelenke den frühen Beginn der Arthrosis deformans beobachtet und festgestellt, daß ein röntgenologisch scharfkantiger Gelenkrand bereits ein Ausdruck der Gelenkabnutzung ist, und daß hypoplastische Gelenke viel geringere arthrotische Deformierungen zeigen als normale Gelenke. Je flacher die Gelenkpfanne geneigt ist — die Neigung nimmt nach VIRCHOW (1917) von der oberen zur unteren Brustwirbelsäule ab —,

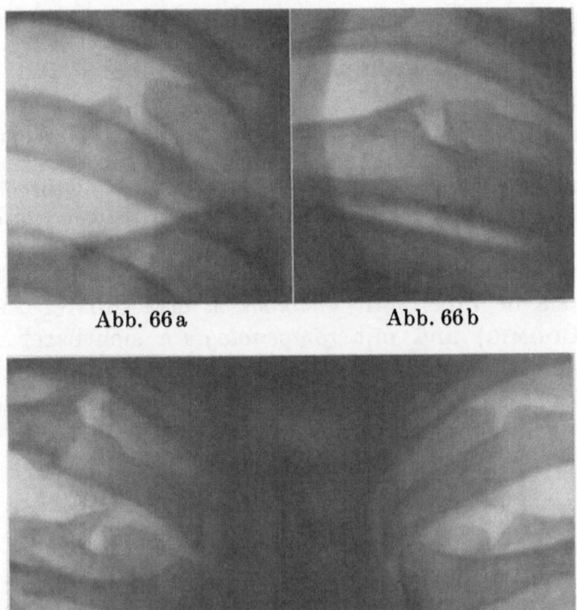

Abb. 66a Abb. 66b

Abb. 66c

Abb. 66a—c. Verknöcherungen der Ansatzstelle des Lig. Tuberculi costae. a bei einem 21 jährigen Mann. b bei einem 45jährigen Mann. c Bevorzugung der rechten Seite

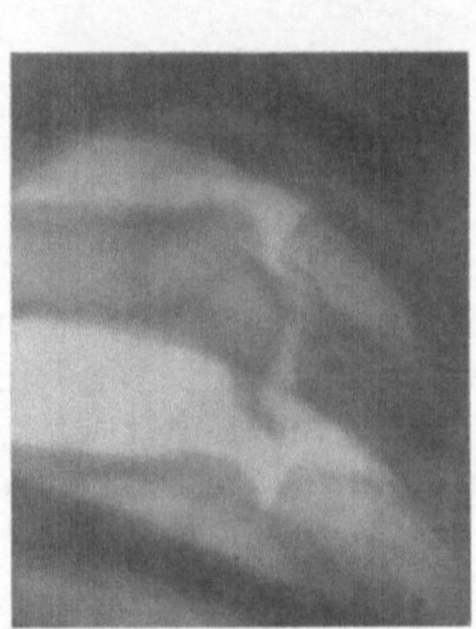

Abb. 67

Abb. 67. Nach caudal gerichtete lange, arthrotische Randzacke am Tuberculum costae der 4.Rippe

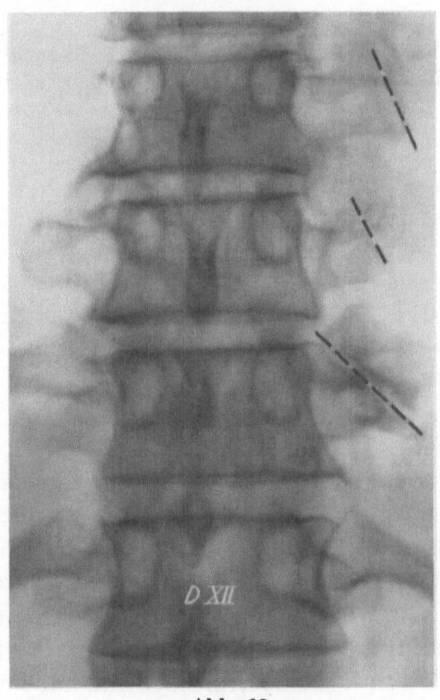

Abb. 68

Abb. 68. Erhebliche Arthrosis deformans des sehr flach verlaufenden 11. linken Costo-Transversalgelenks

um so eher scheint die Arthrosis deformans aufzutreten. Auf gleicher Wirbelhöhe sind steiler verlaufende Gelenke meistens weniger betroffen als die etwas flacheren der Gegenseite.

Ob die Arthrosis deformans der Rippenwirbelgelenke Beschwerden verursacht, ist bei den zahlreichen Ursachen von Rückenschmerzen schwer zu entscheiden. Kraus (1956) glaubt, daß Druckschmerz im Bereich der Dornfortsätze und der benachbarten Muskulatur auf eine Arthrosis deformans der Rippenwirbelgelenke zu beziehen sei; die deformierten Gelenke sollen gelegentlich auch Reibegeräusche erzeugen, die auskultatorisch einen pleuropulmonalen Prozeß vortäuschen können.

VI. Besondere Vorgänge an den knorpeligen Rippen

1. Verkalkungen und Verknöcherungen

Entgegen den anderen bradytrophen Geweben, die nur durch Diffusion von der Oberfläche ernährt werden, besitzt der Rippenknorpel, wahrscheinlich in Anbetracht seiner durch die Dicke relativ kleinen Oberfläche, ein Gefäßsystem, das sich langsam entwickelt und erst im 3. Dezennium mit einem zentralen und vielen perforierenden kleinen Gefäßen voll ausgebildet ist (Linberg 1924, Henschen 1925, Nikolajew 1926). Vom 30. Lebensjahr an reduziert sich dann das Gefäßsystem wieder (Böhmig 1928/29).

Die degenerativen Veränderungen des Knorpels vollziehen sich besonders in der Nähe von Gefäßen; sie beginnen mit *histologisch* erkennbarer Asbestfaserbildung vom 15. Lebensjahr ab (Böhmig) und mit *röntgenologisch* sichtbarer Kalkeinlagerung etwa vom 20. Lebensjahr ab. Meistens handelt es sich bei den Verdichtungen in den Knorpeln um *sekundäre Verknöcherungen. Verkalkungen* der Knorpelgrundsubstanz und Kalkablagerungen in den Knorpelnekrosen kommen jedoch auch vor.

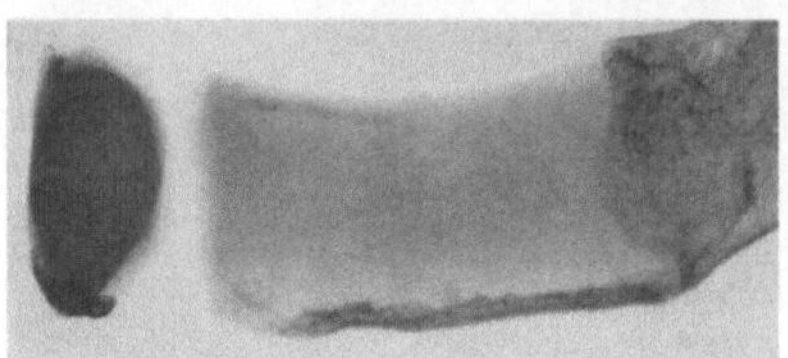

Abb. 69. Perichondrale Knorpelverknöcherung

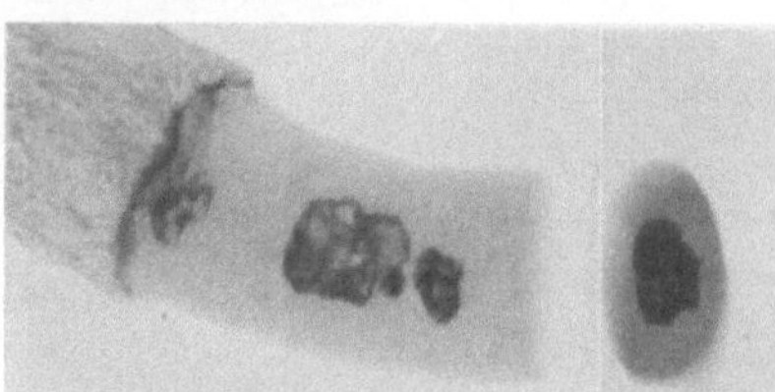

Abb. 70a

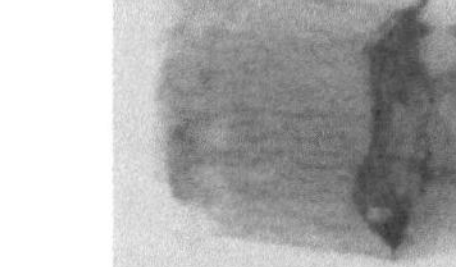

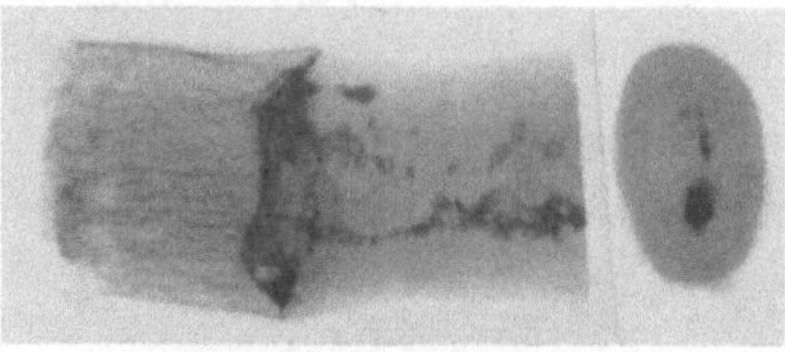

Abb. 70b

Abb. 70. a Enchondrale Knorpelverknöcherung mit rundlichen, zentral gelegenen Verknöcherungen. b Enchondrale Verknöcherung in Form von unregelmäßigen Streifen

Entsprechend der frühzeitigeren Skeletreifung beginnt die Knorpelverknöcherung beim weiblichen Geschlecht eher, verläuft aber langsamer und weniger intensiv (Heinrich 1941, Fischer 1955). Der chemisch bestimmte Calciumgehalt der Rippenknorpel zeigt den gleichen Altersgang (Bürger 1960). Schon sehr frühzeitig verknöchert die 1. Rippe, dann folgen die 4.—7. Rippe, die Rippen mit den größten Atemexkursionen (Heinrich).

Die Rippenknorpel verknöchern sehr häufig in charakteristischen Formen, die bei den verschiedenen Rippen (1., 2.—7./8. und 8.—11. Rippe) und beim männlichen und weiblichen Geschlecht unterschiedlich sind (Fischer 1955). Diese Formen treten am deutlichsten in dem lateralen Knorpelbereich auf. Im medialen Drittel verknöchert der Knorpel oft uncharakteristisch. Durch die Verknöcherung des sternalen Endes des Rippenknorpels werden die Costo-Sternalgelenke erkennbar.

Die 2.—7./8. Rippe verknöchert entweder *perichondral* oder *enchondral*. Bei der perichondralen Verknöcherung entwickeln sich zuerst am unteren und dann am oberen Knorpelrand von lateral nach medial fortschreitend schmale streifenförmige Verknöcherungen (Abb. 69). Diese Form kommt bei Männern in 85 % und bei Frauen in 3 % vor.

Die enchondral beginnende Verknöcherung tritt in Form von zentral gelegenen, rundlichen, bis erbsengroßen, sehr dichten, inhomogenen Verschattungen (Abb. 70a) oder in Form von unterbrochenen, zum Knorpelrand parallelen, exzentrisch gelegenen Bändern (Abb. 70b) auf. Die beiden enchondralen Verknöcherungsformen zusammen finden sich bei Männern in 3 % und bei Frauen in 76 % in fast umgekehrter Verteilung wie bei der perichondralen Verknöcherung. Anderweitige geschlechtstypische Knorpelverkalkungen finden sich auch noch beim Bronchialknorpel (Fischer 1954). Da die Rippenknorpelverknöcherungen ziemlich geschlechtsgebunden verlaufen, gleichen sich die Verknöcherungen bei eineiigen Zwillingen (Vastine, Vastine und Arango 1948) verständlicherweise sehr.

Der Knorpel kann weiterhin gleichmäßig fein getüpfelt (besonders bei prämaturer Verknöcherung) und auch noch in breiten, unregelmäßigen Randstreifen (Abb. 71) verknöchern.

In fortgeschrittenen Stadien der Verknöcherung kommen bei der perichondralen Form feine und grobfleckige zentrale Verknöcherungen und bei der enchondralen auch typische perichondrale Randstreifen hinzu.

Die Knorpel der 8.—11. Rippe verknöchern bei beiden Geschlechtern zentral dorn- oder kerzendochtförmig (Abb. 72). Der 11. und 12. Rippe sitzt oft nur eine kleine Knorpelspitze auf. Die Verknöcherung dieser von der knöchernen Rippe etwas entfernten Knorpelspitze (Abb. 73) hat schon zu Verwechslungen mit Konkrementen Anlaß gegeben.

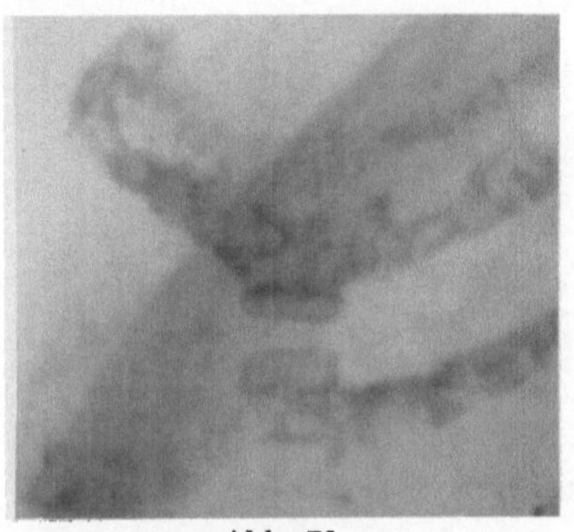
Abb. 71

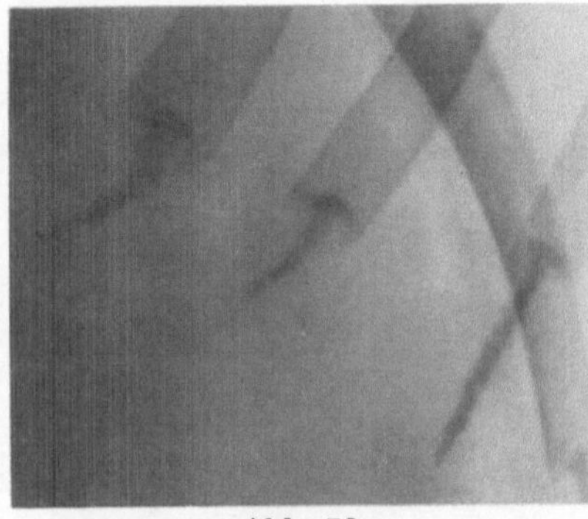
Abb. 72

Abb. 73

Abb. 71. Unregelmäßig verknöcherte Randzonen. Interchondralgelenk, durch Knorpelverknöcherung erkennbar

Abb. 72. Kerzendochtförmige, zentrale Knorpelverknöcherung an den Costae fluctuantes

Abb. 73. Verknöcherung der Knorpelspitze der 11. und 12. Rippe

Die in Abb. 72 wiedergegebene Verkalkungsform findet sich auch unter anderem bei noch nicht ausgewachsenen Hunden, Schafen, Kaninchen und Ratten.

Atypische Verknöcherungen finden sich manchmal bei Rippenanomalien (Abb. 29 und 40).

Der Knorpel der 1. Rippe verknöchert für beide Geschlechter gleichmäßig in einer eigenen Form, die an den anderen Rippen nicht vorkommt. Die Verknöcherung vollzieht sich in dem in Abb. 74 skizzierten Verlauf.

Dem Knorpel der 1. Rippe kommt eine besondere Bedeutung zu. Als einziger ist er mit dem Sternum synchondrotisch und nur selten gelenkig wie die übrigen Rippenknorpel verbunden. Der bei jeder Atembewegung notwendige Bewegungsausgleich zwischen Rippen und Sternum durch Torsion des Knorpels ist bei Verknöcherung nur möglich durch gelenkähnliche Spalten. Da die Verknöcherung des 1. Rippenknorpels schon sehr früh beginnt (Verknöcherungen im 4. Dezennium bei beiden Geschlechtern in über 80%, Heinrich 1941), und zwar zu einer Zeit, in der noch keine Thoraxstarre vorhanden ist, bilden sich in Anpassung an die durch die noch uneingeschränkte Atmung kräftigen Torsionsvorgänge gelenkähnliche Spalten. Diese erscheinen zuerst als kettenförmige Unterbrechungen des unteren Randstreifens, später deutlicher zwischen Schollen, deren Ränder schon arthrotische Zacken aufweisen (Abb. 75), bis schließlich ein querverlaufender Spalt an der ehemaligen Knochenknorpelgrenze und am Übergang zum Manubrium sichtbar ist (Abb. 74e). Diese Gelenke dienen dazu, der Knochenermüdung vorzubeugen. Das Ausmaß ihrer starken Beanspruchung läßt sich an den oft mächtigen arthrotischen Randzacken oder auch an der Entwicklung wohlgeformter Pseudogelenke

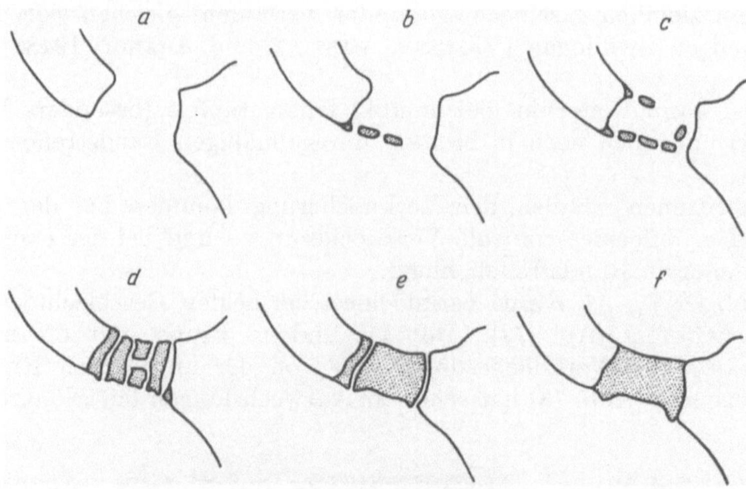

Abb. 74. Ablauf der Verknöcherung des Knorpels der 1. Rippe

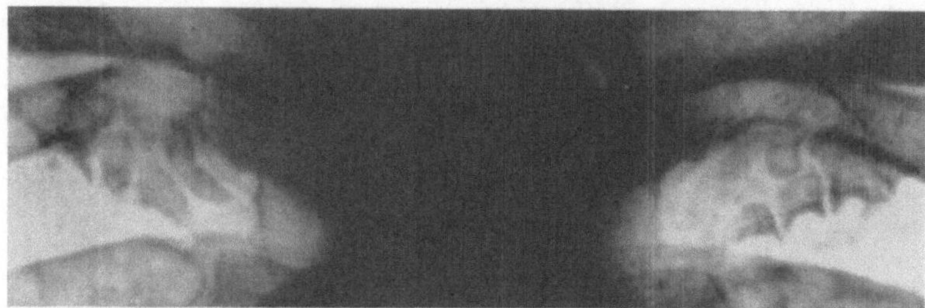

Abb. 75. Schollige Knorpelverknöcherung an der 1. Rippe mit arthrotischen Randzacken

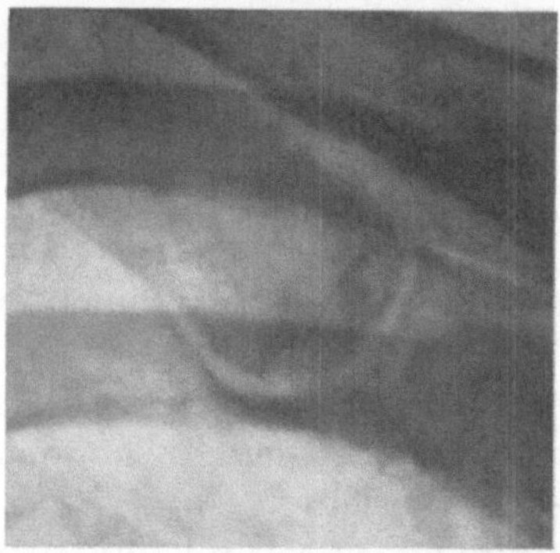

Abb. 76. Wohlgeformtes Gelenk mit Kopf und Pfanne an der Knochen-Knorpelgrenze der 1. Rippe

mit Kopf und Pfanne (Abb. 76) erkennen. Mit zunehmender Thoraxstarre ankylosieren diese Gelenke.

Bei Negern soll die Verknöcherung an der 1. Rippe früher als bei Weißen einsetzen (MICHELSON 1934).

Der gleiche Vorgang mit Entwicklung von Gelenken spielt sich auch dann an anderen Rippen ab, wenn die Rippe ihre Elastizität durch frühzeitige Verknöcherung des Knorpels eingebüßt hat, die Stärke der Rippenbewegung jedoch imstande ist, die Starre des verknöcherten Knorpels noch zu überwinden. Bei hochgradigen, prämaturen Knorpelverknöcherungen können sich dann an den Stellen der normalerweise stärksten Knorpelverbiegung beiderseits an der 5.—7. Rippe nahe der Knochen-Knorpelgrenze Gelenke entwickeln (Abb. 77). Häufiger als solche durchgehenden Gelenkspalten finden sich an den gleichen Stellen bei streifenförmiger perichondraler Verknöcherung Randzacken

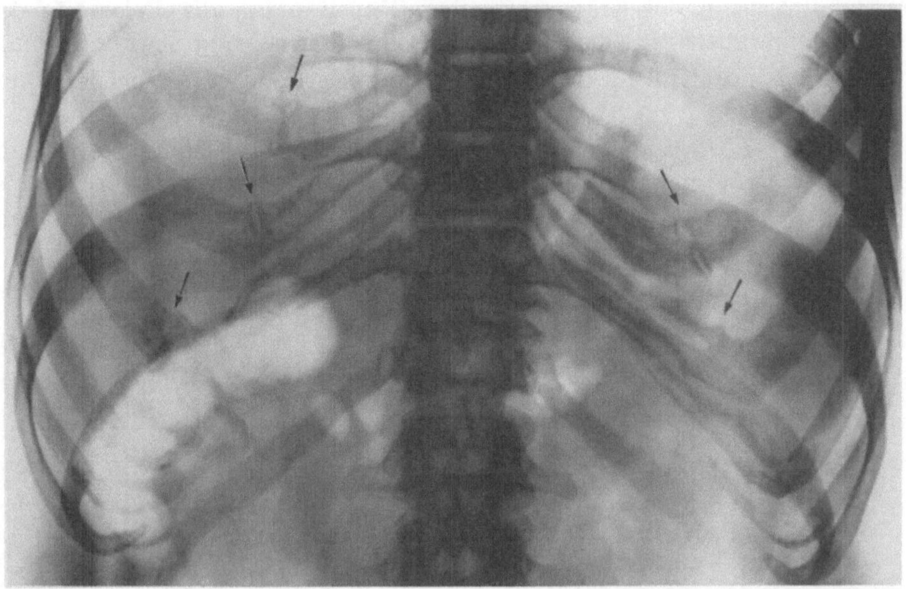

Abb. 77. Hochgradige, prämature Knorpelverknöcherungen bei einem 27jährigen Mann mit einem kongenitalen adrenogenitalen Syndrom. Pseudogelenke im Knorpel der 5.—7. Rippe. (Nach FISCHER und NOWAKOWSKI 1956)

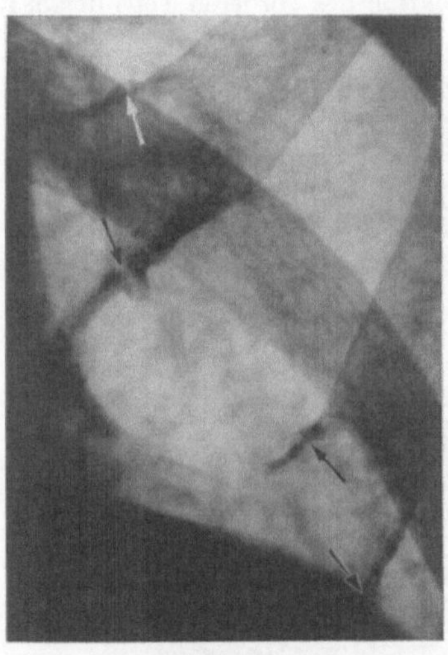

Abb. 78

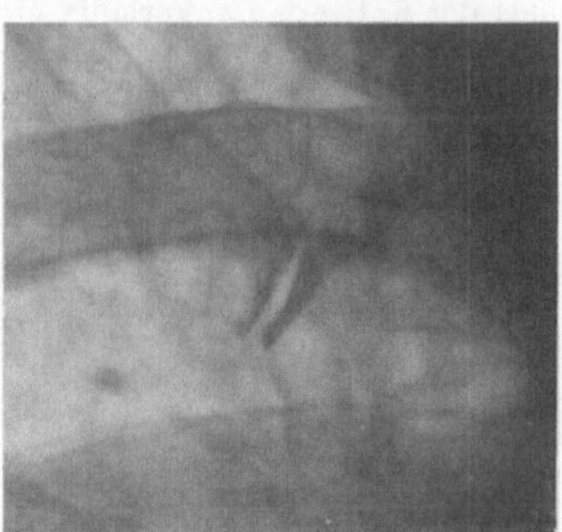

Abb. 79

Abb. 78. Unterbrochener, mit Randzacken versehener, perichondraler Verknöcherungsstreifen

Abb. 79. Gelenkähnlicher Spalt im Knorpel der 2. Rippe (Nach FISCHER 1958)

(Abb. 78), denen der gleiche Vorgang zugrunde liegt (FISCHER und NOWAKOWSKI 1956). GRASHEY (1936) beschrieb zuerst diese Zacken, deutete sie aber nicht. An der 2. Rippe kommt es selten zur Bildung von Knorpelgelenken (Abb. 79) (WILHELM 1957).

BÜRGER und seine Schüler (FALLMANN 1934, HEINRICH 1941) bezeichnen den zwischen den beiden Gelenken befindlichen verknöcherten Knorpel der 1. Rippe als „Intermediärstück" und deuten es als anlagemäßig rudimentären Knochen, der als regelrechtes Knochenelement z. B. bei Flattertieren vorkommt. Die außerordentliche Vielgestalt der Tierrippe mit Unterteilungen der Rippe bis zu vier Gliedern (LUBOSCH 1926, KÜNZEL 1955/56), deren Formen von der funktionellen Anatomie nicht erklärbar sind, geben der vergleichend-anatomischen Deutung von BÜRGER nicht viel Beweiskraft.

Eine plötzlich einsetzende verstärkte Belastung eines einzelnen Rippenknorpels beschleunigt seine Verknöcherung. Nach Resektion des knorpeligen Teils beider 5. Rippen bei einer Thorakotomie wegen Panzerherzoperation verknöcherte der Knorpel der nächsttieferen Rippe innerhalb eines Jahres besonders stark (Abb. 80). Durch den Ausfall eines Rippenknorpels in der Trägerkette der Rippen nahm die Belastung des tieferliegenden Rippenknorpels erheblich zu, die zu einer vermehrten Verknöcherung führte.

Nach subperichondraler Resektion können teilweise knöcherne Regenerate entstehen (ELSON 1965).

Prämature Rippenknorpelverknöcherungen stellen manchmal lediglich eine individuelle Variante dar. Hochgradige prämature Knorpelverknöcherungen dagegen finden sich sehr oft beim kongenitalen adrenogenitalen Syndrom (Abb. 77) (FISCHER und NOWAKOWSKI 1956).

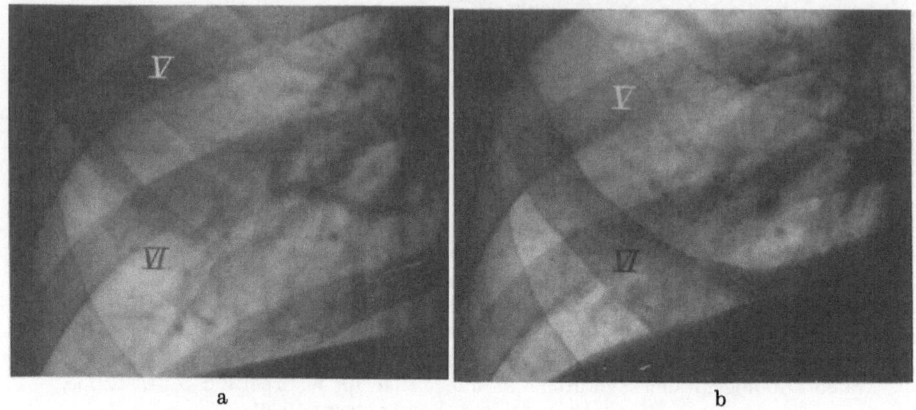

Abb. 80. a Zustand unmittelbar vor der Rippenresektion. b Hochgradige isolierte Verknöcherung des Knorpels der 6. Rippe im Verlaufe eines Jahres nach Resektion des vorderen Teils der 5. Rippe

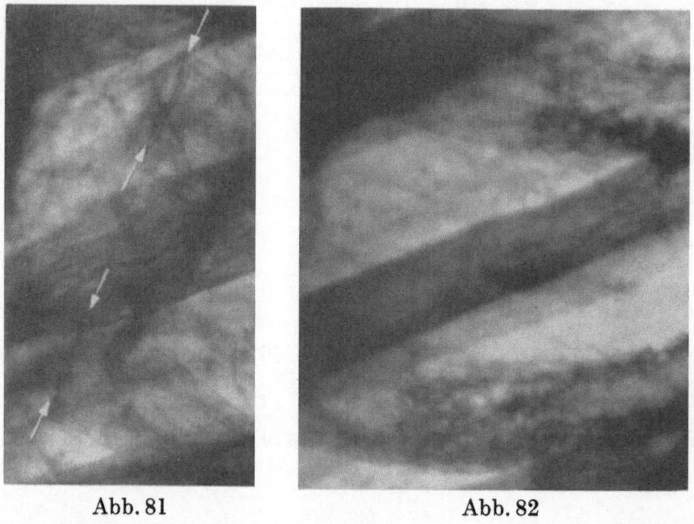

Abb. 81 Abb. 82

Abb. 81. Schmale, nicht verkalkte Zone zwischen der knöchernen und der schon gering verkalkten knorpeligen Rippe. Zustand vor dem Wachstumsabschluß. (Nach FISCHER 1957)

Abb. 82. Zustand nach dem Wachstumsabschluß mit bis an die knöcherne Rippe heranreichenden Knorpelverknöcherungen. 16jähriges Mädchen mit adrenogenitalem Syndrom. Abgeschlossenes Skeletwachstum. (Nach FISCHER 1957)

Fehlende oder altersentsprechend geringe Verknöcherung des Knorpels, besonders an der 1. Rippe, ist oft beim männlichen Hypogonadismus zu beobachten.

Die räumliche Beziehung der Knorpelverknöcherungen zur Knochenknorpelgrenze eignet sich zur Bestimmung des Wachstumsabschlusses (FISCHER 1957). Vor Abschluß des Skeletwachstums reichen die nicht selten geringen Verkalkungen der knorpeligen Rippe nie bis unmittelbar an die knöcherne Rippe heran, sondern lassen eine schmale

Zone frei, die der Schicht des Proliferationsknorpels entspricht (Abb. 81). Mit abgeschlossenem Wachstum verschwindet diese schmale unverkalkte Zone; die Knorpelverkalkungen erstrecken sich dann bis an die knöcherne Rippe (Abb. 82).

2. Das Tietze-Syndrom

Tietze berichtete 1921 „über eine eigenartige Häufung von Fällen mit Dystrophie der Rippenknorpel". Bereits schon 1908 hatte Bayer (zitiert nach Exner 1958) dieses Krankheitsbild beschrieben. Nach der Arbeit von Tietze erschienen in vielen Ländern ähnliche Mitteilungen.

Die *klinischen* Symptome bestehen in Schmerz und Schwellung an der Knochen-Knorpelgrenze und an der knorpeligen Rippe. Das Krankheitsbild entwickelt sich langsam oder akut. Die Schwellung kann so stark sein, daß sie bei Mädchen die Bluse vorwölbt (Chantraine 1952). Die Rückbildung erfolgt langsam; oft bleibt eine leichte Vorwölbung zurück. Betroffen sind meistens die ersten drei bis vier Rippenknorpel, am häufigsten die 2. Rippe, selten auch der Rippenbogen. Nach einer Übersicht von Kayser (1956) waren eine Rippe in 69% und mehrere Rippen in 31% befallen. Sehr selten kommt eine gleichzeitige Beteiligung des Cricoarytaenoidgelenks vor (Shandrom und Feher 1955). Die größte Krankheitshäufigkeit findet sich im 3.—5. Dezennium; das weibliche Geschlecht überwiegt.

Die *histologischen* Untersuchungen (verschiedene Grade von Knorpeldystrophie, Entzündungen und häufig genug auch negative Befunde) haben bisher noch keine Klärung erbracht. Anhand eines umfassenden Literaturstudiums stellt Ravelli (1955) zwei ätiologische Faktoren heraus: 1. den Überlastungsschaden und 2. die Entzündung.

Die *Röntgenuntersuchung* ergibt beim Tietze-Syndrom fast immer einen negativen Befund. Einen besonderen Fall beobachtete Skorneck (1960); außer einer Strukturauflösung des sternalen Endes beider 1. Rippen, die mit einer starken Schwellung einherging, hat sich nach 8 Jahren eine ungewöhnlich hochgradige, fast homogene Verkalkung des Knorpels und des aufgelösten Stücks der 1. Rippe entwickelt; histologisch hat es sich dabei um eine Osteochondritis gehandelt.

Die *Differentialdiagnose* gewinnt besondere Bedeutung, da der schmerzhaften parasternalen Rippenanschwellung häufig bestimmte Krankheiten zugrunde liegen. Unter 25 Fällen operierter, parasternaler Rippenknorpelanschwellung fand Pickl (1954) zwölfmal degenerative Veränderungen und 13mal anderweitige Ursachen wie Osteoperiostitis, Chondrofibrom, Tuberkulose, Syphilis und Metastasen. Auch posttyphöse Rippenknorpelentzündungen kommen in Betracht. Weiterhin sind abzugrenzen die Friedrichsche Erkrankung des medialen Claviculaköpfchens, Knorpelfrakturen (Staehelin 1940), die schmerzhafte Arthrosis deformans des Sterno-Claviculargelenks (Kowallik 1951) und bei Schmerzzuständen der 8.—10. Rippe auch das „slipping rib"-Syndrom (Telford 1950). Die ohne Schwellung einhergehende costosternale Chondrodynie, die im Gegensatz zum Tietze-Syndrom gut auf eine Röntgenbestrahlung mit kleiner Dosis anspricht, soll nach Carbari, Christian und Brindley 1962 ein eigenes Krankheitsbild sein.

3. Chondritis

Auf Grund der Vascularisation des Rippenknorpels kann es zu einer hämatogenen Keimabsiedlung mit nachfolgender Entzündung des Knorpels kommen, zumal die Knorpelarterien Endarterien sind. Häufig handelt es sich dabei um Typhus oder Tuberkulose.

Die bei Chondritiden nicht unwichtige Klärung, ob sich der Entzündungsprozeß subcostal ausgedehnt hat, gelingt nach Lindblom (1944) durch tangentiale Aufnahmen. Die normale subcostale Weichteildicke beträgt 1—2 mm. Lindblom fand Weichteilschwellungen bei Chondritiden bis zu 2,5 cm.

Literatur

Andersen, E.: Über Anomalien der Wirbel und der Rippen. Fortschr. Röntgenstr. **34**, 491 bis 499 (1926).

Augustin, V.: Eigenartige Osteolyse der Rippen bei durch Poliomyelitis schwer gelähmten Kindern. Fortschr. Röntgenstr. **97**, 771—774 (1962).

Bauer, K. H., u. W. Bode: Erbpathologie der Stützgewebe des Menschen. In Handbuch der Erbbiologie des Menschen von Just, Bauer, Hanhart und Lange, Bd. III, S. 105—297. Berlin: Springer 1940.

Bendandi, G.: La triangolizzazione delle coste negli empiemi cronici fistolizzati. Lotta c. Tuberc. **5**, 593—606 (1934).

Berner, F.: Über Rippenanomalien auf Grund von 6 Millionen Reihenbildern. Fortschr. Röntgenstr. **69**, 202—221 (1944).

Bernstein, Ch., W. D. Loeser and L. E. Manning: Erosive rib lesions in paralytic poliomyelitis. Radiology **70**, 368—372 (1958).

Blajot, J., y M. Salvat: Malformación costal, dextrocardia y hernia pulmonar. Med. clín. (Barcelona) **17**, 152—159 (1951).

Blaschke, B.: Isolierte Frakturen der 1. Rippe. Fortschr. Röntgenstr. **89**, 459—467 (1958).

Böhmig, R.: Über die kataplastischen Veränderungen in menschlichen Rippenknorpeln. Beitr. path. Anat. **81**, 172—210 (1928/29).

Bohle, W.: Rippenverrenkungen. Arch. orthop. Unfall-Chir. **27**, 269—272 (1929).

Boone, M. L., B. E. Swenson, and B. Felson: Rib notching: its many causes. Amer. J. Roentgenol. **91**, 1075—1088 (1964).

Bowie, E. R., and H. G. Jacobson: Anomalous development of the first rib simulating isolated fracture. Amer. J. Roentgenol. **53**, 161—165 (1945).

Brooksher jr., W. R.: Costovertebral dislocation of the twelfth rib. J. Amer. med. Ass. **100**, 816 (1933).

Brücke, K.: Eine seltene Rippenanomalie. Röntgenpraxis **4**, 254—256 (1932).

Bürger, M.: Einführung in die pathologische Physiologie, 3. Aufl. Leipzig: Georg Thieme 1949.

— Die Transmineralisation der menschlichen Gewebe als Ausdruck ihrer Biomorphose. Dtsch. med. Wschr. **85**, 1493—1503 (1960).

Caffey, J.: Pediatric X-ray diagnosis. Chicago: The Year Book Publishers 1957.

Carbari, R. J., J. J. Christian, and H. H. Brindley: Costosternal chondrodynia: a variant of Tietze's syndrome? Dis. Chest **41**, 559—562 (1962).

Cascelli, G.: Über Rippenanomalien. Röntgenpraxis **12**, 375—385 (1940).

Chantraine, H.: Über eine wenig beachtete Knorpelgeschwulst. Dtsch. med. Wschr. **77**, 401—402 (1952).

Cohen, R. C.: Cough fracture of ribs. Brit. med. J. **1949** No 4594, 133—135.

Colman, J. K., and J. D. Bisgard: Congenital aplasia of costal cartilages. Amer. J. Surg. **25**, 539—542, 550 (1934).

Coury, Ch., et J. Delaporte: Les anomalies congénitales des côtes. Formes anatomoradiologiques et incidences pratiques (à propos de 288 cas). Sem. Hôp. Paris **30**, 2656—2681 (1954).

Cramer, A.: Quartre cas de fractures des côtes dues à la toux. Rev. méd. Suisse rom. **63**, 333—338 (1943).

Crausaz, P. H.: Rupture bronchique à la suite de traumatismes thoraciques graves. J. méd. Leysin **29**, 1289—1292 (1951).

Crutcher, R. R., and Th. M. Nolen: Traumatic pneumothorax without rib fracture. J. thorac. Surg. **29**, 621—625 (1955).

— Multiple rib fracture with instability of chest wall. J. thorac. Surg. **32**, 15—21 (1956).

Cuveland, E. de, u. G. Möckel: Abnormer Verlauf einer Rippe bei Mißbildungen der Wirbelsäule und des Brustkorbs. Fortschr. Röntgenstr. **85**, 112 (1956).

Cyriax, E.: Minor displacements of ribs. Brit. J. phys. Med. **3**, 87—90 (1940).

Decoulx, P.: Fractures multiples des cartilages costaux avec luxation du sternum en avant. Rev. Orthop. **26**, 144—148 (1939).

Drexler, Ch. J., J. R. Stewart, and O. W. Kincaid: Diagnostic implications of rib notching. Amer. J. Roentgenol. **91**, 1064—1074 (1964).

Ehalt, W.: Unfallchirurgie im Röntgenbild, 2. Aufl. Wien: Wilhelm Maudrich 1952.

Elke, M.: Rippenveränderungen bei Sklerodermie. Fortschr. Röntgenstr. **99**, 717—719 (1963).

—, u. W. Meier-Ruge: Histologische Befunde an umschriebenen arrodierten Rippen bei Lungenfibrose im Verlaufe von Sklerodermie. Arch. klin. Med. **212**, 73—87 (1966).

Elson, R. A.: Costal chondritis. J. Bone Jt Surg. B **47**, 94—99 (1965).

Emmet, J. E., and L. W. Breek: A review and analysis of 11000 fractures seen in a private practice of orthopaedic. J. Bone Jt Surg. A **40**, 1169—1175 (1958).

Etter, L. E.: Osseous abnormalities of the thoracic cage seen in forty thousand consecutive chest photoroentgenograms. Amer. J. Roentgenol. **51**, 359—363 (1944).

Exner, G.: Erkrankungen und Deformitäten des Brustkorbs. In Handbuch der Orthopädie von Hohmann, Hackenbroch, Lindemann, Bd. II, S. 914—935. Stuttgart: Georg Thieme 1958.

Fallmann, W.: Die Sonderstellung des 1. Rippenknorpelpaares (Intermediärstück) bezüglich seiner Verkalkung, Verknöcherung und arthritischer Veränderungen an seinen Grenzflächen. Inaug.-Diss. Bonn 1934.

Fischer, E.: Über Rippen- und Bronchialknorpelverkalkung im Alter. Z. Altersforsch. 8, 144—150 (1954).

— Verkalkungsformen der Rippenknorpel. Fortschr. Röntgenstr. **82**, 474—481 (1955).

FISCHER, E.: Eine einfache Bestimmung des Wachstumsabschlusses an der Knochenknorpelgrenze der Rippen. Fortschr. Röntgenstr. **86**, 505—508 (1957).
— Fehlbildungen der knorpeligen Rippen. Fortschr. Röntgenstr. **88**, 687—690 (1958).
—, u. H. NOWAKOWSKI: Gelenkähnliche Spaltbildungen in verkalkten Rippenknorpeln bei adrenogenitalem Syndrom. Fortschr. Röntgenstr. **84**, 57—61 (1956).
FISCHER, H.: Dauerbrüche als Überlastungsschäden an den Rippen infolge Gewehrexerzierens. Dtsch. Milit.-Arzt **5**, 183—185 (1940).
GEFFERTH, K.: Symptomloser Verlauf einer Spontanfraktur der ersten Rippe bei einem 11jährigen Mädchen. Röntgenpraxis **13**,100bis 102 (1941).
GERIN, C.: La diagnosi radiologica di età delle fratture costali. Radiol. e Fis. med. **3**, 53—70 (1936).
GOLDMANN, J. R.: Congenital malformation of vertebrae (hemivertebrae) with aplasia of corresponding ribs, associated with a lateral meningomyelocele. Arch. Path. (Chicago) **47**, 153—159 (1944).
GORHAM, L. W., and A. P. STOUT: Massive osteolysis (acute spontaneous absorption of bone, phantom bone, dissappearing bone). Its relation to hemangiomatosis. J. Bone Jt Surg. A **37**, 985—1004 (1955).
GRASHEY, R.: Angebliche Rippenknorpelverletzung. Röntgenpraxis **8**, 327—328 (1936).
GRAY, H.: Anatomy, descriptive and surgical. Philadelphia and New York: Lea Broth & Co. 1896.
GRUBER, GG. B., u. L. BRANDT: Multiple Exostosen und Enchondrome. In E. SCHWALBE, Die Morphologie der Mißbildungen des Menschen und der Tiere, Bd. III/1, S. 395—422. Jena: Gustav Fischer 1909.
GÜNTZ, E.: Nicht entzündliche Wirbelsäulenerkrankungen. In HOHMANN, HACKENBROCH, LINDEMANN, Handbuch der Orthopädie, Bd. II, S. 537—631. Stuttgart: Georg Thieme 1958.
GUGGENHEIM, ALBERT, BERNAND u. COHN: Bruch der kontralateralen ersten und zweiten Rippe nach Thorakoplastik. J. thorac. Surg. **17**, 366 (1948). Ref. Tuberk.-Arzt **3**, 238 (1949).
HARTLEY, J. B.: Blind spots — first rib stresses — and the B.I.R. Brit. J. Radiol. **32**, 561—571 (1959).
HASSELWANDER, A.: Bewegungssystem. In Handbuch der Anatomie des Kindes von PETER, WETZEL und HEIDERICH, Bd. 2, S. 403—589. München: J. F. Bergmann 1938.
HAUSSER, D.: Die Kompaktadicke der Rippe und des Schlüsselbeins als Index für den Mineralgehalt des Skeletts (Röntgenologische Untersuchungen am Lebenden). Inaug.-Diss. Tübingen 1967.
HAYEK, H. v.: Normale Anatomie. In Handbuch der Thoraxchirurgie von E. DERRA, Bd. I, S. 1—199. Heidelberg: Springer 1958.
HEINRICH, A.: Alternsvorgänge im Röntgenbild. Fortschr. Röntgenstr., Erg.-Bd. **62**, (1941).
HENRY, C. K. P.: Case of congenital malformed first dorsal rib. Canad. med. Ass. J. **34**, 545—547 (1936).
HENSCHEN, C.: Die Gefäßanatomie der Rippenknorpel. Schweiz. med. Wschr. **55**, 491—492 (1925).
HEUCK, FR.: Zur Frage der klinischen Bedeutung von Anomalien der 1. Rippe. Z. Orthop. **81**, 451—454 (1951).
HINTON, D., and CH. A. STEINER: Fractures of the ribs. J. Bone Jt Surg. **22**, 597—607 (1940).
HOINE, J. A.: A concept of paralytic ileus: a clinical study. Brit. J. Surg. **34**, 158—179 (1946).
HOLMES, J. F.: Slipping rib cartilage with report of cases. Amer. J. Surg. **54**, 326—338 (1941).
HOLMES, TH. W., and R. E. NETTERVILLE: Complications of first rib fracture, including one case of tracheoesophageal fistula and aortic arch aneurysm. J. thorac. Surg. **32**, 74—91 (1956).
HUBER, P.: Weitere Beiträge zur Kenntnis der isolierten Fraktur der 1. Rippe. Zbl. Chir. **62**, 1773—1775 (1935).
JACOBS, S.: A supernumerary rib. Report of a case. Amer. Rev. Tuberc. **59**, 76—77 (1949).
JENKINS, S. A.: Spontaneous fractures of both first ribs. J. Bone Jt Surg. B **34**, 9—13 (1952).
KATAYAMA, R., E. MARUMO u. Y. NAGURA: Der Rippenbruch beim Golfspiel. Z. Orthop. **97**, 214—217 (1963).
KAUFHOLD, N.: Der funktionelle Umbau von Rippen bei Pleuraschwarten und Kyphoskoliose. Bruns' Beitr. klin. Chir. **183**, 489—502 (1951).
KAYSER, H. L.: Tietze's syndrome: review of literature. Amer. J. Med. **21**, 982—989 (1956).
KECK, A.: Beitrag zur Morphologie der Rippen bei Skoliose. Z. orthop. Chir. **46**, 96—101 (1924).
KELLER, H. L., u. O. WIEDEMANN: Knochen- und Gelenkverletzungen der oberen Thoraxapertur. Fortschr. Röntgenstr. **95**, 375—380 (1961).
KEY, J. A., and H. E. CONWELL: The management of fractures, dislocations and sprains, 5th edit. St. Louis: Mosby 1951.
KIENBÖCK, R.: Über angeborene Rippenanomalien. Fortschr. Röntgenstr. **13**, 269-298 (1908/09).
KÖHLER, A., u. E. A. ZIMMER: Grenzen des Normalen und Anfänge des Pathologischen im Röntgenbilde des Skelettes, 11. Aufl. Stuttgart: Georg Thieme 1967.
KOWALLIK, B.: Die Arthrosis deformans des Brustbein-Schlüsselbeingelenks. Zbl. Chir. **76**, 672—675 (1951).
KRAUS, R.: Die Arthrosis deformans in den Costotransversalgelenken. (Eine röntgenologisch-morphologische und histologische Studie.) Fortschr. Röntgenstr. **85**, 60—66 (1956).
KRONENBERGER, F. L.: Stress fracture of the first rib occuring in two sisters. Brit. J. Tuberc. **51**, 255—257 (1957).

Kühne, K.: Die Vererbung der Variationen der menschlichen Wirbelsäule. Z. Morph. u. Anthrop. **30**, 1—221 (1932).

— Symmetrieverhältnisse und die Ausbreitungszentren in der Variabilität der regionalen Grenzen der Wirbelsäule des Menschen. Z. Morph. u. Anthrop. **34**, 191—201 (1934).

Künzel, E.: Rippenknorpelgelenke bei Schaf und Ziege. Anat. Anz. **102**, 25—28 (1955/56).

Landerer, A.: Über die Atembewegungen des Thorax. Arch. Anat. u. Physiol., Anat. Abt. 272—302 (1881).

Lane, J. (1886): Zit. bei Hartley.

Laitinen, H., K. Kivikanervo and M. Väre-Niskanen: Coughing osteophytes of the ribs. Ann. Med. intern. fenn. **43**, 293—297 (1954).

Lester, Ch. W.: Deformities of the thorax of congenital or developmental origin. J. Pediat. **42**, 195—204 (1953).

Lièvre, J.-A.: Osteolyse de la paroi thoracique. Bull. Soc. méd. Hôp. Paris **69**, 258—263 (1953).

Linberg, B.: Über die Vascularisation der Rippenknorpel im Zusammenhang mit der Pathogenese der posttyphösen Rippenchondritiden. Klin. Med. (Mosk.) **5**, 188—190 (1924). Ref. Zentr.-Org. ges. Chir. **34**, 645—646 (1926).

Lindblom, K.: Subcostal swelling of the soft tissues in osteochondritis. Acta radiol. (Stockh.) **25**, 610—613 (1944).

Loeschcke, H.: Über Wechselbeziehungen zwischen Lunge und Thorax bei Emphysem. Dtsch. med. Wschr. **37**, 916—921 (1911).

— Thoraxformen bei Kyphose und Skoliose der Wirbelsäule. Z. orthop. Chir. **58**, Beilageheft, 108—124 (1933).

Lubosch, W.: Über die Gliederung der Rippen bei Amnioten. Anat. Anz. **61**, Ergänzungsheft, 103—119 (1926).

Lutz, P.: Über eine ungewöhnliche Rippenanomalie, zugleich ein Beitrag zur distalen Rippengabelung. Wien. klin. Wschr. **59**, 846—849 (1947).

Marie, J., J. Salet, B. Lévêgue et J. Saûvegrain: Syndrome ostéodystrophiques de nature congénitale probable réalisant l'association d'une ostéolyse essentielle progressive, des os des extrémités des membres et d'anomalies malformatives vertébrales et costales. Presse méd. **1956**, 2173—2176.

Matthes, H. G., u. A. Thelen: Ermüdungsbrüche der Rippen mit typischer Lokalisation. Chirurg **11**, 537—542 (1939).

Matti, H.: Die Knochenbrüche und ihre Behandlung, 2. Aufl. Berlin: Springer 1931.

Meyer, Erna: Die Thoraxform bei Skoliosen und Kyphoskoliosen und ihr Einfluß auf die Brustorgane. Beitr. path. Anat. **64**, 127—163 (1918).

Michelson, N.: The calcification of the first costal cartilage among whites and negroes. Human Biol. **6**, 543—557 (1934).

Monaco, G. Lo: Rare anomalie delle articolazioni costo-vertebrali. Radiol. med. (Torino) **33**, 28—32.

Müller, Charlotte: Zur Entwicklung des menschlichen Brustkorbes. Morph. Jb. **35**, 591—696 (1906).

Nikolajew, O.: Zur Frage der Gefäßversorgung der Rippenknorpel. Zbl. Chir. **63**, 1688—1690 (1926).

Oechsli, W. R.: Rib fractures from cough. Report of twelve cases. J. thorac. Surg. **5**, 530—534 (1936).

Ott, A.: Seltene Rippenanomalien. Fortschr. Röntgenstr. **98**, 170—172 (1963).

Ott, P.: Über Kontaktaufnahmen. Fortschr. Röntgenstr. **81**, 818—825 (1954).

Packer, J. M., E. J. Harris, and R. P. Henderson: Bilateral synostosis of the 7th rip and scapula: a case report. Radiology **74**, 289—290 (1960).

Parmeggiani, D., e E. Nicodemi: Sulla regenerazione delle coste (studio radiologico e anatomoistologico.) Chir. torac. **6**, 106—126(1953).

Paschen, M.: Über die Verrenkung der 12. Rippe. Z. Orthop. **79**, 178—180 (1949).

Paulley, J. W., D. H. Lees and A. C. Pearson: Cough fracture in late pregnancy. Brit. med. J. **1949**, No 4594, 135—137.

Pickl, H.: Zur Differentialdiagnose der parasternalen Rippenknorpelanschwellungen. Chirurg **25**, 34—35 (1954).

Pionnier, R., et A. Depraz: Les anomalies costales d'origine congénitale. (Étude statistique d'après 10000 radiographies.) Radiol. clin. (Basel) **25**, 170—186 (1956).

Polgár, F.: Über Arthritis deformans im Bereich der Lungenspitze. Fortschr. Röntgenstr. **32**, 243—246 (1924).

Powell, F. I.: Fracture of the first rib. Its occurence and clinical diagnosis. Brit. med. J. **1950**, No 4648, 282—285.

Powell, H. D. W.: Die moderne Behandlung unkomplizierter Rippenfrakturen. Hippokrates (Stuttg.) **28**, 161—163 (1957).

Ravelli, A.: Geschichte und Deutung des Tietze-Syndroms. Arch. orthop. Unfall-Chir. **47**, 682—693 (1955).

Remane, A.: Wirbelsäule und ihre Abkömmlinge. In Handbuch der vergleichenden Anatomie der Wirbeltiere, von Bolk, Göppert, Kallius und Lubosch, Bd. IV, S. 1—206. Berlin u. Wien: Urban & Schwarzenberg 1936.

Richardson, E. C.: Indirect fracture of the rib in pulmonary tuberculosis. J. Amer. med. Ass. **106**, 1543—1544 (1936).

Roaf, R.: Giraffe-necked women. J. Bone Jt Surg. B **43**, 114—115 (1961).

Rodt, E.: Multiple, gleichartige Exostosen der Brustwirbelsäule. Fortschr. Röntgenstr. **75**, 230 (1951).

Ronnen, J. R. v.: Spontaneous fractures of ribs. Arch. chir. neerl. **8**, 251—263 (1956).

Ruge, G.: Untersuchungen über Entwicklungsvorgänge am Brustbein und an der Sternoclavikularverbindung des Menschen. Morph. Jb. **6**, 362—414 (1880).

Rugh, J. T., and F. Bancroft: Posttraumatic ankylosis of scapula to ribs. Amer. J. Surg. **88**, 129—131 (1928).

SAN NICOLÒ, M. R.: Su di un caso di osteopatia condensante di una costola. Radiol. Prat. **5**, 24 (1955).

SAVAGE, D.: Stress fracture of ribs in pregnancy. Lancet **1956 I**, 420—421.

SCHERFLEIN, A.: Isolierte kostotransversale Luxation der ersten Rippe. Fortschr. Röntgenstr. **39**, 482—485 (1929).

SCHMID, F., u. G. WEBER: Röntgendiagnostik im Kindesalter. München: J. F. Bergmann 1955.

SCHNEIDER, P. W.: Seltene Anomalie eines Capitulum costae, zugleich ein Beitrag zu den atypischen paravertebralen Knochenelementen. Fortschr. Röntgenstr. **85**, 762—764 (1956).

SCHÜLE, FR.: Über die dreikantige Rippenform bei chronisch-entzündlichen Lungenveränderungen. Dtsch. Z. Chir. **242**, 365—374 (1934).

SEIDEL, K.: Eine ungewöhnliche symmetrische Rippenanomalie. Fortschr. Röntgenstr. **88**, 247—248 (1958).

SHANBROM, E., and A. FEHER: Tietze's syndrome; report of case with involvement of cricoarytenoid joint. Amer. med. Ass. Arch. intern. Med. **96**, 697—699 (1955).

SIECKE, H.: Erworbene Synostose von Scapula und zwei Rippen. Fortschr. Röntgenstr. **96**, 697—698 (1962).

SIMON, ST.: Zur Kenntnis der Rippenanomalien im Kindesalter. Röntgenpraxis **10**, 45—50 (1938).

SINGLETON, E. B., and E. W. BILES: Mediastinal tumors in children. Tex. St. J. Med. **52**, 588—595 (1956).

SKORNECK, A. B.: Roentgen aspects of Tietze's syndrome. Amer. J. Roentgenol. **83**, 784—755 (1960).

SOMMER, R.: Der Bruch der ersten Rippe. Arch. orthop. Chir. **30**, 530—536 (1931).

SPEED, K.: Fractures and dislocations, 4th edit. Philadelphia: Lea and Febiger 1942.

STAEHELIN, R.: Über Affektionen der Rippenknorpel als Ursache von Brustschmerzen. Schweiz. med. Wschr. **21**, 592—594 (1940).

STARKE, O.: Hustenfrakturen (Ermüdungsbrüche) der Rippen. Fortschr. Röntgenstr. **80**, 191—197 (1954).

STEEL, W. D.: Congenital absence of the ribs. Brit. med. J. **1939**, No 4095, 15.

STEHR, L.: Variationen und Fehlbildungen im Bau des knöchernen Thorax. Fortschr. Röntgenstr. **62**, 1—31, 67—107 (1940).

STEWART, F. ST., and J. W. WARREN: Luxation of the costovertebral joints. J. Amer. med. Ass. **92**, 605—607 (1929).

STURM jr., A., u. F. LOOGEN: Rippenusuren ohne Aortenisthmusstenose unter besonderer Berücksichtigung der Fallotschen Tetralogie und Pentalogie. Fortschr. Röntgenstr. **97**, 464—475 (1962).

SYCAMORE, L. K.: Common congenital anomalies of the bony thorax. Amer. J. Roentgenol. **51**, 593—599 (1944).

TELFORD, K. M.: The slipping rib syndrome. Canad. med. Ass. **62**, 463—465 (1950).

THIEMANN, H. H.: Rippenveränderungen bei abszedierender Pneumonie mit eitrigem Pleuraerguß im Kindesalter. Fortschr. Röntgenstr. **105**, 703—710 (1966).

TIETZE, A.: Über eine eigenartige Häufung von Fällen mit Dystrophie der Rippenknorpel. Berl. klin. Wschr. **58**, 829—831 (1921).

UHLMANN, W.: Parasternales ossifiziertes Hämatom nach Knorpelfrakturen. Fortschr. Röntgenstr. **77**, 495—496 (1952).

ULRICH, K.: Buckelbildung an der zweiten Rippe. Röntgenpraxis **3**, 801—804 (1931).

VASTINE, J. H., M. F. VASTINE and O. ARANGO: Genetic influence on osseous development with particular reference to the deposition of calcium in the costal cartilages. Amer. J. Roentgenol. **59**, 213—221 (1948).

VIRCHOW, H.: Krümmungen und Rippenpfannen der Brustwirbelsäule. Arch. Anat. u. Physiol., Physiol. Abt. 170—196 (1917).

VOLKMANN, J.: Gleichzeitige Wirbeldornfortsatz- und Rippenbrüche (Schipperkrankheit?). Zbl. Chir. **66**, 1587—1590 (1939).

WASCHULEWSKI, H.: Verletzungen des Plexus brachialis und der 1. Rippe durch Motorradunfälle. Z. Orthop. **87**, 55—63 (1955).

WERENSKIOLD, B.: Über Bau und Funktion der Rippenhöckergelenke. Skr. norske Vidensk.-Akad., I. Mat.-nat. Kl. 1—102 (1938).

WIESNER, E.: Rippenfrakturen bei Pertussis. Öst. Z. Kinderheilk. **2**, 404—414 (1949).

WIGGER, C.: Angeborene Lückenbildung in der Brustkorbwandung. Zbl. Gynäk. **51**, 2635 bis 2637 (1927).

WILHELM, G.: Knöchernes „Intermediärstück" an der 2. Rippe. Fortschr. Röntgenstr. **86**, 406 (1957).

WILK, E., u. TH. HÜLSHOFF: Über eine seltene Rippenanomalie. Fortschr. Röntgenstr. **86**, 531—532 (1957).

WILSON, W.: A review of the causes of rib notching with a report of an unusual case. Brit. J. Radiol. **33**, 765—769 (1960).

YOUNGSTROM, K. A.: Calcified costal cartilage. U. S. armed Forces med. J. **4**, 455—456 (1953).

ZIMMER, E. A.: Das Brustbein und seine Gelenke. Fortschr. Röntgenstr., Erg.-Bd. **58** (1939).

ZSEBÖK, Z.: Röntgenanatomie der Neugeborenen- und Säuglingslunge. Fortschr. Röntgenstr. Erg.-Bd. **82** (1958).

ZUR, G.: Osteoporotische Hustenfrakturen der Rippen. Fortschr. Röntgenstr. **72**, 144—153 (1949).

K. Fuß und Fußgelenke

Von

J. Henßge

Mit 120 Abbildungen

I. Die Ossifikation des Fußskelets

Schrifttum: Burman u. Lapidus, Christie, Dawies u. Parsons, Güntz, Grashey, Hasselwander, Kewenter, v. Lanz-Wachsmuth, Kleiger u. Mankin, Lewin, Nesbitt, Pfitzner, Ruckensteiner, Schmid u. Halden, Swoboda, Waugh, Wilms u. Sick, Zchakaja, Zimmer.

Die Normwerte der postnatalen Ossifikation des Fußes und des Knöchelgelenkes sind den Untersuchungen von Schmid und Halden zu entnehmen (Abb. 1).

Im Tarsus entwickelt der *Calcaneus* den ersten Knochenkern. Er erscheint im 5. und 6. Embryonalmonat und ist häufig gedoppelt. Die Kerne verschmelzen im 6. und 7. Monat. Das Sustentaculum tali erscheint zwischen dem 1. und 2. Lebensjahr und ist mit 4 bis 5 Jahren voll entwickelt.

Der *Talusknochenkern* erscheint im 7. Fetalmonat. Er kann aus mehreren Verknöcherungspunkten hervorgehen, die sich in kurzer Zeit zu einem einheitlichen Kern vereinigen.

Der *Kern des Cuboid* erscheint zur Zeit der Geburtsreife. Sein Auftreten kann sich bis zum 4. Lebensmonat verzögern. Zum Zeitpunkt der Geburt ist er in 60% vorhanden. Der Kern kann aus mehreren selbständigen Verknöcherungspunkten hervorgehen, die spätestens in der Mitte des 1. Jahres zu einem rundlichen Knochenkern verschmelzen.

Das *Os cuneiforme III* verknöchert im 6. Monat, während die anderen Keilbeinkerne erst nach 1—2 Jahren folgen. Die multiple Kernanlage kann am Cuneiforme I persistieren.

Die *distale Tibiaepiphyse* ossifiziert vom 7. Monat an. Nach Ruckensteiner kann sich die Ossifikation bei Knaben bis in die erste Hälfte des 2. Lebensjahres verzögern.

Die *distale Fibulaepiphyse* bildet im 11.—18. Monat ihren Knochenkern. Der Kern gelangt in Höhe des Außenknöchels zur Entwicklung.

Der *distale Tibiakern* entwickelt sich als querovaler Knochen senkrecht zur Extremitätenachse. Im 8.—9. Lebensjahr bildet sich ein Fortsatz über den medialen Rand der Diaphyse nach abwärts und leitet damit die Ossifikation des *Malleolus internus* ein. An der Spitze des Malleolus internus kann in diesem Alter ein isolierter Kern auftreten (in 14% bei Knaben, etwa in 7% bei Mädchen). Der Kern verschmilzt mit der distalen Tibiaepiphyse noch vor der Obliteration der distalen Tibiaepiphysenlinie.

Die Ossifikation des *Os naviculare* weist die größte Schwankungsbreite auf. Der Kern tritt meist nach, seltener vor dem des Cuneiforme I oder II in Erscheinung. Bei Mädchen ist sein Auftreten zwischen dem 18. Monat und dem 2. Jahr, bei Knaben zwischen $2^1/_2$ und 3 Jahren als Norm anzusehen.

Irreguläre Ossifikationen, Abflachungen, Verdichtungen und Fragmentation des Kernes kommen als formale Anomalie vor. Diese Anomalien treten häufiger bei Knaben auf, bei denen die Ossifikation erst im 4. und 5. Lebensjahr beginnt. Die Ossifikation des Naviculare scheint von der Blutversorgung abzuhängen, wie Waugh anhand anatomischer Schnitte nach vorheriger Injektion von Micropaque zeigte. Über Beziehungen zwischen anomaler Ossifikation, Vascularisation und aseptischer Knochennekrose des Kahnbeines vergleiche Abschnitt XIII, S. 615.

Im 4. Lebensjahr haben die Kerne des Calcaneus, Talus und Cuboid eine weitgehende Differenzierung ihrer Gestalt erfahren, die besonders auf seitlichen Aufnahmen zum Ausdruck kommt. Zwischen dem 5. und 7. Lebensjahr erreichen die Tarsalia ihre endgültige Form.

Im 8. und 9. Lebensjahr erscheint die *Apophyse des Tuber calcanei* als einzelnes, doppeltes oder mehrfaches Knochenbildungszentrum. Das Auftreten der einzelnen Kerne variiert zeitlich beträchtlich. Bis zu 3 Jahren nach Beginn der Verknöcherung kann sich ein neuer Kern bilden. Die Form der Apophyse kann unregelmäßig sein. Strukturverdichtungen sind teils Zufallsbefunde, teils werden sie für Beschwerden im Bereich der

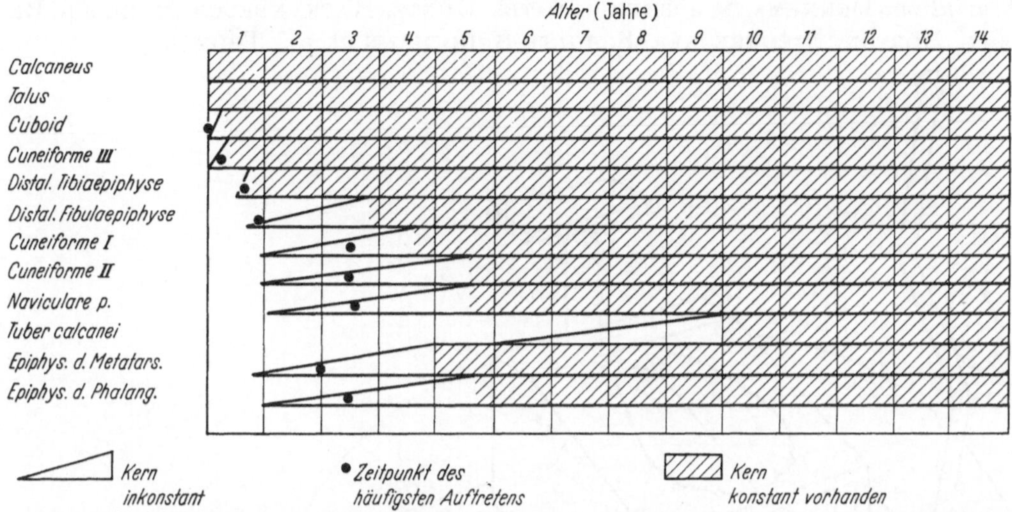

Abb. 1. Die zeitliche Schwankungsbreite der normalen Ossifikation nach Schmid und Halden

Ferse verantwortlich gemacht. Wegen der erheblichen Variabilität der Apophysenentwicklung sollte die Diagnose „Apophysitis calcanei“ nur in Verbindung mit eindeutigen klinischen Symptomen gestellt werden.

Im Alter von 15 Jahren liegt ein einzelner Apophysenkern dem Fersenbeinhöcker schalenförmig auf. Eine wichtige Abweichung von diesem Verhalten wird beim Hackenfuß mit Kippung des Calcaneus beobachtet. Hier liegt die Apophyse in der Auftrittszone. Fragmentationen und Verdichtungen können dann der unphysiologischen Beanspruchung zur Last gelegt werden und sind als pathologische Veränderung zu werten. Mit 17 bis 19 Jahren verschwindet die Wachstumslinie durch Verschmelzung der Apophyse mit dem Calcaneus.

Im Alter von durchschnittlich 12 Jahren ist die knorpelige Anlage des *Malleolus internus* verknöchert. Die distale Epiphysenlinie der Tibia verläuft meist wellig und ist etwas schmaler als die der Fibula. Die Fibulaepiphyse gleicht in diesem Alter einem umgekehrten Kegel.

Vom 17.—19. Lebensjahr verschmilzt die Tibiaepiphyse mit dem Schaft. Die distale Fibulaepiphyse verschmilzt gleichzeitig oder unmittelbar danach.

Die Epiphysen der Endphalangen verschmelzen nach Ruckensteiner im Durchschnitt bei Mädchen mit 14 Jahren, bei Knaben mit 17 Jahren. Mittelphalangen und Grundphalangen sowie Metatarsalepiphysen verschmelzen bei Mädchen bis zum 17., bei Knaben bis zum 19. Lebensjahr. Die Epiphysenkerne der Metatarsalia können doppelt angelegt sein.

Sesambeine sind knorpelig präformierte periartikuläre Knochen, die bei niederen Säugern am besten ausgebildet sind. Bei Affen und Menschen erscheinen sie rückgebildet.

Bei Feten vom 3. Monat an sind die noch knorpeligen Sesambeine bereits in ganz ähnlicher Form wie später bei Erwachsenen angelegt. Der Foet besitzt darüber hinaus oft Sesamknorpel, die später nur als seltene Varietät vorkommen.

Die Ossifikation der Sesamknorpel geschieht bei Mädchen vom 7.—11. Lebensjahr, bei Knaben vom 10.—13. Lebensjahr.

Konstant kommen ein größeres tibiales und ein kleineres fibulares Sesambein unter dem Köpfchen des Metatarsale I vor. Die Sesambeine gleiten in Rinnen des Metatarsale I, die auf Axialaufnahmen gut darstellbar sind. Die Sesambeine sind mit der fibrösen Kapsel des I. Metatarsophalangealgelenks eng verbunden.

II. Messungen an Standardröntgenbildern des Fußes

Schrifttum: Dennemann, Fisher u. Yates, Güntz, Hackenbroch, Harris u. Beath, Jansen, Morton, Niederecker, Schulte-Brinkmann et. al., Thomsen.

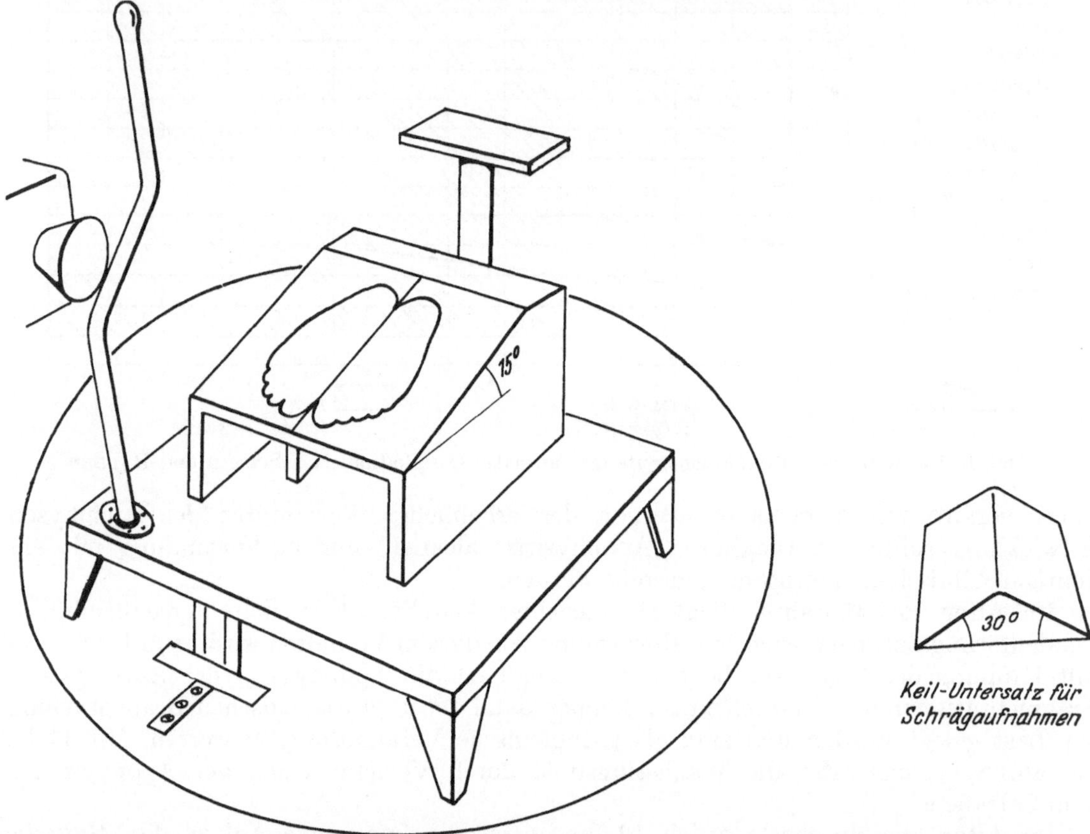

Abb. 2. Vorrichtung zur Anfertigung von Standardaufnahmen. Die Untersuchungsbank ist auf einer Drehscheibe montiert. Die fibulo-tibiale Aufnahme wird im Stehen, die Schrägaufnahme im Sitzen angefertigt. Die Haltestange dient dem Patienten zum Festhalten während der Drehung. Die Röntgenröhre behält ihre Position. Gezeichnet nach Angaben von Harris und Beath

Messungen an Röntgenbildern des Fußes setzen streng vergleichbare Aufnahmen voraus. Um Fehlerquellen durch unterschiedliche Aufnahmetechnik zu vermeiden, sind Hilfseinrichtungen unentbehrlich.

Güntz konstruierte 1938 eine mit der Röntgenröhre gekoppelte Untersuchungsbank, die sich bewährt hat.

Harris und Beath entwickelten eine etwas abweichende Methode der Standardisierung von Fußaufnahmen, mit der umfangreiche Untersuchungen im Rahmen der Musterung der kanadischen Armee durchgeführt wurden. Die Füße von 3619 Männern im Alter von 19—35 Jahren wurden radiologisch und klinisch untersucht. Die militärische Grundausbildung dieser Leute stellte einen Großversuch dar, in dessen Verlauf die Leistungsbreite bestimmter Fußtypen getestet werden konnte. Die Untersuchungsbank

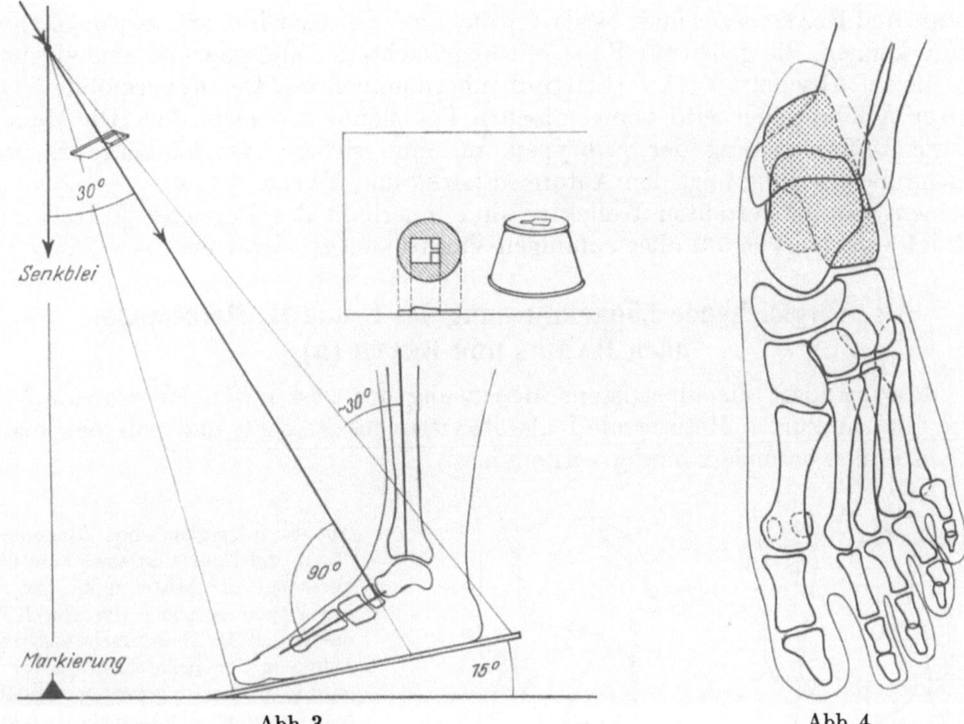

Abb. 3. Technik der dorso-plantaren Standardaufnahme nach HARRIS und BEATH. Focus-Film-Abstand 75 cm. Plantarflexion im Knöchelgelenk 15°. Die Röntgenröhre ist um 30° gekippt. Beide Füße werden gleichzeitig am stehenden Patienten geröntgt. Durch den skizzierten Filter soll eine gleichmäßige Belichtung von Vor- und Rückfuß gewährleistet sein

Abb. 4. Konturen der Fußknochen auf der Standardaufnahme im dorso-plantaren Strahlengang nach HARRIS und BEATH

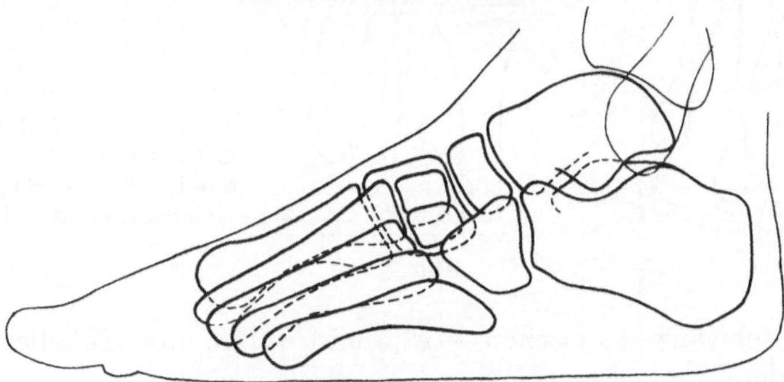

Abb. 5. Konturen der Fußknochen auf der Standardaufnahme im fibulo-tibialen Strahlengang nach HARRIS und BEATH

befindet sich auf einer Drehscheibe (Abb. 2). Alle Aufnahmen werden in Belastung durchgeführt. Zu Meßzwecken ist die Darstellung des hinteren Fersenpoles auf dorso-plantaren Röntgenbildern wichtig. Durch schräge Zentrierung und bei um 15° plantar flektiertem Fuß ließ sich das erreichen (Abb. 3).

Die Überbelichtung des Vorfußes läßt sich mit Hilfe eines Spezialfilters ausschalten (Abb. 2). Auf der fibulo-tibialen Aufnahme wird der Zentralstrahl proximal der Tuberositas ossis metatarsi V zentriert. Die Auftrittsebene wird durch eine Bleikante markiert und bildet sich auf dem Film als Grundlinie ab. Die Schrägaufnahmen sind zu Messungen nicht geeignet. Einzelheiten sind auf den Abb. 2—5 wiedergegeben.

Die Einzelmessungen werden zweckmäßig mit graduierten Plastikscheiben und -winkeln vorgenommen. Die Markierung der einzelnen Meßpunkte soll vorher erfolgen. Die Messungen selbst können nach den folgenden Schemata von geschulten Hilfspersonen ausgeführt werden.

Harris und Beath bezeichnen es als das Ziel ihrer Untersuchungen, leistungsschwache Füße zu erkennen. Sie geben für Füße mit abgeflachtem Längsgewölbe eine eigene Einteilung, die im Abschnitt VIII, 1 (Plattfuß) übernommen ist. Der hypermobile Plattfuß mit kurzer Achillessehne wird vom einfachen Pes planus unterschieden. Die Messungen stellen die Differenzierung der Fußtypen auf eine sichere, vergleichbare Basis. Die statistische Bearbeitung folgt den Autoren Fisher und Yates.

In einem *normal* verteilten Kollektiv sind innerhalb des Bereichs (Mittelwert ± 2 Standardabweichung) 95,5% aller zufälligen Variationen zu erwarten.

1. Vergleichende Längenmessung des I. und II. Metatarsale nach Harris und Beath (a)[1]

Die Messung klärt die umstrittene Bedeutung des verkürzten Metatarsale I. Nach Morton gilt ein kurzes Metatarsale I als atavistisches Zeichen und soll bei leistungsschwachen Füßen besonders häufig vorkommen.

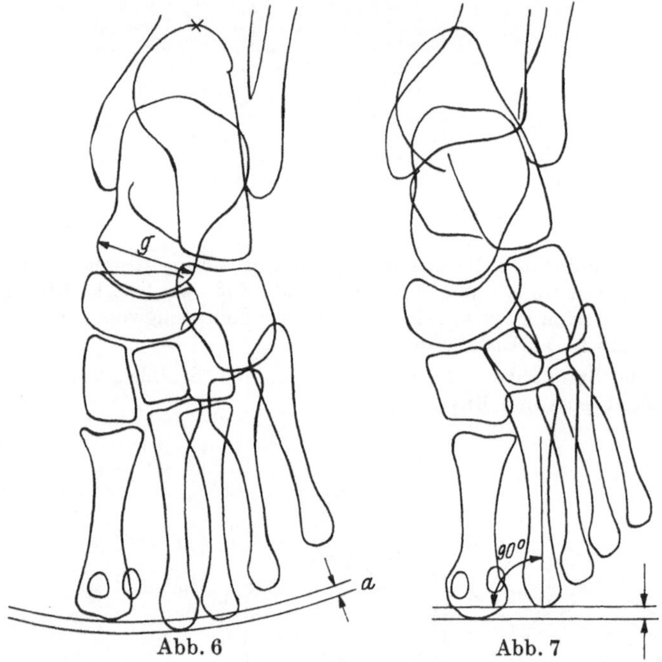

Abb. 6. *a* Vergleichende Längenmessung des I. und II. Metatarsale. Vom hinteren Fersenpol als Mittelpunkt wird je ein Kreisbogen gezogen, der die Köpfchen des I. und II. Metatarsale tangiert. Die Differenz der Halbmesser beider Bogen wird in Millimeter gemessen. Angabe plus bei längerem Metatarsale I, minus bei längerem Metatarsale II. Routinemessungen können durch eine eigens graduierte Plastikscheibe vereinfacht werden. *g* Durchmesser des Taluskopfes in Millimeter. (Gezeichnet nach Harris und Beath)

Abb. 7. b Vergleichende Längenmessung des I. und II. Metatarsale nach Morton in Millimeter. Plus bei längerem Metatarsale I, minus bei längerem Metatarsale II. (Gezeichnet nach Harris und Beath)

Die Meßwerte schwanken zwischen —12,5 und + 11,5 mm. Tabelle 1 gibt die Durchschnittswerte wieder.

Tabelle 1

	Schwerer Plattfuß	Leichter Plattfuß	Normal geformter Fuß	Leichter Hohlfuß	Schwerer Hohlfuß	Gesamtzahl
Gesamtzahl	197	1266	4885	758	61	7167
Arithmetischer Mittelwert	+ 0,04	+ 0,03	+ 0,05	+ 0,21	+ 0,30	+ 0,04 mm
Standardabweichung	3,1	3,2	3,1	3,0	3,8	3,1 mm

Längenmessung des I. und II. Metatarsale nach Harris und Beath.

Signifikante Unterschiede der Mittelwerte bestehen trotz der erheblichen individuellen Differenzen nicht. Auch eine Gruppierung der Füße nach Merkmalen fehlerhafter Gewichtsverteilung, wie Schwielen unter den Metatarsalköpfchen II—IV, ergibt keine verwertbaren Unterschiede.

[1] Die in ( ) gesetzten Buchstaben sind in die Skizzen der Abb. 5—16 jeweils eingetragen.

2. Vergleichende Längenmessung des I. und II. Metatarsale nach MORTON (b)

Die Meßmethode verzichtet auf die Bestimmung eines proximalen Meßpunktes. Eine mehr oder minder starke Adduktionsstellung des Metatarsale I wirkt sich daher auf die Meßergebnisse im Sinne einer wesentlichen Fehlerquelle aus.

Die einzelnen Meßwerte schwanken zwischen —16,5 und +37,5 mm. Mittelwerte vergleiche Tabelle 2.

Tabelle 2

	Schwerer Plattfuß	Leichter Plattfuß	Normal geformter Fuß	Leichter Hohlfuß	Schwerer Hohlfuß	Gesamtzahl
Gesamtzahl.	24	349	3380	132	12	3897
Arithmetischer Mittelwert .	−0,3	−0,2	−4,0	−1,7	−4,3	−3,5 mm
Standardabweichung. . . .	2,3	3,1	6,8	3,4	4,4	6,5 mm

Vergleichende Längenmessung des I. und II. Metatarsale, gemessen von HARRIS und BEATH nach der Methode MORTONs.

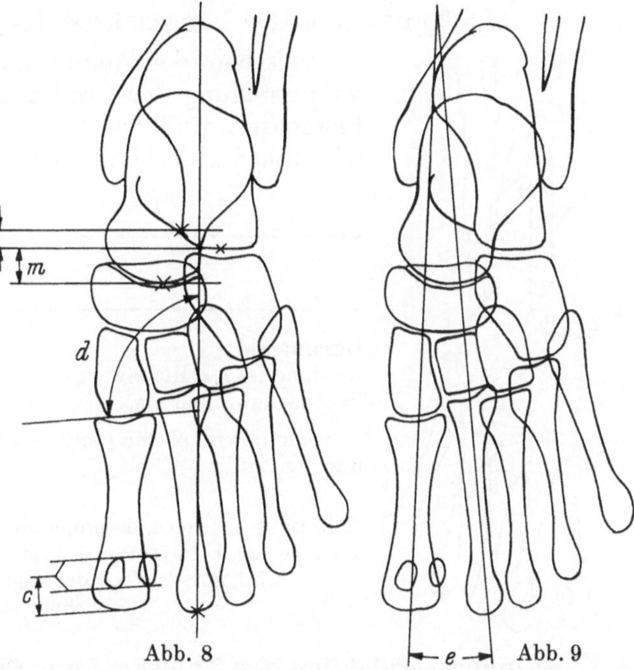

Abb. 8. *c* Abstand der Sesambeine vom Köpfchen des Metatarsale I. Die mittlere Position beider Sesambeine wird in Millimeter gemessen. *d* Neigungswinkel des I. Metatarso-cuneiforme-Gelenks. *l* Abstand zwischen Sustentaculum tali und vorderem Calcaneusende in Millimeter. *m* Überragen des Taluskopfes über den Calcaneus nach proximal in Millimeter. (Gezeichnet nach HARRIS und BEATH)

Abb. 9. *e* Schnittwinkel der Längsachsen des I. und II. Metatarsale. (Gezeichnet nach HARRIS und BEATH)

Die ganz erhebliche Schwankungsbreite der Einzelwerte und die geringe Differenz der Mittelwerte der einzelnen Fußgruppen läßt keine Schlüsse im Sinne MORTONs zu. Eine Gruppierung der Füße nach Merkmalen fehlerhafter Belastung im Verhältnis zur Länge des Metatarsale I ergibt keine signifikanten Unterschiede.

Die Messungen unter 1 und 2 zeigen die große Variabilität des Fußskelets. Sie demonstrieren ferner die Unterschiede, die sich aus verschiedenen Meßmethoden ergeben können und weisen auf die Notwendigkeit hin, Messungen auf ein großes Normalkollektiv zu beziehen.

3. Position der Sesambeine (c)

Die Verlagerung der Sesambeine nach proximal hat nach MORTON ähnliche statische Folgen wie die Verkürzung des Metatarsale I.

Eine sichere Beziehung zwischen der Position der Sesambeine und fehlerhafter Vorfußbelastung ließ sich jedoch *nicht* nachweisen. Der Abstand der Sesambeine betrug im Mittel bei 4576 Füßen ohne Verkürzung des Metatarsale I 14,5 mm bei einer Standardabweichung von 2,0 mm. Der Mittelwert aus 2335 Füßen mit verkürztem Metatarsale I betrug 13,9 mm, die Standardabweichung 1,9 mm. Die einzelnen Meßwerte schwanken zwischen 5,5 und 23,5 mm.

4. Neigungswinkel des I. Metatarso-Cuneiformegelenks (d)

Der Winkel gilt als repräsentativ für die Adduktionsstellung des I. Metatarsale. Die gemessenen Winkelgrade weisen jedoch eine sehr erhebliche Schwankungsbreite (47,5 bis 107,5°) auf. Mittelwerte vergleiche Tabelle 3.

Tabelle 3

	Schwerer hypermobiler Plattfuß mit kurzer Achillessehne	Leichter hypermobiler Plattfuß mit kurzer Achillessehne	Pes planus	Normal geformter Fuß	Leichter Hohlfuß	Schwerer Hohlfuß	Gesamtzahl
Gesamtzahl	53	359	1086	4876	738	57	7169
Arithmetischer Mittelwert	78,0°	76,6°	75,7°	71,9°	69,5°	65,4°	72,4°
Standardabweichung . . .	7,3°	6,4°	6,6°	5,8°	5,6°	6,4°	6,3°

Neigungswinkel des I. Metatarso-Cuneiformegelenks nach Messungen von HARRIS und BEATH.

5. Schnittwinkel der Längsachsen des I. und II. Metatarsale (e)

Zwischen der Adduktionsstellung des Metatarsale I und der Valgusstellung der Großzehe lassen sich sichere Beziehungen am Erwachsenenfuß feststellen (Tabelle 4). Die einzelnen Meßwerte schwanken zwischen 0 und 20,5°.

Tabelle 4

	Ohne Hallux valgus	Leichter Hallux valgus	Schwerer Hallux valgus	Gesamtzahl
Gesamtzahl.	7010	128	24	7162
Arithmetischer Mittelwert .	7,4°	9,3°	11,3°	7,5°
Standardabweichung. . . .	2,6°	3,0°	3,0°	2,6°

Schnittwinkel der Längsachse des I. und II. Metatarsale nach HARRIS und BEATH.

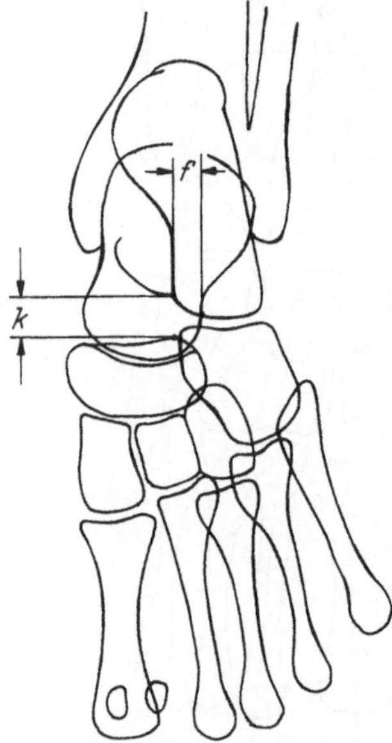

Abb. 10. f Übereinanderprojektion von Taluskopf und Calcaneus in Millimeter. k Länge des Ligamentum calcaneo-naviculare plantare in Millimeter. Gemessen wird nur der Teil des Ligaments, der den Taluskopf unterfängt. (Gezeichnet nach HARRIS und BEATH)

6. Übereinanderprojektion von Taluskopf und Calcaneus im dorsoplantaren Bild (f)

7. Durchmesser des Taluskopfes (g)

Die durch die Messungen f und g gefundenen Werte müssen nach der Formel

$$\frac{f}{g} \times 100 = \textit{Unterstützungsfläche des Taluskopfes in Prozent}$$

in Beziehung gesetzt werden.

Die Bestimmung der Relation schätzt die Unterstützung des Taluskopfes durch den Calcaneus ab. Die Normalbereiche der einzelnen Fußgruppen sind aus Tabelle 5 ersichtlich.

Tabelle 5

	Schwerer hypermobiler Plattfuß mit kurzer Achillessehne	Leichter hypermobiler Plattfuß mit kurzer Achillessehne	Pes planus	Normal geformter Fuß	Leichter Hohlfuß	Schwerer Hohlfuß	Gesamtzahl
Gesamtzahl	49	365	1070	4757	767	56	7064
Arithmetischer Mittelwert	18,1%	20,7%	21,4%	25,4%	30,2%	34,8%	25,2%
Standardabweichung . . .	10,5%	9,4%	9,3%	9,4%	11,7%	12,3%	10,1%

Unterstützungsfläche des Taluskopfes nach Messungen von HARRIS und BEATH an dorso-plantaren Aufnahmen.

Danach ist am normalen Fuß ein Viertel des Taluskopfes vom Calcaneus unterstützt, beim schweren Plattfuß beträgt durch die Medialisierung des Talus die Unterstützung weniger als ein Fünftel, beim Hohlfuß im Durchschnitt ein Drittel.

8. Übereinanderprojektion von Taluskopf und Calcaneus auf der seitlichen Aufnahme (h)

9. Durchmesser des Taluskopfes auf der seitlichen Aufnahme (i)

Durch die Formel

$$\frac{h}{i} = \textit{Deckungsfläche des Taluskopfes in Prozent}$$

läßt sich das Absinken des Talus auf seitlichen Aufnahmen abschätzen. Die Deckungsfläche ist beim Plattfuß am größten. Am Normalfuß beträgt sie im Mittel 25%. Die hohe Standardabweichung erklärt sich aus der Streuung der Einzelwerte von 0—100%. Im übrigen vergleiche Tabelle 6 und Abschnitt VIII, 2 (Vertikaler Talus).

Tabelle 6

	Schwerer hypermobiler Plattfuß mit kurzer Achillessehne	Leichter hypermobiler Plattfuß mit kurzer Achillessehne	Pes planus	Normal geformter Fuß	Leichter Hohlfuß	Schwerer Hohlfuß	Gesamtzahl
Gesamtzahl	50	376	1089	4737	773	56	7081
Arithmetischer Mittelwert	34,3%	29,8%	29,4%	25,7%	23,0%	24,9%	26,2%
Standardabweichung . . .	10,3%	9,5%	9,6%	9,0%	9,0%	12,0%	9,4%

Deckungsfläche des Taluskopfes mit dem Calcaneus auf seitlichen Röntgenbildern nach Messungen von Harris und Beath.

10. Länge des Ligamentum calcaneo-naviculare plantare (k)

Das Ligamentum calcaneo-naviculare unterfängt den Taluskopf zwischen Calcaneus und Naviculare. Nur dieser Abschnitt des Bandes wird durch die Messung ermittelt. Die einzelnen Meßwerte bewegen sich zwischen 5,5 und 33,5 mm. Die Zahlen der Tabelle 7 weisen einen Abfall der Meßlänge vom schweren Plattfuß zum Hohlfuß auf. Die Unterschiede sind nur zwischen den Extremgruppen signifikant.

Tabelle 7

	Schwerer hypermobiler Plattfuß mit kurzer Achillessehne	Leichter hypermobiler Plattfuß mit kurzer Achillessehne	Pes planus	Normal geformter Fuß	Leichter Hohlfuß	Schwerer Hohlfuß	Gesamtzahl
Gesamtzahl	45	349	1086	4650	750	56	6936
Arithmetischer Mittelwert	20,1	19,5	18,9	17,6	16,7	16,3	17,9 mm
Standardabweichung . . .	3,7	3,3	3,2	3,0	3,1	3,0	3,2 mm

Längenmessung des Ligamentum calcaneo-naviculare plantare nach Harris und Beath.

11. Abstand zwischen Sustentaculum tali und distalem Calcaneusende (l)

Die Form des Sustentaculum tali ist variabel (vgl. Abschnitt VIII, 1, Abb. 81 und 83). Die Bestimmung seines Abstandes vom vorderen Calcaneusende ist nach eigenen Erfahrungen nicht immer sicher möglich.

Die Meßwerte schwanken zwischen 0 und 27,5 mm. Für die Normalgruppe von 4600 Füßen ist der Mittelwert mit 10,8 mm bei einer Standardabweichung von 2,9 mm angegeben.

12. Überragen des Taluskopfes über den Calcaneus nach vorn (m)

Die Messung wird vorgenommen, weil aus einem weiten Überragen des Taluskopfes nach distal auf ungenügende Unterstützung des Talus durch den Calcaneus und damit auf Instabilität im Rückfuß geschlossen wird. Diese theoretischen Überlegungen werden zwar bestätigt, die Differenzen der geprüften Fußgruppen sind jedoch nur für die Extremgruppen signifikant. Die Einzelmessungen bewegen sich zwischen 0 und 23,5 mm. Die Durchschnittswerte sind in Tabelle 8 wiedergegeben.

Tabelle 8

	Schwerer hypermobiler Plattfuß mit kurzer Achillessehne	Leichter hypermobiler Plattfuß mit kurzer Achillessehne	Pes planus	Normal geformter Fuß	Leichter Hohlfuß	Schwerer Hohlfuß	Gesamtzahl
Gesamtzahl	49	374	1071	4871	765	57	7187
Arithmetischer Mittelwert	13,0	12,2	12,2	11,6	11,1	9,7	11,7 mm
Standardabweichung . . .	3,1	2,4	2,6	2,4	2,5	2,5	2,5 mm

Überragen des Taluskopfes über den Calcaneus nach vorn nach Messungen von Harris und Beath.

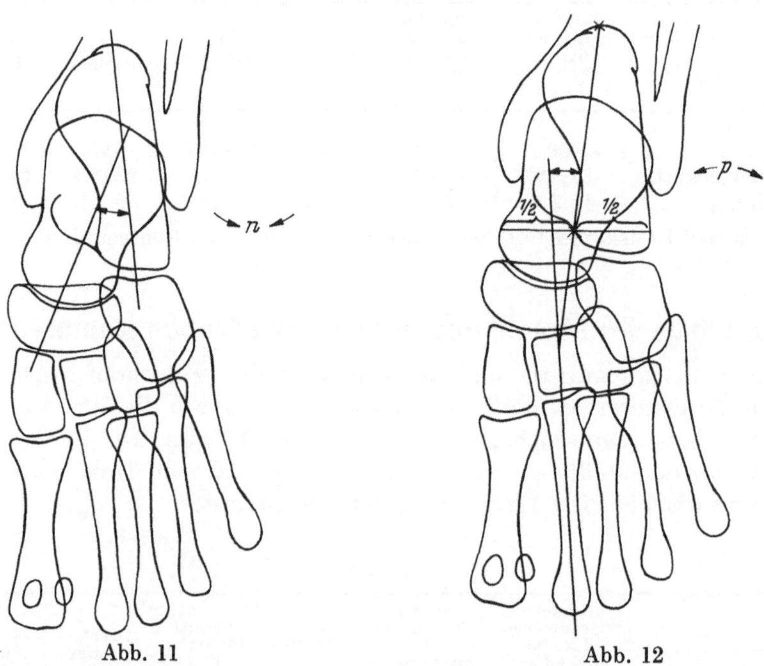

Abb. 11. *n* Winkel der Längsachsen des Talus und Calcaneus. (Gezeichnet nach Harris und Beath)

Abb. 12. *p* Winkel zwischen den Achsen des Vor- und Rückfußes. Als Vorfußachse dient die nach proximal verlängerte Längsachse des Metatarsale II. Die Rückfußachse wird aus der Verbindung des hinteren Calcaneuspols mit einem zweiten Punkt konstruiert, der durch Halbierung der größten Breite des Calcaneus und Talus ermittelt wird. + bedeutet Varusstellung des Vorfußes, — bedeutet Valgusstellung des Vorfußes. In der Abbildung beträgt der Winkel *p* —10°. (Gezeichnet nach Harris und Beath)

13. Winkel der Achsen des Talus und Calcaneus (n)

Die Messung dieses Winkels ist bei Erwachsenen entgegen der Erwartung nicht geeignet, unterschiedliche Fußtypen zu charakterisieren. Am Säuglingsfuß ist die Bestimmung dagegen wertvoll (vgl. Abschnitt VIII, 3). Die Einzelmessungen schwanken von 11,5—59,5°. Aus dem Gesamtmaterial von 7165 Füßen beträgt der Mittelwert 33° bei einer Standardabweichung von 5°.

14. Neigung des Sustentaculum tali (o)

Die Neigung des Sustentaculum tali weist signifikante Unterschiede der Fußtypen auf. Der Winkel kennzeichnet zugleich die Kippung des Talus. Die Einzelmessungen bewegen sich zwischen 8,5 und 60,5°. Mittelwerte vgl. Tabelle 9.

Tabelle 9

	Schwerer hypermobiler Plattfuß mit kurzer Achillessehne	Leichter hypermobiler Plattfuß mit kurzer Achillessehne	Pes planus	Normal geformter Fuß	Leichter Hohlfuß	Schwerer Hohlfuß	Gesamtzahl
Gesamtzahl	51	378	1096	4587	774	59	6945
Arithmetischer Mittelwert	41,6°	41,1°	36,8°	32,8°	29,0°	25,6°	33,5°
Standardabweichung . . .	8,7°	7,2°	7,1°	6,5°	6,5°	7,3°	7,3°

Neigung des Sustentaculum tali. Messungen nach Harris und Beath.

15. Varus- und Valgusstellung des Vorfußes (p)

(+ bedeutet Varusstellung, — bedeutet Valgusstellung des Vorfußes.)

Die Messung bestätigt die erwarteten Unterschiede. Die Einzelwerte bewegen sich zwischen —20,5 und + 33,5°. Mittelwerte vgl. Tabelle 10.

Tabelle 10

	Schwerer hypermobiler Plattfuß mit kurzer Achillessehne	Leichter hypermobiler Plattfuß mit kurzer Achillessehne	Pes planus	Normal geformter Fuß	Leichter Hohlfuß	Schwerer Hohlfuß	Gesamtzahl
Gesamtzahl	14	144	339	1260	129	9	1895
Arithmetischer Mittelwert	—2,2°	+ 1,0°	+ 4,4°	+ 7,1°	+ 12,6°	+ 15,7°	+ 6,5°
Standardabweichung . . .	7,8°	7,0°	6,4°	6,6°	8,0°	6,6°	7,3°

Varus- und Valgusstellung des Vorfußes nach Messungen von Harris und Beath.

16. Länge des Calcaneus (q)

Der Mittelwert aus dem Gesamtmaterial beträgt 81,9 mm, die Standardabweichung 4,3 mm. Der Unterschied der Mittelwerte zwischen schweren Plattfüßen und Hohlfüßen beläuft sich auf nur 2,9 mm. Die Einzelmessungen schwanken zwischen 49,5 und 101,5 mm.

17. Winkel der Calcaneusachse mit der Grundlinie (r)

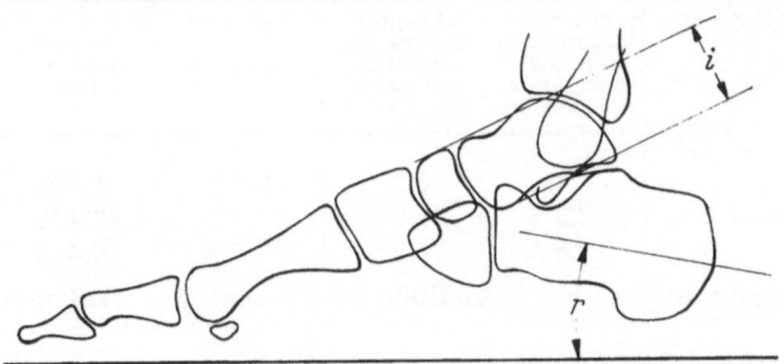

Abb. 13. *i* Durchmesser des Taluskopfes in Millimeter. *r* Winkel der Calcaneusachse mit der Grundlinie, zugleich proximaler Schenkel des medialen Längsbogens des Fußes. (Gezeichnet nach Harris und Beath)

18. Winkel des distalen Abschnittes der Längswölbung (s)

Aus den Winkeln *r* und *s*, die den hinteren und vorderen Teil der medialen Fußlängswölbung charakterisieren, läßt sich durch Subtraktion von 180° der Winkel der medialen Fußwölbung bestimmen. Zwischen normal geformten Füßen, Plattfüßen und Hohlfüßen bestätigen sich die erwarteten Unterschiede. Die Einzelwerte schwanken zwischen 118,5 und 166,5°. Mittelwerte vgl. Tabelle 11.

Tabelle 11

	Schwerer hypermobiler Plattfuß mit kurzer Achillessehne	Leichter hypermobiler Plattfuß mit kurzer Achillessehne	Pes planus	Normal geformter Fuß	Hohlfüße	Gesamtzahl
Gesamtzahl	50	378	1096	4707	841	7072
Arithmetischer Mittelwert . .	152,0°	150,1°	149,1°	144,3°	138,4°	144,7°
Standardabweichung	6,4°	5,4°	5,0°	4,9°	5,4°	5,9°

Mediale Längswölbung des Fußes nach Messungen von Harris und Beath.

19. Abstand des Taluskopfes von der Grundlinie (t)

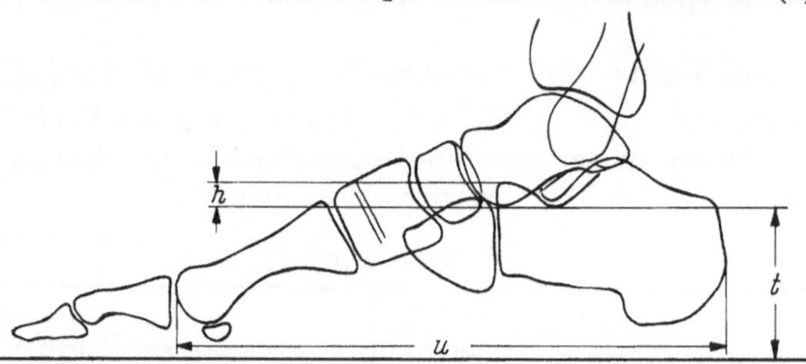

Abb. 14. *h* Übereinanderprojektion von Taluskopf und Calcaneus in Millimeter. *t* Abstand des Taluskopfes von der Grundlinie in Millimeter. *u* Fußlänge in Millimeter. Die Bestimmung des distalen Pols der Großzehe ist unsicher. Deshalb wird für Meßzwecke das distale Ende des Metatarsale I in Projektion auf die Grundlinie bestimmt. (Gezeichnet nach Harris und Beath)

20. Fußlänge (Ferse bis Köpfchen Metatarsale I) (u)

Die Messung des Abstandes zwischen Grundlinie und Taluskopf ist nur sinnvoll, wenn der Wert mit der Fußlänge in Beziehung gesetzt wird.

$\frac{t}{u} \times 100$ = Abstand des Taluskopfes von der Grundlinie in Prozent der Fußlänge.

Die erwarteten Differenzen werden durch die Messungen bestätigt. Die Einzelwerte schwanken zwischen 15,1 und 39,0%. Mittelwerte vgl. Tabelle 12.

Tabelle 12

	Schwerer hypermobiler Plattfuß mit kurzer Achillessehne	Leichter hypermobiler Plattfuß mit kurzer Achillessehne	Pes planus	Normal geformter Fuß	Hohlfüße	Gesamtzahl
Gesamtzahl	52	374	1077	4877	829	7209
Arithmetischer Mittelwert . .	22,3%	24,0%	24,7%	27,1%	29,9%	26,9%
Standardabweichung	2,5%	2,7%	2,5%	2,5%	2,7%	3,0%

Abstand des Taluskopfes von der Grundlinie in Prozent der Fußlänge nach Messungen von Harris und Beath.

21. Hinweis auf weitere Meßwerte

Durchschnittswerte und Standardabweichungen der Höhen und Breiten von Talus, Calcaneus, Naviculare und der Fibula- und Tibiaepiphyse ermittelten Schulte-Brinkmann u. Mitarb. auf Grund der Untersuchung von 247 6—15 Jahre alten gesunden Schulkindern.

Die Methodik und die Ergebnisse von Messungen am Säuglingsfuß sind in Abschnitt VIII, 1 und 3 beschrieben (Klumpfuß, Vertikaler Talus).

Die Bestimmung und Bedeutung des Tuber-Gelenkwinkels nach BÖHLER sind in Abschnitt XI, 5 mitgeteilt.

Am Knöchelgelenk kann aus der Kippstellung des Talus auf Bandinsuffizienzen geschlossen werden. Das hierüber bisher Bekannte findet der Leser in Abschnitt XI, 3.

Die radiologische Bestimmung der Torsion der Tibia und der Knöchelgabel, die besonders beim kindlichen Klumpfuß von klinischer Bedeutung ist, hat DUPUIS in einer

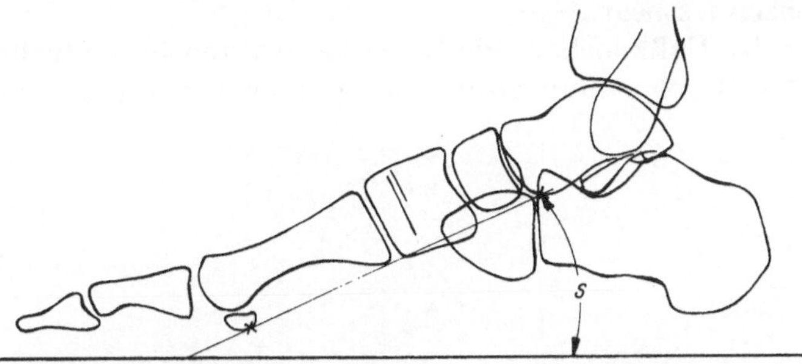

Abb. 15. *s* Winkel des distalen Schenkels der medialen Fußwölbung mit der Grundlinie. Die Linie wird aus der Verbindung zweier Punkte konstruiert: dem plantaren Pol des medialen Sesambeines und dem Schnittpunkt des Taluskopfes mit dem vorderen Calcaneusende. (Gezeichnet nach HARRIS und BEATH)

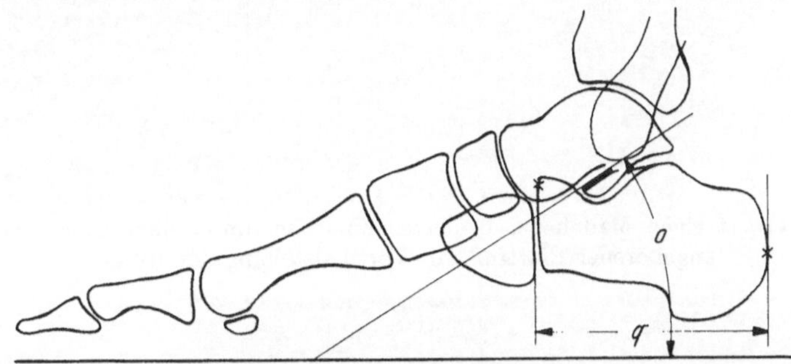

Abb. 16. *o* Neigungswinkel des Sustentaculum tali. *q* Länge des Calcaneus in Millimeter. (Gezeichnet nach HARRIS und BEATH)

Monographie niedergelegt (vgl. auch ROSEN u. SANDICK). Über die klinische Bedeutung der vermehrten Einwärts- und Auswärtsrotation der Knöchelgabel bei Kindern äußert sich TUREK ausführlicher. Im allgemeinen werden aber zur Bestimmung der Rotationsstellung der Knöchelgabel klinische Meßmethoden (ABERLE-HORSTENEGG, BERGMANN) radiologischen Messungen vorgezogen.

III. Inkonstante Fußknochen

PFITZNERs 1896 veröffentlichte Untersuchungen über die Variationen im Aufbau des Fußskelets enthalten Fehlerquellen, auf die HOLLE hingewiesen hat. Die anatomische Präparation ist zur Identifizierung inkonstanter Fußknochen nicht ausreichend, weil diese durch Koaleszenz mit konstant vorkommenden Skeletteilen so eng verbunden sein können, daß ihre präparatorische Abtrennung nicht möglich ist. Das Macerationsverfahren beseitigt zwar diesen Nachteil, ist aber unsicher in der Lokalisation kleiner Knochenstücke. Sprachlich und sachlich falsch ist die Bezeichnung „akzessorisches Skeletelement" (NEISS).

Die knorpeligen Vorstufen inkonstanter Fußknochen wurden von TROLLE an 500 Embryonen histologisch untersucht.

Die radiologische Untersuchung des Fußes ist erschwert durch projektionsbedingte Überschneidungen. Ihr können daher koaleszierende inkonstante Skeletelemente, Gelenkvariationen, unter Umständen auch Knochenbrücken, entgehen. Die Schichtdarstellung stellt in bestimmten Fällen eine wertvolle Ergänzung der Röntgenuntersuchung dar.

Über inkonstante Fußknochen existiert eine umfangreiche Literatur. Es wird im Schrifttum gelegentlich übersehen, daß Zufallsbefunde keine anatomische oder entwicklungsgeschichtliche Bedeutung haben und daß solche Befunde nicht ohne weiteres mit speziellen anatomischen Bezeichnungen belegt werden können.

Ein inkonstantes Skeletelement erhält eine *eigene anatomische Bezeichnung*, wenn seine eigenständige Entwicklung bewiesen oder wahrscheinlich ist und seine Morphologie in bestimmten Grenzen festliegt.

Die Ausprägung der Fußknochen, die bemerkenswerten individuellen Schwankungen unterliegt, ist in der Regel symmetrisch. Das gilt auch für inkonstante Fußknochen.

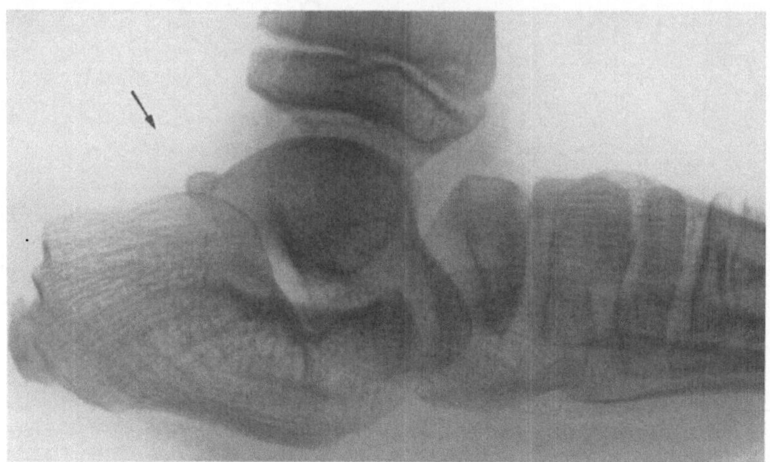

Abb. 17a. Fuß eines $11^1/_2$jährigen Mädchens. Isolierter Knochen hinter dem Proc. posterior tali. Schwerer angeborener Plattfuß mit Vertikalstellung des Talus

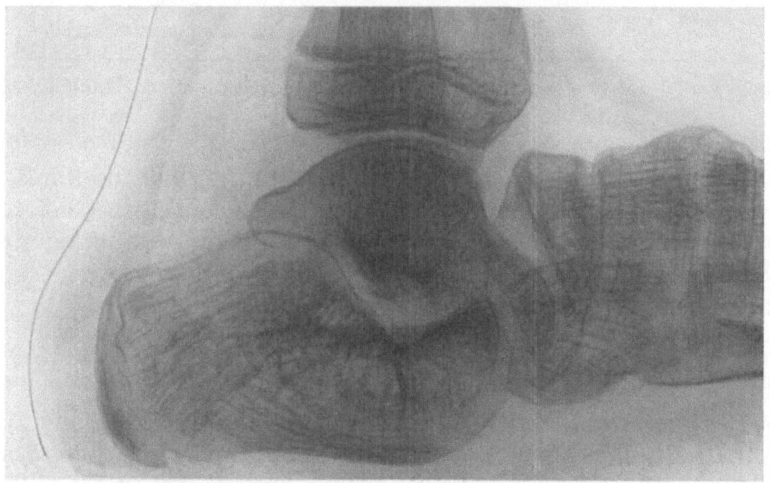

Abb. 17b. Der isolierte Knochenkern ist $^1/_2$ Jahr später mit dem Processus posterior tali verschmolzen. Im gleichen Zeitraum hat sich die Calcaneusapophyse entwickelt

1. Os trigonum tali

Synonyma: Os intermedium tarsi, Talus accessorius, Talus secundarius.

Erstbeschreibung: ROSENMÜLLER 1804.

Schrifttum: BARDELEBEN, BARYSNIKOV, DE CUVELAND, MCDOUGALL, HASSELWANDER, MARTI, SACK, PFITZNER, STIEDA, TROLLE, WREDE, ZIMMER.

Das Tuberculum laterale des Processus posterior tali ist stets angelegt und individuell sehr unterschiedlich entwickelt. Das Os trigonum lagert sich dem Tuberculum laterale an und ist mit ihm fast stets durch Koaleszenz straff verbunden. Seine caudale Fläche nimmt in unterschiedlichem Ausmaß an der Gelenkbildung mit dem Calcaneus teil.

Die Größe des Knochens schwankt im Transversaldurchmesser beträchtlich (5—24 mm nach PFITZNER). Seine Form ist sehr variabel. Zum Teil stellt der Knochen eine Fortsetzung des Tuberculum laterale des Processus posterior tali dar, zum kleineren Teil ist er allseitig abgerundet, gelegentlich kommt er geteilt vor. Eine isolierte Knorpelanlage des Tuberculum laterale scheint nach TROLLE nicht vorzukommen. In zweifelhaften Fällen ließ sich stets eine Verbindung mit dem knorpeligen Talus nachweisen.

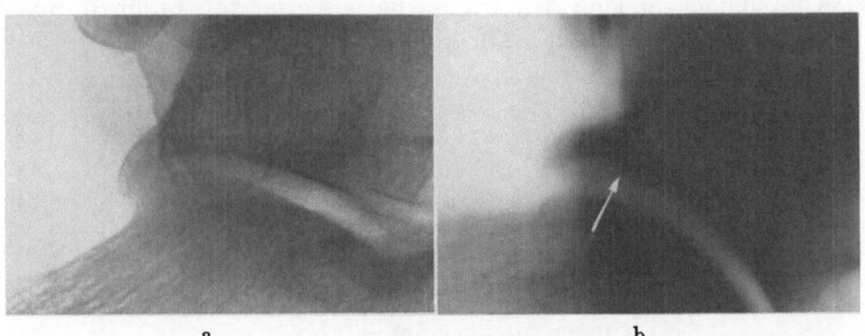

a b

Abb. 18. Fuß eines 32jährigen Mannes. Der Proc. posterior tali ist nach dorsal stark ausgezogen. Das Schichtbild (linke Bildseite) deckt eine feine Abtrennungslinie auf. Die obere Begrenzung des Fortsatzes ist ausgemuldet

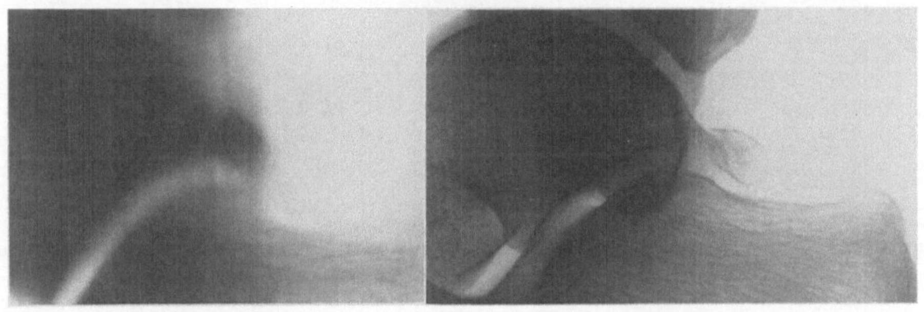

Abb. 19 Abb. 20

Abb. 19. Fuß eines 21jährigen Mannes. Breite Abtrennungslinie zwischen Processus posterior tali und Os trigonum mit deutlicher cranialer Ausmuldung

Abb. 20. Fuß einer 50jährigen Frau. Abgerundetes Os trigonum

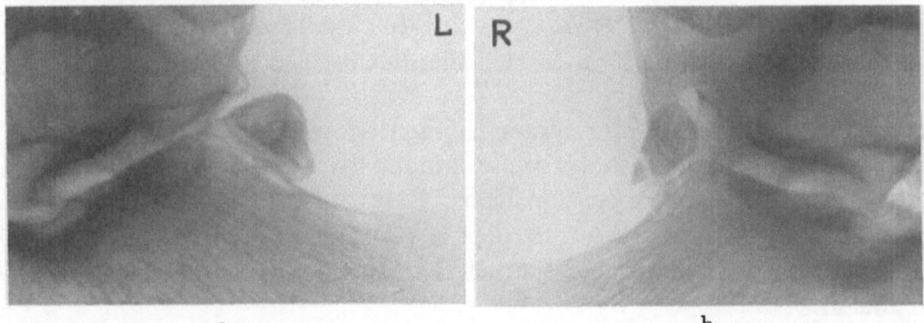

a b

Abb. 21. Füße einer 45jährigen Frau. Doppelseitiges großes Os trigonum. Links bildet das Os trigonum eine Koaleszenzfläche mit dem Calcaneus, rechts ist es geteilt

Bei Kindern vom 6.—11. Lebensjahr werden 1 oder 2 Ossifikationszentren an der Hinterfläche des noch abgerundeten Talus beobachtet, die in der Regel innerhalb eines Jahres mit dem Hauptknochen verschmelzen. Die relative Häufigkeit jener Knochenkerne ist noch nicht geklärt. Nach McDOUGALLs Untersuchungen stellen sie einen ganz gewöhnlichen passageren Befund dar.

Die Verschmelzung mit dem Talus kann ausbleiben. WREDE fand dies an 4 von 20 langfristig nachuntersuchten Füßen.

Eine Verschmelzung des Kerns mit dem Calcaneus sah MAIER. Von McDOUGALL bewiesen sind schleichend verlaufende Abtrennungsvorgänge im Bereich des nach dorsal ausgezogenen Tuberculum laterale des Processus posterior tali, die meist asymptomatisch ablaufen. Eine dorsal gelegene Ausmuldung des Talusfortsatzes leitet die Ablösung ein, die sich zunächst in einer feinen Trennungslinie, später in deutlicher Abteilung darstellt. Die Abtrennung erfolgt meist an der Stelle, an der die hintere Tibiakante bei maximaler Plantarflexion im Knöchelgelenk den Processus posterior tali berührt. Später kann sich das abgeteilte Knochenstück allseitig abrunden.

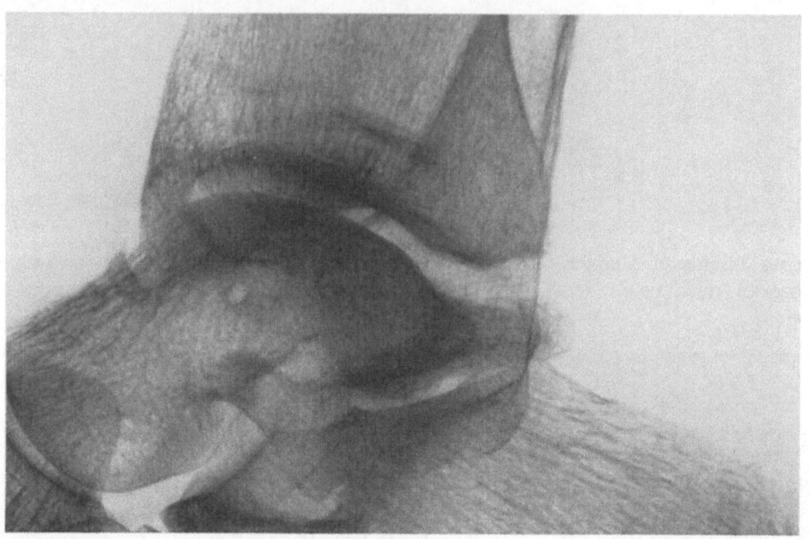

Abb. 22. Fuß einer 59jährigen Frau. Arthrotische Auswulstung des Processus posterior tali und der korrespondierenden Tibiafläche. Vor der vorderen Tibiakante befindet sich eine schalenförmige posttraumatische Verknöcherung

Mit ansteigendem Lebensalter wird das Os trigonum häufiger beobachtet. Im Zuge arthrotischer Veränderungen kann der Knochen an Größe zunehmen.

Frakturen durch einmalige Traumen (SHEPHEARD) spielen eine untergeordnete Rolle. Sie sind mit obligaten Symptomen verbunden. Sie können ausheilen oder ähnliche Umformungen erleiden, wie die Abtrennungen durch Ermüdungsbrüche.

Ältere Knochenausrisse von der hinteren Tibiakante täuschen gelegentlich ein Os trigonum vor (ZIMMER).

Welcher Modus der Entstehung einem separaten posttalaren Knochen im Einzelfall zugrunde liegt, ist radiologisch meist nicht sicher zu entscheiden.

Die Häufigkeit des Os trigonum beziffert PFITZNER auf fast 8%. Röntgenologische Statistiken schwanken zwischen 2,5 und 11,4% (O'RAHILLY). Frakturen und Luxationen des Os trigonum sind sehr selten (ZIMMER). Entzündliche Affektionen *des Os trigonum* beobachtete ZIMMER.

2. Os tibiale externum

Synonyma: Os naviculare accessorium, Os naviculare secundarius, Os epiphyseos navicularis.

Erstbeschreibung: BAUTRIER 1605.

Schrifttum: BARDELEBEN, DE CUVELAND, FABER, FRANCILLON, GRUBER, GÜNTZ, HARRIS und BEATH, HOHMANN, KIENBÖCK und MÜLLER, MARTI, MAYER, MESTERN, NIEDERECKER, PFITZNER, TROLLE, ZADEK und GOLD.

Das Os tibiale externum liegt im medialen Winkel zwischen Naviculare und Taluskopf. Es ist in das Ligamentum calcaneo-naviculare plantare und zum Teil in den Sehnenansatz des Musculus tibialis posterior eingeschlossen. Mit dem Naviculare ist es fibrös oder knorpelig verbunden. Seine dem Taluskopf zugewandte Seite weist gelegentlich eine Gleitfläche auf. Gelenkige Verbindungen bestehen, von vereinzelten Beobachtungen GRUBERs abgesehen, weder mit dem Naviculare noch mit dem Talus. Seine Größe ist sehr unterschiedlich (hirsekorngroß bis 30 mm Durchmesser nach NEISS). Die Grundform des Tibiale externum ist halbkugelig. Kleinere Exemplare sind allseitig gerundet. In etwa 5% ist das Tibiale externum zweigeteilt.

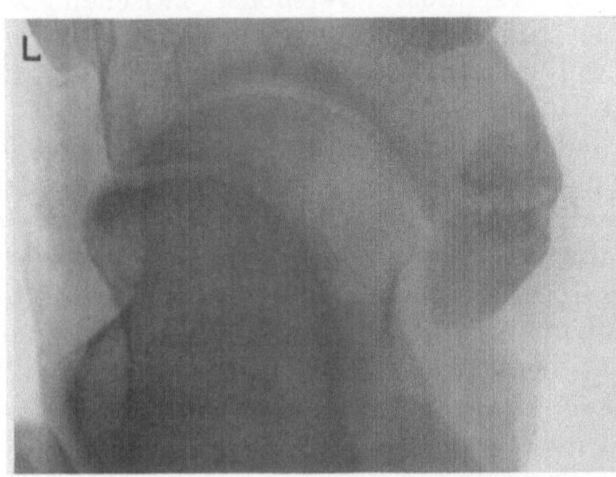

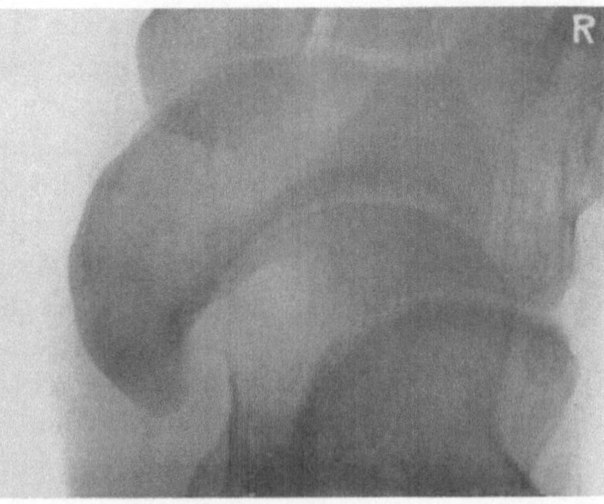

Abb. 23. Füße einer 31jährigen Frau. Links großes Os tibiale externum, rechts stark nach medial-proximal ausladende Tuberositas navicularis, sog. Naviculare cornutum

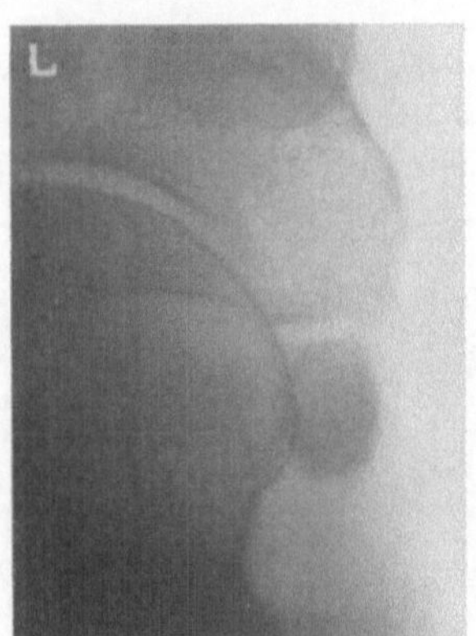

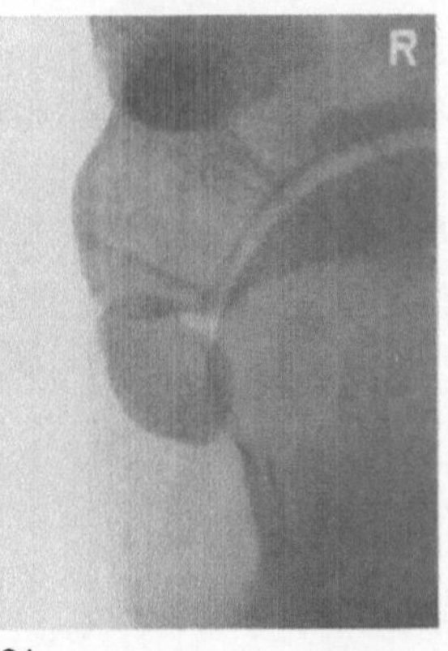

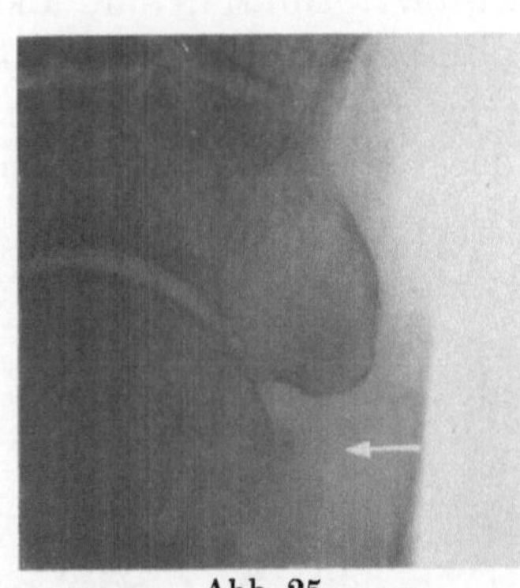

Abb. 24 Abb. 25

Abb. 24. Füße einer 58jährigen Frau. Unterschiedlich großes Os tibiale externum beiderseits

Abb. 25. Fuß einer 48jährigen Frau. Kleines einseitiges Os tibiale externum. Der Knochen ist vom Naviculare 4 mm entfernt und allseitig gerundet

Vom 2. Embryonalmonat an besteht medial vom Naviculare eine isolierte knorpelige Anlage. In ca. 10% ist das Tibiale externum als separater Knochenkern angelegt. Seine Verschmelzung mit dem Naviculare kann ausbleiben oder nur unvollständig erfolgen. Beim Erwachsenen beträgt die Häufigkeit des Tibiale externum nach PFITZNER 11—12%. Das Tibiale externum ist bei Frauen etwa doppelt so häufig wie bei Männern. Beidseitig kommt der Knochen in 5%, einseitig in 14% vor. Bei einseitigem Auftreten ist auf der Gegenseite in der Regel ein verschmolzenes Tibiale externum vorhanden. Die nach medial-dorsal ausladende Tuberositas navicularis führt dann zu einer Formvariante, die auch als *Naviculare cornutum* bezeichnet wird.

Die Herkunft des Knochens ist umstritten. Das Tibiale externum wird aufgefaßt als selbständig gebliebene Tuberositas ossis navicularis, als atavistisches Element oder als verknöchertes Sesamoid mit Beziehungen zur Sehne des M. tibialis posterior.

In den Bereich eines — auch knorpeligen — Tibiale externum werden gelegentlich Beschwerden lokalisiert. Histologische Befunde operierter Fälle sind mehrfach mitgeteilt worden (FRANCILLON, ZADEK und GOLD, BARTHELS, SANTACRONE).

Die Röntgendiagnostik ist beim schmerzhaften Tibiale externum weniger aufschlußreich, weil Umbauvorgänge, Cystenbildungen und Fragmentationen nur teilweise mit dem Beschwerdebild übereinstimmen. Weichteilschwellungen über einem schmerzhaften Tibiale externum sind gelegentlich auf dem Röntgenbild erkennbar. Versuche, zwischen dem schmerzhaften Tibiale externum und dem Plattfuß Korrelationen zu ermitteln, werden unterschiedlich beurteilt (NIEDERECKER, HARRIS und BEATH, MARTI, SIMON).

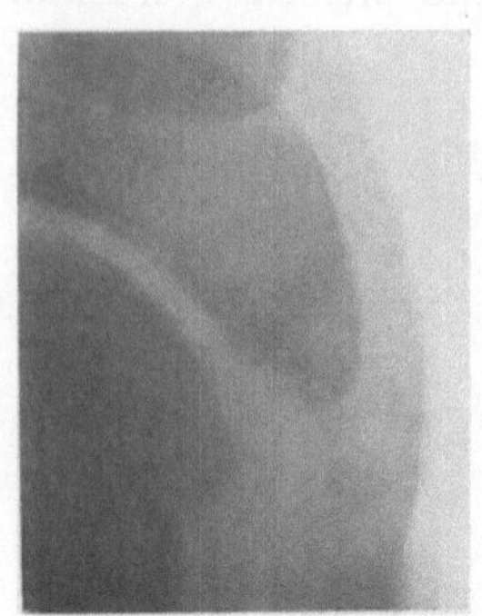

Abb. 26. Fuß eines 14jährigen Knaben. Schmerzhaftes Os tibiale externum mit Weichteilschwellung

Traumatische Schäden sind sehr selten. Bekannt sind: Die gewaltsame Lockerung der Verbindung zwischen Tibiale externum und Naviculare, die Fraktur des Tibiale externum bzw. der Tuberositas navicularis und der Knochenausriß aus der Tuberositas navicularis. Die Differentialdiagnose zum schmerzhaften Tibiale externum muß im wesentlichen aus der Anamnese gestellt werden. Gezackte Knochenkonturen, Teilungen und leichte Verkantungen des Tibiale externum berechtigen noch nicht zur Anerkennung eines Unfallschadens.

3. Os peronaeum

Synonyma: Os cuboideum accessorium, Sesamum peronaeum.

Erstbeschreibung: VESAL 1556.

Schrifttum: BURMAN und LAPIDUS, DE CUVELAND, GIRAUDI, KREMSER, LUNGHETTI, MARTI, PFITZNER, SCHÖNEKESS, SIECKE, TROLLE, WEIDENREICH, ZIMMER.

Das Os peronaeum liegt am lateral-plantaren Rand des Cuboid. Seine Gleitfläche gegen das Cuboid ist plan, leicht konkav oder etwas geschweift. Nach distal überragt

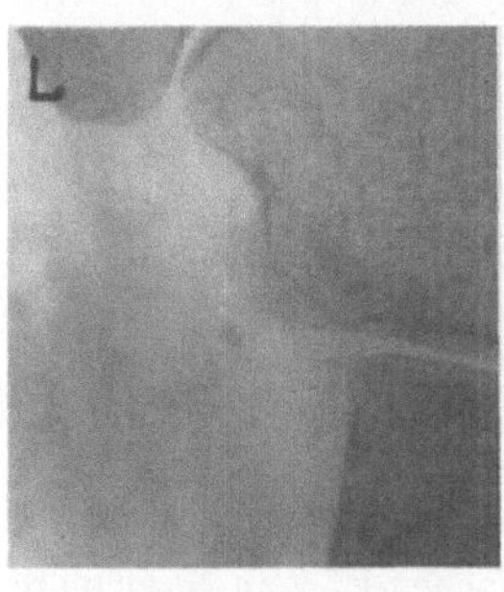

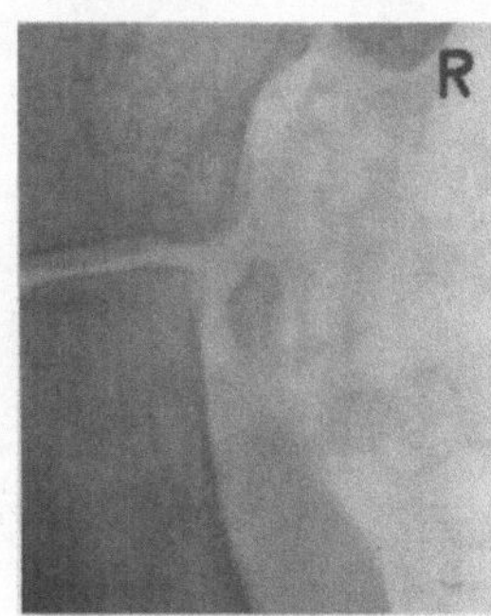

Abb. 27

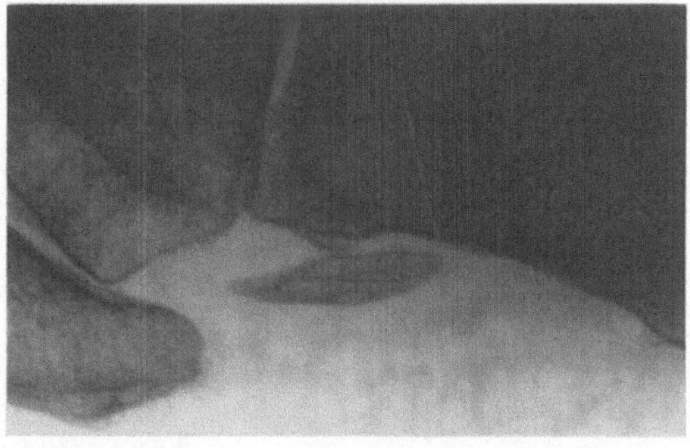

Abb. 28

Abb. 27. Füße einer 27jährigen Frau. Doppelseitiges Os peronaeum unterschiedlicher Größe

Abb. 28. Fuß einer 59jährigen Frau. Ungewöhnliches keulenförmiges Os peronaeum

es niemals den Sulcus tendinis m.peronaei, nach proximal kann es die Articulatio calcaneocuboidea überschreiten. Der Knochen weist meist eine halbkugelige bis längsovale Form auf. Sein größter Durchmesser bewegt sich zwischen 0,5 und 3 cm.

Atypische Verformungen, Teilungen und Fragmentationen kommen beim Peronaeum häufiger als bei den anderen inkonstanten Fußknochen vor.

Eine knorpelige Vorstufe ist, von einer Einzelbeobachtung TROLLEs abgesehen, weder im Embryonalstadium, noch im Wachstumsalter bekannt. Das Os peronaeum entsteht wahrscheinlich unter Mitwirkung von Druck- und Zugmomenten aus Faserknorpel in der Sehne des M. peronaeus longus. Die Verknöcherung ist vor dem 20. Lebensjahr sehr selten. Kleine Peronaei liegen innerhalb der Sehne, größere liegen exzentrisch.

Das Os peronaeum wird mit zunehmendem Lebensalter häufiger. Ohne Berücksichtigung des Lebensalters wurde es an 8—15% der Füße Erwachsener beobachtet. Atypische und fragmentierte Exemplare verursachen nur ausnahmsweise Beschwerden. Frakturen des Peronaeum sollen nach MARTI in Verbindung mit anderen Brüchen häufig vorkommen; isolierte Brüche des Peronaeum sind dagegen nur vereinzelt beschrieben. Sie sollen durch direkte Traumen oder indirekt durch forcierte Anspannung der Peronaeus longus-Sehne entstehen. Bei Übereinstimmung mit klinischen Befunden kann eine zackige Teilungsfläche bei deutlicher Dehiszenz beider Teile als Traumafolge gewertet werden. Ein Peronaeum kann vorgetäuscht sein durch Knochenausrisse aus dem Cuboid und durch Absprengung aus dem Calcaneus. Im Zweifel sind Aufnahmen unter Durchleuchtungskontrolle notwendig.

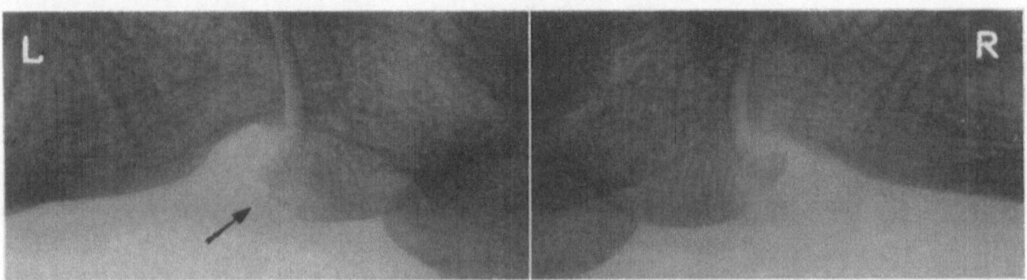

Abb. 29. Füße eines 23jährigen Mannes. Doppelseitiges Os peronaeum. Der Befund auf der rechten Seite könnte bei isolierter Betrachtung als Knochenausriß fehlgedeutet werden

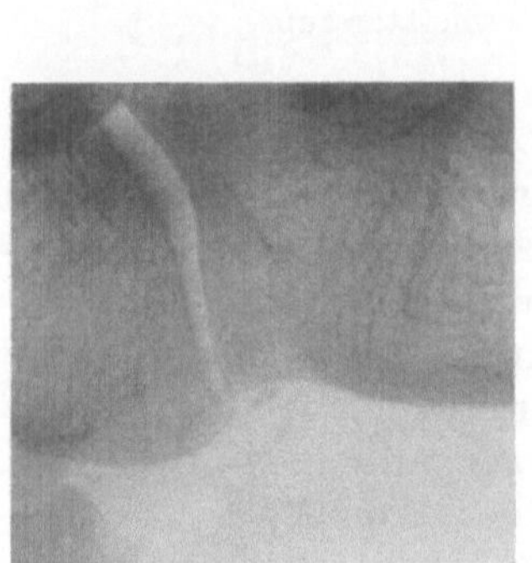

Abb. 30

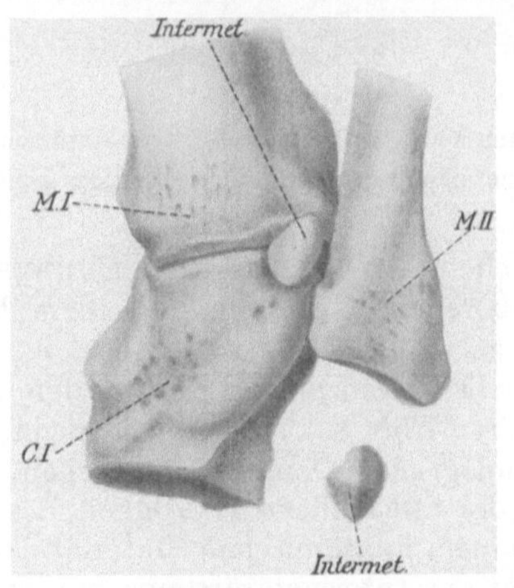

Abb. 31

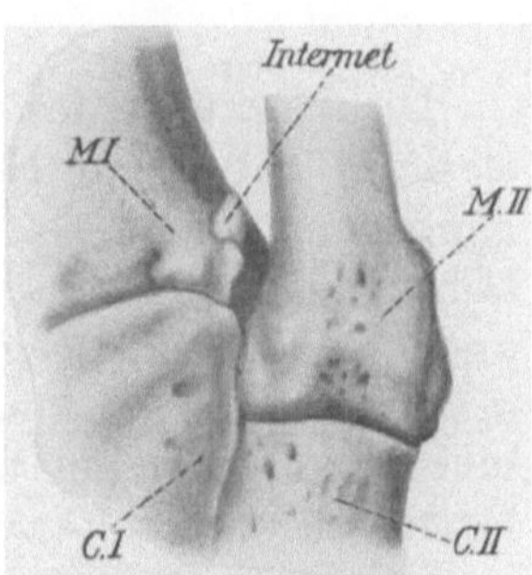

Abb. 32

Abb. 30. Fuß einer 26jährigen Frau. Schalenförmige Verkalkung der Sehnenscheide des Musculus peronaeus longus. Vergleiche hierzu Abb. 115—116

Abb. 31. Typisches Os intermetatarseum nach PFITZNER (1896)

Abb. 32. Sehr kleines Os intermetatarseum nach PFITZNER (1896). Ein so kleines Intermetatarseum entginge dem radiologischen Nachweis

4. Os intermetatarseum

Synonyma: Os intermetatarsale I, Intermetatarsalsporn, Os cuneometatarsale I tibiale.

Erstbeschreibung: GRUBER 1852.

Schrifttum: FABER, FRIEDL, HASSELWANDER, HENDERSON, MARTI, MOUCHET, PFITZNER, O'RAHILLY, TOMAKOFF, TROLLE, ZIMMER.

Das Os intermetatarseum liegt auf der Dorsalseite des Fußes in dem Spaltraum, der vom Os cuneiforme I und den Basen des I. und II. Metatarsale begrenzt ist.

Das Intermetatarseum kann mit jedem der drei benachbarten Knochen synostosieren, koaleszieren und artikulieren. Verbindungen mit dem Cuneiforme I und Metatarsale I werden bevorzugt. Andererseits kommt es frei in den Weichteilen liegend vor. Das

Intermetatarseum hat nach FRIEDL und TOMAKOFF enge anatomische Beziehungen zur Ursprungssehne des Musculus interosseus dorsalis I, wenn dieser als Varietät vom Os cuneiforme I entspringt. Der Knochen kann dann frei in der Sehne liegen oder mit dem Cuneiforme I verbunden sein. Der Name „Intermetatarsalsporn“ kennzeichnet speziell diese anatomische Varietät.

Das Os intermetatarseum hat meist die Form eines plumpen oder schlanken Keiles. Der Rücken des Keiles liegt dorsal, die Basis am Os cuneiforme I. Die Länge des Knochens schwankt nach PFITZNER zwischen 1 und 15 mm. Lang ausgezogene, in den Weichteilen zwischen den Metatarsalia I und II liegende Exemplare sind bisweilen geteilt. Das Os intermetatarseum ist in der Regel auf beiden Seiten vorhanden.

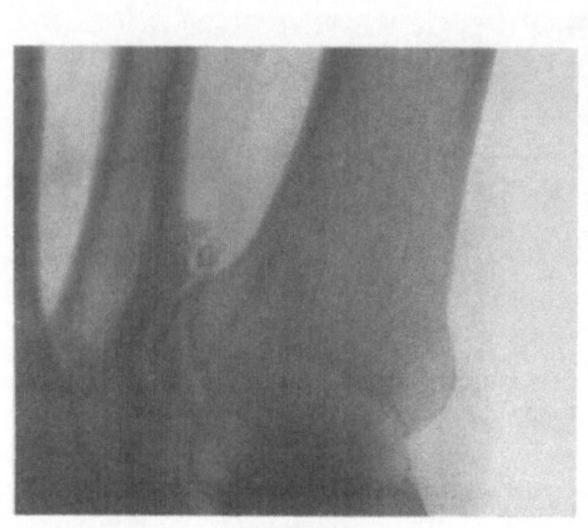

Abb. 33

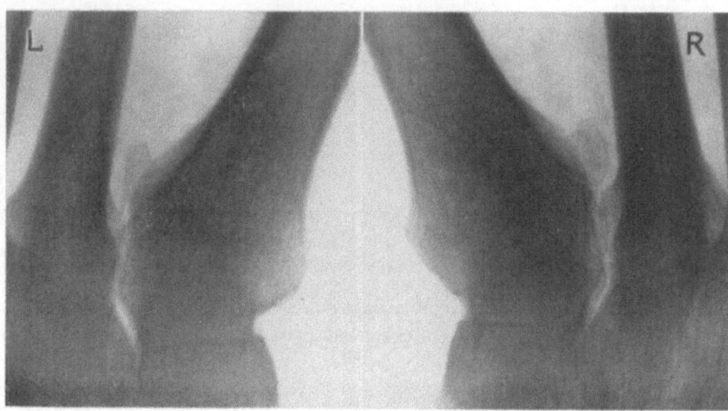

Abb. 34

Abb. 33. Fuß eines 54jährigen Mannes. Dreiteiliges Intermetatarseum mit spornförmigem Teilstück
Abb. 34. Füße einer 57jährigen Frau. Doppelseitiges großes Intermetatarseum

Die Herkunft des Knochens ist nicht geklärt. GRUBER beobachtete es im Knorpelstadium bei einem Neugeborenen, GARDNER bei einem Embryo. TROLLE fand es bei Embryonen im 2.—4. Monat in 6,8%. FRIEDL deutet es als Sesambein der Sehne des Musculus interosseus dorsalis I. Einzelne Fälle werden als rudimentärer Metatarsalknochen aufgefaßt (vgl. hierzu Abb. 80). Wegen seiner versteckten Lage kann das Intermetatarseum dem röntgenologischen Nachweis entgehen. Statistiken aus Fußröntgenbildern geben daher über die tatsächliche Häufigkeit des Knochens keinen Aufschluß. PFITZNER ermittelte aus seinem anatomischen Material eine Quote von 8%.

Klinische Bedeutung hat das Intermetatarseum, von wenigen Ausnahmen abgesehen, nicht. Schmerzen am Fußrücken sind auf sein Vorhandensein bezogen worden (HAID, FABER). Isolierte Frakturen (ZIMMER) müssen als fraglich gelten. Verkalkte Gefäße täuschen gelegentlich ein Intermetatarseum vor.

5. Calcaneus secundarius und Processus anterior calcanei

Erstbeschreibung des *Calcaneus secundarius:* STIEDA 1869.

Schrifttum: BERNBECK, BURMAN und LAPIDUS, DE CUVELAND, GRASHEY, GRUBER, HARRIS, HOHMANN, JACK, MARTI, MERCER, NAUMANN, NIEDERECKER, PFITZNER, O'RAHILLY, SCHMIDT, ZIMMER.

Der Processus anterior calcanei ist unterschiedlich entwickelt. Mit dem Naviculare, Talus und Cuboid kann eine gelenkige Verbindung bestehen. In etwa 2% ist ein isolierter Knochen, der Calcaneus secundarius, mit dem Processus anterior durch Koaleszenz, mit Naviculare, Talus und Cuboid fakultativ gelenkig verbunden. Am Processus anterior calcanei ist bei Jugendlichen selten ein isolierter Knochenkern auf Schrägaufnahmen zu sehen.

Über die Entstehung des Calcaneus secundarius gehen die Meinungen weit auseinander. Für ein Schaltelement, das mit Calcaneus und Naviculare verschmelzen kann, spricht sich PFITZNER aus. DE CUVELAND hält den Knochen für eine inkonstante, persistierende Calcaneusapophyse.

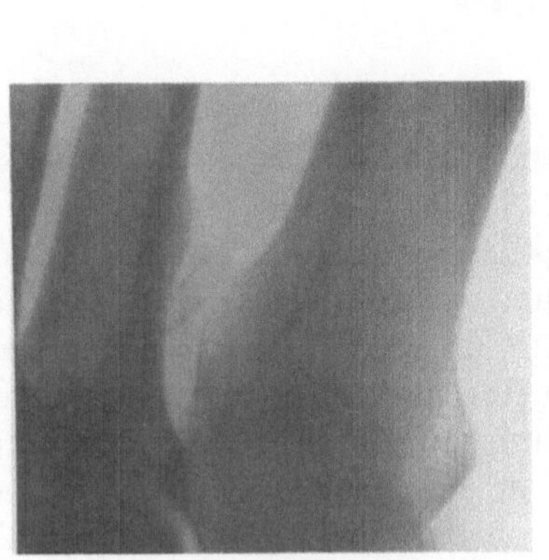

Abb. 35

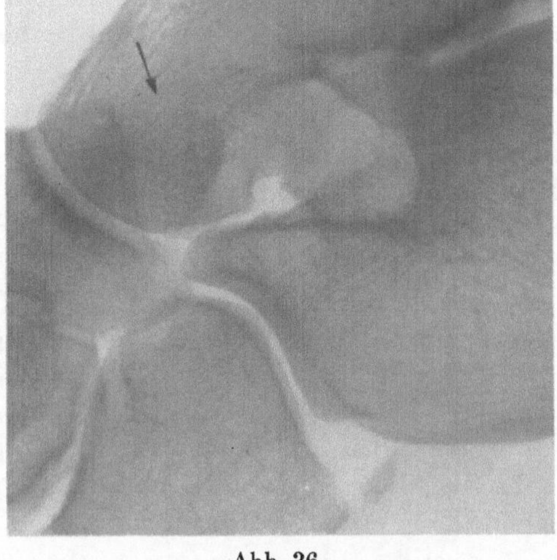

Abb. 36

Abb. 35. Fuß eines 65jährigen Mannes. Verkalkung der A. metatarsalis I

Abb. 36. Fuß einer 54jährigen Frau. Stark ausgezogener Proc. anterior calcanei. Os peronaeum. Os tibiale externum (Pfeil)

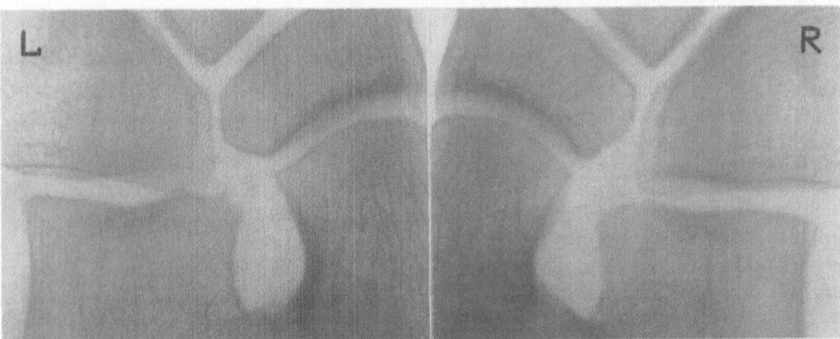

Abb. 37. Füße eines 11jährigen Knaben. Stummelförmige Proc. anteriores calcaneorum

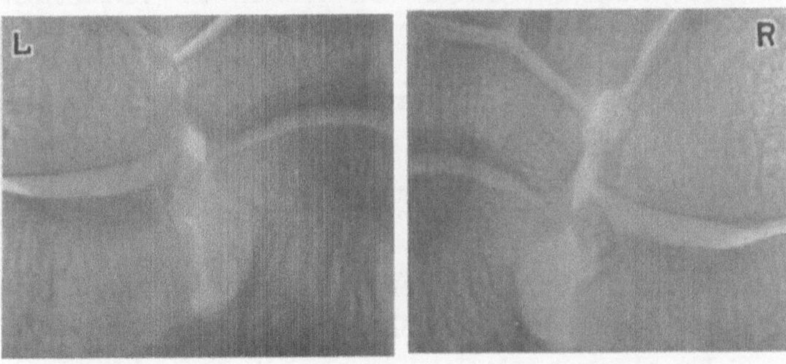

Abb. 38. Füße eines 56jährigen Mannes. Große Calcanei secundarii. Freie Beweglichkeit der unteren Sprunggelenke

BERNBECK hält den Knochen für eine kasuistische Rarität und deutet ihn als Teilerscheinung der unvollständigen Trennung des Naviculare vom Calcaneus. Als sekundäre Abtrennungsmechanismen kommen osteochondrotische Prozesse an der Spitze des Processus anterior, Ermüdungsfrakturen und Abtrennungen durch einmalige Traumen in Betracht, weil ein besonders langer Processus anterior bei der Kompromißbewegung der subtalaren Gelenke um eine gemeinsame Achse stärkeren Abscherungskräften ausgesetzt ist. Die klinische Bedeutung des Calcaneus secundarius richtet sich nach dem Ausmaß der Pro- und Supinationsbewegung des Fußes (vgl. Abschnitt VII, 2). Die Diagnose eines Unfallschadens ist im Zweifel aus dem Verlauf zu stellen.

Der Calcaneus secundarius kann am Knick-Plattfuß plantar verlagert sein. Er ist dann nach Mercer von dem problematischen Cuboides secundarium nicht zu unterscheiden.

6. Os supranaviculare

Synonyma: Os talo-naviculare dorsale.

Erstbeschreibung: Pfitzner 1896.

Schrifttum: de Cuveland, Esau, Marti, Reisner, Schoen, Schroeder, Ueberschär, Zimmer.

Der als Os supranaviculare beschriebene dreieckige Knochen fügt sich von dorsal in das Talo-navicular-Gelenk ein. Nach den spärlichen anatomischen und histologischen Untersuchungen scheint der Knochen mit dem Naviculare fibrös verbunden zu sein und an der Gelenkbildung mit dem Taluskopf teilzunehmen. Dorsal ist er mit dem Ligamentum talo-naviculare eng verbunden. Nach röntgenologischen Statistiken beträgt seine Häufigkeitsrate etwa 0,5%. Nach eigener Beobachtung ist diese Zahl zu hoch. Eine einheitliche Entwicklung ist nicht anzunehmen. Zimmer deutet das Supranaviculare als Naviculare bipartitum „en miniature", wenn auf der Gegenseite eine gut ausgeprägte Zweiteilung vorliegt. Eigenständige Entwicklung ist anzunehmen, wenn der Knochen bilateral als Schaltelement zwischen Talus und Naviculare liegt und korrespondierende, glatt begrenzte Aussparungen der Hauptknochen bestehen.

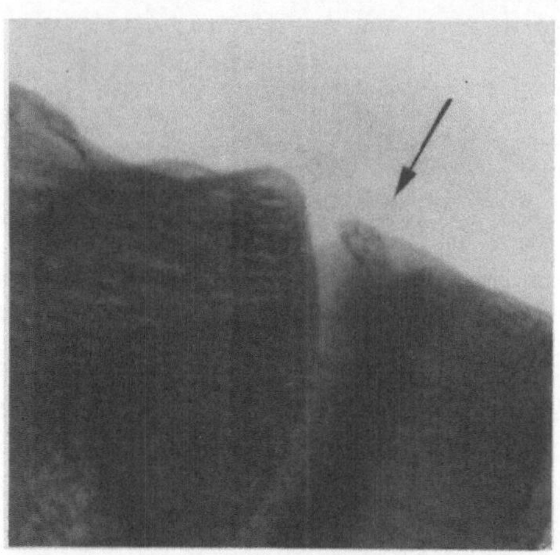

Abb. 39. Fuß eines 13jährigen Mädchens. Nebenkernbildung des Naviculare. Gewöhnlich verschmelzen diese inkonstanten sekundären Ossifikationszentren mit dem Naviculare

Hyrtl beschrieb 1860 einen dorsal am Os naviculare gelegenen knöchernen Fortsatz als Processus trochlearis ossis scaphoidis. Es handelte sich um eine Einzelbeobachtung. Eine anatomische Bedeutung hat dieser von Hyrtl als Trochlearfortsatz gedeutete Knochenwulst jedoch nicht (Neiss). Im Rahmen der isolierten Arthrosis deformans des Talo-navicular-Gelenks (vgl. Abschnitt VII, 2) werden solche Wulstbildungen häufiger beobachtet. Abtrennungen im Bereich derartiger Neubildungen imponieren gelegentlich zu Unrecht als Os supranaviculare.

Als Einzelbeobachtung beschrieb Reisner je eine posttraumatische Entstehung und einen entzündlichen Prozeß unklarer Genese, an dem die benachbarten Teile des Naviculare und Talus beteiligt waren.

7. Inkonstante Knochen und Verknöcherungen in der Umgebung des Knöchelgelenks

Os subtibiale, Talus accessorius, Os sustentaculi, Os subfibulare, Knöchelscheibe, Patella malleoli, Os retinaculi, Talus secundarius, Apophyse des Processus trochlearis calcanei bzw. Os trochleare calcanei, Talusnase, Os talotibiale dorsale, Os supratalare, Pirie's Bone, Os accessorium supracalcaneum.

Schrifttum: Bircher, de Cuveland, de Cuveland und Heuck, Elsner, O'Donoghue, Francillon, Friedl, Gantenberg, Grashey, Gruber, Güntz, ten Hoed, Holle, Korvin, Lauge-Hansen, Leimbach, Pfitzner, Powell, O'Rahilly, Reinhardt, vom Saal, Schlüter, Schmitt, Trolle, Volkmann, Waschulewski, Zimmer.

An Kindern von 6—13 Jahren wurde in etwa 20% ein isoliertes Ossifikationszentrum an der Innenknöchelspitze festgestellt. Der Knochenkern war in über 10% auf beiden Seiten angelegt. Das Ausbleiben seiner Verschmelzung mit dem Hauptknochen ist durch Verlaufsbeobachtungen noch nicht bewiesen. Die für den hypothetischen Fall ausbleibender Verschmelzung des isolierten Ossifikationszentrums reservierte Bezeichnung „Os subtibiale" muß zurückhaltend verwendet werden, weil alte Traumen oft nicht mehr in der Anamnese erscheinen. Eine Lockerung des oberen Sprunggelenkes ist mit Hilfe gehaltener Pronationsaufnahmen auszuschließen.

Ein der medialen Talusfläche angelagertes Knochenstück entdeckte PFITZNER. Identische Beobachtungen stammen von ZIMMER und REINHARDT. Es handelt sich um unter dem Namen *Talus accessorius* laufende Zufallsbefunde.

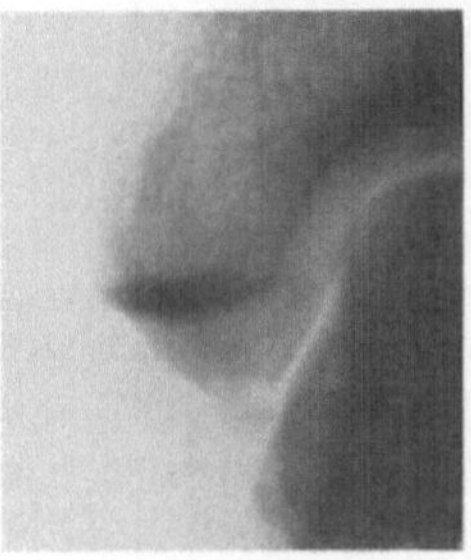

Abb. 40 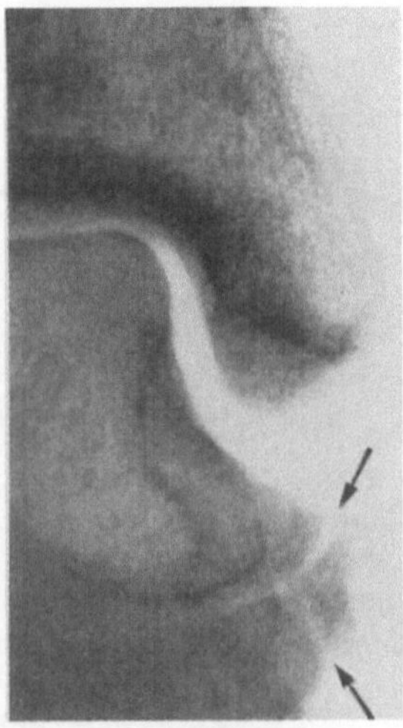 Abb. 41 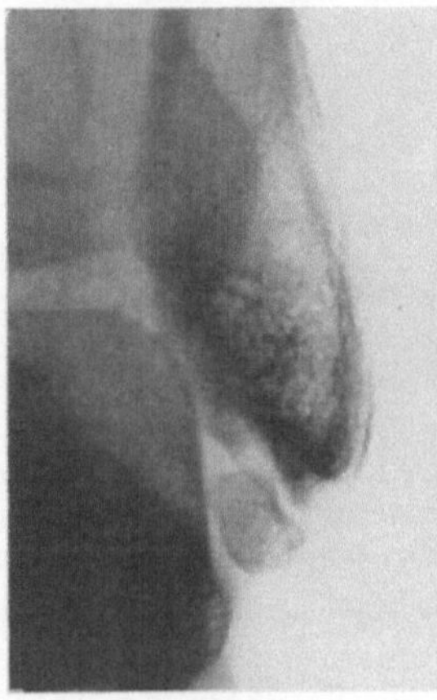 Abb. 42 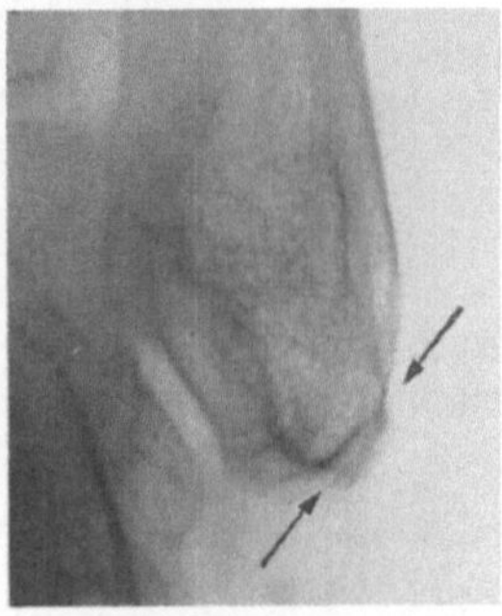 Abb. 43

Abb. 40. Fuß eines 22jährigen Mannes. Isoliertes Knochenstück unter dem linken Innenknöchel. Es handelt sich um einen alten Abriß (ligamentäre Fraktur)

Abb. 41. Großes Os sustentaculi nach GRASHEY (1942)

Abb. 42. Fuß eines 19jährigen Mädchens. Os subfibulare. Zufallsbefund

Abb. 43. Fuß einer 59jährigen Frau. Schalenförmig dem Malleolus fibularis anliegender Knochen. Wahrscheinlich alter Abriß. Zufallsbefund

Am dorsalen Rand des Sustentaculum tali kommt in weniger als 0,5% ein inkonstanter Knochen vor, den PFITZNER als *Os sustentaculi* beschrieben hat und den TROLLE auch beim Embryo fand. Das Os sustentaculi ist klinisch wichtig (vgl. Abschnitt VII, 2). Der Knochen ist gelegentlich auf antero-posterioren Aufnahmen des Talocruralgelenks erkennbar. Kleinere Exemplare sind nur durch die Tomographie sichtbar zu machen.

Der *Malleolus fibularis* ist individuell sehr unterschiedlich entwickelt. Er kann bis an den Processus trochlearis calcanei reichen und hier eine Gleitfläche aufweisen. Unter der Spitze des Malleolus fibularis kommt bei Kindern und Erwachsenen in weniger als 1% ein isolierter Knochen vor, das *Os subfibulare*. Der Knochen wurde als Sesamoid der Sehne des M. peronaeus longus (TROLLE), als isoliert gebliebenes Ossifikationszentrum an der Außenknöchelspitze (ZIMMER) und als Ossifikation am Ansatz des äußeren Seitenbandes (GÜNTZ) gedeutet.

Ein schalenförmig an den Malleolus fibularis angelagertes Knochenstück beschrieb WASCHULEWSKI als „*Patella malleoli*" (*Knöchelscheibe*). O'RAHILLY referiert einen ähnlichen Befund als „*Os retinaculi*".

Als Gegenstück zum sog. Talus accessorius an der medialen Talusseite wurde von PFITZNER ein mit der lateralen Talusrolle koaleszierendes Knochenstück als *Talus secundarius* beschrieben. Der Knochen ist im Gegensatz zum Talus accessorius mehrfach beobachtet worden. Wahrscheinlich ist der Talus secundarius mit dem von O'Rahilly erwähnten „Os talo-calcaneare posterius" identisch. Die spezielle anatomische Benennung des Knochens erscheint indessen verfrüht, weil über seine eigenständige Entwicklung nichts bekannt ist.

Am *Processus trochlearis calcanei* kommt bei Jugendlichen und Erwachsenen ein kleines schalenförmiges Knochenstück vor. Der Knochen ist auch als *Os trochleare calcanei* und als *Calcaneus accessorius* bezeichnet worden. Der Processus trochlearis ist

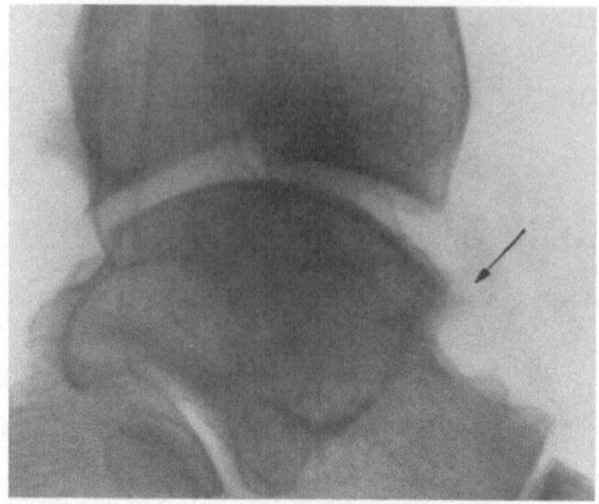

Abb. 44

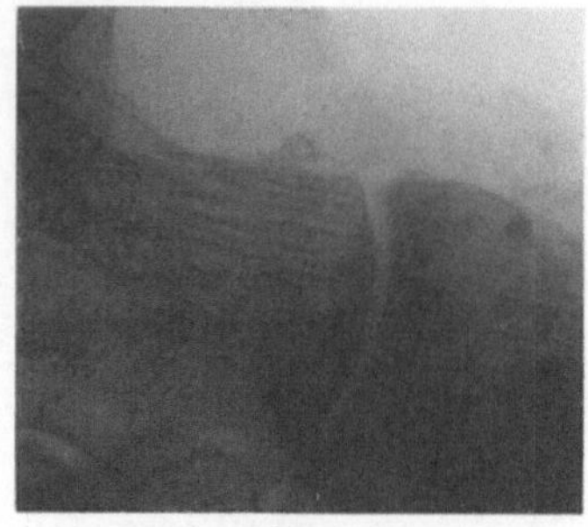

Abb. 45

Abb. 44. Fuß einer 33jährigen Frau. Stufenbildung der Tibiagelenkfläche nach Abbruch eines hinteren Volkmannschen Dreiecks. Abgerundetes isoliertes Knochenstück an der Ventralseite der Talusrolle, das einem nicht verheilten Ausriß entspricht (Pfeil). Exostosenartiger Vorsprung am Talushals (sog. Talusnase)

Abb. 45. Fuß einer 44jährigen Frau. Abgerundeter Knochen über einer flachen Talusnase

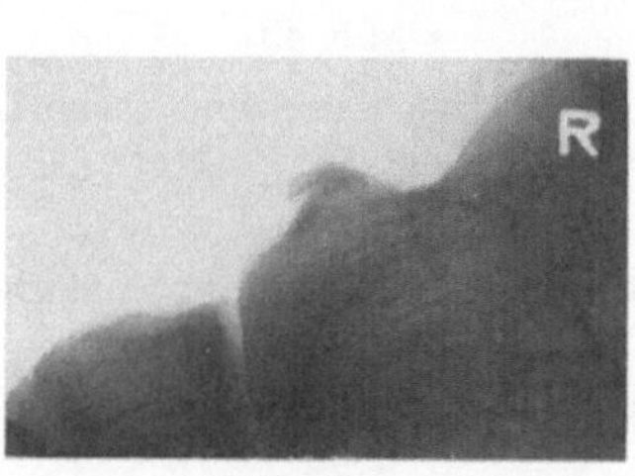

Abb. 46

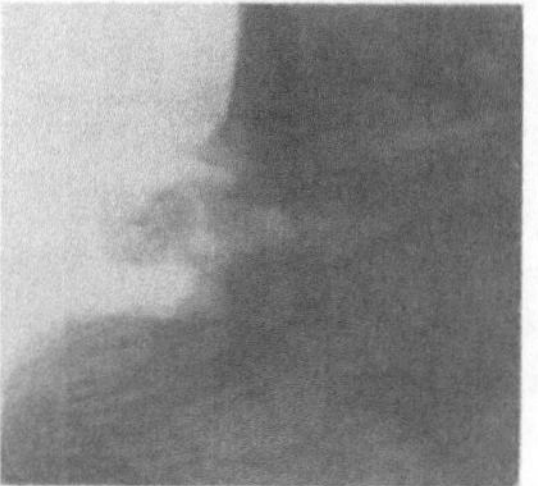

Abb. 47

Abb. 46. Fuß einer 40jährigen Frau. Verknöcherung des Ligamentum talo-naviculare dorsale am talaren Ansatz. Zufallsbefund

Abb. 47. Fuß einer 45jährigen Frau. Posttraumatische Verknöcherung nach Luxationsfraktur des Knöchelgelenks

unterschiedlich ausgeprägt. Große Trochlearfortsätze (Processus trochlearis permagnus) können Beschwerden verursachen.

Als *Talusnase* werden exostosenartige Vorsprünge an der dorsalen Talushalsfläche bezeichnet. Die Talusnase wird bei Sportlern relativ oft beobachtet. O'Donoghue deutet sie als Folge ständigen Anschlagens der vorderen Tibiakante an den Talushals bei maximaler Dorsalflexion im Knöchelgelenk. Diese Deutung ist einleuchtend, weil an der vorderen Tibiakante korrespondierende Ausziehungen vorhanden sein können. Asymptomatische partielle Ablösungen aus der Talusnase erscheinen im Schrifttum unter den Bezeichnungen *Os supratalare, Pirie's bone* oder *Os talo-tibiale dorsale.*

Als Einzelbeobachtung beschrieb vom Saal einen großen dreieckigen isolierten Knochen, der das Talo-navicular-Gelenk nach distal überragte.

Unmittelbar vor der Tibia gelegene isolierte Knochenstücke sind als kleine Abrisse aus der Gelenkkante aufzufassen. (Ligamentäre Fraktur nach Hansen.)

Osteoid-Osteome, Osteochondrome und entzündliche Prozesse kommen über dem Talushals vor. Sie lassen sich durch Verlaufskontrollen von der Talusnase radiologisch gut abgrenzen. Zufällig gefundene Verknöcherungen im Gebiet der *Bursa subachillea* haben den Namen *Os accessorium supracalcaneum* erhalten. Sie sind selten. In der Regel handelt es sich um kleine schalenförmige Verkalkungen. In einem Einzelfall beschrieb ZIMMER einen etwa kirschkerngroßen Knochen an der entsprechenden Stelle.

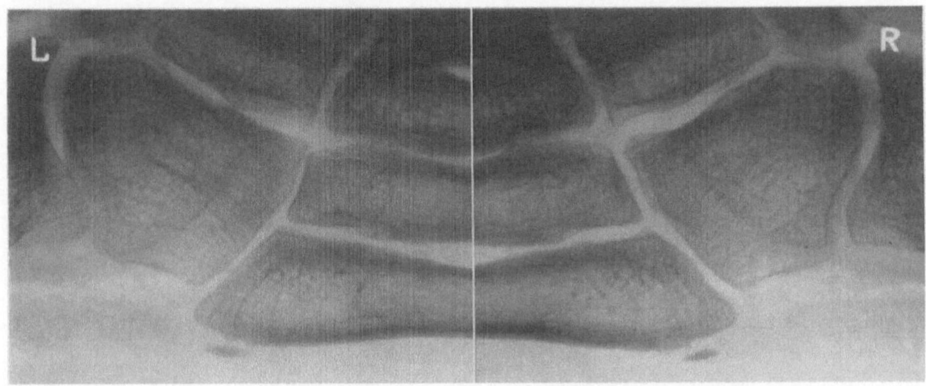

Abb. 48. Füße eines 9jährigen Mädchens. Schalenförmige Apophysen an der Tuberositas metatarsi V

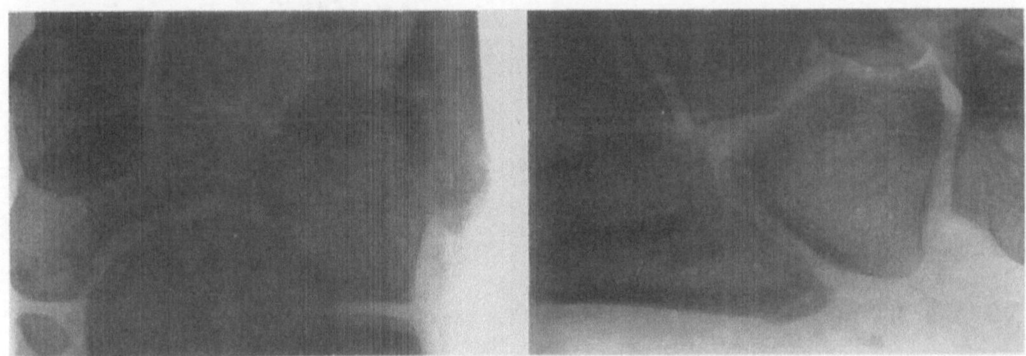

Abb. 49. Fuß eines 10jährigen Mädchens. Schalenförmige Apophyse der Tuberositas metatarsi V, Os tibiale externum

8. Varietäten der Tuberositas ossis metatarsi V

(Os tuberositas proprium, Os vesalianum)

Anatomisches Schrifttum: GRUBER, HOLLE, PFITZNER, VESAL.

Radiologisches Schrifttum: BURMAN und LAPIDUS, DE CUVELAND, JOHANSSON, KERNER, NEISS, ROGERS, O'RAHILLY, SCHOEN, SCHMITT, TROLLE, ZIMMER.

Anatomische Untersuchungen GRUBERS an 1580 Füßen weisen folgende Varianten in der Ausprägung der Tuberositas auf:

1. In 85,9% greift die proximale Gelenkfläche des Metatarsale V nicht auf die Tuberositas über. Die Tuberositas dieser Füße ist gegen das Metatarsale V deutlich abgesetzt in 0,2%, schwach abgesetzt in 2% und nicht abgesetzt in 97,8%.

2. In 14,1% aller Fälle setzt sich die Gelenkfläche auf die Tuberositas fort, in Einzelfällen bis an deren Spitze. Die Gelenkfläche an der Tuberositas metatarsi V ist dabei in 2,2% winklig abgeknickt oder selbständig. In 1% wird die Selbständigkeit der Gelenkfläche als zweifelhaft bezeichnet.

3. In sechs Fällen (0,4%) ist das „*Os tuberositas proprium*" mehr oder minder selbständig. Nur zweimal (0,13%) bestand vollständige Selbständigkeit.

Über das Auftreten einer Apophyse der Tuberositas ist aus dem radiologischen Schrifttum folgendes bekannt:

Im Alter von 9—16 Jahren wurde die Apophyse in fast 30% der Serienuntersuchungen festgestellt. DE CUVELANDs Untersuchungen sprechen für ihr konstantes Auftreten in einem bestimmten Entwicklungsstadium. Die Verschmelzung mit dem Hauptknochen

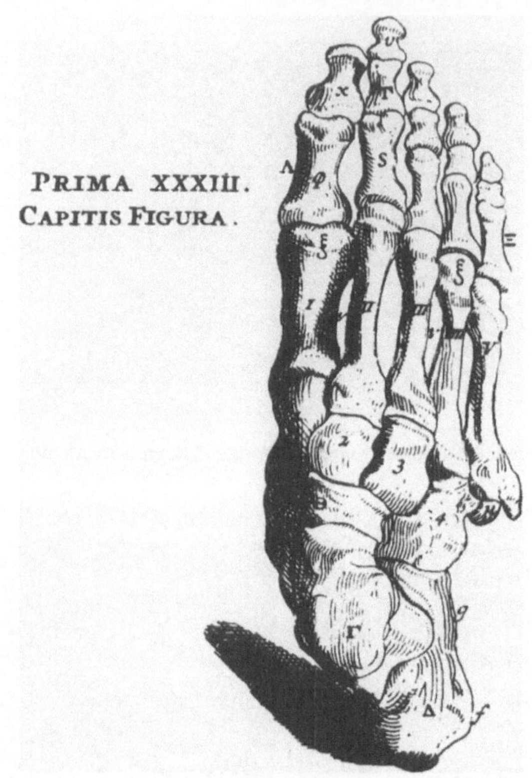

Abb. 50. VESALs Sesambein in der Fabrica 1553 nach einer Wiedergabe von NEISS (1964)

dauert nach SCHOUWEY etwa 2—3 Jahre. Nach dem 16. Lebensjahr ist sie, von seltenen Zufallsbefunden abgesehen, nicht mehr nachweisbar. Die Apophyse ist meist als sog. Schalenapophyse ausgebildet. Manchmal ist die Spitze der Tuberositas abgesetzt, in seltenen Ausnahmefällen soll die ganze Tuberositas als isoliertes Verknöcherungszentrum angelegt sein. Im Falle der extrem seltenen Persistenz der Apophysen sind also morphologisch differente Gebilde zu erwarten.

Eine Abbildung VESALs aus dem Jahre 1553 stellt einen isolierten Knochen im Winkel zwischen der Tuberositas metatarsi V und dem Cuboid dar. PFITZNER hat diesem Knochen den Namen „*Os vesalianum*" gegeben, ohne ihm identische Beobachtungen zur Seite zu stellen. Die unter der Bezeichnung Os vesalianum veröffentlichten Röntgenbilder sind Einzelbefunde, die voneinander abweichen und die auch der Vesalschen Abbildung nicht exakt entsprechen. Der von VESAL abgebildete Knochen kann nicht als Os peronaeum erklärt werden, weil dieses den Sulcus tendinis m.peronaei longi nach distal nicht überschreitet.

NEISS vertritt die Ansicht, daß VESAL den umstrittenen Knochen nicht tatsächlich beobachtet habe, sondern seiner Zeichnung eine Signatur habe geben wollen.

Die anatomische Bezeichnung Os vesalianum, die PFITZNER zu Ehren VESALs in die Literatur eingeführt hat, hat zu erheblicher Verwirrung geführt und ist nicht mehr vertretbar. Dagegen ist der von GRUBER geprägte Name „*Os tuberositas proprium*" korrekt. Mit Rücksicht auf die Seltenheit des Knochens und wegen seiner sehr unterschiedlichen Form und Lage ist es jedoch besser, von einer persistierenden Apophyse der Tuberositas metatarsale V zu sprechen.

Differentialdiagnostische Schwierigkeiten können nach Frakturen der Tuberositas metatarsalis V entstehen, weil diese gelegentlich pseudarthrotisch ausheilen und in jedem Falle sehr langsam knöchern überbaut werden (Böhler).

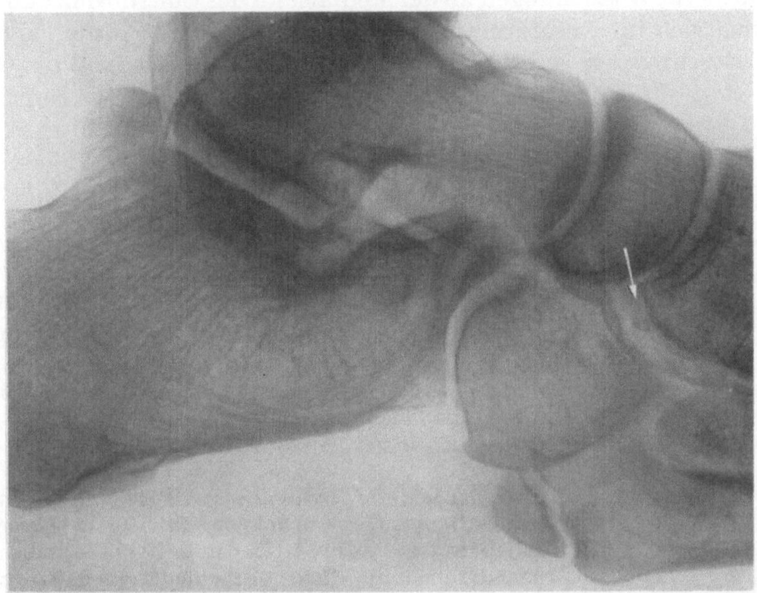

Abb. 51. Fuß eines 36jährigen Mannes. Selbständig gebliebene Apophyse der Tuberositas metatarsi V. Großes Os trigonum. Isolierter kleiner Knochen unter dem Cuneiforme II oder III. Zufallsbefunde. Schrägaufnahme desselben Fußes siehe Abb. 69

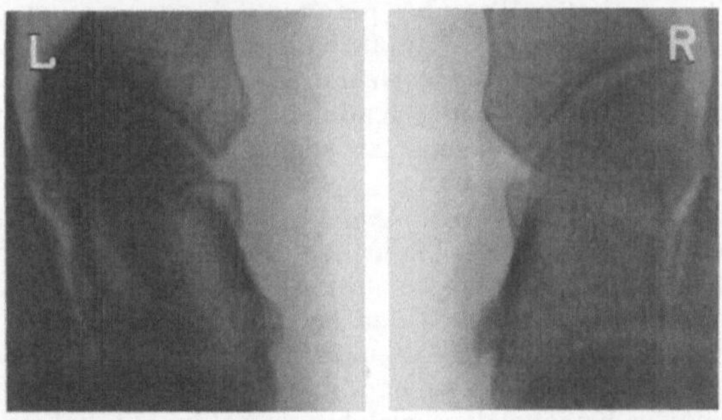

Abb. 52. Füße einer 50jährigen Frau. Symmetrische knöcherne Ausziehung im Ansatzbereich der Sehne des M. tibialis anterior am medialen Rand des Os cuneiforme I. Zufallsbefund

9. Inkonstante Knochen und Verknöcherungen im Bereich des Os cuneiforme I

Bezeichnungen aus dem Schrifttum: Os paracuneiforme, Os cuneonaviculare I dorsale, Os naviculocuneiforme, Sesamum tibiale anterius, Os supracuneiforme, Os cuneometatarsale I tibiale.

Schrifttum: v. Bardeleben, Burman und Lapidus, Cameron, de Cuveland, Dwight, Gardner, Holland, Morrison, O'Rahilly, Schlichter, Vancura, Trolle, Zimmer.

Embryologische Befunde von Trolle und Gardner zeigen ein inkonstantes isoliertes Knorpelzentrum medial vom Os cuneiforme I. Das Knorpelstück sitzt in Höhe des Cuneonavicular-Gelenks. Eine sichere Beziehung zur Sehne des Tibialis anterior besteht nicht. Radiologisch ist an entsprechender Stelle beim Erwachsenen beidseitig ein inkonstanter Knochen in sehr seltenen Fällen (Prozentangaben liegen in der Literatur nicht vor) vorhanden, dem die von Dwight geprägte Bezeichnung „Os paracuneiforme" zukommt.

Am medial-plantaren Rand des Os cuneiforme I soll nach ZIMMER ein Sesamum tibiale anterius vorkommen. Verknöcherungen in der Insertionszone von Sehnen sind etwa vom 4. Dezennium an Insertionstendopathien zur Last zu legen. Vereinzelte Knocheneinlagerungen in die Sehne des Tibialis anterior können daher nicht ohne weiteres als inkonstantes Skeletelement gelten.

Kleinere knöcherne Ausziehungen an der Medialseite des Cuneiforme I kommen bilateral vor. Sie befinden sich im Ansatzbereich der Tibialissehne. In Ausnahmefällen kann die Knochenzacke Beschwerden verursachen (Abb .52). Größere, medial vom Os cuneiforme I liegende Knochen mit Artikulation zum Os naviculare oder Os cuneiforme I sind als Prähallux gedeutet worden (SCHLICHTER, BABUCKE). Kleine und kleinste Kalkschatten in der Umgebung des Cuneiforme I sind Zufallsbefunde ohne anatomische und meist auch ohne klinische Bedeutung.

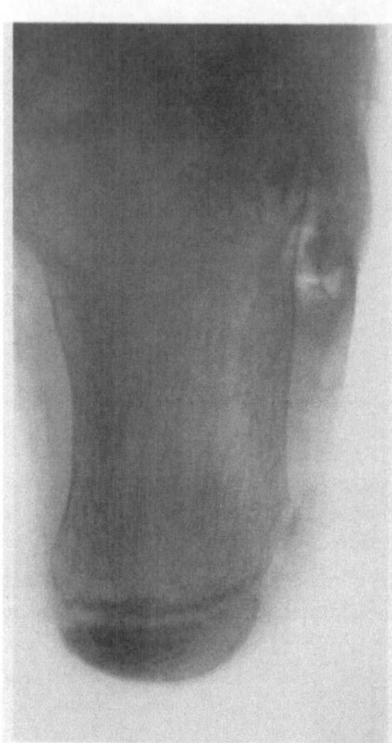

Abb. 53. Calcaneus eines 13jährigen Knaben. Ossifikation an der lateralen Seite des Tuber calcanei. Die Sehnenscheiden der Peronaei sind durch Luftfüllung sichtbar gemacht

10. Kasuistische Raritäten

Im Folgenden wird eine kurze Zusammenstellung seltener Beobachtungen gegeben. Ihre Klassifizierung als inkonstante Fußknochen hat den Befunden eine anatomische Bedeutung eingeräumt, die ihnen nicht zukommt.

Os aponeurosis plantaris. Verknöcherungen in der Plantaraponeurose.

Os cuboideum secundarium. PFITZNER erörtert ausführlich Formvarianten des Cuboid und Naviculare. Er bezieht sie auf die Annahme einer Assimilation eines hypothetischen Os cuboideum secundarium. Ein freies Cuboideum secundarium wäre plantar zwischen Naviculare, Cuboid, Talus und Calcaneus zu erwarten. Sichere Röntgenbefunde sind nicht bekannt. DWIGHT bildete ein anatomisches Präparat ab.

Os cuneometatarsale I plantare. Ossifikation im Ansatzbereich des Musculus peronaeus longus an der plantarlateralen Fläche der Basis des Metatarsale I.

Os cuneometatarsale II dorsale. Dem Os intermetatarseum entsprechendes Knöchelchen, das im Intermetatarsalspalt II/III nahe dem Gelenk zwischen II. Cuneiforme und II. Metatarsale liegt (GÜNTZ).

Os infranaviculare. Isoliertes über dem Naviculare-Cuneiforme I-Gelenk mehrfach beschriebenes Knöchelchen (DE CUVELAND, ZIMMER).

Os in sinus tarsi. Frei im Sinus tarsi liegende Ossifikation (GRUBER). Neuerdings wurde ein osteochondrotischer Prozeß ursächlich angenommen (JØRGENSEN und PETERSEN) (vgl. Abb. 113).

Os intercuneiforme. Isoliertes Knöchelchen, welches dorsal im Winkel zwischen Cuneiforme I und II und Naviculare vorkommen soll.

Os intermetatarsale IV. Ossifikation im Intermetatarsalraum IV/V.

Os interphalangeale. Isoliertes, nicht allzu selten vorkommendes Knochenstück an der Lateralseite des Interphalangealgelenks der Großzehe.

Os tendinis achillis. Frei in der Achillessehne liegende Verknöcherung (vergl. S. 622).

Os trochleae. Mit diesem Namen wurde eine Verknöcherung im faserknorpeligen Anteil des Ligamentum calcaneonaviculare plantare von PFITZNER bezeichnet. PFITZNER korrigiert in einer späteren Arbeit den Befund und deutet ihn als abgewandertes Tibiale externum. Als Os trochleae bezeichnet wurde die Apophyse des Processus trochlearis calcanei und die als Os supratalare, talotibiale dorsale und Pirie's bone beschriebenen Ossifikationen über dem Talus.

Os unci (Os uncinatum). Als Processus uncinatus wird ein hakenförmiger Fortsatz an der Plantarseite des Cuneiforme III bezeichnet, den PFITZNER in einem Präparat eines Katzenknochens abbildet. Der Fortsatz wird ausnahmsweise auch am Menschen beobachtet (ZIMMER). Als freier Knochen ist er bisher weder anatomisch noch radiologisch sicher diagnostiziert worden (vgl. Abb. 51).

Pars peronea metatarsalis II. Unter dieser Bezeichnung publizierte MAURER einen ovalen isolierten Knochenschatten an der Basis des Metatarsale II.

Subcalcaneum (Os subcalcis, Os tuberis calcanei). Größere, sehr seltene Knochenbildung unter dem Calcaneus ohne Beziehung zur Plantaraponeurose (HEIMERZHEIM, MILLIKAN, PODKAMINSKI).

IV. Varietäten der Sesambeine

Schrifttum: BURMAN und LAPIDUS, CARLSSON, DE CUVELAND, GOEBELS, GOLDING, GÜNTZ, HOLLE, HUBAY, JOKISCH, KEWENTER, LANGE, MAYR, MEIS, MOMBURG, MÜLLER, PFITZNER, RAVELLI, ROCCA und GIORGI, TROLLE, WISBRUN, ZIMMER.

1. Inkonstante Sesambeine

Inkonstante Sesambeine sind beim Erwachsenen unter den Metatarsophalangealgelenken II—V und unter den distalen Interdigitalgelenken I und II bekannt; sie sind oft nur auf einer Seite nachweisbar. Das Sesamum distale I kommt nach anatomischen Befunden (PFITZNER) in fast 50 % vor. Aus Röntgenstatistiken ergibt sich eine Häufigkeit von ca. 15 %.

BURMAN und LAPIDUS geben für die anderen inkonstanten Sesambeine folgende Häufigkeitsraten an:

Sesamum V tibiale	16,3 %
Sesamum II tibiale	3,4 %
Sesamum V fibulare	2,9 %
Sesamum IV tibiale	0,7 %
Sesamum III tibiale	0,4 %

In Einzelfällen fehlt das Sesamum I tibiale. Einen angeborenen Defekt der Großzehensesambeine teilte DE CUVELAND mit. Synostosen der Sesambeine mit den Metatarsalia scheinen nicht vorzukommen.

Medial oder lateral des Interdigitalgelenks I gelegene isolierte Knochen wurden radiologisch in 2—3 % der Füße festgestellt. Der Knochen liegt mehr plantar. Deswegen beeinflußt er nicht die Stellung der Endphalanx. Er wird als persistierender Nebenknochenkern der Endphalanxbasis gedeutet. DE CUVELAND nennt ihn Os paraarticulare (vergl. S. 575 — persistierende Epiphysen).

2. Teilungen der Sesambeine

Das Sesamum tibiale I ist relativ häufig geteilt. Die Angaben schwanken zwischen 5 und 30,6 %. Das fibulare Großzehensesambein und die inkonstanten Sesambeine treten nur ausnahmsweise in geteilter Form auf.

Die Teilungen sind Folge mehrkerniger Ossifikationen, Endzustand der Osteochondropathie (bzw. Osteochondrosis dissecans) der Sesambeine oder Frakturfolge.

Die *Osteochondropathie* ist eine Erkrankung, die Jugendliche bevorzugt. Histologisch handelt es sich um zum Teil konfluierende Nekrosen, die von gefäßreichem Bindegewebe ausgefüllt werden. Der hyaline Knorpel bleibt intakt. Symptome sind vielfach uncharakteristisch. Die knöcherne Abteilung ist auf axialen Aufnahmen gut erkennbar, während sie im dorso-plantaren Bild dem Nachweis entgehen kann. Andererseits kann isolierte Empfindlichkeit des tibialen Sesambeines bei Jugendlichen auch ohne radiologisch erkennbare Strukturänderung bestehen.

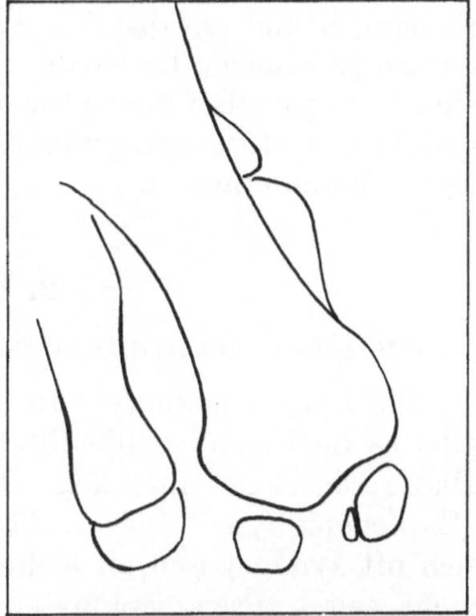

Abb. 54. Osteochondropathie (Osteochondrosis dissecans) am medialen Sesambein des I. Strahles. Die Teilungsfläche steht vertikal und ist nur auf der axialen Aufnahme darstellbar. Gezeichnet nach GOLDING (1960)

Teilungen durch Persistenz der Ossifikationskerne verlaufen vertikal oder schräg. Die Begrenzungsflächen sind glatt. Geteilte Sesambeine erscheinen in ihrer Gesamtheit besonders groß. Die Einzelkomponenten können unterschiedliche Größe aufweisen. Struktur und Dichte sind unauffällig. Im Alter wird das Bild durch die häufigen degenerativen Umwandlungen atypisch (Cystenbildung, Randzacken, Volumenzunahme).

Frakturen der Sesambeine entstehen sehr selten durch direktes Trauma. Experimentell ließen sich Frakturen durch forcierte Dorsalflexion und Abduktion der Großzehe erzeugen. Die radiologische Diagnose einer Fraktur läßt sich meist erst stellen, wenn Callus nachweisbar wird.

Schmerzen unter dem Köpfchen des Metatarsale I sind häufig. Ein Kausalzusammenhang zu Sesambeinteilungen ist in der Regel nicht gegeben.

Stärkere arthrotische Verformungen und die im Axialbild darstellbaren Subluxationen können umschriebene Empfindlichkeit verursachen und das Abrollen des Fußes erschweren.

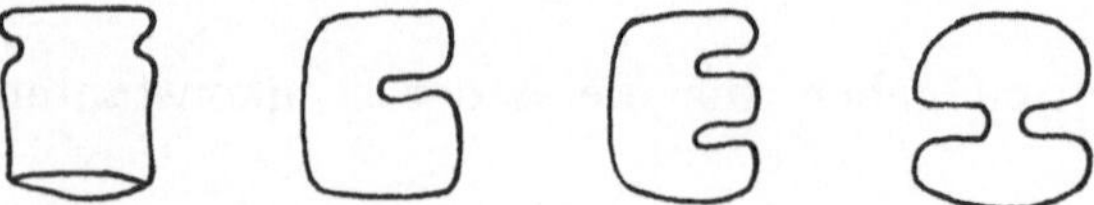

Abb. 55. Formvarianten der Mittelphalangen der Zehen. Nach Schaudig (1960)

V. Varietäten der Epiphysen

1. Pseudoepiphysen

Schrifttum: Ravelli, Rochlin, Siegert, Schaudig, Thiemann.

An den normalerweise monoepiphysären Metatarsalia und Phalangen kann ein zweiter epiphysärer Spalt in unvollständiger Ausprägung auftreten. Man spricht von Pseudoepiphysen, weil sich zwischen überzähligem Epiphysenkern und Diaphyse eine Knochenbrücke von unterschiedlicher Stärke befindet. Beim Vorliegen von Pseudoepiphysen besteht in der Regel eine Verkürzung des Knochens. Deshalb gelten Pseudoepiphysen als Zeichen von Wachstums- und Entwicklungshemmung und werden, da sie oft symmetrisch vorhanden sind, als Folge endokriner Störungen angesehen. Bei infantilem Kleinwuchs und bei Hypothyreoidismus sind multiple Pseudoepiphysen zu erwarten.

Pseudoepiphysen finden sich überwiegend an den Mittelphalangen V bis II in abnehmender Häufigkeit. Seltener sind sie an den sonst epiphysenfreien Enden der Grundphalangen und am distalen Ende des Metatarsale I vorhanden. Gelegentlich werden sie an den proximalen Enden der Metatarsalia II bis V beobachtet. Einzelne Pseudoepiphysen sind belanglos. Bei multiplem Auftreten soll nach weiteren enchondralen Dysostosen und endokrinen Störungen gefahndet werden. Die Verknöcherung der Pseudoepiphysen bietet keine Besonderheiten.

2. Formvarianten der Epiphysen

Schrifttum: Brailsford, de Cuveland, Lindemann, Ravelli, Schaudig, Thiemann.

Die Epiphysenknorpel an den Phalangen sind in der Regel scheibenförmig. Daneben gibt es dach- und zapfenförmige Epiphysen, die sich mehr oder weniger weit in den Diaphysenschaft einsenken. Diese Formvarianten werden mit der Sammelbezeichnung „Zapfenepiphysen" belegt. Sie kommen an Mittel- und Grundphalangen vor und finden sich oft symmetrisch an mehreren Zehen. Am distalen Ende jener Phalangen bestehen nicht selten Pseudoepiphysen. Zapfenepiphysen gelten als enchondrale Ossifikationsstörungen. Sie wurden bei Hypothyreoidismus, in familiärer Häufung beim *Marchesani*-Syndrom (Thiemann) und bei Geschwistern mit Dysostosis cleidocranialis beobachtet.

Zapfenepiphysen sind als belanglos anzusehen, wenn keine weiteren Ossifikationsstörungen vorhanden sind. Die Verschmelzung mit der Diaphyse verläuft ohne Besonderheiten.

Persistierende Epiphysen kommen an der Basis des Großzehenendgliedes vor (Ravelli).

Die Epiphysenkerne der Metatarsalia können aus *zwei Ossifikationszentren*, die relativ lang selbständig bleiben, entstehen. Die Anomalie kann gleichzeitig an mehreren Metatarsalia vorkommen und kann mit mehrkerniger Anlage des Os naviculare und mit Zehenmißbildungen verbunden sein. Das weitere Wachstum ist nach bisheriger Kenntnis nicht gestört.

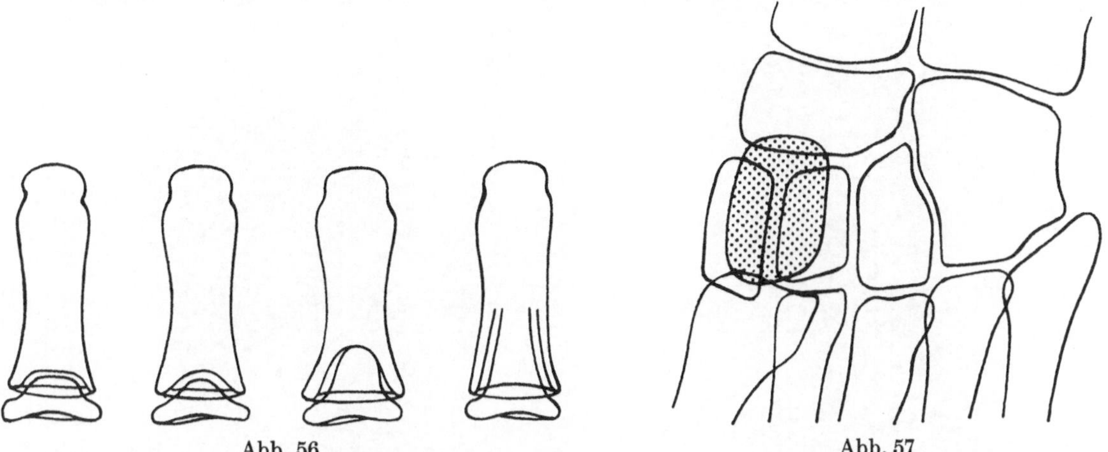

Abb. 56 Abb. 57

Abb. 56. Zapfenepiphysen unterschiedlicher Ausprägung an den Grundphalangen. Nach Schaudig (1960)

Abb. 57. Skizze einer dorso-plantaren Schrägaufnahme in Pronationsstellung des Fußes. Das plantare Teilstück des Cuneiforme I bipartitum (schraffiert) projiziert sich zwischen das dorsale Teilstück des Cuneiforme I und das Os cuneiforme II. Nach Friedl (1934)

VI. Spaltbildungen und Teilungen einzelner Fußknochen

1. Os cuneiforme I bipartitum

Erstbeschreibung: Morel 1757.

Schrifttum: Barclay, Barlow, Böker und Müller, Buschke, Gruber, Heidsieck, Friedl, Mau, Neumann, Pfitzner, Raffler, Trolle, Zeitler, Zimmer.

Das Os cuneiforme I hat beim Embryo in 2,4% eine doppelte knorpelige Anlage, die auch im Kindesalter als geteilte Ossifikation bestehen kann und die meist frühzeitig zu einem einzigen Kern verschmilzt. Die Verschmelzung kann ausbleiben. Der Knochen besteht dann aus zwei annähernd gleich großen Hälften, die zusammen ein nach Form und Größe normales Keilbein bilden. Die Teilstücke werden wegen ihrer typischen Lage als Cuneiforme I plantare und dorsale bezeichnet. Die Verschmelzung beider Ossifikationszentren kann unvollständig sein und anatomisch durch Rinnenbildung und Doppelung der Gelenkflächen nachgewiesen werden.

Die Häufigkeit des Cuneiforme I bipartitum beim Erwachsenen soll bei etwa 0,5% liegen.

Die Varietät wurde auch an Zwillingspaaren beobachtet und kann bilateral auftreten.

Bei Kindern ist die Teilung auf dorso-plantaren Aufnahmen gut zu erkennen, weil sich die beiden Kerne nur unvollkommen decken. Bei Erwachsenen wird die Diagnose an dorso-plantaren Aufnahmen in Pronationsstellung des Fußes gestellt. Das plantare Teilstück projiziert sich dann zum Teil in das dorsale Teilstück, zum Teil in das Cuneiforme II. Auf seitlichen Bildern ist der schmale Trennungsspalt durch das II. und III. Cuneiforme verdeckt. Die Teilung ist klinisch ohne Bedeutung.

2. Teilungen des Naviculare (sog. Naviculare bipartitum)

Schrifttum: BRAILSFORD, HENSSGE, MARTI, MAU, W. MÜLLER, O'RAHILLY, STRECKFUSS, ZIMMER.

Zweiteilungen des Naviculare sind vom Adoleszentenalter an bekannt; sie haben keine ganz einheitliche Morphologie. Das jeweils kleinere Teilstück liegt lateral-dorsal

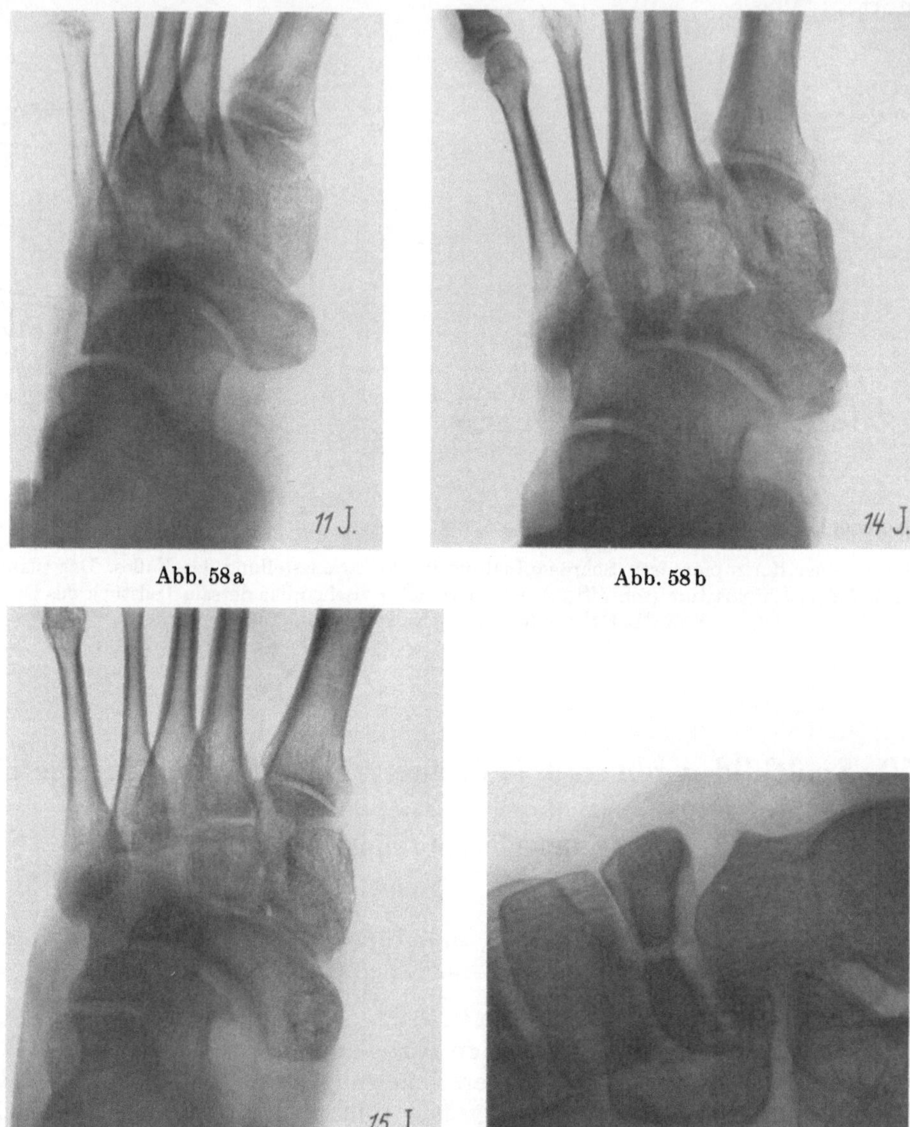

Abb. 58a Abb. 58b

Abb. 58c Abb. 59

Abb. 58. Fuß eines 11jährigen Mädchens. Kahnbeinteilung durch Ermüdungsfraktur mit progredienter Subluxation des Naviculare nach medial und sekundär arthrotischer Konsolenbildung am medialen Rand des Taluskopfes

Abb. 59. Fuß eines 11jährigen Mädchens. Teilung des Os naviculare in zwei etwa gleich große Hälften nach Reposition eines vertikalen Talus im Kleinkindesalter. Die kontralaterale Seite dieses Falles ist in Abb. 17 wiedergegeben

oder etwas seltener lateral-plantar. Die Teilung des Knochens infolge multizentrischer Ossifikation oder aseptischer Nekrose ist bisher nicht beobachtet worden. In zwei Fällen (MÜLLER, ZIMMER) exstirpierte Teilstücke bestanden histologisch aus normalen Knochen.

Kahnbeinteilungen können nach Frakturen und nach Ermüdungsfrakturen entstehen. Das größere Teilstück tendiert überwiegend zur Subluxation nach medial. Die Konsolidierung isolierter Kahnbeinfrakturen wird dadurch erschwert. Wenn sie trotzdem zustande kommt, bildet sich eine isthmusartige Knochenbrücke aus (Abb. 103). Die Morphologie der Teilungen nach Fraktur und Ermüdungsfraktur deckt sich weitgehend mit den zufällig gefundenen Teilungen.

Sekundärarthrose des Talo-Naviculargelenks, Beschwerden und Funktionsstörungen der unteren Sprunggelenke wurde bei älteren Erwachsenen mit Kahnbeinteilung regelmäßig festgestellt — unabhängig davon, ob im Einzelfall eine nicht konsolidierte Fraktur oder eine zufällig entdeckte Teilung vorlag.

Eine erworbene Teilung des Naviculare in zwei nahezu gleich große Stücke entwickelte sich nach der Reposition eines angeborenen vertikalen Talus im Kleinkindesalter (Abb. 59).

Kombiniertes Auftreten von Kahnbeinteilungen mit calcaneo-navicularer Knochenbrücke beobachtete MAU.

Die weitere Verwendung der anatomischen Bezeichnung „Naviculare bipartitum pedis" ist nicht mehr gerechtfertigt, da die Teilung des Knochens als Varietät — inkonstanter Fußknochen oder isoliert gebliebener Nebenknochenkern — nicht nachgewiesen werden konnte und da diese Hypothese mit zunehmender Frequenz radiologischer Untersuchungen immer unwahrscheinlicher wird.

3. Spaltbildungen am Calcaneus und Talus

Spaltbildungen am Calcaneus wurden unter der Bezeichnung „Calcaneus bifidus" von SEVER 1931 erstmals beschrieben. Die stets beidseitige Variation wird auf Grund von Röntgenaufnahmen zwischen dem 2. und 3. Lebensjahr festgestellt. Später — bis zum 5. Lebensjahr — verschmelzen beide Ossifikationszentren. Die Weiterentwicklung des Fersenbeins vollzieht sich normal. Daher ist die Bezeichnung „Calcaneus bifidus" nicht gerechtfertigt (BAŽANT). Zur Diagnose sind Aufnahmen in axialem Strahlengang besonders aufschlußreich (KIENBÖCK und SELKA, PORSTMANN und KRENZ, K. SCHLÜTER, SMOLA, ZIMMER).

Eine *Spaltbildung des Talus* beschrieb STREHLE.

VII. Fusionen der Fußknochen

Das Röntgenbild erlaubt in den meisten Fällen die Zuordnung des Einzelfalles in eine der folgenden Gruppen:

1. Angeborene Fusionen.
   a) Gelenkaplasien.
   b) Komplette und inkomplette Knochenbrücken.
2. Erworbene Fusionen.
   a) Posttraumatische Fusionen.
   b) Fusionen aus entzündlicher Ursache.
   c) Fusionen nach Arthrodesen.

Die *klinische Bedeutung* der Fusionen richtet sich nach deren Lokalisation, Ausdehnung und Ursache. Sie wird ferner bestimmt durch begleitende Fußdeformitäten. Im Bereich der subtalaren Gelenke führen Verklammerungen zur Behinderung der Pro- und Supination des Fußes. In den unteren Sprunggelenken findet eine Kompromißbewegung mehrerer Gelenke um eine gemeinsame Achse statt, die von proximal-plantar-lateral nach distal-dorsal-medial verläuft. Blockierung eines an der Bewegung beteiligten Gelenkes verursacht unphysiologische Beanspruchung anderer, an der Fusion nicht beteiligter Fußwurzelgelenke. Da die unphysiologische Beanspruchung während des Wachstums besteht, entwickeln sich besonders am Talonaviculargelenk präarthrotische Deformierungen.

Synostosen im Bereich des Lisfrancschen Gelenks haben geringere klinische Bedeutung.

Fusionen der Interphalangealgelenke sind nur bei gleichzeitigen Fehlstellungen von klinischer Bedeutung (Kamptodaktylie, Klinodaktylie).

1. Angeborene Fusionen

Bei Embryonen von etwa 16 cm größter Länge entstehen innerhalb der Skeletplatte Zwischenscheiben, in denen zu Beginn des 4. Embryonalmonats Gelenkanlagen in Form von Lückenbildungen auftreten. Beim Fehlen der Zwischenscheiben bleibt jede Abgrenzung im Bereich eines sonst entstehenden Gelenkes aus. Es kommt zu Synostosen, die aus nach Form und Größe regulär ausgebildeten Knochen zusammengefügt sind. Der teratologische Determinationspunkt dieser Synostosen, die nicht selten bilateral symmetrisch auftreten und die oft einen dominanten Erbgang aufweisen, liegt nach Politzer im 2. Embryonalmonat.

Ist die Zwischenscheibe zwar angelegt, unterbleibt aber die spätere Höhlenbildung, entstehen fibröse oder knorpelige Verklammerungen. Bei unvollständiger Gelenkanlage sind Kerben und Einschnitte im Bereich eines Gelenks oder Synostosen, die nur Teile eines Gelenks überbrücken, zu beobachten (vgl. Abb. 70).

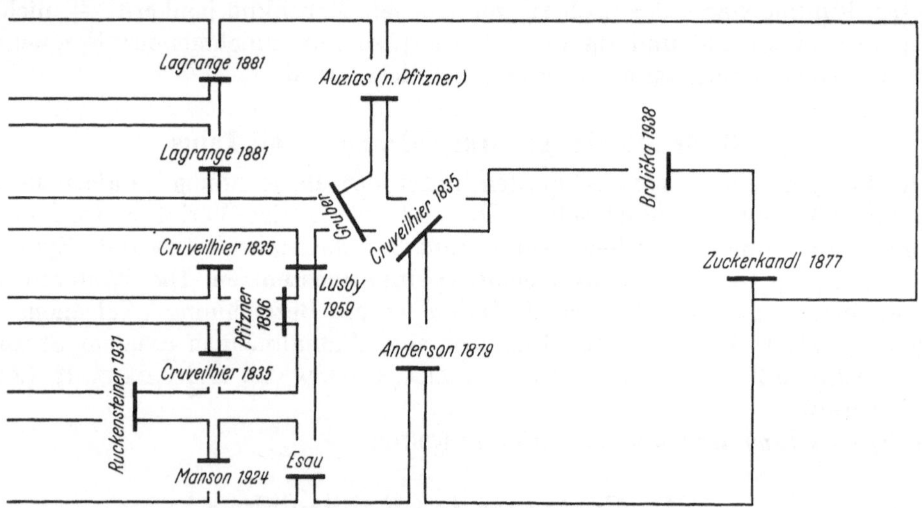

Abb. 60. Übersicht über angeborene Fusionen in Anlehnung an O'Rahilly

a) Gelenkaplasien

Schrifttum: Anderson, Austin, Auzias, Bersany und Samilson, Brdičzka, Chambers, Cruveilhier, Esau, Fröhlich; Fuhrmann, Steffens und Rompe; Geyer, Imhäuser, Kewesch, Lagrange, Lamb, Lapidus, Lewin, Lusby, Mestern, Politzer, Pfitzner, O'Rahilly, Ruckensteiner, Sloane, Vizkelety, de Voldere, Werthemann, Zimmer.

An Fußwurzel und Mittelfuß sind nahezu alle Kombinationen von Synostosen beobachtet worden (Abb. 60). Relativ häufig werden weitere Gelenkaplasien an der Handwurzel gefunden. Selten ist die Kombination mit Syndaktylie.

Am häufigsten sind Gelenkaplasien zwischen Talus und Naviculare sowie zwischen Calcaneus und Cuboid. Verschmelzungen der Fußwurzelknochen zu einem großen subcruralen Fußknochen mit dominantem Erbgang wurden mehrfach beschrieben. Diese an sich seltenen Beobachtungen sind klinisch wichtig, weil sie die Umbildung des Talocrural-Gelenks zur Kugelform verursachen (Imhäuser, Lamb).

Ein kugelähnliches Talo-crural-Gelenk ermöglicht Pro- und Supination des Fußes im oberen Sprunggelenk (Abb. 61, 70). Synostosen zwischen *Mittel- und Endphalanx* stellen eine Assimilation der Mittelphalanx an die Endphalanx dar und führen regelmäßig zu Verkürzungen. Nach einer Zusammenstellung Pfitzners waren unter 838 Füßen 340mal (41%) Synostosen zwischen Mittel- und Endphalangen der Zehen nachzuweisen. 310mal (37%) befand sich die Synostose nur am 5. Strahl.

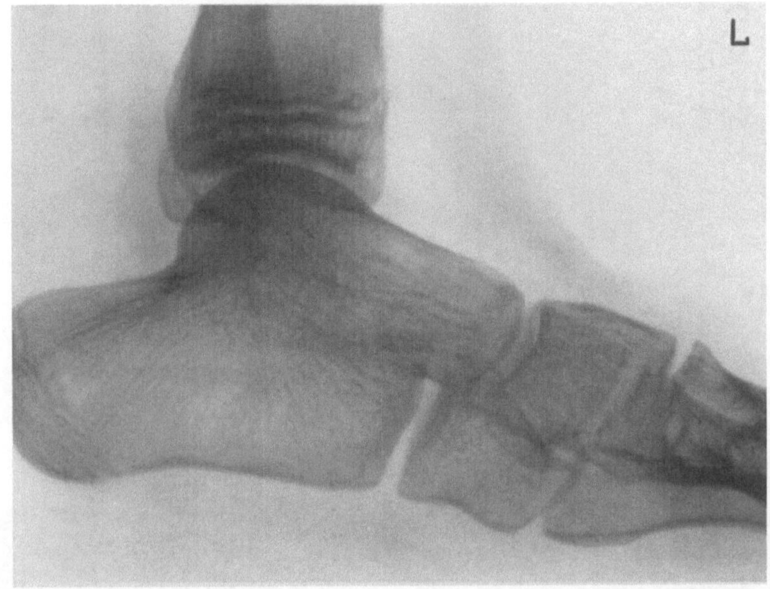

Abb. 61a. Linker Fuß eines 12jährigen Mädchens. Verschmelzung zwischen Talus, Calcaneus und Naviculare. Abflachung der Talusrolle

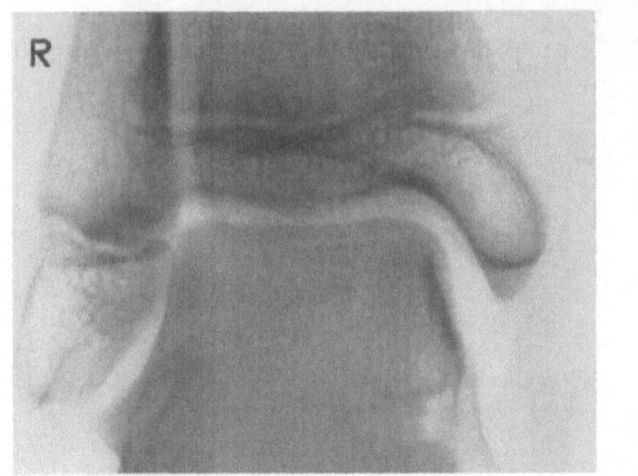

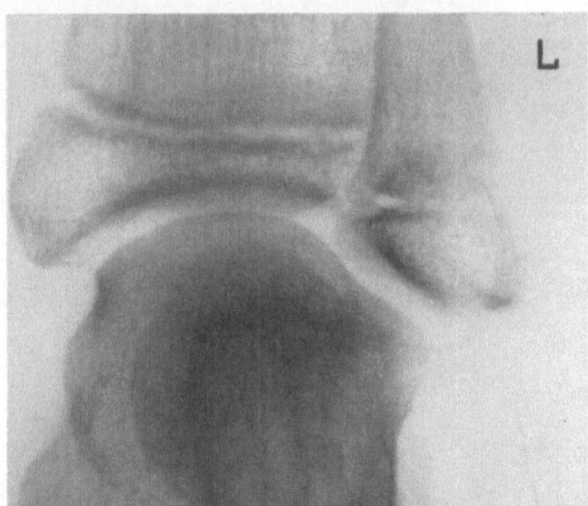

Abb. 61b. Beide Knöchelgelenke des gleichen Falles. Links Umbildung der Talusrolle zur Kugelform. Abb. 61a und b wurden von Prof. IMHÄUSER, Orthopädische Klinik der Städtischen Krankenanstalt Dortmund, zur Verfügung gestellt

b) Komplette und inkomplette Knochenbrücken

Komplette (knöcherne) und inkomplette (fibröse) Knochenbrücken führen im Bereich inkonstanter Gelenke zur Verklammerung zweier Tarsalknochen. Knochenbrücken wurden vom 9. Lebensjahr an radiologisch festgestellt. In ihrer knorpeligen Anlage sind sie histologisch schon bei Feten nachzuweisen. Ihre radiologische Diagnose ist auf dorsoplantaren und seitlichen Aufnahmen in der Regel unmöglich. Überwiegend sind die Brücken auf beiden Seiten in unterschiedlicher Ausprägung vorhanden. Familiär gehäuftes Vorkommen calcaneo-navicularer Brücken beobachteten in je einer Familie WEBSTER u. ROBERTS und WRAY u. HENDERSON.

α) Die talo-calcaneale Brücke

Erstbeschreibung: ZUCKERKANDL 1877.

Schrifttum: BLOCKLEY, BRADDOCK, BURMAN und SINBERG, GRASHEY, HARRIS, HARRIS und BEATH, HENSSGE, ISHERWOOD, JACK, KORVIN, KRÖGER, MORESTIN, PFITZNER.

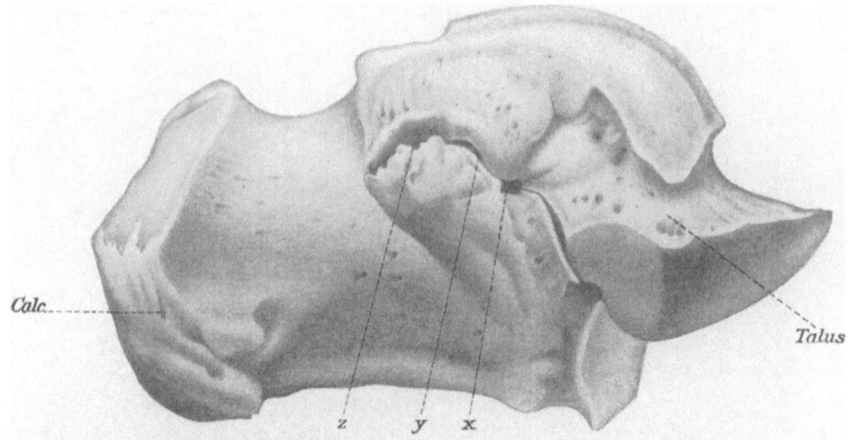

Abb. 62. Inkomplette talo-calcaneale Brücke nach Pfitzner (1896)

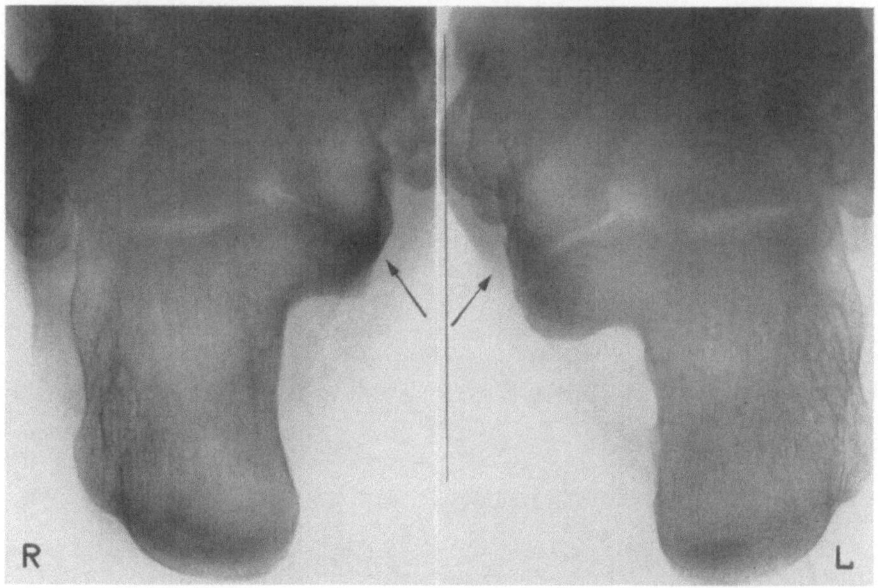

Abb. 63a

Abb. 63a—c. Füße einer 24jährigen Frau mit kontrakten Plattfüßen. a Axialaufnahme der Fersenbeine zeigt rechts eine komplette, links eine inkomplette talo-calcaneale Brücke. b Aufnahmen im fibulo-tibialen Strahlengang. Das Sustentaculum tali ist bogenförmig nach hinten ausgezogen. Rechts starke dorsale Auswulstung des Taluskopfes. c Schichtbilder im fibulo-tibialen Strahlengang zeigen die Brückenbildung in ihrer Ausdehnung

Die Brücke befindet sich an der Medialseite des Rückfußes. Das Sustentaculum tali des Calcaneus ist bogenförmig nach hinten verlängert und steht mit dem Taluskörper in knöcherner oder fibröser Verbindung. Ein Os sustentaculi kann als Bindeglied vorhanden sein. Die talo-calcaneale Brücke kommt auf Schichtaufnahmen im fibulo-tibialen Strahlengang sicher zur Darstellung. Die früher empfohlene axiale Fersenbeinaufnahme hat sich zur Diagnose inkompletter Knochenbrücken als unsicher erwiesen. Die Verklammerung ist sicher häufiger als bisher angenommen wurde. Sie ist neben der calcaneonavicularen Brücke die wichtigste Ursache des schmerzhaft kontrakten Fußes in der Adoleszenz. Sie kann mit Plattfuß verbunden sein. Bei Jugendlichen ist die Diagnose auch mit Hilfe der Schichtbildtechnik unsicher, weil der knöcherne Durchbau der Brücke erst in der Adoleszenz stattfindet. Die Verklammerung beider Knochen behindert die Beweglichkeit des unteren Sprunggelenkes wesentlich. Resultierende unphysiologische Restbewegungen führen zu Deformierungen des Talo-navicular-Gelenks. Diese das Röntgen-

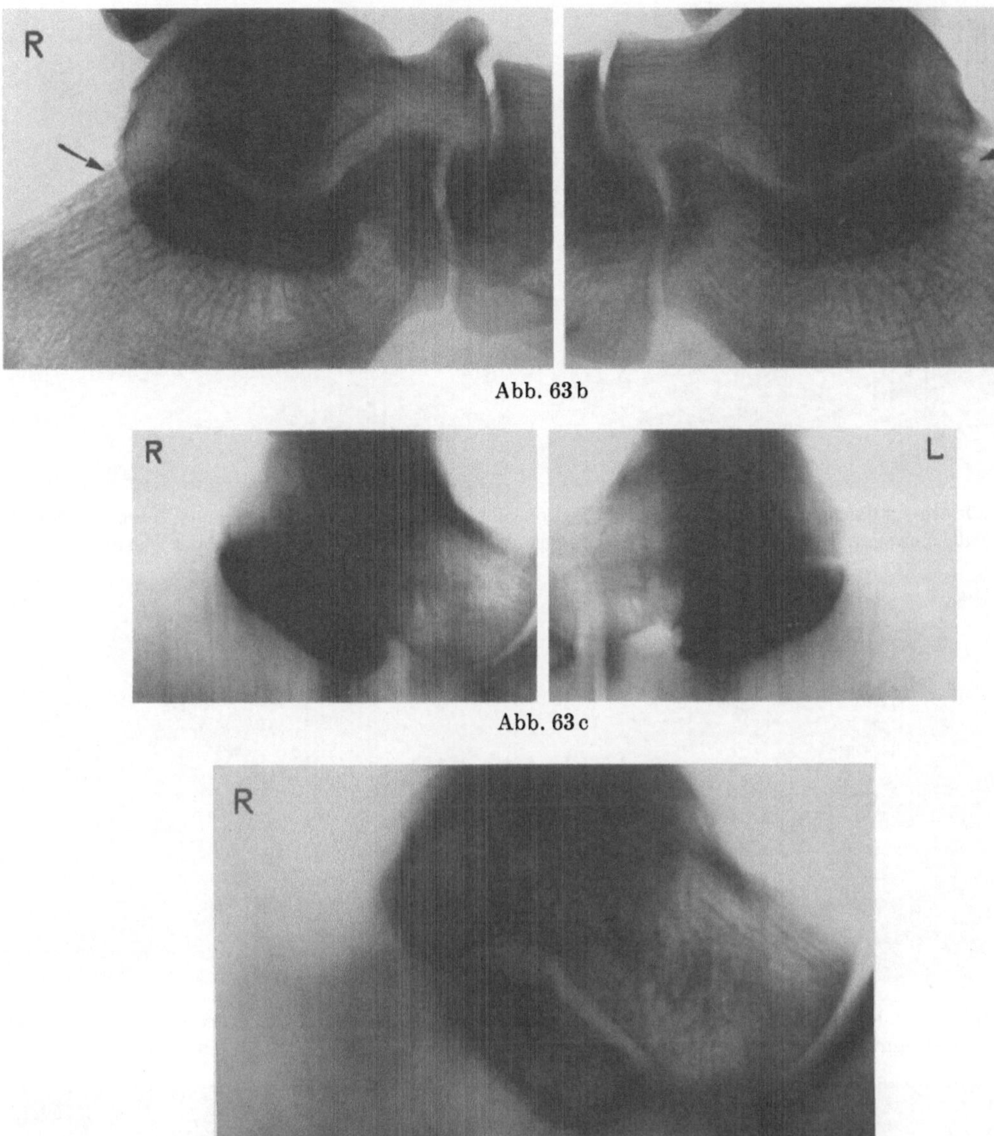

Abb. 63b

Abb. 63c

Abb. 64. Fuß eines 23jährigen Mannes. Die Schichtaufnahme im fibulo-tibialen Strahlengang zeigt die normal-anatomische Beziehung zwischen Sustentaculum tali und Talus

bild beherrschenden präarthrotischen Deformierungen wurden vom 11. Lebensjahr an festgestellt, während die Knochenbrücke nur im Schichtbild zu diagnostizieren war. Isolierte Deformierungen des Talo-navicular-Gelenks sind daher stets verdächtig auf Talo-calcaneale Knochenbrücken.

β) Die calcaneo-naviculare Brücke (Coalitio calcaneo-navicularis)

Erstbeschreibung: CRUVEILHIER 1835.

Schrifttum: BERNBECK (Lit.!), BRADDOCK, BRANDT, CHAMBERS, ERNSTING, GRUBER, HEIKEL, HENSSGE, HOLL, IMHÄUSER, KRÖGER, NAUMANN, NIEDERECKER, PFITZNER, O'RAHILLY, SCHMIDT, WEITZNER, ZIMMER.

Der Processus anterior calcanei kann mit einer inkonstanten Gelenkfacette des Naviculare artikulieren. Anstelle des inkonstanten Gelenks kommen fibröse, knorpelige und knöcherne Verklammerungen vor. Die Häufigkeit der inkompletten Brückenbildung läßt

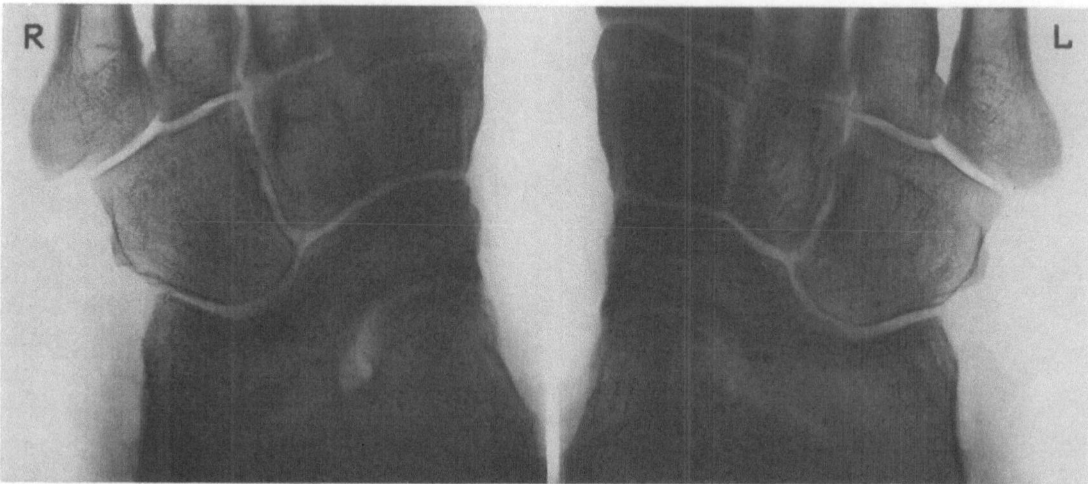

Abb. 65. Füße eines 20jährigen Mannes. Doppelseitige komplette calcaneo-naviculare Brücke. Normal geformter Fuß. Bewegungssperre im unteren Sprunggelenk. Keine Beschwerden. Sitzender Beruf

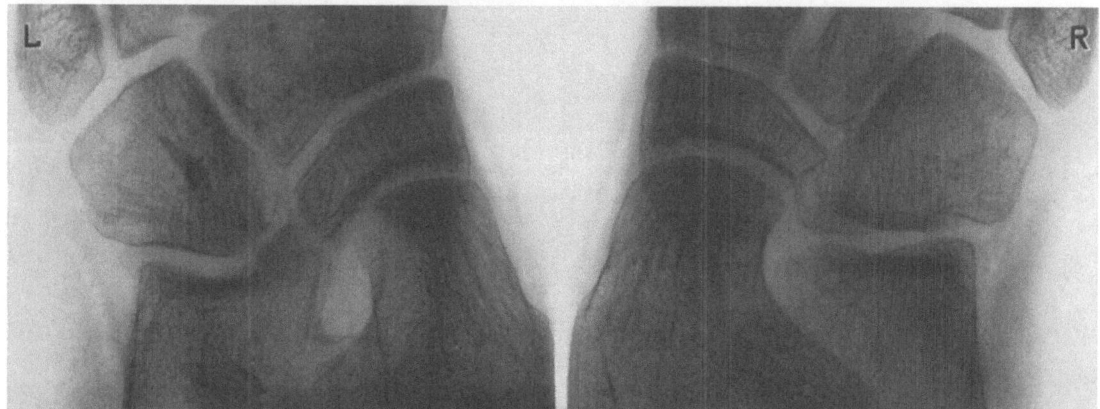

Abb. 66. Füße eines 14jährigen Knaben. Links inkomplette calcaneo-naviculare Brücke (operativ bestätigt), rechts stummelförmiger Processus anterior calcanei. Schmerzhaft kontrakter Plattfuß links

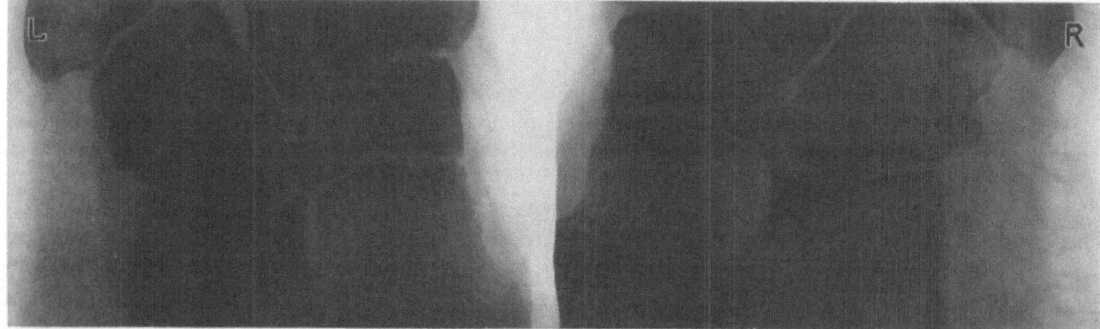

Abb. 67. Füße eines 57jährigen Mannes. Schmale inkomplette calcaneo-naviculare Brücke. Calcaneus secundarius rechts. Schmerzhaft kontrakte Plattfüße, die die Ausübung eines stehenden Berufes unmöglich machten

sich radiologisch auch auf Schrägaufnahmen deshalb nicht zuverlässig bestimmen, weil aus dem Abstand zwischen Processus anterior und Naviculare nicht auf die Beweglichkeit zwischen beiden Knochen geschlossen werden kann. Komplette Brücken werden bei Erwachsenen in weniger als 0,5% beobachtet. Koaleszenzflächen fand PFITZNER in 2%. Zur Diagnose inkompletter Barrieren ist im Zweifel die Durchleuchtung aufschlußreich.

Calcaneo-naviculare Brücken behindern die Supination des Fußes.

Auch die Coalitio calcaneo-navicularis verursacht Deformierungen des Talo-navicular-Gelenks auf Grund unphysiologischer Dauerbeanspruchung.

Die calcaneo-naviculare Brücke ist meist mit Plattfuß verbunden. Gelegentlich besteht sie beim normal geformten Fuß, selten beim Hohlfuß.

Die Entstehung der Brücke beruht nach PFITZNER auf Assimilation des inkonstanten Calcaneus secundarius. Seine Auffassung wurde durch anatomische Untersuchungen an Embryonen, Neugeborenen und Säuglingen widerlegt (BERNBECK). Danach besteht in 12% eine knorpelige Verbindung zwischen Calcaneus und Naviculare. In der weiteren regulären Entwicklung bildet sich die Knorpelbrücke zurück. Die normalerweise erfolgende Distanzierung kann ausbleiben oder unvollständig ablaufen. Die komplette und inkomplette Brücke, die Ausprägung eines Gelenks zwischen Processus anterior calcanei und Naviculare, die Persistenz eines inkonstanten Knochenstückes (Calcaneus secundarius) und die sehr unterschiedliche Größe des Processus anterior sind graduelle Unterschiede dieser Distanzierung.

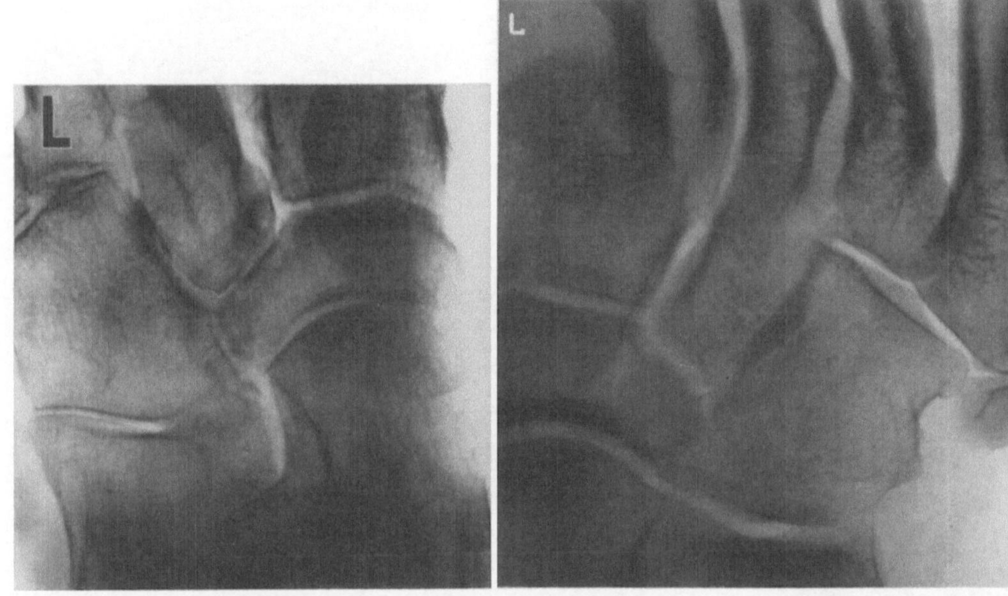

Abb. 68 Abb. 69

Abb. 68. Fuß einer 71jährigen Frau. Verdacht auf inkomplette cubo-naviculare Brücke. Gelenkspaltverschmälerung zwischen Naviculare und Cuneiforme III. Schmerzhafte Bewegungseinschränkung der Supination des linken Fußes

Abb. 69. Fuß eines 36jährigen Mannes. Inkomplette cubo-naviculare Brücke? Synostose zwischen Metatarsale III und Cuneiforme III. Selbständig gebliebene Apophyse der Tuberositas metatarsi V. Die Aufnahme im seitlichen Strahlengang (Abb. 51) zeigt plantar vom Cuneiforme II oder III einen isolierten Knochen

γ) Die cubo-naviculare Brücke

Schrifttum: GRUBER, PFITZNER, DEL SEL und GRAND, WAUGH.

Cuboid und Naviculare sind in etwa 50% gelenkig verbunden. Die einander zugekehrten Flächen beider Knochen können Fortsätze aufweisen, die PFITZNER als assimiliertes Cuboides secundarium gedeutet hat. Beim Fehlen des Gelenks können beide Knochen in sehr seltenen Fällen durch Koaleszenz oder Knorpelverschmelzung im Sinne einer inkompletten Brücke verklammert sein. Ein solcher Befund wurde von GRUBER viermal, von PFITZNER dreimal beschrieben. DEL SEL fand eine komplette Verbindung. Radiologisch läßt sich die Brücke auf Schrägaufnahmen diagnostizieren (Abb. 69).

Nach einer Beobachtung WAUGHs kommt auch die inkomplette cubo-naviculare Brücke als Ursache eines schmerzhaften kontrakten Plattfußes in Betracht.

δ) Die Brückenbildung zwischen Cuneiforme und Metatarsale III

Schrifttum: Cruveilhier, Dwight, Pfitzner.

An der plantaren Partie der Articulatio cuneo-metatarsalis III kommen in 2% knöcherne oder fibröse Verschmelzungen vor, die $^1/_4$ bis $^1/_3$ des Gelenkes betreffen. Am Cuneiforme III kann dabei ein distal-plantarer Fortsatz bestehen, den Pfitzner in Beziehung zum Processus uncinatus bzw. dem Os unci der Feliden setzt (vgl. hierzu Abb. 51).

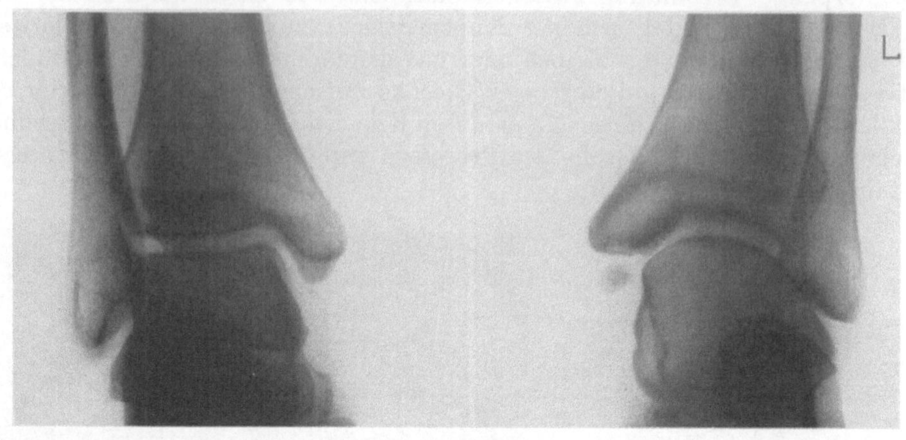

a

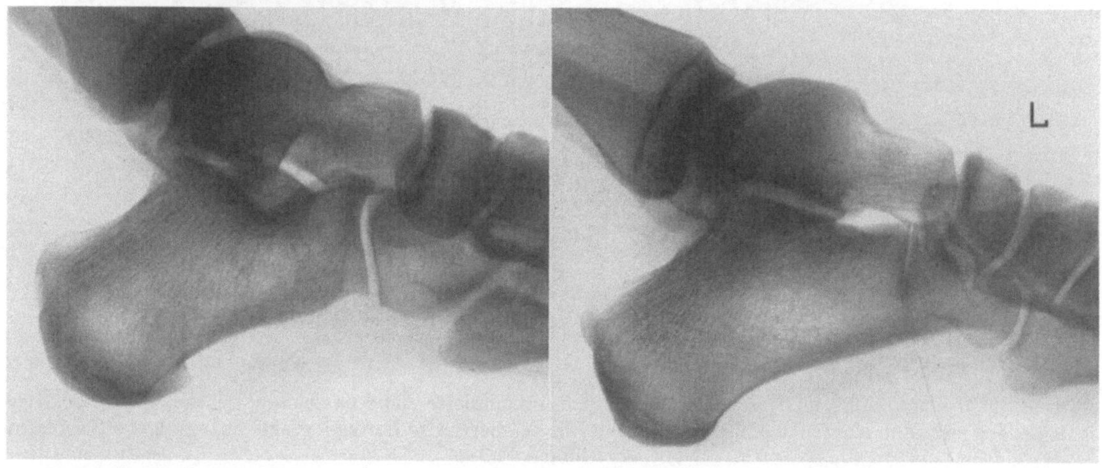

b

Abb. 70. Füße eines 18jährigen Mannes. Angeborene Fusion zwischen Calcaneus und Cuboid links. Der fibulare Randstrahl des linken Fußes fehlt. Das linke Knöchelgelenk ähnelt einem Kugelgelenk. Der linke Fuß kann daher pro- und supiniert werden

2. Unterscheidungsmerkmale zwischen angeborenen und erworbenen Fusionen

Im Erwachsenenalter ist die Abgrenzung angeborener von erworbenen Fusionen mitunter schwer. Funktionelle Anpassungsvorgänge an die veränderte Gelenkfunktion führen bei angeborenen Fusionen neben degenerativen Veränderungen auch zur Verkleinerung einzelner Fußknochen, namentlich des Talus. Beachtung verdient die Abrundung der Talusrolle (Imhäuser, Lamb), die nur bei angeborenen oder im frühen Kindesalter erworbenen Synostosen vorkommt. Endzustände nach schwerer Sudeckscher Erkrankung des Fußskelets weisen gelegentlich Fusionen der Keilbeine und der Cuneiforme-Metatarsalgelenke auf. Meist sind die Gelenke noch angedeutet in dem osteoporotischen Fußskelet erkennbar. Die normale Form und Größe der Tarsalknochen bleibt aber im Gegensatz

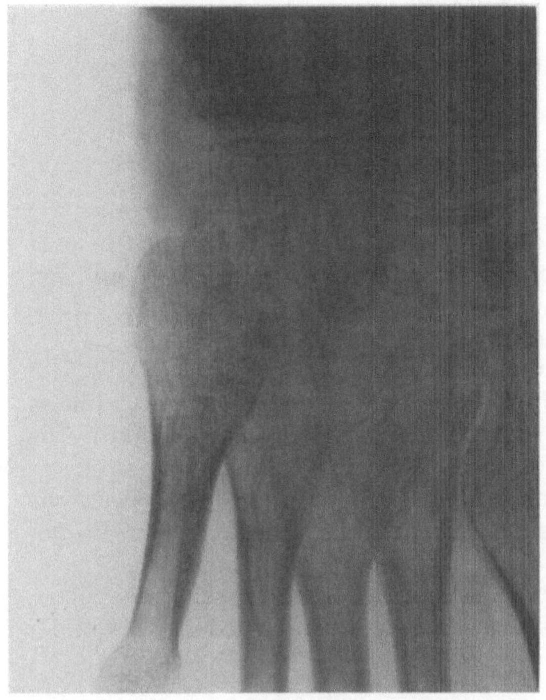

Abb. 71

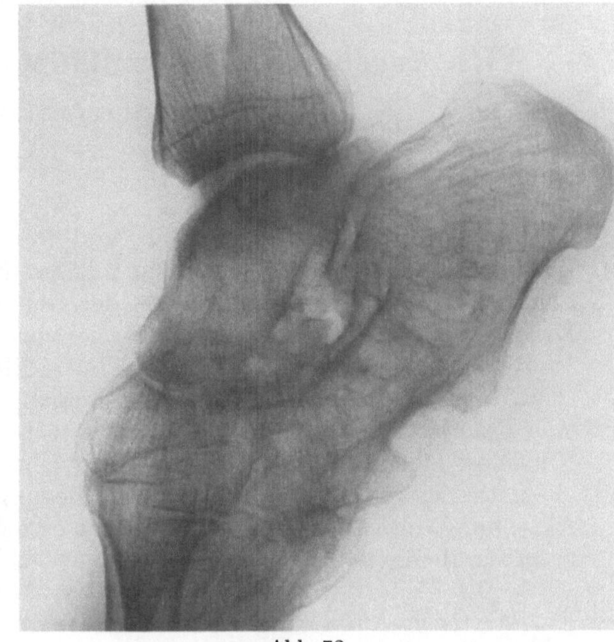

Abb. 72

Abb. 71. Fuß eines 22jährigen Mannes. Verschmelzungen zwischen Ossa cuneiformia und Metatarsalia II—V 2 Jahre nach schwerer Sudeckscher Dystrophie. Die Gelenke sind an manchen Stellen andeutungsweise erkennbar

Abb. 72. Fuß einer 41jährigen Frau. Fusion zwischen Calcaneus und Cuboid. Das Os naviculare ist nicht nachweisbar, der Taluskopf deformiert. Endzustand nach Osteomyelitis

Abb. 73. Fuß eines 22jährigen Mannes. Posttraumatische Verschmelzungen zwischen Cuneiformia II/III, Cuboid und Metatarsalia II—V. Das Os naviculare weist an seiner distalen-lateralen Fläche eine Stufenbildung auf und ist mit dem Cuneiforme III knöchern verbunden. Subluxationsstellung der Metatarsalia II bis V nach lateral

zu Ausheilungszuständen nach Osteomyelitis und Tuberkulose erhalten. Auch die rheumatische Polyarthritis kann zu ausgedehnten Synostosen am Fuß führen (Baastrup). Posttraumatische Fusionen kommen nach Schußverletzungen und Trümmerfrakturen vor. Sie weisen auch bei guter Repositionsstellung Callusbrücken und Stufenbildungen auf und sind von angeborenen Fusionen meist gut zu unterscheiden. Fusionen nach Frakturen bevorzugen, ähnlich wie Spätzustände nach Sudeckscher Erkrankung, die Gelenke im Bereich der Lisfrancschen Amputationslinie, während die angeborenen Fusionen meist weiter proximal liegen.

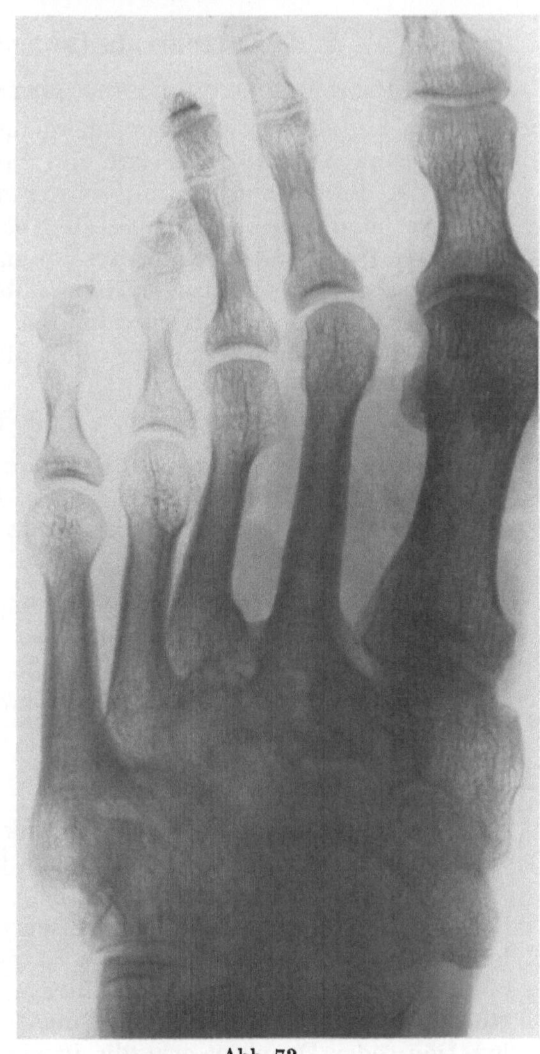

Abb. 73

VIII. Angeborene Deformitäten des Unterschenkels und Fußes

1. Tibiapseudarthrose (Crus varum congenitum)

Schrifttum: Bernbeck, Boron et al., Boyd und Sage, Exner, Jonasch, Matzen, Lindemann, Turek, Weiss.

Der Unterschenkel ist verkürzt und weist am Übergang zum distalen Drittel eine erhebliche kurzbogige Abwinkelung mit der Konvexität nach vorn oder lateral auf. Im Scheitel der Verbiegung besteht bei der Geburt meist abnorme Beweglichkeit der Tibia. Die Deformität wurde bisher nur einseitig beobachtet.

Röntgenologisch lassen sich drei Typen differenzieren:

1. Die Tibia weist im Scheitel der Biegung einen Defekt auf. Die beiden Enden bilden eine Pseudarthrose. Die Unterschenkelknochen sind stark atrophisch und verdünnt. Die Fibula ist gleichsinnig zur Tibia verbogen, jedoch meist nicht frakturiert.
2. Die Tibia weist im Scheitel der Biegung eine bei der Geburt bestehende cystische Aufhellung auf. An dieser Stelle kommt es meist zur Spontanfraktur, die in eine Pseudarthrose übergeht.
3. Die Tibia und Fibula sind im Varus- oder Antecurvationssinne scharf gebogen. Eine cystische Aufhellung der Tibia fehlt. Im Falle einer Spontanfraktur der Tibia bildet sich die Pseudarthrose.

2. Tibia recurvata (kongenitale Kyphoskoliose der Tibia)

Schrifttum: Bernbeck, Exner, Heyman et al., Miller, Turek, Weiss.

Tibia und Fibula sind am Übergang vom mittleren zum unteren Drittel in unterschiedlichem Ausmaß recurviert und valgisiert. Der Unterschenkel ist verkürzt. Regelmäßig ist die Verbiegung mit schwerem Hackenfuß und Hyperplasie des M. triceps surae verbunden. Eine Neigung zu Spontanfraktur und Pseudarthrose besteht nicht. Die Corticalis ist auf der Konkavseite am dicksten. Cystische Aufhellungen, Verdünnung der Tibiadiaphyse und pathologische Tibiatorsion können zusätzlich vorhanden sein.

Als *kongenitale Fibularecurvation* ist von Rothschild u. Mitarb. eine isolierte Verbiegung der Fibula bezeichnet worden, die sich im weiteren Wachstum zurückgebildet hat.

3. Klumpfuß

Schrifttum: Beatson und Pearson, Bernbeck, Debrunner, Eichler, Güntz, Heywood, Hohmann, Kandel, Kite, Kreuz, Marique u. de Meuter, Matzen, Mau, Niederwieser und Grauer, Settle, Stewart, Thomasen, Turek, Virchow, Wisbrun, Zadeck und Barnett.

Die Diagnose des angeborenen Klumpfußes läßt sich ohne Röntgenaufnahme stellen. Das Ausmaß der Deformität und das Ergebnis der Behandlung werden radiologisch ermittelt.

Die Deformität läßt sich in fünf Einzelkomponenten zerlegen, deren unterschiedliche Ausprägung die Therapie bestimmt:

1. Vorfußadduktion (Pes adductus),
2. Supination der Ferse (Pes varus),
3. Spitzfußstellung im Knöchelgelenk (Pes equinus),
4. Spitzfußstellung im Chopartschen Gelenk (Pes excavatus),
5. Außenrotation der Knöchelgabel.

Größere Geburtenstatistiken weisen eine Häufigkeitsrate des Klumpfußes von 0,5‰ bis 0,2% aus. Dabei sind regionale Unterschiede in Rechnung zu stellen.

Etwa $^1/_{10}$ bis $^1/_9$ der Klumpfußträger haben weitere Mißbildungen. An erster Stelle steht der angeborene Hackenfuß der Gegenseite. Am zweithäufigsten liegt eine Hüftluxation- oder Dysplasie vor, die in jedem Fall röntgenologisch auszuschließen ist.

Die Längsachsen von Talus und Calcaneus schneiden sich. Der von beiden Achsen gebildete Winkel wird gemessen. Die Aufnahme im dorso-plantaren Strahlengang muß bei aufgesetztem Füßchen unter Belassen der Spitzfußstellung angefertigt werden. Während der Aufnahme im seitlichen Strahlengang muß der Klumpfuß in möglichster Korrekturstellung gehalten werden. Die Verminderung des Schnittwinkels der Längsachsen von Talus und Calcaneus kennzeichnet das Ausmaß der Deformität. Für Verlaufsbeobachtungen empfiehlt sich die Addition der auf seitlicher und dorso-plantarer Aufnahme gemessenen Winkel — von BEATSON und PEARSON talocalcanealer Index genannt (vgl. Tabelle 13).

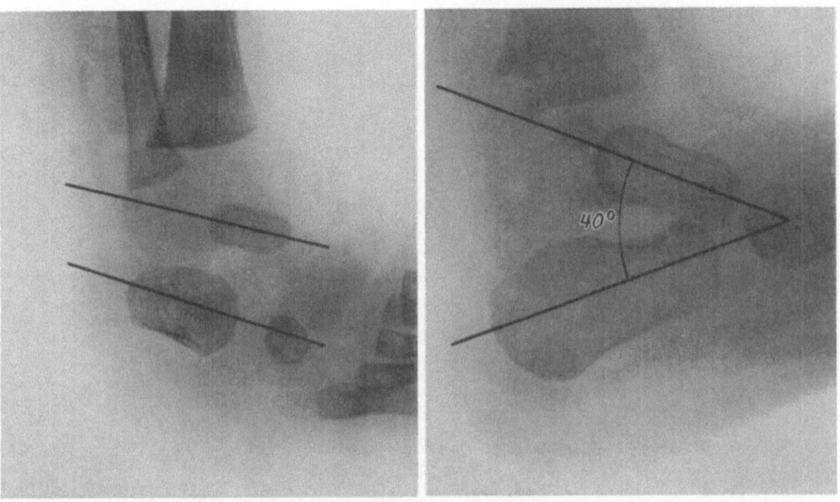

Abb. 74. Radiologische Kontrolle der Klumpfußtherapie durch seitliche Aufnahmen in gehaltener Korrekturstellung. *Links:* Talus- und Calcaneusachse stehen fast parallel zueinander. Ausgangsposition im Alter von 3 Wochen. *Rechts:* Talus- und Calcaneusachse weisen 1 Jahr später einen nach hinten offenen Winkel von 40° auf. Die Position beider Knochen hat sich normalisiert

Tabelle 13. *Meßwerte der Winkel der Längsachsen von Talus und Calcaneus von 200 Normalfüßen und 147 Säuglingsklumpfüßen zusammengestellt nach Angaben von* BEATSON und PEARSON (1966)

	Klumpfüße	Normalfüße	Überschneidungsbereich
Seitaufnahme	0—40°	15—55°	15—40°
Dorso-plantare Aufnahme	0—35°	10—50°	10—35°
Addition beider Winkel	0—55°	40—85°	40—55° (10 Füße)

Das Os naviculare entwickelt sich in medialer Subluxation zum Taluskopf. Der erste Strahl steht normalerweise parallel zur Fußachse oder ist leicht adduziert. Die Metatarsalia II—V richten sich fächerförmig in zunehmender Abduktionsstellung aus. Beim Klumpfuß findet sich dagegen eine knickförmige Adduktionsstellung.

Der Rückstand der normalen Ossifikation geht konform mit der Schwere der Deformität und ist von prognostischer Bedeutung. Die suro-plantare Aufnahme dient der Lagebestimmung von Talus und Calcaneus. Normalerweise steht der längsovale Calcaneuskern in Verlängerung der Fibulaachse, der runde oder querovale Taluskern liegt medial in Verlängerung der Tibiaachse. Beide Kerne stellen sich ohne Überschneidung dar. Beim Klumpfuß kann das Füßchen nicht plantigrad auf den Film aufgesetzt werden. Dadurch überschneiden sich Tibia und Fibula. Infolge der Supinationsstellung der Ferse tritt der Calcaneus nach medial. Er überschneidet sich mit dem Taluskern und kann medial randbildend werden.

Die Außenrotationsstellung der Knöchelgabel ist röntgenologisch an der Position des Außenknöchels zu erkennen. Ein Verfahren zur radiologischen Messung der Rotationsstellung der Knöchelgabel hat Dupuis beschrieben. In der Praxis wird die Knöchelrotation meist klinisch bestimmt.

Die weitere Ausbildung der Deformität ist von Wachstum, Belastung und Behandlung abhängig. Durch das früher übliche, heute verlassene Verfahren des forcierten Redressements des Säuglingsklumpfußes entstanden zusätzlich iatrogene Schäden. Die Aufbiegung des Füßchens behebt nicht die Spitzfußstellung des Rückfußes. Es entsteht dadurch der als Schaukelfuß bekannte Plattfuß, bei dem der Taluskopf den tiefsten Punkt des Fußes

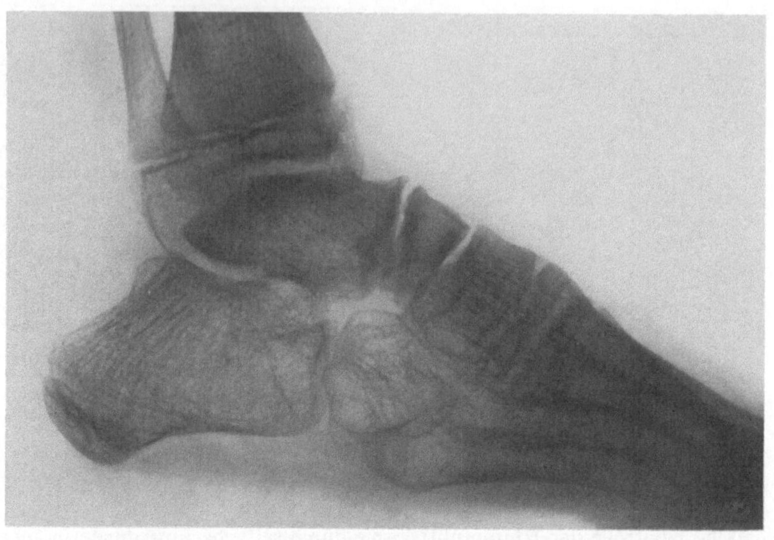

Abb. 75. Fuß eines 12jährigen Mädchens. Starke Deformierung der Talusrolle, des Taluskopfes und des Os naviculare. Verplumpung des distalen Calcaneusendes. Die Längsachsen von Talus und Calcaneus stehen nahezu parallel. Die Knöchelgabel steht stark außenrotiert. Unbefriedigendes Behandlungsresultat eines angeborenen Klumpfußes

bilden kann. Die gewaltsame Beseitigung der Adduktion über einem außen am Cuboid angesetzten Keil führt zu Quetscheffekten, die sich im weiteren Wachstum in Verkleinerung des Cuboid und des vorderen Calcaneusendes mit erheblicher Verformung des Calcaneo-cuboid-Gelenkes dokumentieren. Eine genaue radiologische Analyse der Klumpfüße bei älteren Kindern und Erwachsenen ist schwierig. Sie muß individuell erfolgen. Anatomische Befunde von Kreuz, Settle und Virchow stehen vergleichsweise zur Verfügung.

4. Vertikaler Talus (angeborene Talusluxation, Schaukelfuß, schwerer angeborener Plattfuß, Congenital Rocker Foot)

Schrifttum: Bender und Horváth, Böhm, Cramer, Deutschländer, Erlacher, Güntz, Hackenbroch, Henssge und Allmeling, Hohmann, Imhäuser, Lloyd-Roberts und Spence, Niederecker, Osmond-Clarke, Støren, Turek.

Die Bezeichnung kongenitaler vertikaler Talus kennzeichnet das Wesen der Deformität.

Neben der Steilstellung des Talus liegt eine Medialisierung vor, die sich im dorsoplantaren Röntgenbild durch die anomale Divergenz der Längsachsen der Knochenkerne von Talus und Calcaneus bereits beim Säugling radiologisch messen läßt. Der Calcaneus ist nach vorn im Sinne einer Equinusstellung gekippt und im ganzen proniert. Das Naviculare entwickelt sich dorso-lateral vom luxierten Taluskopf. Das Cuboid ist gegenüber dem Calcaneus nach dorsal subluxiert.

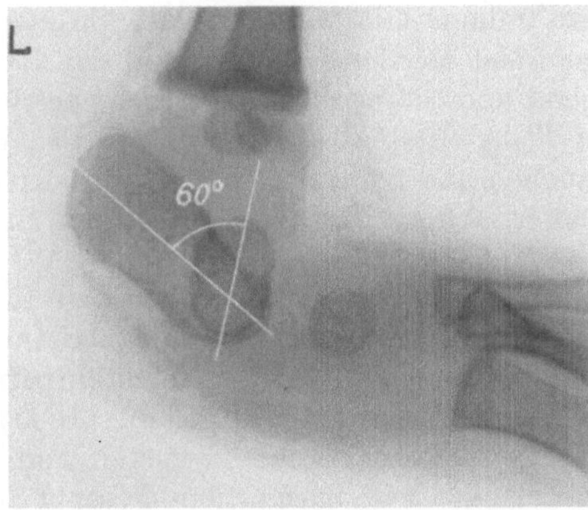

a

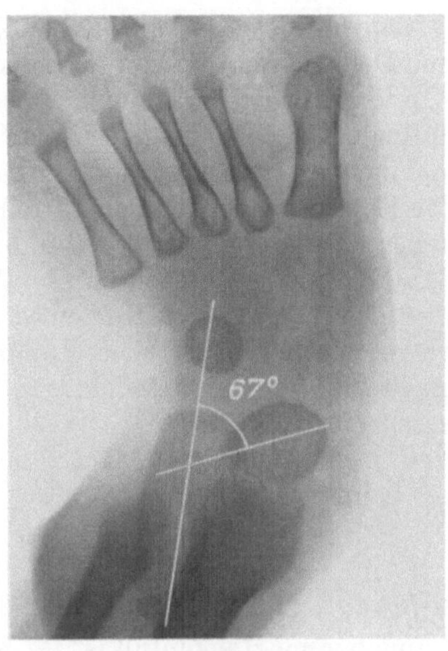

b

Abb. 76. Fuß eines 18 Monate alten Mädchens. Vertikaler Talus. Kippung des Calcaneus (Spitzfuß im oberen Sprunggelenk). Verzögerte Ossifikation

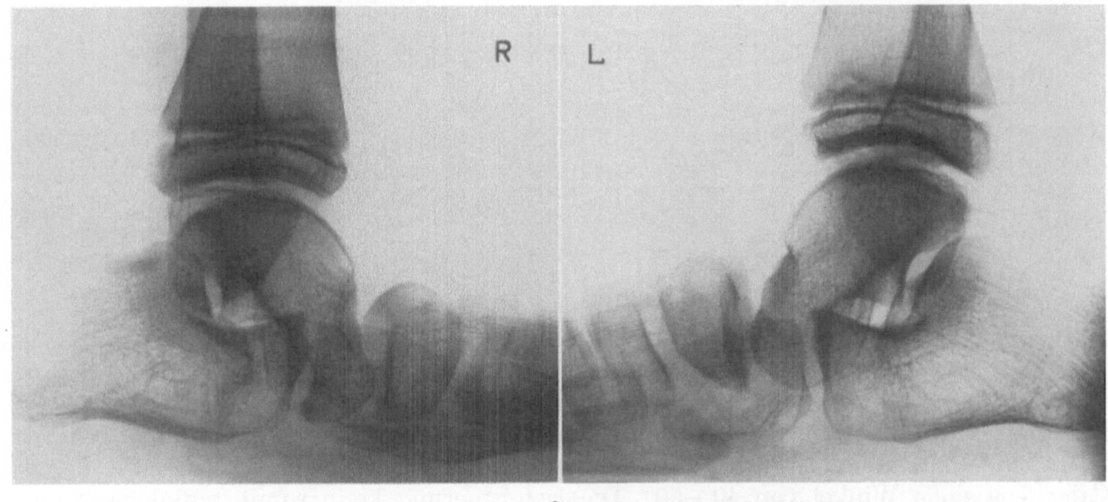

a

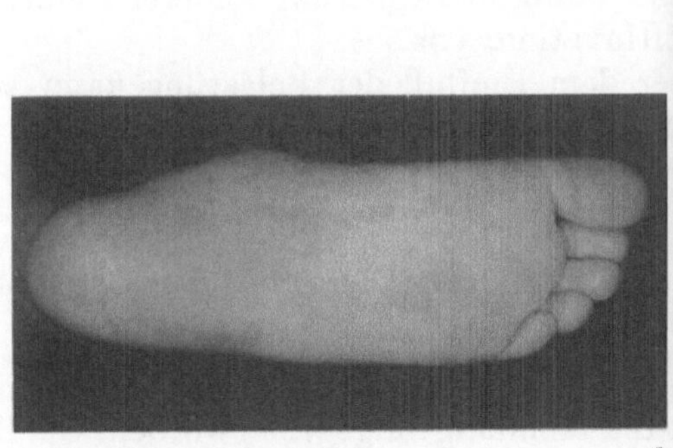

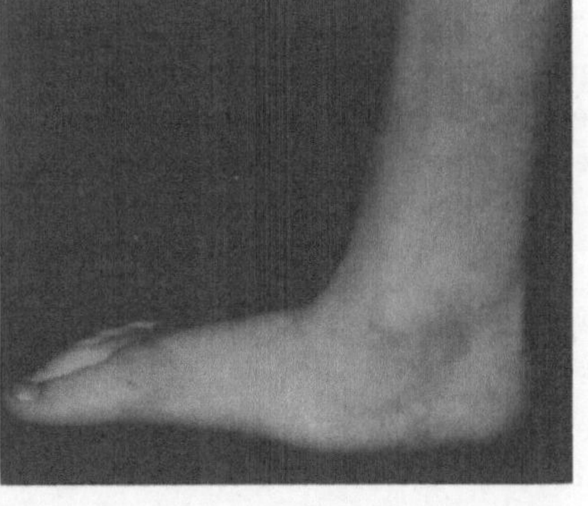

b

Abb. 77a u. b. Füße eines 9jährigen Mädchens. a Vertikaler Talus beiderseits. Keilförmige Ossa navicularia. b Photo des rechten Fußes

Der kongenitale vertikale Talus kann zusammen mit weiteren Mißbildungen vorkommen. Die Ossifikation der Tarsalknochen weist zeitliche Rückstände auf.

Die Deformität ist funktionell schwerwiegend und therapeutisch oft nicht befriedigend zu beeinflussen. Bei bleibender Luxation des Talus entsteht ein kontrakter Schaukelfuß mit zunehmender Deformierung der Tarsalknochen und frühzeitigen schweren Arthrosen. Nach der Reposition der Talusluxation können erhebliche Formveränderungen an Taluskopf und Naviculare eintreten (Abb. 59).

Die radiologische Feststellung der *Subluxation des Talus nach plantar* wird durch die Anatomie des Talo-Naviculargelenks erschwert, weil der vom Lig. calcaneo-naviculare plantare gebildete Teil der Gelenkpfanne nicht mitdargestellt wird. Die Subluxation des Talus nach plantar ist in Anlehnung an die Verhältnisse am Hüftgelenk als Dysplasie aufzufassen (Henssge, 1966). Von 37 Fällen waren 10 mit Knochenbrücken kombiniert. 32 hatten Deformierungen des Talonaviculargelenks. Die Supination dieser Füße war fast stets behindert.

5. Hackenfuß (Pes calcaneus congenitus)

Schrifttum: Bengert, Erlacher, Hohmann, Matzen, Mau.

Der angeborene Hackenfuß ist im Knöchelgelenk dorsalflektiert. Der Fußrücken kann mühelos dem Unterschenkel angelegt werden, während die Plantarflexion behindert ist.

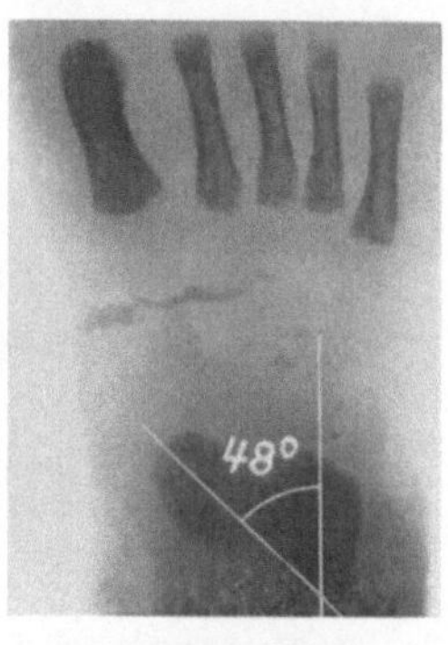

a

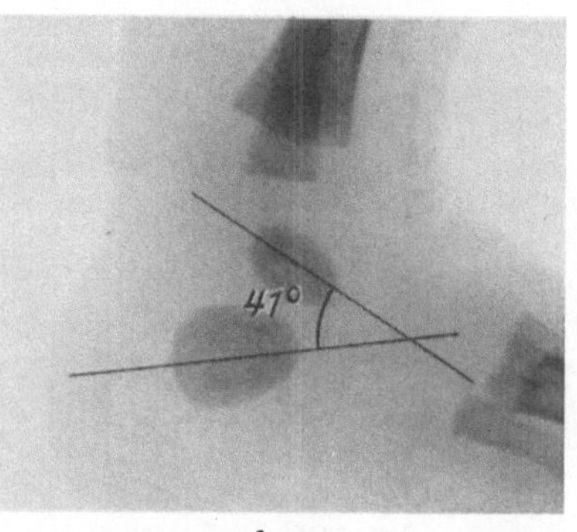

b

Abb. 78. Fuß eines 3 Tage alten Mädchens. Angeborener Hackenfuß. Die seitliche Aufnahme ist in *gehaltener Korrekturstellung* (möglichste Plantarflexion) angefertigt

Der ganze Fuß steht in Valgusstellung, das mediale Längsgewölbe ist abgeflacht. Im seitlichen Röntgenbild ist der Talus steilgestellt. Seine Längsachse bildet mit der des Calcaneus einen Winkel von 40—50°. Die Deformierung kann somit radiologisch nicht vom Normalfüßchen unterschieden werden (vgl. Tabelle 13). Der Calcaneus befindet sich in deutlichem Gegensatz zu seiner Equinusstellung beim vertikalen Talus in Hackenstellung. Der angeborene Hackenfuß kommt häufig in Begleitung anderer Deformitäten, besonders Klumpfuß und angeborener Hüftluxation, vor.

In der weiteren Entwicklung und unter dem Einfluß der Belastung kann aus dem angeborenen Hackenfuß ein lockerer Knick-Plattfuß entstehen.

6. Metatarsus varus (Pes adductus congenitus, Sichelfuß)

Schrifttum: Bernbeck, Hohmann, Kauffmann, Kite, Kreuz und Stoppe, Matzen, Ponseti und Becker, Schultze-Gocht.

In der älteren Literatur sind Metatarsus varus und Pes adductus als unterschiedliche Deformitäten aufgefaßt. In neuerer Zeit ist die Trennung aufgegeben worden. Die Bezeichnung Metatarsus varus congenitus kennzeichnet die Deformität am besten.

Kite unterscheidet zwei Gruppen. Die erste umfaßt nur 3% aller Sichelfüße. Es handelt sich um eine schwere Deformität des Mittel- und Vorfußes mit fixierter Valgusstellung der Ferse. Diese Fälle sind mit anderen kongenitalen Mißbildungen verbunden und treten in familiärer Häufung auf. In der zweiten Gruppe liegt keine Erblichkeit vor. Zusätzliche Deformitäten sind selten. Es fehlt die fixierte Knickstellung der Ferse. Die Vorfußadduktion tritt besonders bei Belastung in Erscheinung. Die dorsoplantare Aufnahme bei aufgesetzten Füßchen zeigt verschiedene Grade der Adduktion des Metatarsus. Die große Zehe erscheint gegenüber der zweiten Zehe vermehrt abgespreizt.

Der Knochenkern des Cuneiforme I bleibt auffallend klein. Das Cuneiforme I erreicht in der weiteren Entwicklung nicht seine normale Rechteckform. Die Neigung des ersten Metatarso-cuneiforme-Gelenks erfährt gut meßbare Veränderungen (vgl. Abb. 8).

Der Knochenkern des Os naviculare ist im Gegensatz zum Klumpfuß lateral vom Taluskopf gelegen. Der Navicularekern ist oft hyperplastisch, besteht aus mehreren Teilen und kann eine aseptische Knochennekrose im Sinne der Köhlerschen Erkrankung aufweisen. Die Adduktionsstellung der Metatarsalia II—V nimmt kontinuierlich ab.

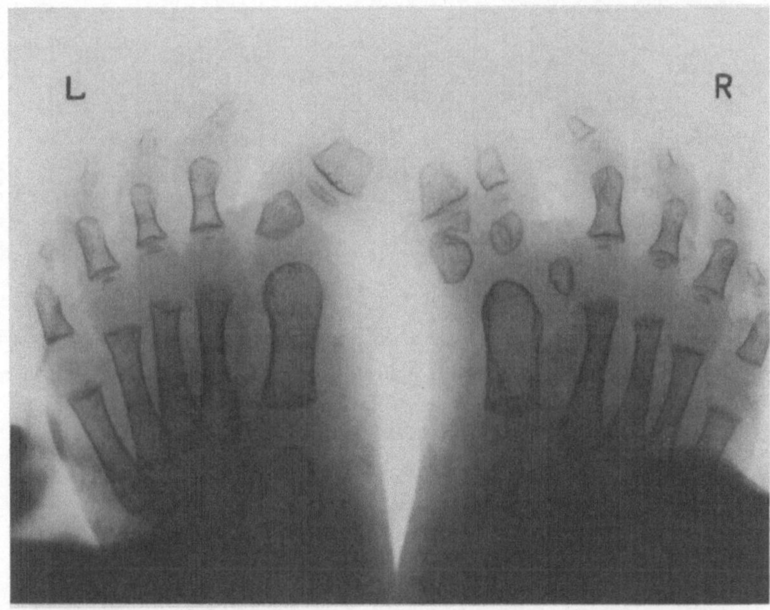

Abb. 79a. Füße eines 1jährigen Mädchens. Hallux varus beiderseits mit Verdoppelung der rechten Großzehe und rudimentärem überzähligen Metatarsale. Die basale Epiphyse der Grundphalangen I ist nicht angelegt. Pseudoepiphyse des tibialen Randstrahles rechts. Überlänge der Grundphalanx II beider Seiten

7. Zehendeformitäten

Schrifttum: de Cuveland, McElvenny, Hohmann, Mestern, Pasavars, Rütt, Turek.

Beim *kongenitalen Hallux varus* besteht eine nach medial gerichtete Abwinkelung im Interphalangealgelenk der Großzehe und in geringerem Grade im I. Metatarso-Phalangealgelenk. Die Grundphalanx der Großzehe ist keilförmig verändert, verdickt und verkürzt. Die basale Epiphyse ist asymmetrisch angelegt. Am Großzehenendglied bestehen in unterschiedlicher Ausprägung Verdickung, Doppelung und Verkürzung. Die zweite bis vierte Zehe weisen eine leichte Adduktionsstellung ohne Deformierung ihrer Grundphalangen auf.

Die Deformität ist selten. Sie kommt in reiner Form und in Verbindung mit Adduktionsstellung eines oder mehrerer Metatarsalia vor. Dominanter Erbgang ist die Regel

Beim *Metatarsus V varus superductus* ist die kleine Zehe dorsalflektiert und außenrotiert. Die 5. Zehe ist im Grundgelenk adduziert. Sie liegt über der 4. Zehe. Die Deformität ist häufig. Sie kommt meist doppelseitig vor. Als *Kamptodaktylie* wird die angeborene Flexionsstellung eines synostotischen Zehenendgelenks bezeichnet. Bei der Assimilation der Mittelphalanx an die Endphalanx einer Zehe kann im Bereich der Synostose eine keilförmige Deformierung bestehen, die zu einer seitlichen Abwinkelung der betreffenden Zehe führt *(Klinodaktylie)*.

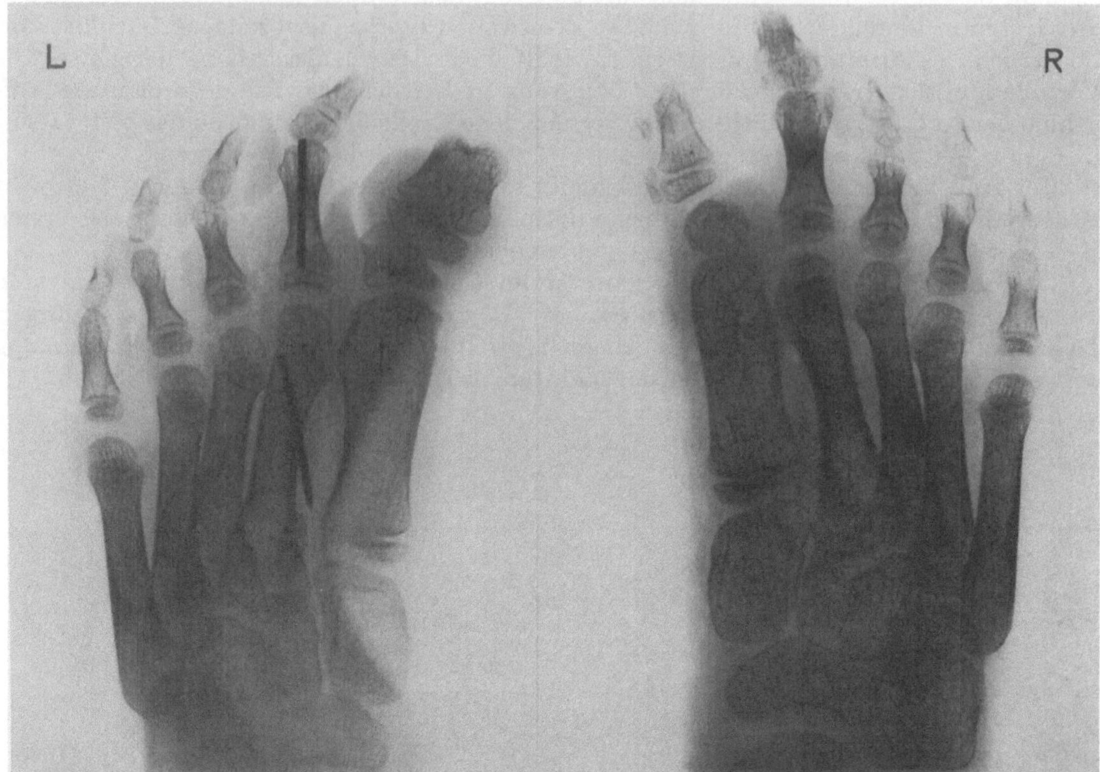

Abb. 79b. Füße desselben Kindes im Alter von 7 Jahren. Der tibiale Randstrahl wurde rechts exstirpiert

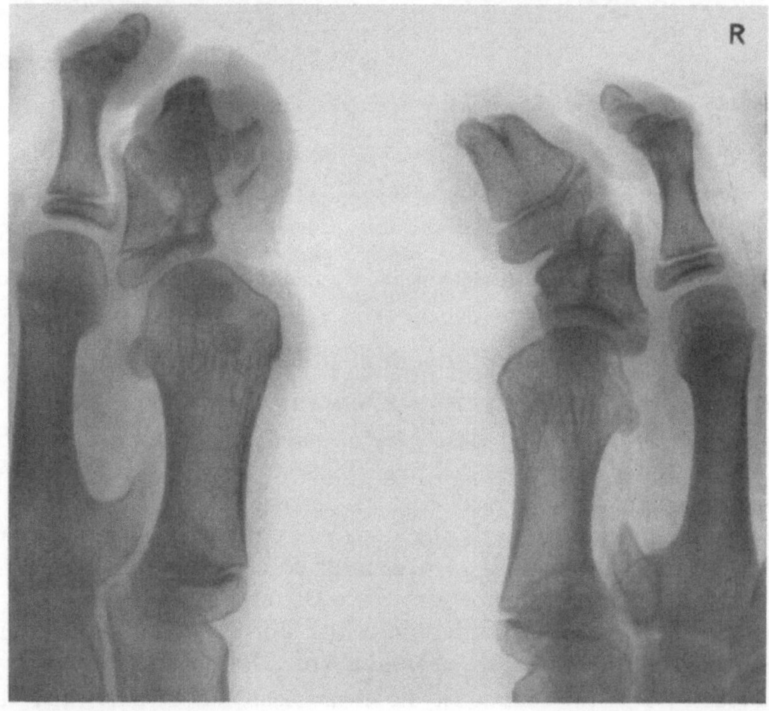

Abb. 80. Füße eines 12jährigen Knaben. Hallux varus. Grund- und Endphalangen des I. Strahles sind als Ausdruck einer unvollständigen Doppelbildung verdickt, deformiert und teilweise längsgespalten. Im Intermetatarsalspalt I/II liegt rechts ein isolierter länglicher Knochen an der verbreiterten Basis des Metatarsale II. Links erscheint ein ähnlicher Knochen als kräftige Spornbildung. Der Befund ist hier als rudimentäres überzähliges Metatarsale zu deute (vergl. S. 563/564)

IX. Erworbene Deformitäten des Fußes

Der Fuß ist wie kein anderer Teil des Stützapparates mechanischen Belastungen ausgesetzt. Er weist zugleich in der Ausbildung seiner Knochen, Gelenke, Muskeln und Bänder und in seiner Leistungsbreite bedeutende Schwankungen um eine fiktive Norm auf. Das erklärt die Schwierigkeit der Beurteilung des Individualfalles.

Welche Rolle die Subjektivität des Untersuchers spielt, kommt in einer Aufstellung von HARRIS und BEATH zum Ausdruck (Tabelle 14).

Deformitäten können nur aus erheblichen Formveränderungen diagnostiziert werden. Im Zweifel kann mit den bisher bekannten Normwerten (Abschnitt II) verglichen werden.

Allgemein ist zu beachten:

1. Die Diagnose von Deformitäten verlangt eine standardisierte Aufnahmetechnik.

2. Deformitäten lassen sich nur dann aufgrund *einer* Untersuchung röntgenologisch diagnostizieren, wenn sie eindeutig aus dem Normkollektiv fallen.

3. Im Zweifel sind besonders bei Jugendlichen in längeren Intervallen Kontrollen nötig, um über Konstanz oder Progredienz der Formabweichungen zu sicheren Angaben zu gelangen.

Tabelle 14. *Diagnostizierte Platt- und Hohlfüße nach Musterungsuntersuchungen in Kanada* (nach Angaben von HARRIS und BEATH)

Musterungs-bezirk	Plattfüße	Hohlfüße
1	16,77%	3,38%
2	5,99	1,61
3	2,94	3,79
4	19,82	1o,58
5	14,87	7,93
6	13,05	2,24
7	23,55	10,35
8	14,99	2,89
9	14,91	5,13
10	27,56	7,50
11	18,46	2,75

Bei großen vergleichbaren Personengruppen können die Häufigkeitsschwankungen nur der Subjektivität der Untersucher zur Last gelegt werden.

1. Plattfuß

Schrifttum: BÖHLER, CRAMER, DENNEMANN, GOCHT, GRANT und CATES, GÜNTZ, HARRIS und BEATH, HACKENBROCH, HOHMANN, NIEDERECKER, TILLIER.

Unter Plattfuß ist eine Abflachung der medialen Längswölbung des Fußes zu verstehen. Die Bezeichnung Plattfuß ist ein Sammelbegriff, dessen Unterteilung aus diagnostischen und prognostischen Gründen wichtig ist. Die röntgenologische Untersuchung des Fußskelets ist hierzu unerläßlich. Die folgende Klassifizierung berücksichtigt morphologische und funktionelle Gesichtspunkte. Die Zuordnung des Einzelfalles in eine der Gruppen ist meist möglich. Die Valgusstellung der Ferse und die Rotationsstellung der Knöchelgabel müssen gesondert betrachtet werden.

1. Vertikaler Talus (schwerer angeborener Plattfuß, Schaukelfuß) (Abschnitt VIII, 4).
2. Kontrakter Plattfuß
   a) infolge kompletter oder inkompletter Knochenbrücken (Abschnitt VII, 1),
   b) entzündlich-kontrakter Plattfuß, häufig rheumatischer Genese.
3. Hypermobiler Plattfuß mit kurzer Achillessehne.
4. Einfacher Pes planus (Fuß mit Abflachung des Längsgewölbes).
5. Lähmungsplattfuß.
6. Traumatischer Plattfuß.

Der einfache Pes planus ist als voll- oder fast voll leistungsfähig anzusehen. Alle anderen Plattfüße sind mehr oder weniger leistungsschwach und können zum Teil erhebliche Beschwerden verursachen.

Der *hypermobile Plattfuß* hat wegen der Einschränkung der Dorsalflexion im Knöchelgelenk den Zusatz „mit kurzer Achillessehne" erhalten. Der Einschränkung der Beweglichkeit des Knöchelgelenks steht Hypermobilität im Chopartschen und Lisfrancschen Gelenk gegenüber. Eine wesentliche Ursache dieses Plattfußtyps ist die mangelhafte

Unterstützung des Talus durch das Sustentaculum tali des Calcaneus. Dadurch entsteht eine unter der Belastung zunehmende Dislokation des Talus nach medial-plantar.

Die beim Säugling und Kleinkind bewährte Winkelmessung der Talus- und Calcaneusachsen weist beim Erwachsenen zu große Schwankungen auf, um als Beurteilungsgrundlage zu dienen. Der Neigungswinkel des Sustentaculum tali, der Abstand des

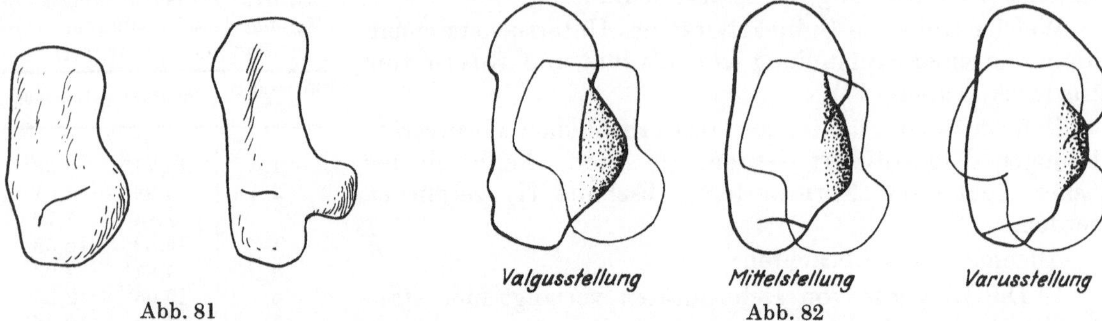

Abb. 81 Abb. 82

Abb. 81. Formvarianten des Sustentaculum tali nach Grant und Cates. Links breit vom Calcaneus entspringendes Sustentaculum, rechts schmale zungenförmige Ausbildung. Grenzfälle aus 200 Skeleten

Abb. 82. Projektion des Sustentaculum tali auf dorso-plantaren Röntgenbildern unter Verwendung einer Abbildung Tilliers. Die Kantung des Calcaneus im Valgussinne und Varussinne führt zu Unterschieden in der Projektion des Sustentaculum tali

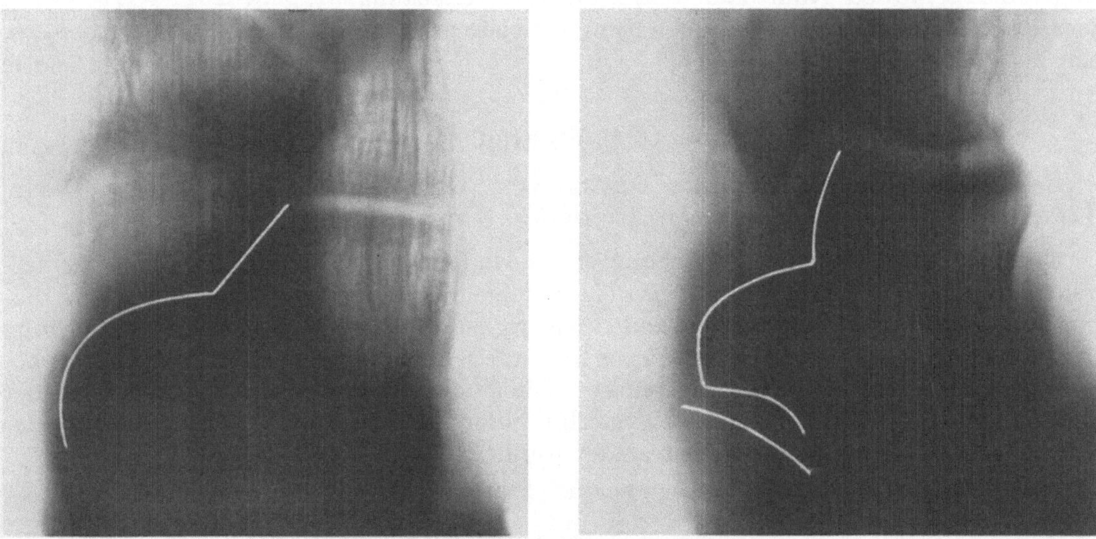

Abb. 83. Die Varianten des Sustentaculum tali im Tomogramm. *Links:* breit ansetzendes Sustentaculum tali. Normal geformter, voll leistungsfähiger Fuß eines 25jährigen Mannes. *Rechts:* schmales zungenförmiges Sustentaculum tali. Leistungsschwacher Plattfuß mit Limitierung der Dorsalflexion im Knöchelgelenk und Hypermobilität im Chopartschen und Lisfrancschen Gelenk bei einem 38jährigen Krankenpfleger

Taluskopfes von der Grundlinie im Verhältnis zur Fußlänge und die Winkelbestimmung des medialen Längsbogens sind auf seitlichen Aufnahmen des belasteten Fußes von größerer Bedeutung. Auf dorso-plantaren Aufnahmen ist auf die Medialisierung des Taluskopfes und die Vorfußabduktion zu achten (vergl. Abschnitt II).

Die Ausprägung des Sustentaculum tali ist nicht einheitlich. Untersuchungen von Grant und Cates an 200 Skeleten stellen zwei Grundtypen heraus (Abb. 81): Das breite Sustentaculum, das nach distal fast bis zum vorderen Ende des Calcaneus reicht und das schmale, zungenförmig nach medial vorspringende Sustentaculum, welches dem Talus keine ausreichende Unterstützungsfläche bietet.

Beide Typen gehen fließend ineinander über, so daß ihre radiologische Differenzierung unsicher ist. Hinzu kommt die oft ungenügende Darstellung des Sustentaculum auf dorso-plantaren Aufnahmen. Eine bessere Vorstellung von der Ausbildung des Sustentaculum vermitteln Schichtaufnahmen. Die Beurteilung solcher Bilder hat jedoch zusätzlich die Stellung des Calcaneus zu berücksichtigen (Abb. 82). Je nach der Valgus- und Varusstellung der Ferse bildet sich das Sustentaculum unterschiedlich ab. Abweichungen von der Horizontalstellung der Gelenkfläche des Sustentaculum versuchen KLEIGER u. MANKIN aus Tangentialaufnahmen des Calcaneus zu ermitteln. Danach fällt beim Plattfuß die Gelenkfläche des Sustentaculum nach medial ab. Der *einfache Pes planus* nimmt, wie aus den Tabellen 1—3 und 5—12 hervorgeht, zwischen dem hypermobilen Plattfuß und dem normal geformten Fuß eine Mittelstellung ein. *Lähmungsplattfüße* entstehen nach Ausfall der gewölbeerhaltenden Muskeln. Sie sind meist mit erheblicher Valgusstellung des Calcaneus verbunden. *Traumatische Plattfüße* entstehen nach Fersenbeinbrüchen mit Abflachung des Tubergelenkwinkels.

2. Hohlfuß, Hackenhohlfuß

Schrifttum: GÜNTZ, HACKENBROCH, HARRIS und BEATH, HOHMANN, MEARY, RÜTT, TUREK.

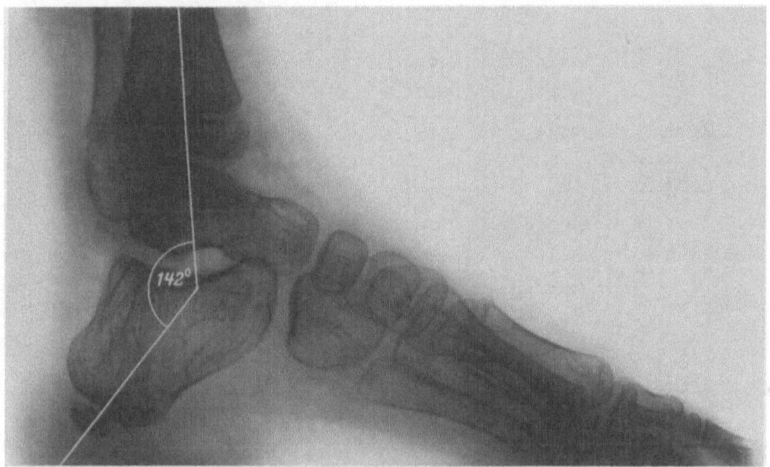

Abb. 84. Fuß eines 7jährigen Mädchens. Lähmungs-Hackenhohlfuß. Die Deformität entwickelte sich innerhalb von 4 Jahren nach Poliomyelitis

Der Hohlfuß ist als Gegenstück zum Plattfuß anzusehen. Als hervorstechende radiologische Merkmale gelten: Der Calcaneus steht steiler, der Neigungswinkel des Sustentaculum tali ist gegenüber der Norm vermindert. Der Talus steht höher, der mediale Längsbogen ist verstärkt. Der Talus wird vom Calcaneus stärker unterstützt und verschiebt sich im dorso-plantaren Bild nach lateral. Daneben ist auf die unterschiedliche Vorfußadduktion und Hyperextension der Zehen in den Grundgelenken und auf Flexionstellung in den Mittelgelenken zu achten.

Als *Klauenhohlfuß* wird der Hohlfuß mit zusätzlicher Hammer- oder Klauenstellung der Zehen bezeichnet. Ursächlich wird eine Myelodysplasie bei Spina bifida occulta angeschuldigt. Diese Hohlfüße neigen zur Progredienz. Typisch sind progrediente Hohlfüße bei der Friedreichschen Ataxie. Isolierte Lähmung des M. tibialis anterior kann zum Hohlfuß führen, weil der M. peronaeus longus seinen Gegenspieler verliert und das 1. Metatarsale proniert.

Die vordere Querwölbung des Fußes geht beim Hohlfuß meist verloren. Das Sohlenpolster ist häufig verdünnt.

Der *Hackenhohlfuß* entsteht nach Lähmung des M. triceps surae. Die Hinterfläche des Calcaneus, bei Jugendlichen die Calcaneusapophyse, wird zur Auftrittsfläche.

3. Spreizfuß, Hallux valgus (Pes transverso-planus, Quer-Plattfuß)

Schrifttum: BONNEY und MACNAB, FRÖHLICH, GÜNTZ, HAINES und MCDOUGALL, HARDY und CLAPHAM, HARRIS und BEATH, HOHMANN, MATZEN.

Unter Spreizfuß versteht man die Aufhebung der vorderen Querwölbung des Fußes, die sich mit der von GÜNTZ angegebenen Axialaufnahme röntgenologisch darstellen läßt. Im dorso-plantaren Bild ist die Fächerstellung zwischen I. und II. Metatarsale am deutlichsten. Sie läßt sich an dem Winkel, den die Achsen des I. und II. Metatarsale

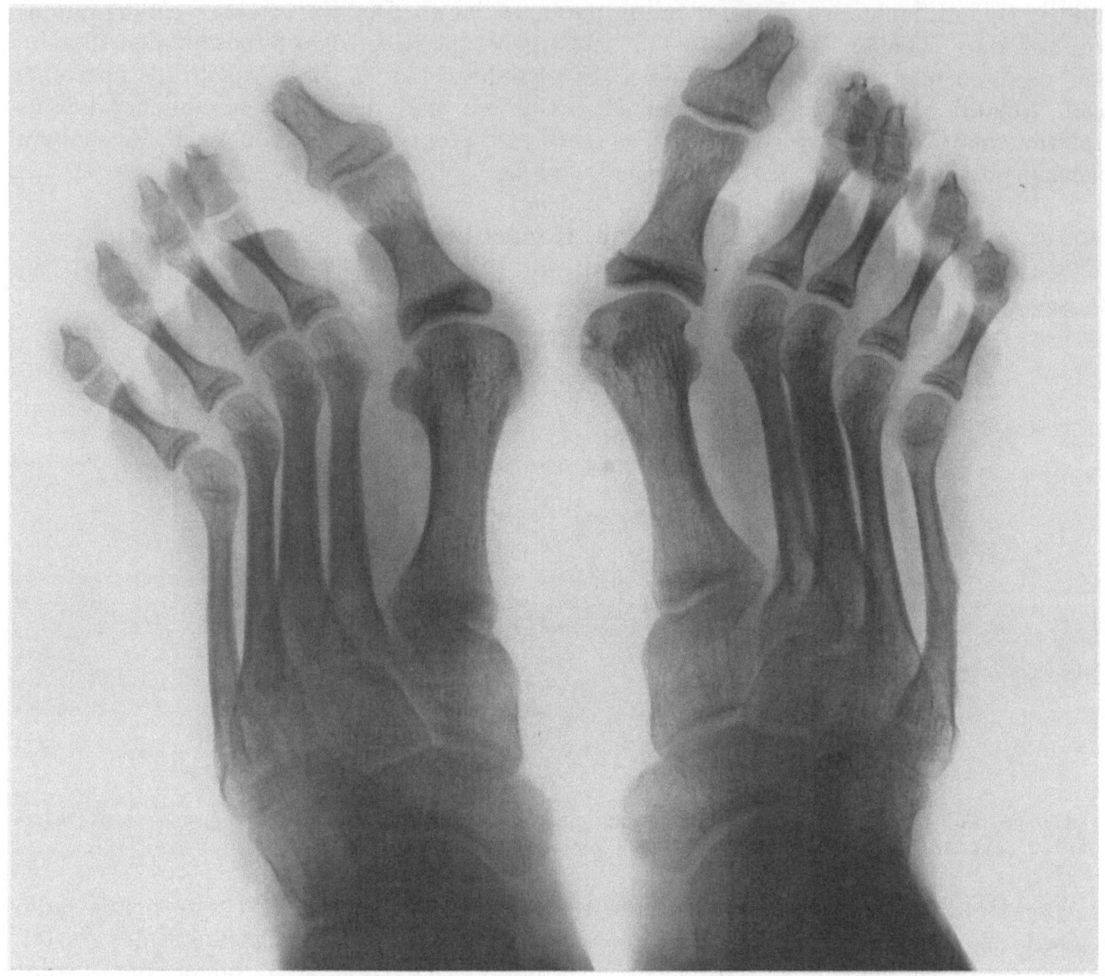

Abb. 85. Füße eines 14jährigen Mädchens. Starke Abduktionsstellung *aller* Grundphalangen. Auffallend schlanke Metatarsalia. Verlängerung der Grundphalangen II—V. Synostosen der Mittel- und Endphalangen III bis V bei gleichzeitiger starker Verkürzung (Brachymesophalangie mit Assimilation an die Endphalanx). Es handelt sich hier um eine angeborene komplexe Vorfußdeformität, die unter dem klinischen Bild eines Hallux valgus zur Vorstellung kam. Früher wegen Polydaktylie (6. lebraler Strahl) operiert

bilden, messen. Aufnahmen zu Meßzwecken sind unter Belastung anzufertigen. Am Hohl-Spreizfuß ist wegen der Adduktionsstellung der Metatarsalia I—IV die Winkelmessung ohne Bedeutung. Als Normalbereich gilt bei Männern nach HARRIS und BEATH ein Winkel von 7,4° bei einer Standardabweichung von 2,6°. Messungen des Winkels an weiblichen Füßen von HARDY und CLAPHAM geben als Norm einen Winkel von 8—9° an.

Die *Valgusstellung der Großzehe* ist häufig Ursache von Beschwerden. Sie wird in Winkelgraden gemessen. Die Achse des Großzehengrundglieds muß nach dem visuellen Eindruck bestimmt werden, weil die unregelmäßige Begrenzung der Grundphalanx die geometrische Teilung in zwei gleich große Hälften nicht erlaubt.

Eine Valgusstellung der Großzehe bis 20° ist noch als normal anzusehen. Darüber hinausgehende Abwinkelungen sind pathologisch. Sie kommen überwiegend bei Frauen vor. Bei Jugendlichen ist die Deformität selten. Der Grad der Deformität steht in linearer Korrelation zur Vergrößerung des Winkels zwischen Metatarsale I und II, zur Subluxation der Grundphalanx und der Sesambeine nach lateral und zur Rotationsfehlstellung der Großzehe. Die Länge des I. Metatarsale ist ätiologisch nicht von ausschlaggebender Bedeutung. Das I. Metatarso-Phalangealgelenk weist zunehmende degenerative Veränderungen auf, die als Folge der Fehlbelastung gelten. Entzündliche und traumatische Schäden werden für excessive Deformitäten des Gelenks gelegentlich verantwortlich gemacht.

Die Subluxation der Grundphalanx der Großzehe führt zur relativen Protrusion des Metatarsalköpfchens I, der sog. Ballenbildung oder Exostose. Echte Exostosen sind an dieser Stelle sehr selten.

Zur Behebung der Deformität sind zahlreiche Eingriffe gebräuchlich. Durch $^2/_3$-Resektion der Großzehe entsteht ein Falschgelenk, dessen Weite zu beurteilen ist. Unregelmäßigkeiten der Resektionsflächen und zurückgebliebene Knochenstücke, Osteophytenbildungen und erhebliche Deformierung der Sesambeine sind häufig, fallen aber funktionell oft nicht in dem nach dem Röntgenbild erwarteten Ausmaß ins Gewicht. Die meisten Hallux-valgus-Operationen verkürzen den I. Strahl und führen zur Mehrbelastung des Metatarsale II und III, an deren Diaphysen postoperativ Ermüdungsbrüche auftreten können.

4. Hallux rigidus (Hallux flexus, Metatarsus I elevatus)

Schrifttum: Bingold und Collins, Bonney und Macnab, Goodfellow, Hackenbroch, Hohmann, Höltje, Jack, Kessel und Bonney, Nilsonne, Rütt, Unger und Matzen.

Als Hallux rigidus oder Hallux flexus wird eine schmerzhafte Behinderung der Dorsalflexion der Großzehe im Metatarso-Phalangealgelenk bezeichnet, die das Abrollen des Fußes empfindlich stört.

Dorso-plantare Aufnahmen weisen eine Verschmälerung des Gelenkspaltes, Abflachung des Metatarsalköpfchens, subchondrale Sklerose und laterale osteophytäre Randwülste auf. Auch osteochondrotische Herde wurden am Köpfchen des Metatarsale I nachgewiesen. Seitliche Aufnahmen zeigen arthrotische Ausziehungen an den dorsalen Kanten des I. Metatarso-Phalangealgelenks, Verschmälerung des Gelenkspalts und Subluxation der Grundphalanx nach plantar.

Die Erkrankung befällt Erwachsene in jedem Alter, Jugendliche und selten Kinder. Die isolierte Arthrosis deformans des I. Metatarso-Phalangealgelenks bei Kindern, Jugendlichen und jüngeren Erwachsenen soll durch eine supinatorische Aufbiegung des I. Metatarsale (Metatarsus I elevatus) verursacht werden.

Nach anatomischen Befunden ist der Gelenkknorpel dorsal und zentral zerstört. Die Aufbiegung des Metatarsale I mit Subluxation der Grundphalanx nach plantar ist von Bonney und Macnab in $^2/_3$ der Fälle gefunden worden.

Beim Hallux rigidus Jugendlicher stellte Rütt in 50% Unregelmäßigkeiten oder Teilungen der Epiphyse der Grundphalanx und in 36% frühzeitige Verschmelzung dieser Epiphyse fest.

Die Entstehung eines Hallux rigidus wird sonst mit funktioneller Überbeanspruchung, fokal-toxischen Prozessen und hyperergischen Reaktionen erklärt, die zur muskulären Kontraktur führen.

Arthrosen des I. Metatarso-Phalangealgelenks sind bei alten Menschen sehr häufig, ohne daß Bewegungseinschränkungen im Sinne des Hallux rigidus vorhanden wären.

5. Klumpfuß, Spitzfuß

Schrifttum: Lange, Matzen, Wachsmuth.

Erworbene Klump- und Spitzfüße entstehen nach schlaffen und spastischen Lähmungen, Verletzungen, Entzündungen und Gewohnheitshaltungen bei Beinverkürzung.

Der knöchernen Fehlstellung gehen meist Weichteilveränderungen (Kontrakturen) voraus. Erworbene Klumpfüße sind von angeborenen röntgenologisch nicht sicher zu unterscheiden.

Klump- und Spitzfüße sind Gegenstand umformender Eingriffe, die zu Fusionen in Normalstellung führen sollen. Röntgenbilder nach solchen Eingriffen lassen sich nur bei Kenntnis des Anfangsbefundes und der Operationsmethode beurteilen. Eine gute Orientierung der gebräuchlichen Umstellungsoperationen geben die Operationslehren von Lange und Wachsmuth.

6. Arthrosis deformans

Schrifttum: Brodelius, Henssge, Hofmeister, Jacobs, Jensen, Junge und v. Känel, Kröger, Matzen, Mau, Hohmann, Zimmer.

Als Folge der Dauerbeanspruchung des Fußes treten im Alter Arthrosen auf, deren Prädilektionsstellen von Hofmeister durch kombinierte radiologische und pathologisch-anatomische Untersuchungen ermittelt wurden. Als Folge vermehrter oder pathologischer

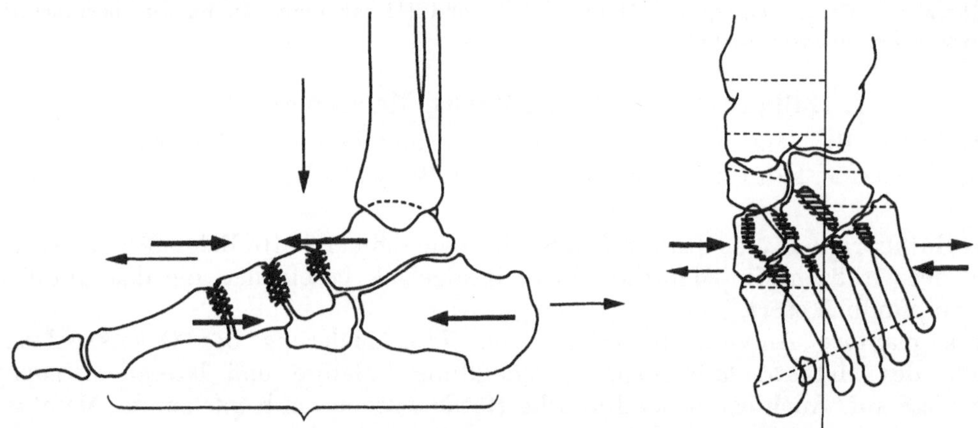

Abb. 86. Schematische Darstellung der Prädilektionsstellen der Altersarthrose nach einer Vorlage von Hofmeister. Die dünneren Pfeile symbolisieren die deformierenden Kräfte, die dicken Pfeile die Haltearbeit des Bandapparates.

Beanspruchung bestimmter Gelenke sind einige charakteristische isolierte Arthrosen bekannt:

Am Knöchelgelenk treten bei Läufern und Springern an der dorsalen und ventralen Tibiakante, am Processus posterior tali und am Talushals Wulstbildungen mit Abtrennung kleiner Knochenstücke auf (Abschnitt III, 7). *Am Talo-navicular- Gelenk* geht der Arthrose die präarthrotische Deformierung mit dorso-lateraler Auswulstung des Taluskopfes immer dann voraus, wenn talocalcaneale oder calcaneonaviculare Knochenbrücken (Abschnitt VII, 1), Talussubluxation oder vertikaler Talus (Abschnitt VIII, 4) vorbestehen. Zunehmende Dislokation des Taluskopfes nach medial-plantar wurde an arthrotischen Füßen Erwachsener einseitig und doppelseitig bis zur vollständigen Luxation beobachtet; die Ätiologie dieser Dislokation ist unbekannt. *Am Calcaneo-Cuboidgelenk* weisen isolierte Arthrosen auf forcierte Redressionen an Säuglingsklumpfüßen hin. Gelegentlich sieht man über dem Cuboid noch Narben. *Am Cuneo-navicular-Gelenk* kommen an der Dorsalseite feine Ausziehungen vor, über denen sich eine derbe Weichteilschwellung befindet, der sog. *dorsale Fußhöcker*. Ursächlich wird eine pathologische Belastung der dorsalen Gelenkpartie des Cuneo-navicular-Gelenks bei Plattfüßen mit supinatorischer Aufbiegung des I. Strahles angenommen.

Arthrosen im Großzehengrundgelenk entstehen als Belastungsdeformität beim Hallux valgus und Hallux rigidus.

7. Neuropathische Deformierungen des Fußes

Schrifttum: FEIEREIS, HARRIS und BRAND, HEIPLE.

Arthropathien des Fußes — auch nach Diabetes — neigen neben auch sonst beobachteten Um- und Abbauvorgängen zu spontanen subtalaren Luxationen. Der anaesthetische lepröse Fuß erfährt unter Belastung schon bei Jugendlichen groteske Deformierungen.

X. Mißbildungen

WERTHEMANN hat im Handbuch der pathologischen Anatomie die Mißbildungen der Extremitäten erschöpfend bearbeitet. Auf dieses moderne Standardwerk sei verwiesen. Mißbildungssyndrome sind im Lehrbuch der Röntgendiagnostik von SCHINZ umfassend geschildert. Mißbildungen, die als typisch gelten können und klinisch besonders wichtig sind, werden im Folgenden beschrieben.

1. Fibulaaplasie

Schrifttum: FARMER und LAURIN, KÜHNE et al., HARMON und FAHEY, LINDEMANN, THOMPSON, UNGER, v. VOLKMANN.

Das teilweise oder vollständige Fehlen der Fibula ist die häufigste Rückbildungserscheinung. Die Fibulaaplasie ist das hervorstechende Symptom eines Mißbildungssyndroms, welches das ganze Bein betrifft.

Nach der Schwere der Mißbildungen lassen sich drei Gruppen unterscheiden.

Gruppe 1 (ca. 10%): Einseitiges, partielles Fehlen der Fibula.

Valgusstellung des Fußes ohne weitere Mißbildung.

Leichte Verbiegung der Tibia (Antekurvation, Tibia valga).

Mäßige Beinverkürzung.

Gruppe 2 (ca. 40%): Einseitige Fibulaaplasie.

Valgusstellung des Fußes mit lateralen Strahldefekten.

Erhebliche Verbiegung der Tibia.

Erhebliche Beinverkürzung.

Gruppe 3 (ca. 50%): Doppelseitige Fibulaaplasie entsprechend Gruppe 1 und 2. Einseitiges Auftreten mit weiteren schweren Begleitmißbildungen: Femurverkürzung, Femuraplasie, Genu valga, Ulnadysplasie, Syndaktylie.

Die relative Beinverkürzung nimmt im Laufe des Wachstums zu. Da die Knöchelgabel nicht angelegt ist, luxiert der Rückfuß nach lateral-proximal. Im älteren Schrifttum wird die Luxation des Fußes im Sprunggelenk als *Volkmannsche Deformität* bezeichnet.

An Weichteilschäden bestehen oft Narben über der verbogenen Tibia und strangähnliche Verdickungen an der Außenseite des Oberschenkels.

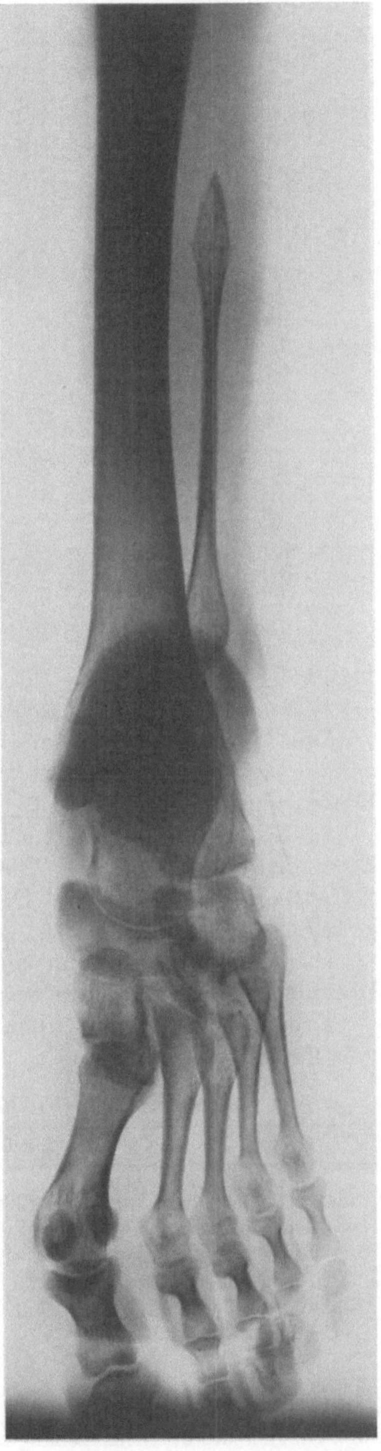

Abb. 87. Unterschenkel einer 21jährigen Frau. Einseitige Fibuladysplasie mit Subluxation der Talusrolle nach lateral. Der Unterschenkel ist um 4 cm verkürzt. Keine weiteren Mißbildungen

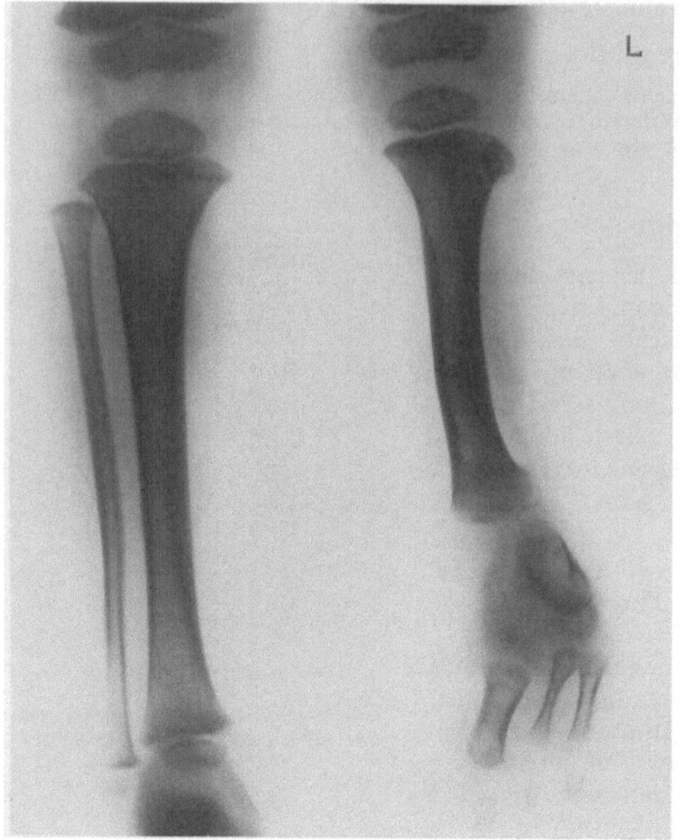

a

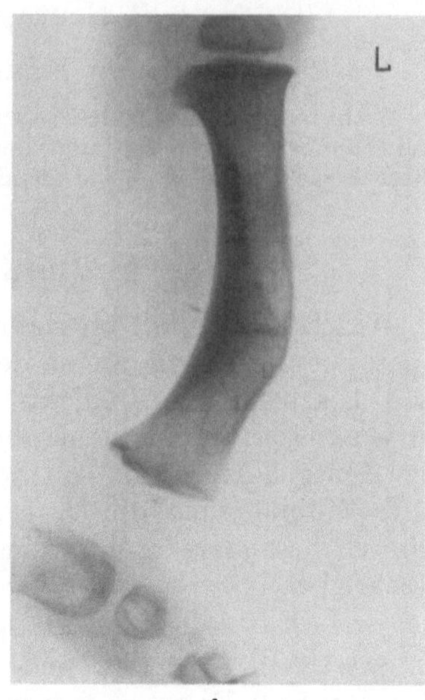

b

Abb. 88. Unterschenkel eines 2jährigen Knaben. Fibulaaplasie links mit Defekt der beiden fibularen Randstrahlen des Fußes. Erhebliche Verkürzung des linken Unterschenkels. Ossifikationsverzögerung der linken Fußwurzel. Antekurvation der Tibia. Subluxation des Fußes nach lateral. Keine weiteren Mißbildungen bekannt

2. Tibiaaplasie

Schrifttum: AITKEN, LINDEMANN, SALZER.

Die Tibiaaplasie ist das Leitsymptom einer schweren, seltenen Mißbildung, die die ganze Extremität betrifft. Die Literatur wies vor Bekanntwerden der Thalidomid-Embryopathie 193 Fälle auf.

Im Einzelfall ist erst nach einigen Jahren zu entscheiden, ob sich ein proximaler Tibiakern entwickelt. Die Tibia kann bei der Geburt teilweise fibrös oder knorpelig angelegt sein. Der teilweise Defekt des Schienbeins wurde in einem Drittel der Fälle konstatiert.

Die Tibiaaplasie kommt in einem Drittel der Fälle doppelseitig vor. Das männliche Geschlecht und die rechte Seite sind bevorzugt betroffen.

Tabelle 14 informiert über die Zusammensetzung des Syndroms und die Häufigkeit von Begleitmißbildungen.

Tabelle 15. *Mißbildungen bei Fehlen der Tibia nach Angaben von* SALZER

Mißbildungssyndrom	Begleitmißbildungen	
Vollständiges oder teilweises Fehlen der Tibia	Defektbildungen am Fußskelet	32
Hypoplasie und Verbiegung der Fibula	Polydaktylie	22
Luxation des Fußes nach medial-proximal	Strahlige Hauteinziehung	13
Luxation des Fibulaköpfchens nach lateral-proximal	Femurexostose	8
Aplasie oder Dysplasie der Patella	Spalthand	7
Kniebeugekontraktur	Fehlbildungen des Urogenitaltraktes, Radiusdefekt, Femurdefekt	8

Abb. 89. Becken-Beinaufnahme eines 2jährigen Knaben. Femuraplasie, Fibulaaplasie, Aplasie der lateralen Randstrahlen. Außenrotationsfehlstellung beider Beine. Dysplasie der A. femoralis, Fehlen der A. profunda femoris

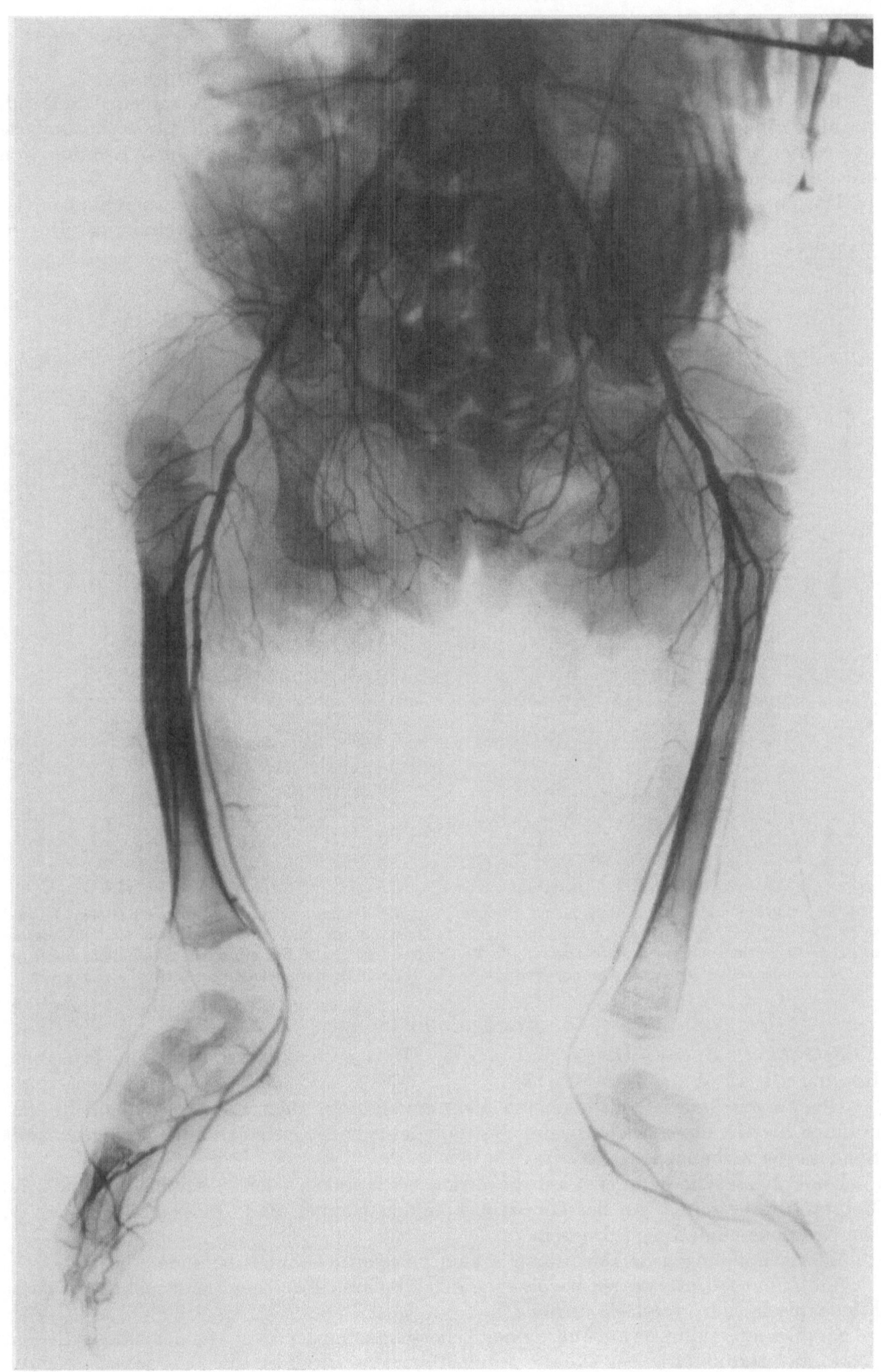

Abb. 89

3. Spaltfuß

Schrifttum: NEUGEBAUER, POLITZER, ROHLEDERER, UNGER, WERTHEMANN.

Beim Spaltfuß besteht ein keilförmiger Defekt der mittleren Fußstrahlen. Die Randstrahlen können je nach dem Ausmaß der Defekte erheblich deformiert sein. Zusätzliche Synostosen der Fußwurzel kommen vor. Die Mißbildung kann doppelseitig in Kombination mit Spalthänden bestehen.

Da die Therapie darauf abzielt, den Defekt auf operative Wege zu schließen, ist neben der Analyse der knöchernen Anlagen und Fehlformen eine Darstellung der Durchblutungsverhältnisse durch Arteriographie notwendig.

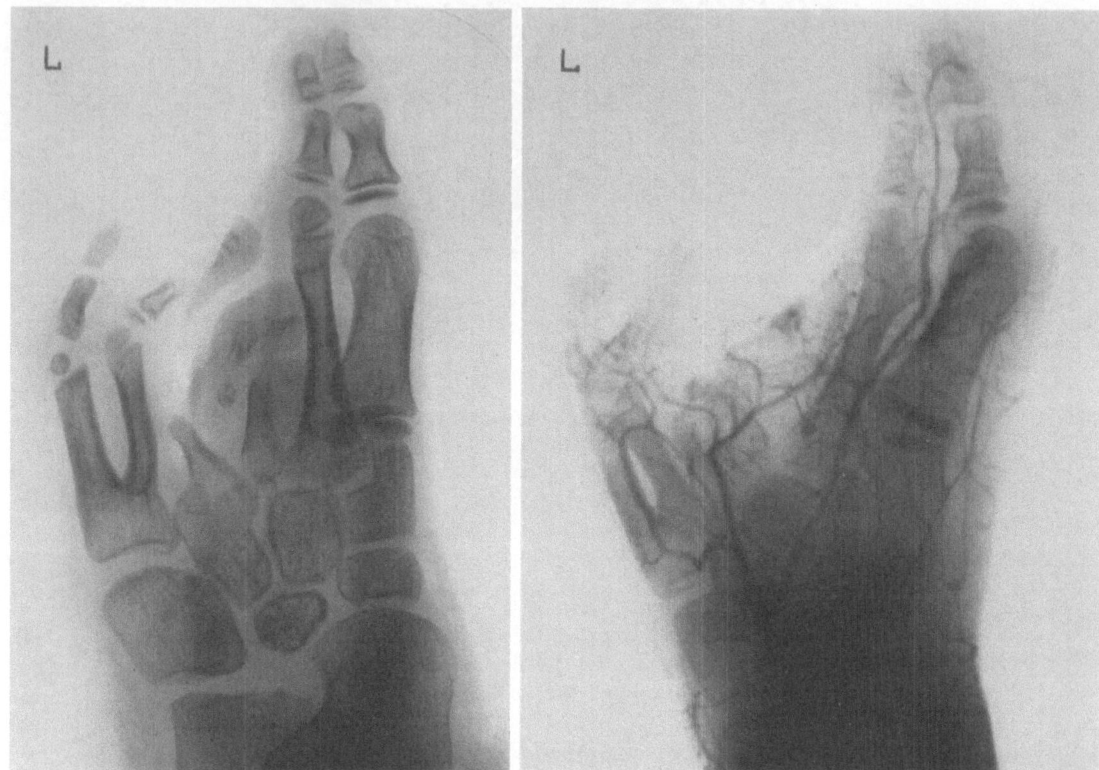

Abb. 90. Spaltfuß eines 5jährigen Mädchens. Doppelbildung des Os naviculare. Überzähliges Keilbein. Es sind sechs Metatarsalia angelegt, von denen die beiden mittelständigen stark unterentwickelt sind. Synostose zwischen den beiden lateralen Metatarsalia. Die Versorgung des Spaltfußes erfolgt hauptsächlich durch die A. dorsalis pedis. Die Arterie an der Medialseite des I. Strahles stammt aus der A. tibialis posterior

4. Strahlenmißbildungen

Schrifttum: BUCKE, COTTA und JÄGER, DEDERICH, FUHRMANN et al., POLITZER, ROCHLIN, RÜTT, WEIL, WERTHEMANN.

Die *Polydaktylie* ist die häufigste Mehrfachbildung. Bilaterale spiegelbildliche Anordnung besteht nur ausnahmsweise. Die Polydaktylie ist meistens randständig und mit Syndaktylie verbunden.

Die Polydaktylie kann sich auf die Zehen beschränken oder — seltener — auch die Metatarsalia betreffen. An der Großzehe kommen Doppel- und Dreifachbildungen vor. Die Großzehe kann dreigliedrig sein.

Mehrfachbildungen der Metatarsalia sind gelegentlich Zufallsbefunde.

Rückbildungserscheinungen bevorzugen den fibularen Rand und sind nicht selten mit Fibulaaplasie oder -dysplasie verbunden.

Strahlenmißbildungen am Fuß können Teilerscheinung der Akrocephalosyndaktylie sein (WEIL und DEDERICH).

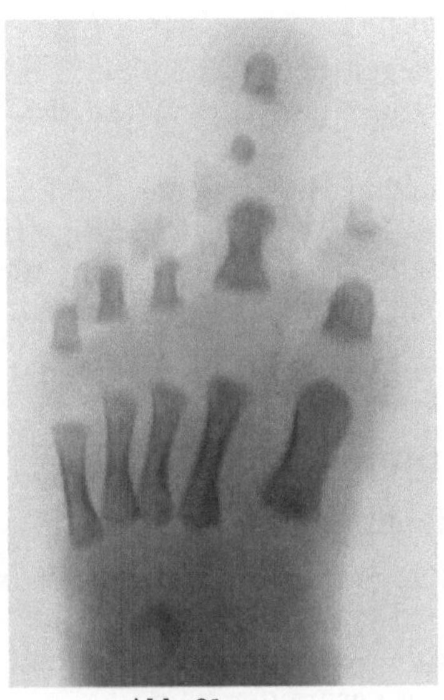

Abb. 91

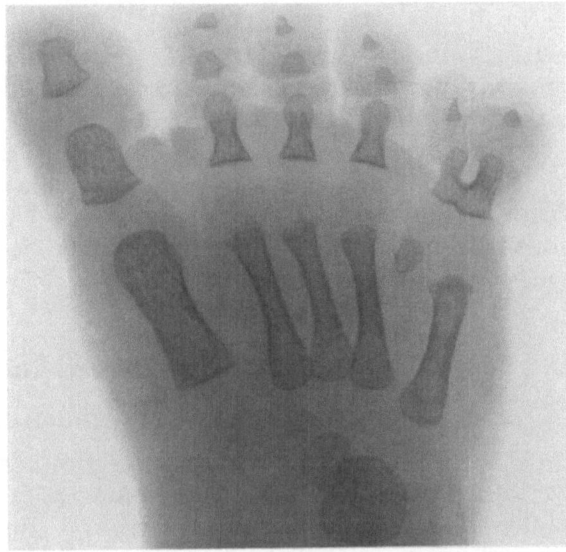

Abb. 92

Abb. 91. Fuß eines 2 Monate alten Knaben. Gigantismus der 2. Zehe ohne sonstige Extremitätenmißbildungen

Abb. 92. Fuß eines 1jährigen Knaben. Überschußbildung an der lateralen Seite mit rudimentärem überzähligen Metatarsale

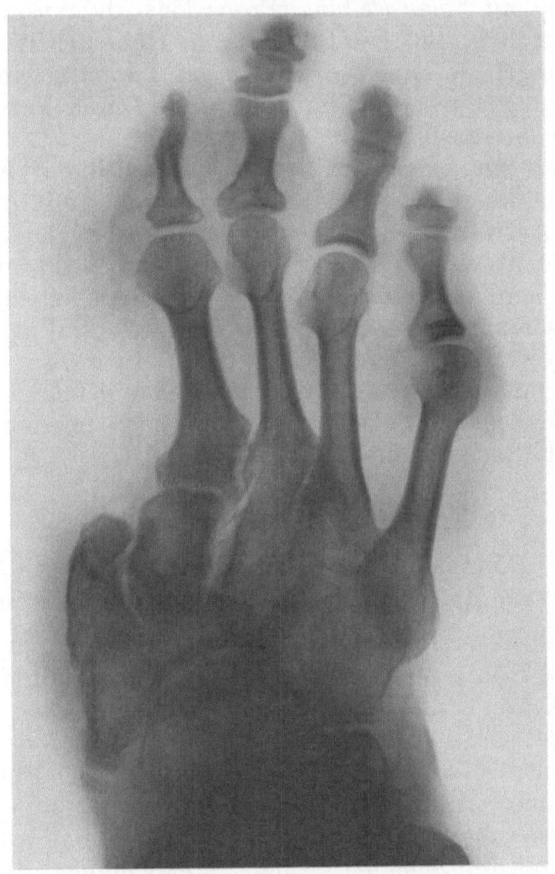

Abb. 93. Fuß eines 15jährigen Mädchens. Tibialer Strahldefekt, Dysplasie des Os cuneiforme I, eigentümlich ausgezogene Tuberositas naviculare mit Os tibiale externum. Synostose der Interphalangealgelenke II mit starker Zehenverkürzung

5. Riesenwuchs

Relativ häufig ist der Gigantismus einer Zehe. Gelegentlich besteht ein auffallendes Mißverhältnis der Dicke des Metatarsale I und der Großzehen zur Stärke der übrigen Metatarsalia in seitengleicher Ausprägung.

Seitendifferenzen der Fußlängen kommen bei partiellem Riesenwuchs der Extremität vor. Als Begleitmißbildungen sind Venenanomalien und Pigmentnaevi wichtig (HENSSGE und WERNER, VOLLMAR). Isolierte wesentliche Überlänge *eines* Fußes scheint nicht vorzukommen. Wenn Längendifferenzen der Füße bestehen, liegen meist pathologische Veränderungen des kürzeren Fußes vor.

XI. Frakturen, Luxationen

1. Epiphysenlösungen am distalen Ende des Unterschenkels

Schrifttum: BARTL, BISHOP, BLOUNT, BÖHLER, KLEIGER und MANKIN, MORSCHER, SCHMITT, STEINERT, WITT und MITTELMEIER.

Epiphysenlösungen sind bei Kindern und Jugendlichen häufig. Sie können isoliert auftreten oder mit Brüchen der Diaphyse und Epiphyse verbunden sein.

Die *Epiphysenlösung mit Varusstellung* (Supinations-Adduktionstrauma) betrifft auch die Epiphyse der Fibula. Die normalerweise konkave äußere Kontur des Außenknöchels ist durch die supinatorische Abknickung aufgehoben. Bei erheblicher Fehlstellung ist die laterale Begrenzung konvex.

Die *Epiphysenlösung mit Valgusstellung* (Pronations-Abduktionstrauma) weist medial ein Klaffen der Tibiaepiphyse auf. Die Fibula ist in Höhe der Tibiaepiphyse oder etwas weiter proximal frakturiert. Je nach der Stärke des Traumas handelt es sich um einen Stauchungs- oder Biegungsbruch der Fibuladiaphyse. Durch Verschiebung der gelösten Tibiaepiphyse kann die laterale Tibiakante abscheren.

Die *Epiphysenlösung mit Antekurvation* ist gewöhnlich mit Kantenabtrennung der Tibia und Fibulafraktur kombiniert. Die Epiphysenlösung mit Antekurvation entsteht durch Einwärts- oder Auswärtsdrehung des Beines um den fixierten Fuß. Da der Fuß meist plantarflektiert steht, sitzen die Kantenabtrennungen dorsal-medial.

Epiphysenlösungen mit Rekurvation sind selten. Sie entstehen durch kombinierte Biegung und Auswärtsdrehung. Zusätzlich sind lateral-ventral gelegene keilförmige Abbrüche der Tibiadiaphyse und Fibulaschrägbrüche zu erwarten.

Epiphysenlösungen mit Varusstellung führen am häufigsten zu Wachstumsstörungen.

Die Fraktur des Malleolus fibularis distal der noch offenen Epiphysenfuge ohne Epiphysenlösung ist als Rarität bekannt (SCHMITT).

2. Frakturen des Knöchelgelenks

Schrifttum: BISHOP, BÖHLER, BOLIN, BÜRKLE DE LA CAMP, FELSENREICH, HANSEN, REINHARDT und PFEIFFER, MAGNUSSON, REIMERS, SERFLING et al., WITT.

Die meisten Knöchelfrakturen kommen in teilweise reponiertem Zustand zur Röntgenuntersuchung. Die erste Röntgenuntersuchung nach dem Unfall gibt daher das Ausmaß der anfänglichen Dislokation häufig nicht wieder. Aufnahmen nach erneuter Verschiebung der Fragmente (BÖHLER) sind zwar eindrucksvoll, lassen sich aber meist entbehren.

Durch *direkte* Traumen entstehen nur 2—4 % aller Knöchelbrüche. Ihre klinische und radiologische Diagnose bietet kaum Schwierigkeiten.

Indirekte Gewalteinwirkung führt je nach dem Unfallhergang zu bestimmten Typen von ligamentären und ossären Schäden. Nach Untersuchungen HANSENs, die richtunggebend geworden sind, läßt sich aus dem Röntgenbild die Einteilung in eine der vier Gruppen meist vornehmen und damit auch der Entstehungsmechanismus der Fraktur ablesen (vgl. Abb. 94—97, Tabelle 16).

Tabelle 16

Autoren	HANSEN	KRISTEN-SEN	WIDÈN	REIMERS
Zahl der Fälle	300	200	216	209
Supination-Eversion (Außenrotation)	68,5%	42%	66,5%	62%
Supination-Adduktion	15,5%	14%	9,5%	14%
Pronation-Eversion (Außenrotation)	8,3%	23%	7%	7%
Pronation-Abduktion	6%	17%	12,5%	10%

Nicht zu klassifizieren: 1—2%.

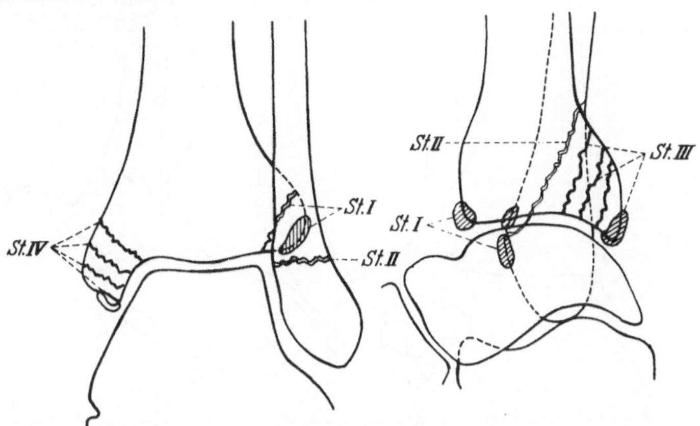

Abb. 94. Die Supinations-Eversionsfraktur. Experimentell ermittelte Stadieneinteilung nach HANSEN. Bandabrisse (ligamentäre Frakturen) sind schraffiert wiedergegeben. Abbildung nach REIMERS

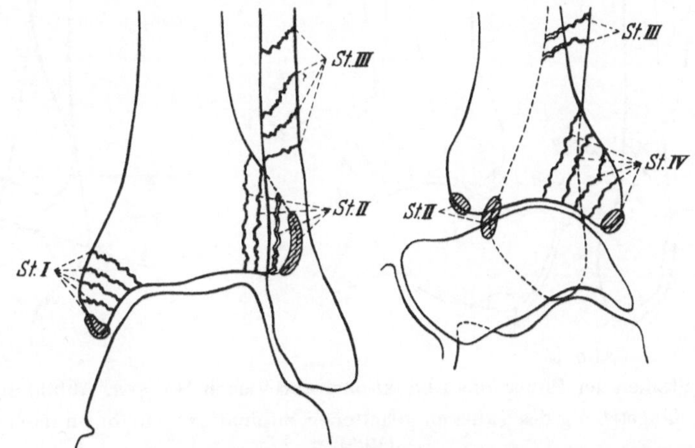

Abb. 95. Die vier Stadien der Pronations-Eversionsfraktur nach HANSEN. Die Fibulafraktur verläuft meist steiler. Abbildung nach REIMERS

Leichtere Traumen führen zu ligamentären Schäden. Ihre Erkennung ist besonders wichtig, weil bleibende Bandinsuffizienz zu traumatischer Anfälligkeit und eventuell zur Früharthrosis führt. Isolierte, posttraumatische Verknöcherungen sind ventral häufig (vgl. Abschnitt III, 7).

Nach der Einrichtung von Frakturen ist radiologisch zu bestimmen, ob die Knöchelgabel geschlossen ist und ob Stufenbildungen der Tibia und Subluxationen des Talus nach ventral oder dorsal bestehen.

Auf ventro-dorsalen Aufnahmen des Knöchelgelenks bildet sich die Knöchelgabel mit ihren Gelenkflächen zum Talus nicht gleichmäßig exakt ab, weil der Malleolus fibularis mehr dorsal steht und die Drehachse des Gelenks schräg von medial-ventral nach lateral-dorsal verläuft.

Der mediale Gelenkspalt bildet sich nur dann in voller Breite ab, wenn das Bein 15—20° einwärtsgedreht ist. Der äußere Fußrand soll dabei senkrecht stehen.

Zur vollständigen Abbildung des Gelenkspalts zwischen Malleolus fibularis und Talus ist eine Einwärtsdrehung des Beines um 25—35% notwendig. In dieser Position läßt sich auch die Breite der tibio-fibularen Syndesmose gut beurteilen. Die Aufnahmen in Innenrotation des Beines erfordern sorgfältige Abstützung der Fußsohle, um eine zusätzliche Supination zu vermeiden.

Auf die Form der Knöchel ist nach der Einrichtung von Frakturen zu achten. Die Gelenkfläche des Innenknöchels bildet mit der Tibialängsachse normalerweise einen

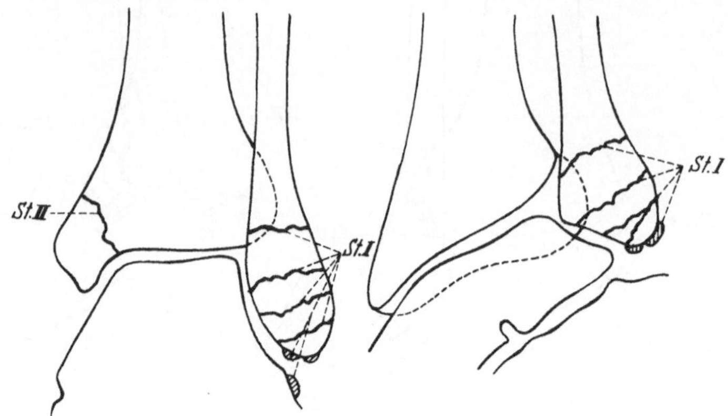

Abb. 96. Die zwei Stadien der Supinations-Adduktionsfraktur nach Hansen. Abbildung nach Reimers

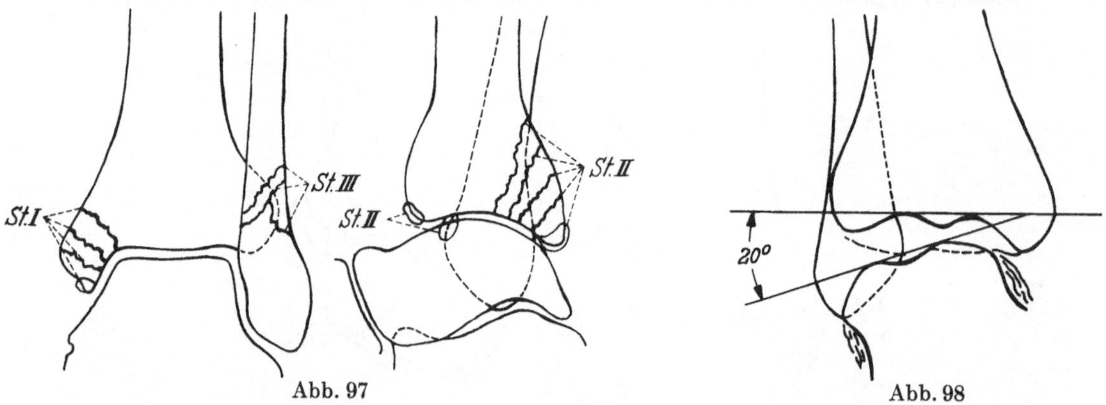

Abb. 97 Abb. 98

Abb. 97. Die drei Stadien der Pronations-Abduktionsfraktur nach Hansen. Abbildung nach Reimers

Abb. 98. Messung der Kippstellung des Talus an gehaltenen Supinationsaufnahmen nach Rubin und Witten (1960)

Winkel von 20—30° im Sinne einer Varusstellung (Böhler). Der Außenknöchel weist eine nach lateral gerichtete konkave Biegung auf.

3. Diagnostik ligamentärer Schäden des Knöchelgelenks

Schrifttum: Anderson und Lecocq, Arnold und Brückner, Berridge und Bonnin, Breitenfelder, Bürkle de la Camp, Caro et al., Döppner und Weteschnik, Faber, Felsenreich, Hansen, Leclerc und Moine, Lee, Leonhard, Kempf et al., Rubin und Witten, Staples, Witt und Mittelmeier.

Bandabrisse (ligamentäre Frakturen) verbergen sich häufig unter der klinischen Diagnose einer Distorsion. Ligamentäre Ausrisse bevorzugen den lateralen Malleolus. Periostausrisse am Talus und am medialen Malleolus sind seltener.

Die Erkennung ligamentärer Schäden ist durch gehaltene Aufnahmen möglich.

Die häufigsten Verletzungen betreffen den fibularen Bandapparat. Routineaufnahmen in forcierter Supinationsstellung der Füße erfordern aus Gründen des Strahlenschutzes und der exakten Vergleichbarkeit Hilfseinrichtungen. Eine von RUBIN und WITTEN erprobte einfache Vorrichtung verdient weitere Verbreitung. Die Füße werden auf ein Brett geschnallt, in dessen Mitte sich ein Scharnier befindet. Durch Herunterklappen der beiden Enden des Brettes werden die Füße in symmetrische Supinationsstellung gebracht. Ein Haltebügel mit Feder, der an den Enden des Brettes befestigt wird, sorgt für gleichmäßige Spannung. Ein Gestell, das gehaltene Knöchelgelenkaufnahmen auch in Pronation ermöglicht, entwickelten KEMPF u. SCHMITT-KÖPPLER.

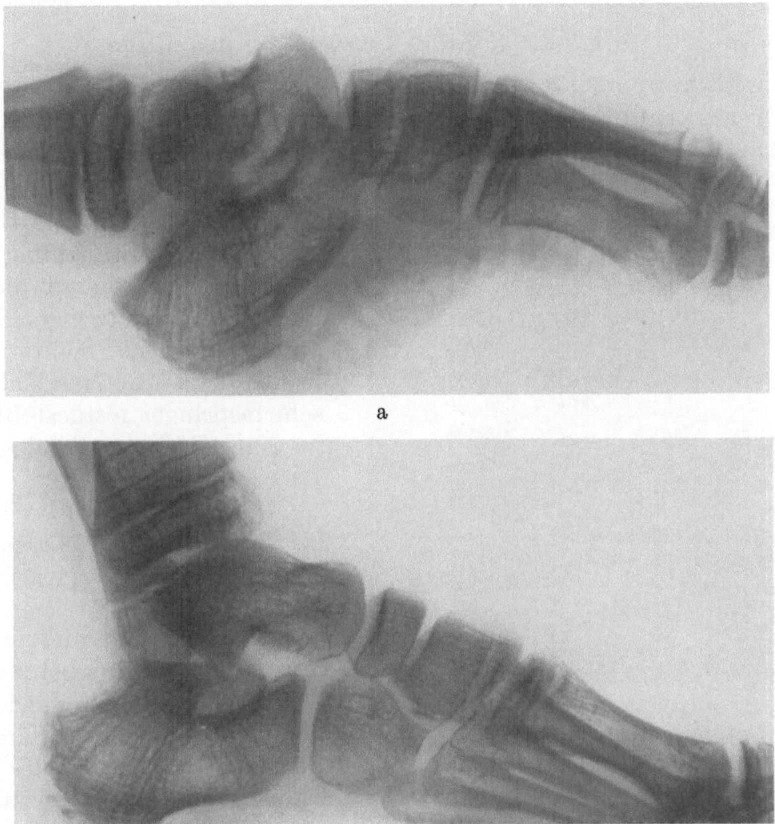

a

b

Abb. 99. Fuß eines 9jährigen Mädchens. Die Aufnahme in gehaltener Plantarflexion (oberes Bild) zeigt das Bewegungsausmaß des Talo-crural- und Talo-navicular-Gelenks. Keine Traumaanamnese

Die Kippstellung des Talus wird in Winkelgraden gemessen. Im Einzelfall läßt sich die Diagnose meist nur aus dem Vergleich mit der unverletzten Seite stellen. Eine supinatorische Kippstellung des Talus von mehr als 10^0 beweist das Vorliegen einer ligamentären Insuffizienz. Bei frischen Distorsionen soll die Untersuchung in Lokalanaesthesie erfolgen. Die konstitutionelle beidseitige Lockerung der fibularen Ligamente scheint häufiger zu sein, als bisher angenommen wurde. Die röntgenologische Diagnose einer posttraumatischen Insuffizienz erfordert den Vergleich mit der gesunden Seite. Subluxationen des Talus nach vorn werden der Insuffizienz des Ligamentum talo-fibulare anterior zur Last gelegt. Die Subluxation läßt sich auf seitlichen Aufnahmen darstellen. Der plantarflektierte Fuß muß gegen den fixierten Unterschenkel nach vorn gezogen werden. Die Verletzungen der lateralen Ligamente betreffen nach Feststellungen von CARO u. Mitarb. das Lig. talofibulare ant. in 53,8%, das Lig. calcaneofibulare in 11,4% und das Lig. talofibulare post. in 1,5%. In 33,3% bestand maximale Bandlockerung über dem lateralen Malleolus.

Verletzungen der Ligamenta tibio-fibulare ant. und post. können nach BERRIDGE und BONNIN auch durch Arthrographie des Knöchelgelenks nachgewiesen werden.

Isolierte Schäden des Lig. deltoides sind selten. Auf gehaltenen Pronationsaufnahmen ist der Gelenkspalt zwischen Malleolus internus und Talus auszumessen. Die einwandfreie Darstellung des Gelenkspalts zwischen Talus und Malleolus internus erfordert Einwärtsdrehung des Beines um 10—15°.

Im Bereich der tibio-fibularen Syndesmose bestehen Bewegungsmöglichkeiten (CLOSE). Bei forcierter Dorsalflexion des Knöchelgelenks öffnet sich die Syndesmose vorn etwas, weil sich der breiteste Abschnitt des Talus in die Knöchelgabel einstellt.

4. Frakturen und Luxationen des Talus

Schrifttum: BERNDT und HARTY, BIRCHER, BLOUNT, BÖHLER, BORSAY und KARDOS, BUTEL und WITVOET, COLTART, DIMON, DUNN et al., HALIBURTON und SULLIVAN, KLEIGER, LEITNER, MARKS, MAU, NEWCOMB und BRAV, NISBET, RAY, RIESS, SCHNEIDER, SCOCCIANTI, SHEPHEARD, WATSON-JONES, WITT und MITTELMEIER.

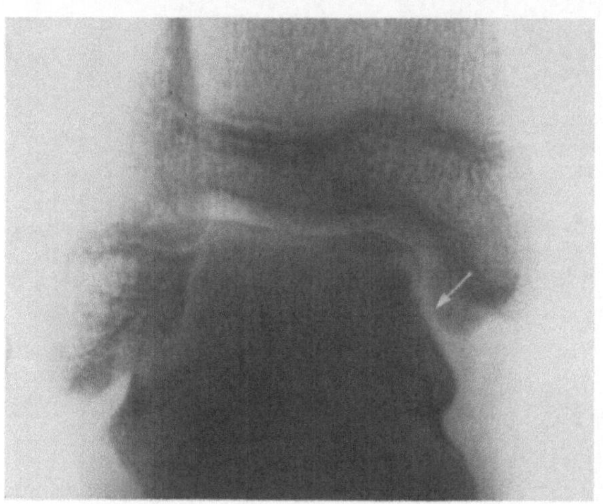

Abb. 100. Fuß eines 13jährigen Mädchens. Impressionsfraktur der medialen Talusfläche. Der Malleolus internus ist nicht frakturiert. Distorsionstrauma vor 54 Tagen

Talusfrakturen und -luxationen entstehen durch Stauchung, Biegung und Abscherung. Sie sind nicht selten Teil schwererer Verletzungen des Bewegungsapparates. Eine Häufung von Talusfrakturen wurde bei Unfällen der Fallschirmspringer festgestellt.

Nach BÖHLER ist folgende Einteilung zweckmäßig:

1. Frakturen des Processus posterior in Verbindung mit Calcaneusfrakturen, selten isoliert (sog. *Shepheardsche* Fraktur).

2. Schräg- und querverlaufende Frakturen des Sprungbeinhalses mit und ohne Verschiebung. Diese Frakturen können Nekrosen der Trochlea tali zur Folge haben. Avasculäre Nekrosen des Talus können mittels intraossaler Venographie früh diagnostiziert werden. Bei Kindern ist mit nahezu vollständigem Wiederaufbau zu rechnen. Bei Erwachsenen resultieren schwerere Deformitäten.

3. Frakturen des Taluskopfes, meist in Verbindung mit subtalaren Luxationen des Fußes.

4. Sagittale Spaltbrüche mit Abtrennung des fibularen Talusfortsatzes. Diese Brüche kommen in Verbindung mit Knöchelfrakturen vor. Eine isolierte Fraktur des Proc. fibularis tali beobachtete HAAGE.

Luxationen des Talus ohne Frakturen sind Raritäten (NEWCOMB, ZICH).).

5. Calcaneusfrakturen

Schrifttum: ARNETH, BLOUNT, BÖHLER, v. BRAUNBEHRENS, BÜRKLE DE LA CAMP, CICCONE und RICHMAN, ESSEX-LOPRESTI, GELLMAN, GOFF, KRÖMER, LEITNER, LEWIN, MOSER, RUMPOLD, STRUPPLER, STUCKE, THOMPSON und FRIESEN, WARRICK und BREMMER, WILSON, ZIMMER, ZUR VERTH.

Fersenbeinfrakturen sind Folge von Stauchungs- und Abscherungstraumen.

Die Klassifizierung der Fersenbeinfrakturen ist im Schrifttum nicht einheitlich. Eine Hauptursache der Einteilungsschwierigkeiten liegt im Fersenbein selbst. Der Knochen ist sehr variabel ausgeprägt: Die Tubercula mediale und laterale (Bruno), das Sustentaculum tali (Abschnitt VIII, 5), der Processus posterior tali (Abschnitt III, 5), die Form der hinteren und oberen Kante (Haglund) und die Insertion der Achillessehne geben dem Knochen seine individuelle Form. Die Gelenkfacetten für den Talus sind verschieden groß und gehen teilweise ineinander über. Die Articulatio talocalcanea anterior fehlt offenbar häufiger, ohne daß der Fuß in seiner Leistungsfähigkeit beeinträchtigt wäre

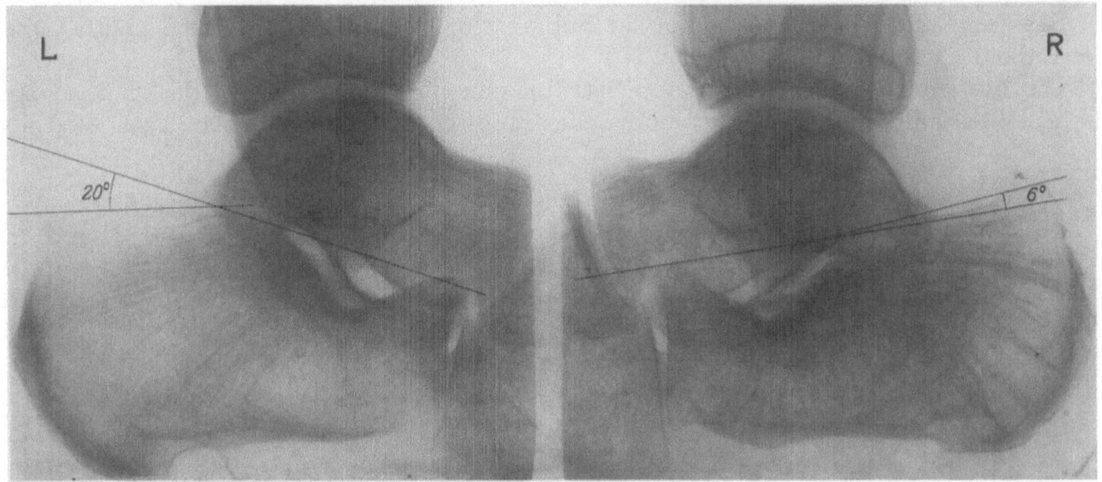

Abb. 101. Füße eines 60jährigen Mannes. Struktureller Umbau des Calcaneus $2^1/_2$ Jahre nach Impressionsfraktur mit charakteristischer Verminderung des Tuber-Gelenkwinkels. Inkongruenz der Artic. talo-calcanea posterior. Traumatischer Plattfuß

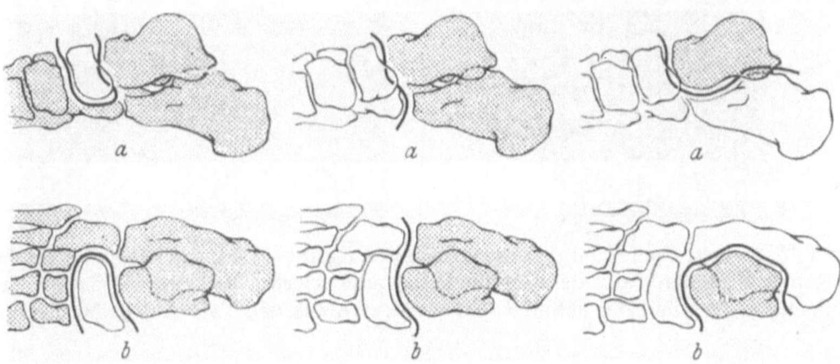

Abb. 102. Verrenkungen im Fußwurzelbereich nach einer Abbildung Böhlers. Links: isolierte Luxation des Naviculare. Mitte: Luxation des Fußes im Chopartschen Gelenk. Rechts: Luxation des Fußes unter dem Talus

(Harris und Beath). Das Fersenbein besitzt eine verhältnismäßig sparsame Spongiosastruktur. Zwischen den dichteren Tragsystemen können normalerweise cystenähnliche Hohlräume vorhanden sein (Ravelli).

Für den Radiologen ist es nicht nötig, jeden Fall einer Calcaneusfraktur einer Gruppe eines bestimmten Autors mehr oder minder willkürlich zuzuordnen.

Dagegen empfiehlt sich die Einhaltung eines Untersuchungsschemas: Als Standardaufnahmen gelten die seitliche Aufnahme des Rückfußes, die a.p.-Aufnahme des Knöchelgelenks und die axiale Fersenbeinaufnahme. Zur Beurteilung des Processus anterior calcanei gehört die Schrägaufnahme der Fußwurzel.

Impressionen des Fersenbeins führen zur Abflachung des Tuber-Gelenkwinkels, der nach Böhler normalerweise zwischen 20 und 40^0 schwankt. Beurteilungsgrundlage soll, wenn möglich, der unverletzte Calcaneus sein. Die drei Gelenkfacetten der Articulatio talo-calcanea sind häufig in die Frakturen einbezogen. In Zweifelsfällen sind Schichtaufnahmen aufschlußreich. Die hintere größere Facette wird durch Schichtbilder im tibio-fibularen Strahlengang, die mittlere und vordere Gelenkfläche durch Schichtbilder im fibulo-tibialen Strahlengang zuverlässig dargestellt.

Kindliche Calcaneusfrakturen können zu Knochennekrosen führen, die in der Regel vollkommen ausheilen.

Die Prognose der Calcaneusfrakturen wird durch den Zustand der Gelenke und den Grad der Abflachung der medialen Längswölbung des Fußes bestimmt. Typische Spätfolgen sind Arthrosen der Articulatio talo-calcanea posterior und media und Plattfüße.

Schwere Calcaneusbrüche führen zur Subluxation des Taluskopfes nach plantar und des Cuboid nach dorsal.

Die hintere obere Fersenbeinkante ist von einem Schleimbeutel bedeckt, über den die Achillessehne zieht. Die Abtrennung der hinteren oberen Fersenbeinkante wird als

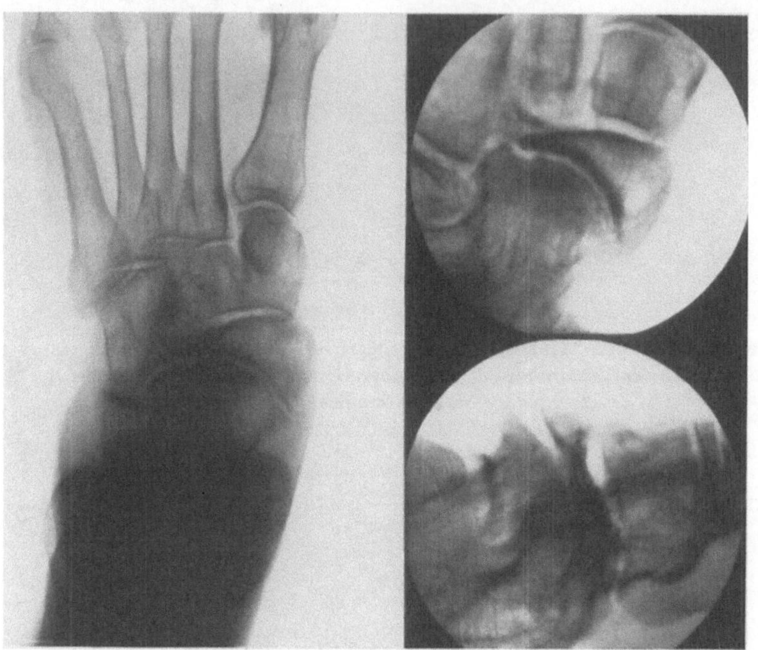

Abb. 103. Fuß einer 46jährigen Frau. 13 Jahre nach isolierter Kahnbeinfraktur hat sich zwischen dem kleineren lateral-dorsal gelegenen Fragment und dem nach medial subluxierten größeren Teilstück eine isthmusartige knöcherne Verbindung gebildet. Sekundärarthrose des Talo-Naviculargelenks

Entenschnabelbruch bezeichnet. Das dreieckige Fragment kann erheblich disloziert sein. Die Fraktur kommt nicht vor dem 40. Lebensjahr vor. Weil meist kein adäquates Trauma vorliegt, hält STUCKE den Entenschnabelbruch für eine Ermüdungsfraktur. Der Ansatz der Achillessehne wird durch diese seltene Fraktur nicht abgetrennt.

Frakturen des Processus anterior calcanei sind bei starker Ausprägung des Fortsatzes oft erst im weiteren Verlauf vom Calcaneus secundarius abzugrenzen (Abschnitt III, 5).

6. Luxationen im Chopartschen Gelenk, Frakturen der kleinen Fußwurzelknochen

Schrifttum: BÖHLER, BÜRKLE DE LA CAMP, DECOULX und DEMAREZ, EICHENHOLTZ und LEVINE, GRASHEY, HELLPAP, HENSSGE, HOFIMESTRE, LEITNER, ZIMMER.

Luxationen der unteren Sprunggelenke sind auf Abb. 102 schematisch dargestellt. Eine habituelle Luxation im unteren Sprunggelenk beschreibt ROMPE.

Kahnbeinfrakturen entstehen durch Sprung auf den plantar gebeugten Fuß. Ihr Anteil am Krankengut der Frakturen wird mit 1,3‰ bis 0,5% beziffert. Meist liegt das kleinere Teilstück lateral-dorsal oder lateral-plantar. Wegen der Subluxationstendenz des größeren Teilstücks nach medial ist die knöcherne Konsolidierung isolierter Kahnbeinfrakturen erschwert. Zwischen beiden Fragmenten kann sich schließlich eine isthmusartige Knochenverbindung bilden. Bleibende Kahnbeinteilungen nach Frakturen sind nachgewiesen (Abschnitt VI, 2).

Abrißbrüche der *Tuberositas ossis navicularis* entstehen durch starke Abduktion oder Außenrotation des Vorfußes. Da die Verschiebung meist gering ist und bei weiter nach medial ausladendem Naviculare die Abgrenzung vom Tibiale externum schwierig sein kann, ist im Zweifel nach Lokalanaesthesie die gehaltene Abduktionsaufnahme aufschlußreich. Eine Subluxation des Fußes im Chopartschen Gelenk nach außen ist für den traumatischen Abriß ausschlaggebend. Ein Vergleich mit der Gegenseite ist immer notwendig.

Ein Abduktionstrauma kann die Bandhaft zwischen Tibiale externum und Tuberositas naviculare lockern. Auch hier empfehlen sich Abduktionsaufnahmen in Lokalanaesthesie. Frakturen der Tuberositas navicularis durch direktes Trauma machen keine diagnostischen Schwierigkeiten. Im Zweifel ist der Verlauf (Callus, Verschwinden des Bruchspaltes, lokale Atrophie) für die Beurteilung entscheidend. Supinationstraumen treffen stets auch das untere Sprunggelenk. Sie können Ausrißfrakturen am *Außenrand* von *Cuboid* und *Calcaneus* verursachen.

Frakturen der Keilbeine und des Würfelbeines entstehen meist durch direkte Traumen. Typisch für traumatische Schäden der Keilbeine und des Cuboid sind kleine Knochenabsprengungen, die meist medial oder dorsal am Cuneiforme I sitzen. Größere Dislokationen der Fragmente sind selten.

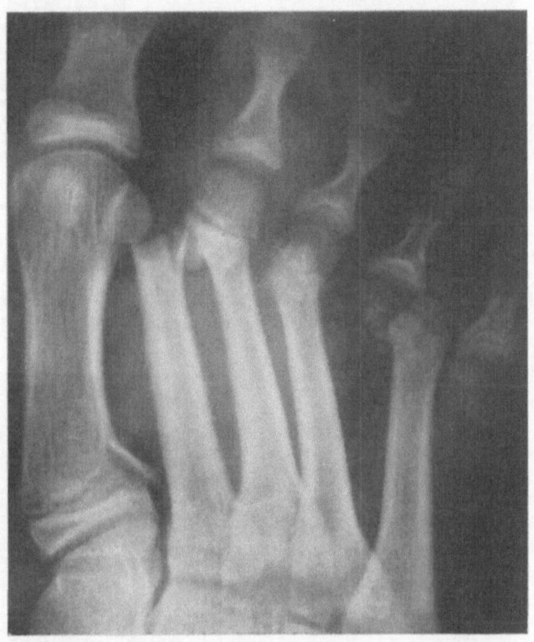

Abb. 104. Fuß eines 12jährigen Mädchens. Frakturen am I.—V. Metatarsale in Epiphysennähe. Die Köpfchen sind nach plantar disloziert und verdreht. Fußverletzung durch Absturz vom Baum

7. Frakturen und Luxationen der Metatarsalia

Schrifttum: BÖHLER, COHN, FRANKE, HELLPAP, HENSSGE, KUSANO, MÜSSBICHLER, PEARSON, SAXL, WITT und MITTELMEIER.

Luxationsfrakturen im Lisfrancschen Gelenk entstehen bei Erwachsenen nach Abstürzen und Fußquetschungen. Die Metatarsalia II—V verschieben sich nach lateral. Das I. Metatarsale kann nach medial oder nach lateral luxieren. Das Ausmaß der Dislokation läßt sich am besten auf Schrägaufnahmen beurteilen, die möglichst unter Durchleuchtungskontrolle angefertigt werden sollen. Bei Kindern entstehen bei ähnlichen Gewalteinwirkungen Epiphysenlösungen mit Abbrüchen der Diaphysen. Die Epiphyse des I. Metatarsale neigt zum Abknicken nach medial. Wachstumsstörungen sind am I. Metatarsale auch nach stärkerer Achsenknickung kaum zu erwarten. Die Epiphysen der Metatarsalia II—V können dagegen vollständig abrutschen. Die Position der abgebrochenen Metatarsalköpfchen läßt sich weder auf dorso-plantaren, noch auf seitlichen Aufnahmen klar beurteilen. Vollständig nach plantar abgerutschte Fragmente drehen sich.

Die Diaphysenbrüche der Metatarsalia sind leicht zu diagnostizieren. Lediglich die Beurteilung der Dislokation kann wegen der Überlagerungen im seitlichen Bild Schwierigkeiten machen.

An der *Tuberositas metatarsi V* entstehen durch gewaltsame Supination oder Adduktion des Vorfußes Abrisse. Solche Frakturen können mit Frakturen des lateralen Malleolus kombiniert sein und zeichnen sich durch ungewöhnliche langsame Callusbildung aus. Bis zur knöchernen Überbrückung vergehen meist 10—12 Monate. Frakturen, die durch die Basis der Tuberositas metatarsi V ziehen, klaffen gewöhnlich nach lateral.

Kleine Knochenausrisse von der Spitze der Tuberositas können durchaus mit schalenförmigen Apophysen verwechselt werden. Wegen der langsamen knöchernen Heilung ist die Beurteilung auch aus dem weiteren Verlauf manchmal schwierig. Wesentlich ist der Nachweis eines Defektes, der dem abgerissenen Knochenstück entspricht (Abb. 105). Im weiteren Verlauf solcher Fälle können vieldeutige Bilder entstehen.

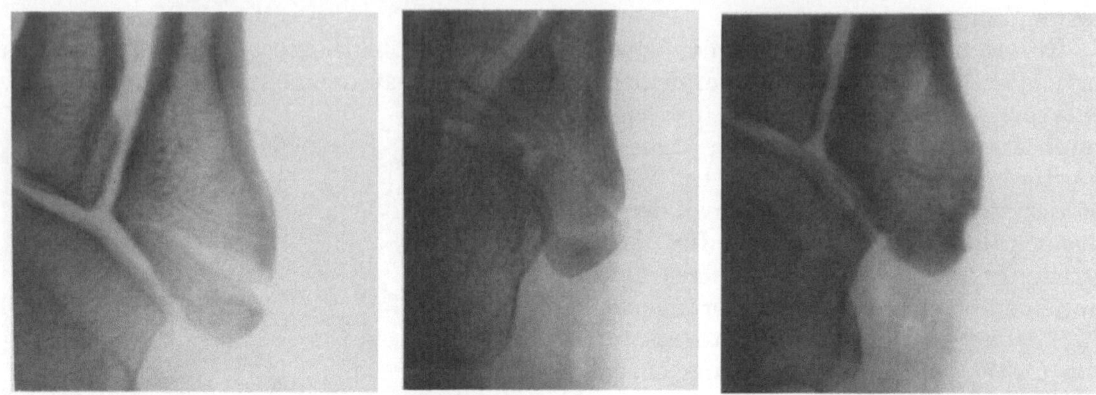

Abb. 105. a Fuß eines 44jährigen Mannes. Frische Fraktur des V. Metatarsale mit lateral-plantar klaffendem Bruchspalt. Die Schrägaufnahme sichert die Diagnose. b Ausheilungsbild nach 9 Monaten

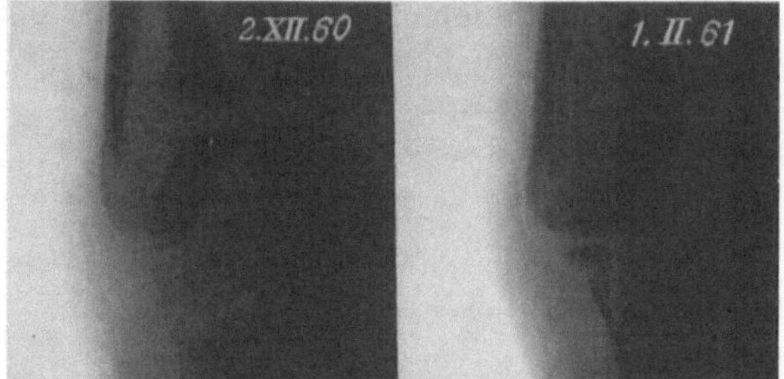

Abb. 106. Fuß eines 12jährigen Mädchens. Abriß eines schalenförmigen Knochenstücks aus der Tuberositas metatarsi V. Im Laufe von 2 Monaten hat sich das abgerissene Knochenstück vergrößert, teilweise abgerundet und ist von einer Apophyse nicht mehr zu unterscheiden

8. Frakturen und Luxationen der Zehen

Schrifttum: Böhler, Kewenter, Zrubecky.

Frakturen der Großzehensesambeine sind selten, Teilungen der verschiedensten Formen dagegen häufig. Zur radiologischen Frakturdiagnose genügt nicht der Nachweis zackiger Begrenzungsflächen. Ausschlaggebend ist eine erhebliche Diastase der Fragmente.

Traumatische Luxationen betreffen meist das Großzehenendgelenk. Neben der Dislokation ist auf mögliche Interposition des häufigen interphalangealen Sesambeines zu achten (Eibel).

Frakturen der Grundphalanx der Großzehe sind häufig. Subtrochleare Frakturen weisen oft Rekurvationsfehlstellungen auf, deren Erkennung wichtig ist. Bei Kondylenabbrüchen an der Basis kommen Verkantungen der Fragmente vor. Schalenförmige Knochenausrisse an der Dorsalseite des Endglieds werden beim Strecksehnenabriß beobachtet. Frakturen der 2. bis 5. Zehe weisen gegenüber Großzehenbrüchen keine Besonderheiten auf.

XII. Ermüdungsfrakturen

Schrifttum: ASAL, BOPP, BRANDT, BURKHARDT, BURROWS, DEVAS und SWEETNAM, DETLEFSEN, DEUTSCHLÄNDER, DODD, GÄDE, GRIFFITHS, HARRIS und BEATH, HENSCHEN, HERZOG, HULLINGER, KROENING und SHELTON, LEABHART, MAATZ, MILKMAN, MORITSCH, MÜLLER, MURRAY, PÖSCHL, REISCHAUER, SCHELLER, SCHERF, SEYSS, SIEMENS, SINGER und MAUDSLEY, STUCKE, WACHSMUTH, WAGNER, ZEITLIN.

Nach dem radiologischen Befund werden Ermüdungsfrakturen unterteilt in

1. den linearen Typ: gut erkennbar, stets reichliche Callusbildung;
2. den periostalen Typ: schwer erkennbar, geringe periostale Reaktion;
3. den sklerosierenden Typ: meist am Calcaneus, auch Röhrenknochen. Sklerose verschwindet nach Ausheilung;
4. den fragmentartigen Typ: nur an Metatarsalia;
5. den gemischten Typ: meist an langen Röhrenknochen.

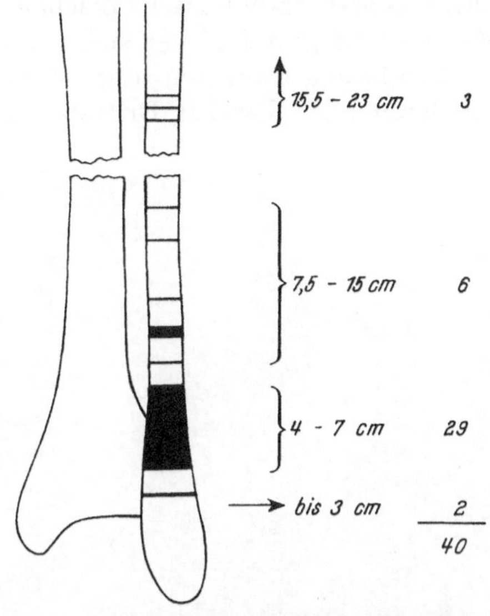

Abb. 107. Lokalisation der Ermüdungsfrakturen der Fibula, gemessen von der Außenknöchelspitze nach DEVAS und SWEETNAM, 1956. Aufschlüsselung von 40 Beobachtungen

Ermüdungsbrüche entstehen am gesunden Knochen durch Überbeanspruchung. Zu den Umbauzonen, die unter normaler Funktion am Knochen mit verminderter Widerstandskraft auftreten, bestehen in der Praxis jedoch so fließende Übergänge, daß in den meisten Fällen offenbleiben muß, ob der Schaden überwiegend auf vermehrter Beanspruchung oder auf endogenen Faktoren beruht.

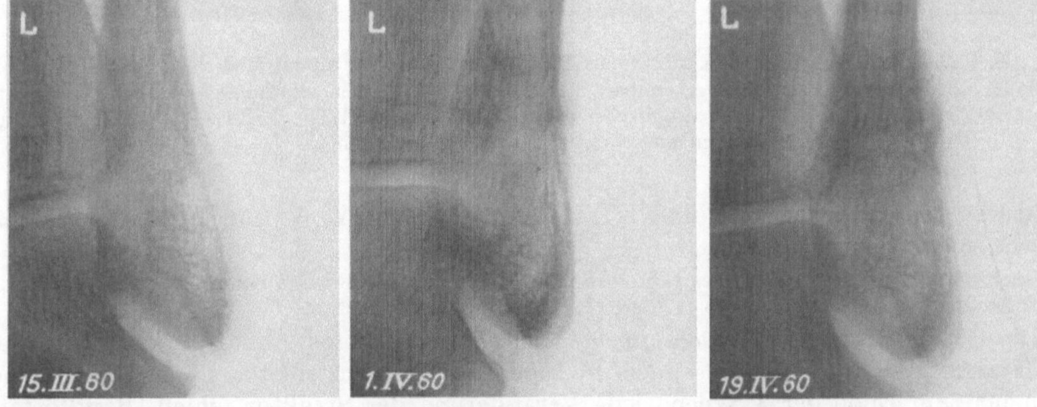

Abb. 108. Fibula einer 21jährigen Frau. Ermüdungsfraktur an typischer Stelle. Erste radiologische Veränderung 3 Wochen nach Beginn der Symptome

Multiple Ermüdungsbrüche und Ermüdungsfrakturen in der Schwangerschaft, im Adoleszentenalter oder bei Unterernährten sprechen für das Überwiegen der endogenen Komponente. Bestimmte Lokalisationen der Frakturen bei Fallschirmspringern, Sportlern oder Soldaten betonen die Bedeutung des Belastungsfaktors. Dabei ist zu bedenken, daß in Gruppen exponierter Personen nur ein kleiner Prozentsatz erkrankt. Eine endogene Komponente kann auch hier nicht gänzlich außer acht gelassen werden.

Ermüdungsbrüche kommen in abfallender Häufigkeit an den Metatarsalia, an der Fibula, Tibia und am Calcaneus vor (über Os trigonum tali und Ermüdungsfraktur vgl. Abschnitt III, 1).

Der Ermüdungsbruch am *II. und III. Metatarsale* (Marschfraktur, Fußgeschwulst) kann sich bereits innerhalb der ersten 10 Tage bei vollentwickeltem klinischen Bild als

Fissur oder Fraktur darstellen. Nach 3—4 Wochen bildet sich der typische kugelförmige Reizcallus. Noch 6—9 Monate später ist eine periostale Verdickung der Corticalis nachweisbar.

Die periostale Form der Marschfraktur weist keine initiale Fissur im Röntgenbild auf. Das erste radiologische Zeichen ist der Callus, der den scheinbar normal strukturierten Knochen umgibt und der sich im Verlauf von Monaten zurückbildet.

Ermüdungsfrakturen der Metatarsalia entstehen bevorzugt am Übergang vom mittleren zum distalen Drittel. Sie kommen proximal der Schaftmitte kaum vor. Die

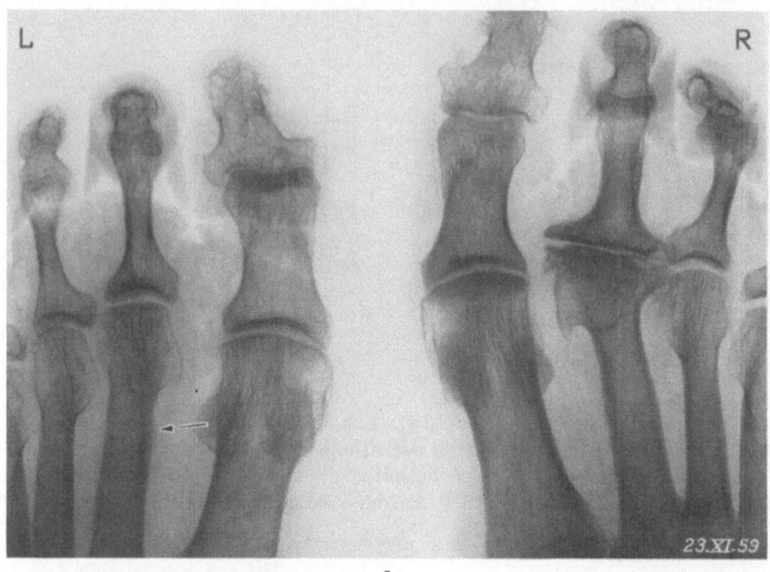

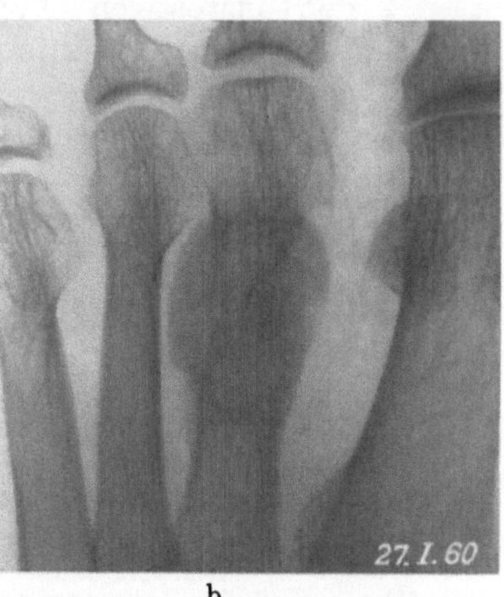

a b

Abb. 109. Füße einer 66jährigen Frau. 23. 11. 59: Diskrete Callusbildung an der Medialseite des linken Metatarsale II. Ein Frakturspalt ist nicht erkennbar. Schmerzen seit 2 Wochen. Starke Deformierung des rechten Metatarso-Phalangealgelenks II nach aseptischer Knochennekrose. 27. 1. 60: 60 Tage später kugelförmiger Callus mit schräg verlaufender Frakturlinie

Frakturen bevorzugen das II. und III. Metatarsale. Am IV., V. und I. Metatarsale sind sie sehr selten.

Nach operativer Verkürzung des I. Metatarsale (Huetersche Operation bei Hallux valgus) wurden mehrfach Ermüdungsfrakturen des II. und III. Metatarsale beobachtet.

Die Lokalisation der *Ermüdungsbrüche der Fibula* ist aus Abb. 107 zu entnehmen. Die Frakturlinie ist frühestens nach 15 Tagen radiologisch sichtbar. Bei Erwachsenen kann bis zum Ende der 3. Woche jede Veränderung der Struktur fehlen. Bandförmige Rarefikationen treten nach 12—18 Wochen auf. Callus erscheint bei Kindern vom 8. Tage an, bei Erwachsenen meist während der 3. Woche. Mit fester Konsolidierung der Fraktur ist nach 12—16 Wochen zu rechnen. Eine spindelförmige periostale Verdickung ist dann noch von einem dichten Streifen in Höhe der Fraktur unterbrochen. Die Verdichtung läßt sich noch $^1/_2$ bis $^3/_4$ Jahr nachweisen.

Im distalen Drittel der Fibula wurden Ermüdungsfrakturen bevorzugt bei jugendlichen Hockeyspielern und Läufern und bei schwer arbeitenden Frauen im mittleren Lebensalter beobachtet. Die hochsitzenden Frakturen kommen bei Fallschirmspringern gehäuft vor. Hier läßt sich nicht mehr entscheiden, ob es sich um Frakturen durch einmaliges oder wiederholtes gleichartiges Trauma handelt.

Schleichende Frakturen des distalen Drittels der Tibia sind selten. Die typischen Ermüdungsbrüche der Tibia sitzen im proximalen Drittel.

Am *Calcaneus* sind bei jungen Erwachsenen Ermüdungsfrakturen mehrfach mitgeteilt worden. Die nach etwa 10 Tagen erkennbare Bruchlinie orientiert sich rechtwinklig zur

Verlaufsrichtung der Spongiosabälkchen. Die Bruchlinie verläuft etwa parallel zur hinteren Begrenzung des Tuber calcanei. Die Articulatio talo-calcanea posterior ist nicht in die Fraktur einbezogen. Der Wiederaufbau der trabekulären Struktur beginnt nach 6 Wochen. Die periostale Reaktion ist gering.

Die vom 40. Lebensjahr an beobachtete Entenschnabelfraktur (vgl. Abschnitt XI, 5) stellt, ähnlich wie die Ermüdungsfraktur des proximalen Fibuladrittels, einen Grenzfall zwischen Fraktur und Ermüdungsfraktur dar.

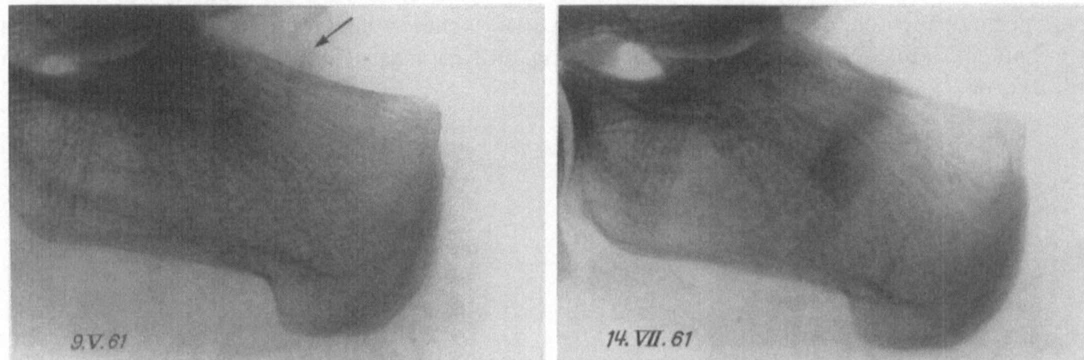

Abb. 110. Fuß eines 19jährigen Mannes. Ermüdungsbruch des Calcaneus. 9. 5. 61: 2 Wochen nach Beginn der Beschwerden. Diskretes sklerotisches Band in der Spongiosa (Pfeil). 14. 7. 61: Deutliche bandförmige Sklerose. Beschwerden bereits abgeklungen

XIII. Aseptische Nekrosen

Schrifttum: Bopp, Brailsford, Breitenfelder, O'Donoghue, Freiberg, Gardemin, Grazianski, Harbin, Herzog, Hohmann, Karp, Khoo, Köhler, Liebermann, Martinie-Dubosquet, Mau, Ruckensteiner, Sauer, Scaglietti et al., Smillie, Steller, Stucke, Turek, Waugh, Weiss, Zimmer.

Die von Köhler erstmals beschriebene Nekrose des Os naviculare betrifft vorwiegend Knaben, bei denen die Ossifikation verzögert eintritt. Die Erkrankung wurde vom 3. bis 8. Lebensjahr beobachtet. Das Maximum liegt im 5. und 6. Lebensjahr.

Nach dem Verlauf lassen sich *zwei Typen* unterscheiden:

1. Das Naviculare erscheint unscharf und enthält fleckige, verdichtete Bezirke. Der Knochen ist zusammengesintert. Die Gelenkspalten zwischen Kahnbein, Sprungbeinkopf und I. Keilbein sind verbreitert. Nach etwa 2 Jahren sind Form und Größe des Naviculare wieder normal. Spongiosabälkchen werden von diesem Zeitpunkt an sichtbar. Es erfolgt eine Resititutio ad integrum.

2. Das Naviculare ist in toto dichter als die benachbarten Knochen, behält jedoch annähernd seine normale Form und Größe. Im Verlauf eines Jahres kommt es zur Resorption des verdichteten Knochens, von dem nur ein schmaler Saum stehenbleibt (Reinigungsphase). Etwa 2 Jahre nach dem Beginn der Erkrankung bilden sich mehrere Ossifikationszentren, von denen der Wiederaufbau der Spongiosa ausgeht. Auch bei vollständiger Nekrose des Navicularekerns erfolgt nach etwa 3 Jahren die Restitutio ad integrum.

Der knorpelige Mantel des Naviculare ist an der Nekrose nicht beteiligt. Deformitäten als Folge einer Köhlerschen Erkrankung des Naviculare sind nur in Einzelfällen beschrieben (Brailsford, Grazianski).

Ätiologisch scheinen Varianten der Vascularisation (Waugh) und der Größenentwicklung von Naviculare und Talus (Scaglietti et al.) eine wichtige Rolle zu spielen. Aus der Arteria dorsalis pedis zweigen sich über dem Kahnbein 3—5 Äste ab, die mit Ästen der Arteria plantaris media anastomosieren und eine Arkade über der Tuberositas navicularis bilden. Zum Ossifikationskern des Naviculare zieht anfangs nur eine Arterie. Im Alter von 3 Jahren haben etwa sechs radiär einstrahlende Gefäße, die untereinander Anastomosen eingehen, Anschluß an den Knochenkern gewonnen.

Ausnahmsweise kann jedoch *eine* Arterie die Versorgung des Navicularekerns im wesentlichen beibehalten. Nur viel kleinere Gefäße treten zusätzlich an den Knochenkern; sie bilden nur spärliche Anastomosen. Das Ossifikationszentrum des Os naviculare ist im Frühstadium von einer dicken Knorpelschicht umgeben, die Druckwirkungen auf den Kern abfängt. Mit der Vergrößerung des Knochenkerns wird der Schutz der Knorpelhülle geringer. Nach den Vorstellungen WAUGHs scheint es einen kritischen Zeitpunkt zu geben, in dem mechanische Beanspruchung und Sauerstoffmangel auf dem Boden der Gefäßanomalie zur Ischämie führen.

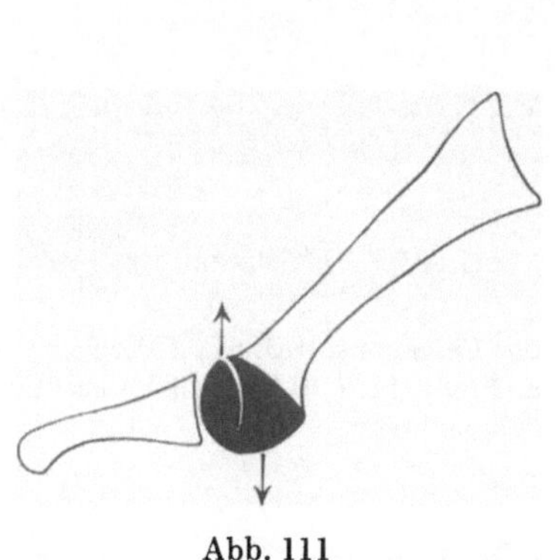

Abb. 111

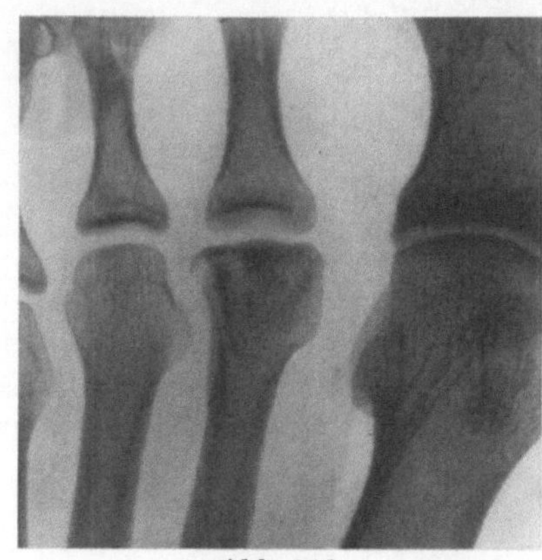

Abb. 112

Abb. 111. Entstehung der Freibergschen Infraktion im nekrotischen Metatarsalköpfchen nach SMILLIE, 1960

Abb. 112. Fuß eines 14jährigen Mädchens. Aseptische Nekrose des Metatarsalköpfchens II mit Fraktur im Bereich der Nekrose (vergl. auch Abb. 109, S. 614)

Die Köhlersche Erkrankung des Naviculare ist trotz des charakteristischen Röntgenbildes nicht immer zweifelsfrei zu diagnostizieren. Die seltene Kahnbeinosteomyelitis kann eine aseptische Nekrose vortäuschen (RUCKENSTEINER, HERZOG). Eine im Verlauf zunehmende Verkürzung des Abstandes zwischen Taluskopf und Cuneiforme I spricht gegen die aseptische Knochennekrose. Interessant sind Fälle, bei denen neben einer Fußwurzeltuberkulose ein nekrotischer Zerfall des Naviculare stattfindet (HOHMANN). Eine aseptische Nekrose des *Cuboid* bei gleichzeitiger Tuberkulose des III. Cuneiforme beobachtete KHOO.

Aseptische Nekrosen der *Talusrolle* und des *Calcaneus* kommen nach Frakturen vor. Am *Cuneiforme I* ist die Nekrose in Verbindung mit gleichartiger Erkrankung des Naviculare von O'DONOGHUE beschrieben.

In der Wachstumsperiode vor der Obliteration der Epiphysenfugen entstehen die *Nekrosen der Metatarsalköpfchen.* Meist ist das Metatarsalköpfchen II oder III, selten IV oder V betroffen. Radiologisch besteht zunächst eine Verdichtung des Metatarsalköpfchens bei gleichzeitiger Osteoporose der Metaphysen.

Der Gelenkspalt des Metatarso-phalangealgelenkes erscheint verbreitert. Die Verbreiterung kann vorgetäuscht sein, wenn die Ferse bei der dorso-plantaren Aufnahme angehoben ist und die Zehen in Dorsalflexion stehen. Dabei kommt zusätzlich eine projektionsbedingte Abflachung der Köpfchen zustande (GARDEMIN).

Im weiteren Verlauf nimmt die Verdichtung der Epiphysenkerne bei gleichzeitiger Abflachung zu. Die Epiphyse kann zerfallen. Fragmente können später als freie Gelenkkörper nachgewiesen werden. Die Metaphyse ist verdickt, die Epiphysenlinie oft nicht deutlich zu erkennen. An den Rändern der Epiphyse entstehen spornartige Ausziehungen.

Im Spätstadium ist das Metatarsalköpfchen abgeflacht und verbreitert. Seitlich bestehen Ausziehungen. Es kommt zur Arthrosis deformans des Metatarso-phalangealgelenks mit Verbreiterung der Basis der Grundphalanx.

Ätiologisch wird eine Lockerung der Verbindung zwischen Metaphyse und Epiphysenplatte durch Mikrotraumen angenommen. Daneben muß, ähnlich wie bei der Epiphysenlösung des coxalen Femurendes, ein bisher unbekannter endogener Faktor eine Rolle spielen.

Verdichtungen der basalen Epiphyse der Grundphalanx bei gleichzeitiger Teilung und Abplattung werden meist als *Thiemannsche* Erkrankung bezeichnet. Nach HACKENBROCH und RÜTT führen die Verdichtungen und Teilungen, die beim Hallux rigidus häufiger vorkommen, zur frühen Verschmelzung mit der Diaphyse.

Am Köpfchen des Metatarsale I fand BREITENFELDER eine weitgehende Zerstörung und becherförmige Aufweitung. Die Veränderungen wurden 3 Jahre nach einem Trauma gefunden.

Verdichtungen der *Calcaneusapophyse* sind im Wachstumsalter häufig, ohne daß Beschwerden vorliegen. Aus dem Röntgenbild soll die Diagnose „Apophysitis" nicht gestellt werden (vgl. Abschnitt I).

Osteonekrosen der *Sesambeine des I. Strahles* kommen in der Adoleszenz vor und können Ursache späterer Teilungen sein (vgl. Abschnitt IV, 2).

XIV. Freie Gelenkkörper

(Osteochondrosis dissecans)

Schrifttum: ARONSSON, AXHAUSEN und PELS, BÁNKI, BERNDT und HARTY, CAMERON-COLTART, GOLDSTONE und PISANI, HOHMANN, JØRGENSEN und PETERSEN, KARCHER, KIENBÖCK und SELKA, KÖNIG, LÄWEN, MARKS, MAU, NISBET, NOCKEMANN, RAVELLI, REILLY und BAILEY, SCHNABERTH, SMILLIE, UEBERSCHÄR, WELLER und MEYER-GROHBRÜGGE, ZUM WINKEL.

Freie Gelenkkörper entstehen durch Ablösung von Knorpel-Knochenstücken aus Gelenkflächen. Der Ablösungsprozeß wird in der Regel als Osteochondritis dissecans bezeichnet, obwohl es sich um keine entzündliche Affektion handelt. Die Bezeichnung Osteochondrosis dissecans ist vorzuziehen.

Die Ursachen der Osteochondrosis dissecans wurden von KÖNIG analysiert. Er differenziert exogene, durch einmaliges oder wiederholtes Trauma entstehende Ablösungen von endogenen Prozessen, deren Ursache unbekannt ist. SMILLIE unterscheidet aufgrund klinischer Beobachtung vier Gruppen:

1. Anomalien der Ossifikation (etwa bis zum 10. Lebensjahr).
2. Juvenile Osteochondrosis dissecans (um das 15. Lebensjahr).
3. Osteochondrosis dissecans des frühen Erwachsenenalters.
4. Tangentiale osteochondrale Frakturen bei Erwachsenen.

Ossifikationsanomalien mit Bildung freier Gelenkkörper sind am Fuß sehr selten. Am *Os naviculare* kommen sekundäre überzählige Ossifikationszentren am dorsal-proximalen und dorsal-distalen Rand vor. Aus ihnen können freie Gelenkkörper hervorgehen (UEBERSCHÄR).

Im *Sinus tarsi* gelegene freie Körper (Os in sinus tarsi nach GRUBER) sind Ablösungen aus dem Calcaneus, wie JØRGENSEN und PETERSEN bei einem Zehnjährigen zeigen konnten. Die *juvenile Osteochondrosis dissecans* tritt oft gleichzeitig an mehreren Gelenken in Erscheinung. Am Fuß sind die Talusrolle und die Metatarsalköpfchen Sitz der Ablösungen.

Die *Osteochondrosis dissecans des frühen Erwachsenenalters* kommt an der medialen und lateralen Taluskante und an den Metatarsalköpfchen vor. Die Ursache der Ablösungen ist für einen Teil der Fälle nicht zu ermitteln. Die Bildung freier Körper bei aseptischen Nekrosen der Metatarsalköpfchen ist in Abschnitt XIII beschrieben.

Die *Osteochondrosis dissecans des Talus* beruht nach Untersuchungen von Berndt und Harty überwiegend auf transchondralen Frakturen der Kanten der Trochlea tali. Die Frage, ob solche Frakturen in gesunden Knochen bei Distorsionstraumen vorkommen, wird unterschiedlich beurteilt.

Die Prädilektionsstellen der transchondralen Frakturen sind in Abb. 114 wiedergegeben. Experimentell ließen sich an der *medialen* Taluskante tangentiale Frakturen *ohne* weitere Verletzungen erzeugen. *Laterale* Kantenbrüche waren im Versuch mit *Schäden des lateralen Bandapparates* verbunden. Zur Diagnostik tangentialer Fissuren sind Vergrößerungsaufnahmen in leichter Einwärtsdrehung des Beines notwendig. Bei Verdacht auf mediale Fissur muß der Fuß außerdem in mittlere Plantarflexion eingestellt werden.

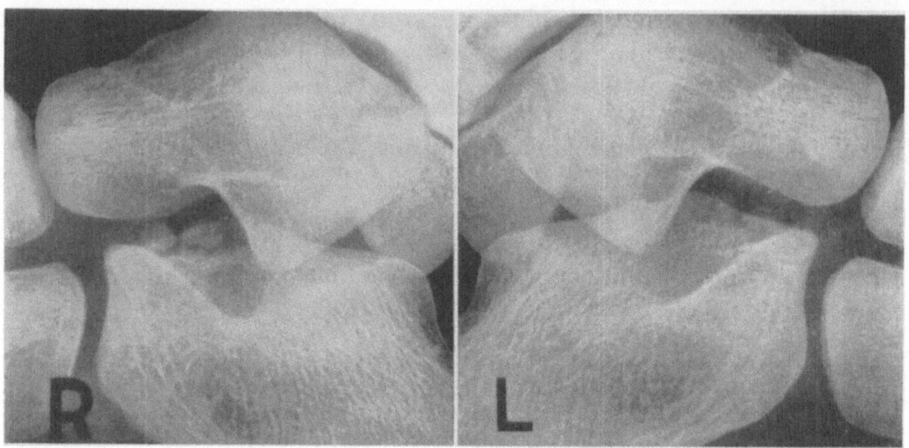

Abb. 113. Füße eines 10jährigen Jungen. Osteochondrosis dissecans mit Bildung freier Körper im Sinus tarsi. Beobachtung von Jørgensen und Petersen

Tangentiale Fissuren der Talusrolle können im weiteren Verlauf das typische Bild der Osteochondrosis dissecans mit Bildung einer Gelenkmaus aufweisen. Nach der Fraktur wird die Spongiosa des Fragments nekrotisch, während der Knorpel intakt bleibt. Im Verlauf von Monaten erfolgt Substitution der Spongiosa. Erst dann ist knöcherne Konsolidierung möglich.

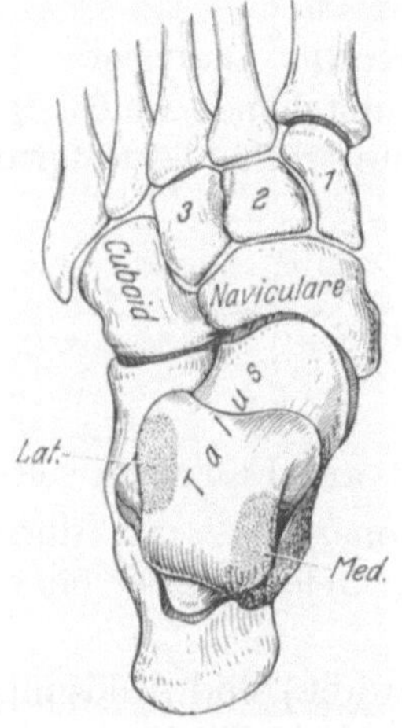

Abb. 114. Prädilektionsstellen der transchondralen Frakturen und der Osteochondrosis dissecans an der Trochlea tali nach Berndt und Harty (1960)

In der Gutachterpraxis können dissezierende Osteochondrosen der Talusrolle als Unfallschaden anerkannt werden, wenn eine initiale tangentiale Fissur nachgewiesen ist. Tritt mehrere Monate nach einem gesicherten Distorsionstrauma eine Osteochondrosis dissecans auf, ist der ursächliche Zusammenhang nach Berndt und Harty wahrscheinlich. Diese Autoren beobachteten die vollständige Ablösung des Knorpel-Knochenfragments ohne Dislokation nach frühestens 2 Monaten. Weller u. Meyer-Grohbrügge sehen dagegen zwischen einmaliger traumatischer Knorpel-Knochenschädigung und Osteochondrosis dissecans keinen ursächlichen Zusammenhang.

Neben den typischen medialen und lateralen Osteochondrosen der Talusrolle sind atypische posttraumatische Ablösungen größerer Knorpel-Knochenbezirke aus der Trochlea tali bekannt (Mau). Zum Winkel fand zufällig eine Osteochondrosis dissecans des Taluskopfes bei einem 49jährigen Mann. Die Chondromatose des Knöchelgelenks ist mit der Gelenkmausbildung durch Osteochondrosis dissecans kaum zu verwechseln.

XV. Radiologie der Weichteile des Fußes

1. Röntgenanatomie der Gefäße

Schrifttum: RADKE, RIESS, WAUGH, ZCHAKAJA.

Die radiologische Gefäßdarstellung des Fußes weist in vivo unterschiedliche Durchblutungstypen auf, die aus den geläufigen anatomischen Darstellungen nicht bekannt sind.

Die Serienangiographie wird in Allgemeinnarkose am um 40^0 geneigten Untersuchungstisch ausgeführt. Nach Injektion von 30 cm^3 Kontrastmittel werden mindestens acht Aufnahmen in Intervallen von 2 sec angefertigt. Zur Beurteilung sind abwechselnd Aufnahmen im frontalen und sagittalen Strahlengang notwendig. Die seitliche Aufnahme gestattet die Differenzierung der Durchblutungstypen.

Als *Typus normalis* gilt die etwa gleich starke Darstellung beider Hauptgefäße, der Arteria dorsalis pedis und der Arteria plantaris lateralis. Häufiger ist eine der beiden Arterien stärker und kontrastreicher dargestellt. Man spricht dann von einem *Typus plantaris* oder *Typus dorsalis*. Beide Typen kommen etwa gleich häufig vor. Da wiederholte Angiographie desselben Fußes keinen Wechsel des Füllungstyps zeigt, scheiden aufnahmetechnische und funktionelle Unterschiede aus.

Variationen der Gefäßanatomie entstehen durch das Überwiegen von Nebenästen der Arteria dorsalis pedis bei nur schwach dargestelltem Arcus plantaris.

Die plantaren A. metatarsales stellen sich beim normalen, dorsalen und plantaren Durchblutungstyp kräftiger als die Arteriae metatarsales dorsales dar. Dagegen weisen bei den Variationen, also beim Überwiegen von Nebenästen am Fußrücken, die dorsalen Metatarsalarterien eine größere Kontrastierung auf. Die arterielle Durchströmungsphase ist 2—3 sec nach der Injektion des Kontrastmittels in die Arteria femoralis erreicht. Die arteriovenöse Füllung dauert gewöhnlich 4 sec und ist demnach bis 6 sec nach Beendigung der Injektion zu sehen. Die venöse Phase kann bei zunehmender Entleerung der Gefäße etwa 6—10 sec nachgewiesen werden.

Angiographische Untersuchungen nach Poliomyelitis (BRAIBANTI) wiesen als Besonderheit erweiterte arteriovenöse Anastomosen auf. Fehlender Kontrastmittelabfluß nach intraossaler Venographie des Talus spricht für avasculäre Nekrose.

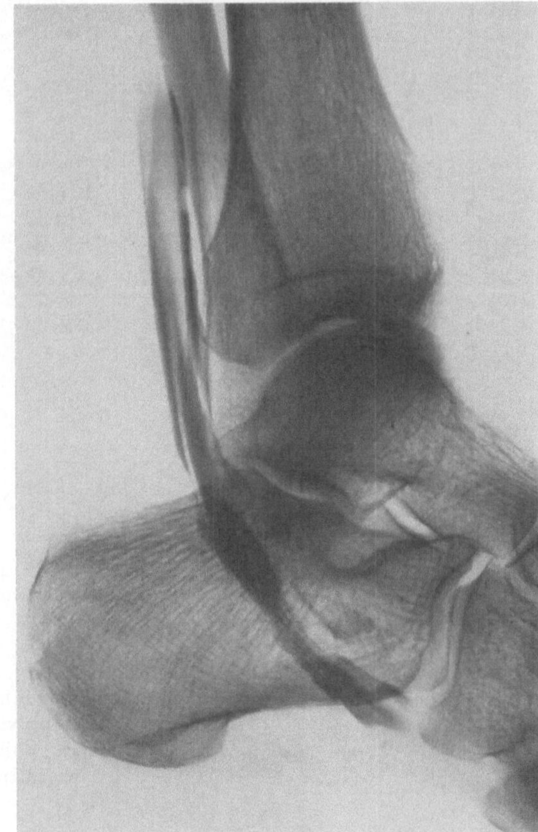

Abb. 115. Darstellung der Peronaeussehnenscheiden an der Leiche eines 60jährigen. Blinde Punktion von dorsal unmittelbar unter der Außenknöchelspitze, Injektion von 2 cm^3 Kontrastmittel

2. Kontrastdarstellung der Gelenke und Sehnenscheiden

Schrifttum: BERRIDGE und BONNIN, GRODINSKI, HACKENBROCH, HARTMANN, HENSSGE.

Die Arthrographie des Knöchelgelenks mit positivem Kontrastmittel wurde von BERRIDGE und BONNIN klinisch erprobt. Das Gelenk wird von vorn punktiert. Aspiration

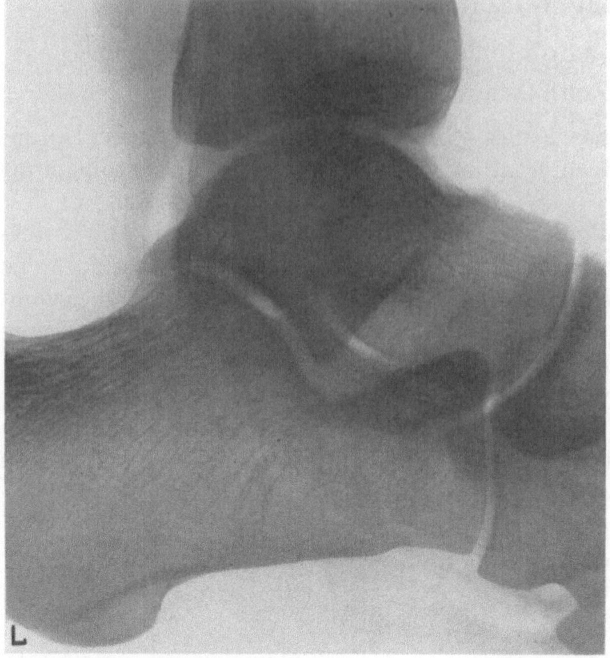

a

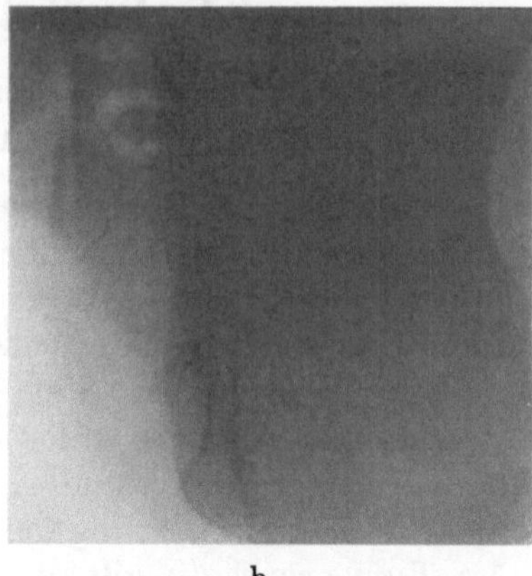

b

Abb. 116. Fuß eines 21jährigen Mannes. Regelrechtes Füllungsbild der Sehnenscheide des M. peronaeus longus. Charakteristische Doppelkontur. Auf der axialen Fersenbeinaufnahme wird die gefüllte Sehnenscheide orthograd getroffen. Das Füllungsbild ähnelt einer Schuhöse

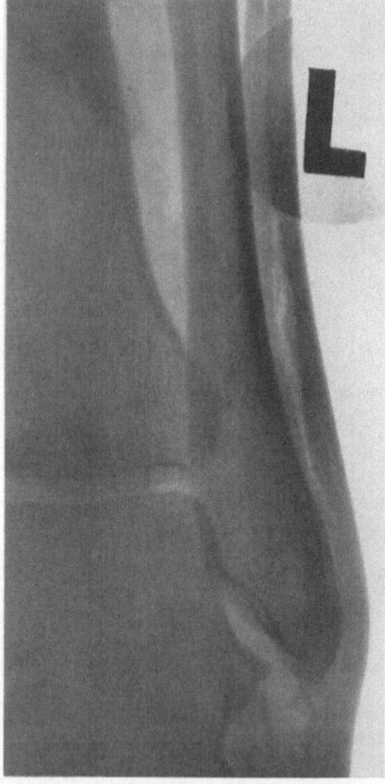

Abb. 117a

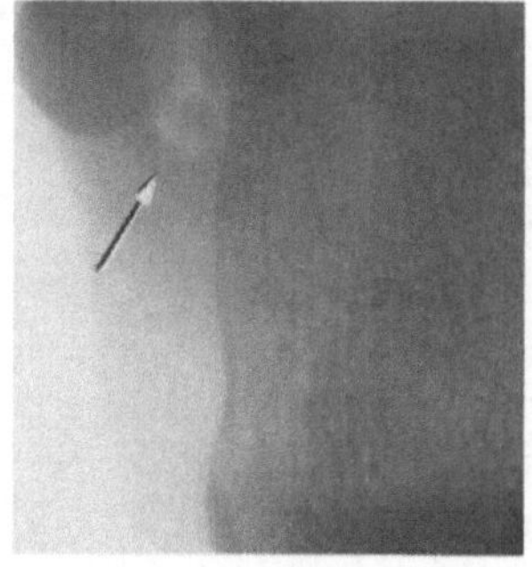

Abb. 117 b

Abb. 117. Füße eines 18jährigen Mädchens. Tendovaginitis stenosans der Sehnenscheide des Peronaeus longus (operativ bestätigt). Die in die Sehnenscheide injizierte Luft weicht nach proximal aus. Ungenügende Füllung auch auf der Axialaufnahme

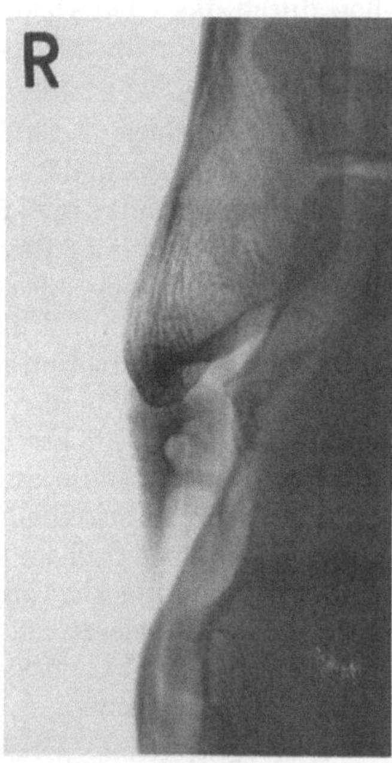

Abb. 118

Abb. 118. Fuß eines 21jährigen Mannes. Auffallend großer, empfindlicher Processus trochlearis calcanei. Luftfüllung der Sehnenscheide des M. peronaeus longus. Stenose der Sehnenscheide

von Blut und Synovia ist nicht immer möglich. Die Injektion von 6—8 cm^3 wasserlöslichen Kontrastmittels ist ausreichend. Schädliche Nebenwirkungen sind nicht beschrieben. Die Arthrographie kann ambulant durchgeführt werden.

Auf a.p.-Bildern erscheint ein dünnes Kontrastmittelband zwischen Tibia und Talus. Unter dem Malleolus internus kann die Kapsel stärker ausgebuchtet sein. Eine kleinere vordere und größere hintere Kapseltasche kommt auf seitlichen Bildern zur Darstellung. Die hintere Kapselausbuchtung liegt über dem Processus posterior tali.

Als anatomische Varietät kommt in 4—5% eine Kommunikation zwischen Talocruralgelenk und Sehnenscheide des Musculus flexor hallucis longus vor. Seltener sind Verbindungen des Knöchelgelenks mit dem hinteren unteren Sprunggelenk und den Sehnenscheiden der Mm. tibialis posterior, extensor hallucis longus und peronaeus longus.

Die Dicke des Gelenkknorpels und Kapselrupturen lassen sich zuverlässig beurteilen. Zerreißungen der distalen Bandhaft zwischen Tibia und Fibula („Gabelsprengung") sollen im Arthrogramm erkennbar sein.

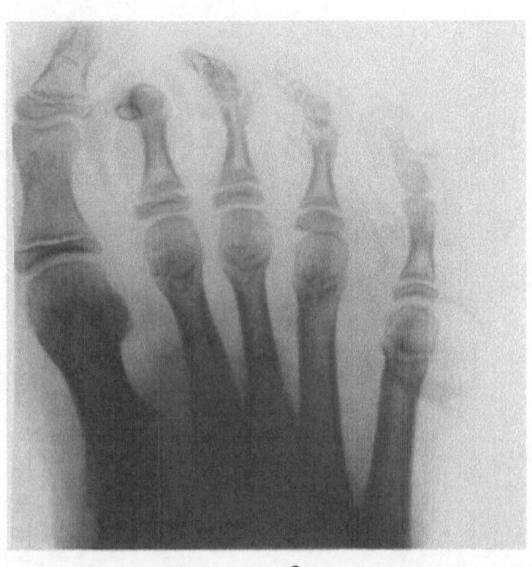

a

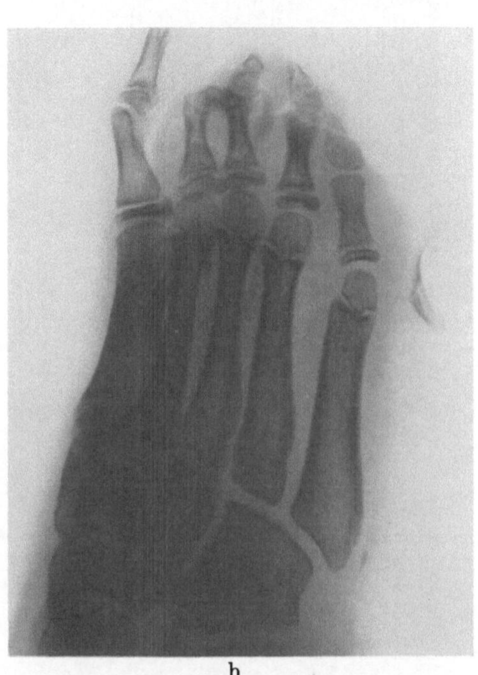

b

Abb. 119 a u. b. Fuß eines 11jährigen Mädchens. Kreisrunder Weichteildefekt plantar vom Metatarso-Phalangealgelenk V. (Malum perforans bei Spina bifida, Meningocelenoperation im Säuglingsalter.) Schalenförmige Apophyse der Tuberositas metatarsi V. Kamptodaktylie der 2. Zehe

Die Sehnenscheiden der Peronaei können durch Luftfüllung oder wasserlösliche Kontrastmittel dargestellt werden. Nur die Luftfüllung wurde bisher klinisch erprobt. Die Punktion erfolgt von dorsal unmittelbar unter der Spitze des Malleolus fibularis. An dieser Stelle haben die Mm. peronaei gewöhnlich eine gemeinsame Sehnenscheide. Nach Insufflation von 3—5 cm^3 Luft kommt es zur Blähung der Sehnenscheiden, zunächst distal, dann proximal der Injektionsstelle. Die Füllung gelingt bei blinder Punktion nicht immer. Bei erfolgreicher Punktion füllt sich die Sehnenscheide des Musculus peronaeus longus regelmäßig, während die Darstellung der Sehnenscheide des Musculus peronaeus brevis unsicher ist.

Stenosierende Prozesse sitzen meist im mittleren Drittel der Sehnenscheiden proximal und distal vom Processus trochlearis.

3. Radiologische Weichteilbefunde am Fuß

Scharf begrenzte Weichteildefekte sind für trophische Ulcera und das Malum perforans pedis charakteristisch. Die Geschwüre sitzen bevorzugt unter dem Metatarsalköpfchen V und I, über der Tuberositas metatarsi V und an der Ferse. Häufig bestehen im Bereich der Geschwüre Gelenkfisteln und Osteomyelitiden. *Weichteilgeschwülste* werden durch direkte CO_2-Insufflation verbessert dargestellt (BUCHWALD).

Die Kontur der Achillessehne hebt sich wegen ihrer Fettumhüllung deutlich ab. Bei rechtwinkliger Stellung des Fußes bildet sich das Fettpolster zwischen Gelenkkapsel und Achillessehne als Dreieck ab, dessen hintere Seite von der vorderen Kontur der Achillessehne und dessen vordere Seite von den langen Flexoren gebildet wird (Kager).

Die Kontur der Achillessehne verläuft annähernd gerade (Toygar). Bei der subcutanen Ruptur der Achillessehne entsteht eine Konturstufe. Der gerade Verlauf der Sehne ist aufgehoben. Die beiden Teile können einen nach hinten offenen Winkel von 150—130^0 bilden. Die dorsale Weichteilkontur erscheint bei älteren Rupturen verdickt.

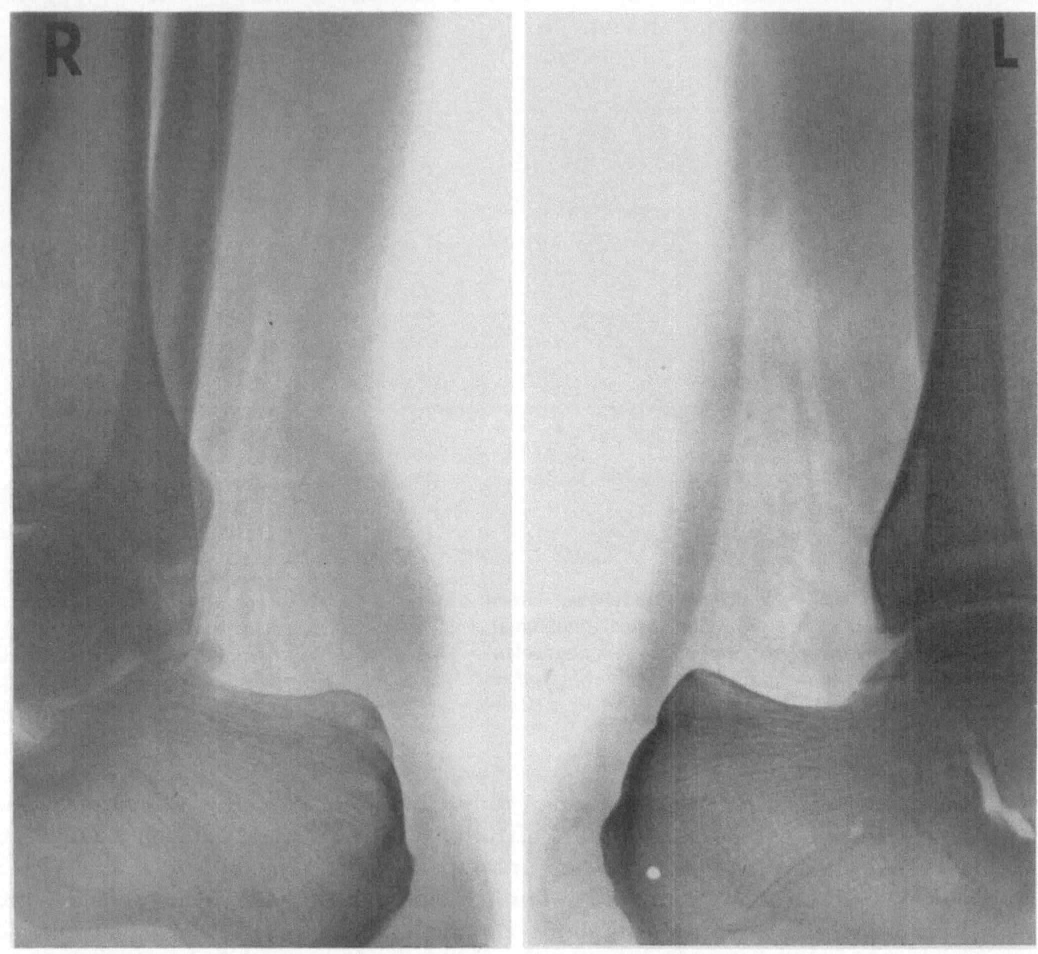

Abb. 120. Unterschenkel eines 48jährigen Mannes. 5 Monate alte Achillessehnenruptur rechts mit vollem Funktionsausfall

Die subcutane Ruptur der Achillessehne bevorzugt Männer im 4. und 5. Dezennium. Sie entsteht im Bereich einer Degenerationszone der Achillessehne (Arner und Lindholm, Schneider). Heterotope Knochenbildung in der Achillessehne entsteht auf dem Boden eines degenerativ veränderten oder nekrotischen Sehnenbezirks nach Durchtrennung der Sehne oder seltener nach stumpfem Trauma (Braun).

Das *Weichteilpolster der Ferse* läßt im Einklang mit anatomischen Untersuchungen (Tietze) auch radiologisch eine Strukturierung erkennen (Kuhns), die besonders gut bei Kindern und Jugendlichen zur Darstellung kommt. Die plantaren Weichteile der Ferse sind nach Feststellungen von Steinbach u. Russell im Durchschnitt 17,8 mm dick; die Standardabweichung beträgt 2 mm. Patienten mit Akromegalie haben ein dickeres Weichteilpolster der Ferse (17—34 mm; Durchschnitt 25,6 mm).

4. Röntgenbefunde beim Fersenschmerz

Schrifttum: Berenwenger, Haglund, Hohmann, Mau, Mohing und Polyzoides, Sack, Schneider, Stucke, Weiss.

Spornartige Ausziehungen der Corticalis des Calcaneus sitzen am Tuber calcanei (Insertion der Achillessehne, oberer Fersensporn) oder am Tuberculum mediale (Insertion der kurzen Beuger, unterer Fersensporn). Abgesehen von den seltenen kongenitalen Exostosen gelten die Sporne als pathologische Knochenneubildungen auf dem Boden degenerativer Schäden der Sehnen im Insertionsbereich. Die Fersensporne nehmen nur einen kleinen Teil der breiten Sehnenansatzfläche am Tuberculum mediale und am Tuber calcanei ein. Der voll ausgebildete Sporn hat eine scharf begrenzte Oberfläche. Die Spongiosabälkchen orientieren sich nach der Verlaufsrichtung der Sehnen. Voll ausgebildete Sporne sind häufig Zufallsbefunde und verursachen nur gelegentlich vorübergehende Schmerzen. Plantare Fersensporne werden mit zunehmendem Alter häufiger. Der in Entstehung begriffene Fersensporn ist kleiner und verursacht häufiger Beschwerden. Die Corticalis erscheint aufgelockert, die Spongiosa verwaschen. Oft finden sich Sporne unterschiedlicher Ausprägung auf beiden Seiten.

Gröbere, nicht nur an die Sehnenansätze gebundene Strukturauflockerungen der Corticalis mit teilweise wolkigen Bildern sind als gelenkferne Manifestation der *Bechterewschen* Erkrankung und der rheumatischen Arthritis beschrieben (Weiss, Bonse). Die Veränderungen können bereits in einem frühen Stadium der Erkrankung bestehen und sind deshalb differentialdiagnostisch von größerer Bedeutung. Ähnliche Strukturveränderungen wurden am Malleolus tibiae und an den Großzehensesambeinen nachgewiesen.

Die hintere obere Calcaneuskante ist gelegentlich nahezu rechtwinklig (Calcaneus quadratus, *Haglund-Ferse*). Der zwischen Calcaneus und Achillessehne gelegene Schleimbeutel kann dem Druck der Schuhkappe nicht ausweichen und erfährt chronisch-entzündliche Veränderungen, die zu charakteristischen Beschwerden führen.

Literatur

Aberle-Horstenegg, W.: Die Torsion des distalen Tibiaendes. Arch. orthop. Unfall-Chir. **34**, 56—78 (1934).

Aitken, G. T.: Amputation as a treatment for certain lower-extremity congenital abnomalities. J. Bone Jt Surg A **41**, 1267—1285 (1959).

Åkerlund, Å.: Entwicklungsreihen in Röntgenbildern von Hand, Fuß und Ellenbogen im Mädchen- und Knabenalter. Fortschr. Röntgenstr. Erg.-Bd. **33** (1918).

Anderson, K. J., and J. F. Lecocq: Operative treatment of injury of the fibular collateral ligament of the ankle. J. Bone Jt Surg. A **36**, 825—832 (1954).

— — and E. A. Lecocq: Recurrent anterior subluxation of the ankle joint. J. Bone Jt Surg. A **34**, 835—860 (1952).

Anderson, R. J.: The presence of an astragaloscaphoid bone in man. J. Anat. (Paris) **14**, 452—455 (1879).

Arner, O., and Å. Lindholm: Subcutaneous rupture of the achilles tendon. A study of 92 cases. Acta chir. scand., Suppl. 239 (1959).

Arneth, J. E.: Über die Abscherfraktur des Achillessehnenansatzes und zur Anatomie der Achillessehne. Mschr. Unfallheilk. **56**, 241—245 (1953).

Arnold, K., u. R. Brückner: Diagnostik und Therapie der Bandverletzungen des Sprunggelenkes. Zbl. Chir. **88**, 1152—1157 (1963).

Aronsson, H.: Über Osteochondritis dissecans im Fußgelenk. Zbl. Chir. **1942**. 312—323.

Asal: Überlastungsschäden am Knochensystem bei Soldaten. Langenbecks Arch. klin. Chir. **186**, 511—522 (1936).

Ashurst, A., and R. Bromer: Classification and mechanism of fractures of the leg bones involving the akle. Arch. Surg. **4**, 51 (1922).

Austin, F. H.: Symphalangism and related fusions of tarsal bones. Radiology **56**, 882—885 (1951).

Auzias: Zit. nach Robert.

Axhausen u. I. Pels: Experimentelle Beiträge zur Genese der Arthritis deformans. Dtsch. Z. Chir. **110**, 515—531 (1911).

Baastrup, C. I.: Eine besondere Form von Polyarthritis chron. progressiva mit außerordentlich starker Tendenz zur Ankylosenbildung in Carpus und Tarsus bei Jugendlichen. Fortschr. Röntgenstr. **53**, 400—403 (1936).

Babucke, W.: Ein Fall von überzähligen Fußknochen. Röntgenpraxis **12**, 195 (1940).

Bade, H.: Die Absprengung vom Dorsum des Talus, eine typische Verletzung. Röntgenpraxis **16**, 252 (1944).

Balestra, G., et S. Bistolfi: L'indagine radiologica nelle lesioni traumatiche della linea di Lisfranc. Radiol. med. (Torino) **20**, 151—199 (1933).

Bánki, Z.: Osteochondrosis dissecans am Capitulum metatarsale II. Fortschr. Röntgenstr. **104**, 830—835 (1966).

Barclay, M.: A case of duplication of the internal cuneiform bone of the foot. J. Anat. (Lond.) **67**, 175—177 (1932).

v. Bardeleben, K.: Das intermedium tarsi der Säugetiere und des Menschen. Biol. Zbl. **12**, 374 (1884).

— Zur Entwicklung der Fußwurzel. S.-B. Jena. Ges. Med. Naturw. **1885**, 27—35.

Barlow, T. E.: Os cuneiforme I bipartitum. Amer. J. phys. Anthropol. **29**, 95—111 (1942).

Barnett, C. H., and J. R. Napier: The axis of rotation at the ankle joint in man. Its influence upon the form of the talus and the mobility of the fibula. J. Anat. (Lond.) **86**, 1—9 (1952).

Barthels, C.: Zur Frage des Os tibiale externum. Beitr. Chir. **135**, 729—735 (1925).

Bartl, L.: Die traumatische Epiphysenlösung am distalen Ende des Schienbeines und des Wadenbeines. Hefte Unfallheilk. **54**, 228—257 (1957).

Baryšnikov, K.: Extreme Typen des Processus posterior tali. Z. sovrem. Chir. **3**, 878 (1928). Ref. Zbl. ges. Radiol. **6**, 825 (1929).

Bautrier (1605): Zit. nach M. Meier, J. Cuny et F. Trensz.

Bažant, B.: Doppelter Ossifikationskern im Fersenbein. Z. Orthop. **98**, 523—527 (1964).

Beatson, T. R., and J. R. Pearson: A method of asseting correction in club foot. J. Bone Jt Surg. B **48**, 40—50 (1966).

Becker, B.: Assimiliertes Os sustentaculi. Röntgenpraxis **15**, 185—186 (1943).

Bender, G., u. F. Horváth: Über eine seltene Entwicklungsanomalie des Talus und des Os naviculare pedis. Fortschr. Röntgenstr. **94**, 281—282 (1961).

Bengert, O.: Vom Hackenfuß beim Neugeborenen. Arch. orthop. Unfall-Chir. **56**, 314—330 (1964).

Berenwenger, P.: Calcaneussporn und Achillodynie. Langenbecks Arch. klin. Chir. **159**, 472—494 (1930).

Bergmann, E.: Die Calcaneusepiphyse. Langenbecks Arch. klin. Chir. **141**, 463—471 (1926).

— Bemerkungen zum angeborenen Metatarsus varus und seiner Behandlung. Langenbecks Arch. klin. Chir. **141**, 472—480 (1926).

— Der Anteil der einzelnen Wachstumszonen am Längenwachstum der Knochen. Dtsch. Z. Chir. **213**, 303—313 (1929).

Bergmann, G. A.: Die Bedeutung der Innendrehung der Unterschenkel für die Entwicklung des Senk-Knickfußes mit der Angabe einer Meßmethode der Unterschenkeltorsion und Mitteilung von Meßergebnissen. Z. Orthop. **96**, 177—186 (1962).

Bernbeck, R.: Zur funktionellen Anatomie und klinischen Pathologie der Regio calcaneonavicularis. Z. Orthop. **92**, 575—603 (1960).

— Kinderorthopädie. Stuttgart: Georg Thieme 1954.

Berndt, A. L., and M. Harty: Transchondral-fractures (osteochondritis dissecans) of the talus. J. Bone Jt Surg. A **41**, 988—1020 (1959).

Berridge, F. R., and J. G. Bonnin: The radiographic examination of the ankle joint including arthrography. Surg. Gynec. Obstet. **79**, 383—389 (1944).

Bersany, F. A., and R. L. Samilson: Massive familial tarsal synostosis. J. Bone Jt Surg. A **39**, 1187—1190 (1957).

Bingold, A. C., and P. H. Collins: Hallux rigidus. J. Bone Jt Surg. B **32**, 214—222 (1950).

Bircher, E.: Neue Fälle von Varietäten der Handwurzel und des Fußgelenkes a) Os trigonum traumaticum? b) Os subtibiale. Fortschr. Röntgenstr. **26**, 85—88 (1918/19).

Bircher, J.: Frakturen und Luxationen des Talus. Helv. chir. Acta **32**, 289—298 (1965).

Bishop, P. A.: Fractures and epiphyseal separation fractures of the ankle. A classification of three hundred and thirty-two cases according to the mechanism of their production. Amer. J. Roentgenol. **28**, 49—65 (1932).

Bizzaro, A. H.: On sesamoid and supernumerary bones on the limbs. J. Anat. (Lond.) **55**, 256—268 (1921).

Blandin, P. F.: Traité d' anatomie topographique. 2. èd., p. 661. Paris 1834.

Blencke, B.: Über Knochenumbau im Fußskelett bei statischen Veränderungen in der unteren Extremität. Arch. orthop. Unfall-Chir. **26**, 170—200 (1928).

Blockley, N. J.: Peroneal spastic flat foot. J. Bone Jt Surg. B **37**, 191—202 (1955).

Blount, W. P.: Knochenbrüche bei Kindern. Stuttgart: Georg Thieme 1957.

Böhler, L.: Die Technik der Knochenbruchbehandlung, Bd. II/2. Wien: Maudrich 1957.

Böhm, M.: Der kongenitale Plattfuß. Zbl. Chir. **1932**, 2987—2990.

— Das menschliche Bein. Stuttgart: Ferdinand Enke 1935.

Böker, H., u. W. Müller: Das Os cuneiforme I bipartitum, eine fortschreitende Umkonstruktion des Quergewölbes im menschlichen Fuß. Anat. Anz. **83**, 193—204 (1936).

Boeminghaus, F.: Die Entwicklung des medialen Sesambeins der Großzehe und ihre Beziehung zum sog. geteilten Sesambein. Langenbecks Arch. klin. Chir. **185**, 664—674 (1936).

Bolin, H.: The fibula and its relationship to the tibia and talus in injuries of the akle due to forced external rotation. Acta radiol. (Stockh.) **56**, 439—448 (1961).

Bonney, G., and I. Macnab: Hallux valgus and hallux rigidus. J. Bone Jt Surg. B **34**, 366—385 (1952).

BONSE, G.: Über Skelettbeteiligung bei der Reiterschen Krankheit. Fortschr. Röntgenstr. **85**, 675—678 (1956).

BOPP, J.: Zwei Fälle von Thiemannscher Erkrankung. Röntgenpraxis **15**, 379—381 (1943).

— Seltene Lokalisation eines Knochenüberlastungsschadens („Marschfraktur") am Kalkaneus. Röntgenpraxis **10**, 754—755 (1938).

BORON, Z., J. ZAGALSKI, J. WRZASK u. P. KUCOWICZ: Die angeborene Pseudarthrose der Tibia. Fortschr. Röntgenstr. **106**, 579—583 (1967).

BORSAY, J., u. G. KARDOS: Isolierte Fraktur des Processus posterior tali. Z. Orthop. **82**, 430—435 (1952).

BOYD, H. B., and F. P. SAGE: Congenital pseudarthrosis of the tibia. J. Bone Jt Surg. A **40**, 1245—1270 (1958).

BRADDOCK, G. T. F.: A prolonged follow up of peroneal spastic flat foot. J. Bone Jt Surg. B **43**, 734—737 (1961).

BRAIBANTI, T.: Die Arteriographie der Extremitäten bei den Folgen der Heine-Medinschen Krankheit. Fortschr. Röntgenstr. **89**, 277—280 (1958).

BRAILSFORD, J. F.: Osteochondritis of the adult tarsal navicular. J. Bone Jt Surg. **21**, 111—120 (1939).

— The radiology of bones and joints. London: J. & A. Churchill, Ltd. 1948.

BRAND, G.: Schleichende Frakturen (Umbauzonen, Überlastungsschäden). Ergebn. Chir. Orthop. **33**, 1—59 (1940).

BRAND, K.: Über die Häufigkeit inkonstanter Skelettelemente beim Pes plano-valgus. Inaug.-Diss. Würzburg 1950.

BRANDT, C.: Coalitio calcaneo-navicularis. Fortschr. Röntgenstr. **81**, 93—94 (1954).

BRAUN, H.-J.: Über die heterotope Knochenbildung in der Achillessehne. Inaug.-Diss. Kiel 1967.

BRAUNBEHRENS, H. v.: Abbruch an der Facies articularis anterior calcanei, ein Beitrag zur Mechanik der Fersenbeinbrüche. Dtsch. Z. Chir. **245**, 359—370 (1935).

BRDICZKA, G.: Vererbbare und angeborene multiple Synostosen an zahlreichen Gelenken der oberen und unteren Extremität. Fortschr. Röntgenstr. **58**, 228—233 (1938).

BREITENFELDER, H.: Gibt es eine dem Morbus Köhler II analoge Affektion auch am Köpfchen des Os metatarsale I? Z. Orthop. **66**, 181—186 (1937).

— Zur Technik der sogenannten gehaltenen Röntgenaufnahmen. Verh. dtsch. orthop. Ges. **48**, 279—283 (1960).

BRODELIUS, A.: Osteoarthrosis of the talar joints in footballers and ballet dancers. Acta orthop. scand. **30**, 309—314 (1961).

BRUNO, G.: Die Bewegungen der beiden letzten Metatarsalknochen und die Reserveelastizität des Fußes während des Ganges. Die Bedeutung der Articulatio cuboideo-metatarsalis. Chirurg **7**, 84—86 (1935).

BRUNO, G.: Beobachtungen zur Morphologie des Kalkaneus. Form und Lage der Fortsätze im Röntgenbild. Fortschr. Röntgenstr. **53**, 140—142 (1936).

BUCHWALD, W.: Weichteildiagnostik durch direkte CO_2-Insufflation. Fortschr. Röntgenstr. **98**, 73—78 (1963).

BUCKE, B.: Ein Beitrag zum familiären Auftreten der Brachydaktylie. Z. menschl. Vererb.- u. Konstit.-Lehre **37**, 305—313 (1964).

BULLITT, J. B.: Variations of the bones of the foot; fusion of the talus and naviculare, bilateral and congenital. Amer. J. Roentgenol. **20**, 548—549 (1928).

BUNJÉ, H., and W. R. COLE: Calcification of articular cartilage. J. Bone Jt Surg. B **38**, 874 (1956).

BÜRKLE DE LA CAMP, H., u. P. ROSTOCK: Handbuch der gesamten Unfallheilkunde. Stuttgart: Ferdinand Enke 1955 u. 1956.

BURCKHARDT, H.: Der Mechanismus der Frakturentstehung. Das larvierte Trauma als ein grundlegendes Prinzip in der Pathologie. Die traumatischen Schäden des Bewegungssystems. Langenbecks Arch. klin. Chir. **185**, 428—481 (1936).

BURMAN, M. S., and P. W. LAPIDUS: The functional disturbances caused by the inconstant bones and sesamoids of the foot. Arch. Surg. **22**, 936—975 (1931).

—, and S. E. SINDBERG: An anomalous talocalcaneal articulation. Radiology **34**, 239—241 (1940).

BURROWS, H. J.: Spontaeous fracture of apparently normal fibula in its lowest third. Brit. J. Surg. **28**, 82—87 (1940).

— Fatigue fractures of the fibula. J. Bone Jt Surg. B **30**, 266—279 (1948).

BUSCHKE, F.: Cuneiforme I bipartitum im Kindesalter. Röntgenpraxis **6**, 383—384 (1934).

BUTEL, J., et J. WITVOET: Les fractures et les luxations de l'astragale. Rev. Chir. orthop. **53**, 494—624 (1967).

CAMERON, B. M.: Osteochondritis dissecans of the ankle joint. Report of a case simulating a fracture of the talus. J. Bone Jt Surg. A **38**, 857—861 (1956).

CARLSSON, S.: Fall von kleinen Extraknochen in der großen Zehe. Fortschr. Röntgenstr. **94**, 553—554 (1961).

CARO, D., I. L. CRAFT, J. B. HOWELLS, and P. C. SHAW: Diagnosis and treatment of injury of lateral ligament of the ankle joint. Lancet **1964 II**, 720—723.

CHAMBERS, C. H.: Congenital anomalies of the tarsal navicular with particular reference to calcaneo-navicular coalition. Brit. J. Radiol. **23**, 580 (1950).

CHRISTIE, A.: Prevalence and distribution of ossification centers in the newborn infant. Amer. J. Dis. Cbild. **77**, 355 (1949).

CICCONE, R., and R. M. RICHMAN: The mechanism of injury and the distribution of three thousand fractures and dislocations by parachute jumping. J. Bone Jt Surg. A **30**, 77—97 (1948).

Close, J. R.: Some applications of the functional anatomy of the ankle joint. J. Bone Jt Surg. A **38**, 761—781 (1956).

Cohn, M.: Luxation im Lisfrancschen Gelenk. Arch. orthop. Unfall-Chir. **30**, 194—197 (1931).

Coltart, W. D.: "Aviators astragalus". J. Bone Jt Surg. B **34**, 545—566 (1952).

Cotta, H., u. M. Jäger: Hochgradige numerische Variation der Fingerstrahlen und Störungen der Längendifferenzierung beider Hände und ihre operative Behandlung. Arch. orthop. Unfall-Chir. **58**, 1—9 (1965).

Cramer, K.: Der Plattfuß. Deutsche Orthopädie, Bd. 6. Stuttgart 1925.

Crasselt, C.: Eine seltene Fußgelenksdeformität kombiniert mit Varietäten am Os naviculare, Os cuneiforme und mit Os supranaviculare. Z. Orthop. **93**, 113—122 (1960).

Cruveilhier, J.: Anatomie pathologique du corps human. Paris 1829—1835. Vices de conformation 2. livr., p. 6 u. pl. IV, fig. 5.

Cuveland, E. de: Über Beobachtungen von Apophysen der unteren Fibulaepiphysen. Arch. orthop. Unfall-Chir. **46**, 647 (1954).

— Die Apophyse des Metatarsale V und Os vesalianum. Fortschr. Röntgenstr. **82**, 251—257 (1955a).

— Über zweikernige Anlage der Metatarsalköpfchen und ihre klinische Bedeutung. Fortschr. Röntgenstr. **83**, 61—63 (1955b).

— Angeborener Defekt der metatarsophalangealen Großzehensesambeine. Arch. orthop. Unfall-Chir. **48**, 367—368 (1956).

— Zur Ossifikation des I. Keilbeins. Z. Orthop. **89**, 266—268 (1957).

— Selten beobachtete Ossifikationen am menschlichen Tarsus. Z. Orthop. **89**, 268—270 (1958).

— Beitrag zum Thema: Kleine Extraknochen in der großen Zehe. Fortschr. Röntgenstr. **95**, 281—282 (1961).

— Neue Feststellungen zur Herkunft und Differentialdiagnose inkonstanter Skeletelemente des Fußes. Jahresbericht Borstel, Bd. V, S. 93—172. Göttingen-Heidelberg 1961.

— Fehlbildung der Großzehengrundphalanx. Fortschr. Röntgenstr. **107**, 570 (1967).

—, u. F. Heuck: Osteochondritis eines akzessorischen Knochenkerns am Malleolus tibiae (des sog. Os subtibiale). Fortschr. Röntgenstr. **79**, 728—732 (1953).

Danillides, M.: Über das Os naviculare pedis. Inaug.-Diss. Berlin 1929.

Dawies, D. A.., and F. G.. Parsons: The age order of the appearence and union of the normal epiphyses as seen by X-ray. J. Anat. (Lond.) **62**, 58—71 (1927).

Debrunner, H.: Die Therapie des angeborenen Klumpfußes. Stuttgart: Ferdinand Enke 1957.

Decoulx, P., et R. Demarez: Les fractures isolées du scaphoide tarsien a propos d'une observation. Rev. Orthop. **26**, 51—56 (1939).

Dederich, R.: Die Akrozephalosyndaktylie. Z. Orthop. **93**, 159—163 (1960).

Delano, P. J.: Os intermetatarseum: unusual variant. Radiology **27**, 102—103 (1941).

Dennemann, H.: Möglichkeiten der röntgenologischen Diagnostik von Fußformen und Fußdeformitäten. Verh. dtsch. orthop. Ges. **48**, 291—298 (1960).

Detlefsen, M.: Überlastungsschäden des Knochensystems beim Reichsarbeitsdienst. Münch. med. Wschr. **1937**, 1294—1296.

— Ermüdungsbruch der Fibula bei einer Industriearbeiterin. Münch. med. Wschr. **1941**, 303—304.

Deutschländer, C.: Über entzündliche Mittelfußgeschwülste. Langenbecks Arch. klin. Chir. **118**, 530—549 (1921).

— Die angeborene Verrenkung des Sprungbeins. Dtsch. Z. Chir. **213**, 91—113 (1928).

Devas, M. B., and R. Sweetnam: Stress fractures of the fibula. A review of fifty cases in athlets. J. Bone Jt Surg. B **38**, 818—829 (1956).

Dimon, J. H., III: Isolated displaced fracture of the posterior facet of the talus. J. Bone Jt Surg. A **43**, 275—281 (1961).

Dodd, H.: Pied forcé or march foot. Brit. J. Surg. **21**, 131—144 (1933).

O'Donoghue, A. F., E. S. Donohue, and W. W. Zimmermann: Bilateral osteochondritis of the tarsal navicular and the first cuneiform. J. Bone Jt Surg. A **30**, 780—781 (1948).

O'Donoghue, D. H.: Impingement exostoses of the talus and tibia. J. Bone Jt Surg. A **39**, 835—852 (1957).

Döppner, T., u. H. Weteschnik: Sind gehaltene Aufnahmen nach Supinationstrauma des Knöchels als Routine-Untersuchung angezeigt? Röntgen-Bl. **13**, 81—86 (1960).

Dunn, A. R., B. Jacobs, and R. D. Campbell jr.: Fractures of the talus. J. Trauma **6**, 443—468 (1966).

Dupuis, P. V.: La torsion tibiale. Sa mesureson intèrêt clinique, radiologique et chirurgical. (ed. Desoer.) Paris: Masson & Cie. 1951.

Dwight, T.: Os intercuneiforme tarsi, Os paracuneiforme tarsi, Calcaneus secundarius. Anat. Anz. **20**, 465—472 (1902).

— A clinical atlas. Variations of the bones of the hands and feet. Philadelphia: J. B. Lippincott Co. 1907.

Eibel, P.: Dislocation of the interphalangeal joint of the big toe with interposition of a sesamoid bone. J. Bone Jt Surg. A **36**, 880—882 (1954).

Eichenholtz, S. N., and D. B. Levine: Fractures of the tarsal navicular bone. Clin. Orthop. **34**, 142—157 (1964).

Eichler, J.: Beitrag zur Statistik des angeborenen Klumpfußes. Beitr. Orthop. Traum. **6**, H. 6, 1—9 (1959).

Elsner, W.: Über einen seltenen akzessorischen Knochen am Fußskelett. Arch. orthop. Unfall-Chir. **45**, 53—58 (1952).

Erlacher, P.: Zur Begriffsbestimmung des angeborenen Hackenfußes und angeborenen Plattfußes. Z. Orthop. **74**, 93—96 (1943).

Ernsting, G.: Zur klinischen Bedeutung der Coalitio calcaneo-navicularis. Arch. orthop. Unfall-Chir. **48**, 433—457 (1956).

Esau: Angeborene Mißbildungen der Glieder. Langenbecks Arch. klin. Chir. **153**, 643—663 (1928).
— Überzähliger Tarsalknochen. Röntgenpraxis **2**, 189—192 (1930).
— Angeborene Synostosen im Bereich des Carpus und Tarsus. Röntgenpraxis **5**, 235—237 (1933).
Essex-Lopresti, P.: The mechanism, reduction technique and results in fractures of the os calcis. Brit. J. Surg. **39**, 395—419 (1952).
Exner, G.: Zur Klinik und Pathogenese der angeborenen Verbiegungen und Pseudarthrosen des Unterschenkels. Z. Orthop. **82**, 50—87 (1952).
Faber, A.: Kippstellung des Talus. Fortschr. Röntgenstr. **46**, 457—462 (1932).
— Über das Os intermetatarseum. Z. orthop. Chir. **61**, 186—197 (1934).
— Os tibiale externum bei erbgleichen Zwillingen. Erbarzt **4**, 83 (1934).
Farmer, A. W., and C. A. Laurin: Congenital absence of the fibula. J. Bone Jt Surg. A **42**, 1—12 (1960).
Feiereis, H.: Arthropathie bei Diabetes mellitus und Adie-Syndrom. Intern. Prax. **4**, 183—195 (1964).
Felsenreich, F.: Untersuchungen über die Pathologie des sogenannten Volkmannschen Dreiecks nebst Richtlinien moderner Behandlung schwerer Luxationsfrakturen des oberen Sprunggelenks. Arch. orthop. Unfall-Chir. **29**, 491—529 (1931).
— Schlottergelenke nach Malleolarfrakturen. Arch. orthop. Unfall-Chir. **37**, 149—165 (1937).
Fischer, H.: Beitrag zur Kenntnis der Skelettvarietäten (überzählige Karpalia, Tarsalia, Sesambeine, Kompaktainseln). Fortschr. Röntgenstr. **19**, 43—66 (1912/13).
Fisher, R. A., and F. Yates: Statistical tables for agricultural, biological and medical research. Edinbourgh: Oliver & Boyd 1953.
Fonda, M. P.: Dislocation of the tibiotalar joint without fracture. J. Bone Jt Surg. A **34**, 662—664 (1952).
Francillon, M. R.: Untersuchungen zur anatomischen und klinischen Bedeutung des Os tibiale externum. Z. orthop. Chir. **56**, 61—85 (1932).
— Zur Anatomie und Klinik des Processus trochlearis calcanei. Epiphysenbildung am Processus trochlearis. Z. orthop. Chir. **57**, 544—562 (1932).
— Beitrag zur Klinik und Röntgenologie inkonstanter Skelettelemente des Fußes. Dtsch. med. Wschr. **1934**, 1097—1100.
Franke, D.: Zur Behandlung der Luxationsfraktur im Lisfrancschen Gelenk. Mschr. Unfallheilk. **64**, 225—229 (1961).
Freiberg, A. H.: Infraction of the second metatarsal bone, a typical injury. Surg. Gynec. Obstet. **19**, 191 (1914).
Friedl, E.: Das Os intermetatarseum und die Epiphysenbildung am Processus trochlearis calcanei. Eine röntgenologisch-morphologische Studie. Dtsch. Z. Chir. **188**, 150—160 (1924).
Friedl, E.: Zweigeteiltes 1. Keilbein im Kindesalter. Röntgenpraxis **6**, 193—194 (1934).
Fröhlich, E.: Über die Haglundferse. Röntgenpraxis **12**, 221—224 (1940).
Fröhlich, G.: Einzelmißbildung des Fußes mit Strahldefekten und Fußwurzelknochenreduzierung. Fortschr. Röntgenstr. **104**, 572—574 (1966).
Fuhrmann, W., Ch. Steffens u. G. Rompe: Dominant erbliche doppelseitige Dysplasie und Synostose des Ellenbogengelenks. Mit symmetrischer Brachymesophalangie und Brachymetakarpie sowie Synostosen im Finger-, Hand- und Fußwurzelbereich. Humangenetik **3**, 64—75 (1966).
— — G. Schwarz u. A. Wagner: Dominant erbliche Brachydaktylie mit Gelenksaplasien. Humangenetik **1**, 337—353 (1965).
Gäde, E. A.: Pseudofrakturen der Schienbeine bei eineiigen Zwillingen (Ermüdungsbrüche). Arch. orthop. Unfall-Chir. **54**, 90—100 (1962).
Gantenberg, u. Koch: Über röntgenologische Untersuchungen am Fußskelett von Sportleuten, insbesondere von Fußballspielern. Röntgenpraxis **4**, 937—947 (1932).
Gardemin, H.: Die Epiphysennekrose der Mittelfußköpfchen. Arch. orthop. Unfall-Chir. **31**, 125—146 (1932).
Gardner, E., P. H. Gray, and R. O'Rahilly: The prenatal development of the skeleton and joints of the human foot. J. Bone Jt Surg. A **41**, 847—876 (1959).
Gellman, M.: Fractures of the anterior process of the calcaneus. J. Bone Jt Surg. A **33**, 382—386 (1951).
Geyer, E.: Beitrag zu den Synostosenbildungen der Hand- und Fußwurzel. Z. Orthop. **90**, 395—408 (1958).
Giraudi, G.: Os tibiale externum. Chir. Organi Mov. **20**, 69—81 (1934).
Giuliani, K.: Die Lähmungen am Unterschenkel. In: Handbuch der Orthopädie, Bd. IV/2, S. 850—895. Stuttgart 1961.
Gocht, H.: Sehnenoperationen beim Pes planovalgus. Z. orthop. Chir. **14**, 693—697 (1905).
Goebels, R.: Die Sesambeine im Röntgenbild unter besonderer Berücksichtigung ihrer Ein- und Mehrfachteilungen. Inaug.-Diss. Bonn 1935.
Goff, C. W.: Fresh fractures of the os calcis. Arch. Surg. **36**, 744—765 (1938).
Golding, C.: Museum pages. The sesamoids of the hallux. J. Bone Jt Surg. B **42**, 840—843 (1960).
Goldstone, R. A., and A. J. Pisani: Osteochondritis dissecans of the talus. N. Y. St. J. Med. **65**, 2487—2494 (1965).
Goodfellow, J.: Aetiology of hallux rigidus. Proc. roy. Soc. Med. **59**, 821—824 (1966).
Goriainowa, R. W.: Zur Frage der Heredität der Ektrodaktylie. Fortschr. Röntgenstr. **50**, 289—294 (1934).
Grant, J. C. B., and H. A. Cates: Zit. nach Harris u. Beath, Army Foot Survey, Ottawa 1952.

Grashey, R.: Calcaneus secundarius — Absprengung am Proc. anterior calcanei. Röntgenpraxis **6**, 487—488 (1934).

— Knochenabszeß an der kindlichen Kalkaneusapophyse. Röntgenpraxis **9**, 51 (1937).

— Fraktur des Os naviculare pedis. Röntgenpraxis **10**, 55—56 (1938).

— Articulatio talo-calcanea (Os sustentaculi). Röntgenpraxis **14**, 139—142 (1942).

Grashey, R., u. R. Birkner: Atlas typischer Röntgenbilder vom normalen Menschen. München u. Berlin 1955.

Grazianski, W. P.: Ein histologisch verfolgter Fall des Morbus Köhler I mit einer postoperativen Komplikation. Fortschr. Röntgenstr. **46**, 76—84 (1932).

Griffiths, A. L.: Stress fractures of the fibula in childhood. Arch. Dis. Child. **27**, 552 (1952).

Grodinsky, M.: A study of the tendon sheats of the foot and their relation to infection. Surg. Gynec. Obstet. **51**, 460—468 (1930).

Gruber, W.: Abhandlungen aus der menschlichen und vergleichenden Anatomie (Os intermetatarseum), S. 111—113. St. Petersburg u. Leipzig 1852.

— Über einen am Malleolus externus artikulierenden Knochen. Virchows Arch. path. Anat. **27**, 205—206 (1863).

— Vorläufige Mitteilung über die secundären Fußwurzelknochen des Menschen. Arch. Anat. Physiol. **1864**, 286—290.

— Über das I. Intermetatarsalgelenk des Menschen mit vergleichenden anatomischen Bemerkungen. Mem. Akad. imp. Sci. St. Petersbourg Sér. VII, Bd. **17** (1871a).

— Über den Fortsatz des Höckers des Kahnbeins der Fußwurzel — Processus tuberositatis navicularis — und dessen Auftreten als Epiphyse oder als besonders articulierendes Knöchelchen (ein Beitrag zu den secundären Fußwurzelknochen). Arch. Anat. Physiol. **1871**b, 281—285.

— Über eine die Tierbildung repräsentierenden normalen und über den exostotisch gewordenen Processus trochlearis calcanei. Virchows Arch. path. Anat. **70**, 128—132 (1877a).

— Anatomische Notizen. II. Weitere Nachträge zum Vorkommen des Processus tuberositatis navicularis und der Navicularia secundaria tarsi. Virchows Arch. path. Anat. **70**, 132—135 (1877b).

— Über die beiden Arten des überzähligen Zwischenknöchelchens am Rücken des Metatarsus (Ossiculum intermetatarsale Gruber) und über den durch Ankylose entstandenen und eine Exostose am Os cuneiforme I und Os intermetatarsale II vortäuschenden Fortsatz. Virchows Arch. path. Anat. **71**, 440—452 (1877c).

— Auftreten der Tuberositas des Os metatarsale V sowohl als persistierende Epiphyse als auch mit einer an ihrem äußeren Umfange aufsitzenden persistierenden Epiphyse. Virchows Arch. path. Anat. **99**, 460—471 (1885).

Gruber, W.: Über eine im Sinus tarsi hängende bewegliche Ossifikation. Virchows Arch. path. Anat. **113**, 533—534 (1888).

— Kongenitale Verschmelzung des Calcaneus und Naviculare an beiden Füßen eines 10jährigen Knaben. Beobachtungen aus der menschlichen und vergleichenden Anatomie, H. 1, S. 15. Berlin 1897.

Grunert: Indirekte Frakturen des Fibulaschaftes. Dtsch. Z. Chir. **105**, 397—403 (1910).

Güntz, E.: Os tibiale und Unfall. Arch. orthop. Unfall-Chir. **34**, 320—326 (1933).

— Klinische Beobachtungen eines seltenen akzessorischen Knochenkerns am Fußskelett, eines Os sustentaculi. Zbl. Chir. **1934**, 1206.

— Spätbefunde bei behandelten Klumpfüßen und daraus sich für die Behandlung ergebende Gesichtspunkte. Verh. dtsch. orthop. Ges. **29**, 226—240 (1934).

— Traumatische Veränderung oder akzessorischer Knochen am Fußrücken zwischen Kuneiforme II und Metatarsale II? Röntgenpraxis **7**, 463—466 (1935).

— Ein Gerät für sämtliche Röntgenaufnahmen der Füße mit und ohne Belastung in genauer Einstellung. Röntgenpraxis **10**, 17—23 (1938a).

— Beitrag zur röntgenologischen Darstellung der Metatarsalköpfchen und der Sesambeine. Z. Orthop. **68**, 465—473 (1938b).

— Die pathologische Anatomie des angeborenen Plattfußes. Z. Orthop. **69**, 219—236 (1939a).

— Das Röntgenbild des Fußes. Z. Orthop. **69**, 445—476 (1939b).

Haage, H.: Isolierte Fraktur des Processus fibularis tali. Fortschr. Röntgenstr. **95**, 422—423 (1961).

Hackenbroch, M.: Der Hohlfuß. Ergebn. Chir. Orthop. **17** (1924).

— Eine seltene Lokalisation der stenosierenden Tendovaginitis (an der Sehnenscheide der Peronaeen). Münch. med. Wschr. **74**, 932 (1927).

— Die Arthritis im Großzehengrundgelenk. Verh. dtsch. orthop. Ges. **49**, 169—178 (1928).

— Der Plattfuß. In: Handbuch der Orthopädie, Bd. IV/2, S. 998—1067. Stuttgart: Georg Thieme 1961.

Haglund, P.: Über Fraktur des Tuberculum ossis navicularis in den Jugendjahren und ihre Bedeutung als Ursache einer typischen Form von Pes valgus. Z. orthop. Chir. **16**, 347—352 (1906).

— Beitrag zur Klinik der Achillessehne. Z. orthop. Chir. **49**, 49—58 (1928).

Haid, B.: Beobachtung einer neuen Form des Os intermetatarseum. Z. Orthop. **80**, 298—303 (1950/51).

Haines, R. W., and A. McDougall: The anatomy of hallux valgus. J. Bone Jt Surg. B **36**, 272—293 (1954).

Haliburton, R. A., E. R. Sullivan, P. J. Kelly, and L. F. A. Peterson: The extraosseous and intra-osseous blood supply of the talus. J. Bone Jt Surg. A **40**, 1115—1120 (1958).

HANSEN, N. L.: Fractures of the ankle — III. Genetic roentgenologic diagnosis of fractures of the ankle. Amer. J. Roentgenol. **71**, 456—471 (1954).

— Knöchelbrüche und Bandverletzungen des Fußgelenkes und des Fußes. Genetische Röntgendiagnose und Klassifizierung. I. Mitt. Zbl. Chir. **88**, 528—541 (1963).

— Knöchelbrüche und Bandverletzungen des Fußgelenkes und des Fußes. II. Mitt. Die genetische Reposition und Retention. Zbl. Chir. **87**, 545—561 (1963).

HARBIN, M., and R. ZOLLINGER: Osteochondritis of the growth centers. Surg. Gynec. Obstetr. **51**, 145—161 (1930).

HARDY, R. H., and J. C. R. CLAPHAM: Observations on hallux valgus. J. Bone Jt Surg. B **33**, 376—391 (1951).

HARMON, P. H., and J. J. FAHEY: The syndrome of congenital absence of the fibula. Surg. Gynec. Obstet. **64**, 876—887 (1937).

HARRIS, J. R., and P. W. BRAND: Patterns of disintegration of the tarsus in the anaesthetic foot. J. Bone Jt Surg. B **48**, 4—16 (1966).

HARRIS, R. I.: Rigid valgus foot due to talocalcaneal bridge. J. Bone Jt Surg. A **37**, 169—182 (1955).

—, and T. BEATH: Army foot survey. National Research Council of Canada, Ottawa 1947, 2nd ed. Ottawa 1952.

— — Hypermobile flat foot with short tendo achillis. J. Bone Jt Surg. A **30**, 116—138 (1948).

— — Etiology of peroneal spastic flat foot. J. Bone Jt Surg. B **30**, 624—634 (1948).

— — The short first metatarsal. Its incidence and clinical significance. J. Bone Jt Surg. A **31**, 553—564 (1949).

— — John Hunter's specimen of talocalcaneal bridge. J. Bone Jt Surg. B **32**, 203 (1950).

— Follow-up notes on articles previously published in the Journal. J. Bone Jt Surg. A **47**, 1657—1667 (1965).

HARTLEY, J. B.: "Stress" or "fatigue" fractures of bone. Brit. J. Radiol. **16**, 255—262 (1943).

HARTMANN: Chirurgisch-topographische Anatomie der Sehnenscheiden und Synovialsäcke des Fußes. Beitr. Chir. **14**, 408—417 (1895).

HASSELWANDER, A.: Über die Ossifikation des Fußskeletts. Anat. Anz. **32**, 608—612 (1908).

— Untersuchungen über die Ossifikation des menschlichen Fußskeletts. Habil.-Schr. Stuttgart 1909.

— Über die Entwicklung des Processus posterior tali und des Os trigonum tarsi. Z. Morph. Anthropol. **18**, 553—578 (1914).

— Einige neue Gesichtspunkte für die Bedeutung der Skelettvarietäten des Tarsus. Ihre praktische Bedeutung. Z. Konstitut.-Lehre **8**, 79—112 (1922).

HATZKY, K., u. K. MÜLLER: Über lokalisierte herdförmige Knochenatrophie bei hypophysärovariellen Störungen. Fortschr. Röntgenstr. **49**, 117—127 (1934).

HEIDSIECK, E.: Os cuneiforme I bipartitum. Röntgenpraxis **8**, 712—715 (1936).

HEIKEL, H. V. A.: Coalitio calcaneo-navicularis and calcaneus secundarius. Acta orthop. scand. **32**, 72—84 (1962).

HEIMERZHEIM, A.: Über einen seltsamen Knochenbefund am Calcaneus. Dtsch. Z. Chir. **187**, 281 (1924).

— Über einige akzessorische Fußwurzelknochen nebst ihrer chirurgischen Bedeutung. Dtsch. Z. Chir. **190**, 96—112 (1925).

HEIPLE, K. G.: Diabetic neuropathy with spontaneous peritalar fracture-dislocation. J. Bone Jt Surg. A **48**, 1177—1181 (1966).

HELLPAP, W.: Das vernachlässigte untere Sprunggelenk. Die „Frakturlinie" der Supination. Arch. orthop. Unfall-Chir. **55**, 289—300 (1963).

HENDERSON, R. S.: Os intermetatarseum and a possible relationship to hallux valgus. J. Bone Jt Surg. B **45**, 117—121 (1963).

HENSCHEN, C., R. STRAUMANN u. R. BUCHER: Ergebnisse röntgenspektrographischer Untersuchungen am Knochen. Krystallitbau des anorganischen und organischen Knochens. Dtsch. Z. Chir. **236**, 485—514 (1932).

HENSSGE, J.: Zur operativen Stabilisierung von Verrenkungsbrüchen des Vorfußes. Mschr. Unfallheilk. **61**, 180—181 (1958).

— Diagnostische Bedeutung der Luftfüllung der Sehnenscheiden der Peronaei. Wiss. Sommertag Österr. Orth. 1960.

— Die talo-calcaneale Knochenbrücke. Z. Orthop. **94**, 88—93 (1961).

— Deformierungen des Talo-Naviculargelenkes. Verh. dtsch. orthop. Ges. **53**, 119—123 (1967).

— Das sogenannte Naviculare bipartitum pedis — angeborene oder erworbene Knochenteilung? Hefte Unfallheilk. **93**, 171—172 (1968).

—, u. W. ALLMELING: Therapeutische Erfahrungen beim angeborenen Plattfuß mit vertikalem Talus. Arch. orthop. Unfall-Chir. **59**, 74—78 (1966).

HENSSGE, J., u. H. WERNER: Zur Diagnostik und Therapie des umschriebenen Riesenwuchses vom Typ Klippel-Trenaunay. Z. Orthop. **94**, 83—88 (1961).

HERBST, E.: Über Schleimbeutelverkalkungen. Röntgenpraxis **4**, 1021—1028 (1932).

HERZOG, A.: Köhlersche Erkrankung und Tuberkulose des kindlichen Os naviculare pedis. Röntgenpraxis **2**, 839—841 (1930).

— Frakturähnliche Veränderungen am 2. Metatarsale bei Kindern. Röntgenpraxis **7**, 601—603 (1935).

HEYMAN, C. H., C. H. HERNDON, and K. G. HEIPLE: Congenital posterior angulation of the tibia with talipes calcaneus. J. Bone Jt Surg. A **41**, 476—488 (1959).

HEYWOOD, A. W. B.: The mechanics of the hind foot in club foot as demonstrated radiographically. J. Bone Jt Surg. B **46**, 102—107 (1964).

HOED, D. TEN: A separate center of ossification for the tip of the internal malleolus. Brit. J. Radiol. **30**, 67—68 (1925).

HÖLTJE, K.: Über den Hallux rigidus. Arch. orthop. Unfall-Chir. **39**, 375—399 (1939).

HOFMEISTER, F.: Der Bruch des Kahnbeines des Fußes, dessen Früh- und Spätbehandlung. Mschr. Unfallheilk. **59**, 109—115 (1956).

— Pathologisch-histologische Befunde des Knochens und der Gelenke am Altersfuß (Beziehung zu Form, Funktion und Leistungsfähigkeit). Habil.-Schr. F. U. Berlin 1959.

HOHMANN, G.: Der Hallux valgus und die übrigen Zehenverkrümmungen. Ergebn. Chir. Orthop. **18**, 308—376 (1925).

— Über Frakturen und andere traumatische Störungen am Os naviculare des Fußes. Arch. orthop. Unfall-Chir. **43**, 12—19 (1944).

— Fuß und Bein, 5. Aufl. München: J. F. Bergmann 1951.

— Zur Erklärung der dorsalen Cuneiforme-Exostose. Arch. orthop. Unfall-Chir. **46**, 91—93 (1953).

HOLL, M.: Zur Ätiologie des angeborenen Plattfußes. Langenbecks Arch. klin. Chir. **25**, 925—937 (1880).

HOLLAND, C. T.: On rares ossifications seen during X-ray examinations. J. Anat. (Lond.) **55**, 235 (1921).

HOLLE, F.: Über die inkonstanten Elemente am menschlichen Fußskelett. Inaug.-Diss. München 1940.

HOLMGREEN, B. S.: Variationen im Röntgenbild des normalen ersten Metatarsophalangealgelenks, bedingt durch kleine Änderungen in der Richtung des Zentralstrahls. Acta radiol. (Stockh.) **19**, 67 (1938).

HUBAY, C. A.: Sesamoid bones of the hands and feet. Amer. J. Roentgenol. **61**, 493—505 (1949).

HUFNAGL, H.: Über die Verknöcherung der Achillessehne. Münch. med. Wschr. **1937**, 1410—1411.

HULLINGER, C. W.: Insufficiency fracture of the calcaneus similar to march fracture of the metatarsal. J. Bone Jt Surg. **26**, 751—757 (1944).

HYRTL, J.: Über die Trochlearfortsätze der menschlichen Knochen. Denkschr. Akad. Wiss., math.-naturw. Kl. **18**, 141—156 (1860).

IMHÄUSER, G.: Der kontrakte Fuß des Adolescenten und seine Behandlungsergebnisse. Arch. orthop. Unfall-Chir. **45**, 323—328 (1952).

— Der kontrakte Fuß des Adolescenten und seine Behandlungsergebnisse. Arch. orthop. Unfall-Chir. **45**, 323—328 (1952).

— Veränderungen des oberen Sprunggelenks bei Fußwurzelsynostosen. Verh. dtsch. orthop. Ges. **48**, 299—301 (1960).

— Zur Behandlung des angeborenen Schaukelfußes. Z. Orthop. **102**, 436—447 (1967).

ISHERWOOD, I.: A radiological approach to the subtalar joint. J. Bone Jt Surg. B **43**, 566—574 (1961).

JACK, E. A.: The aetiology of hallux rigidus. Brit. J. Surg. **27**, 492—497 (1939/40).

— Bone anomalies of the tarsus in relation to "peroneal spastic flat foot". J. Bone Jt Surg. B **36**, 530—542 (1954).

JACOBS, P.: Chronic progressive dislocation of the talo-navicular joint. J. Bone Jt Surg. B **46**, 214—217 (1964).

JANSEN, C.: Längen- und Winkelbestimmungen an Mittelfüßen in bezug auf den Pes planotransversus und den Hallux valgus. Chirurg **37**, 553—554 (1966)

JENSEN, M. K.: Bilateral dislocation of the talus of unknown etiology. J. Bone Jt Surg. B **45**, 148—149 (1963).

JIPP, P.: Die Sehnenstruktur an punktförmigen Muskelansätzen. Morph. Jb. **101**, 236—262 (1960).

JOHANSSON, S.: Os vesalianum pedis. Z. orthop. Chir. **42**, 301—307 (1922).

JOKISCH, H.: Über plantare Knochenelemente zwischen Großzehengrund- und -endphalanx. Z. Orthop. **95**, 252—254 (1961).

JONASCH, E.: Die angeborenen Verbiegungen und Pseudarthrosen des Unterschenkels. Arch. orthop. Unfall-Chir. **56**, 56—62 (1964).

JONES, F. W.: Structure and function as seen in the foot, 2nd ed. London: Baillière, Tindall & Cox 1949.

JØRGENSEN, H. G., u. O. PETERSEN: Bilaterale aseptische Knochennekrose des Kalkaneus. Fortschr. Röntgenstr. **93**, 388—389 (1960).

JOSEPH, J.: Range of movement of the great toe in man. J. Bone Jt Surg. B **36**, 450—457 (1954).

JUNGE, H., u. v. KÄNEL: Typische Sprunggelenksveränderungen bei Fußballspielern. Med. Welt **1964**, 2576—2583.

KAGER, H.: Zur Klinik und Diagnostik des Achillessehnenrisses. Chirurg **11**, 691—695 (1939).

KANDEL, B.: The suro-plantar projection in the congenital club-foot in the infant. Acta orthop. scand. **22**, 161—173 (1952).

KARCHER, H.: Seltene Lokalisationen der Osteochondritis dissecans unter besonderer Berücksichtigung ihrer Genese. Langenbecks Arch. klin. Chir. **271**, 449—463 (1952).

KARP, M. G.: Köhler's disease of the tarsal scaphoid. J. Bone Jt Surg. **19**, 84—96 (1937).

KASSATKIN, S.: Die Sesambeine der Hand und des Fußes des Menschen. Z. Anat. Entwickl.-Gesch. **102**, 635—654 (1934).

KAUFFMANN, H.: Der Pes adductus congenitus. Ergebn. Chir. Orthop. **22**, 463—500 (1929).

KEMPF, F. K., J. JUNG u. A. SCHMITT-KÖPPLER: Die Distorsion des oberen Sprunggelenkes mit und ohne Kapselriß. Langenbecks Arch. klin. Chir. **313**, 530—532 (1965).

—, u. A. SCHMITT-KÖPPLER: Diagnostisches Ad- und Abduktionshaltegerät bei Distorsionen des oberen Sprunggelenkes. Chirurg **37**, 421 (1966).

— — Distorsionen des oberen Sprunggelenkes. Chir. Praxis **10**, 525—531 (1966).

— — Tägl. Praxis **8**, 431—438 (1967).

KERNER, D.: Andreas Vesalius. 400 Jahre descriptive Anatomie. Fortschr. Röntgenstr. **85**, 629—632 (1956).

KESSEL, L., and G. BONNEY: Hallux rigidus in the adolescent. J. Bone Jt Surg. B **40**, 668—673 (1958).
KEWENTER, Y.: Die Sesambeine des I. Metatarsophalangealgelenks des Menschen. Eine röntgenologische, klinische und pathologisch-histologische Studie. Acta orthop. scand., Suppl. II, Kopenhagen 1936.
KEWESCH, E. L.: Über hereditäre Verschmelzung der Hand- und Fußwurzelknochen. Fortschr. Röntgenstr. **50**, 550—556 (1934).
KHOO, F. Y.: Osteochondritis of the cuboid associated with tuberculosis of adjacent tarsal bones. Report of a case. J. Bone Jt Surg. B **32**, 230—232 (1950).
KIENBÖCK, R., u. W. EHALT: Angeborene Mißbildung der Füße im tarsalen Abschnitt. Röntgenpraxis **7**, 401—402 (1935).
—, u. W. MÜLLER: Os tibiale externum und Verletzung des Fußes. Z. orthop. Chir. **66**, 257—270 (1937).
—, u. A. SELKA: Über dissezierende Arthrose. Fortschr. Röntgenstr. **53**, 403—411 (1935).
— — Mißbildung der Fersenbeinhöcker-Epiphyse beim Kind. Röntgenpraxis **7**, 213—214 (1935).
KIRCHHOFF, A.: Die Bedeutung des Os trigonum im Unfallrecht. Mschr. Unfallheilk. **56**, 237—241 (1953).
KITE, H.: Congenital metatarsus varus. J. Bone Jt Surg. A **49**, 388—397 (1967).
KITE, J. H.: Congenital metatarsus varus. Report on 300 cases. J. Bone Jt Surg. A **32**, 500—506 (1950).
KLAR, M. M.: Zum Problem der Hyperdaktylie. Arch. orthop. Unfall-Chir. **32**, 96—99 (1933).
KLEIGER, B.: Fractures of the talus. J. Bone Jt Surg. A **30**, 735—744 (1948).
— The mechanism and the roentgenographic evaluation of fracture of the tarsal bones. Clin. Orthop. **30**, 10—19 (1963).
—, and H. J. MANKIN: A roentgenographic study of the development of the calcaneus by means of the posterior tangential view. J. Bone Jt Surg. A **43**, 961—969 (1961).
— — Fracture of the lateral portion of the distal tibial epiphysis. J. Bone Jt Surg. A **46**, 25—32 (1964).
KNESE, K. H., u. H. BIERMANN: Die Knochenbildung an Sehnen- und Bandansätzen im Bereich ursprünglich chondrischer Apophysen. Z. Zellforsch. **49**, 142—187 (1958).
KNOLL, W., u. T. MATTHIES: Darstellung von Gelenken mittels Jodipinfüllung. Fortschr. Röntgenstr. **43**, 85—91 (1931).
KOCH, A.: Über röntgenologische Untersuchungen am Fußskelett bei Sportsleuten. Arch. orthop. Unfall-Chir. **39**, 613—623 (1939).
KÖHLER, A.: Über eine häufige, bisher anscheinend unbekannte Erkrankung einzelner kindlicher Knochen. Münch. med. Wschr. **1908**, 1923—1925.
KÖNIG, F.: Über freie Körper in den Gelenken. Dtsch. Z. Chir. **27**, 90—109 (1887/88).
KORVIN, H.: Coalitio talocalcanea. Z. orthop. Chir. **60**, 105—110 (1933).
KREMSER: Geteiltes Os peronaeum. Röntgenpraxis **6**, 706 (1934).
KREMSER, A. K.: Os accessorium supracalcaneum. Fortschr. Röntgenstr. **82**, 279 (1955).
KREUZ, L.: Klumpfuß-Untersuchungen. Ein Beitrag zur Morphologie und formalen Genese der Deformität. Arch. orthop. Unfall-Chir. **25**, 1—88 (1927).
—, u. H. STOPPE: Pes equino-varus congenitus und Pes adductus, Pes metatarsus varus congenitus. In: Handbuch der Orthopädie, Bd. IV/2, S. 788—830. Stuttgart 1961.
KROENING, P. M., and M. L. SHELTON: Stress fractures. Amer. J. Roentgenol. **89**, 1281—1286 (1963).
KRÖGER, J.: Die präarthrotische Deformierung des Talonaviculargelenks. Inaug.-Diss. Kiel 1968.
KRÖMER, K.: Atypische Fersenbeinbruchformen beim Jugendlichen. Röntgenpraxis **9**, 25—26 (1937).
KÜHNE, D., W. LENZ, D. PETERSEN u. H. SCHÖNENBERG: Defekt von Femur und Fibula mit Amelie, Peromelie oder ulnaren Strahldefekten der Arme. Ein Syndrom. Humangenetik **3**, 244—263 (1967).
KUHNS, J. G.: Changes in elastic adipose tissue. J. Bone Jt Surg. A **31**, 541—547 (1949).
KUSANO, I.: Über die Basisfraktur des fünften Mittelfußknochens bei den Japanern. Z. Orthop. **95**, 488—492 (1962).
LÄWEN, A.: Über Osteochondritis dissecans am Talocruralgelenk und ihre operative Behandlung. Zbl. Chir. **1929**, 2498—2503.
LAGRANGE: Anomalie du pied. Soundure des os du tarse et du metatarse. Bull. Soc. Anat. Paris **56**, 577—578 (1881).
LAIDLAW, P. P.: The varieties of the os calcis. J. Anat. (Lond.) **38**, 133 (1904); **39**, 161 (1904).
LAMB, D.: The ball and socket ankle joint — a congenital abnormality. J. Bone Jt Surg. B **40**, 240—243 (1958).
LANGE, M.: Die typische Sesambeinerkrankung des 1. Metatarsalknochens mit Ausgang in Vereiterung. Z. orthop. Chir. **49**, 595—608 (1928).
— Orthopädisch-chirurgische Operationslehre. München: J. F. Bergmann 1951.
LANZ, T. v., u. W. WACHSMUTH: Praktische Anatomie, Bd. I/4, Bein und Statik. Berlin: Springer 1938.
LAPIDUS, P. W.: Congenital fusion of the bones of the foot; with a report of a case of congenital astragaloscaphoid fusion. J. Bone Jt Surg. **14**, 888—894 (1932).
—, and H. SEIDENSTEIN: Chronic non-specific tenosynovitis with effusion about the ankle. Report of three cases. J. Bone Jt Surg. A **32**, 175—179 (1950).
LEABHART, J. W.: Stress fractures of the calcaneus. J. Bone Jt Surg. A **41**, 1285—1290 (1959).
LECLERC, G.-C., et C. MOINE: Subluxations antérieures récidivantes de l'astragale. Rev. Chir. orthop. **51**, 167—176 (1965).

Ledoux-Lebard, R.: L'epine du premier metatarsien. J. Radiol. Électrol. **20**, 667 (1939).

Lee, H. G.: Surgical repair in recurrent dislocation of the ankle joint. J. Bone Jt Surg. A **39**, 828—834 (1957).

Leimbach, G.: Beiträge zur Kenntnis der inkonstanten Skelettelemente des Tarsus (Akzessorische Fußwurzelknochen). Arch. orthop. Unfall-Chir. **38**, 431—448 (1938).

Leitner, B.: Die Totalluxation des Talus und ihre Vorstufen. Ergebn. Chir. Orthop. **38**, 93—135 (1953).

Leonhard, M. H.: Injuries of the tarsal lateral ligaments of the ankle. J. Bone Jt Surg. A **31**, 373—377 (1949).

Lerch, H.: Die Form des Metatarsalköpfchenbogens. Z. Orthop. **78**, 157—160 (1949).

Lewin, P.: Epiphyses. Their growth, development, injuries and disease. Amer. J. Dis. Child. **37**, 141—178 (1929).

— The foot and the ankle, 2nd ed. Philadelphia: Lea & Febiger 1941.

Liebermann, B.: Die Ausheilungsstadien malazischer Prozesse und sogenannter aseptischer Nekrosen. Fortschr. Röntgenstr. **48**, 435—439 (1933).

— Über eine merkwürdige Exostosenbildung beim Klumpfuß. Arch. orthop. Unfall-Chir. **32**, 16—19 (1933).

Lindemann, K.: In: Handbuch der Orthopädie, Bd. I, S. 178—181. Stuttgart 1957.

— Zur Pathogenese und Behandlung der kongenitalen Unterschenkelpseudarthrose. Arch. orthop. Unfall-Chir. **52**, 102—113 (1960).

— Die angeborenen Deformitäten des Unterschenkels. In: Handbuch der Orthopädie, Bd. IV/2, S. 741—774. Stuttgart: Georg Thieme 1961.

Lloyd-Roberts, G. C., and A. J. Spence: Congenital vertical talus. J. Bone Jt Surg. B **40**, 33—41 (1958).

Lunghetti, B.: Contributo allo studio della morfologia e dello sviluppo dei sesamoidi intratendinei. Intern. Mschr. Anat. Physiol. **26**, 47—83 (1909).

Lusby, H. L. J.: Naviculo-cuneiform synostosis. J. Bone Jt Surg. A **41**, 150 (1959).

Maatz, R.: Zermürbungsbrüche am Fersenbein. Dtsch. Milit.-Arzt **6**, 336—341 (1941).

Magnusson, R.: On the late results in nonoperated cases of malleolar fractures. Acta chir. scand., Suppl. 84 (1944).

Maier, K.: Über die Möglichkeit einer Verschmelzung des Os trigonum mit dem Kalkaneus. Fortschr. Röntgenstr. **92**, 715—717 (1960).

March, H., and R. London: The os sustentaculi. Amer. J. Roentgenol. **76**, 1114—1118 (1956).

Marique, P., et W. de Meuter: Le controle radiographique au cours du traitment du pied bot par la méthode de Denis Brown. Rev. Chir. orthop. **37**, 250—255 (1951).

Marks, K. L.: Flake fracture of the talus progressing to osteochondritis dissecans. J. Bone Jt Surg. B **34**, 90—92 (1952).

Marti, T.: Die Skelettvarietäten des Fußes. Ihre klinische und unfallmedizinische Bedeutung. Bern: Huber 1947.

— Über den Calcaneus secundarius. Fortschr. Röntgenstr. **82**, 124 (1955).

— Kasuistischer Beitrag zum Studium des Os tibiale externum. Praxis **51**, 828—831 (1962).

Martinie-Dubosquet, J.: Scaphoidite tarsienne (premier maladie de Köhler). Sem. Hôsp. Ann. Chir. **32**, 177 (1956).

Matzen, P. F.: Lehrbuch der Orthopädie, Bd. II. Berlin: Verl. Volk und Gesundheit 1959.

Mau, C.: Der Klumpfuß. Ergebn. Chir. Orthop. **20**, 361—506 (1927).

— Beitrag zur Frage der Ätiologie der angeborenen Hackenfußbildung. Z. Orthop. **69**, 191—219 (1939).

—, u. H. Mau: Degenerative Erkrankungen des Fußes. In: Handbuch der Orthopädie, Bd. IV/2, S. 923—997. Stuttgart 1961.

Mau, H.: Zur Kenntnis des Navivulare pedis bipartitum. Z. Orthop. **93**, 404—410 (1960a).

— Zur Röntgen- und Differentialdiagnostik des Naviculare bipartitum pedis. Verh. dtsch. orthop. Ges. **48**, 302—303 (1960b).

Maurer, H.-J.: Die Bedeutung variabler Skeletelemente für die Begutachtung. Arch. orthop. Unfall-Chir. **55**, 571—587 (1963).

Mayr, D.: Über gehäuftes Vorkommen von Sesambeinen am Fuß und Mitteilung eines praktisch wichtigen Falles. Röntgenpraxis **7**, 316—317 (1935).

McDougall, A.: The os trigonum. J. Bone Jt Surg. B **37**, 257—265 (1955).

McElvenny, R. T.: Hallux varus. Quart. Bull. Northw. Univ. med. Sch. **15**, 277 (1941).

Meary, R.: Le pied creux essential I. Symposium. Rev. Chir. orthop. **53**, 389—467 (1967).

Meis, F.: Über „Osteochondropathie" der Sesambeine des Großzehengrundgelenks und ihre Beziehungen zur statischen Insuffizienz des Vorfußes. Arch. orthop. Unfall-Chir. **26**, 581—592 (1928).

Mercer, J.: The secondary os calcis. J. Anat. (Lond.) **66**, 84—97 (1931).

Mestern, J.: Erbliche Synostosen der Hand- und Fußwurzelknochen. Erbliches Os tibiale externum. Röntgenpraxis **6**, 594—600 (1934a).

— Die Erblichkeit des Hallux varus. Arch. orthop. Unfall-Chir. **34**, 593—597 (1934b).

Meyer, M., J. Cuny et F. Trensz: L'os tibial externs et ses divers aspects radiologiques. Strasbourg méd. **85**, 24—26 (1927).

Michail, J., S. Theodorou et K. Couliaras: Remarques sur l'osteochondrose déformante du tibia ou maladie d' Erlacher-Blount (tibia vara). Acta orthop. belg. **25**, 695—705 (1959).

Miller, B. F.: Congenital posterior bowing of the tibia with talipes calcaneo-valgus. J. Bone Jt Surg. B **33**, 50—55 (1951).

Millikan, R. A.: Os subcalcis. Amer. J. Surg. **37**, 116—117 (1937).

Milkman, L. A.: Multiple spontanous idiopathic symmetrical fractures. Amer. J. Roentgenol. **32**, 622—634 (1934).

MOHING, W., u. P. POLYZOIDES: Beitrag zur Ätiologie des Fersensporns. Arch. orthop. Unfall-Chir. **57**, 205—213 (1965).

MOLLIER, G.: Beziehungen zwischen Form und Funktion der Sehnen im Muskel-Knochen-Sehnensystem. Morph. Jb. **79**, 161—199 (1934).

MOMBURG: Zwei- und mehrfache Teilungen der Sesambeine der großen Zehe. Dtsch. Z. Chir. **86**, 382—386 (1907).

MONDRY, F.: Der dorsale Knochenhöcker am 1. Keilbein-Mittelfußknochengelenk. Münch. med. Wschr. **1939**, 1699—1700.

MOREL, M.: Diversités anatomiques. Rec. périod observ. Paris **7**, 432—434 (1757).

MORESTIN, H.: De l'ankylose calcanéo-astragalienne. Bull. Soc. Anat. Paris **69**, 985—987 (1894).

MORITSCH, P.: Welche Schlüsse lassen sich aus der Klinik der sogenannten Marschfraktur auf die Pathogenese ziehen? Chirurg **13**, 689—713 (1941).

MORRISON, A. B.: The os paracuneiforme. J. Bone Jt Surg. B **35**, 254—255 (1953).

MORSCHER, E.: Posttraumatische Zapfenepiphyse. Arch. orthop. Unfall-Chir. **61**, 128—136 (1967).

MORTON, D. J.: Structural factors in static disorders of the foot. Amer. J. Surg. **9**, 315—328 (1930).

— The human foot. New York: Columbia Univ. Press 1935.

MOSER, H.: Die Dorsalflexionsfraktur des Fersenbeines. Arch. orthop. Unfall-Chir. **60**, 306—309 (1966).

MOUCHET, A.: L'épine du premier metatarsien. J. Radiol. Électrol. **22**, 275—277 (1938).

MÜLLER, W.: Malazie der Sesambeinknochen des 1. Metatarsale, ein typisches Krankheitsbild. Beitr. Chir. **134**, 308—318 (1925).

— Weitere Beobachtungen und Untersuchungen zu der typischen Erkrankung der Sesambeine des I. Metatarsalknochens. Beitr. Chir. **138**, 494—520 (1927).

— Über eine typische Gestaltveränderung beim Os naviculare pedis und ihre klinische Bedeutung. Fortschr. Röntgenstr. **37**, 38—41 (1928).

— Überanstrengungserscheinungen des Knochens. Leipzig: Johann Ambrosius Barth 1944.

MÜSSBICHLER, H.: Fractures at the tuberosity of the fifth metatarsal bone in children. Acta radiol. (Stockh.) **54**, 90—96 (1960).

MURRAY, D. S.: Fatigue fractures of the lower tibia and fibula in the same leg. Report of a case. J. Bone Jt Surg. B **39**, 302—305 (1957).

NAUMANN, E.: Außergewöhnlich großer Calcaneus secundarius mit gelenksähnlicher Verbindung zum Calcaneus und Naviculare. Fortschr. Röntgenstr. **83**, 413 (1955).

NEISS, A.: Proc. trochlearis permagnus (Sustentaculum fibulae). Fortschr. Röntgenstr. **84**, 655 (1956).

— Das Os Vesalianum ist eine Konstruktion. Verh. anat. Ges. (Jena) **113**, 226—234 (1964).

— Akzessorische Skelettelemente. Bericht 47. Tagg der Dtsch. Röntgenges., S. 224—227, Stuttgart 1967.

NESBITT, R.: Human Osteogeny, p. 136. London 1736.

NEUGEBAUER, H.: Spalthand und -fuß mit familiärer Besonderheit. Z. Orthop. **95**, 500—506 (1962).

NEUMANN, G.: Os cuneiforme bipartitum. Inaug.-Diss. Leipzig 1939.

NEWCOMB, W. J., and E. A. BRAV: Complete dislocation of the talus. J. Bone Jt Surg. A **30**, 872—874 (1948).

NIEDERECKER, K.: Der Plattfuß. Stuttgart: Ferdinand Enke 1959.

NIEDERWIESER, V., u. J. GRAUER: Osteochondrolysis traumatica (Ungewöhnliche Lokalisation im Talus nach Redressement wegen angeborenen Klumpfußes. Spontanausheilung). Röntgenpraxis **12**, 152—159 (1940).

NIEMANN: Eine seltene Neubildung am Fußskelett. Röntgenpraxis **4**, 249—250 (1932).

NIEWIESCH, H.: Knochenbildungen in den Weichteilen des Fußes. Arch. orthop. Unfall-Chir. **36**, 606—609 (1936).

NILSONNE, H.: Hallux rigidus and its treatment. Acta orthop. scand. **1**, 295—302 (1930).

NISBET, N. W.: Dome fractures of the talus. J. Bone Jt Surg. B **36**, 244—246 (1954).

NOCKEMANN, P. F.: Osteochondrosis dissecans am Os naviculare pedis. Chirurg **33**, 470—471 (1962).

OBERMAYR, E., u. G. RUPP: Zur Ätiologie des dorsalen Knochenhöckers am Fuß. Arch. orthop. Unfall-Chir. **48**, 188—190 (1956).

OERTEL, O.: Beitrag zur Anatomie und vergleichenden Anatomie des Processus trochlearis calcanei als Grundlage für seine Pathologie. Virchows Arch. path. Anat. **247**, 563–579 (1923).

ODELBERG-JOHNSON, O.: Osteochondrosis dissecans am Capitulum metatarsale beiderseits. Fortschr. Röntgenstr. **92**, 467—469 (1960).

OSMOND-CLARKE, H.: Congenital vertical talus. J. Bone Jt Surg. B **38**, 334—341 (1956).

OTT, J.: Eine seltene Lagebeziehung des Os supranaviculare. Zbl. Chir. **1960**, 2370—2372.

OUTLAND, T., and I. D. MURPHY: Relation of tarsal abnormalities to spastic and rigid flat feet. Clin. Orthop. **1**, 217—224 (1953).

PASAVARS, R.: Hallux varus. Arch. orthop. Unfall-Chir. **44**, 333—335 (1949/51).

PEARSON, J. R.: Combined fracture of the base of the fifth metatarsal and the lateral malleolus. J. Bone Jt Surg. A **43**, 513—516 (1961).

PETERSEN, F.: Anomalie der distalen Fibula. Fortschr. Röntgenstr. **85**, 118 (1956).

PFITZNER, W.: Die kleine Zehe. Arch. Anat. Physiol., Anat. Abt. **1890**, 12—41.

— Maßverhältnisse des Fußskeletts. Schwalbe's morph. Arb. **1**, 75—120 (1891).

— Beiträge zur Kenntnis des menschlichen Extremitätenskeletts. IV. Die Sesambeine des menschlichen Körpers. Schwalbe's morph. Arb. **1**, 517—762 (1892).

— Beiträge zur Kenntnis des menschlichen Extremitätenskeletts. V. Anthropologische Beziehungen der Hand- und Fußmaße. Schwalbe's morph. Arb. **2**, 93—205 (1893).

Pfitzner, W.: Beiträge zur Kenntnis des menschlichen Extremitätenskeletts. VII. Die Variationen im Aufbau des Fußskeletts. Schwalbe's morph. Arb. **6**, 245—527 (1896).

Pirie, A. H.: A normal ossicle in the foot, frequently diagnosed as a fracture. Arch. Radiol. Electrother. **24**, 93—95 (1920).

Podkaminski, N.: Os subcalcaneum. Bull. Mém. Soc. Radiol. Méd. France **23**, 572 (1935).

Ponseti, I. V., and J. R. Becker: Congenital metatarsus adductus: The results of treatment. J. Bone Jt Surg. A **48**, 702—711 (1966).

Pöschl, M.: Zum Bilde der Ermüdungsbrüche, insbesondere der Marschfraktur. Röntgenpraxis **14**, 321—329 (1942).

Pol: Bradydaktylie-Klinodaktylie-Hyperphalangie und ihre Grundlagen. Virchows Arch. path. Anat. **229**, 388—530 (1921).

Politzer, G.: Über Mißbildungen des Hand- und Fußskeletts und über ihre formale Genese. Fortschr. Röntgenstr. **43**, 605—619 (1933).

Popow, W. S.: Über den Processus trochlearis des Fersenbeins. Isw. Donsk. Univ. Rostow **5** (1925). Ref. Anat. Ber. **5** (1926).

Poppel, M. H., and W. T. Robinson: The roentgen manifestations of chaisson-disease. Amer. J. Roentgenol. **76**, 74—80 (1956).

Porstmann, W., u. J. Krenz: Beitrag zu den akzessorischen Tarsalelementen am Calcaneus. Fortschr. Röntgenstr. **81**, 95 (1954).

Powell, H. D. W.: Extra centre of ossification for the medial malleolus in children. Incidence and significance. J. Bone Jt Surg. B **43**, 107—113 (1961).

Putschar, W.: Der funktionelle Skelettumbau und die sogenannten Belastungsdefarmitäten. Die Fußdeformitäten. In: Henke-Lubarsch, Handbuch der speziellen pathologischen Anatomie und Histologie, Bd. IX/3, S. 725—771. Berlin: Springer 1937.

Radke, H.: Die Arteriographie des Fußes. Fortschr. Röntgenstr. **85**, 580—591 (1956).

Raffler, K.: Das zweigeteilte erste Keilbein im Quergewölbe des menschlichen Fußes. Anat. Anz. **93**, 299—305 (1942).

O'Rahilly, R.: A survey of carpal and tarsal anomalies. J. Bone Jt Surg. A **36**, 626—642 (1953).

—, and D. B. Meyer: Roentgenographic investigation of the human skeleton during early fetal life. Amer. J. Roentgenol. **76**, 455—458 (1956).

Ravelli, A.: Eine seltene Ossifikationsanomalie an den Grundphalangen der Zehen (Zapfenepiphysen). Fortschr. Röntgenstr. **76**, 261 (1952).

— Das Fersenbeindreieck als Sitz von Hämatomcysten. Beitr. Chir. **186**, 36—43 (1953).

— Osteochondritis dissecans am Os naviculare pedis. Z. Orthop. **85**, 485—486 (1955).

— Nebenkerne an der Basis des Großzehenendglieds. Fortschr. Röntgenstr. **84**, 499 (1956a).

— Zapfenepiphysen an den Mittelphalangen der Zehen. Fortschr. Röntgenstr. **84**, 498 (1956b).

Ray, A.: Fractures de l'astragale. Rev. Chir. orthop. **53**, 279—294 (1967).

Reilly, R. C., and R. W. Bailey: An unusual osteochondral fracture of the talus. Arch. Surg. **86**, 430—434 (1963).

Reimers, C.: Die Brüche des fußnahen Unterschenkelabschnitts. Langenbecks Arch. klin. Chir. **276**, 260—277 (1953).

Reinhardt, K.: Der Talus accessorius. Fortschr. Röntgenstr. **104**, 121—123 (1966).

—, u. R. A. Pfeifer: Ulno-fibulare Dysplasie. Eine autosomal-dominant vererbte Mikromesomelie ähnlich dem Nievergeltsyndrom. Fortschr. Röntgenstr. **107**, 379—391 (1967).

Reischauer, F.: Ermüdungserscheinungen am Knochensystem. Zbl. Chir. **1937**, 2793—2797.

— Ermüdungs- und Übernutzungserscheinungen am Knochen. Fortschr. Röntgenstr. **58**, 343—365 (1938).

Reisner, A.: Drei Fälle von Os supranaviculare. Röntgenpraxis **2**, 422—425 (1930).

Rezek, J.: Die Arthrographie. Fortschr. Röntgenstr. **89**, 319—331 (1958).

Riess, J.: Die ossale Venographie des Sprungbeines. Chirurg **38**, 72—73 (1967).

Rocca, P., et G. Giorgi: Su alcuni casi di frattura delle ossa sesamoidi. Inform. med. (Genova) **15**, Fasc. 24, 3—12 (1960).

Robert, A.: Des vices congénitaux de conformation des articulations. Thèse Paris 1851, S. 22.

Rochlin, G.: Zum Problem der Hyperdaktylie. Z. Anat. Entwickl.-Gesch. **78**, 148—160 (1926).

Rogers, L.: The tubercle of the fifth metatarsal. Lancet **1927**, 1318.

— The styloid epiphysis of the fifth metatarsal bone. J. Bone Jt Surg. **10**, 197—199 (1928).

Rohlederer, O.: Topographische Besonderheiten des Spaltfußes. Verh. dtsch. orthop. Ges. **31**, 107—115 (1936).

Rompe, G.: Gibt es eine habituelle Luxation im unteren Sprunggelenk? Arch. orthop. Unfall-Chir. **54**, 30—39 (1962).

Rosen, H., and H. Sandick: The measurement of tibiofubular torsion. J. Bone Jt Surg. A **37**, 847—855 (1955).

Rosenmüller, J. C.: De nonullis musculorum corporis humanis varietatibus, S. 8. Leipzig 1804.

Rothschild, E. J., W. P. Howley, and J. C. McCauley: Congenital recurvation of the fibula. J. Bone Jt Surg. A **42**, 1258—1260 (1960).

Rubin, G., and M. Witten: The talar-tilt angle and the fibular collateral ligaments. J. Bone Jt Surg. A **42**, 311—326 (1960).

Ruckensteiner, E.: Die normale Entwicklung des Knochensystems im Röntgenbild. Leipzig: Georg Thieme 1931.

— Das Köhlersche Bild am Kahnbein des Fußes als Erkrankung und als Erkrankungszeichen. Fortschr. Röntgenstr. **56**, 202—208 (1937).

Rumpold, H.-J.: Beitrag zu den Distorsionsfrakturen der Fußwurzel (unter besonderer Berücksichtigung des Proc. ant. calcanei). Fortschr. Röntgenstr. **104**, 835—838 (1966).

RÜTT, A.: Zur Ätiologie des Hallux rigidus. Verh. dtsch. orthop. Ges. **39**, 245—247 (1951).
— Der Hohlfuß. In: Handbuch der Orthopädie, Bd. IV/2, S. 1068—1095. Stuttgart 1961.
— Zehendeformitäten. In: Handbuch der Orthopädie, Bd. IV/2, S. 1096—1136. Stuttgart 1961.
SAAL, H. v.: Zur Differentialdiagnose parossaler Verknöcherungen am Fußrücken. Z. Orthop. **93**, 592—594 (1960).
SAAR, G. v.: Die Sportverletzungen. Neue Deutsche Chirurgie. Stuttgart: Ferdinand Enke 1914.
SACHERS, W.: Die Form des Fersenbeins und ihre Beziehungen zu den Fußtypen. Arch. orthop. Unfall-Chir. **44**, 226—234 (1949).
SACK, G. M.: Über den Kalkaneussporn. Röntgenpraxis **4**, 158—167 (1932a).
— Os trigonum und Shepheardsche Fraktur. Röntgenpraxis **4**, 1028—1035 (1932b).
SALZER, M.: Über den kongenitalen Tibiadefekt. Zbl. Chir. **1960**, 673—683.
SANTACRONE, A., M. R. MONTINARI, et A. ROSATE: Rilievi anatomo-radiologici, istomorfologici e clinici sull'osso tibiale esterno. Minerva ortop. **10**, 903—906 (1958).
SARRAZIN, R.: Der Calcaneussporn. Ergebn. Chir. Orthop. **7**, 729—747 (1913).
SAUER, W.: Zur Pathogenese der Köhlerschen Erkrankung des Os naviculare tarsi. Fortschr. Röntgenstr. **40**, 679—685 (1929).
SAXL, A.: Die basale Distorsionsfraktur des 5. Mittelfußknochens. Arch. orthop. Unfall-Chir. **33**, 580—585 (1933).
SCAGLIETTI, O., G. STRINGA, and M. MIZZAU: Plus-variant of the astragalus and subnormal scaphoid space, two important findings in Koehlers scaphoid necrosis. Acta orthop. scand. **32**, 499—508 (1962).
SCHAUDIG, E.: Störungen der enchondralen Ossifikation an den Zehen. Z. Orthop. **93**, 579—588 (1960).
SCHELLER, F.: Überlastungsschäden am Knochengerüst junger Männer. Med. Welt **1936**, 1333.
SCHERF: Frakturen oder Umbauzonen an der Fibula im Anschluß an besondere sportliche Beanspruchung. Zbl. Chir. **1933**, 2739—2741.
SCHINZ, H. R.: Ossifikationsstörungen des Calcaneus als eigenes Krankheitsbild. Zbl. Chir. **1922**, 1786.
— W. E. BAENSCH, E. FRIEDL u. E. UEHLINGER: Lehrbuch der Röntgendiagnostik, Bd. I, Teil 1 u. 2. Stuttgart: Georg Thieme 1952.
SCHLICHTER, H.: Beitrag zu Varietäten des menschlichen Fußskeletts. Fortschr. Röntgenstr. **71**, 498 (1949).
SCHLÜTER, A.: Drei Fälle von Calcaneus bipartitus im Kindesalter. Arch. orthop. Unfall-Chir. **45**, 122—125 (1952).
— Zwei Fälle von Talus secundarius im jugendlichen Alter. Arch. orthop. Unfall-Chir. **45**, 624—628 (1953).
SCHLÜTER, K.: Der Calcaneus bifidus, eine Ossifikationsanomalie des Fersenbeins im Hackenplattfuß. Fortschr. Röntgenstr. **85**, 720—725 (1956).
SCHMID, F., u. L. HALDEN: Die postfetale Differenzierung und Größenentwicklung der Extremitäten-Knochenkerne. Fortschr. Röntgenstr. **71**, 975—984 (1949).
SCHMIDT, E.: Über das Auftreten von doppelseitigen symmetrischen Knochencysten. Zbl. Chir. **1960**, 295—298.
SCHMIDT, F.: Über eine symmetrische Synostosis calcaneonavicularis bei gleichzeitigem Klumphohlfuß. Arch. orthop. Unfall-Chir. **30**, 289—290 (1931).
SCHMITT: Apophyse und Fraktur des Os metatarsale V. Röntgenpraxis **13**, 284 (1941).
— Fraktur der jugendlichen Epiphyse des Malleolus fibularis. Röntgenpraxis **15**, 36—37 (1943).
SCHMITT, H.: Ein akzessorischer Knochen oberhalb des Kalkaneus (Os accessorium supracalcaneum bilaterale aut unilaterale). Röntgenpraxis **10**, 137—138 (1938).
SCHNABERTH, K.: Osteochondritis dissecans im unteren Sprunggelenk. Z. orthop. Chir. **69**, 186—191 (1939).
SCHNEIDER, H.: Die Abnutzungserscheinungen der Sehnen und ihre Therapie. Stuttgart: Georg Thieme 1959.
SCHNEIDER, J.: Der Talusbruch, eine typische Segelflugverletzung. Arch. orthop. Unfall-Chir. **36**, 80—85 (1936).
SCHOEN: Seltenere akzessorische Knochen am Fußrücken. Röntgenpraxis **7**, 775—776 (1935).
SCHOEN, H.: Das Os Vesalianum. Fortschr. Röntgenstr. **75**, 489 (1951).
SCHÖNEKESS, P.: Anomalien der Fußwurzelknochen. Inaug.-Diss. Münster 1935.
SCHOUWEY, J.: Die Entwicklung der Tuberositas metatarsi V. Dtsch. Z. Chir. **118**, 531—548 (1912).
SCHRÖDER: Über die klinische Bedeutung und die Genese des Os supranaviculare pedis. Röntgenpraxis **9**, 549—551 (1937).
SCHULTE, A.: Über Wachstumsstörungen am Fersenbein (Apophysitis calcanei). Zbl. Chir. **1949**, 629—632.
SCHULTE-BRINKMANN, W., u. R. M. KONRAD: Zur Meßtechnik der Hand- und Fußwurzelknochen bei Kindern. Fortschr. Röntgenstr. **99**, 544—550 (1963).
— R. M. KONRAD, P. SCHMIDT u. F. EHLERS: Der heutige Entwicklungsstand des Hand- und Fußwurzelskelets bei gesunden und herzkranken Kindern im Schulalter. I. Mitt. Die Entwicklung des Hand- und Fußwurzelskelets bei gesunden Kindern. Arch. orthop. Unfall-Chir. **62**, 118—133 (1967).
SCHULZE-GOCHT: Über den Metatarsus varus congenitus und seine Behandlung. Arch. orthop. Unfall-Chir. **27**, 443—449 (1929).
SCOCCIANTI, P.: Le fratture dello scafoide tarsale. Putti Chir. organi mov. **20**, 239—250 (1965).

SEL, J. M. DEL, and N. E. GRAND: Cubo-navicular synostosis. J. Bone Jt Surg. B **41**, 149 (1959).

SERFLING, H. J., R. BRÜCKNER u. F. FLEMMING: Eine historische Studie zum Begriff des Volkmannschen Dreiecks. Zbl. Chir. **91**, 1457—1466 (1966).

SETTLE, G. W.: The anatomy of congenital talipes equinovarus: Sixteen dissected specimens. J. Bone Jt Surg. A **45**, 1341—1354 (1963).

SEVER, J. W.: Bifid os calcis. Surg. Gynec. Obstet. **50**, 1012—1013 (1930).

SEYSS, R.: Verkalkungen unterhalb der Plantarsehne. Münch. med. Wschr. **1960**, 1876.

— Zur Diagnostik der Ermüdungsbrüche und Umbauzonen. Mschr. Unfallheilk. **69**, 561—563 (1966).

SHANDS, A. R.: The accessory bones of the foot. An X-ray study of the feet of 1054 patients. Sth. Med. Surg. **93**, 326 (1931).

SHANDS jr., A. R., and I. R. WENTZ: Congenital anomalies, accessory bones and osteochondritis in the feet of 850 children. Surg. Clin. N. Amer. **33**, 1643 (1953).

SHEPHEARD, F. J.: A hitherto undescribed fracture of the astragalus. J. Anat. Physiol. **17**, 79 (1882).

SIECKE, H.: Beitrag zur Genese des Os peroneum (Beobachtungen an 250 röntgenologisch festgestellten Ossa peronea). Z. Orthop. **98**, 358—370 (1964).

SIECKEL: Zur Frage der Osteochondrosis dissecans am Os naviculare pedis. Z. Orthop. **93**, 444—446 (1960).

SIEGERT, F.: Die Osteogenesis chondrodystrophica mit besonderer Berücksichtigung des Pseudoepiphysen-Problems. Fortschr. Röntgenstr. **48**, 666—682 (1935).

SIEMENS, W.: Doppelseitiger Wadenbeinermüdungsbruch (Überlastungsschaden) beim Kleinkind. Zbl. Chir. **1942**, 1809—1813.

SIMON, S.: Das schmerzhafte Os tibiale externum. Dtsch. Z. Chir. **191**, 127—135 (1925).

SINGER, M., and H. MAUDSLEY: Fatigue fractures of the lower tibia. J. Bone Jt Surg. B **36**, 647—651 (1954).

SLOANE, M. W. M.: A case of anomalous skeletal development in the foot. Anat. Rec. **96**, 23—26 (1946).

SMILLIE, I. S.: Osteochondritis dissecans. Edinburgh and London: E. & S. Livingstone Ltd. 1960.

SMOLA, L.: Der Calcaneus bifidus. Fortschr. Röntgenstr. **85**, 120 (1956).

SPRONCK, H. H.: Auftreten der ganzen Tuberositas (lateralis) des Os metatarsale V als ein für sich bestehendes, am Metatarsale und Cuboides artikulierendes Skelettelement. Anat. Anz. **2**, 734—739 (1887).

STAPLES, O. S.: Injuries of the medial ligaments of the ankle. J. Bone Jt Surg. A **42**, 1287—1307 (1960).

STEINBACH, H. L., and W. RUSSELL: Measurement of the heel-pad as an aid to diagnosis of acromegaly. Radiology **82**, 418—423 (1964).

STEINDLER, A., and A. R. SMITH: Spurs of the os calcis. Surg. Gynec. Obstet. **66**, 663—665 (1938).

STEINERT, V.: Epiphysenlösung und Epiphysenfrakturen. Arch. orthop. Unfall-Chir. **58**, 200—220 (1965).

STELLER, K.: Epiphysennekrose des Köpfchens vom Metatarsale V. Röntgenpraxis **15**, 156—157 (1943).

STERN, N., u. G. SCHWABAUER: Über den sog. Fersenschmerz. Fortschr. Röntgenstr. **44**, 459—472 (1931).

STEWART, S. R.: Club-foot: its incidence, cause and treatment. J. Bone Jt Surg. A **33**, 577—588 (1951).

STIEDA, L.: Über secundäre Fußwurzelknochen. Arch. Anat. Physiol. **1869**, 108—111.

— Der Talus und das Os trigonum BARDELEBENS beim Menschen. Anat. Anz. **4**, 305—319 (1889).

STØREN, H.: On the closed and open correction of congenital convex pes valgus with a vertical astragalus. Acta orthop. scand. **36**, 352—358 (1965).

— Congenital convex pes valgus with vertical talus. Acta orthop. scand., Suppl. **94** (1967).

STRECKFUSS, H.: Fehlbildung des Kahn- 1. Keilbeingelenks. Beitr. Chir. **162**, 399—403 (1935).

STREHLE, E.: Über Abnormitäten im Bereich der Tarsalknochen und ihre klinische Bedeutung; mit besonderer Berücksichtigung eines selbst beobachteten Falles einer Talusmißbildung. Inaug.-Diss. Leipzig 1928.

STRUPPLER, V.: Rißbruch am Fersenbeinhöcker. Arch. orthop. Unfall-Chir. **39**, 651—657 (1939).

STUCKE, K.: Die Entenschnabelfraktur als Ermüdungsbruch. Mschr. Unfallheilk. **52**, 225—232 (1949).

— Der Fersenschmerz. Stuttgart: Georg Thieme 1956.

SWOBODA, W.: Das Skelett des Kindes. Fortschr. Röntgenstr., Erg.-Bd. **78** (1956).

THIEMANN, H. H.: Zapfenepiphysen in Kombination mit Teilsymptomen des Marchesani-Syndroms. Fortschr. Röntgenstr. **93**, 367—370 (1960).

THOMASEN, E.: Der angeborene Klumpfuß. Über die Mechanik der Deformität und ihre primäre Behandlung. Acta orthop. scand. **12**, 33—100 (1941).

THOMPSEN, K. R., and C. M. FRIESEN: Treatment of comminuted fractures of the calcaneus by primary triple arthrodesis. J. Bone Jt Surg. A **41**, 1423—1436 (1959).

THOMPSON, T. C., L. R. STRAUB, and W. D. ARNOLD: Congenital absence of the fibula. J. Bone Jt Surg. A **39**, 1229—1237 (1957).

THOMSEN, W.: Vorrichtung für die Aufnahmen des Fußskeletts unter Belastung zum Messen der Weichteile. Röntgenpraxis **8**, 241—242 (1936).

TIETZE, A.: Über den architektonischen Aufbau des Bindegewebes der menschlichen Fußsohle. Beitr. Chir. **123**, 493—506 (1921).

TILLIER, H.: Anatomie radiologique normale 2e ed. Paris: G. Doin & Cie. 1955.

TOMAKOFF, A. S.: Zur Anatomie des Os intermetatarseum Gruberi. Anat. Anz. **66**, 334—341 (1928/29).

TOYGAR, O.: Subkutane Ruptur der Achillessehne. Helv. chir. Acta **14**, 209—231 (1947).

TRETTER: Articulatio talo-calcanea (Os sustentaculi). Röntgenpraxis **14**, 431—432 (1942).

TROLLE, D.: Accessory bones of the human foot. Copenhagen: Munksgaard 1948.

TUREK, S. L.: Orthopaedics. Principles and their application. Philadelphia and Montreal: J. B. Lippincott Co. 1959.

UEBERSCHÄR, H. H.: Ossifikationszentren und Nebenkernbildung am Naviculare pedis. Fortschr. Röntgenstr. **87**, 33—41 (1957).

UNGER, H.: In: MATZEN, Lehrbuch der Orthopädie, Bd. II, S. 424—425. Berlin: Volk und Gesundheit 1959.

VANČURA, J.: Ein Beitrag zu den akzessorischen Knochenelementen in der Gegend von Naviculare und Cuneiforme I. Arch. orthop. Unfall-Chir. **51**, 643 (1960).

VAUGHAN, C. E., and J. G. STAPLETON: Osteochondritis dissecans of the ankle. Radiology **49**, 72—79 (1947).

VAUGHAN, W. H., and G. SEGAL: Tarsal coalition, with special reference to roentgenographic interpretation. Radiology **60**, 855—863 (1953).

VENNING, P.: Radiological studies of variation in the segmentation and ossification of the digits in the human foot. I. Variation in the number of phalanges and centers of ossification of the toes. Amer. J. Physiol. Anthrop. **14**, 1—128 (1956a).

— Radiological studies of variation in the segmentation and ossification of the digits in the human foot. II. Variation in length of the digit segments correlated with difference of segmentation and ossification of toes. Amer. J. Physiol. Anthrop. **14**, 129 (1956b).

—, and R. H. HARDING: Sources of error in the production and measurement of standard radiographs of the foot. Brit. J. Radiol. **24**, 18 (1951).

VIRCHOW, H.: Klumpfüße, nach Form zusammengesetzt. Arch. orthop. Unfall-Chir. **33**, 324—448 (1933).

VIZKELETY, T.: Eine seltene Form der Synostose der Fußwurzelknochen. Z. Orthop. **97**, 245—247 (1963).

VOLDERE, J. DE: A case of familial congenital synostosis in carpal and tarsal bones. Arch. chir. neerl. **12**, 185—194 (1960).

VOLKMANN, J.: Das Os subtibiale. Fortschr. Röntgenstr. **48**, 225—227 (1933).

VOLKMANN, R. v.: Ein Fall von hereditärer kongenitaler Luxation beider Sprungbeine. Dtsch. Z. Chir. **2**, 538—542 (1873).

VOLLMAR, J.: Sonderformen des umschriebenen Riesenwuchses. Ergebn. Chir. Orthop. **42**, 242—277 (1959).

WACHSMUTH, W.: Über Dienstschäden am Bewegungsapparat. Dtsch. Mil.-Arzt **2**, 193 (1937).

— Zur Ätiologie der schleichenden Frakturen. Chirurg **9**, 16—24 (1937).

WACHSMUTH, W.: In: KIRSCHNER, Allgemeine und spezielle chirurgische Operationslehre, Bd. X/2, Die Operationen an der unteren Extremität. Berlin-Göttingen-Heidelberg: Springer 1956.

WAGNER, W.: Der Überlastungsschaden am Knochen und seine röntgenologischen Kennzeichen. Fortschr. Röntgenstr. **69**, 19—29 (1944).

WARRICK, C. K., and A. E. BREMMER: Fractures of the Calcaneum. J. Bone Jt Surg. B **35**, 33—45 (1953).

WASCHULEWSKI, H.: Knöchelscheibe. Patella malleoli. Röntgenpraxis **12**, 76—79 (1941).

— Os subtibiale I und II. Os subfibulare. Röntgenpraxis **13**, 468—473 (1942).

WATSON-JONES, SIR R.: Fractures and joint injuries. Edinbourgh: E. & S. Livingstone Ltd. 1952 u. 1957.

WAUGH, W.: Structural deformities of the outer third of the adult tarsal navicular. Proc. roy. Soc. Med. **49**, 965—967 (1956).

— Partial cubo-navicular coalition as a cause of peronaeal spastic flat foot. J. Bone Jt Surg. B **39**, 520—523 (1957).

— The ossification and vascularisation of the tarsal navicular and their relation to Köhlers disease. J. Bone Jt Surg. B **40**, 765—777 (1958).

WEBSTER, F. G., and W. M. ROBERTS: Tarsal anomalies and peroneal spastic flat foot. J. Amer. med. Ass. **146**, 1099—1104 (1951).

WEIDENREICH, F.: Knochenstudien. Über Sehnenverknöcherungen und Faktoren der Knochenbildung. Z. Anat. Entwickl.-Gesch. **69**, 558—597 (1923).

WEIL, S.: In: Handbuch der Orthopädie, Bd. I, S. 246. Stuttgart 1957.

WEISS, J. W.: Beitrag zu den angeborenen Unterschenkelverbiegungen. Z. Orthop. **94**, 97—103 (1960).

WEISS, K.: Zur Frage der aseptischen Nekrosen (lokalen Malazien) des Skeletts. Ein röntgenologischer Beitrag. Fortschr. Röntgenstr. **43**, 442—459 (1933).

— Über extraarticuläre Knochenveränderungen bei primär-chronischer Polyarthritis. Fortschr. Röntgenstr. **60**, 280—283 (1939).

— Über gelenkferne Knochenveränderungen bei Rheumatikern. Fortschr. Röntgenstr. **89**, 686—693 (1958).

WEITZNER, I.: Congenital talonavicular synostosis associated with hereditary multiple ankylosing arthropathies. Amer. J. Roentgenol. **56**, 185 (1946).

WELLER, S., u. J. MEYER-GROHBRÜGGE: Die Osteochondrosis dissecans und ihr Zusammenhang mit der traumatischen Knorpelknochenschädigung. Bruns' Beitr. klin. Chir. **207**, 215—230 (1963).

WERTHEMANN, A.: In HENKE-LUBARSCH-RÖSSLE: Handbuch der speziellen pathologischen Anatomie und Histologie, Bd. IX/6, Bewegungsapparat. Die Entwicklungsstörungen der Extremitäten. Berlin-Göttingen-Heidelberg: Springer 1952.

WILDENAUER, E.: Die Blutversorgung des Talus. Z. Anat. Entwickl.-Gesch. **115**, 32—36 (1950).

WILKE, A.: Über doppelseitige Erkrankung des Os naviculare pedis bei Erwachsenen. Röntgenpraxis **2**, 751—754 (1930).

WILMS u. C. SICK: Die Entwicklungsstörungen der Extremitäten von der Geburt bis zum vollendeten Wachstum. Fortschr. Röntgenstr., Erg.-Bd. 9 (1902).

WINKEL ZUM, K.: Osteochondrosis dissecans am Caput tali. Fortschr. Röntgenstr. **87**, 420 (1957).

WILSON, G. E.: Fractures of the calcaneus. J. Bone Jt Surg. A **32**, 59—70 (1950).

WISBRUN, W.: Ein Beitrag zur Pathologie und Therapie der Sesambeinerkrankungen. Arch. orthop. Unfall-Chir. **29**, 473—490 (1931).

— Os sesamoideum bipartitum. Arch. orthop. Unfall-Chir. **34**, 79—94 (1934).

— Die Fehlstellung der Ferse beim angeborenen Klumpfuß. Z. Orthop. **84**, 451—458 (1954).

WITT, A. N.: Supramalleoläre Frakturen kombiniert mit Luxationsfrakturen des oberen Sprunggelenks, ihre Gefahren für die Zirkulation und ihre Behandlung. Wiederherstellungschir. u. Traum. **5**, 15—60 (1960).

—, u. H. MITTELMEIER: Unterschenkel und Fuß. Traumatische Veränderungen. In: Handbuch der Orthopädie, Bd. IV/2, S. 1137—1215. Stuttgart 1961.

WRAY, J. B., and C. N. HERNSON: Hereditary transmission of congenital coalition of the calcaneus to the navicular. J. Bone Jt Surg. A **45**, 365—372 (1963).

WREDE, A.: Zur Entstehung des Os trigonum tali. Inaug.-Diss. Kiel 1963.

ZADEK, I., and A. M. GOLD: The accessory tarsal scaphoid. J. Bone Jt Surg. A **30**, 957—968 (1948).

ZADECK, J., and E. L. BARNETT: The importance of the ligaments of the ankle in correction of congenital clubfoot. J. Amer. med. Ass. **99**, 1057—1058 (1917).

ZCHAKAJA, M. J.: Blutversorgung der Knochen des Fußes. Fortschr. Röntgenstr. **45**, 160—176 (1932).

ZEITLER, E.: Multizentrische Ossifikation und Knochendystrophie des Os cuneiforme I. Z. Orthop. **92**, 298—300 (1959).

ZEITLIN, A.: Über einseitige Periostose der Metatarsalia. Röntgenpraxis **6**, 735—738 (1934).

—, u. I. ODESSKY: Zur Differentialdiagnose Metatarsalfraktur oder Morbus Deutschländer. Arch. orthop. Unfall-Chir. **34**, 653—656 (1934).

ZICH, E.: Bericht über zwei konservativ behandelte Fälle von vollständiger, geschlossener Talusverrenkung. Mschr. Unfallheilk. **69**, 583—587 (1966).

ZIMMER, E. A.: „Knochenherde“ in den Metatarsalia. Röntgenpraxis **7**, 114 (1935a).

— Alter Fersenbeinbruch. Röntgenpraxis **7**, 358 (1935b).

— Krankheiten, Verletzungen und Varietäten des Os naviculare pedis. Arch. orthop. Unfall-Chir. **38**, 396—411 (1938).

— Skelettelemente medial des Cuneiforme I. Acta radiol. (Stockh.) **39**, 102—114 (1950).

— Grenzen des Normalen und Anfänge des Pathologischen im Röntgenbilde des Skeletts, 10. Aufl. Stuttgart: Georg Thieme 1956.

ZRUBECKY, G.: Brüche der Großzehe, deren Behandlung und Behandlungsergebnisse. Arch. orthop. Unfall-Chir. **47**, 597—611 (1955).

ZUCKERKANDL, E.: Über einen Fall von Synostose zwischen Talus und Calcaneus. Wien. med. Z. **1877**, 293—294.

— Neue Mitteilungen über Coalitionen von Fußwurzelknochen. Wien. med. Jb. **1880**, 125—134.

ZUR VERTH, M.: Die indirekten Fersenbeinbrüche. Zbl. Chir. **1919**, 483—487.

— Über den Bruch des Fersenbeinhöckers. Dtsch. Z. Chir. **153**, 414—424 (1920).

— Zur Kenntnis der umschriebenen Aufhellungen im Röntgenbild der Hand- und Fußwurzelknochen. Röntgenpraxis **3**, 670—671 (1931).

L. Kniegelenk und Unterschenkel

Von

E. Jonasch

Mit 90 Abbildungen

1. Ossifikation im Kniebereich

Zur Zeit der Geburt sind im Kniebereich 2 Knochenkerne vorhanden, die beide gerichtsmedizinisch als Reifezeichen gelten. Sie liegen in der Höhe der unteren Oberschenkel- und oberen Schienbeinepiphyse.

Im 3.—6. Lebensjahr treten ein Knochenkern im Wadenbeinköpfchen und ein oder mehrere Knochenkerne in der Kniescheibe auf. Bei der Ossifikation der Kniescheibe kann

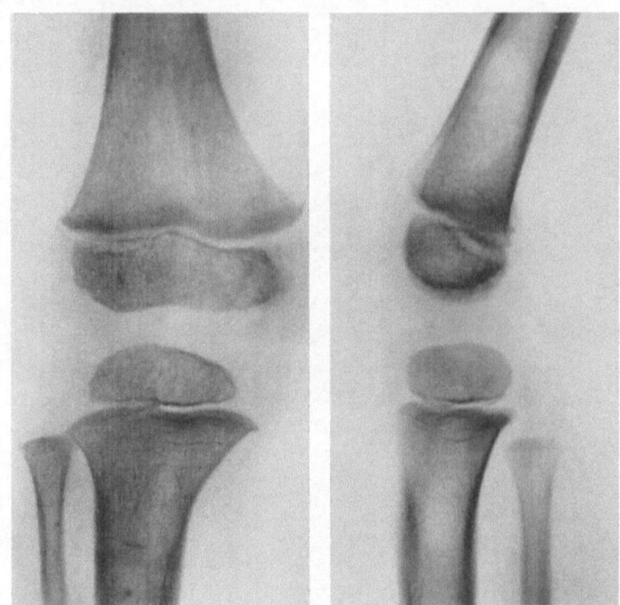

2 Jahre

Abb. 1a. Entwicklung des Kniegelenks im Röntgenbild

auch bei normaler Entwicklung ihre Struktur und Kontur im Röntgenbild uneinheitlich sein, so daß aseptische nekrotische Prozesse vorgetäuscht werden, eine Tatsache, auf die Pickhan auf Grund seiner vergleichenden röntgenologischen und histologischen Untersuchungen hingewiesen hat. Weitere Arbeiten dazu stammen von Hellmer und Kremser.

Die Entwicklung der Tuberositas tibiae, die zwischen dem 11.—14. Lebensjahr beginnt, kann entweder nur durch das schnabelartige Auswachsen der Schienbeinepiphyse nach unten erfolgen oder auch durch einen gleichzeitig in der Apophyse des Schienbeins auftretenden Knochenkern. Während der Apophysenkern ossifiziert, wachsen sich beide Teile entgegen, um sich zu vereinigen und schließlich miteinander zu ossifizieren. Ungefähr um das 16. Lebensjahr ist diese Ossifikation abgeschlossen. Der Spalt zwischen der Schienbeindiaphyse und der Tuberositas tibiae jedoch verknöchert erst zu einem späteren Zeitpunkt, nämlich zwischen dem 18.—24. Lebensjahr.

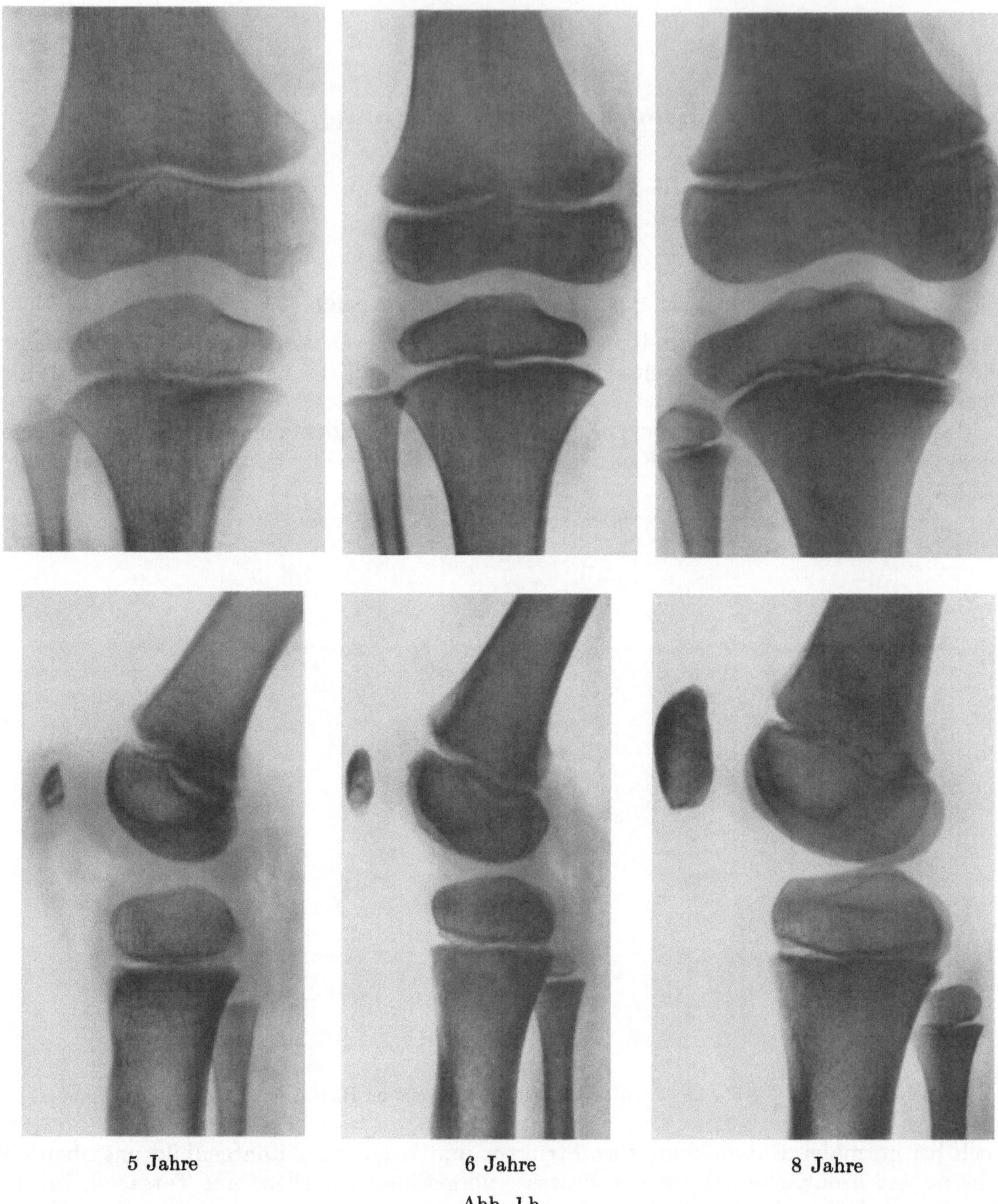

5 Jahre 6 Jahre 8 Jahre

Abb. 1b

Die Begrenzung der unteren Oberschenkel- und der oberen Schienbeinepiphyse ist oft unter normalen Verhältnissen im Röntgenbild bis gegen Ende des 6. Lebensjahres unregelmäßig, ebenso wie die Struktur der Enden der Metaphysen verdichtet erscheinen können. Die Ränder der Metaphysen können auch wulstartig sein.

Im Röntgenbild von der Seite sieht man in der Regel in der Oberschenkelepiphyse bei Kindern und Jugendlichen eine annähernd dreieckige Aufhellung, die als Ludloffscher Fleck bezeichnet wird und nicht pathologisch ist.

Der Schluß der Epiphysen erfolgt in unseren Breiten im Kniebereich beim weiblichen Geschlecht zwischen dem 17.—20. Lebensjahr und etwas später beim männlichen.

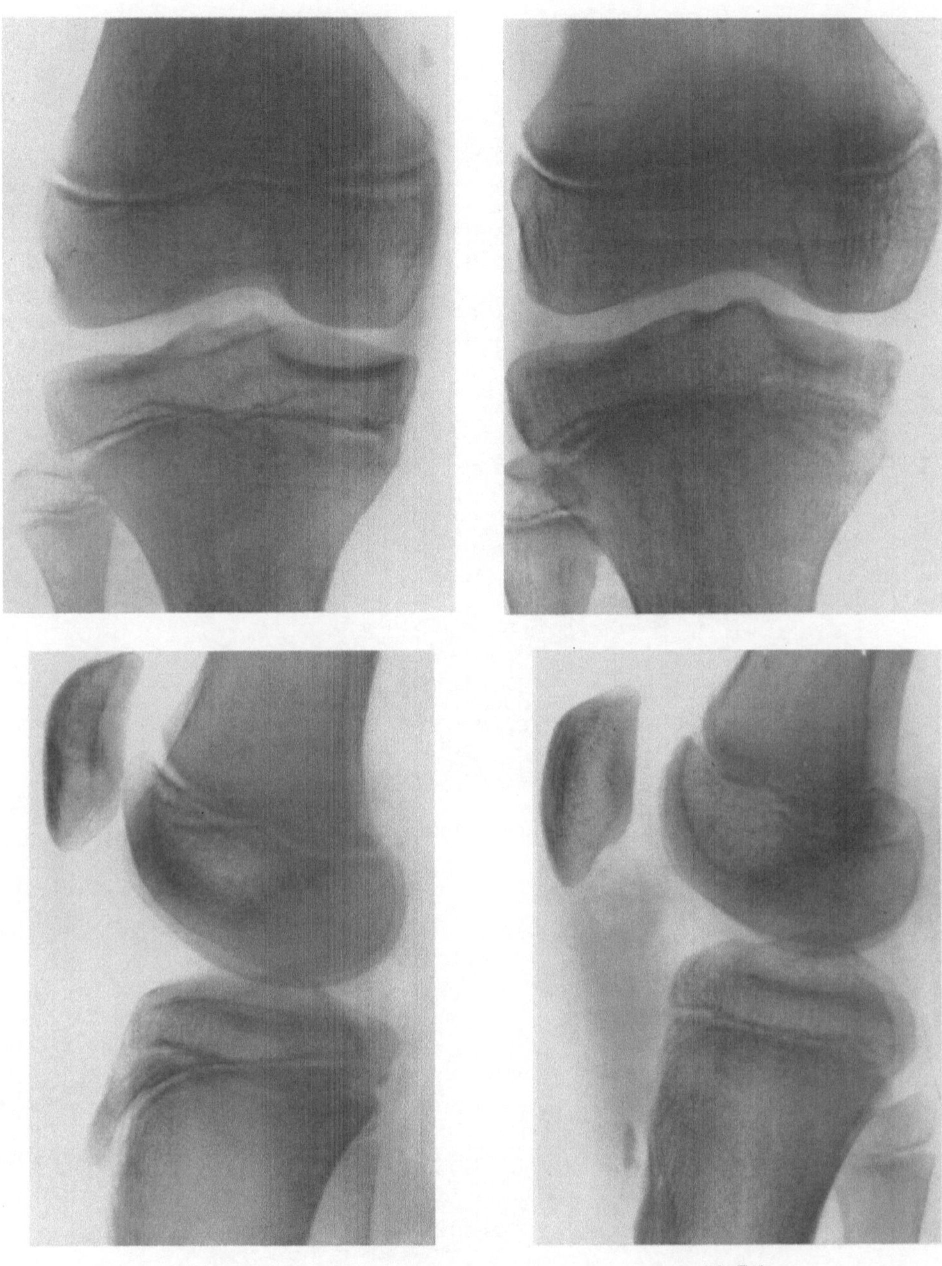

11 Jahre 13 Jahre

Abb. 1c

2. Offene Kniegelenkverletzung

Bei jeder Wunde im Kniegelenkbereich sollen Röntgenaufnahmen von vorne und von der Seite angefertigt werden, um nicht eine Knochenverletzung zu übersehen.

Ist die Gelenkskapsel z. B. durch eine Stichverletzung nur wenige Millimeter eröffnet, so kann die Luft im Gelenksraum fehlen und so der röntgenologische Nachweis einer offenen Kniegelenkverletzung versagen. Bei diesen Fällen läßt sich die Eröffnung der Gelenkskapsel einwandfrei nur klinisch feststellen.

Wenn die Gelenkkapsel breiter eröffnet ist, läßt sich in der Regel im Röntgenbild Luft im Kniegelenk nachweisen (Abb. 3).

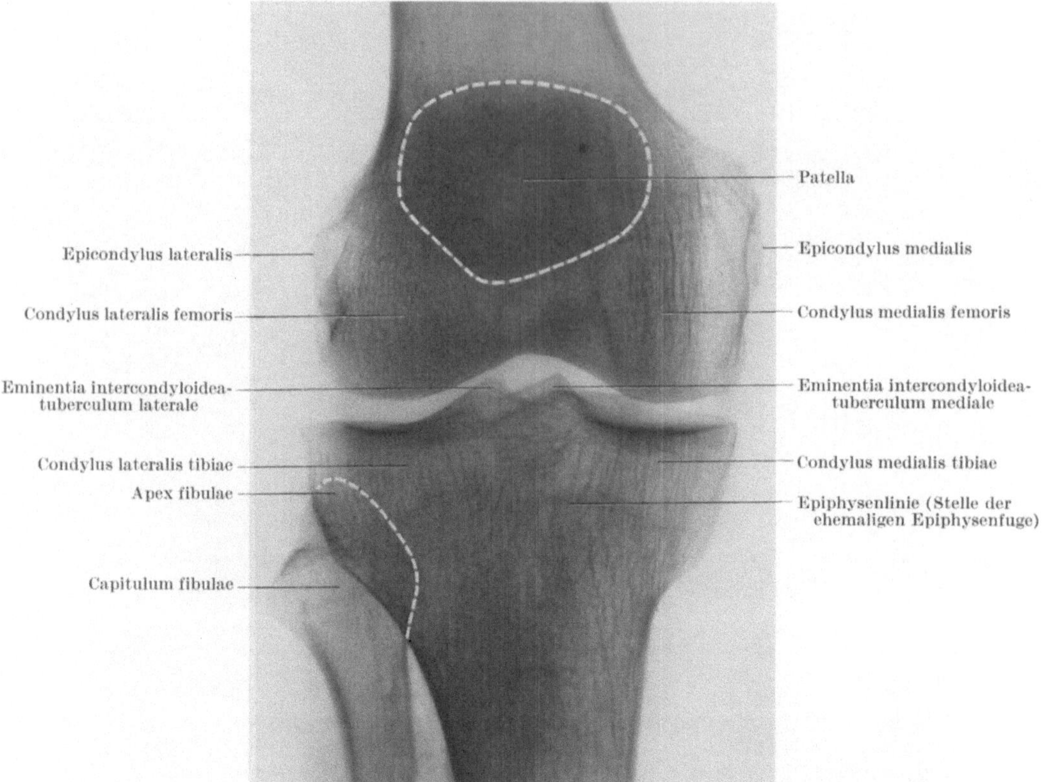

Abb. 2a. Die Röntgenanatomie des Kniegelenks

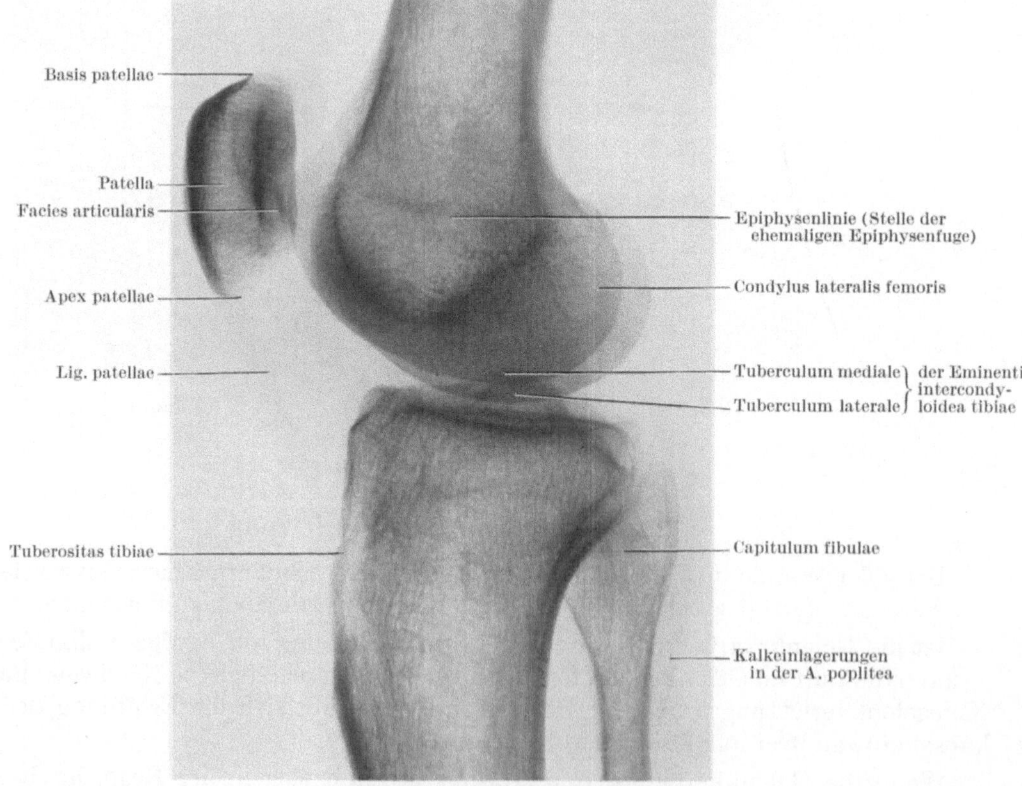

Abb. 2b. Die Röntgenanatomie des Kniegelenks

3. Verletzung der Knieseitenbänder

Bei der Seitenbandverletzung zeigen die gewöhnlichen Röntgenaufnahmen von vorne und von der Seite keine Veränderungen, außer es besteht ein knöcherner Ausriß.

Um die Schwere der Seitenbandverletzung feststellen zu können, müssen gehaltene Röntgenaufnahmen des Kniegelenkes gemacht werden. KIRCHMAYR hat diese Technik 1919 beschrieben.

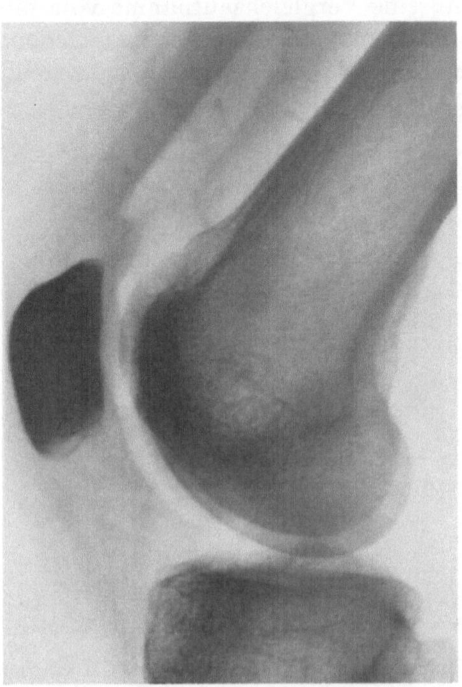

Abb. 3

Abb. 4a u. b

Abb. 3. Luft im Kniegelenk infolge einer Schnittverletzung im Gelenksbereich mit Eröffnung der Gelenkkapsel auf 2 cm Länge

Abb. 4a u. b. Gehaltene Röntgenaufnahmen zur Prüfung der Knieseitenbänder. a zeigt die Technik der gehaltenen Röntgenaufnahme bei Verdacht auf Verletzung des inneren (X-Vermehrung) und b des äußeren Knieseitenbandes (O-Vermehrung)

In den ersten 24 Std nach der Verletzung infiltriert man das entsprechende Seitenband und das umgebende Gewebe mit einer 2 % Novocainlösung, damit es beim Halten während der Röntgenaufnahme nicht durch den Schmerz zu einer reflektorischen Muskelspannung kommt, die die Größe der Aufklappbarkeit beeinträchtigt (BÖHLER).

24—48 Std nach der Verletzung werden die gehaltenen Röntgenaufnahmen ohne Lokalanästhesie gemacht, da man durch den auftretenden Schmerz das Kniegelenk bei der Aufnahme nicht zu stark aufklappen kann und somit verhindert wird, daß bereits beginnende Verklebungen gelöst werden.

Liegt die Verletzung mehr als 48 Std zurück, so wird die Größe der Aufklappbarkeit nicht mehr röntgenologisch, sondern nur mehr klinisch festgestellt.

Ungefähr 12 Wochen nach der Verletzung können wieder gehaltene Röntgenaufnahmen gemacht werden, da jetzt keine Gefahr mehr besteht, daß das in Heilung begriffene Seitenband wieder verletzt werden könnte. Andererseits kann man bei nicht geheilten Seitenbandrissen die Größe der noch vorhandenen Aufklappbarkeit einwandfrei bestimmen.

Technik der gehaltenen Röntgenaufnahmen zur Prüfung der Seitenbänder

Der Verletzte liegt auf dem Rücken, unter das Kniegelenk wird ein 4,5 cm hoher Lindenholzkeil gelegt und der Zentralstrahl 5—10° von kopfwärts nach fußwärts eingeneigt, da die Gelenkfläche des Schienbeinkopfes nach hinten abfällt.

Bei der Prüfung des inneren Seitenbandes wird das Kniegelenk in X-Vermehrung aufgeklappt und zwar so, daß eine Hand den Oberschenkel an der Außenseite oberhalb des Kniegelenkes fixiert, wärhrend die andere Hand den Unterschenkel abduziert (Abb. 4a).

Bei der Prüfung des äußeren Knieseitenbandes fixiert die eine Hand den Oberschenkel an der Innenseite oberhalb des Kniegelenkes, während die andere Hand den Unterschenkel abduziert (Abb. 4b).

Bei den gehaltenen Röntgenaufnahmen muß eine Vergleichsaufnahme vom nicht verletzten Kniegelenk unter den gleichen Bedingungen mit dem 4,5 cm hohen Lindenholzkeil gemacht werden, da oft ein nicht verletztes Kniegelenk eine Aufklappbarkeit zuläßt.

Die Aufklappbarkeit des äußeren bzw. des inneren Kniegelenkspaltes wird in Millimetern angegeben (Abb. 5).

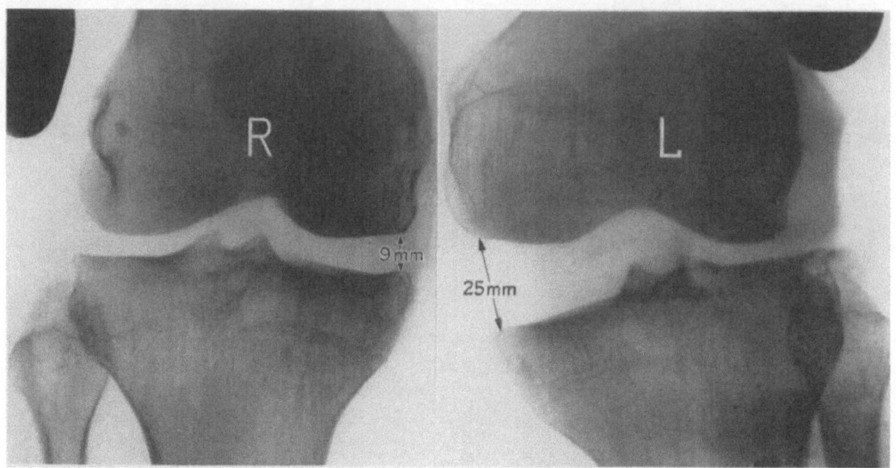

Abb. 5. Zerreißung des inneren Seitenbandes des linken Kniegelenkes bei einem 42jährigen Hilfsarbeiter, dem ein Holzpfosten gegen die Außenseite des Kniegelenkes fiel. Die in Lokalanaesthesie in X-Vermehrung gehaltenen Aufnahmen zeigen eine Aufklappbarkeit des inneren Kniegelenkspaltes von 25:9 mm

4. Knöcherne Ausrisse der Knieseitenbänder

Zu knöchernen Ausrissen der Knieseitenbänder an ihren Ansatzstellen kommt es, wenn die Gewalteinwirkung auf das Kniegelenk ruckartig erfolgt, wie JONASCH bei Leichenversuchen nachweisen konnte.

Die knöchernen Seitenbandausrisse sind im Röntgenbild von vorne gut zu sehen.

Beim inneren Knieseitenband erfolgt der knöcherne Ausriß immer nur an seiner oberen Ansatzstelle (Abb. 6) am inneren Oberschenkelknorren knapp unterhalb des Überganges zum Oberschenkelschaft. Ein knöcherner Ausriß des inneren Knieseitenbandes an seiner unteren Ansatzstelle am inneren Schienbeinknorren ist bisher noch nicht beobachtet worden.

Das äußere Knieseitenband kann sowohl an seiner oberen (Abb. 7), als auch an seiner unteren (Abb. 8) Ansatzstelle knöchern ausreißen. Beim Ausriß von seiner unteren Ansatzstelle am Wadenbein kommt es zu einem mehr oder minder großen Abbruch von der Spitze des Wadenbeinköpfchens.

Ist ein knöcherner Ausriß eines Knieseitenbandes im Röntgenbild festgestellt worden, so sollen *keine* gehaltenen Röntgenaufnahmen mehr gemacht werden, da dadurch das ausgerissene Stück stark verschoben werden kann und die Gefahr besteht, daß seine Einrichtung konservativ nicht mehr gelingt.

Alte knöcherne Bandausrisse können zu Verwechslungen mit Bandverknöcherungen oder freien Gelenkskörpern führen. Wenn man die für die knöchernen Seitenbandausrisse typische Lokalisation weiß, ist die Differentialdiagnose einfach.

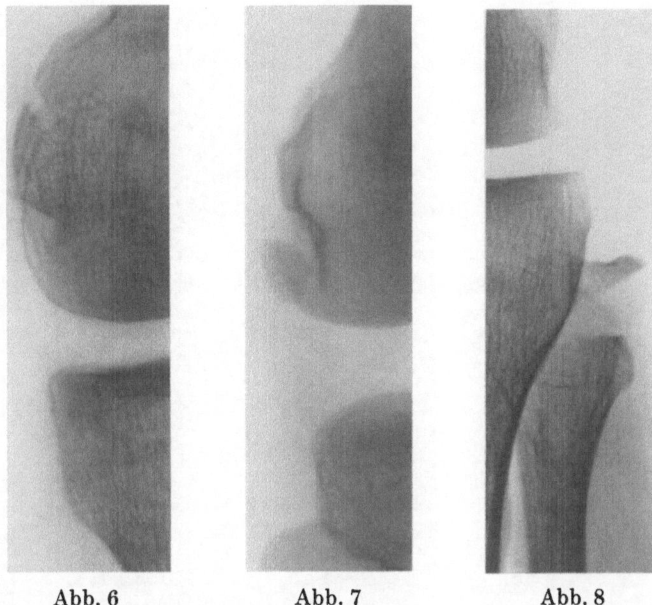

Abb. 6 Abb. 7 Abb. 8

Abb. 6. Knöcherner Ausriß des *inneren* Knieseitenbandes an seiner *oberen* Ansatzstelle am inneren Oberschenkelknorren

Abb. 7. Knöcherner Ausriß des *äußeren* Knieseitenbandes an seiner *oberen* Ansatzstelle am äußeren Oberschenkelknorren. Das Kniegelenk ist bei der Röntgenaufnahme in O-Vermehrung gehalten. Der äußere Kniegelenkspalt klafft, der knöcherne Ausriß ist nach fußwärts verschoben

Abb. 8. Knöcherner Ausriß des *äußeren* Knieseitenbandes an seiner *unteren* Ansatzstelle am Wadenbeinköpfchen

5. Röntgenologische Schattenbildungen im Bereich des inneren Oberschenkelknorrens

1905 beschrieb Köhler und unabhängig von ihm Pellegrini eine röntgenologisch nachweisbare Schattenbildung im Bereich des inneren Oberschenkelknorrens nach einer Verletzung im Kniegelenkbereich.

1907 demonstrierte Stieda auf der 3. Tagung der Deutschen Röntgengesellschaft eine *echte* traumatische Absprengung am inneren Oberschenkelknorren. Von diesem Zeitpunkt an wurden sämtliche Schattenbildungen in diesem Bereich als *Stieda*schatten oder *Stieda*-Fraktur bezeichnet.

Folgerichtig müßten die Absprengungen vom inneren Oberschenkelknorren als *Stieda*sche Fraktur und die sekundären Verknöcherungen in diesem Bereich als *Köhler-Pellegrini*-Schatten bezeichnet werden.

Die Schattenbildungen am inneren Oberschenkelknorren zeigen einen ganz typischen Verlauf ihrer Entwicklung. Jonasch hat sie in 10 Gruppen eingeteilt (Abb. 9).

Über die Ursache der Entstehung der sekundären Verknöcherungen wurden bisher verschiedene Theorien aufgestellt.

Pochhammer, Odessky und Guillemin sehen als Ursache ein Hämatom an, das sekundär verknöchert.

Ossowski hingegen nimmt eine Knochenneubildung im Narbengewebe der verletzten Gelenkkapsel oder des Bandapparates an.

Gallou vertritt die Ansicht, daß bei den sekundären Verknöcherungen nicht eine Verknöcherung des inneren Seitenbandes, sondern verknöchernde Ein- oder Abrisse der untersten Faserzüge des M. adductor magnus vorliegen.

Pytel und Oxford sehen als Ursache der Verknöcherungen eine Metaplasie im Gewebe des Seitenbandes oder in der Sehne des M. adductor magnus, die durch das Trauma hervorgerufen wird.

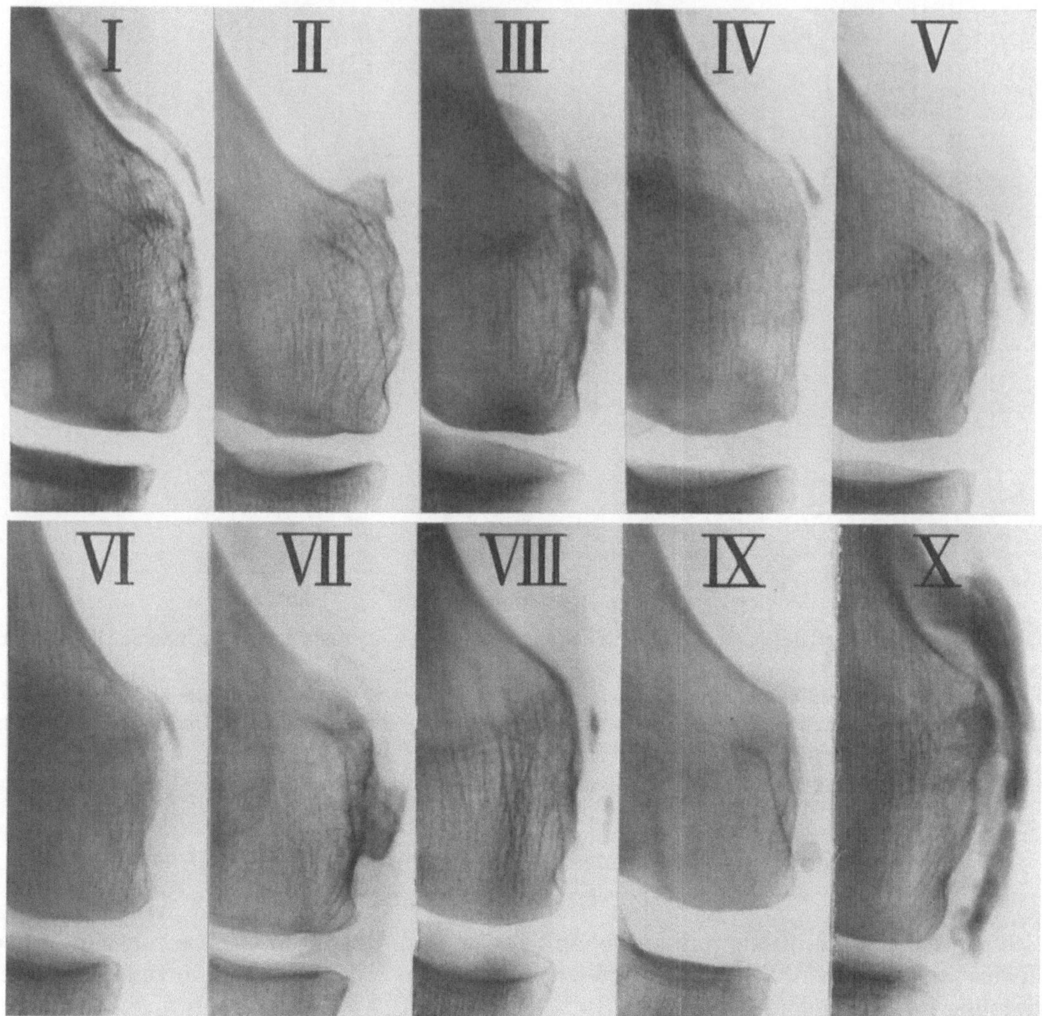

Abb. 9. Gruppe I—X der röntgenologisch sichtbaren Verschattungen im Bereich des inneren Oberschenkelknorrens [Aus JONASCH, Arch. orthop. Unfallchir. **50**, 471 (1959)]

Verknöcherungen im Kniegelenkbereich auf neurogener Basis z.B. bei Querschnittsgelähmten oder Hemiplegikern wurden von HAENISCH, STEINERT, CEILLIER, REHBEIN, GELDMACHER, VOSS u. a. beobachtet.

Da das Auftreten der sekundären Verknöcherungen oft in begutachterlicher Hinsicht von großer Bedeutung ist, zeigt Tabelle 1 das früheste Sichtbarwerden dieser Verknöcherungen im Röntgenbild nach dem Trauma.

Tabelle 1 (nach JONASCH)

Gruppe	frühestes röntgenologisches Sichtbarwerden
I	34. Tag
II	56. Tag
III	33. Tag
IV	31. Tag
V	42. Tag
VI	30. Tag
VII	61. Tag
VIII	54. Tag
IX echte Absprengung	sofort
X	44. Tag

Die sekundären Verknöcherungen haben nach ungefähr 16 Wochen ihre größte Ausdehnung erreicht und werden dann nur kalkdichter. Ausgenommen hiervon ist die Gruppe X, die bis zu einem Jahr nach der Verletzung noch an Größe zunehmen kann.

Nur bei der Gruppe IX (nach JONASCH) handelt es sich um eine echte Absprengung vom inneren Oberschenkelknorren. Sie ist sofort nach dem Unfall im Röntgenbild sichtbar, hat eine längliche Form (meist eine Größe von 4:0,5 mm), die sich schließlich durch periostale Wucherung in eine ovale umwandelt.

In differentialdiagnostischer Hinsicht sind frische oder alte knöcherne Seitenbandabrisse vom inneren Oberschenkelknorren in Betracht zu ziehen.

6. Verletzung der Kreuzbänder

Die isolierte Zerreißung des vorderen Kreuzbandes entsteht durch Überstreckung des Kniegelenkes, wenn die Gewalt unmittelbar von vorne gegen das Gelenk einwirkt.

Die isolierte Zerreißung des hinteren Kreuzbandes kommt dann zustande, wenn die Gewalt bei rechtwinkelig gebeugtem Kniegelenk das obere Schienbeinende trifft. Meist kommen die Kreuzbandzerreißungen nicht isoliert, sondern in Verbindung mit schweren Seitenbandzerreißungen vor.

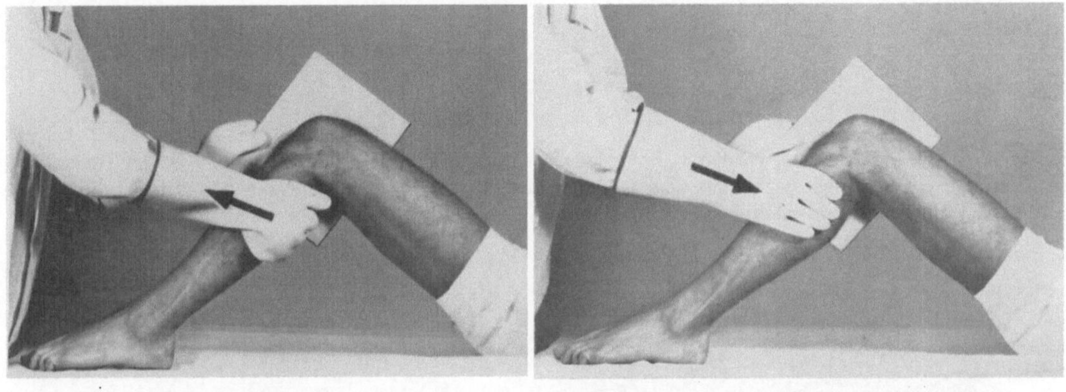

a b

Abb. 10a u. b. a Technik zur Darstellung der vorderen „Schublade". b Technik zur Darstellung der hinteren „Schublade"

Besteht ein Riß eines Kreuzbandes, so läßt sich der Unterschenkel im Kniegelenk gegenüber dem Oberschenkel bei einem Riß des vorderen Kreuzbandes nach vorne und bei einem Riß des hinteren Kreuzbandes nach hinten zu verschieben. Dies wird als vordere bzw. hintere „Schublade" bezeichnet.

Um ein exaktes Maß der Schwere der Kreuzbandverletzung zu bekommen, soll man die Größe der „Schublade" röntgenologisch darstellen (J. Böhler).

Die Röntgenaufnahme (Abb. 10) wird in Rückenlage des Verletzten bei einer Beugestellung des Kniegelenkes von ungefähr 100° gemacht. Der Zentralstrahl wird seitlich in Richtung des Kniegelenkspaltes auf diesen eingestellt.

Vom Untersucher wird der Unterschenkel unterhalb des Kniegelenkes mit einer Hand umfaßt. Durch Verschieben des Unterschenkels gegenüber dem Oberschenkel in der Sagittalebene wird die vordere oder hintere „Schublade" ausgelöst. An den Endpunkten des Anschlages wird die Röntgenaufnahme gemacht. Die Verschiebemöglichkeit aus der Mittelstellung heraus im Sinne einer vorderen bzw. hinteren „Schublade" wird in Millimetern angegeben (Abb. 11).

Da oft unter nicht pathologischen Verhältnissen eine „Schublade" ausgelöst werden kann, müssen die gleichen Aufnahmen von der nicht verletzten Seite gemacht werden.

Auf diese Weise kann man ein wahres Bild von der Schwere der Kreuzbandverletzung bekommen.

7. Verknöcherung der Kreuzbänder

Die Verknöcherungen der Kreuzbänder sind sehr selten. Das Kreuzband kann als ganzes verknöchert sein oder in seinem Verlauf eine oder mehrere Kalkeinlagerungen aufweisen.

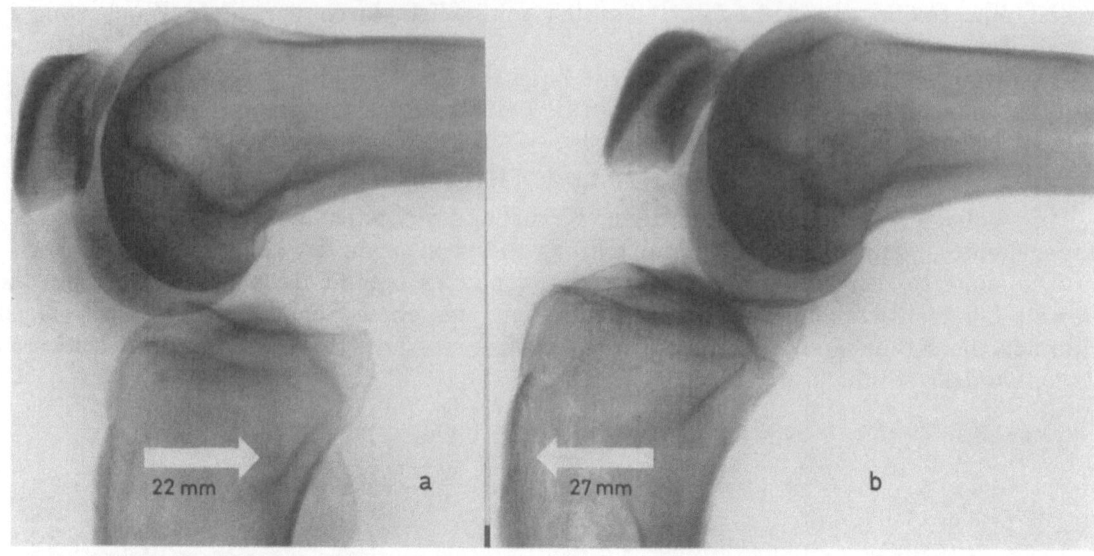

Abb. 11 a u. b. In hinterer und vorderer „*Schublade*" gehaltene Röntgenbilder nach Riß beider Kreuzbänder. Der Unterschenkel läßt sich gegenüber dem Oberschenkel in der Sagittalebene aus der Mittelstellung heraus in Abb. a um 22 mm nach hinten und in Abb. b um 27 mm nach vorne verschieben

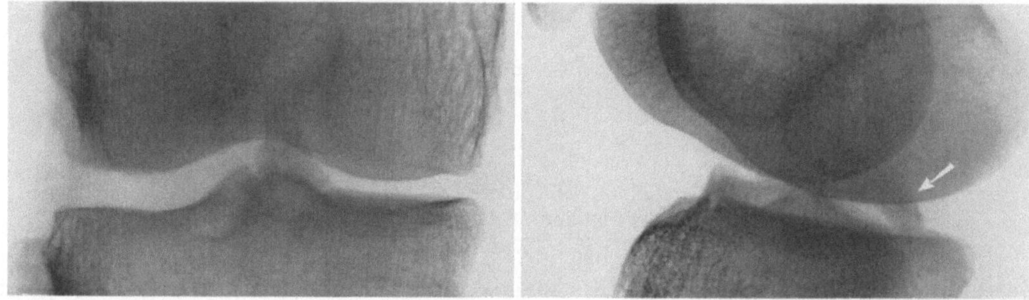

Abb. 12. Verknöcherung des hinteren Kreuzbandes bei einem 35jährigen Mann, die klinisch zu Einklemmungen führte

Die Ursache der Verknöcherung ist bis heute nicht geklärt. Auch die Literatur über die Kreuzbandverknöcherung ist äußerst spärlich.

BASSET berichtet über eine herdförmige Verknöcherung des vorderen Kreuzbandes nach einer Zerrung des Kniegelenkes.

SIEBERT fand an einem Einriß des vorderen Kreuzbandes eine herdförmige Verkalkung.

JONASCH hat die Vortäuschung einer Verknöcherung des hinteren Kreuzbandes durch einen extraarticulär gelegenen Körper, der aus Faserknorpel mit Kalkeinlagerungen bestand, beschrieben.

Klinisch können Kreuzbandverknöcherungen zu Einklemmungen führen (Abb. 12).

Im Röntgenbild entsprechen die Kalkeinlagerungen dem Verlauf der Kreuzbänder; die herdförmigen Verkalkungen können zu Verwechslungen mit freien Gelenkkörpern führen.

8. Traumatische Verrenkung des Kniegelenks

Die traumatischen Kniegelenkverrenkungen entstehen nur durch eine starke direkte oder indirekte Gewalteinwirkung, durch Stoß oder durch Sturz auf das Kniegelenk.

Je nachdem der Unterschenkel gegenüber dem Oberschenkel im Kniegelenk verschoben ist, spricht man von einer Verrenkung nach vorne, hinten, außen oder innen. Meist erfolgt die Verrenkung in zwei Richtungen und ist außerdem noch mit einer Ein- oder Auswärtsrotation des Unterschenkels verbunden (Abb. 13—15).

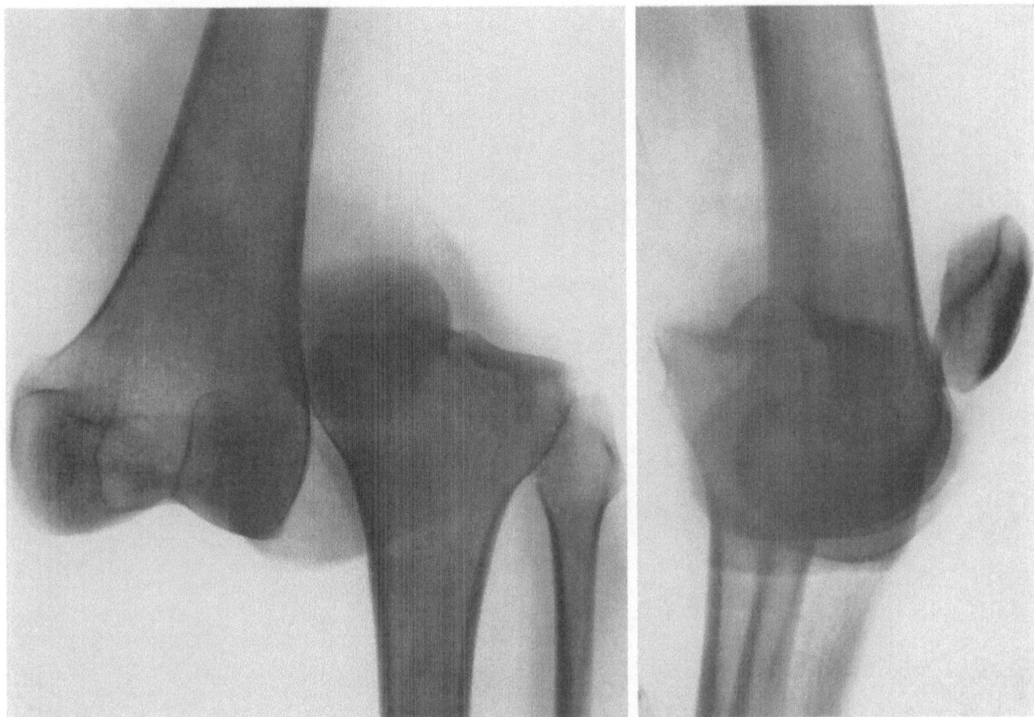

Abb. 13. Verrenkung des Unterschenkels im Kniegelenk um volle Schaftbreite nach außen

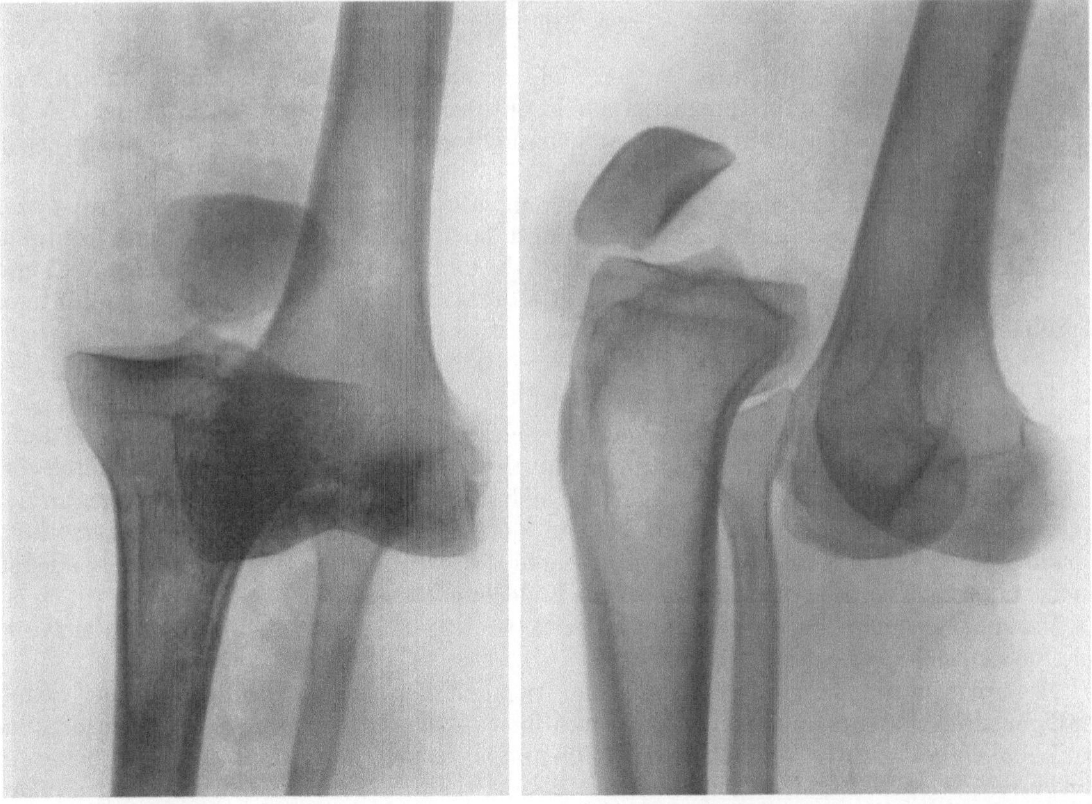

Abb. 14. Verrenkung des Unterschenkels im Kniegelenk um volle Schaftbreite nach vorn und halbe Schaftbreite nach innen

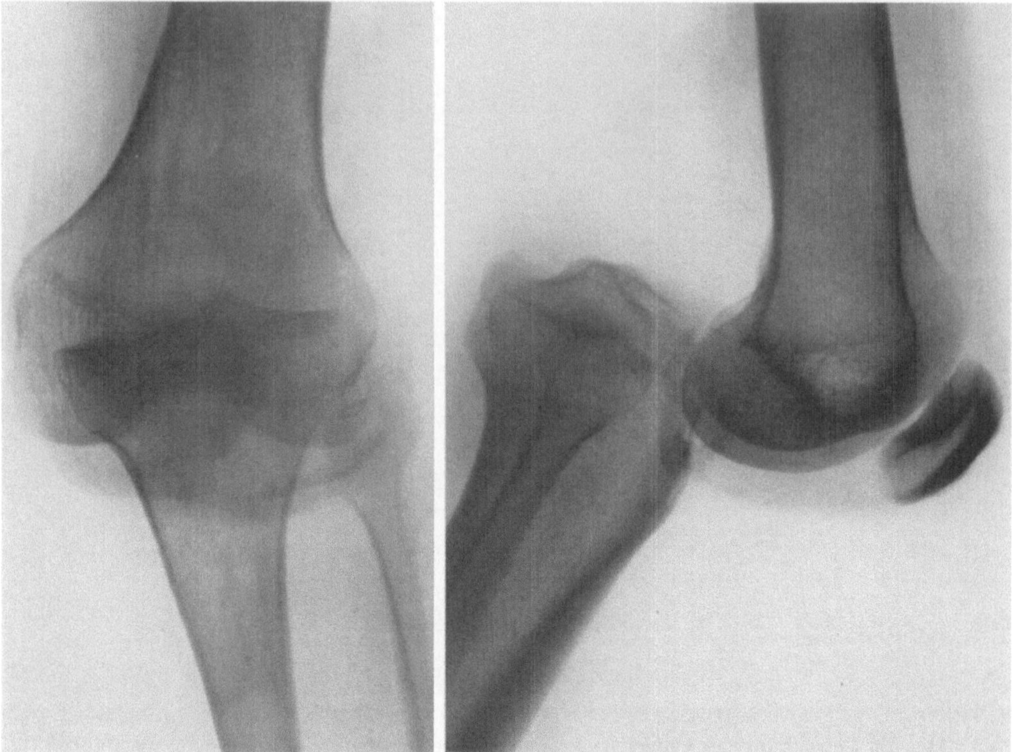

Abb. 15. Verrenkung des Unterschenkels im Kniegelenk um volle Schaftbreite nach hinten. [Abb. 13—15 entnommen aus JONASCH: „Die traumatische Verrenkung des Kniegelenks und ihre Behandlung". Mschr. Unfallheilk. Beiheft 68 (1961)]

Kommen schon die Teilverrenkungen nicht oft vor, so gehören die vollständigen Verrenkungen zu den Seltenheiten. JONASCH konnte sie beim großen Material des Unfallkrankenhauses Wien bei 92674 stationär behandelten Verletzten nur 39mal nachweisen, das ist in 0,04%.

Um sich ein einwandfreies Bild von der Schwere der Schädigung des Bandapparates bei einer Kniegelenkverrenkung zu machen, sind nach dem Einrichten gehaltene Röntgenaufnahmen zur Prüfung der Seitenbänder in Ab- und Adduktion der Unterschenkel und zur Prüfung der Kreuzbänder gehaltene Röntgenaufnahmen in vorderer und hinterer Schublade notwendig.

9. Verknöcherungen der Quadricepssehne und des Ligamentum patellae

Verknöcherungen im Verlauf der Quadricepssehne und des Lig. patellae sind selten. Häufiger hingegen kommen die Verknöcherungen an ihren Ansatzstellen an der Kniescheibe vor.

Im Röntgenbild von der Seite finden sie sich an den extraartikulären Rändern an der Vorderfläche der Kniescheibe (Abb. 16). In der Regel überragen diese Ansatzstellenverknöcherungen die Kniescheibe um nicht mehr als 10 mm, außer in den Fällen, bei denen noch andere stärkere Verknöcherungen im Kniegelenkbereich bestehen.

Verknöcherungen, die über die Ventralseite der Kniescheibe ziehen, sind von der Kniescheibe deutlich getrennt.

Mit fortschreitendem Alter treten die Ansatzstellenverknöcherungen immer regelmäßiger auf. AUSTONI fand sie bei Patienten im 40.—60. Lebensjahr in 10%, jenseits des 60. Lebensjahres aber schon in 33% der Fälle und ist der Ansicht, daß diese Verknöcherungen durch ihre gesetzmäßige Zunahme mit dem Alter und durch die Verbindung mit der Arthrose und Arteriosklerose in das Gebiet der Alters- und Aufbraucherscheinungen einzuordnen sind.

Die histologischen Untersuchungen von Borsay ergaben, daß bei übermäßiger Beanspruchung Veränderungen und Aufbraucherscheinungen der Quadricepssehne bereits nach dem 30. Lebensjahr auftreten können.

Sonnenschein vertritt die Ansicht, daß die Ansatzstellenverknöcherungen in bei den Sehnenansätzen präformierten Bindegewebspartien erfolgt, ohne daß es vorher zu einer Degeneration dieser Sehnenteile gekommen ist. Als Ursache dieser Verknöcherung sieht Sonnenschein ein Trauma, eine intensive mechanische Reizung oder eine Entzündung an.

Mag die Ansatzverknöcherung noch in den Bereich der gewöhnlichen Alters- und Aufbraucherscheinungen gehören, so sind die selteneren Verknöcherungen im Sehnenbereich, die die ganze Sehne einnehmen können, sicher pathologisch (Austoni). Die Sehnenverknöcherung ist als Endzustand eines degenerativen Prozesses infolge einer örtlichen Ernährungsstörung aufzufassen.

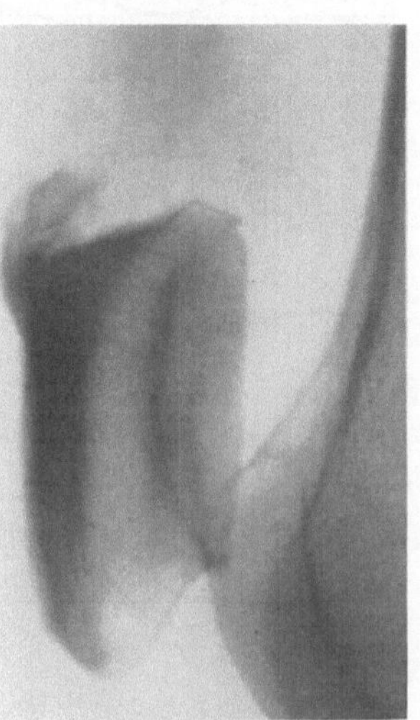

Abb. 16. Verknöcherung an der Ansatzstelle der Quadricepssehne an der Kniescheibe bei einer 54jährigen Frau

Als Ursache einer ausgedehnten Verknöcherung des Lig. patellae fand Brumbaugh bei seinem Fall ein Trauma, ebenso Eitrem. Lossen erkannte eine Verknöcherung des Lig. patellae als Unfallsfolge an. Bei einem anderen Fall mußte er sie als Unfallsfolge ablehnen, da die Verknöcherungen beidseits nachzuweisen waren und nahm als Ursache der Verknöcherungen einen abgelaufenen Morbus *Schlatter* an.

Reisner beschrieb eine beidseitige Verknöcherung des Lig. patellae ohne vorausgegangenem Trauma und spricht die Vermutung aus, daß diese beidseitigen Verknöcherungen als angeborene Anomalie aufzufassen wären.

Podio fand eine Verknöcherung des Lig. patellae im Anschluß an eine Osteomyelitis des Oberschenkelknochens und faßt diese Verknöcherung als eine durch den entzündlichen Reizzustand verursachte Myositis ossificans auf.

Nach Paas beruhen die Verknöcherungen des Streckapparates und der peripatellaren Weichteile auf kleinen Periostknochenabrissen von der Kniescheibe durch ein Trauma.

Rinonapoli beobachtete 2 Fälle mit einer Verknöcherung der Quadricepssehne, wobei einmal ein Trauma und einmal kein Trauma nachzuweisen war.

Klingelhöffer wies mit seinen Untersuchungen nach, daß es sich bei den Bandverknöcherungen um reaktive Knochenhyperplasien handelt, die auf dem Boden einer entsprechenden Disposition und Konstitution durch chronische traumatische Einwirkungen entstehen.

Stolzer beschrieb sogar eine Fraktur des verknöcherten Lig. patellae, die mit einer Pseudarthrose heilte.

10. Femoro-Patellargelenk

Betrachtet man das Röntgenbild eines Femoro-Patellargelenkes beim Kind, so sieht man eine gleichmäßige konkave Ausmuldung der Gleitbahn und eine ebenso gleichmäßige konvexe Gelenkfläche der Kniescheibe. Erst jenseits des 10. Lebensjahres kommt es zur Ausbildung der endgültigen Form dieses Gelenkes.

Wiberg konnte bei den Femoro-Patellargelenken Erwachsener 3 Haupttypen unterscheiden (Abb. 17).

Bei der 1. Form ist die Gleitfläche gleichmäßig gemuldet und der äußere Oberschenkelknorren fast nicht erhöht. Die Kniescheibengelenkfläche ist regelmäßig konvex geformt und der First der Kniescheibe zeigt eine mittelständige oder mehr mediale Lage.

Die 2. Form ist dadurch gekennzeichnet, daß der Kniescheibenfirst nach medial zu gelegen ist und daß sich die Muldung der Gleitfläche und die Überhöhung des äußeren Oberschenkelknorren etwa die Waage halten.

Bei der 3. Form ist der Kniescheibenfirst noch mehr nach medial zu verlagert und die Überhöhung des äußeren Oberschenkelknorren noch größer.

WIBERG und FÜRMEIER wiesen darauf hin, daß die 3. Form für die Entstehung einer Chondropathia patellae besonders begünstigend ist.

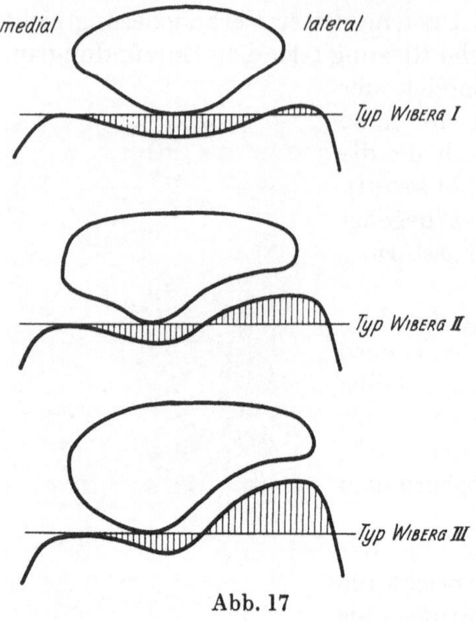

Abb. 17

HENSSGE führte an 100 Kniegelenken Untersuchungen über die Form des Femoro-Patellargelenkes durch und fand folgende Verteilung:

Typ Wiberg I 10%,
Typ Wiberg II 65%,
Typ Wiberg III 25%.

Formabweichungen des Patellagleitweges finden sich vor allem bei der habituellen Kniescheibenverrenkung, bei der Chondromalacia patellae, bei der Osteochondrosis dissecans und bei der Arthrosis deformans.

Veränderungen im Patello-Femoralgelenk fand WIBERG bei der angeborenen Kniescheibenverrenkung und unterschied 2 Schweregrade. Bei der 1. Form fehlt die Facies articularis zwischen den Oberschenkelknorren, so daß die Gleitbahn der Kniescheibe als schiefe Ebene erscheint. Die Führungsleiste der Kniescheibe ist nur angedeutet.

Bei der 2. Form findet sich nur eine sehr flache Facies articularis zwischen den Oberschenkelknorren sowie eine Abflachung des äußeren Oberschenkelknorrens. Die Führungsleiste der Kniescheibe ist erniedrigt.

Zur Darstellung der Kniescheibengelenkfläche bzw. des Femoro-Patellargelenkes stehen verschiedene Aufnahmetechniken zur Verfügung.

Bei der Tangentialaufnahme der Kniescheibe nach KNUDSSON liegt der Patient auf dem Rücken. Das Kniegelenk wird in einer Stellung von 140° gehalten, der Zentralstrahl parallel zur Gelenksfläche eingestellt und die Filmkassette knapp oberhalb des Kniegelenkes so gehalten, daß sie senkrecht zum Zentralstrahl steht.

Bei der Aufnahmetechnik nach SETTEGAST liegt der Patient auf dem Bauch. Das Kniegelenk wird auf ungefähr 80° gebeugt bis die Kniescheibengelenkfläche senkrecht zur Unterlage steht, auf der die Filmkassette liegt. Der Zentralstrahl wird parallel zur Kniescheibengelenkfläche eingestellt.

11. Fehlen der Kniescheibe

Bisher sind in der Literatur nur wenige Fälle von angeborenem Fehlen beider Kniescheiben ohne sonstige Mißbildungen des Skeletts beschrieben worden (Abb. 18).

In einigen Fällen wurden zusätzlich verformte Nägel am Daumen und Zeigefinger beobachtet.

Die erste Veröffentlichung dieser Kniescheibenaplasie stammt von einem ungenannten Verfasser aus dem Jahre 1833. Spätere Mitteilungen verdanken wir WUTH, TEISSIER, LUXEMBOURG, RUBIN, HOLLDACK, BROCK, HOHMANN und UNGER.

Während HOLLDACK der Ansicht ist, daß sich die reine Aplasie dominant bei den Männern vererbt, scheint die Vererbung bei den Fällen, die auch eine Mißbildung der Daumennägel aufweisen, nicht an das Geschlecht gebunden zu sein.

UNGER hingegen konnte bei seinem Fall und bei kritischer Durchsicht des Schrifttums feststellen, daß sich eine Vererbbarkeit nicht nachweisen läßt.

Hindse beobachtete einen Fall einer Kniescheibenaplasie und kommt zu dem Schluß, daß die Kniescheibe einen selbstständigen Skeletteil und nicht ein Sesambein darstellt und daß die Aktion des M. quadriceps weder einen Einfluß auf die Anlage noch auf die Entwicklung der Kniescheibe hat.

Das Fehlen beider Kniescheiben in Verbindung mit Mißbildungen anderer Skeletabschnitte ist häufiger zu beobachten. Meist findet sich gleichzeitig eine angeborene Verrenkung der Speichenköpfchen. Bei diesen Fällen konnte eine dominante Erblichkeit nachgewiesen werden.

Wurde eine Kniescheibe operativ entfernt, so findet man meist nach einigen Wochen oder Monaten im alten Kniescheibenbett Kalkeinlagerungen (Abb. 19 und 20), die gut im Röntgenbild von der Seite zur Darstellung kommen. Diese Kalkeinlagerungen können Durchmesser von nur wenigen Millimetern haben oder fast die Größe einer Kniescheibe erreichen.

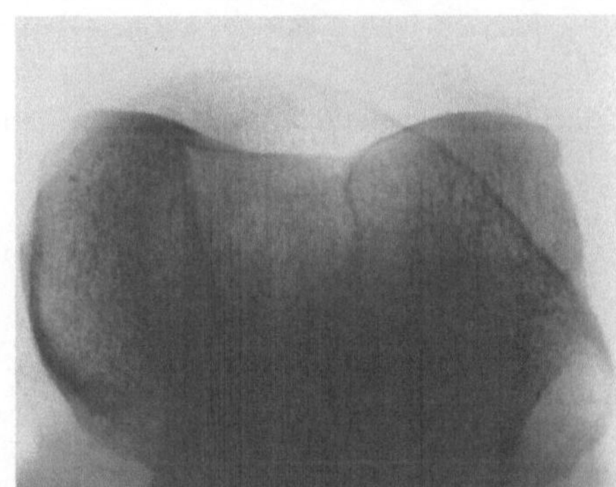

Abb. 18. Angeborenes Fehlen beider Kniescheiben bei einem 22jährigen Techniker. Am übrigen Skelett sind *keine* Anomalien. Eltern und Großeltern haben normal entwickelte Kniescheiben. Man beachte den relativ kleinen Schienbeinkopf und das Fehlen der Tuberositas tibiae. In der Tangentialaufnahme sieht man eine Abflachung der Oberschenkelknorren. (Aus Jonasch: „Das Kniegelenk". Verlag de Gruyter, Berlin, 1964)

12. Hypoplasie der Kniescheibe

Passarge fand eine dominante Erblichkeit der Mikropatella, die immer mit einer angeborenen Speichenköpfchenverrenkung vergesellschaftet ist. Passarge nimmt als Ursache der Mikropatella eine Störung der Ossifikation durch das Auftreten einer Osteochondritis dissecans an, die als Anlage vererbt wird. Später würde die Osteochondritis ausheilen.

Starup hingegen sieht als Ursache der Patellahypoplasie eine abgelaufene Rachitis an.

Die umfassendste Arbeit stammt von Roeckerath. Er beobachtete die Patellahypoplasie in Verbindung mit Dysplasien des Beckens, des Ellenbogens, der Fingernägel und mit Anomalien der Irispigmentierung und bezeichnete diese Veränderungen in ihrer Gesamtheit als hereditäre Osteo-onycho-dysplasie.

Bei einer kleinen Kniescheibe besteht die Neigung zur Verrenkung nach außen. Im Röntgenbild von vorne projiziert sich die Mikropatella zur Gänze in den äußeren Oberschenkelknorren. Häufig fehlt ihr Apex, so daß sie eine runde Form hat.

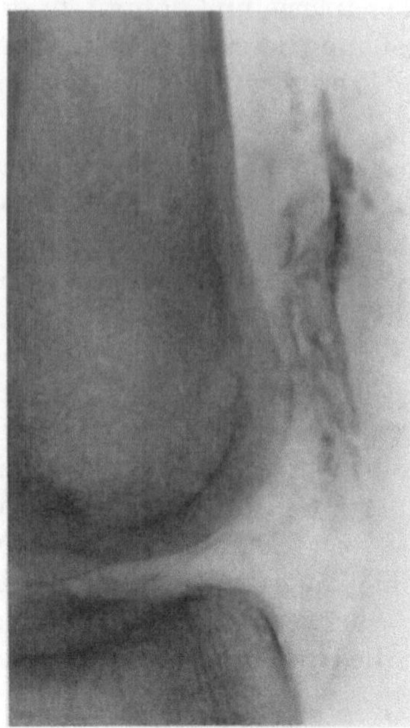

Abb. 19

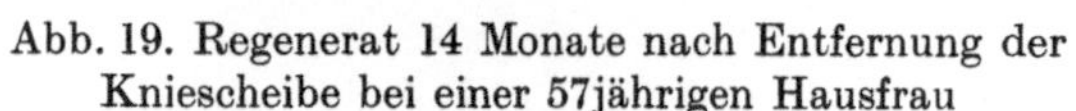

Abb. 19. Regenerat 14 Monate nach Entfernung der Kniescheibe bei einer 57jährigen Hausfrau

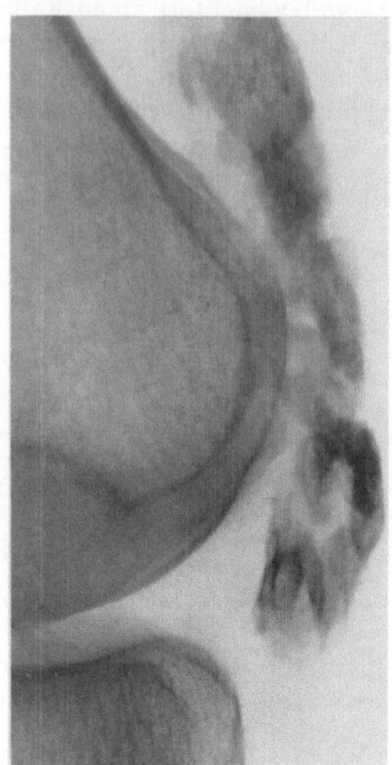

Abb. 20

Abb. 20. Regenerat 22 Monate nach Entfernung der Kniescheibe bei einem 55jährigen Angestellten

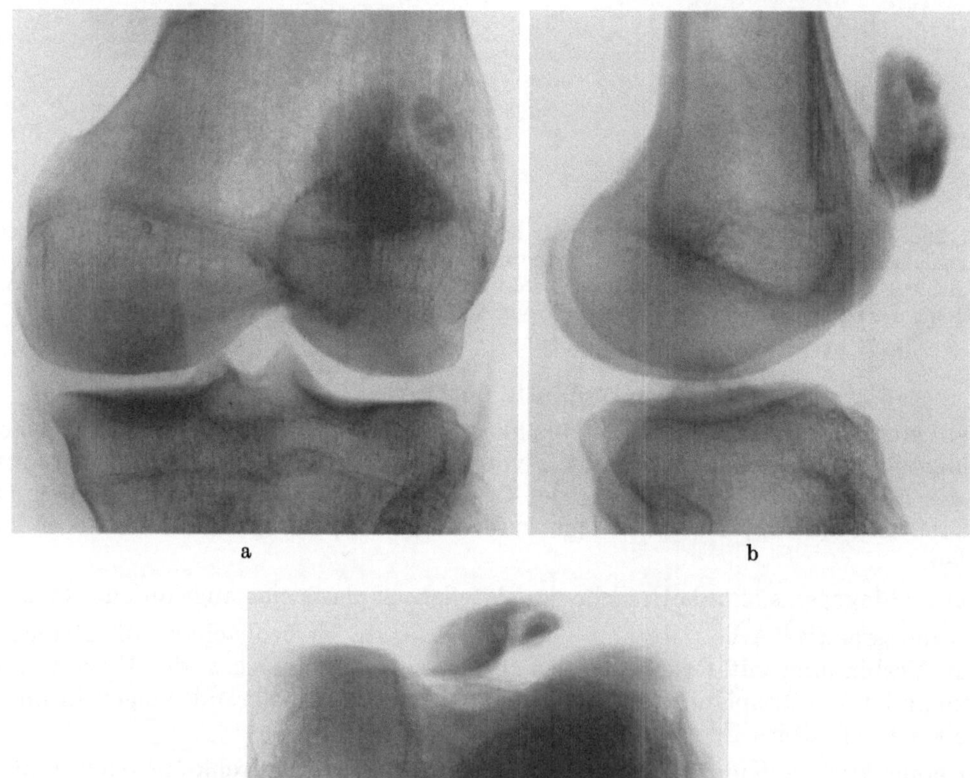

a b

c

Abb. 21a—c. Hypoplasie der Kniescheibe bei einer Patella partita

13. Hyperplasie der Kniescheibe

Nach Kniescheibenbrüchen kann es zu einer Vergrößerung der Kniescheibe in ihrem Längsdurchmesser kommen (Abb. 22). Auf diese Tatsache hat BENNET hingewiesen, der auch eine Vergrößerung der Kniescheibe bei Infektion beobachten konnte.

Mitteilungen über eine einseitige Vergrößerung der Kniescheibe in ihrem Längsdurchmesser ohne Trauma stammen von VIEHWEGER und SANQUIRICO. Beide fassen die Patellahyperplasie als typische Form der *Paget*schen Erkrankung auf.

MAU weist auf die stärkere Ausbildung der Kniescheibe nach Ausheilung einer Osteopathia patellae juvenilis hin.

RETTIG konnte eine einseitige Vergrößerung der Kniescheibe nach entzündlichen Prozessen des Kniegelenkes oder der Kniescheibe selbst beobachten. RETTIG erklärt die Vergrößerung der Kniescheibe damit, daß es entweder durch die Entzündung zum Anreiz für ein beschleunigtes Wachstum kommt oder aber als Effekt einer Inaktivität durch eine lange Ruhigstellung.

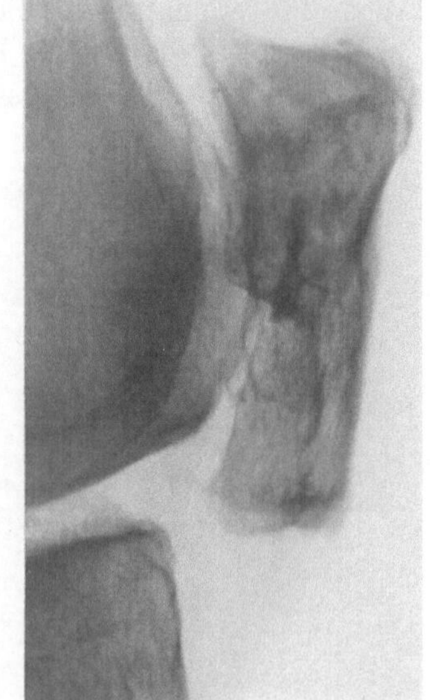

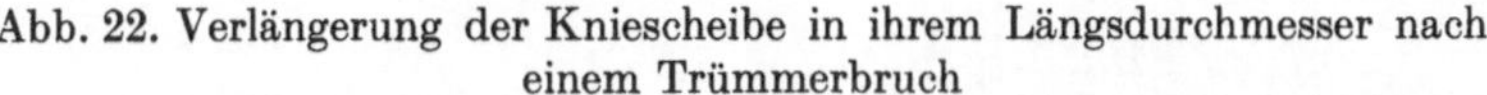

Abb. 22. Verlängerung der Kniescheibe in ihrem Längsdurchmesser nach einem Trümmerbruch

14. Mehrgeteilte Kniescheibe

Die erste Beobachtung einer zweigeteilten Kniescheibe stammt aus dem Jahre 1883 von dem Anatomen GRUBER. Nach der Einführung des Röntgenverfahrens wurde diese Anomalie immer häufiger beobachtet und auch beschrieben. Bei der Patella partita besteht die Kniescheibe aus einem Hauptstück, das durch Anlagerung eines oder mehrerer glattrandiger Knochenstücke zur normalen Kniescheibenform ergänzt wird. Die Breite des Spaltes zwischen den Knochenstücken schwankt zwischen $^1/_2$—3 mm.

Je nachdem die Kniescheibe aus 2, 3 oder mehreren Teilen besteht, spricht man von einer Patella bipartita, tripartita oder multipartita.

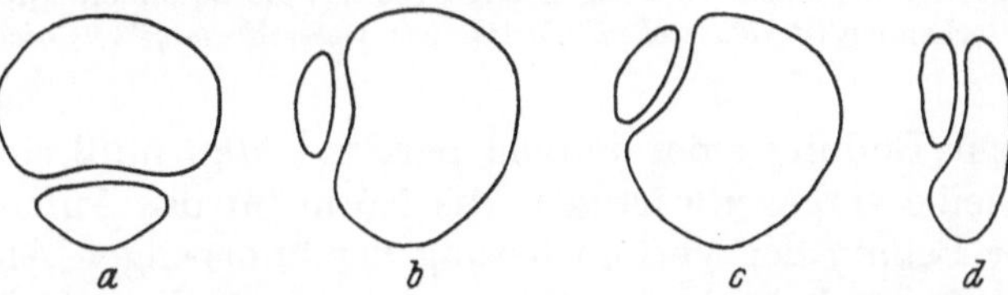

Abb. 23. a—c Form I—III einer Patella partita nach SAUPE. d Seitenbild einer Patella partita nach PAAS

SAUPE teilte die Patella partita nach ihrem Erscheinungsbild in 3 Formen (Abb. 23) ein, eine Einteilung, die, wenn man von fließenden Übergängen absieht, auch heute noch ihre volle Gültigkeit hat.

Bei der 1. Form ist die Kniescheibenspitze quer von der übrigen Kniescheibe getrennt. Im Röntgenbild von der Seite sieht man meistens eine nach proximal gerichtete konvexe Krümmung. Der Längendurchmesser der Kniescheibe ist größer als der einer normalen und die Spitze erscheint ausgezogen.

Bei der 2. Form ist die Kniescheibe durch einen vertikal verlaufenden Spalt geteilt und zwar in ein schmales laterales und in ein breites mediales Stück. Der Längen- und Breitendurchmesser der Kniescheibe ist normal.

Bei der 3. Form wird der äußere obere Quadrant der Kniescheibe von einem oder mehreren kleinen Knochenteilen gebildet, während die übrigen 3 Quadranten aus einem einzigen großen Stück bestehen (Abb. 24).

EICHENGRÜN hat die Häufigkeit der 3 Formen der Patella bipartita wie folgt errechnet: Form 1=18,2%, Form 2=4,5% und Form 3=77,3%.

Den 3 Gruppen nach SAUPE wurde später von PAAS eine weitere Gruppe hinzugefügt. PAAS fand eine Patella partita mit Aufspaltung in der Frontalebene, so daß die Teilstücke hintereinander zu liegen kommen.

FEISTKORN machte die Feststellung, daß in beiden Kniegelenken verschiedene Formen einer Patella partita auftreten können.

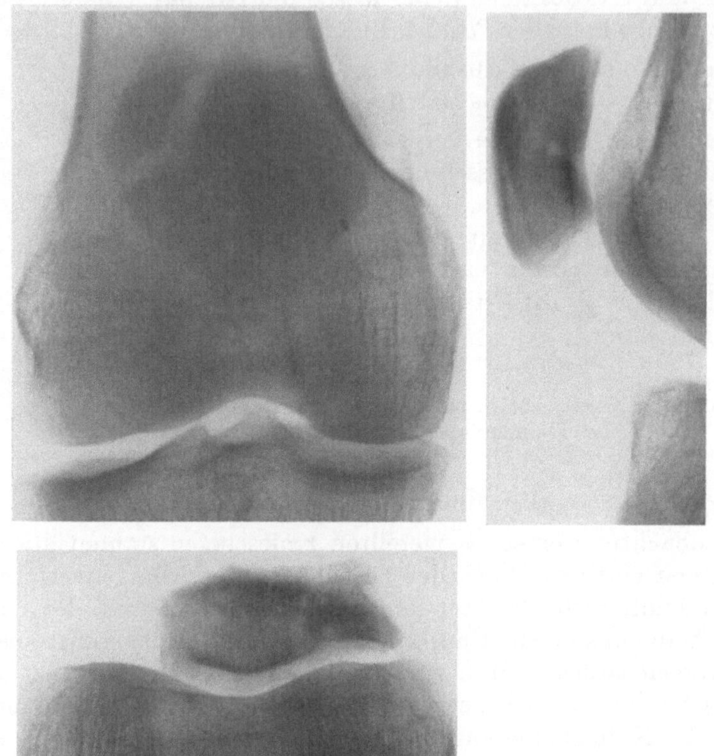

Abb. 24a—c. Patella bipartita bei einem 19jährigen Hilfsarbeiter, die besonders gut in der p.a.-Aufnahme zu erkennen ist. *Kniescheibenbrüche von dieser Form gibt es nicht*

Wie kommt es zur Bildung einer Patella partita? Man muß sich dabei die Verknöcherung der Kniescheibe vergegenwärtigen. Die Norm für das Auftreten des ersten Knochenkernes, d.h. der Beginn der Verknöcherung der knorpeligen Anlage findet nach FISCHEL zwischen dem 3.—5. Lebensjahr statt.

PICKHAN konnte auf Grund seiner Untersuchung nachweisen, daß sich zu dem normalerweise vorhandenen Knochenkern häufig noch andere Knochenkerne hinzugesellen, die anfangs voneinander isoliert sind, beim weiteren Wachstum des Kindes jedoch miteinander verschmelzen und so der Kniescheibe ihre endgültige morphologische Gestalt geben.

ODERMATT fand das Auftreten von mehr als einem Knochenkern bei 15% der röntgenologisch untersuchten Kinder. ODERMATT konnte auch einen Jungen beobachten, dessen Kniescheibe mehrere Knochenkerne hatte, die dann zu einer vollständig normalen, aus einem Stück bestehenden Kniescheibe zusammenwuchsen.

Für das Ausbleiben der Verschmelzung der Knochenkerne macht ENDERLE die Distraktionswirkung der Quadricepssehne einerseits und die des Lig. patellae andererseits verantwortlich.

Daß der Zug der Quadricepssehne den Zusammenschluß mehrerer Knochenkerne verhindern soll, widerspricht nach SOMMER die Tatsache, daß der Zug der Quadricepssehne nicht allein an der Kniescheibe, sondern ebenso am seitlichen Kapselapparat ansetzt, daß die Kniescheibe in dem Muskel als Knochen nicht völlig eingeschaltet, sondern ihm von unten her angelagert ist. Demzufolge kann von einer Distraktionswirkung kaum gesprochen werden. SOMMER meint daher, daß vor der Verknöcherung durch ein Trauma das Gewebe, das die Kerne verbindet, auseinandergebrochen wurde, so daß der knöcherne Zusammenschluß unterbleibt und es zur Ausbildung einer Pseudarthrose kommt.

BLUMENSAAT und WALTER vertreten die Ansicht, daß die mehrgeteilte Kniescheibe, wenn sie einseitig auftritt, nicht immer eine angeborene Deformität darstellt und bezeichnen diese Fälle als Patella partita posttraumatica. Infolge eines geringen Traumas würde es durch eine schleichende Fraktur zu einer langsamen Lösung eines Randstückes der

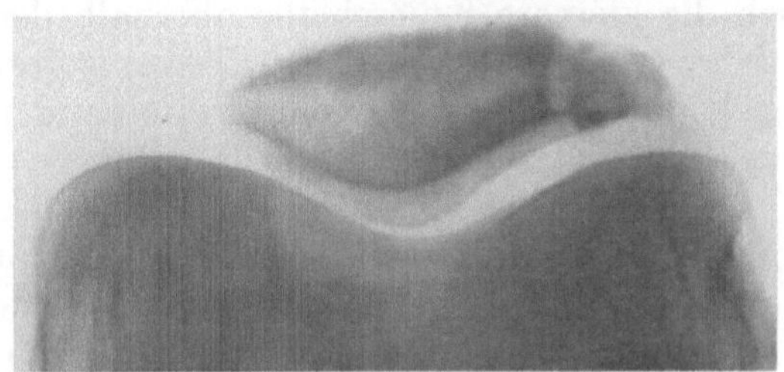

Abb. 25. Teilweise *Lösung* einer Patella bipartita. In der Tangentialaufnahme ist deutlich die Stufe in der Gelenkfläche sichtbar

Kniescheibe kommen. Erfolgt die Lösung quer, so ist diese durch den gleichen Mechanismus wie der Rißbruch der Kniescheibe entstanden, erfolgt die Lösung schräg, so ist diese durch die Druckwirkung des äußeren Femurkondylensattels und durch die Zugwirkung des M. vastus lateralis entstanden.

SCHAER hingegen lehnt den Begriff der Patella partita posttraumatica ab und meint, daß dieser Ausdruck nur Verwechslungen hervorruft.

Während man zuerst allgemein der Ansicht war, daß die mehrgeteilte Kniescheibe immer beidseitig vorkommt, konnte FLEISCHNER 1923 zum ersten Mal eine einseitig aufgetretene mehrgeteilte Kniescheibe beobachten. Bis dahin wurde als besonderes Merkmal der mehrgeteilten Kniescheibe ihre Doppelseitigkeit angesehen.

Nach FLEISCHNER wiesen HELLMER, ZWERG und SOMMER auf das einseitige Vorkommen der mehrgeteilten Kniescheibe hin.

Die röntgenologische Unterscheidung der mehrgeteilten Kniescheibe gegen einen Knochenbruch stützt sich vor allem auf die Form und Lage der isolierten Knochenteile und auf die Form des Hauptstückes.

Bei der Patella partita zeigen die zueinandergerichteten Flächen eine gleichmäßige glatte Begrenzung und machen einen abgedeckelten Eindruck, während sie bei Kniescheibenbrüchen mehr unregelmäßig und scharfrandig sind.

Schwierigkeiten kann die Differentialdiagnose zwischen einer mehrgeteilten Kniescheibe der Form II nach SAUPE und einem Längsbruch bereiten. Bei Längsbrüchen mit schmalem Bruchspalt verschwindet dieser im Laufe von einigen Monaten, während bei breitem Bruchspalt eine längsgestellte Pseudoarthrose entsteht. Der Spalt einer Patella partita hingegen bleibt auch bei einer längeren Beobachtungszeit immer gleich breit.

Ist ein Bluterguß vorhanden, so kann man bei unklaren Fällen durch eine Gelenkspunktion die Diagnose sicherstellen. Bei einem Kniescheibenbruch schwimmen auf dem entleerten Blut Fettropfen, während diese bei einer Patella partita fehlen.

Durch ein stärkeres Trauma kann ein Stück einer mehrgeteilten Kniescheibe aus dem Verband gelöst werden (Abb. 25). Die erste derartige Beobachtung stammt von SCHAER. Später haben auch ZOHLEN und SCHÖNBAUER darüber berichtet.

15. Doppelte Kniescheibe — Pseudarthrose der Kniescheibe

In der Literatur sind bisher ungefähr 10 Fälle einer einseitigen doppelten Kniescheibe veröffentlicht worden. Die letzten Berichte stammen von Wütschke, Swaton und Tosatti.

Das beidseitige Vorkommen einer sog. doppelten Kniescheibe ist bisher nicht beobachtet worden.

Wütschke und Swaton beschrieben je einen Fall einer angeblich angeborenen einseitigen doppelten Kniescheibe, wobei eine ausgebildete Kniescheibe vorhanden war, die höher als normal stand. Darunter war ein kleineres Knochengebilde von kniescheibenähnlicher Form zu sehen.

Bei Tosatti fand sich die kleinere Kniescheibe oberhalb der normal geformten und tieferstehenden Kniescheibe. Tosatti vertritt die Ansicht, daß es sich um abirrende Knochenkerne handelt, die zur Bildung einer zweiten Kniescheibe führen.

Es ist jedoch anzunehmen, daß es sich bei allen diesen Fällen nicht um eine Anomalie, sondern um eine viele Jahre zurückliegende traumatische Absprengung von der Kniescheibe (Abb. 26) mit einer nachfolgenden Pseudoarthrose handelt. Im Laufe der Jahre werden die beiden Kniescheibenbruchstücke umgeformt, so daß der Eindruck von zwei Kniescheiben entsteht.

Im Röntgenbild von der Seite findet man eine annähernd normale Kniescheibe und darüber oder darunter eine kleinere.

Steht die annähernd normale Kniescheibe tiefer als gewöhnlich, so findet sich die sog. 2. Kniescheibe oberhalb, als Zeichen dafür, daß eine alte nicht behandelte Absprengung von der Kniescheibe vorliegt.

Steht die größere Kniescheibe höher als normal, so ist die sog. 2. Kniescheibe darunter zu sehen, als Zeichen dafür, daß die Absprengung von der Kniescheibenspitze erfolgte.

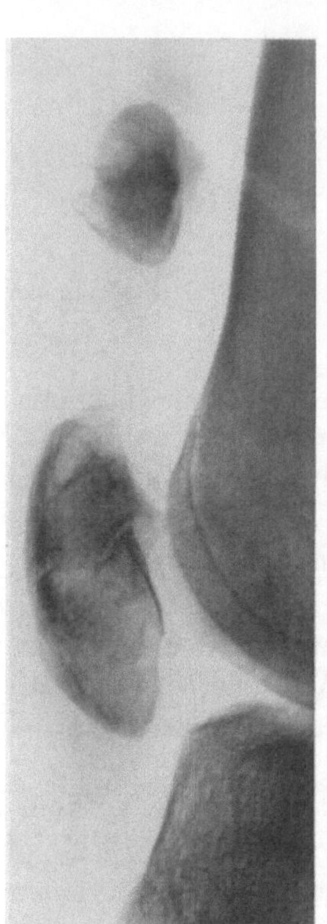

Abb. 26. *Pseudarthrose* eines nicht operierten Kniescheibenbruches 4 Jahre nach der Verletzung. Das größere Bruchstück, das fast die Form einer Kniescheibe aufweist, steht tiefer als normal. An der Kniescheibenbasis ist noch ein Defekt zu sehen. Das abgesprengte Stück steht 25 mm höher und hat durch die funktionelle Beanspruchung fast die Form einer zweiten kleinen Kniescheibe bekommen

16. Abweichung der Kniescheibe in ihrer Höhenlage

Von einem echten angeborenen Kniescheibenhochstand, einer Patella alta vera congenita kann man nach Blumensaat nur dann sprechen, wenn eine echte Verlängerung des Kniescheibenbandes vorliegt, zum Unterschied von einem nicht echten angeborenen Hochstand, wenn es z.B. durch Abflachung der Oberschenkelknorren zu einem Höhertreten der Kniescheibe kommt.

Blumensaat unterscheidet neben den angeborenen noch die erworbenen Formen des Kniescheibenhochstandes, wie man sie z.B. nach Poliomyelitis oder entzündlichen Erkrankungen des Kniegelenkes findet.

Auch beim Tiefstand der Kniescheibe unterscheidet man angeborene und erworbene Formen. Blumensaat weist auf die Tatsache hin, daß bei Ursachen, die gelegentlich einen Kniescheibenhochstand bedingen, nicht selten auch ein Tiefstand der Kniescheibe gefunden wird und umgekehrt.

Abweichungen der Kniescheibe in ihrer Höhenlage können auch durch einen Riß der Quadricepssehne oder des Lig. patellae bedingt sein. Bei einem vollständigen Riß des

Lig. patellae wird die Kniescheibe durch den Zug des M. quadriceps nach zentral zu verlagert (Abb. 28) und bei einem Riß der Rectussehne durch den Zug des Lig. patellae nach distal (Abb. 29).

Bei kontrastreichen Röntgenaufnahmen kann man den Riß der Sehnen sehen.

Ist ein Hoch- oder Tiefstand der Kniescheibe im Röntgenbild nicht einwandfrei festzustellen, so ist eine seitliche Röntgenaufnahme des auf 120° gebeugten Kniegelenkes mit entsprechendem Vergleich zu machen. Dabei ist darauf zu achten, daß die Beugung beider Kniegelenke die gleiche ist. Durch die Beugestellung kommt ein Kniescheibenhoch- oder Tiefstand einwandfrei zur Darstellung.

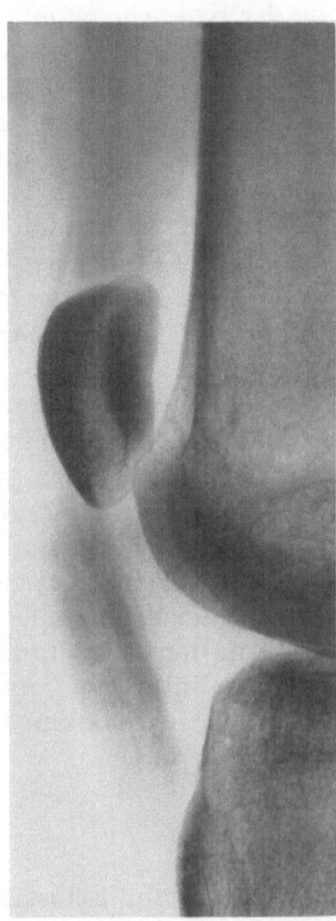

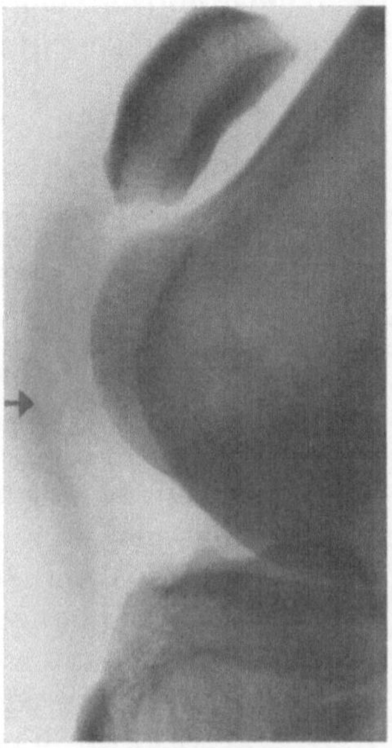

Abb. 28 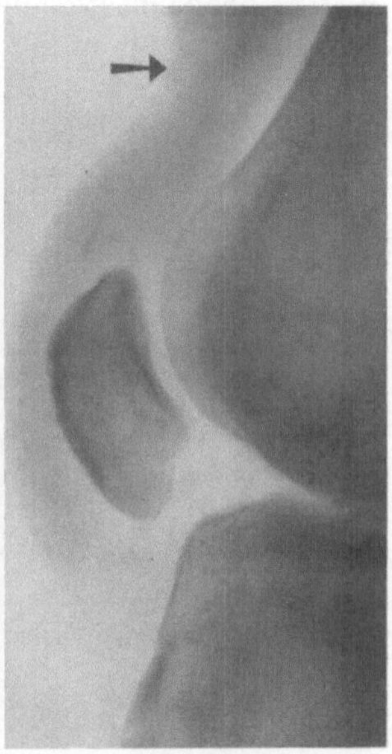 Abb. 29

Abb. 28. *Riß des Ligamentum patellae.* Durch den Zug des M. quadirceps kommt es zu einem Hochstand der Kniescheibe. Die Rißstelle des Bandes ist auf der Röntgenaufnahme gut zu sehen (→)

Abb. 29. Tiefstand der Kniescheibe bei *Riß der Quadricepssehne.* Die Rißstelle kommt auf dieser Aufnahme nicht zur Darstellung, hingegen sieht man eine deutliche Delle in der Gelenkkontur 4 cm oberhalb der Kniescheibe am Ort des Sehnenrisses (→)

Abb. 27

Abb. 27. Kontrastreiche Aufnahme des Streckapparates. Sowohl die Quadricepssehne, als auch das Ligamentum patellae kommen gut zur Darstellung

17. Traumatische Kniescheibenverrenkung

Die traumatische Kniescheibenverrenkung ist im Verhältnis zur angeborenen selten. Man kann nur dann von einer traumatischen Kniescheibenverrenkung sprechen, wenn röntgenologisch und klinisch keine Zeichen für eine angeborene Kniescheibenverrenkung, auf die unten eingegangen wird, vorhanden sind, und die einwirkende Gewalt, die zur Verrenkung der Kniescheibe geführt hat, erheblich gewesen ist.

Reichel teilte die Verrenkungen nach der Art der Verschiebung ein.

Am häufigsten kommt die seitliche Verrenkung (Abb. 30) vor und zwar meist nach außen, viel seltener nach innen. So konnte Billon bei 107 Kniescheibenverrenkungen 99mal eine Verrenkung nach außen feststellen.

Als zweite Verrenkungsart gibt es die Drehverrenkung. Dabei ist die Kniescheibe um ihre Längsachse entweder nach außen oder nach innen herum gedreht. Die Kniescheibe kann nur um 90° verdreht sein oder auch um 180°, so daß die Knorpelfläche nach ventral zeigt. Nikolai beobachtete einen solchen unbehandelten veralteten Fall.

Ob die 3. Form, die Verrenkung der Kniescheibe nach unten, auch Horizontal- oder Einklemmungsluxation bezeichnet, als reine traumatische Verrenkung entstehen kann, ist nicht eindeutig geklärt. Küttner ist der Ansicht, daß nur dann von einer Verrenkung der Kniescheibe um eine horizontale Achse gesprochen werden kann, wenn der Streckapparat nicht verletzt ist, ebenso wenn kein Bruch des Ober- oder Unterschenkels vorliegt (Henrichssen). Böhler faßt die horizontale Verrenkung als nicht selbständige Verletzung auf, da sie nur als Folge eines Risses der Rectussehne oder des Kniescheibenbandes auftreten kann.

Kager beobachtete einen Fall einer horizontalen Verrenkung der Kniescheibe mit der Knorpelfläche nach unten, die unblutig eingerichtet werden konnte. Nach 3 Monaten waren an der Kniescheibenbasis Verknöcherungen nachzuweisen. Wortmann hat über einen ähnlichen Fall berichtet. Da auch bei diesem Fall nach wenigen Monaten Verknöcherungen an der Kniescheibenbasis nachzuweisen waren, kann man annehmen, daß es bei beiden Fällen zu einer teilweisen Ablösung der Rectussehne mit dem Periost von der Kniescheibenbasis kam, wodurch die Verrenkung erfolgen konnte.

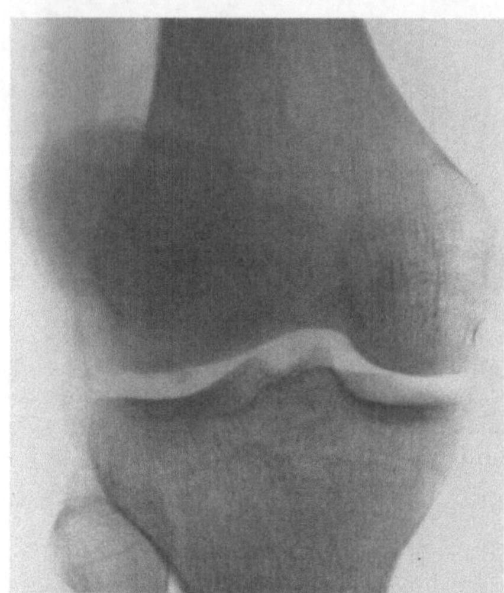

Abb. 30. *Traumatische* Verrenkung der rechten Kniescheibe nach außen bei einer 23jährigen Hausgehilfin, die über eine Treppe fiel

Die Frage, ob aus einer einmaligen traumatischen Kniescheibenverrenkung eine gewohnheitsmäßige Verrenkung entstehen kann, wird von Nikolai verneint. Nikolai konnte bei 12 traumatisch entstandenen Kniescheibenverrenkungen bei der Nachuntersuchung in keinem Fall eine neuerliche Verrenkung oder einen Dauerschaden feststellen.

Fründ hingegen steht auf dem Standpunkt, daß Kniescheibenverrenkungen durch ein einmaliges Trauma ausgelöst, infolge unvollkommener Heilung immer wieder auftreten können.

18. Angeborene Kniescheibenverrenkung

Über die Ursachen der angeborenen Kniescheibenverrenkung herrscht im Schrifttum keine einheitliche Meinung, genau so wie es über die klinischen und röntgenologischen Erscheinungen verschiedene Auffassungen gibt.

Als röntgenologische Hauptkennzeichen der angeborenen Kniescheibenverrenkung werden angegeben (Abb. 31, 32):

1. Eine Verformung oder Unterentwicklung der Kniescheibe. Böhler und Jaroschy haben darauf hingewiesen, daß bei axialen Aufnahmen der Kniescheibe der medial von der Linea emminens liegende Teil der Kniescheibe kürzer und plumper ist und daß die Kniescheibengelenkfläche eine dem lateralen Anteil der Oberschenkelgelenksfläche kongruente Form zeigt.

Ob diese Form der Kniescheibe, auch als Dreikantpatella bezeichnet, primär so angelegt war oder erst durch besondere mechanische Beanspruchung entstanden ist, ist nach Rohlederer noch ungeklärt.

Auf die Kleinheit der Kniescheibe bei der angeborenen Verrenkung haben unter anderen Nissen, Bogen und Langer hingewiesen.

2. Eine Verdrehung des gelenksbildenden Anteiles des Oberschenkels. Fründ beobachtete eine bis 90°ige Einwärtsdrehung des gelenksbildenden Anteiles des Oberschenkels

gegenüber dem Unterschenkel. Fürmaier konnte eine stärkere Innendrehung nur selten beobachten. Böhler meint, daß eine Verdrehung der Oberschenkelknorren sowohl nach außen als auch nach innen vorhanden sein kann.

3. Abflachung des äußeren Oberschenkelknorrens. Die Abflachung ist ebenfalls gut in der axialen Aufnahme zu sehen.

Klinisch bestehen bei der angeborenen Kniescheibenverrenkung häufig noch eine Unterentwicklung des M. vastus medialis und ein verstärktes Genu valgum.

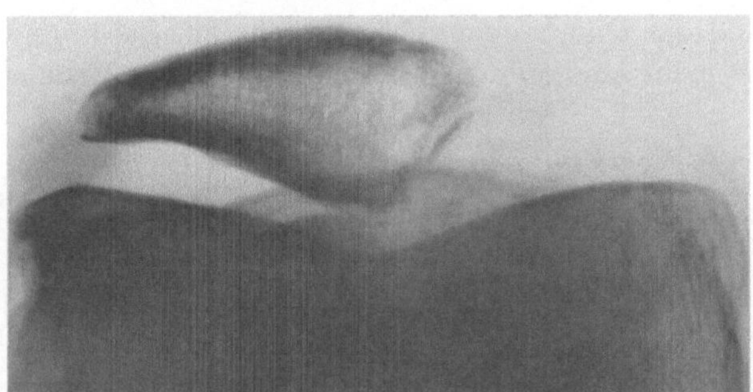

Abb. 31. Tangentialaufnahme einer Kniescheibe mit *habitueller* Verrenkung. Die Kniescheibe liegt mehr nach außen zu und die Oberschenkelknorren sind abgeflacht. Bei einer *normalen* Kniescheibe wird die Gelenkfläche durch eine Leiste in 2 annähernd gleich große Gelenkflächen unterteilt. Bei der Kniescheibe mit habitueller Verrenkung ist der mediale Anteil verkürzt und auch dicker als der laterale. Die sonst der Facies patellaris femoris entsprechend konvex geformte Gelenkfläche kann abgeflacht sein

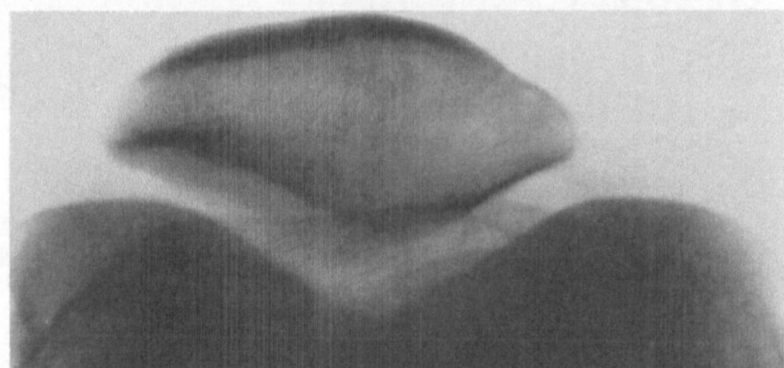

Abb. 32. Zum Vergleich zu Abb. 31 Tangentialaufnahme einer *normalen* Kniescheibe

Bei der angeborenen Kniescheibenverrenkung kann man verschiedene Grade unterscheiden:

Beim schwersten Grad ist die Kniescheibe dauernd verrenkt.

Bei der Subluxatio patellae springt die Kniescheibe verschieden oft bei der Beugung des Kniegelenkes aus und bei der Streckung des Kniegelenkes wieder ein.

Bei der beginnenden Entgleisung des Kniescheibengleitweges, von Rohlederer auch als Praeluxatio patellae bezeichnet, ergeben die Röntgenaufnahmen in beiden Ebenen meist keine pathologischen Veränderungen. Rohlederer gab zur Darstellung der sog. „Lateralisation“ der Kniescheibe Aufnahmen der Kniescheibe von hinten nach vorne bei entspanntem und dann bei gespanntem Quadriceps an. Bei den positiven Fällen kommt es bei gespanntem Quadriceps zum Auswandern der Kniescheibe nach außen.

Fründ wies darauf hin, daß bei der Präluxatio patellae die normale axiale Aufnahme der Kniescheibe bei einer Beugestellung des Kniegelenkes von 90° nicht ausreicht, da der kritische Punkt der Lateralisation der Kniescheibe meist bei einer Stellung des Kniegelenkes von 120° liegt. Fründ schlug daher Tangentialaufnahmen der Kniescheibe bei einer Stellung des Kniegelenkes von 120° und 60° vor, um den Bewegungsablauf der Kniescheibe in ihrer Gleitbahn besser überblicken zu können.

19. Brüche der Kniescheibe

Bei den Kniescheibenbrüchen unterscheidet man nach ihrer Form 3 Brucharten.

Bei den Längsbrüchen verläuft der Bruchspalt in der sagittalen Körperebene. Röntgenologisch sind die Längsbrüche am besten durch eine Tangentialaufnahme der Kniescheibe darzustellen. Das laterale Bruchstück kann mehr oder minder stark nach außen zu verschoben und in seltenen Fällen über den äußeren Schienbeinknorren abgekippt sein. Differentialdiagnostisch ist der Längsbruch der Kniescheibe gegen eine Patella bipartita abzugrenzen.

Am häufigsten sind die Querbrüche der Kniescheibe. Sie können ohne Verschiebung einhergehen oder eine mehr oder minder starke Diastase der Bruchstücke zeigen.

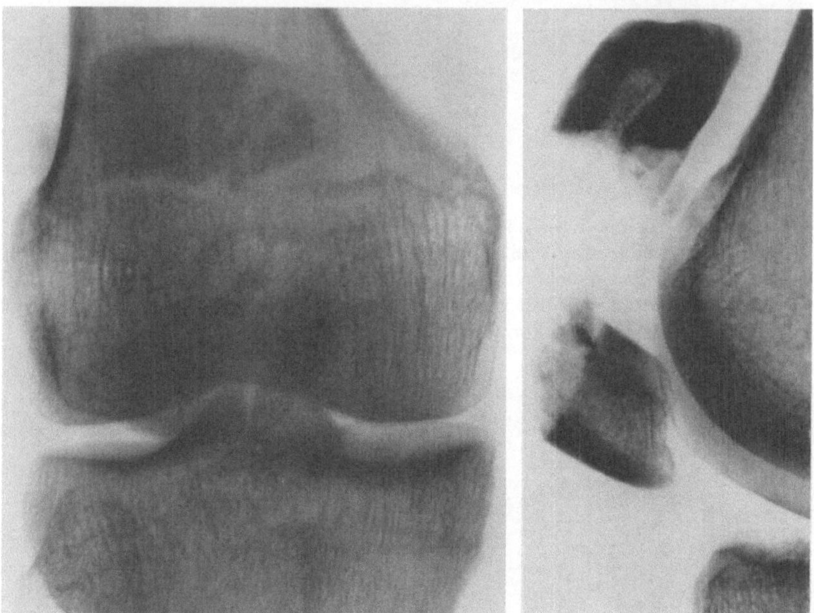

Abb. 33. *Trümmerbruch* der Kniescheibe bei einem 21jährigen Angestellten, entstanden durch Sturz mit dem Motorrad. Die beiden Hauptbruchstücke zeigen eine Diastase von 3,5 cm. Die Diastase ist ein Zeichen dafür, daß auch der Reservestreckapparat gerissen ist

Ist die Kniescheibe in mehrere Stücke zerbrochen, so spricht man von einem Trümmerbruch (Abb. 33). Meist besteht zwischen den Bruchstücken eine Diastase und eine Verwerfung der Gelenkfläche.

Das Bestehen einer Diastase zwischen den Bruchstücken bei den Quer- und Trümmerbrüchen der Kniescheibe ist immer ein Zeichen dafür, daß auch der Reservestreckapparat gerissen ist.

20. Chondromalacia patellae

Die Chondromalacia patellae wird auch als hintere Patellarkontusion (HAGLUND) oder Chondropathia patellae (FRÜND) bezeichnet.

Als erster hat BÜDINGER in einigen grundlegenden Arbeiten das Krankheitsbild der Chondromalacia patellae beschrieben.

Bei dieser Krankheit kommt es zur umschriebenen Degeneration des Knorpels der Kniescheibengelenkfläche mit Bildung von kleinen Defekten.

Im Anfangsstadium sind im Röntgenbild keine Veränderungen zu sehen. Erst im weiteren Verlauf erscheint die Gelenkfläche der Kniescheibe sklerosiert und unregelmäßig begrenzt (Abb. 34) oder es sind in der Kniescheibe selbst nahe der Gelenkfläche kleinfleckige Aufhellungen zu sehen. Bei Jugendlichen denke man daran, daß die Kniescheibengelenkfläche auch unter normalen Bedingungen unregelmäßig begrenzt sein kann.

Haglund, Läven, Bircher und Støren haben ein röntgenologisches Frühsymtom der Chondromalacia patellae, nämlich eine umschriebene Eindellung der Mitte der Gelenkfläche mit Verdichtungen der Corticalis in der Aufnahme von der Seite angegeben (Haglundsche Delle).

Peterson, Aleman und Scheuer fanden diese Veränderung auch bei vollkommen gesunden Kniegelenken.

Niederecker wies darauf hin, daß durch eine Pneumoradiographie die röntgenologische Diagnostestellung der Chondromalacia patellae leichter sei, ohne jedoch auf die Art der röntgenologischen Veränderungen überhaupt einzugehen.

Grueter fand bei seinen Untersuchungen zum Patellarhinterwandschaden, daß entsprechend der Haglundschen Delle eine dicke Bauchung des Gelenkknorpels vorhanden ist und konnte in einem Drittel der Fälle mit Haglundscher Delle degenerative Knorpelveränderungen finden. Nach Ansicht Grueters soll diese Dellenbildung dadurch entstehen, daß es in diesem Bereich zu einem frühzeitigem Abschluß der Verknöcherungsausbreitung kommt. Eine Ursache hierfür konnte nicht gefunden werden.

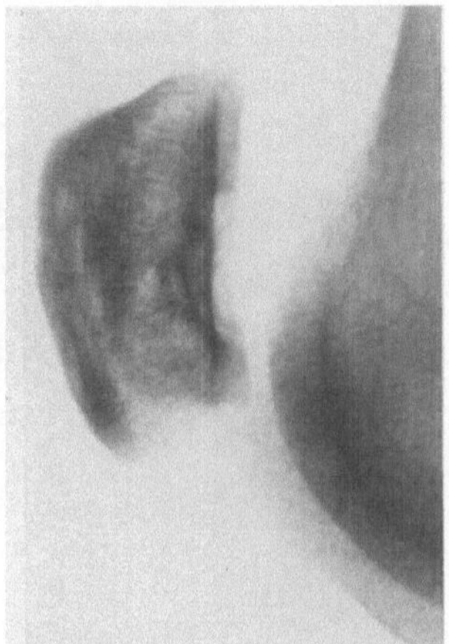

Abb. 34. Chondromalacia patellae bei einem 38jährigen Angestellten mit klinischen Beschwerden. Röntgenologisch ist außerdem noch eine Osgood-Schlattersche Erkrankung in der Jugend nachweisbar

Über die Ursache der Chondromalacia patellae gibt es drei Ansichten.

Fründ und Scheuer nehmen eine traumatische Genese an. Auch Niederecker stellt die Unfallbedingtheit der Chondromalacia patellae in den Vordergrund, ohne sich jedoch genau festzulegen.

Eine zweite Gruppe von Autoren hält einerseits eine gewisse Disposition und andererseits ein Trauma für die Ursache der Entstehung oder Verschlimmerung der Chondromalacia patellae (Bürkle de la Camp; Bircher; Erb; Hilzensauer). Silfverskiöld meint, daß das Trauma eine gewisse Rolle spiele, der Knorpel aber schon vorher verändert sei. Die oft angegebenen geringen Traumen verwandeln die latente Chondromalacia sozusagen in eine manifeste. Auch Kallio ist der Ansicht, daß die Knorpelveränderungen schon vorher bestehen und die geringen Traumen nur die Schmerzen auslösen.

Andere Autoren sehen die Ursache der Chondromalacia patellae in einer Dysplasie des Patello-Femoralgelenkes. Fürmaier fand, daß ein Hochstand der Kniescheibe oder eine Kniescheibe vom Typ Wiberg III disponierend für ihr Auftreten seien. Durch diese Veränderungen im Patello-Femoralgelenk käme es zu einem veränderten Kontakt und Auflagedruck der Kniescheibe am Oberschenkelknochen. Dadurch werden die Veränderungen am Kniescheibengelenkknorpel hervorgerufen.

Frosch konnte die Chondromalacia patellae nur in anlagemäßig fehlgeformten Kniegelenken, nicht selten doppelseitig auftretend, und vor allem bei Jugendlichen nachweisen. Bei seinen Fällen fehlte jegliches Trauma, jedoch war immer eine Fehlstellung der Kniescheibe vorhanden.

Es ist anzunehmen, daß jene Autoren der Ätiologie der Chondromalacia patellae am nächsten kommen, die diese der Gruppe der Osteochondrolysis dissecans der Oberschenkelknorren zuordnen und ihr Auftreten als mechanisch bedingt durch die Fehlform des Patello-Femoralgelenkes erklären.

Streng von der Chondromalacia patellae sind die traumatisch entstandenen Knorpel-Knochenabsprengungen von der Kniescheibengelenkfläche zu trennen. Diese sind klinisch dadurch gekennzeichnet, daß es sofort nach dem Unfall zu Schmerzen, Schwellung und zu einem blutigen Kniegelenkerguß kommt.

Auf die häufige Kombination der Chondromalacia patellae mit der Osteochondrolysis dissecans wiesen Kallio und Langensskiöld hin, während Oberniedermayr die Chondromalacia patellae überhaupt zur Osteochondrolysis dissecans zählt.

21. Aseptische Nekrose der Kniescheibe beim Erwachsenen

Vor allen hat ROSTOCK auf dieses Krankheitsbild hingewiesen.

Im Röntgenbild zeigt sich dabei eine mehr oder weniger scharf umschriebene Aufhellung im Bereich der Kniescheibenspitze, in der ein kleiner Sequester liegt.

ROSTOCK konnte bei seinen Fällen nach operativer Freilegung dieser Höhlen in ihnen entweder einen Knochendetritus oder einen kleinen Sequester finden.

Die histologische Untersuchung ergab eine Verbreiterung der Intima und der Media der Gefäße in diesem Bereich, so daß die Lichtung der Gefäße entweder stark verengt oder sogar vollkommen verschlossen war. Dadurch kommt es zur Nekrose des vom Gefäß abhängigen Knochenbezirkes mit reaktiven Heilungsvorgängen in der Nachbarschaft.

Die Ursache dieser Gefäßschädigung ist unbekannt.

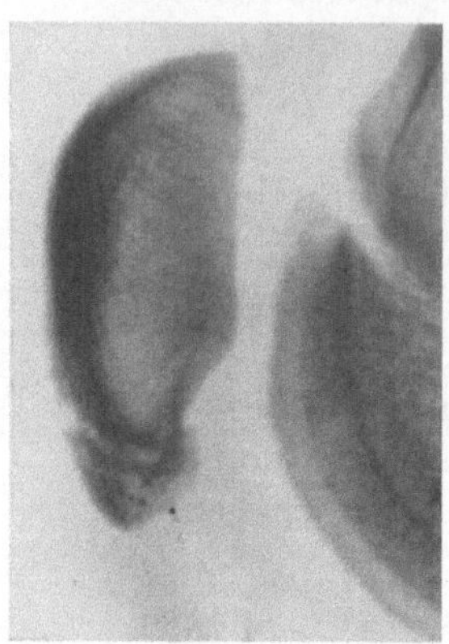

Abb. 35

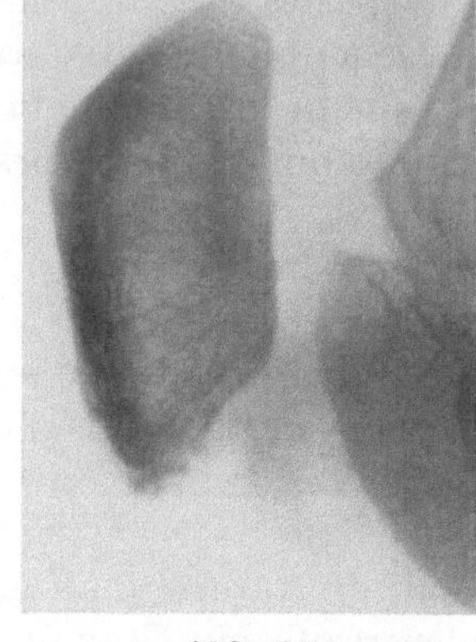

Abb. 36

Abb. 35. Isolierter Kern an der Spitze der Kniescheibe bei einem 12jährigen Knaben. Zufallsbefund

Abb. 36. Larsen-Johanssonsche Erkrankung der Kniescheibe bei einem 14jährigen Knaben mit klinischen Beschwerden

22. Larsen-Johanssonsche Erkrankung der Kniescheibe

Die *Larsen-Johanssonsche* Erkrankung der Kniescheibe kommt bei Jugendlichen knapp vor der Pubertät (Abb. 36) vor.

Im Röntgenbild finden sich Veränderungen an der Kniescheibenspitze oder an der Kniescheibenbasis in Form von mehreren kleinen Knochenfragmenten oder nur einzelner Knochenschatten.

Nach dem Ausheilen der Larsen-Johanssonschen Erkrankung ist die Kniescheibenbasis oder die Kniescheibenspitze im Röntgenbild plumper und verlängert.

Die Ursache der Erkrankung ist bis heute nicht bekannt.

Die erste Beschreibung stammt von KÖHLER, der bei einem Fall der nach ihm benannten Nekrose am Os naviculare pedis auch die gleichen Veränderungen an der Kniescheibenspitze nachweisen konnte.

1922 veröffentlichte JOHANSSON 4 Fälle mit röntgenologischen Veränderungen an der Kniescheibenspitze und wies auf die Ähnlichkeit mit der Osgood-Schlatterschen Erkrankung hin.

Auch LARSEN beschrieb Fälle von abnormen Knochen- und Kalkschatten entlang der Kniescheibenvorderseite im Röntgenbild und deutete diese als Periostitis oder Epiphysitis. Weitere Veröffentlichungen stammen von BLENCKE, der bei seinem Fall eine Perthessche Erkrankung der gleichen Hüfte feststellen konnte, von VAN NES, dessen Fälle auch eine Osgood-Schlattersche Erkrankung hatten und der die Larsen-Johanssonsche Erkrankung zu den epiphysären Nekrosen einordnete, von BONSE, von BÜRGSTEIN, die indirekte chronische Traumen bei besonderer Disposition als Ursache annahmen und von WOLF, der eine Häufigkeit der Larsen-Johanssonschen Erkrankung von 2,5% aller untersuchten Fälle fand.

Mau beobachtete diese röntgenologischen Veränderungen nur an der Kniescheibenbasis und führte die Bezeichnung Osteopathia patellae juvenilis ein. Mau konnte an Injektionspräparaten von Kniescheiben Neugeborener feststellen, daß die Gefäße im Kniescheibenknorpel in sagittal den Knorpel durchsetzenden Kanälen verlaufen und nimmt daher an, daß, wenn die Ossifikation des Knochens nach der Oberfläche zu fortschreitet, diese Gefäße dadurch den scherenden Zug- und Druckwirkungen besonders ausgesetzt werden. Da die Gefäßversorgung an und für sich reichlich ist, kommt es nur in wenigen Fällen zu dieser Veränderung. Mau fand eine Ähnlichkeit dieser Erkrankung mit der Perthesschen der Hüfte und der Köhlerschen am Os naviculare pedis.

Kuh ist der Ansicht, daß diese Erkrankung der Kniescheibe zu jener Gruppe von juvenilen Ossifikationsstörungen gehört, die durch eine Dysfunktion der endokrinen Drüsen entstehen.

Testa nimmt als Ursache der Larsen-Johanssonschen Erkrankung einen überzähligen Knochenkern an und weist auf die häufige Kombination mit der Osgood-Schlatterschen Erkrankung hin.

Auch der von Classen beobachtete Fall hatte beiderseits eine Osgood-Schlattersche Erkrankung.

Anders wies bei seinen 9 Fällen von Larsen-Johanssonscher Erkrankung eine Spina bifida occulta nach und kam zu dem Schluß, daß ein möglicher Zusammenhang zwischen beiden bestehe. Die Spaltbildung der Wirbelsäule dürfte durch vasomotorisch-trophische Störungen die Veränderungen an der Kniescheibe hervorrufen.

Radochay hingegen konnte bei seinen Beobachtungen in keinem Fall eine Spina bifida occulta nachweisen.

Als Unfallfolge ist die Larsen-Johanssonsche Erkrankung nicht anzuerkennen, da ihre traumatische Entstehung als sicher abzulehnen ist.

23. Osteochondrolysis dissecans

Nach den Statistiken der Literatur ist von der Osteochondrolysis dissecans am häufigsten das Kniegelenk, an zweiter Stelle das Ellbogengelenk befallen. Erst in großem Abstand folgen das obere Sprung-, das Hüft- und das Schultergelenk.

Die Osteochondrolysis dissecans findet sich beim männlichen Geschlecht häufiger als beim weiblichen (7:1) und tritt vor allem zwischen dem 14. und 15. Lebensjahr auf.

Der Sitz der Osteochondrolysis dissecans ist immer der Gelenkkopf und nie die Gelenkpfanne. Im Kniegelenk ist vor allem der innere und seltener der äußere Oberschenkelknorren befallen.

Über die Ätiologie dieser Erkrankung gibt es verschiedene Theorien, als Zeichen dafür, wie schwierig die Deutung ihrer Ursache ist. Unter den verschiedenen Theorien über die Ätiologie der Osteochondrolysis dissecans lassen sich 2 Hauptgruppen unterscheiden.

Die eine Theorie, die von Axhausen führend vertreten wird, besagt, daß die Osteochondrolysis dissecans mit den aseptischen Epiphysennekrosen identisch ist. Auf Grund einer aseptischen Embolie kommt es an umschriebener Stelle zu einer Nekrose des Knochens nahe der Gelenkfläche.

Das hauptsächliche Auftreten der Osteochondrolysis dissecans am Knie- und Ellbogengelenk wirft aber bereits die Frage auf, warum nicht auch andere Gelenke in gleichem Ausmaß von aseptischen Embolien befallen werden. Damit fällt die Grundlage für die Theorie Axhausens bereits weg, denn wenn die Ursache der Osteochondrolysis dissecans blande Embolien sind, warum sind diese vor allem auf das Knie- und Ellbogengelenk beschränkt?

Lexer wies nach, daß sich in der unteren Oberschenkelepiphyse zahlreiche Endarterien finden, die aber nicht nur die typischen Stellen der Osteochondrolysis dissecans versorgen.

Auch konnten Lexer und Neumann feststellen, daß die von Löhr und Ludloff als durch Embolien verlegt angegebenen Gefäße entweder nicht der typischen Lokalisation der Osteochondrolysis entsprachen oder keine Endarterien waren.

Durch das hauptsächliche Befallensein des Knie- und Ellbogengelenkes ist auch die Ansicht Ribbings, der die Ursache der Osteochondrolysis dissecans auf solitäre Kncohenkerne, die im Laufe des Wachstums an die Gelenkoberfläche zu liegen kommen, dann durch die Gelenkbewegungen gelöst, nekrotisch und schließlich abgestoßen werden, zurückführt, nicht haltbar.

Löhr und Groh sprechen als Ursache eine anämische Nekrose an umschriebener Stelle an, die durch die mechanische Drosselung von Gefäßen entsteht.

Die Autoren, die sich in den letzten Jahren mit der Ätiologie der Osteochondrolysis dissecans befaßten, haben sich vor allem für die mechanische Theorie ausgesprochen.

So weist Wanke darauf hin, daß das Knie- und Ellbogengelenk eine deutliche Inkongruenz der artikulierenden Flächen zeigen, zwischen den längsten Hebelarmen des menschlichen Körpers liegen und die einzigen Gelenke sind, die eine Bewegung um die Frontal- und Längsachse zulassen.

Burkhardt fand auf Grund seiner Versuche und Druckberechnungen, daß zwischen Schienbeinkopf und Oberschenkelknorren einerseits und zwischen Kniescheibe und Oberschenkelknorren andererseits schon unter normalen Bedingungen große Kräfte einwirken und es durch diese bereits zu einer Schädigung von normalen Gewebsteilen kommen kann.

Küntscher konnte durch laufende kleine Belastungen, die durch einen Elektromotor hervorgerufen wurden, im Experiment an den Oberschenkelknorren Veränderungen erzeugen, die den Osteochondrolysisherden in der Lokalisation, Form und Ausdehnung entsprachen.

Schinz und Brandenberger fassen die Osteochondrolysis dissecans als Dauer- und Ermüdungsbruch auf. Der Primärvorgang sei der Dauerbruch als Folge einer Überbeanspruchung. Die Nekrose des Knochens ist der Sekundärvorgang durch Unterbrechung der Zirkulation durch die Fraktur. Der Ausbruch des Knorpel-Knochenstückes und somit die Bildung eines freien Gelenkkörpers erfolgt in dem Moment, in dem die durch die Dissektion geschwächte Struktur des Oberschenkelknorrens eine so geringe Festigkeit erreicht hat, daß sie einer gewöhnlichen Belastung nicht mehr standhält.

In schönen Versuchen konnte Bandi die mechanische Theorie untermauern und kam auf Grund seiner Versuche zu der Ansicht, daß die Osteochondrolysis als Ermüdungsbruch aufzufassen ist. Bei Leichenversuchen konnte Bandi nachweisen, daß ein von der Kniescheibe und dem Schienbeinkopf auf die Oberschenkelknorren ausgeübter Druck an den Stellen am stärksten ist, wo sich die typische Osteochondrolysis dissecans entwickelt.

Diethelm, May und Knuth erzeugten durch einmal wirkende Stoßkräfte auf die Kniescheibe Knorpelläsionen an den Oberschenkelknorren. Diese Knorpelläsionen fanden sich, wenn das Kniegelenk in einer Beugestellung von 45—60° war, an den Stellen, an denen in der Regel die Osteochondrolysis dissecans auftritt.

Der mechanischen Theorie stehen die Fälle, bei denen die Osteochondrolysis dissecans bei ein und derselben Person in mehreren Gelenken bzw. bei mehreren Mitgliedern einer Familie auftritt, gegenüber. Burkhardt erklärte diese Fälle damit, daß die Form des Gelenkes hereditär mehr oder weniger festgelegt ist und bei diesen Fällen durch eine Fehlform oder durch den fehlerhaften Ablauf der Gelenksfunktion es ebenfalls mechanisch zum Auftreten der Osteochondrolysis dissecans kommt.

Rehbein nimmt als Ursache Schwankungen in der Form der normalen Ausbildung und der Stellung der Gelenkteile zueinander an. Schon eine nur geringe Inkongruenz zweier korrespondierender Gelenkflächen oder leichte Störungen der Koordination genügen, um einen pathologischen Bewegungsvorgang auszulösen. Rehbein konnte an Hand eines Falles nachweisen, daß es bei Wegfall dieser schädigenden mechanischen Komponenten zu einer Abheilung der Osteochondrolysis kommen kann. Nach Aufhören der Ruhigstellung des Kniegelenkes kam es wieder zur Ausbildung der Osteochondrolysis an der gleichen Stelle.

Friedl faßt als Ursache des Nichteinheilens des aseptischen toten Knochenstückes die scherende Wirkung der Gelenkbewegung auf den toten Knochen auf, da dieses Knochenstück sonst wie ein anderes Knochentransplantat einheilen müßte.

Bei der Osteochondrolysis dissecans wird ein umschriebenes subchondral gelegenes Knochenareal nekrotisch. Im Röntgenbild ist im Oberschenkelknorren nahe der Gelenkfläche eine umschriebene Aufhellung mit verdichtetem Rand sichtbar.

Durch die Gelenkbewegung wird dieses Knochenareal vom gesunden Knochen gelöst. Zwischen dem nekrotischen und dem gesunden Knochen bildet sich Bindegewebe, somit

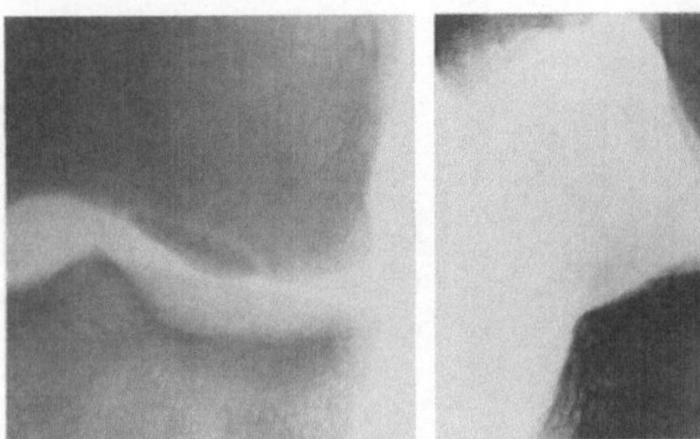

Abb. 37. Osteochondrolysis dissecans im Bereich des inneren Oberschenkelknorrens. Die „Maus" liegt noch im Bett

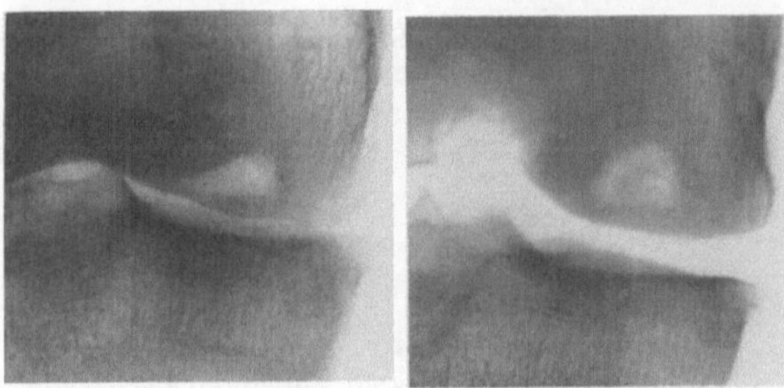

Abb. 38. Anterior-posteriore und Einsichtsaufnahme eines leeren Mausbettes bei der Osteochondrolysis dissecans

die Abstoßung des nekrotischen Knochenstückes fördernd. In diesem Stadium sieht man im Röntgenbild den nekrotischen Knochenteil durch einen schmalen Aufhellungssaum vom übrigen Knochen abgegrenzt (Abb. 37). Die Gelenkmaus hat in diesem Stadium entweder die gleiche Dichte wie der übrige Knochen oder kann schattendichter erscheinen.

Ludloff erklärte die besondere Schattendichte der Gelenkmaus damit, daß ein an sich schon besonders dichtes Knochenstück und zwar aus der Gegend der Ansatzstelle des hinteren Kreuzbandes losgelöst wird.

An dieser Stelle sei noch darauf hingewiesen, daß sich in einem Osteochondrolysisherd nicht nur ein, sondern auch mehrere Gelenkmäuse befinden können.

Es sind Fälle bekannt, bei denen die Maus jahrelang in ihrem Bett liegen blieb. Sie kann aber schon durch eine normale Bewegung daraus gelöst werden, einen freien Gelenkkörper bilden und zu Einklemmungen führen.

Wie lange der Abstoßungsvorgang dauert, ist schwer zu sagen, da die Osteochondrolysis in der Regel schleichend beginnt und meist erst die Lösung der Maus aus ihrem Bett als auffälliges Ereignis wahrgenommen wird.

Beim gelösten Knorpel-Knochenstück, das sich als freier Körper im Gelenk befindet, wuchert der lebend gebliebene Knorpel um den nekrotischen Knochen herum, so daß der freie Gelenkkörper ganz von Knorpel überzogen wird. Schließlich kann es zur Verkalkung des freien Gelenkkörpers kommen.

Nach Lösung der Maus (Abb. 38) bildet sich im Mausbett Narbengewebe, das sich in Faserknorpel umwandeln kann. War der Defekt klein und oberflächlich, so sieht man nach

3—4 Monaten an dieser Stelle eine etwas unregelmäßige Kontur der Gelenkfläche des Oberschenkelknorrens, die die Stelle des Osteochondrolysisherdes ahnen läßt.

Die Osteochondrolysis dissecans ist in der Regel gut im Röntgenbild von der Seite zu sehen. Die Aufnahmen von vorne geben hingegen oft kein eindeutiges Bild. In diesen Fällen bringt häufig eine Einsichtaufnahme des Kniegelenkes eine Klärung.

In differentialdiagnostischer Hinsicht ist bei der Osteochondrolysis dissecans die traumatische Knorpel-Knochenabsprengung von den Oberschenkelknorren (Abb. 39, 40) — es handelt sich dabei fast immer um den äußeren — in Betracht zu ziehen. Diese Absprengungen sind selten und betreffen vor allem Jugendliche zwischen dem 15.—18. Lebensjahr.

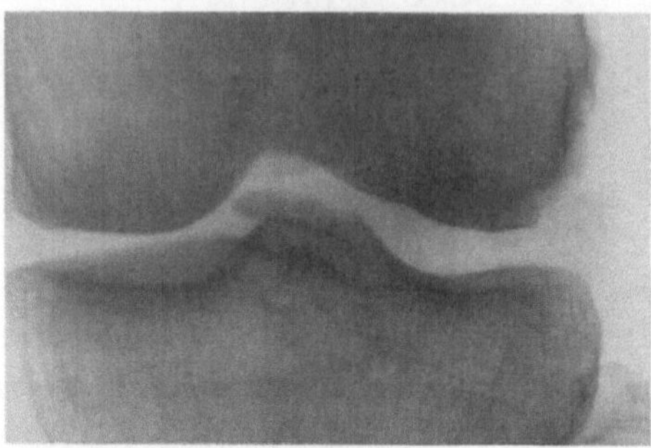

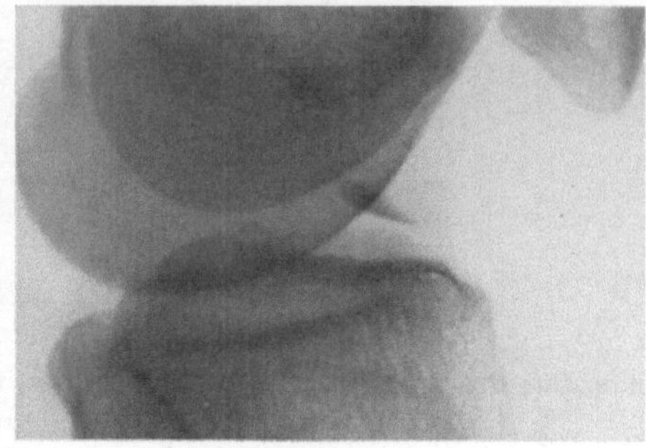

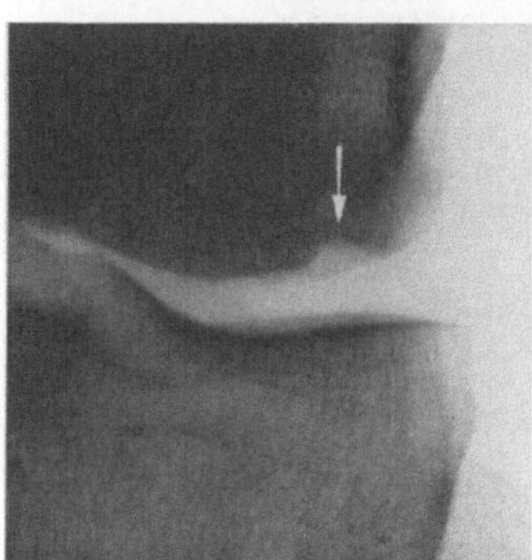

Abb. 40

Abb. 39. *Traumatische* Knorpel-Knochenabsprengung vom äußeren Anteil des äußeren Oberschenkelknorrens. Das abgebrochene Knorpel-Knochenstück liegt in der Fossa intercondyloidea

Abb. 40. *Traumatische* Knorpel-Knochenabsprengung vom äußeren Oberschenkelknorren 5 Jahre nach dem Unfall und operativer Entfernung des Knorpel-Knochenstückes. Der Defekt am äußeren Oberschenkelknorren ist noch deutlich zu sehen (↓)

Die wenigen in der Literatur beschriebenen Fälle sind fast alle nicht sofort erkannt worden.

Für diese traumatische Knorpel-Knochenabsprengungen wurde auch die Bezeichnung traumatische Osteochondrolysis dissecans geprägt, eine Bezeichnung die falsch und irreführend ist.

Werden diese Knorpel-Knochenstücke nach ihrer Absprengung nicht entfernt, so bildet sich an ihrer Bruchfläche mit der Zeit Faserknorpel. Schließlich wird der traumatisch entstandene freie Gelenkkörper wie der auf der Basis einer Osteochondrolysis entstandene, ganz von Knorpel überzogen. Zu diesem Zeitpunkt ist die Entscheidung, ob der freie Gelenkkörper auf Grund einer traumatischen Absprengung oder einer Osteochondrolysis entstanden ist, oft schwierig.

Im Röntgenbild von vorne und von der Seite ist der durch die Absprengung entstandene Defekt am Oberschenkelknorren manchmal nicht sichtbar, während er bei der Einsichtaufnahme in der Regel gut zur Darstellung kommt.

Weiter ist darauf zu achten, daß das frische abgesprengte Knorpel-Knochenstück in seiner Größe dem Defekt am Oberschenkelknorren entspricht, während der freie Gelenkkörper bei der Osteochondrolysis dissecans mehr rundlich und immer kleiner als sein Bett ist.

24. Fabella

Im Kniebereich findet sich ein Sesambein — die Fabella — die im Caput laterale des M. gastrocnemius liegt. Sie hat eine ovale Form — Längsdurchmesser 4—15 mm — weist Knochenstruktur auf und ist unter nicht pathologischen Umständen glatt begrenzt.

RAVELLI konnte die Fabella bei 1000 Kniegelenken in 10%, SCHÖNBAUER in 12,2% und HESSEN in 16,3% nachweisen.

Am besten ist die Fabella auf der Röntgenaufnahme von der Seite zu erkennen, wobei sie sich immer hinter den Oberschenkel und oberhalb des Kniegelenkspaltes projiziert. Im Bild von vorne liegt sie im Bereich des äußeren Oberschenkelknorrens (Abb. 41).

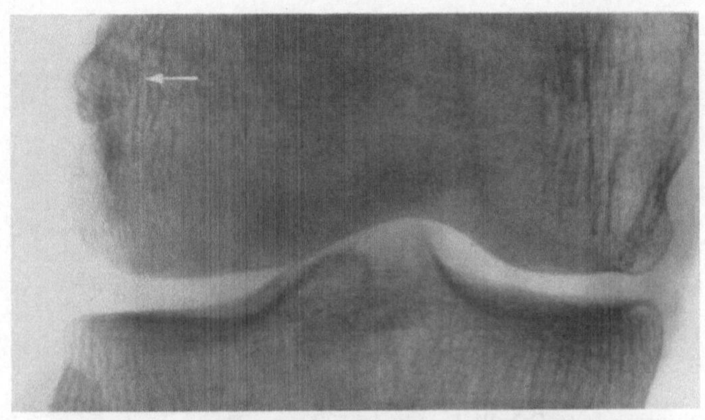

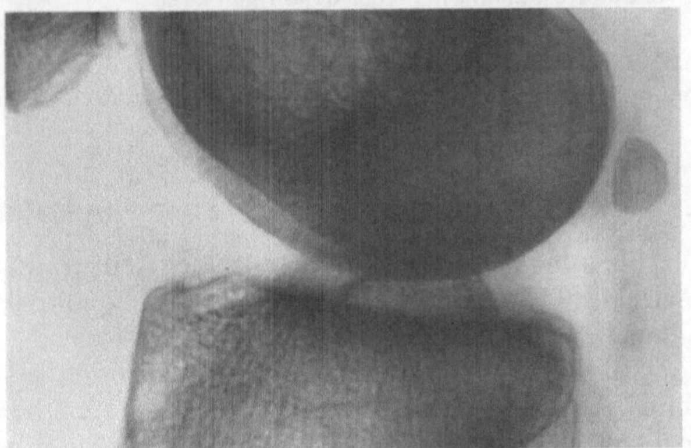

Abb. 41. Fabella im rechten Knie. Im Seitenbild sieht man die Fabella oberhalb des Gelenkspaltes und im Bild von vorne am Rand des äußeren Oberschenkelknorrens (←)

Die Fabella kann zu Verwechslungen mit einem freien Gelenkkörper Anlaß geben, eine Tatsache, auf die KRÖMER und SCHOEN hingewiesen haben.

Meist ist die Fabella beidseitig vorhanden, während ihre Zweiteilung selten ist (VOGEL). Bezüglich der Zweiteilung steht ZIMMER auf dem Standpunkt, daß diese Form immer pathologischen Ursprungs ist.

Brüche der Fabella sind von LEVOWITZ und SAGEL beobachtet worden; ihre Erkennung bietet keine Schwierigkeiten.

1952 konnte GOLDENBERG bei 2 Fällen eine histologisch verifizierte Chondromalazie der Fabella beobachten.

Bestehen schwere arthrotische Veränderungen im Kniegelenk, so ist in der Regel auch die Fabella davon betroffen (Abb. 42). Eine isolierte Arthrose der Fabella gehört zu den Seltenheiten.

25. Verkalkung der Arteria poplitea

Die Verkalkung der Arteria poplitea ist gut im Röntgenbild von der Seite zu erkennen (Abb. 43).

Im Bild von vorne kann sie im Gelenkspaltbereich mit einem freien Körper verwechselt werden.

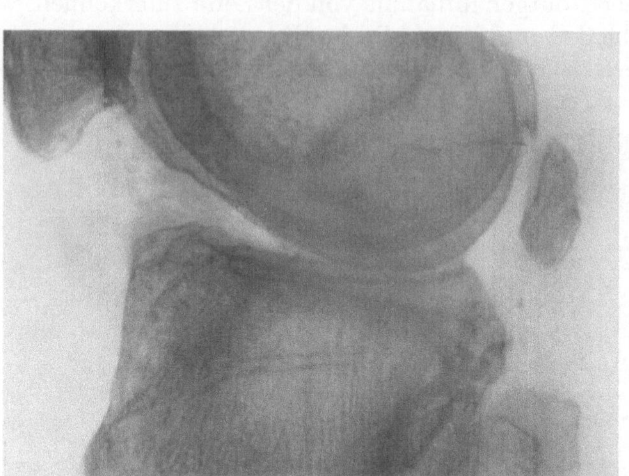

Abb. 42. Arthrotisch veränderte Fabella bei einer 67jährigen Frau

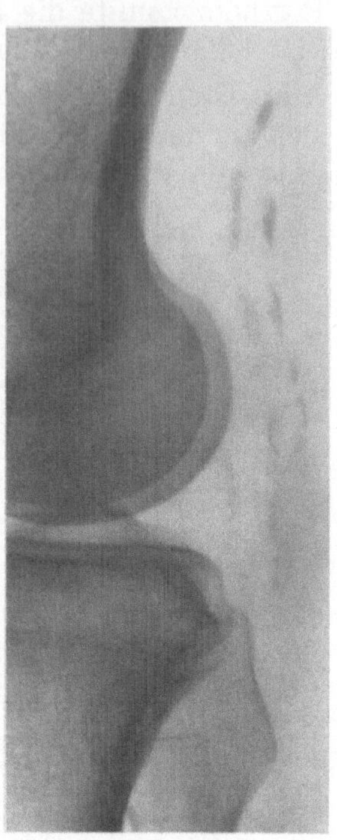

Abb. 43

Abb. 43. Kalkeinlagerungen im Verlauf der A. poplitea bei einem 59jährigen Mann

26. Wahre Kniegelenkspalt, das Ficksche Zeichen

Unter normalen Verhältnissen ist der wirkliche Kniegelenkspalt im Röntgenbild nicht zu sehen. Denn der zwischen Ober- und Unterschenkelknochen strahlendurchlässige Spalt entspricht vor allem den Gelenkknorpeln dieser Knochen.

Der wahre Gelenkspalt kann unter bestimmten Umständen als dichter Aufhellungsstreifen im Röntgenbild (Abb. 44) sichtbar werden. Diesen Aufhellungsstreifen hat nach Ravelli als erster der Anatom Fick an den Fingergrundgelenken, an denen er einen Zug ausübte, gefunden.

Im Kniegelenk wurde die spontane Darstellung des wahren Kniegelenkspaltes von Dittmar 1932 beschrieben. Dittmar vertrat die Ansicht, daß der wahre Gelenkspalt beim Erwachsenen nur unter pathologischen Bedingungen, z.B. bei einem Schlotterknie, zur Darstellung kommt.

Von Pannewitz nahm als Ursache des Sichtbarwerdens des wahren Kniegelenkspaltes eine Arthrosis deformans an, Kliemann hingegen einen eingeklemmten Meniscus. Kohlbach konnte den wahren Gelenkspalt nur bei verletzten Kniegelenken finden und faßte den röntgenologisch zur Darstellung kommenden Aufhellungsstreifen als Distorsionszeichen auf.

Die Untersuchungen von Magnusson und später von Nordheim brachten Klarheit über die Entstehung dieser Aufhellungszonen. Sie konnten nachweisen, daß durch Zug oder durch Ab- oder Adduktion eines Gelenkes im Gelenk ein relatives Vakuum entsteht, das zur Verdampfung der Gelenkflüssigkeit und zum Freiwerden von in der Gelenkflüssigkeit gelösten Gasen führt, die dann im Röntgenbild als Aufhellungszone zwischen den Gelenkflächen sichtbar werden.

In der Folgezeit wurde versucht, die Erscheinung für die Diagnose der Meniscusverletzung zu verwenden.

Nordheim wies darauf hin, daß bei völlig gesunden Gelenken der innere Meniscus auf diese Weise nur in ungefähr 70 % der Fälle zur Darstellung kommt, der äußere Meniscus sogar nur ausnahmsweise.

Daß die Darstellung des wahren Gelenkspaltes nicht immer gelingt hat mehrere Ursachen, die Kröker beschreibt: wenn zu viel Gelenkflüssigkeit, ein geringer seröser Erguß oder ein straffer Bandapparat vorhanden ist, so kann durch Zug- oder durch Ab- und Adduktion der erforderliche Unterdruck im Gelenk nicht erreicht werden.

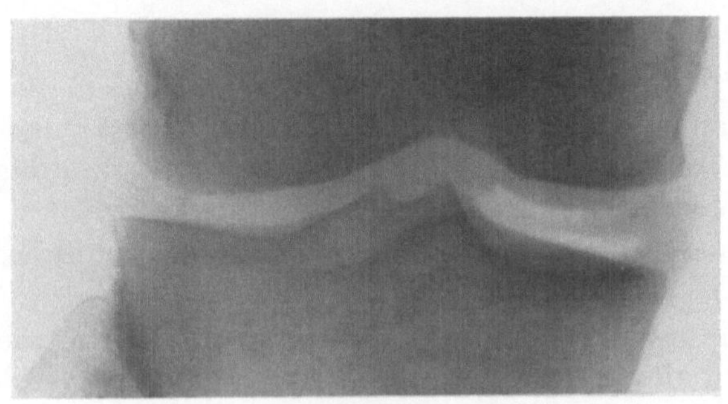

Abb. 44

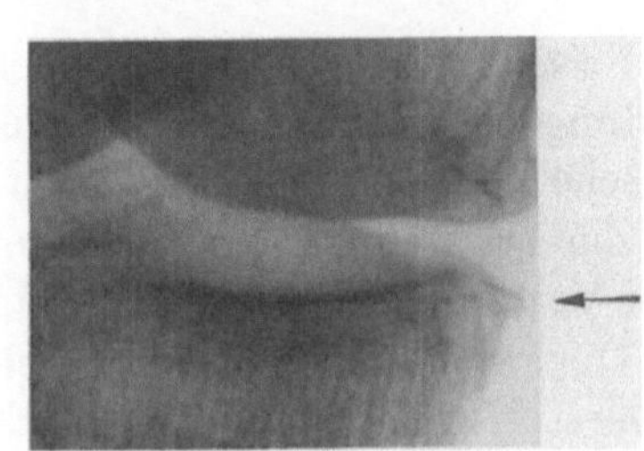

Abb. 45a

Abb. 44. Darstellung des „wahren" Gelenkspaltes bei einem 33jährigen Elektriker. Ohne Anaesthesie wurde wegen Verdacht der Verletzung des inneren Seitenbandes eine in Abduktion gehaltene Aufnahme des rechten Kniegelenkes gemacht. Auf der Vergleichsseite konnte ebenfalls ein Ficksches Zeichen nachgewiesen werden

Abb. 45a. *Raubersches Zeichen* am inneren Schienbeinknorren bei einer 31jährigen Hausfrau, die seit 3 Jahren Einklemmungserscheinungen im Kniegelenk hatte. Bei der Operation fand sich ein Korbhenkelriß des inneren Kniemeniscus

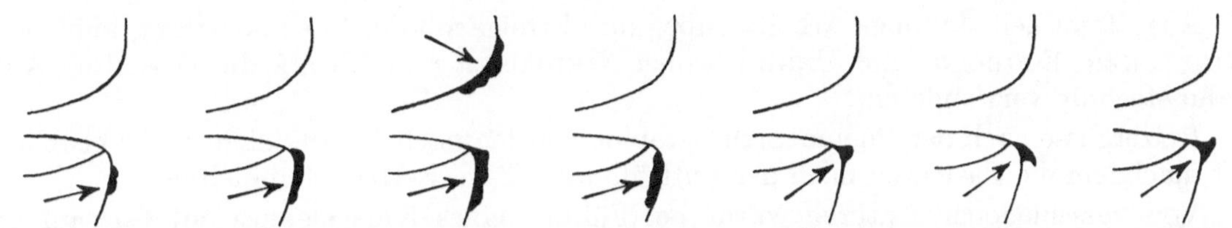

Abb. 45b. Schematische Darstellung der Ausbildungsformen des Rauberschen Zeichens. [Aus Barucha, Mschr. Unfallheilk. **63**, 370 (1960)]

27. Raubersche Zeichen bei Meniscusverletzungen

1944 beschrieb Rauber im Röntgenbild von vorne Veränderungen an der Schienbeingelenkkante, die bei Mensicusverletzungen auftreten.

Diese Veränderungen finden sich, je nachdem der äußere oder innere Meniscus verletzt ist, an der Innen- oder Außenseite des Schienbeinkopfes an der Gelenkkante. Ihr Aussehen im Röntgenbild ist wechselnd. Entweder haben sie die Form einer größeren oder kleineren Konsole oder einer mehr oder weniger breiten periostalen Auflagerung. Manchmal findet sich nur eine Verdickung der Corticalis (Abb. 45).

Zum Vergleich soll immer eine Aufnahme der nicht verletzten Seite gemacht werden.

Bestehen im gesamten Kniegelenkbereich arthrotische Veränderungen, so läßt das Röntgenbild keine eindeutige Aussage über das Vorliegen einer Meniscusverletzung in Form eines Rauberschen Zeichens mehr zu.

Rauber nahm an, daß es sich bei diesen Veränderungen um nichts anderes als um einen Anpassungsvorgang — hervorgerufen durch die Meniscusverletzung — handelt.

Während Rauber nur über wenige Fälle berichtete, konnte Barucha dieses Zeichen an einem großen Material überprüfen. Er fand es bei 764 operativ gesicherten Rissen des inneren Mensicus in 91,2 % und bei 232 Rissen des äußeren Meniscus in 80,4 %.

In diesen Prozentzahlen sind der 1. und 2. Monat nach der Verletzung des Meniscus nicht enthalten, da die Veränderungen an der Gelenkkante erst frühestens 2 Monate nach der Meniscusverletzung im Röntgenbild zu sehen sind.

JONASCH fand, daß eine Verletzung des inneren Meniscus 7 Monate bestehen muß, damit am Gelenkrand Veränderungen sichtbar werden. Es kommt dabei nicht nur zu der von RAUBER beschriebenen Exostosenbildung, sondern auch zu einer *Sklerosierung* der Corticalis oder zu einer *Aufhellungszone*. Eine von diesen drei Veränderungen ist in 95,2% 7 Monate nach der Verletzung des inneren Meniscus *immer* vorhanden. Diese Tatsache ist in gutachterlicher Hinsicht von großer Bedeutung.

28. Kontrastdarstellung des Kniegelenks

Frische Meniscusverletzungen kommen im gewöhnlichen Röntgenbild nicht zur Darstellung. Bei alten, bereits länger als 7 Monate bestehenden Verletzungen kann das Raubersche Zeichen ein Hinweis auf das Vorliegen einer Meniscusverletzung sein.

Zur Darstellung des Kniegelenkbinnenraumes und besonders der Menisci sind bis heute drei Verfahren ausgearbeitet worden.

Die erste Methode ist die Gelenkfüllung mit einem negativen Kontrastmittel wie Luft, Sauerstoff oder Stickoxydul. Es stellt das älteste Verfahren dar. Die Gase werden als negative Kontrastmittel bezeichnet, da sie im Röntgenbild einen negativen Kontrast geben. Diese Methode wurde 1905 von ROBINSOHN und WERNDORFF und 1906 von HOFFA und WOLLENBERG verwendet und später von ULRICHS und SCHUM weiter ausgebaut. Einen entscheidenden Fortschritt in der Kontrastdarstellung der Meniscusverletzung brachte die „gezielte“ Aufnahmetechnik, d.h. das Anfertigen der Röntgenbilder unter Durchleuchtung, wie dies DYES vorschlug. Später berichteten MÖHLMANN und MADLENER sowie ANDREESEN darüber.

Aus letzter Zeit stammen Arbeiten über gute Erfolge mit der Pneumoarthrographie von NIEDECKER, EGGELING und UNGER, wobei NIEDECKER und UNGER die „gezielte“ Aufnahmetechnik verwendeten.

Reizergüsse nach der Pneumoarthrographie wurden nach UNGER nicht mehr beobachtet, nachdem die Patienten nach der Luftfüllung 3 Tage Bettruhe einhielten.

Von verschiedenen Autoren wurde bei Füllung eines Kniegelenkes mit Gas auf die Gefahr einer Luftembolie hingewiesen. Bisher ist nur ein Fall einer Luftembolie bei einer Pneumoradiographie von KLEINBERG beobachtet worden, wobei die Nadel allerdings in einem Gefäß lag.

KRÖMER, der sich viel mit der Pneumoarthrographie beschäftigt hat, ist der Ansicht, daß die Gefahr einer Luftembolie nicht groß ist, auch dann, wenn versehentlich Sauerstoff parakapsulär eingeblasen wurde. KRÖMER berichtet über einen Fall eines Hautemphysems durch parakapsuläres Einblasen von Sauerstoff, welches bis zur Leistenbeuge reichte und zu keinen Störungen führte.

Die 2. Methode zur Darstellung des Kniegelenkbinnenraumes ist die Füllung mit positivem Kontrastmittel.

Während es früher zur Arthrographie nur ölhaltige Substanzen gab, die nicht resorbiert wurden, stehen uns heute leicht resorbierbare jodhaltige, wasserlösliche Mittel zur Verfügung.

Einen entscheidenden Aufschwung nahm die Arthrographie mit positivem Kontrastmittel durch die Veröffentlichung der Aufnahmetechnik LINDBLOMS.

FISCHEDICK, LAGARDE und SEYSS berichteten in letzter Zeit über ihre Erfahrungen mit positivem Kontrastmittel.

Die Infektionsgefahr bei der Verwendung eines positiven Kontrastmittels zum Unterschied bei der Verwendung eines negativen sieht SEYSS dadurch gebannt, daß er im Kontrastmittel Antibiotica auflöst und anschließend injiziert.

Reizergüsse nach der Kontrastdarstellung des Kniegelenkes mit positivem Kontrastmittel beobachtete SEYSS in 30% seiner Fälle, die jedoch im Verlauf von 24 Std wieder abklangen. Auch FISCHEDICK fand gelegentlich einen Erguß nach der Arthrographie. Diesen Erguß führt FISCHEDICK jedoch nicht auf das Kontrastmittel selbst zurück, sondern auf die mechanische Bewegung des Gelenkes die bei der Untersuchung zur Verteilung des Kontrastmittels notwendig ist.

Als 3. Untersuchungsmethode des Kniegelenkbinnenraumes steht die Doppelkontrastarthrographie, d.h. die gleichzeitige Verwendung von negativen und positiven Kontrastmittel zur Verfügung.

Besonders die Arbeiten von BIRCHER (1931) und OBERHOLZER regten zur Verwendung dieser Kombinationstechnik an.

Der durch diese Methode erzielte Kontrast entspricht der Dichtedifferenz von positivem Kontrastmittel zur Luft und nicht nur — wie bei der negativen Kontrastdarstellung — Luft zur Weichteildichte bzw. bei Verwendung von positivem Kontrastmittel, positives Kontrastmittel zur Weichteildichte. Allerdings ist die Deutung der Röntgenbilder oft schwieriger.

VAN DE BERG, CREVECOER, RÜTTIMANN und FORSTER berichteten über gute Erfolge mit der Doppelkontrastmethode.

Welche der 3 angeführten Methoden zur Diagnosestellung von Meniscusverletzungen die beste ist, kann wohl nicht trefflicher als mit den Worten von NIEDECKER beantwortet werden, der schreibt: Bei allen spielt sicher die Erfahrung, ob mit positivem oder negativem Kontrastmittel oder mit beiden kombiniert, eine nicht zu unterschätzende Rolle.

Schichtaufnahmen des kontrastgefüllten Gelenkes zur Darstellung von Meniscusverletzungen versuchten BAYER und JELINEK. Durch diese Methode sind jedoch nur unscharfe und nicht eindeutig verwertbare Aufnahmen der Menisci zu erhalten.

Da es sich bei der Kontrastdarstellung des Kniegelenkes um einen intraartikulären Eingriff handelt, ist strengste Asepsis Voraussetzung.

Nach Desinfektion der Haut wird lateral der Kniescheibenbasis das Gewebe bis auf die Gelenkkapsel mit einem Lokalanaestheticum schmerzunempfindlich gemacht. Nach einigen Minuten wird die Gelenkkapsel durchstochen, ein eventuell vorhandener Gelenkerguß abgelassen und anschließend 80—150 cm³ atmosphärische Luft oder reiner Sauerstoff eingeblasen bis sich die Gelenkkapsel anspannt und der Patient einen leichten Spannungsschmerz angibt.

Ob man atmosphärische Luft oder reinen Sauerstoff verwenden soll, erscheint nach den Literaturangaben nicht von großer Bedeutung. Einige Autoren sehen in der Verwendung von reinem Sauerstoff den Vorteil, daß er schnell resorbiert wird und daher nur dann abgelassen werden muß, wenn die Füllung des Gelenkes durch die Kapselspannung dem Patienten unangenehm ist.

Von einem positiven Kontrastmittel injiziert man 12—20 cm³ in das Kniegelenk. Heute stehen verschiedene positive Kontrastmittel mit schneller Resorption zur Verfügung.

Bei der Doppelkontrastarthrographie werden 3—4 cm³ positives Kontrastmittel und anschließend je nach Größe des Gelenkes 60—130 cm³ Luft verwendet, wobei zuerst die Auffüllung des Gelenkes mit Luft erfolgt und anschließend das positive Kontrastmittel mit etwas Luft nachgespritzt werden.

Hierauf wird die Kanüle herausgezogen, das Kniegelenk einige Male passiv bewegt, um eine gleichmäßige Verteilung des Kontrastmittels zu erzielen, und der obere Recessus mit einer elastischen Binde ausgewickelt und komprimiert, um das Kontrastmittel zwischen die beiden Gelenkkörper zu pressen.

Gut bewährt hat sich die Aufnahmetechnik nach LINDBLOM. Es werden von jeder Einstellung 2 Röntgenbilder mit einem Unterschied von 6° im Einfallswinkel des Zentralstrahles angefertigt, weniger wegen der räumlichen Betrachtung, sondern mehr um in den

Meniscus hineinprojizierte Verschattungen, wodurch Rißbildungen vorgetäuscht werden, als nicht zum Meniscus zugehörig diagnostizieren zu können.

1. Der Patient ist in Rückenlage, das Kniegelenk in Streckhaltung. Strahlengang anterior-posterior. Da die Schienbeingelenkfläche nach hinten zu abfällt, muß der Zentralstrahl von kopf- nach fußwärts eingeneigt werden (3° und 9°).

2. Der Patient ist in Rückenlage, das Kniegelenk in Streckstellung. Das Bein wird um 45° nach außen gedreht. Einstellung des Zentralstrahles 0° und 6° von kopf- nach fußwärts.

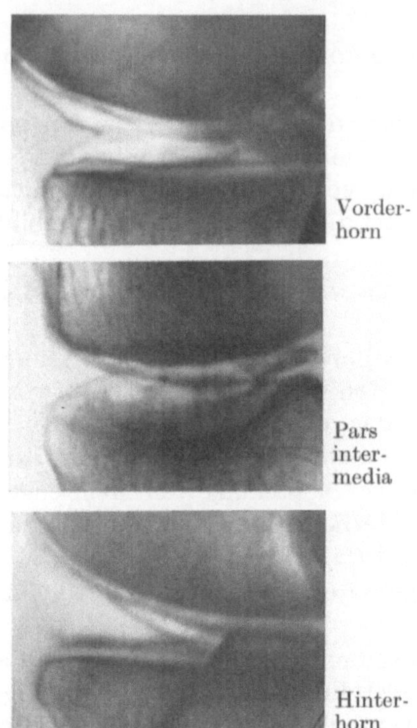

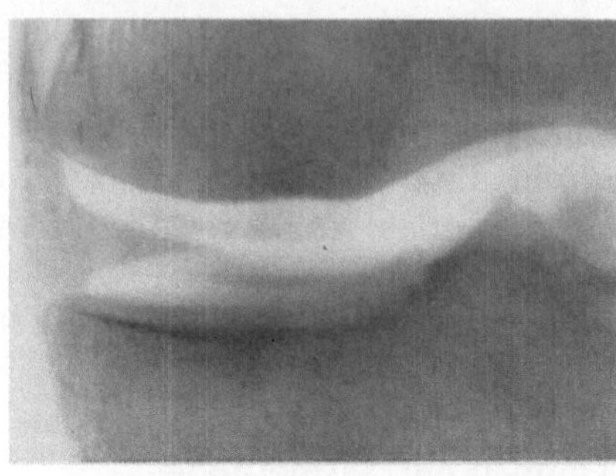

Abb. 47. Zum Vergleich zu Abb. 46 ein unverletzter medialer Meniscus dargestellt durch *Füllung* des Gelenkes *mit Luft allein*

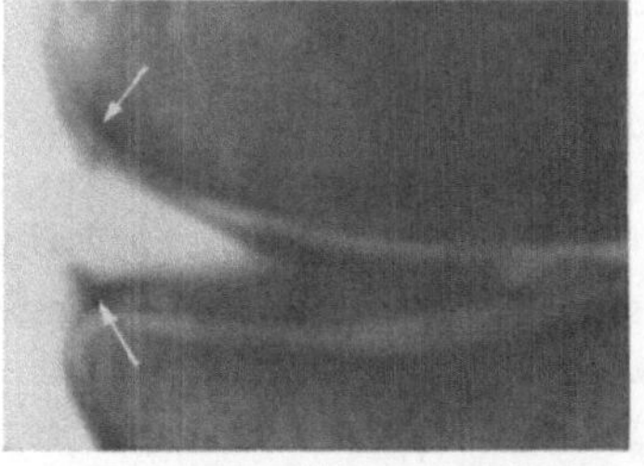

Abb. 48. Recessus an den Kapselansatzstellen. Sie kommen auch unter nicht pathologischen Bedingungen vor

Abb. 46. Unverletzter medialer Meniscus dargestellt durch *Doppelkontrastarthrographie*

3. Wie unter 2, nur wird das Bein um 45° nach innen gedreht. Einstellung des Zentralstrahles 3° und 9° von kopf- nach fußwärts.

4. Der Patient ist in Bauchlage, das Kniegelenk wird ungefähr 30° gebeugt. Der Strahlengang ist posterior-anterior. Einstellung des Zentralstrahles von 0° und 6° von fuß- nach kopfwärts.

5. Nachdem man die elastische Binde, die den oberen Recessus komprimierte, entfernt hat, wird der Patient auf die Seite gelegt und das Kniegelenk rechtwinkelig gebeugt. Die Aufnahmerichtung ist medial-lateral oder lateral-medial. Der Zentralstrahl wird 3° von kopf- nach fußwärts und 3° von fuß- nach kopfwärts eingeneigt.

Bei der „gezielten" Aufnahmetechnik wird das Bein unter Durchleuchtungskontrolle langsam ein- und auswärtsgedreht, wobei verdächtige Stellen jeweils in einer Röntgenaufnahme festgehalten werden.

Zeigt die Kontrastarthrographie eine Verletzung des Meniscus, so kann die Operation angeschlossen werden, ganz unabhängig davon, ob man ein negatives oder positives Kontrastmittel oder beide verwendet hat.

Mit der Operation nach der Kontrastfüllung 1—3 Wochen zuzuwarten, wie es von verschiedenen Autoren empfohlen wird, ist nicht notwendig. Wir haben weder bei einem negativen, noch bei einem positiven Kontrastmittel irgendwelche Komplikationen durch die anschließend durchgeführte Operation gesehen.

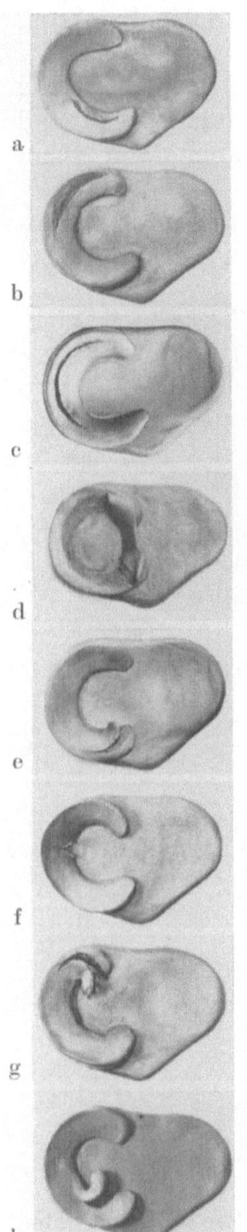

a) Das normale Kontrastarthrogramm

Eine einwandfreie Darstellung des Meniscus erhält man nur dann, wenn der Meniscus von den Röntgenstrahlen in seiner Verlaufrichtung parallel getroffen wurde.

Der mediale Meniscus kommt im genau eingestellten anterio-posterioren Bild als Keil zur Darstellung, dessen Spitze gegen das Gelenkinnere gerichtet ist. Auch der laterale Meniscus zeigt im antero-posterioren Röntgenbild eine Keilform, nur ist die Basis des Keiles breiter als die des medialen Meniscus.

Die Form des Keiles variiert bezüglich Länge und Breite.

Die Basis des Meniscus geht direkt in den Kapselschatten über.

Im Bereich der Kapselansatzstellen können auch unter nicht pathologischen Bedingungen sowohl an der Ober- als auch an der Unterfläche oder an beiden zugleich sog. Recessus vorkommen. Sie sind durch ihre regelmäßige Form und ihre scharfe Begrenzung gekennzeichnet (Abb. 48).

Bei der Darstellung des Hinterhornes kann der Gelenkspalt durch die Bursa semimembranoso-gastrocnemia überlagert sein. Die Bursa ist jedoch im Röntgenbild leicht zu erkennen, da sie sich nicht mit Kontrastmittel füllt.

Der laterale Meniscus ist im Hinterhornbereich durch den Popliteusschlitz fast vollständig von der Kapsel getrennt, und nur durch eine schmale Gewebsbrücke mit der Kapsel verbunden.

b) Das pathologische Kontrastarthrogramm

Zur Auswertung eines Arthrogramms sind die genauen Kenntnisse der Normalanatomie und die der möglichen Verletzungsarten der Menisci Voraussetzung (Abb. 49).

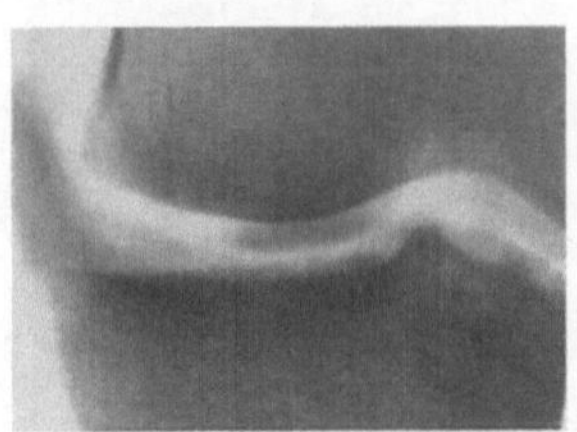
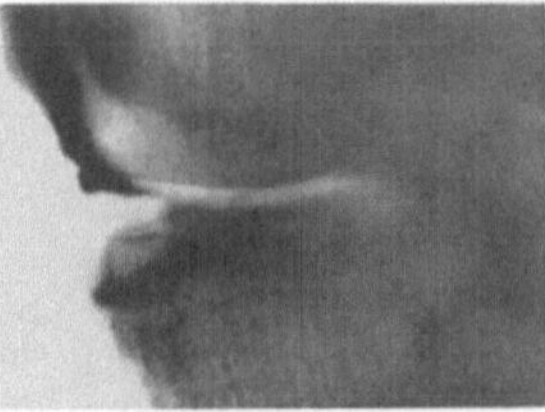
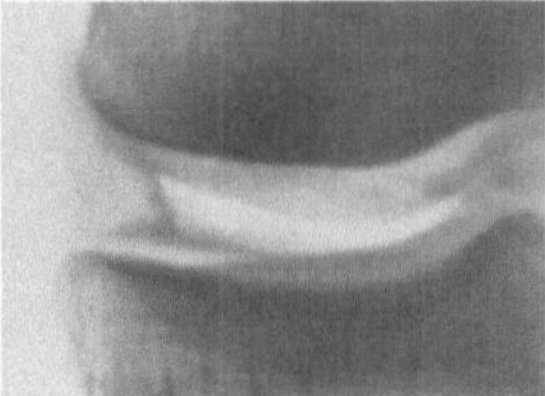

Abb. 49 Abb. 50 a—c

Abb. 49 a—h. Formen des Meniscusrisses. a Längsriß im Vorderhorn. b Längsriß im Hinterhorn. c Längsriß durch den ganzen Meniscus. d Korbhenkelriß. Es bestand ein Längsriß. Später wurde das abgelöste Meniscusstück gegen die Meniscusmitte zu verlagert. e Einriß am Vorderhorn. f Einriß in der Pars intermedia (Querriß). g Einriß am Hinterhorn. h Besteht ein Querriß längere Zeit hindurch, so wird das eingerissene Stück kolbig verdickt. (Aus Böhler: „Technik der Knochenbruchbehandlung“. 12. u. 13. Aufl. Wien: Maudrich 1957)

Abb. 50 a—c. Korbhenkelriß des medialen Meniscus dargestellt mit verschiedenen Kontrastmethoden. a Mit negativem Kontrastmittel. b Mit positivem Kontrastmittel. c Doppelkontrastarthrographie

Eine gute Anleitung für die Erkennung der Meniscusverletzungen im Arthrogramm geben das Buch von Del Buono und Rüttimann, die Arbeiten von Fischedick und Socha, sowie von Vespignani, Venturini und Acherboni.

29. Knochenveränderungen bei Meniscuscysten

1934 wies Fairbank darauf hin, daß es durch eine Cyste des äußeren Meniscus zu einer röntgenologisch sichtbaren Usur am Schienbeinkopf kommt.

Später konnten Albert und Keller diese Usuren nicht nur am Schienbeinkopf, sondern auch am Oberschenkelknorren beobachten.

Hajek fand, daß immer eine Meniscuscyste besteht, wenn der äußere Schienbeinrand im Gegensatz zu den übrigen Gelenkrändern eine Wulst- oder Zungenbildung zeigt und lanzinierende Schmerzen an der Außenseite des Kniegelenkes bestehen, auch dann, wenn klinisch noch kein Tumor nachzuweisen ist.

Hartung hingegen vertritt die Meinung, daß es bei Meniscuscysten nur unter besonderen Bedingungen zu Knochenveränderungen kommt. Auch Horisberger konnte bei

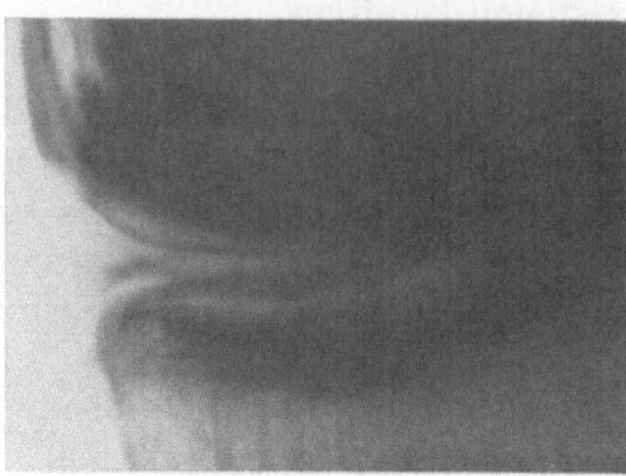

Abb. 51 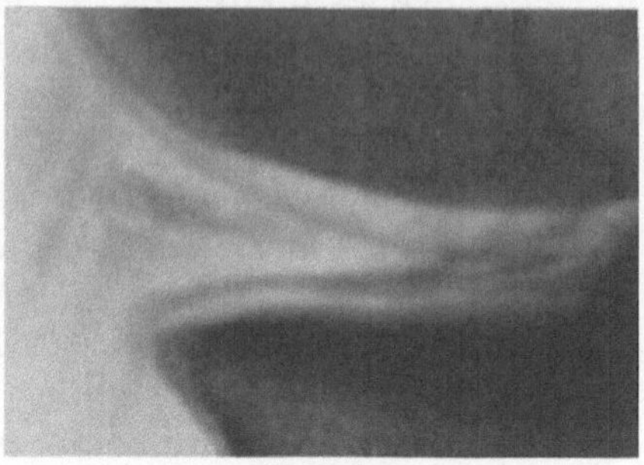 Abb. 52

Abb. 51. Querriß des medialen Meniscus im Bereich der Pars intermedia. Darstellung mit *positivem Kontrastmittel*

Abb. 52. Horizontalriß des medialen Meniscus im Hinterhornbereich. Darstellung mit der Doppelkontrastarthrographie

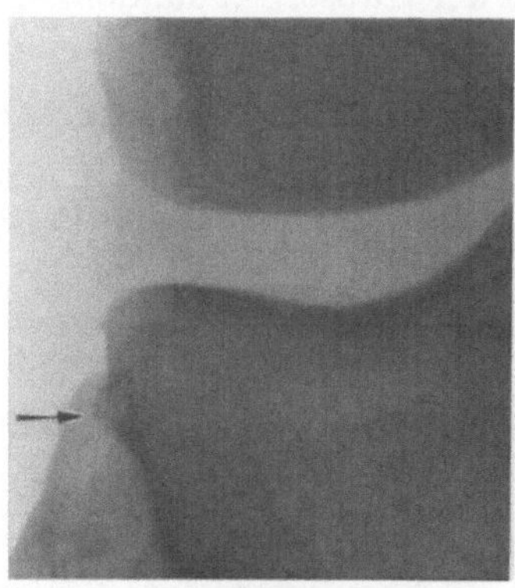

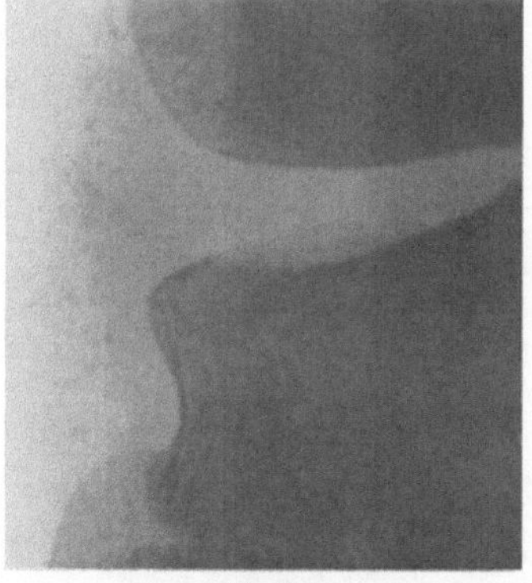

Abb. 53 Abb. 54

Abb. 53. Exostose am äußeren Schienbeinknorren (→) bei einer Meniscuscyste. Diese Exostose kann auch unter nicht pathologischen Verhältnissen vorhanden sein, ist jedoch immer beidseitig. Eine Vergleichsaufnahme bringt in diesen Fällen die Klärung

Abb. 54. Druckusur und Exostose am äußeren Schienbeinknorren bei einer Meniscuscyste. Die Knochenusur reicht nie bis zur Gelenkfläche!

26 operativ bestätigten Cysten nur in einem Fall röntgenologisch eine geringe Knochenveränderung nachweisen.

Schlüter sieht als Ursache der Knochenusuren eine andauernde vermehrte Zugbelastung der Gelenkkapsel an. Nach der operativen Entfernung der Cyste würden sich die Usuren im Verlauf von 2 Jahren wieder zurückbilden. Jonasch hingegen konnte bei seinen Fällen nach der operativen Entfernung der Cyste keine Rückbildung der Knochenveränderungen beobachten.

Jonasch wies darauf hin, daß bei einer Cyste des äußeren Meniscus immer Knochenveränderungen nachweisbar sind.

Zuerst kommt es zur Bildung einer kleinen Exostose (Abb. 53) im Bereich des Ansatzes der Gelenkkapsel am äußeren Schienbeinknorren. Die Bildung der Exostose ist so zu klären, daß durch das Größenwachstum der Cyste auf die Gelenkkapsel ein vermehrter

Zug ausgeübt und so ein Reiz für die Exostosenbildung gesetzt wird. Wächst die Cyste weiter, so kommt es durch den vermehrten Druck auf den äußeren Schienbeinknorren zur umschriebenen Usur (Abb. 54).

Im Röntgenbild ist diese Usur nahe der Gelenkfläche am Schienbein zu sehen. Die Gelenkfläche selbst ist unverändert. Daß die Usur am Schienbeinknorren nie bis zur Gelenkfläche reicht, erklären Albert und Keller damit, daß der Gelenkknorpel dem Druck der wachsenden Cyste besser standhält und so den darunter liegenden Knochen schützt.

In differentialdiagnostischer Hinsicht sind die Knochenusuren bei Meniscuscysten gegen eine Tuberkulose abzugrenzen. Bei der Tuberkulose ist die Gelenkfläche immer auch zerstört.

In seltenen Fällen kann nur die Knochenusur und keine Exostose gefunden werden.

30. Verkalkung der Menisci des Kniegelenks

Wagner konnte bei Durchsicht von 4000 Röntgenbildern des Kniegelenks 12mal und Wolke von 2569 Fällen 8mal eine Meniscusverkalkung beobachten. Dies entspricht einem Vorkommen von ungefähr 0,3%.

Andreesen teilte die Meniscusverkalkung in 2 Gruppen ein, nämlich in die primäre oder spontane nichttraumatische und in die sekundäre metatraumatische Verkalkung.

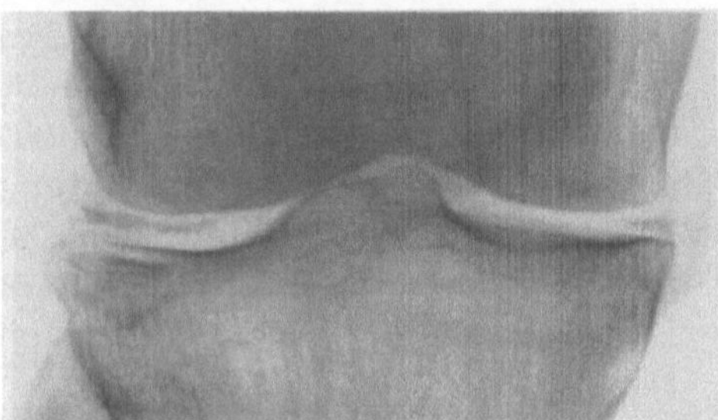
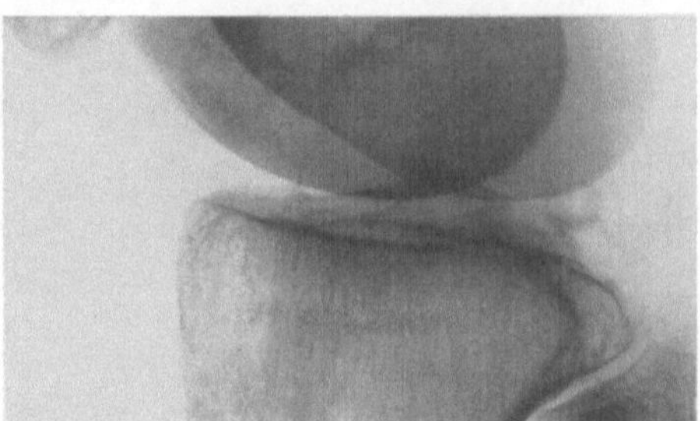

Abb. 55. *Diffuse* nicht traumatische *Verkalkung* beider Menisci bei einer 52jährigen Frau. Besonders am inneren Meniscus ist die Keilform gut zu sehen

Die primäre Spontanverkalkung wird von den meisten Autoren als Alters- oder Abnutzungserkrankung aufgefaßt und ist nie traumatisch bedingt. Sie tritt vor allem nach dem 50. Lebensjahr auf und ist meist an beiden Menisci beider Kniegelenke nachweisbar, Beobachtungen darüber stammen von Beiler, Werwath, Meyer-Borstel, Henrichsen und Jonasch.

In diesem Zusammenhang sind die histologischen Untersuchungen von Tobler von Interesse. Tobler fand bei 1000 Menisci, die von Leichen aller Altersstufen entnommen wurden, und bei 400 operativ gewonnenen Meniscuspräparaten in etwa 30% Kalkeinlagerungen und in etwa 50% eine schleimige Entartung des Meniscusgewebes mit Neigung zur Verkalkung.

Meyer-Borstel, Wagner und Israelski nehmen als Ursache der Meniscusverkalkung eine Minderwertigkeit des Faserknorpels an, wobei sie auf das nicht seltene Vorkommen von gleichzeitiger Verkalkung der Zwischenwirbelscheiben hinweisen. Diese Beobachtung konnte auch Wolke machen. Wolke nahm als Ursache der Verkalkung eine verringerte Ernährung durch Altersveränderungen in den Gefäßen bei Leuten mit konstitutioneller Disposition zu Knorpelveränderungen an.

Schwarz und Müller hingegen fanden die primären Meniscusverkalkungen mit einer Arthrosis deformans vergesellschaftet. Werwath sieht in der Meniscusverkalkung sogar eine Vorstufe der Arthrosis deformans und hält als Ursache eine Stoffwechselstörung für wahrscheinlich.

Der Gruppe der primären nicht traumatischen Verkalkungen steht die weit kleinere Zahl der sekundären traumatischen Meniscusverkalkung gegenüber, die vor allem im jugendlichen Alter zur Beobachtung kommt. Nach Andreesen würde es sich dabei um Kalkablagerungen im anfänglich gequetschten und dann degenerativ veränderten Meniscusgewebe handeln. In einigen Fällen verkalkte der nach einem Meniscusriß ins Gelenkinnere verlagerte Teil (Eck).

Die traumatische Meniscusverkalkung ist nach den Literaturangaben frühestens 3 Monate nach dem Unfall im Röntgenbild sichtbar.

Die Meniscusverkalkung kann im Röntgenbild herdförmig oder diffus (Abb. 55) sein. Die diffuse Verkalkung entspricht der Meniscusform. Ihre Erkennung bietet keine Schwierigkeiten.

Die herdförmige Verkalkung hingegen ist gegen einen freien Gelenkkörper abzugrenzen.

31. Caudoanteroposteriore Kniegelenkaufnahme (Einsichtsaufnahme) nach Frik

Zur Darstellung der Fossa intercondyloidea femoris (F.i.) und der Eminentia intercondyloidea tibiae eignet sich am besten die Einsichtsaufnahme nach Frik (Abb. 56), bei deren Darstellung ich der Publikation von Kaiser folge: „Das Ziel der Einstellung besteht darin, die F.i. in größtem Umfange und frei von störenden Knochenüberschneidungen auf den Film zu übertragen. Man erreicht das dadurch, daß man das Dach und die Umrandungen der F.i. tangential zu treffen sucht und das Zentralstrahlenbündel senkrecht auf die Längsachse der Grube auftreffen läßt. Hierzu wird das Kniegelenk in Beugestellung von etwa 125—130° gebracht, so daß das Dach der F.i. parallel der Tibiagelenkfläche verläuft (man kann sich diese etwas verwickelt erscheinenden Verhältnisse leicht am Skelet klarmachen). Der Zentralstrahl wird nun bei einem zur Tibiaachse senkrechten Verlauf auf den Epicondylus lateralis gerichtet. Von dieser Stellung aus wird die Röhre zur Mitte des Gelenkes gekippt, bis der Zentralstrahl auf die Mitte des Gelenkspaltes dicht unterhalb der Patella auftrifft. Damit durchsetzt der Zentralstrahl das Kniegelenk in exzentrischer, von außen nach innen verlaufender Richtung. Diese sorgfältige exzentrische Einstellung des Zentralstrahlenbündels ist die wichtigste Voraussetzung für das Gelingen der Aufnahme. Denn die F.i. ist ja bekanntlich eine zwischen den Femurkondylen gelegene Grube, deren Längsachse schräg von außen unten nach innen oben verläuft (vgl. Skelettknie), so daß das Gelenk zur freien Darstellung dieser Grube auch von den Strahlen durchsetzt werden muß. Der biegsam verpackte Film (also ohne Kassette und ohne starre Folie) wird der Kniegelenkhöhle angeschmiegt und dabei auf einen zugleich das gebeugte Kniegelenk stützenden, mit geschwungener Oberfläche versehenen Tubus aufgelegt. Als hierfür sehr brauchbar hat sich für uns ein Holfelderscher Bestrahlungstubus erwiesen. Zur Vermeidung störender Streustrahlenwirkung wird zweckmäßig zwischen Film und Tubusoberfläche ein Bleigummischutz gelegt. [Die Expositionszeit richtet sich nach den jeweils für Kniegelenkaufnahmen gültigen und bekannten Bedingungen.]"

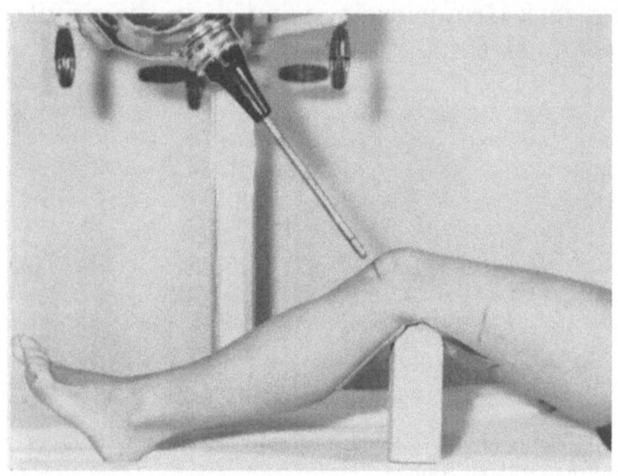

Abb. 56. Kniegelenk-Einsichtsaufnahme nach Frik

Der Wert dieser Aufnahmetechnik wurde von Dyes und Kaiser unterstrichen, ihre Durchführung von Schoen durch die Verwendung der von ihm angegebenen Brücke erheblich erleichtert.

Die umgekehrte Darstellungstechnik der Fossa intercondyloidea und der Oberschenkelkondylen bei dem in Knie-Ellenbogen-Lage befindlichen Patienten wurde von LAQUERRIÈRE und PIERQUIN, sowie HOLMBLAD angegeben.

32. Form der Eminentia intercondyloidea tibiae

Die Eminentia intercondyloidea besteht aus einem Tuberculum mediale und einem Tuberculum laterale (Abb. 57), die sowohl in ihrer Form, als auch in ihrer Höhe verschieden sein können.

Nach großen Statistiken ist das Tuberculum mediale meist höher als das Tuberculum laterale (bei BAUER in 62%, SCHLÜTER 75,3% und JONASCH 78,5% der Fälle).

Ein höheres Tuberculum laterale fanden BAUER bei 8%, SCHLÜTER bei 15,6% und JONASCH bei 13,9%.

Auch können beide Tubercula gleich hoch sein (BAUER 30%, SCHLÜTER 15,6% und JONASCH 13,9%).

Genauso wie die Tubercula eine verschiedene Form aufweisen können, genauso kann auch die Fossa intercondyloidea verschiedenartig ausgebildet sein, worauf JONASCH hingewiesen hat.

Eine Symmetrie in der Form der Eminentia intercondyloidea tibiae zwischen beiden Kniegelenken findet sich nach den Literaturangaben in ungefähr 75%.

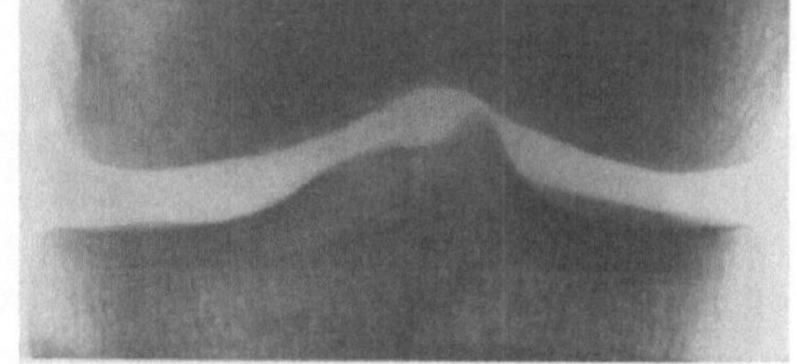

Abb. 57. Das Tuberculum laterale ist nur andeutungsweise vorhanden

Ein sicherer Zusammenhang zwischen der Form der Eminentia intercondyloidea und bestimmten Kniegelenkbeschwerden konnte bisher nicht eindeutig nachgewiesen werden.

BAUER beobachtete, daß bei einem weiten lateralen Kniegelenkspalt das Tuberculum mediale höher sei und bei einem weiten medialen Gelenkspalt das Tuberculum laterale und bezeichnet dies als Ausdruck des intraartikulären Gleichgewichts.

SCHLÜTER, EKESPARRE und DE CUVELAND fanden eine einseitige Abflachung bzw. ein Fehlen des Tuberculum laterale beim schnellenden Kniegelenk und sehen darin einen diagnostischen Hinweis für das Vorliegen eines Scheibenmeniscus.

SCHLÜTER konnte ein höheres Tuberculum laterale bei Jugendlichen mit Osgood-Schlatterscher Erkrankung und beim Knieschmerz junger Mädchen nachweisen. JONASCH hingegen konnte zwischen der Form der Eminentia intercondyloidea und Kniegelenkbeschwerden keinen Zusammenhang finden.

33. Tuberculum intercondyloideum tertium und quartum

POLITZER und PICK beschrieben 1937 einen Knochensporn an der Ansatzstelle des vorderen Kreuzbandes am Schienbein, der in der Folgezeit als Tuberculum tertium (Abb. 58) bezeichnet wurde.

Im Röntgenbild von vorne kommt das Tuberculum tertium meistens medial vom Tuberculum mediale zur Darstellung und nur selten zwischen beiden Tubercula. Im Seitenbild sieht man es vor der Eminentia nahe des ventralen Randes der Schienbeingelenkfläche.

RAVELLI fand es in 3%, SCHLÜTER in 8% und JONASCH in 6,2% der Fälle.

1941 beobachtete WICHTEL am hinteren Rand der Schienbeingelenkfläche einen weiteren Knochenhöcker, den er als Tuberculum intercondyloideum quartum (Abb. 59) bezeichnete. WICHTEL bringt diesen Knochensporn mit der Ansatzstelle des hinteren

Kreuzbandes am Schienbein in Verbindung und ist der Ansicht, daß sich der Knochensporn durch funktionelle Beanspruchung entwickelt.

RAVELLI und JONASCH fanden das Tuberculum quartum in ungefähr 1% der Fälle. Das gleichzeitige Vorhandensein eines Tuberculum tertium und quartum gehört zu den Seltenheiten.

Die Bedeutung der Kenntnis dieser beiden Tubercula liegt darin, daß diese Knochenhöcker nicht mit arthrotischen Ausziehungen verwechselt werden. Klinisch machen sie keinerlei Erscheinungen.

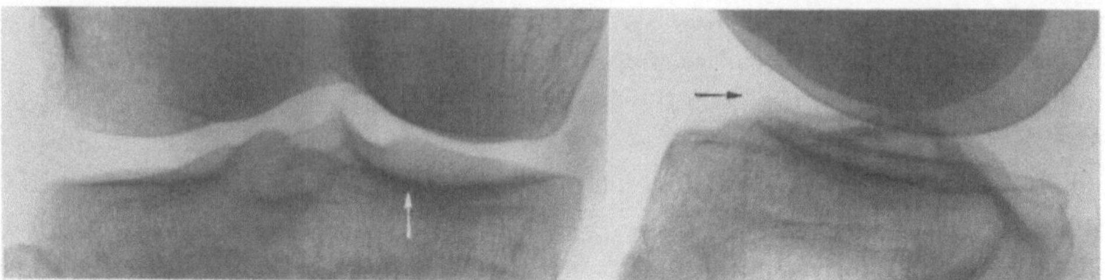

Abb. 58. Tuberculum intercondyloideum tertium

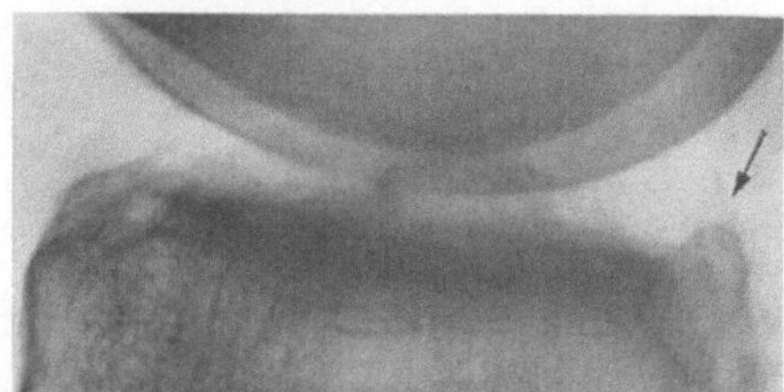

Abb. 59. Tuberculum intercondyloideum quartum

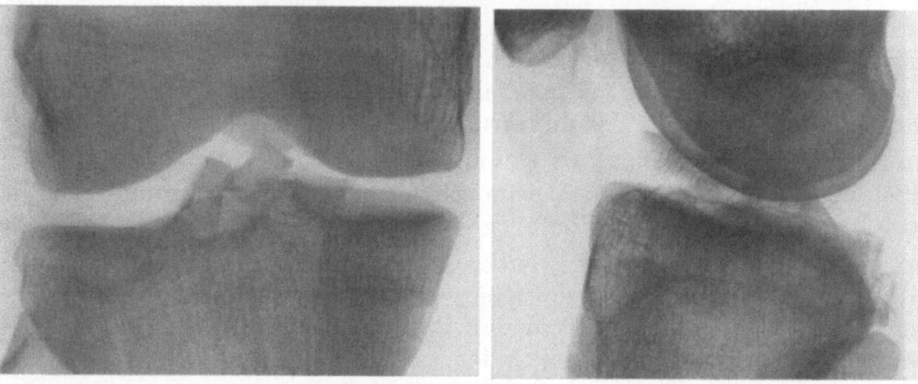

Abb. 60. Abbruch des Tuberculum mediale und laterale der Eminentia intercondyloidea. Das Tuberculum mediale ist zentralwärts zu verschoben. Die Verschiebung ist gut im Seitenbild zu sehen

34. Brüche der Eminentia intercondyloidea tibiae

Die Brüche der Eminentia intercondyloidea tibiae entstehen, wenn eine Gewalt von vorne gegen das Kniegelenk einwirkt und dieses dadurch gewaltsam überstreckt wird, oder wenn die Gewalt das rechtwinkelig gebeugte Kniegelenk von vorne trifft.

Es kann dabei das gesamte Eminentiamassiv gebrochen und mehr oder weniger aus seinem Bett gehoben sein oder nur eines der beiden Tubercula (Abb. 60 und 61). In seltenen Fällen erfolgt ein Abbruch von der Spitze der Tubercula.

Die Brüche sind besonders im Röntgenbild von der Seite gut zu erkennen.

Im Bild von vorne kann eine Fabella zu Irrtümern Anlaß geben.

35. Epiphysenlösungen und Epiphysenbrüche am oberen Schienbeinende

Die Epiphysenlösungen am oberen Schienbeinende kommen durch eine starke Gewalteinwirkung gegen den Schienbeinkopf zustande.

Nach der Art der Verschiebung der gelösten Epiphyse lassen sich im Röntgenbild von der Seite 2 Gruppen unterscheiden: Bei der einen Gruppe rutscht die gelöste Epiphyse nach vorne, so daß eine Rekurvation (Abb. 62) entsteht, bei der anderen Gruppe nach hinten, so daß eine Antekurvation (Abb. 63) zustande kommt. Im Bild von vorne sieht man oft eine Valgusstellung.

Ist nur eine geringe Verschiebung vorhanden, so sollen zur besseren Beurteilung Vergleichsaufnahmen der nicht verletzten Seite gemacht werden (Böhler).

Der Bruch der Epiphyse kann an jeder Stelle erfolgen (Abb. 64). Meist entsteht der Epiphysenbruch durch eine direkte Gewalteinwirkung und zeigt in der Regel keine große Verschiebung.

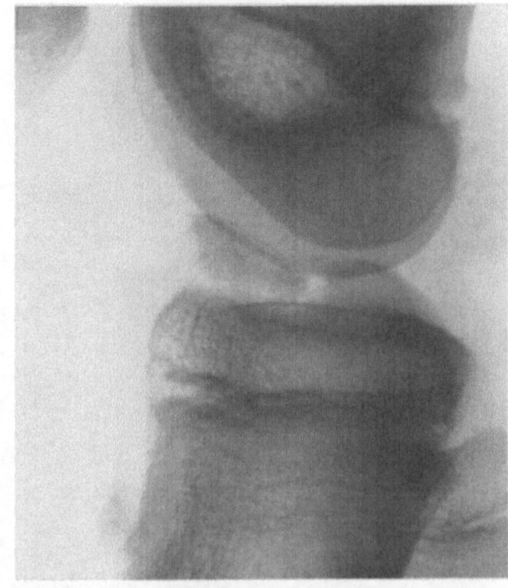

Abb. 61. *Typischer* Bruch des Tuberculum mediale bei einem 12jährigen Knaben. Auch hier ist im Bild von der Seite die Verschiebung gut zu sehen

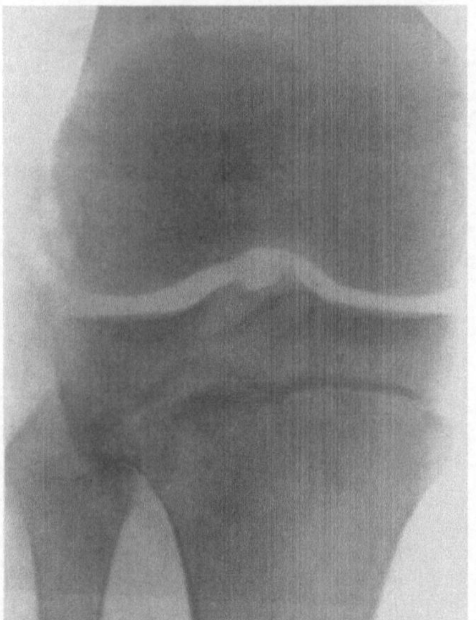

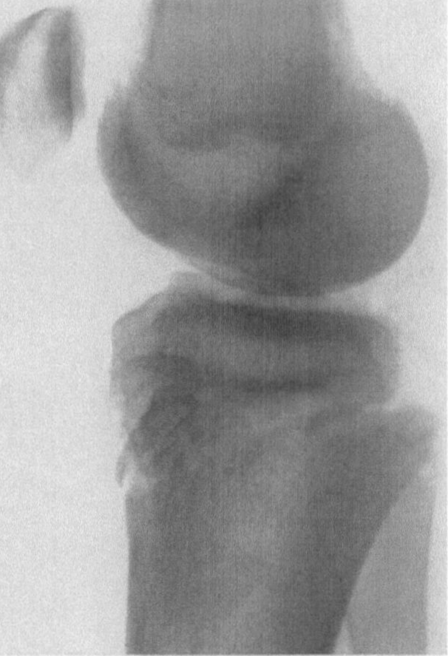

Abb. 62. Epiphysenlösung am oberen Schienbeinende bei einem 16jährigen Lehrling, entstanden durch Sturz mit dem Moped. Es besteht eine Verschiebung nach innen und im Röntgenbild von der Seite eine *Rekurvation*

36. Brüche im Bereich des Schienbeinkopfes

Am Schienbeinkopf gibt es uni- und bicondyläre Brüche. Die unicondylären Brüche können sowhl am inneren, als auch am äußeren Schienbeinknorren vorkommen.

Bei den unicondylären Brüchen kann man in großen Zügen zwei Bruchformen unterscheiden: die Stauchungsbrüche (Abb. 65a) und die Spaltbrüche (Abb. 65b). Am äußeren Schienbeinknorren können beide Bruchformen vorkommen, während am inneren Schienbeinknorren nur Stauchungsbrüche zu finden sind.

Bei den bicondylären Brüchen sind beide Kondylen vom Schienbeinschaft abgebrochen. Es gibt hier zwei Bruchformen, nämlich den bicondylären Beugungsbruch des Schienbeinkopfes mit Antekurvationsstellung und den bicondylären Überstreckungsbruch des

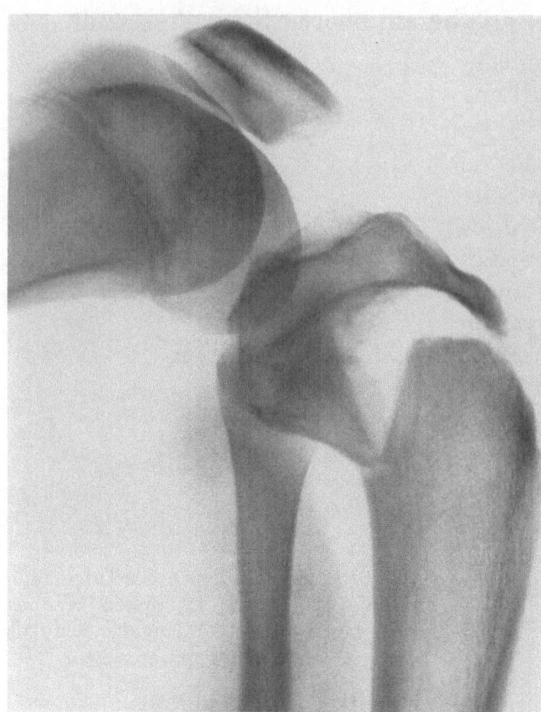

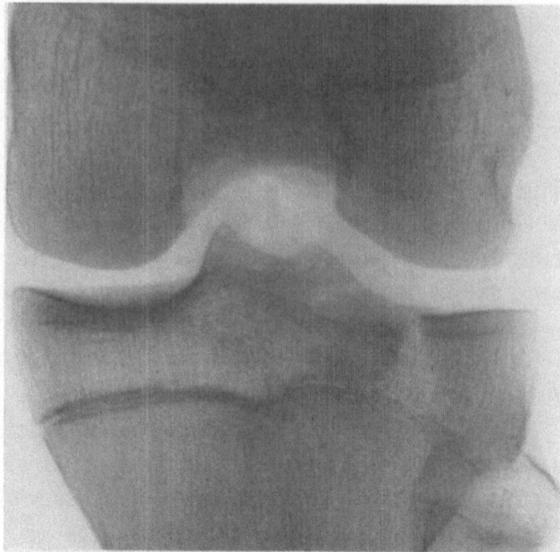

Abb. 64. Bruch der oberen Schienbeinepiphyse im lateralen Anteil bei einem 18jährigen

Abb. 63. Epiphysenlösung des oberen Schienbeinendes bei einem 15jährigen Schüler, entstanden durch Sturz beim Hochsprung. Die Epiphyse ist nach hinten zu abgerutscht, so daß eine *Antekurvation* besteht. (Aus Jonasch: „Das Kniegelenk". Verlag de Gruyter, Berlin, 1964

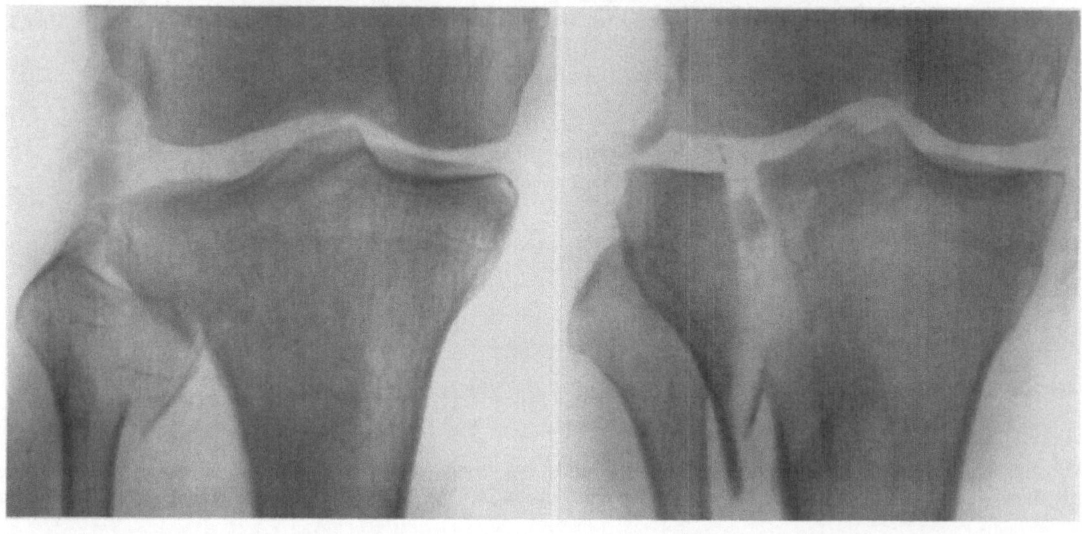

a b

Abb. 65a u. b. a *Stauchungsbruch* des äußeren Schienbeinknorrens mit Bruch des Wadenbeins unter dem Köpfchen. Knievalgus von 15°. b *Spaltbruch* des äußeren Schienbeinknorrens

Schienbeinkopfes mit Rekurvationsstellung. Im Röntgenbild von vorne ist bei allen Schienbeinkopfbrüchen auf eine Varus- oder Valgusstellung zu achten. Um diesbezüglich eindeutige Aussagen machen zu können, sollen immer Vergleichsaufnahmen der nicht verletzten Seite angefertigt werden.

Die Größe der Impression bei Schienbeinkopfbrüchen kann man gut durch Schichtaufnahmen zur Darstellung bringen (Abb. 66). Eine eingehende Beschreibung findet sich bei Fagerberg.

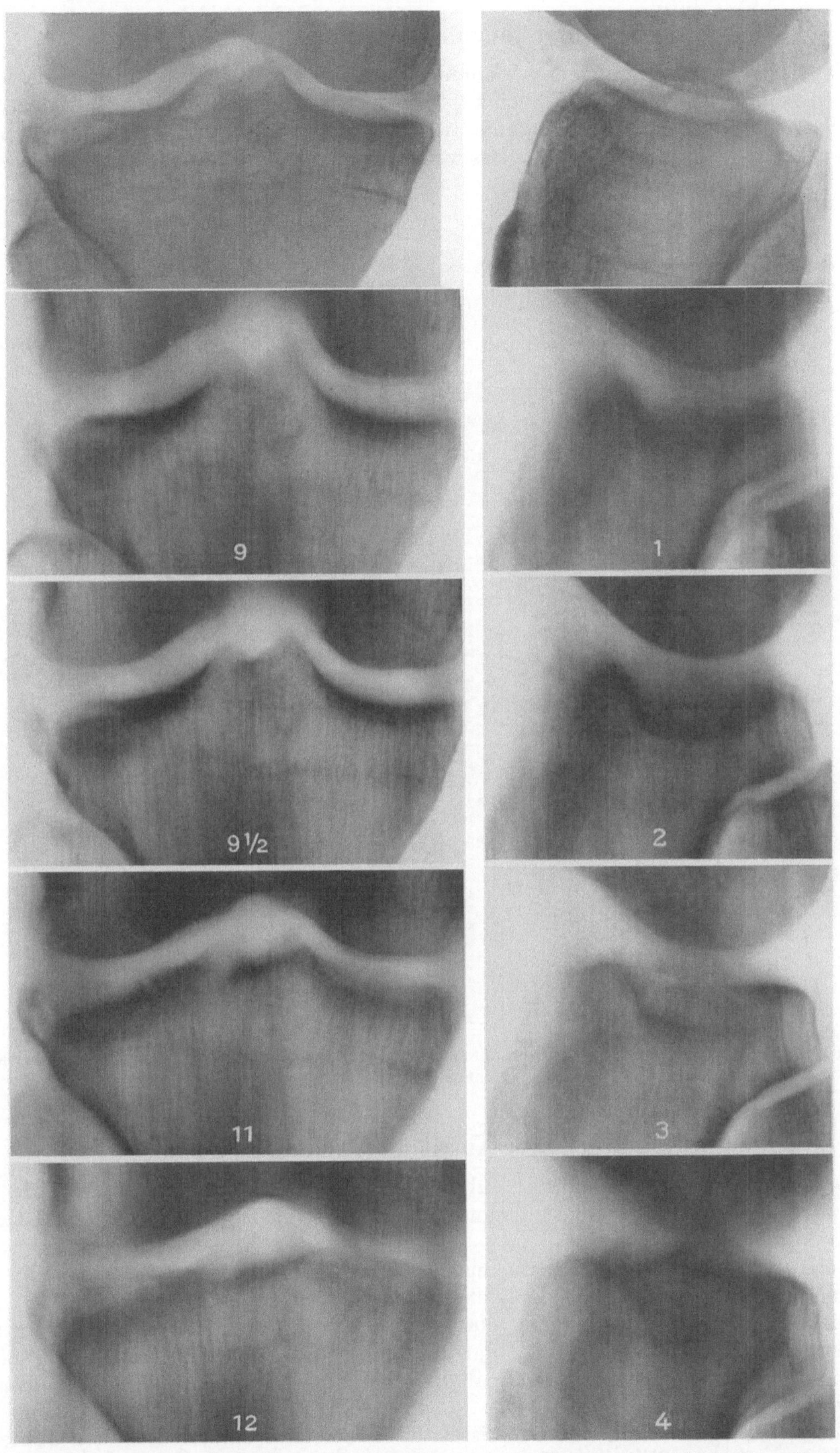

Abb. 66. Bruch des äußeren Schienbeinknorrens mit Impression eines Teiles der Gelenkfläche. Besonders in den Schichtaufnahmen von der Seite kommt die Ausdehnung der Impression deutlich zur Darstellung

37. Verrenkung des Wadenbeinköpfchens

Die isolierte Verrenkung des Wadenbeinköpfchens ist selten, während sie in Verbindung mit Brüchen des Schienbeinkopfes öfters vorkommt (BÖHLER; JONASCH).

Wenn man eine Röntgenaufnahme auch der nicht verletzten Seite gemacht hat, ist die Verkennung einfach (Abb. 67). Das verrenkte Wadenbeinköpfchen steht nach außen und vorne.

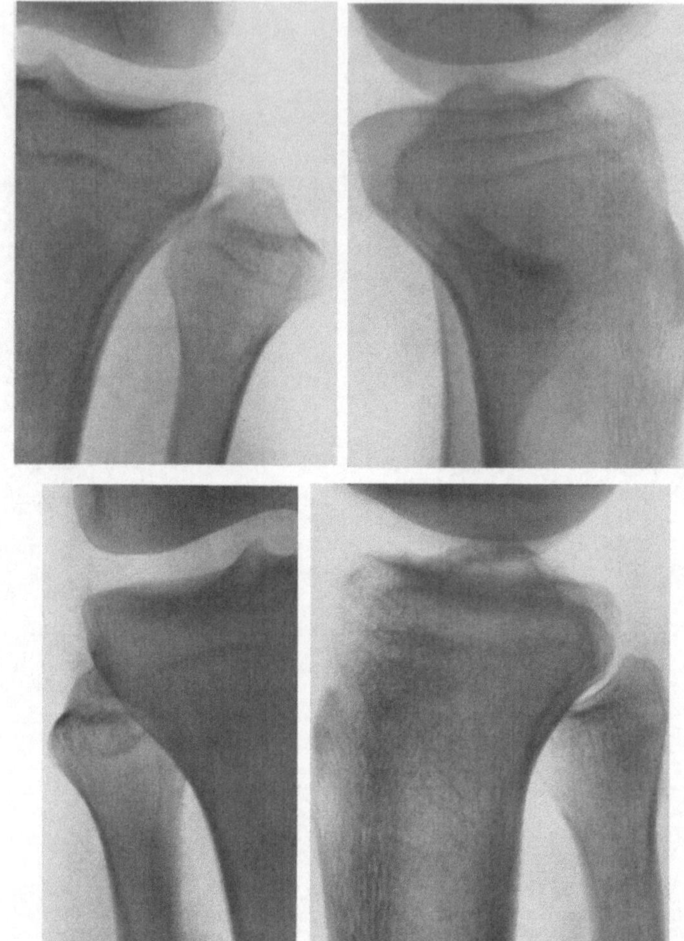

Abb. 67. Verrenkung des linken Wadenbeinköpfchen nach außen und vorne. Darunter die Röntgenbilder der nicht verletzten Seite

38. Bruch oder Ausriß der Tuberositas tibiae

Der Bruch oder der Ausriß der Tuberositas tibiae ist im Röntgenbild von der Seite gut zu erkennen. In differentialdiagnostischer Einsicht ist die Osgood-Schlattersche Erkrankung abzugrenzen.

Bei Jugendlichen sieht man manchmal unter nicht pathologischen Zuständen im Röntgenbild von vorne im Bereich der Tuberositas tibiae eine Aufhellung (Abb. 68). Diese ist nicht durch einen Ausriß oder durch einen Bruch der Tuberositas hervorgerufen, sondern kommt dadurch zustande, daß die Tuberositas tibiae noch nicht verknöchert ist und der Zentralstrahl genau den Spalt zwischen Schienbeinmetaphyse und Tuberositas tibiae trifft.

Die erste Beschreibung eines Ausrisses der Tuberositas stammt aus dem Jahre 1827 von dem englischen Chirurgen KEY. LINKENHELD konnte 1907 nur 28 Fälle dieser Verletzungsart aus der Literatur zusammenstellen. Aus der letzten Zeit liegen Veröffentlichungen von Abesser, Schönbauer, Will und Unglaube vor.

Dieser Ausriß der Tuberositas erfolgt vor allem im Wachstumsalter und selten beim Erwachsenen. Das gehäufte Auftreten im jugendlichen Alter steht in enger Beziehung zur Entwicklung der Tuberositas tibiae. Solange es noch nicht zu einer Verknöcherung der Apophyse mit der Schienbeinmetaphyse gekommen ist, ist dieser Bereich ein Locus minoris resistentiae. Durch eine plötzliche Kontraktur des M. quadriceps bei gebeugtem Kniegelenk kann es zu einem Abriß der Tuberositas kommen (Abb. 70).

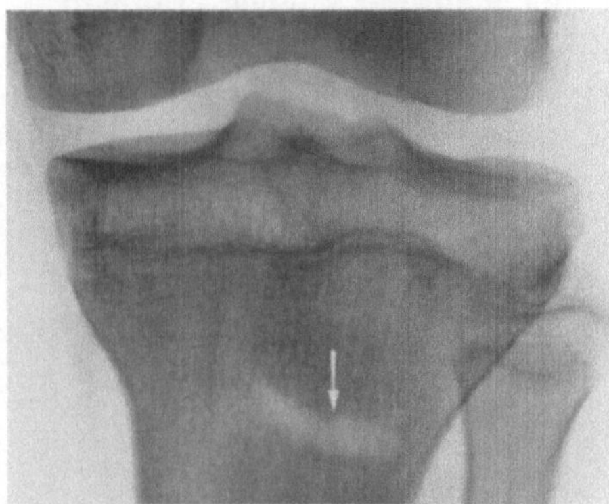

Abb. 68

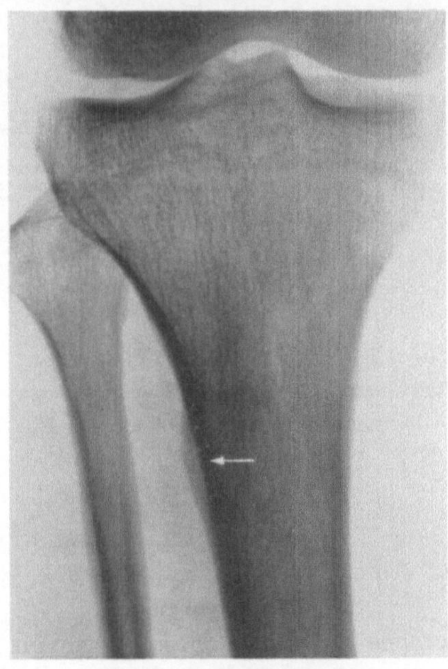

Abb. 69

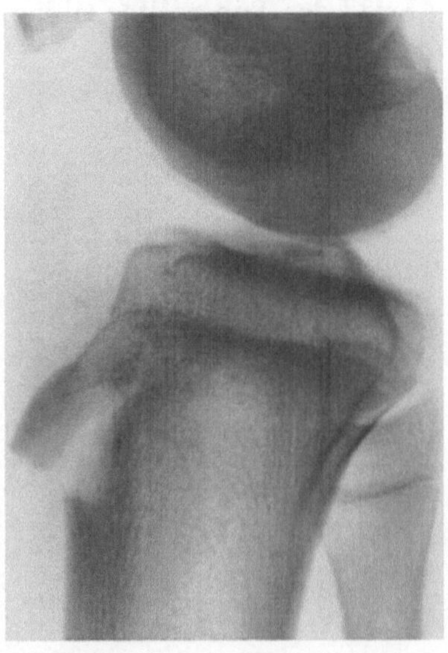

Abb. 70

Abb. 68. Aufhellung im Bereich des Überganges von Schienbeinkopf zum Schienbeinschaft bei einem 15jährigen Knaben. Diese Aufhellung wird dadurch hervorgerufen, daß die Tuberositas tibiae noch nicht verknöchert ist und der Zentralstrahl genau den Spalt zwischen Schienbeinmetaphyse und Tuberositas trifft

Abb. 69. Die Tuberositas tibiae kann im Bild von vorne über die laterale Begrenzung des Schienbeins hinausragen (→). Sie gibt dann zu *Verwechslungen* mit Exostosen oder mit einer Periostitis Anlaß

Abb. 70. Ausriß der Tuberositas tibiae bei einem 15jährigen Knaben entstanden durch Sturz vom Reck auf das gebeugte Kniegelenk aus 3 m Höhe

39. Osgood-Schlattersche Erkrankung der Tuberositas tibiae

Die Osgood-Schlattersche Erkrankung der Tuberositas tibiae kommt im Wachstumsalter zwischen dem 11.—18. Lebensjahr vor. Sie ist gekennzeichnet durch ihren schleichenden, oft mehrere Jahre dauernden Verlauf. Es sind Fälle bekannt geworden, bei denen die klinischen Erscheinungen fehlten und die Veränderungen an der Apophyse nur als Zufallsbefunde anläßlich einer Röntgenuntersuchung erhoben wurden.

Von der Erkrankung wird vor allem das männliche Geschlecht befallen; nach den Angaben in der Literatur in einem Verhältnis von 10:1 zum weiblichen Geschlecht. Diese Tatsache hat man mit der vermehrten Sportbetätigung der Knaben in Zusammenhang gebracht.

Die Osgood-Schlattersche Erkrankung kann doppelseitig auftreten.

Da häufig hinsichtlich des Zeitpunktes und der Form der Entwicklung der Tuberositas tibiae (Abb. 71) erhebliche Differenzen und Variationen auch bezüglich beider Seiten bestehen — eine Tatsache, auf die LEHMANN hingewiesen hat — kann man nur jene Fälle als Osgood-Schlattersche Erkrankung bezeichnen, bei denen im Röntgenbild das Ossifikationszentrum der Tuberositas tibiae eine unregelmäßige Struktur mit unregelmäßigen Konturen und die angrenzende Schienbeinmetaphyse eine Osteoporose aufweisen (Abb. 72).

SCHLATTER und OSGOOD bezeichneten die nach ihnen benannte Erkrankung als „partiellen Abriß" der Tuberositas tibiae infolge eines oder mehrerer kleiner Traumen.

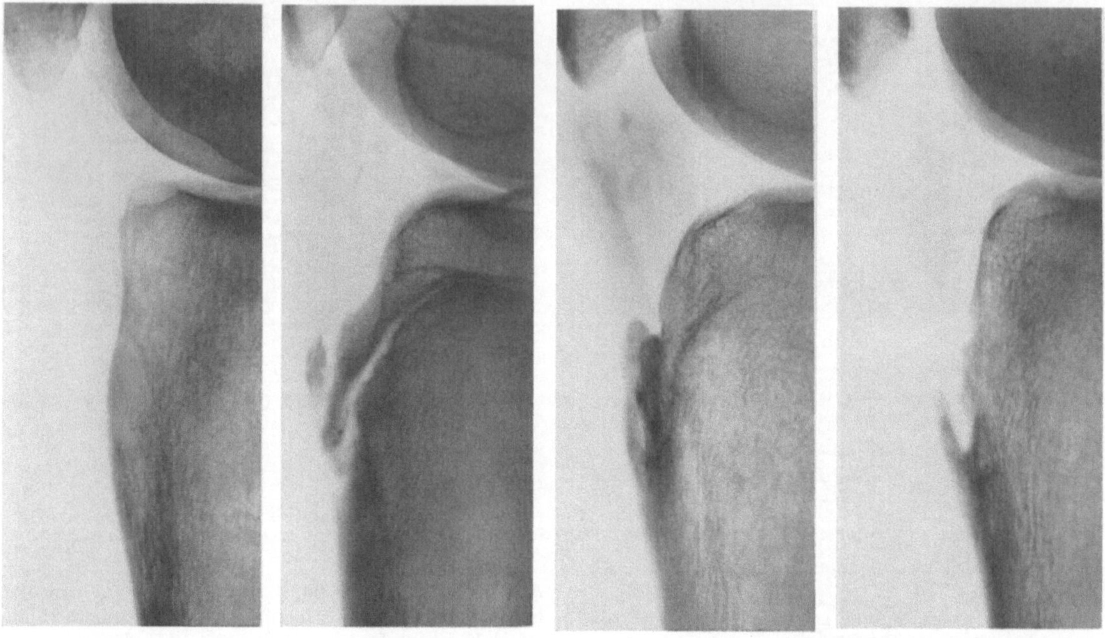

Abb. 71 Abb. 72 Abb. 73

Abb. 71. Fast vollständiges Fehlen der Tuberositas tibiae bei einem 54jährigen Schlosser

Abb. 72. Osgood-Schlattersche Erkrankung bei einem 16jährigen Schüler

Abb. 73. Verschiedene Formen der Tuberositas tibiae bei Erwachsenen nach abgelaufener Osgood-Schlatterscher Erkrankung in der Jugend

VOGEL schloß sich auf Grund seiner histologischen Untersuchungen, bei denen er nie Anhaltspunkte für entzündliche Prozesse fand, der Annahme der mechanischen Genese an. Zu der gleichen Ansicht kam HÖRBST.

CHOMUTOWA faßte ebenfalls die Osgood-Schlattersche Erkrankung als Folge von Traumen auf und wies darauf hin, daß die abgesplitterten Apophysenfragmente in Richtung des Lig. patellae verschoben werden.

CHOMUTOWA fand als weiteres röntgenologisches Zeichen der Osgood-Schlatterschen Erkrankung, daß der unterhalb der Kniescheibe liegende rhomboide Raum häufig durch Blutergüsse oder durch sekundäre fibröse Veränderungen verschattet ist.

Andere Autoren sehen entzündliche oder infektöse Prozesse als Ursache der Osgood-Schlatterschen Erkrankung an (ALSBERG; EBBINGHAUS u.a.).

GAVRILENKO kam auf Grund seiner histologischen Untersuchungen zu dem Ergebnis, daß es sich bei der Osgood-Schlatterschen Erkrankung um eine Ossifikationsstörung handelt. Unter dem Einfluß des Muskelzuges würde es innerhalb der knorpelig vorgebildeten Tuberositas zu einer partiellen Dehiszenz kommen. KLOPFER hingegen sieht als Ursache eine konstitutionell bedingte Minderleistung des Knorpelgewebes an.

Zaaijer glaubt, daß es sich bei der Osgood-Schlatterschen Erkrankung um eine von der Norm abweichende Knochenanlage handelt und ein Trauma als Ursache kaum in Betracht kommt. Zaaijer schlägt daher die Bezeichnung Osteochondritis juvenilis parosteogenetica tuberositas tibiae vor.

Lutterotti fand auf Grund ihrer Untersuchung, daß die Osgood-Schlattersche Erkrankung ein Überlastungsschaden auf konstitutioneller Grundlage sei und ordnete sie in die Reihe der aseptischen Knochennekrosen wie Bernbeck ein.

King berichtet über die Kombination der Osgood-Schlatterschen Erkrankung mit der mehrgeteilten Kniescheibe, sowie mit der Perthesschen Erkrankung der Hüfte und ist der Ansicht, daß es sich um osteochondritische Veränderungen handelt.

Hughes faßt die Veränderungen im Bereich der Tuberositas tibiae als pathologische Veränderungen im Lig. patellae und nicht der Apophyse auf und bezeichnet sie als Tendinitis ossificans.

Kridelbaugh unterschied 3 Formen von Veränderungen im Bereich der Apophyse des Schienbeins, nämlich die wahre Lösung der Tuberositas, die Fragmentation der Tuberositas und schließlich die Nekrose der Tuberositas.

Seyss sah als Grundlage der Osgood-Schlatterschen Erkrankung eine Disproportionalität der Epiphysenkernmasse, nämlich Breitenzunahme bei Höhenabnahme. Zu dieser Disposition würden als auslösende Momente mechanische oder zirkulatorische Störungen hinzutreten.

Späterscheinungen der Osgood-Schlatterschen Erkrankung wurden von Brocher beschrieben (Abb. 73).

40. Solitäre kartilaginäre Exostosen im Kniebereich

Die solitären kartilaginären Exostosen im Kniebereich kommen sowohl am Ober- als auch am Unterschenkel vor. Sie haben ihren Sitz an der Innenseite dieser Knochen, nahe der Epiphysenlinie und stellen echte Auswüchse dar.

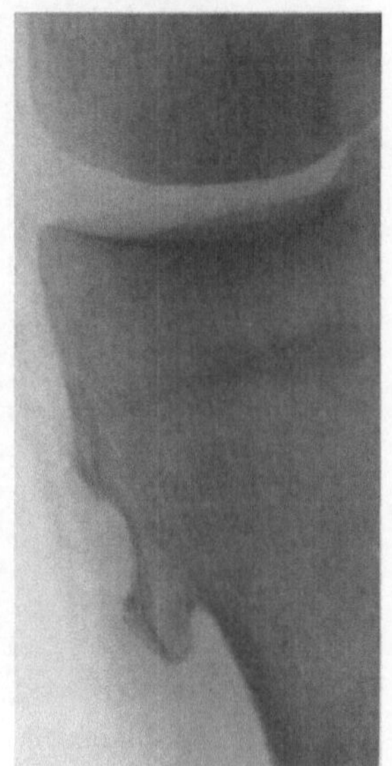

Abb. 74. Solitäre kartilaginäre Exostose im Bereich des inneren Schienbeinknorrens

Die Form und Größe der Exostosen ist schwankend. Sie können mit ihrer Kuppe sowohl kopf- als auch fußwärts gerichtet sein. Die Röntgendiagose bietet in der Regel keine Schwierigkeiten (Abb. 74).

Auf Grund ihrer Untersuchungen sind Schilling und Jonasch der Ansicht, daß die solitären kartilaginären Exostosen mit der typischen Lokalisation im Kniebereich auf nicht traumatischer Basis entstehen. Die in der Veröffentlichung von Beck beschriebenen Fälle von unfallbedingter Exostosenbildung zeigen eine nicht typische Lokalisation.

Klinisch können die Exostosen zu einer Bewegungseinschränkung im Kniegelenk führen und einen Meniscusriß oder ein schnellendes Kniegelenk vortäuschen. Haas und Frank haben auf diese Tatsache hingewiesen.

41. Arthrodese des Kniegelenks

Bei stark schmerzhaften Arthrosen oder bei in schlechter Stellung geheilten und dadurch schmerzhaften Brüchen im Kniegelenkbereich erzeugt man durch Resektion der Gelenkflächen des Oberschenkels und des Schienbeins eine Arthrodese (Abb. 75).

Während man früher durch Drahtschlingen oder Platten die Resektionsflächen des Oberschenkels und des Schienbeins bis zur knöchernen Vereinigung zusammenhielt, verwendet man heute hierfür eine Kompression mittels Nägel oder Drähten. Das Kompressionsverfahren hat den Vorteil einer kürzeren Ruhigstellung bis zur knöchernen Heilung und kann daher in jedem Lebensalter angewendet werden.

42. Schleimbeutel im Kniebereich

Die Schleimbeutel haben in der Röntgendiagnostik nur insoweit Bedeutung, als es in jedem Schleimbeutel zu Kalkeinlagerungen kommen kann (Abb. 76).

Diese Kalkeinlagerungen sind im Röntgenbild immer unregelmäßig begrenzt, haben eine typische Lokalisation und bilden in diagnostischer Hinischt keine Schwierigkeiten.

Die Verkalkung der Schleimbeutel im Kniebereich findet man vor allem bei Berufen, die in knieender Stellung arbeiten, z.B. bei Bergleuten, Hausangestellten (Housemaid's knee), Fließenlegern, usw.

Eine Veröffentlichung über die Kontrastdarstellung von Schleimbeuteln stammt von SPRINGORUM.

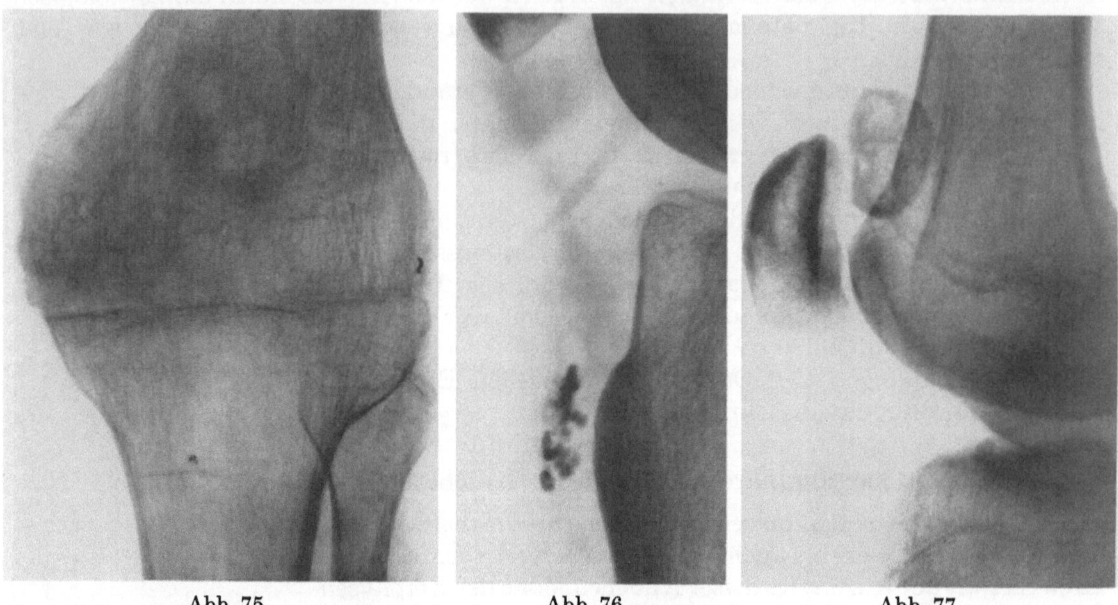

Abb. 75 Abb. 76 Abb. 77

Abb. 75. Arthrodese des linken Kniegelenkes. Zustand 3 Monate nach der Operation. Feste knöcherne Vereinigung

Abb. 76. Kalkeinlagerung in der Bursa infrapatellaris subcutanea bei einer 58jährigen Hausfrau

Abb. 77. Ein Chondromknoten im rechten Kniegelenk bei einer 23jährigen Angestellten

43. Chondromatose des Kniegelenks

Die Gelenkchondromatose befällt am häufigsten das Kniegelenk, es folgen das Ellbogen- und Hüftgelenk.

Die Ätiologie ist bis heute nicht bekannt. ZANOLL hat Übergänge zwischen der Synovitis villosa und der Chondromatose gefunden.

Die erste Beschreibung der Chondromatose stammt von REICHEL, eine spätere von HENDERSON und JONES. Daher wird die Chondromatose auch als Reichelsche Krankheit bzw. im anglo-amerikanischen Schrifttum als Maladie de HENDERSON-JONES bezeichnet.

Bei der Gelenkchondromatose kommt es in der Synovia zur Bildung von hyalinen Knorpelknoten, die sekundär verkalken können. Von diesem Zeitpunkt an sind sie im Röntgenbild sichtbar (Abb. 77, 78). Mit der Zeit lösen sich die Chondromknoten von der Synovia und sind mit ihr nur mehr durch einen Stiel verbunden. Kommt es zu einem Abreißen dieses Stieles von der Synovia so entstehen freie Gelenkkörper, die zu Einklemmungen führen können.

Der Verlauf der Chondromatose ist ein gutartiger. Eine sarkomatöse Entartung eines Chondromknotens wurde bisher nur von REIMANN und HELLER beobachtet.

Das symmetrische Befallensein von Gelenken ist nach COCCHI selten.

Durch die multiplen Chondromknoten kann es zur Ausbildung einer schweren Arthrose im Gelenk kommen, worauf COCCHI und FREYER hingewiesen haben.

Die Chondromknoten sind im Röntgenbild gut an ihrer traubenförmigen, rundlichen und oft stark geschichteten Form zu erkennen.

Differentialdiagnostisch sind freie Gelenkkörper, die auf Grund einer Osteochondrolysis dissecans entstanden sind, in Betracht zu ziehen. Diese treten aber nicht so zahlreich auf und zeigen im Röntgenbild nicht die Schichtung und traubenförmige Anordnung wie die Chondrome. Außerdem sind bei der Diagnosestellung Verkalkungen auf Grund entzündlicher Gelenkerkrankungen wie Lues und Tuberkulose, sowie verkalkte Synoviome auszuschließen.

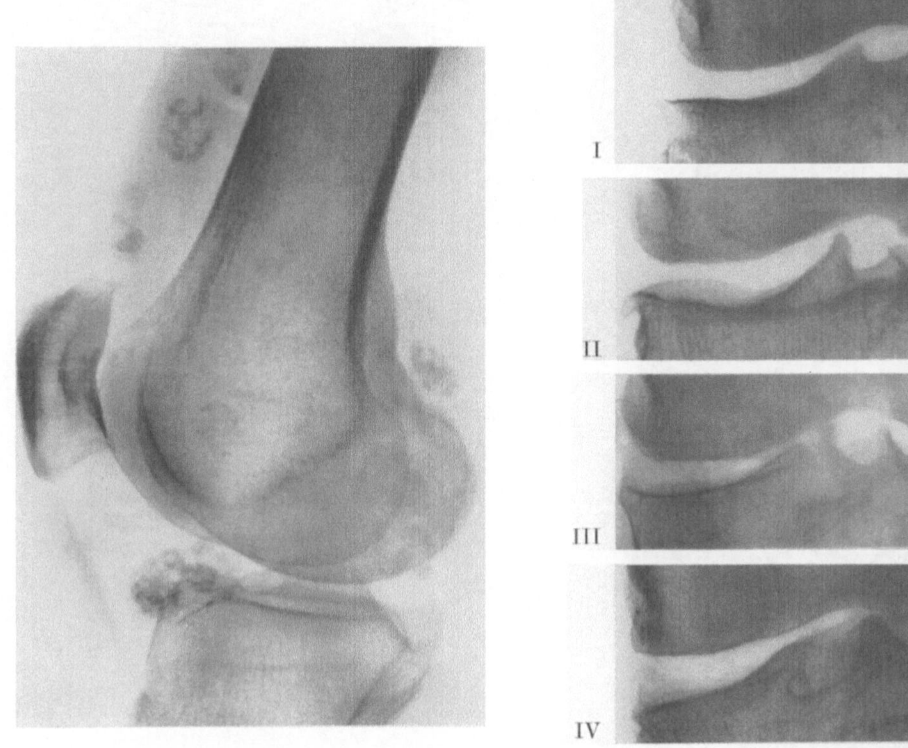

Abb. 78 Abb. 79

Abb. 78. Multiple Chondromknoten im rechten Kniegelenk bei einer 50jährigen Hausfrau

Abb. 79. Stadium I—IV der *Entwicklung der Arthrose* im Kniegelenk. [Aus JONASCH: „Zur Klassifizierung der Arthrose im Kniegelenk". Verh. Dtsch. Orthop. Ges. **46**, Kongr., 579—580 (1959)]

44. Arthrose des Kniegelenks

Die Entwicklung der Arthrose im Kniegelenk läßt sich am besten in 4 Stadien (Abb.79) darstellen:

I. Stadium: Die Gelenkränder sind entrundet und beginnen sich spitz auszuziehen. Auch die beiden Tubercula der Eminentia intercondyloidea sind in diesem Stadium bereits spitz begrenzt.

II. Stadium: Es kommt zur Bildung von Randwülsten, vor allem an der Kniegelenkinnenseite bis zu einem Breitendurchmesser von 5 mm.

III. Stadium: Die Randwulstbildung nimmt immer mehr zu. Die Breite der Randwülste beträgt jetzt mehr als 5 mm.

IV. Stadium: Das Hauptzeichen des 4. Stadiums ist die Verschmälerung des Gelenkspaltes als Zeichen dafür, daß der Gelenkknorpel zu Grunde gegangen ist.

In diesem Stadium kann es durch Abbrechen der arthrotischen Randwülste zur Bildung von freien Gelenkkörpern kommen.

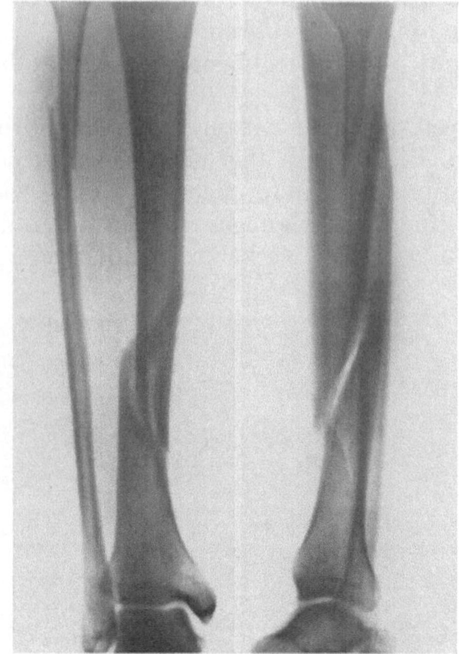

Abb. 80

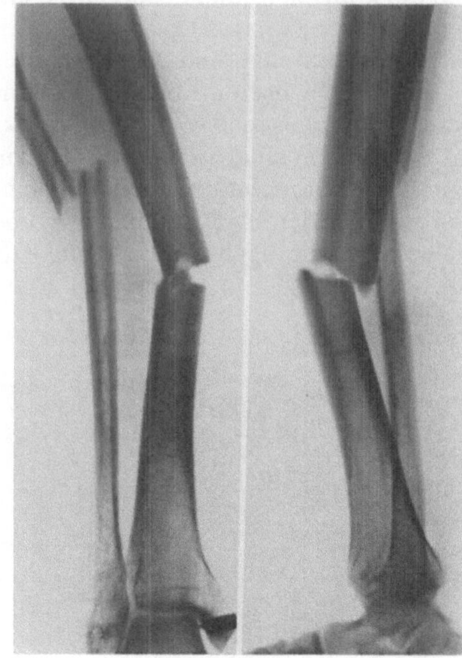

Abb. 81

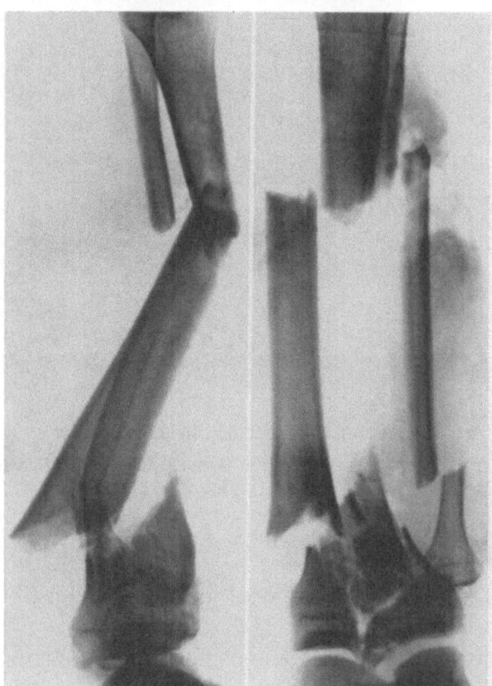

Abb. 80. *Drehbruch* des Unterschenkels

Abb. 81. *Biegungsbruch* des Unterschenkels

Abb. 82. *Trümmerbruch* des Unterschenkels

An dieser Stelle sei besonders darauf hingewiesen, daß das röntgenologische Erscheinungsbild nicht immer mit dem klinischen Bild übereinstimmen muß, zumal selbst Arthrosen des IV. Stadiums klinisch keine Erscheinungen machen müssen.

45. Brüche des Unterschenkels

Bei den Brüchen des Unterschenkels, die sowohl durch direkte, als auch durch indirekte Gewalteinwirkung entstehen können, unterscheidet man 2 Bruchformen, nämlich die Drehbrüche (Abb. 80) und die Biegungsbrüche (Abb. 81).

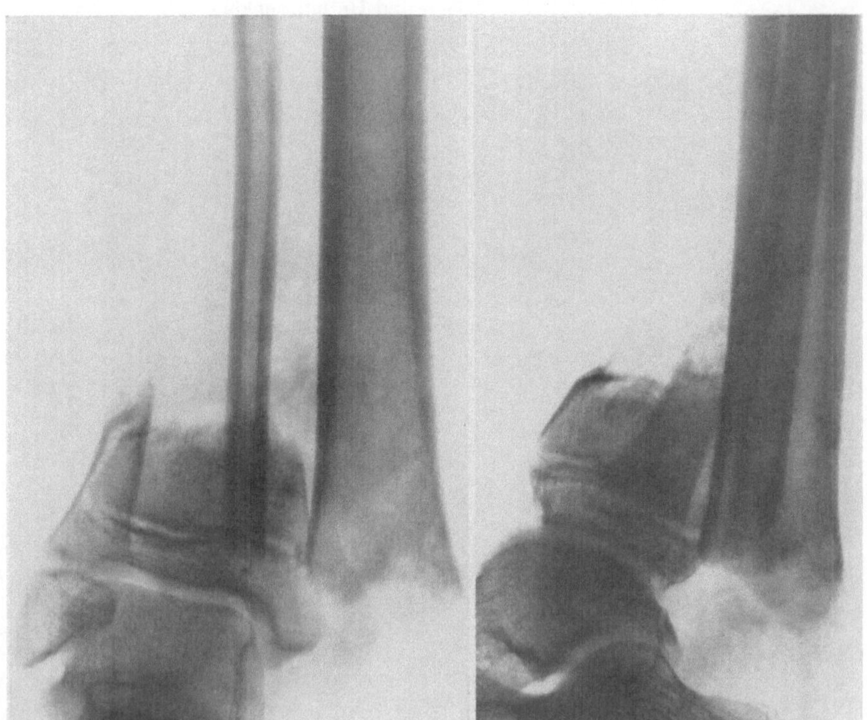

Abb. 83. Offener supramalleolärer Unterschenkelbruch (Biegungsbruch) bei einem 14jährigen Knaben. Das distale Bruchstück ist um volle Schaftbreite nach außen und vorne verschoben. Verkürzung von 35 mm

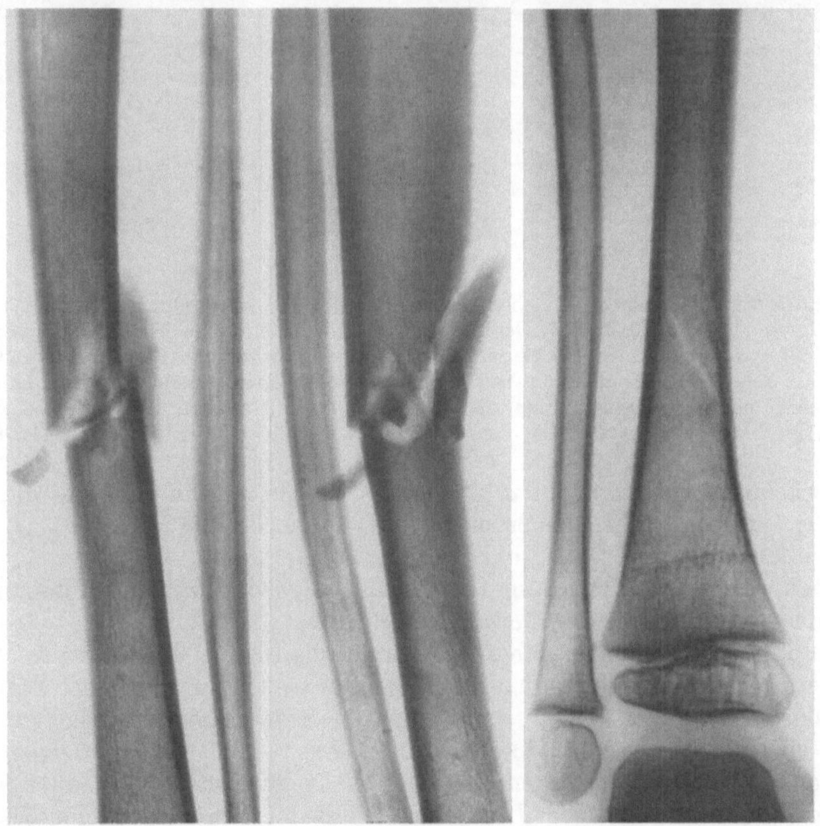

Abb. 84 Abb. 85

Abb. 84. Querer Biegungsbruch des linken Schienbeins mit Ausbruch eines *Biegungskeiles*, entstanden durch Anfahren gegen die Stoßstange eines PKW. Der Biegungskeil liegt entsprechend der Gewalteinwirkung an der Schienbeinvorderseite

Abb. 85. Isolierter Bruch des Schienbeins an der Grenze mittleres unteres Drittel bei einem 4jährigen Knaben. *In der Röntgenaufnahme von der Seite ist der Bruch nicht zu sehen*

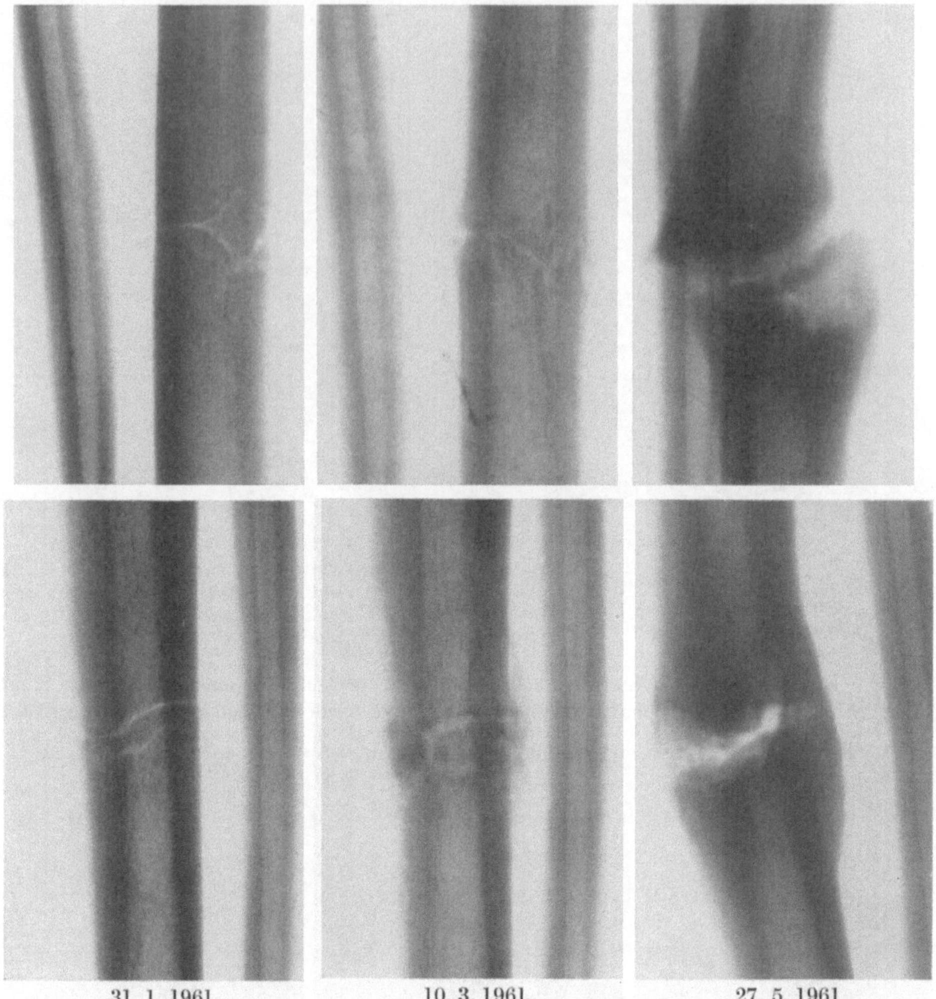

Abb. 86. *Isolierter Querbruch* des rechten Schienbeins bei einem 20jährigen Angestellten am 31. 1. 1961. Röntgenkontrolle nach Gipsabnahme am 10. 3. 1961. Der Bruch wurde als geheilt angesehen. Der Bruchspalt ist aber noch nicht aufgefüllt und es findet sich nur eine geringe periostale Kallusbildung an der Innen- und Hinterseite des Schienbeins. Am 27.5. 1961 Auftreten von starken Schmerzen im Unterschenkel nach einer Drehbewegung. Im Röntgenbild sieht man eine Pseudarthrose, die sich gelöst hatte. [Jonasch: „Über die Behandlung von Querbrüchen des Schienbeins und der Elle ohne Verschiebung". Münch. med. Wschr. **105**, 1764 (1963)]

Die Drehbrüche kann man in kurze und lange Drehbrüche unterteilen, die Biegungsbrüche in quere und schräge, sowie Stück- und Trümmerbrüche (Abb. 82).

Besteht bei den Biegungsbrüchen ein Biegungskeil (Abb. 84), so kann man aus seiner Lage bestimmen, aus welcher Richtung die Gewalt eingewirkt hat. Der Biegungskeil befindet sich immer an der Stelle der Gewalteinwirkung.

Isolierte Brüche des Schienbeinschaftes kommen häufig bei Kindern vor. Sie lassen bei Kleinkindern oft klinisch ein wenn auch hinkendes Gehen zu und sind röntgenologisch schlecht sichtbar. Es ist daher wichtig, Aufnahmen in *beiden* Ebenen zu machen (Abb. 85).

Die isolierten Querbrüche (Abb. 86) des Schienbeins neigen oft zu verzögerter Callusbildung, da sich die beiden Bruchenden durch das nicht gebrochene Wadenbein behindert, nicht einander nähern können. Die Feststellung, daß der Bruch röntgenologisch geheilt ist, soll sehr kritisch erfolgen, wie am besten der beschriebene Fall zeigt.

Zur operativen Behandlung der Unterschenkeldrehbrüche werden häufig straffe Drahtumschlingungen (Abb. 87) verwendet. Da sich durch diese behindert, die Bruchflächen nicht einander nähern können — bei jedem Knochenbruch sterben von den Bruchflächen

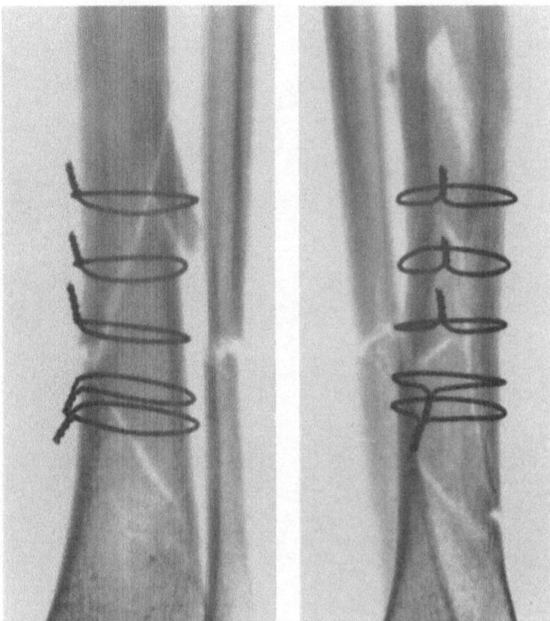

Abb. 87. Zustand eines Unterschenkeldrehbruches 2 Monate nach operativer Behandlung mit *straffer Drahtumschlingung.* Der Bruch ist noch nicht fest. Die Bruchspalten sind noch deutlich zu sehen, da durch die straffen Drahtschlingen das Zusammenrücken der Bruchstücke verhindert wird

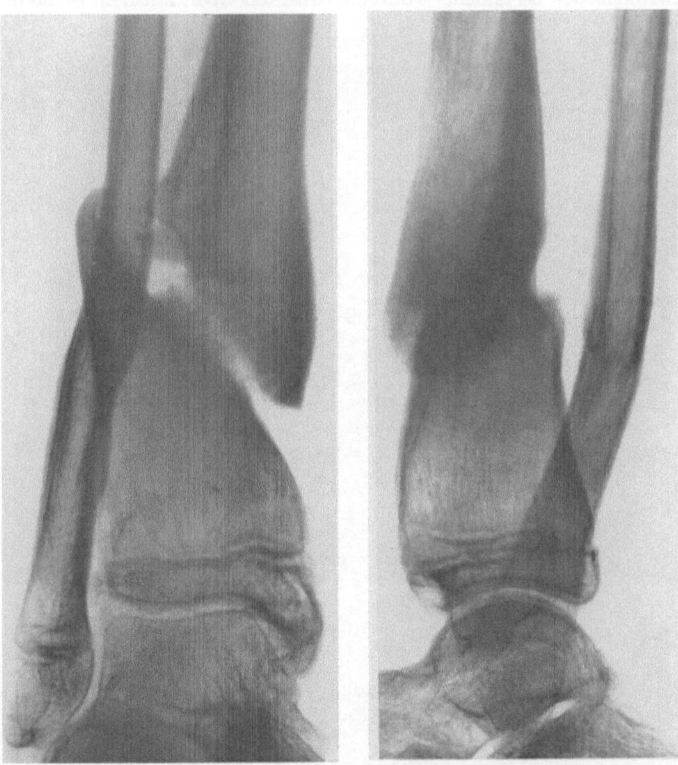

Abb. 88. 4 Jahre alte *Pseudarthrose* des Schienbeins bei einem 17jährigen Knaben. Der Pseudarthrosespalt ist gut im Bild von vorne zu sehen. Die Markhöhlen beider Bruchstücke sind durch einen sklerosierten Knochendeckel abgeschlossen

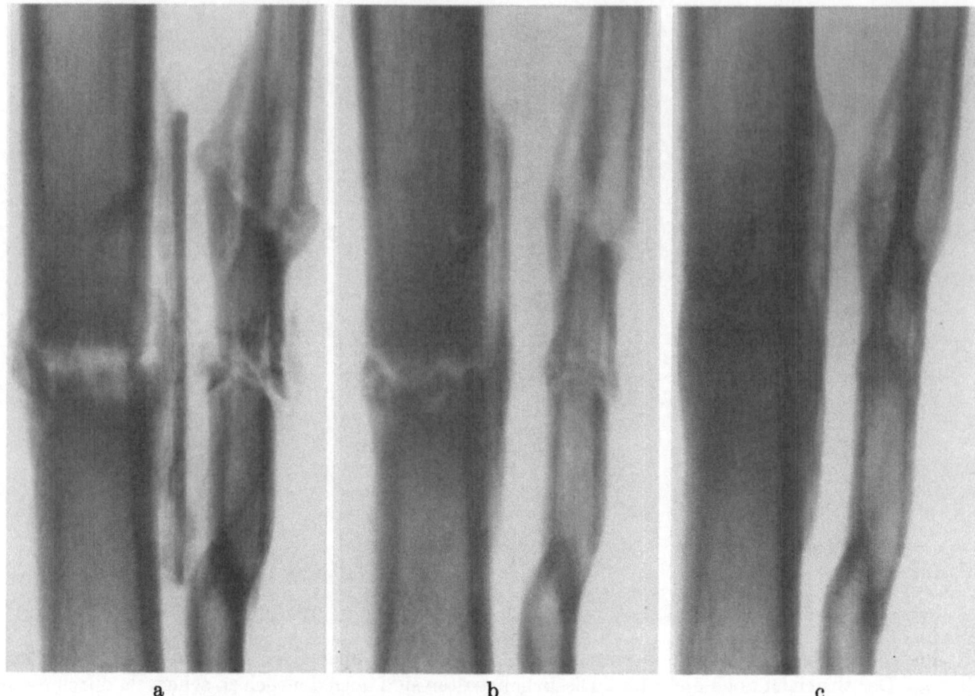

Abb. 89a—c. Operation nach PHEMISTER wegen verzögerter Kallusbildung bei einem Unterschenkelquerbruch ohne Verschiebung. a Röntgenbild nach der Operation, wobei auch das Wadenbein osteotomiert wurde. Proximal davon am Wadenbein eine alte Osteotomiestelle. b Der Span hat einen guten Kontakt und zeigt an seinen beiden Enden eine knöcherne Überbrückung zum Schienbein. c Röntgenkontrolle 9 Monate nach der Operation. Der Unterschenkelbruch ist knöchern durchgebaut, der Span mit dem Schienbein ebenfalls

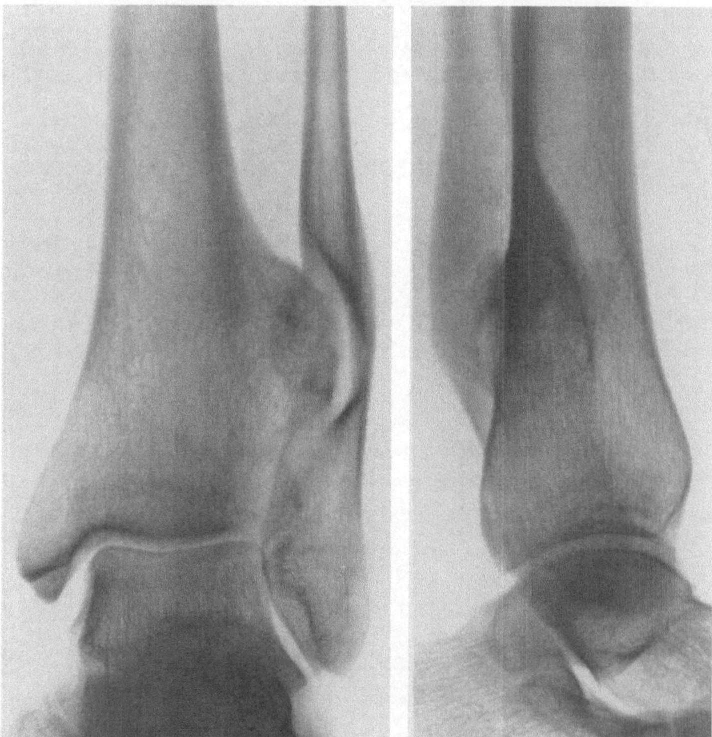

Abb. 90. *Solitäre kartilaginäre Exostose* am linken Schienbein, die durch ihr Wachstum bereits eine Usurierung des Wadenbeins herbeigeführt hat, bei einem 16jährigen Mädchen

1—3 mm Knochen ab und werden resorbiert — neigen diese operativ behandelten Fälle sehr zu verzögerter Kallusbildung und zu Pseudarthrosen (Abb. 88). Die Beurteilung des Röntgenbildes soll sehr sorgfältig erfolgen.

Zur Behandlung der verzögerten Callusbildung und der Pseudarthrose hat sich die Operation nach PHEMISTER, d.i. die Anlagerung eines Knochenspanes (Abb. 89) bewährt. Bei der Beurteilung des Röntgenbildes ist vor allem darauf zu achten, ob der Knochenspan Kontakt mit dem Schienbein hat und später bei der Heilung, ob die beiden Enden des Spanes mit dem Schienbein durch eine Brücke verbunden sind.

Literatur

ABESSER, E.: Zur Fraktur der Tuberositas tibiae. Zbl. Chir. **79**, 1997—1999 (1954).

ALBERT, E.: Über Meniscusganglien. Z. Orthop. **83**, 228—238 (1953).

ANDREESEN, R.: Über Verkalkung der Knorpelzwischenscheibe der Kniegelenke. Bruns' Beitr. klin. Chir. **158**, 75—82 (1933).

ARNDT, J.: Der Wert der diagnostischen Aussage der Randwulstbildungen im Röntgenbild des Kniegelenkes. Zbl. ges. Chir. **91**, 146—150 (1966).

AXHAUSEN, G.: Gelenkausbrüche und Gelenkeinbrüche im Tierversuch. Langenbecks Arch. klin. Chir. **124**, 543—553 (1923).

— Der Heilverlauf bei den Ein- und Ausbrüchen der Gelenkflächen. Langenbecks Arch. klin. Chir. **126**, 96—97 (1923).

— Epiphysennekrosen und Arthritis deformans. Langenbecks Arch. klin. Chir. **129**, 341—363 (1924).

— Ist die embolische Genese der freien Gelenkkörper denkbar? Bruns' Beitr. klin. Chir. **131**, 386—394 (1924).

— Über anämische Infarkte am Knochensystem und ihre Bedeutung für die Lehre von den primären Epiphyseonekrosen. Langenbecks Arch. klin. Chir. **151**, 72—98 (1928).

BANDI, W.: Über die Ätiologie der Osteochondritis dissecans. Helv. chir. Acta **18**, 221—247 (1951).

BARUCHA, E.: Unsere Erfahrungen über den Wert des Rauberschen Röntgenzeichens bei der Meniscusdiagnose. Mschr. Unfallheilk. **63**, 370—375 (1960).

BASSET, A.: Note sur une variété exceptionnelle de corps étranger du genou. Rev. Chir. (Paris) **39**, 144—155 (1920).

BAUER, M.: Die entschädigungspflichtigen Berufskrankheiten. Stuttgart: Georg Thieme 1953.

BAUER, R.: Beitrag zur Osteochondrosis dissecans patellae. Z. Orthop. **103**, 64—74 (1967).

BAUMGARTL, F.: Zur Pathogenese der Osteochondrosis dissecans. Zbl. Chir. **87**, 1916—1925 (1962).

BAYER, O.: Das horizontale Schichtbild der Kniegelenksmenisci. Röntgen-Bl. **6**, 248—256 (1953).

BECK, W.: Die unfallbedingte Exostose und mögliche Folgen. Z. Orthop. **85**, 606—618 (1955).

BEILER, K.: Meniscusverkalkung beider Kniegelenke auf nicht traumatischer Grundlage. Mschr. Unfallheilk. **40**, 118—121 (1933).

BENNET, G.: Operation for hypertrophied patella. J. Bone Jt Surg. **4**, 593—599 (1922).

BESSLER, W.: Die Röntgensymptome der Synovitis villosa des Kniegelenkes. Fortschr. Röntgenstr. **99**, 343—353 (1963).

— Die diagnostischen Möglichkeiten der Doppelkontrast-Arthrographie des Kniegelenkes. Fortschr. Röntgenstr. **101**, 511—517 (1964).

BIRCHER, E.: Pneumoradiographie des Knies und anderer Gelenke. Schweiz. med. Wschr. **63**, 1210—1211 (1931).

— Über Binnenverletzungen des Kniegelenkes. Langenbecks Arch. klin. Chir. **177**, 290—350 (1933).

BLANKENBURG, H.: Die Patella partita und ihre Differentialdiagnose. Beitr. Orthop. **13**, 83—89 (1966).

BLENCKE, H.: Beitrag zur Patella bipartita. Z. Orthop. **42**, 291—297 (1922).

BLUMENSAAT, C.: Gibt es eine traumatische Patella partita? Zbl. Chir. **59**, 2539—2540 (1932).

— Patella partita — traumatische Spaltpatella-Patellarfraktur. Arch. orthop. Unfall-Chir. **32**, 263—282 (1932).

— Die Lageabweichungen und Verrenkungen der Kniescheibe. Ergebn. Chir. Orthop. **31**, 149—223 (1938).

BÖHLER, J.: Röntgenologische Darstellung von Kreuzbandverletzungen. Chirurg **16**, 136—138 (1943).

— Zur Behandlung der traumatischen Epiphysenlösungen am oberen Schienbeinende. Chirurg **22**, 81—83 (1951).

BÖHLER, L.: Technik der Knochenbruchbehandlung. 12. u. 13. Aufl. Wien: Maudrich 1957.

BONSE, G.: Über einen seltenen Röntgenbefund an der rechten Kniescheibe kombiniert mit Schlatterschen Symptomen beiderseits. Fortschr. Röntgenstr. **71**, 848—849 (1949).

BORSAY, J.: Experimentelle Untersuchungen über den Pathomechanismus der spontanen Sehnenruptur. Z. Orthop. **81**, 552—561 (1952).

BÖSCH, J.: Osteochondrosis dissecans. Arch. orthop. Unfall-Chir. **52**, 155—169 (1960).

BRATTSTRÖM, H.: The picture of the femoropatellar joint in recurrent dislocation of the patella. Acte orthop. scand. **33**, 373—375 (1963).

BRO, G.: Kontrastdarstellung des Kniegelenkes zur Diagnostik der Meniskusschäden. Zbl. Chir. 88, 1627—1629 (1963).

BROCHER, J.: Die Späterscheinungen bei der Osgood-Schlatterschen Erkrankung. Schweiz. med. Wschr. 79, 890—891 (1949).

BROCK, A.: Aplasie beider Kniescheiben. Acta anat. (Basel) 4, 54—59 (1947).

BRUMBAUGH, H.: Tendinitis ossificans traumatica. J. Bone Jt Surg. 14, 953—957 (1932).

BUCHWALD, W.: Posttraumatische Verkalkung des Hoffaschen Fettkörpers. Fortschr. Röntgenstr. 103, 230—231 (1965).

BÜDINGER, K.: Über Ablösung von Gelenkteilen und verwandte Prozesse. Dtsch. Z. Chir. 84, 311—365 (1906).

— Über traumatische Knorpelrisse im Kniegelenk. Dtsch. Z. Chir. 92, 510—536 (1908).

BÜRGSTEIN, M.: Zur Larsen-Johanssonschen Krankheit. Arch. orthop. Unfall-Chir. 43, 298—302 (1944).

BURCKHARDT, E.: Perthes, Osteochondritis dissecans und Coxa vara infantum. Helv. chir. Acta 15, 3—23 (1948).

BURI, P.: Beitrag zum Problem der Ätiologie und Pathogenese der Osteochondritis dissecans am Kniegel. Z. Unfallmed. Berufskr. 55, 95—99 (1962). Ref. Z. Orthop. 98, 558.

BÜRKLE, DE LA CAMP, H.: Das reizempfindliche Kniegelenk. Arch. orthop. Unfall-Chir. 35, 50—58 (1935).

CAMPBELL, C.: Osteochondritis dissecans: The question of etiology. J. Trauma 6, 201—221 (1966).

CHOMUTOWA, A.: Das Röntgenbild der Weichgewebe des vorderen Kniegelenkabschnittes bei Osgood-Schlatterscher Erkrankung. Vestn. Roentgenol. Radiol. 25, 61—73 (1941) [Russisch]. Ref. Z. org. ges. Chir. 107, 244 (1943).

CORNET: Absence congénitale de rotule genu recurvatum. Arch. franco-belges chir. 30, 536—540 (1927).

CUVELAND, E.: Schnellendes Knie infolge angeborener Fehlbildung. Z. Orthop. 83, 325—327 (1953).

BUONO, M. DEL: L'artrografia del ginocchio. Rom: Il pensiero scientifico 1959.

CZEKALA, Z.: Die doppelkontrastarthrographische Diagnose des Scheibenmeniskus des Kniegelenkes. Fortschr. Röntgenstr. 101, 518—521 (1964).

DIETHELM, L., E. MAY u. H. KNUTH: Die Spaltlinienmethode nach HULTKRANZ zur Darstellung experimentell traumatischer Knorpelschäden. Tgg Nord- und Westd. Pathol. 1960.

DITTMAR, O.: Der Kniegelenksmeniscus im Röntgenbild. Röntgenpraxis 4, 442—445 (1932).

DOMACK, G.: Beitrag zum gehäuft familiären Auftreten der Osteochondrosis dissecans im Kniegelenk. Beitr. Orthop. Traumatol. 10, 686—692 (1963).

DUCLOUX, J.: La méniscographie du genon traumatisé. Ann. Radiol. 6, 625—637 (1963).

DYES, O.: Systematisches zur Röntgenuntersuchung mehrfach gerundeter Skelettabschnitte. Chirurg 5, 23—26 (1933).

ECK, T.: Meniscusverkalkungen und ihre Differentialdiagnose. Chirurg 11, 547—560 (1939).

EDGREN, W.: Arthrography of the knee in the diagnosis of torn semilunar cartilage. Acta orthop. scand. 38, 235—246 (1967).

EGGELING, W.: Zur Diagnostik der Meniscusverletzungen unter Berücksichtigung der Pneumoradiographie. Zbl. Chir. 84, 241—247 (1959).

EICHENGRÜN, W.: Die Patella bipartita und ihre Begutachtung für die Unfallversicherung. Bruns' Beitr. klin. Chir. 148, 311—319 (1929).

EITREM, E.: Metaplastic ossification of the inferior patellar ligament with evident clinical symptoms. Acta chir. scand. 99, 234—236 (1949).

EKESPARRE, W.: Der Discus im Kniegelenk. Z. Orthop. 87, 27—37 (1956).

ENDER, J.: Behandlung und Behandlungsergebnisse der Schienbeinkopfbrüche. Arch. orthop. Unfall-Chir. 47, 287—306 (1955).

ENDERLE, W.: Über einen seltenen Fall von doppelseitiger Spaltbildung der Patella. Med. Klin. 37, 979—986 (1926).

ERB, K.: Spätresultate der Knorpelresektion bei Degeneration des Kniescheibenknorpels. Dtsch. Z. Chir. 239, 332—351 (1933).

FAGERBERG, S.: Tomographic studies on the normal and injuried knee. Acta radiol. (Stockh.), Suppl. 138, 1—93 (1956).

FAIRBANK, H.: Cysts of the external cartilage of the knee with erosion of the head of the tibia. Brit. J. Surg. 22, 115—118 (1934).

FALK, G.: Radiographic observations of the incidence of fabella. Bull. Hosp. Jt Dis. (N.Y.) 24, 127—129 (1963).

FEISTKORN, W.: Über Patella partita. Röntgenpraxis 3, 945—951 (1931).

FICHTNER, H.: Zur Frage der Gelenkschädigung durch Kontrastmittel. Bruns' Beitr. klin. Chir. 207, 164—171 (1963).

FICK, R.: Handbuch der Anatomie und Mechanik der Gelenke. Jena: Gustav Fischer 1910.

FISCHEDICK, O.: Indikation und Ergebnisse der Kontrastdarstellung des Kniegelenkes mit positivem Kontrastmittel. Chirurg 31, 13—19 (1960).

— Die Kontrastdarstellung des Kniegelenkes nach Meniscektomie. Fortschr. Röntgenstr. 99, 685—692 (1963).

FISCHEL, A.: Grundriß der Entwicklung des Menschen, 2. Aufl. Berlin: Springer 1937.

FLEISCHNER, M.: Gehört die Patella bipartita zum Kreis der Osteochondropathia juvenilis? Fortschr. Röntgenstr. 31, 209—212 (1923).

FORSTER, E.: Apport de la tomographie dans l'étude des lésions du genou par le procédé du double contraste. J. Radiol. Electrol. 41, 79—82 (1960).

FRANK, W.: Über das schnellende Kniegelenk. Wien. med. Wschr. 107, 1031—1033 (1957).

FREYER, B.: Röntgenologisch selten diagnostizierte biartikuläre Chondromatosis synovialis genus. Z. Orthop. 95, 510—514 (1962).

FRIEDL, F.: Osteochondrosis dissecans. Fortschr. Röntgenstr. 67, 17—25 (1943).

FROSCH, L.: Zum Problem der Chondropathie der Patella. Arch. orthop. Unfall-Chir. **47**, 436—442 (1955).

FRÜND, R.: Traumatische Chondropathie der Patella ein selbständiges Krankheitsbild. Zbl. Chir. **53**, 707—710 (1926).

— Ein Beitrag zur habituellen und angeborenen Luxation der Patella. Z. Orthop. **83**, 253—269 (1953).

— Hinweis zur Röntgendiagnostik der habituellen Patellaluxation. Z. Orthop. **90**, 191—194 (1958).

FÜRMAIER, A.: Beitrag zur Ätiologie der Chondropathia patellae. Arch. orthop. Unfall-Chir. **46**, 178—196 (1953).

— Beitrag zur Ätiologie und Therapie der habituellen kongenitalen Patellarluxation. Arch. orthop. Unfall-Chir. **46**, 380—386 (1954).

GALLOU, I.: Sur un cas de maladie de Pellegrini-Stieda bilatérale. J. Radiol. Électrol. **19**, 665—666 (1935).

GAVRILENKO, B.: Die Osgood-Schlattersche Krankheit. Orthop. Travm. Protez. **6**, 37—47 (1932) [Russisch]. Ref. Z. org. ges. Chir. **64**, 752 (1933).

GELDMACHER, M.: Beitrag zu den paraarticulären Verknöcherungen nach Querschnittsläsion des Rückenmarks. Dtsch. Z. Chir. **191**, 180—196 (1925).

GIBSON, D.: Osteochondritis dissecans. A report of two cases. Canad. J. Surg. **6**, 356—358 (1963).

GREEN, J.: Osteochondritis dissecans of the knee. J. Bone Jt Surg. B **48**, 82—91 (1966).

GROTHE, H.: Betrachtungen zur Patella partita. Wehrmed. Wschr. **10**, 185—188 (1966).

GRUETER, H.: Untersuchungen zum Patellarhinterwandschaden. Z. Orthop. **91**, 486—501 (1959).

GUILLEMIN, A.: Ossifications post-traumatiques para-articulaire du tibia. Rev. Orthop. **24**, 520—525 (1937).

GUMPEL, F.: Behandlung der posttraumatischen Verknöcherung des Kniescheibenbandes. Zbl. Chir. **66**, 2451—2453 (1939).

HAAS, E.: Durch Exostose bedingte Bewegungsbehinderung des Kniegelenkes. Zbl. Chir. **67**, 1297—1299 (1940).

HAENISCH, K.: Demonstration. Ärztlicher Verein Hamburg. Fortschr. Röntgenstr. **29**, 381 (1922).

HAGLUND, P.: Die hintere Patellarkontusion. Zbl. Chir. **53**, 1757—1760 (1926).

HARTMANN, R.: Posttraumatische Verknöcherung im Kniescheibenband. Mschr. Unfallheilk. **56**, 205—211 (1953).

HARTUNG, F.: Über Ganglienbildung am medialen Kniegelenksmeniscus. Arch. orthop. Unfall-Chir. **47**, 149—154 (1955).

HELLMER, H.: Patella bipartita. Acta radiol. Stockholm **4**, 137—145 (1925).

HELLNER, H.: Röntgenologische Differentialdiagnose der Knochenerkrankungen. Stuttgart: Georg Thieme 1956.

HENDERSON, M.: Loose bodies. Amer. orthop. Surg. **14**, 265—270 (1916).

HENRICHSEN, A.: Luxatio patellae horizontalis inferior. Zbl. Chir. **50**, 62—67 (1923).

— Meniscusverkalkung im Röntgenbild. Röntgenpraxis **4**, 403—405 (1932).

HENSSGE, J.: Die Arthrosis deformans des Patellagleitweges. Zbl. Chir. **87**, 1381—1387 (1962).

HERSCHMANN, H.: Ein Beitrag zur Sauerstoff-Arthrographie des Kniegelenks als Hilfsmittel bei der Meniskusdiagnostik. Beitr. Orthop. **12**, 208—212 (1965).

HILZENSAUER, K.: Zur Chondropathia der Patella. Arch. orthop. Unfall-Chir. **36**, 614—618 (1936).

HINDSE, S.: Über den angeborenen Defekt der Kniescheibe. Bibl. Laeger **119**, 148—173 (1927).

HOFFA, A.: Über Röntgenbilder nach Einblasung von Sauerstoff in das Kniegelenk. Berl. klin. Wschr. **43**, 28—30 (1906).

HOHMANN, G.: Bemerkenswerter Befund bei angeborenem doppelseitigem Fehlen der Kniescheibe. Z. Orthop. **68**, 460—464 (1938).

HOLLDACK, F.: Angeborenes Fehlen beider Kniescheiben. Zbl. Chir. **65**, 2308—2311 (1938).

HORISBERGER, B.: Über Vorkommen, Entstehung und Behandlung des Meniscusganglions. Helv. chir. Acta **26**, 128—154 (1959).

HUGHES, E.: Osgood-Schlatter's disease. Surgery **86**, 323—328 (1948).

ISRAELSKI, M.: Meniscus calcification. Amer. J. Roentgenol. **25**, 85—87 (1931).

JANIK, B.: Kreuzbandverletzungen des Kniegelenkes. Berlin: W. de Gruyter & Co. 1955.

JAROSCHY, H.: Über pathologische Befunde an der Kniescheibe bei habitueller Patellarluxation und anderen Erkrankungen. Bruns' Beitr. klin. Chir. **131**, 626—641 (1924).

JOHANSSON, S.: Eine bisher anscheinend unbekannte Erkrankung der Patella. Z. Orthop. **43**, 82—87 (1922).

JONASCH, E.: Zerreißung des äußeren und inneren Knieseitenbandes. Mschr. Unfallheilk., Beih. **59**, 1—88 (1958).

— Untersuchungen über die Form der Eminentia intercondyloidea tibiae im Röntgenbild. Fortschr. Röntgenstr. **89**, 81—85 (1958).

— Vortäuschung einer Verknöcherung im hinteren Kreuzband und eines Tuberculum intercondyloideum quartum. Fortschr. Röntgenstr. **89**, 493—495 (1958).

— Über die röntgenologische Schattenbildung an der Innen- und Außenseite des Kniegelenks. Arch. orthop. Unfall-Chir. **50**, 461—485 (1959).

— Die Verkalkung der Menisci des Kniegelenkes. Arch. orthop. Unfall-Chir. **51**, 659—660 (1960).

— Über das Auftreten von Knochenveränderungen bei Zysten des lateralen Meniscus des Kniegelenkes. Fortschr. Röntgenstr. **93**, 466—471 (1960).

— Die solitären Exostosen im Bereich des Kniegelenkes. Münch. med. Wschr. **104**, 356—357 (1962).

JONASCH, E.: Die Randabbrüche vom Schienbeinkopf. Z. Orthop. **97**, 321—326 (1963).
— Die pseudarthrotisch geheilten knöchernen Ausrisse der Knieseitenbänder von den Oberschenkelknorren. Fortschr. Röntgenstr. **99**, 692—694 (1963).
— Die Verknöcherung des Ligamentum popliteum obliquum. Fortschr. Röntgenstr. **99**, 695—697 (1963).
— Erkennung und Beurteilung der Meniskusverletzung des Kniegelenkes durch das gewöhnliche Röntgenbild. Mschr. Unfallheilk. Bei-H. **90**, 1—32 (1967).
JONES, H.: Loose body formation in synovial osteochondromatosis with special reference to the etiology and pathology. J. Bone Jt Surg. **6**, 407—413 (1924).
KAGER, A.: Bericht über einen seltenen Fall von horizontaler Verrenkung der Kniescheibe. Zbl. Chir. **82**, 111—114 (1957).
KAISER, R.: Die röntgenologische Darstellung der Fossa intercondyliodea und ihre Bedeutung für die Kniegelenksdiagnostik. Bruns' Beitr. klin. Chir. **161**, 528 (1935).
KALLIO, K.: Chondromalacia of the patella. Ann. Chir. Gynaec. Fenn. **36**, 173—192 (1947).
KELLERMANN, S.: Ein Beitrag zur Chondropathie der Patella. Zbl. Chir. **90**, 2429—2437 (1965).
KING, E.: Osgood-Schlatter's disease and patella partita. J. Bone Jt Surg. **17**, 88—90 (1935).
KIRCHMAYR, L.: Das Röntgenbild als diagnostisches Hilfsmittel bei Zerreißungen der Kniegelenksbänder. Fortschr. Röntgenstr. **27**, 425—426 (1919).
KLIEMANN, L.: Die spontane Abbildung des wirklichen Kniegelenksspaltes. Fortschr. Röntgenstr. **76**, 602—606 (1952).
KLINGELHÖFFER, F.: Zur Pathologie der Patellarsehnenverknöcherung und Osteomatose des Kniegelenkes. Zbl. Path. **91**, 433—440 (1954).
KLOPFER, F.: Zur Ätiologie und operativen Therapie der Osgood-Schlatterschen Tibiaapophysenstörung. Arch. orthop. Unfall-Chir. **45**, 39—52 (1952).
KÖHLER, A.: Atlas der normalen und patholgischen Anatomie. Stuttgart: Georg Thieme 1950.
KÖNIG, F.: Über freie Körper in den Gelenken. Dtsch. Z. Chir. **27**, 90—109 (1888).
KREMSER, C.: Über eine seltene Lokalisation der Köhlerschen Krankheit. Röntgenpraxis **4**, 394—402 (1932).
KRIDELBAUGH, W.: Osgood-Schlatter's disease. Amer. J. Surg. **75**, 553—561 (1948).
KRÖKER, P.: Die spontane Abbildung des wirklichen Kniegelenksspaltes. Fortschr. Röntgenstr. **78**, 174—176 (1953).
KRÖMER, K.: Der verletzte Meniscus. Wien: Maudrich 1944.
KUH, R.: Osteopathia patellae juvenilis. Z. Orthop. **57**, 604—606 (1932).
KÜNTSCHER, G.: Über das Wesen der mechanischbedingten Knochen- und Gelenkerkrankungen. Langenbecks Arch. klin. Chir. **193**, 665—668 (1938).
KÜTTNER, H.: Die Einklemmungsluxation der Patella. Bruns' Beitr. klin. Chir. **42**, 553—577 (1904).
LAGARDE, C.: De l'arthrographie opaques du genou. J. Radiol. Électrol. **35**, 714—726 (1954).
LEHMANN, E.: Beobachtungen über die als Schlatter-Osgoodsche Erkrankung bezeichneten Veränderungen an der Tuberositas tibiae. Bruns' Beitr. klin. Chir. **151**, 537—554 (1931).
LEXER, E.: Knochenbildung im Bindegewebe osteoplastischer Herkunft. Dtsch. Z. Chir. **217**, 1—32 (1929).
LINDBLOM, K.: Arthrography of the knee. Acta radiol. (Stockh.), Suppl. **74** (1948).
LÖHR, W.: Dauerfolge bei der Behandlung der Osteochondritis dissecans. Langenbecks Arch. klin. Chir. **157**, 752—811 (1929).
— Epiphysenstörungen am Ellbogengelenk zugleich ein Versuch der genetischen Erklärung der Osteochondritis dissecans. Langenbecks Arch. klin. Chir. **162**, 489—520 (1930).
LÖWE, H.: Die Einschätzung der Sauerstoff-Arthrographie in der Differentialdiagnose von Kniegelenksverletzungen und -erkrankungen aus orthopädischer Sicht. Beitr. Orthop. Traum. **10**, 521—533 (1963).
LOSSEN, H.: Verknöcherungen im Ligamentum patellae. Röntgenpraxis **5**, 67—69 (1933).
LUDLOFF, K.: Zur Frage der Osteochondritis dissecans am Knie. Langenbecks Arch. klin. Chir. **87**, 552—570 (1908).
LUTTEROTTI, M.: Beitrag zur Genese der Schlatterschen Krankheit. Z. Orthop. **77**, 160—175 (1947).
MACH, J.: Über röntgenologische Veränderungen beim Außenmeniskusganglion. Beitr. Orthop. **12**, 337—342 (1965).
— Der Wert des Rauberschen Zeichens bei Meniskusläsionen. Beitr. Orthop. Traum. **14**, 114—119 (1967).
MAGNUSSON, W.: Über die Bedingungen des Hervortretens der wirklichen Gelenkspalte auf dem Röntgenbilde. Acta radiol. Stockholm **18**, 733—741 (1937).
MALLOCH, J.: The results of operative treatment in osteochondritis dissecans of the knee joint. J. roy. Coll. Surg. Edinb. **8**, 322—329 (1963).
MANOLAKIS, P.: Fettkörperverkalkungen des Kniegelenkes beiderseits. Fortschr. Röntgenstr. **99**, 846—847 (1963).
MARZANO, E.: L'artrografia con doppio mezzo di contrasto nelle lesioni delle cartilagini semilunari del ginocchio. Clin. ortop. **15**, 34—43 (1963).
MAU, C.: Beitrag zur Pathologie der kindlichen Kniescheibe. Dtsch. Z. Chir. **228**, 261—276 (1930).
MAURER, H.: Symmetrische osteokartilaginäre Exostosen (Osteochondrom) der Patella. Fortschr. Röntgenstr. **98**, 771—772 (1963).
MEYER-BORSTEL, H.: Meniscusverkalkungen. Chirurg **3**, 424—426 (1931).

MONTAGARD, F.: Anomalie du genon et de la rotule. J. Radiol. Électrol. **44**, 54—62 (1963).

MÜLLER, P.: Über Meniscusverkalkung im Röntgenbild. Zbl. Chir. **60**, 2055—2056 (1933).

NICOD, L.: La luxation spontanée de la rotule. Schweiz. med. Wschr. **93**, 314—315 (1963).

NIDECKER, H.: Die gezielte Pneumarthrographie des Kniegelenkes. Radiol. clin. (Basel) **22**, 10—28 (1953).

NIEDERECKER, K.: Befunde und Erfahrungen bei Kniegelenksoperationen, insbesondere bei Binnenverletzungen. Z. Orthop. **81**, 225—250 (1952).

NIKOLAI, N.: Die traumatische Kniescheibenverrenkung und ihre Folgen. Mschr. Unfallheilk. **63**, 215—224 (1960).

— Seltene Drehverrenkung der Kniescheibe. Mschr. Unfallheilk. **64**, 107—110 (1961).

NORDHEIM, Y.: Eine neue Methode, den Gelenkknorpel, besonders die Kniegelenkmeniscen, röntgenologisch darzustellen (ohne Zuhilfenahme eingespritzten Kontrastmittels). Fortschr. Röntgenstr. **57**, 479—495 (1938).

NORLEY, T.: Calcification of the bursae of the knee. J. Bone Jt Surg. **31** A, 417—420 (1949).

NOVAK, J.: Über die Verrenkungen und Frakturen des Wadenbeinköpfchens. Zbl. Chir. **87**, 1684—1692 (1962).

OBERHOLZER, J.: Röntgendiagnostik der Gelenke mittels Doppelkontrastmethode. Leipzig: Georg Thieme 1938.

OBERNIEDERMAYR, A.: Die Operation der Chondropathia patellae. Langenbecks Arch. klin. Chir. **156**, 56—65 (1929).

ODERMATT, W.: Zwei- und Mehrteilung der Patella. Schweiz. med. Wschr. **51**, 1263—1264 (1921).

ODESSKY, J.: Post-traumatic para-articular ossification of the knee joint. Radiology **22**, 701—706 (1934).

O'DONOGHUE, H.: Chondral and Osteochondral fractures. J. Trauma **6**, 469—481 (1966).

OSGOOD, R.: Lesions of the tibial tubercle during adolescence. Boston Med. Surg. **148**, 114—116 (1903).

OSSOWSKI, M.: Posttraumatische parakondyläre Verknöcherungen des Kniegelenkes. Pol. Przegl. radiol. **6**, 43—50 (1931) [Polnisch]. Ref. Z. org. ges. Chir. **55**, 879 (1931).

OUTERBRIDGE, R.: Further studies on the etiology of chondromalacia patellae. J. Bone Jt Surg. B **46**, 179—190 (1964).

PAAS, H.: Traumatische oder nicht traumatische Schrägteilung der Kniescheibe? Langenbecks Arch. klin. Chir. **171**, 605—617 (1932).

— Seltene posttraumatische Kniescheibenbefunde. Verknöcherung im Streckapparat. Dtsch. Z. Chir. **240**, 734—742 (1933).

PANNEWITZ, G. V.: Sichtbarwerden des wahren Gelenkspaltes bei Arthritis deformans. Röntgenpraxis **5**, 809—810 (1933).

PASSARGE, E.: Familiäre aseptische Nekrose der Patella bei gleichzeitiger doppelseitiger Ellbogengelenksmißbildung. Mschr. Unfallheilk. **47**, 193—200 (1940).

PETERSON, L.: Ist P. HAGLUNDS Röntgenbild der Contusio patellae posterior ein Beweis für das Vorhandensein eines traumatischen Leidens? Zbl. Chir. **54**, 719—721 (1927).

PFEIL, E.: Chondropathia patellae bei Bergarbeitern. Zbl. Chir. **91**, 1700—1704 (1966).

PICKHAN, A.: Röntgenologische und anatomische Beobachtungen über den Verknöcherungsvorgang der Kniescheibe. Fortschr. Röntgenstr. **53**, 458—462 (1936).

PLATT, H.: Über ein Aneurysma der A. poplitea, hervorgerufen durch eine Exostose des Femur. Z. Orthop. **99**, 9—11 (1964).

PLATZGUMMER, H.: Die Osteochondritis dissecans. Arch. orthrop. Unfall-Chir. **46**, 650—692 (1954).

POCHHAMMER, C.: Über die Entstehung parostaler Callusbildungen und die künstliche Calluserzeugung an Tieren und beim Menschen. Langenbecks Arch. klin. Chir. **94**, 352—397 (1911).

PODIO, G.: Ossificazione del legamento rotuleo. Osped. maggiore **25**, 213—215 (1937).

POLITZER, G.: Über einen röntgenologisch wichtigen Knochenbefund am medialen Kondylus der Tibia. Fortschr. Röntgenstr. **56**, 649—652 (1937).

RADOCHAY, L.: Beitrag zur Frage der Osteochondritis patellae. Zbl. Chir. **83**, 1825—1831 (1958).

— Medullographie der Kniescheibe. Arch. orthop. Unfall-Chir. **60**, 262—265 (1966).

RAUBER, A.: Ein wenig bekanntes Röntgensymptom bei älteren Meniscusaffektionen. Z. Unfallmed. Berufskr. **37**, 168—172 (1944).

RAVELLI, A.: Zur Osteochondrolysis dissecans am Kniegelenk. Langenbecks Arch. klin. Chir. **269**, 61—64 (1951).

— Das Vakuum Phänomen. Fortschr. Röntgenstr. **83**, 236—240 (1955).

REHBEIN, F.: Die Entstehung der Osteochondritis dissecans. Langenbecks Arch. klin. Chir. **265**, 69—114 (1950).

REHBEIN, M.: Über Muskelverknöcherung nach Rückenmarksverletzung. Dtsch. Z. Chir. **178**, 60—75 (1923).

REICHEL, P.: Chondromatose der Kniegelenkkapsel. Langenbecks Arch. klin. Chir. **61**, 717—724 (1900).

REIMANN, H.: Über Gelenks-Osteochondromatose mit Sarkombildung. Röntgenpraxis **3**, 942—944 (1931).

REINHARDT, K.: Beidseitige Verdopplung der Patella. Fortschr. Röntgenstr. **104**, 119—121 (1966).

RETTIG, H.: Das Röntgenbild der Kniescheibe in der Differentialdiagnose der Erkrankungen des Kniegelenkes. Z. Orthop. **91**, 551—566 (1959).

RIBBING, S.: Zur Ätiologie der Osteochondritis dissecans. Acta radiol. Stockholm **25**, 732—755 (1944).

— The hereditary multiple epiphyseal disturbance and its consequences for the aetiogenesis of local malacias particulary the osteochondrosis dissecans. Acta orthop. scand. **24**, 286—293 (1955).

RIDEOUT, D.: Osteochondritis dissecans patellae. Brit. J. Radiol. **39**, 673—675 (1966).

RINONAPOLI, G.: Ossificazioni della rotula. Arch. Med. Chir. **11**, 363—369 (1942).

ROECKERATH, W.: Hereditäre Osteo-onychodysplasie. Fortschr. Röntgenstr. **75**, 700—711 (1951).

ROHLEDERER, O.: Ätiologie und Symptomatologie der Praeluxatio patellae. Zbl. Chir. **76**, 103—115 (1951).

ROICK, H.: Symmetrische kartilaginäre Exostosen an den lateralen Femurkondylen. Z. Orthop. **102**, 310—311 (1966).

ROSENBERG, N.: Osteochondral fractures of the lateral femoral condyl. J. Bone Jt Surg. A **46**, 1013—1026 (1964).

ROSTOCK, P.: Osteopathia patellae. Dtsch. Z. Chir. **217**, 406—414 (1929).

— Aseptische Knochennekrose in der Patella. Bruns' Beitr. klin. Chir. **164**, 177—181 (1936).

RUBACKY, G.: Inheritable Condromalacia of the Patella. J. Bone Jt Surg. A **45**, 1685—1688 (1963).

RÜTTIMANN, A.: Die Doppelkontrastarthrographie des Kniegelenkes. Fortschr. Röntgenstr. **87**, 736—755 (1957).

SANQUIRICO: Zit. bei VIEHWEGER.

SAUPE, E.: Beitrag zur Patella bipartita. Fortschr. Röntgenstr. **28**, 37—41 (1921).

SCHAER, H.: Die Patella partita. Ergebn. Chir. Orthop. **27**, 1—53 (1934).

SCHEUER, F.: Ein Beitrag zur Chondropathia patellae. Chirurg **24**, 148—151 (1953).

SCHILLING, H.: Solitäre Exostosen. Arch. orthop. Unfall-Chir. **53**, 119—129 (1961).

SCHLATTER, C.: Verletzungen des schnabelförmigen Fortsatzes der oberen Tibiaepiphyse. Bruns' Beitr. klin. Chir. **38**, 874—887 (1903).

SCHLÜTER, K.: Die Form der Eminentia intercondyloidea tibiae. Arch. orthop. Unfall-Chir. **47**, 703—719 (1955).

— Die einseitige Abflachung des Tuberculum fibulare im Röntgenbild, ein diagnostischer Hinweis auf das Vorliegen eines Scheibenmeniscus. Z. Orthop. **87**, 656—659 (1956).

SCHOEN, H.: Medizinische Röntgentechnik. I. Skelettaufnahmen und Organuntersuchungen. Stuttgart: Georg Thieme 1951.

SCHÖNBAUER, H.: Brüche der Tuberositas tibiae. Mschr. Unfallheilk. **60**, 83—88 (1957).

— Brüche der Kniescheibe. Ergebn. Chir. Orthop. **42**, 56—79 (1959).

— Lösung der Patella partita mit Recturssehnenriß. Arch. orthop. Unfall-Chir. **52**, 1—4 (1960).

SCHUM, H.: Das Pneumoradiogramm des Kniegelenks. Dtsch. Z. Chir. **238**, 1—56 (1932).

SEIDENSTEIN, H.: Osteochondritis dissecans of the knee. Bull. Hosp. Jt Dis. (N.Y.) **1**, 123—134 (1957).

SEYSS, R.: Arthrographie des Kniegelenkes. Arch. orthop. Unfall-Chir. **48**, 403—413 (1956).

SIEBERT, G.: Veraltete, operativ bestätigte Kreuzbandläsion. Fortschr. Röntgenstr. **78**, 361 (1953).

SILFVERSKIÖLD, N.: Chondromalacia patellae. Mschr. Unfallheilk. **39**, 193—198 (1932).

SINDING-LARSEN, C.: A hitherto unknown affection of the patella in children. Acta radiol. (Stockh.) **1**, 171—173 (1921).

SOMMER, R.: Zur nichttraumatischen Teilung der Kniescheibe. Bruns' Beitr. klin. Chir. **148**, 1—26 (1929).

SONNENSCHEIN, A.: Die Knochenneubildung in der Ansatzpartie der Kniescheibenspannsehnen. Arch. orthop. Unfall-Chir. **46**, 362—379 (1954).

SPRINGORUM, W.: Kontrastdarstellung von Schleimbeuteln. Zbl. Chir. **84**, 721—726 (1959).

STARUP, E.: Ein Fall von Hypoplasie und abnormer Lage der Kniescheibe. Hosp.-Tid. 1421—1428 (1934).

STIEDA, A.: Über eine typische Verletzung am unteren Femurende. Langenbecks Arch. klin. Chir. **85**, 815—826 (1908).

STOJANOVIC, D.: La chondromalacie de la totule. J. Radiol. Électrol. **45**, 571—573 (1964).

STOLZER, G.: Ein Fall von Verknöcherung des Lig. patellae mit Pseudarthrosenbildung nach einer Fraktur desselben. Sovet. Chir. **7**, 719—720 (1934) [Russisch]. Ref. Z. org. ges. Chir. **72**, 478 (1935).

STØREN, H.: Ein Fall von Chondropathia patellae. Norsk Mag. Laegevidensk. **90**, 669—684 (1929) [Norwegisch]. Ref. Z. org. ges. Chir. **47**, 297 (1929).

SWATON, S.: Einseitige, angeborene doppelte Kniescheibe. Zbl. Chir. **85**, 2270—2274 (1960).

SWOBODA, W.: Das Skelett des Kindes. Stuttgart: Georg Thieme 1956.

SYMEONIDES, P.: Bursal chondromatosis. J. Bone Jt Surg. B **48**, 371—373 (1966).

TESTA, G.: Malattia di Sinding-Larsen e Johansson. Radiol. med. (Torino) **25**, 1081—1100 (1938).

THIEMANN, K.: Gezielte arthrographische Meniscusdiagnostik mit der Bildverstärker-Fernsehanlage. Mschr. Unfallheilk., Bei-H. **91**, 185—186 (1967).

TOBLER, T.: Zur normalen und pathologischen Histologie des Kniegelenksmeniscus. Langenbecks Arch. klin. Chir. **177**, 483—495 (1933).

TOSATTI, E.: Su di un rarissimo caso di rotula doppia monolaterale. Minerva ortop. **10**, 483—486 (1959)

ULRICHS, B.: Roentgenogramme des Kniegelenkes mit Sauerstoffeinblasung. Fortschr. Röntgenstr. **21**, 618—620 (1914).

UNGER, H.: Zur Frage der Erblichkeit des angeborenen Fehlens beider Kniescheiben. Zbl. Chir. **79**, 1186—1189 (1954).

— Kontrastdarstellung des Kniegelenkes in der Diagnostik der Meniscusverletzungen. Mschr. Unfallheilk. **60**, 102—109 (1957).

UNGLAUBE, H.: Ein Beitrag zur Abrißfraktur der Tuberositas tibiae. Zbl. Chir. **80**, 1372—1375 (1955).

TWIDLE, R.: Chondromalacia patellae with a familiae background. Practitioner **191**, 657—666 (1963).

VATER, W.: Das Raubersche Zeichen in der Meniskusdiagnostik. Beitr. Orthop. Traum. **9**, 370—375 (1962).

VESPIGNANI, L.: Valore dell'artrografia opaca del ginocchio nella diagnosi delle lesioni meniscali. Atti **5**, 1—34 (1960).

VIEHWEGER, G.: Patellarhyperplasie als Ausdruck einer seltenen Lokalisation der Ostitis deformans Paget. Fortschr. Röntgenstr. **84**, 261—262 (1956).

VOSS, H.: Über die parostalen und paraarticulären Knochenneubildungen bei organischen Nervenkrankheiten. Fortschr. Röntgenstr. **55**, 423—441 (1937).

WAGNER, H.: Operative Behandlung der Osteochondrosis dissecans des Kniegelenkes. Z. Orthop. **98**, 333—355 (1964).

WAGNER, W.: Über Meniscusverkalkung. Röntgenpraxis **5**, 188—195 (1933).

WANKE, R.: Bemerkungen zum Formenkreis der Epiphyseonekrosen, insbesondere zur Osteochondrosis dissecans cubiti. Chirurg **15**, 614—621 (1943).

WEGNER, D.: Traumafolge oder Patella partita? Z. ärztl. Fortbild. **56**, 361—364 (1962).

WELLER, S.: Die Osteochondrosis dissecans und ihr Zusammenhang mit der traumatischen Knorpelknochenschädigung. Bruns' Beitr. klin. Chir. **207**, 215—230 (1963).

WERWARTH, K.: Abnorme Kalkablagerungen innerhalb des Kniegelenkes, ein Beitrag zur Frage der primären „Meniscopathie". Fortschr. Röntgenstr. **37**, 169—171 (1928).

WIBERG, G.: Roentgenographic and anatomic studies on the femoro-patellar joint, with special reference to chondromalacia patellae. Acta orthop. scand. **12**, 319—410 (1941).

WICHTL, O.: Tuberculum intercondylicum quartum tibiae. Röntgenpraxis **13**, 397—399 (1941).

WILL, H.: Die Fraktur der Tuberositas tibiae. Zbl. Chir. **77**, 1793—1798 (1952).

WILSON, J.: A diagnostic sign in osteochondritis dissecans of the knee. J. Bone Jt Surg. A **49**, 477—480 (1967).

WOLKE, K.: Über Meniscus und Gelenkknorpelverkalkung. Acta radiol. (Stockh.) **16**, 577—588 (1935).

WORTMANN, V.: Horizontale Patellaluxation. Mschr. Unfallheilk. **62**, 196—198 (1959).

WÜRDINGER, H.: Der Wert der Doppelkontrastarthrographie des Kniegelenkes in der Meniscuschirurgie. Chirurg **35**, 212—217 (1964).

WÜTSCHKE, J.: Ein Fall von linksseitiger doppelter Patella. Fortschr. Röntgenstr. **78**, 218—220 (1953).

— Patella partita und Patella duplex. Fortschr. Röntgenstr. **104**, 260—263 (1966).

ZAAIJER, J.: Osteochondropathia juvenilis parosteogenetica. Dtsch. Z. Chir. **163**, 229—256 (1921).

ZOHLEN, E.: Spontanrupturen bei Patella partita. Chirurg **19**, 137—140 (1948).

ZWERG, H.: Über einseitige Patella bipartita und die Frage ihrer traumatischen Entstehung. Dtsch. Z. Chir. **212**, 362—368 (1928).

M. Becken, Hüftgelenk und Oberschenkel

Von

Z. Zsebök

Mit 101 Abbildungen

I. Das knöcherne Becken und Hüftgelenk

Das Becken eines gut entwickelten Menschen ist als ein einheitlicher Knochen zu betrachten. Seine Gestalt kann am ehesten mit einem Trichter verglichen werden. In statischer Hinsicht ist dieser Knochen, im Vergleich zum ganzen Knochengerüst, der am meisten komplexen Belastungen ausgesetzte. Seine Bestandteile sind folgende: die beiden Hüftbeine (Os coxae), das Kreuzbein (Os sacrum), das Steißbein (Os coccygis).

1. Die Entwicklung des Beckengürtels

Die röntgendiagnostische Analyse des Beckengürtels bedarf der ausführlichen Kenntnis des embryonalen Entwicklungsvorgangs. Zur Zeit der embryonalen Entwicklung verläuft der Verknöcherungsprozeß in großen Zügen folgendermaßen: Die drei Knochenkerne

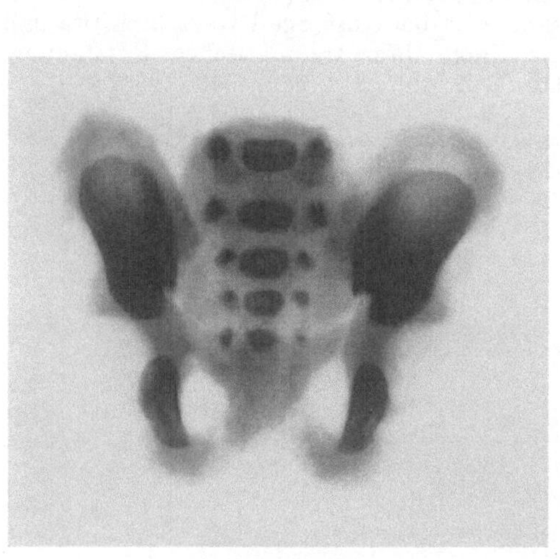

Abb. 1

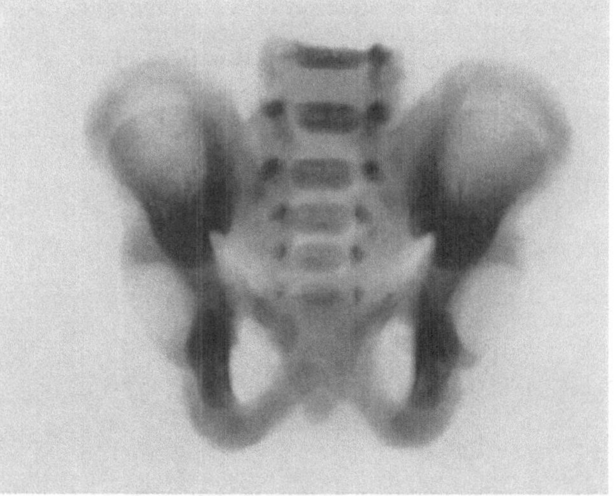

Abb. 2

Abb. 1—4. Auf der Röntgenaufnahme der präparierten Becken von Feten aus dem 7.—10. Schwangerschaftsmonat sind die knöchernen und knorpeligen Anteile gut zu beurteilen. Das Acetabulum besteht zum größten Teil aus Knorpel, ebenso Femurkopf und -hals, sowie Trochanter major

des Hüftbeins, Os coxae, erscheinen zuerst in der Acetabulumgegend, zu Beginn des dritten fetalen Monats der Knochenkern des Os ilium, anfangs des fünften fetalen Monats der des Os ischii und schließlich im Laufe des fünften-sechsten Monats der des Os pubis, dieser dem horizontalen Rand desselben entsprechend.

Beim Neugeborenen sind diese drei Knochen im Acetabulum noch durch eine breite Knorpelschicht getrennt. Daneben sind weitere Teile des Hüftbeins knorpelig angelegt, besonders der ganze Ramus inferior des Schambeins (Abb. 1—4).

Zur Zeit der Geburt sind demnach die bedeutendsten Teile des Beckens knorpelig. Das Acetabulum wird durch den Y-förmigen Knorpel dreigeteilt und ist auch in seinen peripheren Anteilen knorpelig (Abb. 4).

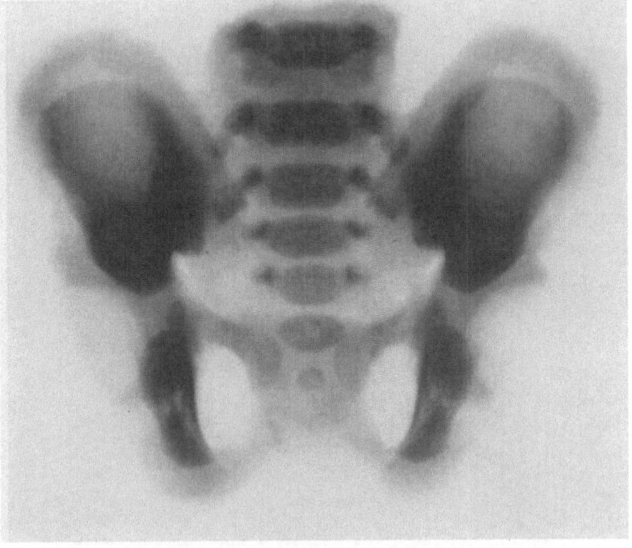

Abb. 3

In der embryonalen Entwicklungsstufe zeigt sich am Sacrum ein eigentümliches Verhältnis. Die eingehende Besprechung desselben erscheint uns nicht nur wegen der ontogenetischen und phylogenetischen Eigentümlichkeit dieses Knochens wichtig, sondern besonders deshalb, weil bestimmte diagnostische Probleme im Kindes- bzw. Erwachsenenalter nur mit Kenntnis der fetalen Entwicklungsgeschichte gelöst werden können. Wir denken dabei in erster Linie an die verschiedenartigen Variationen der 1.—2. Sacralwirbelkörper, die kaum in das lumbosacrale oder sacroiliacale Gelenksystem und deren Varianten eingereiht werden können, und welche nur dann richtig zu bewerten sind, wenn wir den Entwicklungsmechanismus von Sacrum und Os coccygis genau kennen. Eine Hilfe bei der Beurteilung des Reifegrades eines Neugeborenen ist uns auch die genaue Kenntnis des eigentümlichen Entwicklungsrhythmus des Sacrum.

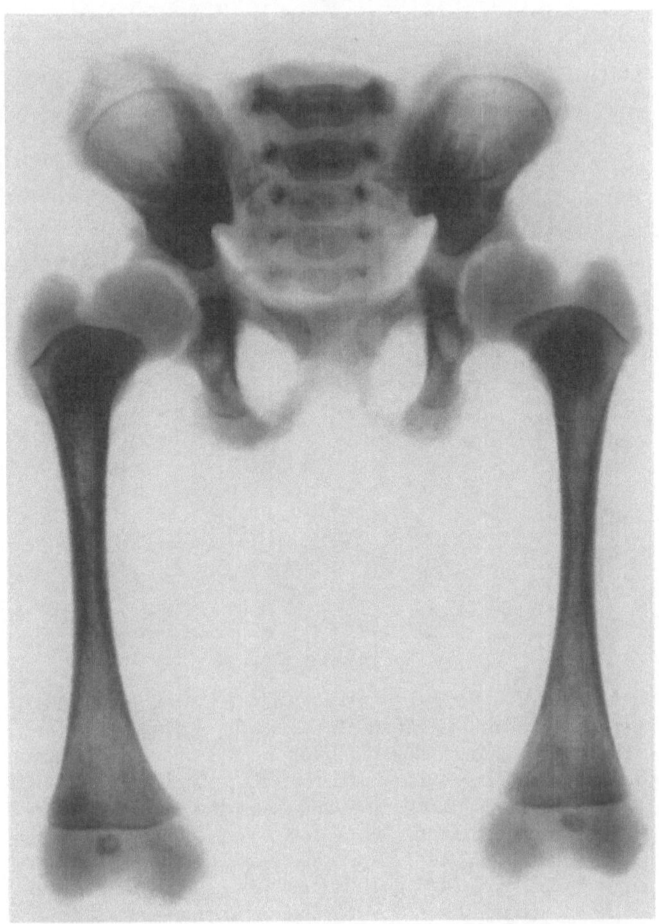

Abb. 4

An dieser Stelle möchten wir die Ergebnisse unserer eigenen Experimente, in bezug auf die fetale Entwicklung des Sacrum bekanntgeben.

Im Laufe unserer Forschungen haben wir bei 1000 lebenden, reifen Neugeborenen und 100 aus verschiedenen Graviditätsperioden gesunder Mütter stammenden Feten sagittale Röntgenaufnahmen angefertigt. Es erscheint uns notwendig, unsere so gewonnenen Ergebnisse mitzuteilen, da die Literaturangaben nicht einheitlich sind. Die Schlußfolgerungen können — falls die Untersuchungen an einem verhältnismäßig kleinen Material durchgeführt wurden — nicht von ausreichender Genauigkeit sein.

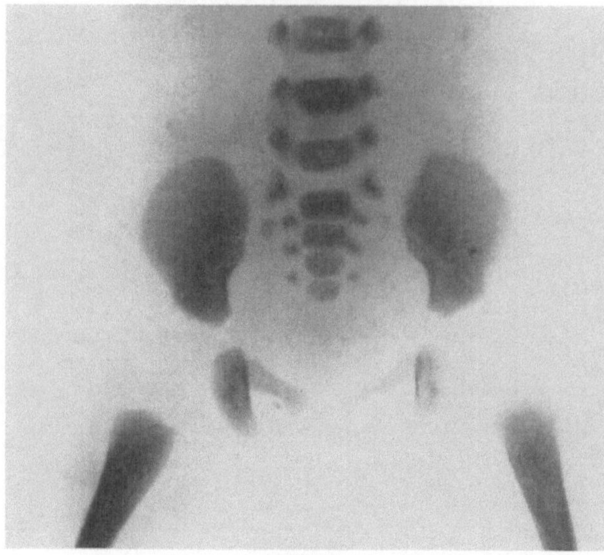

Abb. 5

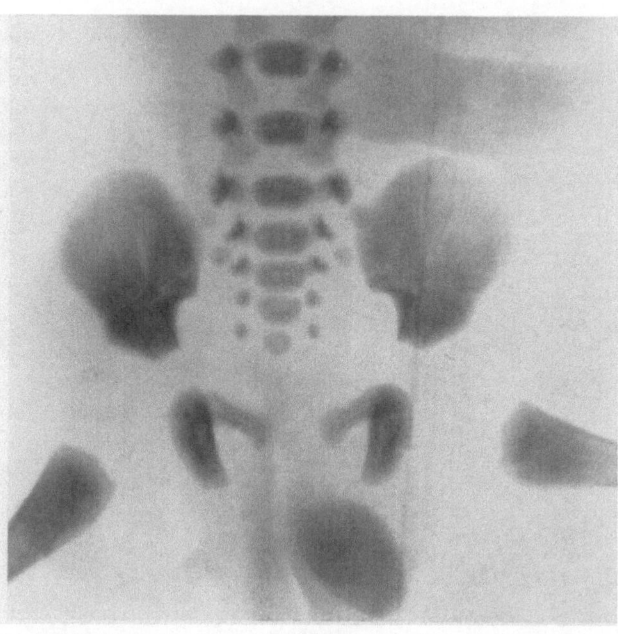

Abb. 6

Abb. 5—7. Bei Feten in verschiedenen Entwicklungsstadien werden auf deren Röntgenaufnahmen die Entwicklungsverhältnisse des Kreuzbeins, die Zahl und Größe der vorhandenen Knochenkerne demonstriert. Abb. 5. Das Sacrum eines Feten von 1100 g Körpergewicht ♂ aus dem 5. Graviditätsmonat. Abb. 6. Sacrum eines Feten von 1300 g Körpergewicht ♂ aus dem 6.—7. Graviditätsmonat. Abb. 7. Sacrum eines Feten von 1450 g Körpergewicht ♀ aus dem 7.—8. Graviditätsmonat. Größenverhältnis: 1:1

Die zugängliche Literatur der vergangenen Jahre gibt über die Ausbildung der Knochenkerne zunächst verschiedene Hinweise.

In bezug auf das Kreuzbein werden unsere Angaben in 2 Gruppen besprochen. Zunächst wird der Zeitpunkt der nachweisbaren Wirbelkörper- bzw. Bogenkernbildung, bzw. die Knochenkerne der Massae laterales bei Feten verschiedener Entwicklungsstufe tabellarisch dargestellt und anschließend werden unsere Beobachtungen über die Neugeborenen bekanntgegeben.

Wie aus der Abb. 8 zu entnehmen ist, lassen sich trotz gut nachweisbarer Knochenkerne die entsprechenden Bogenkerne nicht nachweisen (Abb. 5—7), d. h., da das Gegenteil davon nicht bewiesen wurde, ist festzustellen, daß die Knochenkerne der sacralen Wirbelkörper im allgemeinen gleichzeitig, manchmal sogar früher, auftreten können als die Bogenkerne.

Aus Tabelle 1 ist ferner noch zu entnehmen, daß die sacralen Knochenkerne — die Bogen — und auch die Körperkerne in ihrer stufenartigen Ausbildung, im Verhältnis zur fortschreitenden Gravidität, eine caudalwärts gerichtete Tendenz zeigen. Bei einer ungefähren Körperlänge von 35 cm sind bereits alle fünf Körper- bzw. Bogenkerne gesetzmäßig vorhanden.

Nach einer gewissen Stufe der intrauterinen Entwicklung — ungefähr bei einer lumbalen Wirbelsäulenlänge von 30—40 mm (Körperlänge 40 cm) — sind auch die Massa lateralis-Kerne des Kreuzbeins sichtbar und zwar die des 2. Sacralwirbels am frühesten, da dieser dem S 2-Segment entsprechende Faciesauricularis-Abschnitt an der Bildung der beiden Sacroiliacalgelenke in erster Linie beteiligt ist.

Die Häufigkeit der Kerne der Massa lateralis nimmt selbstverständlich gegen das Ende der Gravidität zu. Es ist höchst beachtenswert, daß bei Neugeborenen beim volkommen reifen Fetus, wesentliche Unterschiede, in folgenden Prozentualverhältnissen zu finden waren:

rechts mehr in 13%, links mehr in 36%.

Knochenkerne von verschiedener Anzahl:

Tabelle 1

	Rechts		Links	
	♀	♂	♀	♂
I.	5,26	5,65	7,89	4,03
II.	61,40	40,32	50,00	37,90
III.	32,36	52,40	40,35	56,45
IV.	0	1,62	1,75	1,62

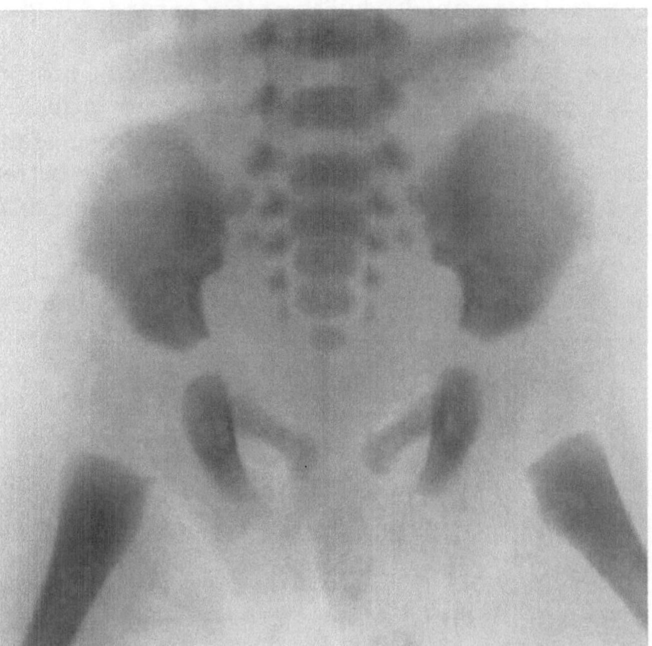

Abb. 7

Es ist also festzustellen, daß im sacralen Wirbelsäulensegment bezüglich der Knochenkerne neben kleineren oder größeren Schwankungen eine gewisse Regelmäßigkeit besteht.

a) Je größer der Embryo, desto größer die lineare Entwicklung des sacralen Wirbelsäulensegments, d. h. die Wirbelsäule entwickelt sich caudalwärts Schritt für Schritt.

b) Schwankungen kommen, — hinsichtlich der Entwicklung sowohl in Längs- als auch in Querrichtung (Körper-Bogen-Kerne) — vor. Sie hängen mit dem Geschlecht nicht zusammen.

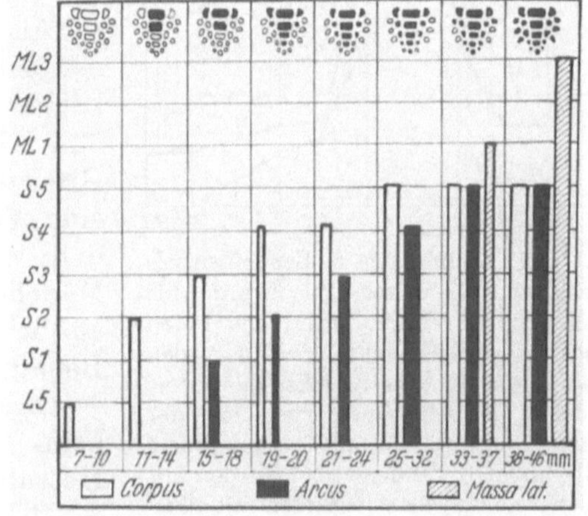

Abb. 8. Das Auftreten der sacralen Knochenkerne ist während der III—X. Fetalperiode tabellarisch zusammengestellt. Die auffindbaren Knochenkerne wurden bei unserer Abbildung, der lumbalen Wirbelsäulenlänge gemäß — im großen und ganzen den Schwangerschaftsmonaten entsprechend — gruppiert. Die am oberen Rande sichtbare Skizze des Kreuzbeins dient zur Bezeichnung der röntgenologisch nachweisbaren Knochenkerne im entsprechenden Zeitraum

c) Im Entwicklungstempo des sacralen Wirbelsäulensegmentes kann ein nur wenig ausgesprochener Rhythmus beobachtet werden. In der frühen embryonalen Entwicklungsperiode stießen wir — bis zu einer Länge von ungefähr 140—150 mm — *nur auf Körperkerne*. Die Ausbildung der ersten sacralen Körperkerne ist mit dem Auftreten der S 3-Bogenkerne kongruent, von da an entwickelt sich das Kreuzbein stufenweise. Caudalwärts vermehrt es sich mit einem Körperkern, lateralwärts mit einem Bogenkernpaar. Die Bogenkerne erreichen die Körperkerne ungefähr bei einer Körperlänge von 250 mm (lumbale Wirbelsäulenlänge: 25 mm), von diesem Zeitpunkt an — insbesondere mit der lumbalen Wirbelsäulenlänge von 33 mm beginnend — ist die Querbildung des Kreuzbeins durch die Ausbildung der Massae laterales charakterisiert.

Die genaue Erkennung der Frühsymptome einer Lumbalisation bzw. Sacralisation erfordert noch weitere Untersuchungen bezüglich der Lagerung des 5. Lendenwirbels, d.h. des Lumbosacralgelenks. Es erschien angebracht, die Lage des 5. Lendenwirbels zu einem festen Punkt ins Verhältnis zu setzen. Für diese Rolle haben wir die Verbindungslinie zwischen der cranialen knöchernen Kontur der beiden Cristae iliacae gewählt, um auf diese Weise den cranialen oder caudalen Stand des 5. Lendenwirbelkörpers im Verhältnis zu dieser Geraden festzustellen. Diese Maßangaben werden uns nachher in der vergleichenden Lagebestimmung der einzelnen Lumbosacralgelenke behilflich sein.

Die Messungen wurden in der Weise durchgeführt, daß die Entfernung zwischen der unteren Fläche des 5. Lendenwirbels und der betreffenden Linie festgestellt wurde. Die craniale Stellung wird in +, die caudale in — Werten angegeben, die an der entsprechenden Geraden liegenden Wirbel mit ø bezeichnet.

Den Angaben des Diagramms gemäß besteht sowohl bei Knaben als auch bei Mädchen unter den relativ breiten Grenzwerten der 5. Lendenwirbellage im Verhältnis zur gewählten Linie eine Schwankung. Dieser Unterschied beträgt ungefähr 9 bzw. 12 mm und entspricht 2% der durchschnittlichen Körperlänge. Die Schwankung ist nicht größer als bei Neugeborenen das Fünftel der lumbalen Wirbelsäulenlänge von einem Durchschnittswert von 50 mm, d. h. als die gewöhnliche Masse der Lumbalisation bzw. Sacralisation. In Anbetracht dessen, daß die extremen +Werte bei Knaben und bei Mädchen ebenfalls mit einer Häufigkeit von rund 1,5 bzw. 3% vorkommen, ist also auch die Lumbalisation des 1. Kreuzbeinwirbels in einer ähnlichen Proportion zu erwarten.

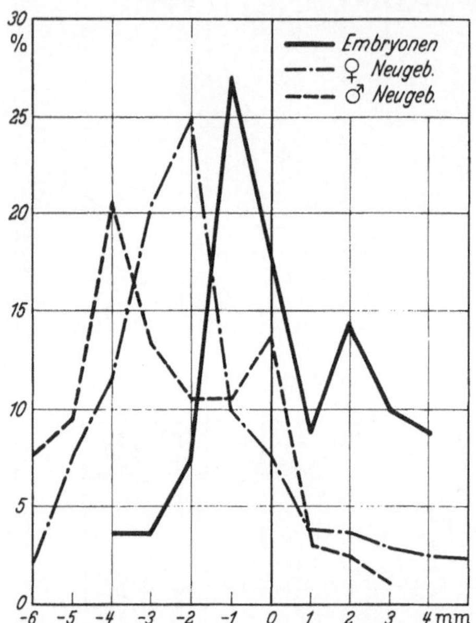

Abb. 9. Die Stellung des 5. Lendenwirbels im Verhältnis zur Crista-Linie wurde bei den untersuchten Neugeborenen und Feten graphisch zusammengestellt. Mit Null wurden jene Fälle bezeichnet, bei welchen die Unterfläche des 5. Lendenwirbelkörpers mit der gewählten Linie kongruierte. Die cranialwärts davon liegenden 5. Lendenwirbel wurden mit Minus-, die caudalwärts liegenden mit Plus-Zeichen versehen

Als „normal" werden die Werte von —1 bis —4 betrachtet, denn die entscheidende Mehrheit beider Geschlechter — in einer 68,5%igen bzw. 53,5%igen 0-Teilung — liegt zwischen diesen Grenzwerten. Aus Tabelle 2 geht hervor, daß eine Verschiebung gegen die negativen Werte, d. h. die Sacralisation des 5. Lendenwirbels, bei Mädchen nicht häufiger beobachtet werden kann als bei Knaben. Ein Beweis für unsere früheren Behauptungen, wonach an Neugeborenenbecken — abgesehen von den sacralen Knochenkernen — keine Geschlechtsdifferenz besteht. Nach unseren Messungen an Embryonen vom IV. Schwangerschaftsmonat an, ist im Stand des 5. Lendenwirbels eine ähnliche Schwankung zu finden (Abb. 9).

Im Verhältnis zur gewählten „Crista-Linie" (0-Linie) fällt die Lage des 5. Lendenwirbels bei Feten verschiedener Altersgruppen, zwischen die Werte —4 und +4.

Vorausgesetzt, daß der „tiefgelagerte" 5. Lendenwirbel sacralisiert wird, müssen die Häufigkeitswerte der Sacralisation auch bei Erwachsenen dem Vorhergesagten entsprechen.

Wie erwähnt, sind individuelle Variationen in bezug auf das Niveau zwischen 5. Lendenwirbel und Lumbosacralgelenk schon in der embryonalen Periode gut zu erkennen. Die angegebenen Werte bestätigen, daß der Stand des 5. Lendenwirbels bzw. des Lumbosacralgelenkes im Verhältnis zur gewählten Linie, selbst bei Feten verschiedenen Alters, aber gleicher Körperlänge, stets verschiedenartig ist, d.h. daß die Stellung des 5. Lendenwirbels vom Entwicklungsgrad nicht abhängt.

Vom klinischen Gesichtspunkt aus gewinnt die Tatsache, daß die Voraussetzungen einer cranial bzw. descendierenden Assimilation bereits in der Fetalperiode bestimmt sind, an Interesse, weil wir keinen Grund haben, die als einen festen Anhaltspunkt gewählte Linie, d.h. die Stellung des Beckengürtels zur Wirbelsäule, für eine so veränderliche zu betrachten, welche diese auffindbaren Differenzen hervorrufen könnte. Sollte dies dennoch zutreffen, so bliebe es — vom Standpunkt einer späteren Assimilation ausgehend — trotzdem indifferent, da es vollkommen gleichgültig ist, ob die Lage des Beckengürtels mit der lumbalen Wirbelsäulenlänge verglichen wird oder umgekehrt.

Rosenbergs Theorie also, wonach die Sacralisation eine phylogenetische Weiterentwicklung, die Lumbalisation dagegen eine Hemmungsbildung sei, muß daher widersprochen werden. Nach dieser Ansicht sollten wir bei jedem „besser entwickelten" Individuum eine Sacralisation vorfinden. Diese Hypothese entbehrt jeder objektiven Grundlage. Unter anderen beweist auch Kempermann die Unhaltbarkeit dieser Theorie in bezug auf den Entwicklungsmechanismus der Wirbelsäule und des Beckengürtels. Kühne, der 23 Familien mittels zahlreicher Röntgenaufnahmen untersucht hatte, glaubt sie sogar vollkommen ablehnen zu müssen und behauptet, daß der 6. Lendenwirbel und der 1. Sacralwirbel in ihrer qualitativen Natur schon vor der Geburt, in der Fetalperiode, ausgebildet sind. Auf Grund der eigenen Beobachtungen konnten wir denselben Nachweis erbringen. Die Frage, worin die Ursache der Assimilation zu suchen ist, bleibt weiterhin offen. Mathes und Hegar weisen auf einen Infantilismus bzw. auf eine mangelhafte sexuale Differenzierung hin. Diese Auffassung bedarf jedoch — unserer Meinung nach — noch weiterer Beweise, da auch im eigenen Beobachtungsgut die Frühsymptome der Assimilation sowohl bei männlichen als auch bei weiblichen Neugeborenen, ja noch mehr in der embryonalen Periode gut zu erkennen waren.

Die Lumbalisation wäre vielleicht damit zu erklären, daß im pränatalen Stadium, in der II. Hälfte der Gravidität, der dem 6. Lendenwirbel entsprechende 1. Sacralwirbel wegen der langsamen Ausbildung des Os ilium den genügenden induktiven Reiz nicht erhält, um seine Facies auricularis entwickeln zu lassen, weil er zu diesem Zeitpunkt in keinen Kontakt mit dem Os ilium gerät. Bei der Sacralisation ist selbstverständlich das Gegenteil davon zu vermuten.

Zuletzt muß noch der gegenseitige Biegungswert der Längsachse der Lenden- bzw. der Sacralwirbelsäule erwähnt werden. Bei Neugeborenen war auf den Röntgenaufnahmen — in Rechtsseitenlage angefertigt — ein Winkelwert von 22° zu finden, d.h. die Kreuzbeinebene zeigte im Verhältnis zur waagerechten Lendenwirbelsäule — mit einer 0—40 %igen Schwankung — eine durchschnittlich 22 %ige Neigung gegen die Ventralfläche.

Auffallenderweise waren sogar in der Gestalt des Kreuzbeines gewisse individuelle Eigentümlichkeiten zu beobachten. Das sog. Sacrum excavatum ist bei Erwachsenen keine Seltenheit. Wir wissen aber nichts davon, ob dasselbe auch bei Neugeborenen nachgewiesen wurde. Die eigenen Beobachtungen sprechen dafür, daß diese charakteristischen, körperlichen Symptome bereits zur Zeit der Geburt bestehen können und nicht unbedingt die Folgeerscheinungen der weiteren Entwicklung sein müssen.

Das Gesagte sichert uns einen entsprechenden Stützpunkt zur richtigen Bewertung jener verschiedenen individuell-anatomischen Variationen am Sacrum, welche sich beim Erwachsenen ergeben. In Anbetracht dessen, daß das Sacrum den am meisten variablen Anteil des Beckengürtels darstellt, müssen wir noch darauf hinweisen, daß die Verknöcherung des Sacrums im 5.—7. Lebensjahre beginnt, in caudo-cranialer Richtung fortschreitet, so daß erst zur Zeit der endgültigen körperlichen Entwicklung im 24. Lebensjahr, sich die vollständige Synostose an den 1 und 2 Wirbelkörpern ausbildet. Ziemlich parallel mit der Synostose der Wirbelkörper erfolgt die Verschmelzung der Dornfortsätze des Sacrums und es entwickelt sich daraus die Crista sacralis.

Der Verknöcherungsprozeß bleibt an den Fortsätzen häufig inkomplett, demzufolge entwickelt sich das charakteristische Bild des Spina bifida occulta. Am häufigsten wird das am S 1 Wirbelkörper und im Segment S 4—5 beobachtet.

Im Laufe der Entwicklung ändert sich auch die Ebene des sacroiliakalen Gelenkes, so findet man im 1.—2. Lebensjahr ein starkes Klaffen der Gelenkspalten, erst im 5. postnatalen Jahre bildet sich eine Parallelstellung und langsam eine Konvergenz der Gelenkflächen nach unten aus.

In der weiteren Lebensperiode setzt sich dieser Entwicklungsgang im Gelenk fort, so daß im 10.—12. Lebensjahr die hintere Gelenklinie schon gut erkennbar ist. Beim Erwachsenen liegt die Ebene des Sacroiliacalgelenkes, so wie dies in unserer Abb. 10 dargestellt ist. Möchte man daher von dem Gelenkspalt eine Spezial-Aufnahme anfertigen, so muß der Kranke selbstverständlich entsprechend gelagert werden.

Die geschlechtlichen Verschiedenheiten sowohl am ganzen Becken, als auch am Sacrum beginnen erst zur Zeit der Pubertät manifest zu werden, und ein Charakteristikum dieser Verschiedenheiten ist, daß das männliche Kreuzbein horizontal schmäler und in der Vertikale länger ist als das weibliche. Die sonstigen Bestandteile des Beckens und ihre Entwicklung sind von röntgenologischem Standpunkte aus nicht weniger interessant, um so

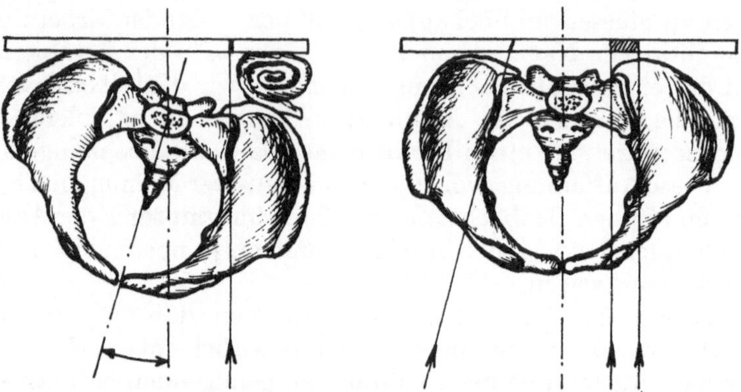

Abb. 10. Die sacroiliacale Gelenkspalte schließt mit der frontalen Ebene des Körpers einen Winkel von ungefähr 30° ein. Bei der sog. Einblickröntgenaufnahme muß daher die zu untersuchende Seite des Patienten um etwa 30° angehoben werden

mehr, weil mit den entwicklungsgeschichtlichen Problemen des menschlichen Beckengürtels sich Anatomen und Kliniker schon am Ende des vergangenen Jahrhunderts, nach der Entdeckung der Röntgenstrahlen jedoch noch eingehender befaßt haben.

Die erwähnten Untersuchungen machten es erforderlich, die vorausgesetzten Geschlechtsunterschiede bei der Geburt, d.h. in der Präpubertätsperiode nachweisen zu können. Es wurde die Frage aufgeworfen, welches jene Faktoren sind, die im Laufe der Entwicklung mitwirken und die bekannten Differenzen zwischen dem erwachsenen männlichen und weiblichen Beckentyp hervorrufen. Man ist der Lösung zum Teil mit Hilfe der Röntgenstrahlen, zum Teil mit anderen Methoden, nahegekommen.

Wenn wir die Beckenübersichtsaufnahmen der Neugeborenen vom anthropometrischen Gesichtspunkt aus untersuchen, muß der Umstand, daß auf der Röntgenaufnahme nur die knöchernen Teile abgebildet werden und die knorpeligen Elemente unsichtbar bleiben, als Fehler dieser Methode betrachtet werden. An einem Sektionsmaterial sind selbstverständlich viel genauere Meßangaben zu gewinnen, obgleich diese Methode ihre Hindernisse in den beschränkten Möglichkeiten hat. Die Meßergebnisse dagegen, die man an sog. trockenen Präparaten gewinnt, ergeben auch wegen der Schrumpfung des Knorpels falsche Resultate. Was die ossifizierten und knorpeligen Anteile des Beckengürtels betrifft, so zeigen unsere Beobachtungen deutlich, daß in ihren Beziehungen — angenommen sind reife Feten — kein wesentlicher Unterschied besteht. Da die anthropometrische Meßmethode beim Neugeborenen auf große Schwierigkeiten stößt, sind die Röntgenaufnahmen für eine Vergleichsuntersuchung viel mehr geeignet.

Schon an dieser Stelle müssen wir die Frage beantworten, ob sich zur Zeit der Geburt geschlechtsgebundene Zeichen beim Neugeborenen zeigen. Bekannterweise bilden sich nämlich im Laufe der Weiterentwicklung sehr verschiedenartige Beckentypen aus, mit welchen der Röntgenologe vertraut sein muß. Unsere Untersuchungen umfassen mehr als 1000 Beckenübersichtsaufnahmen, bei Neugeborenen angefertigt, und auf Grund dieser kann festgestellt werden, daß in dieser Periode noch keine sichtbaren geschlechtsgebundenen Zeichen gefunden werden können.

So wurden an den Röntgenaufnahmen folgende Messungen durchgeführt:

I. die Distantia cristarum bzw. der größte Durchmesser des Beckens,

II. die Verbindungslinie beider Sacroiliacalgelenke, d.h. die Strecke zwischen beiden Facies articulares der Darmbeine,

III. der größte Durchmesser des Beckeneingangs,

IV. die Breite der knorpeligen Symphyse,

V. die Verbindungslinie beider Tubera ischii,

VI. das Höhenmaß des Beckens (Abb. 11).

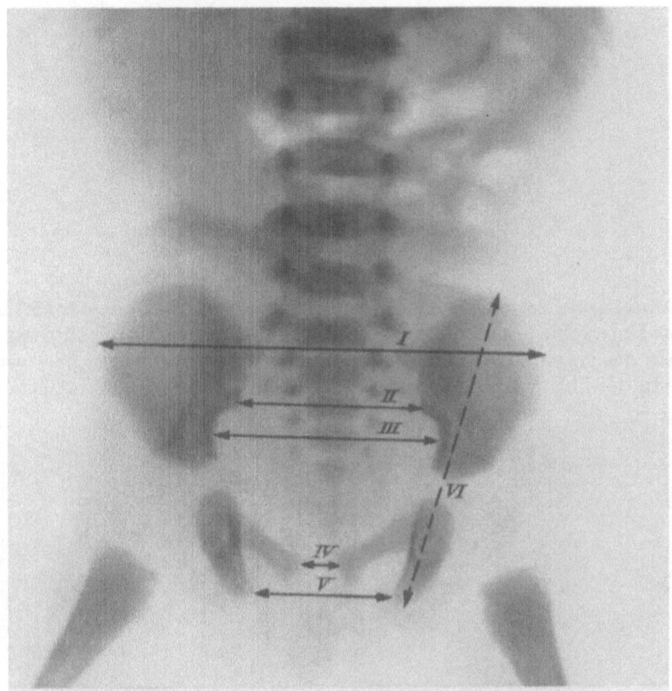

Abb. 11. Die Abstände, die an den Beckenübersichtsaufnahmen gemessen wurden

Die obigen Abstände sind auf Abb. 12 dargestellt. Die geometrischen Mittelwerte sind in der folgenden Tabelle zusammengefaßt (die niedrigsten und höchsten Werte des Gewichtes wurden in Klammern gesetzt).

Tabelle 2

	Knaben	Mädchen	Differenz	Differenz in %
I.	71,0 (65,0—90,0)	69,7 (65,0—85,0)	1,3	1,9
II.	32,5 (30,0—32,0)	28,1 (34,0—33,0)	4,4	15,6
III.	38,0 (34,0—42,0)	36,1 (33,0—43,0)	1,9	5,3
IV.	7,5 (6,8— 8,0)	6,9 (5,0—10,0)	0,6	8,7
V.	25,1 (24,0—23,0)	23,7 (26,0—25,0)	1,4	5,9
VI.	55,2 (46,0—62,0)	54,0 (50,0—62,0)	1,1	2,9

Aus Tabelle 2 kann entnommen werden, daß die Entfernung I und IV zum Vorteile der Knaben eine Differenz von rund 2% zeigt. Angenommen, daß die Körperlänge der Knaben um 0,9 cm, bzw. durchschnittlich um 1,7% größer als die der Mädchen ist, so kann wohl das Becken in seinem Höhenmaß einen größeren Wert aufweisen, ohne daß die

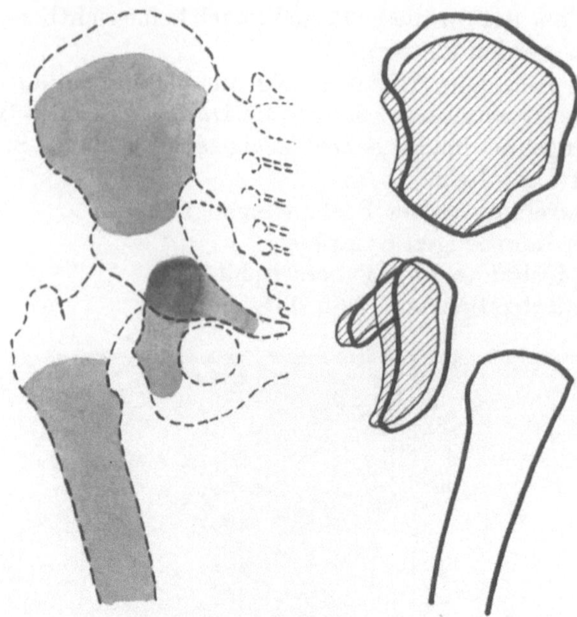

Abb. 12. Im Neugeborenenalter zeigen die Becken von Knaben und Mädchen nur eine geringe Größendifferenz, geschlechtsgebundene Unterschiede sind nicht zu registrieren. In der rechten Hälfte der Skizze wurde auf Grund unserer Meßergebnisse das gegenseitige Verhältnis des männlichen und weiblichen (schraffierter Teil) Beckens rekonstruiert. In der linken Hälfte ist das Verhältnis des knöchernen Anteils zum knorpeligen im Neugeborenenalter abgebildet

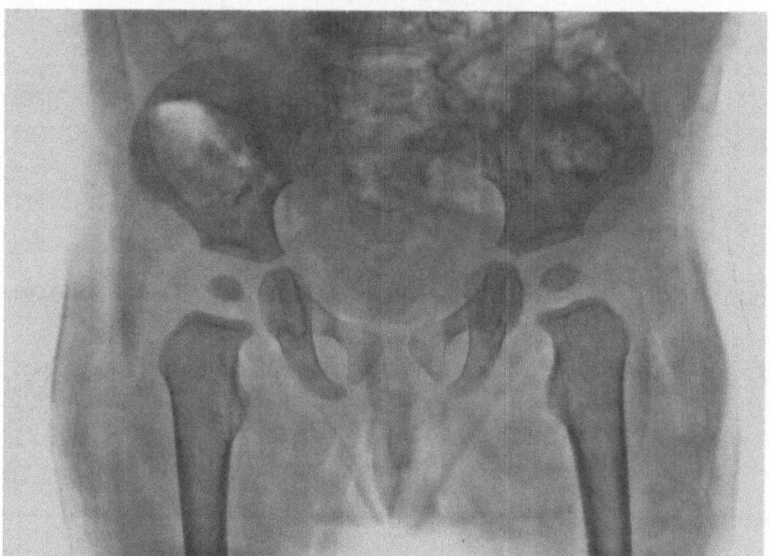

Abb. 13. Bei einem gut entwickelten, 6 Monate alten Säugling ist der Knochenkern des Femurkopfes etwa linsen- bzw. kleinkirschengroß

Geschlechtsdifferenz daran beteiligt wäre. Es folgt weiterhin daraus, daß der Breitenunterschied von 1,9 % ebenso diesem Längenunterschied von 1,7 % der Knaben entspricht. Wir entnehmen daraus, daß die Dimensionen des Beckens zur Körperlänge im Verhältnis stehen und bei der Geburt nur ein Größenunterschied, aber keine geschlechtliche Differenz besteht (Abb. 12).

Interessanterweise zeigt das Sacrum mit 15,6 % einen wesentlichen Breitenunterschied zum Vorteil der Knaben (Verbindungslinie II). Unsere Befunde, nach welchen die Sacrumbreite der Knaben bedeutend größer ist, stehen im Gegensatz zu Fehlings Beobachtung, wonach das Sacrum der Mädchen den größeren Anteil des Beckengürtels bildet. Diese Verhältnisse verschieben sich wahrscheinlich erst in einem späteren Zeitpunkt zum Vorteil der Mädchen. Der Umstand, daß das Sacrum der Knaben nicht nur in Längsrichtung, sondern auch in der Breite besser entwickelt ist, läßt sich dadurch klären, daß das Becken von männlichen Neugeborenen in Typ und Umfang mehr der androiden Form ähnelt. Unsere Befunde in bezug auf die Beckenweite und die Größe des Beckenein- und ausganges stimmen auch im weiteren mit denen von FEHLING nicht überein. Wir haben nämlich in

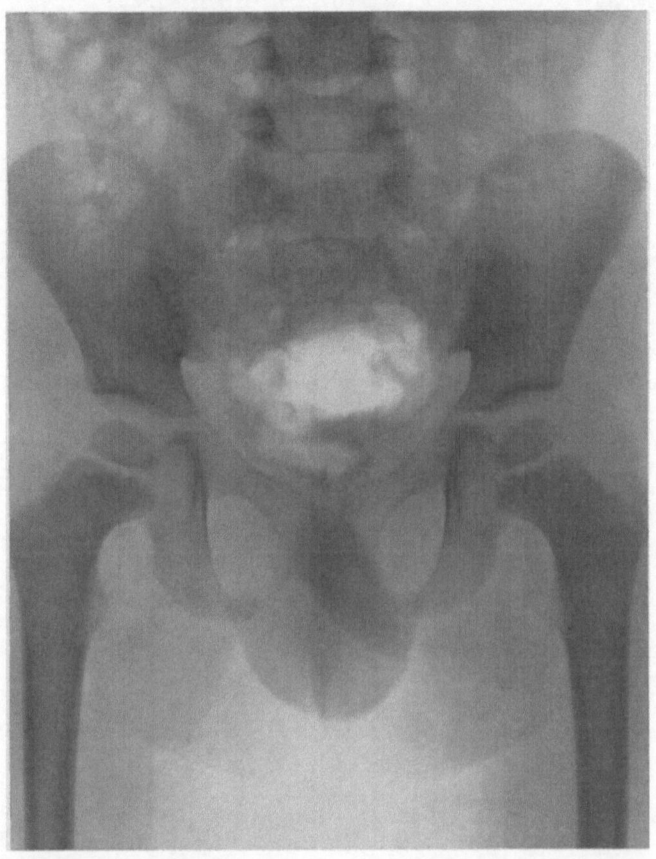

Abb. 14. Beckenaufnahme eines einjährigen Kindes. Gut entwickelte Femurkopfepiphyse. Knorpelige Synchondrosis ischio-pubica

absolutem und relativem Sinne auch den Eingangsdurchmesser und die Verbindungslinie der beiden Spinae ossis ischii bei den Knaben größer gefunden.

Die Beckenform vom androiden Typ bei Knaben, vom gynecoiden bzw. anthropoiden Typ bei Mädchen deutet auch auf jene Differenz hin, welche sich in den Entfernungen II und III zum Vorteil der Knaben zeigt. Die weiteren Unterschiede von 5,3, 8,7 bzw. 5,9% in den Entfernungen III, IV und V zum Vorteil der Knaben, sind als naturgemäße Folgen der größeren Sacrumbreite zu betrachten.

Die Knochen des Beckens weisen in der postnatalen Periode im Vergleich zum ganzen knöchernen Gerüst eine gleichmäßige Wachstumstendenz auf, sowohl im Hinblick auf die Größenmaße als auch auf das Verknöcherungstempo.

Gegen das 6. Lebensjahr ist die das Foramen obturatorium medialwärts begrenzende Knochenleiste schon verknöchert, sie läßt jedoch im Röntgenbild noch gut die Grenzfläche von Os pubis und ischiadicum (Synchondrosis ischiopubica) gut erkennen. Diese beiden Knochen verwachsen nämlich gewöhnlich erst zwischen dem 8.—12. Lebensjahr, obwohl diese Synchondrose erhebliche zeitliche Schwankungen zeigen kann, da wir schon bei 4—5jährigen Kindern eine vollständige Verknöcherung beobachtet haben. Am Boden

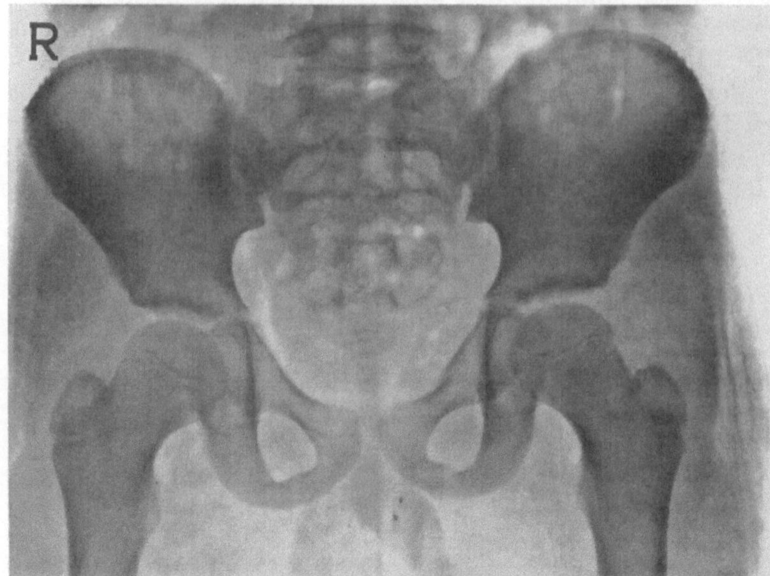

Abb. 15. Beckenaufnahme eines 4jährigen Kindes. Erweiterte sacroiliacale Gelenkspalte

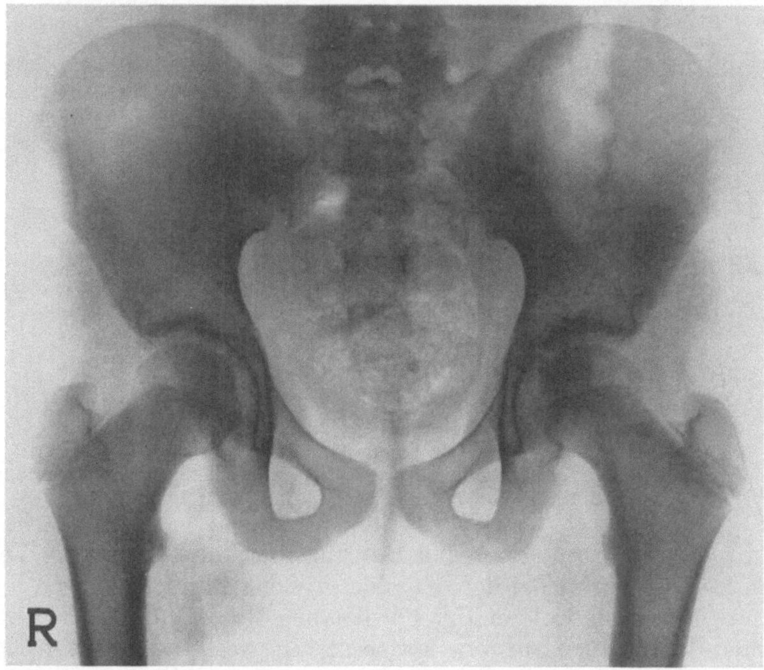

Abb. 16. Beckenaufnahme eines 14jährigen Kindes. Die Synchondrosis ischiopubica ist schon verknöchert, die Epiphysenfugen des Femurkopfes, des Trochanter major, ja sogar der Y-Knorpel des Acetabulum sind gut sichtbar, jedoch knorpelig. An der Pars acetabularis des Os ilii ist eine charakteristische Riffelung zu sehen. Neben der medialen Kontur des Acetabulum ist die *Köhler*sche Tränenfigur sichtbar

des Acetabulum, zwischen den drei, das Acetabulum gestaltenden Knochen, erscheint mit 9—12 Jahren ein selbständiger Verknöcherungspunkt, das anatomische Os acetabuli. Dies verwächst erst mit 14—16 Jahren mit den erwähnten drei Knochen zu einem einheitlichen Ganzen. Später können weitere akzessorische Knochenkerne an verschiedenen Stellen auftreten, so z. B. in der Crista iliaca die Beckenkantenapophyse, welche sich nachher zu einigen, nicht allzu breiten Streifen (13.—14. Lebensjahr) ausbildet. Es treten ähnliche Knochenkerne noch im Tuber ischiadicum (15.—16. Lebensjahr), in der Spina

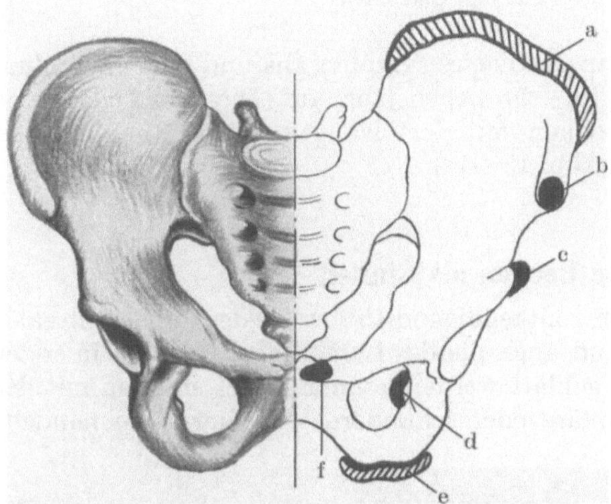

Abb. 17a. In einzelnen Fällen werden auf der Röntgenaufnahme die Apophysennebenkerne in Form von inkonstanten Skeletelementen sichtbar, wenn die Apophysennebenkerne wegen gehemmter Verknöcherung oder des Ausbleibens einer Synostosis getrennt bleiben. Am Beckengürtel sind in den Jahren der Entwicklung 6 solche Apophysen röntgenologisch zu beobachten, welche zu Fehldiagnosen führen können, wenn sie mit knöchernen Absprengungen verwechselt werden. a Apophyse an der Crista ossis ilii. Rahmenartig, 2—3 mm Breite. Auftrittstermin: 12.—16. Lebensjahr, Verschmelzung: 20.—22. Lebensjahr. b An der Spina iliaca anterior inferior. Linsengroß. Auftrittszeitpunkt: 14.—16. Lebensjahr. Verschmelzung: 15.—17. Lebensjahr. c Am oberen Pfannenrand (Os acetabuli roentgenologici). Inkonstant. Auftreten: 14.—16., Verschmelzung: 17.—19. Lebensjahr. d An der Spina ischiadica. Inkonstant. Auftrittstermin: 14.—16., Verschmelzung: im 17.—18. Lebensjahr. e Am Tuber ischii. Konstant, Auftrittstermin: 15.—16., Verschmelzung: vom 20.—24. Lebensjahr. f An der Symphysenfläche und am Tuberculum pubicum. Inkonstant. Auftrittstermin: 16.—17., Verschmelzung: 19.—20. Lebensjahr

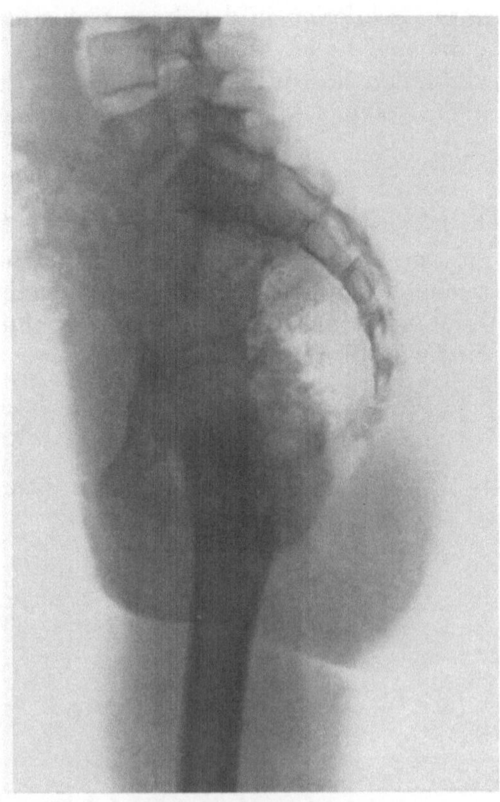

Abb. 17b. Auf der seitlichen Beckenaufnahme eines 14jährigen Kindes ist gut zu beobachten, daß die Sacralwirbel noch nicht verknöchert sind, das Sacrum eine Sichelfigur hat und seine Ebene im Verhältnis zur Körperlängsachse schräggestellt ist

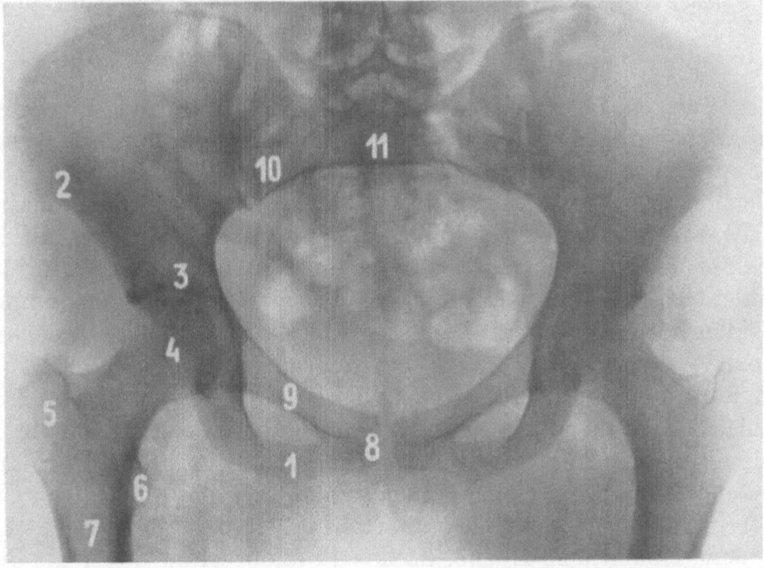

Abb. 18. Das weibliche Becken im 18. Lebensjahr. Die Apophyse des Os ilii ist gut sichtbar. Die Epiphysenfugen des Femurkopfes sind verknöchert. Charakteristische weibliche Beckenform. An der medialen Kontur des Femurkopfes ist die Fovea capitis, medial davon die Spina ossis ischii gut wahrnehmbar. (Numerierung wie in Abb. 19)

anterior inferior, in der Spina ischiadica, an der Facies symphysialis und im Tuberculum pubicum, die letzterwähnten alle um das 18.—20. Lebensjahr, auf. Diese Knochenkerne verbinden sich ungefähr im 18.—20. Lebensjahr mit dem Hauptknochen, am spätesten die randartige Apophyse der Crista iliaca (Abb. 13—18).

2. Das knöcherne Becken als Einheit

Das Becken ist deshalb von so großer röntgendiagnostischer Bedeutung, weil zahlreiche Veränderungen des Hüftgelenkes und auch die des Lumbosacralgelenkes in erster Linie mit Hilfe der Röntgenuntersuchung geklärt werden können, da es sich um mit der Knochensubstanz zusammenhängende primäre oder sekundäre Veränderungen handelt.

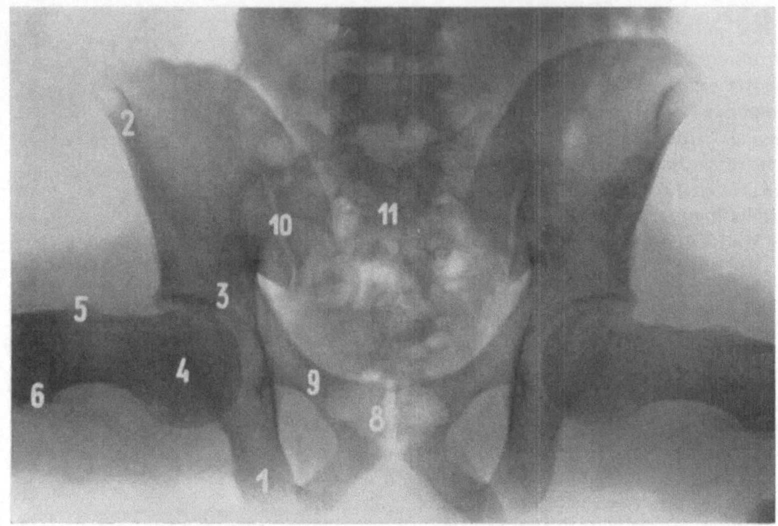

Abb. 19. Beckenaufnahme eines erwachsenen Mannes im 30. Lebensjahr. Gestalt und Aufbau des Beckens sind charakteristisch männlich, das Sacrum länglich. Erster Sacralwirbelkörper lumbalisiert, die Symphyse ist nicht weniger charakteristisch. Die beiden Oberschenkelknochen befinden sich in Außenrotation, so werden auch die beiden Trochanter minor gut sichtbar. 1 Os pubis, 2 Os ileum, 3 Acetabulum, 4 Femurkopf, 5 Trochanter major, 6 Trochanter minor, 7 Femurdiaphysis, 8 Symphysis, 9 Ramus sup. ossis pubis, 10 Articulatio sacro-iliaca, 11 Sacrum

Das knöcherne Becken, Pelvis ossea, wird in das kleine und das große Becken eingeteilt. Diese beiden werden durch eine leistenartig vorspringende Linie, die Linea terminalis, getrennt. Das *große* Becken (Pelvis major) besteht nur aus den beiden knöchernen Seitenwänden: aus den beiden Ossa ilii, welche von dorsal her durch das Sacrum verbunden sind. Das von diesen umfaßte Gebiet gehört noch zum Bauchraum. Das *kleine* Becken (Pelvis minor), oder das eigentliche Becken, ist im Grunde genommen ein kurzer, schräg stehender Zylinder, bei welchem wir eine obere und eine untere Apertur und einen Hohlraum unterscheiden können (Abb. 20). Die der Linea terminalis entsprechende Ebene ist die Apertura pelvis superior. Die Linea beginnt am Promontorium, d.h. am oberen, emporragenden Rand des Sacrum, von hier aus verläuft sie am Sacrum schräg caudalwärts zur Articulatio sacro-iliaca. Hier beginnt ein Teil der zweiten Linie, die Linea arcuata, welche durch die Eminentia iliopectinea übergeht in den dritten Schambeinanteil, namentlich in den Pectenossis pubis, welcher am cranialen Symphysenrand endet. Die caudal von der Linea terminalis liegenden Beckenpartien bilden das kleine Becken. Der Beckeneingang bildet keine einheitliche Ebene, da das Promontorium höher als die beiden vorderen Partien der Linea terminalis steht. Diese Ebene ist erst vom Sacroiliakalgelenk an einheitlich.

Die untere Beckenapertur, der Beckenausgang (Apertura pelvis inferior) ist unregelmäßig gestaltet. Durch das Hinzukommen der beiden Ligg. sacrotuberalia erhält sie eine rhomboide Form. Der vordere Winkel dieses Rhombus wird durch den unteren Rand der

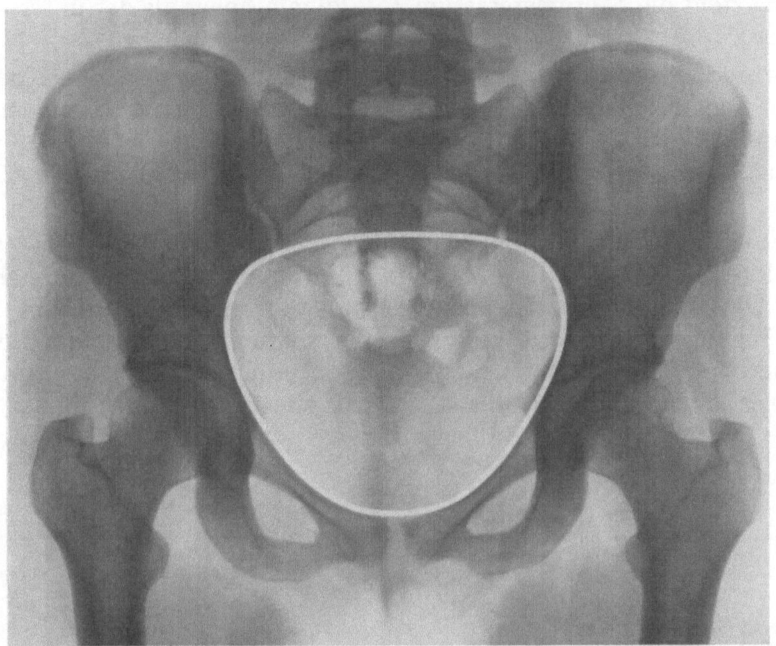

Abb. 20. Die Lage der Linea terminalis, durch welche das Becken in zwei Hälften geteilt wird

Symphyse, der hintere Winkel durch das Sacrum, der seitliche Winkel durch die beiden Tubera ischiadica, die Vorderseite durch das Os pubis und den Ramus inferior des Os ischii, die Rückseite durch das Lig. sacrotuberale gebildet. Dieser Rahmen wird durch die Weichteile des Beckenbodens ausgefüllt.

Beckenneigung. Das Becken neigt sich im Stehen nach vorn und caudalwärts. Diese Neigung wird als Inclinatio pelvis bezeichnet und wurde zuerst von NAEGELE beobachtet, indem er bei Frauen im Stehen die Entfernung der caudalen Sacrumspitze und des unteren Randes der Symphyse vom Boden gemessen hat. Es wird durch die Vorwärtsneigung ermöglicht, daß der Mensch im Stehen sein Gleichgewicht wahren kann, wobei die Acetabuli und dementsprechend auch die unteren Extremitäten beinahe unterhalb des Promontoriums geraten und auf diese Weise in die Vertikallinie des Körpers fallen. Der Neigungsgrad des Beckens wird durch den Winkel ausgedrückt, welcher durch die vom

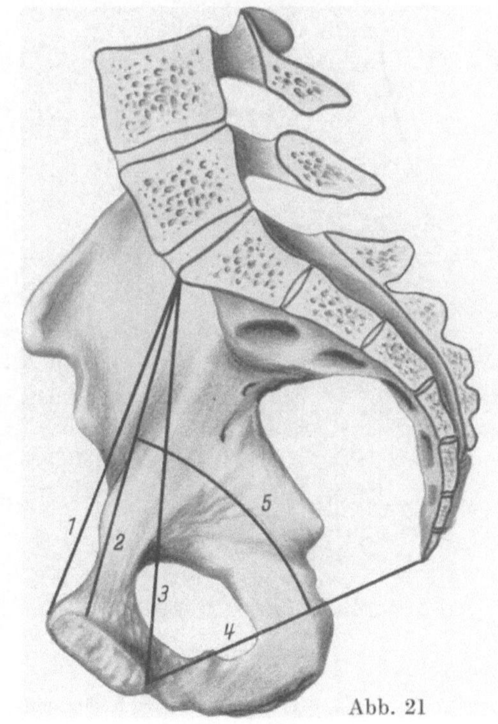

Abb. 21. Der sagittale Schnitt des Beckens mit dem Verlauf der Durchmesser und der Beckenführungslinie. *1* Diameter anatomica, *2* mediana, *3* diagonalis *4* recta, *5* Beckenführungslinie

Promontorium nach vorn gezogene Horizontallinie und durch die von demselben Punkte aus bis zum oberen Rand der Symphyse verlaufende Gerade, also durch die Coniugata vera, gebildet wird. Diese Winkelgröße schwankt bei Erwachsenen zwischen 55—75°, bei Frauen macht sie 65°, bei Männern etwas weniger aus (Abb. 21—23). Infolge dieser Beckenneigung steht die Sacrumspitze um 15—20 mm höher als der untere Teil der Symphyse (Abb. 24).

Das **Os coxae** repräsentiert beim Erwachsenen einen einheitlichen Knochen, welcher jedoch bis zur endgültigen Entwicklung aus drei, durch einen Y-förmigen Knorpel verbundenen Anteilen, dem Os ilium, Os pubis, Os ischii besteht.

Die Verknöcherung der erwähnten drei Knochen erfolgt, wie bereits erwähnt, am Ende der Pubertät.

Beim *Os ilium* unterscheidet man das Corpus ossis ilii und die Ala ossis ilii, deren oberer Rand durch die Crista iliaca gebildet wird. Auf dem Röntgenbild reicht ihr Schatten um ungefähr Querfingerbreite höher als die craniale Kontur des Sacrum. An der Ala ist central bei Säuglingen eine sternförmige, in der späteren Lebensperiode eine Y-förmige Aufhellungslinie sichtbar, welche einem Gefäßkanal entspricht. Den ventralen Endpunkt der Crista iliaca bildet die Spina iliaca anterior superior, welche sich in einer streifenartigen Kante fortsetzt und direkt oberhalb der cranialen Partie des Acetabulum finden

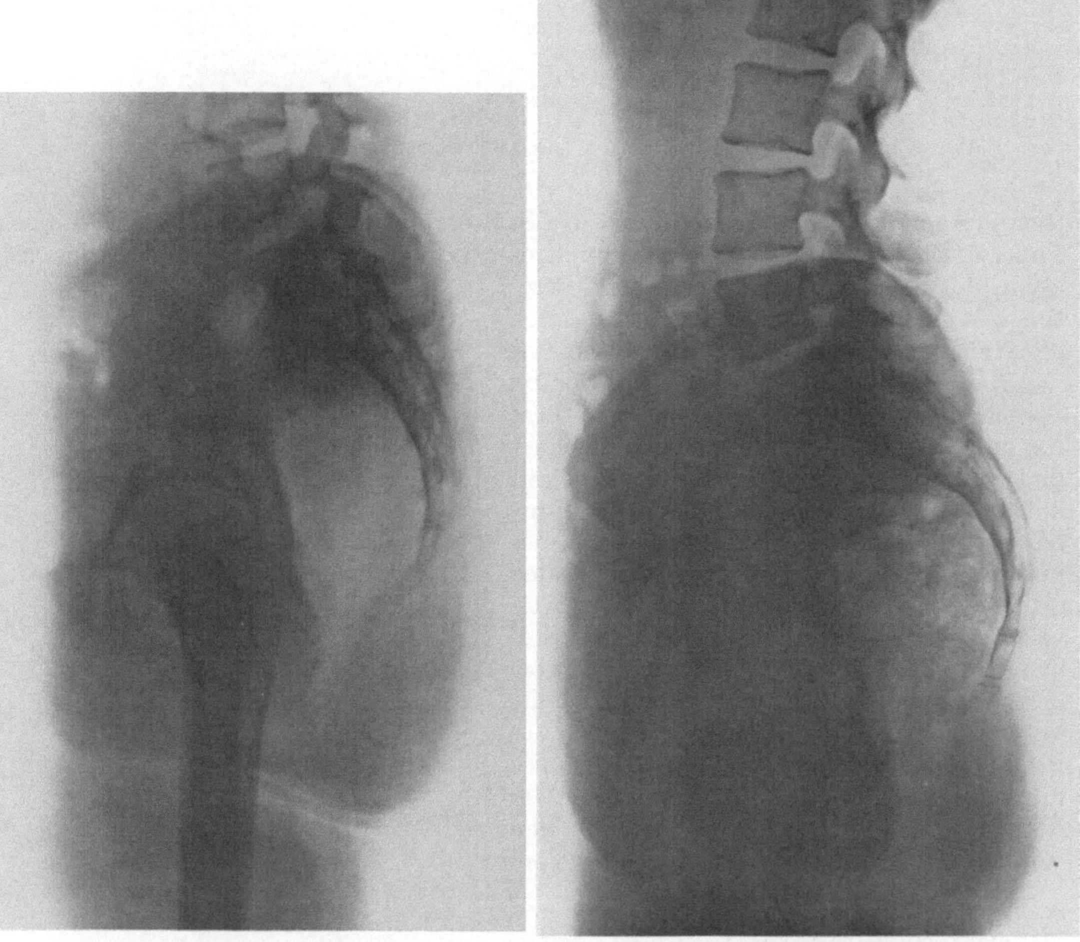

Abb. 22 Abb. 23

Abb. 22 u. 23. Kreuzbeine, die verschiedene Neigungswinkel zeigen wir die Spina iliaca anterior inferior. An diesem Punkte ist im Pubertätsalter nicht selten ein kleiner Kern zu sehen, welcher im 18. Lebensjahr verschmilzt.

Vom röntgenologischen Gesichtspunkte aus ist es wichtig, daß man am oberen Hüftrand ein kleines, meist eckiges Knöchelchen vorfindet, das in der Röntgendiagnostik „Os acetabuli" genannt wird. Es wird von KÖHLER-ZIMMER mit Recht darauf hingewiesen, daß dies nicht mit dem anatomischen Os acetabuli zu verwechseln ist und daß es besser wäre, es als Os marginis superioris acetabuli zu bezeichnen. Dieses Knöchelchen kann eventuell aus mehreren kleinen Partikelchen bestehen.

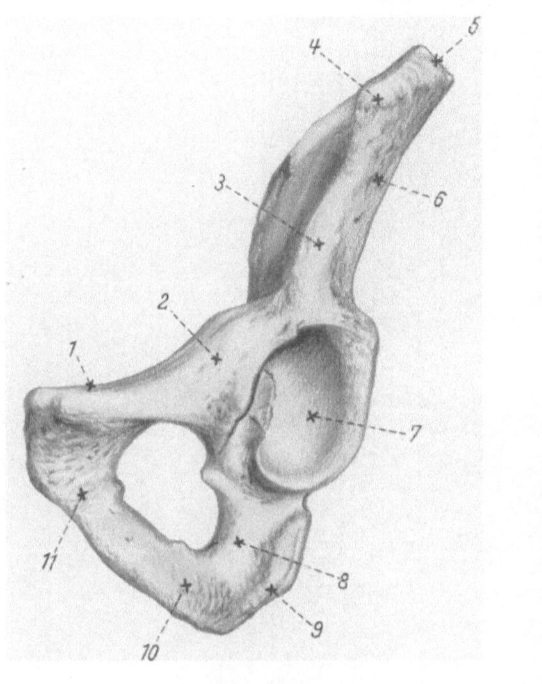

a

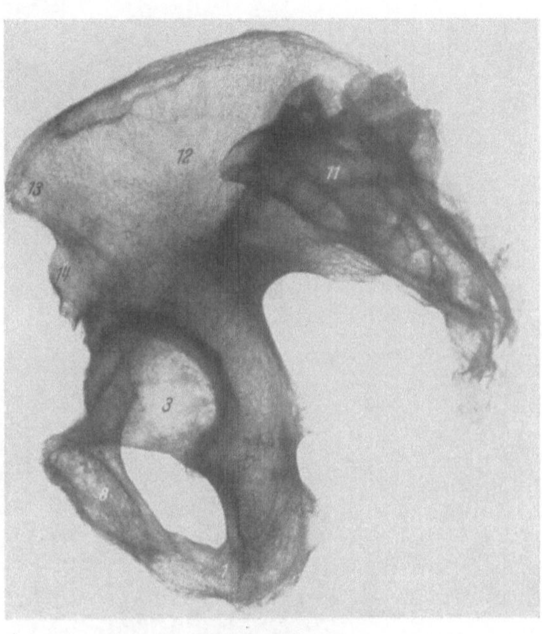

b

Abb. 24a u. b. Das Os coxae: In a *1* Tuberculum pubicum, *2* Corpus ossis pubis, *3* Eminentia ileopectinea, *4* Spina iliaca ant. sup., *5* Crista ilii, *6* Ala ossis ilii, *7* Acetabulum, *8* Pars acetabularis ossis ischii, *9* Tuber ischii, *10* Pars pubica ossis ischii, *11*, Ramus inf. ossis pubis. In b *1* Tuber ossis ischii, *3* Acetabulum, *11* Sacrum. *12* Ala ossis ilii, *13* Spina iliaca ant. sup., *14* Spina iliaca ant. inf.

Die Cristalinie nimmt, sich dorsalwärts fortsetzend, eine vertikale Richtung ein und mündet in die Spina iliaca posterior superior. An der relativ dünnen und kurzen Knochenkante caudalwärts fortschreitend gelangen wir zur Spina iliaca posterior inferior. Die Knochenkontur nimmt hier eine horizontale Richtung ein und es bildet sich am Hüftbein eine tiefe Incisur aus, die Incisura ischiadica major. Vom caudalsten Punkt dieser Incisur aus verläuft die Knochenkontur schräg dorsalwärts bis zur Spina ischiadica, unterhalb davon findet sich eine kleinere Eindellung, die Incisura ischiadica minor. Von hier aus caudalwärts liegt das Tuber ischiadicum. Die Facies auricularis der Pars sacralis repräsentiert den röntgenologisch bedeutendsten Teil des Os ilium, welche mit dem Sacrum zusammen an der Gestaltung des Sacroiliacalgelenkes beteiligt ist.

Das *Os pubis* ist der paarige Knochen des Beckengürtels, dessen laterale Partie an der Bildung des Acetabulum teilnimmt und dessen Ramus superior und inferior in medialer Richtung verlaufen. Diese beiden Schenkel begrenzen das Foramen obturatum und bilden bei ihrer Vereinigungsstelle die Facies symphysialis. Um den unteren Symphysenpol finden sich in einer gewissen Anzahl der Fälle isolierte Knochenkerne, sowohl rechts, wie links, welche in einem posttraumatischen Zustand kaum von abgebrochenen Knochenteilchen zu differenzieren sind. Am oberen Ende der Symphyse haben SCHINZ, ferner ZIMMER

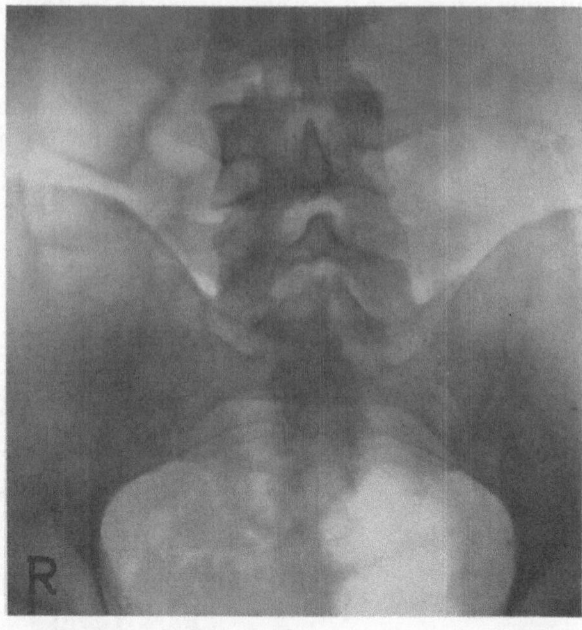

a

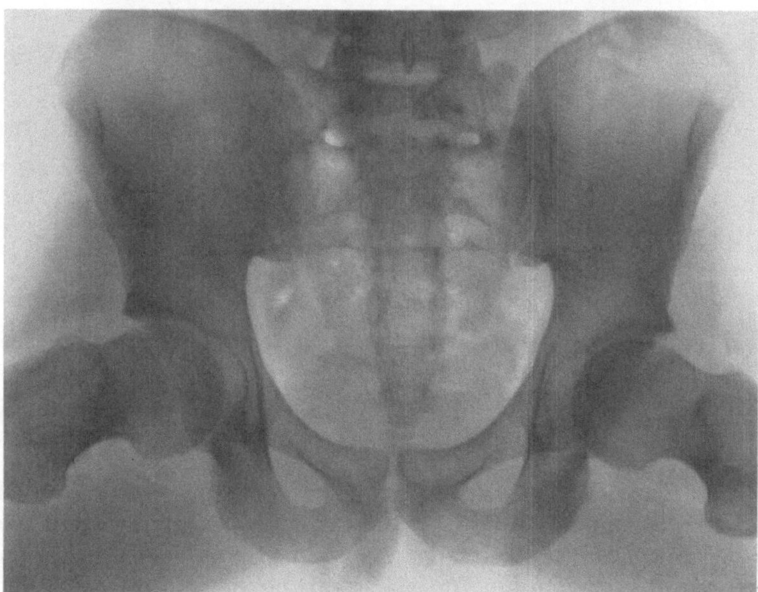

b

Abb. 25a u. b. Atypischer Bogenverschluß am Arcus des S1-Wirbelkörpers. In Abb. 25a ist der 1. Sacralwirbel zum Teil lumbalisiert, im S4—5-Segment ist der sacrale Wirbelkanal offen. „Normales" Os coccygis

kleine Apophysenschatten beobachtet, welche von Zimmer für eine Ossifikationsstörung gehalten werden. Das Foramen obturatum ist an der latero-caudalen Seite durch das Os ischii begrenzt.

Das *Os ischii* besteht aus Korpus und Ramus. Ersteres nimmt an der Bildung des Acetabulum teil und macht $^1/_4$ desselben aus. Die Pars acetabularis des Ramus ossis ischii ist ebenfalls am Acetabulum beteiligt, so daß das Acetabulum bis zu $^3/_5$ aus dem Os ischii besteht. An der dicken dorsalen Partie des Ramus, unterhalb der Spina ischiadica ist die Incisura ischiadica minor sichtbar. Das Tuber ischiadicum ist der caudalste Anteil des Os ischii. Die dorsale Wand des Foramen obturatum wird durch den Ramus gebildet.

Man pflegt das **Kreuzbein** im allgemeinen im Rahmen der Wirbelsäule abzuhandeln, es muß jedoch auch bei der Besprechung des Beckengürtels erwähnt werden, da die beiden Ossa coxae durch das Sacrum zusammengehalten werden.

Das aus fünf Sacralwirbeln gebildete Kreuzbein ist ein caudal zugespitztes, keilförmiges und schaufelförmiges Glied des Beckens. Es ist cranial breiter und dicker als caudalwärts wo es sich verschmälert. Seine craniale Oberfläche wird Facies terminalis cranialis genannt

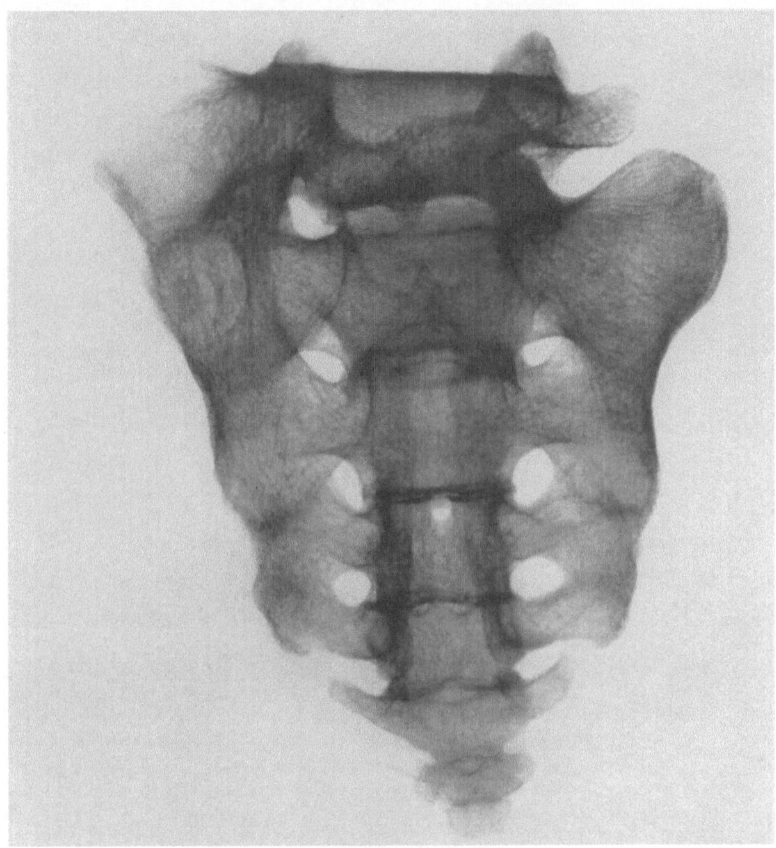

Abb. 26a

Abb. 26a u. b. Die sagittale und frontale Röntgenaufnahme eines präparierten Os sacrum. Links an S1 teilweise Lumbalisation, im Segment S3—5 offener Canalis sacralis. In b wird die Sichelform des Kreuzbeins gut sichtbar

und ist eine bohnenförmige Abschlußdecke. Die spitze Endfläche, Apex ossis sacri, trägt ebenfalls zur Gelenkbildung mit dem Steißbein, auch eine Abschlußfläche (Facies terminalis caudalis). Das Sacrum ist derart gestaltet, daß seine konkave Oberfläche gegen das Becken gerichtet ist. Die ventrale Fläche (Facies pelvina) des Kreuzbeins ist ein wenig ausgehöhlt, glatt und es kommt häufig vor, daß sie in der Höhe des dritten Sacralwirbels ausgeprägter abgewinkelt ist. Die dorsale Oberfläche ist wesentlich rauher und es gibt hier fünf, parallel, caudal laufende Leisten: die Crista sacralis media, entsprechend den Wirbeldornen, die Crista sacralis articularis und lateralis, welche aus der Verschmelzung von Gelenk- und Querfortsätzen entstanden sind.

Die beiden Partes laterales des Kreuzbeins lassen die charakteristischen Foramina sacralia erkennen, welche, je nachdem was für eine Biegung durch die Sacrumebene und die Körperlängsachse verursacht wird, mehr oder weniger ellipsoidförmig sein können, ja sogar im Röntgenbild einfach „verschwinden“ können entsprechend der zentralen Projektion. Im Sacralabschnitt 3—5 sind die Foramina lateral häufig offen oder nicht ganz geschlossen, was eventuell eine Fraktur vermuten läßt.

Die Resultate, welche bei unseren Untersuchungen der Sacrumentwicklung gewonnen wurden, geben eine Erklärung dafür, weshalb die „Entwicklungsanomalien“ sich ziemlich häufig auf das Sacrum lokalisieren. Diese manifestieren sich in der Mehrzahl bei den einzelnen Übergängen (dorso-lumbal, lumbo-sacral). Im eigenen Beobachtungsgut kam die symptomlose, mehr oder weniger ausgeprägte Spaltbildung des S 1 Wirbels in rund 11% der Fälle vor (Abb. 25).

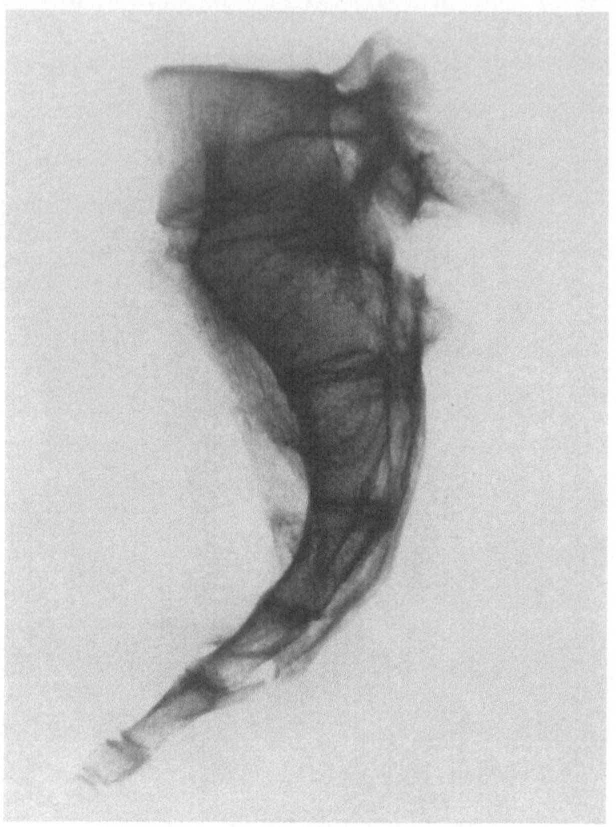

Abb. 26 b

Es sei dabei erwähnt, daß sich der Vorgang des Beckenschlusses erst am Ende der Pubertät, also ungefähr um das 16.—18. Lebensjahr vollzieht.

Entwicklungsanomalien am Sacrum und Os coccygis sind nicht sehr selten (Abb. 26a und b) wie dies von Diethelm und anderen Autoren, die sich mit dieser Frage beschäftigt haben, bestätigt wurde. Es wurde das Fehlen des Os coccygis, ja sogar das des Sacrums beobachtet. Die vollständige und die partielle Mißbildung des Kreuzbeins kann verschiedene Variationen aufweisen (Del Duca; Davis; Barroway). Die Regel, wonach diese Mißbildungen gruppenweise, multipel vorzukommen pflegen, gilt auch für das Sacrum.

Das **Os coccygis** besteht beim Erwachsenen selten aus 3 oder 6, im allgemeinen aus 4—5 Wirbeln, welche caudalwärts an Größe abnehmen und manchmal nur in Form von Wirbelrudimenten zu erkennen sind. Es ist durch eine Synostose mit dem Sacrum verbunden, wo das rechte und linke Cornus coccygeum sich ebenfalls an der Bildung des Gelenkes beteiligen. Die verschiedenen Formvariationen sind ziemlich häufig und es ist keine Seltenheit, daß die caudalen Wirbelkörper beim Erwachsenen zu einem Block verschmolzen angetroffen werden.

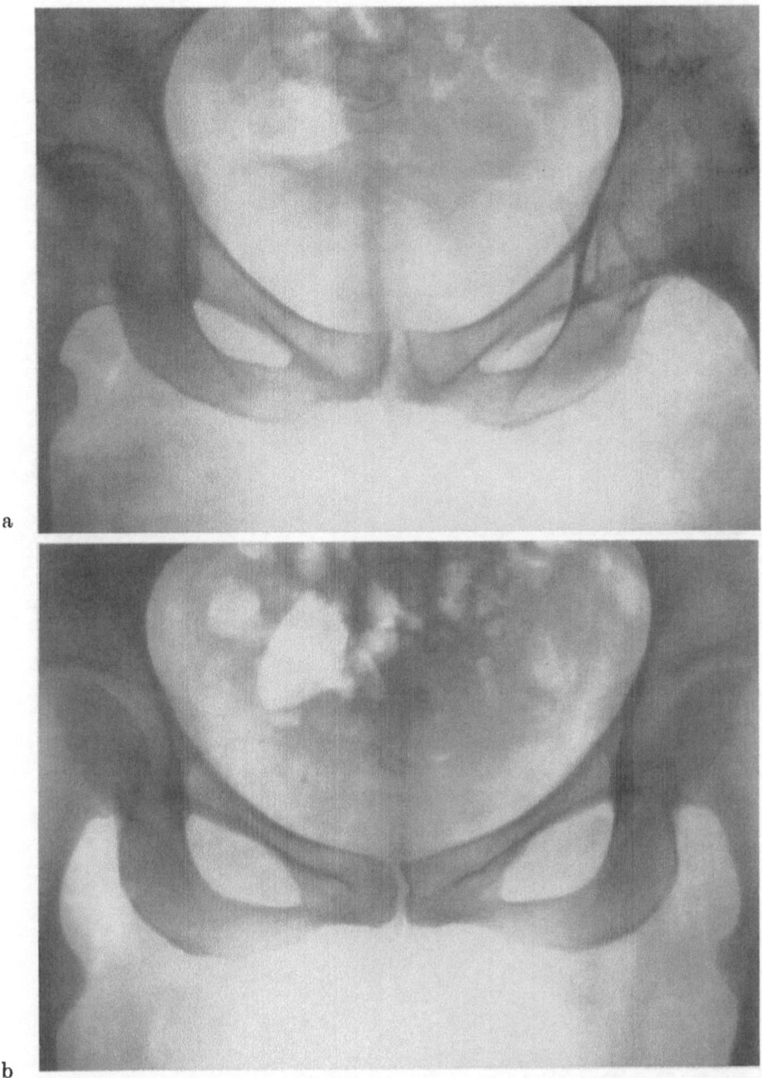

Abb. 27a u. b. In a wird die Symphyse einer Jugendlichen von 18 Jahren, in b die einer 30jährigen Frau demonstriert, zwecks Vorführung der verschiedenartigen Variationen

3. Die Gelenke des Beckengürtels

Symphysis ossium pubis. Die Facies symphysialis der beiden Schambeine ist mit einer dünnen, im fortgeschrittenen Alter kaum wahrnehmbaren Glasknorpelschicht bedeckt und es fügt sich dazwischen auch die faserigknorpelige Lamina interpubica ein. Die craniocaudale Länge des Gelenks weist geschlechtsmäßige Differenzen bzw. Verschiedenheiten je nach dem Typ des Beckens auf. Diese Länge kann bei Frauen halb so groß sein, wie bei Männern. Die einander gegenüberliegenden Gelenkflächen sind nicht vollkommen glatt. Auch hierin können gestaltsmäßige Unterschiede vorkommen, je nach der Dicke des Faserknorpels kann auch der Gelenkspalt verschieden breit sein. Es ist anzunehmen, daß durch die an den Gelenkoberflächen sichtbare Riffelung die Festigkeit des Gelenkes gesteigert wird. Die Auffassung, wonach sich die Symphyse während der Geburt öffnet, um dadurch den freien Weg für den Fetus zu sichern, blieb vom Zeitalter des Hippokrates an bis zum XVII. Jahrhundert in Geltung. Es steht heutzutage außer Zweifel, daß zwischen den beiden Gelenkflächen der Symphyse auf hormonelle Einwirkung am Ende der Gravidität sich eine höchstens 5—6 mm breite Verschiebung entwickeln kann (Abb. 27a und b, 28a und b).

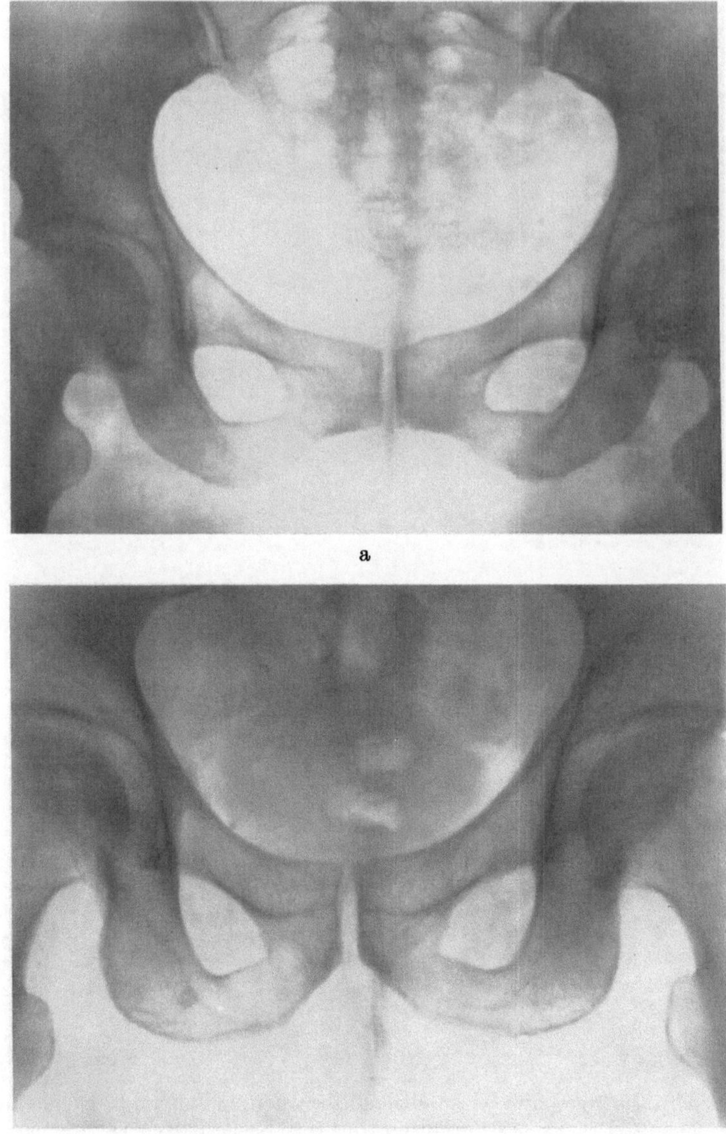

Abb. 28. a Weibliche Symphyse einer Multipara. b Die typische Symphyse eines Mannes

Articulatio sacroiliaca. Die Facies articularis von Sacrum und Os ilii ist mit einer faserknorpeligen Schicht bedeckt. Trotzdem bleibt die Gelenkoberfläche uneben. Die Gelenkoberfläche des Sacrum ist etwas größer als die des Hüftbeins, selbst die Knorpelhülle ist dicker (1—4 mm) als am Ilium (0,3—1,6 mm). Die beiden Oberflächen passen sich einander sehr genau durch diese Unebenheiten an. In den cranialen und mittleren Partien drückt sich das Hüftbein ins Sacrum ein, dieses Verhältnis ist im unteren Drittel umge kehrt.

Betrachten wir diese Gelenklinie von der Beckenhöhle aus, so hat sie annähernd eine „S"-Form. Die Grenze zwischen den beiden Krümmungen dieser „S"-Linie fällt auf die Kreuzungsstelle mit der Linea terminalis. Die rechts- und linksseitige Gelenklinie tendiert auf dem Gebiet des kleinen Beckens caudalwärts. Am caudalen Punkt der Gelenkoberfläche des Os ilium findet sich manchmal eine reiskorngroße Knochenapposition, welche nach manchen Autoren arthrotischen Ursprungs sein soll. Unseres Erachtens nach mag dies jedoch keinen arthrotischen Ursprung haben, denn unsere Abb. 29 bezeugt, daß das Phänomen selbst bei einer jungen Frau im Pubertätsalter beobachtet wurde. Diese Erscheinung ist nicht zu verwechseln mit dem zur Zeit der Pubertät entstehenden, in seltenen Fällen sogar persistierenden dreieckigen Schaltknochen. Eine ähnliche, aber schalenförmige Apophyse läßt sich fallweise in der Nähe der cranio-lateralen Kontur der Massae laterales beobachten. Die Gelenkoberflächen des Sacroiliacalgelenkes sind auch variabel und ihre röntgenologische Projektion ist durchaus nicht einheitlich. Die akzessorischen Spaltungen bilden eine häufige Variation. Wir stimmen mit KÖHLER-ZIMMER insofern überein, daß „mit verschiedenartiger Ausbildung und Vorwölbung des Os ilium, der Schrägstellung und eigenartigen Form des Gelenkspaltes die Articulatio sacroiliaca die größte Mannigfaltigkeit von allen Gelenken des menschlichen Körpers aufweist".

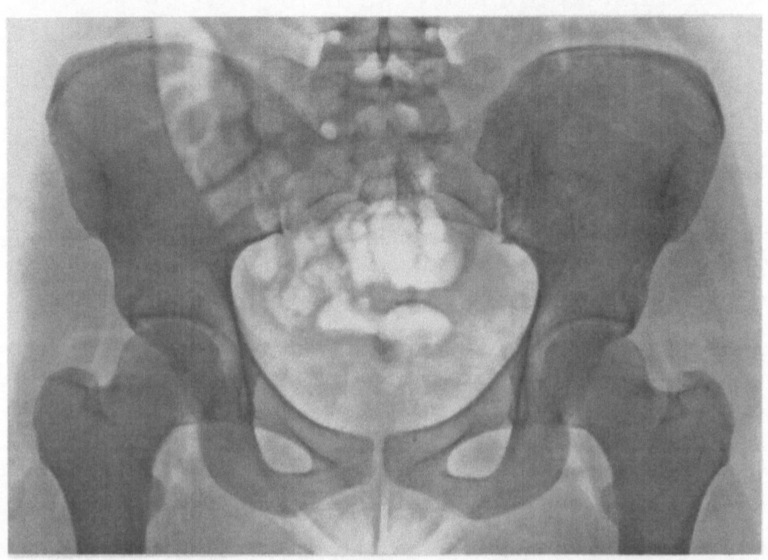

Abb. 29. Beckenaufnahme einer 18jährigen Frau, mit beiderseits gut sichtbaren Apophysen des Os ilii. S1 ist vollkommen lumbalisiert. Im caudalen Pol des Sacroiliacalgelenks sind beiderseits reiskorngroße „arthrotische" Anlagerungen zu sehen

Das Hüftgelenk besteht aus zwei Hauptbestandteilen, welche ein sog. Nußgelenk bilden. Diese sind das Acetabulum und der Femurkopf. Das Acetabulum, wie bereits gesagt, entwickelt sich im Treffpunkt der drei, das Becken bildenden Knochen, dem Os ilii, dem Os pubis, und dem Os ischii. Das knöcherne Acetabulum entwickelt sich aus drei primären und einem sekundären Knochenkern. Die drei primären Knochenkerne entsprechen dem Os ilii, ischii und pubis. Der sekundäre Knochenkern, das anatomische Os acetabuli kommt manchmal multipel vor, erscheint im 12. Lebensjahr und verknöchert am Ende der Pubertät. Die vollständige Verknöcherung des Acetabulum, das Verschwinden der Y-Fuge, erfolgt ungefähr mit 20—24 Jahren. Es sei an dieser Stelle erwähnt, daß als seltene Entwicklungsanomalie die vollständige Aplasie, Agenesie des Femurkopfes beobachtet wurde (FOSTER).

Der Femurkopf (Caput femoris) fügt sich ins Acetabulum ein, welches ungefähr $^2/_3$ von ihm umfaßt (Facies lunata), (Nußgelenk). Vom Femurkopf an führt ein mehr als kleinfingerbreites Band zum caudalsten Pol des Acetabulum (Ligamentum capitis femoris).

Die Kante des Acetabulum ist mit dem faserknorpeligen Labium articulare bedeckt, welches dem Limbus des knöchernen Acetabulum anhaftet. Im Projektionsbild des Acetabulum ist entsprechend der Gelenkform ein Bogen zu sehen, welcher linienartig ist, mit Ausnahme im Kindesalter, wo die Limbuskontur oft zackig ist und eine Riffelung erkennen läßt. Entsprechend der strukturellen und konstruktiven Eigenschaften des Acetabulum erscheint der Pfannengrund auf der Röntgenaufnahme als Halbkreis. Dieser ist unterbrochen von einer Kreiskontur mit etwas kürzerem Radius, entsprechend der Fossa acetabuli. Medialwärts findet man eine Bogenlinie und eine lange, gerade Kontur. Die

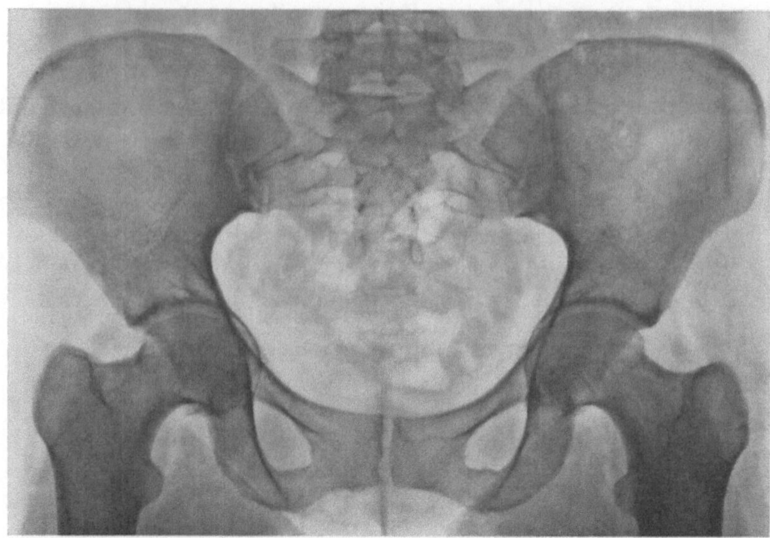

Abb. 30a. Das charakteristische männliche Becken eines 18jährigen Jugendlichen. Medial vom Pfannengrund ist beiderseits die „Tränenfigur" sichtbar. Die Aufnahme wurde in halbsitzender Lage angefertigt; derart ist der typisch männliche Beckeneingang gut zu beobachten

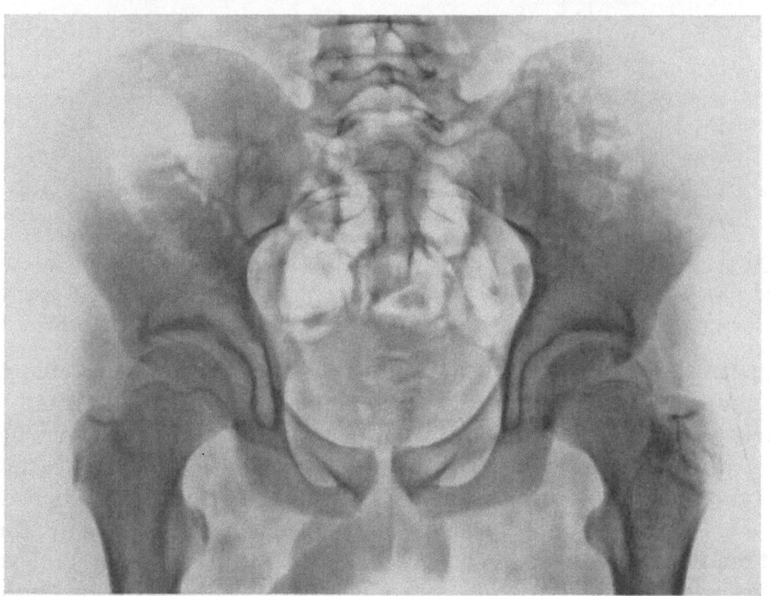

Abb. 30b. Auf der Beckenübersichtsaufnahme einer 26jährigen Frau ist in beiden Hüftgelenken eine „Protrusio acetabuli" zu erkennen

erwähnten drei Linien sind die Komponenten des von Köhler als „Tränenfigur" benannten Projektionsbildes. Bei verschiedenen Projektionen ist dieses variabel.

Der Durchmesser des Acetabulum beträgt ungefähr 35 mm, seine Oberfläche ist in zwei Hälften aufgeteilt; die knorpelbedeckte *Facies lunata* und die *Fossa acetabuli*, welch letztere bei der Gestaltung des Gelenks eine untergeordnete Rolle spielt und die knöcherne Grundlage des Acetabulum bildet. Das Acetabulum kann von verschiedener Tiefe sein, es kann beinahe eine „protrusion" in Richtung der Kleinbeckenmitte (Cavum) zeigen, so daß sich der Femurkopf in verschiedener Tiefe befinden kann (Abb. 30).

Ist die Gelenkhöhle „flach", so kommt eventuell eine Luxation zustande und es kann sich in derartigen Fällen über die craniale Kante des Acetabulum im Os ilii, am Punkte, wo sich der Femurkopf stützt, ein sekundäres Acetabulum entwickeln.

Dabei sind das Acetabulum und auch der Femur hypoplastisch, weil die Reize ausbleiben, welche aus der gegenseitigen Wechselwirkung entstehen, die zur Entwicklung von Acetabulum und Femur unerläßlich sind. Es läßt sich durch die individuellen und geschlechtsgebundenen Variationen des Beckens erklären, daß der Neigungswinkel der Pfanneneingangsebene zur Längsachse des Körpers bei der erwachsenen Frau zwischen 33—53° liegt und die entsprechende Schwankungsbreite beim Mann einen Winkel von 28—47,5° ausmacht (Abb. 32).

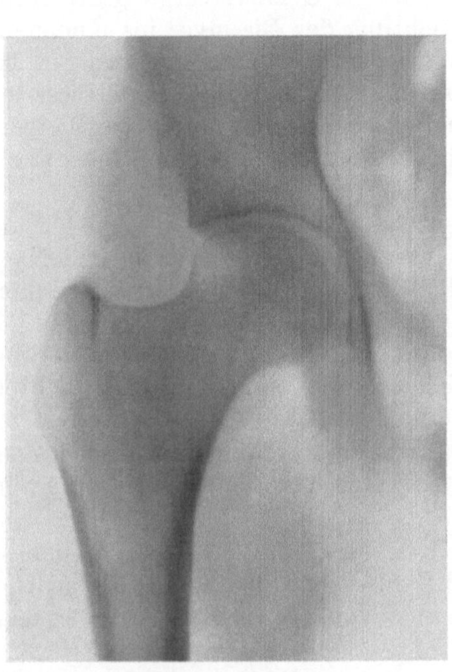

Abb. 31

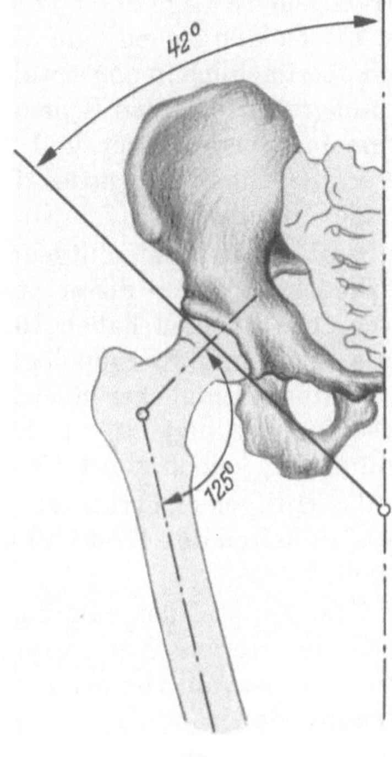

Abb. 32

Abb. 31. Schichtaufnahme eines normalen Hüftgelenks

Abb. 32. Die Pfanneneingangsebene macht — auf die Sagittalebene bezogen — beim Erwachsenen im allgemeinen 42° aus. Bei Kindern ist dieser Wert ungefähr 35—40°

Der Femurkopf wird im Acetabulum in erster Linie durch die Capsula articularis befestigt, welche vom Limbus acetabuli an bis zum Femurhals den Kopf umschließt. Darüber hinaus dienen die Ligamenta ischio- und pubo-femorale, ferner ilio-femorale bzw. die Muskulatur noch zur Fixierung.

Die Gelenkpfanne umgibt etwas mehr als die Hälfte des Femurkopfes. Der Gelenkkopf bildet bei der Frau ungefähr $^2/_3$ der Fläche einer ganzen Kugel mit einem Radius von 26 mm. Der Femurkopf ist in seinem Ausmaß etwas größer als die Gelenkpfanne. Das Gelenk ist derart strukturiert, daß bei den einzelnen Bewegungen des Schenkels immer knorpelige Oberflächen einander gegenüber liegen.

Das Acetabulum wird noch durch eine scharfrandige faserknorpelige Lippe, das Labrum fibrocartilagineum, vertieft, welche oberhalb der Incisura acetabuli zu einem bindegewebigen Band werdend, sich als Ligamentum transversum acetabuli fortsetzt. Die so entstandene Öffnung wird durch das Ligamentum teres und das darunterliegende lockere Bindegewebe ausgefüllt.

In der Gelenkpfanne ist nur die sichelförmige Facies lunata mit Knorpel bedeckt, die von ihr umgebene Fossa acetabuli wird durch einen aus lockerem Bindegewebe und Fett bestehenden Knoten, Pulvinar acetabuli, auf das Niveau der Facies lunata ergänzt. Das Pulvinar ist von einer synovialen Schicht umgeben.

Die Gelenkkapsel haftet längs der knorpeligen Grundlage des Labrum am Acetabulum, so daß die scharfe Kante des Acetabulum in die Gelenkhöhle hineinragt. Am Schenkelknochen entfernt sich die Ansatzlinie der synovialen Membrane am Knochen weit vom Gelenkkopf, der größte Teil des Halses ist in die Gelenkhöhle einbezogen.

Wegen der Lage des Halses innerhalb der Gelenkkapsel pflegen die Schenkelhalsfrakturen im Ganzen oder nur zum Teil intracapsulär zu verlaufen, genauso wie die traumatischen Epiphysenlösungen, welche bei Jugendlichen, unter 20 Jahren vorzukommen pflegen. Die intracapsuläre Lage des Femurkopfes erschwert die Gefäßversorgung des Halses und Kopfes, die Gefäße ziehen zum Teil aus der Richtung der Diaphyse ins Knocheninnere, zum Teil oberflächlich in den erwähnten Retinacula zum Hals, zum Teil erreichen sie durch das Ligamentum teres den Schenkelkopf. Im fortgeschrittenen Alter sind diese letzteren im allgemeinen verschlossen und dies trägt auch dazu bei, daß bei älteren Personen, im Falle eines Schenkelhalsbruches das abgebrochene Caput femoris am Schenkelhals nicht mehr knöchern anwächst.

Das Problem ist vom röntgendiagnostischen Gesichtspunkt aus sehr bedeutungsvoll. Deshalb möchten wir an dieser Stelle auf die Untersuchungen von Lang und Nagy kurz hinweisen. Die Autoren haben 1950 festgestellt, daß der an der Grenze zwischen Kopf und Hals des Femur röntgenologisch sichtbare, deutlich ausgeprägte Schatten, kein für Gefäße undurchdringliches Knochengewölbe darstellt, sondern durch die verknöcherte Epiphysenfuge bedingt ist, welche im Vergleich zu ihrer Umgebung von dichterer Beschaffenheit ist, jedoch von Gefäßen und eingeführtem Kontrastmittel passiert wird.

Um das Hüftgelenk herum ist ein reichliches arterielles Gefäßnetz zu finden. Zahlreiche Kollateralen halten den Kreislauf auch in dem Fall aufrecht, wenn die A. femoralis abgebunden wird.

Die Gelenkkapsel des Säuglings ist arteriell reichlich, die des Erwachsenen spärlich versorgt. Die arterielle Versorgung des Schenkelhalses und des Kopfes ist spärlich. Die Arterien treten sowohl von der A. femoralis, als auch von der A. hypogastrica in das proximale Femurende ein.

In der sog. Intermediärzone in der Mitte des Schenkelhalses sind Arterien ebenfalls nachweisbar, jedoch in geringerer Zahl, so daß im Schenkelhals kein Gebiet gefäßfrei ist.

Das Ligamentum teres femoris enthält, unabhängig vom Lebensalter, Gefäße. Das Ligament dient also in erster Linie als Bahn für Gefäße.

Am Becken des erwachsenen Menschen sind die Geschlechtsverschiedenheiten stark ausgeprägt. In dieser Hinsicht wetteifert nur der Schädel mit dem Becken. Der Einfluß der hormonellen Faktoren auf die Beckenform wurde schon früher beobachtet als bei männlichen Individuen, die im Kindesalter kastriert wurden, häufig die Entwicklung eines „Riesenbeckens“ und anderer Zeichen wahrgenommen wurden.

Die Knochen des weiblichen Beckens sind im allgemeinen zarter, leichter. Der größte Unterschied manifestiert sich jedoch in der Stellung der beiden abstehenden Beckenschaufeln. Diese sind beim Mann steil, bei der Frau flacher gestellt, die Entfernung der beiden Cristae ossis ilii voneinander ist bei den letzteren dementsprechend größer.

Der Beckeneingang der Frau ist breiter, hat eine quer-ellipsoide Form, das Promontorium wölbt sich weniger nach vorne, während das Becken beim Mann in Querrichtung verhältnismäßig schmaler ist und die beiden Schambeine in einer scharfen Spitze zusammentreffen (Angulus subpubicus); bei der Frau sind die caudalen Schenkel der Schambeine unterhalb der Symphyse flacher, kommen unter einem Winkel von 95° aufeinander zu und die Begegnungstelle ist abgerundet (Arcus pubis), da die Schambeine unter der Symphyse gebogen und mit ihren Kanten gebeugt sind.

Das Foramen obturatum der Frau ist niedrig, breit, eher dreieckig, beim Mann schmaler, oval, mit einer vertikalen Längsachse. Die Sitzhöcker sind abstehender, die Acetabuli blicken mehr nach vorn, während sie beim Mann eher seitwärts gedreht sind. Der Beckenausgang ist bei der Frau breiter, da die Sitzhöcker stärker auseinander stehen.

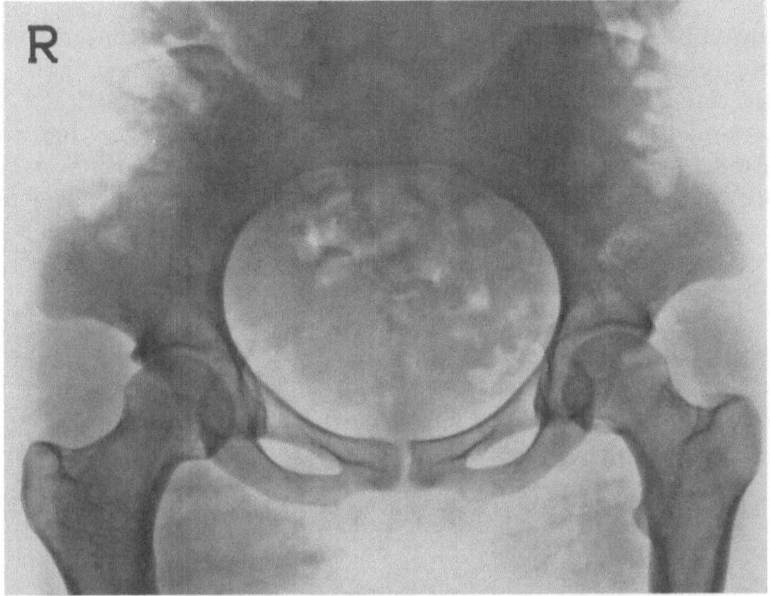

Abb. 33

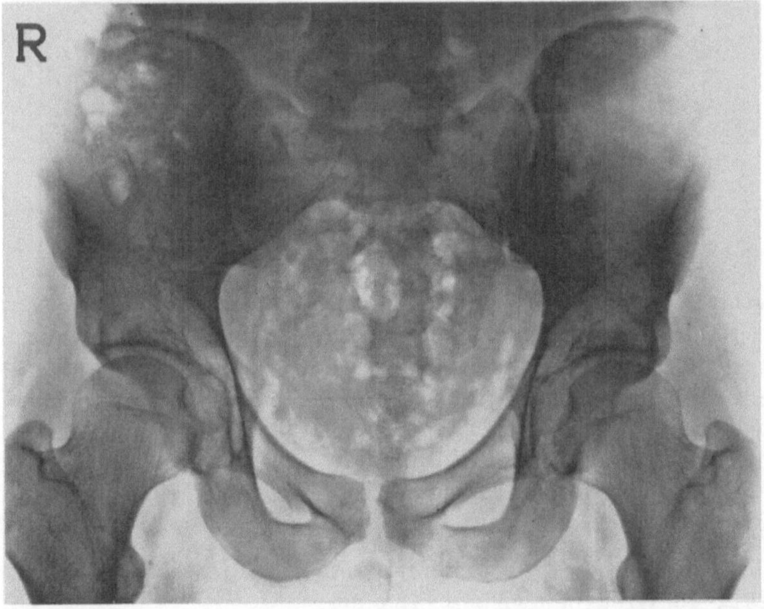

Abb. 34

Abb. 33 u. 34. Gynäkoider und androider Beckeneingang, demonstriert an der Beckenröntgenaufnahme einer jungen Frau bzw. eines jungen Mannes

Diese geschlechtsgebundenen Zeichen manifestieren sich nicht an jedem Becken so auffallend, manche weiblichen Becken nähern sich stark dem männlichen und umgekehrt. Diese geschlechtlichen Charakteristika entwickeln sich erst zur Zeit der geschlechtlichen Reife. Die weiblichen Becken können nach ihrem Typ in vier Gruppen geteilt werden:

1. anthropoide,
2. platypeloide,
3. gynäkoide,
4. androide Becken (Abb. 33—35).

4. Die Durchmesser des Beckens

In der geburtshilflichen Praxis, bzw. in der gynäkologischen Röntgendiagnostik spielen die Durchmesser des Beckens, welche in verschiedene Richtungen bzw. Ebenen gelegt werden können, eine bedeutende Rolle. Der Gynäkologe ist nur im Besitz dieser Angaben imstande festzustellen, ob das Becken die genügende Breite besitzt, bei welcher der vollständig ausgetragene Fetus störungsfrei geboren werden kann. Eine erschwerte Geburt wird meist durch das enge Becken verursacht. In 15—20% der Fälle erreichen die Beckenmasse den durchschnittlichen Wert nicht, es handelt sich aber nur in 3—5% der Fälle

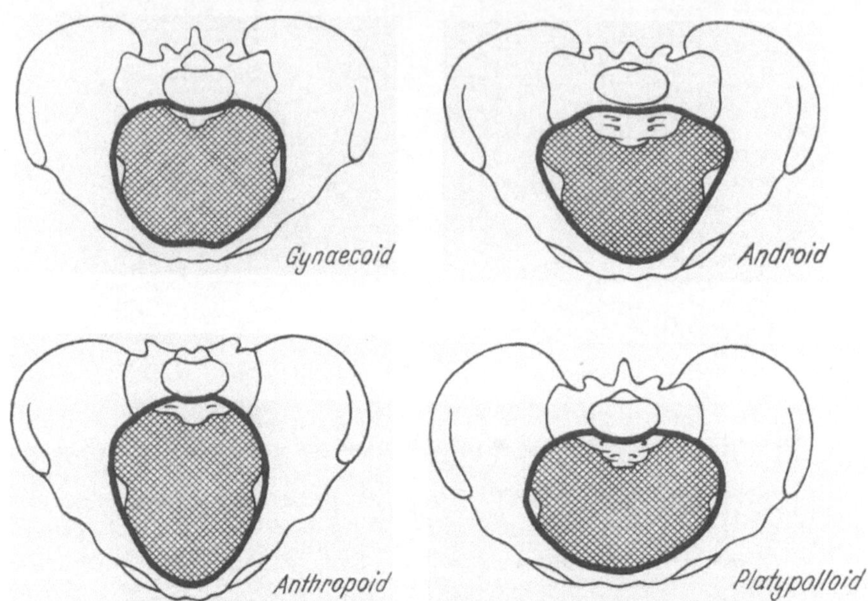

Abb. 35. Skizze der 4 Haupttypen des Beckens

um eine derartige Verengung, welche bei der Geburt erhebliche Schwierigkeiten verursachen könnte. Sind die Hauptdimensionen um 1,5—2,0 cm kürzer als normal, so sprechen wir von einem engen Becken; in diesen Fällen ist die Gravidität, wenn der Fetus noch nicht seine endgültige Größe erreicht hat, aber schon lebensfähig ist, zu unterbrechen oder bei vollständig ausgetragenem Fetus ein operativer Eingriff vorzunehmen.

Die einzelnen Beckendurchmesser können an entsprechend eingestellten Röntgenaufnahmen mit ausreichender Genauigkeit gemessen werden.

Amplitudo pelvis

a) Sagittaler Durchmesser, von der mittleren Höhe der dorsalen Symphysisfläche bis zur Grenze des 2.—3. Kreuzbeinwirbels: 12,5 cm.

b) Querdurchmesser, der in der Mitte den Boden der beiden Acetabuli verbindet: 12,5 cm.

c) Schrägdurchmesser, vom cranialsten Punkt der Incisura ischiadica major bis zur Mitte des gegenseitigen Sulcus obturatorius ziehende Gerade: 13,5 cm.

Angustia pelvis

a) Sagittaldurchmesser, vom caudalen Ende der Symphyse bis zum unteren Pol des Kreuzbeins ziehende Gerade: 11,5 cm.

b) Querdurchmesser, die Entfernung zwischen den beiden Spinae ischiadicae: 10,5 cm (Abb. 35, 36).

5. Die Röntgenuntersuchung des Beckens

In der Mehrzahl der Fälle können wir uns mit der typischen Sagittalaufnahme begnügen. Nach Bedarf kann man jedoch, zwecks Abbildung des Sacroiliacalgelenks, eine

Einblickaufnahme anfertigen, während in den übrigen Fällen Seitenaufnahmen oder halbsitzend angefertigte Röntgenaufnahmen zur Klärung der Probleme verhelfen können.

Wegen der besprochenen anatomischen Verhältnisse bereitet die gründliche Untersuchung des Hüftgelenkes große Schwierigkeiten, so daß man in manchen Fällen selbst auf die Anfertigung von Schichtaufnahmen nicht verzichten kann, um auf diese Weise den Deckschatten des Acetabulum, welcher sich auf den Femurkopf projiziert, oder den Schatten des Femurkopfes, welcher das Acetabulum verdeckt, zu beseitigen.

Als allgemeingültiges Prinzip kann gefordert werden, daß vor der Röntgenuntersuchung der Darmkanal gründlich gereinigt werden soll, da Reste nach Breipassage oder Gallenkontrastmittel Störschatten hervorrufen können, nicht weniger die Darmgase oder

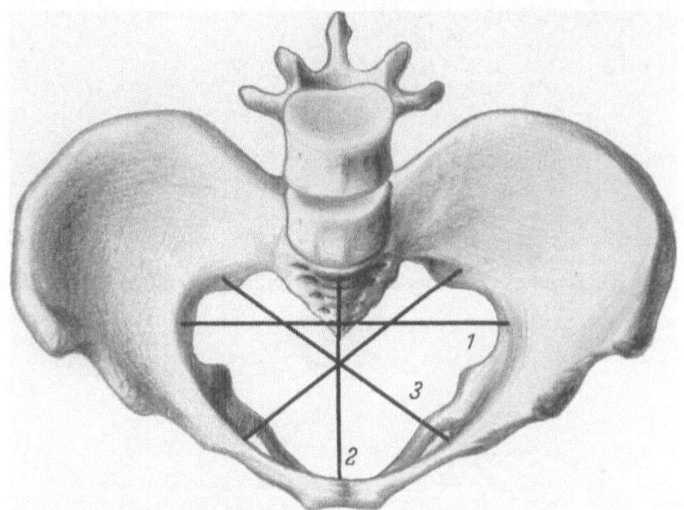

Abb. 36. Die Durchmesser des Beckeneinganges: *1* Diameter transversa, *2* obliqua, *3* transversa

die schattengebende Harnblase. Bei korpulenten Personen ist man manchmal auf die Anwendung eines Kompressoriums angewiesen.

Es ist überflüssig, näher darauf einzugehen, daß wegen der massigen Körperteile, welche eine erhebliche Sekundärstrahlung verursachen, die Aufnahmen stets mit der Bucky-Blende anzufertigen sind, ferner daß die Aufnahmen immer das ganze Becken erfassen müssen. Auf die Benutzung der Bucky-Blende können wir nur bei Säuglingsaufnahmen verzichten.

Die Untersuchung des Kreuzbeins und des Os coccygis macht es erforderlich, daß auch Seitenaufnahmen gemacht werden, und man in bestimmten Fällen auch in stark vorgebeugter Körperhaltung, in cranio-caudaler Projektion, Aufnahmen anfertigt.

Zwecks isolierter Darstellung des Os coccygis werden von manchen Autoren Spezial-Kassetten empfohlen, die in das Rectum eingeführt werden.

In der geburtshilflichen Röntgendiagnostik sind manchmal zur Bestimmung der einzelnen Beckendurchmesser Aufnahmen in halbsitzender Lage mit cranio-caudalem Strahlengang erforderlich (Abb. 33).

Die Seitenaufnahme sollte, wenn eine korrekte Projektion verlangt wird, im Stehen angefertigt werden, nach Möglichkeit aus einer Entfernung von 1,5—2,0 m.

Wie erwähnt, bedarf es zur Abbildung des Sacroiliacalgelenks spezieller Einblicksaufnahmen (Abb. 10, 36). Zu diesem Zweck dient die von A. Kovács empfohlene Methode, bei welcher die zu untersuchende Seite des Patienten etwas gehoben und der Patient gegen die nicht zu untersuchende Seite um 30° gedreht wird, so daß der Zentralstrahl derart orthoröntgenograd den Gelenkspalt trifft. Die Aufnahmetechnik von Bársony-Schulhof wurde zu ähnlichem Zweck ausgearbeitet. Dabei befindet sich der Patient in Rückenlage,

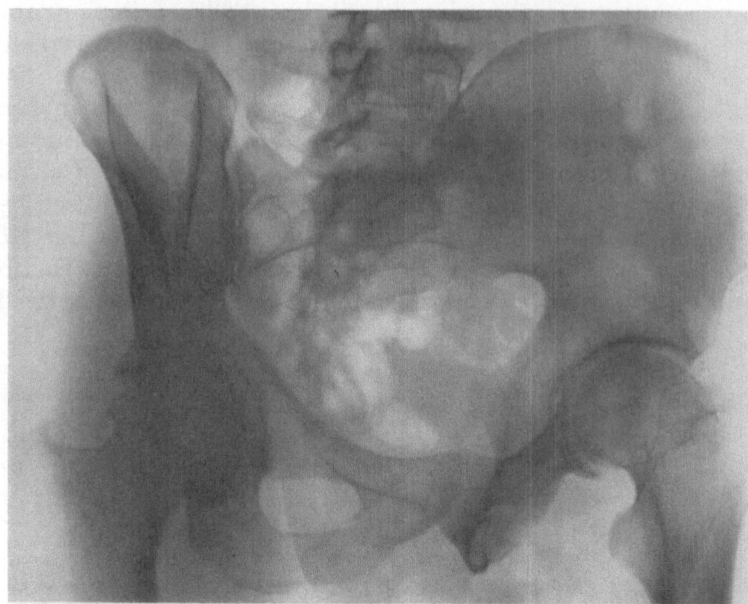

Abb. 37. Einblickaufnahme in das Sacroiliacalgelenk (nach Kovács)

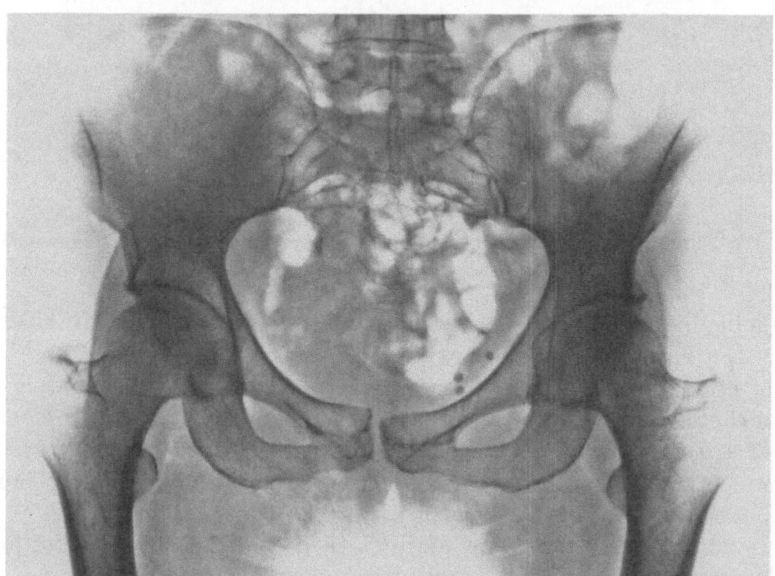

Abb. 38. Phlebolithen-Schatten über dem Ramus superior des Os pubis

die Knie angezogen, die Schenkel abduziert. Der zentrale Strahlengang ist um 30° cranialwärts gerichtet.

Die auf der Beckenübersichtsaufnahme sichtbaren verschiedenen Schattenkomponenten von kalkartiger Intensität können folgende Ursachen haben:

1. Phlebolithen (Abb. 38).
2. Verkalkte Mesenteriallymphknoten (Abb. 39).
3. Verkalkung der großen Gefäße.
4. Verkalkung des Ligamentum sacrotuberale.
5. Ureter- oder Harnblasensteine.
6. Verkalktes Myom.
7. Kompakta-Inselchen, Chondrome der Beckenknochen usw. (Abb. 40).
8. Schattengebende Reste von Kontrastmitteln oder Medikamenten.

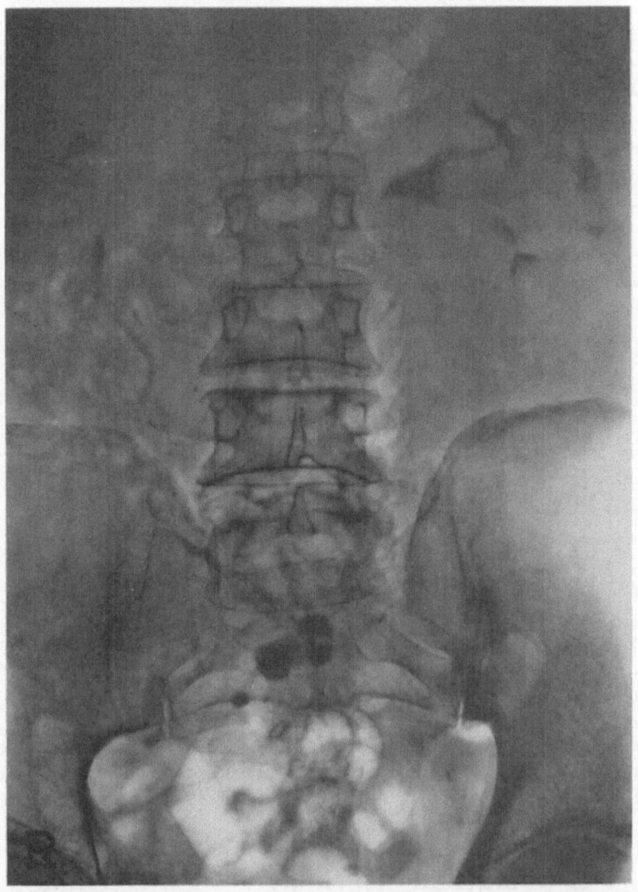

Abb. 39. Verkalkte abdominale Lymphknoten in Projektion auf das Sacrum

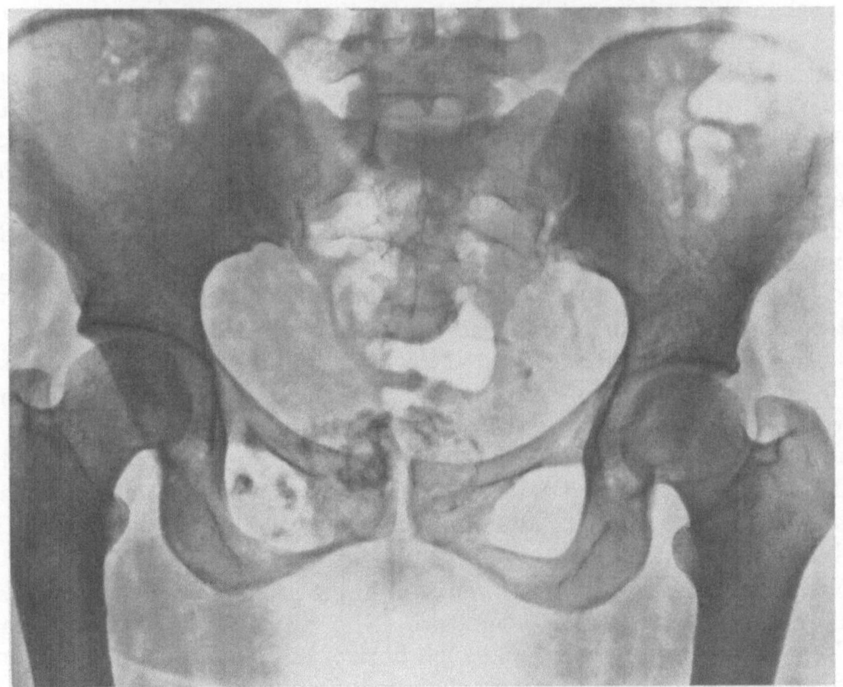

Abb. 40. Der Schatten eines Osteochondroms in der Symphysengegend

Ganz selten können Verkalkungen in der Prostata oder in der Vasa deferentia entdeckt werden (Wieland). Skybala im Rectum oder Injektionsreste in der Glutaealgegend (Wismut), ja sogar die Weichteilkonturen der glutaealen Muskulatur können ebenfalls Störschatten verursachen (Abb. 41).

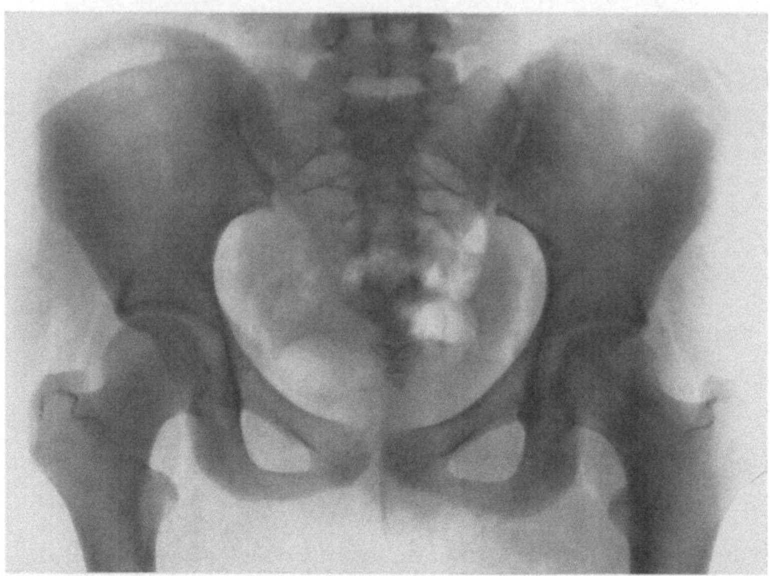

Abb. 41. Auf der Beckenaufnahme einer jungen Frau befinden sich die beiden Oberschenkelknochen in Medianstellung. Der bogenförmige Schatten caudal von der Crista iliaca entspricht der cranialen Kontur der glutealen Weichteile. Der sacroiliacale Gelenkspalt ist noch relativ erweitert, breit. Charakteristisches Os coccygis

6. Röntgenuntersuchung des Hüftgelenks

Am häufigsten bedient man sich einer antero-posterioren Aufnahme. Zur kompletten röntgenologischen Darstellung gehört jedoch auch die Seitenaufnahme, welche in bestimmten Fällen unerläßlich ist, ganz besonders bei den Verletzungen des cranialen Drittels des Femurknochens. Die Seitenaufnahmen sind gut zu verwenden bei der Beurteilung der Varus- und Valgusdeformitäten, Dyslokationen, Epiphyseolysen, bzw. bestimmter Erkrankungen, welche ihren Sitz im Hüftgelenk haben. Es kann nicht genug betont werden, daß die seitlichen Aufnahmen bei Frakturverdacht nicht zu vernachlässigen sind, weil die eingekeilte Collumfraktur in der sagittalen Übersichtsaufnahme oftmals unentdeckt bleibt und erst mit Hilfe der seitlichen, ja sogar erst durch Schichtaufnahmen erkannt wird. Bei den eindeutigen Frakturen ist die Beurteilung der Lage der einzelnen Fragmente sehr wichtig und die Stellung nicht zu beurteilen, wenn nur die Sagittalaufnahme vorliegt.

Die antero-posterioren Aufnahmen des Hüftgelenks werden meist in drei Stellungen angefertigt. Am häufigsten (Abb. 41) bei aufrechter Stellung des Fußes, so daß die dorsale Fläche der Femurcondylen horizontal, parallel zur Tischebene liegt. In diesem Falle liegt aber der Trochanter major mehr dorsal als das Zentrum des Femurkopfes. In dieser Einstellung kann auch die Seitenaufnahme angefertigt werden. Dabei verläuft der Zentralstrahl parallel zur Tischebene und nach Möglichkeit soll ein langer, enger Tubus verwendet werden. Auf Grund einer solchen Aufnahme kann eventuell auch die Deklination des Femurhalses bestimmt werden.

Der nächste Typ der antero-posterioren Aufnahme ist jener, welcher bei Innenrotation der Extremität (um 20—25°) angefertigt wird (Abb. 42). Bei der Seitenaufnahme durchdringt der Zentralstrahl in diesem Falle auch horizontal den Trochanter major. Auf diese Weise wird der Schenkelhals in einer genauen mediolateralen Projektion abgebildet. Diese Einstellung findet hauptsächlich bei Schenkelhalsnagelungen breite Verwendung.

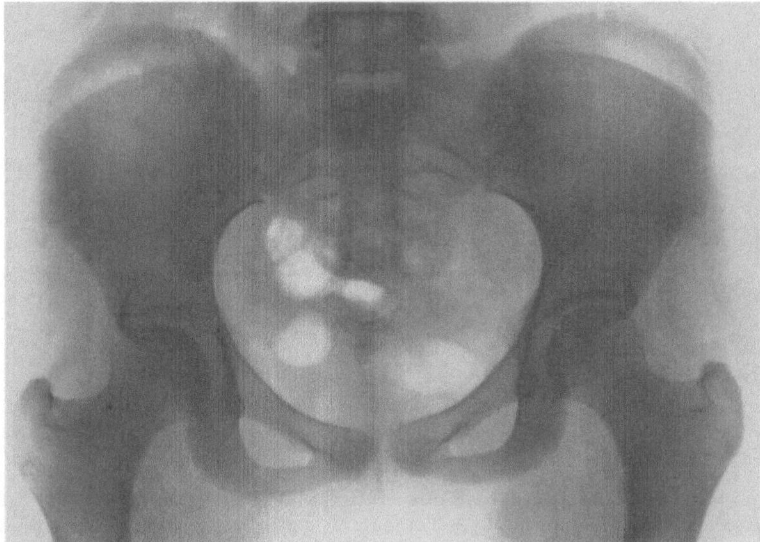

Abb. 42. Röntgenaufnahme derselben Person wie in Abb. 41 mit maximaler Innenrotation der Hüftgelenke. Femurhals und Trochanter major sind in ihrem vollen Umfang, der Trochanter minor kaum zu sehen

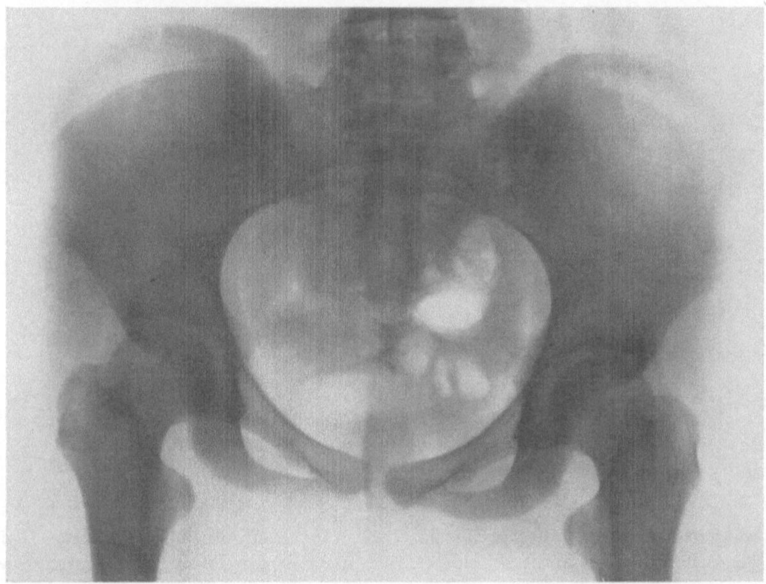

Abb. 43. Dieselbe Person mit maximal auswärts rotierten unteren Gliedmaßen. Der Trochanter minor ist in seinem ganzen Umfange zu sehen, der „verkürzte“ Femurhals überdeckt den Trochanter major. Leichenstellung

In der dritten Variation wird der Fuß um ungefähr 40° lateralwärts rotiert (Abb. 43). Der Trochanter major wandert dabei stark dorsalwärts und der Trochanter minor wird in vollem Umfang sichtbar. In dieser Einstellung pflegt man keine mediolaterale Seitenaufnahme anzufertigen.

Dem Gesagten zufolge kann das Hüftgelenk in Seitenrichtung nur in zweifacher Einstellung abgebildet werden (Abb. 44). Es wird immer diejenige Aufnahmestellung gewählt, mit deren Hilfe eine optimale Projektion zu erzielen ist. Die gewählte Methode wird manchmal natürlich durch den Zustand des Patienten oder durch das Fehlen entsprechender Ausrüstung beeinträchtigt.

Der Femurkopf und das proximale Drittel des Oberschenkels können noch in einer anderen Einstellung, bei welcher sich die Extremität in Flexion und Abduktion befindet

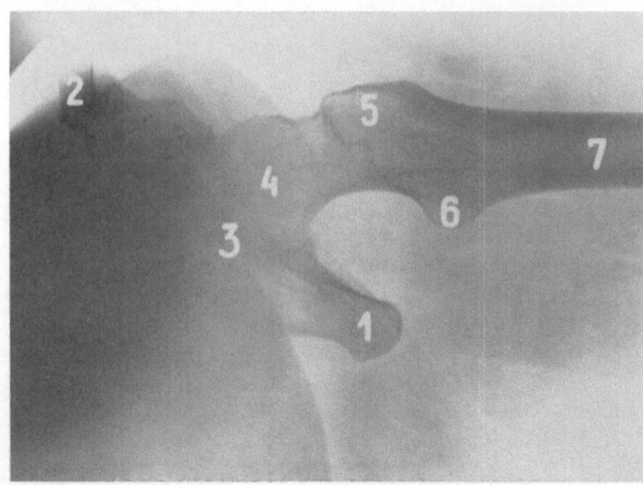

Abb. 44. Die medio-laterale Röntgenaufnahme des Hüftgelenks bei Innenrotation. *1* Tuber ischiadicum, *2* Symphysis, *3* Acetabulum, *4* Femurkopf, *5* Trochanter major, *6* Trochanter minor, *7* Femurdiaphyse

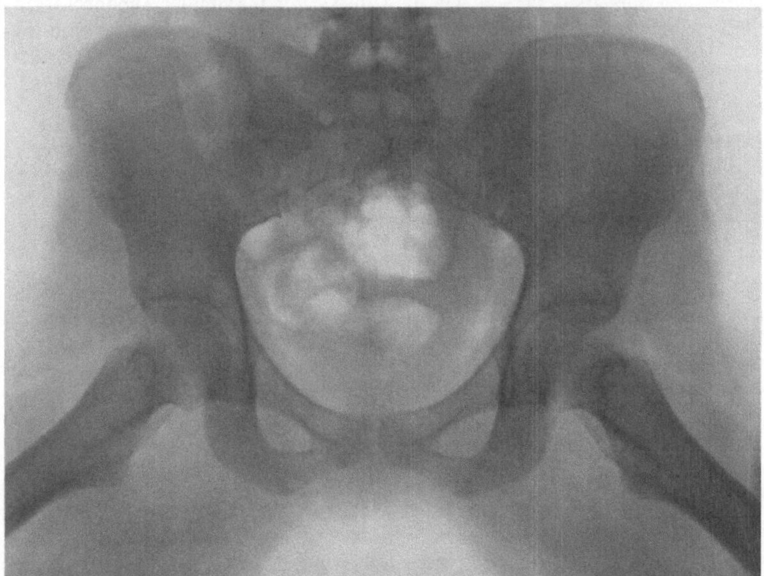

Abb. 45. Beckenübersichtsaufnahme angefertigt in der Lauenstein-Hahn-Einstellung. Entsprechend der hochgradigen Außenrotation sind die beiden Trochanter major durch den Femurhals verdeckt

(Abb. 45), der sog. Lauenstein-Methode, dargestellt werden. Jede Methode hat ihre Vor- und Nachteile.

Bei gestreckten Extremitäten werden Femurkopf und -hals in Seitenrichtung mit horizontalem Strahlengang dargestellt, wobei die Filmebene rechtwinklig zur Tischebene und parallel zur Femurhalsachse steht. Da die verletzte Extremität nur schwer zu bewegen ist, findet diese Einstellung meist bei Verletzungen ihre Anwendung. Infolge des mächtigen durchstrahlten Volumens entsteht eine erhebliche Streustrahlung, wodurch die Bildqualität ungünstig beeinflußt wird. Da das Bewegungsraster in diesen Fällen nicht mehr in Frage kommt, ist es empfehlenswert, die Bildqualität durch die Verwendung des sog. Lysholmschen Feinrasters und eines speziellen, engen Tubusses, zu verbessern.

Die Vorteile einer Röntgenuntersuchung in zwei Ebenen sind im bezug auf das Hüftgelenk gut bekannt. Die Anatomie der Hüftgegend wird durch eine medio-laterale Röntgenaufnahme erörtert (Abb. 44). Die Aufnahme wurde von einem Lebenden angefertigt, dessen Fuß sich in vertikaler Lage befand. Mit dieser Aufnahmetechnik sind die Gelenkverhältnisse zwischen Acetabulum und Femurkopf gut zu beurteilen.

Auch in Fällen, in denen der Femurhals nicht in der sog. Lauenstein-Stellung dargestellt wird, muß der Zentralstrahl immer vertikal zum Femurhals und die Kassette so dem Os ilium angelehnt werden, daß sie parallel zum Femurhals steht. Der Kollodiaphysenwinkel beträgt beim Erwachsenen ungefähr 125°, so daß bei vertikaler Einstellung des Zentralstrahls dieser einen Winkel von ungefähr 35° mit der Femurlängsachse bildet.

Der Zentralstrahl muß jedenfalls so verlaufen, daß der Schatten des Os pubis und Os ischii wegprojiziert wird. Die medio-laterale Aufnahme wird gewöhnlich auf dem Buckytisch angefertigt, bei Rückenlage des Patienten und gestreckten unteren Extremitäten. Damit der Röntgenstrahl genau auf das verletzte Hüftgelenk zentriert werden kann, wird die gesunde Extremität im Kniegelenk und im Hüftgelenk um 90° gebeugt, unterpolstert oder in irgendeiner Weise fixiert. Es ist sehr wichtig, diese Beugung durchzuführen, damit die Weichteile des Schenkels auf der Rückenseite sich nicht auf die zu untersuchende Seite projizieren.

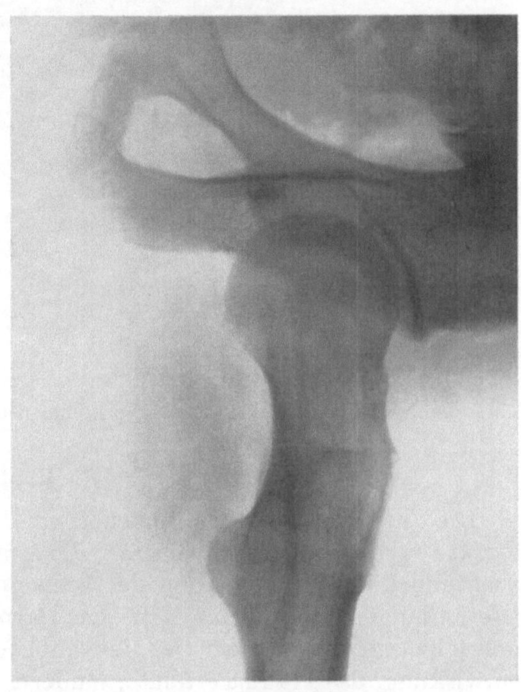

Abb. 46. Medio-laterale Röntgenaufnahme des medianwärts um ungefähr 30° gedrehten Hüftgelenks in Abduktion-Flexion. Atypische Lauenstein-Einstellung. Trochanter major komplett bedeckt

Die auf ihrer Längsseite liegende Kassette (18×24 cm) wird der Hüftregion angelegt, die proximale, kürzere Kante fest an die Seite des Patienten angedrückt, etwas oberhalb der Beckenschaufel. Die distale Kante wird so lange von der Seite des Patienten entfernt, bis die Kassettenebene vertikal zum Zentralstrahl liegt. Zur Fixierung der Kassette bedient man sich einiger Sandsäcke.

Wird die Untersuchung im Operationssaal, während der Schenkelhalsnagelung durchgeführt, dann sei beachtet, daß keine Fremdkörper, schattengebende Instrumente usw. in die Projektion geraten.

Wie erwähnt, gehört zu den Untersuchungsmethoden des Hüftgelenkes die sog. Lauenstein-Einstellung, richtiger: Lauenstein-Hahn-Einstellung, in Anbetracht dessen, daß im Hamburger Albers-Schönberg-Institut die erste Röntgenaufnahme in der genannten Einstellung von Hahn gemacht wurde (1899).

Diese Methode ermöglicht es relativ einfach, Femurkopf- und -hals korrekt abzubilden und zwar so, daß die unteren Extremitäten des Patienten in Abduktion gebracht und die Fußsohlen zusammengelegt werden. Soll nur eine Seite dargestellt werden, so wird die Fußsohle des zu untersuchenden Beines neben das Kniegelenk der Gegenseite gelegt und auf diese Art die Flexio-Abduktion erreicht. Bei einseitiger Aufnahme pflegen manche Autoren das Becken um ungefähr 15° gegen die zu untersuchende Seite zu drehen. Wird in dieser Lage die Abduktion bis zum Maximum erhöht, so werden zur Seitenabbildung äußerst günstige Verhältnisse geschaffen (Abb. 46).

In der vollständig seitlichen Aufnahme des Hüftgelenkes (Abb. 41) sind die Knochenkonturen des Femurhalses und -kopfes gut zu beurteilen. Die benachbarten Gebilde, welche superomedial noch dargestellt werden sind folgende: Ramus inferior ossis pubis (1), Ramus inferior ossis ischii (2), Ramus superior ossis ischii (3), Tuber ossis ischii (4), Spina ischiadica (5). Die Beckenschaufel (6) befindet sich in supero-lateraler Stellung, während distal vom Femurkopf der Femurhals (7), der Trochanter minor (8), der

Trochanter major (9) und der Femurkörper (10) zu sehen sind. Es sei erwähnt, daß einzelne Autoren zwecks besserer Beurteilung der Verhältnisse des Hüftgelenkes die Herstellung von stereoskopischen Aufnahmen empfehlen. Diese zwei aufeinanderfolgenden Aufnahmen werden nach der bekannten Methode in unveränderter Lage mit einer der Pupillendistanz von ungefähr 6,0 cm entsprechenden Verschiebung der Röntgenröhre angefertigt.

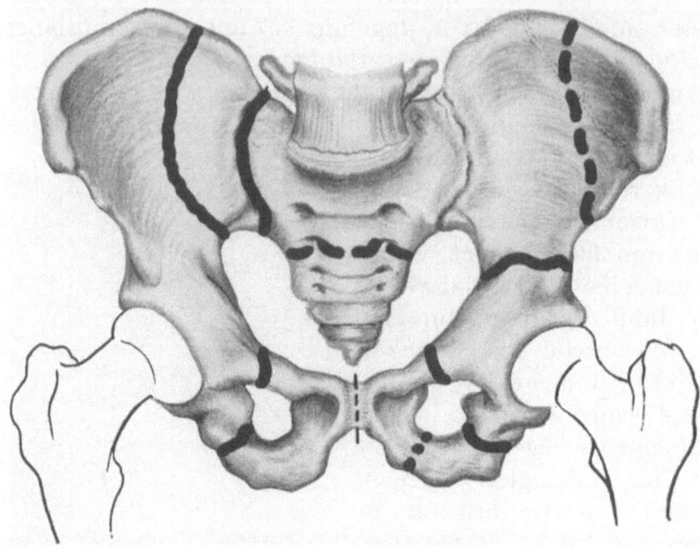

Abb. 47. Das charakteristische Vorkommen und die Lokalisation der Ring- und Randfrakturen

7. Die Beckenverletzungen

Die Verletzungen des knöchernen Beckens kommen meist durch umschriebene, direkte, große Gewalteinwirkung, Überfahren, Stoß, Schlag, Sturz, Sportunfälle usw. zustande und können wegen der schweren Weichteilverletzungen und Komplikationen (Verletzungen der großen Gefäße, des Darmkanals, der Harnblase, Harnröhre usw.) manchmal lebensgefährlich sein. Der Beckenbruch entsteht nicht unbedingt dort, wo die Krafteinwirkung, das Trauma erfolgte, sondern oft an einem entfernt liegenden Punkt, wo sich die „schwachen" Partien der Beckenarchitektur befinden und die Widerstandsfähigkeit geringer ist. In dieser Hinsicht sind die Beckenfrakturen mit den Schädelfrakturen zu vergleichen, wo bekannterweise der Bruch nicht an der Verletzungsstelle entsteht. Solche weniger widerstandsfähigen Partien am Becken sind von ventral her die Foramen obturatorium-Gegend, an der dorsalen Fläche die Region der Sacroiliacalgelenke. Die Beckenfraktur geht meist mit einer Commotio des lumbalen Rückenmarkes einher, demzufolge nicht selten erhebliche Mengen von Darmgas im Colon, ja sogar in den Dünndarmschlingen zu sehen sind, welch letztere uns in der Röntgenaufnahme an einen Präileus erinnern. Die Beckenfraktur läßt sich auf Grund einer antero-posterioren Aufnahme in der Regel gut beurteilen. Nach Bedarf können aber das bei Drehung um ungefähr 30° erhaltene sog. Drehbild — hauptsächlich zwecks Untersuchung der Acetabulumgegend —, die Seitenaufnahme zur Beurteilung des Sacrums und die bei cranio-caudaler Strahlenrichtung angefertigte Einblickaufnahme in halbsitzender Stellung zur Beurteilung der Schambeinfrakturen, mit Erfolg benutzt werden. Bei einigen Schambeinfrakturen benötigt man auch die posteroanteriore Aufnahme, im Hinblick darauf, daß das Os pubis bei den antero-posterioren Aufnahmen ziemlich weit von der Filmebene liegt, infolgedessen relativ wenig Struktur zu erkennen ist.

Die Beckenfrakturen können in

a) Ringfrakturen,

b) Randfrakturen (Abb. 47),

eingeteilt werden. (Die Hüftgelenkfrakturen werden gesondert besprochen.)

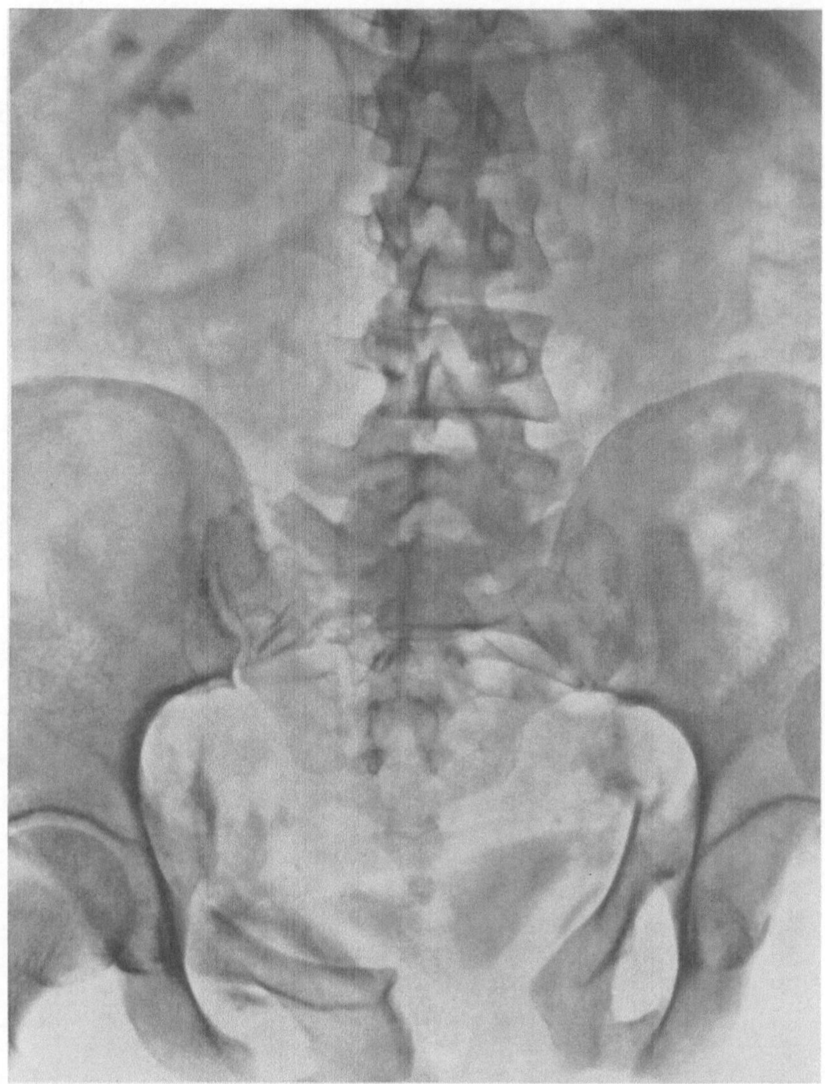

Abb. 48. Malgaigne-Fraktur. Am rechten Flügel des Sacrum ist eine längliche Fraktur zu sehen. Schmetterlingsfraktur am Os pubis beiderseits

Der Beckenring wird durch das Kreuzbein, die beiden Ossa coxae und die beiden Schambeine gebildet. Bei Frakturen, bei denen die Kontinuität dieses Beckenringes aufhört und der Beckengürtel außerstande ist, seiner Stützrolle nachzukommen, handelt es sich um Ringfrakturen. Je nachdem, ob der Beckenring an einer oder mehreren Stellen frakturiert ist, sprechen wir von einfachen oder mehrfachen Beckenringfrakturen. Die gleichzeitige Fraktur des unteren und oberen Schambeinastes gilt als eine einfache Beckenringfraktur. Bei den typischen mehrfachen Beckenringfrakturen liegen beiderseits, an den beiden Schambeinästen vertikale oder Schrägfrakturen, mit oder ohne Dislokation vor. Die Malgaigneschen doppelten Vertikalbrüche repräsentieren eine charakteristische Form der mehrfachen Beckenfrakturen (Abb. 48). Bei diesem Typ handelt es sich um den gleichzeitigen Bruch an den ventralen und dorsalen Beckenpartien, konkret ausgedrückt: am oberen und unteren Schambein- oder Sitzbeinast, an der dorsalen Fläche um die vertikale Fraktur des Os ilium in der Nähe des Sacroiliakalgelenkes, oder um eine Sprengung des Sacroiliakalgelenks. Der frakturierte Beckenknochen ist regelmäßig cranialwärts verschoben und das Bein der verletzten Seite scheinbar verkürzt (Abb. 48).

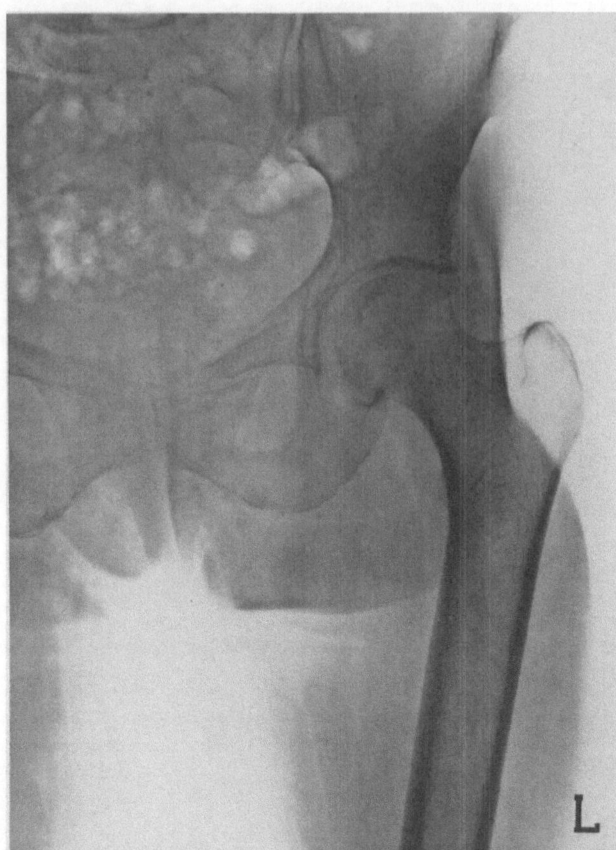

Abb. 49. Schräge Fraktur am Ramus superior des Os pubis

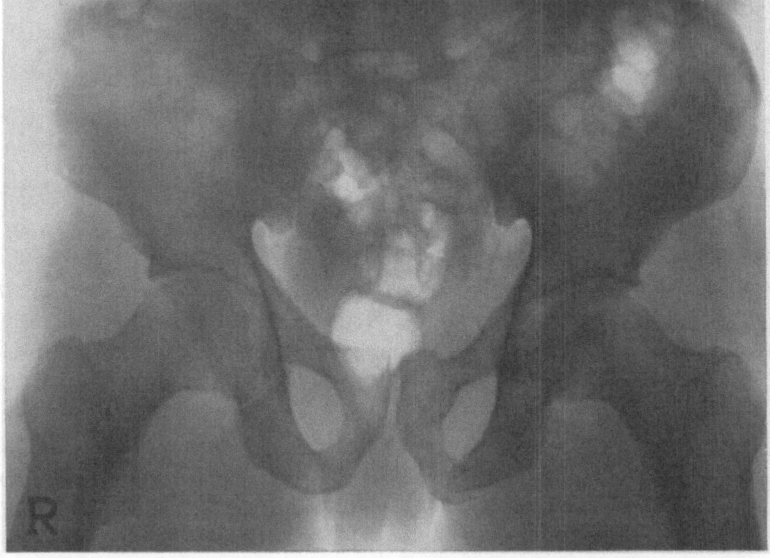

Abb. 50. Mediale Fraktur des caudal-cranialen Schenkels des Os pubis

Beckenrandfrakturen werden die Brüche jener Beckenpartien genannt, welche an der Gestaltung des Beckenringes nicht direkt beteiligt sind. So können z.B. die Spina iliaca anterior superior und inferior, der Sitzhöcker (Tuber ischiadicum), das Steißbein (Os coccygis), ferner in Querrichtung das Darmbein und das Kreuzbein frakturieren.

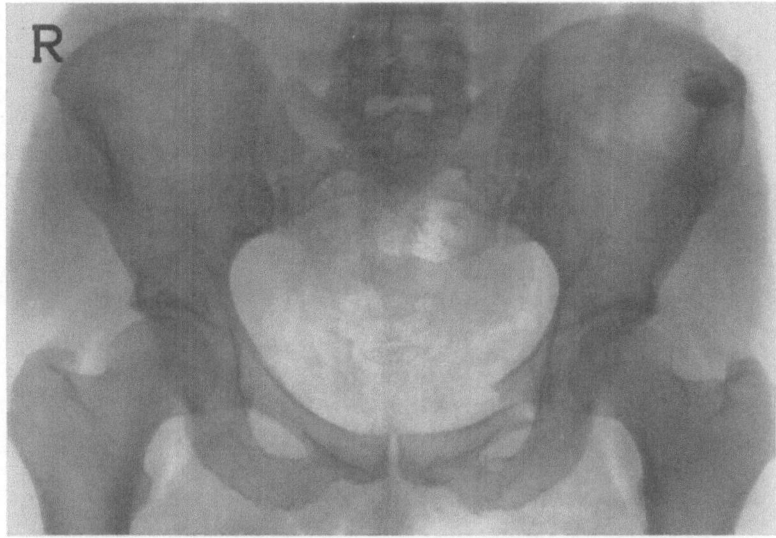

Abb. 51. Doppelfraktur am Os pubis in lateraler Lokalisation

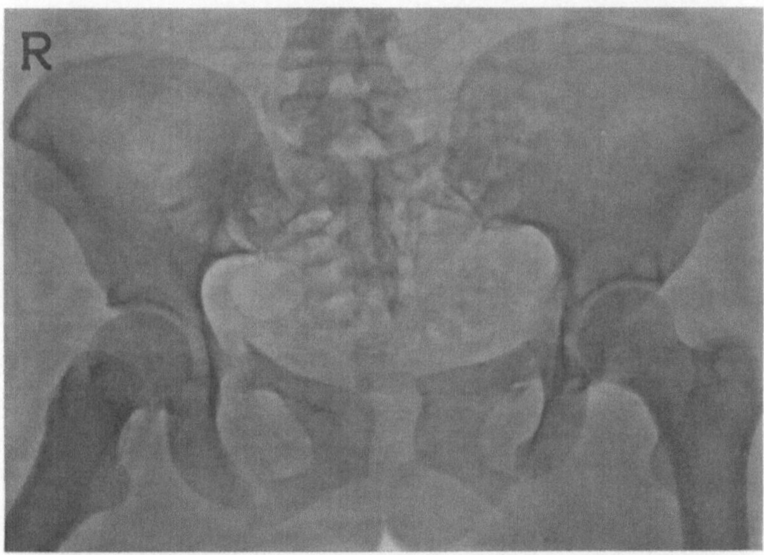

Abb. 52. Sog. Schmetterlingsfraktur am oberen-unteren Schenkel des Os pubis. Die Fraktur dringt rechts ins Acetabulum ein. Geöffnete Symphyse. S 1 Wirbel komplett lumbalisiert

Schambeinfrakturen. Bei den Beckenrandbrüchen handelt es sich am häufigsten um den Bruch eines Schambeinastes. Dieser entsteht regelmäßig auf Grund der Einwirkung einer umschrieben angreifenden Gewalt, so z. B. wenn man im Reitsitz sich auf ein Geländer setzt, oder auf einen Zaun stürzt, oder überfahren wird, usw. Außerdem können heftige Muskelkontraktionen beim Sport Knochenteile abreißen und derart indirekte Frakturen hervorrufen. Sind beide Äste des Schambeins gebrochen, so sprechen wir wegen der typischen Form des abgebrochenen Knochenteiles von einer Schmetterlingsfraktur, die zur Gruppe der Beckenringbrüche gehört. Der Knochenteil, welcher vom Os pubis abgerissen wird, verschiebt sich in der Regel medialwärts und hat Ureter- oder Harnblasenverletzungen zur Folge (Abb. 49—54).

Sitzbeinfrakturen entstehen auf direkte Krafteinwirkungen hin, z. B. durch Sturz auf den Steiß oder durch Fußtritt. Etwas seltener wird der Sitzhöcker durch plötzliche Muskelkontraktionen, eventuell durch heftige Muskelspannung abgerissen. Es kann durch

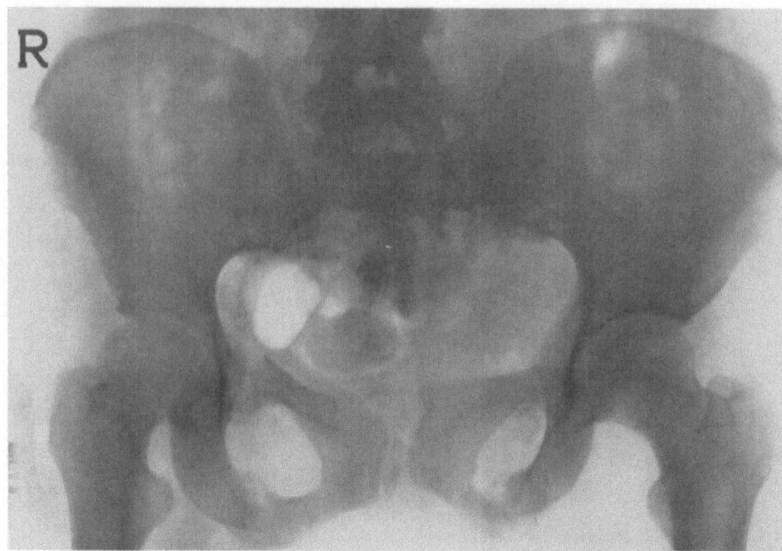

Abb. 53. Derselbe Fall wie in Abb. 52, 6 Wochen nach der Reposition. Callusbildung zwischen den frakturierten Knochen

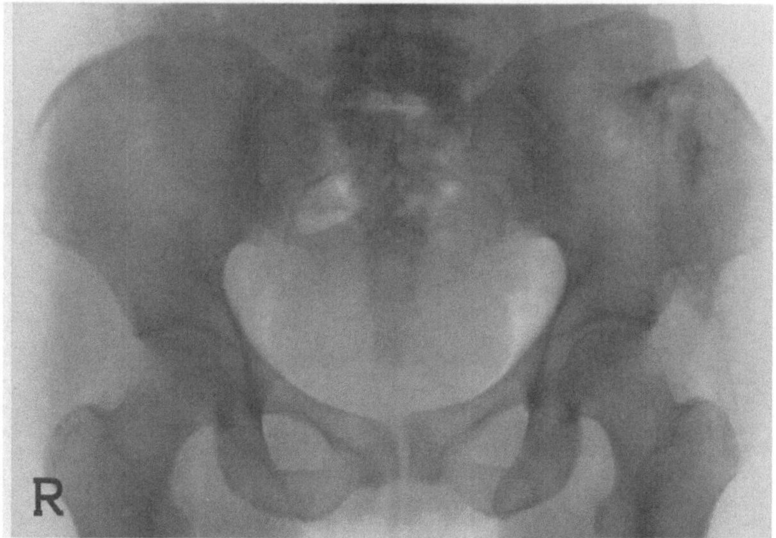

Abb. 54. Kantenfraktur am Os ilium mit cranio-caudaler Dislokation. Geheilter Fall. Atypische Symphyse

ein solches Trauma gleichzeitig an beiden Sitzbeinen ein Bruch entstehen; auch der Sitzbeinast (Fractura rami ossis ischii), das ganze Corpus (Fractura corporis ossis ischii) und der Sitzhöcker (Fractura tuber ischii) können abreißen. In letzterem Falle wird der Sitzhöcker durch die Schenkelmuskeln in caudale Richtung gezogen. Sonst kommt zwischen den Fragmenten keine besondere Verschiebung zustande. Wegen des erheblichen Schmerzes kann der Kranke nicht sitzen. Da die Kontinuität des Beckenringes intakt bleibt, gehört diese Fraktur zu den Beckenrandfrakturen. Die rauhen Flächen am Tuber ischiadicum, die den Muskelansätzen entsprechen, können unter bestimmten Verhältnissen eine Fraktur vortäuschen (Abb. 55).

Frakturen des Pfannenbodens, des Pfannengrundes (Fracturae acetabuli) entstehen bei gestreckten Extremitäten durch Sturz und bei seitlicher Kompression des Beckens (Unfälle bei der Eisenbahn, Autozusammenstöße, Bremsbein, Kupplungsbein! usw.), also auf indirekte Krafteinwirkung hin. Es kann ein Stück der Pfanne abbrechen, ohne die

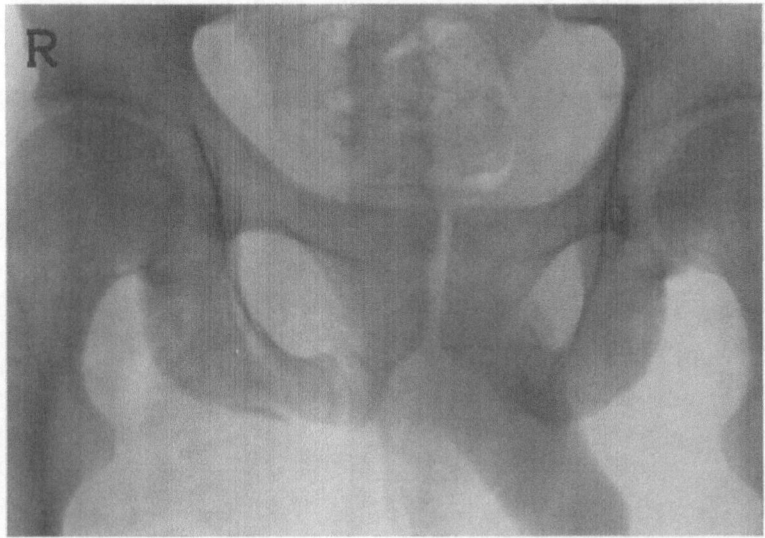

Abb. 55. Fraktur des Os ischii und pubis rechts, und des Ramus inferior des Os pubis links

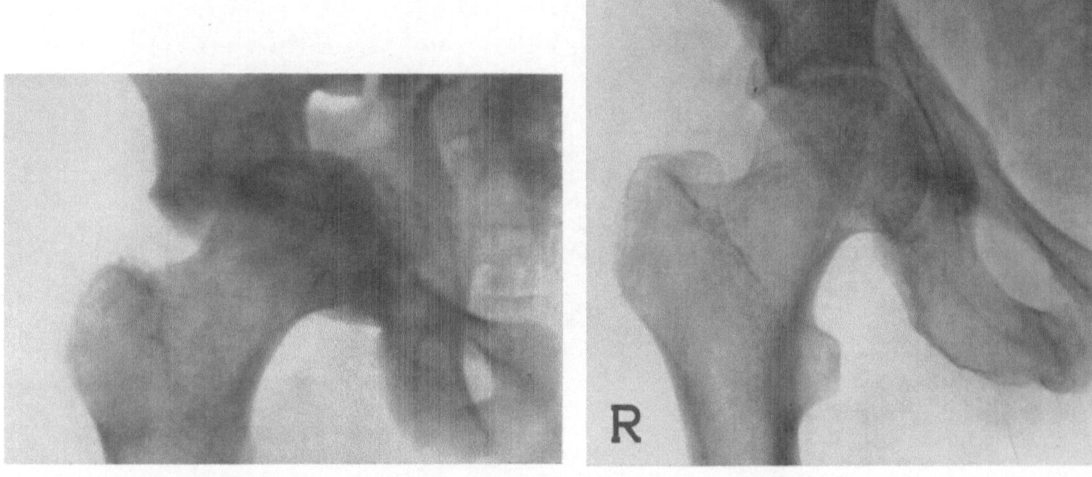

a b

Abb. 56. a Acetabulumfraktur mit zentraler Luxation (Dr. NAGY). b Geheilte Pfannengrundfraktur ohne zentrale Luxation

statischen Verhältnisse des Beckens zu beeinflussen. Aber auch Querfrakturen oder Trümmerfrakturen können am Acetabulum entstehen.

Der erste Fall ist nicht sehr häufig und gesellt sich meist zu Verrenkungsbrüchen, wenn der obere und hintere Teil der Pfanne abgeschert ist. Der Bruch geht mit der zentralen Verrenkung des Femurkopfes einher (Luxatio centralis femoris). Dieser Frakturtyp gehört zu den einfachen Beckenringfrakturen, der Femurkopf folgt dabei in geringerem oder größerem Maße dem Pfannengrund beckenwärts. Bei der Luxatio centralis hält der Verletzte die kranke Extremität etwas gebeugt, abduziert und lateralwärts gedreht. Die Extremität ist scheinbar etwas verkürzt. Beim Pfannengrundbruch verläuft die Bruchfläche cranial- oder caudalwärts (Abb. 56).

Die Darmbeinfraktur (Fractura ossis ilii) kann eine Beckenrand- oder Beckenringfraktur sein. Bei den Randbrüchen der Darmbeinschaufel können eine oder mehrere Bruchflächen vorkommen, die von lateral nach medial bis zur anatomischen Grenze des Os ilii verlaufen, wobei ein oder mehrere kleinere und größere Stückchen ausgebrochen sind, häufig mit erheblicher Dislokation (Abb. 57, 58). In diese Gruppe gehört der Abriß der Spina iliaca anterior superior, etwas seltener der Spina anterior inferior. Diese letztere wurde auch in Form einer Apophyseolyse beobachtet. Der abgerissene Teil kann bohnengroß oder noch größer sein und liegt in einigem Abstand von seiner Abrißstelle, entsprechend der Rißenergie des Musculus rectus femoris. Der Ringbruch des Darmbeins entsteht in typischen Fällen durch die Einwirkung von zwei gegeneinander wirkenden, das Becken in sagittaler oder lateraler Richtung zusammendrückenden Kräften (z.B. wenn jemand zwischen zwei Stoßstangen geraten ist) so, daß das Darmbein beinahe genau in Höhe der

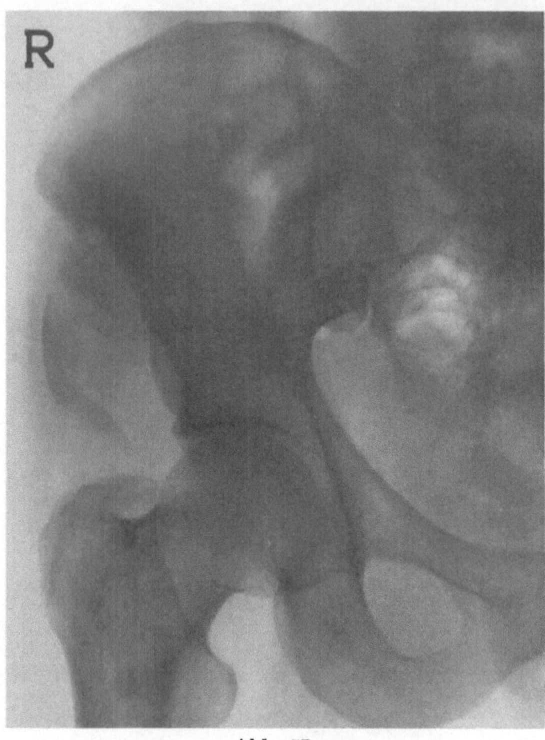

Abb. 57

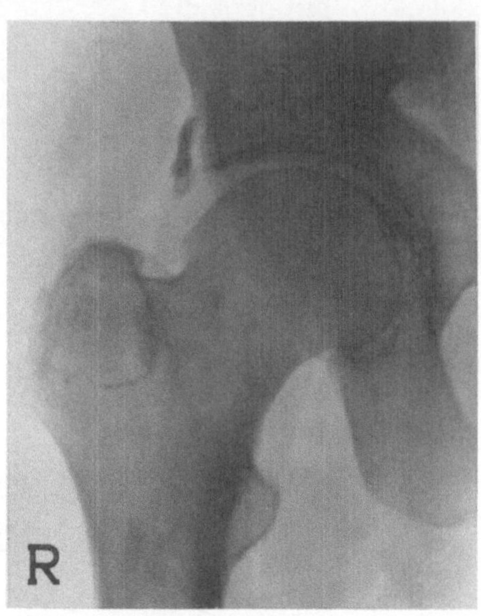

Abb. 58

Abb. 57. Fraktur am Os ilium, an der Spina iliaca anterior superior

Abb. 58. Cranial vom Acetabulum abgebrochenes Stück des Os ilium

Linea innominata eine Querfraktur erleidet. Unter dem dicken Muskelmantel entstehen beim Bruch des Os ilium größere Verschiebungen, mit Ausnahme der bereits erwähnten Abrißbrüche, nur auf außerordentlich mächtige Krafteinwirkungen hin oder bei mehrfachen Beckenringbrüchen, in der Regel mit gleichzeitigen schweren Verletzungen der inneren Organe.

Der charakteristische Beckenringbruch des Os ilium wurde vorangehend als eine Komponente der Fraktur vom Malgaigne-Typ besprochen. Bei diesem doppelten Vertikalbruch ist der Beckenring von rückwärts nach vorn gesprengt; er kann mit oder ohne Dislokation bestehen. Es ist eine Variation des Malgaigne-Bruches, wenn der dorsale Bruch rechts entsteht, der vordere Bruch dagegen links und umgekehrt. Wie gesagt, verläuft die Bruchfläche bei dem Malgaigne-Bruch vertikal durch die Darmbeinschaufel, außerhalb der Articulatio sacroiliaca, während in anderen Fällen neben der Lysis der articulatio sacroiliaca gleichzeitig eine Fraktur am Os ilium oder am Kreuzbein entsteht. Bei dieser Art des Ringbruches können verschiedene Verschiebungen der gebrochenen Beckenhälfte zustande kommen.

Die Beckenwand- und Beckenringbrüche können auch simultan vorkommen (Beckenzertrümmerung), so daß die verschiedensten Bruchlinien und ausgebrochenen Knochenstückchen zu sehen sind.

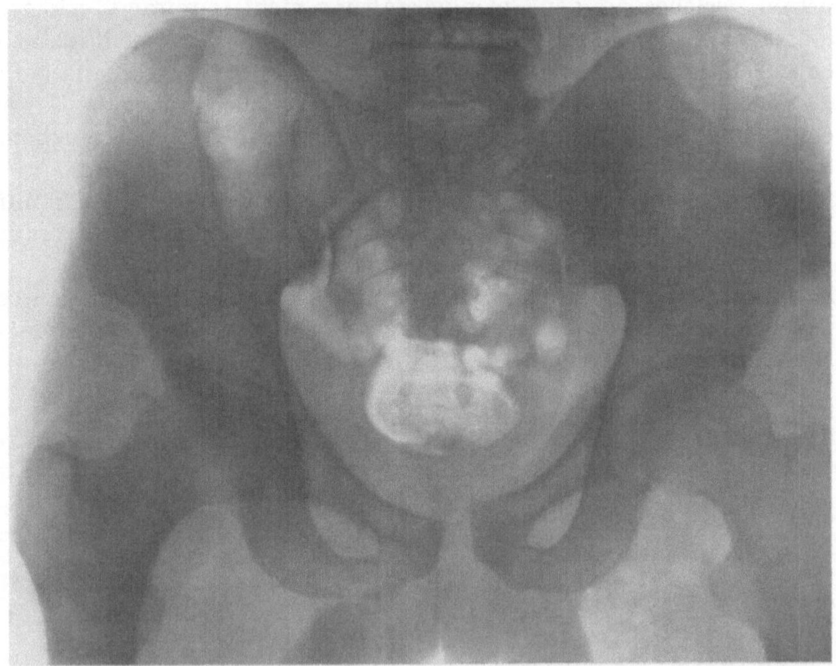

Abb. 59. Symphyseolyse mit gleichzeitiger Desorganisation des linken Sacroiliakalgelenkes

Symphyseolyse. Die traumatische, isolierte Symphyseolyse ist bekanntlich eine seltene Verletzung, genauso wie die spontane Ruptur der Symphyse als Geburtskomplikation. Die geringgradige Symphysensprengung ist röntgenologisch schwer zu differenzieren, da die Breite der Gelenkspalte (innerhalb bestimmter Grenzen) individuell schwankt. Ist jedoch die Entfernung zwischen den beiden Ossa pubis-Oberflächen im Vergleich zur normalen Breite um das zwei- oder dreifache vergrößert, so kann beinahe zweifelsfrei angenommen werden, daß es sich in diesen Fällen um eine Sprengung handelt. Nicht weniger eindeutig ist es, wenn zwischen den Gelenkflächen eine cranio-caudale Verschiebung von einigen Millimetern vorliegt. Mit dem Ringbruch des Os pubis zerreißt oft gleichzeitig die Symphyse (Abb. 59).

Frakturverdächtige Fälle machen die Herstellung von Einblicksaufnahmen notwendig, um zu klären, ob sich eine ventro-dorsale Dislokation zwischen den beiden Gelenkflächen befindet.

Die Kreuzbeinfraktur (Fractura ossis sacri) entsteht meist durch direkte Krafteinwirkung (Schlag, Fußtritt usw.), seltener auf indirektem Wege, wenn das Becken in Querrichtung zusammengedrückt wird. Die Bruchlinie kann quer, schräg oder vertikal verlaufen (Abb. 60). In den beiden letzten Fällen handelt es sich um einfache Ringbrüche, im ersten Fall um einen Randbruch, wenn der Bruch im caudalen

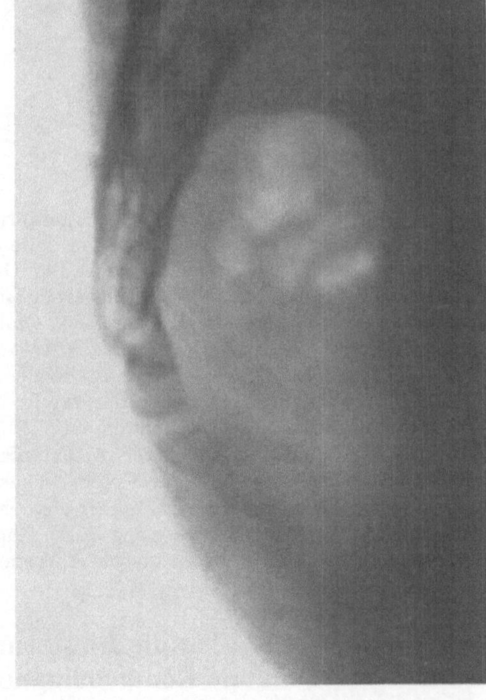

Abb. 60. Kreuzbeinfraktur, Querfraktur im caudalen Drittel mit fingerbreiter Dislokation

Kreuzbeindrittel, welches an der Gelenkgestaltung nicht teilnimmt, erfolgt. Dieser Typ ist die häufigste Form der Kreuzbeinfrakturen, wobei sich der Bruch distal vom Niveau des caudalen Pols des Sacroiliacalgelenks, in Höhe der Foramina sacralia befindet. Da die frakturierten Knochen durch ein starkes Bandsystem zusammengehalten sind, können größere Verschiebungen nicht entstehen. Beim Querbruch am Kreuzbein kann eine Knickung eintreten.

Bekanntlich kommt in bestimmten Fällen am Kreuzbein in der Medianlinie oder den Massae laterales ein Vertikalbruch vor, welcher jedoch kaum durch die Foramina sacralia, sondern meist lateral davon, seltener medial davon sichtbar wird.

Die Steißbeinfraktur kann, wenn sie quergerichtet ist, nur schwer von den verschiedenen physiologischen Knickungsvariationen differenziert werden, insbesondere wenn keine erhebliche Verschiebung vorhanden ist.

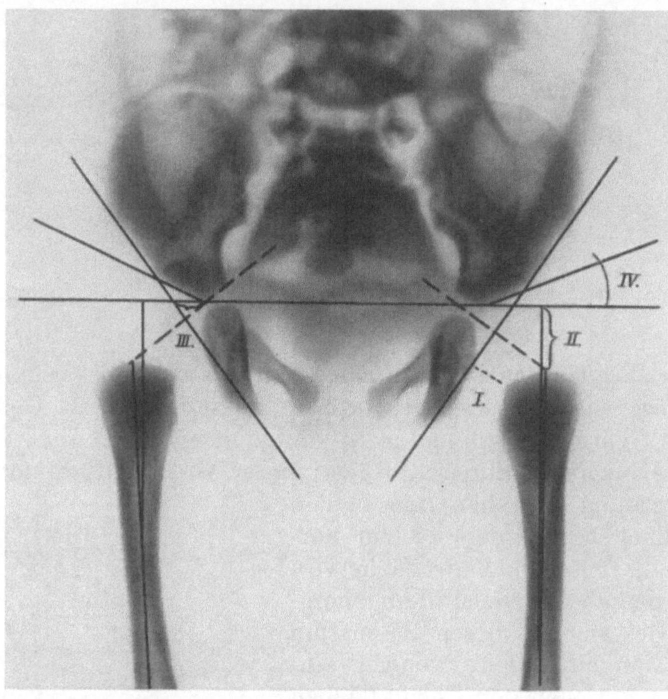

Abb. 61 a

Abb. 61 a, b u. c. Skizze der von uns durchgeführten Messungen. a Hilgenreinersche Linie und Ombrédannesche Senkrechte: Bei der rechten subluxierten Seite steht die Diaphyse näher zu der Hilgenreinerschen Linie, der Pfannendachwinkel ist größer als links. Der Diaphysenstachel steht im oberen, äußeren Quadranten. *h* Abstand der Diaphysenhöhe von der Hilgenreinerschen Linie. *a* Distanz Pfannengrund—Diaphysenhöhe, α Pfannendachwinkel. b Skizze der Hilgenreiner-, Ombrédanne-, Shanton-Ménardschen Messungen. Bei der Hilgenreiner-Methode werden an das Pfannendach Tangentiallinien gelegt und der, mit der Grundlinie (G) gebildete Pfannendachwinkel (*a*), ferner der Abstand der Diaphysenhöhe von der Grundlinie (h) gemessen. 1, 2, 3, 4 = Quadranteneinteilung nach Ombrédanne. In Normalfällen darf der Diaphysenstachel nicht außerhalb der Ombrédanneschen Linie liegen. Durch die Y-Fuge wird eine Grundlinie gelegt. Senkrecht auf diese legen wir vom äußersten Punkt der knöchernen Gelenkpfanne eine Gerade, auf diese Weise werden vier Quadranten gebildet. In Normalfällen liegt der Epiphysenkern im unteren/inneren Quadranten. *SM* Shanton-Ménardsche Linie. Vom Schenkelhals ausgehend über die Schenkelhalsspitze bis zur oberen Kurve des Foramen obturatum ergibt die Linie normalerweise einen durchgängigen Bogen. Bei einem Hochstand des Hüftkopfes ist diese Linie gebrochen. *Sp* Diaphysenstachel, *A* Abstand Pfannengrund—Diaphysenhöhe (nach Glauner)

8. Über die Röntgenanatomie des Säuglingsbeckens und die Röntgendiagnostik der Luxatio coxae congenita

Der Röntgenanatomie des Hüftgelenkes beim Säugling kommt eine ganz besondere Bedeutung zu, da die Röntgenuntersuchung für die Erkennung und Kontrolle der sog.

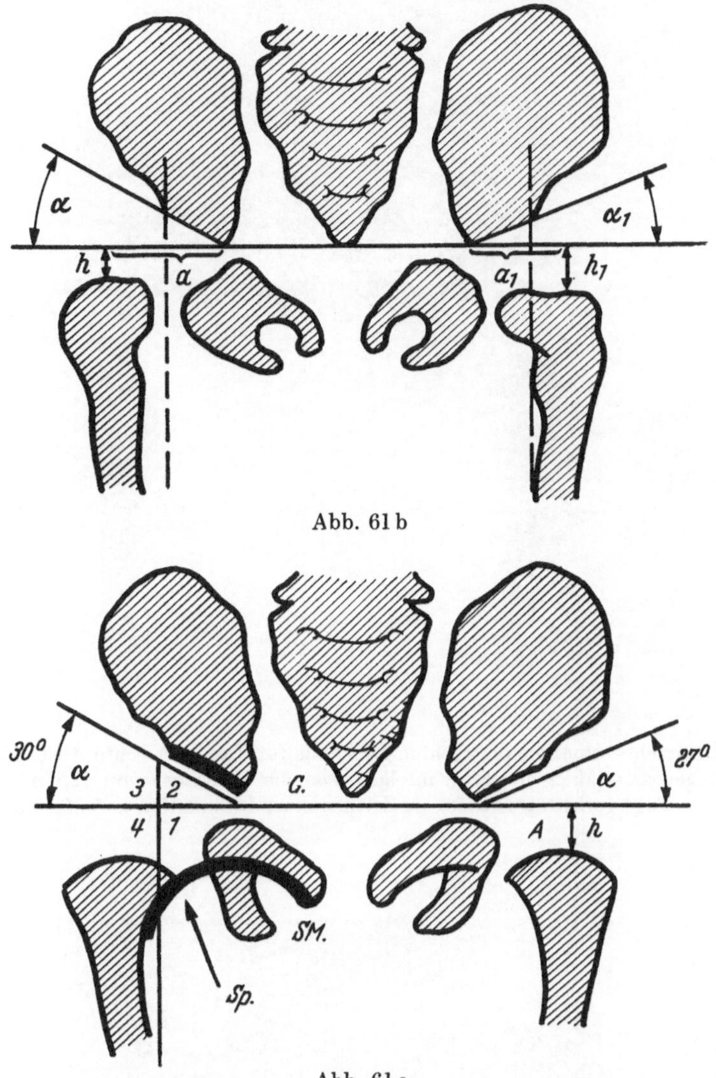

Abb. 61 b

Abb. 61 c

angeborenen Hüftverrenkung, welche in den verschiedenen Ländern der Erde mit verschiedener Häufigkeit beobachtet wird, nicht zu entbehren ist, ferner auch deshalb, weil die Röntgenuntersuchung des Neugeborenenbeckens die Analyse interessanter Symptome ermöglicht. Es werden so viele Beobachtungen gemacht, welche in den späteren Lebensjahren von wesentlicher Bedeutung für den Patienten sein können. Es ist daher kein Zufall, daß vor mehr als 60 Jahren, im 1. Jahrgang der „Fortschritte auf dem Gebiet der Röntgenstrahlen", Nummer 1, die erste röntgenologische Mitteilung gerade die Hüftgelenksverrenkung behandelt.

Da allgemeingültige Angaben nur durch Serienuntersuchungen erzielt werden können, haben wir 1000 nicht ausgewählte Neugeborene röntgenologisch untersucht, d.h. sagittale Beckenübersichtsaufnahmen in 1000, frontale in 200 Fällen hergestellt. Zur Vervollständigung unserer Untersuchungen wurde das Hüftgelenk bzw. der präparierte Femur von 50 Fällen, welche aus den verschiedenen Graviditätsperioden (Grav. mens. III.—X) zur Sektion gelangten, einer Röntgenkontrolle unterzogen.

Bei der Besprechung des Neugeborenenbeckens stützen wir uns daher auf die eigenen Forschungsergebnisse.

Es wäre vielleicht gegen unsere Methode einzuwenden, daß die knorpeligen Anteile röntgenologisch nicht darzustellen sind und daß das Hüft- und Lumbosacralgelenk nur

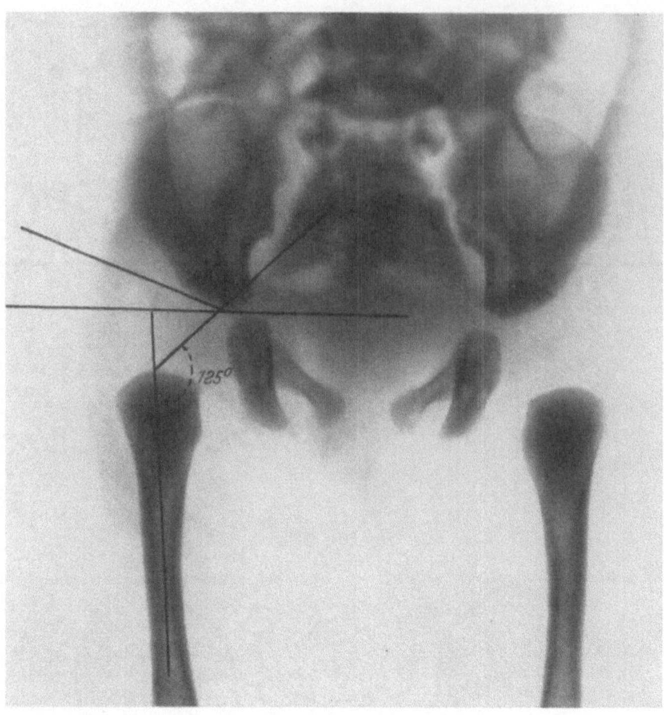

Abb. 62. Typische Übersichtsaufnahme der rechten Beckenhälfte. Der senkrechte Abstand der Diaphysenhöhe von der Y-Linie ist gewissermaßen verkürzt, infolgedessen die Halsachse von 125° nicht gerade gegen die Y-Fuge gerichtet. Dies ist als Zeichen einer Präluxation aufzufassen

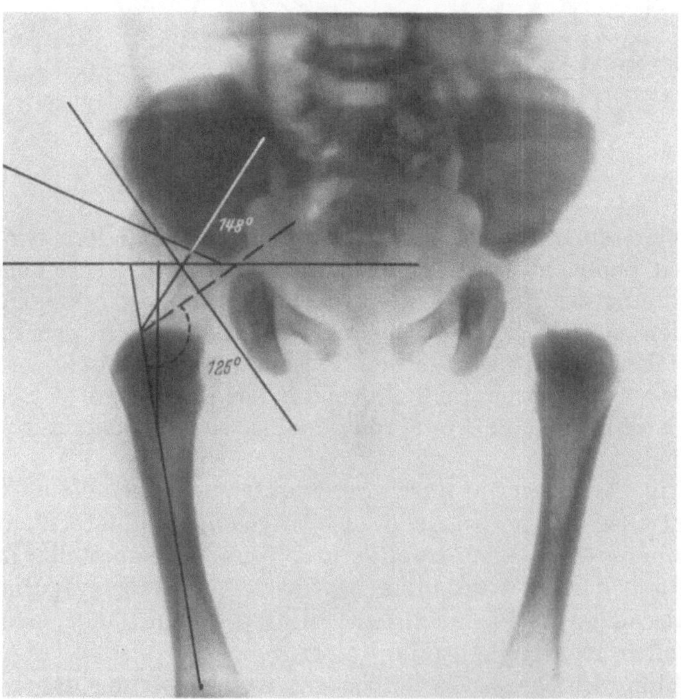

Abb. 63. Im Normalfall führt die 125°ige Achsenlinie gerade gegen die Y-Fuge, die 148°ige befindet sich dagegen vollkommen exzentrisch

durch die ossifizierte Knochensubstanz beurteilt werden muß. Wir versuchten diesen Umstand durch die Ergebnisse aus unserem Sektionsmaterial zu korrigieren. Nach Anfertigung entsprechender Röntgenaufnahmen gelangte unser Material noch binnen 12 Std zur Sektion, wobei die einzelnen sorgfältig präparierten Anteile des Beckengürtels kontrolliert werden konnten. Nach Öffnung des Hüftgelenkes kommen die von Luftaufhellungen umgebenen Knorpelanteile besser zum Vorschein.

Den orthopädischen Präventionsbestrebungen und dem Prinzip entsprechend, wonach die besten Heilaussichten der angeborenen Hüftverrenkung von der Frühbehandlung abhängen, haben wir uns zum Ziele gesetzt, eine röntgendiagnostische Basis zu schaffen,

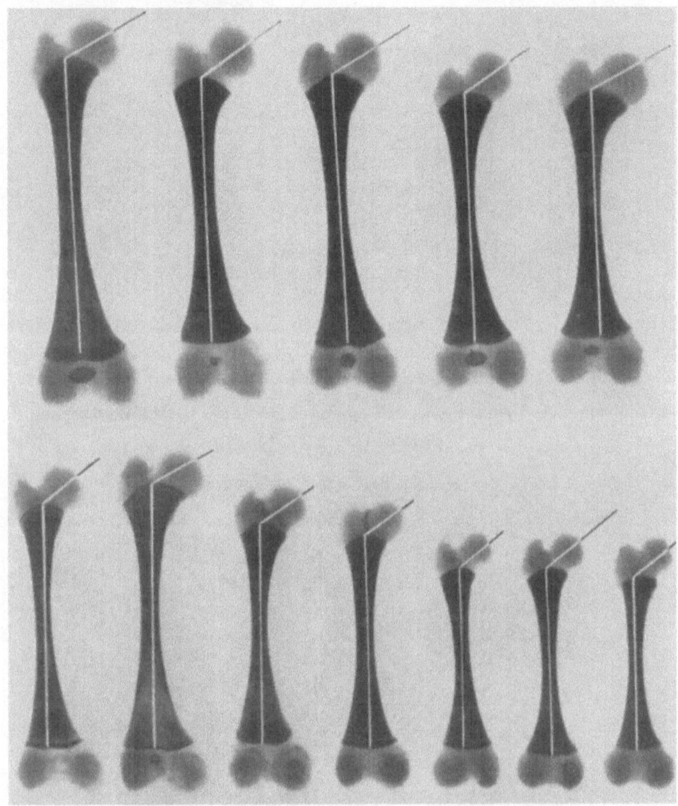

Abb. 64. Die auspräparierten Femora von Neugeborenen (obere Reihe) und von Feten (untere Reihe), aus den 7.—8. Graviditätsmonaten stammend, weisen Schwankungen zwischen 120—130%igen Kollodiaphysenwinkelwerten auf. Der 130°ige Winkelwert ist für die Fetalperiode charakteristisch. Einzelne Werte der oberen Reihe: 120°/1, 125°/2, 120°/3, 124°/4, 120°/5. Untere Reihe: 120°/6, 128°/7, 125°/8, 125°/9, 128°/10, 130°/11, 130°/12

welche für die postnatalen Reihenuntersuchungen unentbehrlich ist. Mit unseren Bestrebungen, mit der röntgenologischen Reihenuntersuchung eine zuverlässige anatomische Basis zu schaffen und dadurch die Aussichten der Frühbehandlung (Lorenz; Hilgenreiner, Putti; usw.) zu bessern, haben wir uns ebenfalls der präventiven Behandlungsmethode (Zaczepin; Hilgenreiner; Turner; Kreus; usw.) der Orthopäden angeschlossen (Abb. 61—67).

Dem Röntgenverfahren kommt dadurch besondere Bedeutung zu, daß in der Neugeborenenperiode, welche hinsichtlich eines orthopädischen Eingriffs die günstigste ist, die orthopädischen Symptome und die Untersuchungsverfahren zur Diagnosestellung nicht ausreichen, und z. B. das bekannte Einrenkungsphänomen oder die von Burmann, Horváth, Joachimsthal, Ombrédanne, Kopits, Ménard, Shanton empfohlenen Linien zur Beurteilung der Dysplasie nur in beschränktem Maße zu gebrauchen sind. In der Praxis wird — hauptsächlich von Orthopäden — der Standpunkt vertreten (und nicht ohne

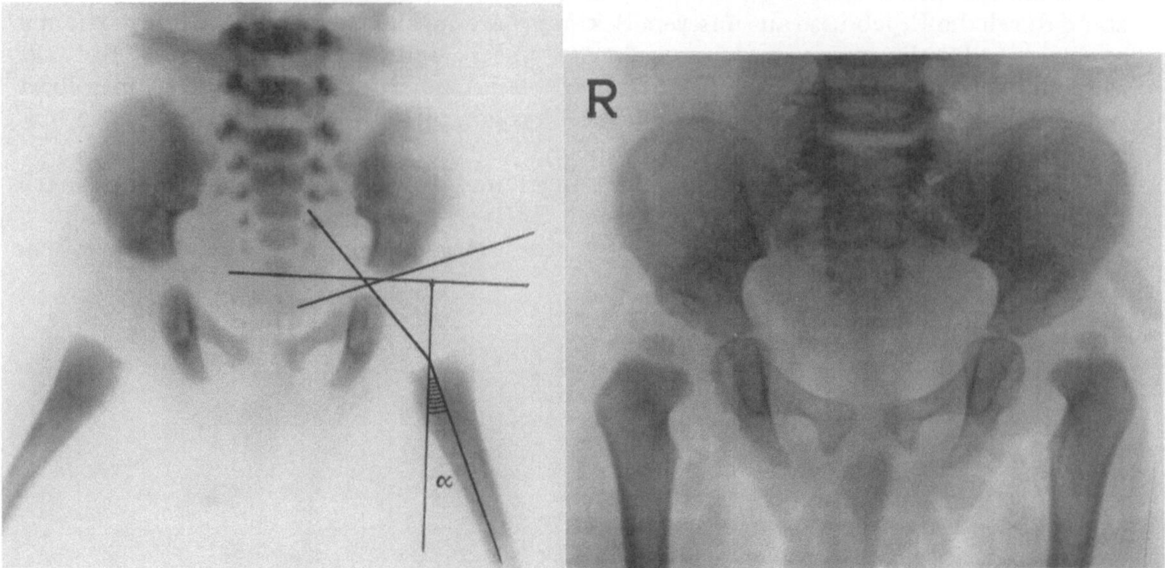

Abb. 65 Abb. 66

Abb. 65. Der Abduktionswinkel (α) wurde zum 125°igen Normalwinkelwert addiert und so die Halsachse rekonstruiert. Aus der Abbildung ist zu entnehmen, daß, falls keine Präluxation besteht, der Schenkel des Kollodiaphysenwinkels unverändert gegen die Y-Fuge führt

Abb. 66. Beckenaufnahme eines 10 Monate alten Säuglings. Beiderseits dysplastisches Acetabulum, Femurköpfe in präluxierter Stellung

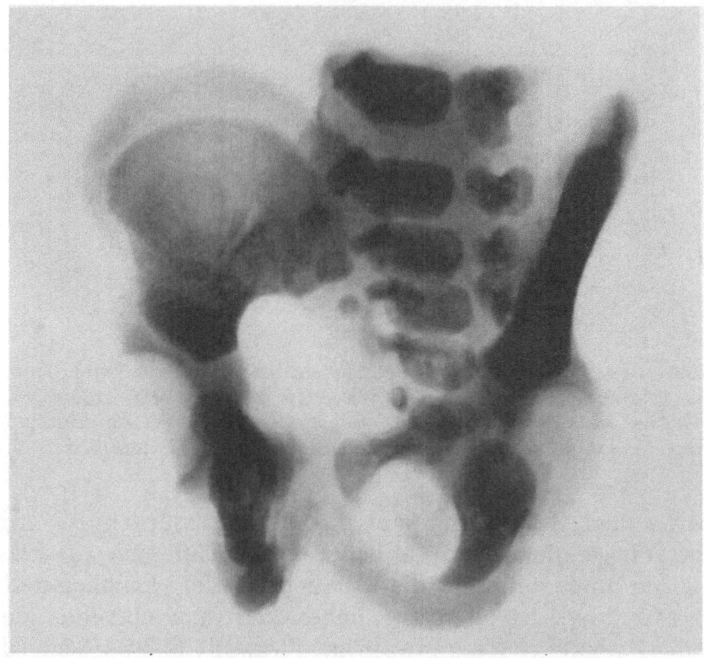

Abb. 67. Das Röntgenogramm eines präparierten Frühgeborenenbeckens (10. Graviditätsmonat). Die Aufnahme wurde in einer um 30° nach links gedrehten Stellung angefertigt, so daß das zum größten Teil noch knorpelige Acetabulum gut sichtbar ist

Grund), daß von den von verschiedenen Autoren zwecks Diagnostik des Präluxations- und Luxationszustands empfohlenen Untersuchungen Hilgenreiners Methode den praktischen Forderungen noch am meisten zu entsprechen scheint. Von ihm wird der Pfannendachwinkel mit 20° angegeben, ein Wert, der — worüber später noch berichtet wird — von den eigenen Messungen abweicht.

Mit den Meßmethoden der erwähnten Autoren gelingt es uns größtenteils nicht, eine unvollkommene Luxation, eine eventuelle Prä- oder Subluxation zu bestätigen. Bezüglich des praktischen Wertes der Röntgenuntersuchung sind wir gezwungen, LORENZ (1939) beizustimmen, der sagte: „Die Symptomatologie der angeborenen Hüftluxation hat durch das Röntgenbild an Wert verloren. Die Aufschlüsse der Radiogramme sind so bestimmend, daß ihnen gegenüber die klinischen Symptome wertlos werden".

Auf Grund dieser Gedankenfolge haben wir unsere Aufmerksamkeit vor allem auf die Frage gerichtet, ob eine angeborene Hüftverrenkung, im strengsten Sinne des Wortes, existiert oder nicht. DREHMANN schreibt darüber, wie folgt: „Das Vorkommen der angeborenen Hüftverrenkung scheint in verschiedenen geographischen Bezirken ein ungleiches zu sein, indem sie in einigen Ländern sehr häufig ist, in anderen wiederum sehr spärlich vorkommt". Er hat an der Breslauer chirurgischen Klinik 10000 chirurgisch Kranke untersucht und festgestellt, daß der Prozentsatz der angeborenen Hüftverrenkung 0,07% betrug. Angenommen, daß in Europa die kongenitale Hüftverrenkung — abgesehen von gewissen endemischen Gebieten — mit einer 0,1—0,2%igen Häufigkeit vorkommt, sollten wir unter den 1000 Untersuchungen wenigstens einzelne davon entdecken. Dies gelang uns aber nicht, so daß wir — in Übereinstimmung mit LORENZ — die Bezeichnung „sogenannte" Hüftverrenkung als berechtigt empfinden. Mit Ausnahme der teratologischen Fälle haben wir nur Zeichen eines Präluxationszustandes bzw. die Disposition entdecken können. In diesem Zusammenhang sei noch erwähnt, daß die Untersucher, die sich mit der familiären Disposition der Luxatio coxae congenita befaßten (ROCH u.a.) gezeigt haben, daß diese Erkrankung in bestimmten Familien eine Häufung aufzuweisen pflegt. Durch Sippenuntersuchungen wurde für die Luxatio coxae congenita ein unregelmäßig dominanter Erbgang nachgewiesen.

Besonders wichtige Daten ergaben sich im Laufe der Analyse des Acetabulum. Wenn man die Entwicklung des Beckens bzw. des Pfannendaches in den verschiedenen Fetalperioden kontrolliert, beobachtet man, daß die Ossifikation in der Fetalperiode zum Schaden der Knorpelsubstanz immer mehr vordringt, bis im Säuglingsalter der knorpelige Anteil des Acetabulum den ossifizierten nur noch rahmenförmig umgibt. Nach ROHLEDERER sind sowohl exogene als auch endogene Faktoren an der Unterentwicklung des Acetabulum beteiligt, und wir sind geneigt, uns KLOPFERs bzw. ROHLEDERERs Auffassung anzuschließen, wonach ein größerer acetabularer Index unbedingt für die Dysplasie bzw. Hyperplasie des knorpeligen Pfannendaches spricht. Bei ROHLEDERER finden wir dies folgenderweise ausgedrückt: „... das plane Beckenbild des Säuglings gar nicht in der Lage ist, die Feinheiten derartiger Stellungs- und Formentwicklungsstörungen verwertbar wiederzugeben. Ein anscheinend normales Röntgenbild darf uns daher nicht zur Ablehnung formaler Störungen verleiten".

Diese Beurteilung zeugt nicht von der Wertlosigkeit des Pfannendachwinkelwertes, sondern davon, daß nur die röntgenologischen *und* klinischen Symptome zusammen uns zur Annahme einer Luxation, Präluxation oder Dysplasie ermutigen dürfen.

Wenn in den aufeinander folgenden Graviditätsmonaten das Vordringen der Ossifikation beobachtet wird, fällt auf, daß die Verknöcherung des Pfannendachs, dessen Verhältnisse vom Gesichtspunkte der kongenitalen Hüftverrenkung aus so bedeutend sind, in einem schnelleren Tempo erfolgt, als diejenige der caudalwärts liegenden Partien.

Dies bewirkt, daß der Pfannendachwinkel — vom Y-Knorpel und dem Pfannendach gebildet — sich vom rechten Winkel aus immer mehr der Horizontalen nähert. Da dieser Prozeß von verschiedenen Faktoren — unter anderem sogar von der Ernährung der Mutter — abhängt, versteht es sich von selbst, daß in der Entwicklung des Pfannendachs bedeutende individuelle Variationen mitspielen können. Je mehr sich dieser Winkel 90° nähert, desto flacher ist das Acetabulum und desto kleiner der sog. Pfannendachwinkel, woraus folgt, daß der Femurkopf in diesem günstigen Falle in das Hüftgelenk fester eingelagert ist.

Es wären also zunächst jene Schwankungen zu fixieren, die in bezug auf diesen Pfannendachwinkel in unserem Beobachtungsgut unter den lebenden, reifen Neugeborenen nach Zeugnis der Beckenübersichtsaufnahmen, festzustellen waren. Diese Messungen waren unumgänglich nötig, da diesbezüglich keine einheitlichen Literaturangaben vorzufinden sind und einerseits die geringe Zahl der Untersuchten keine genügenden Schlüsse zuläßt, andererseits, weil ähnliche Messungen an Neugeborenen überhaupt nicht durchgeführt wurden. Faber hatte insgesamt 100 Neugeborene untersucht. Seine Angaben sind mit denen anderer Forscher nicht zu vergleichen, weil er dadurch, daß er zwischen die beiden unteren Extremitäten einen Holzkeil von einer Stärke von 15° gelegt hat (wodurch diese in eine 8—8°-ige Abduktion geraten), die Entfernung der Femurdiaphyse von der Y-Linie geändert hatte. Nach Hilgenreiner liegt die Femurdiaphyse in einer Entfernung von 10 mm von der Y-Linie, und der Pfannendachwinkel beträgt beim normalen Säuglingsbecken gewöhnlich 20°. Selbstverständlich haben wir in unserem Beobachtungsgut von 1000 Neugeborenen außer dem Pfannendachwinkelwert, auch die folgenden Abstände gemessen:

I. den Abstand des kleinen Rollhügels zum Sitzbein,

II. die Senkrechte von der Diaphysenhöhe auf die Verbindungslinie der beiden Y-Knorpel,

III. die Tiefe der ossifizierten Pfanne.

Der acetabuläre Index wurde bei „jungen" Neugeborenen von Heublein und Bernstein und in ähnlicher Weise von Kleinberg und Liebermann (30 Fälle) festgestellt. Grosse untersuchte die Neugeborenen während des ersten Lebensjahres in 144 Fällen, seine Maßangaben für Normalfälle schwanken zwischen den Durchschnittswerten von 23,6 und 30,2°. Nach unseren Messungen beträgt dieser Pfannendachwinkel im Durchschnitt 26,4° bei Knaben und 29,6° bei Mädchen. Die Durchschnittswerte der von uns gemessenen Strecken, die zur Ergänzung des Pfannenwinkels dienen, sind in Tabelle 3 zusammengestellt.

Tabelle 3

rechts				links			
I	II	III	∢	I	II	III	∢
Knaben							
5,68 mm	10,41 mm (9,13 mm)	5,62 mm	27,34° (27,65°)	5,68 mm	10,19 mm (9,18 mm)	5,57 mm	25,41° (27,78°)
Mädchen							
5,12 mm	9,15 mm (8,58 mm)	5,46 mm	29,61° (29,56°)	5,12 mm	8,12 mm (8,66 mm)	5,43 mm	29,72° (29,62°)

Fabers Angaben sind in Klammern gesetzt.

Aus unseren Untersuchungen geht hervor, daß je nach Körperlänge und Gewicht der reifen, lebenden Neugeborenen, falls diese den Durchschnitt nicht erreichten oder jenen überstiegen (unter 50 cm oder über 55 cm Größe), bezüglich des Winkelwertes keine bedeutenden Unterschiede nachzuweisen waren. Was die anderen drei Maßangaben dagegen betrifft, stehen jene Unterschiede, die aus den Verschiedenheiten der Körpergröße stammen, mit den Differenzen im Verhältnis, daraus folgt, daß die Durchschnittswerte der Mädchen in diesen drei Gruppen symmetrisch kleiner sind als die der Knaben.

Es sei erwähnt, daß nach den Angaben im Schrifttum und nach eigenen Erfahrungen der „dysplastische" acetabuläre Index bei Mädchen zweimal häufiger vorkommt als bei Knaben, während die Luxation, welche mit der Zeit zusammenfällt, da sich der Säugling auf die Beine stellt, bei Mädchen 5—6mal so häufig ist wie bei Knaben.

Als Resultat können wir feststellen, was wir allerdings nicht belegen können, daß der Dysplasiewinkel (über 35°) der rechten Hüfte bei Mädchen und Knaben häufiger ist als der linken Hüfte.

Es erhebt sich nun die Frage: welcher Pfannendachwinkelwert gilt als pathologisch? Wir vertreten den Standpunkt, daß alle Werte über dem Durchschnitt, also über 35°, wenn nicht für pathologisch, so doch für den Ausdruck einer Dysplasie gehalten werden müssen. Bei der Bestimmung der Dysplasie kann selbstverständlich auch WIEBERGs Methode beachtet werden. Er hatte nämlich außer wertvollen arthrographischen Untersuchungen den Bogen des Pfannendaches, an der Stelle, auf die sich der Femurkopf stützt, mit 26—35° bestimmt, falls das Zentrum des Femurkopfes als Mittelpunkt eines Kreises betrachtet wird. Demnach vertritt er den Standpunkt, daß Winkelwerte, welche kleiner als 20° sind, als dysplastische gelten müssen. Da bei Neugeborenen noch keine knöcherne Epiphyse vorhanden ist, kann diese Methode nicht angewandt werden.

Wir glauben bewiesen zu haben, daß der Entwicklungsgrad des Acetabulum in der Neugeborenenperiode durch die Röntgenuntersuchung in zufriedenstellender Weise festgestellt werden kann, vorausgesetzt, daß ein relativ großer Pfannendachwinkelwert das Zeichen einer Dysplasie ist, da diese sog. Pfanne charakteristisch für die frühere, d.h. pränatale Periode ist.

Man hätte vielleicht einzuwenden, daß durch ein normales, sagittales Projektionsbild das Acetabulum selbst nicht abgebildet werden kann, weil der Knorpelmantel, ein bedeutender Anteil desselben, keinen Röntgenschatten gibt. Unser Sektionsmaterial läßt jedoch erkennen, daß im Falle einer flachen Pfanne, bei großem Winkelwert, der knorpelige Anteil des Acetabulum getreu dem knöchernen folgt und ebenfalls einen großen Pfannenwinkel zeigt. Wird die Acetabulumfläche als ein Kreisbogen betrachtet, so hat dieser vom 5. Lebensjahr an eine Größe von 120—125°, solange der ossifizierte Teil im Säuglingsalter — unseren Messungen gemäß — einen Bogen von 50° aufweist. Der im gut sichtbare 50°ige Kreisbogen des ossifizierten Acetabulum und die erhaltenen Meßwerte desselben sind also zur Beurteilung einer Dysplasie und zur Feststellung gewisser Prädispositionsmomente geeignet.

Ein weiteres Problem tauchte bei der Feststellung der Femurkopflage zur Pfanne auf. Da der knorpelige Femurkopf, der Hals und die beiden Rollhügelchen keine Schattenintensität besitzen, mußten wir in unseren Untersuchungen zunächst die oben erwähnten Schwierigkeiten beseitigen. Aus den Angaben im Schrifttum ist zu ersehen, daß man sich verschiedener Hilfslinien, Winkel und Bogen bediente, um die relativ besten Resultate zu erzielen. Zum Ausgangspunkt unserer Untersuchungen haben wir die Bestimmung der Lage des Femurkopfes gewählt, da selbst die am besten anwendbare Hilgenreiner-Linie nur die Entfernung zwischen der Diaphysenhöhe und der Y-Linie ausdrückt und keine genaue Lokalisation ermöglicht. In den Maßangaben dieser Hilfslinien spielen Faktoren mit, wodurch eine Ungenauigkeit bedingt ist. 1. Die individuelle Körperlänge bzw. der Entwicklungsgrad des Neugeborenen ruft bezüglich dieser Entfernung einen wesentlichen Unterschied hervor. 2. Falls die Parallelität zwischen der Körperlängsachse und beiden Extremitäten nicht erzielt werden kann, verfälscht dieser Umstand die Meßergebnisse. Es ist auf Abb. 65 zu sehen, daß z.B. durch die Abduktion des Beines die Lage der knöchernen Diaphyse zur Y-Linie in bedeutendem Maße geändert bzw. gekürzt wird.

Damit ist nur die Frage ungelöst, wie Femurhals und -kopf, ohne deren Röntgenschatten, mit genügender Zuverlässigkeit festgestellt werden können. Die Antwort glaubten wir in der Bestimmung der Lage des Schenkelhalses zur Femurachse, d.h. des Schenkelhalsneigungswinkels, zu finden. In den anatomischen Standardwerken ist die Größe des Schenkelshalsneigungswinkels bei Neugeborenen mit 148—150° angegeben, d.h. der Femurhals befindet sich annähernd in einer der Coxa valga entsprechenden Stellung, erst später sinkt der Wert auf 120—125°.

Diese Feststellung schien uns vorerst fast unglaublich. Zur Kontrolle haben wir daher 20 Oberschenkel von totgeborenen Feten aus den IX.—X. Graviditätsmonaten stammend, und 30 Neugeborenenleichen einer Röntgenuntersuchung unterzogen und festgestellt, daß der gemessene Schenkelhalsneigungswinkel in diesen 50 Fällen einen Wert von 116—130°, durchschnittlich 125° ergibt, so daß die oben erwähnten Angaben einer strengen Kritik unterzogen werden müssen. Der Gedanke, daß der Winkelwert von 125° vielleicht von der Größe der Deklination (Antetorsion) des Femurhalses hervorgerufen wird, zwang uns zur näheren Untersuchung dieser Möglichkeiten. Unsere Präparate wurden daher röntgenologisch kontrolliert, nämlich so, daß erst der Femurhals parallel zur Filmebene gelegt wurde, nachher veränderten wir die Lage derselben Präparate so, daß die Ebene, die die beiden Gelenkknorren verbindet (der Femurhals in extremer Antetorsion) parallel zum Film eingestellt wurden. Auf diese Weise konnten wir beweisen, daß der meßbare Schenkelhalsneigungswinkel von diesem Lagerungsunterschied nicht beeinflußt wird. Diese Beobachtung wird von Schertlein unterstützt, der bei einer Antetorsion von 30° den Schenkelhalswinkel auf 120° schätzend, bewies, daß derselbe in Wahrheit 118,72° betrug und so diese unbedeutende Differenz außer Acht gelassen werden darf.

Es erklärte sich daraus, daß unter Voraussetzung, daß der Schenkelhalsneigungswinkel ungefähr 125° beträgt, die bezeichnete Halsachse beim normalen Neugeborenen durch den Ansatz des Pfannenbandes führt und gerade gegen die Y-Fuge gerichtet sein muß. Auf diese Weise gelang es uns, das Verhältnis des knorpeligen Femurhalses und -kopfes zum Acetabulum zu rekonstruieren. Die Abweichung dieser rekonstruierten Achsenlinie ist in Ad- bzw. Abduktionslage des Femur selbstverständlich gut zu beobachten. Um diese Differenzen zu vermeiden, haben wir eine Methode gefunden, die es ermöglicht, mit einer einfachen Senkrechten, welche auf die Verbindungslinie der beiden Y-Knorpel fällt und im Verhältnis zur Femurlängsachse die Größe der Verschiebung ablesen läßt, das Maß der Abduktion, den Winkel α, bzw. der Adduktion, den Winkel β, zu bestimmen. Die richtige Schenkelhalsneigung wird danach von der Ad- bzw. Abduktion des Beines unabhängig gut beurteilt, falls die Winkelwerte der Abduktion (α) dem 125°igen Neigungswinkel zugesetzt, und die der Adduktion (β) von demselben in Abzug gebracht werden. Die auf diese Weise rekonstruierte Halsachse verläuft gerade gegen den Zentralpunkt des Acetabulum, falls der Kopf sich in der Pfanne befindet (Abb. 4).

Das erwähnte Verfahren bewährte sich in der Praxis gut. Die Fälle, in denen der kurze Schenkel des 125°igen Winkels das Acetabulum cranial vom Y-Knorpel durchschnitt und sich zu diesem Umstand noch ein größerer acetabulärer Index gesellte, waren eindeutig als Zeichen einer Disposition bzw. einer Präluxation aufzufassen. Eine gewisse Modifizierung der eigenen Methode wird von Ravelli empfohlen. Wir stimmen jedoch diesbezüglich mit dem Autor nicht überein, weil der kurze Schenkel des 125° großen Winkels — von Ravelli „Richtungslinie“ genannt — nicht genau in die Halsachse fällt und somit das Wesentliche unserer Feststellungen nicht trifft. Die Gültigkeit des gemessenen Kollodiaphysenwinkels von 125° wurde in entscheidendem Maße von dem Umstand unterstrichen, daß in Ausnahmefällen, wo der stecknadelkopfgroße Knochenkern röntgenologisch abgebildet werden konnte, jene Linie, die durch diesen Knochenkern gegen das Acetabulum geführt wurde, im Verhältnis zur Längsachse der Diaphyse ebenfalls einen Winkel von 125° ergab. Diese Angaben wurden an Säuglingen im Laufe des ersten Lebensjahres kontrolliert und der Kollodiaphysenwinkel durch den gut entwickelten Knochenkern des Femurkopfes geführt; wir erhielten so (in 50 nicht ausgewählten Fällen) genau denselben Wert. Die infolge der Femurdeklination eintretende relative Verkürzung des Femurhalses kann auf den Kollodiaphysenwinkel nicht von besonderem Einfluß sein (Abb. 5). Es lohnte sich, die weiteren Literaturangaben eingehend zu durchforschen, nachdem in einer vor 80 Jahren verfaßten Mitteilung von Mikulicz folgende interessanten Behauptungen niedergelegt sind: „Was den Neigungswinkel der Neugeborenen betrifft, so habe ich an 16 Extremitäten von Kindern unter 2 Jahren nur Schwankungen zwischen 120° und 130° gefunden, und zwar zeigten 10 davon einen Winkel von 120—123°, 6 hatten einen Winkel von 126—130°“.

Die Meßergebnisse von Böhm stimmen mit diesen vollkommen überein.

Nishimas Daten an einem ausreichenden, aber japanischen Beobachtungsmaterial gesammelt, dürfen nur mit Rücksicht auf die anthropologischen Verschiedenheiten bewertet werden.

Im Folgenden müssen wir noch zum Entwicklungsmechanismus der kongenitalen Luxation Stellung nehmen und die Klärung dieser für den Röntgenologen so problematischen Frage auf Grund unseres bearbeiteten Materials versuchen. Unsere sezierten Femur- und Beckengürtelpräparate bezeugen, daß im Neugeborenenalter der Femurkopf von cranial praktisch nur von dem knorpeligen Anteil des Acetabulum gestützt wird. In dem Augenblick, in dem sich der Säugling auf die Beine stellt, lastet das relativ schwere Gewicht auf der relativ weichen Knorpelsubstanz — der plötzlichen Überlastung zufolge — verflacht der Kopf und entschlüpft aus dem Gelenk. Das Ligamentum läßt zwar an Zugkraft stufenweise nach, das Gelenk ist aber nicht imstande, das endgültige Hinausgleiten des Femurkopfes zu verhindern. Für die Entstehung der Hüftverrenkung kann also ein einziger Umstand nicht zur Verantwortung gezogen werden, vielmehr ist ein gleichzeitiges Zusammenwirken verschiedener Komponenten anzunehmen. Versuchsweise haben wir die Knorpelsubstanz „ausgeglättet“: Es ergab sich, daß der frische, noch nicht ausgetrocknete Knorpel sich gummiartig verhält und unter Wirkung von 3 kg Belastung „ausgeglättet“ wird. Wird diese Beobachtung durch die eingehende Analyse unserer Röntgenaufnahmen ergänzt, so erklärt sich, daß der Femurkopf vom knorpeligen Acetabulum nur zum Teil umgeben und an der Fixierung des Kopfes eher das Band-Muskelsystem beteiligt ist (Abb. 6). Eine rechtzeitig vorgenommene und mit viel Umsicht durchgeführte Röntgenuntersuchung selbst in der Neugeborenenperiode ist geeignet, den Präluxationszustand im Hüftgelenk bzw. die vorangehende Dysplasie des Acetabulum mit genügender Sicherheit festzustellen und dadurch alle vorteilhaften Maßnahmen einer Frühbehandlung zu sichern, worauf von Hilgenreiner, Putti, Freyka und anderen Orthopäden so außerordentlich großes Gewicht gelegt wird. Wir glauben nicht zu übertreiben, wenn wir hoffen, daß unsere auf röntgenanatomischer Grundlage aufgebaute Methode im Interesse der frühzeitigsten Entdeckung der Luxation nicht nur theoretisch, sondern auch in der Praxis den Röntgenologen und Orthopäden von Nutzen sein wird.

In der postnatalen Lebensperiode des Säuglings, ungefähr vom 6. Lebensmonat an, ist der Femurknochenkern bei den gutentwickelten Säuglingen sozusagen in jedem Falle in Form eines stecknadelkopfgroßen Schattens röntgenologisch zu erkennen, wodurch die genaue Beurteilung der Femurlage oder das Vorhandensein einer Präluxation bzw. Luxation erleichtert wird.

Sind diese Knochenkerne zur Zeit des 6.—8. Lebensmonats auf der Röntgenaufnahme unsichtbar, so handelt es sich um pathologische Verhältnisse, in erster Linie um eine Knochenentwicklungsstörung.

Im ersten Lebensjahr ist der Femurknochenkern ungefähr erbsengroß, so daß das Verhältnis des Femurkopfes zum Acetabulum ohne besondere Schwierigkeiten festgestellt werden kann.

9. Die traumatische Verrenkung des Hüftgelenks

Die traumatische Verrenkung des Hüftgelenkes ist relativ selten und der Grund dafür liegt einesteils in seiner robusten anatomischen Struktur, andererseits darin, daß das Gelenk nur relativ selten unter den Einfluß entsprechend mächtiger Kräfte gelangt, welche eine Verrenkung hervorrufen können (Abb. 68). Die Stabilität des Gelenks, der Zusammenhalt der Gelenkflächen ist dadurch zu erklären, daß sie zum Teil durch das Labrum glenoidale, zum Teil durch den im Inneren des Hüftgelenkes befindlichen luftleeren Raum, den Kopf nach innen zieht und hierdurch festhält. Weitere Fixierung erfolgt durch die Verstärkungsbänder, die Kapsel und die gewaltigen Muskelmassen. Auf diese Weise hat das Gelenk eine Zugfestigkeit von 350 kg und eine Tragkraft von ungefähr 500 kg.

Daß die Zahl der traumatischen Hüftverrenkungen und Hüftverrenkungsbrüchen immer mehr zunimmt ist mit der zunehmenden Motorisierung in Zusammenhang zu bringen.

Entsprechend den Stoßmechanismen, die in der größten Prozentzahl bei Autounfällen auftreten, lassen sich in der Mehrzahl Brüche des hinteren Pfannenrandes, der Pfannenwand oder Frakturen der Hüftpfanne beobachten.

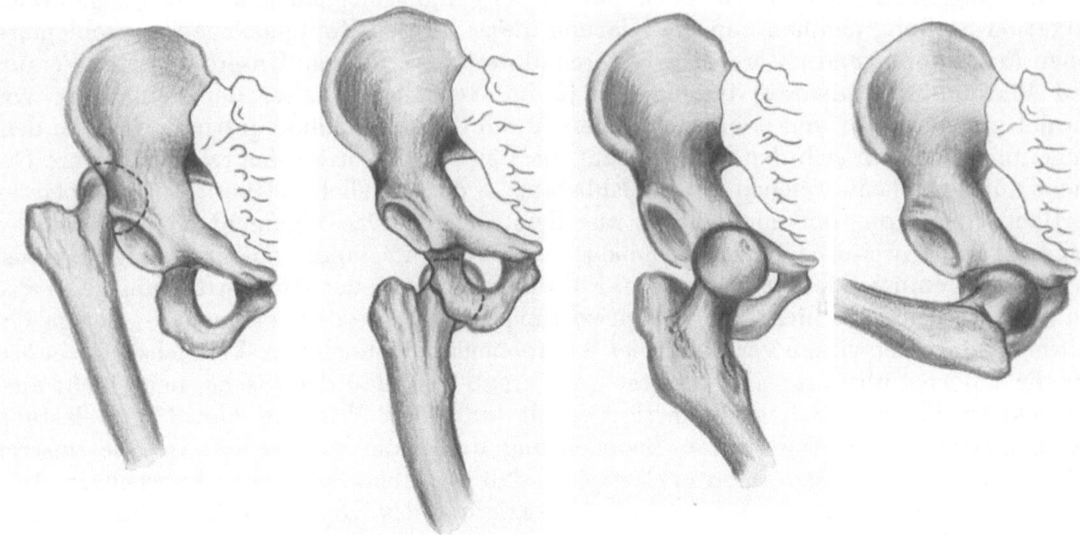

Abb. 68. Luxationstypen des Hüftgelenks traumatischen Ursprungs

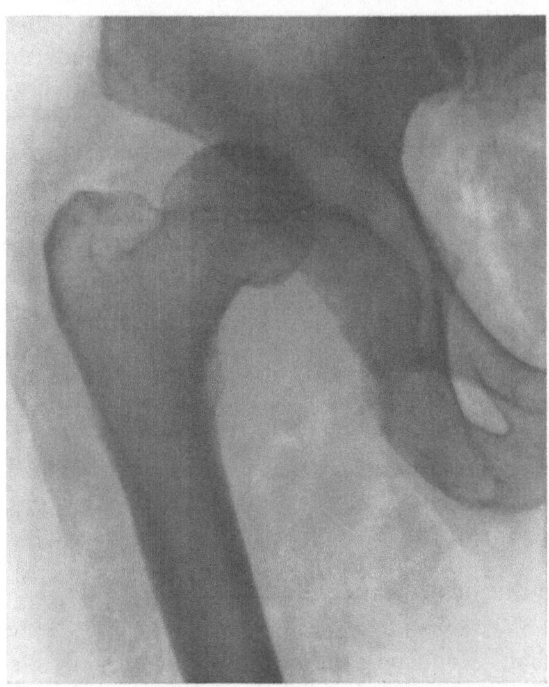

Abb. 69. Röntgenbild einer Luxatio iliaca

Eigenartigerweise kommt die Luxatio coxae hauptsächlich bei kräftigen, muskulösen Männern vor, bei Frauen oder bei Personen im Pubertätsalter seltener. Dies wäre vielleicht so zu formulieren, daß bei Personen von über 50 Jahren, bei denen ein Autounfall eine Schenkelhalsfraktur hervorrufen würde, in jüngeren Lebensjahren eine Luxation bedingt.

In der Traumatologie und der Röntgenologie werden 4 Typen der Luxatio coxae unterschieden:

a) Luxatio iliaca,
b) Luxatio suprapubica,
c) Luxatio ischiadica,
d) Luxatio obturatoria,

je nachdem, wohin der Femurkopf gelangt. Bei jeder der 4 Luxationstypen kommen die Mechanismen zur Geltung, denen zufolge das Becken oder der Stamm im Verhältnis zur fixierten Extremität eine plötzliche, rasche, starke Verdrehung ausführt oder umgekehrt, sie sind die Folgen schwerer Gewalteinwirkung (Verkehrsunfall, Sturz usw.). Die 4 Verrenkungstypen sind in Abb. 68 demonstriert, auf denen die einzelnen Charakteristika gut zu ersehen sind.

Die **Luxatio iliaca** gehört nach der prozentualen Verteilung zu den häufigsten Verrenkungstypen. Bei einer hinteren-oberen Verrenkung ist der Femurkopf auf der Röntgenaufnahme extraartikulär, je nach dem Grad der Verrenkung bzw. dem Maß der cranialen Dislokation des Femur, meist durch das Pfannendach oder das Darmbein verdeckt zu sehen, der Femurhals ist stark verkürzt. Im allgemeinen steht der Oberschenkel in Adduktionsstellung. Dieses Bild ist jedoch nicht immer so ausgeprägt. Die Innenrotation ist ebenfalls ein charakteristisches Symptom der hinteren Verrenkung, jedoch nur dann, wenn das Ligamentum iliofemorale intakt ist (Abb. 69 und 70).

Bei einer vorderen-oberen Hüftverrenkung, welche **Luxatio suprapubica** genannt wird, projiziert sich der Femurkopfschatten auf der Röntgenaufnahme auf den cranialen Ast

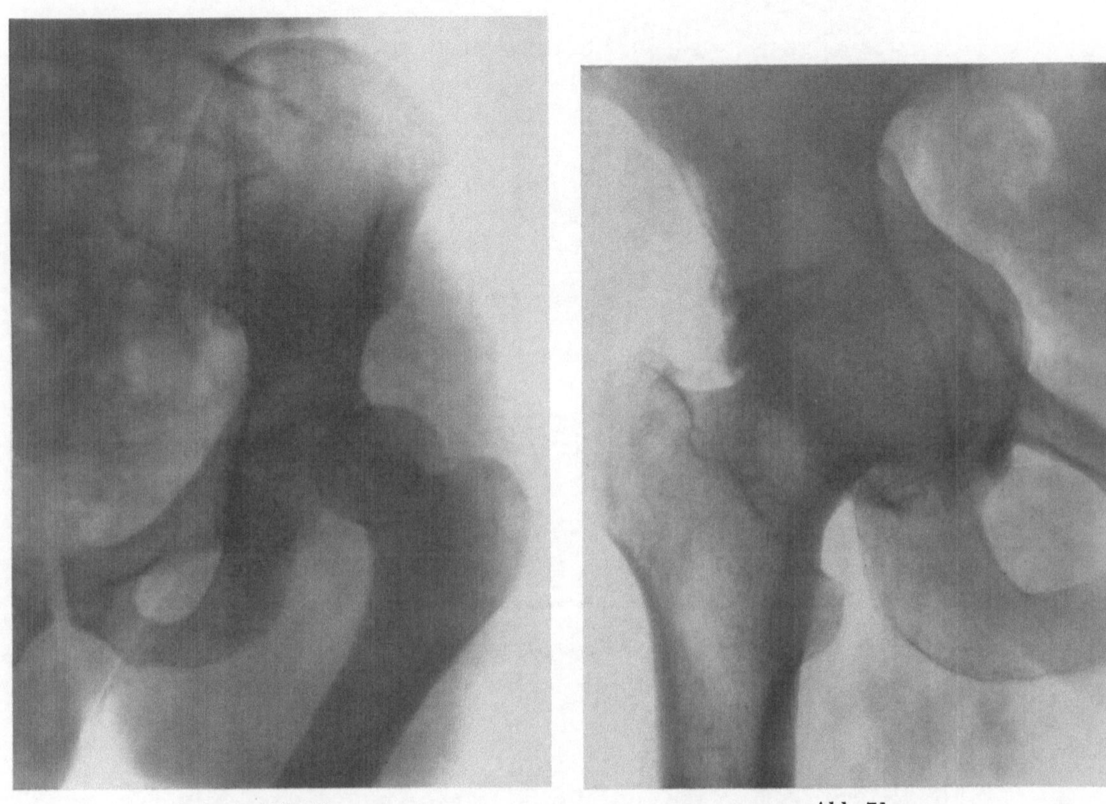

Abb. 70 Abb. 71

Abb. 70. Luxatio iliaca. Der Femur befindet sich in typischer Adduktionsstellung

Abb. 71. Geheilte Form einer Luxatio centralis. Posttraumatische Arthrose

des Schambeins. Der Oberschenkelschaft befindet sich in einer Stellung, die charakteristisch bei Schenkelhalsfrakturen ist, das heißt, es besteht eine Außenrotation, Streckstellung und geringe Abduktion. Der Schenkelhals erscheint stark verkürzt und durch den großen Rollhügel gedeckt.

Bei der **Luxatio ischiadica** steht der Femurkopf unter dem Acetabulum und auf dem Röntgenbild überschneidet sich der mediale Anteil mit dem aufsteigenden Sitzbeinast. Das Bein liegt flektiert, in Innenrotation und Adduktion. In Einzelfällen kann eine Abduktion vorhanden sein. Der Femurhals ist verkürzt und teilweise infolge der Verdrehung vom großen Rollhügel gedreht. In der anteroposterioren Übersichtsaufnahme scheint der Femurkopf etwas „kleiner" zu sein im Vergleich zur intakten Gegenseite, da er der dorsalgerichteten Luxation entsprechend um 6—8 cm näher zur Filmebene liegt.

Auch bei der **Luxatio obturatoria,** wie aus ihrem Namen ersichtlich, ist charakteristisch, daß der Femurkopf eine vordere-untere Lage unter dem Ramus superior ossis pubis am Foramen obturatum einnimmt. Im Hinblick darauf, daß das Röntgenbild ähnlich ist wie bei der Luxatio ischiadica, kann es für ein wertvolles klinisches Symptom gelten, wenn das Bein eine starke Abduktionsstellung, Außenrotation und Streckstellung zeigt.

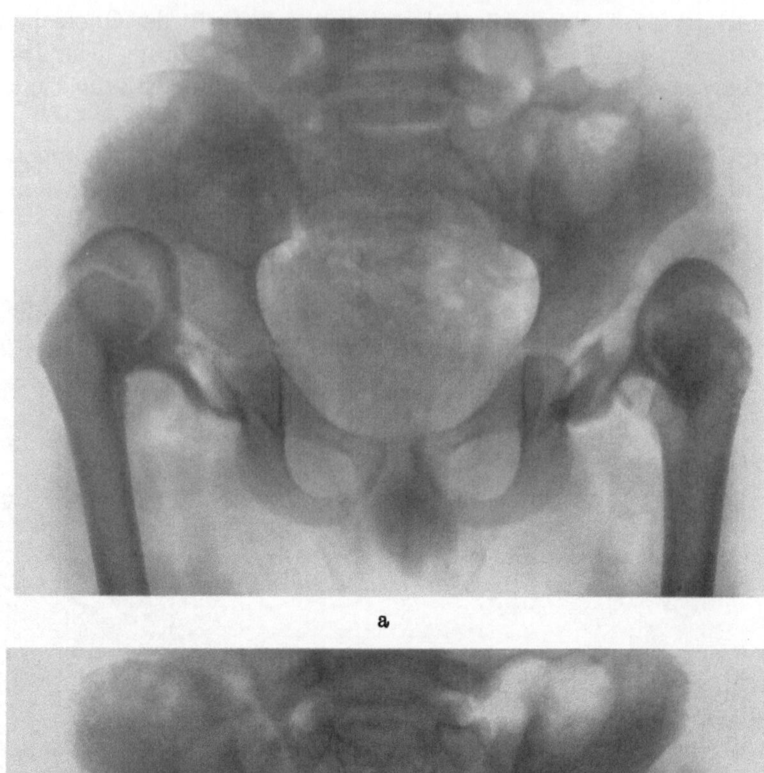

a

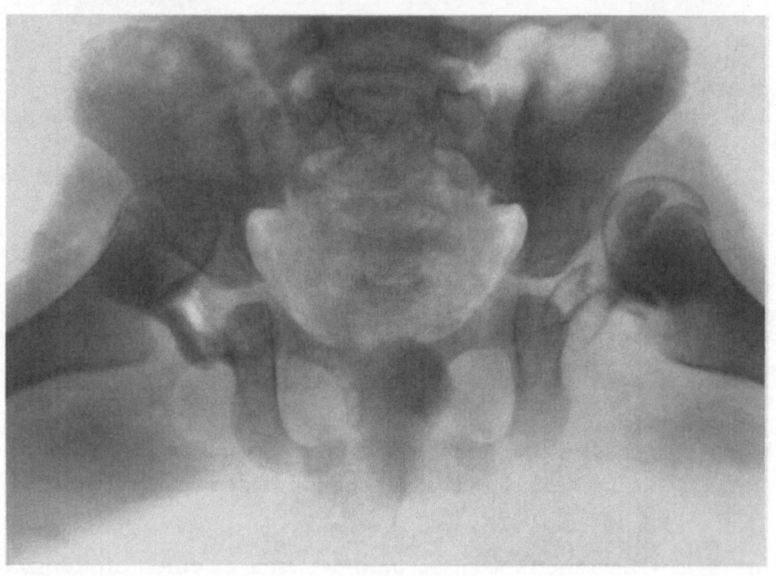

b

Abb. 72a u. b. Das arthrographische Bild einer doppelseitigen, kompletten Luxation (a). Derselbe Fall in Lauenstein-Einstellung (b)

Es sei hier erwähnt, daß bei der mit einer Fraktur komplizierten Form der Hüftgelenksluxation, die Luxatio centralis, welche im Grunde genommen Folge der Acetabulumfraktur ist, der intakte Femurkopf das Acetabulum durchbricht und in die Beckenhöhle eintritt (Abb. 71). Die Details wurden bei den Beckenfrakturen besprochen, da hierbei die Fraktur das primäre ist. Diese Fraktur heilt meist nur mit einer erheblichen Funktionsstörung des Gelenkes, wobei die entstehende Callusbildung eine hochgradige Bewegungseinschränkung hervorruft. Die komplexe Ankylose ist in diesen Fällen nicht selten die Folge. Die verschiedenen pathologischen Luxationen, die sich zu paralytischen oder anderen Prozessen gesellen (Coxa valga luxans) werden ebenfalls in den entsprechenden Kapiteln behandelt.

Bei der Röntgenuntersuchung jener Fälle, bei denen man eine Hüftverrenkung vermutet, wird zum Vergleich der beiden Hüftgelenke eine Beckenübersichtsaufnahme angefertigt. Meist ist selbst auf technisch einwandfreien Röntgenaufnahmen das Vorhanden-

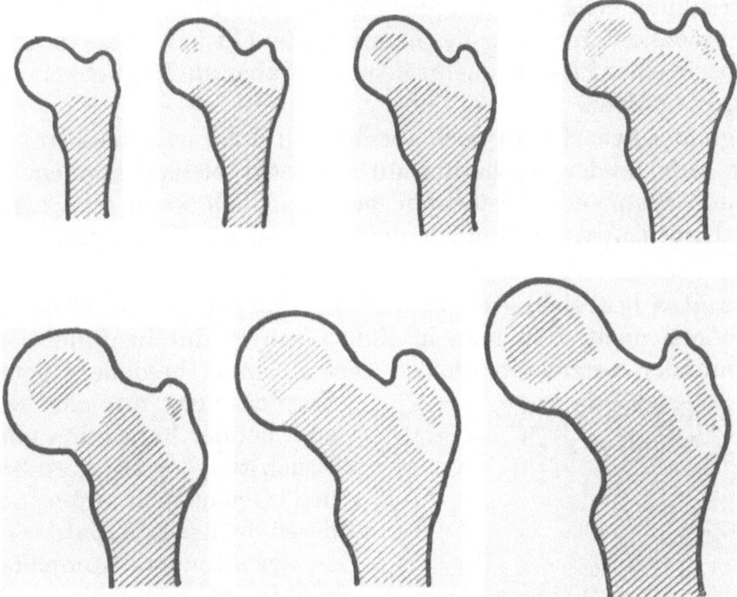

Abb. 73. Verknöcherungsrhythmus des Femurkopfes, -halses und des Trochanter major in verschiedenen Lebensabschnitten (Neugeborenes, im 1., 2., 3., 4., 6., 8. Lebensjahr). (Nach LE DAMANY)

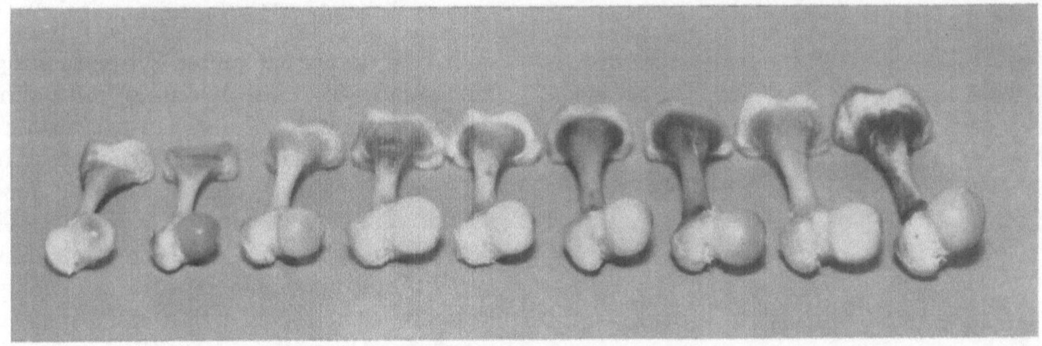

Abb. 74. Es wird durch die Fotos der präparierten proximalen Femurenden (Feten aus den 6.—10. Graviditätsmonaten) demonstriert, daß der Grad der Antetorsion sich individuell ändert

sein einer Verrenkung nicht nachzuweisen, hauptsächlich wenn nur ein a—p-Bild gemacht wurde, weil z.B. bei hinteren Hüftverrenkungen der Femurkopf eine Lage einnehmen kann, so daß Femurkopf und Acetabulum sich aufeinanderprojizieren und der Situs von der Norm kaum zu unterscheiden ist. Es wirkt höchstens nur der Umstand verdächtig, daß der Femurkopf um eine Nuance kleiner als auf der Gegenseite erscheint.

Es ist daher empfehlenswert, Seitenaufnahmen oder Schrägbilder der Hüfte auch dann herzustellen, wenn der Femurkopf im Sagittalbild an richtiger Stelle im Acetabulum zu liegen scheint.

Die Anfertigung von Seitenaufnahmen stößt manchmal bei Schwerverletzten auf erhebliche Schwierigkeiten, so daß man sich in diesen Fällen mit den Schrägbildern zufrieden geben sollte. Diese Schrägbilder werden bei 45° Seitendrehung des Patienten in Richtung der intakten Seite angefertigt, ähnlich wie bei den Einblicksaufnahmen zwecks Darstellung des Sacroiliakalgelenks, wodurch die verletzte Hüfte in Plattenferne gelangt und das Becken um 45° zum Röntgenfilm geneigt steht. Der Zentralstrahl ist senkrecht zum Röntgenfilm eingestellt und damit wird gewissermaßen eine Tangentialaufnahme des Acetabulums, der hinteren Pfannenbegrenzung gemacht. Nach Bedarf können noch zwecks Ergänzung Schichtaufnahmen oder stereoskopische Aufnahmen angefertigt werden.

Die Hüftverrenkung erfolgt auch ohne Fraktur, die Fraktur des Pfannendaches oder des Pfannenrandes ohne Verrenkung des Femurkopfes gilt jedoch als die größte Seltenheit. Beim Vorhandensein einer Pfannendachfraktur soll daher die Möglichkeit einer Verrenkung sorgfältig erwogen werden.

Eines Schrägbildes bedarf man noch aus dem Grunde, weil die Pfannenrandfrakturen eben wegen der Aufeinanderprojizierung oft versteckt bleiben können, genauso wie die Pfannenwand- und Pfannendachfrakturen, hauptsächlich wenn es sich nur um den Abbruch kleinerer Knochenpartien handelt und sich auf der Bruchstelle keine Dislokation befindet.

Mit dem Gesagten beabsichtigten wir auf die Vorteile des Schrägbildes hinzuweisen, dies bedeutet jedoch nicht, daß man in Fällen, wo es durchzuführen ist, auf jegliche Form der Seitenbilder verzichten dürfte. Dies ist ganz besonders notwendig, da bei Verrenkungen mit gleichzeitiger Fraktur oder bei der Reposition von Verrenkungen Bruchstücke vom Acetabularrand sich in den Gelenkspalt interponieren können, deren frühzeitige Entdeckung wegen der zu erwartenden Komplikationen äußerst wichtig ist.

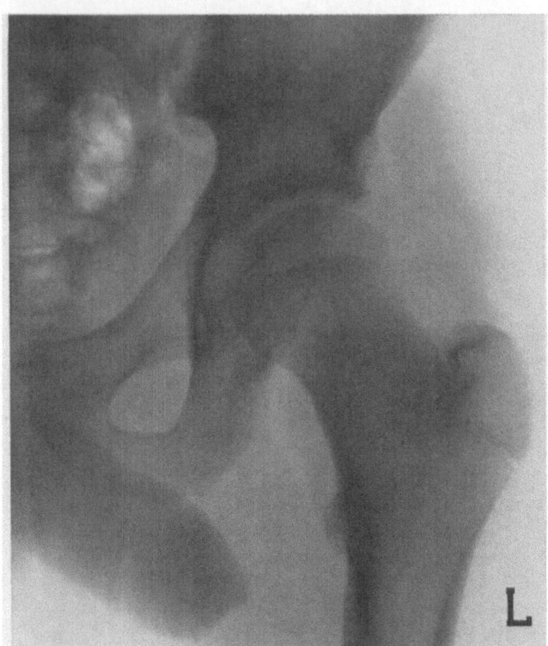

Abb. 75. Röntgenaufnahme einer Coxa valga. Der Kollodiaphysenwinkel beträgt in diesem Falle ungefähr 160°

10. Die arthrographische Untersuchung des Hüftgelenks

Unter den zeitgemäßen Untersuchungsmethoden des Hüftgelenkes sind einige Autoren geneigt, der intracapsulären Einspritzung von wasserlöslichen Kontrastmitteln eine große Bedeutung beizumessen. Bronner gilt auf diesem Gebiet für bahnbrechend, nachdem er durch Luftfüllung versucht hat, die knorpeligen Partien des Hüftgelenkes sichtbar zu machen. Daraufhin hat Sievers unter Benutzung von Jodipin Arthrographien durchgeführt, welche die Grundlagen zu einer modernen Arthrographie wurden. Leveuf ist in seiner Beurteilung so weit gegangen, festzustellen, daß in der Diagnostik der Luxatio coxae congenita die Bedeutung der Arthrographie nicht geringer sei als die der Magenuntersuchung in der Röntgenologie. In den letzten Jahren berichteten hauptsächlich französische, schweizerische und skandinavische Autoren, so z.B. Laurent, über günstige Resultate, die mit diesem Verfahren erzielt werden konnten.

In den übrigen Ländern sind die Autoren in der Bewertung dieser Methode wesentlich zurückhaltender, obwohl es zweifellos ist, daß wir durch die Einspritzung von positiven Kontrastmitteln in die Gelenkkapsel nicht nur über deren Umfang, sondern über die knorpeligen Anteile des Femurkopfes, des Acetabulum, ja sogar bei Luxationen über die zwischen Femurkopf und Acetabulum eingeklemmten Weichteilpartien wertvolle Aufschlüsse erhalten können, so daß auf diese Weise unsere Stellungnahme bei der operativen Indikation bedeutend erleichtert wird.

Die Untersuchungsmethodik nach Laurent ist folgende: Es wird ein ungefähr 20 %iges wasserlösliches Kontrastmittel, wie es zum Teil auch für die Angiographie in Verwendung ist, benutzt, welches rasch vom Gelenk absorbiert wird, so daß die Röntgenuntersuchung unmittelbar nach der Injektion vorgenommen werden soll.

Die Untersuchung wird in Narkose, die Punktion mit einer kurzen Lumbalpunktionsnadel durchgeführt.

Nachdem die Lage des Femurkopfes und der Verlauf der Arteria femoralis genau bestimmt wurden, wird die Nadel um einige Zentimeter distal vom Poupartschen Band und 1—2 cm lateral von der Arteria femoralis eingeführt. Bei Subluxation oder ventraler Subluxation wird der Kopf genau getastet und das Bein vom Hilfspersonal in Außenrotation fixiert. Die Nadel wird durch die Gelenkkapsel in Richtung des Kopfes, medial von dessen Oberfläche eingeführt.

Die Einführung erfolgt auch bei normalem Hüftgelenk in ähnlicher Weise nur mit dem Unterschied, daß das Hineingelangen in die Pfanne etwas komplizierter ist und daß die Nadel unter der Arteria femoralis entlang geführt werden soll. Bei einer hinteren Dislokation dient uns der Femurkopf nicht mehr als Anhaltspunkt in der Orientierung, dabei wird

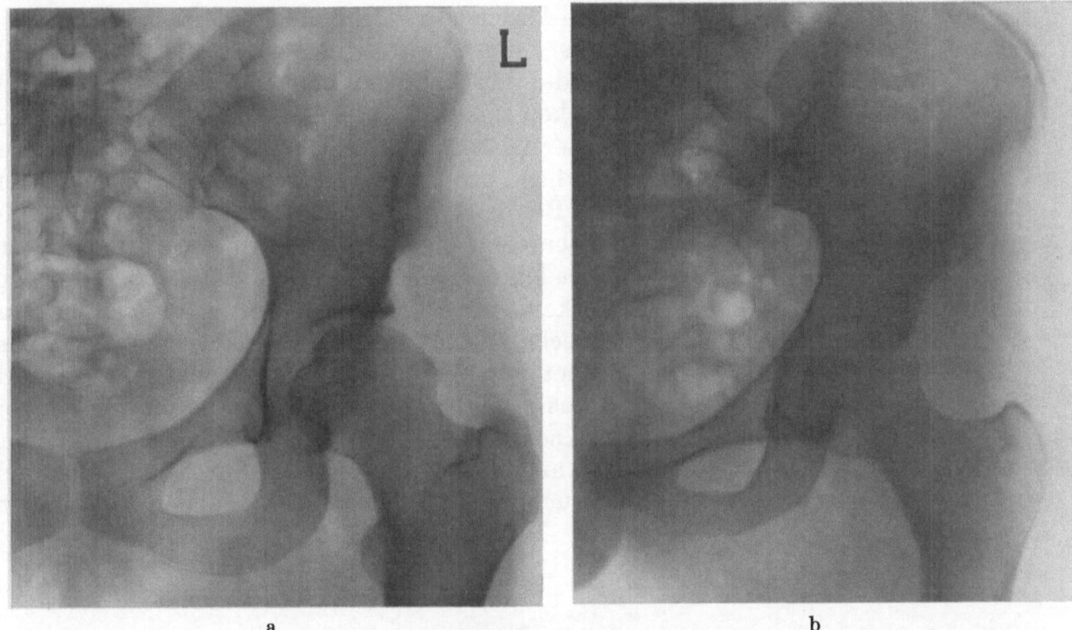

a b

Abb. 76a u. b. Das antero-posteriore Röntgenogramm eines normalen, typischen männlichen und weiblichen Hüftgelenkes. Die robuste Struktur des männlichen Hüftgelenkes fällt auf den ersten Blick auf, die Größenausmaße des weiblichen sind wesentlich graziler

die Nadel nach der bekannten Methodik in Richtung der Pfanne geführt, so daß sie die Vorderwand der Gelenkhülle durchdringt, während man sorgfältig darauf achtet, daß die Hinterwand nicht verletzt wird. Es ist zweckmäßig, zunächst nur physiologische Kochsalzlösung einzuspritzen. Ist die Nadel in der Gelenkhöhle und stößt die Einspritzung des wasserlöslichen Kontrastmittels nach einigen Kubikzentimetern auf einen leichten Widerstand, so darf die Injektion nicht forciert fortgesetzt werden, sondern man ermöglicht durch Lockerung des Spritzenkolbens die Regurgitation des überflüssigen Kontrastmittels in die Spritze. Solange man nicht fest überzeugt ist, daß die Nadel tatsächlich in der Gelenkhöhle liegt, darf die Einspritzung nicht beginnen. Je nach dem Grad der Dislokation reichen 2—3 cm^3 Kontrastmittel im allgemeinen aus, was mit Hilfe der vorher angefertigten Röntgenaufnahmen im voraus bestimmt werden kann. Nach einigen rotierenden Bewegungen, welche die einheitliche Verteilung des Kontrastmittels bezwecken, wird der anaesthesierte Patient in den Röntgen-Untersuchungsraum gebracht. Stereo-Röntgenaufnahmen nebst Extension und physiologischer Rotierung des Schenkels angefertigt, sind oft wertvoll. Darüber hinaus werden häufig noch Aufnahmen in Antetorsion oder bei Innenrotierung des Schenkels gemacht. Dabei ist eine Reduktion überflüssig. Ist die Reduktion gelungen, so werden nochmals Stereoaufnahmen angefertigt, wenn sich der Schenkel in Lauenstein-Stellung befindet. Wird die Reduktion des Gelenks durch die erwähnten Aufnahmen bestätigt, so wird der Patient in einen Gipsverband gelegt. Zwecks Schonung der Gonaden wird bei Mädchen auf die Symphyse, bei Knaben auf die Hoden eine Bleiplatte gelegt. Obwohl die Expositionszeit extrem kurz ist, kann die Zahl der Expositionen während der Untersuchung ziemlich hoch sein, so daß diese Vorsichtsmaßnahmen berechtigt sind (Abb. 76a und b).

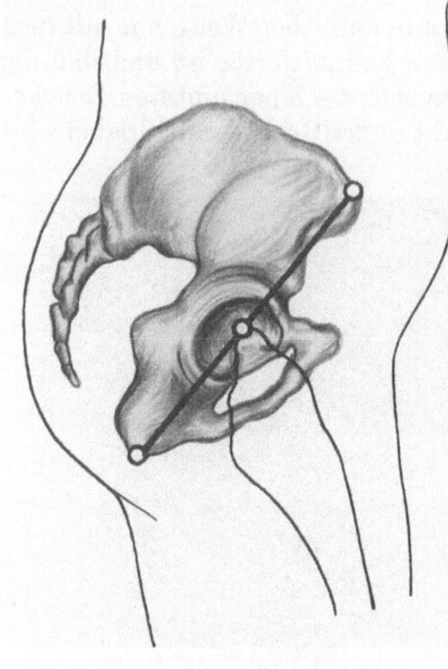

Abb. 77. Das Verhältnis der Roser-Nélaton-Linie zum Trochanter major

II. Oberschenkel

1. Entwicklung des Femurs

Bei einem Fetus von 20 mm Länge (ungefähr 9 Wochen alt) ist die knorpelige Knochensubstanz der unteren Extremität schon zu erkennen und binnen einigen Wochen entwickeln sich, der Chondrifikation entsprechend, fortlaufend die Knochenkerne, als erster der der Diaphyse. Die ganze untere Extremität entwickelt sich im Vergleich zu der oberen in cephalo-caudaler Richtung. Beim Neugeborenen sind Femurkopf, -hals, großer und kleiner Rollhügel noch knorpelig. Bei den von uns untersuchten mehr als 1000 Neugeborenen war nur in einem einzigen Falle ein stecknadelkopfgroßer Knochenkern im Femurkopf zu erkennen. Der proximale Anteil des Femur verknöchert aus drei Knochenkernen. Aus einem Knochenkern entwickelt sich das Caput femoris und aus je einem der Trochanter major und minor. Der Knochenkern des Femurkopfes ist gewöhnlich ungefähr im 6. Lebensmonat durch die Röntgenuntersuchung nachweisbar, bei Mädchen 1—2 Monate später. Er ist anfangs stecknadelkopfgroß und auch ähnlich gestaltet, später nimmt er eine Halbkugelform an. Wird der Knochenkern selbst im 12. Lebensmonat nicht sichtbar, so muß eine pathologische Veränderung vorliegen (Abb. 73).

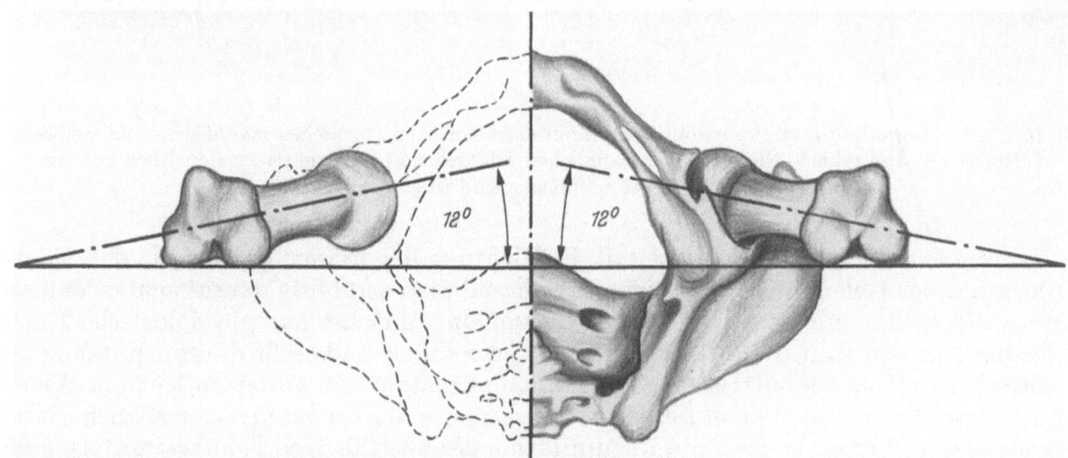

Abb. 78. Die Antetorsion des oberen Femurendes im Verhältnis zu der Ebene, welche durch die distalen Femurcondyli gelegt wurde

Der Knochenkern des großen Rollhügels entwickelt sich ungefähr im 3.—4. Lebensjahr, bei Mädchen zumeist im 4., während der des kleinen Rollhügels auf dem Röntgenbild erst im 10.—12. Lebensjahr sichtbar wird. Der Knochenkern des Trochanter major kann sich aus mehreren kleinen, punktförmigen Schatten ausbilden, welche später miteinander verschmelzen.

Die Ausbildung des Trochanter minor-Knochenkernes weist größere Schwankungen hinsichtlich Erscheinung und Verknöcherungszeit auf, als die des Trochanter major. Sowohl neben dem Trochanter minor als auch neben dem Trochanter major können verschiedenartig geformte Nebenkerne entstehen. Die Epiphysenfuge des Femurkopfes verknöchert erst ungefähr im 18.—20. Lebensjahr vollständig, die der beiden Trochanteren 1—2 Jahre früher (Abb. 73). Die embryonale Entwicklung, die Femurtorsion hat die Aufmerksamkeit von vielen Forschern erregt. Nach den Untersuchungen von v. LANZ sollen die Torsionen der proximalen Femurenden im 3. Fetalmonat bis 2° ausmachen und erreichen zur Zeit des letzten Fetalmonats mit +31° den Höhepunkt. Diese Torsion (Deklination) entwickelt sich stufenweise zurück, so daß sie beim 10jährigen Kinde ungefähr 20°, beim 15jährigen ungefähr 15°, beim Erwachsenen im Durchschnitt nur 12° beträgt. Es ist uns nicht gelungen, diese Daten durch eigene Untersuchungen, welche sich auf den 7.—10. Fetalmonat beziehen, zu bekräftigen (Abb. 74).

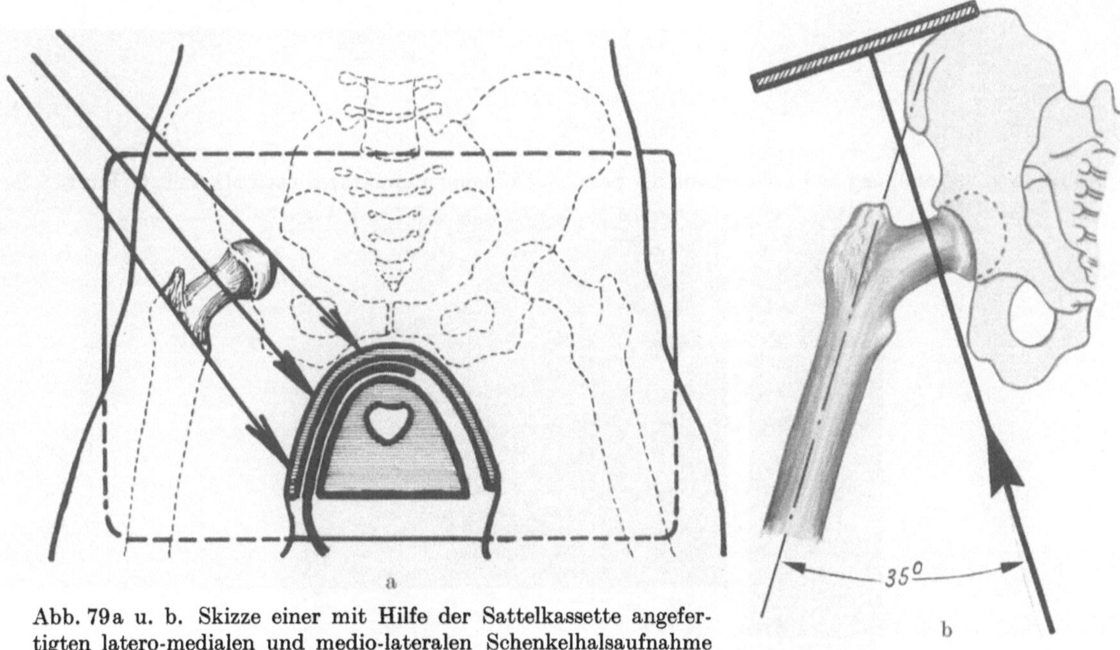

Abb. 79a u. b. Skizze einer mit Hilfe der Sattelkassette angefertigten latero-medialen und medio-lateralen Schenkelhalsaufnahme

2. Röntgen-Anatomie des Femurknochens

Der Femur, das Os femoris, repräsentiert den längsten Röhrenknochen und ist gleichzeitig der stärkste und schwerste Knochen des Skelets. Der Femurhals pfelgt im Durchschnitt bei Frauen nur bei einer Gewichtsbelastung von 506 kg, bei Männern von 815 kg zu brechen; dieser Umstand ist die Folge seiner speziellen Struktur. Der linke Femur ist um einige Millimeter länger als der rechte. Das proximale Ende, welches aus Kopf und Hals besteht, steht in einem Winkel von 125—126° zu seinem Hauptanteil. Der durch die Diaphyse und Femurkopf, -hals gebildete Winkelwert pflegt unter Normalumständen zwischen 105—145° zu liegen. Dieser Wert, Kollodiaphysen- oder Inklinationswinkel genannt, ist geschlechtsverschieden und ändert sich selbst mit zunehmendem Alter nicht. Eigentümlicherweise wird in der Literatur immer wieder die Behauptung vorgefunden und von Werk zu Werk weitergegeben, daß der Kollodiaphysenwinkel des Neugeborenen eine Valgus-Stellung aufweist, dessen Wert sich im späteren Leben auf ungefähr 125—130° reduziert. Diese Auffassung konnten wir gemäß unserer oben zitierten Untersuchungen widerlegen. Ist der Kollodiaphysenwinkel (Inklination) größer als 145°, so handelt es sich um eine Valgus-Stellung, wenn er geringer als 105° ist, um eine Varus-Stellung. Zur

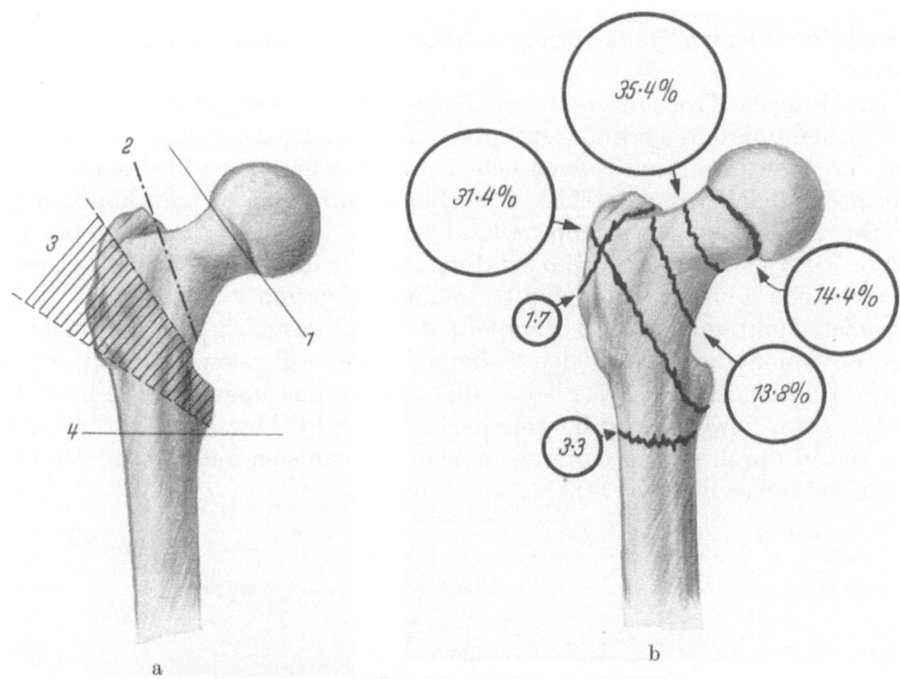

Abb. 80a u. b. Verteilung und Lokalisation der proximalen Femurendfrakturen nach Matti bzw. Putti

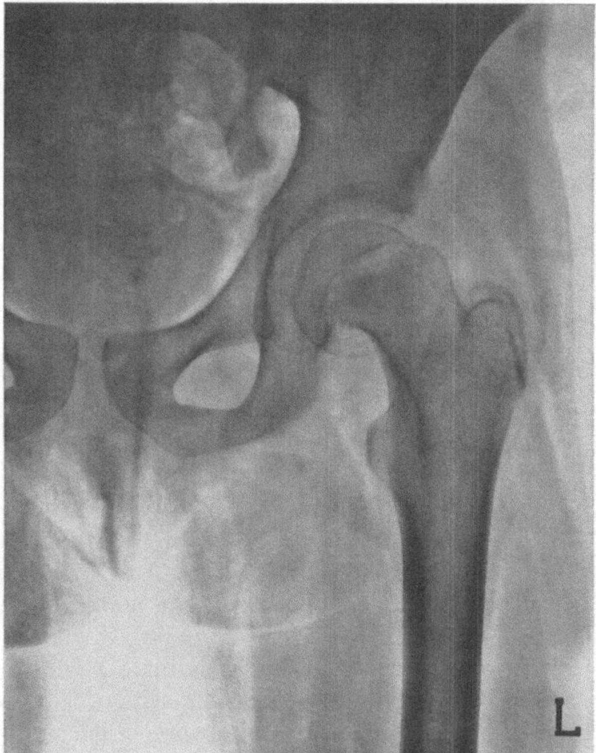

Abb. 81. Epiphyseolyse des Femurkopfes bei einem 17jährigen Mädchen

Entscheidung der Frage, ob sich der Femurhals in Valgus- oder Varus-Stellung befindet, bedient man sich am zuverlässigsten der Röntgenuntersuchung (Abb. 75). Die Verhältnisse können nur dann einwandfrei beurteilt werden, wenn der Femurhals parallel zur Filmebene liegt, d.h. der Fuß sich in Innenrotation befindet. Der Femurkopf ähnelt mit seinem Radius von 26 mm (beim Mann) bzw. 24 mm (bei der Frau) einer Kugel, und zwar einer solchen, von der nur $^2/_3$ vorhanden ist. Unter allen übrigen Gelenkoberflächen des Skelets hat nur diese eine Ähnlichkeit mit einer regelmäßigen geometrischen Form. Unter der Spitze dieser Wölbung findet man ein quer-ellipsoides, mit Gefäßlöchern durchsetztes Grübchen, die Fovea capitis femoris, der das Ligamentum capitis femoris anhaftet (Abb. 76). Der Kopf ist mit Ausnahme der Fovea mit Knorpel bedeckt (Abb. 76a und b).

Der gut tastbare große Rollhügel ist in der traumatologisch-klinischen Diagnostik von großer Bedeutung, da eine, durch die Spitze des Trochanter major gelegte Horizontale das Zentrum des Caput femoris überschneidet, wenn sich die Extremität in einer etwas gehobenen Lage befindet, und auf diese Weise für die Beurteilung der Lage derselben in bezug auf das Acetabulum maßgebend ist. Der Trochanter major zeigt auf seiner, dem Femurhals zugewandten Seite eine Grube, die Fossa trochanterica. Seiner

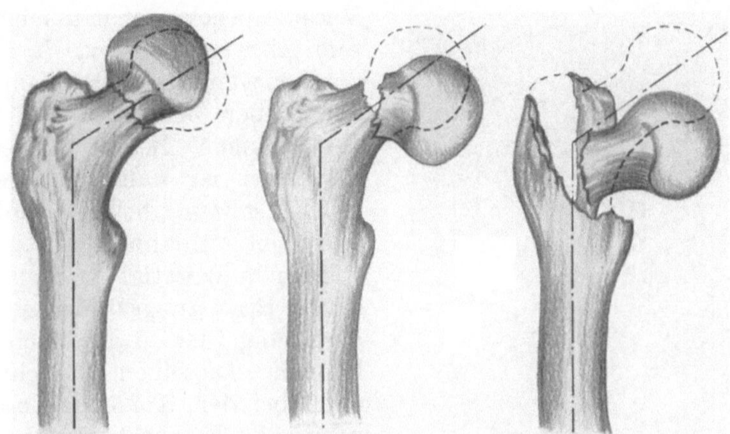

Abb. 82. Die verschiedenen Typen der Schenkelhalsfraktur von links nach rechts fortlaufend. Abduktions-, Adduktionsfraktur, Schenkelhalsbruch, pertrochantere Adduktionsfraktur. (Nach ZETKIN)

Lage entsprechend sieht man den Trochanter minor auf der medio-dorsalen Oberfläche des Knochens, auf einer Sagittalaufnahme in Medianstellung kommt nur seine Spitze zur Darstellung, und ist als ein abgerundetes, kegelförmiges Tuberkel wesentlich caudaler liegend, als der Trochanter major zu erkennen. Die beiden Trochanteren sind an der Dorsalseite durch eine leicht gebogene, leistenartige Vorwölbung verbunden, durch die Crista intertrochanterica, welche den Hals scharf vom Hauptanteil des Femur abgrenzt. An der Vorderseite, parallel zur Crista, zieht vom medialen Rand des großen Rollhügels eine grobe Querlinie, welche Linea intertrochanterica genannt wird, nicht zum kleinen Rollhügel, sondern caudal davon führt, und an die Dorsalseite gelangend, in der Linea aspera endet (diese Bezeichnung eignet sich besser als die übliche Bezeichnung Linea obliqua). Sie bildet ebenfalls die hintere Grenzlinie des Halses, liegt aber medialer als die Crista intertrochanterica.

Das Hüftgelenk ist von röntgenanatomischem Standpunkte aus kein leicht darstellbares Objekt, da der Deck-Schatten des Acetabulum nur durch Schichtaufnahmen vom Femurkopf wegprojiziert werden kann. Dies bezieht sich natürlich auch auf das Strukturbild des Acetabulum, welches durch das Additionsbild der Kopfstruktur gestört wird.

Der Femurkopf und das Collum femoris, bzw. der Trochanter major, liegen nicht in demselben Niveau wenn sich der Femurkopf im Gelenk in Mittelstellung befindet. Dies hat zur Folge, daß das Hüftgelenk, der Femurhals und der Trochanter major auf der konventionellen, sagittalen Röntgenaufnahme betrachtet, nur in ihrer Projektion zu erkennen sind und eine regelrechte Abbildung derselben, in identischem Niveau, nur durch eine Innenrotierung von 15—30° zu erreichen ist. Es wurde bereits erwähnt, daß der Femurhals mit einer Ebene, welche durch die beiden femoralen Condyli des Kniegelenkes gelegt wird, eine Anteversion (Antetorsion) von ungefähr 12—14° bildet, welche als die Deklination des Femurhalses bezeichnet wird (Abb. 78). Diese Deklination kann 40° ausmachen, es wurde sogar eine dorsale Verdrehung von 25° beobachtet (Mikulicz). Nach Traumen ist dies besonders zu beachten, da eine Schenkelhalsfraktur mit idealer Anpassung sonst verborgen bleiben kann. Man bedarf daher zur einwandfreien Beurteilung des Hüftgelenkes Röntgenaufnahmen in zwei Ebenen, gleichgültig, ob als zweite eine medio-laterale Aufnahme oder mit Hilfe der von Hoffmann empfohlenen Sattelkassette eine latero-mediale Aufnahme angefertigt wird (Abb. 79a-b).

3. Frakturen im Bereich des Oberschenkels

Es gehört nicht zu den leichten Aufgaben des Röntgenologen, Oberschenkelbrüche zu untersuchen, denn dabei stößt man vor allem auf technische Schwierigkeiten. Die Verletzten gelangen nämlich meist in schlechtem Allgemeinzustand, ja sogar im Schock zur Röntgenuntersuchung und haben über die eventuellen Brüche hinaus weitere schwere Verletzungen. Bei der Untersuchung dieser Patienten ist daher maßgebend, daß sie möglichst wenig bewegt werden und daß die einzelnen Aufnahmen auf möglichst großen Filmen angefertigt werden, um auf diese Weise Ergänzungsaufnahmen oder die Wiederholung der Aufnahmen vermeiden zu können. Dieselben Gesichtspunkte sollen auch bei den Kontrollaufnahmen nach Repositionen beachtet werden. Wird die Röntgenuntersuchung im Gipsverband durchgeführt, so verzichte man auf die Verwendung von Röntgenpapier, da die Verhältnisse manchmal selbst auf Filmaufnahmen schwer zu beurteilen sind. Nach Ausheilung der Knochenbrüche wird dem Röntgenologen oft die Frage gestellt, ob die betreffende Extremität, welche konservativ behandelt wurde, belastbar ist oder nicht, ob eine ausreichende Callusbildung vorhanden ist oder nicht. Diese Probleme können nur auf Grund von Aufnahmen, die ohne Gipsverband in zwei Ebenen gemacht sind, entschieden werden. Auch dann darf man nicht außer Acht lassen, daß der Zeitpunkt der Konsolidierung allein aus der Röntgenaufnahme nicht in jedem Fall zu beurteilen ist, da nicht immer eine so voluminöse Callusbildung vorhanden sein muß wie bei Diaphysenfrakturen. Dies mag unter anderem damit zusammenhängen, daß diese Frakturen bis zu 90% bei Personen zwischen dem 40.—80. Lebensjahr zu beobachten sind.

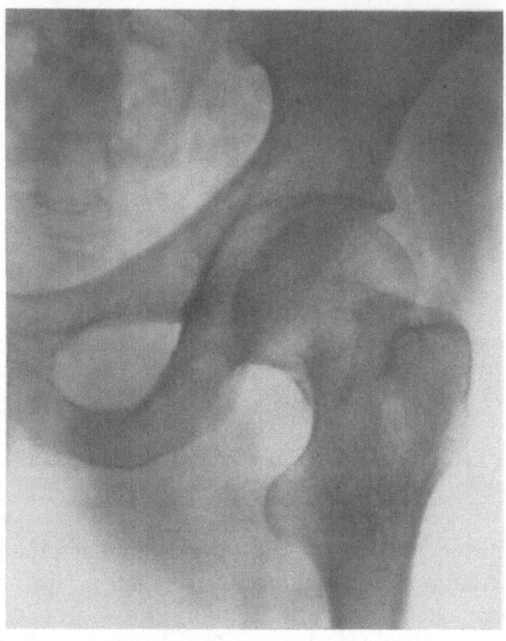
Abb. 83. Abduktionsfraktur am Schenkelhals. Die untere Extremität befindet sich in „Leichenstellung"

Vom chirurgischen bzw. röntgenologischen Standpunkt aus können die Frakturen dieses Bereiches in folgende Gruppen eingeteilt werden:

1. Traumatische Epiphysenlösung im Schenkelhals bei Jugendlichen.
2. Fraktur des Schenkelkopfes.
3. a) Eingekeilte Adduktionsfraktur des Schenkelhalses.
   b) Unstabile Adduktionsfraktur des Schenkelhalses.
4. Pertrochantere Fraktur.
5. Isolierte Fraktur des großen oder kleinen Rollhügels.
6. Fractura subtrochanterica.
7. Fractura diaphyseos femoris (Abb. 80a-b).

Mit der Röntgenuntersuchung bestimmt man vor allem die Lage des Femurkopfes, -halses und der frakturierten Knochenenden. Dabei kommt über die konventionellen Aufnahmen hinaus auch die Schichtaufnahme zur Anwendung.

Ad 1. und 2. Relativ seltener Bruchtyp, es sind meist intraartikuläre Frakturen. Der Schenkelkopfbruch ist meist kompressiven Charakters und geht mit der Verflachung des Kopfes einher. Die Epiphyseolyse des Femurkopfes ist ebenfalls eine seltene Verletzung, vom Standpunkt der Prognose und der Heilung aus ist die Früherkennung entscheidend. Es kommt häufig vor, daß die sagittale Aufnahme trotz des vorhandenen Bruches „negativ" ausfällt. Es sei hierbei erwähnt, daß man beim Verdacht auf eine Epiphyseolyse auf

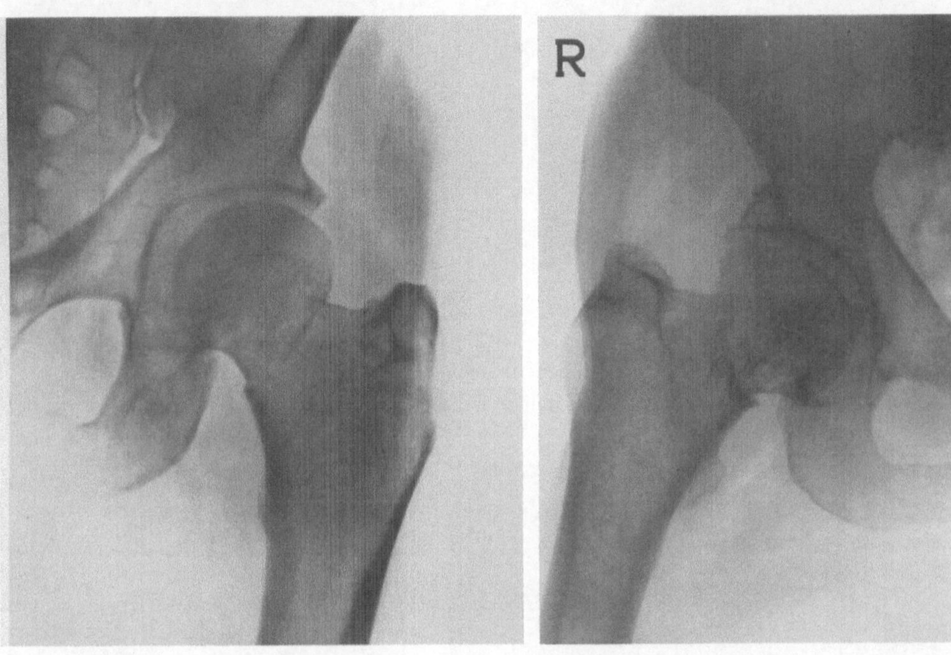

Abb. 84 Abb. 85

Abb. 84. Abduktionsfraktur am Schenkelhals mit idealer Anpassung. Untere Extremität in Mittelstellung

Abb. 85. Eingekeilte Abduktionsfraktur am Schenkelhals mit guter Anpassung; Untere Extremität in Abduktionsstellung

eine Aufnahme in der sog. Lauenstein-Stellung nicht verzichten dürfte, wo eine eventuelle Veränderung in der Epiphysenfuge und das gegenseitige Verhältnis von Kopf und Hals gut zu überblicken sind. Es ist charakteristisch für die unter Punkt 3 angeführten Frakturen, daß das proximale Knochenende sich im Verhältnis zur Längsachse des Femurs in Abduktion befindet.

Die Schenkelhalsfraktur kann ihrer Lokalisation gemäß medial, subkapital (intracapsulär) oder lateral (extracapsulär) sein. Die eingekeilte Abduktionsfraktur des Schenkelhalses ist durch den Umstand charakterisiert, daß der Fuß — wegen der Einkeilung — keine Außenrotation zeigt, d.h. sich nicht in der sog. Leichenstellung befindet. Die ideale Anpassung kann oft auf der Röntgenaufnahme intakte Verhältnisse vortäuschen und oft wird unsere Aufmerksamkeit erst durch die „Verkürzung" des Schenkelhalses erregt. Dies ist jedoch nur aus präzis angefertigten Vergleichsaufnahmen zu entnehmen. Häufig läßt sich die Fraktur nur mittels Schichtaufnahmen nachweisen. Der kleine Rollhügel ist auf der Sagittalaufnahme gut sichtbar. Bei medialen, subkapitalen Frakturen verläuft die Bruchlinie direkt an der Kopf-Halsgrenze bzw. rechtwinkelig zur Schenkelhalsachse. Die Bruchstücke sind eingekeilt, der Kopf steht in Valgusstellung. Es kommen Fälle vor, wo die Bruchstücke in *a—p*-Projektion eine ideale Anpassung zeigen und erst auf der Seitenaufnahme zu sehen ist, daß zwischen Kopf und Hals eine Verschiebung in halber Knochenbreite und eine bedeutende Achsenknickung besteht. In anderen Fällen ist die Einkeilung

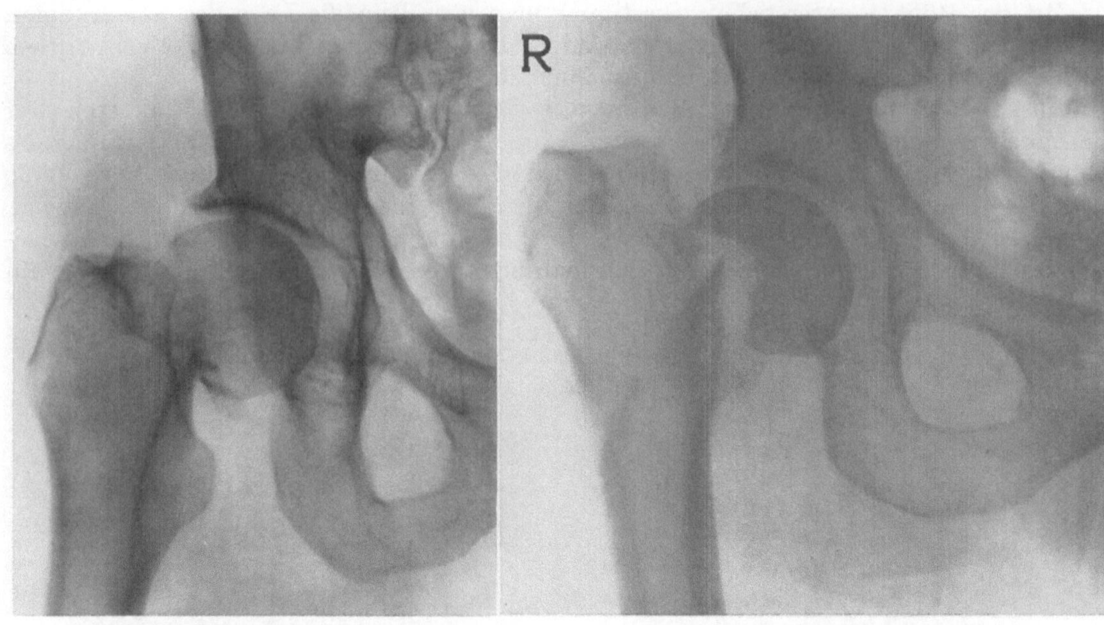

Abb. 86 Abb. 87

Abb. 86. Adduktionsfraktur am Schenkelhals; untere Extremität in Leichenstellung

Abb. 87. Adduktionsfraktur am Schenkelhals mit gleichzeitiger Verkürzung um ungefähr 1 cm der unteren Extremität

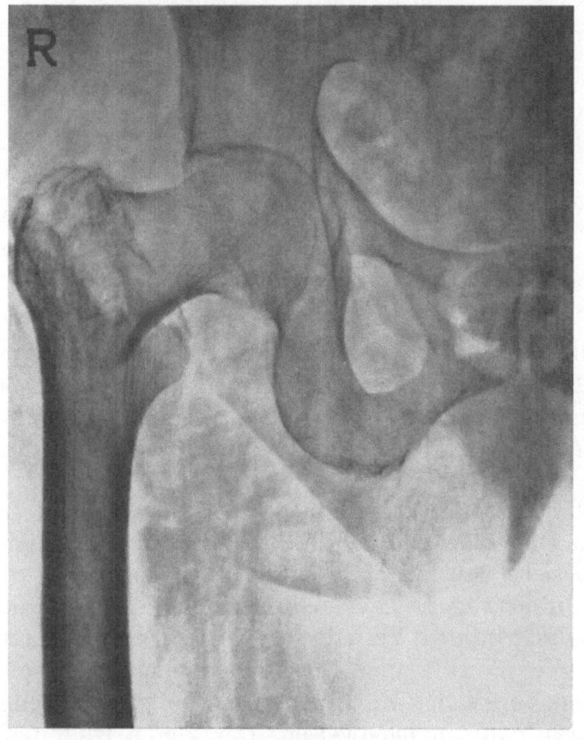

Abb. 88

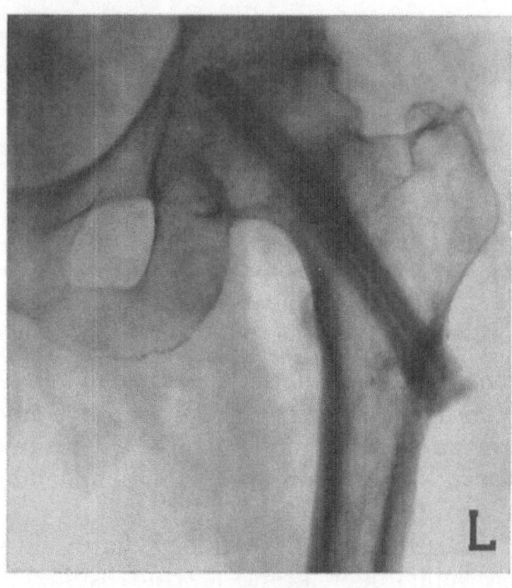

Abb. 89

Abb. 88. Typische Adduktionsfraktur, laterale Schenkelhalsfraktur. Der Kollodiaphysenwinkel ist auf ungefähr 90° reduziert. Großer und kleiner Rollhügel intakt

Abb. 89. Geheilte mediale Schenkelhalsfraktur nach Kunststoffnagelung. (Nach Hedri)

so hochgradig, daß der Patient auf eigenen Beinen zur Röntgenuntersuchung kommt. Die Frakturen vom Abduktionstyp und Adduktionstyp machen 60% sämtlicher Schenkelhalsbrüche aus. Die medialen Frakturen sind bis zu ungefähr 80—85% Adduktionsfrakturen, welche durch die Varusstellung des Kopfes charakterisiert werden (Abb. 86). Die Abduktionsfrakturen sind wesentlich seltener. Die lateralen Schenkelhalsfrakturen kommen

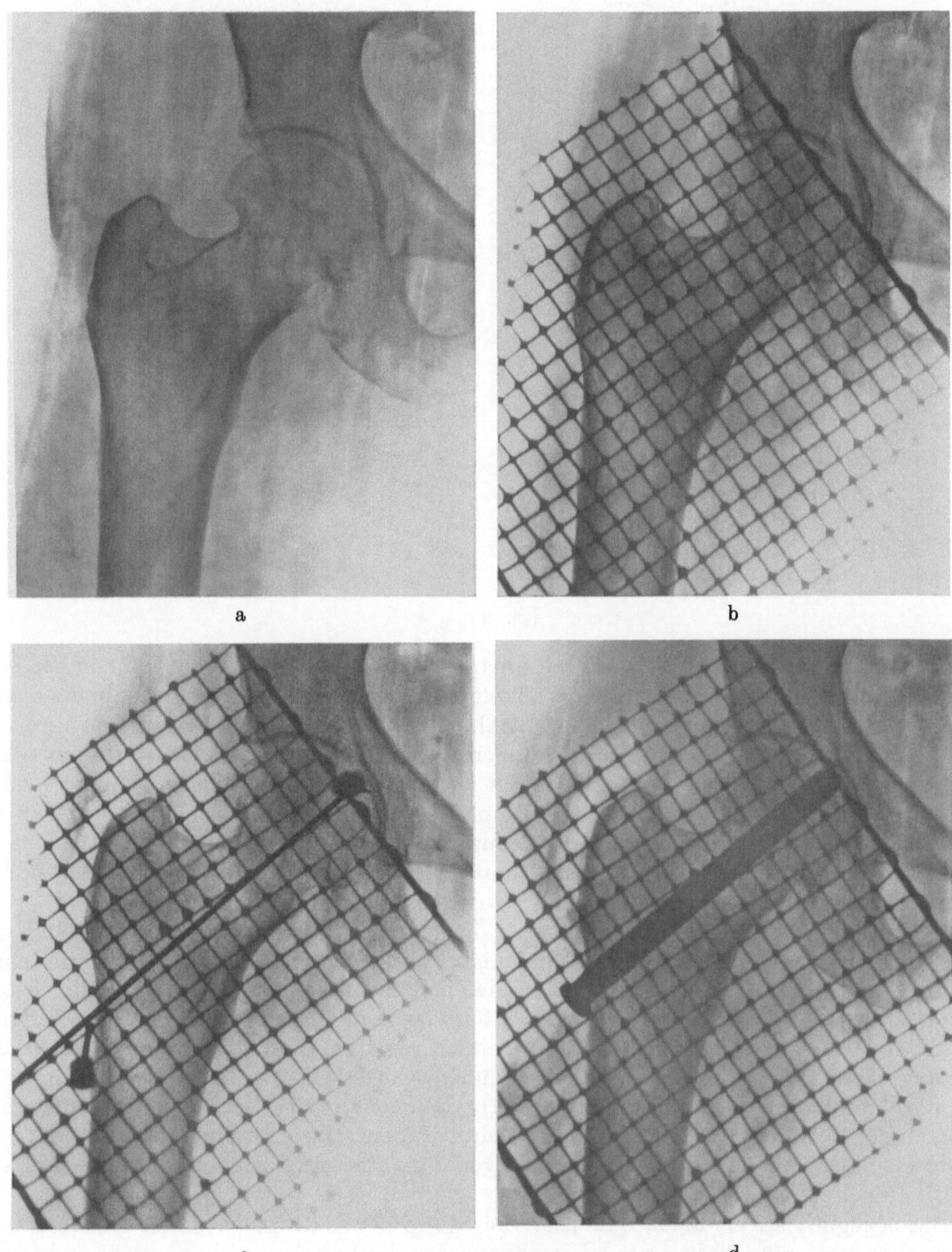

Abb. 90a—f. Schenkelhalsnagelung. a Nach der Reposition, b nach Anlegen des Jeschke-Gitters, c nach Einbohrung des Führungsdrahtes, d nach Einschlagen des Metallnagels, e antero-posteriore Aufnahme nach Einkeilung, f medio-laterale Aufnahme nach Einkeilung

unter den gesamten Schenkelhalsfrakturen in ungefähr 40% vor (Abb. 84, 85). Beide Typen sind im allgemeinen die Folgen von indirekten Traumen, wie z.B. Sturz auf die Knien oder auf die Fußsohlen. Im fortgeschrittenen Alter, wenn die trabekuläre Struktur der Knochen infolge der physiologischen Osteoporose schwächer wird, kann schon ein unbedeutendes Trauma (Fehltritt auf der Treppe) eine Fraktur verursachen. Hier möchten wir gleichzeitig erwähnen, daß im wesentlichen diese strukturelle Umgestaltung daran

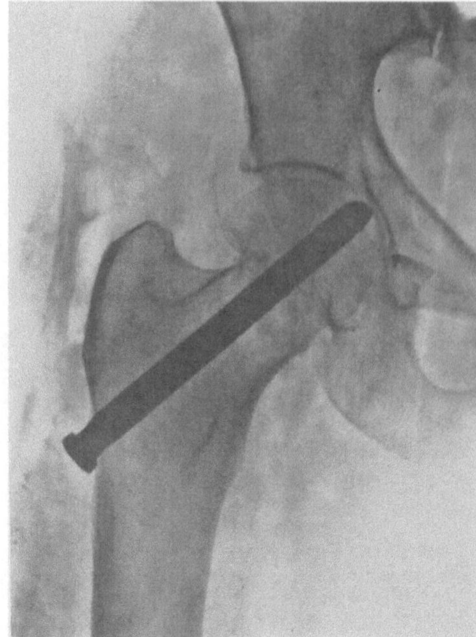

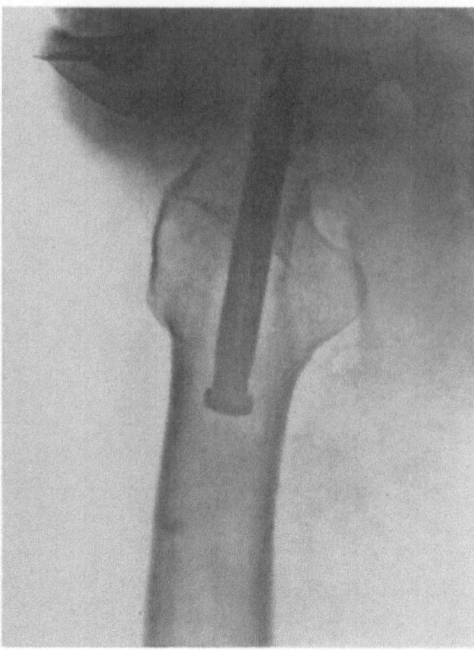

Abb. 90e u. f

beteiligt ist, daß Schenkelhalsfrakturen auch bei Personen vorkommen können, bei welchen — hauptsächlich im Falle von gynäkologischen Tumoren — der Schenkelhals während der Bestrahlung einer erheblichen Strahlenbelastung ausgesetzt war.

Ad 3b. Die Adduktionsfrakturen können hinsichtlich der Lokalisation ebenfalls in intracapsuläre, extracapsuläre u. a. eingeteilt werden. Charakteristisch ist, daß der Femurkopf und -hals sich im Verhältnis zur Diaphyse in Varusstellung befinden, so daß der Kollodiaphysenwinkel auf ungefähr 90° reduziert ist (Abb. 86—88).

Neuerdings richtet man sich in der Literatur (SCHINZ; EHALT) eher nach einer anderen Gruppierung, so unterscheiden wir nach PAUWELS drei Formen:

In die Gruppe I gehören die Frakturen, in denen die Bruchlinie genau an der Kopf-Halsgrenze verläuft, in die Gruppe II diejenigen, bei denen die Bruchlinie teilweise schräg verläuft, so daß am Kopf ein Stück des caudalen Halsanteiles stehen bleibt, in die Gruppe III diejenigen, bei denen die Bruchlinie größtenteils parallel zur Femurlängsachse verläuft. Laut PAUWELS zeigen die Fälle, die zur Gruppe I gehören, die größte Tendenz zu rascher Heilung, beim Typ III ist diese Tendenz ziemlich schlecht. PAUWELS hält es für angezeigt, bei den Adduktionsfrakturen zwecks besserer Beurteilung der Verhältnisse Röntgenaufnahmen anzufertigen, bei denen der Fuß sich in Innenrotationsstellung befindet. Auf der latero-medialen bzw. medio-lateralen Röntgenaufnahme sieht man häufig eine Halsdislokation nach dorsalwärts.

Diesbezüglich sei erwähnt, daß jede Bewegung der Extremität äußerst schmerzhaft ist, so daß man unter bestimmten Umständen auf die Lokalanaesthesie nicht verzichten kann. Die Extremität kann je nach dem Verschiebungsgrad in cranialer Richtung um mehrere Zentimeter verkürzt sein, der Fuß steht in Leichenstellung, nach außen rotiert, wobei der kleine Rollhügel in seiner ganzen Ausdehnung auf der Röntgenaufnahme sichtbar wird und größer erscheint, als unter Normalverhältnissen.

Nach Reposition und Fixierung der Adduktionsfrakturen ist die Heilungstendenz noch immer sehr schlecht, so daß man sich immer häufiger der Schenkelhalsnagelung — bei medialen und lateralen Adduktions- bzw. bei pertrochanteren Frakturen — bedient. In Fällen, wo sich aus irgend einem Grunde die Heilung verzögert, werden die Symptome einer Inaktivitätsatrophie sichtbar, es werden große Partien des Halses resorbiert, bis sich schließlich eine Pseudoarthrose entwickelt.

Die Schenkelhalsnagelung ist mit den Namen von SMITH-PETERSEN und deren Mitarbeiter sowie SVEN JOHANSEN verbunden, die als erste diese Methode angewandt haben. Das Wesen des Verfahrens besteht darin, daß die Bruchstücke nach der Reposition mit einem ungefähr kleinfingerbreiten, rostfreien Nagel von Y-förmigem Durchschnitt vereinigt werden. Mit dieser Methode konnten nach den Berichten aus speziellen Fachinstituten (BÖHLER usw.) sehr günstige Ergebnisse erzielt werden, sie konnte sogar bei der Pseudarthrose mit Erfolg angewandt werden, wenn der Femurkopf zur Zeit der Nagelung noch keine atrophischen Zeichen aufwies. Neuerdings werden z. B. von HEDRI zur Schenkelhalsnagelung Kunststoffnägel mit Erfolg benutzt (Abb. 89). In Instituten, wo der Operationssaal nicht mit den entsprechenden Röntgeneinrichtungen ausgerüstet ist, kann die peroperative Röntgenuntersuchung mit zwei Halbwellenapparaten ebenfalls durchgeführt werden. Wie schon erwähnt, macht man medio-laterale oder latero-mediale

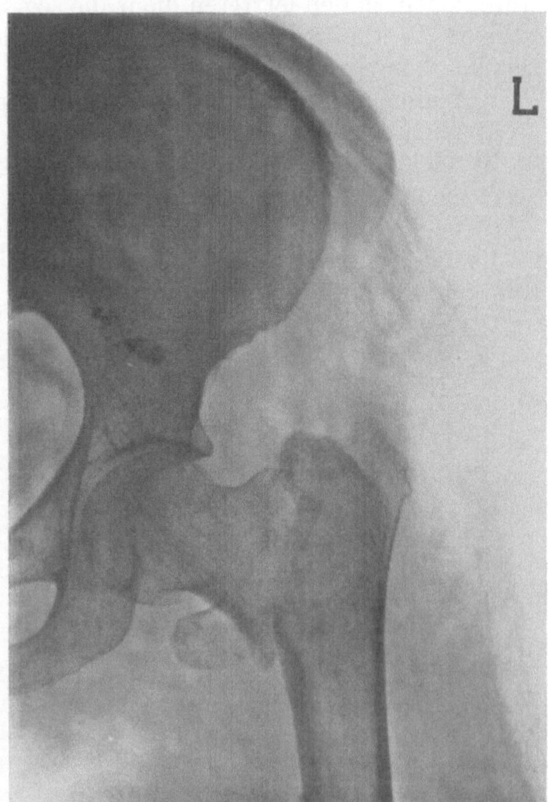

Abb. 91. Pertrochantere Fraktur. Der distale Bruchteil ist medialwärts verschoben, der kleine Rollhügel abgebrochen

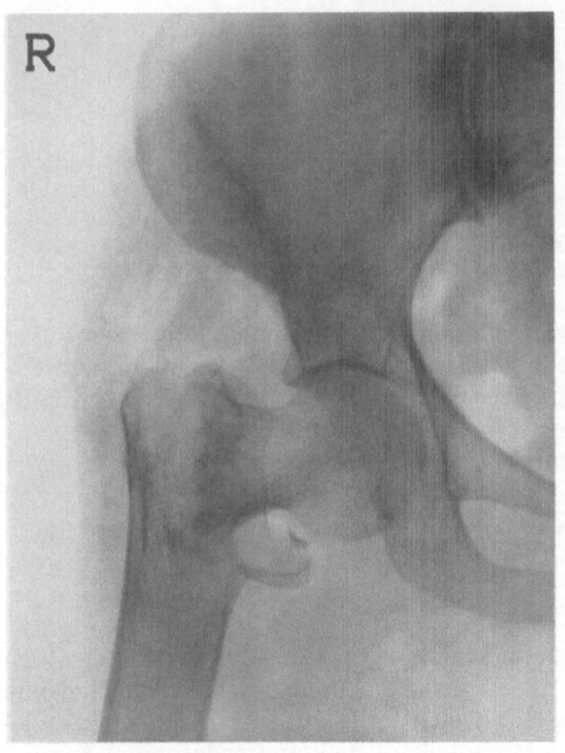

a

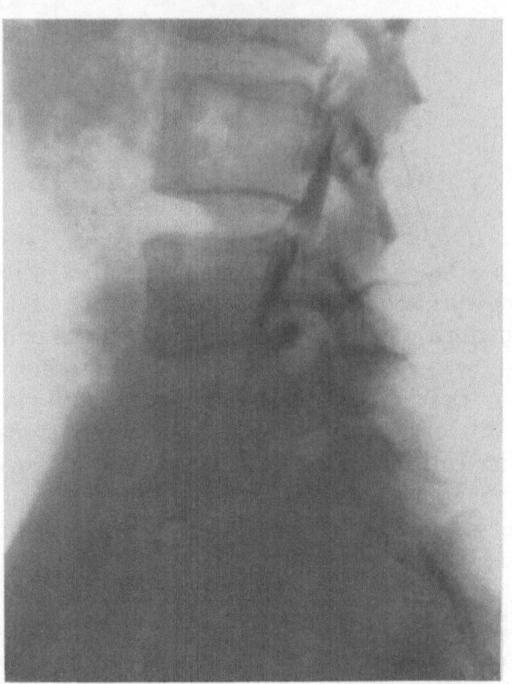

b

Abb. 92

Aufnahmen, zu den letzteren dient die sog. Sattel-Kassette, welche nicht allgemein beliebt ist, weil die Einführung des Filmes zwischen die beiden Folien während der Operation ziemlich kompliziert ist (Abb. 79a—b).

Aufnahmen werden in folgenden Phasen der Operation gemacht:

a) nach der Reposition,

b) nach Einbohren des Führungsdrahtes,

c) nach Einschlagen des Nagels,

d) nach Einstauchen der Bruchstücke bzw. nach jedem operativen Moment, in dem man einer Kontrolle bedarf. Es versteht sich von selbst, daß man die konstante Lage der Röntgenröhren nicht ändern darf.

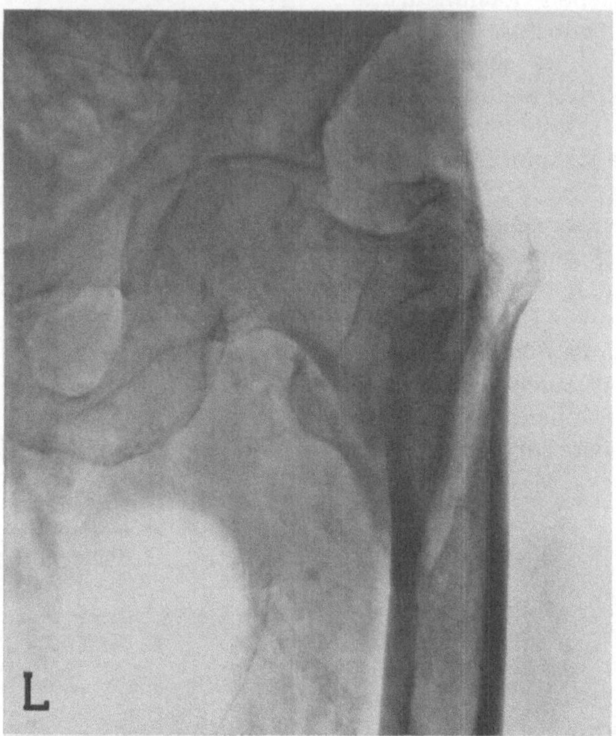

Abb. 93. Pertrochantere Spiralfraktur. Der kleine Rollhügel ist cranio-medialwärts verschoben. Nebenbefund: Verkalkte Arteria femoralis

Die Röntgenuntersuchung wird selbstverständlich unter strenger Beachtung der chirurgischen Sterilität (unter sterilen Kautelen) vorgenommen. Statt Sagittalaufnahmen benutzt man heutzutage immer mehr den chrirurgischen Bildverstärker, mit dessen Hilfe — wenn notwendig — auch Aufnahmen angefertigt werden können.

Bei der Schenkelhalsnagelung muß man die Strahlenschutzmaßnahmen mit besonderer Aufmerksamkeit befolgen und strengstens darauf achten, daß die an der Operation und der Untersuchung Beteiligten nicht in den direkten Strahlenkegel gelangen, bzw. daß durch die zahlreichen Röntgenaufnahmen dem Patienten kein Schaden zugefügt wird, ganz besonders dann, wenn der Focus-Film bzw. Focus Objekt-Abstand auf unter 70 cm gesenkt werden muß.

Ad 4. Die pertrochantere Fraktur kommt in einer ungefähr zweifingerbreiten Zone des Oberschenkels zustande (Abb. 91—95). Von den Brüchen am oberen Oberschenkelende repräsentiert sie den häufigsten Frakturtyp, welcher nicht mit den lateralen Schenkelhalsbrüchen verwechselt werden darf, wo die Bruchlinie bekanntlich an der lateralen Femurhalsgrenze verläuft und der Trochanter major intakt ist. Der Fuß ist immer nach außen rotiert. Der kleine Rollhügel bricht meist ab und kann in den Weichteilen in Richtung

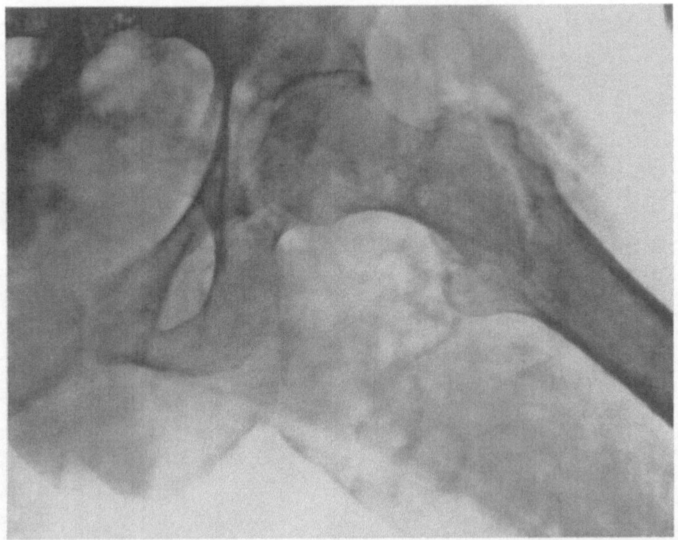

Abb. 94a

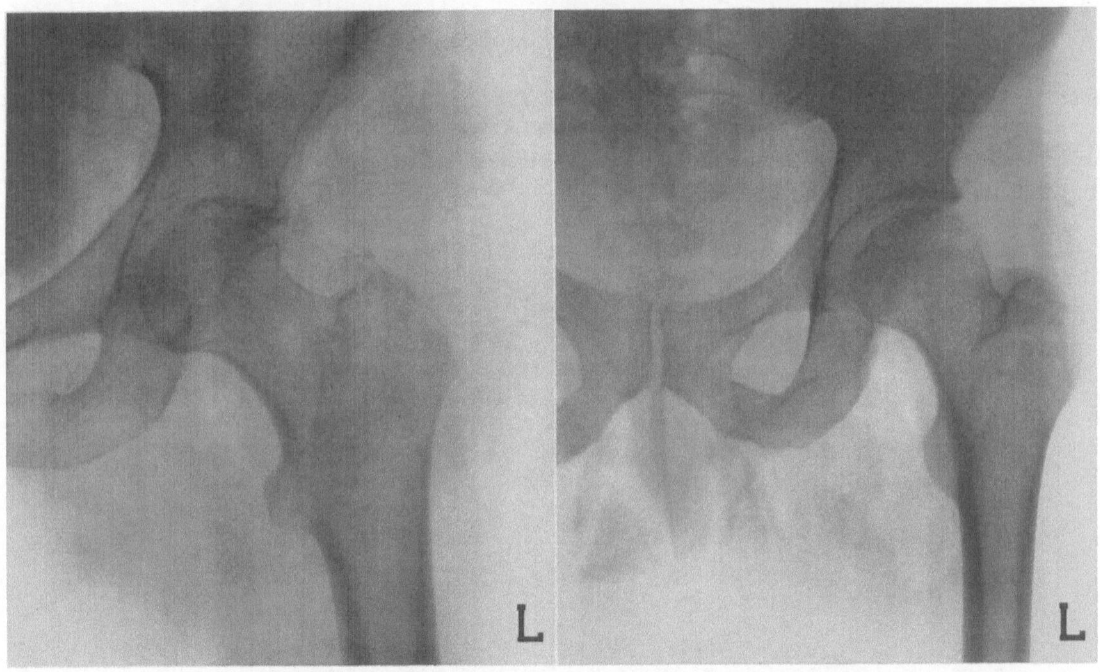

Abb. 94b Abb. 95

Abb. 94a u. b. Pertrochantere Fraktur mit idealer Anpassung. a Sagittalaufnahme, b Röntgenaufnahme in Lauenstein-Stellung

Abb. 95. Isolierte Fraktur des großen Rollhügels

des Tuber ischiadicum wandern. Das distale Knochenstück wird in vielen Fällen cranialwärts verschoben, wenn es nicht in das proximale Knochenende eingekeilt wird.

Die pertrochantere Fraktur kann verschiedene Formen aufweisen. EHALT unterscheidet vier Gruppen.

In die Gruppe I gehören die Frakturen, bei denen die Bruchfläche durch das Trochantermassiv verläuft, ohne Verschiebung oder nur mit einer leichten Coxa vara-Stellung. In diesem letzteren Falle besteht natürlich zwischen den cranialen Partien der Bruchteile eine Dislokation (ein Klaffen). Der Fuß ist in der Regel in Außenrotation, dabei kommt der Trochanter minor gut zur Darstellung.

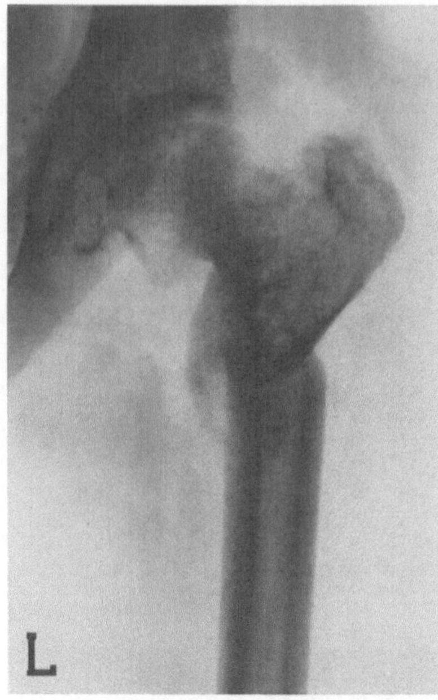

a

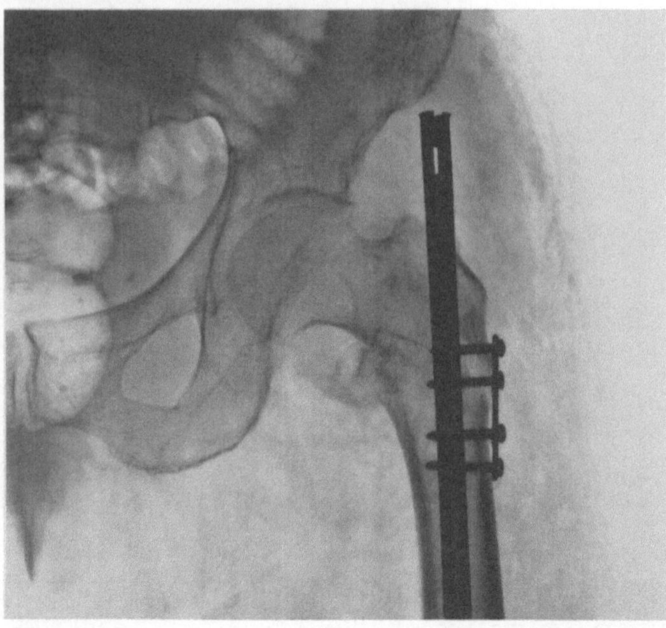

b

Abb. 96a. 8 Wochen alte subtrochantere Fraktur. Callusbildung von medial her, an den proximalen Bruchstücken fleckige Atrophie

Abb. 96b. Mit Marknagelung vereinte subtrochantere, geheilte Fraktur. In der Aufnahme sind die Knochen mit Küntscher-Nagel und Schrauben vereinigt

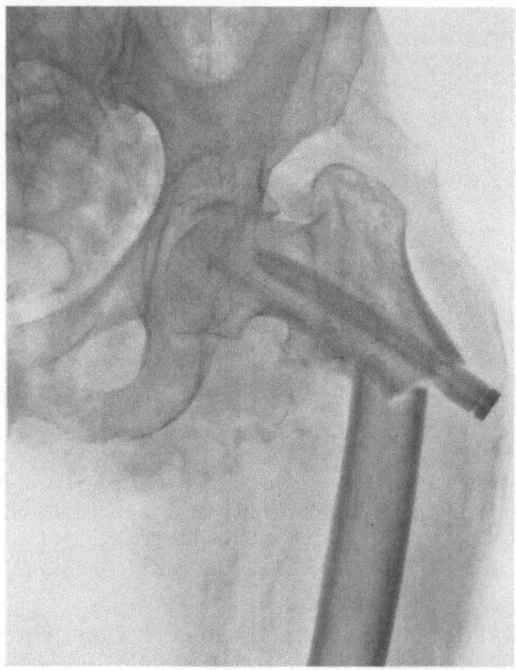

Abb. 97. Subtrochantere, artefizielle Fraktur anhand der Schenkelhalsnagelung einer lateralen Schenkelhalsfraktur. Das proximale Bruchstück wird durch die glutäale Muskulatur lateralwärts verschoben

In die Gruppe II werden die meisten Frakturen eingereiht. Die Bruchfläche geht dabei ebenfalls durch den Trochanter major, am lateralen Schenkelhals findet man einen relativ langen Knochenspan welcher in das Trochantermassiv eingekeilt ist, so daß auf diese Weise eine Coxa vara entsteht. Zwischen den Bruchstücken sind kleine oder größere Spalten vorhanden, hauptsächlich von cranial her. In der Mehrzahl der Fälle bricht auch der Trochanter minor ab und scheint auf der *a*—*p*-Aufnahme in Richtung des Tuber ischiadicum disloziert zu sein.

Bei der Gruppe III verläuft die Bruchfläche ebenfalls schräg; in der ventrodorsalen Aufnahme sieht man sogar durch die Bruchfläche. Das distale Knochenende kann um mehrere Zentimeter cranialwärts disloziert sein. Die Bruchlinie führt in bestimmten Fällen durch den kleinen Rollhügel, in anderen Fällen bricht dieser ab. Der Fuß befindet sich in Außenrotation. Das proximale Knochenende ist ventralwärts verschoben, so daß man die Lage der Bruchstücke unbedingt mit einer medio-lateralen Aufnahme klären muß.

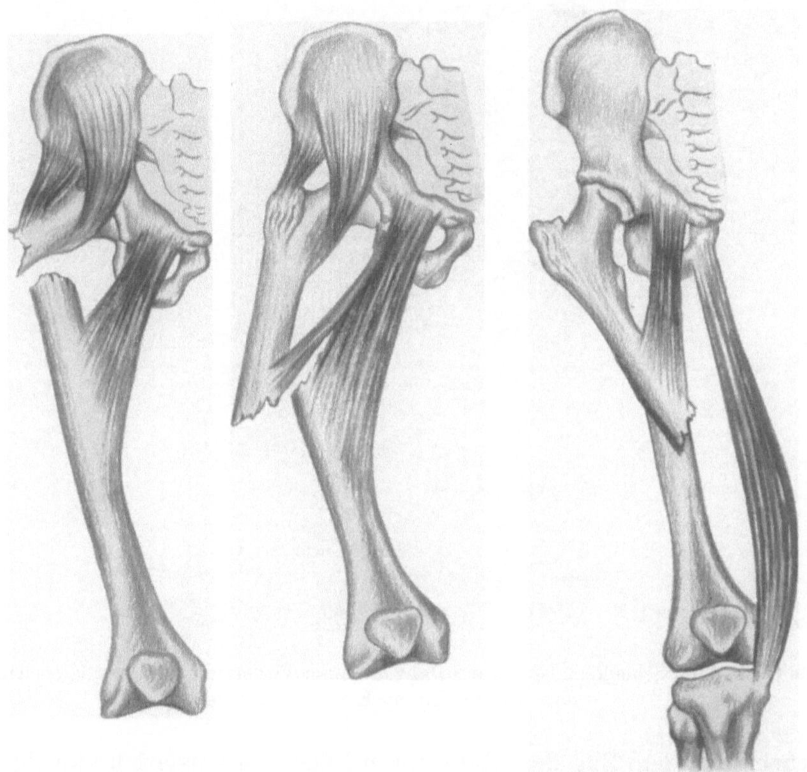

Abb. 98. Typische Lokalisation der Bruchstücke in den Fällen von subtrochanteren Frakturen bzw. beim Bruch der proximalen und distalen Hälfte. (Nach ZETKIN)

Die Frakturen der Gruppe IV nach EHALT werden folgenderweise charakterisiert: Der Bruch verläuft ebenfalls durch das Trochantermassiv, manchmal nahe der Basis des Schenkelhalses (BÖHLER). Auffallend bei dieser Bruchform ist schon in der *a*—*p*-Aufnahme, daß sich der Trochanter major mit dem Schenkelkopf überschneidet und daß vom Hals meist nichts zu sehen ist. Die Erklärung gibt die mediale Aufnahme, welche eine starke Rekurvation zeigt. In der *a*—*p*-Aufnahme besteht keine Achsenknickung oder manchmal sogar eine Coxa valga. Der kleine Rollhügel kann abgesprengt und weit nach innen verschoben sein.

Ad 5. Diese Frakturen sind nur selten die Folgen eines direkten Traumas. Die Bruchlinie verläuft in horizontaler Richtung im Niveau des cranialen Ansatzes des Schenkelhalses. Der abgerissene Teil zeigt in der Regel nur eine minimale, craniale Dislokation um einige Millimeter (Abb. 95). Vor der Verknöcherung der Epiphysenfuge ist die Fraktur nur schwer zu differenzieren. Beim Verdacht auf isolierte Fraktur des Trochanter minor ist die Lage auch nicht besser. Eine Abrißfraktur kommt meist bei Athleten, Läufern oder Springern zustande. Da der Kern des kleinen Rollhügels außerordentlich spät verschmilzt, ja manchmal sogar persistiert, ist die Differenzierung einer Fraktur hier äußerst schwierig. Der kleine Rollhügel reißt meist mit einer craniomedialen Dislokation um einige Millimeter ab, so daß eine Pseudarthrose entsteht.

Ad 6. Die subtrochantere Fraktur, als Folge einer direkten Gewalteinwirkung ist eine Querfraktur oder Stückfraktur. Wird der Körper bei fixierten Füßen rasch gedreht, so kommt — meist bei jüngeren Personen, Sportlern, Skifahrern — eine Spiralfraktur zustande.

Je nach der Lage der subtrochanteren oder Diaphysenfraktur kann die Lage der Bruchstücke verschieden sein (Abb. 98). Bei der typischen subtrochanteren Fraktur wird das

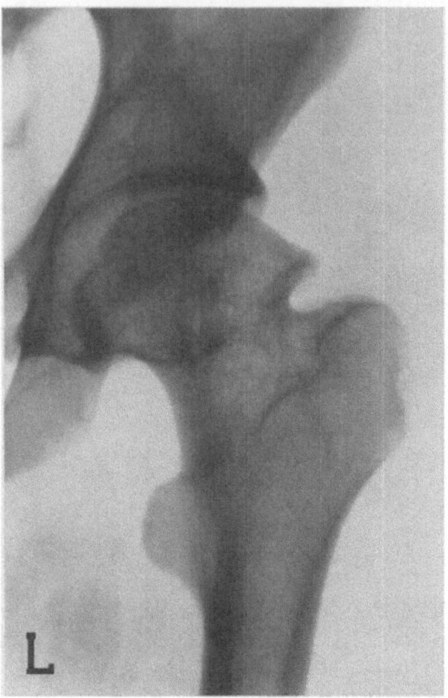

Abb. 99. Geheilte, mediale Schenkelhalsfraktur 1 Jahr nach der Verletzung. Am cranialen Ende der Bruchlinie entwickelte sich ein Knochenbälkchen

zentrale Bruchstück dem Zug der Abduktoren folgend abduziert und aufgerichtet, wobei das proximale Bruchstück durch den Musculus ileopsoas nach ventral, durch die gluteale Muskulatur nach lateral gezogen wird. Die *a—p*-Aufnahme läßt nur die Abduktion erkennen. Beim Bruch des medialen Drittels wird das proximale Bruchstück durch die Adduktoren nach ventral und medialwärts, das distale durch den M. quadriceps und Musculi flexores nach ventro-lateralwärts gezogen, so daß eine erhebliche Verkürzung entsteht.

Unter den Frakturen der Trochantergegend repräsentiert der sog. Dauerbruch oder Ermüdungsbruch eine seltene Form mit spezieller Ätiologie. Unter den diesbezüglichen Mitteilungen liefern uns Asals Angaben eine weitumfassende Information, wonach diese sog. Spontanfrakturen im Vergleich zu sämtlichen Frakturen mit einer 2%igen Häufigkeit vorkommen. Unabhängig davon, ob die Heilung auf Gipsverband oder auf eine Nagelung hin erfolgt, bleiben bestimmte Beschwerden zurück, welche sich vor allem in der beschränkten Beweglichkeit des Gelenks manifestieren, das hauptsächlich eine starke Einschränkung der Abduktion zeigt. Unter den Spätfolgen der Frakturen spielen arthrotische, klinische und röntgenologische Symptome eine Rolle (Abb. 99). Es ist eine weitere Komplikation der Femurhals- und petrochanteren Frakturen, daß eine Konsolidierung trotz der Schenkelhalsnagelung nicht erreicht und der Femurhals resorbiert wird; um den eingeschlagenen Nagel bildet sich sogar eine bedeutende Knochenresorption aus. Der Nagel verläßt die vorbestimmte Stelle und da er die Bruchflächen nicht zusammenzuhalten vermag, muß er entfernt werden. In diesen Fällen wird das distale Knochenstück dem Muskelzug entsprechend cranialwärts verschoben (Abb. 100) und es besteht keine Hoffnung auf eine spätere Konsolidierung.

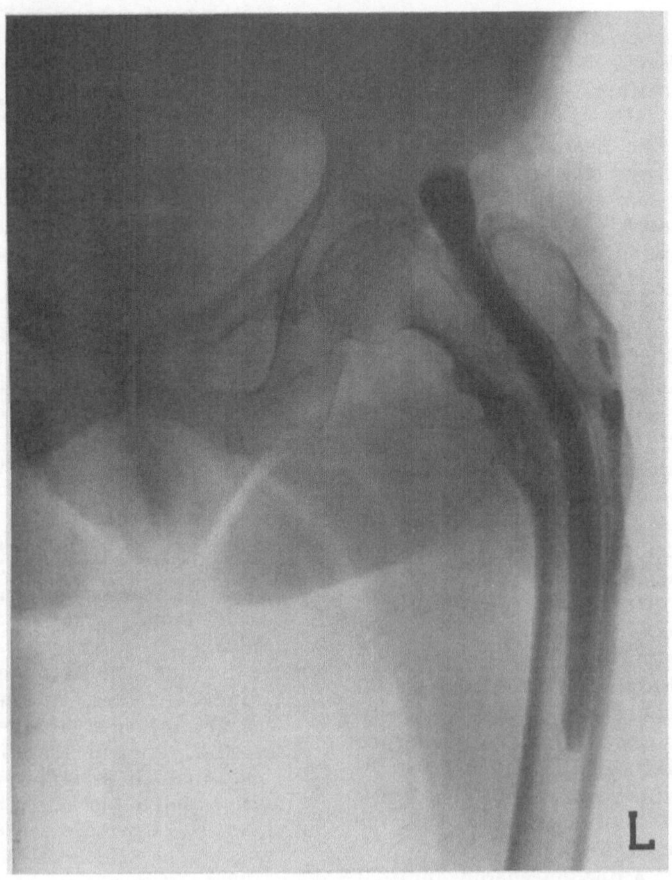

Abb. 100. Schenkelhalsbruch, welcher trotz der Nagelung nicht geheilt werden konnte. Femurhals resorbiert, die Lage des Nagels ist noch zu erkennen, die Diaphyse cranialwärts verschoben. Nebenbefund: Verkalkte Arteria femoralis

Literatur

BARRET, A. F., and G. I. VERNEY: Tomography and other radiological methods in the management of congenital dislocation of the hip. Brit. J. Radiol. **33**, 684—690 (1960).

BESSLER, W., u. M. E. MÜLLER: Zur Röntgendiagnose der Coxa valga und Coxa vara. Radiol. clin. (Basel) **32**, 538—548 (1963).

BÖHLER, L.: Die Technik der Knochenbruchbehandlung, 5. Aufl., Bd. 1. Wien: Maudrich 1937.

BRAILSFORD,: The radiology of bones and joints. London: Churchill Ltd. 1948.

BURMANN-CLARK,: Röntgenologic study of hip joint of infant. Reference to early diagnosis of its congenital dislocation. Amer. J. Roentgenol. **44**, 37 (1940).

BUTT, W. P., and E. SAMUEL: Radiologic anatomy of the proximal end of the femur. J. Canad. Ass. Radiol. **17**, 103—106 (1966).

CHAPCHAL, G.: Orthopädische Chirurgie und Traumatologie der Hüfte. Stuttgart: Ferdinand Enke 1965.

CLARK, K. C.: Positioning in radiography, IV. ed. London: Heinemann Ltd. 1945.

DEL DUCA, V., E. V. DAVIS, and J. N. BARROWAY: Congenital absence of sacrum and coccy. J. Bone Jt. Surg. **33**, A, 248 (1951).

DEMANT, M.: Die Frühdiagnose der sogenannten angeborenen Hüftverrenkung. Dtsch. med. Wschr., 731 (1932).

DIHLMANN, W.: Über ein besonderes Coxarthrosezeichen (Pseudofrakturlinie) im Röntgenbild (Kritik des sogenannten Mach-Effektes). Fortschr. Röntgenstr. **100**, 383—388 (1964).

DOLLINGER, J.: Die angeborene Hüftgelenkverrenkung. Langenbecks Arch. klin. Chir. **20**, 622 (1877).

Dooley, E. A., C. W. Caldwell jr., and G. A. Glass: Roentenography of the femoral neck. A technique to obtain true lateral and anteroposterior views. Amer. J. Roentgenol. **39**, 834 (1938).

Dubois, M., u. F. Zollinger: Einführung in die Unfallmedizin. Bern: Hans Huber 1945.

Ehalt, W.: Unfallchirurgie in Röntgenbildern. Wien: Maudrich 1950.

Ehricht, H. G.: Zur Bedeutung des Arthrogramms bei der Luxationshüfte. Beitr. Orthop. Traum. **11**, 552—554 (1964).

Elsbach, L.: Bilateral hereditary micro-epiphysial dysplasia of the hips. J. Bone Jt Surg. B **41**, 514—523 (1959).

Engelmann, G.: Konstitution in der Aetiologie und Pathogenese der Hüftverrenkung. Zbl. Chir. **53**, 3242 (1926).

Faber, A.: Untersuchungen über die Aetiologie und Pathogenese der angeborenen Hüftverrenkung. Leipzig: Georg Thieme 1938.

Ferguson, A. B.: Roentgen diagnosis of the extremities and spine. New York: Hoeber 1949.

Francillon, M. R.: Beitrag zur Kenntnis der angeborenen Hüftverrenkung. Stuttgart: Ferdinand Enke 1937.

— Vererbung und Orthopädie. Schweiz. med. Wschr. **7**, 1221 (1938).

Frejka, B.: Prävention der angeborenen Hüftgelenksluxation durch das Abductionspolster. Wien. med. Wschr. **91**, 523 (1941).

Gaugele, K.: Erbkrankheiten des Knochensystems. Med. Klin. **31**, 1295 (1935).

Gerzanits, P.: Adatok a combcsont fejének szerkezetéhez ujabb vizsgáló eljárások alapján. Magy. ørv. Arch. **41**, 217 (1940).

Glauner, R.: Über „Aufhellungsherde" im Röntgenbild des Hüftgelenks. Röntgenpraxis **10**, 361 (1938).

Grashey-Birkner: Atlas typischer Röntgenbilder vom normalen Menschen. Mit Berücksichtigung der Varietäten und Fehlerquellen sowie der Aufnahmetechnik. München: Urban & Schwarzenberg 1964.

Grosse, H.: Über die Unterschiede der Ossifikationsstörungen des Pfannendachs und proximalen Femurepiphyse bei männlicher und weiblicher Hüftverrenkung. Z. Orthop. **64**, 75 (1936).

Hesse, F.: Ein Beitrag zur Anatomie und Therapie der Schenkelhalsbrüche. Dtsch. Z. Chir. **199**, H. 6, 361 (1926).

Hipp, E.: Zur Angiographie der Hüftgefäße. Verh. dtsch. orthop. Ges. **1959**, 581—585.

Holth, A.: Necrosis of the head of the femur. A roentgenological, microradiographic and histological study. Acta chir. scand. **122**, 75—84 (1961).

Horváth, M.: Beiträge zur Pathologie und Therapie der angeborenen Hüftverrenkung. Z. orthop. Chir. **21**, 441 (1908).

Huggler, A., u. C. Wieser: Aufnahmetechnische Probleme bei der dysplastischen Hüfte. Radiol. clin. (Basel) **32**, 533—537 (1963).

Hulth, A.: Femoral-head phlebography. A method of predicting Viability. J. Bone Jt Surg. **40** A, No 4, 844 (1958).

Hübner, A.: Frakturen und Luxationen. Berlin-Göttingen-Heidelberg: Springer 1948.

Imhäuser, G.: Über Dislokation der proximalen Femurepiphyse durch Schädigung der Wachstumszone. (Zugleich ein Beitrag zur Dislokation der Hüftkopfepiphyse nach vorn-unten.) Z. Orthop. **96**, 265—276 (1962).

Ingelrans, P., M. Lacheretz et G. Bonte: Intéret de l'arthrographie dans le traitement des luxations congénitales de la hanche chez l'enfant. J. Radiol. Électrol. **41**, 346—350 (1960).

Jacobs, Ph.: A note on the diagnosis of early adolescent coxa vara (slipped epiphysis). Brit. J. Radiol. **35**, 619—621 (1962).

Johansson, S.: The operative treatment of collum femoris fractures. Copenhagen: Levin & Munksgaard 1934.

Jeffery, C. C.: Spontaneous fractures of the femoral neck. (Symposium.) J. Bone Jt Surg. B **44**, 543—549 (1962).

Jones, G. B.: Paralytic dislocation of the hip. J. Bone Jt Surg. B **44**, 573—587 (1962).

Jones, L.: Lateral roentgenography of the neck of the femur. Amer. J. Roentgenol. **33**, 504 (1935).

Kiss, E.: Eine neue Methode für röntgenologische Darstellung des Hüftgelenkes in frontaler Ebene. Fortschr. Röntgenstr. **27**, 309 (1919).

Kleinberg, S., and H. S. Liebermann: Acetabular index in infants in relation to congenital dislocation of hip. Arch. Surg. **32**, 1049 (1936).

Korvin, H.: Über die echte oder teratologische angeborene Hüftluxation. Z. Orthop. **68**, 33 (1938).

Köhler, A.: Grenzen des Normalen und Anfänge des Pathologischen im Röntgenbild. Stuttgart: Georg Thieme 1943.

— Grenzen des Normalen und Anfänge des Pathologischen im Röntgenbilde des Skelettes. Stuttgart: Georg Thieme 1953.

König-Magnus: Handbuch der gesammten Unfallheilkunde, Bd. III, S. 514.

Krompecher, St.: Die Knochenbildung. Jena: Gustav Fischer 1937.

Kunz, H.: Seitliche Röntgenaufnahmen bei Oberschenkelhalsbrüchen. Zbl. Chir. **59**, 2104 (1932).

Küntscher, G.: Die Technik der Marknagelung. Leipzig: Georg Thieme 1945.

Lange, M.: Lehrbuch der Orthopädie und Traumatologie. Stuttgart: Ferdinand Enke 1967.

Lanz, T.v., u. W. Wachsmuth: Praktische Anatomie. Heidelberg: Springer 1938.

Lauenstein, C.: Nachweis der „Kocherschen Verbiegung" des Schenkelhalses bei der Coxa vara durch Röntgenstrahlen. Fortschr. Röntgenstr. **3**/**4**, 61—64 (1899—1900).

Laurent, L. E.: Congenital Dislocation of the hip, p. 59—60. Helsingfors 1953.

Ledoux-Lebard: Manuel de radiodiagnostic clinique. Paris: Masson & Cie. 1949.

LERICHE, R.: Physiologie et pathologie du tissu osseux. Paris: Masson & Cie. 1939.
LEVEUF, J.: Primary congenital subluxation of hip. J. Bone Jt Surg. **29**, 149 (1947).
LEXER, E.: Lehrbuch der allgemeinen Chirurgie, 20. Aufl., 1. Bd. Stuttgart: Ferdinand Enke 1934.
LILIEQUIST, B.: Roentgenologic examination of the acetabular part of os coxae. Acta radiol. diagn. **4**, 289—292 (1966).
LIMA, C., R. EESTEVE, and J. TRUETA: Osteochondritis in congenital dislocation of the hip. A clinical and radiographic study. Acta orthop. scand. **29**, 218—236 (1960).
LORENZ, A.: Richtlinien der praktischen Orthopädie. Wien: Franz Deuticke 1939.
LORENZ, A. jr.: Die sogenannte angeborene Hüftverrenkung. Stuttgart: Ferdinand Enke 1920.
LORENZ, E.: Die röntgenographische Darstellung des subkapsularen Raumes und des Schenkelhalses im Querschnitt. Fortschr. Röntgenstr. **25**, 342 (1917—1918).
MAU, C.: Nochmals zur Aetiologie der angeborenen Hüftverrenkung. Z. Orthop. **74**, 131 (1943).
MAU, H.: Zur Ätiologie und Pathogenese von Verknöcherungsstörungen des Schenkelhalses und -kopfes. Z. Orthop. **96**, 156—163 (1962).
MAURER, H.-J., u. J. STEINHÄUSER: Die Bedeutung der Hüftangiographie bei seltenen Formen posttraumatischer Schenkelkopfnekrosen. Fortschr. Röntgenstr. **105**, 512—516 (1966).
MIKULICZ: Über individuelle Formdifferenzen am Femur und an der Tibia des Menschen. Arch. Anat. Physiol. (Leipz.) 351 (1878).
MITCHELL, G. P.: Arthrography in congenital displacement of the hip. J. Bone Jt Surg. B **45**, 88—95 (1963).
MORGAN, J. D., and E. W. SOMERVILLE: Normal and abnormal growth at the upper end of the femur. J. Bone Jt Surg. B **42**, 264—272 (1960).
NACHLAS, I. W., and J. R. FELDMANN: X-ray control for operations on the hip. J. Bone Jt Surg. A **41**, 1339—1341 (1959).
NAGURA, S.: Die Pathologie der Pertesschen und der Köhlerschen Krankheit an Metatarsalköpfchen. Zbl. Chir. **65**, 417 (1938a).
Ein weiterer Beitrag zur Entstehung der Pertesschen Krankheit. Z. Orthop. **68**, 187 (1938b). Zbl. Chir. **65**, 1907 (1938c).
OELSSNER, W., u. H. G. SCHULZ: Zur Röntgenmorphologie der Arthrosis deformans des Hüftgelenks. Radiol. diagn. (Berl.) **1**, 232—240 (1960).
PEARSON, J. R., and E. J. HARGADON: Fractures of the pelvis involving the floor of the acetabulum. J. Bone Jt Surg. B **44**, 550—561 (1962).
PIGGOTT, H.: Radiological prediction of a vascular necrosis in femoral neck fractures. Brit. J. Surg. **52**, 675—678 (1965).
POLGÁR, F.: Über intraarkuelle Wirbelverkalkung. Fortschr. Röntgenstr. **40**, 292 (1929).
PUTTI, V.: Die operative Behandlung der Schenkelhalsbrüche. Stuttgart: Ferdinand Enke 1942.
PUTTI, V.: Die Anatomie der angeborenen Hüftverrenkung. Stuttgart: Ferdinand Enke 1937.
— Early treatment of congenital dislocation of hip. J. Bone Jt. Surg. **11**, 798 (1929).
RATKOCZY, N.: Late complications of traumatic dislocations of the Hip Joint. int J. Coll. Surg **12**, No 5, 728 (1949).
RAVELLI, A.: Über die Neigung des Schenkelhalses beim Menschen, im besonderen Neugeborenen. Z. Orthop. **83**, 361 (1953).
ROHLEDERER, O.: Zur Aethiologie der angeborenen Hüftgelenkverrenkung. Langenbecks Arch. klin. Chir. **193**, 218 (1938).
RONCALLI-BENEDETTI, L., e G. SOAVE: Studio angiografico della osteonecrosi primitiva della testa del femore. Clin. ortop. **18**, 155—166 (1966).
RUSSE-GERHARDT-MACHACEK-POPP: Atlas orthopädischer Erkrankungen (An atlas of orthopaedic diseases). Bern: Hans Huber 1964.
SANGUINETTI, C.: Valore dell'artrografia nella lussazione congenita dell'anca. Arch. Putti Chir. Organi Mov. **18**, 340—349 (1963).
SCHARIZER, E.: Ein Beitrag zu den Bruchformen des Oberschenkelhalses. Fortschr. Röntgenstr. **99**, 840—842 (1963).
SCHERTLEIN, A.: Die Bestimmung der Schenkelhalstorsionswinkel mit Hilfe der Röntgenstrahlen. Fortschr. Röntgenstr. **39**, 304 (1929).
SCHINZ, H. R.: Lehrbuch der Röntgendiagnostik, Bd. I, S. 71—99. Leipzig: Georg Thieme 1939.
— W. E. BAENSCH, E. FRIEDL u. E. UEHLINGER: Lehrbuch der Röntgendiagnostik. Stuttgart: Georg Thieme 1950.
SCHMORL, G.: Die Pathologische Anatomie der Schenkelhalsfrakturen. Münch. med. Wschr. **24**, 312 (1942).
SCHNEK, F.: Röntgendiagnostik der Knochenverletzungen. Wien: Maudrich 1932.
SEEGER, W.: Differentialdiagnose der Perthesschen Erkrankungen. Beitr. Orthop. Traum. **7**, 210—218 (1960).
SEYSS, R.: Zur Diagnose der Hüftgelenkdysplasie. Radiol. austriaca **11**, 121—125 (1961).
SMITH-PETERSEN: Treatment of fractures of the femur by internal fixation. Report of the fracture committee of the American Academy of Orthopaedie. J. Bone jt. Surg. **21**, 483 (1939).
SMOKVINA, M.: Knochen und Gelenke. Zagreb: Akad. Verlag 1959.
SOMOGYI, Sz., u. E. NAGY: Ein Fall der „Luxatio coxae inferior erecta". Magy. Traum. Orthop. **6**, 213—215 (1963).
STORK, H.: Zur Pathogenese der Hüftluxation. Z. Orthop. **68**, 308 (1938).
— Pathogenese der angeborenen Hüftluxation. Langenbecks Arch. klin. Chir. **193**, 655 (1938).
TÖRÖ, I.: Az ember fejlödése. Debrecen 1942.
TROJAN, E.: Zur Diagnostik der traumatischen Hüftverrenkungen (HV) und Hüftverrenkungsbrüche (HVB). Arch. orthop. Unfall-Chir. **46**, 150 (1935).

Trojan, E.: Die frischen traumatischen Hüftverrenkungen und Hüftverrenkungsbrüche, ausgenommen die zentralen Hüftverrenkungsbrüche. Klin. Med. 14, 353 (1959).

—, u. A. Perschl: Die Behandlungsergebnisse von 79 frischen, traumatischen Hüftgelenksverrenkungen und Hüftgelenksverrenkungsbrüchen. Ergeb. Chir. Orthop. 40, 90 (1956).

Ueda, F., T. Ueke, H. Okuda, H. Tanaka, M. Suda, Y. Suzuki, and Y. Ando: X-ray study of so-called spontaneous healing in congenital dislocation of hip-joint. Nagoya med. J. 8, 5—14 (1962).

Urist, M. R.: Fracture-dislocation of the hipjoint. J. Bone Jt. Surg. 30A, 699 (1948).

Vose, G. P., and R. M. Lockwood: Femoral neck fracturing — its relationship to radiographic bone density. J. Geront. 20, 300—305 (1965).

—, and P. B. Mack: Roentgenologic assessment of femoral neck density as related to fracturing. Amer. J. Roentgenol. 89, 1296—1301 (1963).

Wegner, D., u. G. Braun: Die Rundnagelung der Frakturen am proximalen Femurende mit einer neuen Röntgenmeßmethode. Med. Bild 9, 120—124 (1966).

Weiss, J. W.: Fragen zur Kontrastdarstellung des Hüftgelenkes. Fortschr. Med. 84, 745—748 (1966).

Werthmann, H.: Die Überlastungsschäden des Skelettsystems. Bern: Hans Huber 1948.

Wieland, H.: Verkalkung der Samenleiter. Fortschr. Röntgenstr. 78, 618 (1953).

Wittek-Saltzberg, R.: Über seitliche Aufnahmen des Schenkelhalses und der Trochanterregion. Röntgenpraxis 4, 965 (1932).

Zetkin, M., u. E.-H. Kühtz: Die Chirurgie des Traumas. Berlin: VEB Verlag 1956.

Zsebök, Z.: Röntgenanatomische Untersuchungen am Beckengürtel des Neugeborenen. Fortschr. Röntgenstr. 87, 23 (1957).

— R. Molnár u. É. Nagy: Deutung des Röntgenbildes bei Frühdiagnose der sogenannten angeborenen Hüftverrenkung. Z. Orthop. 82, 42 (1952).

Namenverzeichnis — Author Index

Die *kursiv* gesetzten Seitenzahlen beziehen sich auf die Literatur

Page numbers in *italics* refer to the bibliography

Sachverzeichnis

(Deutsch-Englisch)

Bei gleicher Schreibweise in beiden Sprachen sind die Stichwörter nur einmal aufgeführt

Subject Index

(English-German)

Where English and German spelling of a word is identical, the German version is omitted